**P. M. C.**

# NOUVELLE PRATIQUE

# MÉDICO-CHIRURGICALE

## ILLUSTRÉE

TOME VIII

## COLLABORATEURS

F. ALLARD — BACH — A. BAUER — BAUMGARTNER
BOIX — BONNETTE — P. BONNIER — BOUFFE DE SAINT-BLAISE
BOURGES — BRÉCY — CARRION — CHEVASSU — CHEVRIER
CLERC — COUVELAIRE — CROUZON — DESCOMPS
DOPTER — P. DUVAL — ENRIQUEZ — J.-L. FAURE — FEINDEL
FIEUX — FORGUE — FRUHINSHOLZ — GOSSET
GOUGEROT — GRÉGOIRE — GRENET — GUIMBELLOT — HALLION
HERBET — JEANBRAU — KENDIRDJY — MARCEL LABBÉ
LABEY — LAPOINTE — LARDENNOIS — LAUNAY — LECÈNE
LENORMANT — LEPAGE — REBOULLET — P. LONDE
ÉT. MARTIN — DE MASSARY — H. MEIGE — MOCQUOT — MORAX
A. MOUCHET — F. MOUTIER — OUI — PARISET — PÉCHIN
PIQUAND — POTOCKI — RATHERY — SAUVEZ
SAVARIAUD — A. SCHWARTZ — M. SÉE — J.-A. SICARD
SOUQUES — TOLLEMER — TRÉMOLIÈRES — TRÉNEL — VEAU
WALLICH — WIART — R. WURTZ

**P. M. C.**

# NOUVELLE PRATIQUE

# MÉDICO-CHIRURGICAL

## ILLUSTRÉE

CHIRURGIE — MÉDECINE — OBSTÉTRIQUE
THÉRAPEUTIQUE — DERMATOLOGIE — PSYCHIATRIE
OCULISTIQUE — OTO-RHINO-LARYNGOLOGIE — ODONTOLOGIE
MÉDECINE MILITAIRE — MÉDECINE LÉGALE — ACCIDENTS DU TRAV
BACTÉRIOLOGIE CLINIQUE — HYGIÈNE — PUÉRICULTURE
MÉDICATIONS — RÉGIMES — AGENTS PHYSIQUES
FORMULAIRE

DIRECTEURS :

## E. BRISSAUD, A. PINARD, P. RECLUS

Professeurs à la Faculté de Médecine de Paris.

SECRÉTAIRE GÉNÉRAL

## HENRY MEIGE

## TOME VIII
## STRYCHNÉES — ZYMOTHÉRAPIE

## MASSON ET Cᴵᴱ, ÉDITEURS

LIBRAIRES DE L'ACADÉMIE DE MÉDECINE

120, BOULEVARD SAINT-GERMAIN, PARIS

1911

# S

(SUITE)

**STRYCHNÉES ET STRYCHNINE**. — Les strychnées utilisées en thérapeutique sont la *Noix vomique* et la *Fève de Saint-Ignace*, semences des *Strychnos Nux vomica* et *Ignatii* (Loganiacées). Elles doivent leur activité à la brucine et surtout à la strychnine (v. c. m.) qu'elles renferment, et qui leur communiquent leurs propriétés stimulantes. La noix vomique s'administre sous forme de poudre (5 à 20 centigr. en cachets), d'extrait (2 à 6 centigr. en pilules), ou de teinture (50 centigr. à 2 gr.). La fève de Saint-Ignace sert à la préparation des *gouttes amères de Baumé* (10 à 50 centigr.). Ce sont là des doses journalières qu'il faut fractionner, et l'activité de ces diverses préparations commande de les manier avec précaution.

*Cachets.*

| | |
|---|---|
| Poudre de noix vomique. | 0 gr. 05 |
| Poudre de kola . . . . . | |
| — de coca . . . . | āā 0 gr. 30 |
| Glycérophosphate de chaux . . . . . . . . | |

Pour un cachet n° 20 ; 1 à chaque repas (neurasthénie).

*Pilules.*

| | |
|---|---|
| Extrait de noix vomique . | 1 centigr. |
| Extrait de gentiane. . . . | 10 — |
| Poudre de quinquina . . . | Q. S. |

Pour une pilule ; 2 par jour.

*Teinture de fève de Saint-Ignace composée, gouttes amères de Baumé* (Codex, 1908).

| | |
|---|---|
| Fève de Saint-Ignace râpée . . . . . . . . | 100 grammes. |
| Carbonate neutre de potassium. . . . . | 2 gr. 50 |
| Suie préparée . . . . | 0 gr. 50 |
| Alcool à 70°. . . . . | 500 grammes. |

Cette préparation renferme deux fois et demie moins de principes actifs que les gouttes amères de Baumé du Codex de 1884.

La strychnine, alcaloïde des *Strychnos* est déjà toxique à la dose d'un demi-centigr. pris en une fois (V. POISONS MÉDICAMENTEUX). A la dose thérapeutique d'un demi à quelques milligr., la strychnine stimule ou renforce la tonicité de tous les organes et appareils, poumons, cœur, estomac, etc. La strychnine est indiquée dans tous les états d'atonie générale et locale

### Submersion.

(asthénie des convalescents, coma des intoxiqués, état adynamique des infectés, défaillances du cœur dans les myocardites, anorexie, atonie gastrique, polynévrites, paralysies oculaires, etc.). Elle est formellement contre-indiquée dans tous les cas d'éréthisme nerveux avec exagération des réflexes.

La strychnine et ses sels, arséniate, azotate et surtout sulfate, sont employés à la dose moyenne de 1 à 6 milligr. par jour, en plusieurs fois. Ces médicaments s'administrent en solution, potion ou pilules. Les granules du Codex renferment chacun un milligramme de sulfate de strychnine.

*E. F.*

**STUPEUR.** — V. Mélancolie.

**SUBLIMÉ.** — V. Asepsie et antisepsie, Mercure.

**SUBLUXATION SPONTANÉE DU POIGNET.** — V. Radius curvus.

**SUBMERSION.** — La mort par submersion est le résultat de l'invasion brusque des voies respiratoires par un milieu liquide.

Il n'est pas nécessaire pour qu'il y ait mort par submersion que la totalité du corps soit immergée. Ainsi, on a vu des ivrognes se noyer en tombant sur le bord d'une mare d'eau, le visage seul plongeant dans l'eau. L'invasion des voies respiratoires par des matières vomies, par du sang d'épistaxis ou d'un anévrisme, détermine la mort par submersion.

Nous étudierons tout d'abord la submersion expérimentale, elle nous indiquera le mécanisme intime de la mort. Nous appliquerons ces données à l'étude médico-légale de la submersion en y joignant le résultat des observations thanatologiques des médecins légistes. Cet ensemble nous permettra de présenter un résumé précis de la mort par submersion.

1° **La submersion expérimentale.** — Cette étude de la submersion comprend deux parties : il faut tout d'abord rechercher la façon dont le liquide de submersion envahit l'organisme, et examiner ensuite les réactions de l'organisme, les modifications anatomiques et physiologiques que l'on relève sur les divers organes.

Lorsqu'un animal meurt dans l'eau et qu'il est dans l'impossibilité de venir respirer à la surface, lorsqu'il y a submersion brusque, la mort survient très rapidement ; au bout de 5 minutes un cobaye est mort, au bout de 5 minutes un chien est mort ; l'homme ne doit pas être beaucoup plus résistant.

Il y a plusieurs phases à envisager : l'animal est surpris, il immobilise son thorax, arrête volontairement tout acte respiratoire. Il se défend contre l'envahissement du liquide de submersion. Cette phase de résistance est plus ou moins longue suivant la force et l'énergie de la bête. Elle n'est jamais de longue durée, de 40 à 70 secondes. Chez l'homme c'est le temps que peut rester un plongeur sous l'eau. Il y a des variations individuelles qui tiennent à l'habitude et à l'entraînement.

La résistance vaincue, l'animal fait quelques forts mouvements respiratoires, pendant lesquels l'eau pénètre de plus en plus dans la trachée, l'eau envahit le poumon, un choc s'ensuit qui détermine la perte de connaissance avec quelques convulsions, de fortes inspirations, le coma et la mort.

Depuis les expériences de Louis et de Littré, de Desgranges à Lyon en 1790, on sait que la présence de l'eau dans les bronches est la vraie cause de la mort des noyés.

Ce qu'on a étudié spécialement depuis, c'est le moment de la pénétration du liquide, sa répartition dans les poumons, son absorption par la voie pulmonaire et sa pénétration dans l'organisme.

Cette pénétration du liquide se fait par deux voies : la voie gastrique et intestinale, la voie pulmonaire. Au moment où le noyé fait de grandes inspirations il déglutit une certaine quantité d'eau, l'estomac et les poumons se remplissent simultanément. L'eau qui est entrée dans l'estomac traverse le pylore et va dans l'intestin.

L'absorption par la circulation est bien plus importante. Le liquide pénètre avec une rapidité considérable dans le cœur gauche, envahit la circulation tout entière.

On s'en est rendu compte à l'aide de différents procédés. La cryoscopie a montré que le sang du cœur gauche était plus dilué que celui du cœur droit. L'hémolyse dans le cœur gauche se produit chez les noyés à un degré plus accentué que dans le cœur droit. Si l'on pratique la numération globulaire dans le sang d'un animal avant et après la submersion, on voit que la dilution du sang est devenue très considérable. L'étude de la densité du sang démontre très nettement cette dilution ainsi que la méthode de desséchement du sang.

On est arrivé par ces différentes recherches à démontrer que le degré de dilution du sang dans la submersion peut varier de 1/8 à 1/5 suivant la durée du phénomène.

Il n'y a pas que le liquide qui traverse l'épithélium pulmonaire, les particules solides qu'il contient, les microbes passent avec lui. Les éléments solides du volume d'un globule rouge passent au travers des parois des alvéoles pulmonaires et des parois des vaisseaux capillaires et pénètrent dans la circulation (Corin et Stockis).

2° **Les réactions de l'organisme**. — Il est certain qu'un pareil envahissement de l'organisme ne peut pas s'accomplir sans qu'il y ait des perturbations et des réactions dans les différents organes.

Du côté des voies digestives, le liquide de submersion ne détermine pas de troubles importants.

C'est surtout le poumon qui est attaqué. L'entrée brusque du liquide dans les alvéoles détermine ce que j'ai appelé le choc alvéolaire. Ce traumatisme interne entraîne une dilatation suraiguë des alvéoles qui résistent et alors se gonflent d'un mélange d'eau et d'air qui compriment les vaisseaux et barrent la circulation pulmonaire ; ou bien l'alvéole éclate sous la pression, et cette déchirure ouvre des vaisseaux qui seront des voies d'absorption plus intense.

La lésion est constituée par un emphysème brusque hydro-aérique avec déchirures d'alvéoles pulmonaires.

Les expériences de la Société médico-chirurgicale de Londres montrent bien que la privation d'air n'est pas la cause directe de la mort par submersion et que ce traumatisme interne, ce choc alvéolaire que j'ai décrit, joue le rôle primordial.

Deux chiens de même dimension sont plongés dans l'eau en même temps, mais l'un d'eux a la trachée tamponnée de manière qu'il ne puisse entrer ni eau ni air, tandis que l'autre ne l'a pas. Au bout de 2 minutes on les sort de l'eau, celui qui a eu la trachée tamponnée revient tout de suite à la vie, l'autre meurt.

La conséquence de cette lésion pulmonaire retentit immédiatement sur le système circulatoire. On constate la stase sanguine dans l'artère pulmonaire, la dilatation aiguë du cœur droit, le refoulement du sang par la tricuspide insuffisante dans les veines caves supérieures et inférieures, le gonflement du foie qui devient énorme et distendu par du sang. Enfin le sang ne se coagule plus comme dans les autres genres de mort, il est fluide. Le fibrinogène diminue dans les proportions considérables pendant la durée de la mort par submersion.

Les leucocytes dans les cavités du cœur diminuent de nombre, et cette diminution est plus accentuée dans le cœur gauche. Les gaz du sang sont également modifiés. Le sang se dépouille de presque tout son oxygène sans pourtant s'enrichir d'une façon notable en acide carbonique.

5° **Les données médico-légales.** — Tous ces faits vont nous servir pour la synthèse médico-légale que nous allons entreprendre. Deux questions se posent :

1° Lorsqu'un cadavre est immergé dans l'eau, le liquide pénètre-t-il à travers les différents tissus, au point de simuler l'envahissement sur le vivant?

2° Les réactions organiques telles que nous les avons décrites déterminent-elles des lésions caractéristiques de la submersion?

Révenstorf, à l'aide de la radiographie, a pu suivre l'envahissement de l'organisme par une solution de bismuth. Sur le vivant, la poudre inerte se répartit avec régularité dans tout l'appareil pulmonaire. Sur le cadavre, le liquide s'accumule dans les parties déclives suivant les lois du décubitus.

D'après cet auteur, la recherche du plancton du liquide de submersion dans l'intérieur des poumons et sa répartition uniforme dans tout leur territoire permettent d'affirmer que le phénomène est bien d'origine vitale. Pour arriver à cette détermination, on se sert d'une presse qui permet d'exprimer complètement de petits fragments de tissus prélevés dans différents points des poumons. On centrifuge le liquide obtenu et on examine le résidu; si cet examen est positif on aurait un des meilleurs signes de la submersion pendant la vie. C'est la méthode du plancton de Révenstorf.

Mais les particules solides du liquide de submersion pénètrent sur le cadavre immergé jusque dans le cœur gauche absolument comme sur le vivant, on l'a démontré par l'examen cryoscopique du sang des cavités cardiaques des cadavres immergés; par conséquent la dilution du sang du cœur gauche n'a plus la valeur médico-légale qu'on voulait tout d'abord lui attribuer.

Corin et Stockis ont alors recherché si le plancton du liquide de submersion ne se répandait pas dans tout l'arbre circulatoire lorsque la submersion

était d'origine vitale et si cette généralisation ne permettrait pas de trouver
un signe précis de la submersion sur le vivant.

Ils ont montré, en noyant un chien dans de l'eau contenant en émulsion
une levure facilement identifiable, que cette levure se retrouve après centrifugation du sang dans le cœur gauche et même dans le cœur droit. Du
moment qu'une levure de la dimension d'un globule rouge peut passer dans
la circulation d'un noyé, pourquoi les éléments solides cristallins qui se
trouvent dans la plupart des eaux non filtrées ne traverseraient-ils pas la
barrière pulmonaire?

Le moyen de les rechercher et de les identifier dans le sang des noyés
constitue une recherche de laboratoire dont nous exposerons plus loin la
technique.

En résumé, les procédés modernes d'investigation ont permis de démontrer l'influence décisive dans la pathogénie de la mort par submersion du
milieu liquide qui envahit l'organisme par la voie pulmonaire et pénètre
jusque dans la circulation générale. Mais cet envahissement des voies
aériennes ne se produit pas uniquement sur le vivant; l'infiltration sur le
cadavre immergé produit des résultats qui peuvent induire en erreur.

Trouverons-nous du côté des organes des modifications ou des altérations
caractéristiques de la submersion? On a signalé des cas dans lesquels on ne
trouvait sur des cadavres de suicidés aucune modification appréciable, et on
en a conclu que les lésions de la submersion étaient inconstantes, difficiles
à apprécier et très rapidement modifiées par la putréfaction hâtive des noyés.

Il est certain que tous les gens qui meurent dans l'eau ne meurent pas
toujours par le fait de l'eau. Il y a des morts par syncope, des morts déterminées par de violents traumatismes au moment de la chute dans l'eau. Il
faut éliminer ces faits relativement rares de l'étude de la mort par submersion.

On doit tenir compte aussi de ce fait qu'un choc alvéolaire relativement
léger peut amener la mort chez des personnes qui sont atteintes d'adhérences étendues des poumons, chez les cardiaques ou les vieillards athéromateux. La mort est rapide et les réactions organiques moins marquées. Ces
exceptions mises à part, dans la majorité des cas les cadavres des noyés ont
une physionomie bien spéciale. Certains organes portent des altérations
typiques, et la putréfaction qui modifie tout a même une allure particulière
qui peut servir à préciser le diagnostic. Le signe unique pathognomonique
de la mort par submersion n'existe peut-être pas, mais l'ensemble des modifications des organes de la respiration et de la circulation forme un faisceau
de preuves caractéristiques. Nous allons les passer en revue :

**Examen extérieur d'un noyé récent.**

Refroidissement rapide du corps avec formation de la chair de poule due
à la contraction des fibres musculaires de la peau et à l'érection des bulbes
pileux sous l'influence du froid.

Rétraction du pénis et du scrotum, du mamelon chez la femme.

La face est pâle ou légèrement bleue, surtout aux lèvres et aux oreilles.
Les yeux ouverts avec le globe saillant, lisse et lavé, le regard garde longtemps l'empreinte de la vie. La bouche est entr'ouverte avec la langue pro-

## Submersion.

jetée en avant, un champignon de mousse blanchâtre ou rosée apparaît aux narines ou aux lèvres. Les cheveux et les poils sont collés au corps. Le nez, le front, les doigts sont le siège d'érosions superficielles par frottement contre le lit de la rivière. Sous les ongles, on trouve du gravier, de la vase, des algues et la rigidité cadavérique se produit comme sur les autres cadavres.

La macération de l'épiderme des mains et des pieds est spéciale aux cadavres immergés. Cette macération se produit sur le vivant à la suite d'un bain prolongé. Elle se caractérise par la coloration blanche de la peau, ridée longitudinalement ; cette coloration se montre d'abord au bout des doigts, puis s'étend à la face palmaire de la main, elle apparaît ensuite aux pieds.

La macération plus marquée détermine le soulèvement de l'épiderme qui se sépare et s'enlève comme un gant, les poils et les ongles tombent également.

Cette étude de la macération de la peau et de la chute des poils et des ongles a permis à Devergie de fixer approximativement la date de la mort en tenant compte des variations dues aux chaleurs de l'été. On peut résumer les observations de Devergie dans le tableau suivant :

| | En été. | En hiver. |
|---|---|---|
| L'épiderme commence à blanchir aux mains. | 5 à 8 heures d'eau. | 5 à 5 jours. |
| — très blanc. . . . . . . . . . . | 24 heures — | 4 à 8 — |
| — très blanc aux mains et aux pieds. | 48 heures — | 8 à 12 — |
| — ridé aux mains et aux pieds. . . | 4 jours — | 15 — |
| — — soulevé et épaissi . . . . . . . . . . | 1 mois. | |
| — — s'enlève en gant, les ongles tiennent. | 2 mois. | |

**Lésions internes. Voies respiratoires.** — Lorsqu'on ouvre la cavité thoracique d'un noyé on est frappé tout d'abord par le volume des *poumons* qui remplissent la cage thoracique et gardent l'empreinte des côtes. Ils sont œdémateux, dans les plèvres se trouve une exsudation plus ou moins abondante, rosée, qui provient de l'œdème pulmonaire et de l'exsudation post mortem.

Si nous appuyons sur ces poumons gonflés nous voyons sourdre à la bouche et au nez un champignon de mousse blanc rosé. C'est un des signes de submersion sur le vivant sur lesquels les anciens auteurs insistaient le plus et avec raison. En effet, c'est un signe à peu près constant, mais il n'est pas typique. On retrouve de l'écume à la bouche des personnes qui succombent à l'œdème du poumon, à la bouche des épileptiques, à la bouche des étranglés. Puis cette écume disparaît rapidement et en été au bout du 5e jour on ne la retrouve plus sur un noyé. Les poumons sont non seulement augmentés de volume mais encore de poids.

Lorsqu'on ouvre la trachée, on trouve à la bifurcation bronchique de l'écume. Cet examen de la trachée et des bronches mérite d'être fait avec soin, car le liquide de submersion peut y avoir déposé des débris d'algues, du sable, etc.

Les ecchymoses sous-pleurales existent, mais elles sont rares.

A l'ouverture du tissu pulmonaire, on voit sourdre des alvéoles un liquide spumeux qui s'écoule en grande abondance. Le tissu pulmonaire œdématié garde l'empreinte du doigt.

Au microscope, la lésion typique de la submersion est constituée par l'existence d'un emphysème très marqué avec rupture des parois alvéolaires dans de nombreux points, et cette rupture, au lieu de se faire comme dans l'emphysème (maladie) dans une paroi amincie et non vascularisée, se produit sur une paroi saine dont la rupture s'accompagne d'ecchymoses et d'épanchement sanguin dans la paroi.

C'est encore là une preuve du choc alvéolaire déterminé par l'invasion du liquide de submersion.

En résumé : champignon de mousse, poumons volumineux et lourds, œdémateux, atteints d'emphysème hydro-aérique. Voilà pour les voies respiratoires.

Du côté du *tube digestif* on trouve de l'eau dans l'estomac et même dans le duodénum. La présence de liquide est quelquefois difficile à constater et la quantité difficile à évaluer. De plus, il est prouvé que, sur un cadavre immergé, l'eau peut pénétrer dans l'estomac et même franchir le pylore.

Le *système circulatoire* est plus intéressant à étudier.

La distension alvéolaire détermine la gène et une véritable barrière dans la circulation pulmonaire, d'où cette première constatation : le cœur gauche contient très peu de sang. Le cœur droit au contraire est dilaté, l'artère pulmonaire saillante ; le ventricule droit contient du sang liquide, quelquefois poisseux avec de petits caillots.

Ce reflux de sang dans le cœur droit détermine une dilatation aiguë du ventricule avec insuffisance fonctionnelle de la tricuspide ; l'oreillette est également distendue par du sang liquide, de même que le système veineux cave supérieur et inférieur.

L'injection du système veineux cave supérieur se traduit par la congestion cérébrale, l'état de l'œil des noyés dont les milieux liquides longtemps après la mort restent sous tension au lieu de se déshydrater comme tous les yeux des autres cadavres ; par la congestion des régions veineuses de la face ou du cou, oreilles, partie supérieure de la poitrine, et c'est là qu'apparaîtront les premières manifestations putrides.

Dans le domaine du système cave inférieur, le retentissement de la tension veineuse sera marqué surtout par les modifications de la glande hépatique qui joue le rôle d'une soupape de sûreté placée sur la circulation cave inférieure et emmagasine à la façon d'une éponge tout le sang qui y est refoulé.

La glande est volumineuse. Son poids augmenté d'un quart ou même d'un tiers.

Elle est d'un rouge violacé.

Lorsqu'on l'incise, le parenchyme laisse s'écouler une quantité d'un sang noir liquide ou poisseux.

Enfin l'examen microscopique montre que la submersion réalise, par le mécanisme sur lequel je viens d'insister, la création du foie cardiaque type avec congestion intense et hémorragique au centre du lobule.

Le sang des noyés est fluide dans la majorité des cas ; il n'adhère pas

## Submersion.

aux mains. Il est plus fluide dans le cœur gauche que dans le cœur droit, comme le démontre la cryoscopie; sa coagulation, si elle existe, est très peu marquée. Quelquefois on trouve quelques caillots de fibrine au milieu de beaucoup de sang liquide, d'autres fois le sang est poisseux.

Cette fluidité mise en évidence par tous les auteurs est due à l'absence de fibrinogène. Pendant toute la durée de la submersion, la fibrine disparaît rapidement du sang, au point que nos expériences sur les animaux nous ont permis de montrer que la fibrine du sang qui atteint avant la submersion 2,5 pour mille, au bout de 4 minutes de submersion, disparaît totalement ou ne subsiste qu'à l'état de trace.

Si l'on admet avec les physiologistes que le fibrinogène est fabriqué par le foie, cette disparition de la fibrine est sans doute la conséquence des alté-

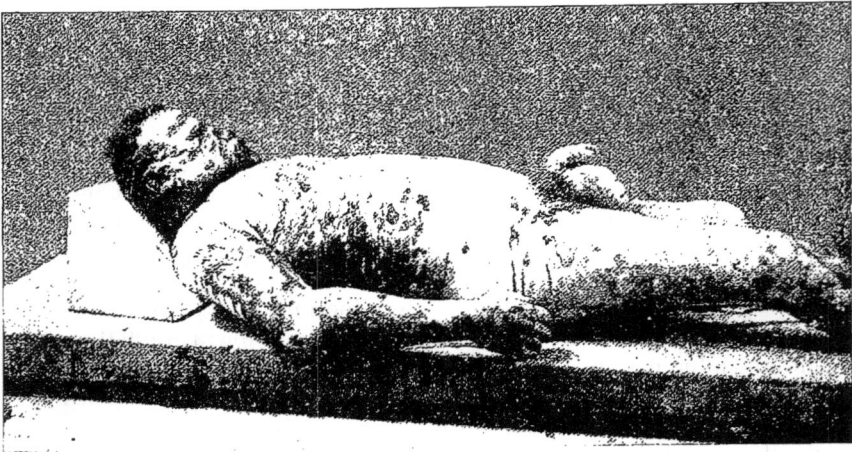

Fig. 1. — Noyé, putréfaction gazeuse. Phlyctènes sanguinolentes. (Été, 5 jours d'eau.)

rations hépatiques rapides et très marquées qui sont produites par la submersion.

En résumé, on peut dire que l'examen des organes chez les noyés qui sont morts par le fait de l'eau est caractéristique : la présence de la mousse, de l'emphysème hydro-aérique avec son retentissement sur la circulation, cœur droit gorgé de sang, dilaté, circulation cave supérieure et inférieure distendue, foie asphyxique, constituent un ensemble de phénomènes qui permet de faire le diagnostic de la submersion pendant la vie.

Jamais sur un cadavre immergé on ne pourra produire les phénomènes circulatoires indiqués et l'état caractéristique du foie.

Ce diagnostic n'est possible que pendant les huit premiers jours après la submersion. Ensuite les phénomènes putrides modifient considérablement l'aspect des noyés.

**La putréfaction des noyés.** — Elle a une marche bien spéciale qui est due à la position du corps dans l'eau : la tête basse et les pieds relevés, la face regardant le lit du fleuve, à la congestion intense du système veineux cave supérieur, à la fluidité remarquable du sang, enfin aux influences extérieures, chaleur de l'été, eau des marécages chargées de microbes, etc.

La putréfaction commence toujours par la face, le sternum, la partie supérieure du thorax, elle s'étend aux épaules, aux membres supérieurs, à l'abdomen, puis aux membres inférieurs.

La face prend d'abord un aspect bleuâtre, les paupières et les lèvres sont tuméfiées, puis une tache vert bronzé paraît sur le sternum, à la face et s'étend rapidement sur le reste du corps. En été, trois jours suffisent pour déterminer ces phénomènes; en hiver, il faut un mois environ.

Le second stade est marqué par la *putréfaction gazeuse* **qui**, en été, se développe très rapidement. Tourdes dit que deux à huit jours d'été font plus qu'un ou deux mois d'hiver. La putréfaction gazeuse rapide de l'été est représentée (fig. 1).

Enfin le troisième stade de destruction organique est marqué par le ramollissement avec corrosions des tissus.

Le quatrième stade, saponification et incrustations calcaires des tissus, commence vers le 4e mois. On admet que deux ans sont nécessaires pour la destruction d'un cadavre de noyé, il en faut 5 pour que la destruction s'opère dans la terre.

L'état de la putréfaction, sa marche spéciale indiquent que le cadavre a séjourné dans l'eau, mais à cette période les organes ont perdu les caractères qui permettent sur un noyé récent de diagnostiquer la submersion sur le vivant.

C'est alors qu'en employant le procédé indiqué par Corin et Stockis de la recherche du « plancton cristallin » dans le sang ou les cavités cardiaques des noyés, on peut avoir un indice intéressant du caractère vital de la submersion.

On racle soigneusement sur les parois du cœur gauche et du cœur droit les dépôts qui peuvent s'y trouver, on les lave avec un peu d'eau soigneusement distillée. On centrifuge ce mélange et on examine le résidu au microscope polarisateur; on trouve dans le champ de la préparation une série de cristaux à facettes qui ont été amenés dans la circulation pendant la vie par l'eau de submersion et déposés dans la suite par le sang en putréfaction sur les parois du cœur.

Telles sont les principales données qui servent au diagnostic médico-légal.

**Expertise.** — Les questions posées à l'expert se réduisent dans la plupart des cas aux trois suivantes :

1° La mort est-elle le fait de la submersion?

2° A combien de temps remonte la mort ?

3° Est-elle la conséquence d'un suicide, d'un homicide ou d'un accident?

La première question est facilement résolue si l'on a un cadavre frais ou relativement frais. La levée de corps et l'autopsie permettent de grouper une série de faits et de constatations d'où découle la certitude que la submersion a été la cause de la mort, que ce n'est pas un cadavre qu'on a immergé.

Pour fixer la date du décès : on doit étudier tout spécialement la marche de la putréfaction, l'état de la macération de l'épiderme des mains et des pieds, des poils et des cheveux.

# Submersion.

Il faut se rappeler les grandes règles établies par Devergie au sujet des variations des phénomènes putrides en été, en hiver; il faut savoir aussi que la putréfaction est plus rapide dans les eaux dormantes que dans les eaux froides et agitées.

Il est plus délicat de répondre à la troisième question et de dire si la mort est le fait d'un suicide, d'un homicide ou d'un accident.

La submersion est le plus habituellement le fait d'un suicide ou d'un accident (3 à 4000 par an en France). L'homicide est rare; les traces de violences ou de luttes peuvent seuls le laisser supposer.

Ici se pose la question du diagnostic différentiel des blessures ou mutilations que l'on peut observer sur les cadavres des noyés.

Il existe une série d'éraflures de la peau, de blessures sans caractères vitaux à siège caractéristique qui résultent de la position du noyé et du frottement du corps sur le lit du fleuve. Ce sont des blessures du front, du nez, du menton, de l'extrémité des doigts.

Une deuxième série de lésions d'aspect cadavérique est constituée par les mutilations subies par le cadavre du fait des traumatismes causés par les hélices de bateau, les harpons des bateliers, etc.

Il s'agit alors de vastes blessures par instruments tranchants, sans caractères vitaux, s'accompagnant de fractures de côtes, ou de fractures de membres.

On peut voir également des ecchymoses ou plaies contuses surtout sur le cuir chevelu qui proviennent de la chute des noyés sur un corps dur, un rocher, un piquet. Enfin restent les lésions traumatiques plus caractéristiques de l'homicide : traces de lutte avec ecchymoses au niveau des mains et des bras, coups d'ongles et blessures du cou.

Il faut étudier très soigneusement les blessures pour établir leurs caractères vitaux. La fluidité du sang des noyés fait que ces blessures au moment où s'installe la putréfaction gazeuse saignent très facilement. Il s'agit de rechercher, dans les lèvres de la plaie et sur le trajet des blessures du sang coagulé, l'ecchymose qui démontre le caractère vital.

**Secours à donner aux noyés.** — Les faits que nous venons d'exposer indiquent combien le traumatisme interne déterminé par la submersion est grave. Il entraîne rapidement des altérations irrémédiables de l'organisme. Aussi la thérapeutique est-elle décevante.

Si l'immersion a été complète et a duré plus de 5 à 6 minutes, la mort est définitive et toute tentative échoue. Mais il est bien difficile au médecin d'établir la façon dont l'événement s'est déroulé, et il doit commencer aussitôt à donner des secours.

S'il est en présence d'un noyé qui donne encore quelques signes de vie, il peut réussir à le ranimer. Si la mort est apparente, le succès est l'exception.

Il faut d'abord placer le cadavre horizontalement la tête basse, débarrasser le cou et la poitrine des vêtements, prier les personnes qui entourent de frictionner les membres et de réchauffer le noyé par tous les moyens, débarrasser la bouche de l'eau et des corps étrangers qu'elle peut contenir, écarter les mâchoires, saisir la langue avec une pince pour pratiquer les tractions rythmées et en même temps la respiration artificielle. On se mettra en devoir de faire une large saignée, surtout si le noyé est bleu; cette saignée débarrassera la circulation pulmonaire et la circulation cave et donnera, si elle réussit, d'excellents résultats.

On pourra enfin employer l'électricité pour exciter le cœur.

Si l'on obtient un retour à la vie, administrer des boissons stimulantes.

*ÉTIENNE MARTIN.*

**SUCCUSSION**. — V. AUSCULTATION.

**SUCRE (ALIMENT DYNAMOGÈNE)**. — La valeur nutritive du sucre avait été, jusqu'à ces dernières années, très mal appréciée ou même méconnue. On regardait cet aliment comme un condiment agréable, de digestion facile, mais produisant de nombreux méfaits sur les dents et l'estomac des enfants.

Actuellement, la physiologie et l'expérimentation ont détruit cette erreur. Mais il a fallu les beaux travaux de Voit et Pettenkofer à Munich, Pflüger à Bönn, Rubner et Zuntz à Berlin, Mosso et Paoletti à Gênes et surtout Cl. Bernard et Chauveau à Paris, pour détruire ce préjugé populaire et montrer que le sucre est *le charbon du muscle, l'agent par excellence de l'énergétique musculaire.*

« Les hydrates de carbone, écrit Dastre, ont un rôle non pas accessoire, accidentel ou secondaire dans le fonctionnement vital, mais au contraire un rôle fondamental et nécessaire. C'est une catégorie de substances essentielles à la vie presque au même titre que l'oxygène et qui aurait droit au nom de *pabulum vitæ*, attribué depuis l'antiquité à l'air que l'animal respire. »

Vers 1850, Cl. Bernard découvre la fonction glycogénique du foie, montre que le sucre existe normalement dans le sang, indépendamment de la nature de l'alimentation et que cette glycogénie hépatique est la source première de nos manifestations vitales, mais il soutient que cette substance disparaît au niveau des poumons. Or, Chauveau ne partage pas cette manière de voir et prouve que le sang s'appauvrit en glycose dans les capillaires de la circulation générale « surtout dans les muscles en travail », et qu'enfin le glycose est « l'aliment immédiat et exclusif des combustions intra-musculaires et de la force qu'elles engendrent ».

Tous les physiologistes modernes ont confirmé cette découverte, qui explique le secret du moteur humain. Ils ont enfin prouvé que l'action dynamique du glycose se manifeste surtout dans la convalescence, le surmenage, l'effort prolongé (ascensions, accouchements, marches militaires, etc.).

Aussi, après les expériences si concluantes des Chauveau, Morat et Dufourt, des Marcuze, Kulz et Kellner, etc., Laulanié a pu écrire cette assertion : « *Pas de glycose, pas de travail intérieur dans les muscles, pas de production de chaleur, refroidissement et mort. Le glycose est l'aliment indispensable de la vie des muscles.* »

Et Dastre ajoute : « L'animal est un moteur animé qui consomme de la matière sucrée, comme le moteur inanimé, la machine à feu, consomme du charbon » : le sucre est vraiment « le charbon du muscle ».

Aussi pourquoi hésiterions-nous à le conseiller aux travailleurs, aux alpinistes, aux cyclistes, aux soldats, « ces malheureux portefaix qui traînent sous la pluie et le soleil, dans la boue et la poussière, leur lourde charge de guerre (Forgue) », à ces victimes toutes désignées du *coup de chaleur*, durant les longues marches d'été et les rudes étapes des manœuvres?

« L'ouvrier, en effet, en est rarement atteint, car il peut ralentir ou accélérer son travail à son gré, il se repose quand il veut, il s'habille comme il lui plaît, il se nourrit suffisamment.

« Le soldat en marche, au contraire, n'a pas le droit d'écouter la voix de l'instinct, il ne peut obéir qu'à celle du devoir : le devoir lui montre le but, il lui faut l'atteindre ou tomber dans le rang (Kelsch). »

Le coup de chaleur est donc le triste apanage, l'aboutissant pathologique des longues marches d'été, faites par des temps couverts, orageux, par des journées sans air, avec la lourde charge du fantassin, qui gêne la respiration et entrave l'évaporation cutanée de ces corps en sueur, marchant à rangs serrés.

Aussi, durant l'été, quand une colonne en marche s'allonge démesurément, quand les hommes « suant, soufflant, étant rendus », s'égrènent sur la route et se jettent sur les revers des fossés; en un mot, quand une troupe donne des signes évidents de fatigue, *il faut la faire arrêter, reposer et lui faire absorber une infusion de café fortement sucré.*

**Essais pratiqués dans l'armée.** — Les médecins militaires allemands furent les premiers à instituer dans l'armée des expériences pour contrôler l'excellence du sucre dans le régime du soldat. Déjà, en 1870, ils avaient observé que certains bataillons, pénétrant dans des villages dépourvus de vivres, purent se nourrir quelque temps avec les réserves de sucre qu'ils y trouvèrent.

En 1896, le médecin-major Schumburg, au cours d'une manœuvre très pénible, eut l'idée de faire distribuer aux hommes une ration supplémentaire de 50 gr. de sucre, qui suffit pour ranimer leur courage et terminer la manœuvre sans incidents.

En 1898, Leitenstorfer fit également des expériences sur des hommes de son régiment, et, après 56 jours de manœuvres, il constata : une augmentation de poids, une diminution de la fréquence du pouls, une respiration plus calme, un rendement musculaire plus fort.

Les années suivantes, Leistikow, Letz, Fleichmann continuent ces expériences. Quelques-uns de leurs résultats (augmentation du poids en particulier) divergent un peu, mais tous ces expérimentateurs s'accordent à démontrer l'utilité du sucre pour rétablir promptement l'énergie défaillante après une grande fatigue.

Durant l'expédition hollandaise de l'Insulinde, Holwerda constate que les soldats ont très bien supporté les longues marches grâce au sucre fourni par l'autorité militaire, sucre qui rendit les coups de chaleur extrêmement rares (Holwerda).

En Algérie, en 1898, cette conduite nous a été particulièrement utile entre Saïda et Sidi-bel-Abbès, pendant que nous accompagnions un détachement de 400 légionnaires. Après l'apparition de quelques accidents thermiques, le chef du détachement, sur nos conseils, fit arrêter la colonne et préparer pour chaque homme un quart de café avec 55 gr. de sucre. Ainsi reposés et restaurés, les sept derniers kilomètres furent enlevés sans souffrance, sans essoufflement et sans traînards.

Aussi, nous avons été, en France, un des premiers à prôner le *sucre comme un préventif simple et commode du coup de chaleur.*

En 1902, Drouineau voulut se rendre compte de l'influence qu'exerçaient les marches d'épreuves sur le poids des hommes : 15 pour 100 des jeunes soldats augmentèrent de poids. Ces résultats furent attribués par notre camarade à ce fait que ces jeunes gens avaient ingéré une certaine quantité de chocolat, aliment d'épargne qui contient du beurre de cacao et 65,8 pour 100 de sucre.

En 1904, Marotte, profitant de la préparation d'une équipe de marcheurs en vue de la trop fameuse *Marche de l'Armée*, eut l'idée de soumettre ces sujets vigoureux, bien sélectionnés et indemnes de toute tare, à une double série d'épreuves avec ou sans sucre. « Ces hommes reçurent, en plus de leur ration améliorée, 50 gr. de sucre en morceaux, qu'ils avaient la recommandation expresse de ne consommer que pendant la deuxième partie de la marche. »

« Chacun des marcheurs était visité au départ et à l'arrivée; tous étaient pesés et minutieusement auscultés; le nombre de leurs pulsations et de leurs respirations était soigneusement noté; l'état de leurs réflexes recherché et leurs urines analysées. L'expérience dura 5 semaines et porta sur 12 marches. »

Parmi les résultats relevés par notre camarade, ceux qui ont trait aux battements cardiaques sont les plus intéressants. Ainsi, parmi les 14 coureurs de l'équipe finale, 12 avaient en moyenne :

1° Avant le départ, 75 pulsations;

2° Au retour des épreuves faites sans sucre, 110 pulsations;

3° Au retour des épreuves faites avec sucre, 96,5 pulsations.

« Il a eu réellement, de par le fait de cet aliment, une économie moyenne de 13,5 battements cardiaques par minute. Notons que l'examen du cœur, ainsi pratiqué dès le retour, a permis à Marotte d'éliminer deux candidats, qui conservaient plus de 110 pulsations, même après l'action du sucre. »

Aussi notre camarade demande que le sucre et les aliments sucrés entrent en plus grande quantité dans l'alimentation du soldat, que pour les manœuvres, les marches d'épreuve, on prévoie une ration de sucre supplémentaire *dite de fatigue* et qu'en campagne cette ration soit portée à 50, 60 et même 70 gr. par jour.

En 1907, le médecin-major Joly a également entrepris une série d'expériences très intéressantes et très convaincantes sur l'utilité du sucre pendant les manœuvres. Deux compagnies de son régiment furent soumises, pendant cette période, à des essais qui portèrent sur des doses de plus en plus fortes de sucre et sur des substitutions partielles et même totales de la ration de viande fraîche.

Notre camarade, dans un travail fort bien documenté et accompagné de graphiques très suggestifs, est arrivé aux conclusions suivantes :

1° Les 500 hommes des deux compagnies en essai, n'ayant subi aucune

# Sucre (Aliment dynamogène).

sélection préalable, ont pu absorber pendant 20 jours une dose journalière de sucre variant de 60 à 165 gr., sans qu'il en soit résulté aucun trouble digestif, aucun signe d'intolérance ;

2° On a pu remplacer dans la ration journalière 100 gr. de viande fraîche par 120 gr. de sucre, sans que les hommes s'aperçussent de la diminution opérée sur la viande ; ils acceptent facilement, et, pour le plus grand nombre, avec plaisir, le supplément de sucre sous forme de boisson sucrée, café, vin ou eau ;

3° La suralimentation sucrée a agi d'une façon spéciale sur la prophylaxie des accidents imputables à la chaleur et à la fatigue pendant les marches et manœuvres.

Aussi Joly se demande s'il ne serait pas possible de constituer les vivres du sac, *dits vivres de réserve*, par un aliment sucré à l'exclusion de la viande — aliment sucré, léger, peu encombrant, de conservation facile, mais surtout doué de *propriétés dynamogènes supérieures à celles de la viande, pouvant lui mériter le nom de vivre de combat.*

Simonin n'a-t-il pas eu la même idée en proposant de « sucrer » les biscuits de guerre, qui seraient ainsi rendus plus sapides et plus dynamogéniques.

En résumé, puisque le sucre est *charbon du muscle* et *l'antidote de la fatigue et du coup de chaleur*, nous pensons que la ration journalière de 10 gr., allouée en temps de paix, est insuffisante pour les jeunes soldats, aux mutations nutritives intenses, se livrant en plein air à des exercices violents.

Les rations de sucre devraient être augmentées :

1° En temps de paix, 30 gr. au lieu de 10 ;

2° En manœuvres et dans les stationnements en campagne, 50 au lieu de 21 :

Mais, dans ces derniers temps, l'autorité militaire a compris toute l'importance de ce *charbon du muscle* en campagne, et elle a fixé la ration forte dans les marches et en opérations à 80 gr. au lieu de 51.

Avec cette quantité de sucre, les 36 gr. de café et les biscuits du sac, le soldat pourra toujours se préparer rapidement une *soupe au café*, si le temps de faire cuire sa viande lui fait défaut.

D'ailleurs, en campagne, une infusion de café sucré n'est-elle pas un des moyens heureux d'épurer les eaux suspectes, de les rendre moins insipides et de leur communiquer des propriétés bactéricides sur lesquelles Sucksdorf, Heine, Lüderitz ont particulièrement insisté !

En Mandchourie, le sucre entra dans l'alimentation du soldat japonais surtout pendant l'hiver, après la bataille de Pekao-Tai, durant laquelle de nombreux accidents par le froid furent observés. Les médecins proposèrent de le donner comme aliment thermogène. Il était recommandé aux hommes de faction aux avant-postes d'en avoir toujours à grignoter. Le moyen était excellent pour tenir les hommes éveillés et leur permettre de lutter contre le froid (Malignon).

En résumé, sur un champ de bataille, le sucre, mieux que le vin et surtout que l'alcool, sera le stimulant de choix pour soutenir les organismes épuisés par l'ardeur de la lutte ou les intempéries des saisons.    *P. BONNETTE.*

**SUCRE** (**PATHOLOGIE**). — V. Diabète, Urines (Examen).

**SUDAMINA**. — V. Miliaires.

**SUDATION**. — Nous écartons ici la *sudation active*, obtenue par l'exercice et qu'on ne peut conseiller qu'à un petit nombre de malades, pour ne traiter que de la *sudation passive*, obtenue par le séjour dans une atmosphère dont la température excède plus ou moins celle du corps.

Si l'on veut que le malade séjourne en entier dans une telle atmosphère, c'est-à-dire y compris la tête, on le fait entrer dans une *étuve*, sorte de chambre où règne une température de 45° à 59°. L'étuve peut être humide ou sèche.

**Étuve humide**. — L'étuve humide est chauffée par la vapeur d'eau provenant habituellement d'une chaudière. Le *bain russe* est une étuve où la vapeur d'eau est produite par l'eau projetée sur des cailloux chauffés au four. L'étuve humide ne permet pas d'obtenir et de faire supporter une température très élevée, par suite de l'état hygrométrique du milieu qu'elle constitue et qui empêche l'évaporation de la sueur.

**Étuve sèche**. — L'étuve sèche est chauffée à l'air sec; elle est mieux supportée pour ce motif. Le *bain romain* se compose d'une série d'étuves dont la température va croissant, de 45° à 90°. Le *bain turc* est également à l'air sec.

Le séjour est plus court dans l'étuve humide que dans l'étuve sèche, et sa durée varie encore en raison de l'état des malades dont on doit connaître exactement le cœur et les poumons. Les phénomènes congestifs sont souvent constatés après un séjour même court à l'étuve. Nous conseillons un minimum de 5 minutes et un maximum de 30.

L'étuve, sèche ou humide, ayant l'inconvénient d'obliger le malade à respirer un air trop chaud, plus pénible encore lorsqu'il est humide, nous lui préférons le bain d'air chaud, ou le bain de vapeur.

**Bain d'air chaud**. — Le bain d'air chaud est réalisé par le séjour dans une caisse en bois, où le malade est assis, de sorte que sa tête émerge de la boîte par une ouverture circulaire qui lui entoure le cou. On évitera pour chauffer la caisse l'emploi du gaz d'éclairage qui donne des produits de combustion toxiques. La température de la boîte, quand le malade y entre, doit être de 40°, et s'élever progressivement jusqu'à 80° en 20 minutes. Ces chiffres expriment la formule la plus habituelle du bain d'air chaud, et permettent d'obtenir une sudation abondante. Mais ils n'ont rien de fixe et varient selon la tolérance des malades, leur entraînement à cette pratique, l'état de leur cœur, leur tendance à la congestion. On combat la congestion avec une compresse froide maintenue en permanence sur le front. Le pouls est observé à la temporale; son accélération est un phénomène normal.

Le bain d'air chaud le plus efficace est le bain de lumière Dowsing (V. Photothérapie), qui permet une légère circulation d'air autour du malade, et lui fait supporter des températures très élevées : 140° à 150°.

A défaut de semblables installations, on peut réaliser à domicile les bains d'air chaud avec des paravents ou des chaises convenablement placés, supportant d'épaisses couvertures qui reposent en même temps sur les épaules du malade, de façon à constituer un espace clos où l'on place plusieurs fortes lampes à alcool.

On peut aussi avoir recours à l'enveloppement dans de chaudes couvertures, dans un lit où l'on a disposé autour du malade plusieurs briques chaudes, des cruchons d'eau chaude ou de sacs de sable chaud.

**Bain de vapeur.** — Le bain de vapeur se donne, comme le bain d'air chaud, dans une caisse, avec cette différence que cette caisse est chauffée par de la vapeur d'eau. On ne peut atteindre par ce procédé une température aussi élevée; les malades ne supportent pas plus de 70°. On se tiendra à la moyenne de 60°. Ce bain semble moins tonique et ses effets sudorifiques sont moins intenses que ceux du bain d'air chaud. On peut en revanche charger la vapeur d'eau amenée à la caisse de vapeurs de térébenthine qui ont une action heureuse sur les douleurs rhumatismales (V. Bains).

**Sudations partielles.** — La sudation peut n'être pas générale, et certains malades, qui ne supporteraient pas le bain d'air chaud, se trouveront bien de sudations partielles, limitées à un membre.

On les réalise par des appareils spéciaux, sortes de boîtes percées, sur une face, de trous munis de manchons de caoutchouc où l'on engage les bras ou les jambes, le malade étant assis en face sur un fauteuil à roulettes, de sorte qu'il n'a pas besoin de faire le moindre mouvement, si l'on craint de réveiller ainsi des douleurs. L'appareil peut être chauffé à la vapeur, mais il le sera de préférence à l'air chaud qui permet d'atteindre une température plus élevée. La sudation partielle est obtenue plus difficilement que la sudation totale, parfois au bout de plusieurs séances quotidiennes seulement.

Avec des lampes à alcool et des couvertures on réalise chez soi la sudation partielle.

Les effets les plus intenses sont obtenus avec les bains de lumière Dowsing (V. Photothérapie), où l'on supporte 180° et 200°. Citons également l'appareil Tallermany, constitué par un double manchon de cuivre dont les parois sont chauffées au gaz et qui soumet le membre qu'il contient à une température dépassant 100°.

SOINS CONSÉCUTIFS A LA SUDATION. — Après une sudation, le malade ne doit pas être abandonné à lui-même. Souvent on l'étend sur un lit, enveloppé dans des couvertures où il continue à transpirer. Ce repos est de 5 à 10 minutes environ, mais peut être prolongé beaucoup plus. Souvent aussi la douche suit la sudation, avec ou sans repos intercalaire; elle a l'avantage d'augmenter la réaction circulatoire et les effets révulsifs, de nettoyer la peau, et de la fermer pour ainsi dire. Si l'on ne prescrit pas la douche, il est au moins nécessaire de prescrire une friction à l'alcool, pour tonifier la peau et empêcher la transpiration de se prolonger pendant les heures qui suivent.

Quant au massage, nous l'avons vu prescrire quelquefois après la sudation, mais nous ne trouvons à cela que de faibles avantages et de grands inconvénients. Le massage avant la sudation préparerait, dit-on, la peau à la transpiration en excitant son activité et en stimulant la circulation périphérique. C'est là, croyons-nous, un adjuvant bien faible, et que l'on peut obtenir également avec une simple friction sèche. D'autre part, après la sudation, il est imprudent de découvrir le malade même partiellement, si l'on veut éviter qu'il se refroidisse. Enfin, la peau humide rend le massage difficile même avec l'emploi de poudre d'amidon ou de vaseline.

EFFETS ET INDICATIONS. — La sudation provoque une perte de poids en eau qui varie de 500 à 1200 gr. et que l'on utilise dans le traitement de l'obésité, concurremment avec le régime et l'exercice. On pèse les malades avant et après la sudation, et aux mêmes heures.

Elle agit sur les glandes sudoripares dont elle augmente l'intensité fonctionnelle, soulageant d'autant les reins, lorsqu'ils sont insuffisants, et constituant ainsi un moyen de défense dans les intoxications diverses et dans les troubles dus à ce que l'on appelle le ralentissement de la nutrition. On a même constaté quelquefois que sous l'influence de sudations répétées les fonctions rénales étaient améliorées et que la diurèse augmentait.

La sudation favorise la circulation générale par l'augmentation du débit sanguin périphérique qui diminue le travail du cœur.

Elle contribue à régler le rayonnement calorique de la peau et lui permet de lutter plus efficacement contre les influences de la température extérieure.

La haute température à laquelle le corps est soumis dans la sudation combat les phénomènes douloureux du rhumatisme et de la goutte, en même temps qu'elle contribue à la résorption des épanchements synoviaux. Son action est la même sur les névralgies diverses, notamment la sciatique.

Bien peu de malades y sont réfractaires, et bien peu ne peuvent la supporter. Trop longue, elle peut déprimer; courte, elle est très tonique.

*PARISET.*

**SUDORAUX** (TROUBLES). — La sécrétion des glandes sudoripares peut présenter des anomalies quantitatives ou qualitatives.

I. **Anomalies quantitatives**.

1º La sécrétion sudorale est exagérée (**hyperidrose**).

2º Elle est diminuée (**anidrose**).

II. **Anomalies qualitatives** :

1º L'odeur de la sueur est anormale (**bromidrose, osmidrose**).

2º Sa couleur est altérée (**chromidrose**).

3º Sa composition chimique est troublée (**uridrose**).

HYPERIDROSE. — L'hyperidrose est l'exagération quantitative de la sueur.

La sudation est d'ordinaire augmentée dans certaines pyrexies, dont la suette miliaire est le prototype, ou dans certains états cachectiques comme la tuberculose. On observe aussi des hyperidroses dues à des altérations localisées, matérielles ou fonctionnelles, du système nerveux. Ces hyperidroses symptomatiques ne nous arrêteront pas. Nous ne nous occuperons ici que des cas, fort nombreux d'ailleurs, dans lesquel *l'augmentation de la sécrétion sudorale, augmentation durable, sinon permanente, est indépendante de toute maladie ou lésion bien définie.*

Ces *hyperidroses*, *dites essentielles*, sont généralisées ou localisées ; dans ce dernier cas on les nomme éphidroses.

a) **Hyperidrose généralisée.** — La quantité de sueur normalement éliminée varie, selon les individus et les moments, de 600 à 900 grammes par 24 heures. Il faut, selon Ch. Audry, que cette quantité soit augmentée, et de façon durable mais non tout à fait permanente, pour qu'il y ait hyperidrose généralisée.

Cette hyperidrose pourrait être héréditaire, provoquée par le froid, liée à un état général défectueux plus ou moins évident. On l'observe surtout chez les sujets obèses, les neurasthéniques et, d'une manière générale, les neuroarthritiques. Il est évident que le système nerveux joue un rôle considérable, directement ou par voie réflexe, dans la production exagérée de la sueur.

L'hyperidrose généralisée est précédée parfois d'une sensation désagréable de picotement ou de resserrement, d'oppression. Puis la sueur suinte des orifices glandulaires, couvre la peau et ruisselle sous forme de gouttelettes. Quelque généralisée qu'elle soit, elle est toujours plus accentuée au front, au cuir chevelu, aux aisselles, aux aines, aux plis génitaux, etc. Elle se complique parfois de miliaires et de sudamina.

b) **Hyperidroses localisées.** — Certaines de ces hyperidroses localisées sont nettement limitées à des territoires correspondant à des distributions nerveuses périphériques. Audry propose de leur réserver le nom d'*éphidroses*. Il en est un grand nombre d'unilatérales, occupant la moitié du corps, la moitié de la face ou des territoires plus circonscrits. Elles sont dues sans doute à des lésions méconnues du système nerveux. Il faudrait connaître la cause de ces *éphidroses systématisées* pour les guérir.

On peut instituer un traitement palliatif consistant en badigeonnages avec des solutions d'atropine ; mais il ne semble pas qu'on puisse, par ce moyen, obtenir de résultats durables.

c) **Les hyperidroses régionales** sont les plus fréquentes. Communes chez les neuro-arthritiques, elles intéressent le front, le cuir chevelu, plus souvent que le tronc et les membres, mais surtout les plis et les extrémités.

L'*hyperidrose des plis* a pour type l'hyperidrose axillaire, qui constitue parfois une véritable infirmité. Elle intéresse aussi souvent les plis génito-cruraux, les plis inguinaux. Elle favorise l'intertrigo, entretient les éruptions eczémateuses, etc.

L'*hyperidrose des extrémités* est la plus importante pour le dermatologue. Nombre de personnes ont les paumes des mains constamment humides : après l'essuyage, on voit immédiatement la sueur sourdre de tous les petits orifices glandulaires ; ce phénomène s'accentue surtout pendant l'été et sous l'influence des moindres émotions. Il entrave certaines professions manuelles.

Mêmes symptômes à la plante des pieds. Celle-ci étant soumise à la pression de tout le poids du corps et constamment enveloppée par les bas et les chaussures, les inconvénients s'exagèrent : l'épiderme peut macérer, se ramollir, devenir blanchâtre, se soulever même sous forme d'ampoules et se détacher complètement. Le derme est rouge et congestionné. Les pieds deviennent sensibles, la marche est parfois impossible et les malades exhalent souvent une odeur fétide.

Les extrémités atteintes sont fréquemment chaudes par exagération de la circulation ou froides par stase sanguine; souvent elles présentent de l'asphyxie bleue ou de l'anémie.

**Traitement.** — On peut poser en principe que l'on peut tenter de supprimer les sueurs sans compromettre l'état général.

Dans les **hyperidroses généralisées**, Brocq conseille de faire des frictions quotidiennes ou biquotidiennes sur tout le corps, soit avec de la flanelle sèche, soit avec de la flanelle imbibée d'un liquide alcoolique tel que l'eau de Cologne, l'esprit de lavande ou une solution de tanin.

Le traitement de l'**hyperidrose palmaire et plantaire** se résume en :

1° Bains locaux qui, d'après Unna, doivent être tièdes et simples, si les extrémités sont chaudes, très chauds et additionnés de substances excitantes (alcool camphré, moutarde, vinaigre), ou à l'eau de feuilles de noyer, si les extrémités sont froides.

2° S'il y a hypothermie locale, lotions alcooliques à l'alcool camphré, à l'eau de Cologne, etc., ou avec la formule de Heusner :

| | |
|---|---|
| Hydrate de chloral. | 5 grammes. |
| Acide formique. | 5 — |
| Baume du Pérou. | 1 gramme. |
| Alcool | 89 grammes. |

3° Les substances que l'on peut appliquer sur les extrémités atteintes d'hyperidrose sont très nombreuses; l'une d'elles peut réussir là où les autres ont échoué; il faut les essayer successivement. On a préconisé les poudrages avec poudres inertes (talc, lycopode, craie, amidon) auxquelles on ajoute en proportions variables de l'acide salicylique, de l'acide tartrique :

| | |
|---|---|
| Acide salicylique. | 5 grammes. |
| Alun pulvérisé. | 45 — |
| Talc en poudre. | 40 — |

ou des onctions avec des pommades, appliquées pendant la nuit, telles que celle d'Unna :

| | |
|---|---|
| Huile de térébenthine. | $\bar{a}\bar{a}$ 5 grammes. |
| Ichtyol | |
| Oxyde de zinc | 2 — |
| Axonge. | 10 — |

Les autres substances le plus usitées sont les suivantes :

Permanganate de potasse, en badigeonnages avec la solution :

| | |
|---|---|
| Permanganate de potasse. | 1 à 5 parties. |
| Eau bouillie. | 500 parties. |

ou en poudre composée, dont on saupoudre l'intérieur des chaussures :

| | |
|---|---|
| Salicylate de soude | 2 grammes. |
| Permanganate de potasse. | 13 — |
| Talc | 40 — |
| Sous-nitrate de bismuth. | 45 — |

Perchlorure de fer :

Après des bains locaux d'infusion de feuilles de noyer, badigeonnages des extrémités avec :

| | |
|---|---|
| Glycérine. | 10 grammes. |
| Perchlorure de fer. | 50 — |
| Essence de violettes. | XX gouttes. |

# Sudoraux (Troubles).

Belladone :

Dans l'hyperidrose palmaire, frictionner les mains deux à trois fois par jour avec la préparation :

Teinture de belladone. . . . . . . . . . . . . . . . . . . . 15 grammes.
Eau de Cologne. . . . . . . . . . . . . . . . . . . . . . 120 —

Goudron :

Pommade de goudron végétal. . . . . . . . . . . . } āā 20 grammes.
Soufre sublimé . . . . . . . . . . . . . . . . . . . }
Axonge benzoïnée. . . . . . . . . . . . . . . . . . 5 —

Appliquer cette pommade après lavage soigneux à l'eau phéniquée ou avec savon à l'huile de cade.

On peut encore utiliser l'écorce de chêne, la racine de ratanhia et toutes les substances contenant du tanin, l'alun, le borax, l'acétate de plomb, l'eau blanche.

Des formules analogues s'appliquent à l'**hyperidrose axillaire**.

4° Propreté rigoureuse. Changement très fréquent de bas, de chaussures.

Il faut accentuer les précautions de propreté, tenir les orteils isolés par de l'ouate hydrophile recouverte de poudres inertes.

Certains médicaments pris à l'intérieur exercent une action réelle sur la sécrétion sudorale ; le sulfate neutre d'atropine (1/2 à 2 milligr. par jour), la poudre d'agaric, l'aconit, la belladone, le phosphate de chaux, la tisane de feuilles de sauge, etc., atténuent les hyperidroses généralisées.

Les sédatifs nervins et les alcalins devront être prescrits quand le neuro-arthritisme pourra être mis en cause.

ANIDROSE. — L'anidrose est la diminution ou la suppression de la sécré-tion sudorale.

Audry distingue l'*anidrose d'origine anatomique* et l'*anidrose fonctionnelle*.

a) L'*anidrose anatomique* est due à une absence congénitale des glandes sudoripares, fait exceptionnel. Elle accompagne aussi certaines dermatoses, surtout celles qui résultent de processus infectieux glandulaires et péri-glan-dulaires ; les glandes sudoripares sont alors altérées ou même détruites : ces anidroses sont d'ordinaire très circonscrites.

b) Les *anidroses fonctionnelles* peuvent être dues à des altérations de l'état général (diabète, cachexie), à des troubles nerveux (sections ner-veuses), à des lésions cutanées locales (placards psoriasiques, zones érysipé-lateuses, zona, pemphigus, eczéma, impétigo, etc.) : ces dernières, ordinai-rement passagères, disparaissent au fur et à mesure que guérit la lésion cutanée.

OSMIDROSE. BROMIDROSE. — *Osmidrose* désigne le phénomène des sueurs odorantes et *bromidrose* s'applique aux sueurs fétides, particulière-ment des pieds.

On étudie d'ordinaire la bromidrose avec l'hyperidrose, dont elle ne repré-senterait qu'une modalité ; en fait, il y a des hyperidroses, même des pieds, qui ne sont pas fétides et la bromidrose peut exister chez des individus dont la sudation n'est pas exagérée.

**Osmidrose.** — L'odeur habituelle de la sueur est due à des acides volatils de la série grasse, acides caproïque, caprilique, formique, butyrique, etc.

L'ingestion de certains aliments ou médicaments, l'inhalation de vapeurs aromatiques (térébenthine, etc.), modifient l'odeur de la sueur.

On a cité des cas, rarissimes et même problématiques où, sans cause réelle, la sueur devenait agréablement parfumée. Le plus souvent, c'est en devenant fétide que l'odeur de la sueur se modifie.

**Bromidrose.** — La bromidrose est très souvent liée à l'hyperidrose. Comme cette dernière, elle est le plus souvent locale, occupant les aisselles, l'ombilic, les plis inguinaux et surtout les pieds, toutes régions constamment couvertes et où la sueur s'accumule et se décompose.

Elle est caractérisée par la sécrétion d'une plus ou moins grande quantité de sueur, d'odeur désagréable, et dans quelques cas absolument insuportable.

La bromidrose axillaire s'observe surtout chez les femmes, les rousses en particulier; la bromidrose plantaire chez tous les sujets des deux sexes, mais plus particulièrement chez les jeunes gens.

Elle reconnaîtrait pour causes occasionnelles la dyspepsie, l'anémie, la chlorose, un mauvais régime alimentaire, l'abus du thé et du café, etc.

**Traitement.** — La bromidrose compliquant souvent l'hyperidrose, les méthodes de traitement de celle-ci préviennent celle-là. La thérapeutique de la bromidrose est très riche, ce qui prouve qu'elle n'est pas toujours efficace.

On peut employer les moyens suivants :

Deux fois par jour, lotions avec :

| | |
|---|---|
| Naphtol. . . . . . . . . . . . . . . . . . . . . . . . . . | 5 grammes. |
| Glycérine . . . . . . . . . . . . . . . . . . . . . . . . | 10 — |
| Alcool. . . . . . . . . . . . . . . . . . . . . . . . . . | 100 — |

suivies de poudrage avec le mélange :

| | |
|---|---|
| Amidon . . . . . . . . . . . . . . . . . . . . . . . . . | 100 grammes. |
| Naphtol. . . . . . . . . . . . . . . . . . . . . . . . . | 2 — |

en ayant soin d'insinuer du coton hydrophile entre les orteils (Kaposi).

Les lavages bi-quotidiens avec une solution de permanganate à 1 pour 500 sont puissamment désinfectants. On peut aussi prescrire des lotions avec de l'alcool à 90° additionné de 1 pour 1000 de sulfate de quinine ou de tanin.

Dans l'armée prussienne on emploie, d'après Brocq, une pommade contenant 1 gr. d'acide salicylique pour 50 gr. de suif de mouton.

Le formol, ou formaline a été très recommandé :

| | |
|---|---|
| Lanoline . . . . . . . . . . . . . . . . . . . . . . . . | 5 grammes. |
| Vaseline . . . . . . . . . . . . . . . . . . . . . . . . | 10 — |
| Formaline . . . . . . . . . . . . . . . . . . . . . . . | 5 — |

mais il occasionne parfois de graves dermites.

Des badigeonnages de la solution :

| | |
|---|---|
| Perchlorure de fer. . . . . . . . . . . . . . . . . . . | 50 grammes. |
| Glycérine. . . . . . . . . . . . . . . . . . . . . . . . | 10 — |
| | (LEGOUX). |

ont donné de bons résultats.

La préparation suivante paraît encore bien réussir :

| | |
|---|---|
| Naphtol. . . . . . . . . . . . . . . . . . . . . | 1 gr. 50 |
| Essence de thym. . . . . . . . . . . . . . . | 5 gr. 50 |
| Acide hypophosphoreux . . . . . . . . . . . | 7 gr. 50 |
| Sulfate de cuivre. . . . . . . . . . . . . . . | 150 grammes. |
| Sulfate de zinc. . . . . . . . . . . . . . . . | } āā 450 — |
| Sulfate de fer. . . . . . . . . . . . . . . . . | |
| Eau distillée. . . . . . . . . . . . . . . . . | 2500 — |

En lotions matin et soir.                                   (Eshappe).

Les soins de propreté doivent être très minutieux, les chaussettes seront fréquemment changées et les chaussures de cuir remplacées par des chaussures d'étoffe.

CHROMIDROSE. — Le mot de chromidrose désigne habituellement toutes les altérations de couleur de la sueur.

Les sueurs rouges ne sont pas très rares; on les observe surtout aux aisselles. Cette coloration est due à des bactéries (micrococcus prodigiosus), pour certains, ou à des substances chimiques pour d'autres.

On a décrit aussi la *cyanidrose* : les sueurs seraient bleuies par la pyocyanine sécrétée par le bacille de Gessard, ou par l'indigo provenant de l'indican intestinal.

Il est d'autres chromidroses, plus ou moins exceptionnelles, sueurs vertes, sueurs jaunes, dont la cause reste inconnue.

De toutes ces chromidroses une seule comporte un intérêt pratique : la sueur rouge des aisselles. Avec des lavages savonneux tièdes, des antiseptiques légers, des poudres, on peut la modifier. Sabrazès et Cabanes conseillent le régime lacté et l'usage de l'antisepsie intestinale, afin de supprimer l'indicanurie.

On rattache d'ordinaire l'*hématidrose* à la chromidrose. Le suintement sanguin n'est en rien une anomalie de sécrétion, mais une hémorragie transcutanée qui s'effectue à travers les glandes sudoripares. Si l'on excepte les « sueurs sanglantes » symptomatiques d'un état infectieux, l'hématidrose est un phénomène névropathique sans gravité. Son traitement est celui de l'état nerveux qui l'a provoquée.

On a aussi mentionné l'existence de sueurs phosphorescentes.

URIDROSE. — Chez quelques malades, cholériques ou urémiques, arrivés à l'agonie, on voit se produire une sueur jaune visqueuse, parfois odorante qui, en s'évaporant, laisse des cristaux blancs disposés en poussières, en petits blocs, en grumeaux disséminés à la surface de la peau ou accolés à la base des poils ou des cheveux. Ce givre s'observe le plus souvent à la face, au nez, aux sourcils, aux tempes, mais il peut se manifester sur tous les points du corps, sauf à la plante des pieds et à la paume des mains.

Les cristaux sont composés tantôt d'urée pure, tantôt d'urée mélangée de sels, de graisse, de débris épidermiques, etc.

L'uridrose traduit l'effort des glandes sudoripares pour suppléer à l'insuffisance rénale.

C'est un accident agonique, qui ne comporte pas de traitement.

FERNAND TREMOLIÈRES.

**SUDORIFIQUE** (MÉDICATION). — La médication sudorifique est actuellement en partie tombée dans l'oubli. Elle est recommandable pour modifier la sécheresse de la peau, déterminer des phénomènes réactionnels dans les infections fébriles, légères et catarrhales, suppléer le rein (plus en théorie qu'en pratique), favoriser la résorption des épanchements et des œdèmes (à peu près inusité), combattre l'obésité, modifier la nutrition chez les arthritiques et les pléthoriques sans lésion cardiaque. Elle est contre-indiquée chez les cachectiques, les anémiques, les inanitiés.

**Sudorifiques directs.** — Il n'est vraiment qu'un seul médicament qui rentre franchement en cette catégorie, c'est le *jaborandi* et son alcaloïde la *pilocarpine*. Ces substances sont peu employées; on les prescrit parfois à titre de dérivatif dans la polyurie et la galactorrhée. Bien rarement employées pour hâter la résorption d'un œdème, elles sont contre-indiquées en tout cas chez les cardiaques. Ce n'est guère que pour pallier à l'anurie des néphrites toxiques, dans l'intoxication par le sublimé par exemple, que la pilocarpine a pu être utilement prescrite.

Le jaborandi agit de 10 à 15 minutes après ingestion, la pilocarpine de 1 à 2 minutes après injection. Il y a hypersécrétion sudorale, salivaire et biliaire. La sudation se prolonge pendant 2 à 5 heures; la peau est rouge et l'on note de l'éréthisme cardiaque. Le malade perd en moyenne 750 gr. de liquide par la peau. On peut également utiliser localement le jaborandi en pommade ou en solution, contre la pelade notamment.

POSOLOGIE :
*Jaborandi.* Infusion, 2 à 4 gr. de feuilles. Sirop du Codex, 4 à 8 cuillerées à soupe.
*Pilocarpine.* En injections hypodermiques, un demi à deux *centigrammes*.

Un certain nombre de sudorifiques de l'ancienne pharmacopée ne sont plus guère employés aujourd'hui, tels la *bourrache* (infusion à 5 ou 10 pour 1000), le *sassafras* (infusion à 15 pour 1000), la *salsepareille* (infusion à 50 pour 1000, le *gaïac* (décocté à 50 pour 1000). Rappelons enfin que la façon la plus simple de provoquer une sudation légère, au cours d'une bronchite banale ou à propos d'une légère atteinte d'angine, est d'ingérer une ou plusieurs tasses d'*infusion très chaude*. Les *ammoniacaux*, souvent prescrits dans les infections broncho-pulmonaires, sont légèrement sudorifiques.

**Sudorifiques indirects.** — Il suffit de couvrir très chaudement le malade, de l'entourer de boules chaudes, pour que souvent se prononce un certain degré de transpiration. Il y a sueur également à la période de réaction consécutive aux *enveloppements froids*. Mais ce procédé sudorifique serait bien brutal.

Les *bains chauds*, 36-38°, et très chauds, 38-40°, sont des sudorifiques énergiques. Il convient d'élever peu à peu la température du bain, et de veiller à ce que le malade ne se refroidisse pas ensuite. Les *bains de vapeur* (rhumatisme chronique, obésité, arthritisme en général) déterminent encore une sudation abondante. Cette déperdition peut être exagérée dans les bains d'*air sec et chaud*, et entraîner un notable affaiblissement du malade. Sont également plus ou moins sudorifiques les bains de sable ou de boue et les bains de lumière (V. BAINS, SUDATION).                    *FRANÇOIS MOUTIER.*

**SUETTE MILIAIRE**. — Maladie infectieuse, générale, endémique avec épidémies, caractérisée par des *sueurs* abondantes, une éruption polymorphe *avec miliaire* et des symptômes nerveux paroxystiques.

La suette est peut-être la même maladie que la *pestis britannica*, *sudor anglicus*, peste éphémère dont les épidémies, très meurtrières, s'observèrent dans le nord de l'Europe, en Allemagne, en Suisse, en Autriche, pendant les xv₍ₑ₎ et xvi₍ₑ₎ siècles. En 1718, la suette miliaire fit son apparition en Picardie et pendant les xviii₍ₑ₎ et xix₍ₑ₎ siècles elle parcourut à peu près toute la France : ses principales épidémies eurent lieu en 1821 dans l'Oise, en 1845 à Poitiers, en 1887 dans la Haute-Vienne, l'Indre, les Deux-Sèvres. A l'heure actuelle (juin 1906), une épidémie existe dans les Charentes et envahit les Deux-Sèvres. La suette existe à l'état endémique dans le Poitou, la Picardie, le Languedoc, et il semble qu'elle soit souvent méconnue en dehors des poussées épidémiques.

**Symptômes**. — La suette miliaire a une **incubation** d'une durée de 2 à 5 jours en général, qui peut être réduite à 24 heures; la durée maxima de cette incubation est inconnue.

La maladie elle-même présente trois périodes : invasion, éruption, desquamation ou convalescence.

**Invasion**. — L'invasion dure 3 à 4 jours, rarement 6 à 7 et davantage. Son début peut être : 1º progressif avec prodromes; 2º rapide avec prodromes; 3º brusque sans prodromes.

Les prodromes manquent souvent; leur durée peut être de 1 à 4 jours et ils n'ont rien de caractéristique. Ce sont un malaise général, une grande lassitude, des douleurs musculaires ou articulaires (poignets, genoux); quelquefois on observe des crampes, des frissons, de l'embarras gastrique. Ces prodromes peuvent ne se montrer que pendant quelques heures avant le premier accès sudoral nocturne.

L'invasion brusque est le mode de début le plus fréquent. Presque toujours au milieu de la nuit le malade se réveille avec une sensation de malaise extrême, de la céphalalgie, des frissons répétés et une transpiration profuse, très abondante; il présente une vive anxiété et de l'agitation, dues à une sensation de constriction épigastrique avec étouffement et palpitations. Ce paroxysme s'atténue au bout d'une heure ou deux, en même temps que les sueurs diminuent. La faiblesse, les sueurs, les phénomènes nerveux paroxystiques, la fièvre, sont dès lors les phénomènes caractéristiques de la période d'invasion. Le jour, le malade éprouve une sorte de bien-être relatif, mais des accès de suffocation se reproduisent les nuits suivantes, plus violents que celui du début.

Les *sueurs* sont un symptôme constant; la transpiration, favorisée par la façon exagérée dont on a tendance à couvrir les malades, est continue, mais elle est plus abondante la nuit que le jour. Les sueurs sont d'autant plus fortes que les symptômes nerveux sont plus intenses et leur abondance n'a aucun rapport avec l'intensité de l'éruption. Un paroxysme sudoral nocturne, précédé de frissons, s'observe chaque nuit; les sueurs sont d'abord d'une abondance extraordinaire, elles traversent les matelas, et, lorsqu'on découvre le malade, une véritable buée s'échappe des draps. On a admis

autrefois que cette sueur avait une odeur caractéristique, fade, plus ou
moins fétide, de paille pourrie ; cette odeur n'est pas spéciale à la suette,
elle est due à la malpropreté des malades, à l'imbibition de leur lit, et elle
disparaît si on tient les malades proprement. La sueur est à peine acide ;
elle rend la peau poisseuse au toucher.

Les *phénomènes nerveux*, les crises de suffocation, donnent à la suette un
cachet particulier : ils commencent avant ou pendant l'accès sudoral. Brusquement se produisent des palpitations et un étouffement intense, avec
sensation de constriction à l'épigastre, au cou, entre les deux épaules ; le
cœur bat follement et violemment. Le malade anxieux, suffoquant, croit
qu'il va mourir. Après une durée de quelques minutes à une heure, avec
rémissions momentanées, l'accès s'apaise et le malade éprouve une sensation relative de bien-être ; mais l'humidité qui résulte des sueurs, la
céphalée, la peur de voir l'accès se reproduire, causent de l'agitation et de
l'insomnie. La violence de l'accès est variable ; il peut être très atténué ;
dans certains cas, il peut être absolument effrayant et le malade meurt
parfois pendant la crise de suffocation. Le *délire*, qui survient dans la nuit
du 3ᵉ au 4ᵉ jour, est tranquille ou bruyant. La *céphalée*, continue, gravative,
accablante, est surtout sus-orbitaire et occipitale. On peut observer de la
tétanie avec crampes des mains et des pieds, des soubresauts des tendons, etc.

Pendant le jour, le malade va mieux et sommeille : il a la face rouge, la
peau brûlante, les conjonctives injectées ; la langue est sale, humide, la
soif vive, l'appétit nul ; il vomit si on tente de l'alimenter. La *constipation*
est constante : les lavements, les purgations, font émettre des matières
noires, poisseuses, d'odeur infecte ; quelquefois il se produit des hémorragies intestinales. L'*urine* est rare, rouge, non albumineuse, très pauvre
en urée (4 à 5 gr.). Les *voies respiratoires* sont indemnes : il n'y a aucun
symptôme pulmonaire ; les épistaxis sont fréquentes ; parfois il existe une
toux analogue à la toux férine de la rougeole. Le *pouls* est plein, régulier
au début, puis faible et dépressible ; sa fréquence varie de 90 à 100 pulsations à la minute. La *température* va de 39° dans le jour à 40° et plus la nuit.

**Éruption.** — L'éruption paraît le 3ᵉ ou 4ᵉ jour de la maladie, vers le soir,
et elle s'accompagne d'une poussée fébrile et d'un redoublement des phénomènes nerveux : c'est le moment le plus dangereux de la maladie. La
poussée éruptive provoque de vives démangeaisons, des picotements com-
parés par certains malades à des piqûres d'ajoncs. Le lendemain l'éruption
est visible, les symptômes généraux subissent une sérieuse détente.

Le début de l'éruption a lieu par le tronc, plus en arrière qu'en avant, sur
le dos et la poitrine : puis elle envahit les membres, surtout les plis de
flexion et au bout de deux ou trois jours elle atteint les mains et les pieds,
dont la paume et la plante sont en général indemnes. Les éléments éruptifs
sont très confluents au niveau du poignet (bracelet miliaire). La face est en
général respectée, mais parfois les joues et les paupières sont rouges et
gonflées. *Sur les muqueuses*, l'éruption est représentée tantôt par une
rougeur uniforme du voile du palais, tantôt par un piqueté rouge ; quelquefois les muqueuses sont indemnes.

# Suette miliaire.

L'éruption est constituée par deux éléments, un *exanthème* et une *miliaire*. Leur importance relative est variable : l'un ou l'autre peut prédominer dans une épidémie.

L'*exanthème* est l'élément principal de la maladie ; il est souvent plus étendu que la miliaire et apparaît le premier. Son aspect varie suivant les épidémies, et, chez chaque malade, il est polymorphe suivant le jour de l'éruption et l'endroit considéré : il peut être : 1° morbilliforme, quand des taches rouges irrégulières, séparées par de la peau saine, le constituent, et ceci s'observe surtout aux extrémités ; 2° scarlatiniforme, lorsque les taches fusionnent ; 5° purpurique, lorsque la peau est le siège de petites hémorragies. Fréquemment l'exanthème est scarlatiniforme au tronc, morbilliforme aux extrémités, purpurique en d'autres points.

La *miliaire* est d'abord constituée par de petites papules acuminées, qui deviennent rapidement des vésicules. La dimension de chacune de celles-ci est variable : le plus souvent la vésicule forme une saillie du volume d'un grain de mil, et assez souvent plusieurs se réunissent en bulles (miliaire bulleuse) de la taille d'un grain de chènevis : parfois, surtout au poignet, au cou, aux aisselles, au dos, elles se réunissent en petites phlyctènes. Une vésicule est complète en vingt-quatre heures, elle devient opaque le 5° jour et sèche le 4° : sa durée est donc de quatre jours. On distingue une *miliaire blanche* et une *miliaire rouge*, suivant que les vésicules se détachent sur un fond blanc ou rouge : la miliaire peut siéger en des points d'où l'exanthème est absent.

L'éruption peut se faire en une fois, mais en général elle se fait en deux ou trois poussées successives, séparées par 1 ou 2 jours, et accompagnées chacune d'une poussée sudorale. L'éruption dure alors six à neuf jours, et le malade en présente à la fois les diverses phases.

Quoique, dans l'intervalle des poussées éruptives, l'état du malade s'améliore, pendant cette période l'appétit reste nul, la langue et les gencives sont saburrales ; la constipation persiste et l'état général reste le même que pendant l'invasion. La température oscille de 58° à 40°, 41° et plus dans les cas mortels.

**Desquamation.** — Cette période commence le 5° jour, alors que l'éruption n'a pas encore fini son évolution. La desquamation est furfuracée, en collerette, scarlatiniforme (surtout aux pieds et aux mains). Elle suit l'ordre de l'éruption et dure trois à quatre semaines. La langue peut desquamer.

La *convalescence* se fait pendant la desquamation : tous les malaises disparaissent, les sueurs cessent, le sommeil revient. La polyurie apparaît du 8° au 14° jour et cette crise urinaire indique la guérison. Mais la convalescence est longue, pénible, même dans les formes bénignes : pendant cinq ou six semaines le malade reste affaibli, pâle et nerveux.

La *rechute* est souvent causée par une alimentation prématurée : elle dure trois jours environ. Les *récidives* sont assez fréquentes.

**Formes.** — La suette normale et moyenne, que nous venons de décrire, dure quinze à vingt jours. Les formes frustes, bénignes, ambulatoires, évoluent en quatre à huit jours. La suette peut encore être maligne : elle est foudroyante dans sa forme maligne primitive qui tue en quelques heures ou en un à deux jours; la forme secondairement maligne tue pendant un accès.

On a encore décrit une *forme morbilleuse* ou rubéolique de la suette miliaire; souvent les épidémies de celle-ci sont accompagnées ou précédées d'épidémies de rougeole, et on a admis la coexistence de la rougeole et de la suette, mais en réalité c'est d'une forme particulière de la suette qu'il s'agit. Elle atteint surtout les enfants, et, quoique l'éruption soit morbilliforme, la brièveté de l'invasion, les sueurs, le polymorphisme de l'éruption, la desquamation, l'absence de complications pulmonaires font admettre qu'il ne s'agit pas de rougeole : de plus, elle récidive parfois sur le même enfant et on peut observer des cas où les parents présentent les symptômes de la suette ordinaire et les enfants ceux de la forme morbilleuse de cette maladie.

**Complications.** — La mort, dans la suette, est due à l'exagération des phénomènes d'intoxication et non pas aux complications, qui sont fort rares : des angines, la congestion pulmonaire, la bronchopneumonie, des hémorragies diverses s'observent parfois, ainsi que des délires permanents, chez les individus prédisposés.

**Diagnostic. Pronostic.** — Le diagnostic, basé sur les symptômes, se fera facilement : l'éruption miliaire, les crises sudorales sont caractéristiques. La rougeole, la scarlatine, les sudamina de certaines infections, le choléra sudoral devront être distingués de la suette miliaire.

Le *pronostic* est impossible à porter pendant le premier septenaire : la mortalité varie, suivant les épidémies, de 1 pour 100 à 33 pour 100. Il est plus grave au début des épidémies, et plus sérieux chez l'adulte que chez l'enfant. L'alcoolisme, la grossesse surtout, la coïncidence d'une autre maladie l'assombrissent encore. Le danger diminue lorsque l'éruption est franchement sortie.

**Étiologie.** — La suette miliaire atteint tous les âges et tous les sexes; elle est surtout fréquente de 15 à 40 ans et les sujets vigoureux sont plus exposés à la contracter. Les épidémies de suette sont très rares dans les villes, c'est une maladie des campagnes.

Son développement est favorisé par de mauvaises conditions morales et hygiéniques, par l'encombrement, l'humidité, le voisinage des marais, la malpropreté, facteurs ordinaires de la production des maladies infectieuses.

La suette ne paraît pas inoculable. Sa contagiosité a été discutée; on peut en effet observer des cas isolés qui ne provoquent aucune contagion autour d'eux; cependant la contagion paraît certaine, mais nous ignorons comment elle se produit. Le germe peut être véhiculé par des objets ou se transmettre par contact direct; l'air semble jouer également un rôle dans la dissémination de la maladie. Les épidémies se produisent de préférence dans la saison chaude : elles tirent leur origine de foyers endémiques et l'épidémie se développe avec rapidité dans les points contaminés. En une ou deux semaines elle atteint son acmé et décroît comme si elle avait atteint tous ceux qui pouvaient la contracter.

Ces particularités assez bizarres de la contagion de la suette s'expliqueraient assez bien par le mode de propagation que lui ont attribué Chantemesse, Marchoux et Hairy, dans l'épidémie qui a sévi dans les Charentes en 1906; d'après ces auteurs, la suette atteindrait le rat des champs, et les puces de ce rongeur, abandonnant les animaux malades ou les cadavres, transmettraient la maladie à l'homme. Il y aurait donc une grande analogie avec la transmission de la peste, l'espèce de rat faisant la différence entre la propagation des deux maladies.

Quelle est la nature de la suette? C'est vraisemblablement une maladie microbienne. On a admis également une origine tellurique, comme pour la malaria (Jaccoud), mais nous venons de voir qu'il n'en est probablement rien.

**Lésions**. — Les lésions sont les lésions banales des grandes infections. Le sang est rose clair, avec diminution des hématies, et, s'il y a des complications inflammatoires, il présente un reticulum fibrineux anormal autour d'amas hématoblastiques. Le foie, la rate, les reins sont gros et congestionnés, la rate est diffluente; les poumons, les méninges sont également congestionnés. L'intestin présente de la vascularisation et de la congestion, des plaques de Peyer. Après la mort, la putréfaction du cadavre est extrêmement rapide.

**Traitement. Prophylaxie**. — La prophylaxie de la suette est difficile : il faut isoler le malade, prendre des mesures rigoureuses de désinfection de tout ce qui le touche et de ses déjections; on devra aussi assainir les lieux contaminés, les nettoyer, en un mot agir comme envers toute maladie infectieuse.

Le *traitement* repose sur l'hygiène; il faut éviter de favoriser les sueurs et éviter le refroidissement; il ne faut pas craindre de changer le linge du malade, et l'on se trouvera bien d'avoir deux lits, et même deux chambres, où on le transportera alternativement.

Le traitement proprement dit consistera à faire boire au malade du lait, de la macération de quinquina, des boissons acidulées, à lui faire prendre de la quinine. On combattra la constipation par des lavements et de l'huile de ricin. Contre la fièvre, les lotions froides, les bains tièdes ou froids rendront de grands services. Les accès de suffocation seront traités par la morphine et l'atropine. Enfin, s'il y a lieu, on favorisera l'éruption par des bains sinapisés, ou des sinapismes. Étant donné l'adynamie parfois si grande et les phénomènes infectieux, qui pourraient être dus à une insuffisance surrénale, il y aurait lieu, nous semble-t-il, tout au moins dans les cas graves, d'employer la médication surrénale (adrénaline, poudre de capsules surrénales).

Pendant la convalescence on administrera des toniques, et on évitera de faire manger trop tôt les malades. *LOUIS TOLLEMER.*

**SUFFOCATION**. — La suffocation comprend tous les cas d'asphyxie dont la cause criminelle, suicide ou accidentelle est un barrage sur le trajet des voies respiratoires ou un empêchement à la ventilation pulmonaire, en dehors de toute constriction du cou ou de pénétration d'un liquide dans la trachée et les bronches.

On distingue plusieurs variétés de suffocation :

1° Suffocation par obstruction de la bouche et des narines par la main ou un masque. C'est le type de la suffocation criminelle ;

2° Suffocation par enveloppement de la tête par des vêtements (smothering décrit par Taylor) ;

5° Suffocation par introduction accidentelle ou forcée de corps étrangers dans la bouche et le pharynx (éponge ou coton chez les nouveau-nés, gros aliments chez les aliénés, dentiers, vers intestinaux, etc.) ;

4° Suffocation par œdème ou spasme de la glotte, œdème des brightiques, des brûlés par les acides ou les bases (ammoniaque), laryngite striduleuse chez les enfants ;

5° Enfouissement de la face dans la boue, la neige, les matières pulvérulentes (thèse de Durban, Lyon, 1907) ;

6° Suffocation par compression de la poitrine et du ventre dans les foules, dans les accidents de chemin de fer, éboulement ;

7° Suffocation par un séjour dans un espace limité (malles, placards, etc.), accidents de mine, enfouissement (thèse de Fadeuilhe, Lyon, 1897).

Cette série de faits si variés que l'on classe parmi les suffocations montre que nous ne connaissons pas encore le mécanisme exact de la mort dans ces différents événements. Nous ne sommes pas fixés sur les modifications du sang : il n'existe pas de lésions caractéristiques des organes respiratoires. On y retrouve les caractères généraux des asphyxies.

Ce sont les signes de violences extérieures qui permettent de faire un diagnostic médico-légal. S'ils n'existent pas, la preuve médicale est toujours douteuse.

Ainsi, par exemple, le cas d'un enfant endormi au côté de sa nourrice et qui est suffoqué par le bras ou le corps de celle-ci ou bien encore par des pièces de literie ou des vêtements appliqués sur la face. Ces modes de suffocation ne laissent aucune trace extérieure, et le simple aspect des organes internes ne permet pas d'en affirmer l'existence.

Il n'en est pas de même lorsqu'on trouve un corps étranger dans les voies respiratoires, lorsqu'on voit sur le cou ou la face des traces de coups d'ongles ou des ecchymoses qui laissent supposer l'obstruction violente de la bouche et du nez.

C'est donc surtout par la levée de corps, par l'examen minutieux des téguments que le médecin légiste doit étayer son diagnostic.

1° **Levée du corps.** — La persistance plus longue de la chaleur du cadavre est notée dans la suffocation dans un espace clos, l'humidité du corps et des objets environnants, ainsi que la rapidité de la putréfaction que l'on a vue débuter par la partie supérieure de la poitrine comme dans la submersion. On doit examiner soigneusement les lividités cadavériques ; leur position indique si le cadavre s'est bien refroidi dans la situation où on l'a trouvé.

L'aspect de la face n'est pas toujours celui de la congestion asphyxique. Il y a des suffoqués qui sont pâles, surtout dans un espace clos. L'examen des muqueuses, des conjonctives et de la peau permet de constater un piqueté hémorragique semblable à celui qu'on voit chez les étranglés. C'est principalement au niveau des conjonctives qu'il est le plus net.

Le phénomène des ecchymoses ponctuées de la peau et des muqueuses dans la suffocation s'observe particulièrement développé dans la *suffocation par compression du tronc*. Ollivier d'Angers, au cours de l'échauffourée survenue au Champs de Mars le 14 juin 1857, examina 25 cadavres de personnes qui furent comprimées et étouffées; bien qu'il n'y eût aucun commencement de putréfaction « la peau de la face, du cou et chez quelques-uns de la partie supérieure de la poitrine avait une teinte violacée uniforme, au milieu de laquelle apparaissaient une multitude de petites ecchymoses ponctuées, de couleur noirâtre, dont les plus larges avaient une ligne et demie de diamètre, tandis que le plus grand nombre formaient un pointillé très fin. La conjonctive oculaire et palpébrale offrait une injection tout à fait semblable. » Tardieu fit des observations identiques et montra que les individus fortement comprimés dans les foules, et qui ont pu résister à la suffocation, présentent des ecchymoses ponctuées de la face, du cou et de la poitrine qui sont la signature de l'effort considérable qu'ils ont dû faire pour résister à la suffocation.

Les chirurgiens ont décrit le masque ecchymotique de la face par compression thoraco-abdominale. « Un homme est renversé sous une voiture, plié en deux, les genoux au menton, il subit une compression brève mais très intense de l'abdomen et de la poitrine, on le dégage, il revient vite à à lui et l'on s'aperçoit qu'il a la face et le cou tuméfiés et tout bleus. Plus ou moins foncée, du rougeâtre au noir, piquetée de taches ou de ponctuations plus claires, la teinte ecchymotique diffuse est répandue sur toute la face et la partie supérieure du cou ; elle cesse là brusquement suivant une ligne circulaire qui marque l'empreinte du col, les paupières sont gonflées, les globes oculaires proéminents, les conjonctives infiltrées de sang. L'aspect étrange des blessés effraye tout d'abord, mais à l'examen on ne relève aucune lésion grave. Les tuméfactions orbitaires s'affaissent, la coloration violacée caractéristique pâlit rapidement ; en huit à dix jours, le blessé guérit sans autre complication (Lejars) ».

Le Dentu appelle ce phénomène la cyanose cervico-faciale, Morestin le masque ecchymotique. Les Anglais le désignent sous le nom de « *Pressure stasis* », de « *Traumatic asphyxia* ». On n'en connaît pas encore exactement la pathogénie.

Enfin l'observation des lèvres, du nez, des cavités buccales et nasales pourra montrer l'aplatissement du nez, des empreintes de doigts sur les lèvres, des coups d'ongles, la présence de matières agglutinatives dans la bouche (débris de membranes chez les nouveau-nés) de matières pulvérulentes (farines, cendres, terre, etc...).

2° **Autopsie.** — Du côté du pharynx et des voies aériennes supérieures, on trouve de la congestion, la muqueuse est violacée, la langue rétractée, il peut exister une écume légèrement rosée dans la trachée.

Le corps est ouvert par les incisions décrites à l'autopsie (v. c. m.), les organes sont examinés en place.

Les poumons sont volumineux, aérés, emphysémateux, si l'asphyxie a été brusque (masque de poix sur la face), ils sont affaissés et anémiés si l'asphyxie a été lente (mort dans un espace confiné), c'est plutôt une mort par intoxication.

Les plèvres, le péricarde sont le siège d'une quantité considérable d'ecchymoses ponctuées ou taches de Tardieu. Si ces taches se retrouvent dans d'autres genres de morts, il n'est pas douteux, comme l'a indiqué Tardieu, qu'elles sont bien plus nombreuses chez les suffoqués.

On notera l'aspect du foie avant de passer à l'examen de chaque organe en particulier.

Le cœur contient dans ses cavités du sang liquide ou poisseux, peu de caillots, le sang est noir et l'examen spectroscopique ne donne pas les deux raies d'absorption caractéristiques de l'oxyhémoglobine mais la raie unique de Stockes ou l'absence des raies d'absorption.

Les poumons doivent être examinés avec soin, on ouvre la trachée, on examine les matières pulvérulentes agglutinées à sa paroi, et au niveau de la bifurcation des bronches.

Dans le cas d'enfouissement dans une matière pulvérulente, on trouve des poussières caractéristiques jusque dans les petites bronches; il existe alors une congestion pulmonaire très marquée, avec stase dans le système pulmonaire et asphyxie légère du foie.

Si la suffocation a été brusque (masque de poix), le poumon est très congestionné; à la coupe le tissu est noir et imprégné de sang, il existe un peu d'écume sanglante dans les bronches et la trachée.

Au contraire, dans la suffocation lente (asphyxie ou intoxication dans un espace clos), les poumons sont ratatinés, congestionnés également, le sang est coagulé dans les vaisseaux et le cœur.

L'estomac contient, dans les cas d'enfouissement, des matières pulvérulentes. La muqueuse est souvent le siège de taches ecchymotiques qui sont dues aux troubles brusques de la circulation comme les taches de Tardieu sur les poumons.

*Crâne et cerveau.* — On trouve des épanchements sanguins dans le tissu cellulaire épicranien. Lorsque l'asphyxie est brusque et rapide la congestion des méninges et du cerveau est la règle.

En somme, comme je le disais au début, les lésions internes sont peu caractéristiques et ce sont les lésions externes, les circonstances du fait qui permettent de faire le diagnostic précis de la cause de la mort et d'établir les probabilités médico-légales de l'homicide ou de l'accident et quelquefois du suicide.

Il faut toujours avoir présents à l'esprit les faits de simulation de suffocation. Certaines hystériques ont pratiqué des mises en scène parfois difficiles à déjouer, pour simuler un attentat.                    *ÉTIENNE MARTIN.*

**SUGGESTION.** — Le terme de *suggestion* est employé dans la langue courante avec des significations trop diverses pour ne pas prêter à la confusion lorsqu'il est usité dans le langage médical. Par là s'expliquent les divergences d'opinions, on peut même dire de doctrines, entre ceux qui ont étudié la suggestion et ses conséquences.

Une définition de la suggestion est donc nécessaire. Comme toute définition, elle sera conventionnelle, mais cette convention verbale, inévitable, peut seule introduire de la précision dans les idées.

# Suggestion.

Babinski, en entreprenant la revision de l'hystérie (v. c. m.), a été amené à délimiter la signification du mot suggestion. Sa définition, conforme au sens grammatical le plus usuel, mérite d'être adoptée, car elle est restrictive, et, comme l'a dit Brissaud, « le progrès, en science, se manifeste par la restriction progressive du sens des mots ».

Pour beaucoup, le mot suggestion exprime l'action par laquelle on tâche de faire accepter par autrui une idée quelconque, qu'elle soit déraisonnable ou sensée. Babinski, au contraire, estime qu'il est préférable de donner à ce mot un sens péjoratif.

« Le mot *suggestion*, dit-il, signifie généralement, dans le langage courant, insinuation mauvaise (*Dictionnaire de la langue française*, de Littré). Dans le sens médical, ce mot me paraît devoir exprimer l'action par laquelle on tâche de faire accepter à autrui, ou de lui faire réaliser, une idée manifestement déraisonnable. Par exemple, dire à quelqu'un, par un temps sec et clair, que le ciel est couvert de nuages et qu'il pleut à verse, constitue de la suggestion, car cette allégation est en désaccord flagrant avec l'observation ; soutenir à un individu, dont les muscles fonctionnent d'une manière normale, qu'il est hémiplégique ou paraplégique est encore de la suggestion, car cela est en contradiction avec le bon sens. Si ces affirmations sont acceptées, si l'hallucination visuelle, ou si la paralysie est réalisée, on peut dire que le sujet en expérience a été suggestionné. Au contraire, déclarer à un malade, atteint d'une paralysie psychique, que le trouble dont il est atteint doit guérir, soit par un simple effort de volonté, soit à l'aide de l'électrothérapie ou de quelque autre traitement, n'est pas de la suggestion, car l'idée émise est raisonnable, ou tout au moins ne choque pas la raison ; c'est de la *persuasion*.

« L'homme qui admet, serait-ce sans un contrôle rigoureux, une idée sensée ou acceptable qu'on lui soumet, ne peut être assimilé à la mentalité du sujet à qui l'on fait prendre « des vessies pour des lanternes ». Si l'on dit qu'il s'agit de suggestion dans le premier cas, il faut dire au moins que le second c'est de l'*hypersuggestion*, mot que le préfixe rend ici péjoratif. »

Ainsi comprise, la suggestion implique l'existence, chez le sujet suggestionné, d'un certain déficit de son contrôle cortical, d'une débilité anormale de sa volonté, qui le font obéir aveuglément aux injonctions d'autrui. Mais ce n'est pas tout.

« Il ne suffit pas, dit encore Babinski, qu'un phénomène soit consécutif à une perturbation psychique occasionnée par la volonté d'autrui pour l'attribuer à la suggestion. Il faut, pour cela, que cette volonté soit en mesure de faire cesser le phénomène qu'elle a déterminé : je suis, par exemple, en droit de dire qu'une attaque convulsive est le résultat d'une suggestion quand, après l'avoir provoquée expérimentalement, conformément à ma fantaisie, je suis en état de l'arrêter lorsque je le désire. La suggestion, ainsi comprise, implique l'idée que la volonté est maîtresse des troubles qu'elle a produits et qu'elle est capable de faire disparaître, en quelque sorte par réversibilité, ce qu'elle a fait apparaître. Ces deux propriétés sont connexes et si, par suite de certaines circonstances, il n'est pas possible, dans tous les cas particuliers, d'établir leur union, on peut dire, en général, que c'est en s'associant l'une à l'autre que chacune d'elles prouve sa réalité. »

Telle doit être, désormais, la signification du mot suggestion si l'on veut que ce mot continue à figurer dans la langue médicale. En toute autre circonstance, il y aurait lieu d'employer un terme différent. « Voici, par exemple, un phobique qui, après avoir assisté à une conférence sur la syphilis, est pris de cette espèce de phobie du toucher que la psychothérapie ne peut guérir. Dira-t-on que cette phobie a été suggérée par le conférencier? — Soit. Mais, s'il s'agit là d'une suggestion, il faut reconnaître qu'elle diffère essentiellement de celle dont les effets sont susceptibles de disparaître par persuasion, et que le terme est appliqué à deux processus différents pour chacun desquels il serait bon d'avoir un nom spécial. » (Babinski.)

Les notions et les remarques qui précèdent sont suffisantes pour donner une conception générale de la suggestion. Au point de vue pratique, on trouvera l'exposé de ses modalités (hétérosuggestion, autosuggestion), et de ses principales applications dans les articles HYSTÉRIE, HYPNOTISME, PSYCHOTHÉRAPIE, NEURASTHÉNIE, DISCIPLINE PSYCHO-MOTRICE.

*HENRY MEIGE.*

**SUICIDE (MÉDECINE LÉGALE).** — V. CARBONE, INTOXICATIONS, POISONS. PENDAISON, PRÉCIPITATION, SUBMERSION.

**SUICIDE (PSYCHIATRIE).** — V. IMPULSIONS.

**SULFATE DE MAGNÉSIE.** — V. MAGNÉSIE, PURGATIFS.

**SULFATE DE SOUDE.** — V. PURGATIFS, EAUX MINÉRALES.

**SULFONALS.** — Chimiquement ce sont des mercaptols dont les deux atomes de soufre ont été oxydés.

Physiologiquement ce sont des hypnotiques surtout indiqués dans l'insomnie nerveuse ou toxique.

**Sulfonal proprement dit** ou **diéthyl-sulfone-diméthyl-méthane.** — Il se présente en cristaux peu solubles et sans saveur. On l'administre à la dose de 1 gr. le soir, environ 2 heures avant le moment où l'on désire voir arriver le sommeil.

La dose de sulfonal est ordinairement administrée dans une tasse d'infusion chaude et sucrée de tilleul. Si le sulfonal est donné en cachets, il est nécessaire de faire prendre aussitôt après une infusion chaude et abondante dans le but de dissoudre le médicament et de faciliter son absorption.

**Trional** ou **diéthyl-sulfone-méthyl-éthyl-méthane.** — Il se donne ordinairement dans les mêmes conditions que le sulfonal, de la même façon et aux mêmes doses.

La solubilité du trional dans l'huile permet toutefois de l'administrer, s'il en est besoin, sous forme d'émulsion ou en lavement.

*Potion huileuse.*

| | |
|---|---|
| Trional . . . . . . . . | 1 gramme. |
| Huile d'amandes douces . . . . . | 20 grammes. |
| Sucre pulvérisé . . | 8 — |
| Gomme arabique pulvérisée . . . . } Gomme adragante pulvérisée . . . . } | āā 0 gr. 20 |
| Eau distillée de fleurs d'oranger . | 10 grammes. |
| Eau distillée de laurier-cerise. . . . . | 2 — |

F. S. A.: émulsion crémeuse à prendre en une fois dans un demi-verre d'eau ou de lait.

*Lavement.*

| | |
|---|---|
| Trional . . . . . . . | 1 gramme. |
| Huile d'amandes douces . . . . . . . . | 20 grammes. |
| Jaune d'œuf. . . . . | N° 1 |
| Lait bouilli . . . . . . | 125 grammes. |

*Suppositoire.*

| | Adultes. | Enfants. |
|---|---|---|
| Trional . . | 0 gr. 50 | 0 gr. 2 |
| Beurre de cacao . . | 4 grammes. | 2 grammes. |

Le sulfonal et le trional peuvent être administrés aux enfants, mais à doses réfractées; on donne de 5 à 8 centigr. par jour et par année d'âge, sans dépasser 60 ou 80 centigr. avant 10 ou 12 ans.

**Tétronal** ou **diéthyl-sufone-diéthyl-méthane.** — Le tétronal répond aux mêmes indications que les produits précédents, mais il est plus toxique. Il s'administre à la dose de 50 à 50 centigr. avec une boisson chaude.

*E. F.*

**SULFURE DE CARBONE (INTOXICATION). — V. CARBONE.**

**SULFUREUSES. — V. EAUX MINÉRALES.**

**SULFURIQUE (ACIDE). —** On utilise en thérapeutique l'acide sulfurique pur (officinal) et l'acide sulfurique dilué, soit au 10°, soit au quart (Eau de Rabel).

L'acide sulfurique est eupeptique, astringent, hémostatique. En applications externes, l'acide sulfurique n'est plus guère employé comme caustique.

*Limonade sulfurique.*

| | |
|---|---|
| Acide sulfurique dilué. | 20 grammes. |
| Eau distillée . . . . . | 880 — |
| Sirop simple . . . . . | 100 — |

*Acide sulfurique alcoolisé (Eau de Rabel)* (Codex).

| | |
|---|---|
| Alcool à 95°. . . . . . | 500 grammes. |
| Acide sulfurique officinal . . . . . . . | 100 — |
| Pétales de coquelicot. | 4 — |

2 à 8 gr. dans un litre de véhicule ou en potion (hémoptysies).

*Mixture acide.*

| | |
|---|---|
| Acide sulfurique pur. | 2 gr. 50 |
| Acide nitrique pur . . | 0 gr. 80 |
| Alcool à 90°. . . . . . | 18 grammes. |
| Sirop de limons. . . . | 100 — |
| Eau commune. . . . . | 150 — |

Cuillerée à soupe après le repas, dans un demi-verre d'eau (hypopepsie).

*E. F.*

**SULFUREUX. SULFURIQUES (INTOXICATIONS PAR LES ACIDES). — V. POISONS CORROSIFS.**

**SUPERFÉTATION. —** Lorsque plusieurs ovules sont fécondés et donnent une grossesse multiple, on s'est demandé si leur fécondation a eu lieu dans le même coït ou dans des coïts successifs à plusieurs jours de distance. Dans ce dernier cas, on dit qu'il y a *superimprégnation*, et alors, suivant que les fécondations successives se sont produites dans la même période d'ovulation ou dans des périodes successives, on dit qu'il y a *superfécondation* ou *superfétation*.

**Superfécondation**. — Superimprégnation de deux ovules dans des coïts différents. On a vu, dit-on, la même femme ayant eu des rapports sexuels à quelques jours de distance avec un blanc et un nègre mettre au monde deux enfants de couleur différente.

**Superfétation**. — Fécondation de deux ovules n'appartenant pas à la même ponte ovulaire. Pour cela, il faut admettre que l'ovaire, après le commencement d'une grossesse, peut encore pondre un ovule fécondable, et ensuite que le spermatozoïde peut passer entre la caduque utérine et la caduque ovulaire pour aller trouver l'ovule.

Théoriquement, ces conditions peuvent se produire pendant les trois ou quatre premiers mois, tant que les caduques ovulaire et utérine du premier œuf ne sont pas fusionnées, et il semble prouvé par les autopsies qu'un follicule de Graaf est venu à maturation pendant la grossesse.

Tarnier et Chantreuil admettaient la possibilité de ce fait et en fournissaient comme preuve, d'abord l'expulsion à la même époque de deux fœtus inégalement développés, et en second lieu l'expulsion de deux fœtus vivants et viables à des époques différentes et éloignées. Pour Pinard le fait n'est pas prouvé.

Les adversaires de la superfétation expliquent les faits en disant : 1° que des deux ovules qui ont été fécondés en même temps, l'un s'est développé immédiatement, tandis que l'autre a attendu quelque temps pour se modifier; 2° que deux enfants peuvent se développer irrégulièrement et paraître au moment de la naissance d'une grosseur différente; 3° que l'un des fœtus naît un peu avant terme et l'autre un peu après.

Enfin la superfétation pourrait coïncider avec un utérus didelphe.

*BOUFFE DE SAINT-BLAISE.*

**SUPPOSITOIRES**. — On désigne sous le nom de suppositoires des médicaments de consistance solide, auxquels on donne une forme conique ou mieux ovoïde allongée, en les coulant ou en les comprimant dans des moules appropriés.

On prépare les suppositoires avec le beurre de cacao, qui sert d'excipient à des substances médicamenteuses variées : poudres, extraits, etc.

Le poids ordinaire d'un suppositoire est de 5 gr. pour les adultes et de 2 gr. pour les enfants.

Les suppositoires inscrits au Codex sont : les suppositoires simples (beurre de cacao), les suppositoires d'aloès, les suppositoires d'extrait de ratanhia et les suppositoires de glycérine.                                    *E. F.*

**SUPPURATION**. — La suppuration est le deuxième temps de l'*inflammation*; elle peut ne point lui succéder; l'inflammation simple existe, elle se caractérise par la douleur, la rougeur, la tuméfaction, la chaleur; sous l'influence de l'inoculation d'un produit toxique, qu'il s'agisse d'une substance irritante comme l'huile de croton, ou qu'il s'agisse d'une lésion microbienne, il se produit au point inoculé un appel de phagocytes, une vaso-dilatation des

capillaires, une diapédèse des leucocytes, une prolifération des cellules fixes
du tissu cellulaire, qui viennent lutter contre l'agent étranger. La vaso-dilatation explique la rougeur: la diapédèse produit l'œdème et explique la
tuméfaction et la douleur par compression des ramuscules nerveux. Quand
le micro-organisme a été détruit par les leucocytes, quand la substance
toxique a été neutralisée par les diastases cellulaires, tout rentre dans
l'ordre, la sérosité se résorbe, et l'inflammation disparaît. Mais si la virulence microbienne est plus élevée, si la quantité de poison est plus considérable, la lutte de l'organisme ne va pas sans la mort de quelques micro-
phages et macrophages, et le pus se forme, il y a *suppuration*. Le liquide
purulent est formé par les leucocytes, les cellules fixes, les éléments
embryonnaires, les cellules endothéliales, les cellules adipeuses qui ont pris
part à la défense de l'organisme, ou ont été tuées par les toxines; les cellules elles-mêmes subissent diverses sortes de dégénérescences, muqueuse,
graisseuse, etc., enfin, dans le pus, on trouve de l'eau, des sels, des poisons,
leucomaïnes et ptomaïnes, et des microorganismes. Le pus traduit donc le
second degré de la défense naturelle de l'organisme, puisqu'il est le témoin
d'une lutte contre l'agent étranger; il est donc d'un pronostic favorable, et
l'absence d'apparition du pus dans la septicémie, témoigne de la gravité de
l'infection primitive.

Le pus peut infiltrer les aréoles du derme, baigner les bourgeons charnus
de la plaie, suinter au fond d'un clapier; quand il se collecte, on dit qu'il y
a *abcès* (v. c. m.).

Toute plaie qui suppure commence par être *enflammée*; les bords sont
rouges, et deviennent parfois le point de départ d'une *lymphangite*; ils sont
tuméfiés, douloureux; le fond devient grisâtre, les bourgeons charnus
moins vifs, et bientôt commence le *suintement purulent*. Le caractère du
pus donne des indications sur sa nature, sur le micro-organisme causal. sur
la gravité de la suppuration; le pus jaune-verdâtre, *bien lié*, *sans odeur*,
« franc et bon », est le bon témoin d'une infection bénigne, souvent à staphylocoques ou pneumocoques; le pus *séreux*, *sanguinolent*, *mal lié*, indique
une infection plus sérieuse, à streptocoques; le pus à colibacilles est *fétide*,
ainsi que celui des infections putrides; le pus à bacilles pyocyaniques, pus
*bleu*, colore les compresses et la peau alentour en bleu-vert, il peut s'accompagner de la production de *gaz*: il forme des placards verts, adhérents
aux tissus. Le pus tuberculeux est *blanc*, *grumeleux*, et évolue sans réaction.

La suppuration peut être le point de départ de graves *complications* (septicémie, pyohémie, v. c. m.); elle peut *localement* désorganiser les tissus,
rouvrir les cicatrices, ulcérer les vaisseaux, empêcher la formation d'un
cal; enfin, par sa longue durée, par la *fièvre* qui l'accompagne, elle entraîne
des lésions *viscérales*, un affaiblissement du malade, et le prédispose aux
infections intercurrentes qui le menacent.

Le traitement de la suppuration doit être prophylactique; toute plaie
suspecte doit être lavée et traitée antiseptiquement; toute incision doit
être faite aseptiquement. Quand il y a *inflammation*, les pansements
humides, les bains chauds, peuvent la conjurer, et empêcher que la suppuration n'apparaisse. Quand la *suppuration* est survenue, c'est aux antisep-

tiques, lavages à l'eau oxygénée à six volumes, au sublimé faible, attouchement avec une solution phéniquée à 5 pour 100, pansements à l'eau alcoolisée, etc...), et au drainage, qu'on a recours. Quand enfin la suppuration
*tend à céder*, on se contente de toucher la plaie au crayon de nitrate d'argent, à la teinture d'iode, au napthol camphré, et de mettre un pansement
sec. Pendant la durée de la suppuration, il faut, tous les trois ou quatre
pansements, laver soigneusement à l'eau et au savon stériles la peau avoisinante, la frotter à l'alcool et l'éther, raser les poils, pour éviter les inoculations septiques et les infections qui peuvent se produire. (V. aussi ABCÈS.)

*AMÉDÉE BAUMGARTNER.*

**SURALIMENTATION.** — La suralimentation est une alimentation supérieure aux
besoins de l'organisme. C'est un moyen de traitement qui permet à l'organisme inanitié de se reconstituer et de faire des réserves. C'est aussi un
processus pathogénique qui conduit à diverses affections.

On voit par là que, bien appliquée et bien conduite, la suralimentation
est d'une grande utilité; mais que, employée sans discernement, comme les
médecins l'ont fait dans le traitement de la tuberculose, et comme beaucoup de gens le font par habitude vicieuse, la suralimentation est un
danger.

Je ne parlerai pas ici des indications et de la technique des cures de
suralimentation que j'ai déjà décrites à propos du régime dans les affections nerveuses et dans la tuberculose. Je n'envisagerai que les conséquences funestes de la suralimentation déréglée.

Les accidents de la suralimentation résultent d'habitudes familiales, de
préjugés individuels et même de conseils médicaux. Elle est la règle dans
les familles de gros mangeurs où les parents l'imposent dès l'enfance aux
nourissons même : c'est grâce à ces habitudes néfastes transmises de père
en fils que se constituent les familles arthritiques. Certains individus se
suralimentent par crainte de la maigreur et dans le but de se procurer de
la force par une nourriture abondante. Enfin des prescriptions médicales
faites à des tuberculeux, à des dyspeptiques et à des névropathes sont souvent les mobiles de la suralimentation.

Celle-ci produit des accidents précoces, des accidents invétérés et des
accidents éloignés :

Les *accidents précoces*, en rapport avec le surmenage du tube digestif et
l'auto-intoxication qui en résulte, sont curables. Ce sont surtout des troubles
digestifs. Le sujet ressent une pesanteur à l'épigastre pendant la digestion;
il est obligé de desserrer sa ceinture et il a des gaz et des éructations
acides. Parfois une crise se produit : indigestion, vomissements ou diarrhée.

Dans la suite, des troubles intestinaux s'installent. Le gros mangeur est
parfois un constipé, qui souffre d'hémorroïdes et de crises d'entérocolite
muco-membraneuse. Plus souvent, les selles sont abondantes, molles,
pâteuses, fétides, et se produisent deux fois par jour.

Le foie s'hypertrophie, se congestionne, et devient douloureux. Le teint
est jaune. Un état cholémique se constitue.

La suralimentation agit sur le système nerveux. Après les repas, le sujet éprouve une tendance invincible au sommeil et une impossibilité de travailler. Il a des céphalées, des lourdeurs de tête et même parfois des crises de migraine.

Il est souvent agité; son humeur est irritable. Son sommeil est pénible, troublé par des cauchemars, surtout si à la suralimentation il joint l'alcoolisme; parfois même, cela va jusqu'à l'insomnie. A la longue, cette irritabilité peut mener à la neurasthénie.

Souvent on note un léger état subfébrile qui ne se révèle qu'au thermomètre: la température rectale reste constamment au-dessus de 37°; elle s'élève parfois à 37°,7.

Les troubles urinaires sont caractéristiques. Les urines sont foncées, dégagent une odeur forte, aromatique, et laissent parfois un dépôt briqueté. L'acide azotique y dégage un pigment rouge brun, qui forme un simple anneau de couleur acajou au contact de l'acide, ou bien donne une coloration rougeâtre dans toute la hauteur du verre avec une bande violette plus foncée à la partie inférieure. Cette réaction n'est autre que la réaction hémaphéique de Gubler. Il y a dans les urines une forte proportion de sulfo-éthers et d'indican, résultat naturel de l'ingestion d'une grande quantité d'albumine.

Les urines réduisent la liqueur de Fehling à l'ébullition, mais sans donner de précipité rouge d'oxydule de cuivre. Ce n'est pas de la glycosurie, mais cela marque une tendance au diabète.

L'albuminurie n'est pas rare; elle est en général peu abondante et transitoire, la guérison des troubles digestifs la fait cesser.

L'étude clinique de la nutrition permet de démontrer et de préciser le degré de la suralimentation. Celle-ci ressort de la lecture des analyses d'urines, rationnellement interprétées.

Lorsque le sujet, mangeant à son ordinaire, fait faire l'analyse de ses urines, on trouve une urine dense, riche en urée et en sels, contenant beaucoup d'acide urique si le régime est très carné. Ces urines de gros mangeurs répondent au type des urines d'arthritiques décrit par M. Bouchard. Si le sujet a pris la précaution de noter le poids des mets qu'ils a ingérés durant le jour où il recueillait ses urines, il est facile de calculer la valeur énergétique du régime et de comparer l'ingestion des matières azotées à l'excrétion d'azote urinaire, ce qui renseigne sur le degré de l'absorption intestinale. Enfin, si l'on soumet le malade à un régime d'épreuve avant de faire l'analyse de ses urines, on complète encore les renseignements sur ses habitudes alimentaires et sur le fonctionnement de son intestin.

Lorsque l'examen du malade a démontré l'existence d'une suralimentation habituelle, il est facile de le guérir en faisant cesser la suralimentation. Ces accidents précoces, qu'il faut savoir reconnaître, sont facilement curables.

Les *accidents invétérés* qui surviennent lorsque la suralimentation est ancienne sont plus difficiles à guérir. Ce sont des accidents gastriques (hyperchlorhydrie, dilatation de l'estomac), intestinaux (entérite chronique, appendicite), hépatiques (congestion, ictère, état cholémique), pancréatiques même, qui sont en rapport avec une insuffisance fonctionnelle et peut être déjà avec une altération organique de ces viscères. Le diagnostic en est parfois difficile avec les affections graves, comme le cancer ou la cirrhose.

Les *accidents éloignés* se constituent lentement, chez des individus qui paraissent supporter la suralimentation : ils sont représentés par les maladies de la nutrition telles que l'obésité, la goutte, le diabète, la migraine. Ils sont améliorés, mais non guéris par la suppression des habitudes de surali-mentation.                                                   *MARCEL LABBÉ.*

**SURDITÉ.** — Chez beaucoup de personnes, la surdité, à son début, se reconnaît à la difficulté qu'elles éprouvent à distinguer plusieurs sons à la fois. La conversation à plusieurs leur devient impossible, soit par l'émoussement de leurs aptitudes auditives analytiques, soit par la crispation tympanique que provoque le bruit sur un appareil d'accommodation irritable. C'est un phénomène analogue au clignement des paupières chez les sujets atteints d'hyperesthésie tactile de l'œil ou de photophobie. Chez les enfants, les mêmes troubles de la respiration nasale qui fatiguent directement l'attention elle-même, diminuent l'audition en exagérant l'appréhension du bruit. Les adénoïdiens renoncent facilement à entendre.

La surdité peut s'installer insidieusement, non soupçonnée du malade et de son entourage pendant des années. Plus de la moitié de l'audition peut être perdue sans qu'on s'en préoccupe. La recherche de la paracousie (v. c. m.) peut, comme je l'ai indiqué, faire, dès le début de la maladie, se révéler l'insuffisance auriculaire, alors que l'audition peut paraître encore excellente. Mes recherches sur des enfants de tout âge m'ont montré que sur 100 enfants, plus de la moitié devait, pour suivre en classe l'enseigne-ment oral, faire un effort inconscient de tension accommodative et psy-chique, par suite d'une insuffisance périphérique, durable ou passagère, de l'oreille.

Dans beaucoup de cas, la surdité apparaît sûrement à l'occasion de troubles auriculaires que d'autres symptômes, vertigineux, bruyants ou dou-loureux signalent d'autre part. L'attention du malade et du médecin est dès lors attirée, et les soins sont possibles.

La surdité est un des symptômes cardinaux des affections de l'appareil auditif, et l'insuffisance auditive, à tous les degrés, se rencontre dans les maladies les plus diverses de cet appareil.

La surdité ne fait pas faire le diagnostic de son étiologie par la forme même de sa manifestation. L'apparition lente ou brutale de ce symptôme se rencontre dans les affections les plus disparates. De même sa spécialisation aux sons aigus ou aux sons graves de l'échelle tonale ne permet pas de faire le diagnostic de sa cause, car la surdité pour les sons aigus se rencontre dans les maladies les plus diverses de l'oreille moyenne et de l'oreille interne, de même pour les sons graves. Il en est de même de la profondeur de la surdité, dans une très large mesure.

En règle générale, une surdité qui s'accompagne d'exagération de la per-ception des sons en contact, est liée à un trouble de l'appareil périphérique ; une surdité qui porte à la fois sur les sons transmis par l'air et par contact peut être de cause nerveuse, mais cette règle n'est pas absolue.

## Surmenage.

Le traitement de la surdité doit être précédé d'un examen approfondi de l'oreille (v. c. m.) et confié à un spécialiste, car il varie avec l'affection auriculaire à laquelle il est due.                    *PIERRE BONNIER.*

**ΞURDI-MUTITÉ**. — Les enfants sourds de naissance ou sourds dans le premier âge n'apprennent pas à proférer des sons, c'est-à-dire à parler.

Plus fréquente chez les garçons, la surdi-mutité est en raison directe de la fréquence des maladies auriculaires dans le jeune âge et a la même étiologie ; la consanguinité des parents renforce les prédispositions familiales à ces affections et est ainsi une cause indirecte de surdi-mutité ; néanmoins, l'union entre sourds-muets ne produit pas forcément des sourds.

La surdi-mutité a pour cause ordinaire l'otite moyenne et interne produite au moment de la naissance ou peu après, avec ou sans perforation tympanique, et aussi, dans certains pays, la méningite cérébro-spinale.

La surdité de l'enfant peut n'être pas immédiatement reconnue, d'autant plus qu'elle n'est pas toujours complète. Elle se combine souvent à de l'astasie-abasie. Quand l'enfant a pu parler jusqu'à l'âge de 7 ans, il est rare qu'il devienne muet s'il est alors atteint de surdité.

*Traitement.* — Dans la surdité congénitale, il n'y a aucun traitement direct, les centres ne se développent pas et ne peuvent être éduqués.

Mais la perception de trépidation se développe en revanche par compensation d'une façon remarquable, et, par elle, l'enfant analyse les ébranlements qui sont sonores pour nous et qui ne sont pour lui que des ébranlements, et comme il parvient à reproduire par la voix ces mêmes ébranlements qu'il perçoit, il produit des sons que nous entendons, mais qu'il ne perçoit pas sous forme sonore. C'est cette perception de trépidation que développe parfois, de merveilleuse façon, l'enseignement par entraînement progressif, et on arrive ainsi à l'illusion de l'audition et à la réalisation de la parole. Cet enseignement, fort pratiqué aujourd'hui, exige un certain degré d'intelligence de la part du sourd-muet, généralement attentif et avide de cette sensation peu éveillée chez lui, qui n'est pas l'audition, mais qui en tient pratiquement lieu.                    *PIERRE BONNIER.*

**ΞURDITÉ VERBALE**. — V. Aphasie.

**ΞURMENAGE**. — L'organe ou l'organisme qui ne peut mener à bonne fin, sans préjudice pour sa vitalité, la fonction dont il est ou dont il se croit chargé, est en état de surmenage. Le surmenage est donc relatif à la capacité fonctionnelle de chaque individualité et en particulier à la résistance nerveuse, à l'énergie dont elle dispose. Il est caractérisé d'une façon générale par des phénomènes de fatigue excessifs et persistants, indiquant qu'après le travail la réparation ne se fait pas normalement, une trop grande quantité de déchets restant accumulés. L'énergie se répartit chez l'homme en deux systèmes nerveux juxtaposés ou plutôt superposés : le système *nerveux organique* et le système nerveux de relation.

Le premier est surmené quand l'intensité de la vie de nutrition dépasse les forces du corps ; si l'estomac supporte sans défaillir le travail demandé,

ce sera l'intestin, ou le foie, ou les reins, etc., qui faibliront. Si chaque
appareil est susceptible, chacun de son côté, d'un hyperfonctionnement,
l'imminence morbide apparaît tôt ou tard soit pour les maladies aiguës, non
spécifiques, soit pour la diathèse : il y a alors désassimilation insuffisante
par rapport à l'assimilation.

Le surmenage d'un organe amène l'hyperfonctionnement compensateur
de l'organe chargé d'assurer la suite du travail organique : et ainsi de suite
jusqu'à la chute morbide. Ainsi une nutrition trop intense, assurée par un
tube digestif qui fonctionne trop bien, mène à une surcharge du milieu
sanguin et à la pléthore avec hypertension.

Le système *nerveux de relation* se surmène de deux façons : soit dans la
motilité, soit dans la sensibilité. Il y a un surmenage musculaire et un surmenage mental : celui-ci peut être purement intellectuel et actif, ou au contraire à proprement parler moral et passif. Le surmenage que l'homme subit
sous le coup d'émotions fortes ou de grands chagrins est passif. Passif
encore est le surmenage du collégien qui docile et sensible, en même temps
que clairvoyant, se voit incapable de remplir la tâche imposée. On a beau
dire que l'enfant est en général incapable de l'effort volontaire où s'alimente
le surmenage intellectuel, il n'en est pas moins vrai que le sentiment qu'il a
de ne pouvoir facilement accomplir sa tâche crée un état émotionnel,
source de surmenage moral. Au contraire, le surmenage intellectuel de
l'adulte ambitieux est d'abord actif, pour devenir plus tard passif en cas de
déboires.

Ainsi compris, dans son sens le plus large, le surmenage intervient dans
la genèse de la plupart des maladies. Le trouble primordial de la fonction
de nutrition est presque toujours le surmenage soit dans l'ordre psychique,
soit dans l'ordre somatique. Mais en raison de la solidarité des organes,
l'attaque morbide ne se fait pas toujours sur l'appareil surmené. Contrairement à ce que l'on croit ordinairement, le surmenage de l'esprit n'est pas
compensé par le surmenage du corps : le second s'ajoute seulement à
l'autre. D'autre part, le surmenage moral intervient très fréquemment dans
la pathogénie des affections somatiques. Il n'est pas rare d'observer dans
les familles une sorte de balancement morbide qui va de l'un à l'autre, suivant que les sentiments de l'un ou de l'autre ont été plus ou moins sacrifiés.
C'est qu'en effet la vie est faite non seulement d'efforts et de fatigue, mais
aussi de surmenage : plus on prend à cœur sa tâche, plus on y est exposé.
C'est presque la condition nécessaire du propre de l'humanité; ce surmenage rythme la vie : l'important est de ne pas oublier les poses. A chacun de
ne l'accepter que suivant ses moyens, et de savoir s'arrêter à temps sur la
pente de l'entraînement. Si la vie de l'individu est peu de chose quand il
s'agit de l'évolution de l'espèce, au point de vue humain il n'est pas douteux
que le sacrifice des individualités saines augmente les déchets, et par
conséquent les dangers de toutes sortes, aussi bien moraux que physiques,
auxquels la société est exposée. Il est donc légitime que le médecin,
préoccupé de l'intérêt général autant que des intérêts particuliers, essaye
de mettre un frein à ce gaspillage d'énergie qui, tout en étant la rançon du
progrès, n'en est pas moins regrettable.

## Surmenage.

**Première enfance**. — C'est *dès le berceau* qu'il doit protéger l'individualité naissante. Sous prétexte d'obtenir du nouveau-né une augmentation de poids soi-disant normale, ou même aussi rapide que possible, et surtout plus forte que celle de l'enfant du voisin, le tube digestif de l'homme est trop souvent surmené dès la naissance. Ce surmenage qui passe facilement inaperçu chez le nourrisson au sein, a, dans l'élevage au biberon (qui est par lui-même une cause de surmenage digestif), les plus funestes conséquences. Pour éviter ce surmenage il ne faut pas se baser sur des chiffres (de poids, de taille, de surface) dont aucun ne correspond à l'énergie vitale, mais seulement sur l'observation clinique qui seule montre la ration véritablement supportée sans aucun dommage, avec bonne élaboration des fèces. Il vaut mieux éviter à peu près sûrement les maladies du premier âge grâce à une alimentation juste suffisante, que de chercher à obtenir l'obésité esthétique.

**Seconde enfance**. — Dans le premier âge, le système nerveux de relation peut être déjà surmené par la surexcitation à laquelle on le soumet trop souvent dans les familles, et par un entraînement à la marche, trop rapide, lors des premiers pas, mais c'est surtout dans la *seconde enfance* que le surmenage est à craindre dans les jeux, les lectures, les conversations ou les spectacles; car déjà au surmenage physique peut s'ajouter le surmenage moral. Sans effort volontaire réfléchi, l'excitation de l'amour-propre et du désir suffit à provoquer une fatigue excessive, soit pendant le jeu, soit pendant l'étude.

La sensation de fatigue arrive d'autant plus vite que la tâche ou la récréation sont moins attrayantes; mais le surmenage est plus à craindre si l'attrait est plus fort.

Voilà notre homme entré à l'école, parfois dans un internat dès 7 ou 8 ans : à quelles tortures ne va-t-on pas soumettre cette intelligence? C'est un sevrage brusque. Plus de chansons maternelles au coin du feu. C'est le dortoir, silencieux et froid comme un tombeau, et dès le réveil la tartine sèche de pain intellectuel. C'est une trempe morale un peu rude pour beaucoup. Notre génération a subi, encore dans les premières années de la Troisième République, cette discipline impériale (du premier Empire, j'entends); son avantage, la régularité de l'existence, était chèrement achetée. Il eût fallu ménager une transition pour éviter l'accumulation des trois surmenages : moral, intellectuel et somatique (manque d'air et sédentarité). On a heureusement réagi en diminuant la durée des études (une demi-heure, puis une heure sont suffisantes); mais il faudrait faire plus en multipliant les leçons de choses, à un âge où les abstractions n'entament pas assez la cire de notre cerveau. L'étude des sciences naturelles appliquées nous paraît préférable à la base, menée parallèlement avec l'étude de la langue, et de l'histoire élémentaire. L'hygiène physique et morale ne sera comprise que si le maître prêche d'exemple dans l'ordonnance de ses leçons. Or, l'ancien système n'en tient aucun compte; et c'est là une des contradictions les plus pénibles auxquelles se heurte l'esprit du jeune homme dès ses premières réflexions. En outre, sous prétexte d'exercer la mémoire, on soumet le jeune cerveau à une véritable acrobatie, au lieu d'utiliser avec économie son énergie. Nous voudrions, pour faciliter le travail de l'assimilation, qu'une leçon théorique le matin fût autant que possible suivie l'après-midi d'une explication ou d'une application pratique, dans un musée, dans un laboratoire, dans un atelier ou dans la campagne.

**Puberté.** — Lorsqu'arrive la crise de la *puberté* le mal est encore pire. On ne tient pas un compte suffisant de la dépense d'énergie que nécessite la croissance et l'évolution génitale. Or, il y a généralement à cette période de l'existence, un ralentissement des fonctions cérébrales, par asthénie, avec instabilité mentale. On dit dans les familles que c'est « l'âge bête ». C'est à ce moment surtout que se décide l'avenir physique et moral de l'enfant, dont le caractère ou le tempérament se trouvent altérés par l'inaptitude de son organisme au travail imposé. Le surmenage, l'air confiné et l'immobilité ensemble entravent le développement. Avouons-le, l'éducation et l'instruction sont organisées un peu trop au profit apparent de la société, qui dès les premières études favorisent la production des prodiges, et trop peu dans l'intérêt des individualités.

La diversité des aptitudes nécessiterait plus de relativité dans la distribution de l'aliment mental comme de l'aliment proprement dit. L'esprit de l'un sera surmené par une ration intellectuelle à peine suffisante pour un autre. Sans doute des progrès ont déjà été réalisés : on ne saurait doser avec trop de sollicitude cette ration intellectuelle. L'égalité n'est pas dans la nature : elle ne peut exister que devant la justice. S'il est reconnu qu'un adolescent se refuse, avec toute la force de l'inertie, à une instruction trop intense, à laquelle son organisme n'est pas adapté, pourquoi insister? Pourquoi lui faire donner des répétitions, nouvelle cause de surmenage. Donnez-lui un métier : il n'y a pas de sot métier. Nul doute que l'ambition inopportune des parents et même des maîtres, ne nuise parfois au développement du jeune homme rebelle au travail de l'esprit; dès que vous ouvrirez à son activité la voie salutaire, il ne sera plus paresseux (V. EXERCICES PHYSIQUES, HYGIÈNE SCOLAIRE).

La prolongation de l'immobilité et de l'attention exigée par la surcharge des horaires est trop souvent excessive. Ne serait-il pas rationnel que chacun de nous apprît un métier manuel. Quelle ressource plus tard en cas de revers? N'est-il pas logique d'offrir à l'esprit comme à l'estomac des aliments de plus facile digestion d'abord, pour n'en venir qu'ensuite aux mets propres à l'adulte robuste. Nous croyons qu'en fait de prophylaxie mentale et morale, il faut, comme en prophylaxie somatique, savoir mettre l'asthénique (pour une cause quelconque) au régime restreint. Il faut souvent retenir l'organisme en appétit sur la pente de l'indigestion ou du surmenage; l'imminence morbide est précisément caractérisée par une phase d'hyperfonctionnement cérébral et glandulaire. Les moyens propres à éviter les tares mentales et morales, les perversions, sont analogues à ceux qui nous mettent à l'abri des tares somatiques, des maladies.

La maladie, quelle qu'elle soit, s'installe quand l'énergie, qui doit être répartie dans l'organisme au fur et à mesure du besoin fonctionnel et pour la lutte contre l'intoxication et l'infection, se trouve absorbée par un travail somatique ou mental excessif, ou bien quand la source de cette énergie se trouve épuisée dans un milieu délétère, par exemple dans l'air confiné.

# Surmenage.

**Age adulte.** — C'est surtout à l'*âge adulte* que le surmenage actif, relativement rare dans l'enfance, cause les plus grands méfaits. Faute de clairvoyance, nos contemporains et contemporaines, par imitation et par orgueil, deviennent les victimes de cette maladie que des littérateurs ont désignée des noms expressifs de « bougeotte » et de « tracassin ». Impossible de tenir en place, de mener une vie calme et sereine. L'angoisse et l'anxiété, qui apparaissent dès les premières étapes du surmenage organique et moral, ne font que précipiter les effets désastreux de ce surmenage lui-même. Il manque une base solide à cette vie endiablée, caractérisée par le désordre des sentiments et des idées : il manque d'une morale saine, simplement fondée sur l'hygiène, sur le respect humain et sur la tradition de l'« humanisme ». De même que dans un corps malade l'esprit finit par sombrer, de même l'équilibre organique est détruit si l'âme n'a pour guide que le contentement de ses appétits égoïstes sous le couvert de l'hypocrisie. Il faut bien le dire, la fausse interprétation du principe si vrai de l'égalité et de la liberté excite le déchaînement des coteries et fait trop de « cérébraux » au sens où l'entendait Lasègue.

C'est aux médecins à dénoncer l'erreur, cause du mal. L'erreur sociale est de sacrifier l'individu sain à une collectivité maladive; l'erreur individuelle est de ne pas se résigner aux conditions forcément inégales de la vie. Notre rôle n'est pas seulement de réparer la santé compromise, mais aussi de montrer les fautes à éviter pour la conserver à peu près intacte. Il ne nous suffit plus de panser les plaies sur le champ de bataille, nous devons nous attacher à rendre les conditions d'une lutte inévitable moins meurtrières.

Dans la vie de reproduction, le surmenage est purement génital ou relatif aux conséquences mêmes de la procréation. Les *excès génitaux* ne peuvent avoir de conséquences fâcheuses que s'ils sont prolongés, artificiellement entretenus ou inopportuns. Le père de famille est exposé à des soucis inhérents aux besoins de ses enfants; mais la vie de famille retient plutôt l'homme sur la pente du surmenage intellectuel. Au contraire la femme qui subit des *grossesses répétées* et trop rapprochées est victime d'un véritable surmenage ou épuisement qui aboutit à l'anémie, parfois à l'anémie pernicieuse, ou à d'autres maladies. D'ailleurs bien des femmes ont de nombreux enfants sans conséquences fâcheuses, si elles sont robustes et si leur vie est simple et bien réglée.

**Surmenage musculaire.** — Le *surmenage musculaire* est aussi tout à fait relatif aux capacités nutritives de l'organisme, et à l'entraînement préalable. L'entraînement pour être utile doit être excessivement lent; sinon il accumule la fatigue. Celle-ci dépend non seulement du travail effectué, mais aussi des conditions multiples (de température, de nourriture) dans lesquelles il est effectué. Je me rappelle avoir vu, à la fin d'une longue étape, les soldats frappés du coup de chaleur, tomber comme des mouches de chaque côté de la route par un jour d'orage : il était 2 heures de l'après-midi; avaient-ils mangé le matin? Avaient-ils dormi?

Tout surmenage, intellectuel, moral, génital, etc., se réduit à une auto-intoxication digestive, que les fonctions de nutrition soient entravées ou surchargées. Dans le surmenage musculaire, à l'auto-intoxication digestive s'ajoutent les poisons d'origine musculaire. Cette double auto-intoxication aboutit, suivant son intensité, à la courbature avec état saburral, et douleurs musculaires, à la fièvre éphémère, à l'état typhoïde avec ou sans fièvre, au rhumatisme toxi-infectieux, à localisation élective avec ou sans érythème polymorphe, à l'albuminurie, à la diarrhée, à la myocardite parfois mortelle (cœur forcé). Ces différentes modalités cliniques ont été particulièrement observées après des marches forcées. La fièvre de surmenage dure un ou plusieurs jours jusqu'à une semaine; elle est plus ou moins rémittente, quelquefois à rechutes, et se termine en défervescence brusque avec crise urinaire azoturique et lactique. Il apparaîtrait quelquefois des pétéchies sur le ventre dans l'état typhoïde, ce qui nécessite un diagnostic, non seulement avec la fièvre typhoïde, mais aussi avec le typhus exanthématique, la granulie, la grippe, le rhumatisme articulaire aigu primitif, etc.

Peter, avec raison sans doute, pensait que l'on peut observer tous les intermédiaires entre la fièvre typhoïde et la fièvre de surmenage. Le surmenage mène donc à l'infection, à l'angine, à la grippe, à la pneumonie, à l'érysipèle, etc., en un mot à toutes les infections qui ne sont pas à proprement parler spécifiques, soit comme cause prédisposante, soit comme cause déterminante. L'observation et l'expérimentation chez les animaux l'ont prouvé. La myosite infectieuse, l'ostéo-myélite des adolescents, l'endocardite et la myocardite infectieuses, etc., sont considérées comme des maladies plus spécialement en rapport avec le surmenage physique. Telles sont les formes du surmenage aigu ou subaigu.

Le surmenage musculaire suraigu aboutit à l'asphyxie rapide par dilatation cardiaque (cœur forcé).

Le surmenage chronique prépare ou aggrave toutes les maladies. Aussi nous paraît-il inutile de passer en revue l'effet du surmenage sur les divers appareils : car la localisation se fait comme toujours suivant la prédisposition, et la forme du surmenage. Est-il besoin de citer comme exemple l'emphysème du boulanger, l'hypertrophie du cœur des athlètes (ou portefaix ou forgerons, etc.), la dyspepsie du sédentaire, le diabète ou l'artériosclérose de l'homme d'affaires, etc., etc. On pourrait multiplier les exemples de *surmenage professionnel.*

Le surmenage musculaire, autre que la marche, plus ou moins partiel, produit la courbature simple, quand il est inaccoutumé, et disparaît par accoutumance chez le sujet entraîné : il en est ainsi chez le canotier, le cavalier, le jardinier, le faucheur, le patineur, etc. La fatigue est devenue moindre grâce à une meilleure adaptation des mouvements; une plus grande force peut être dépensée sans dommage. Cependant la répétition du même surmenage professionnel peut décider de la localisation de certaines lésions plus ou moins irrémédiables comme l'atrophie musculaire, le pied plat valgus douloureux, etc.

**Surmenage relatif et surmenages combinés.** — Le surmenage est donc cause des maladies les plus diverses : on pourrait presque dire, dans l'acception générale du mot, que c'est la grande cause morbide. Il est difficile dans la pratique courante d'évaluer la dépense de forces dont chaque individu est capable : c'est à chacun de faire, sous la direction du médecin, l'apprentissage de sa machine. Les effets de surmenage ne sont pas seulement l'effet de plusieurs modes de surmenage combinés (surmenage moral et musculaire ou mental, surmenage digestif), ils dépendent encore des conditions intrinsèques et extrinsèques dans lesquelles le travail s'est effectué. La même dose de travail amène ou non le surmenage chez le même sujet suivant que ce travail est ou n'est pas suivi d'insuccès.

En général toute tâche demande à être suivie de repos et d'un salaire.

Chez les *convalescents* le moindre effort de trop, le moindre heurt moral produisent les plus vives réactions de surmenage : tachycardie, oppression, fièvre, troubles digestifs, insomnie, etc. La fièvre du dimanche (après les visites), ou de l'entrée chez les hospitalisés, est du surmenage. Dans les maladies chroniques comme la goutte, l'épilepsie, les lithiases, le paroxysme est souvent provoqué par le surmenage. Nous le répétons, depuis la migraine jusqu'à l'asystolie, tous les accidents morbides sont l'effet plus ou moins direct d'un ou de plusieurs modes de surmenage, presque toujours parce que le malade a dépassé la limite de sa faculté de désassimilation, inhérente à sa constitution primitive, et variable suivant l'état de sa santé.

**Traitement.** — 1° *Prophylactique.* — Il ne s'agit guère d'éviter le surmenage absolument : c'est à peu près impossible. Pour éviter les accidents consécutifs au surmenage musculaire, le mieux est un régime aussi peu toxique que possible, comportant notamment l'abstinence de viande et de toute chair animale. Qu'on se contente, quand on a été surmené, de se reposer pour permettre à la réserve d'énergie de se reconstituer, et aux déchets accumulés de s'éliminer en suivant un régime lacté ou lacto-végétarien. Dans cette œuvre préventive, l'influence favorable du médecin ne s'exerce qu'avec la collaboration des sujets adultes ou de l'entourage des enfants. Chaque existence doit être réglée dans son évolution au mieux de l'intérêt général et des intérêts particuliers qui se confondent ici. Mais c'est à chacun d'opérer ce réglage suivant les principes d'une éducation appropriée, fondée sur l'étude de l'adaptation aux conditions de la vie. Cette adaptation ne se fait généralement que par la force des choses au lieu d'être favorisée et préparée par des avertissements préalables. Trop peu de gens recourent aux conseils du médecin pour choisir la direction de leur vie. Trop peu se considèrent eux-mêmes et comprennent leur nature ainsi que les moyens dont ils disposent. Il vaudrait mieux réduire l'influence des circonstances fortuites au minimum : et c'est trop souvent le hasard qui nous mène. En réalité, le hasard ne peut être accusé que de nous montrer notre imprévoyance, imprévoyance relative à notre santé physique et morale, à nos besoins, à nos ressources, à nos aptitudes. Inconsciemment nous suivons les mauvais exemples qui se vantent, en ignorant les bons qui se cachent. L'affection aveugle de nos proches ou la simple politesse nous laissent sans défense contre nous-mêmes... et nous suivons la farandole, en entraînant vers la maladie physique et morale ceux que nous aimons le mieux. Au médecin appartient de vulgariser dès l'école les notions élémentaires indiscutables d'hygiène physique et morale. En voici peut-être l'essentielle :

il est souvent, sinon toujours, nuisible de fournir à l'esprit comme au corps
une alimentation trop abondante qui sera mal digérée; l'important est de
comprendre et de ne pas perdre son temps et son énergie à un travail
mental ou digestif dont l'élaboration sera mauvaise. Qu'on veuille bien
faire au médecin une place d'éducateur. N'est-ce pas à lui de diriger la
puériculture? N'est-ce pas à lui de mieux préparer l'avenir de la race par
un élevage méthodique.

2° *Curatif.* — Le traitement curatif se résume en un mot, le repos, pourvu
qu'il soit suffisamment prolongé et total, c'est-à-dire qu'il s'applique au
moral, à l'esprit comme au corps et au tube digestif. Avant la reprise de la
vie active, l'organisme doit éliminer les poisons accumulés pendant la
période de surmenage et restreindre les ingesta les plus toxiques : au repos
il faut donc joindre le régime, régime lacté, puis lacto-végétarien. En effet,
le surmenage intellectuel et moral est mieux supporté, quand le travail
digestif est réduit au minimum, du moins chez les asthéniques : on sait que
les émotions déprimantes arrêtent les échanges absolument comme le
surmenage physique. La réalimentation ne sera donc que progressive. Il va
sans dire qu'en cas de fièvre, on aura commencé par la diète absolue.

*LONDE.*

**SURRÉNALES (MALADIES).** — Depuis le mémoire d'Addison (1855) l'histoire
pathologique des glandes surrénales s'est complètement modifiée. De
multiples travaux, après les premières expériences de Brown-Séquard, sont
venus enrichir la symptomatologie et la physiologie pathologique des
affections surrénales. Il est encore difficile à l'heure actuelle de dresser une
histoire complète de ces dernières; bien des points obscurs subsistent
encore, alors que des travaux récents permettent d'entrevoir l'influence
capitale en pathologie humaine de ces glandes vasculaires sanguines.

Le domaine de la pathologie surrénale s'étend chaque jour davantage et
il peut être pour le praticien d'un intérêt immédiat de savoir reconnaître
l'origine surrénale des accidents présentés par un malade : il peut, en
effet, parfois y remédier par un traitement opothérapique judicieusement
conduit.

La capsule surrénale est formée de deux couches : *corticale* et *médullaire*.

La *couche corticale* (zone glomérulaire la plus externe, zone fasciculée,
zone réticulée la plus interne) sécrète de la *lévithine* (Bernard et Bigart,
Mulon), elle jouit de propriétés antitoxiques et bactéricides (Oppenheim).

La couche *médullaire*, au contraire, contient de l'*adrénaline* (Mulon), et
exerce son action sur la pression sanguine.

Il semble donc qu'on pourrait isoler deux syndromes cliniques différents
suivant que l'une ou l'autre de ces substances se trouvent lésées : mais,
« des hypertrophies compensatrices peuvent se développer dans les glandes
malades elles-mêmes et des suppléances s'établir entre les surrénales et
d'autres glandes de l'organisme. Il n'est pas certain que le foie, le rein, la
thyroïde, la rate, ne puissent suppléer l'action antitoxique des cellules de la
corticale : il est très probable que les glandes hypertensives (organes chro-
maffines de Mulon : glande carotidienne, surrénales accessoires, etc.), puis-

sent, petit à petit, remplir à elles seules le rôle circulatoire, surtout dévolu aux cellules adrénalogènes de la capsule » (Lœper et Oppenheim).

Enfin la couche corticale renfermerait, en plus de la lécithine, des substances fortement hypertensives, chimiquement différentes de l'adrénaline.

La surrénale peut réagir, dans son ensemble, aux différents processus pathologiques de deux façons bien différentes : soit par des signes de déchéances : d'*hypofonctionnement*, soit par des phénomènes d'excitation : d'*hyperfonctionnement*. Cette divison, essentiellement clinique, formera la base de notre étude.

Elle s'appuierait, du reste, sur des modifications anatomiques spéciales des surrénales (Bernard et Bigard). Dans l'*hyperépinéphrie*, il y a transformation spongiocytaire de toutes les cellules de la couche corticale.

Dans l'*hypoépinéphrie*, les cellules de la couche fasciculée perdent leur aspect spongieux.

Les auteurs sont loin d'être d'accord sur la signification exacte des modifications de structure des capsules. Mulon admet que l'hyperépinéphrie serait caractérisée par de l'hyperpigmentation et la diminution de la graisse et non l'augmentation qui traduirait plutôt un ralentissement de la fonction.

I. — INSUFFISANCE SURRÉNALE. — On a longtemps confondu sous le terme de maladie d'Addison toute une série de manifestations cliniques différentes. On admet aujourd'hui, particulièrement après les travaux de Sergent et Bernard, l'existence de deux syndromes cliniques : syndrome d'insuffisance capsulaire et syndrome péricapsulaire ; quant à la maladie d'Addison, elle constitue un troisième syndrome, complexe, résultant de l'association en proportions plus ou moins variables des signes d'insuffisance capsulaire et des symptômes d'altération péricapsulaire [V. ADDISON (MALADIE)].

Le *syndrome d'insuffisance surrénale* comprend les symptômes capsulaires suivants (Sergent et Bernard) :

1° Troubles circulatoires. — *Hypotension artérielle*, tachycardie, syncope (mort subite), sensation de froid, ligne blanche surrénale de Sergent ;

2° Troubles digestifs. — Vomissements, diarrhée profuse ou constipation opiniâtre, anorexie, *symptômes pseudo-péritonéaux* ;

3° Troubles nerveux. — Délire, convulsions, céphalée, douleurs diffuses paroxystiques, *asthénie* neuro-musculaire, coma ;

4° Troubles généraux. — *Amaigrissement*, hypothermie, anémie, odeur cadavérique.

Ces syndromes évolueront soit sous forme d'accidents aigus, suraigus ou chroniques.

Le *syndrome péricapsulaire* déterminerait des symptômes d'irritation du sympathique abdominal : *mélanodermie*, douleurs lombaires.

**Séméiologie de l'insuffisance capsulaire.** — Nous la décrirons au cours de quatre grandes variétés d'états pathologiques :

A) **Hémorragies capsulaires.** — Les hémorragies capsulaires sont relativement fréquentes ; elles ne sont pas rares chez le nouveau-né. Habituellement *bilatérales*, elles peuvent se présenter sous forme de points isolés dans l'épaisseur de la glande, ou bien, lorsqu'elles sont plus volumineuses, constituer de véritables tumeurs du volume d'un œuf de poule pouvant se rompre dans la cavité péritonéale.

Elles s'observent au cours de toutes les affections susceptibles d'entraîner des congestions viscérales (asphyxie du nouveau-né), affections cardiaques, respiratoires (tuberculose pulmonaire), cérébrales (coma prolongé), intoxication (brûlures), maladies infectieuses (purpura).

*Cliniquement*, Lœper et Oppenheim distinguent les gros hématomes s'accompagnant de ruptures, des hémorragies restant intraparenchymateuses.

Les grands hématomes se manifestent par des signes de tumeur abdominale et, lorsque la rupture se produit, des accidents péritonéaux et des symptômes d'hémorragie interne.

Les hémorragies intracapsulaires ont une symptomatologie plus intéressante à étudier :

La forme clinique la plus frappante est constituée par un *syndrome d'insuffisance aiguë*, caractérisé par des vomissements, de la diarrhée, des douleurs abdominales violentes, de la petitesse et de l'irrégularité du pouls, des phénomènes de collapsus et de syncope, des convulsions chez l'enfant. D'autres fois, les symptômes simulent ceux de la péritonite suraiguë ; dans d'autres cas enfin, les accidents ont une marche encore plus rapide et ne se révèlent que par un seul symptôme, la *mort subite* avec ou sans phénomènes prémonitoires (convulsions épileptiformes).

Beaucoup plus rarement, des hémorragies anciennes peuvent, en atrophiant la glande, reproduire un syndrome fruste d'insuffisance capsulaire chronique (asthénie musculaire, amaigrissement, prostration, diarrhée et vomissements).

Ce tableau clinique si frappant des hémorragies capsulaires, constitué par des symptômes suraigus d'empoisonnement, serait pour Sergent et Bernard sous la dépendance immédiate de l'insuffisance capsulaire. Arnaud, qui le dénomme syndrome apoplectiforme surrénal, en fait une manifestation surtout nerveuse. Oppenheim et Lœper pensent qu'il y a lieu de faire jouer un rôle dans la genèse des accidents au retentissement de la lésion capsulaire sur les nerfs et les ganglions du plexus solaire et de l'enveloppe des capsules ; ils admettent cependant que l'insuffisance capsulaire a une large part dans la production des accidents.

Le pronostic des hémorragies capsulaires semble devoir être réservé, surtout au cours des infections et des intoxications. Beaucoup de ces hémorragies cependant restent souvent latentes.

B) **Surrénalites aiguës.** — On ne recherche que depuis peu de temps l'état des surrénales au cours des autopsies de malades morts de maladies infectieuses ; il semble bien prouvé aujourd'hui que les lésions de ces glandes n'y sont pas rares.

Expérimentalement, on a reproduit des surrénalites infectieuses et toxiques. Cliniquement, on les a notées dans presque toutes les infections aiguës, mais nous citerons surtout la diphtérie (Lœper et Oppenheim), la variole, la fièvre typhoïde, la pneumonie, la scarlatine, les infections streptococciques, les oreillons. Elles sont très fréquentes chez le nourrisson.

# Surrénales (Maladies).

mais se rencontrent à tous les âges, on les a décrites cliniquement au cours de certaines intoxications (mercure). Les lésions constatées peuvent être soit des lésions de nécrose cellulaire (diphtérie, intoxication phosphorée), soit des altérations vasculaires (pneumonie, streptococcie), soit enfin de l'infiltration leucocytaire interstitielle avec sclérose plus ou moins accusée.

*Cliniquement*, les surrénalites aiguës peuvent se manifester par des symptômes de collection suppurée lombaire ou de néphrite suppurée : il s'agit là de cas très rares de surrénalites suppurées.

Beaucoup plus intéressants et plus fréquents sont les faits concernant l'inflammation simple de la glande au cours de maladies infectieuses et des grandes intoxications. Les symptômes capsulaires sont ici noyés dans le tableau clinique général de l'affection qu'ils viennent compliquer. Sergent et Bernard, Oppenheim, pensent qu'il est possible, dans certains cas, de diagnostiquer l'atteinte de la surrénale : lorsqu'au cours d'une maladie infectieuse, on voit survenir brusquement de la dépression, de l'hypothermie, de l'hypotension artérielle avec ligne blanche, de la diarrhée succédant à la fièvre, l'hypertension, l'excitation fébrile du début, on devrait pour cet auteur songer à une atteinte des surrénales. Ainsi s'expliqueraient certains cas de mort subite au cours de ces affections.

Le pronostic immédiat de ces surrénalites aiguës est donc grave; peut-on aller plus loin et considérer les effets éloignés de ces dernières? Un fait semble acquis, c'est la gravité des maladies infectieuses chez les malades présentant auparavant une altération de leurs glandes surrénales (tuberculose, maladie d'Addison). Mais les infections qui déterminent des lésions surrénales peuvent-elles, lorsqu'elles guérissent, laisser derrière elles un complexus symptomatique de capsulite subaiguë ou chronique, de même que la scarlatine laisse après sa guérison tous les symptômes d'une néphrite subaiguë ou chronique.

Le fait est infiniment probable, et on s'expliquerait ainsi comment une infection bénigne comme une simple angine pultacée puisse, en agissant sur une surrénale antérieurement lésée, déterminer des accidents graves d'insuffisance.

La possibilité de lésions des surrénales au cours des infections pourrait être justiciable d'indication thérapeutique. Certains auteurs ont obtenu d'excellents effets de l'opothérapie surrénale dans de semblables états comme également de l'emploi de l'adrénaline (V. ADDISON).

C) **Surrénalites chroniques.** — Les lésions chroniques des surrénales peuvent résulter d'infections, d'intoxications ou de traumatisme antérieur; le rôle des intoxications chroniques lentes (alcoolisme, saturnisme, goutte, diabète, alcoolisme), est encore difficile à préciser; nous verrons plus loin qu'elles peuvent provoquer, dans certains cas, non plus des phénomènes d'insuffisance capsulaire mais d'hyperfonctionnement surrénal. Les auto intoxications peuvent retentir sur la surrénale, l'urémie suraiguë, après avoir déterminé de l'hyperfonctionnement surrénal — provoquerait rapidement de l'insuffisance capsulaire.

Les lésions peuvent consister en périsurrénalite, sclérose et atrophie glandulaire. La congestion passive cardiaque (Lœper et Oppenheim), la syphilis surrénale, la tuberculose surrénale peuvent également être en cause.

*Cliniquement*, Sergent et Bernard différencient les syndromes d'insuffisance chronique et les accidents d'insuffisance aiguë survenant au cours d'une capsulite chronique.

Les premiers se caractérisent cliniquement par tous les signes de la maladie d'Addison, sauf la mélanodermie; l'affection se termine plus rapidement que dans la maladie d'Addison, au bout de quelques mois par les accidents aigus ou la mort subite.

Les deuxièmes se présentent sous deux formes : *forme foudroyante*, caractérisée par la mort subite, *forme aiguë*, dans laquelle le malade est pris *brusquement*, dans un état de santé en apparence excellente, d'accidents très graves d'empoisonnement (douleurs abdominales atroces, vomissements bilieux, céphalée intense, refroidissement, hypothermie, irrégularité du pouls et finalement mort subite). Sergent et Bernard insistent sur la rapidité d'évolution des accidents et la brusquerie de leur début et de leur terminaison (48 heures).

D) **Tumeurs des surrénales**. — Les tumeurs des surrénales sont de trois sortes. *Les grands kystes* (séreux, hémorragiques) ne déterminent aucun symptôme d'insuffisance surrénale; presque toujours unilatéraux, ils ne se manifestent cliniquement que par les signes de tumeur abdominale; parfois la compression du sympathique déterminerait l'éclosion de crises douloureuses et de vomissements.

Les tumeurs solides bénignes en dehors de l'adénome sont rares; elles ne se manifestent par aucun symptôme d'insuffisance glandulaire.

Les tumeurs malignes sont plus fréquentes; elles peuvent évoluer rapidement avec tous les signes du syndrome d'insuffisance surrénale aiguë, ou bien au contraire leur marche peut être relativement lente. Elles se caractérisent par des *douleurs* à localisation nette au niveau de la région soushépatique et lombaire, à irradiation horizontale, en ceinture, des vomissements, de la dyspnée, de l'œdème des membres inférieurs permanent et progressif avec circulation collatérale au niveau de la paroi abdominale; la présence d'ascite empêche souvent la perception de la tumeur surrénale; la cachexie et l'anémie sont précoces le plus souvent, et très fréquemment on voit survenir des signes de généralisation (poumon et foie surtout).

II. — HYPERFONCTIONNEMENT SURRÉNAL. — A côté du syndrome d'insuffisance capsulaire on pourrait décrire un syndrome tenant à l'exagération des fonctions glandulaires. Celles-ci pourraient amener des troubles graves de l'organisme : *artério-sclérose, diabète*.

**Artério-sclérose**. — L'adrénaline étant un produit de sécrétion de la glande, on en a déduit qu'une véritable intoxication d'origine adrénalinique serait la principale manifestation du syndrome; on a étudié soit l'action de l'adrénaline, soit l'état des surrénales au cours des infections et intoxications.

*Expérimentalement : adrénaline*. — On a par des injections d'adrénaline (Josué, Lœper, etc.) provoqué de l'athérome artériel, de l'hypertrophie cardiaque, de l'hypertension artérielle passagère, de la glycosurie, de l'œdème aigu pulmonaire. Ces symptômes reproduisent assez bien les déterminations de l'artério-sclérose chez l'homme. En associant à l'intoxication adrénalinique d'autres intoxications comme celle par l'acide urique (Brissaud et Sicard), on renforce l'action athéromatogène de l'adrénaline. Par contre, on pourrait remédier à l'action néfaste de l'adrénaline, par l'emploi de certains corps: l'huile de sésame empêcherait le développement des lésions athéromateuses; on peut la prescrire sous forme d'iodipine (solution d'iode dans l'huile de sésame). L'iode à forte dose favoriserait l'athéromasie; à faible dose, elle empêcherait les altérations de se produire. Ces constatations expérimentales présentent un intérêt immédiat pour le médecin; elles montrent l'importance qu'il y a à employer des doses faibles et continues d'iodure.

L'action de l'adrénaline sur le système vasculaire semble être indépendante de son action hypertensive; la choline injectée en même temps que l'adrénaline, à dose convenable, neutralise l'action hypertensive de cette dernière substance, et cependant n'empêche pas l'apparition des lésions athéromateuses. Ces expériences sont du reste contestées par quelques auteurs. Quant à ce qui concerne l'état des surrénales, Bernard et Bigard, Gouget, etc., ont pu déterminer de l'hypertrophie glandulaire au cours d'intoxications peu profondes (plomb, etc.).

*Cliniquement.* — Les rapports entre les surrénales et l'artério-sclérose ont été étudiés de deux façons : ou bien par la recherche de l'adrénaline dans le sérum des artério-scléreux, ou bien par l'étude anatomo-pathologique des capsules surrénales chez les mêmes sujets.

*L'étude anatomo-pathologique des surrénales* chez les artério-scléreux, au cours de la néphrite chronique, a donné lieu à de multiples travaux.

Vaquez et ses élèves montrèrent l'existence chez l'homme atteint de néphrite chronique avec hypertension de lésions hyperplasiques des surrénales : nodule surrénal glomérulaire non graisseux, nodule adénomateux graisseux bien limité, éruption de nodules hyperplasiques disséminés à limites peu nettes, enfin hyperplasie adénomateuse totale. Ces modifications capsulaires ont été retrouvées par beaucoup d'auteurs au cours de la néphrite chronique hypertensive.

La valeur pathogénique de ces lésions hyperplasiques de la surrénale, si grosse d'importance, au point de vue de la physiologie pathologique et du traitement des néphrites chroniques, est du reste encore très discutée: trois théories sont en présence.

*a)* La modification surrénale est la cause de l'hypertension antérieure à la lésion rénale. On a objecté à cette théorie que les modifications capsulaires sont inconstantes, qu'elles peuvent exister en dehors de l'hypertension: que ces modifications portent sur la zone corticale et non sur la zone médullaire, la seule qui sécréterait de l'adrénaline. Il est vrai qu'on a décrit de l'hyperplasie de la substance médullaire.

*b)* La modification surrénale est la cause de l'hypertension, mais elle est secondaire à la lésion rénale.

*c)* L'hyperplasie surrénale n'est pas la cause de l'hypertension, c'est un phénomène antitoxique, une hypertrophie fonctionnelle développée lentement en vue de lutter contre l'accumulation dans l'organisme des substances toxiques si nombreuses qui y sont retenues par le fait de l'insuffisance rénale : ce seraient donc ces substances toxiques qui produiraient l'hypertension, l'hyperplasie surrénale ne représenterait qu'un phénomène parallèle à cette hypertension et sous la dépendance de la même cause.

La *recherche de l'adrénaline* dans le sang des malades atteints de néphrite a été faite par différents auteurs. *Ehrmann* a proposé de la déceler dans les humeurs en faisant agir celles-ci sur l'œil énucléé de la grenouille ; la présence d'adrénaline dans ces liquides amènerait une dilatation de la pupille. On a noté dans de multiples cas l'action mydriatique du sérum et de l'urine des sujets atteints de néphrite, mais on est loin d'être d'accord sur la valeur de ce symptôme.

**Diabète surrénal**. — On a pu *expérimentalement* par injection d'adrénaline produire de la glycosurie. Celle-ci relèverait d'un double mécanisme ; l'adrénaline diminue le glycogène du foie et d'autre part elle atténue considérablement le pouvoir glycolytique du sang. Il semble que la sécrétion interne du pancréas neutralise les effets de l'adrénaline; aussi l'injection de cette substance à un chien dépancréaté et glycosurique augmente la glycosurie. Et même la piqûre du plancher du 4ᵉ ventricule est inefficace après l'extirpation des capsules surrénales; elle semble agir en déterminant un hyperfonctionnement surrénal (exagération de la sécrétion d'adrénaline).

Tous ces faits expérimentaux montrent que le syndrome d'hyperépinéphrie peut se manifester par des signes de diabète.

*Cliniquement* du reste, on a décrit des cas de diabète relevant d'une tumeur de la capsule surrénale.

**Traitement** : 1ᵒ *Syndrome d'hyperfonctionnement*. — Nous avons vu l'influence de l'huile de sésame (iodipine), des iodures à petites doses, de la choline.

2ᵒ *Syndrome d'insuffisance*. — Dans les cas d'insuffisance surrénale, on pourra faire usage de l'opothérapie surrénale. Nous avons [V. ADDISON (MALADIE)] indiqué le mode d'administration du tissu surrénal. Nous indiquerons de plus ici l'adrénaline qui a donné de bons résultats au cours des maladies infectieuses compliquées de syndromes surrénaux : on donnera XX à XXX gouttes par jour de la solution au millième (1 milligr. à 1 milligr. 1/2 d'adrénaline); on pourrait même suivant certains auteurs donner jusqu'à 5 et 6 milligr. par jour, en ayant soin de répartir la dose totale en 5 ou 6 doses espacées dans les 24 heures. On pourra continuer la médication jusqu'à 2 mois sans avoir à redouter à cette dose et avec ces précautions la production de lésions athéromateuses des vaisseaux (Sergent). La surveillance du malade devra être faite avec soin pendant toute la durée du traitement par le médicament.

Signalons le fait intéressant rapporté par Bernard, de guérison d'ostéomalacie par des injections répétées tous les 2 jours pendant 5 mois de 1 centigr. de solution de chlorhydrate d'adrénaline à 1 p. 1000.

F. BATHERY.

# Suspension.

**SURVIE**. — L'article 720 du Code civil dit : Si plusieurs personnes respectivement appelées à une succession l'une de l'autre périssent dans un même événement, sans qu'on puisse reconnaître laquelle est décédée la première, la présomption de survie est déterminée par les circonstances du fait et à leur défaut, par la force de l'âge ou du sexe.

La survie, suivant la définition de Fodéré, est donc la puissance qu'on suppose à telle personne d'avoir survécu à d'autres dans un accident commun d'après l'échelle des circonstances probables et des forces vitales.

Cette échelle des circonstances probables et des forces vitales est établie par une expertise médicale. On recherche les antécédents des personnes décédées, on établit leur état de santé et leur résistance organique au moment de la catastrophe, on cherche dans les circonstances qui se sont produites, dans les constatations anatomiques, s'il existe des présomptions du prédécès d'une des victimes.

Si l'enquête médicale est incapable d'établir des preuves ou même des présomptions de survie, le Code civil dans ses articles 721 et 722 établit ainsi qu'il suit les règles qui devront être appliquées à chaque cas particulier :

Si ceux qui ont péri ensemble avaient tous moins de 15 ans, le plus âgé sera présumé avoir survécu ; s'ils avaient tous plus de 60 ans, le moins âgé sera présumé avoir survécu, si les uns avaient moins de 15 ans et les autres plus de 60 ans, les premiers seront présumés avoir survécu ; s'ils avaient tous 15 ans accomplis et moins de 60 ans, le mâle sera présumé avoir survécu ; à égalité d'âge ou si la différence n'excède pas une année, et s'ils étaient du même sexe, le plus jeune est présumé avoir survécu au plus âgé.

On trouvera dans les traités spéciaux la relation d'expertises intéressantes en matière de survie (asphyxie de plusieurs personnes par l'oxyde de carbone) submersion accidentelle du mari et de la femme, assassinat de plusieurs personnes de la même famille (affaire Pranzini).

*ETIENNE MARTIN.*

**SUSPENSION**. — La suspension du corps est employée par les chirurgiens pour redresser les rachis pottiques pendant l'application d'appareils plâtrés, par les médecins dans le traitement du tabes. Dans ce dernier cas, une sangle occipito-mentonnière soulève le malade jusqu'à ce que la pointe des pieds affleure le sol. On a pu modifier ainsi les phénomènes subjectifs, notamment les douleurs fulgurantes. L'ataxie a été rarement améliorée. On renonce en partie à cette méthode qui expose à de nombreux dangers : vertiges, syncopes par anémie bulbaire, convulsions, mort subite. Les affections du cœur, du poumon et des reins, l'artério-sclérose sont de formelles contre-indications.

On a obtenu l'élongation de la moelle par des procédés moins violents, qui tendent du reste à remplacer la suspension précédemment décrite. On élève le malade en position assise, les jambes demeurant par suite au contact du sol : on réalise un allongement plus marqué par des flexions forcées de la colonne vertébrale.

On a parfois cherché par la suspension à remédier à l'impuissance.

*FRANÇOIS MOUTIER.*

**SUSPENSOIRS**. — V. Orchites, Testicule.

**SUTURES**. — Suturer une plaie, c'est en rapprocher les bords pour en permettre ou en hâter la réunion.

Pour réussir une suture il faut :

1° *Réaliser une asepsie parfaite*; l'asepsie est la condition de la réunion par première intention; on ne peut chercher à suturer une plaie suppurante; on peut tenter la suture partielle de plaies non chirurgicales, récentes, peu infectées en faisant un large drainage ;

2° *Obtenir un affrontement exact*, c'est-à-dire amener exactement au contact les parties correspondantes des bords de la plaie; ne pas laisser d'espaces morts où puissent s'accumuler du sang ou de la sérosité; enlever les corps étrangers qui pourraient se glisser entre les lèvres de la plaie;

3° *Réunir des parties suffisamment vascularisées*; si le sang n'arrive pas en quantité suffisante aux bords de la plaie, ceux-ci se sphacèlent; les fils trop serrés empêchant l'afflux du sang, entraînent la même conséquence ;

4° *Supprimer tout tiraillement entre les lèvres de la plaie*, sinon les fils coupent les tissus et la plaie s'ouvre; on y arrive par certains artifices.

### MATÉRIEL DE SUTURE.

1° **Les aiguilles**. — Il y en a en nombre infini, adaptées à tous les besoins du chirurgien, mais il faut savoir les choisir. Distinguons tout d'abord les aiguilles montées et les aiguilles non montées.

a) *Les aiguilles non montées* : ce sont les plus simples, les moins coûteuses; les difficultés de l'enfilage sont supprimées avec les aiguilles à chas fendu, à chas à ressort (fig. 2).

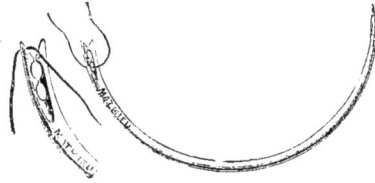

Fig. 2. — Aiguilles avec chas à ressort.

La simple aiguille de couturière est souvent très utile, mais il est parfois avantageux de se servir d'aiguilles rondes comme elle, mais courbées. Ces aiguilles rondes, dont le volume est très variable, conviennent pour suturer des tissus mous (parois intestinales, tissus membraneux et aponévrotiques).

Lorsque l'on doit suturer des tissus résistants, la peau, par exemple, il

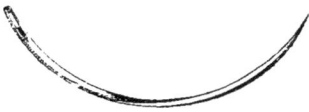

Fig. 3. — Aiguille courbe.

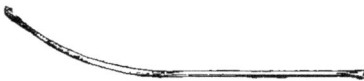

Fig. 4. — Aiguille peu courbe.

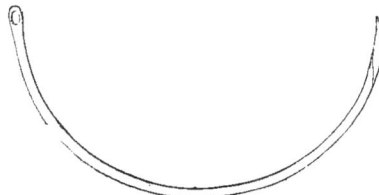

Fig. 5. — Aiguille plate de Hagedorn.

faut se servir d'aiguilles aplaties ou prismatiques, tranchantes sur les bords (aiguilles chirurgicales ordinaires, aiguilles de Hagedorn, etc.) (fig. 5, 4 et 5).

# Sutures.

Toutes ces aiguilles sont manœuvrées à la main si elles sont un peu grosses ou mieux avec un porte-aiguille, indispensable si elles sont petites; une bonne pince hémostatique fait un excellent porte-aiguille (fig. 6).

b) *Les aiguilles montées*, pourvues d'un manche.

Les unes sont à chas fixe : elles sont solides, mais un peu difficiles à enfiler, — cet inconvénient n'existe plus toutefois avec les aiguilles à chas ouvert (aiguilles de Moïj), précieuses pour qui sait les manier.

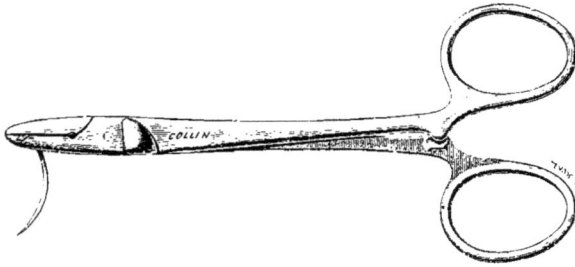

Fig. 6.
Une bonne pince hémostatique fait un excellent porte-aiguille.

Les autres sont à chas mobile: la plus employée est l'*aiguille de Reverdin*, instrument merveilleux, mais délicat, difficile à entretenir et coûteux. Il y

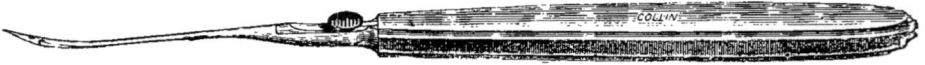

Fig 7. — Aiguille de Reverdin, droite.

en a de droites et de courbes, de grosses et de fines, à glissière, à pédale, etc., répondant à tous les besoins du chirurgien (fig. 7).

Quelle que soit la forme de l'aiguille choisie, il faut que son volume soit en rapport avec celui du fil employé et en rapport avec l'épaisseur et la résistance des tissus à traverser.

2° **Les fils.** — Il y en a de deux grandes variétés : les uns sont susceptibles d'être résorbés dans les tissus, les autres restent intacts.

D'une façon générale, les fils résorbables sont employés pour les sutures perdues : les fils non résorbables pour les sutures à enlever. Il ne faut faire de sutures perdues, surtout avec des fils non résorbables, que si l'on est sûr de l'asepsie absolue des fils, des instruments, des mains, de la plaie.

a) *Les fils non résorbables*. Ils sont très variés : voici les plus usités :

1° *Les fils métalliques* et surtout *le fil d'argent*, un peu coûteux, mais très pratique parce que facile à stériliser; il se prête à tous les besoins en raison de son volume très variable; il présente une certaine rigidité qui assure un bon affrontement; l'ablation n'est pas douloureuse si elle est faite avec soin.

*Le fil de bronze d'aluminium* est aussi souvent employé;

2° *Le fil de lin*, solide, très pratique parce qu'on le trouve partout; il est un peu plus difficile à stériliser que le fil d'argent, mais il se stérilise mieux que la soie par l'ébullition prolongée; c'est celui des fils non résorbables que l'on peut utiliser le mieux dans les sutures perdues;

3° *La soie*, solide, mais difficile à stériliser; le praticien fera bien de ne jamais l'employer dans les sutures perdues;

4° *Le crin de Florence*, très employé pour les sutures de la peau; il est facile à stériliser, mais coûteux; on peut lui reprocher son manque de souplesse, qui ne permet pas de mesurer exactement la striction exercée.

b) **Les fils résorbables** : un seul est employé en pratique, c'est le *catgut*, actuellement bien stérilisé dans les laboratoires spéciaux ; le bon catgut doit être stérile, solide et souple ; c'est lui qu'on emploie presque toujours pour les sutures perdues.

## LA TECHNIQUE DES SUTURES.

Il y a de nombreux procédés de suture, mais on n'emploie pas indifféremment l'un ou l'autre dans chaque cas particulier ; ils ont chacun leurs indications.

a) **Suture de la peau.** — Une incision chirurgicale a divisé la peau et le tissu cellulaire sous-cutané : il faut, pour faire la suture :

Une *forte aiguille* courbe ;

Une *aiguille fine* demi-courbe ou droite, toutes deux à bords tranchants ; les aiguilles courbées sur les bords font de plus belles sutures que les aiguilles courbées sur le plat :

Du *fil* ; ce sera un fil non résorbable, fil d'argent, de soie, de lin ou crin de Florence, selon les préférences, stérilisé ; il est bon d'en avoir de deux dimensions :

Une *pince à disséquer à griffes* :

Des *ciseaux*.

**Suture au fil d'argent.** — Lorsqu'une plaie est un peu profonde, il faut faire deux sortes de points :

1° Des points profonds, points d'appui et d'hémostase ;

2° Des points superficiels, point d'affrontement.

Les points profonds sont faits avec une forte aiguille courbe et du fil fort. La pince à griffes fixant le bord rapproché de la plaie, l'aiguille pénètre dans la peau à 1 ou 2 centimètres de ce bord, d'autant plus loin que l'épaisseur de tissus à traverser est plus grande, passe dans le tissu sous-cutané de manière à charger tout ce qui a été divisé, puis la pince fixant le bord éloigné, l'aiguille remonte, chargeant le tissu sous-cutané et ressort en face du point d'entrée et à la même distance du bord. Si l'on emploie une aiguille à main, il est plus commode d'entrer sur le bord éloigné. A 2 ou 3 centimètres, passez un autre point, et ainsi autant qu'il sera nécessaire. On peut serrer les fils profonds de suite ou mieux ne les serrer qu'après avoir réalisé l'affrontement avec les fils superficiels (fig. 8).

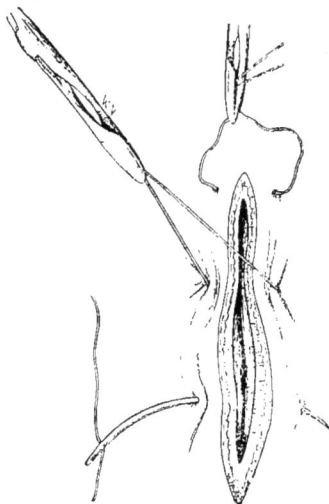

Fig. 8. — Suture à points séparés. Points profonds d'appui et d'hémostase. (Victor Veau, in *Précis techn. opér.*)

Les points superficiels sont faits avec une aiguille fine presque droite et du fil fin ; à 2, 3, 5 millimètres du bord de la plaie, d'autant plus près que la peau est plus fine, enfoncez l'aiguille qui traverse

# Sutures.

obliquement la peau, sort et rentre du côté opposé au même niveau en profondeur pour ressortir en face du point d'entrée et à la même distance du bord. Pour tordre le fil, saisissez chacun des chefs dans une main, il faut les tordre également pour éviter le glissement; la striction doit être assez forte pour rapprocher les bords de la plaie, assez faible pour ne pas compromettre la vitalité des tissus. Coupez les chefs à 1 centimètre de la peau. Les points sont distants de 0 cent. 5, 1 centimètre au plus, suivant l'épaisseur de la peau : il faut qu'ils soient assez rapprochés pour maintenir l'affrontement dans toute l'étendue de la plaie. Souvent les lèvres de la peau ont tendance à s'invaginer; il faut l'éviter en ayant soin de piquer très obliquement la peau, en éversant les bords avec la pince ou avec les doigts au moment de la striction (fig. 9).

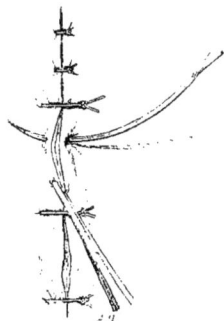

Fig. 9. — Suture à points séparés. Points superficiels d'affrontement. (Victor Veau.)

Lorsque l'affrontement est réalisé, on serre les fils profonds; il est bon de mettre d'abord, lorsque la région le permet, une petite compresse longuette sur les fils superficiels et de serrer les fils profonds avec modération par-dessus la compresse. Si la plaie est peu profonde, les fils profonds sont inutiles.

**Suture au fil de soie, de lin ou au crin de Florence.** — La suture se fait exactement de la même manière; passez des fils forts, profonds, d'appui, puis des fils fins superficiels, d'affrontement; faites un nœud simple, exercez une striction suffisante, puis un second nœud en ayant soin de faire *un nœud droit*.

*Sur les muqueuses*, la suture se fait de la même façon avec la soie, le lin, ou même le catgut.

Ce procédé de suture porte le nom de *suture entrecoupée à points séparés*.

Lorsqu'il faut, pour réussir, *exercer une traction assez considérable* sur les bords de la plaie, il est bon de passer les fils profonds un peu plus loin des bords et de les serrer avant de faire l'affrontement.

On peut aussi dans ces conditions employer d'autres procédés.

*La suture en capiton* : on procède comme pour passer les fils profonds, mais on passe un fil double; dans l'anse du fil, on place un petit rouleau de gaze et les chefs sont noués sur un autre rouleau de gaze, sur l'autre bord de la plaie.

*La suture enchevillée* : C'est la même méthode, mais on passe tous les fils; les anses sont toutes du même côté, on y enfile une cheville (rouleau de gaze, bout de sonde) et on noue les chefs de l'autre côté sur une cheville semblable.

Si la traction est trop grande, il faut employer d'autres artifices (décollement des lambeaux, glissement, etc.).

Lorsqu'on veut réaliser un affrontement large en surface, il faut employer *la suture en U*. On traverse les deux lèvres de la plaie à distance des bords avec un fil simple, puis avec le même fil, l'aiguille entrant du côté où elle est sortie, on traverse encore une fois les deux lèvres en sens inverse : les deux chefs sont noués sur la même lèvre de la plaie.

Toutes ces sutures appliquées à la peau ou aux muqueuses doivent être complétées par des sutures superficielles d'affrontement.

*Ablation des sutures.* — Pour enlever les fils de suture, il faut avec une pince à mors plats, saisir l'un des chefs du fil souple ou le tortillon du fil d'argent ; en tirant légèrement, on soulève l'anse et on peut la couper d'un coup de ciseaux ; une légère traction fait sortir ce fil ; lorsqu'on enlève des gros fils d'argent, il faut d'abord avec les ciseaux écarter le bout qui va traverser la plaie pour donner au fil une courbure plus grande et l'extraire plus facilement.

Sur une plaie aseptique, rien ne sert d'enlever les fils de bonne heure : on peut les enlever le 10ᵉ jour ; on peut les enlever un peu plus tôt cependant à la face.

Quelques chirurgiens font aussi sur la peau des *sutures continues* (*suture en surjet*) ; elles sont plus rapides, mais elles nécessitent un aide exercé.

Citons *la suture intra-dermique* : elle se fait au moyen d'un fil très fin et d'aiguilles de Hagedorn. L'angle inférieur de la plaie doit être maintenu fixe, et chacune des lèvres est à tour de rôle tendue et un peu renversée à l'aide de deux pinces à disséquer. L'aiguille pénètre dans la peau, sur le côté, près de l'angle et ressort dans la plaie entraînant le fil jusqu'au nœud qui y est fait, pénètre dans la lèvre opposée et y suit un trajet intra-dermique de 3 à 4 millimètres, ressort pour entrer juste en face dans l'autre lèvre et ainsi de suite, c'est une suture en zig-zag. Le fil est arrêté par un nœud à l'extrémité inférieure de la plaie. Une suture intra-dermique bien faite donne une cicatrice linéaire, presque invisible (Pozzi).

Citons aussi *la suture par agrafage* (Michel) : les deux bords de la plaie sont maintenus par des petites agrafes métalliques serrées avec une pince spéciale.

b) **Suture des plans profonds.** — Lorsqu'une plaie a divisé les plans aponévrotique et musculaires on peut :

1° *Faire une suture en un plan*, c'est-à-dire passer des fils profonds qui chargent toute l'épaisseur des tissus divisés. Cette méthode a l'avantage d'être plus rapide et de ne pas laisser de fils perdus ; — elle a l'inconvénient de faire un affrontement moins parfait ;

2° *Faire une suture à étages*, c'est-à-dire suturer successivement l'une à l'autre les lèvres des différents plans divisés. Par certains artifices de suture, on peut réaliser des sutures à étages sans fils perdus.

On utilise souvent, pour la suture des plans profonds, la suture à points séparés ; lorsqu'on se sert de catgut, il faut avoir soin de faire trois nœuds pour éviter le glissement. Dans une suture à plusieurs plans, il est bon que l'aiguille charge un peu le plan sous-jacent pour éviter la production des espaces morts (*sutures imbriquées*).

Dans la suture des plans profonds, aponévroses, péritoine, etc., on utilise souvent *la suture en surjet* : elle est d'exécution rapide et ferme hermétiquement la plaie, mais elle a le défaut de rendre tous les points solidaires et d'être par conséquent moins sûre que la suture à points séparés. On peut faire seul une suture entrecoupée ; pour faire un surjet, il faut un aide.

## Sutures.

Avec un long fil, à l'extrémité droite de la plaie, traversez les deux bords, nouez en gardant sur l'aiguille la plus grande partie du fil et mettez une pince sur le chef court pour tendre la plaie, puis avec l'aiguille chargée du long chef, traversez successivement, toujours dans le même sens, les deux lèvres de l'incision; après chaque point, l'aide tire sur le fil, le saisit

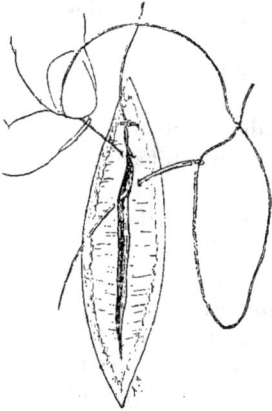

Fig. 10. — Suture en surjet sur l'aponévrose. (Victor Veau.)

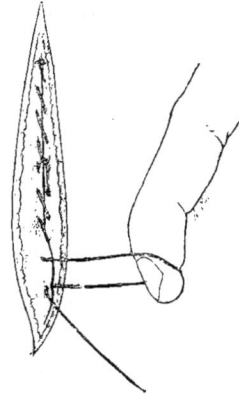

Fig. 11 et 12. — Manière d'arrêter un surjet. (Victor Veau.)

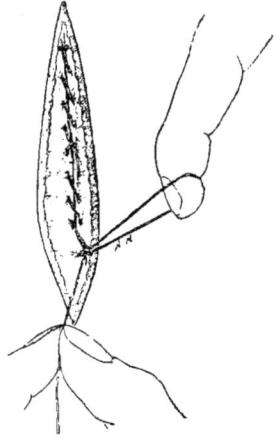

près de la ligne de suture et le maintient tendu pendant que le chirurgien passe un nouveau point; l'aide ne lâche son fil que pour le prendre immédiatement au-dessous; le surjet doit toujours être tendu (fig. 10).

Fig. 13 et 14. — Manière d'interrompre un surjet par un point passé. (Victor Veau.)

Lorsque vous êtes arrivé à l'extrémité de la plaie, il faut arrêter le surjet; le dernier point n'est pas serré; passez un doigt dans l'anse et nouez par deux ou trois nœuds simples, d'une part les deux chefs de l'anse, d'autre part le chef terminal du fil. Ayez soin de tirer tantôt sur l'un, tantôt sur l'autre des deux chefs de l'anse pour régler la striction du dernier point et la tension du surjet (fig. 11 et 12).

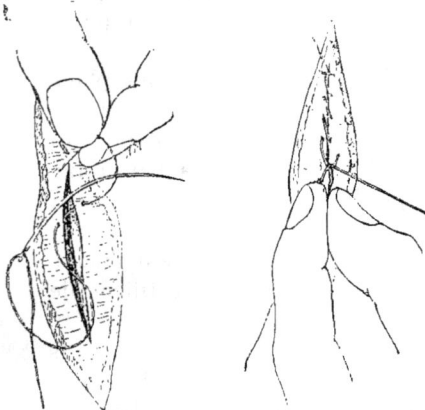

Un tel surjet est un surjet simple : il est bon d'isoler en partie les différents points par des points passés : on passe l'aiguille dans l'anse avant de serrer le fil. Dans certaines conditions, tous les points du surjet sont des points passés (surjet hémostatique) (fig. 13 et 14).

Lorsque le surjet doit être fait sur une grande longueur, il est prudent de l'interrompre en faisant de place en place un point séparé dont on noue un des chefs avec le fil du surjet.

Il y a d'autres procédés de suture continue, mais moins utilisés que les précédents.

*La suture en bourse*, surtout utilisée en chirurgie intestinale, est utile à connaître; elle est indiquée toutes les fois que l'on veut fermer d'un coup une ouverture :

L'aiguille en un point du pourtour pénètre un peu profondément dans le tissu et ressort à 3 ou 4 millimètres plus loin, ressort pour rentrer presque aussitôt dans les tissus pendant 3 ou 4 millimètres et ainsi de suite jusqu'à ce que le fil entraîné par l'aiguille ait fait tout le tour de l'orifice; on tire sur ces deux chefs; les bords de l'orifice se ferment et s'accolent, et on noue.

Chacune de ces variétés de suture trouve ses indications, et il ne faut pas employer indifféremment l'une ou l'autre; toutes leurs indications ont été précisées à propos des plaies des différents organes.

*PIERRE MOCQUOT.*

**SYCOSIS**. — V. Poils (Maladies).

**SYMBLÉPHARON**. — V. Paupières (Anomalies).

**SYMPHYSE CARDIAQUE**. — V. Péricardites.

**SYMPHYSÉOTOMIE**. — Opération ayant pour but l'agrandissement momentané du bassin.

Imaginée par un Français, Sigault (1777), abandonnée par tous les accoucheurs, sauf par Morisani à Naples, cette opération ne s'est vulgarisée en France et en Europe qu'après les travaux de Pinard, de Farabeuf et de Varnier (1892).

L'agrandissement momentané du bassin a pour objet de faire cesser la disproportion qui peut exister au moment de l'accouchement entre les dimensions de la tête fœtale et les dimensions du bassin.

La section complète de la symphyse et l'écartement symétrique des pubis agrandissent le bassin par un double mécanisme : a) le pubis s'abaisse et s'éloigne du sacrum. b) l'espace libre créé entre les pubis écartés devient utilisable pour une portion notable de la tête (fig. 15).

Farabeuf a calculé ce que donne la symphyséotomie avec un écartement des pubis de 5 à 7 centimètres dans les bassins de différents calibres.

Par exemple, avec un écartement de 6 centimètres (sans danger pour les parties molles et pour les articulations sacro-iliaques), on obtient les résultats suivants :

| | | | | | |
|---|---|---|---|---|---|
| Un bassin plat de 7 cent. de diamètre utile devient un bassin de | | | | | 9,5 |
| — | 8 | — | | — | 10,1 |
| — | 9 | — | | — | 10,9 |

Le bénéfice, au point de vue de l'agrandissement du bassin osseux, est donc plus important pour les petits bassins que pour les grands.

Ce bénéfice ne porte pas seulement sur le diamètre utile, diamètre antéro-postérieur du détroit supérieur; les diamètres obliques augmentent plus que l'antéro-postérieur; les transverses plus encore; le bi-sciatique augmente presque autant que l'écartement interpubien.

Tels sont les bénéfices mécaniques que donne la symphyséotomie.

Dans ces dernières années, en Italie et en Allemagne, on a substitué à la symphyséotomie la *pubistomie* pratiquée suivant un mode opératoire réglé par Gigli. Le pubis est sectionné dans le milieu de l'espace compris entre l'épine du pubis et l'articulation symphysienne. Une aiguille mousse est passée derrière le pubis, on l'arme d'une ficelle-scie qui sert à sectionner l'os. Cette technique n'est pas plus simple que la symphyséotomie. Ses résultats cliniques sont aussi bons ou aussi mauvais suivant les circonstances cliniques. Nous ne décrirons donc que le manuel opératoire de la symphyséotomie, qui est restée la pelvitomie claire, simple, bien réglée, à la mode française.

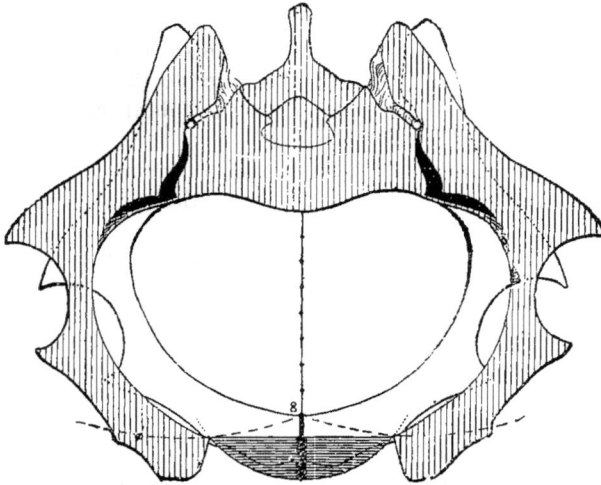

Fig. 15. — Après symphyséotomie, écartement symétrique. (Farabeuf.)

**L'opération.** — L'agrandissement momentané du bassin comprend dans la pratique obstétricale les temps suivants : 1° symphyséotomie, c'est-à-dire section *complète* de la symphyse pubienne (ligaments et cartilage interpubien); 2° écartement provoqué du pubis; 3° extraction du fœtus; 4° suture de la plaie.

1° **Symphyséotomie.** — Opérer sous chloroforme, la femme placée en position obstétricale, au bord d'une table. Les cuisses écartées et à demi-fléchies sont soutenues par deux aides. L'opérateur est, et restera pendant toute la durée de l'opération, entre les jambes de la parturiente.

La vessie a été vidée. La région pubienne a été rasée, savonnée, préparée selon la technique habituelle, ainsi que les régions voisines (hypogastre, régions inguinales, vulve, périnée).

L'opérateur reconnaît par le palper les deux épines pubiennes, les bords supérieur et inférieur de la symphyse. Sur la ligne médiane, exactement entre les deux épines pubiennes, il incise verticalement la peau sur une longueur d'environ 8 centimètres. La moitié de l'incision est au-dessus du bord supérieur du pubis; l'autre moitié est en avant de la symphyse; elle s'arrête autant que possible au-dessus du clitoris. Il y a intérêt à ne pas la prolonger dans la région vulvaire. Cette incision de 8 centimètres est assez longue pour permettre de voir et de sentir, c'est-à-dire d'opérer tout le temps sous le contrôle de l'œil et du doigt.

La peau incisée, il faut, par un second passage du tranchant du bistouri, mettre à nu les épais trousseaux fibreux antérieurs de la symphyse et l'entrecroisement des fibres tendineuses de la ligne blanche.

La symphyse est sous les yeux de l'opérateur; il faut, avant de la sectionner, l'isoler en haut, en bas, en arrière.

En haut, faites avec le bistouri une boutonnière verticale entre les muscles droits, sur la ligne blanche. Pour la faire sans danger (fig. 16). ne piquez pas de la pointe, mais, tenant le manche du bistouri abaissé, tranchez sur la « symphyse-billot », mettez le doigt dans la boutonnière; si besoin est, agrandissez-la vers le haut d'un coup de ciseaux donné sur votre doigt, car il faut pouvoir librement aborder l'espace rétro-symphysien. L'index y pénètre à l'aise, sent le bourrelet rétro-symphysien. dénude la face postérieure de la symphyse, descend jusqu'aux ligaments de la vessie entre lesquels son extrémité s'insinue. en effondrant quelques fibres médianes souvent assez résistantes (fig. 17).

Cela fait, retirez votre doigt et allez isoler le bord inférieur de la symphyse en contournant le fort et tranchant ligament arqué. Abaissez le cli-

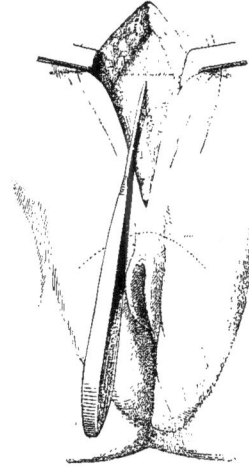

Fig. 16. — Où et comment se donne sans danger le coup de bistouri, entre les muscles droits, devant la symphyse-billot. Le manche étant *très abaissé*, c'est le tranchant qui coupe; ce n'est pas la pointe qui pique. (Farabeuf.)

toris et tranchez horizontalement en travers, les fibres qui le suspendent. puis à petits coups de bistouri, découvrez sous le contrôle du doigt le ligament arqué jusqu'à ce que votre index puisse passer derrière lui et retrouver la voie rétrosymphysienne laissée tout à l'heure presque achevée.

Désormais, la symphyse est bien isolée. Il faut la sectionner en se rappelant que l'interligne osseux large en avant. est étroit en arrière. On peut, avec un bistouri boutonné à lame mince, plate et courte, en se servant du doigt comme protecteur rétropubien, sectionner d'avant en arrière et de haut en bas la symphyse. Il importe d'être et de rester sur la ligne médiane et de sectionner toute la hauteur de la symphyse, ligament arqué compris (fig. 18).

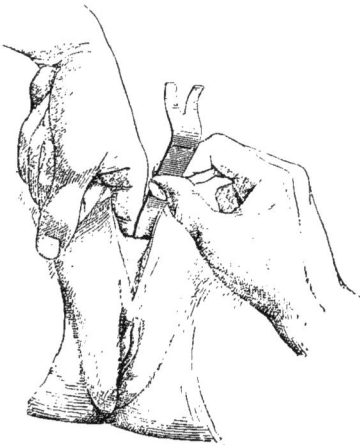

Fig. 17. — Pénétration par la voie suspubienne du doigt et de la sonde gouttière pour dénuder absolument toute la hauteur de la face pelvienne de la symphyse. (Farabeuf.)

Farabeuf a fait construire une sonde-gouttière spéciale qui, par son bec, sert à dénuder la face postérieure de la symphyse et par sa gouttière emboîte le bourrelet symphysien, protège les organes rétrosymphysiens pendant la section.

2° **Écartement provoqué des pubis.** — Aussitôt après la section de la symphyse, les pubis s'écartent d'eux-mêmes légèrement : mais cet écartement est suffisant, car le fœtus ne doit avoir à lutter contre aucune résistance osseuse. Il faut, par un écartement provoqué des pubis, agrandir le bassin avant de le faire traverser par le fœtus. Un écartement porté à 6 centimètres entr'ouvre l'articulation sacro-iliaque sans autre lésion qu'un décollement du périoste et ne détermine aucune lésion des parties molles pelviennes et périnéales.

Pour réaliser cet écartement il suffit de faire exécuter successivement par les aides qui soutiennent les jambes l'abduction forcée des deux cuisses. Dans cette attitude on imprime une série de petites secousses brèves, limitées, dans le sens de l'abduction (fig. 19).

Farabeuf a fait construire un disjoncteur métallique qui, appliqué entre les pubis et manié à deux mains, permet de graduer l'écartement.

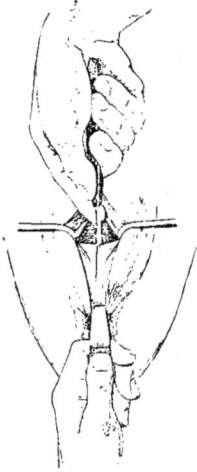

Fig. 18.
Section de la symphyse.
(Farabeuf.)

Lorsque l'écartement de 6 *centimètres* maximum est produit, on cesse l'abduction.

Une compresse de gaze aseptique est placée dans la plaie.

3° **Extraction du fœtus.** — Contrairement à Morisani, Zweifel, etc., qui préfèrent attendre l'expulsion spontanée du fœtus, Pinard et ses élèves

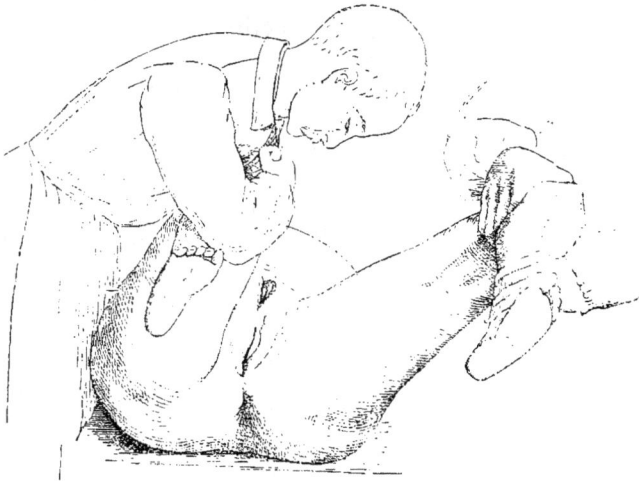

Fig. 19. — Écartement provoqué des pubis. (Farabeuf.)

conseillent de pratiquer immédiatement l'extraction du fœtus, c'est dire qu'ils ne pratiquent la symphyséotomie que si la dilatation est complète.

Toutes les fois qu'après symphyséotomie et écartement des pubis, la tête fœtale s'engage d'elle-même ou tend à s'engager dans le bassin agrandi, il faut pratiquer une application régulière du forceps.

Toutes les fois que la tête reste élevée, et que les conditions requises sont remplies, la version est préférable.

En tout cas, dès que la tête est engagée, il faut, suivant le conseil de Varnier, refermer le bassin par adduction des cuisses, pour diminuer la tension des parties molles au moment du passage de la tête à travers le bassin mou, privé de son soutien osseux antérieur.

Bien entendu, injection vaginale, délivrance artificielle manuelle et irrigation intra-utérine seront pratiquées après l'extraction du fœtus.

4° **Suture de la plaie**. — Les deux pubis, même rapprochés par adduction des cuisses, ne sont jamais au contact. Il est inutile de chercher à obtenir une coaptation parfaite. Trois fils solides (fils d'argent comprenant la peau et les tissus fibreux présymphysiens) réalisent un rapprochement relatif que l'expérience a démontré être tout à fait suffisant. Des sutures superficielles complètent la fermeture de la plaie.

Il est indispensable que cette restauration de la plaie symphysienne soit faite aseptiquement par des mains qui ne se sont pas souillées dans les voies génitales. Il faut donc mettre des gants stérilisés ou confier à un autre le soin de pratiquer la suture.

Il est utile de *drainer* systématiquement (Pinard), même s'il n'y a pas d'écoulement sanguin. Une petite mèche de gaze sera placée derrière les pubis et sortira à l'angle inférieur de la plaie.

Il est absolument inutile de chercher à consolider le bassin par l'emploi de ceintures plâtrées ou métalliques. Un bandage de corps bien serré suffit.

Il est bon de tenir immobilisés les membres inférieurs, maintenus rapprochés par une serviette nouée au-dessus des genoux.

**Incidents et complications pendant l'opération**. — *a) Hémorragies de la plaie opératoire*. — Elles se produisent quelquefois au moment de l'écartement interpubien, et ont pour origine les veines rétrosymphysiennes. Il ne faut pas s'en inquiéter, quelle que soit leur abondance. Il faut se garder de chercher à pincer des vaisseaux, il suffit de placer une compresse de gaze dans la plaie, pour faire un tamponnement direct, et, suivant le conseil de Pinard, *se hâter de pratiquer l'extraction de l'enfant*. L'hémorragie cesse alors instantanément.

*b) Déchirures vaginales*. — Ces déchirures portant sur la paroi antérieure et faisant communiquer le vagin avec la plaie symphysienne sont rares. Elles doivent être suturées.

*c) Lésions de l'urètre et de la vessie*. — Elles sont exceptionnelles, mais il faut systématiquement les rechercher. Le cathétérisme de l'urètre, rendu parfois difficile par les lésions vulvo-vaginales auxquelles peut participer l'orifice urétral, permet seul de connaître l'existence d'une lésion traumatique qui pourra être immédiatement réparée. En pareil cas il faudrait laisser une sonde à demeure.

*d) Choc opératoire*. — Cet état de choc est rare. Il n'en est pas moins vrai que l'opérée doit être, dans les heures qui suivent l'opération, particulièrement surveillée. Il faut être prêt à mettre en œuvre les injections sous-cutanées de sérum artificiel, les injections sous-cutanées d'éther, de caféine, etc., sans oublier que cet état de choc peut être lié à une hémorragie utérine par atonie, qui réclame l'introduction de la main dans la cavité de la matrice et une irrigation intra-utérine avec de l'eau bouillie ramenée à la température de 50°.

**Suites opératoires.** — 1° **Suites ordinaires.** — L'opérée doit être traitée comme une accouchée ordinaire. Il est commode, pour les toilettes et pour les soins à donner, de la placer sur un lit à élévation de Herbet.

La miction est le plus souvent spontanée. Il peut être nécessaire de pratiquer le cathétérisme de la vessie.

Le pansement symphysien ne sera renouvelé pendant les 2 premiers jours que s'il est imbibé par un suintement sanguin. La mèche de drainage sera enlevée au bout de 48 heures. Les fils de suture au bout de 8 jours.

A la fin de la deuxième semaine, l'opérée pourra commencer à se mobiliser dans son lit.

Si aucune complication ne survient, elle se lèvera sans inconvénient au bout de 21 jours. Très rapidement elle reprendra ses occupations. Elle pourra marcher, monter des escaliers sans fatigue et sans douleur.

Les deux pubis, rarement au contact, sont réunis par un bloc fibreux qui, sans dislocation du bassin, ainsi que Pinard et Varnier l'ont montré, peut atteindre 4 centimètres de largeur, réalisant ainsi un agrandissement définitif du bassin.

2° **Complications post-opératoires.** — Les complications infectieuses indépendantes de la plaie symphysienne ont été assez fréquemment observées. La septicémie puerpérale est la cause principale de morbidité et de mortalité chez les femmes symphyséotomisées.

Des complications urétro-vésicales ont été observées. Tantôt ce sont des troubles de la miction, incontinence temporaire, qui d'ailleurs ne tardent pas à disparaître. Tantôt, fait très exceptionnel, ce sont des fistules qu'il faut traiter chirurgicalement.

Quant à la consolidation des pubis, elle est avec le cal fibreux interpubien tout à fait suffisante, et ne crée, quel que soit l'écartement persistant, aucune gêne fonctionnelle.

3° **Accouchements ultérieurs.** — Grâce à l'écartement persistant des pubis, un *agrandissement permanent du bassin* peut être le résultat de la symphyséotomie. Dans les bassins moyennement rétrécis, cet agrandissement permettra souvent, lors d'un accouchement ultérieur, le passage spontané d'une tête de volume égal et même supérieur à celui de la tête qui a nécessité une première fois la symphyséotomie.

Cependant la nécessité de pratiquer une seconde fois l'écartement des pubis peut se présenter. La section du cal fibreux plus ou moins adhérent aux tissus sous et rétro-symphysiens n'offre, en général, aucune difficulté. Dans certains cas cependant, le manque de laxité des parties cicatricielles peut prédisposer aux déchirures des parties molles. Lors donc que l'évolution antérieure de la plaie symphysienne a été pathologique, il convient de préférer, si l'accouchement n'est pas spontané, un autre mode d'intervention, de préférence la section césarienne.

**Indications et contre-indications.** — 1º Tirées du bassin osseux.
— La symphyséotomie doit borner son rôle à l'agrandissement du bassin
osseux. Il est dangereux d'y recourir dans le but de faciliter la dilatation
des parties molles,... irrationnel de recourir à la symphyséotomie dans la
dystocie causée par tumeurs des parties molles.

*Il y a indication de la symphyséotomie, chaque fois que l'enfant étant*
*vivant, la dilatation complète, les efforts d'expulsion impuissants par suite de*
*la viciation absolue ou relative du bassin osseux, le calcul démontre qu'un*
*écartement pubien ne dépassant pas 7 centimètres donnera au bassin des*
*dimensions largement suffisantes pour l'extraction du fœtus sans trauma-*
*tisme.* (Pinard et Varnier.)

En pratique, ce sont les bassins symétriques aplatis au détroit supérieur
par le rachitisme et modérément rétrécis qui fournissent l'indication courante de la symphyséotomie.

La limite inférieure de l'aplatissement peut être fixée à 7 centimètres de
diamètre antéro-postérieur. Ouvrir un bassin de moins de 7 centimètres est
dangereux pour les parties molles. Cela revient à dire qu'au-dessous de
9 centimètres de diamètre promonto-sous-pubien (seul diamètre cliniquement mensurable), la symphyséotomie doit céder le pas à l'opération césarienne. Il en sera de même au-dessus de 9 centimètres de diamètre promonto-
sous-pubien pour peu que la face antérieure du sacrum n'ait plus sa concavité favorable, pour peu que la disproportion entre la tête et le bassin soit,
en raison du volume de l'enfant, trop considérable, pour peu que les parties
molles vagino-périnéales paraissent devoir courir des risques de délabrement au cours de l'extraction après symphyséotomie, pour peu que, lors
des accouchements antérieurs, de laborieuses interventions obstétricales
aient été pratiquées.

Les rares bassins cyphotiques transversalement rétrécis au détroit inférieur ont été considérés comme justiciables de la symphyséotomie.

L'asymétrie du bassin, non compliquée de synostose ou de lésion sacro-
iliaque, n'est pas par elle-même, lorsqu'elle est légère, une contre-indication
à la symphyséotomie.

Mais, en pratique, les parties molles chez la femme à bassin en entonnoir
ou asymétrique courent des risques sérieux de délabrement, et si en pareil
cas une intervention chirurgicale est indiquée, c'est à la section césarienne
qu'il faudra donner la préférence.

2º **Tirées du fœtus.** — L'enfant doit être vivant au moment de l'intervention. En ouvrant le bassin, l'accoucheur a pour but de réduire au minimum
le traumatisme que, fatalement, l'extraction artificielle impose à l'organisme
fœtal. Il doit obtenir un enfant vivant et bien vivant.

Mis à part les cas de mort ou de malformation du fœtus, cas pour lesquels
la symphyséotomie est contre-indiquée, y a-t-il des contre-indications tirées
de l'état de souffrance de l'enfant au moment de l'intervention ?

En principe, tant que l'enfant est vivant il doit être considéré, quels que
soient les indices cliniques de sa souffrance (expulsion du méconium, modification des bruits du cœur), comme justiciable d'une intervention lui donnant
le maximum de garanties contre un traumatisme qui pourrait lui être fatal.

# Symphyséotomie.

Lorsque, dès le début du travail, on a pris la direction de l'accouchement, lorsqu'on a suivi heure par heure les réactions de l'enfant, on peut apprécier, dans une certaine mesure, la valeur qu'il convient de donner à telle ou telle manifestation clinique. Au moment où la dilatation est complète, on peut se trouver, vis-à-vis de l'enfant, dans les conditions banales de l'application du forceps pour souffrance du fœtus pendant la période d'expulsion. Mère et enfant vous sont connus. En pareil cas, une modification des bruits du cœur, l'expulsion du méconium ne doivent pas vous empêcher de prendre hardiment le bistouri. Vous sauvegardez la vie de l'enfant avec le minimum de risques maternels.

Mais il est des cas où l'hésitation est vraiment permise, ce sont ceux où des interventions ont été pratiquées (applications de forceps infructueuses, etc.), interventions qui ont pu compromettre la vitalité de l'enfant (fractures, hémorragies méningées, etc.), et qui, faites dans des conditions d'antisepsie insuffisante, ont pu traumatiser et infecter la mère. La santé de l'enfant, comme celle de la mère, sont alors trop compromises, pour qu'on puisse raisonnablement faire courir à cette dernière les risques d'une intervention, que l'expérience a démontrée être en pareil cas d'un pronostic grave.

5º **Tirées de l'état de la mère.** — Il est bon, et c'est à cette pratique que Pinard donne la préférence, de sectionner la symphyse lorsque, la dilatation étant complète, l'extraction immédiate du fœtus est possible.

Lorsque la période de dilatation n'a pas été trop longue, lorsque la poche des eaux est restée intacte jusqu'à la dilatation complète, lorsque les précautions antiseptiques ont été prises pendant le travail, les conditions les plus favorables sont réunies pour assurer le succès de l'acte opératoire.

Il n'en est pas toujours ainsi, et, au moment où, la dilatation étant complète, il est démontré que les seules forces de la nature ne permettront pas à la tête de passer, il peut arriver que l'état de la mère ne réalise pas l'optimum désirable pour une intervention chirurgicale.

Ces conditions défavorables consistent essentiellement dans l'infection génitale, dont l'éclosion a été favorisée par une rupture précoce ou prématurée des membranes, une lenteur excessive de la dilatation, et a fortiori par des explorations, manœuvres ou tentatives d'extraction.

Or, il semble acquis que la symphyséotomie pratiquée chez une femme ayant de l'infection génitale aggrave le pronostic de cette infection génitale.

Il est non moins acquis que la septicémie puerpérale est la cause principale de mortalité des femmes symphyséotomisées.

En conséquence, pratiquer la symphyséotomie sur une femme infectée, c'est lui faire courir un réel danger de mort (V. Bassins viciés, conduite à tenir dans les bassins rachitiques).

La difficulté pratique est d'apprécier à leur exacte valeur les signes cliniques de l'infection génitale pendant le travail (élévation de température, accélération du pouls, etc.). En pareil cas, on ne peut raisonnablement opter pour la symphyséotomie que si, ayant eu la direction exclusive du travail, on peut faire, dans l'interprétation des symptômes observés, la part du surmenage inséparable d'un accouchement laborieux et celle de l'infection du canal génital.

**Résultats**. — La symphyséotomie est en elle-même une opération facile. Dans les bassins moyennement rétrécis à articulations non ankylosées, elle lève l'obstacle osseux dans la mesure que les calculs de Farabeuf avaient prévue.

Elle n'est que le premier temps de l'acte opératoire. Le bassin agrandi, il faut extraire l'enfant. Cette extraction demande à être conduite par un accoucheur instruit et avisé.

Pratiquée dans des *conditions opératoires favorables*, sur une *femme non infectée*, à *parties molles souples*, elle ne compromet pas la vie de l'opérée, elle ne compromet pas plus sa santé que les extractions de force dont le résultat est presque toujours la mort de l'enfant. Elle réduit au minimum les risques courus par l'enfant, en ramenant « la mortalité fœtale, dans les cas de bassins viciés, au taux de la mortalité fœtale qui accompagne et suit l'extraction artificielle par forceps dans les bassins normaux. » (Varnier.)

Elle ne laisse après elle aucune dislocation du bassin compromettant la santé de l'opérée. Elle agrandit définitivement le bassin dans une mesure qui peut permettre, dans certains cas, lors d'accouchements ultérieurs, une naissance spontanée. Elle peut, s'il n'y a pas de tissu cicatriciel au niveau des parties molles péri-urétrales et vaginales, être répétée sans danger, sur la même femme.

Le domaine de la symphyséotomie s'est restreint avec les progrès de la césarienne conservatrice, mais il serait regrettable que la symphyséotomie retombât complètement dans l'oubli, car elle ménage infiniment mieux que la césarienne l'avenir de la fonction de reproduction. Elle ne laisse pas après elle un utérus fragile, susceptible de se rompre lors d'une grossesse ultérieure, elle n'a pas pour corollaire obligé la stérilisation à plus ou moins brève échéance. Elle laisse un utérus intact et un bassin parfois définitivement agrandi.                                              *A. COUVELAIRE.*

**SYNCINÉSIE**. — Le mot est de Vulpian. Il l'a proposé pour désigner « les mouvements qui s'effectuent dans une partie du corps, d'une façon involontaire, au moment où ont lieu des mouvements volontaires ou réflexes dans une autre partie ». Le type de ces *mouvements associés* est le phénomène qui se passe du côté du membre supérieur paralysé pendant que bâille un hémiplégique : le bras se met en abduction ou en demi-flexion. De même, quand on prie un hémiplégique de serrer votre main dans ses doigts impotents, sa main saine se ferme à demi. Beaucoup d'autres exemples de syncinésie pourraient être cités : de cet ordre sont en effet chez les gens normaux l'élévation des yeux, l'occlusion des paupières, les mouvements complexes liés au rire, au pleurer, à l'éternûment, au chatouillement, une contraction bilatérale du crémaster consécutivement à une excitation cutanée unilatérale, et, chez les malades, les mouvements des globes oculaires dans la paralysie faciale périphérique, la diffusion des excitations réflexes chez les aphasiques, les mouvements des membres paralysés au moment des efforts de langage. On attribue ces phénomènes soit à des modifications du tonus sous l'influence de l'effort (Pierre Marie), soit à l'irradiation de l'excitation transmise aux centres, moelle ou cerveau Brissaud).                     *FRANÇOIS MOUTIER.*

**SYNCOPE**. — La *syncope* est un accident caractérisé par une perte de connaissance ordinairement subite et complète, accompagnée de l'arrêt ou du moins de l'affaiblissement notable des mouvements du cœur et de l'appareil respiratoire. Le diagnostic en est facile en général, bien qu'il soit fréquemment malaisé de reconnaître l'abolition totale ou la persistance minime de l'impulsion précordiale. La syncope survient sans symptômes prémonitoires autres que les symptômes éventuels de la maladie causale : parfois cependant existent quelques vertiges du trouble de la vue. En tout cas, le malade tombe, mais sans brusquerie ni traumatisme ainsi qu'il advient à l'épileptique ; le visage est pâle, tiré, les yeux caves ; les extrémités sont refroidies, parfois cyanotiques. L'examen de la radiale est négatif ; l'oreille apposée à la paroi thoracique n'entend rien, ou perçoit seulement par intermittences un battement affaibli, quelquefois seulement un murmure indéfinissable. Plus tard, les mouvements respiratoires et les pulsations reparaîtront ; l'intelligence seule peut rester quelque temps un peu affaiblie.

La *lipothymie* est une *défaillance* sans abolition complète de l'intelligence, de la sensibilité, des mouvements volontaires. C'est une tendance à la syncope. Elle s'accompagne fréquemment de prodromes : vertiges, éblouissements, nausées. On peut noter l'incontinence sphinctérienne, des vomissements, parfois des convulsions, Le regard est vague, la parole murmurée ; tout l'être est lointain. Les sensations subjectives ne sont nullement pénibles ; et l'idéation prend facilement l'allure d'une rêvasserie, presque d'un subdelirium calme et doux, ne laissant au retour des forces du malade courbaturé qu'un souvenir agréable. Pendant tout ce temps, le pouls est presque imperceptible, et des sueurs se renouvellent, profuses.

**Traitement.** — Les *syncopes graves* ressortent de quelques grandes causes toujours rencontrées : anémie du bulbe, inhibition bulbaire par excitation périphérique ou action directe sur le cerveau, empêchement au jeu normal de la fonction cardiaque. A peine une syncope est-elle déclarée que l'on doit donner de l'air au malade, l'étendre *la tête basse*, relâcher de toute striction le cou, le thorax, l'abdomen. Des flagellations froides seront pratiquées ; on associera les tractions rythmées de la langue à la respiration artificielle par manœuvres sur les bras et le thorax, en prenant soin de faire coïncider, avec la propulsion de la langue, la traction de l'épaule en haut et l'élargissement de la cage sterno-costale. On fera respirer de l'*oxygène* ; l'éther, la caféine qui agissent assez vite seront employés ; enfin le stypage au chlorure de méthyle ou l'excitation par des compresses chaudes de la région précordiale, les frictions sèches, les inhalations d'ammoniaque, d'acide acétique, la titillation de la muqueuse nasale seront d'utiles adjuvants.

On peut, avec Capitan, employer les formules ci-dessous dans le traitement de la syncope par l'excitation oculaire et nasale :

| | |
|---|---|
| Alcool . . . . . . . . . . . . . . . . . . . . . . . . . . . . . | ⎫ |
| Éther . . . . . . . . . . . . . . . . . . . . . . . . . . . . . | āā 5 grammes. |
| Chloroforme . . . . . . . . . . . . . . . . . . . . . . . . | ⎭ |
| Menthol . . . . . . . . . . . . . . . . . . . . . . . . . . . | 1 gramme. |
| Ammoniaque . . . . . . . . . . . . . . . . . . . . . . . . | XX gouttes. |

M. S. A. Verser de XV à XX gouttes sur un mouchoir et faire respirer.

Alcool . . . . . . . . . . . . . . . . . . . . . . . . . . . . 10 grammes.
Éther. . . . . . . . . . . . . . . . . . . . . . . . . . . . . 5   —
Menthol . . . . . . . . . . . . . . . . . . . . . . . . . . . 1 gramme.
Pyridine . . . . . . . . . . . . . . . . . . . . . . . . . . . 2 grammes.
Acide acétique cristallisé . . . . . . . . . . . . . .   . . . L gouttes.
M. S. A. Même mode d'emploi.

Dès que le malade aura retrouvé un peu de tonicité et de sensibilité, on lui fera boire quelque cordial renfermant de l'acétate d'ammoniaque, de la teinture de cannelle (5 à 10 grammes de chaque), de la liqueur d'Hoffmann (alcool éther $\bar{a}\bar{a}$, XV à XXX gouttes). Il ne faut point faire boire le malade trop tôt sous peine de s'exposer à des accidents d'asphyxie par fausse route.

Dans les cas graves (*syncope chloroformique*), Tuffier, Lenormant, Delbet et Mocquot préconisent le massage du cœur longtemps poursuivi par la voie abdomino-sous-diaphragmatique. On injectera en même temps du sérum *chaud* dans les veines. Le massage doit être longtemps continué. On n'utilisera la voie thoracique que s'il existe déjà une brèche de la paroi. « Dans le but de faire cesser la distension aiguë des cavités cardiaques qui peut arrêter les battements du cœur, Pierre Delbet et Mocquot préconisent la ponction évacuatrice du cœur droit (Hirtz). » Il pourra être indiqué d'associer aux manœuvres précédentes la respiration artificielle, et même, dans les cas désespérés, la trachéotomie ou le tubage et l'insufflation pulmonaire directe.

Les névropathes présentent des *syncopes légères* que la réfrigération calme parfois à merveille : beaucoup de ces malades ont besoin d'être rassurés plus encore qu'ils ne réclament une intervention médicamenteuse.

Enfin, les syncopes peuvent se succéder, se répéter, au point de créer un véritable *état syncopal*. C'est alors que les stimulants cités plus haut doivent être tout particulièrement employés : éther, caféine, huile camphrée, spartéine, etc. Nous verrons au cours de cet exposé les indications spéciales à retirer des connaissances étiologiques que l'on peut avoir acquises : en tout cas, il faut se rappeler qu'une syncope peut demander plusieurs heures de soins avant que le rappel à la vie, ordinairement annoncé par un hoquet caractéristique, ne soit assuré.

**Hémorragies.** — Ce sont une des causes de syncope les plus fréquentes et les plus redoutables. La première indication à remplir est de faire cesser l'hémorragie. La tâche peut être malaisée s'il s'agit d'une hémorragie interne. (V. Hématémèses, Hémorragies intestinales, Grossesse extra-utérine, Hémoptysies.)

Dans ces différents cas, à défaut des traitements chirurgicaux spécifiques, injecter du sérum, placer des vessies de glace ou des cataplasmes chauds sur l'abdomen, le thorax, administrer de la gélatine, du chlorure de calcium, des lavages intestinaux à 48°.

**Maladies de l'appareil circulatoire.** — Le diagnostic est naturellement facilité par la connaissance antécédente d'une lésion cardiaque ; en tout cas la syncope pourra révéler une affection jusque-là ignorée. La *symphyse cardiaque* est une cause extrêmement fréquente de syncope et même de mort subite : elle est souvent latente, et c'est à propos d'un effort, d'une course

## Syncope.

que survient l'accident étudié. L'*insuffisance aortique*, l'*athérome de l'aorte*, la *coronarite* et l'*angine de poitrine* sont également redoutables ; certaines affections valvulaires le sont moins, et la syncope est rare dans les *endocardites aiguës*. On est encore spécialement exposé aux défaillances cardiaques quand le cœur est surchargé de graisse, ou quand l'aorte présente quelque dilatation de ses parois.

A côté de l'*anévrisme* et de ces diverses affections qui s'accompagnent de syncopes le plus souvent isolées, il est quelques cas, *rupture d'un ventricule*, *péricardite*, où l'on peut rencontrer un état syncopal particulier, les lipothymies se succédant jusqu'à l'issue fatale. Dans ces deux cas, la mort est due à la compression du cœur : mais si, dans la péricardite, la ponction de l'épanchement est une mesure prophylactique assez simple, nous sommes désarmés devant la rupture du cœur. Celle-ci peut se révéler par des défaillances accompagnées de dyspnée violente, de vomissements, d'angoisse précordiale.

Dans les *myocardites*, que nous retrouverons plus loin aux maladies infectieuses, le malade présente fréquemment une tendance permanente au collapsus avec pouls filant, refroidissement, sueurs, etc. ; cet état est grave non seulement en soi, mais encore parce que des syncopes répétées exposent aux formations fibrineuses dans la cavité cardiaque même, et après la thrombose cardiaque, aux *embolies*.

Ce que nous avons à dire de particulier à l'égard des syncopes liées à l'altération du système cardio-vasculaire concerne surtout les mesures prophylactiques. Un cardiaque ne doit être changé de position que le moins souvent possible ; l'examen médical saura parfois être rapide et au besoin discret ; enfin le malade doit apprendre à ne pas se lever pour satisfaire ses besoins, et quelques lavements éviteront les efforts de défécation. Comme médication spéciale, signalons l'utilité du nitrite d'amyle et de la trinitrine, notamment dans la symphyse ; l'emploi combiné de la digitale et des bromures pourra soulager ces crises fréquentes de lipothymie avec angoisse et sueurs profuses. On administrerait par exemple :

```
Teinture de digitale (nouveau Codex) . . . . . . . . . . . XX gouttes.
Bromure de potassium . . . . . . . . . . . . . . . . . . 2 grammes.
Eau distillée de laurier-cerise . . . . . . . . . . . . . . . 5 —
Eau de laitue . . . . . . . . . . . . . . . . Q. S. p. 120 c. c.
```
A prendre dans les 24 heures.

**Maladies infectieuses.** — La syncope peut y relever de plusieurs causes très diverses : hémorragie, myocardite, anémie de la convalescence. Des premières, il n'est rien de spécial à signaler. Les myocardites sont fréquentes dans les maladies infectieuses : la dépressibilité du pouls, la mollesse et la diffusion de l'impulsion cardiaque, l'assourdissement des bruits la font diagnostiquer et imposent en même temps rigoureusement le décubitus horizontal, les toni-cardiaques, les injections de sérum ordinaire ou spécifique (diphtérie). Au cours de la convalescence, l'alimentation doit être étroitement surveillée, de façon à modérer les excès de l'appétit revenu, et par là même à éviter tout travail insolite à un cœur à coup sûr affaibli.

De même, le malade ne se lèvera ni trop tôt, ni trop vite, la congestion

subite des membres inférieurs amenant une anémie immédiate de l'encéphale, et partant une défaillance.

**Paludisme.** — Les accès malins de fièvre pernicieuse peuvent déterminer
la mort subite par syncope. Le seul traitement, actuel ou préventif, de ces
accès, consiste en l'administration hypodermique des sels de quinine.

    Chlorhydrate basique de quinine . . . . . . . . . . . . .   5 grammes.
    Antipyrine ou uréthane . . . . . . . . . . . . . . . . . .   2    —
    Eau distillée et stérilisée . . . . . . . . . . . . .  Q. S. p.  10 c. c.
  1 à 5 c. c.

ou bien :

    Chlorhydrate neutre ou formiate basique de quinine. . .  1 gramme.
    Eau distillée stérilisée . . . . . . . . . . . . . . . .  10 c. c.
  1 à 5 c. c.

**Pleurésies.** — Causes très fréquentes de syncopes, les pleurésies demeurent longtemps méconnues et sont, avec les symphyses du péricarde, les
accidents les plus souvent rencontrés à l'autopsie d'individus morts subitement sur la voie publique; d'ailleurs, les deux lésions coexistent souvent.
La pleurésie peut encore être une cause de syncope à propos de la thoracentèse (v. c. m.), soit par anémie cérébrale consécutive au vide thoracique, soit par suite de l'émotion du patient, soit par trouble cardiaque
secondaire à de l'œdème du poumon, dépendant lui-même d'une soustraction exagérée du liquide. Il suffit donc de ne pas extraire de liquide en trop
grande quantité, ni avec une rapidité trop forte.

**Traumatismes.** — Les dangers principaux sont l'*hémorragie* et le *choc*.
Subite dans ce dernier cas, la syncope est en général progressive dans le
premier, et liée d'ailleurs à la quantité de sang perdu. Le siège de l'hémorragie aurait aussi quelque importance; et, dans les blessures aux régions
supérieures, la syncope serait plus rapide. La cause exacte d'une syncope,
surtout s'il s'agit d'un malade endormi, peut être difficile à reconnaître :
inhibition, anémie, embolie, etc.? Dans de telles conditions, certaine prophylaxie s'impose : narcose prudente, dissimulation de l'appareil opératoire
au malade chloroformé dans une chambre à part. En cas d'hémorragie
abondante, en dehors des mesures habituelles, il convient de donner du
sérum en injection intra-veineuse, et de lier les membres en pratiquant ainsi
un refoulement du sang vers le cœur et le cerveau. L'électricité rendra ici
quelques services. Enfin, un examen minutieux des organes permettra
toujours, s'il s'agit d'une opération, d'éviter ou de prévoir certaines complications; il est indiqué d'autre part de ne jamais pratiquer de petite intervention, saignée ou autre, sur un malade serré dans ses vêtements, et debout
ou assis.

**Décompressions.** — Elles agissent par le vide et l'appel du sang consécutif; aussi ne faut-il jamais évacuer trop vite une collection liquide thoracique ou abdominale, ne jamais exonérer d'une seule traite une vessie qui
renferme un litre et plus de liquide. Dans le même ordre d'idées, on évitera
chez les cardiaques ou les rénaux les purgatifs drastiques trop violents
(V. aussi Air comprimé (Accidents) et Mal de montagne).

**Syncope par inhibition.** — Un individu sort de table, se prend de

# Syncope.

querelle, reçoit à l'épigastre un coup léger et tombe sans connaissance, tel est le type de la syncope réflexe. On a vu l'arrêt du cœur survenir à la suite de chocs sur la trachée, d'attouchements laryngés, de la dilatation des sphincters, de manœuvres vaginales les plus simples, etc. Un patient peut encore défaillir à la vue d'un instrument, en pensant au danger qui l'a menacé, à la nouvelle d'une catastrophe ou d'un grand bonheur, en respirant telle ou telle odeur ou en croyant qu'il va la respirer (fleurs fausses). Certains individus se trouvent encore mal à la vue de certains objets (phobies, obsessions).

La douleur peut être syncopale à elle seule; et pour cette raison unique, on serait autorisé, comme mesure prophylactique des lipothymies, à calmer par la morphine les souffrances des calculeux. Les sujets impressionnables à ce point ont d'ailleurs des cœurs gros, de la coronarite, de la symphyse; ou bien, s'ils sont jeunes, ils présentent des tares névropathiques, une émotivité qu'il sera urgent de soigner, l'alerte passée. L'hydrothérapie donne de bons résultats dans ces cas.

**Syncopes dues au froid, aux milieux surchauffés, aux atmosphères irrespirables.** — Ces syncopes se rapprochent des syncopes par inhibition, des accidents qui frappent les individus trop serrés dans leurs vêtements après des repas abondants. Les conditions requises se rencontrent notamment dans les réunions mondaines (*mal de théâtre*, Hirtz). (V. ASPHYXIE.)

**Maladies des centres nerveux.** — Les syncopes ne sont pas rares au cours des méningites suppurées, des tumeurs gliomateuses ou hydatiques, des abcès, ainsi que dans le Pott sous-occipital et les affections bulbaires diverses. Mais elles surviennent le plus souvent à l'occasion d'un traumatisme futile en apparence; leur cause adjuvante est souvent méconnue, et cette erreur provoque parfois des interventions médico-légales si la mort a suivi la ou les syncopes. Il convient de signaler spécialement le pouls lent permanent ou syndrome de Stokes-Adams; la lipothymie fait partie du tableau ordinaire de cette affection, et les inhalations de nitrite d'amyle l'influencent favorablement.

**Intoxications. Narcose.** — V. POISONS MÉDICAMENTEUX, CHLOROFORME, ÉTHER.

**Syncope et mort apparente.** — Le diagnostic de la syncope est en général facile, avons-nous dit; il est cependant des cas où la mort a été tenue pour certaine, alors que l'arrêt des fonctions n'était en définitive que passager. De tels cas sont excessivement rares, mais réels cependant; et spécialement en temps d'épidémie où les inhumations sont souvent hâtives, il faudra y songer, sans exagération cependant. On se souviendra en outre qu'en attendant la constatation du décès, le corps doit être considéré comme encore animé, et l'on ne doit obstruer les orifices respiratoires ni par des bandeaux, ni par des draps. Autrement, la mort apparente, si elle existait, pourrait à l'insu de tous devenir définitive.

**Pronostic.** — En résumé, l'on a deux indications à remplir, soigner la syncope et rechercher sa cause afin d'en prévenir le retour. Le *pronostic* est variable, mais peut toujours être grave; on a signalé pourtant les bienfaits de la syncope permettant au cours d'une hémorragie la formation d'un caillot salutaire, ou bien, ce qui est moins rare, l'avantage dans la submersion d'un arrêt immédiat des fonctions empêchant ainsi l'entrée de l'eau dans les bronches, et permettant un rappel tardif à la vie.

*FRANÇOIS MOUTIER.*

**SYNDACTYLIE.** — La syndactylie congénitale est une malformation produite par un arrêt dans la division de la palette palmaire et consistant dans un fusionnement des doigts par leurs faces latérales. On en décrit trois variétés : 1° tantôt les doigts sont reliés l'un à l'autre par une membrane lâche et mince, composée simplement de deux feuillets cutanés glissant l'un sur l'autre et permettant souvent des mouvements indépendants des doigts : c'est la *main palmée* ou *syndactylie membraneuse* (fig. 20) ; 2° tantôt les doigts sont intimement accolés sous une enveloppe cutanée unique, la peau passant d'un doigt à l'autre sans presque se déprimer (fig. 21). Ici il n'y a pas de mouvements indépendants des doigts ; mais on peut cependant, en prenant isolément chacun des deux doigts fusionnés, leur imprimer de légers mouvements, ce qui permet de distinguer cette forme de la syndactylie osseuse ; 5° enfin, dans la *syndactylie*

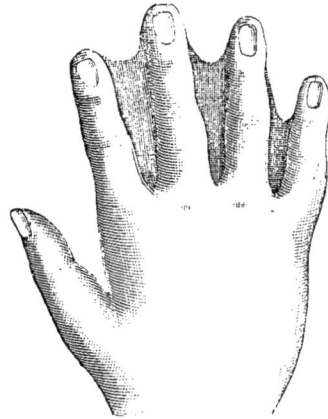

Fig. 20.

*osseuse*, les doigts voisins sont soudés l'un à l'autre par leur squelette, soit sur toute leur longueur, soit sur une partie seulement de celle-ci, leur extrémité terminale en général.

La syndactylie occupe ordinairement les derniers doigts et est symétrique dans la moitié des cas environ. On la rencontre plus souvent chez les filles que chez les garçons [V. NOUVEAU-NÉ (PATHOLOGIE)].

**Traitement.** — La *syndactylie membraneuse* simple est facile à opérer ; il suffit de sectionner la membrane et de suturer la commissure.

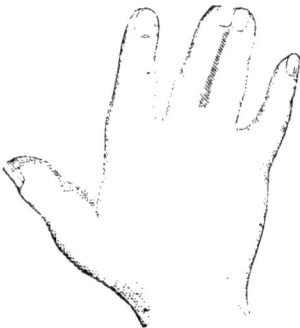

Fig. 21.

Dans les cas de *fusion osseuse* complète, l'opération n'offrant aucune chance de succès, le mieux est de s'abstenir. La plupart des interventions s'adressent à la deuxième variété et ont pour but de *séparer ces doigts accolés sous une enveloppe cutanée unique*. Cette opération est plus compliquée qu'on le croirait au premier abord, à cause de la tendance à la reproduction de la difformité par la cicatrisation de la commissure interdigitale. Aussi doit-on chercher à obtenir une réunion immédiate par la formation de lambeaux qui permettront de recouvrir immédiatement les parties cruentées des faces latérales des doigts ou de refaire tout d'abord la commissure interdigitale.

# Syndactylie.

C'est ce dernier but que se proposent Zeller et Félizet; le *procédé de Zeller* (fig. 22) consiste à tailler, sur la face dorsale des doigts unis, un lambeau triangulaire dont la base répond aux articulations métacarpo-phalangiennes, dont le sommet descend jusqu'au niveau des deuxièmes phalanges; après dissection de ce lambeau par sa face profonde, on le relève et on sectionne les adhérences qui unissent les doigts; puis on rabat d'arrière en avant, entre les doigts écartés, ce lambeau qu'on fixe par suture et qui forme ainsi une commissure.

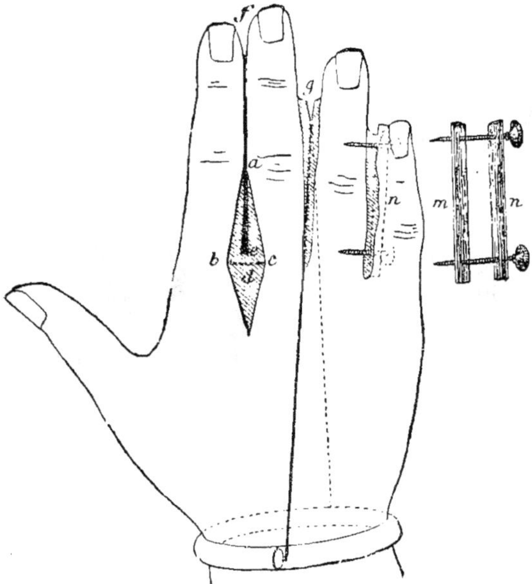

Fig. 22. — Procédé de Zeller.

*Félizet*, dans un premier temps, obtient la formation d'une bonne commissure à l'aide de deux lambeaux trapézoïdaux bien étoffés, l'un dorsal à base phalango-phalangienne, l'autre palmaire à base métacarpo-phalangienne (fig. 25 et 24); après destruction des tractus

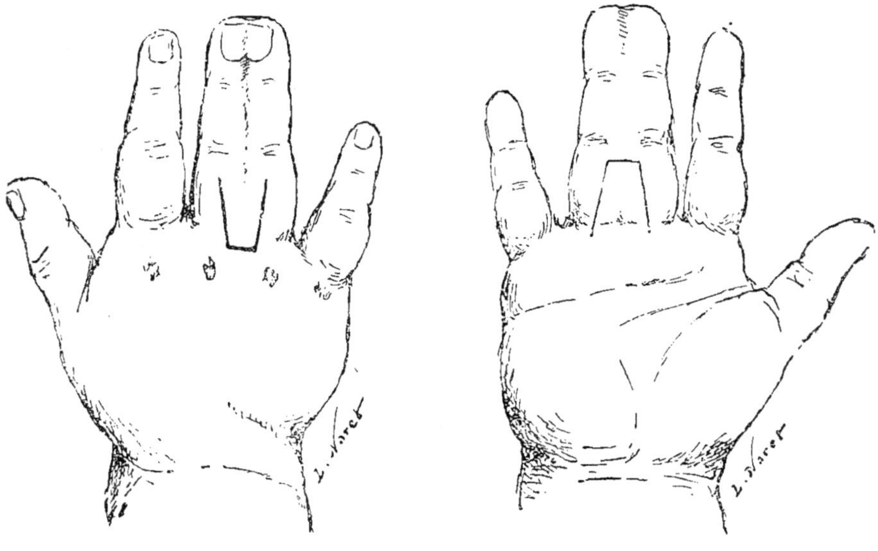

Fig. 25 et 24. — Procédé de Félizet.

qui restent dans l'espace interdigital on renverse les deux lambeaux autour de leur base, le dorsal en bas vers la membrane interdigitale, le palmaire en haut sur la commissure, et on les suture à la peau voisine, créant ainsi un canal cutané que l'on remplit de gaze jusqu'à cicatrisation. Dans un deuxième temps, les lambeaux étant cicatrisés, on sépare les doigts l'un de l'autre par ligature à la soie progressivement serrée (Félizet) ou par un des procédés autoplastiques suivants :

*Didot* (de Liége) taille un lambeau palmaire et un lambeau dorsal de mêmes dimensions, mais gardant leur attache en sens inverse de manière à faire pivoter chacun d'eux autour d'un doigt différent et de l'envelopper dans la mesure du possible. Chaque lambeau est limité par une incision longitudinale placée sur l'axe du doigt opposé au pédicule et par deux incisions transversales menées aux deux extrémités de la première : puis il est disséqué, rabattu sur le doigt correspondant et suturé (fig. 25).

Ce procédé donnant souvent des lambeaux un peu courts, *Forgue* l'a modifié comme il suit : il dissèque un large lambeau dorsal comprenant la peau de presque tout le dos d'un des deux doigts et dont la base tient à l'autre doigt. Le lambeau palmaire aussi long que le dorsal est moins large. Le lambeau dorsal enveloppe complètement le doigt auquel il tient et est suturé en

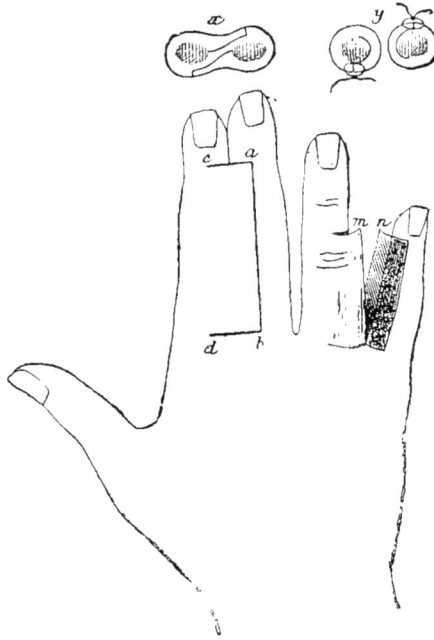

Fig. 25. — Procédé de Didot. — *x*, coupe représentant la disposition des lambeaux dorsal et palmaire avant la séparation des doigts ; *y*, coupe représentant la disposition des lambeaux appliqués sur les doigts séparés.

entier. Le lambeau palmaire ne recouvre qu'incomplètement la surface cruentée de l'autre doigt : pour combler la perte de substance, on taille, sur la face dorsale de la main, une bande de peau qui, disséquée du poignet vers la racine des doigts, a sa base à environ 1 cent. 1/2 en arrière de la commissure ; on fait pivoter ce lambeau autour de son pédicule, selon la méthode indienne, et on l'applique sur la surface à recouvrir pour l'y suturer. Suture de la plaie dorsale. Section du pédicule le dixième jour.

Nous avons eu en vue, dans ces descriptions opératoires, les procédés s'appliquant à la fusion de deux doigts seulement ; mais, en combinant ces différents procédés, on peut réparer les diverses formes de syndactylie.                                                         *G. LABEY.*

**SYNDICATS MÉDICAUX.** — Il est de première importance, pour faire comprendre aux jeunes médecins l'utilité des syndicats médicaux, de rappeler en quelques mots les difficultés qu'eurent nos devanciers pour se grouper pour la

# Syndicats médicaux.

défense des intérêts professionnels et faire reconnaître leur droit à se syndiquer.

Il existait avant la Révolution des corporations de médecins qui possédaient un caractère officiel. Elles devaient être fondées par une décision royale qui leur conférait l'existence et des privilèges (assistance des membres dans le besoin, surveillance du recrutement de la profession, autorité disciplinaire pour assurer la dignité professionnelle).

La Révolution supprima ces corporations, et ne permit pas les chambres de discipline comme pour les autres professions libérales (avocats, notaires, etc.).

Les médecins se trouvèrent absolument isolés dans la société et livrés à leur propre initiative individuelle. Ils se rendirent rapidement compte des désavantages de leur situation, et entreprirent de se faire doter d'un conseil de discipline : en 1855 une loi sur l'exercice de la médecine qui ne fut jamais votée leur octroyait ce droit.

C'est alors que les grands noms médicaux se mirent à la tête des associations libres. Orfila en 1855, fonda l'Association des Médecins de la Seine ; Amédée Latour et Roger, l'Association des Médecins de France en 1857. Puis en 1879, sous l'impulsion du Concours médical, les Associations régionales prennent naissance.

Ces associations, à part leur rôle de bienfaisance qui est considérable, n'ont pas de personnalité civile et ne peuvent agir en justice. Les médecins crurent arriver à leur but lorsqu'en 1884, fut votée, la loi sur les syndicats ; mais la Cour de cassation en 1885, déclare que cette loi n'est pas applicable aux médecins. En 1892, malgré les campagnes très vives engagées pour le droit syndical, l'article 15 de la loi Chevandier, qui reconnaît les syndicats médicaux, ne fut voté qu'à une infime majorité grâce à l'intervention de MM. Loubet et Brouardel.

Cet article 15 dit : « A partir de l'application de la présente loi, les médecins, chirurgiens, dentistes et sage-femmes jouiront des droits de se constituer en associations syndicales, dans les conditions de la loi du 21 mars 1884, pour la défense de leurs intérêts professionnels à l'égard de toutes personnes autres que l'État, les départements et les communes. »

A la suite de la mise en vigueur de la loi de 1892, les syndicats médicaux ont été créés de tous côtés : nous pouvons juger actuellement du rôle important qu'ils ont joué dans la vie médicale actuelle. Ils ont rendu des services importants dans l'organisation des Services médicaux des Sociétés de Secours mutuels, dans l'application de la loi sur les accidents du travail, dans les conflits entre médecins et clients au sujet de notes d'honoraires.

Enfin à l'heure actuelle, les syndicats représentent pour les médecins une sorte de conseil de l'ordre qui est consulté par les pouvoirs publics, lorsqu'ils ont à trancher une question relative à l'art médical. La loi du 31 mars 1905 place les représentants des syndicats médicaux parmi les membres de la commission chargée d'assister le Ministre du Commerce dans la rédaction du tarif des honoraires médicaux exigibles du patron.

Les tarifs médicaux et les règlements adoptés par les syndicats servent d'indication aux juges dans les conflits portés devant eux.

L'action des syndicats est considérable. Ils ont à entreprendre maintenant la tâche autrement difficile de désencombrer la profession et de lutter contre l'exercice illégal et le charlatanisme.

Ces indications suffiront pour faire comprendre aux médecins que tous doivent adhérer aux syndicats, non seulement avec l'intention de payer leur cotisation et de fournir l'appui moral de leur adhésion, mais avec l'engagement de prendre part aux discussions, de suivre les questions mises à l'étude et de ne pas abandonner, comme ils le font trop souvent, la direction d'une organisation aussi utile et aussi puissante à une infime minorité, tentée de tenir un trop grand compte de ses propres intérêts ou de ses caprices.

**Fonctionnement des syndicats médicaux.** — Les syndicats se constituent librement, sans aucune autorisation administrative.

Les fondateurs d'un syndicat professionnel doivent déposer les statuts et les noms de ceux qui sont chargés, à un titre quelconque, de l'administration ou de la direction, à la mairie de la localité où le syndicat est établi. Ce dépôt doit être renouvelé à chaque changement de la direction ou des statuts. Communication des statuts doit être donnée par le maire ou par le préfet au procureur de la République.

Les membres de tout syndicat professionnel chargés de l'administration ou de la direction de ce syndicat doivent être Français et jouir de leurs droits civils (loi de 1884).

Les syndicats régulièrement constitués ont la personnalité civile. Ils peuvent en leur propre nom ester en justice, employer les sommes provenant des cotisations, acquérir des immeubles, mais seulement ceux nécessaires à leurs réunions, à leurs bibliothèques et à des cours d'instruction professionnelle. Ils peuvent, aussi, constituer entre leurs membres des caisses spéciales de secours mutuels et de retraites.

Tout membre d'un syndicat professionnel peut s'en retirer à tout instant nonobstant toute clause contraire, mais le syndicat a le droit de lui réclamer la cotisation de l'année courante. Toute personne qui se retire d'un syndicat conserve le droit d'être membre des sociétés de secours mutuels et des pensions de retraite pour la vieillesse, à l'actif desquelles elle a contribué par des cotisations ou des versements de fonds.

Contrairement à la loi de 1884, qui accordait que les personnes syndiquées ne doivent pas nécessairement exercer la même profession, la Cour de cassation a décidé en 1902 que les médecins n'étaient pas autorisés à se syndiquer avec d'autres personnes exerçant des métiers similaires ou des professions connexes (par exemple les pharmaciens).

Les mutualités médicales patronnées par les syndicats (caisse indemnité maladie, caisse de retraite, assurances, etc.) suivent pour leur constitution les règles de sociétés de secours mutuels, déterminées par la loi du 1er avril 1898.

Enfin les syndicats pour rendre leur action plus importante et plus féconde sont autorisés, par la loi de 1884, à se grouper en « Unions » qui forment des groupements plus importants et par conséquent plus influents.

*ETIENNE MARTIN.*

## Synovites aiguës.

**SYNDROMES.** — Plusieurs syndromes cliniques, notamment en neuropathologie, sont désignés par des noms propres. La plupart ont été indiqués à l'article MALADIES. D'autres sont décrits dans différents articles.

| | | |
|---|---|---|
| Syndrome de | **Adam-Stokes.** | V. POUS LENT PERMANENT. |
| — | **Avellis.** | V. BULBAIRES (SYNDROMES). |
| — | **Benedikt.** | V. BULBAIRES, ŒIL (PARALYSIES). |
| — | **Bonnier** | V. BULBAIRES (SYNDROMES). |
| — | **Brown-Sequard** | V. MOELLE (COMPRESSION). |
| — | **Claude Bernard-Horner.** | V. ŒIL (PARALYSIES). |
| — | **Cotard.** | V. NÉGATIONS (DÉLIRE). |
| — | **Erb-Goldflam** | V. BULBE(PARALYSIE ASTHÉNIQUE). |
| — | **Ganser.** | V. c. m. |
| — | **Gradenigo** | V. MÉNINGITE AIGUË OTOGÈNE. |
| — | **Jackson** | V. BULBAIRES (SYNDROMES). |
| — | **Korsakoff** | V. PSYCHOSE POLYNÉVRITIQUE. |
| — | **Millard-Gubler.** | V. BULBAIRES, ŒIL (PARALYSIES). |
| — | **Schmidt** | V. BULBAIRES (SYNDROMES). |
| — | **Vaquez.** | V. POLYGLOBULIES. |
| — | **Weber.** | V. BULBAIRES, ŒIL (PARALYSIES). |

**SYNÉCHIES.** — V. IRITIS.

**SYNOVIALES.** — V. BOURSES SÉREUSES.

**SYNOVITES AIGUËS.** — Les altérations inflammatoires des synoviales tendineuses sont très variables; c'est ce qui a permis de distinguer plusieurs types anatomiques de synovite aiguë correspondant à autant de formes cliniques.

La réaction inflammatoire est-elle minime, la synoviale se congestionne légèrement, son épithélium se desquame et réalise ainsi la *synovité sèche*.

Tout comme les autres séreuses, les synoviales tendineuses réagissent souvent en produisant des *exsudats* inflammatoires; ceux-ci, en s'organisant en néo-membranes, font adhérer les deux feuillets de la synoviale et le tendon se trouve ainsi *immobilisé* dans sa gaine. C'est la synovite *plastique de Gosselin*, comparable aux arthrites plastiques ankylosantes.

L'inflammation détermine souvent une hypersécrétion de liquide; il se produit ainsi une *synovite séreuse*, une hydropisie de la synoviale, analogue aux hygromas et aux hydarthroses.

Enfin les produits sécrétés, synovie et exsudats, peuvent subir la transformation purulente; c'est la *synovite suppurée*.

**Synovite sèche, synovite crépitante.** — Cette forme, appelée d'après le symptôme dominant, *l'aï douloureux*, s'observe à la suite de mouvements forcés et est due au jeu excessif et répété du tendon dans sa gaine; aussi est-elle souvent professionnelle, et a-t-elle deux sièges de prédilection : elle se rencontre aux *poignets* chez les pianistes, les maîtres d'armes, les blanchisseuses; au *cou-de-pied* à la suite de longues marches, chez les soldats, les facteurs, etc. Au cou-de-pied la synovite crépitante siège surtout au niveau des synoviales qui entourent les tendons du jambier antérieur, des extenseurs et des péroniers latéraux; au poignet la localisation exacte de l'aï douloureux a été sujet à de nombreuses controverses : on admet aujourd'hui que la synovite siège tantôt dans la gaine commune (chez l'adulte) des tendons radiaux, tantôt dans une bourse séreuse inconstante, ou dans le tissu cellulaire lâche qui la remplace lorsque la bourse séreuse manque — qui se trouve au point d'entre-croisement des tendons long abducteur et court extenseur du pouce avec les tendons radiaux.

Deux signes révèlent la synovite crépitante : *la douleur brusque*, souvent aiguë, au moindre mouvement (aï!), et la *crépitation*; en empoignant le poignet à pleine main, on perçoit à chaque mouvement une crépitation, comparable à l'écrasement de l'amidon ou de la neige, ou encore au frou-frou de la soie et plus rarement au cri du cuir neuf. L'affection est souvent symétrique; dans les cas bénins *l'aï* disparaît en quelques jours; mais les récidives sont fréquentes, sous les mêmes influences que celles qui ont provoqué la première poussée.

Le diagnostic est très facile. Comme tout traitement, du repos, de la compression ouatée, et pour hâter la résolution on prescrira l'immersion dans l'eau chaude à 48° ou 50° (Reclus), ou encore l'application de révulsifs, teinture d'iode, un vésicatoire *loco dolenti*.

**Synovite plastique.** — Elle apparaît quelquefois *d'emblée* au cours du rhumatisme, de la goutte. Le plus souvent elle succède aux contusions, aux entorses, aux luxations, aux fractures trop longtemps immobilisées, aux plaies tendineuses infectées; elle est une conséquence fréquente du *panaris* compliqué de phlegmons des gaines.

Trois signes caractérisent cette forme de synovite : 1° *les attitudes vicieuses* : main en griffe quand la grande gaine palmaire est atteinte; doigt crochu lorsque la synovite siège au niveau de la synoviale digitale; 2° *la douleur* provoquée par le palper des gaines atteintes et surtout par les tentatives de redressement; 3° la gêne fonctionnelle qui va de la simple raideur qui survit aux entorses, aux fractures épiphysaires, etc.. jusqu'à la suppression totale des mouvements.

Le diagnostic de la synovite adhésive est facile, car, le plus souvent, c'est sous nos yeux au cours de la formation d'un cal, ou à la suite d'un panaris, que la raideur survient.

Certains panaris laissent à leur suite des cicatrices vicieuses ou une induration du tissu cellulaire sous-cutané et qui font naître des attitudes vicieuses; l'examen par le palper saura rapporter la lésion à leur siège réel.

Le *traitement* de cette forme doit être avant tout *préventif*; la facilité avec laquelle l'ankylose tendineuse s'installe au voisinage des fractures épiphysaires crée le devoir de *masser précocément* et de mobiliser *méthodiquement* les tendons qui avoisinent des fractures, des entorses; on massera de même et on mobilisera méthodiquement tout tendon qui avoisine un foyer inflammatoire.

Lorsque la synovite est déclarée, et que le ou les tendons sont immobilisés, il faudra poursuivre avec ténacité; le *redressement d'abord*, en s'aidant au besoin de sections sous-cutanées, et ensuite la *mobilisation des tendons* à l'aide du massage et de la mobilisation.

Lorsqu'un tendon a été longtemps immobilisé le muscle respectif s'atrophie; de là comme précepte pratique de réveiller la contractilité du muscle par le massage, l'électrisation, les bains sulfureux.

**Synovite séreuse.** — Elle a des signes de prédilection : sur le dos de la main, dans la gaine des tendons extenseurs, au pied, dans les gaines des péroniers, des extenseurs des orteils, des jambiers; à la jambe au niveau de la patte d'oie.

Elle succède quelquefois à un traumatisme infecté, mais il est plus ordinaire qu'elle paraisse comme manifestation locale d'une infection générale : rhumatisme, goutte, blennorragie, syphilis secondaire; on l'observe quelquefois dans la fièvre typhoïde, la scarlatine, etc.

Dans les formes légères, la formation de l'épanchement est accompagnée de signes locaux très peu marqués : à peine un peu de douleur et de gêne dans les mouvements. Mais au cours de la blennorragie et du rhumatisme, les phénomènes sont souvent plus bruyants; la peau devient rouge, la tuméfaction est considérable, l'œdème périsynovial est intense, on croirait à une arthrite. Au bout de quelques jours, tout rentre dans l'ordre, la rougeur, la douleur disparaissent; seul, l'épanchement met quelquefois longtemps à se résorber; parfois même la résorption ne se fait pas : la synovite séreuse est devenue chronique. Une particularité de la synovite blennorragique ou rhumatismale, c'est son alternance fréquente avec d'autres synovites ou avec des arthrites; une fluxion articulaire cesse au moment où se prend une synoviale tendineuse.

Avec ces caractères cliniques, le diagnostic est en général aisé. Quelquefois pourtant on pourrait confondre la synovite d'une gaine péri-articulaire avec l'arthrite de la jointure sous-jacente. Mais dans la synovite la douleur est plus para-articulaire qu'articulaire; on peut imprimer à la jointure des mouvements passifs sans provoquer aucune douleur, à condition d'obtenir du malade le relâchement complet des muscles qui actionnent la jointure; puis, dès que certains mouvements mettent en action les muscles dont les tendons sont entourés de la synoviale malade, la *douleur apparaît*.

**Synovite suppurée.** — Cette forme de synovite peut s'observer : 1° à la suite d'un traumatisme infectant des gaines : plaie, écrasement des doigts, résections, ténotomie, etc.; 2° consécutivement à une suppuration de voisinage, durillon infecté, panaris; 3° au cours ou à la suite d'une infection générale, infection puerpérale, fièvre typhoïde, scarlatine, etc.

Le siège des synovites purulentes est très variable; au cours des infections générales plusieurs synoviales peuvent être prises en même temps; mais leur siège d'élection se trouve au doigt et à la main. Au doigt, elles constituent une des formes du panaris profond : le panaris de la gaine digitale des fléchisseurs; à la main, elles siègent au niveau des deux grandes synoviales digito-carpiennes externe et interne et sont d'habitude une complication d'un panaris du pouce et du petit doigt.

**Symptômes. Évolution.** — Nous prenons comme type de description la synovite purulente de la main et du poignet. A la suite d'une plaie ou d'un panaris de l'un des doigts extrêmes, survient brusquement une douleur lancinante de la main, accompagnée de gonflement de l'éminence thénar ou hypothénar, de difficulté dans les mouvements des doigts, de fièvre intense et de frissons.

Bientôt survient une déformation caractéristique, les doigts s'incurvent et le moindre essai de redressement provoque des douleurs vives; puis la peau rougit et l'œdème envahit rapidement *le dos de la main*, bien que la synovite soit palmaire. La fluctuation ne tarde pas à apparaître; la poche fluctuante dessine nettement la forme de la gaine carpo-métacarpienne, le ligament annulaire l'étrangle et forme bissac; souvent aussi le gonflement est diffus, les doigts, la paume, le dos de la main, le poignet sont le siège d'un gonflement œdémateux énorme : c'est la « main en battoir ».

Livrée à elle-même la synovite purulente peut devenir extrêmement grave; le pus distend la synoviale, la rompt, s'infiltre au loin, et, si on n'intervient pas rapidement, un phlegmon diffus grave, parfois mortel, en est la conséquence.

Même si la collection purulente reste limitée et s'ouvre spontanément, la guérison ne s'obtient qu'au prix de déformations des doigts, d'adhérence des tendons, d'ankylose du poignet, de nécroses osseuses et de fistules intarissables.

**Pronostic et traitement**. — Comme on le voit, la synovite purulente de la main est d'un pronostic très grave: aussi faut-il ouvrir largement, vider et *drainer* le foyer et ce, avant de sentir nettement la fluctuation, qui parfois n'est perçue que lorsque les dégâts sont déjà trop grands.

L'incision devra aller jusqu'à la gaine qui devra être ouverte. Ainsi, pour la synovite des gaines palmaires, il sera nécessaire de faire deux incisions à l'avant-bras, au-dessus du poignet, et deux autres à la main (V. PANARIS).

Des pansements humides et des bains antiseptiques prolongés et répétés hâteront la détersion du foyer et préviendront les complications. Des raideurs persistent souvent très longtemps après la guérison de la synovite : on luttera contre les ankyloses tendineuses et articulaires par le massage, la mobilisation méthodique et les bains sulfureux.          *A. SCHWARTZ*.

**SYNOVITES CHRONIQUES.** — Autrefois, on décrivait sous le nom de synovite chronique quatre variétés de synovites : les *synovites à épanchement séreux*, les *synovites à grains riziformes*, les *synovites fongueuses* et les *synovites à contenu gélatineux*. Or, les recherches anatomo-pathologiques des trente dernières années ont montré que l'immense majorité des synovites chroniques ressortissent à la *tuberculose*.

Pour la synovite fongueuse et la synovite à grains rhiziformes, le fait est hors de conteste : dans ces deux formes, on a trouvé le nodule tuberculeux typique et les résultats des inoculations ont été positifs; la synovite à contenu visqueux ou gélatineux, rare, représenterait une forme spéciale de tuberculose, l'hygroma myxomateux tuberculeux. Restent les synovites séreuses. Bien que l'hydropisie chronique des synoviales soit très souvent de nature tuberculeuse tout comme l'hydarthrose tuberculeuse, il n'en est pas moins vrai qu'on observe en clinique des synovites séreuses chroniques simples, non tuberculeuses. Celles-ci sont tantôt consécutives à une synovite séreuse aiguë (V. Synovites aiguës), tantôt elles sont *chroniques d'emblée* et s'observent alors chez des arthritiques, des rhumatisants et surtout chez les syphilitiques.

La synovite syphilitique chronique serait, d'après le professeur Fournier, beaucoup plus fréquente qu'on ne le croit; à elle devraient être rapportées nombre de douleurs dites articulaires au cours de la syphilis secondaire : les douleurs du genou qui s'expliqueraient par la synovite de la patte d'oie; celles du pied, du poignet et surtout la douleur au coude, si fréquente et qui devrait être attribuée à la phlegmasie de la bourse bicipitale. Ceci dit sur les synovites séreuses, nous allons étudier les deux formes les plus fréquentes de synovite chronique, la *synovite fongueuse* et la *synovite à grains riziformes*, l'une et l'autre de nature *tuberculeuse*.

A) **SYNOVITES FONGUEUSES**. — La synovite tuberculeuse à forme fongueuse se développe tantôt *secondairement*, au voisinage d'une tumeur blanche, d'un abcès froid, d'une ostéite tuberculeuse; tantôt elle est *primitive* et apparaît chez des individus prédisposés ou porteurs de lésions tuberculeuses des viscères. Ce sont les gaines de la *main*, du *poignet* et du *cou-de-pied* qui sont le plus souvent atteintes. Si on ouvre une de ces gaines on y trouve d'habitude : 1° un épanchement peu abondant, tantôt filant, tantôt puriforme jaune verdâtre, rarement hémorragique et mélangé de grumeaux; 2° des *fongosités*; celles-ci sont surtout développées au niveau des culs-de-sac de la synoviale, au niveau des méso-tendons et au niveau du feuillet pariétal où elles forment une nappe rosée, transparente, comparable à de la chair d'huître.

De cette nappe fongueuse on voit émerger des fongosités *villiformes*, *papillaires* ou *arborescentes*, et l'étude histologique a montré que, si quelques-unes de ces fongosités ont la structure d'un *bourgeon charnu simple*, la plupart sont parsemées de *nodules tuberculeux typiques*. Lorsque ces nodules dégénèrent, les fongosités caséifiées se couvrent de pus, *fongosités purulentes*.

Immédiatement au-dessous de la couche de fongosités se trouve la *couche vasculaire sous-synoviale* qui représente la zone de prolifération tuberculeuse.

Enfin, à la périphérie de la synoviale, on constate une couche de tissu conjonctif affecté d'œdème chronique banal, c'est la couche dite *lardacée*, car elle résiste comme le lard sous le scalpel.

Nous avons vu que les fongosités se développent surtout sur le feuillet pariétal; c'est ce qui fait que le tendon peut rester longtemps sain et continuer à glisser dans la gaine; mais à la longue le feuillet viscéral, et partant le tendon lui-même, sont envahis par les fongosités qui pénètrent dans l'épaisseur du tendon et peuvent même détruire sa continuité.

**Symptômes**. — En général, le début est insidieux, et c'est le *gonflement* qui attire l'attention. Au cou-de-pied, les gaines rétro-malléolaires tuméfiées effacent le méplat normal de ces régions; au poignet, lorsque la grande gaine digito-carpienne est prise, la tumeur, bridée par le ligament antérieur du carpe, prend la forme d'un bissac affaissé au-devant du carpe, et relevé en bosse au-dessus et au-dessous de lui.

La tumeur ne se déplace que dans un sens perpendiculaire à l'axe du tendon : le déplacement dans l'axe est impossible ; en effet, la tumeur fait corps avec le tendon, et si l'on dit au malade de contracter le muscle, pendant que le doigt est placé sur la tumeur, on sent que celle-ci remonte et redescend avec le tendon sous la peau.

Au palper, la tumeur est ferme, résistante, au début ; plus tard, lorsque le ramollissement survient, la tumeur devient molle, parfois même nettement fluctuante.

La gêne des mouvements s'observe toujours à la longue ; lorsque les tendons sont atteints et ankylosés il se produit des attitudes vicieuses : à la main, par exemple, les doigts s'infléchissent et les tentatives de redressement total sont impuissantes.

L'évolution est lente ; mais peu à peu les fongosités aboutissent au ramollissement et à la suppuration ; dès lors le processus devient envahissant, la peau est soulevée par des bosselures qui finissent par s'ulcérer ; l'ouverture laisse écouler un peu de liquide séro-purulent et émerger les touffes fongueuses. Si on n'intervient pas, le processus peut s'étendre aux organes voisins, aux os, aux articulations ; de plus, les trajets fistuleux s'infectent secondairement et l'état général s'altère ; mais ordinairement on n'attend pas cette évolution pour intervenir.

**Traitement.** — Le traitement doit s'accommoder à l'état local des lésions et à l'état général du malade. Chez un sujet jeune, sans lésions tuberculeuses autres que la synovite, on s'occupera avant tout du relèvement de l'état général par la suralimentation, la cure d'air, le repos, l'huile de foie de morue, etc. Quelquefois le traitement général suffit à lui seul : les fongosités se résorbent à la longue, la sclérose curatrice s'installe. Mais le plus souvent il faut aider le traitement général par une intervention directe sur les lésions. C'est aux injections interstitielles qu'on a alors recours. On emploie le plus souvent l'éther iodoformé à 5 pour 100 ; les injections sont pratiquées dans l'épaisseur même de la tumeur fongueuse ; tous les huit jours on fait pénétrer une demi-seringue ou une seringue de Pravaz de la solution. Cette cure, qui dure des mois, réussit surtout dans les synovites récentes et chez des sujets jeunes exempts d'autres lésions tuberculeuses.

Les injections de chlorure de zinc, pratiquées *autour* de la gaine, suivant la méthode sclérogène de M. Lannelongue, peuvent aussi donner de bons résultats.

Si les injections modificatrices n'enrayent pas la marche de la synovite, il faut recourir aux méthodes sanglantes : l'*extirpation* de la gaine ou le *curage*.

L'extirpation est en principe la méthode de choix ; malheureusement elle n'est pas toujours applicable ; la dissection et l'extirpation de *toute* la gaine est souvent impossible ; c'est pourquoi le *curage simple* est d'application beaucoup plus générale. Après incision, on abrase à la curette de Volkmann tout le tissu fongueux, on nettoie les culs-de-sac, un lavage à la solution phéniquée forte ou au chlorure de zinc au 10e complète l'intervention. On draine la plaie, et on immobilise la région pendant une quinzaine de jours.

Le curage, qui n'est contre-indiqué que chez des tuberculeux avec lésions

# Synovites chroniques.

viscérales très avancées, donne de très bons résultats, à condition toutefois que le traitement général hygiénique soit continué longtemps après l'intervention.

B) SYNOVITE A GRAINS RIZIFORMES. — La synovite à grains riziformes survient tantôt chez des tuberculeux avérés, tantôt elle est primitive et s'observe alors surtout chez les couturières, les forgerons, les manouvriers dont le fonctionnement des mains et des doigts est très actif. Son siège de prédilection est en effet dans les synoviales digito-palmaires, mais on l'a observée aussi dans les gaines des extenseurs des orteils, dans les séreuses rétro-malléolaires, dans la bourse du psoas.

La nature tuberculeuse de la synovite à grains riziformes est établie par deux ordres de preuves : 1° par sa parenté clinique avec la tuberculose, et en particulier par sa transformation possible en synovite fongueuse; 2° par l'étude histo-bactériologique de *la paroi* et *du contenu* des synoviales atteintes de l'inflammation à grains riziformes.

La *paroi* est formée de trois couches :

1° Une externe fibreuse formée par le tissu conjonctif péri-synovial condensé; 2° une moyenne dont la structure est celle du tissu de granulation : c'est la *zone de prolifération*. C'est dans cette zone que se développent les *nodules tuberculeux* avec leur structure typique et des bacilles de Koch : 3° enfin en dedans de la zone de prolifération se trouve une *couche interne* formée d'une substance amorphe fibrinoïde, qui provient de la dégénérescence sur place, sous l'influence du bacille ou de ses toxines, des éléments cellulaires de la couche moyenne : ces éléments subissent la « nécrose de coagulation », les cellules se fusionnent, forment une nappe homogène où ne persiste aucun vestige du tissu primitif.

Le *contenu du sac* est constitué par : 1° un *liquide* jaunâtre filant en plus ou moins grande quantité; 2° les *grains riziformes* : le nombre de ces grains varie : il peut n'y en avoir que quelques-uns, mais on en a vu qui formaient un poids total de 400 grammes. Ces grains, d'une coloration blanc-jaunâtre, ont un volume variable, depuis les dimensions d'un grain de millet à celles d'un haricot. On les compare traditionnellement aux grains de riz demi-cuit, à des grains de courge, et leur aspect opalin, leur consistance justifient cette comparaison. La plupart de ces grains sont libres dans la gaine : quelques-uns sont sessiles.

La pathogénie des grains riziformes a été beaucoup discutée : aujourd'hui on admet que les grains se forment aux dépens de la couche interne, fibrinoïde, sous l'influence des mouvements du tendon dans la gaine, la bande nécrosée se fragmente, se décolle en lambeaux qui se replient, s'enroulent se détachent en petites masses et forment les grains riziformes. On s'explique ainsi la coexistence de grains libres et de grains sessiles, et la persistance d'*éléments cellulaires*, à la surface ou dans l'épaisseur de certains grains, quand la lame détachée a emporté une partie de la zone moyenne. Inoculés au cobaye, les grains déterminent une tuberculose généralisée typique, avec lésions spécifiques : la nature des grains comme celle de la paroi de la synoviale atteinte n'est donc pas douteuse.

**Symptômes**. — Le début est obscur, et c'est le *gonflement* qui attire le premier l'attention. Une fois constituée la tumeur présente l'*aspect* caractéristique de la synovite chronique simple. C'est au poignet, la tumeur classique en bissac, au doigt la masse bosselée allongée, mobile latéralement mais immobile dans le sens de la longueur.

Le plus souvent la poche est *fluctuante*: mais souvent la quantité des grains est telle que le doigt ne perçoit plus qu'une résistance vague, une fausse fluctuation. Mais le signe *pathognomonique*, c'est le *bruit de chaînon de Dupuytren*. C'est au poignet qu'on le constate le plus facilement. Pour le percevoir il faut placer l'avant-bras et la main en supination sur un plan résistant, et exercer des pressions alternatives, avec une main placée au niveau du carpe et l'autre au niveau de la paume; les grains sont ainsi chassés d'un lobe à l'autre de la tumeur en bissac à travers l'isthme de la tumeur, à travers l'anneau carpien, et il se produit à ce niveau des froissements des grains contre la paroi et une vibration du liquide, d'où le *bruit de grains ou de chaînon*. Quelquefois ce signe fait défaut; alors la quantité de liquide est trop minime, la gaine est bourrée de grains qui ne peuvent pas se déplacer. Le tendon reste longtemps intact dans la gaine; vient-il à participer au processus, alors il se rétracte, s'ankylose, d'où des déformations de la main et à la longue l'impotence complète de la main et des doigts.

La synovite à grains peut persister des années sans modification; elle peut s'ouvrir sans réaction et laisser écouler liquide et grains; une fistule intarissable s'ensuit, et on voit parfois *la synovite fongueuse* se greffer sur une synovite à grains.

**Diagnostic**. — Lorsque le bruit de chaînon existe, le diagnostic est facile; quelquefois un abcès froid bilobé à pus grumeleux, où certains lipomes de la main peuvent donner lieu à une crépitation spéciale: mais la situation de la synovite *le long* des tendons, leur évolution, les rétractions tendineuses qu'elle provoque, enfin la ponction exploratrice lèveront les doutes.

**Traitement**. — Deux opérations sont aujourd'hui employées dans la cure de la synovite à grains, le *curettage* et l'*extirpation*.

L'extirpation totale, la *synovectomie*, se propose l'excision *totale* de la paroi; or, la plupart du temps, surtout s'il s'agit d'une synovite des grandes gaines palmaires, l'extirpation totale est extrèmement difficile; souvent aussi se contente-t-on du curettage avec lavage antiseptique de la gaine. Après incision large, on évacue le liquide et les grains libres. Puis la paroi de la poche est grattée à la curette: on arrache les grains adhérents et l'on détruit jusque dans les profondeurs les nodules tuberculeux. On complète l'intervention par un lavage abondant avec une solution antiseptique faible suivi d'un deuxième lavage avec une solution phéniquée forte ou avec une solution de chlorure de zinc au 10°. On draine ou non selon qu'on est plus ou moins sûr de l'antisepsie et on immobilise pendant dix à quinze jours.

Une dissection minutieuse de la poche, toutes les fois qu'elle sera possible, constitue l'opération de choix.

Il faut enfin soigner l'état général, car les sujets atteints de synovite à grains riziformes sont, sinon des tuberculeux, du moins des candidats à la tuberculose.

A. SCHWARTZ.

## Syphilis.

**SYPHILIS**. — Parmi les grandes infections auxquelles est exposée notre espèce, il n'en est pas de plus importante que la syphilis, tant au point de vue de sa fréquence que de la multiplicité de ses manifestations : on peut dire qu'elle tient sous sa dépendance une notable partie de la pathologie humaine. C'est une maladie générale, spécifique, qui se transmet par contagion ou par hérédité ; essentiellement chronique et de durée illimitée, elle procède par poussées d'accidents généraux ou locaux du plus extrême polymorphisme, poussées que séparent des périodes de latence parfois très longues, et dont les premières seules sont soumises à une évolution disciplinée.

**Étiologie**. — Existant aujourd'hui dans tous les pays, encore qu'inégalement, la syphilis ne respecte aucune race, aucun âge. Elle ne peut naître que d'elle-même, par transmission d'un individu à un autre. Mais dans certains cas où les contacts, médiats ou immédiats, se trouvaient multipliés par une promiscuité exagérée, par des nécessités professionnelles, par des opérations pratiquées en série, on a pu assister à de véritables épidémies, facilement enrayées d'ailleurs, dès que la cause en était reconnue. Sans parler de la grande explosion du xv<sup>e</sup>-xvi<sup>e</sup> siècle, ainsi s'expliquent les épidémies locales (*sibbens* d'Écosse, *radezyge* de Norvège, *syphiloïde* de Courlande, etc.), les épidémies d'ateliers (verreries), les épidémies vaccinales.

La syphilis *ne récidive pas* : une première atteinte confère l'immunité définitive. On a pourtant communiqué d'assez nombreux cas de *réinfection* survenue après un temps variable. Un grand nombre d'entre eux se rapportent certainement à des erreurs, que rend faciles notamment l'existence de syphilides tertiaires chancriformes ; il est pourtant difficile de les rejeter tous.

Maladie *essentiellement humaine*, la syphilis était, jusqu'à ces derniers temps, considérée comme ne pouvant se transmettre aux animaux : cela malgré les expériences de Klebs, Martineau, Hamonic et autres. La question a changé de face avec les expériences récentes de Metschnikoff, Neisser, Lassar : ces auteurs sont parvenus, de façon certaine, à conférer la vérole aux singes anthropomorphes, au chimpanzé surtout, et même, — bien qu'avec un succès moins complet, — à des macaques et à des cynocéphales ; plus récemment encore, il semble qu'on soit parvenu à inoculer le tréponème sur la cornée du lapin (Bertarelli), du chien et du mouton.

**Le contage**. — Bien que la syphilis apparût nettement comme une maladie infectieuse et parasitaire, son agent pathogène était resté inconnu, en dépit de recherches innombrables entreprises pour le découvrir : le bacille de Lustgarten (1884) identifié depuis avec le bacille du smegma (Alvarez et Tavel), celui de Doutrelepont, le microorganisme de von Niessen avaient eu le même sort que les microbes décrits antérieurement et dont aucun n'avait résisté aux recherches de contrôle.

En 1905, Schaudinn et Hoffmann ont trouvé dans les lésions syphilitiques un organisme de forme spirillaire, que, par opposition à un *spirochæte refringens* existant dans des produits non syphilitiques, ils appelèrent *spirochæte pallida* : c'est un filament très ténu, clair et visible seulement aux plus forts grossissements : sa longueur varie entre 4 et 14 μ : contourné en tire-bouchon à spires régulières, fines et serrées (caractères d'une haute importance pour son diagnostic), il s'effile aux extrémités, prolongées chacune par un flagellum extrèmement fin ; il ne possède pas de membrane ondulante. Peut-être en existe-t-il des formes atypiques, mal connues encore. Examiné vivant, il se meut activement pendant plusieurs heures. Il ne peut être coloré que par des méthodes spéciales que nous exposerons plus loin (voir au *diagnostic général* de la syphilis). On n'est point encore parvenu à le cultiver sur des milieux artificiels. Pour les uns, la spirochète est une bactérie (spirille); pour d'autres, et c'est l'opinion qui prévaut aujourd'hui, il est à rapprocher des trypanosomes : aussi tend-on à remplacer son nom primitif par celui de *treponema pallidum*.

Les recherches de Schaudinn ont été contrôlées par de nombreux auteurs, dont la plupart sont arrivés aux mêmes conclusions : à savoir la présence, dans les lésions syphilitiques et dans elles seules, d'organismes spiralés à caractères spéciaux et constants. Ces microorganismes fourmillent dans le chancre initial, dans les plaques muqueuses et les papules de toutes variétés, pourvu qu'elles soient récentes; ils sont plus rares dans les taches de roséole ; on les trouve en abondance dans la sérosité d'un petit vésicatoire appliqué sur une papule. Ils existent dans les ganglions, dans le sang des syphilitiques secondaires à certaines périodes, dans les capsules surrénales et dans la rate : ils manquent dans le liquide céphalorachidien et les sécrétions physiologiques, sont rares et souvent déformés dans les lésions franchement tertiaires. Ils sont nombreux dans des produits de syphilis héréditaire, lésions cutanées et coupes d'organes internes (foie, rate, reins, capsules surrénales, poumons, sang, placenta). On les retrouve dans les lésions de la syphilis expérimentale des animaux. Par contre, les spirilles trouvés hors de la syphilis ne présentent pas les caractères assignés par Schaudinn à son parasite : c'est donc bien le véritable agent de l'infection fracastorienne, en présence duquel on se trouve cette fois.

**La contagion**. — *Quels sont les produits contagieux?* — La connaissance du spirochète permettra sans doute de mieux préciser ce point, mais la clinique l'a déjà résolu pour une large part. Et d'abord, la sécrétion du chancre initial est éminemment contagieuse; de même, bien qu'on ait cru longtemps le contraire, celle des accidents qui constituent la période dite secondaire, laquelle embrasse les premières années de l'infection : tous sont dangereux, pour peu qu'ils sécrètent, et ce sont les agents de transmission les plus fréquents. On admet qu'au bout d'un certain temps les lésions syphilitiques cessent d'être contagieuses : des faits regrettables prouvent tout au moins qu'il n'en est pas toujours ainsi, et l'on a vu, au bout d'un grand nombre d'années, des lésions minimes de la langue, de la bouche, des organes génitaux, devenir l'origine de contaminations. Les accidents érosifs, d'aspect « secondaire », sont donc dangereux pour autrui, quelle que soit leur date; et il convient de se méfier même des accidents « tertiaires », encore que leur virulence soit moins démontrée cliniquement : Neisser conclut de ses expériences qu'ils sont infectieux tant qu'ils ne sont pas en voie de ramollissement nécrotique.

Le sang (plaies simples, menstrues, etc.) est contagieux pendant un certain temps, difficile à évaluer; celui des nouveau-nés syphilitiques l'est, alors que ne l'est plus celui de leurs parents.

Les sécrétions normales (lait, salive, larmes, sueurs) ou pathologiques, non syphilitiques (pus, vaccin), ne sont pas contagieuses théoriquement; en pratique, elles le sont fréquemment, parce qu'elles sont presque fatalement infectées par le mélange de sang ou de sécrétions spécifiques : ainsi les contagions vaccinales ne comptent plus. Quant au sperme, son inoculation (en l'absence d'un mélange virulent) s'est montrée négative (sauf dans un cas de Finger); et cependant il semble pouvoir être l'agent de la transmission héréditaire : il y a là un problème non encore résolu.

*Comment se fait la contagion?* — La contagion se fait toujours par *inoculation*. Il faut que l'humeur renfermant le contage soit mise en rapport avec une solution de continuité du tégument; si minime et si imperceptible que soit cette lésion, elle peut suffire. La contagion est *directe* ou *médiate*.

1° Dans 90 à 95 pour 100 des cas, elle reconnaît une *cause en rapport avec l'acte sexuel*. Avant toute autre, entre en ligne de compte le coït normal; à lui sont attribuables le plus grand nombre des chancres génitaux, et aussi, chez la femme, certains chancres de l'anus (dus à l'écoulement des sécrétions vulvaires). Puis viennent les coïts anormaux (anal. *ab ore*, etc.). Le simple baiser est dangereux, la bouche étant un foyer important de lésions muqueuses. Enfin la contagion vénérienne peut être médiate, avoir, par exemple, pour intermédiaire une main souillée.

2° Mais la contamination peut être en rapport avec des *causes étrangères à l'acte sexuel*, et cette *syphilis insontium* est assez fréquente pour que l'on ait pu qualifier la vérole « la moins vénérienne des maladies vénériennes ».

Tantôt alors la transmission est *directe*; l'allaitement est un de ses modes fréquents, que la nourrice contamine l'enfant ou réciproquement. Certaines pratiques médicales plus ou moins rationnelles y exposent également : insufflations de bouche à bouche, lavage des yeux avec la salive, succion des plaies; le toucher vaginal ou rectal, les projections de salive virulente, etc., expliquent les syphilis professionnelles des médecins et des sages-femmes. — Tantôt la contagion est *indirecte* et se fait par l'intermédiaire d'ustensiles d'alimentation, de toilette ou d'hygiène, d'objets de fumeurs, etc.; ou encore d'outils professionnels (verriers, musiciens) et surtout d'instruments médicaux ou servant à des opérations quelconques (dentistes, auristes, chirurgiens. — saignée, vaccination, — tatouage, percement des oreilles, etc.).

**L'hérédité.** — La véritable syphilis héréditaire est celle qui est « reçue par l'enfant de ses parents en état de syphilis au moment même de la procréation » (Fournier), ce qui élimine les cas où elle vient de la mère, infectée après la conception. Comme on s'y serait attendu *a priori*, l'hérédité a infiniment plus de chances de s'exercer (92.2 pour 100, Fournier) lorsque les deux géniteurs sont atteints (*hérédité mixte*). Elle est encore fort à craindre (84 pour 100) lorsque la mère seule en est responsable (*hérédité maternelle*), beaucoup moins (57 pour 100) lorsque c'est le père (*hérédité paternelle*). Ce dernier cas a donné lieu à de nombreuses discussions : l'hérédité paternelle vraie, sans contamination de la mère servant d'intermédiaire, a été maintes fois niée ; mais son existence semble bien prouvée par l'observation directe des faits (Vidal, Bassereau, Lancereaux, Fournier) comme par la fréquence des avortements (plus grande encore que celle des transmissions au fœtus) lorsque le mari seul est malade, l'influence du traitement administré au père, l'existence des « syphilis conceptionnelles » dont il sera question plus loin.

La transmission au produit de conception n'est cependant pas fatale, même lorsque ses deux auteurs sont atteints. Elle l'est d'autant moins que l'infection des parents remonte à une date plus éloignée : on l'a vue néanmoins se produire après 10 ans, 20 ans, et en l'absence d'accidents visibles chez les géniteurs. En pratique, on peut admettre que le danger est très réduit après 4 ou 5 ans de syphilis bien traitée et ne s'étant plus manifestée depuis 2 ans au moins. Le traitement spécifique a une influence préventive des plus nettes : une cure de quelques semaines avant la conception a enrayé des séries de transmissions, constatées aux grossesses précédentes et reparaissant aux suivantes si l'on cessait les soins.

On a cité des faits d'*hérédité syphilitique à la 5e génération*, les enfants transmettant eux-mêmes aux petits enfants leur mal héréditaire ; la maladie pourrait même rester latente à la génération intermédiaire, et sembler ainsi sauter de l'aïeul au petit-fils (?)

**La transmission par voie placentaire.** — On sait aujourd'hui que le placenta ne constitue pas contre l'infection un filtre parfait : aussi n'empêche-t-il pas toujours le contage syphilitique de passer de la mère au fœtus ou réciproquement.

1° *Syphilis par infection intra-utérine.* — Dans le premier cas, le fœtus *procréé sain* par des parents sains, reçoit la maladie de sa mère contagionnée pendant la grossesse. C'est ce qui arrive surtout pendant le 5e mois, très rarement lorsque la mère contracte le mal après le 6e ou 7e mois de la grossesse. On voit la différence qui sépare ce mode de transmission, de l'hérédité proprement dite ; dans celle-ci, le fœtus est d'emblée syphilitique *in toto*, d'où une gravité exceptionnelle : ici, le foie est la première étape de l'invasion et se trouve toujours plus éprouvé que les autres viscères. En pratique, il est difficile de faire à part la description clinique des *syphilis congénitales* héréditaire et utérine.

2° *Syphilis par conception.* — Il arrive que la femme d'un syphilitique, restée jusque-là indemne, présente au 2e, 5e ou 4e mois d'une grossesse, rarement plus tôt (dès le 50e jour), moins rarement plus tard, après l'accouchement ou même au bout de plusieurs années, des manifestations syphilitiques secondaires ou tertiaires : cela sans avoir jamais eu l'accident initial des syphilis inoculées. Il serait possible, à la rigueur, que cet accident soit resté latent, l'inoculation s'étant faite dans les organes profonds ; on admet plus généralement que la mère n'a pas été contaminée par les rapports sexuels mêmes, mais qu'elle a reçu le virus après la conception de son enfant, héritier de la syphilis paternelle. Pinard affirme d'ailleurs n'avoir jamais rien vu de semblable.

Cette syphilis par conception peut rester entièrement latente et ne se traduire que par l'immunité vis-à-vis des contagions ultérieures : peut-être encore une telle immunité n'implique-t-elle pas forcément une infection latente, et résulte-t-elle d'une véritable vaccination de la mère par les produits qu'elle reçoit à travers le placenta. Toujours est-il que, si saine qu'elle demeure en apparence, la mère d'un enfant syphilitique n'est plus apte à recevoir la contagion fracastorienne (*loi de Baumès* ou *de Colles*).

Réciproquement, l'enfant né d'une mère syphilitique ne peut contracter, après sa naissance, la maladie maternelle (*loi de Profeta*); mais cette règle souffre de nombreuses exceptions.

Notons que les sujets nés de parents syphilitiques, même s'ils ont présenté pendant l'enfance certaines manifestations suspectes d'hérédo-syphilis, ne présentent pas pour cela forcément l'immunité contre des inoculations ultérieures.

**Tableau d'ensemble et chronologie de la syphilis. — Phénomènes généraux et lésions des organes profonds.**

1° Le premier effet de l'inoculation syphilitique est l'apparition d'un *accident local* au point inoculé. Cet effet n'est pas immédiat : entre l'inoculation et lui, il s'écoule un certain temps, qui constitue la période d'**incubation**. Elle est de 15 à 50 jours, soit environ 26 dans la majorité des cas, rarement 60, 70, 90 (?), exceptionnellement 15 ou même moins 5 ou 6 (?).

C'est dire que la lésion porte d'entrée a presque toujours eu le temps de se réparer avant qu'apparaisse l'**accident primitif**, assez improprement dénommé *chancre* (*chancre syphilitique, infectant, huntérien*, etc.) : le nom allemand de *sclérose initiale* répond mieux à la nature anatomique de cet accident, car il s'agit déjà d'une néoplasie circonscrite, semblable à celles qui se produiront à toutes les périodes de la maladie : hyperplasie fibreuse avec infiltration dense de mastzellen, autour de vaisseaux extrêmement altérés, rétrécis ou oblitérés par l'épaississement de leur paroi. Les spirochètes y fourmillent, et c'est une lésion virulente au premier chef. Ainsi, toute syphilis transmise par inoculation tégumentaire, cutanée ou muqueuse, débute par un « chancre ». Il manque dans les syphilis congénitales ou conceptionnelles, et dans celles-là seulement; il manquerait dans une syphilis inoculée directement dans le torrent circulatoire, mais c'est là un cas inconnu en pratique et peut-être absolument irréalisable : des essais faits récemment pour inoculer la syphilis sous la peau, dans le sang, dans le péritoine des singes (Metschnikoff, Neisser), se sont constamment montrés infructueux. On ne peut donc guère expliquer de cette façon les cas, admis par quelques-uns, de *syphilis d'emblée* débutant par les accidents généraux. La plupart, sinon tous, correspondent à des chancres méconnus.

Le chancre va pendant un temps variable, — six à huit semaines en moyenne, — évoluer pour son compte, comme accident local retentissant seulement sur les ganglions régionaux.

2° Après l'éclosion du chancre, la maladie semble marquer un nouveau temps d'arrêt; des semaines se passent sans qu'apparaissent de nouveaux accidents : c'est ce qu'on appelle quelquefois la **seconde incubation** : elle correspond au travail interne de diffusion infectieuse qui prépare l'*explosion secondaire*. A quel moment se constitue l'infection générale? on admet qu'elle est déjà réalisée à la naissance du chancre, comme le prouveraient l'impossibilité de réinoculer celui-ci et l'inutilité ordinaire de sa destruction. En réalité, c'est là une question controversée et sur laquelle le dernier mot n'est pas dit : nous ne pouvons songer à la discuter. Quoi qu'il en soit, les manifestations visibles ne reprennent qu'au bout de cinq, six semaines, plus souvent au cours de la septième après le début du chancre, 45 jours en moyenne, soit environ 70 après la contamination. Ce temps peut être raccourci, — peu et rarement, — plus souvent prolongé jusqu'à 50 jours et même deux mois, voire trois quand intervient le traitement.

Alors éclatent de nouveaux accidents, foncièrement différents du premier en ce qu'ils sont *multiples* et *généralisés*. Ils ouvrent la **période secondaire**, qui est à proprement parler la période d'*infection généralisée*, celle où la syphilis s'avère maladie virulente de tout l'organisme. C'est la période contagieuse par excellence, celle où se manifeste le plus souvent l'hérédité syphilitique. En règle, ses accidents, qu'ils soient cutanés, muqueux ou viscéraux, ont pour attributs essentiels leur *diffusion*, jointe à leur caractère *superficiel* et *résolutif*.

*a)* Ils consistent avant tout en *éruptions* cutanées et muqueuses dont la première, en général, est d'aspect simplement érythémateux (*roséole*): les autres dérivent de la *papule*, laquelle résulte sans doute d'une embolie microbienne : c'est un plasmome très comparable au chancre, développé dans la partie moyenne du derme ; des lésions épidermiques surajoutées, dues peut-être à des infections secondaires ou à des états cutanés préexistants (séborrhée), peuvent en modifier l'aspect extérieur des façons les plus diverses : d'où l'extrême polymorphisme des éruptions. Chaque fois que l'épithélium est entamé et que la lésion est sécrétante, elle devient un facteur de contagion redoutable. Nous n'insisterons pas ici sur la description des formes éruptives, qui sera faite plus loin en détail.

*b)* Le *système lymphatique*, qui à la période primaire n'était intéressé que localement, réagit ici d'une façon étendue. L'*adénopathie* est, pendant 10 ou 15 mois, un des signes importants de la syphilis secondaire : on doit toujours la rechercher, non seulement dans l'aine, mais à la région cervicale postérieure (où elle est particulièrement fréquente) et antérieure, au-dessus de l'épitrochlée, etc. Sa généralisation est précoce, accompagne ou même précède les premiers accidents. Durs, distincts, roulant sous le doigt, indolents, les ganglions atteints ont, sur une plus petite échelle, les mêmes caractères que le bubon satellite du chancre ; ils ne suppurent jamais, à moins d'une infection secondaire tuberculeuse ou autre, comme on l'observe au cou, à l'aine, à l'aisselle, chez des individus prédisposés. Même sans lésions muqueuses, les *amygdales* sont fréquemment hypertrophiées, surtout chez la femme. La *lymphangite* génitale, au contraire, se voit plutôt chez l'homme, sous forme de cordons et de nodosités indurés comme le chancre. Enfin, lorsqu'on pratique l'exploration méthodique de la *rate*, on la trouve presque constamment tuméfiée au début de cette période.

*c)* Si les éruptions cutanées sont d'ordinaire les manifestations les plus frappantes de la syphilis secondaire, elles ne sont pourtant pas les seules, et pas plus que les autres maladies infectieuses, la syphilis n'est exempte de phénomènes fonctionnels et généraux : leurs paroxysmes concordent plus ou moins avec les poussées cutanées, ils sont marqués notamment au moment de la première.

La *fièvre* serait peut-être constante, si l'on examinait méthodiquement la température ; en réalité, on ne la constate qu'exceptionnellement, en sorte qu'on donne même pour caractère des éruptions syphilitiques leur apyrexie. Dans certains cas pourtant, l'infection de l'organisme s'accompagne d'une fièvre intense, pouvant aller jusqu'à faire songer à la fièvre typhoïde (*typhose syphilitique*). Elle ne correspond à aucune localisation viscérale : mais par contre, il existe des altérations hématiques : diminution du nombre des globules blancs et de leur teneur en hémoglobine, leucocytose légère. Cette *anémie* est un des signes les plus remarquables de l'invasion fracastorienne, surtout chez les femmes, qui sont souvent pâles, un peu amaigries ; la *dénutrition générale* s'accuse en outre par la fatigue, les palpitations, la courbature, l'énervement pouvant aller jusqu'à un véritable état neurasthénique.

En même temps apparaissent des *douleurs*, dont le caractère le plus remarquable est leur exacerbation nocturne : elles apparaissent le soir, pour durer jusqu'à l'aube et se calmer le jour : ceci, bien entendu, non sans exceptions. Tantôt localisées, tantôt vagues et diffuses, ce sont des sternalgies, des pleurodynies, des myalgies, des arthralgies légères ou intenses : mais la plus importante est sans contredit la *céphalée*, dont la fréquence est extrême. Constrictive, gravative ou lancinante, la céphalée secondaire est profonde, diffuse, parfois continuelle, plus souvent vespérale et nocturne, toujours plus marquée la nuit. Son intensité va d'ailleurs de la simple lourdeur de tête à la souffrance atroce au point d'amener un délire furieux. Non traitée, elle dure quelques jours, quelques semaines, voire plusieurs mois : traitée, elle cède facilement. Elle ne comporte pas le pronostic fâcheux des céphalées tertiaires ; elle peut néanmoins s'accompagner de vertiges, causer l'insomnie, empêcher tout travail et réagir fâcheusement sur le moral et sur l'état général. L'*insomnie* s'observe aussi sans céphalée.

Les douleurs revêtent encore la forme de *névralgies* (trijumeau, intercostaux, sciatique) avec ou sans signes de névrite. Dans quelques cas, les troubles nerveux deviennent plus graves, et les *myélites syphilitiques* sont loin d'attendre toujours la période tertiaire. Il en est de même des *lésions de l'œil* et des organes des sens : l'*iritis* est une manifestation généralement précoce.

La douleur osseuse peut reconnaître pour cause un point de *périostite* sensible à la pression et marquée par une tuméfaction localisée d'un os du crâne, du tibia, d'une côte, etc. En dehors des arthralgies simples, mais beaucoup plus rarement, les *articulations* sont sujettes à l'hydarthrose, à l'arthrite subaiguë pseudo-rhumatismale ; les synovites tendineuses sont plus fréquentes chez la femme que chez l'homme. La *myosite* est une rareté.

Les viscères internes ne sont pas toujours épargnés : les *néphrites* et les *ictères* secondaires sont loin d'être rares, les *troubles génitaux* plus fréquents encore. Nous n'avons pas à entrer plus avant dans la description de ces affections viscérales : elle est faite dans d'autres articles de cet ouvrage.

La première éruption est d'ordinaire la plus généralisée. C'est elle aussi qui s'accompagne le plus volontiers de phénomènes généraux; comme nous l'avons vu, ils sont couramment peu marqués, assez peu même pour passer inaperçus, et l'éruption se développe d'autant plus insidieusement qu'elle ne détermine ni prurit, ni douleur. Elle dure plus ou moins, se faisant par poussées successives en nombre infiniment variable. A partir de ce moment, la maladie procédera par poussées analogues, tantôt subintrantes, tantôt séparées par de longs intervalles, sans que leur apparition soit soumise à aucune règle connue. Finger est le seul auteur qui assigne aux récidives, dans les cas non traités, une date à peu près réglée (6 mois, puis 9, enfin 12 ou 15 après l'infection). Il n'est pas rare que la première éruption soit la seule, et que la maladie semble terminée après elle; elle peut même être réduite à presque rien, voire manquer complètement, ce qui d'ailleurs ne met pas à l'abri des accidents tardifs. Les récidives sont en général plus discrètes que la première poussée; elles tendent, à mesure que la maladie vieillit, à se circonscrire et à se grouper, à devenir figurées. Leurs caractères se rapprochent alors jusqu'à un certain point de ceux des éruptions tertiaires.

Si le début de la période secondaire est assez net, sa fin, par contre, ne peut être précisée, d'autant que parfois des accidents de caractère tertiaire empiètent sur elle. En évaluant approximativement cette période à deux ou trois ans, il ne faut pas oublier qu'on a vu des accidents d'aspect secondaire revenir cinq, dix, vingt ans après le chancre, et que de tels accidents sont contagieux; que la transmission héréditaire se produit également à une époque extrêmement tardive.

3º C'est en général à partir de la 3º ou 4ᵉ année, alors que la disparition des accidents secondaires laissait au malade l'illusion d'une guérison complète, que surviennent les **accidents tertiaires**. La période qui va de la 2ᵉ à la 5ᵉ année est considérée comme la plus dangereuse à ce point de vue; mais si le péril diminue ensuite, si le chiffre qui exprime les chances du tertiarisme est réduit de moitié vers la 10ᵉ année, des 3/4 vers la 20ᵉ, il n'en est pas moins vrai que des récidives se montrent après 40, 50 ans et plus. Inversement, le tertiarisme peut être précoce, suivre de près le chancre et s'entremêler avec la période secondaire. Hâtons-nous d'ajouter qu'il peut encore ne se manifester jamais, et que fort heureusement c'est même la règle, puisque, sur 100 syphilitiques, 15 à 20 seulement en subissent les atteintes.

Quant aux causes qui régissent ces différences, elles nous échappent à peu près complètement. La malignité plus ou moins grande du virus entre certainement en ligne de compte, mais l'intensité des symptômes secondaires n'a aucune valeur pronostique à ce point de vue; souvent des syphilis malignes qui labourent tout le corps, s'éteignent définitivement, cette première explosion passée; tandis que les retours tardifs sont fréquents après des syphilis bénignes, réduites au chancre et à une roséole à peine visible, ou restées complètement méconnues. On a attribué à certaines formes sèches de syphilides une gravité d'avenir plus grande qu'aux formes humides (Mauriac, Finger). — L'alcoolisme et toutes les causes de déchéance

# Syphilis.

physique, l'âge avancé lors de la contamination, semblent jouer un certain rôle ; les altérations antérieures ou les irritations externes, le surmenage fonctionnel (système nerveux) paraissent appeler les localisations. La plus nette parmi les causes favorisantes, — encore qu'elle ait prêté à mainte controverse, — est l'insuffisance ou l'absence du traitement, les accidents ultérieurs étant certainement beaucoup plus rares chez les malades traités *sérieusement* et *dès le début* de l'infection (époque où s'amorcent peut-être déjà les localisations futures).

Contrairement aux accidents secondaires, les accidents tertiaires sont des atteintes *localisées*, mais *profondes* ; leurs lésions se groupent volontiers, affectent des dispositions figurées ; elles laissent des traces indélébiles. *Anatomiquement*, elles représentent encore des infiltrations embryonnaires accompagnant des lésions vasculaires importantes, des « plasmomes » tantôt circonscrits et nodulaires, tantôt diffus ; mais il ne s'agit plus de néoplasies résolutives, disparaissant sans altérer les tissus : elles évoluent soit vers la *sclérose* et la production du tissu fibreux, soit vers la *caséification* qui caractérise les *gommes*. Les deux processus s'associent du reste presque toujours, en proportions variées.

Quant à leur *marche*, elle est absolument irrégulière et capricieuse. Sur tel ou tel point de l'organisme, apparaît à une date quelconque, sans cause connue, une manifestation inopinée. Elle guérit définitivement, en un temps variable ; ou elle s'accompagne d'autres manifestations analogues, dans le voisinage ou à distance ; ou les accidents se reproduisent pendant quelques années, pour cesser à jamais ; d'autres fois ils se succèdent sans répit, ou récidivent après un long repos. On les voit affecter une même région, où ils se répètent à intervalles variés (*syphilis régionales* d'Hallopeau). A tout moment, s'ils affectent un organe essentiel, ils peuvent tuer le malade.

D'ailleurs, comme la syphilis secondaire, la syphilis tertiaire porte son action soit sur les téguments, — peau, tissu sous-cutané et muqueuses, — soit sur les organes internes. Mais l'importance relative de ces deux ordres de manifestations n'est plus la même. Ce sont les *manifestations viscérales* qui font l'extrême gravité de la syphilis tertiaire. Les plus fréquentes portent sur le système nerveux, le larynx, le foie, le système artériel, les os ; ensuite viennent les poumons, le cœur, l'appareil digestif, les organes générateurs ; aucune partie du corps n'est à l'abri. Mais ces manifestations viscérales sont étudiées, dans le courant de cet ouvrage, parmi les maladies des organes correspondants. C'est là qu'on les trouvera, et nous n'aurons à nous occuper que des *manifestations tégumentaires*. De même que nous avons vu les éruptions secondaires dériver presque toutes de la papule, de même les éruptions tertiaires dérivent du *tubercule syphilitique*, nodosité analogue, reliée d'ailleurs à la papule par une série de formes intermédiaires, mais plus profondément enchâssée dans le derme et surtout aboutissant à la formation d'une cicatrice, — soit qu'il se sclérose sans s'ulcérer (*tubercule sec*), soit qu'il subisse la fonte caséeuse (*tubercule ulcéré*) ; il se rapproche alors des *gommes* proprement dites, qui sont les infiltrats sous-cutanés.

Ajoutons qu'à une époque très tardive (de la 5ᵉ à la 18ᵉ année) et surtout dans des cas traités, on observe parfois des éruptions d'un caractère atténué, présentant la circonscription, la forme géométrique, la ténacité des éruptions tertiaires, mais superficielles et résolutives comme les éruptions secondaires : ces *érythèmes tertiaires*, d'ailleurs rares, mériteraient, pour certains auteurs, d'être classés à part sous le nom d'*accidents quaternaires*.

4° On observe chez les syphilitiques ou leurs descendants un certain nombre d'accidents dont la relation avec la syphilis ne peut guère être niée, et que pourtant leurs caractères cliniques et anatomiques, leur résistance aux traitements spécifiques semblent séparer nettement des manifestations syphilitiques proprement dites : telles sont la leucoplasie buccale, le tabes et la paralysie générale, diverses malformations héréditaires, etc. Fournier les a désignées sous le nom d'**affections parasyphilitiques**, mot qui a le défaut de cacher seulement notre ignorance de leur nature. Il s'agit probablement de faits dissemblables entre eux quant à leur origine, réellement syphilitique pour les uns quoi qu'il en paraisse, simplement dystrophique pour les autres, exigeant au surplus pour chacun des recherches plus approfondies.

LE CHANCRE SYPHILITIQUE. — Le chancre, premier accident de la syphilis, débute par une petite papule rougeâtre, de consistance ferme, qui grandit et s'érode à sa surface : lorsqu'on l'observe, elle a généralement pris les caractères du chancre adulte. Celui-ci, malgré son nom, est moins une ulcération qu'une *exulcération* reposant sur une *induration* circonscrite (*chancre induré*) qui est le « plasmome ». Sur la peau découverte, il se dissimule sous une *croûte* noirâtre, ecthymateuse; elle manque là où ne peut se dessécher la sécrétion séro-purulente, mêlée de sang, qui lui donne naissance. On voit alors de suite une *exulcération*, grande comme une pièce de 20 ou de 50 centimes et de forme régulièrement circulaire ou ova-

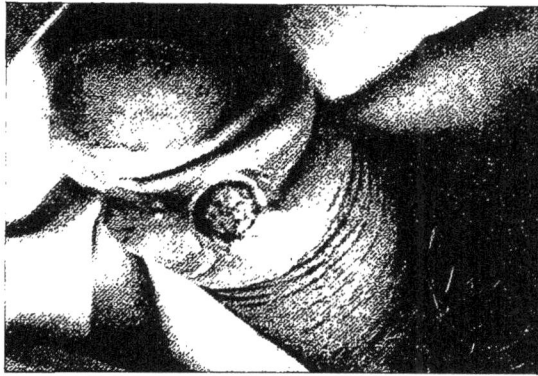

Fig. 26. — Chancre induré. Malade de Jeanselme. Photographie de Noiré (Sabouraud).

laire, à moins que la configuration des parties ne s'y oppose : ainsi, dans les plis, elle devient fissuraire, ou se compose de deux segments adossés « en feuillets de livre ». Son bord, bien que nettement dessiné lorsqu'on l'a bien nettoyé des produits croûteux ou pseudo-membraneux qui le cachaient, n'est pas taillé à pic : à peine érodé, il est de niveau avec la peau saine avoisinante. Avec celle-ci se continue donc l'exulcération, plane ou descendant en pente douce vers son centre un peu plus creux. Détergée, sa surface est lisse, vernissée, peu sécrétante, rouge foncé ou couleur de

# Syphilis.

chair musculaire. Mais souvent une couenne la masque, d'un blanc sale de vieux lard, adhérente surtout au centre, détachable par ses bords : ceux-ci n'atteignent pas toujours le pourtour de l'ulcération, d'où un aspect en cocarde. L'avulsion de la couenne, les frottements un peu rudes font sourdre sur toute la surface érodée une rosée de sang noir (fig. 26).

L'ulcération repose sur une base indurée, d'ordinaire nettement arrondie comme elle et la dépassant légèrement : une saillie mousse en marque souvent la limite pour l'œil. Au toucher, l'induration, quand elle est marquée, donne la sensation d'un nodule presque cartilagineux, inclus dans le derme ; est-elle moindre, elle fait penser à une rondelle de parchemin, de papier mince : il faut alors, pour la percevoir, saisir le chancre par les deux extrémités d'un de ses diamètres en le soulevant légèrement, ou bien le rouler entre deux doigts. Quoi qu'il en soit, elle n'est nullement proportionnelle à l'ulcération, et l'on voit des érosions minimes reposer sur une induration intense et diffuse, alors que certains grands chancres ulcéreux sont à peine indurés.

L'aspect du chancre est fort peu inflammatoire ; hormis certaines régions, où il s'entoure d'un empâtement ou d'un œdème plus ou moins diffus, ou qui sont soumises à des irritations fréquentes, la peau est saine autour de lui. Il est remarquablement indolent, lorsque des causes extérieures (frottements, tiraillements, contact de sécrétions diverses) ne viennent pas l'enflammer.

En général, le chancre a atteint en 8 ou 10 jours son parfait développement ; deux ou trois semaines plus tard, la couleur foncée fait place au rose des bourgeons charnus, la perte de substance se comble et l'épiderme se reproduit de la périphérie vers le centre. La cicatrice est nulle ou peu visible, même dans les variétés ulcéreuses ; une macule pigmentaire persiste souvent plusieurs mois. Les indurations prononcées mettent des semaines, voire des mois à disparaître ; parfois elles s'ulcèrent de nouveau (*chancre redux*) ; ou bien de nouveaux accidents, à la période secondaire, vont se développer *in situ*.

**Variétés objectives.** — Le chancre serait facile à reconnaître, s'il affectait toujours les caractères qui viennent d'être décrits ; en réalité, son aspect est des plus variables. Et d'abord, le *nombre* des lésions, unique le plus souvent, est dans un tiers des cas multiple, 2, 3, 4 ; on en a vu 19, 25 et plus, surtout lorsque des affections antérieures, la gale, par exemple, fournissaient des portes d'entrée nombreuses : elles sont alors groupées ou éloignées ; se développent simultanément ou à 3, 4, 5, rarement 10 ou 15 jours d'intervalle. — Les *dimensions* de certains chancres atteignent celles d'une pièce de 1, de 2 et même de 5 francs (*chancres géants*), tandis que d'autres au contraire sont plus petits qu'une lentille (*chancres nains*) et méritent alors parfois la qualification d'*herpétiformes*. — Une *ulcération* entamant le derme remplace souvent la simple érosion creuse même en profondeur (*chancres ulcéreux* et *térébrants*) ; d'autres fois, au contraire, l'érosion reste absolument superficielle, rosée, d'autant moins visible que l'induration manque (*chancres érosifs*). En certains cas, au moins pendant quelques temps, l'érosion manque complètement sur une induration qui forme une papule lisse, cuivrée. L'*induration* n'est pas moins variable, quelquefois à peu près nulle. Le chancre est ou non saillant (*chancre papuleux*), nous l'avons vu *diphtéroïde* ou *ecthymateux, fissuraire*; il peut devenir *hypertrophique* ou *végétant*.

Enfin des *complications* en modifient encore l'aspect : *inflammation*, avec rougeur, sécrétion purulente, gonflement circonvoisin, sensibilité; — *phagédénisme*, rare d'ailleurs; — *gangrène*; — coexistence de *chancre simple* (*chancre mixte* : V. CHANCRES). On conçoit que toutes ces circonstances modifient l'évolution du chancre et influencent sa durée, qui est de six à huit semaines en moyenne.

**Lymphangite et adénopathie.** — Parmi les signes *essentiels* du chancre, il faut compter l'*adénopathie* qui l'accompagne à peu près constamment. Un premier ganglion, celui qui reçoit les lymphatiques du point malade, devient dur et volumineux; puis ses voisins sont atteints à leur tour, constituant la « pléiade » de Ricord : gros, résistants et roulant sous le doigt comme des billes, indolents, sans empâtement périphérique, ils ne suppurent pas, sauf le cas d'infection surajoutée; ils survivent au chancre et se confondent avec l'adénopathie secondaire plus généralisée, mais même alors leur volume permet parfois de retrouver le siège d'un chancre guéri.

Les *lymphatiques* correspondant au chancre s'indurent parfois, sous forme de cordons moniliformes perceptibles à la palpation, sans changement de couleur visible.

**Variétés de siège.** — Le siège est pour beaucoup dans les variétés d'aspect des chancres. Les chancres sont *génitaux* ou *extra-génitaux*, ceux-ci relativement fréquents, puisqu'on en compte un pour huit ou neuf des premiers.

Les *chancres génitaux de l'homme* occupent le gland (petits chancres érosifs, souvent herpétiformes), la rainure (très indurés, parfois ulcéreux), le limbe du prépuce (chancres fissuraires, souvent compliqués de phimosis), sa face interne (chancres érosifs, à induration lamelleuse, se soulevant « en volet » quand on découvre le gland), le filet, le méat et la fosse naviculaire, voire l'urètre (c'est alors surtout l'induration qui est perceptible, et l'écoulement que la malaxation rend sanguinolent), le fourreau (chancres ecthymateux, souvent peu indurés), le scrotum et le pubis. Ceux de la *femme* ont pour siège le plus fréquent les grandes lèvres (chancre typique, avec œdème ligneux diffus), puis les petites (chancre érosif, quelquefois induration diffuse) et la fourchette (chancre érosif à guérison rapide), moins souvent le col de l'utérus, où ils restent facilement inaperçus (érosion papuleuse avec enduit diphtéroïde, guérison rapide), le clitoris (érosion avec induration parcheminée ou dureté diffuse), le méat et l'urètre, l'entrée du vagin (chancres petits, érosifs, vite guéris), rarement le vagin lui-même.

Les *chancres extra-génitaux* ont une prédilection pour la région céphalique, et surtout la bouche : les lèvres d'abord (chancres érosifs, fissuraires, ou plus souvent volumineux et indurés, voire hypertrophiques), puis la langue (érosifs, papulo-érosifs, ulcéreux ou avec induration diffuse de la pointe), les amygdales (chancres diphtéroïdes, quelquefois ulcéreux, avec phénomènes généraux), plus rarement la gencive, le palais, le pharynx, la muqueuse des joues: puis vient l'œil : bord ciliaire (saillie allongée, dure, saignante), peau de paupières, ou conjonctive (érosion plate avec conjonctivite, chancre « en branches de compas » du petit angle, chancre très induré et souvent épithéliomatoïde du grand angle, le plus fréquent) ; enfin le visage, le cuir chevelu, les oreilles.

Aux membres supérieurs, le chancre siège surtout aux mains, particulièrement aux doigts (chancre en croissant péri-unguéal, chancre panaris avec tuméfaction douloureuse, etc.) ou au lieu d'élection de la vaccination (chancre vaccinal); au membre inférieur, il est rare. On l'a observé au cou, au tronc, mais plus souvent au sein (chancres croûteux, érosifs, fissuraires en croissant, herpétiformes) ou dans la région anale ou périanale (érosion ovalaire, chancre en feuillets de livre, — douleur à la défécation), très rarement dans le rectum.

Nous n'insistons pas sur ces points, traités avec les affections des diverses régions.

**Diagnostic du chancre.** — Le diagnostic du chancre est facile lorsqu'il présente tous ses caractères typiques (érosion ronde, induration, adénopathie, etc.), mais nous avons vu qu'il n'en est pas toujours ainsi. Certains chancres génitaux ont des caractères si atténués qu'on peut les prendre pour des éléments d'*herpès* (petites vésicules, pouvant confluer en érosions polycycliques avec enduit blanc crémeux, sans induration sauf le cas d'irritations surajoutées, sans adénopathie typique, etc., — v. c. m.) ou de *balano-posthite* érosive circinée (érosions multiples, macropolycycliques, extrêmement superficielles, à fond rose, suppurantes, sans aucune induration), voire avec une *excoriation* traumatique. Les chancres ulcéreux au contraire peuvent être difficiles à distinguer de *chancres simples* (incubation courte, bords à pic, fond vermoulu, aspect inflammatoire, sensibilité, adénopathie nulle ou inflammatoire : V. CHANCRES où est décrit le *chancre mixte*). L'*ecthyma* galeux du fourreau, les *folliculites* simples (notamment sur les organes génitaux de la femme), les *abcès périurétraux* de l'homme, l'*épithélioma* du gland (aspect végétant, bord épais, saignement plus abondant, suppuration, induration plus diffuse et moins élastique, évolution lente, au besoin biopsie), les *ulcérations tuberculeuses* (bords livides, déchiquetés, taillés à pic, fond inégal, points jaunes), sont autant de causes d'erreur, d'autant plus difficiles à éliminer dans certains cas qu'elles peuvent coïncider avec un ou plusieurs chancres. Le siège caché de l'accident primitif peut le faire méconnaître ou confondre avec d'autres affections : ainsi le chancre urétral le sera avec une *blennorragie* (écoulement mieux lié, ne venant pas d'un seul point induré, ne devenant pas sanguinolent par les manœuvres extérieures, gonocoques); le chancre sous-préputial avec phimosis ne sera guère reconnu des affections précédentes ou des *végétations* que par sa consistance perceptible extérieurement, par l'aspect régulièrement infiltré et rouge sombre du prépuce, par l'adénopathie; le chancre du col utérin sera méconnu ou pris pour une érosion de *métrite*.

Les chancres extra-génitaux prêtent encore plus facilement à l'erreur et en imposent, suivant leur siège, pour des *plaies* banales, des *panaris*, des éléments d'*ecthyma*, des ulcérations *tuberculeuses*, *épithéliomateuses* ou autres, des *folliculites*; le chancre amygdalien est souvent d'un diagnostic malaisé avec la *diphtérie* et plus encore avec l'*angine de Vincent*.

Dans tous ces cas, l'apparition des lésions secondaires vient en général lever les doutes. Mais les lésions syphilitiques elles-mêmes peuvent être confondues avec le chancre : ainsi certaines *érosions* ou *papules secondaires* lui ressemblent beaucoup; elles ne sont pas indurées en général, et s'accompagnent d'autres accidents. Les lésions *tertiaires*, les *gommes* notamment, peuvent simuler le chancre d'encore plus près : le syphilome chancriforme n'est pas absolument rare, de la 2ᵉ à la 5ᵉ année, et surtout au point même où siégeait le chancre : ce sont des gommes chancriformes qui, le plus souvent, ont fait croire à des réinoculations syphilitiques; elles sont plus profondes, leur fond plus irrégulier, elles ne s'accompagnent pas d'adéno-pathie.

La recherche du tréponème est obligatoire aujourd'hui, pour poser ou pour confirmer le diagnostic de chancre syphilitique; l'ultra-microscope permet de la faire extemporanément (V. plus loin, au *diagnostic général*).

LES SYPHILIDES SECONDAIRES. — **Syphilides cutanées.** — Nous avons vu que la première éruption est généralement un exanthème maculeux ou *roséole*, que suivent ou non des poussées *papuleuses*. Outre celles-ci, nous aurons à décrire des troubles dyschromiques, qui constituent la *syphilide pigmentaire*.

*Roséole.* — L'éruption qui marque le début de la période secondaire se développe insidieusement, sans prurit, sauf des cas exceptionnels (alcooliques, nerveux) : c'est par hasard que le malade l'aperçoit, quand ce n'est pas le médecin qui la lui signale. Elle débute par les flancs, les parties latérales du thorax, et s'étend symétriquement à tout le tronc, au cou, aux membres où elle est plus visible sur la face de flexion; elle respecte généralement la face et les extrémités. Elle est formée de taches irrégulièrement rondes ou ovalaires, à grand axe orienté suivant les plis de la peau et mesurant d'un demi à 2 centimètres, assez égales entre elles pour un même cas, tantôt peu nombreuses et clairsemées, tantôt innombrables et serrées sans pourtant se confondre. Leur couleur, au début, est rose, « fleur de pêcher » (Fournier); en vieillissant, elles deviennent plus foncées, vineuses, brunâtres; la pression, qui d'abord les effaçait complètement, laisse alors subsister une teinte jaunâtre. La roséole peut ne durer que quelques jours, mais c'est l'exception. En règle, elle se développe lentement, par poussées successives, met au moins une semaine à atteindre son maximum, persiste plusieurs semaines et s'efface peu à peu, récidivant parfois ou se compliquant d'autres éruptions. Le plus souvent les taches sont *planes*, purement érythémateuses; il n'est pas rare de les voir légèrement saillantes, *ortiées*; d'autres fois, elles sont rendues *granuleuses* par la présence de petites saillies folliculaires.

La roséole peut récidiver à une époque ultérieure, surtout pendant les trois premières années (*roséole de retour*); elle affecte alors la forme de taches peu nombreuses, mais larges, à centre décoloré (*roséole circinée*), formant ainsi des anneaux, des arcs de cercle ou des festons.

Le *diagnostic* de la roséole repose sur ses localisations, son indolence, son absence de desquamation (moins absolue pour les roséoles de retour), qui la distinguent de la *roséole émotive*, du *livedo* (marbrures *a frigore*), des *piqûres* de puces et autres, des *taches ombrées* phtiriasiques, du *pityriasis rosé* de Gibert, des *érythèmes médicamenteux* (copahu, etc.), des *fièvres éruptives* (rougeole, roséole saisonnière, etc.).

**Syphilides papuleuses.** — Les taches roséoliques, nous venons de le voir, peuvent devenir saillantes; si l'infiltration devient plus résistante, de vraies papules sont constituées (fig. 27). La *papule* typique est une élevure cutanée

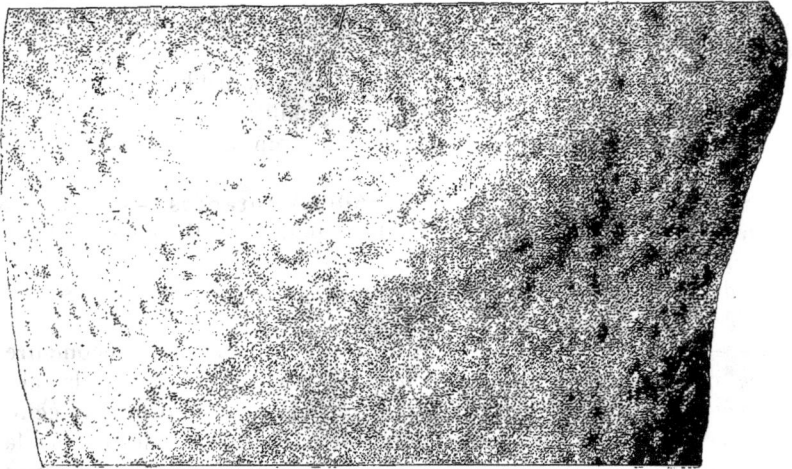

Fig. 27. — Éruption secondaire papuleuse : malade de Hallopeau, musée de Saint-Louis, n° 2022.

large de 5 à 10 millimètres (*papule lenticulaire*), haute d'un demi à 1, de forme géométriquement circulaire, de consistance ferme; sa surface en plateau, légèrement convexe, est lisse et comme vernissée, avec une couleur rouge brun ou jaunâtre plus ou moins sombre (cuivre rouge ou maigre de jambon); au bout d'un certain temps, son épiderme corné desquame et se détache, laissant autour d'elle un fin liséré qui est la *collerette de Biett*. Lorsqu'elle s'affaisse et disparaît, elle laisse à sa place une tache pigmentaire longue à s'effacer. L'éruption papuleuse coïncide avec la roséole, ou se montre à l'état de pureté. Elle récidive à époques variables, devenant, suivant la règle, moins diffuse, — elle affectionne alors le dos, le front, le menton, la nuque, — et tendant à se figurer : les éléments se dépriment au centre, forment des *anneaux* entourant un centre sain, anneaux le plus souvent incomplets, parfois centrés par une papule, ou conjugués en *festons* polycycliques; ils se groupent encore en *bouquets*, en *corymbes* faits d'un semis de petits éléments autour d'une papule mère. Ces formes disciplinées, sauf les petites syphilides orbiculaires des visages séborrhéiques, qui sont précoces (fig. 29), dénotent déjà une syphilis ayant évolué quelque temps. Ajoutons que les syphilides de la troisième ou quatrième année, comme celles des gens âgés, ont une teinte plus sombre, moins animée que les syphilides jeunes : que sur les membres inférieurs variqueux, toutes ces lésions deviennent purpuriques et laissent des pigmentations plus marquées.

Leur *diagnostic* est d'ailleurs facile : aucune éruption papuleuse aiguë (*fièvres éruptives, érythème polymorphe*) n'offre un ensemble de caractères analogues : les petits cercles du *lichen plan* sont aisés à reconnaître. Les *éruptions lépreuses* ne se voient guère dans nos pays.

Certaines papules, d'ordinaire mêlées en petit nombre à une éruption lenticulaire, prennent des dimensions exagérées, *nummulaires* (*papules géantes*). Plus souvent, en certaines régions, les papules s'agglomèrent en placards polycycliques, en *nappes* plus ou moins étendues.

D'autres, au contraire, sont très petites, *miliaires* : en pareil cas, elles prennent presque toujours des caractères spéciaux tirés de leur siège *folliculaire*, et constituent sur le dos et l'abdomen,

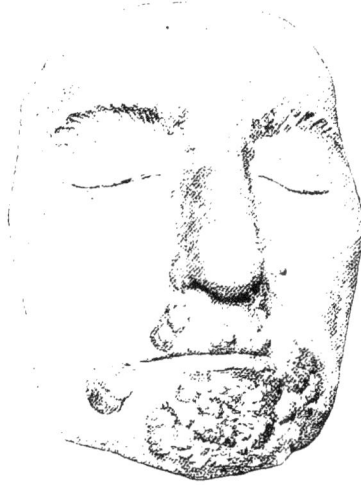

Fig. 28. — Syphilides papuleuses végétantes du menton : malade de Guibout, musée de Saint-Louis, n° 907.

les membres et notamment leurs plis de flexion, voire la face, des éruptions souvent intenses, entremêlées en général de quelques papules lenticulaires rondes (fig. 30). Ce sont des élevures convexes, atteignant à peine la grosseur d'un grain de mil, de consistance cornée et dont la couleur jaunâtre tranche à peine sur celle de la peau normale ; centrées par un poil, elles sont recouvertes d'une squame grisâtre dont l'avulsion laisse voir leur surface luisante à contour net (*syphilides lichénoïdes*) ; plus petites encore, elle se groupent en placards ayant l'aspect de « chair de poule » (*syphilides ponctuées*) : il s'y associe volontiers des éléments papulo-pustuleux *acnéiformes* (fig. 30), qui seront décrits plus bas. Ces éruptions forment une catégorie assez particulière, d'une certaine fréquence et remarquable par son extrême ténacité. Leur *diagnostic* est à faire avec le *lichen* de Wilson, la *kératose pilaire*, le *lichen scrofulosorum*.

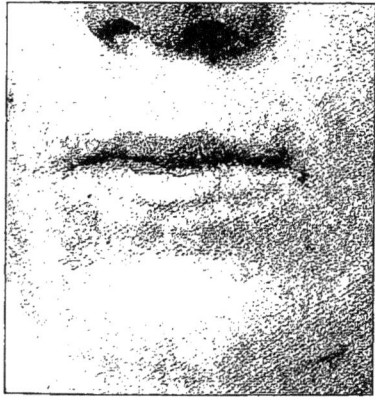

Fig. 29. — Syphilides arciformes. (Darier.)

*Syphilides papulo-squameuses, papulo-croûteuses.* — Comme nous l'avons dit, les lésions de surface, qui viennent couramment modifier l'aspect de la papule syphilitique, ne contribuent pas peu à son extrême polymorphie. La plus fréquente est sans contredit la *squame*, fine ou épaisse, se détachant facilement et découvrant alors la surface vernissée rouge, ou pigmentée ; rarement elle recouvre tout l'élément : adhérente surtout au centre, elle laisse au pourtour un anneau purement papuleux, large ou étroit. Sur certaines papules nummulaires ou sur des éléments figurés, elle prend une importance considérable ; ses lamelles blanches, épaisses, sont si *psoriasiformes* que le *diagnostic* peut en devenir ardu (dans le psoriasis, la papulation a moins d'importance que la squame : celle-ci est feuilletée et recouvre tout l'élément ; après son avulsion, un grattage léger détermine le piqueté sanguin caractéristique). Quand la squame devient plus grasse, quand elle prend les caractères d'une *croûte*, c'est avec les *pityriasis* surséborrhéiques (séborrhéides) que la confusion est possible. Il s'agit d'ailleurs d'éruptions modifiées par une séborrhée préexistante (*séborrhéo-syphilides* d'Hallopeau).

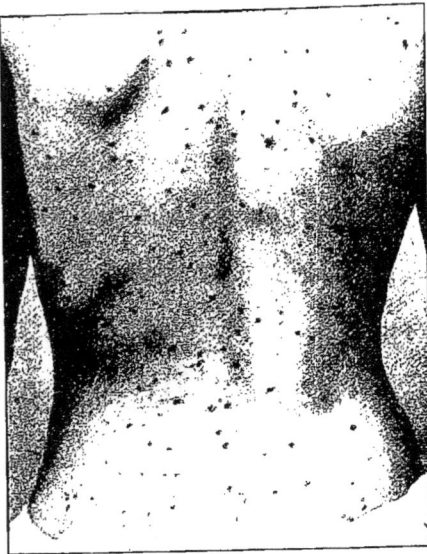

Fig. 50. — Syphilides papuleuses, mêlées de quelques syphilides folliculaires. (Darier.)

On décrit généralement avec les syphilides papulo-squameuses des lésions que Besnier et Thibierge séparent des papules ; ce sont les *condylômes plats* des anciens auteurs, les *syphilides papuleuses plates* de Bazin, les *plaques muqueuses de la peau* de Legendre. Elles sont constituées par une saillie ronde, plate, nettement délimitée et peu élevée sur la peau, variant de la dimension d'une lentille à celle d'une pièce d'un franc et plus. Leur centre est déprimé sur une plus ou moins grande étendue, pouvant ainsi ne laisser qu'un étroit bourrelet circulaire ; il est recouvert d'une squame sèche ou grasse, ou d'une croûtelle brunâtre. Parfois on voit plusieurs éléments disposés concentriquement, en cocarde. Ces plaques siègent surtout aux environs des orifices et aux organes génitaux, puis dans les plis, sur le cou, le menton, le cuir chevelu, la paume des mains. Dans les régions où elles sont maintenues humides par les sécrétions normales ou pathologiques (orifices et régions « intertrigineuses ») leur revêtement corné se détache, leur épithélium macère, elles sont le siège d'un suintement fétide : elles peuvent s'ulcérer, ou devenir bourgeonnantes et végétantes. Elles ne diffèrent alors plus en rien des plaques muqueuses véritables.

*Syphilides papulo-vésiculeuses, bulleuses et pustuleuses ; syphilides ulcéreuses.* — Les *bulles* vraies n'existent guère dans la syphilis acquise. Quant aux *vésicules*, en dehors de syphilides *herpétiformes* et *varicelliformes* très rares, elles sont toujours peu importantes, éphémères, et ne constituent qu'un phénomène accessoire dans les syphilides folliculaires ; il est d'ailleurs difficile de les distinguer des *pustules* qui compliquent les mêmes formes.

C'est au sommet d'une élevure rouge sombre, dure, acuminée, que se fait le soulèvement minime, ne contenant jamais qu'une quantité infime de pus vite desséché et remplacé par une croûte brune ou une squame. Malgré tout, l'élément est d'autant plus difficile à distinguer de celui de l'acné vulgaire, iodique ou nécrotique (surtout au cuir chevelu), qu'il affecte les mêmes localisations : toutefois, sans parler de sa sécheresse, de sa teinte, il s'y cantonne moins, et toute acné à localisations insolites doit attirer l'attention. Le *diagnostic* est encore à faire avec toutes les *folliculites* et avec les *tuberculides* papulo-nécrotiques. D'autres éruptions spécifiques, à pustules plus volumineuses et ombiliquées, sont confondues facilement avec la *variole*.

C'est surtout à une période un peu avancée, que se développent sur les régions pileuses, à la face, près des orifices, etc., les syphilides *impétigineuses* à croûtes jaunes confluant sur des surfaces plus ou moins étendues mais sous lesquelles on retrouve la papule plate.

Enfin, parmi toutes ces *syphilides pustulo-crustacées*, les plus graves sont celles où une *ulcération* remplace vite la formation vésiculo-pustuleuse, qui passe facilement inaperçue. Ce que l'on aperçoit, c'est une croûte noire, d'aspect ecthymateux (*ecthyma syphilitique*). Mince, très adhérente, elle recouvre une surface érodée et suintante ; il ne s'agit alors que d'une sorte de syphilides papulo-croûteuses, disséminées souvent parmi d'autres papules, dans une éruption précoce. Lorsque la croûte plus épaisse, stratifiée, large comme une pièce de 50 centimes et plus, cerclée d'un liséré violet, laisse voir après son arrachement une véritable ulcération circulaire taillée à l'emporte-pièce, il s'agit en général d'une lésion tardive, tendant vers le tertiarisme. Pourtant, dans certaines formes graves qui frappent surtout les alcooliques et les débilités, de pareils éléments (*rupia syphilitique* (fig. 51) constituent la première éruption, à l'exclusion même de la roséole (*syphilide maligne précoce*). Les syphilides ecthymateuses affectionnent les jambes, le cuir chevelu, le front ; mais elles peuvent siéger partout,

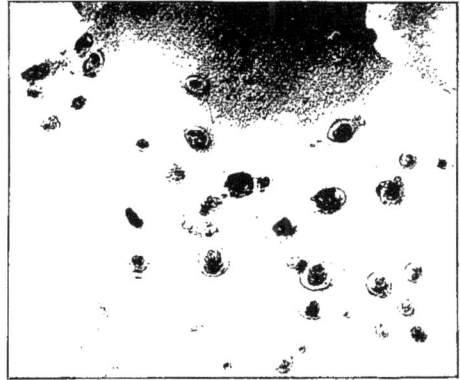

Fig. 51. — Rupia syphilitique. (Darier.)

et ce fait même, leur nombre, leur configuration régulièrement circulaire, leur monomorphisme les distinguent de l'ecthyma vrai.

Ajoutons que, comme d'autres syphilides suintantes, elles peuvent devenir *végétantes*, surtout dans les régions pileuses, et se réunir en groupes *frambœsiformes*.

**Localisations particulières.** — Nous avons eu l'occasion de signaler déjà les syphilides suintantes des *plis*, diverses formes affectionnant les *régions pileuses* (où elles peuvent simuler le psoriasis, l'acné nécrotique surtout) et la *face*; ajoutons à celles-ci les *papules commissurales* (lèvres, paupières et plis divers) divisées en deux par une raghade, et la trainée de petites papules dures, verruqueuses, suivant le sillon naso-génien, qui constituent la *syphilide granuleuse de l'aile du nez*; rappelons que les papules plates sont très fréquentes autour du front, où elles forment la *corona veneris*. Les *syphilides palmaires* et *plantaires* surtout offrent des particularités dues à l'épaisseur de l'épiderme dans ces régions. Elles sont lenticulaires, circinées ou en nappes, formant des taches rondes, cuivrées, qui soulèvent très légèrement l'épiderme à travers lequel elles transparaissent; puis celui-ci s'exfolie, laissant autour d'elles une collerette. Certaines sont hyperkératosiques, comme un disque de corne enchâssé dans la peau. Ces lésions, dénommées improprement *psoriasis palmaire*, ont une grande importance pour le diagnostic (fig. 52). Mentionnons enfin, parmi les lésions si variées et si fréquentes des organes génitaux, — siège par excellence des syphilides, — les *syphilides folliculaires* de la vulve, aboutissant parfois à de petites ulcérations cratériformes.

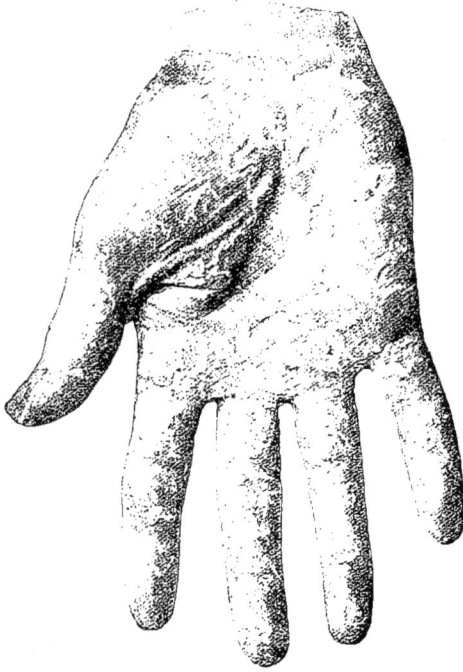

Fig. 52. — Syphilides palmaires psoriasiformes : malade de Hillairet; musée de Saint-Louis, n° 54.

*Syphilide pigmentaire.* — La syphilide pigmentaire (*leucodermie* ou *vitiligo syphilitique, collier de Vénus*) est une lésion très particulière, dont nulle autre pigmentation (sauf peut-être quelques dyschromies observées chez des tuberculeux) ne reproduit l'aspect, et qui tire de ce fait, joint à sa persistance, une haute importance diagnostique (fig. 55). Elle siège presque exclusivement au cou; ce n'est que très rarement qu'on l'a vue s'étendre aux parties supérieures du tronc, à la face de flexion des membres. Elle constitue un réseau maculeux, de couleur bistre plus ou moins foncée, parfois à peine visible si on ne le recherche pas sous diverses incidences de lumière (il y a avantage à l'ombrer légèrement), ayant son maximum sur les côtés du cou; ce réseau, cette dentelle circonscrit des ilots clairs, de couleur normale ou achromiques. (L'achromie, d'après Gaucher, n'appartiendrait pas à la syphilide pigmentaire vraie mais aux « leuco-mélanodermies », reliquats d'éruptions papuleuses.) La syphilide pigmentaire est infiniment plus fréquente chez la femme que chez l'homme, sans être aussi rare qu'on l'a dit, chez les hommes à la peau fine et blanche; elle apparait en général dans le cours de la première année et persiste, malgré le traitement, pendant plusieurs mois, parfois plusieurs années.

**Lésions des phanères.** — La syphilis détermine souvent des *lésions des ongles* et de leur pourtour. L'*onyxis* est un accident précoce, plus fréquent aux doigts qu'aux orteils, frappant, insidieusement et sans douleur, un ou plusieurs ongles. Tantôt leur bord libre devient friable, dentelé, irrégulier (*onyxis craquelé*); tantôt il y a *décollement* partiel ou total; tantôt il se forme dans l'ongle des pertes de substance, des sortes d'ulcérations (*elco-nyxis;*) l'*onyxis hypertrophique*, avec épaississement irrégulier, est plus rare. Le *périonyxis* représente soit une papule squameuse développée sur le côté de l'ongle, ou sous son bord libre (*périonyxis sec*); soit une tuméfaction inflammatoire rouge sombre, douloureuse, rappelant la tourniole, mais

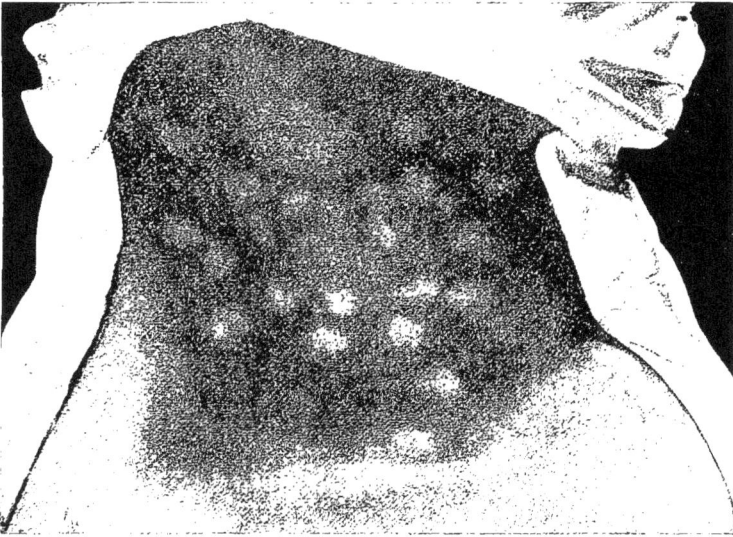

Fig. 35. — Syphilide pigmentaire : malade de Fournier, musée de Saint-Louis, n° 559.

évoluant lentement et ne suppurant pas (*périonyxis inflammatoire*); soit enfin une ulcération creuse, fongueuse et sanieuse, primitive ou succédant à la forme précédente, et aboutissant à la chute de l'ongle (*périonyxis ulcéreux*).

Les *lésions pilaires* sont beaucoup plus fréquentes et plus importantes. L'*alopécie syphilitique* permet souvent, par elle seule, d'établir le diagnostic de sa cause. Elle survient d'ordinaire du 5e au 8e mois, toujours pendant la première année. Elle peut frapper tous les poils du corps, qui deviennent secs et ternes, mais est intéressante surtout au *cuir chevelu*. Son maximum est temporo-pariétal; c'est une alopécie irrégulièrement diffuse, comme si des coups de ciseaux maladroits avaient criblé la tête de *clairières* qui en rendent l'aspect caractéristique. Les *sourcils* sont généralement sabrés de hachures transversales, peut-être plus typiques encore que la localisation à la partie *externe* (« signe d'omnibus » de Fournier), localisation qui appartient également à la kératose pilaire. Une pareille alopécie ne peut donc guère être confondue qu'avec certaines pelades à plaques disséminées, d'autant qu'elle comporte une forme *peladoïde*, où une ou plusieurs clairières arrondies prêtent à l'erreur. Signalons encore, comme moins facile à reconnaître, une variété uniformément *diffuse*, à maximum également temporal. Contrairement au préjugé populaire, l'alopécie syphilitique guérit toujours spontanément.

**Syphilides des muqueuses.** — Le siège sur un tissu plus vasculaire, recouvert par un épithélium plus fin et sans cesse maintenu humide, imprime à toutes les éruptions des muqueuses des caractères particuliers en même temps qu'une certaine uniformité. Les syphilides n'échappent pas à cette loi. La destruction facile de l'épithélium fait que l'érosion y est une règle, d'où le pouvoir infectieux dévolu à toutes les lésions muqueuses spécifiques. Ceci dit, elles dérivent des mêmes formes que les lésions cutanées; nous retrouvons l'érythème et la papule avec ses diverses transformations érosives, végétantes, ulcéreuses.

*Érythème.* — *Syphilide maculeuse.* — C'est la roséole des muqueuses. Elle est formée de macules rouges qui restent isolées, ou fusionnent en 12 ou 24 heures pour constituer des nappes diffuses, souvent accompagnées d'œdème et de sécrétion catarrhale. L'*angine syphilitique* du début n'est pas autre chose. Le gland, le vagin, l'urètre (?) sont sujets à des processus analogues. Le diagnostic ne peut guère s'en faire que par la constatation d'autres signes, quelquefois par celle d'une limitation nette et serpigineuse de l'érythème.

*Syphilide érosive.* — C'est la *plaque muqueuse* proprement dite, la lésion la plus redoutable au point de vue de la dissémination fracastorienne. Nous avons vu que non seulement les muqueuses, mais encore les régions cutanées exposées à la macération (pourtour des orifices, régions périgénitales, plis articulaires, espaces interdigitaux) étaient sujettes à de semblables lésions, à des papules suintantes, souvent agglomérées en placards. Sur les muqueuses, on observe soit des *érosions planes* arrondies ou fissuraires, peu étendues, sans aucune saillie sur la surface qu'elles entament à peine; soit des *papules érosives* rondes ou ovalaires, très légèrement saillantes (1, 2, 3 mm.) larges comme une lentille, une pièce de 50 centimes ou d'un franc, à surface aplatie ou à peine convexe, lisse ou légèrement grenue, sécrétant un liquide séro-purulent d'odeur fade. La coloration des érosions est rougeâtre; mais souvent elles se recouvrent d'exsudats gris-blanc, translucides, qui leur donnent l'aspect assez caractéristique des *plaques opalines*. D'autres fois l'exsudat est plus épais, blanc, constitue une fausse membrane très adhérente, et la syphilide devient *diphtéroïde*.

Ces lésions appartiennent à toutes les époques de la syphilis secondaire. Leur apparition est grandement favorisée par les irritations locales : ainsi celles de la bouche et du pharynx sont incomparablement plus fréquentes et tenaces chez les fumeurs. Aux organes génitaux, elles pullulent également avec une plus grande abondance chez les gens malpropres, mal tenus. Elles se développent parfois *in situ* à la suite du chancre. Elles se réparent rapidement et facilement, mais récidivent avec une non moins grande facilité; dans certains cas, leur opiniâtreté devient désespérante, en dépit du traitement. Elles ne se montrent plus, en général, après la troisième année;

on a vu pourtant, après cinq, dix, quinze ans et plus, se produire des lésions
de même aspect, encore contagieuses.

Le *diagnostic* des plaques muqueuses n'est facile que lorsqu'elles sont
typiques et accompagnent d'autres accidents. On peut les confondre, lorsqu'elles siègent dans la bouche, avec les *aphtes* (érosions lenticulaires
rondes, jaunes, en godet, entourées d'un liséré inflammatoire, douloureuses),
l'*herpès* (contour micro-polycyclique), l'*hydroa* (très syphiloïde avec ses
plaques rondes opalescentes, plus inflammatoires et précédées de bulles) et
les lésions *toxiques* (antipyrine), la *leucoplasie*, le *lichen plan* buccal, les
*érosions* simples traumatiques, dentaires, celles des stomatites (de la *stomatite mercurielle* notamment), etc.; la *glossite marginée*, avec ses grands
cercles variant d'un jour à l'autre, est facile à reconnaître. Au pharynx, les
lésions spécifiques simulent les angines et notamment la *diphtérie*. Aux
organes génitaux, il faut éliminer les *érosions* traumatiques, celle des
*métrites* chez la femme, la *balano-posthite* érosive circinée, le *chancre
simple*, l'*herpès*, qui peut devenir papuleux et saillant. Certaines papules
des organes génitaux s'indurent et peuvent en imposer pour un accident
primitif (*syphilides chancriformes*).

**Syphilides hypertrophiques.** — Dans les régions, cutanées ou muqueuses,
soumises à la macération et aux irritations diverses (vulve, côtés du scrotum,
anus, orteils, etc.), lorsque l'incurie, la malpropreté viennent exagérer
l'action de ces causes nocives, les syphilides papuleuses s'hypertrophient en
tubérosités saillantes, arrondies, de couleur rosée. Elles s'accolent les unes
aux autres, séparées par des sillons d'où suinte un liquide fétide, et forment
ainsi des nappes bourgeonnantes à surface irrégulière, plus ou moins
enflammées et sensibles. Leur forme en placards aplatis, à contours plus ou
moins nettement polycyclique, et dont les éléments ne sont ni villeux ni
ramifiés, permettent de les distinguer des *végétations* vulgaires. Un simple
traitement de propreté les réduit rapidement.

**Syphilides ulcéreuses.** — Les syphilides papuleuses, quelle que soit leur
forme, peuvent sans vésiculation ni pustulation (on a décrit des *syphilides
pustuleuses* des muqueuses, mais elles constituent une rareté) subir une
*nécrose* plus ou moins étendue, d'où les *syphilides papulo-ulcéreuses*. Tantôt
il n'y a qu'un minime point de nécrose purulente au sommet d'une petite
papule brunâtre; tantôt des papules plus volumineuses supportent des ulcérations rondes, taillées à l'emporte-pièce et suppurant abondamment: on les
observe surtout aux organes génitaux féminins et autour de l'anus. La
guérison se fait sans cicatrices.

Il n'en est pas de même des *syphilides ulcéreuses* proprement dites, qui
sont des lésions tardives, relativement rares, et que l'on peut considérer
comme secondo-tertiaires. En général discrètes, au nombre de une à cinq
ou six, elles ont la largeur d'une lentille ou d'une pièce de 50 centimes; leur
forme est arrondie ou dessine un arc de cercle; assez profondes, avec des
bords à pic, un fond lisse, rouge ou jaunâtre, elles donnent une suppuration
notable. Elles se réunissent en nappes, en festons plus ou moins étendus.
D'autres fois, elles deviennent irrégulières, moins nettement entamées et
d'un *diagnostic* beaucoup plus difficile avec les *ulcérations tuberculeuses*,

*néoplasiques*, etc. Leur évolution est lente et torpide; elles laissent des cicatrices plus ou moins visibles.

*Localisations particulières*. — C'est surtout la localisation qui fait varier l'aspect des syphilides muqueuses; certaines formes sont particulières à une région donnée : ainsi, ce n'est qu'au dos de la langue que se voient ces plaques rondes, dépapillées, tranchant par leur aspect lisse sur le « gazon » papillaire (*plaques lisses, fauchées*, etc.). L'étude des lésions locales étant faite dans les divers chapitres consacrés aux organes correspondants, nous nous contenterons d'y renvoyer.

LES SYPHILIDES TERTIAIRES. — **Lésions cutanées**. — *Syphilides tuberculeuses sèches*. — Le tubercule forme une petite tumeur nodulaire, de

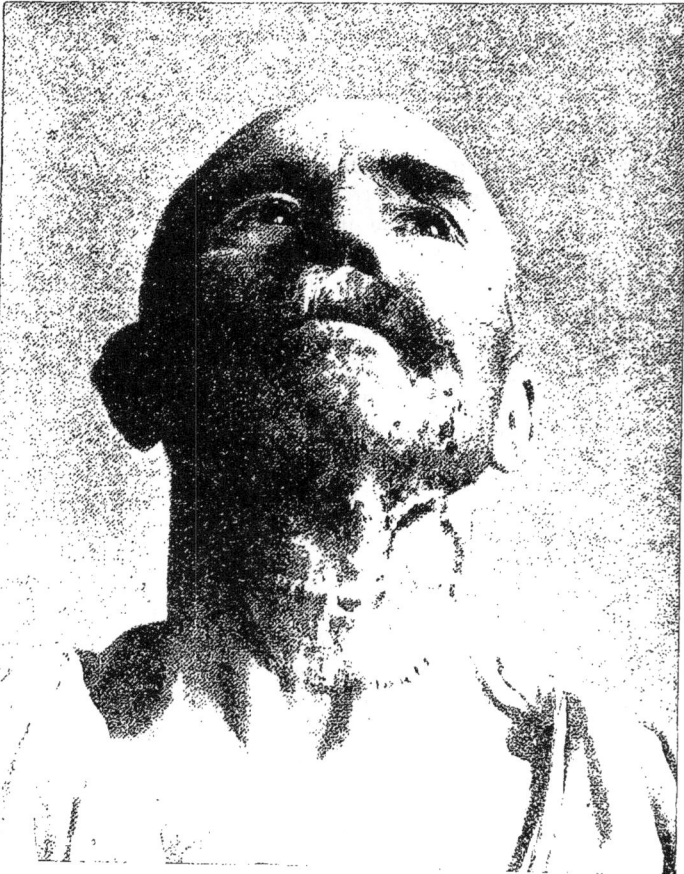

Fig. 54. — Syphilides secondo-tertiaires circinées. (Sabouraud et Noiré.)

volume généralement supérieur à celui de la papule; il dépasse le tégument sous forme d'une saillie convexe, ronde, lisse et comme vernissée, de couleur rouge sombre (jambon fumé) ou un peu violacée; à la palpation on en sent la masse arrondie, ferme et enchâssée dans la peau. Son évolution

est lente. La guérison, parfois spontanée, se traduit par l'affaissement de la
saillie, souvent avec un peu de desquamation. La coloration de la peau
reste longtemps violacée, puis brune ; elle blanchit enfin : même sans ulcération, il reste alors une certaine atrophie cicatricielle.

Parfois le tubercule non ulcéré se complique de squames, de croûtes
superficielles.

L'*éruption tuberculeuse* n'est pas disséminée comme les éruptions papuleuses : elle est localisée, régionale. Toutes les régions d'ailleurs y sont
sujettes, certaines pourtant plus que d'autres : ainsi la face, et surtout le
nez, la lèvre supérieure, le front et la lisière du cuir chevelu ; puis le dos et
la nuque, les régions palmaires et plantaires, la jambe et la face postérieure
des avant-bras. Sur une région donnée, les tubercules sont rarement isolés
ou dispersés : ils se groupent, tantôt sans ordre, en bouquet, « en coup de
plomb » : tantôt et plus souvent, d'une façon disciplinée, géométrique.
Autour d'un gros tubercule s'en forment d'autres moins volumineux ;
lorsque le premier s'affaisse, il reste une lésion annulaire, à centre pigmenté, atrophié ou relativement sain : ainsi se forment les *syphilides circinées*, qui sont celles dont l'aspect est le plus caractéristique (fig. 54). En
général, le cercle est incomplet : c'est un arc, un fer à cheval, un anneau
ouvert. Il grandit de la même façon, par croissance excentrique. S'il en
rencontre d'autres, formés de même, il
en résulte des figures polycycliques, des
festons. Ce n'est pas tout : au centre de
l'une des courbes peut naître un nouveau
tubercule, capable d'évoluer de façon
semblable, d'où l'existence de deux ou de
plusieurs courbes concentriques. L'âge
des éléments étant différent, les uns en
activité, les autres réduits à des pigmentations ou à des cicatrices, — des modifications épithéliales en variant encore
l'aspect (squames sèches ou grasses,
croûtes, etc.), — il en résulte une extrême
polymorphie.

En certaines régions (palmaires et plantaires notamment), les tubercules s'agglomèrent et se confondent en une *nappe
d'infiltration* uniforme, rouge sombre,
plus ou moins épaisse et étendue, lisse,
squameuse ou craquelée, et qui prend
souvent elle-même les dispositions cer-
clées ou figurées des groupes de tubercules. Les tubercules isolés ou en nappes

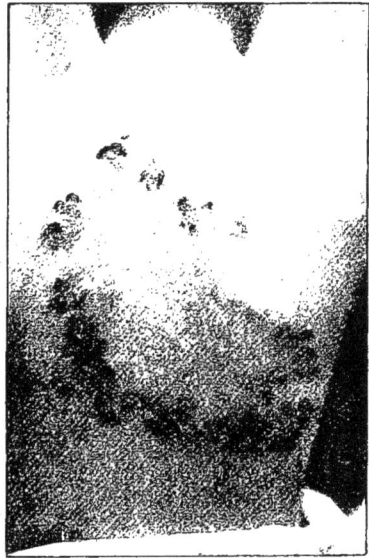

Fig. 55. — Syphilides tuberculo-gommeuses
serpigineuses. (Darier.)

peuvent encore se compliquer d'infiltrations plus profondes : ils reposent
sur une masse diffusément indurée (*syphilome diffus*) et la région est le siège
d'une hypertrophie considérable, à tendance scléreuse, qui amène les déformations les plus disgracieuses : c'est ce qu'on observe notamment aux lèvres.

# Syphilis.

Lorsque les lésions s'étendent d'un côté à mesure qu'elles régressent de l'autre, on a ces *syphilides serpigineuses* qui se promènent pendant des années et labourent ainsi des surfaces cutanées étendues (fig. 55).

Le *diagnostic* des syphilides tuberculeuses sèches repose sur leur couleur, leur infiltration ferme, leur disposition figurée, enfin leur évolution : lente si on la compare avec celle des affections superficielles (*pityriasis circinés, psoriasis,* etc.), elle est par contre rapide au regard de celle d'autres affections, et présente au surplus les plus grandes différences d'un cas à un autre. C'est avec le *lupus* tuberculeux *non exedens* que la confusion est le plus souvent possible. Les tubercules de la *lèpre* peuvent offrir avec ceux de la syphilis les plus grandes ressemblances.

**Syphilides ulcéreuses.** — Que le tubercule cutané subisse la fonte à la façon d'une gomme, ou que, ainsi que le déclare Unna, son ramollissement se fasse à la façon de celui des papules — ramollissement superficiel donnant du pus, et non un liquide gommeux, — il en résulte une *syphilide tuberculo-ulcéreuse.* Tantôt c'est après avoir persisté longtemps à l'état sec, tantôt c'est d'une façon précoce que le tubercule subit cette ulcération; la lésion se recouvre de croûtes et prend la forme dite *pustulo-crustacée* ou *ulcéro-crustacée* dont il a déjà été question.

Épaisse et dure, solidement adhérente à la peau dans laquelle elle est enchâssée, la *croûte* est ronde et d'une largeur infiniment variable, pouvant atteindre et dépasser celle d'une pièce de cinq francs; de couleur noire brunâtre ou verdâtre, marquée de strates concentriques, elle rappelle l'aspect d'une coquille d'huître. Elle recouvre une *ulcération* arrondie, de profondeur aussi variable que sa largeur et dont le fond irrégulier, purulent ou bourbillonneux, est circonscrit par un bord taillé à l'emporte-pièce dans le tissu infiltré, rouge ou violacé.

Le *groupement* des éléments n'est pas moins varié que celui des tubercules secs, dont les localisations préférées sont d'ailleurs les mêmes : on en voit d'isolés, de confluents en ulcérations tréflées ou polycycliques; d'autres dessinent des arcs, des festons. Comme les autres productions tuberculeuses, l'ulcération tuberculo-gommeuse tend à se réparer par son centre, tandis qu'elle s'étend à sa périphérie. Elle aussi prend souvent une marche *serpigineuse.* Lorsque cette extension centrifuge, serpigineuse ou déréglée, se poursuit longtemps et avec ténacité, résistant à des traitements qui arrêteraient en peu de temps des syphilides moins malignes, elle constitue le *phagédénisme tertiaire,* restant ici superficiel (*phagédénisme de surface*), mais que nous verrons dans d'autres cas creuser en profondeur (*phagédénisme térébrant*). — Les nappes tuberculeuses étendues que nous avons décrites peuvent, elles aussi, subir la fonte et se transformer en grandes ulcérations, de forme plus irrégulière quand elles sont vieilles, mais sur le contour desquelles on retrouve presque toujours en quelque point la forme cerclée. Enfin, et toujours comme précédemment, les tissus sous-jacents peuvent subir une infiltration diffuse, dans laquelle se font parfois brutalement de grandes pertes de substance. Au contraire, sur certaines éruptions sèches, figurées ou non, existent seulement çà et là des points ulcéreux et crouteux. Parfois encore, les ulcérations deviennent *végétantes.*

Les points en réparation ajoutent encore à l'infinie variété de ces aspects. Le fond de l'ulcération se déterge, bourgeonne; les bords s'affaissent et donnent naissance à un liséré de réparation qui marche vers le centre. Finalement se forme une *cicatrice* déprimée et gaufrée, qui reproduit la forme régulière de l'ulcère; d'abord rouge, elle présente plus tard une pigmentation notable, qui persiste longtemps à sa périphérie; elle finit enfin par blanchir.

L'*évolution* de ces lésions — toujours aphlegmasique et indolore — présente, au point de vue de sa rapidité, les variétés les plus extrêmes : tantôt torpides, restant des mois sur place, elles deviennent ailleurs actives et extensives, grandissent ou se déplacent d'un jour à l'autre, ou bien encore cheminent lentement, mais persistent pendant des années.

Le *diagnostic* est à faire avec les ulcérations de toute espèce : d'abord avec le *lupus exedens*, comme nous l'avons exposé ailleurs (V. Lupus), — l'*épithéliome*, la *lèpre*, voire la *morve chronique* (inoculation dans le péritoine du cobaye mâle); puis avec des lésions moins graves, *ulcères* de jambe, *ecthyma* (v. c. m.), certaines éruptions *bromiques* et *iodiques* (V. Éruptions artificielles).

**Érythème tertiaire.** — Nous avons vu qu'on observe à une période tardive des lésions cutanées à type érythémateux ou légèrement desquamantes, au-dessous desquelles n'existe qu'une infiltration à peine sensible. Discrètes et localisées à une région, d'ailleurs variable, elles prennent généralement la forme d'anneaux, d'arcs simples ou conjugués. Malgré leur caractère superficiel, elles sont d'une assez grande ténacité. Il ne faudrait pas les confondre avec des éléments de *trichophytie épidermique* ou d'*érythème polymorphe*.

**Lésions sous-cutanées. Gommes.** — La gomme syphilitique naît sous forme d'une tumeur globuleuse grosse comme une noisette, une noix, rarement un petit œuf (on en a vu de géantes), dure et lisse, mobile sous la peau qui n'est nullement modifiée, aphlegmasique et indolente. Elle reste dans cet état (*période de crudité*) pendant plusieurs semaines, plusieurs mois. A un moment donné, sa consistance se modifie (*période de ramollissement*), elle devient pâteuse, puis molle, voire fluctuante; en même temps, elle fait corps avec le tissu voisin légèrement enflammé et adhère à la

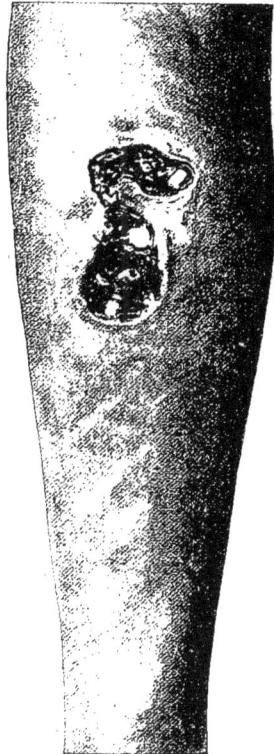

Fig. 56. — Gomme syphilitique : malade de Le Dentu; musée de Saint-Louis, n° 162.

peau qu'elle soulève en un point : celle-ci rougit, s'amincit, devient un peu sensible. Enfin, l'ouverture se fait par un pertuis d'où sort un peu de liquide, soit filant et visqueux, soit purulent ou roussâtre. Mais la tumeur s'affaisse

## Syphilis.

à peine : il reste à l'intérieur un bourbillon blanc jaunâtre, que l'on voit par l'ouverture peu à peu agrandie et qui s'élimine par lambeaux (*période d'ulcération*). L'*ulcération gommeuse* est alors devenue une perte de substance profonde, dont le bord, régulièrement circulaire et entouré d'une aréole brunâtre, est taillé à pic, « en falaise », et dont le fond anfractueux est formé des restes du bourbillon, ou d'une bouillie crémeuse jaunâtre (fig. 57). Quand la gomme s'est complètement détergée, son fond bourgeonne, ses bords s'affaissent, l'aréole disparaît (*phase de réparation*) : finalement se constitue une *cicatrice* indélébile circulaire, lisse et un peu déprimée, d'abord violacée, plus tard brune, enfin blanche, au centre du moins, car sa périphérie reste brune pendant longtemps, parfois presque indéfiniment. Ajoutons qu'à un moment quelconque et même après le début du ramollissement, surtout si le traitement intervient, la gomme peut s'arrêter dans son évolution et se résorber. Quant à sa *durée* totale, elle est étrangement variable, puisque certaines gommes se ramollissent en quelques jours, alors que d'autres durent des années.

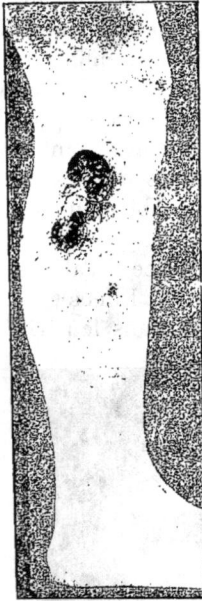

Fig. 57.
Ulcération gommeuse.
(Darier.)

Les gommes sont le plus souvent isolées, siégeant d'ailleurs n'importe où, avec une prédilection pour les jambes et les membres, la tête, puis l'abdomen et le thorax. Il peut en exister simultanément 2, 3, 5, rarement un très grand nombre (160, Lisfranc); elles sont alors dispersées ou groupées en bouquet. Lorsqu'elles confluent, il en résulte des nodules ou des ulcérations « en trèfle » ou polycycliques.

A côté des *gommes circonscrites, en tumeurs*, il existe des *gommes en nappes* formant des infiltrats étalés parfois très étendus, et pouvant eux-mêmes être nettement *circonscrits* ou tout à fait *diffus*: leurs divers points ne sont pas toujours à la même étape de leur évolution, et l'on voit ici un épaississement dur, là un point ramolli ou ulcéré; on conçoit qu'il puisse en résulter des pertes de substance profondes et étendues (fig. 58).

Comme les ulcérations purement cutanées, celles qui ont un point de départ profond peuvent devenir *phagédéniques*; lentement ou rapidement, compliquées d'infections secondaires ou de gangrène, elles peuvent creuser en profondeur, entamer les os sous-jacents (*phagédénisme térébrant*) et causer des délabrements épouvantables.

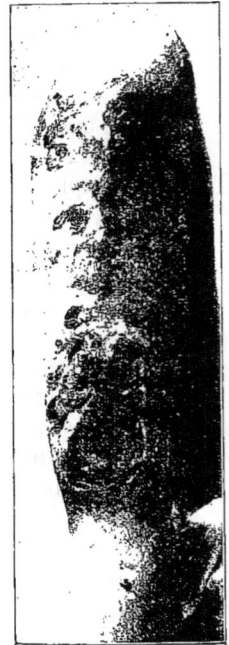

Fig. 58.
Infiltration gommeuse
ulcérée. (Darier.)

Les infiltrats gommeux récidivants peuvent déterminer sur les membres, aux organes génitaux ou à la face (*léontiasis syphilitique*) des *états éléphan-*

*tiasiques* persistants, dont l'origine n'est pas toujours facile à préciser.

Le *diagnostic* des gommes crues est à faire avec toutes les tumeurs sous-cutanées (*lipomes, cysticerques*, etc.), plus particulièrement avec les *gommes tuberculeuses* ou les éléments d'*érythème noueux*. Lorsqu'elles s'ulcèrent, on peut les prendre pour des *abcès*, des *ulcérations scrofuleuses*. Signalons enfin les diverses *mycoses*, — la *sporotrichose* en première ligne, — puis l'*actinomycose*, etc. (v. c. m.).

**Lésions muqueuses et sous-muqueuses.** — Comme pour les lésions secondaires, les conditions spéciales aux muqueuses (finesse, moindre résistance, humidité) influent sur l'évolution des gommes, qui se développent plus rapidement, se ramollissent plus vite et, par suite, n'atteignent pas le même volume que sur la peau.

Les *tubercules muqueux* ne dépassent pas le volume d'un pois : lorsqu'ils l'ont atteint, ils sont déjà transformés en ulcérations cratériformes, à bords infiltrés, rouge brun. Ils se groupent diversement, prenant une marche excentrique ou serpigineuse, laissant des cicatrices pâles et aplaties ou légèrement excavées.

Les *gommes sous-muqueuses*, du volume d'une noisette, s'ouvrent rapidement à la surface, sous forme d'ulcérations lardacées, cratériformes, à bord infiltré, rondes ou festonnées par confluence d'éléments voisins ; elles laissent des cicatrices étoilées.     •

La voûte palatine et le voile du palais sont un siège fréquent d'ulcérations tertiaires.

Les diverses *localisations* de ces poussées sont d'ailleurs étudiées dans les chapitres correspondants, avec les autres maladies de la bouche et de la langue, du pharynx, des organes génitaux, etc.

**Formes de la syphilis.**—**Pronostic.** — L'infinie diversité des manifestations syphilitiques permettrait de décrire presque autant de **formes** qu'il y a de cas. Il est possible néanmoins d'établir des catégories suivant l'intensité des signes et de considérer :

1° Des formes *moyennes* à chancre érosif ou peu creusé, suivi de roséole avec céphalée légère, de poussées papuleuses discrètes.

2° Des formes *légères* où les signes, pour atténués qu'ils soient, n'en sont pas moins, dans certains cas, très récidivants. Dans d'autres cas, ils durent peu. Fournier n'admet guère le chancre sans autre manifestation, bien que la chose soit à la rigueur possible : elle n'est pas très rare lorsqu'un traitement sévère est institué dès le début.

3° Des formes *graves*, annoncées fréquemment, mais non toujours, par un chancre géant, ulcéreux ou très induré : éruptions confluentes, volontiers ulcéreuses, mauvais état général, fièvre, céphalée vive, manifestations osseuses (douleurs, périostoses), articulaires, oculaires, nerveuses. Les signes généraux et nerveux, avec peu de phénomènes objectifs, constituent la « forme nerveuse » de Fournier, propre à la femme.

4° Des formes *malignes anormales*. Dans un premier groupe (*syphilis maligne de modalité secondaire*), avec des troubles généraux graves et même alarmants, se font des éruptions secondaires remarquables par leur intensité, leur durée, leur résistance au traitement : éruptions *papulo-tuberculeuses* très infiltrées, foncées, tenaces, quelquefois purpuriques; éruptions *exfoliatives* rappelant celles de l'herpétide maligne; éruptions *nigricantes* à larges papules confluentes, laissant des macules pigmentaires de plus en plus foncées. — Dans un autre groupe (*syphilis maligne précoce*) se produisent, au milieu de troubles généraux bruyants, des éruptions polymorphes où dominent les éléments infiltrés et ulcéreux, pustulo-crustacés, compliqués de gangrène ; souvent surviennent des gommes et des ulcérations d'aspect tertiaire, des lésions graves osseuses ou viscérales, cérébrales et médullaires notamment. L'état général se détériore progressivement, parfois jusqu'à une cachexie mortelle. Rares aujourd'hui, ces formes, dans leurs modalités les plus sévères, semblent avoir prédominé lors de la grande épidémie de la Renaissance.

Toutes ces variétés, on le voit, ont trait uniquement à la *période secondaire*, et nous avons fait remarquer déjà qu'elles ne permettent pas de préjuger quoi que ce soit relativement aux accidents tardifs. A un autre point de vue, Finger distingue dans cette même période :

1º Des formes *humides*, avec papules hypertrophiques humides des muqueuses, syphilides maculeuses accompagnées de papules suintantes.

2º Des formes *sèches*, psoriasiformes, miliaires et papulo-pustuleuses : celles-ci, remarque l'auteur ne s'accompagnent que de peu de lésions muqueuses, et les papules des organes génitaux y restent écailleuses, même chez les malades peu soigneux. Or, elles se rencontreraient surtout chez des individus peu résistants et témoigneraient d'une infection plus grave; elles exposeraient plus au tertiarisme (Mauriac).

Les formes humides sont plus fréquentes chez la femme.

Pour la *période tertiaire*, elle est si peu réglée dans son évolution, qu'on n'y peut guère établir de formes générales. Tantôt elle se borne à une poussée, portant soit sur un seul, soit sur plusieurs organes; tantôt il s'en produit deux, plus rarement trois ou plus; parfois alors elles frappent toujours le même organe (*syphilis régionales*, d'Hallopeau). Nous avons signalé le *tertiarisme précoce*; on peut lui opposer le *tertiarisme* exceptionnellement *tardif*, s'avérant après 20, 40 ans et plus, et qui est d'ailleurs rare.

Nous en avons assez dit chemin faisant sur le **pronostic**, pour montrer combien il varie suivant les accidents, certains étant bénins, d'autres mortels.

Ce qui fait la gravité générale de la syphilis, ce n'est pas sa période virulente, presque toujours peu sérieuse, mais ses suites tardives; c'est le tertiarisme, dont la menace est toujours suspendue sur la tête du malade; c'est l'impossibilité d'affirmer jamais une guérison définitive. Ce sont encore ces affections dont la nature syphilitique n'est pas absolument démontrée, mais qui sont en tous cas infiniment plus fréquentes chez les syphilitiques : tabes, paralysie générale, anévrisme de l'aorte, etc.

D'ailleurs, la syphilis porte à l'organisme une atteinte sérieuse, modifie profondément les conditions de nutrition du sujet, altère ses vaisseaux : aussi doit-elle toujours être considérée comme une maladie grave.

**Diagnostic général de la syphilis.** — A propos de chacun des signes, nous avons énuméré les principaux problèmes de diagnostic auxquels il donne lieu. Il faut, en effet, autant que possible, savoir reconnaître *objectivement* chaque lésion constatée et la distinguer de celles qui lui ressemblent. Nous ne reviendrons pas ici sur des descriptions déjà faites. Il est utile pourtant de rappeler quelques-uns des caractères généraux qui distinguent les éruptions syphilitiques. Les floraisons généralisées de la période secondaire, souvent polymorphes, apparues sans douleur ni prurit, sont formées d'éléments arrondies, parfois (surtout au bout d'un certain temps) en cercles ou en bouquets, — superficiels et résolutifs, — d'un rouge cuivré ou jambonné « de teinte triste ». Les accidents tertiaires, discrets et monomorphes, sont profonds et destructifs; leurs éléments sont infiltrés, résistants, — de couleur rouge ou brune, suivis de pigmentations notables, — de forme ronde, avec une tendance marquée à se « discipliner » (Fournier), à se grouper en cercles ou plus exactement en fractions de cercle. Cette disposition est un caractère de haute importance ; néanmoins Darier fait justement remarquer qu'elle se rencontre aussi dans d'autres affections (psoriasis, érythèmes, maladie de Duhring, mycosis, lichen plan, lichen scrofulosorum, parapsoriasis en plaques, etc.). La trichophytie cutanée, les pityriasis font plutôt des cercles complets.

Quoi qu'il en soit, le diagnostic objectif d'*un* élément donné n'est pas possible dans tous les cas, et bien imprudent serait, par exemple, celui qui affirmerait la syphilis au vu d'une plaque muqueuse. Dans une détermination si importante et si difficile, les erreurs sont toujours à craindre. Aussi faut-il, chaque fois qu'on le peut, ne se point contenter d'un seul signe, et baser le diagnostic de syphilis *sur un ensemble* : c'est à quoi l'on arrive par l'examen complet du malade, permettant de trouver toutes les lésions actuelles, tous les reliquats de lésions anciennes (cicatrices, etc.); par son interrogatoire (sans y attacher une importance exagérée, car en présence des lésions les plus typiques il arrive trop souvent que les antécédents restent muets); dans quelques cas, par la *confrontation* avec l'auteur présumé de la contagion. Encore tout ceci ne suffit-il pas toujours : faute de lésions actuelles, le diagnostic peut être absolument infaisable et le doute obligatoire. Les méthodes de laboratoire dont nous allons dire quelques mots, donneront peut-être à cet égard des possibilités nouvelles.

Signalons auparavant, comme une des plus précieuses ressources que nous possédions pour le diagnostic, l'*épreuve thérapeutique* par le traitement spécifique ; elle vient presque toujours, par la force des choses, le confirmer ou l'infirmer. Mais il faut savoir que certaines lésions non syphilitiques (épithélioma, lupus) semblent fréquemment, au début, modifiées par le mercure et notamment par les injections de calomel, et que diverses mycoses (actinomycose, sporotrichose) sont guéries par l'iodure de potassium; que d'autre part certaines lésions syphilitiques sont extrèmement rebelles et exigent pour réagir un traitement intensif; qu'enfin le mercure et surtout l'iodure ne sont pas toujours inoffensifs (tuberculoses congestives, épithéliomas) : on exigera donc, pour tirer une conclusion des faits observés, un traitement mercuriel suffisamment sévère ; on ne prolongera celui-ci qu'autant qu'il ne présentera aucun inconvénient, le remplaçant au besoin par un des récents traitements arsenicaux, et dans certains cas (épithélioma) on recourra sans trop tarder à l'examen anatomique.

**Diagnostic de la syphilis par les méthodes de laboratoire.** — Jusqu'à ces derniers temps, les méthodes de laboratoire ne permettaient que d'affirmer, en présence de certaines lésions, l'*existence d'une maladie autre que la syphilis* : soit par l'examen direct des exsudats (gonocoque, bacille de Ducrey, trichophyton, etc.), ou leur culture (mycoses), soit par l'inoculation à l'animal (tuberculose, etc.) ou au sujet lui-même (chancre mou), soit par l'examen d'une pièce biopsique (épithélioma). Ces moyens restent d'un grand secours dans nombre de cas épineux, et *s'imposent* en maintes circonstances.

Mais on sait de plus, aujourd'hui, *déceler directement l'agent causal* de la vérole dans les sécrétions ou les tissus (nous ne parlons pas de l'inoculation, impossible à l'homme, comme on le conçoit, et peu pratique à l'animal) : on peut le colorer, soit dans les exsudats, soit dans les coupes de tissus, ou l'examiner à l'état vivant. Enfin des méthodes ont été proposées qui permettraient le *séro-diagnostic* de la syphilis.

1° *Examen de frottis sur lamelles.* — Nous avons vu quelles sont les lésions dans lesquelles on a quelques chances de trouver des tréponèmes. Sont-elles suintantes, on en recueille directement la sécrétion, sur le bord de préférence et après nettoyage soigneux de la surface; sinon on les gratte, on les scarifie ou on les ponctionne (ganglions); on y place au besoin une petite ventouse ou un petit vésicatoire. La sérosité prélevée est étalée sur lamelles en couche très mince.

Les procédés de coloration sont de plus en plus nombreux. Le classique éosine-azur de Giemsa, après fixation par l'alcool ou la chaleur, colore les tréponèmes en rouge pâle (les autres spirilles devenant bleuâtres et plus foncés), soit à froid en 20 heures (mettre extemporanément XV gouttes de solution du commerce pour 10 c. c. d'eau); — soit à chaud en quelques minutes (X gouttes pour 10 c. c., — renouveler 4 ou 5 fois le colorant versé sur la lamelle, et chauffer chaque fois jusqu'à production de vapeurs). — Nous retiendrons surtout le procédé rapide de Marino-Bottelli. On prépare extemporanément une solution de 0 gr. 15 de poudre de Marino pour 20 grammes d'alcool méthylique; on en met, sur la préparation non fixée, la quantité strictement nécessaire pour la couvrir; après 2 ou 3 minutes on verse dessus, goutte à goutte, une solution d'éosine à 1 pour 20 000, jusqu'à ce qu'elle recouvre l'étendue du frottis; puis après 2 minutes on lave, on sèche, on monte au baume. — Signalons enfin, pour sa simplicité, le curieux procédé de Hecht et Wilenko, qui mélangent la goutte d'humeur à examiner avec une goutte d'encre de Chine et laissent sécher; après une demi-heure, avec l'objectif à immersion, les spirochètes apparaissent brillants sur fond noir.

2° *Coloration dans les coupes de tissus.* — On emploie surtout les méthodes à l'argent réduit, dues à Levaditi. Voici celle de cet auteur : fixation de très petits fragments (1 à 2 mm.) au formol à 10 pour 100 (24 à 48 heures); lavage à l'alcool à 96° (12 à 16 h.), puis à l'eau distillée (quelques minutes, jusqu'à ce que le fragment plonge); — imprégnation par une solution de nitrate d'argent à 1 pour 100, additionnée, au moment de

l'emploi, de 10 pour 100 de pyridine (5 h. à la température de la chambre,
puis 4-6 h. à 50°); lavage rapide dans une solution de pyridine à 10 pour 100
et réduction pendant quelques heures dans la solution aqueuse à 4 pour 100
d'acide pyrogallique, additionnée, au moment de l'emploi, de 10 pour 100
d'acétone purifiée et de 15 pour 100 de pyridine; — inclusion dans la paraffine, etc. Les spirochètes apparaissent d'un noir intense.

3° **Recherche du parasite vivant.** — C'est par l'examen à l'état frais, en
goutte pendante, que Schaudinn avait vu pour la première fois son spirochète; mais cet examen est très difficile par les procédés ordinaires. Au
contraire, la découverte de l'*ultra-microscope* a fait de la recherche des
tréponèmes vivants une méthode extrêmement pratique, permettant notamment de confirmer, dans la majorité des cas, le diagnostic du chancre : on
connaît l'importance d'une certitude immédiate, nécessaire pour l'institu-
tion d'un traitement précoce.

Nous n'avons pas à décrire ici les appareils d'ultra-microscopie, non plus
que leur maniement, qui n'offre rien de particulier à la syphilis. Le matériel
d'examen est recueilli comme ci-dessus, mis sur une lame bien propre,
additionné s'il le faut d'une goutte de solution salée physiologique et recouvert d'une lamelle, en ayant soin d'éviter toute bulle d'air. Une goutte
d'huile est déposée sur la lamelle pour l'objectif à immersion, une autre
sous la lame pour être mise en contact avec l'appareil à fond noir. Celui-ci
aura été préalablement disposé sur le microscope, éclairé, réglé et centré.
La mise au point de l'objectif bien faite, les spirochètes se détachent en
brillant sur ce fond noir, sous la forme de petites lignes ondulées très fines
(avec les caractères décrits plus haut) ou de lignes pointillées scintillantes.
Ils sont animés de mouvements d'autant plus actifs que les parasites sont
plus jeunes : mouvement d'ondulation partant de l'extrémité antérieure et
dans lequel le spirochète semble tourner sur lui-même en hélice, ou coup
de tête plus brusque suivi d'un mouvement analogue de l'extrémité postérieure; il en résulte une translation plus ou moins rapide, avec des changements subits de direction qui font sortir le microorganisme du champ
visible. Avec un peu d'habitude, on reconnaît assez facilement le tréponème
des organismes analogues plus épais, plus réfringents, à spires moins nombreuses, moins régulières et plus larges : tel le *spirochæte refringens*, souvent associé au tréponème pâle dans les lésions génitales; puis le *spirochæte
buccalis*, en double trait avec des nœuds clairs, le *spirochæte denticola* ressemblant fort au tréponème mais beaucoup plus petit, le *spirille des carcinomes ulcérés* épais et irrégulier, le *spirille de l'incent* et celui de la balanite
érosive et de la gangrène nosocomiale, etc., etc. Le *spirochæte pallidula* du
pian a les plus grandes analogies avec le parasite de la syphilis.

4° **Séro-diagnostic de la syphilis.** — La réaction défensive de l'organisme
à la pénétration d'un agent infectieux ou toxique, se traduit par une modification des humeurs, du sérum notamment, lequel acquiert vis-à-vis de
l'élément étranger des propriétés nouvelles : suivant les cas, il le dissout,
l'agglutine, le précipite, etc. Cette *activité* est spécifique, c'est-à-dire ne
s'exerce que sur l'agent particulier qui lui a donné naissance (*antigène*).
On l'explique (et nous ne rechercherons pas si cette explication est conforme

# Syphilis.

à la réalité, ou simplement schématique) par la production de substances immunisantes ou *anticorps* (v. c. m.) spécifiques (lysines, agglutinines, précipitines, etc.). Or leur action sur l'antigène est parfois directement constatable : telle l'agglutination du bacille d'Eberth par le sérum des typhiques. C'est la base de la séro-réaction de Widal. Il semble bien que le sérum des syphilitiques exerce sur le tréponème une action analogue ; mais elle est difficile à rendre évidente, cela pour diverses raisons, dont l'impossibilité actuelle d'avoir des cultures pures.

Il a donc fallu prendre une voie détournée pour rechercher si un sérum renferme ou non des substances susceptibles de dénoncer le virus syphilitique. C'est à quoi Wassermann est arrivé, en mettant à profit les propriétés des sérums hémolytiques, grâce au phénomène découvert par Bordet et Gengou (*déviation du complément*). Nous allons voir en quoi consiste ce phénomène. Il faut savoir tout d'abord qu'un sérum devenu actif vis-à-vis d'un antigène quelconque, perd cette activité par un chauffage à 55° ; mais il suffit, pour la lui rendre, pour la *réactiver*, de lui ajouter un autre sérum quelconque (pourvu que non chauffé), par lui-même inactif. Par conséquent, dans tout sérum préexiste quelque chose que détruit le chauffage à 55°, quelque chose de non spécifique et néanmoins indispensable pour « compléter » la réaction spécifique : c'est l'*alexine*, *cytase* ou *complément*. Inversement, le principe réellement spécifique, l'*anticorps*, n'a pas été détruit à 55° (il ne l'est que vers 80°) ; on l'appelle encore (nous verrons pourquoi) *sensibilisatrice* ou *ambocepteur* (V. ANTICORPS).

Or, lorsqu'un sérum spécifique (= complément + sensibilisatrice) agit sur son antigène (microbe ou autre), celui-ci « sensibilisé » par l'anticorps spécifique (agissant comme une sorte de mordant), *fixe* ou *dévie* le complément, qui dès lors n'existe plus à l'état libre dans le liquide. Le fait implique la présence d'une sensibilisatrice spécifique et va nous servir à la déceler. Prenons pour antigène le microbe de la syphilis, c'est-à-dire, faute de cultures possibles, un extrait d'organe riche en tréponèmes ; ajoutons-y, comme complément, du sérum frais de cobaye. En présence de ce mélange, mettons le sérum à éprouver (préalablement porté à 55° pour éliminer ses propres alexines). Si celui-ci, du fait de la syphilis, renferme des sensibilisatrices spécifiques, il complète ce qui manquait pour la *réaction de fixation*, après laquelle le complément aura disparu : dans le cas contraire, nulle réaction, le complément persiste : reste à le mettre en évidence.

Le moyen en est fourni par un 5° sérum rendu *hémolytique*, c'est-à-dire capable de dissoudre les hématies. Tous les faits exposés ci-dessus s'appliquent à l'acquisition de cette propriété, vis-à-vis d'une espèce donnée, par un sérum qui ne la possédait pas normalement. Le sérum de lapin, par exemple, n'est pas normalement hémolytique pour le sang de mouton, il le devient chez un animal qui a reçu pendant un certain temps des injections d'hématies de mouton. Dès lors, ajouté à de semblables hématies, il les dissout ; mais, chauffé à 55°, il perd cette activité spécifique et ne la récupère que si on lui rend l'équivalent du complément ainsi détruit. Moyennant cette addition seulement, il hémolysera de nouveau les globules rouges : et comme leur dissolution, colorant immédiatement en rouge vif la masse du

liquide, est un fait qui saute aux yeux, on reconnaît de suite si l'humeur
ajoutée au *mélange hémolytique* (hématies + sérum inactivé) contient ou
non le complément. Que la susdite humeur soit celle dont il s'agissait tout
à l'heure (sérum suspect + antigène + sérum de cobaye), on peut conclure
pour ce qui la concerne, — nous venons d'expliquer comment :

> Hémolyse = complément = absence de sensibilisatrice.
> Absence d'hémolyse = absence de complément = sensibilisatrice.

La *réaction de Wassermann* est positive dans le second cas, négative
dans le premier (V. Wassermann).

Dans la pratique, on procède de la façon suivante : Il faut avoir d'avance
tous les matériaux nécessaires, à savoir : 1° l'*antigène* : un foie d'enfant
hérédo-syphilitique, riche en tréponèmes, est lavé, broyé (broyeur Latapie)
ou haché, desséché 24 heures dans le vide et réduit en poudre : 1 gr. de
cette poudre, macéré 24 heures dans 15 gr. d'eau physiologique, puis
décanté ou centrifugé, donne le liquide transparent brunâtre à employer
(on se sert parfois d'extrait frais ou d'extrait alcoolique) ; 2° le *complément*,
sérum frais (il s'altère en 48 heures) du sang obtenu en tranchant les deux
carotides d'un cobaye ; 3° les *globules rouges* de sang de mouton (recueilli
à l'abattoir et défibriné dans un ballon contenant des perles de verre), lavés
à la solution physiologique (Na Cl à 8 ou 9 pour 100) ; 4° le *sérum hémolytique* du sang pris dans la veine de l'oreille, à des lapins préparés préalablement par injections des globules précédents (5 à 4 injections intra-péri-
tonéales de doses croissant de 5 à 20 c. c. de globules lavés) ; ce sérum doit
être chauffé une demi-heure à 55° ; enfin 5° le *sérum à examiner*, puisé à
une veine du bras et chauffé également à 55°.

Ces matériaux prêts, on dispose neuf tubes où se fera la réaction proprement dite. Dans trois d'entre eux, on met, avec le sérum à examiner
(0,2 c. c.) et le complément (0,1), des doses croissantes (0,1 à 0,5) d'antigène, le volume total étant égalisé (1,9) avec de l'eau physiologique ; les
autres reçoivent en combinaisons diverses une partie seulement des mêmes
matériaux, pour servir de témoins : l'activité variable des sérums et des
compléments, la possibilité de fixation par certains antigènes sans complément, etc., sont autant de causes d'erreur contre lesquelles il faut
se prémunir. Des tubes témoins supplémentaires permettent en outre
d'éprouver concurremment un sérum humain normal ainsi qu'un sérum
notoirement syphilitique. Ce n'est qu'après trois heures de séjour à l'étuve
à 37°, qu'on ajoute dans tous les tubes le sérum hémolytique inactivé (0,1)
et les globules (1). Au bout d'une demi-heure environ, on peut lire dans les
trois premiers tubes le *résultat, négatif s'ils se colorent en rouge vif, positif
s'ils restent clairs*. Nous ne pouvons entrer dans plus de détails sur ces opérations, non plus que sur les titrages préalables (au point de vue de leur
activité) du sérum hémolytique, de l'antigène, du complément. Ce que nous
venons de dire suffit à donner une idée de la technique, et à montrer combien elle est complexe et peu à la portée de qui ne possède un laboratoire
puissamment outillé. On a du reste proposé des procédés simplifiés (Bauer,
Foix, Noguchi, etc.), mais ils ne peuvent encore être considérés comme
accessibles à la pratique ordinaire.

## Syphilis cérébrale.

La valeur de la réaction de Wassermann est encore à l'étude. Dans les cas de syphilis avérée, les résultats sont positifs dans une moyenne de 70 à 80 pour 100, alors qu'ils sont presque toujours négatifs lorsque la syphilis ne semble pas en jeu. Pendant l'accident primitif, moins de la moitié des malades réagissent, et encore seulement après le 15ᵉ jour ; dans le tertiarisme, la proportion des cas positifs s'élève à 80 et 90 pour 100. Le traitement mercuriel ne semble pas avoir une grande influence, mais l'arsénobenzol paraît dès à présent en posséder une beaucoup plus puissante. Dans les cas de syphilis latente, Hoffmann et Blumenthal ont trouvé 52 pour 100 de cas positifs, dont plusieurs furent ensuite vérifiés exacts. La réaction s'est montrée positive dans la majorité des anévrismes de l'aorte, dans des aortites et des artérites diverses, dans la presque totalité des cas de paralysie générale et de tabes. On ne peut lui dénier une grande importance théorique, et une certaine valeur pratique pour le diagnostic lorsqu'elle est positive ; les résultats négatifs sont beaucoup moins probants dans le sens contraire.                                          *M. SÉE.*

**SYPHILIS CÉRÉBRALE.** — Les accidents cérébraux s'observent souvent au cours de la syphilis. Ils viennent dans l'ordre de fréquence, immédiatement après les manifestations cutanées et muqueuses. Ils sont un peu plus tardifs et appartiennent, en général, à la période tertiaire de l'infection, c'est-à-dire de trois à dix-huit ans après le chancre (Fournier). Cependant, il n'est pas rare d'en observer de précoces, dès la deuxième année et quelquefois dans les premiers mois : onzième, dixième, huitième, cinquième mois de la maladie. Enfin, tout récemment on a pu observer un certain nombre d'accidents cérébraux survenus dans les premières semaines de l'infection syphilitique. Il existe alors souvent une prédisposition à cette localisation encéphalique : elle éclate surtout chez les sujets surmenés cérébralement avant la syphilis ou pendant les premiers mois de la maladie.

La syphilis frappe le cerveau de deux façons : 1° elle crée des lésions artérielles ; 2° elle forme des gommes ou du tissu sclérogommeux. Chacune de ces lésions se révèle par des symptômes différents. Il y a donc lieu de préciser ces formes anatomiques, puisqu'elles correspondent à des types cliniques divers.

La première forme est l'*artérite syphilitique*. Les artères lésées sont particulièrement celles de la base : le carrefour antérieur de l'hexagone de Willis formé par la carotide interne et ses branches, sylvienne et cérébrale antérieure, le tronc basilaire avec les vertébrales et les cérébrales postérieures (Darier). Les localisations de l'artérite sont multiples, souvent bilatérales et symétriques ; elles sont régionales, segmentaires, départementales. Quel que soit le processus initial de cette artérite, endartérite, périartérite ou panartérite, les lésions évoluent suivant deux processus : bourgeonnant ou ectasiant. Le *processus bourgeonnant* amène l'oblitération et peut causer la mort par simple ischémie cérébrale ; le plus souvent il entraîne le ramollissement cérébral des noyaux gris centraux, de l'écorce (artère sylvienne), du pédoncule, de la protubérance et du bulbe (tronc basilaire), dans ce dernier cas, il produit la polioencéphalite. Le *processus ectasiant* aboutit à l'anévrisme et à la rupture artérielle : l'hémorragie se fait alors au niveau des gros vaisseaux de la base; tronc basilaire, sylvienne, carotide : il y a rarement hémorragie intra-cérébrale, le plus souvent ce sont des hémorragies méningées.

La deuxième forme anatomique de la syphilis cérébrale est caractérisée par les *gommes multiples*, infiltrant les méninges ou par les *gommes isolées* de l'encéphale. *Dans les méningites gommeuses*, on observe un très grand nombre de gommes méningées dans l'épaisseur de la dure-mère ou de la pie-mère, plus rarement à la face externe de la dure-mère : elles ont les dimensions de grains de chènevis, quelquefois de noisettes. Elles occupent la convexité des hémisphères, la base du cerveau (compression du chiasma, des nerfs et des artères de la base) (fig. 59). On peut à côté de ces gommes multiples, observer une infiltration gommeuse diffuse, formant un exsudat gélatineux au niveau du confluent sous-arachnoïdien de la base (pachyméningite syphilitique). Cette infiltration enva-

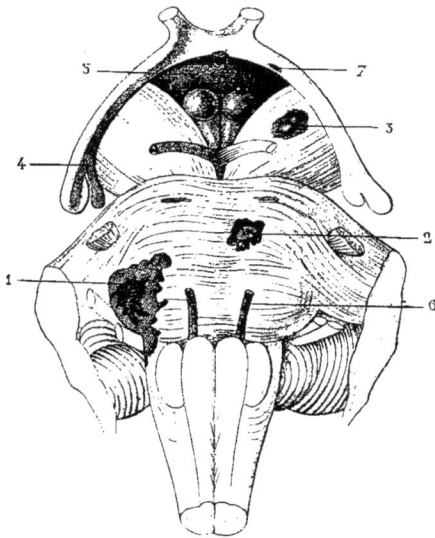

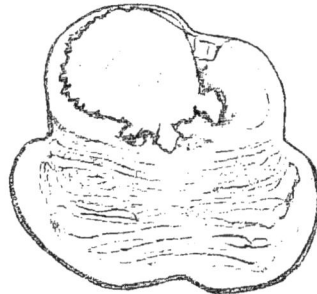

Fig. 59. — Encéphalite syphilitique en plaques circonscrites. — 1. 2. 3. plaques d'un gris jaunâtre pourvues d'un centre jaune, situées sur la protubérance et le pédoncule cérébral gauche. — 4, tractus gris disposés sur la bandelette optique, le chiasma et les nerfs optiques. — 5, plaque grisâtre empiétant sur le bord interne du pédoncule cérébral droit; le nerf de la 3e paire qui en émerge est gris et atrophié. — 6, nerfs de la 6e paire gris et atrophiés. — 7, petites taches d'un rouge vineux uniforme. (D'après Charcot et Gombault.)

Fig. 40. — Gomme syphilitique située à la limite de la protubérance et des pédoncules, en pleine substance nerveuse, au-dessous du tubercule quadrijumeau postérieur. (D'après Ilberg.)

hit le chiasma, les nerfs optiques, les oculomoteurs, le trijumeau, l'acoustique, le pathétique. Les *gommes isolées de l'encéphale* sont cérébroméningées ou intra-cérébrales, plus fréquentes au niveau du lobe frontal, du volume d'un pois ou d'une noisette ou plus encore (fig. 40). Elles peuvent se ramollir et devenir kystiques ou au contraire devenir fibreuses, calcaires, et même disparaître pour ne laisser qu'une cicatrice étoilée.

**Symptômes.** — Les symptômes de la syphilis cérébrale diffèrent suivant chacune des formes anatomiques : artérite syphilitique ou gomme. Cependant à l'une et l'autre forme appartiennent des signes prodromiques qui ont une très grande valeur diagnostique : *céphalée* profonde, localisée, revêtant le type de la céphalée syphilitique, augmentant surtout le soir ou dans la première moitié de la nuit : éblouissements, bourdonnements d'oreilles (Darier) : *état cérébral* défectueux : le malade se rend compte de troubles de la mémoire, de lenteur dans les idées, il éprouve des vertiges, des obnubilations, il entre petit à petit dans la torpeur, la tristesse et le dégoût de la vie, son état général est mauvais. Puis éclatent les symptômes de chacune des deux formes :

I. — **Signes de l'artérite cérébrale.** — L'artérite cérébrale à *processus obliterant* peut amener la mort subite par ischémie cérébrale ; le plus souvent, elle aboutit au ramollissement qui se traduit alors par l'hémiplégie et l'aphasie.

*Hémiplégie.* — Elle est annoncée par la céphalée dans les trois quarts des cas (Fournier) : par des vertiges, par une parésie des membres, par une parésie de la face (le malade laisse écouler la salive par la commissure labiale pendant la nuit). Au bout de quelques jours, l'hémiplégie s'installe avec ou sans ictus. Souvent le malade assiste à la production de son hémiplégie. Quelquefois elle s'installe progressivement ; le cas de Dieulafoy est un des plus typiques à ce point de vue : son malade ressentit tout d'abord de la céphalée, puis on constata une parésie de la jambe droite, et le lendemain une parésie du bras droit : l'hémiplégie avait mis quatre jours à se constituer ; deux jours après il existait une aphasie complète. Puis petit à petit le côté gauche du corps se paralysa à son tour.

Quand l'hémiplégie est constituée, elle est totale, mais souvent prédominante à un des membres ou à la face. Elle peut, comme dans le cas de Dieulafoy, être double, la deuxième hémiplégie survenant à un intervalle de quelques jours ou de plusieurs années : le malade a alors l'aspect d'un pseudo-bulbaire (v. c. m.).

L'hémiplégie syphilitique s'améliore sous l'influence du traitement, elle peut être curable à la période secondaire de la vérole, mais le plus souvent elle laisse après elle une contracture secondaire qui fait du malade un demi-infirme.

*Aphasie.* — L'aphasie de la syphilis cérébrale peut être associée à l'hémiplégie droite, les deux symptômes apparaissent alors simultanément, ils ont la même évolution, c'est-à-dire que l'aphasie se guérit incomplètement comme l'hémiplégie. On observe aussi une forme d'aphasie sans paralysie qui est transitoire et curable.

L'aphasie syphilitique est surtout motrice, mais elle peut être aussi sensorielle, tel est le cas de Charcot, tel encore le cas qui vient d'être observé par Dieulafoy : un homme de 65 ans, dessinateur, musicien, chansonnier, soigné trois ans auparavant dans le service de la clinique médicale de l'Hôtel-Dieu, pour une syphilis maligne précoce, fut pris pendant qu'il jouait du violon d'une impossibilité absolue de déchiffrer la partition qu'il avait sous les yeux ; la lecture d'un livre lui fut également impossible, l'usage de la parole lui devint difficile, un grand nombre de mots lui faisant défaut. Il présentait des troubles de l'écriture et de l'audition verbale. Enfin, on constata chez lui les signes d'une hémianopsie légère. En résumé, il y avait aphasie motrice, aphasie sensorielle et hémianopsie. L'amélioration est survenue graduellement sous l'influence du traitement.

L'hémiplégie et l'aphasie constituent donc les symptômes cardinaux de l'artérite oblitérante syphilitique. Cependant quand l'artérite siège au niveau de l'artère basilaire, elle provoque alors *un syndrome bulbaire* annoncé par la céphalée, les nausées, la titubation, débutant quelquefois par un ictus suivi de coma et caractérisé par de la paralysie des quatre membres; les paralysies alternes (par lésions des nerfs bulboprotubérantiels), troubles de la parole, troubles de la déglutition. Cette forme est sujette à des rechutes et est d'un pronostic grave : elle se termine par le coma, la paralysie des sphincters et des troubles cardio-respiratoires. Dieulafoy a publié un cas remarquable de polioencéphalite caractérisée par de l'ophtal-moplégie et des symptômes bulbaires qui guérit remarquablement par un traitement mercuriel intense et prolongé.

L'*artérite ectasiante* suivie de rupture entraîne l'hémorragie cérébrale (v. c. m.) ou méningée (v. c. m.). Il existe alors toujours quelques pro-dromes, puis le malade est frappé d'*apoplexie* foudroyante. Si l'on fait alors la ponction lombaire (v. c. m.) et si l'on constate la présence du sang dans le liquide céphalo-rachidien, on fera le diagnostic d'*hémorragie ménin-gée* (v. c. m.).

II. — **Signes des gommes cérébrales et des méningites gom-meuses.**

a) La *gomme cérébrale* circonscrite donne tous les signes d'une tumeur cérébrale. Ces signes diffèrent suivant que la tumeur gommeuse est située à la convexité ou à la base du cerveau.

La *gomme de la convexité* est caractérisée par l'épilepsie et par les para-lysies des membres.

L'épilepsie a quelquefois un début subit, mais souvent elle est annoncée par les signes prodromiques de la syphilis cérébrale relatés plus haut. Cette épilepsie est le plus souvent une épilepsie partielle, d'après la majorité des auteurs; elle peut revêtir alors les types divers de cette épilepsie : facial, brachial, crural et peut être suivie alors de paralysie passagère dans le ter-ritoire convulsé. Cependant, à côté de cette épilepsie jacksonienne, il n'est pas rare d'observer l'épilepsie généralisée avec grand accès caractéristique. Nonne admet même la plus grande fréquence de l'épilepsie généralisée. On observe, enfin, plus rarement les autres formes de l'épilepsie, désignées sous le nom de petit mal. Quel que soit le type de l'épilepsie, elle n'existe seule que pendant un temps limité, elle ne tarde pas à être accompagnée de paralysies des membres, puis de troubles psychiques et de paralysies oculaires. Enfin, l'épilepsie peut exister aussi chez les syphilitiques sans être liée d'une façon évidente à des lésions de syphilis cérébrale, elle n'est pas influencée par le traitement, peut-être doit-elle être rapprochée des manifestations dites parasyphilitiques, son évolution est celle du mal comitial vulgaire.

Les paralysies provoquées par la présence dans la zone rolandique d'une tumeur gommeuse peuvent être la première manifestation de cette lésion, elles succèdent quelquefois à une attaque d'épilepsie. Elles sont lentes et incomplètes : ce sont donc des parésies et des monoplégies. Elles sont quelquefois accompagnées de troubles de l'articulation de la parole (dysarthrie), mais on a pu observer aussi l'aphasie motrice associée à l'hémiplégie droite. Aux troubles de l'articulation peuvent être associés des troubles de la déglutition, et on peut se trouver en présence d'un tableau qui rappelle celui de la paralysie labio-glosso-laryngée.

Enfin, à côté de l'épilepsie et des paralysies qui sont les traits saillants du tableau clinique de la gomme cérébrale, il faut citer encore d'autres signes qu'on rencontre dans toutes les tumeurs cérébrales : troubles mentaux, vertiges, céphalée, vomissements, troubles de la santé générale.

La *gomme de la base* se révèle par la paralysie des nerfs craniens. Les nerfs les plus fréquemment atteints sont sans aucun doute les nerfs de l'œil et parmi eux l'oculomoteur commun. La paralysie de ce nerf est la signature de la vérole (Ricord, Fournier). Le malade se présente avec l'aspect typique du ptosis et, si on soulève l'œil, on constate le strabisme externe par déviation de l'œil en dehors : telle est du moins la paralysie complète. Souvent la paralysie est partielle et incomplète, elle ne porte que sur la musculature interne de l'œil : une des variétés les plus remarquables de cette paralysie partielle est celle de l'iris dans le réflexe à la lumière. Babinski et Charpentier nous ont appris que cette paralysie partielle (signe de Robertson) était caractéristique de la syphilis cérébrale. Les paralysies oculaires s'observent le plus souvent au début de la syphilis cérébrale. Elles sont annoncées par une céphalée violente. Elles sont essentiellement transitoires; leur durée est de quelques semaines ou de quelques mois. Elles peuvent être la seule manifestation symptomatique de la syphilis cérébrale, mais elles peuvent être associées à d'autres manifestations. Nous venons d'observer à l'Hôtel-Dieu une paralysie de l'oculomoteur commun chez un syphilitique suivie au bout de quelques jours d'une hémorragie méningée (V. plus haut : Signes de l'artérite) qui se manifesta par le délire, le signe de Kernig, l'élévation de la température et qui fut révélée par la ponction lombaire. La paralysie de l'oculomoteur commun peut être associée à une hémiplégie croisée : c'est le syndrome de Weber. Il y a alors lésion pédonculaire. Plus rares sont les gommes bulbaires.

La paralysie faciale dans la syphilis cérébrale est quelquefois précoce; ses symptômes sont ceux de la paralysie faciale périphérique. La paralysie du trijumeau est plus rare.

Les troubles de la vision sont divers, ont peut observer comme signe prodromique la migraine ophtalmique consistant en un scotome scillisitant suivi d'hémianopsie (Darier). Les troubles de la vision portent sur l'acuité visuelle qui est diminuée quelquefois jusqu'à la cécité; le champ visuel peut être rétréci et quelquefois sous la forme spéciale de l'hémianopsie temporale (par compression du chiasma). Enfin, le fond de l'œil sera le siège de lésions diverses : manifestations de la stase papillaire comme dans les tumeurs cérébrales, neurorétinite, atrophie simple de la pupille et on pourra aussi constater les signes de la choriorétinite syphilitique ou enfin des hémorragies de la rétine, et des lésions des parois artérielles de la rétine (Haab, Klebs, Ostwald, etc.).

b) La *méningite gommeuse diffuse* peut être aiguë ou chronique.

La *méningite diffuse gommeuse aiguë* s'observe le plus souvent pendant la période secondaire : son évolution est le plus souvent terminée par la guérison. Elle est surtout caractérisée par des troubles mentaux qui revêtent deux types : type de dépression et type d'excitation. *Dans le type dépressif*, le malade est dans la torpeur et le demi-sommeil. Il éprouve une céphalée violente et quelquefois perd connaissance. On peut voir alors s'établir le syndrome de la méningite cérébro-spinale : raideur de la nuque et du dos, contractures, signe de Kernig, etc. La ponction lombaire est pratiquée : elle révèle la présence de lymphocytes. Les paralysies des nerfs crâniens, les paralysies des membres peuvent se superposer à ce tableau clinique. Quelquefois le coma s'installe, mais, le plus souvent, le traitement spécifique a une action efficace, et la terminaison est favorable. Ce tableau clinique semble appartenir à la méningite gommeuse diffuse aiguë de la base, tandis que la méningite gommeuse diffuse aiguë de la convexité donne lieu à l'excitation psychique. Le type clinique de l'*excitation psychique* consiste dans un délire violent et ataxoadynamique auquel s'ajoutent souvent des accidents paralytiques.

La *méningite gommeuse diffuse chronique* est caractérisée essentiellement par les troubles psychiques : surtout la déchéance intellectuelle et quelquefois la vésanie. La déchéance intellectuelle se manifeste par l'apathie, l'indifférence, par la négligence apportée par le malade dans sa profession, par des erreurs, par des troubles de la mémoire (amnésie syphilitique). La vésanie plus rare est caractérisée par l'excitation maniaque simple, l'excitation maniaque avec idées délirantes, l'état dépressif avec mélancolie (Mairet). On peut aussi observer un délire général, un délire systématisé et des hallucinations. On voit souvent s'associer la démence, et le délire et les troubles paralytiques peuvent aussi compléter le tableau clinique. Cependant cette forme de syphilis cérébrale est heureusement influencée par le traitement, et la guérison n'est pas rare quoique souvent incomplète et sujette à des récidives. Dieulafoy a rapporté un cas remarquable de pachyméningite syphilitique chronique, qui avait débuté cinq ans avant par une méningite aiguë et qui se traduisit dans la suite par des symptômes d'irritations : céphalalgie, épilepsie, crises de vomissements, latéropulsions et par les symptômes de compressions : stase pupillaire, paralysie faciale et paralysies oculaires. Le traitement mercuriel fit merveille et la plupart des symptômes disparurent : seules, les paralysies oculaires et la paralysie faciale persistèrent.

La *pseudo-paralysie générale syphilitique* se rapproche par son évolution de cette dernière forme mentale de la syphilis cérébrale : comme elle, elle serait influencée par le traitement. Le tableau de la maladie est celui d'une paralysie générale classique, mais il se distinguerait cependant par des céphalées violentes, par des paralysies des membres qui sont peu fréquentes dans la paralysie générale classique : les rémissions seraient plus fréquentes. Il convient cependant de faire des réserves sur cette pseudo-paralysie générale, et peut-être les guérisons ne sont-elles que de longues rémissions d'une paralysie générale vulgaire. Il est des cas enfin où l'on constate à l'autopsie la coexistence de lésions de la paralysie générale et de la syphilis cérébrale.

# Syphilis cérébrale.

**Syphilis cérébrale héréditaire.** — Un grand nombre d'encéphalites et de méningites de l'enfance ne sont en réalité que des manifestations de la syphilis héréditaire; les manifestations cliniques en sont la torpeur et les vertiges, les céphalées violentes et tenaces, des symptômes vagues, qu'on regarde comme des phénomènes hystériques ou des symptômes plus importants : les convulsions, l'épilepsie. Les manifestations ne surviennent pas seulement dans l'enfance, Fournier a montré la fréquence de la syphilis héréditaire tardive se révélant dans l'adolescence ou même dans l'âge adulte : il faudra toujours penser à la syphilis en présence d'une manifestation cérébrale de cause obscure,

**Évolution de la Syphilis cérébrale.** — La syphilis cérébrale se manifeste par des lésions artérielles et par des lésions gommeuses.

Les lésions artérielles restent souvent isolées et ses manifestations peuvent rester uniques.

Les lésions gommeuses se manifestent par des formes diverses : épileptique, paralytique, mentale. Mais en général ces formes ne restent pas pures : elles s'associent et, au bout d'un certain temps, l'épilepsie, les paralysies et les troubles psychiques se combinent pour constituer le tableau clinique.

L'évolution des lésions artérielles et des lésions gommeuses est différente de par leur nature, elle l'est encore par leur modification devant le traitement mercuriel ; le traitement agit surtout dans les gommes particulièrement celle du cortex. Il agit bien moins efficacement dans la forme artérielle. Il est variable suivant le moment où le traitement est institué (Darier) appliqué dès le début d'une oblitération artérielle qui n'a encore amené que l'ischémie, il pourra éviter le ramollissement. Mais en face de la lésion constituée (hémorragie ou ramollissement) il sera sans effet. Le pronostic est donc fort grave pour les lésions artérielles (Dieulafoy).

On peut au total établir la proportion suivante : 1/5 de guérisons, 1/2 d'améliorations, 1/6 de morts (Fournier).

Mais en présence même des guérisons apparentes, il ne faut pas oublier que le malade est exposé aux reliquats, aux rechutes et aux récidives.

Il faut envisager aussi les conséquences lointaines de l'infection syphilitique localisée sur les artères : l'athérome des syphilitiques. Enfin un homme atteint de syphilis cérébrale n'est pas indemne pour l'avenir d'autres manifestations syphilitiques du système nerveux : un homme guéri par Dieulafoy il y a vingt-cinq ans à l'hôpital Saint-Antoine, d'une endartérite syphilitique de la sylvienne gauche caractérisée par l'hémiplégie droite, est revenu le voir, il y a deux ans, à l'Hôtel-Dieu et présentait tous les signes d'un tabes classique.

**Diagnostic.** — En présence de troubles paralytiques, épileptiques ou mentaux, on pensera à la syphilis cérébrale si l'on se trouve dans une des conditions suivantes :

1º Le malade est un syphilitique avéré (cette notion sera très importante, mais elle n'entraîne pas nécessairement la nature syphilitique de son affection cérébrale).

2º Il présente des stigmates de syphilis : manifestations ou cicatrices cutanées, leucoplasie linguale, perforation du voile du palais ; chez les enfants, dystrophies, triade d'Hutchinson; chez les nouveau-nés, pemphigus, lésions fessières, poids du placenta, etc. (même remarque que précédemment).

5° Age du malade : tout individu atteint d'hémiplégie organique avant l'âge de cinquante ans, s'il n'est pas cardiaque, est syphilitique (P. Marie).

4° Il existe des stigmates cérébro-spinaux de syphilis : déformation pupillaire, inégalité pupillaire et surtout signe de Robertson.

5° Il existe des prodromes : céphalée, rachialgie (céphalée lombaire de Darier).

6° Il existe une paralysie des nerfs craniens et surtout du nerf oculo-moteur commun.

7° Les signes cliniques répondent à des lésions disséminées (Lamy).

8° L'évolution de la maladie se fait par poussées (Lamy).

9° L'examen cytologique du liquide céphalo-rachidien révèle la présence de lymphocytes : Widal et Lemierre l'ont observée d'une façon presque constante dans l'hémiplégie syphilitique; Babinski et Nageotte l'on constatée dans le signe de Roberston, Thibierge et Ravaut l'on trouvée dans la paralysie faciale syphilitique. (Cette lymphocytose en dehors des lésions syphilitiques du système nerveux se rencontre dans les deux affections dites parasyphilitiques : tabes et paralysie générale, dans la méningite tuberculeuse et plus rarement dans quelques autres processus méningés chroniques).

10° La réaction de Wassermann (v. c. m.) ou sérodiagnostic de la syphilis pourra fournir aussi un appoint au diagnostic.

11° Les résultats nets d'un traitement mercuriel démontreront la justesse du diagnostic.

Tels sont les éléments sur lesquels on se fonde pour affirmer la syphilis cérébrale. Il conviendra cependant de penser à quelques autres affections cérébrales à éliminer :

L'artérite cérébrale pourra provoquer une hémorragie ou un ramollissement, elle en empruntera les symptômes : l'hémorragie cérébrale non syphilitique survient chez le vieillard, elle est héréditaire (Dieulafoy), elle est subite sans prodromes et aboutit rapidement au coma. Le ramollissement par embolie sera en tout semblable au ramollissement syphilitique et ne s'en distinguera que par la notion de la cause de l'embolie (lésion cardiaque). Le ramollissement par athérome cérébral et les lacunes de désintégration cérébrale (P. Marie) s'observent chez les vieillards sous forme de petits ictus avec parésies et monoplégies, transitoires mais répétés, aboutissant à la marche à petits pas.

La gomme cérébrale emprunte le tableau de la tumeur cérébrale : le diagnostic se fondera donc sur les signes de probabilité de syphilis énumérés plus haut. La méningite gommeuse pourra simuler une méningite tuberculeuse : dans cette dernière affection, on trouve des manifestations tuberculeuses pulmonaires, osseuses, etc., le début est moins traînant et se fait par des phénomènes irritatifs (convulsions). L'ophtalmoscope pourra révéler des tubercules choroïdiens. Le liquide céphalo-rachidien qui concontient des lymphocytes comme dans la syphilis cérébro-spinale, contient aussi le bacille de Koch, décelable par examen direct ou par inoculation.

Enfin, il faudra toujours se méfier des manifestations hystériques ou des associations de l'hystérie et de la syphilis cérébrale.

**Traitement**. — En présence d'une syphilis cérébrale au début ou d'évolution récente, le traitement devra être précoce, institué séance tenante sans aucune des précautions préalables (examen des dents, examen des urines) exigées d'habitude avant le traitement mercuriel (Darier).

On n'emploie pas le traitement par la voie digestive, qui est insuffisant. Le traitement par les frictions aux doses de 5 à 6 grammes d'onguent mercuriel par friction sera efficace, mais on dose mal le mercure administré par cette voie. Elle sera réservée pour les cas exceptionnellement urgents dans la pratique de la campagne.

Le véritable traitement est en effet le traitement par les injections. On emploiera de préférence les sels solubles : biiodure d'hydrargyre en solution aqueuse (Barthélemy et Lafay, Dieulafoy), benzoate de mercure (Gaucher), bibromure d'hydrargyre aux doses de 2 à 4 centigr. par jour. On pourra par exemple commencer par 2 centigr. de biiodure d'hydrargyre, augmenter de 1 centigr. le lendemain, puis, de 1 centigr. le surlendemain. Si le cas est moins urgent, on pourra commencer par 1 centigr., augmenter journellement de 1/2 centigr. jusqu'à une dose maxima de 5 centigr. Ce traitement comporte en général une série de 12 à 15 injections quotidiennes, puis un repos de huit jours et une reprise de traitement. Cependant en présence d'accidents menaçants on ne craindra pas de prolonger le traitement pendant 4 à 5 semaines sans interruption.

On pourra ainsi employer un sel de mercure insoluble, le calomel que Darier conseille d'injecter en une fois à la dose de 10 centigr. en pleins muscles fessiers. Cette injection ne sera renouvelée qu'au bout de huit jours.

Mais si le mercure est le médicament par excellence de la syphilis, l'iodure de potassium sera un excellent adjuvant, particulièrement dans la syphilis artérielle : il sera administré à des doses supérieures à 4 grammes; on pourra même aller jusqu'à 8, 10, 12 gr. dans les cas urgents.

Enfin la ponction lombaire, la saignée générale pourront avoir leur utilité pour amender les accidents convulsifs ou la céphalée.

Le traitement de la syphilis cérébrale ne sera pas terminé quand l'accident sera conjuré, le malade devra plus tard être soumis à des cures de mercure et d'iodure préventives [V. Syphilis (Traitement)]. Il devra aussi se soumettre à une hygiène spéciale destinée à éviter à la fois le surmenage nerveux et les intoxications nuisibles pour ses artères (tabac, alcool, etc.).                    *O. CROUZON.*

**SYPHILIS DU NOUVEAU-NÉ**. — V. Nouveau-né (Pathologie) et Syphilis héréditaire.

**SYPHILIS ET GROSSESSE.** — La syphilis, toujours malfaisante, l'est d'une façon très particulière dans le domaine obstétrical : « *syphilis des innocents* » par excellence, elle atteint l'œuf, y marque lourdement son empreinte si elle n'en tue pas le produit, se glisse sous le couvert de la fonction reproductrice, allant des parents au fœtus, de l'enfant nouveau-né à la nourrice mercenaire. Il est important pratiquement de savoir ce que la syphilis est apte à réaliser lorsqu'elle existe, de pouvoir la dépister dans des cas où on ne la soupçonnait pas d'abord, de connaître ses modes de transmission : on apprend ainsi quand et où doit porter le remède pour qu'il touche.

**Action de la syphilis sur le produit de conception**. — Sans encore préjuger les voies diverses par lesquelles la syphilis peut prendre accès dans l'œuf, il importe de savoir que, non combattue, elle tendra toujours :

a) *Soit à développer des lésions qui le plus souvent le frappent à mort, mais sont susceptibles, dans certains cas, sans le tuer, de provoquer des accidents intra ou extra-utérins (Lésions syphilitiques de l'œuf).*

b) *Soit, après avoir permis l'évolution, en apparence normale, de la grossesse jusqu'au terme, à transmettre à l'enfant une tare de nature ou seulement d'origine syphilitique et apparaissant plus ou moins tôt dans la vie (Dystrophies d'origine hérédo-syphilitique).*

A) **Lésions syphilitiques de l'œuf. Conséquences.** — Il se trouve que les lésions syphilitiques les plus fréquentes, les mieux établies aussi, portent sur cette région de l'œuf, le placenta, où les circulations maternelle et fœtale prennent contact, celle-ci venant emprunter à celle-là les matériaux nécessaires à l'édification d'un organisme nouveau. L'élément noble, la villosité placentaire est atteint, la syphilis y marquant sa commune prédilection pour les altérations sclérogènes.

Dans la villosité syphilitique, les ramifications extrêmes de la veine ombilicale sont envahies par de l'*endopériartérite*. Cette altération n'est pas la seule, mais elle présente une importance physiologique de premier ordre : elle peut se manifester à tous les degrés, jusqu'à l'oblitération vasculaire.

On trouve souvent aussi une néoformation conjonctive dans la substance fondamentale de la villosité et quelquefois une prolifération végétative de son épithélium de revêtement. La syphilis frappe donc surtout la villosité, mais non pas toujours la villosité seule : elle se marque, quoique exceptionnellement, sur les gros troncs de l'artère ombilicale (endopériartérite), sur le foie du fœtus (altérations scléro-gommeuses), sur le poumon (pneumonie blanche) et divers organes (gommes).

Nous saisissons dès lors comment la syphilis fait sentir son influence au produit de conception : elle est capable, suivant la nature et l'étendue des lésions, de *tuer le fœtus* à un âge quelconque de la grossesse, ou, sans le tuer, d'en provoquer l'*expulsion prématurée*. Et de fait, sur 100 avortements dont la cause est connue, 59,7 reconnaissent comme étiologie la syphilis (Brion) ; sur 100 fœtus macérés, 55,5 au moins sont syphilitiques (Stat. Clin. Baudelocque ; 1905). D'autre part, 100 femmes syphilitiques non traitées, ayant donné 100 grossesses (Stat. Étienne) comptent :

> 62 fœtus *mort-nés*, tant produits d'*avortements* que *fœtus macérés*.
> 58 fœtus *vivants* sur lesquels :
>> 16,6 présentent des *signes évidents de syphilis* à la naissance.
>> 21,4 sont *sains en apparence* mais dont
>>> 7 sont *prématurés*.

Telle est, précisée par des chiffres, l'action brute de la syphilis maternelle *non traitée* sur la grossesse. On se représente le déchet énorme qui en résulte : 14 enfants seulement sur 100 viennent au monde dans des conditions normales; encore n'est-ce là qu'une apparence et ne peut-on se porter garant de leur valeur vitale; ils sont presque fatalement voués à l'hérédo-syphilis sous l'une quelconque de ses formes.

Les lésions syphilitiques de l'œuf que nous avons mentionnées plus haut suffisent pour rendre compte de ces divers accidents; en général, leur évolution est silencieuse et il n'y a que le résultat brutal qui frappe: avortement, expulsion d'un fœtus macéré, accouchement prématuré. Beaucoup plus rarement elles se dénoncent cliniquement au cours de la gestation; quand elles le font, c'est presque toujours sous forme d'*hydramnios*, relevant des altérations spécifiques du foie fœtal et des grosses branches de l'artère ombilicale, et capable à son tour de méfaits propres (accidents de l'hydramnios. V. HYDRAMNIOS).

B) **Syphilis héréditaire.** — Nous n'avons pas à décrire ici les infinies variétés de l'hérédo-syphilis, mais ce qu'il importe de bien savoir c'est que:

1° Ainsi qu'on l'a si bien dit », *la syphilis ne fait pas que de la syphilis.* Tantôt un enfant hérédo-syphilitique est un vrai syphilitique dans toute l'acception du mot. Il a hérité de la syphilis en nature, il possède la syphilis en puissance, *il est contagieux.* Du même coup la syphilis en a fait une victime et un *être éminemment dangereux.* Tantôt, au contraire, un enfant hérédo-syphilitique n'est que *victime* de la syphilis; c'est un taré, un malformé, c'est un dystrophique, c'est un affaibli, mais ce *n'est point un contagieux* » (Pinard).

2° L'enfant syphilisé, c'est-à-dire *contagieux*, ne révèle pas nécessairement l'infection dont il est porteur au moment où il naît; il peut même être un bel enfant, d'apparence saine et vigoureuse, et ne trahir son inoculation qu'après un intervalle plus ou moins long. C'est en général dans les premières semaines, le plus souvent *dans les quatre premiers mois* qui suivent la naissance que l'hérédo-syphilis apparaît à la peau, mais cette limite n'a rien d'absolu, et les cas ne manquent pas où la première manifestation de l'infection originelle ne s'est montrée qu'au bout de 6 mois, 1 an, 5 ans, 10 ans, 28 ans même. Nous dirons pour conclure, qu'*il est impossible dans les quatre premiers mois*, en l'absence d'accidents délateurs, *de se prononcer avec certitude sur la contagiosité ou la non-contagiosité d'un enfant issu de procréateurs syphilitiques.*

3° L'hérédo-syphilis révélée jeune et non traitée est très meurtrière pour les enfants; elle en tue 72 pour 100 dans les six premiers mois (Statistique afférente au *milieu hospitalier*).

**Comment la syphilis accède au produit de conception.** — Le produit syphilitique peut tenir son vice héréditaire ou bien des deux géniteurs à la fois (*hérédité mixte* ou mieux *double*), ou bien de la mère seule (*hérédité maternelle*), ou bien du père seul (*hérédité paternelle*).

L'*hérédité double* est la plus fatale: un individu syphilitique contamine une femme et la fertilise ensuite; on comprend que le produit de conception issu d'un spermatozoïde et d'un ovule *syphilisés*, édifié sur un organisme *syphilitique*, puisse pàtir à ces titres divers d'une manière spécifique.

L'*hérédité maternelle* s'explique, si la mère était syphilitique avant la conception, par une contamination ovulaire initiale (*vérole ovulaire* de Diday), continuée et renforcée dès l'instant où l'œuf se greffe, par une circulation placentaire infectante. La voie placentaire est la seule possible quand la mère n'est contagionnée qu'après la conception (*vérole sanguine* de Diday).

L'*hérédité paternelle* (*vérole spermatique* de Diday), longtemps contestée, est prouvée aujourd'hui de façon irréfutable et serait de beaucoup la plus fréquente d'après Pinard : le spermatozoïde est, dans ces cas, l'agent exclusif de l'inoculation de l'œuf. Il est essentiel de savoir qu'un syphilitique est capable, en fertilisant une femme saine, d'engendrer des produits syphilitiques. Le plus souvent, celle qui « loge et nourrit » en elle un œuf ainsi contaminé demeure indemne malgré un contact apparemment dangereux : la barrière placentaire la préserve avec bonheur. On cite bien des cas où l'œuf syphilitique aurait pu agir comme un chancre et où des accidents secondaires seraient consécutivement apparus sur l'organisme maternel (*syphilis conceptionnelle*), mais ces cas sont rares et peu probants : il est possible qu'il y ait eu simultanément infection ovulaire et infection maternelle et que le chancre vrai, première manifestation de celle-ci (chancre du col, par exemple) ait déjoué l'attention.

**Des facteurs susceptibles d'influencer la transmission de la syphilis au produit de conception.** — Étant donné ce que nous savons des modes de transmission de la syphilis à l'œuf, il importe d'en établir les lois, d'abstraire les facteurs qui font de la syphilis héréditaire une manifestation très diverse, en exagèrent ou en diminuent la nocivité. Étudions les risques qui menacent l'œuf, variables suivant :

1° *Le mode d'apport de l'infection* ; 2° *la date de l'entrée en scène de celle-ci* ; 3° *le traitement institué.*

1° **Influence du mode d'apport de la syphilis.** — Il résulte des chiffres de Fournier que l'*hérédité double* est la plus lourde qui soit : le produit de conception est dans ces cas, si on laisse la syphilis agir, touché presque à coup sûr, exactement dans 92 pour 100 des cas.

Lorsqu'il y a *hérédité maternelle exclusive*, il se montre encore infecté dans 84 pour 100 des cas.

Lorsqu'il y a *hérédité paternelle exclusive*, il n'est plus infecté que dans 57 pour 100 des cas.

2° **Influence de la date d'entrée en scène de la syphilis, relativement au produit de conception.** — En règle générale, plus la syphilis qui vise le produit de conception est ancienne, moins elle a de chances de le toucher profondément : elle « use » son action avec l'âge. Cette loi rend compte des cas où une syphilis de ménage, abandonnée sans traitement à la seule action du temps, après avoir provoqué une série d'avortements, puis d'expulsions d'enfants macérés, épuise sa nocivité et autorise en définitive des accouchements d'enfants vivants, prématurés d'abord et finalement à terme (*Loi de décroissance*). Il ne faudrait pas cependant prendre cette règle au pied de la lettre : la syphilis ne procède pas nécessairement suivant cette harmonieuse régularité ; livrée à elle-même, elle est *sujette à des retours offensifs*, et la procréation d'un ou de plusieurs enfants sains dans des cas où une dyscrasie syphilitique ancienne existe *ne constitue en aucune façon un certificat de guérison* (Fournier, Pinard).

# Syphilis et grossesse.

La syphilis, avons-nous vu, peut, lorsqu'elle est acquise au cours de la grossesse, venir toucher l'œuf en voie de développement. La contamination dans ce cas est-elle obligée? est-elle dépendante de l'âge de la grossesse au moment où se trahit l'infection maternelle?

Lorsque la syphilis surgit chez la mère dans les premiers temps de la grossesse, soit que l'inoculation ait été contemporaine de la fertilisation, comme il arrive souvent, soit qu'elle lui ait été postérieure, l'infection de l'œuf, sauf traitement, est presque inévitable. On a prétendu que la vérole contractée dans les six premiers mois de la gestation atteignait l'œuf, tandis que, contractée dans les trois derniers mois, elle l'épargnait. En réalité, il n'y a pas de règle absolue, et *quel que soit l'âge de la grossesse au moment où la syphilis apparaît, l'œuf est susceptible d'être infecté.*

On a pu craindre aussi, dans les cas où la syphilis ne s'installe qu'au déclin de la grossesse et où le fœtus naît parfois avec une apparence de santé, qu'il ne s'inoculât au moment de la naissance « *au passage* », à la faveur de lésions génitales contagieuses, ou peu après la naissance par le sein de la mère.

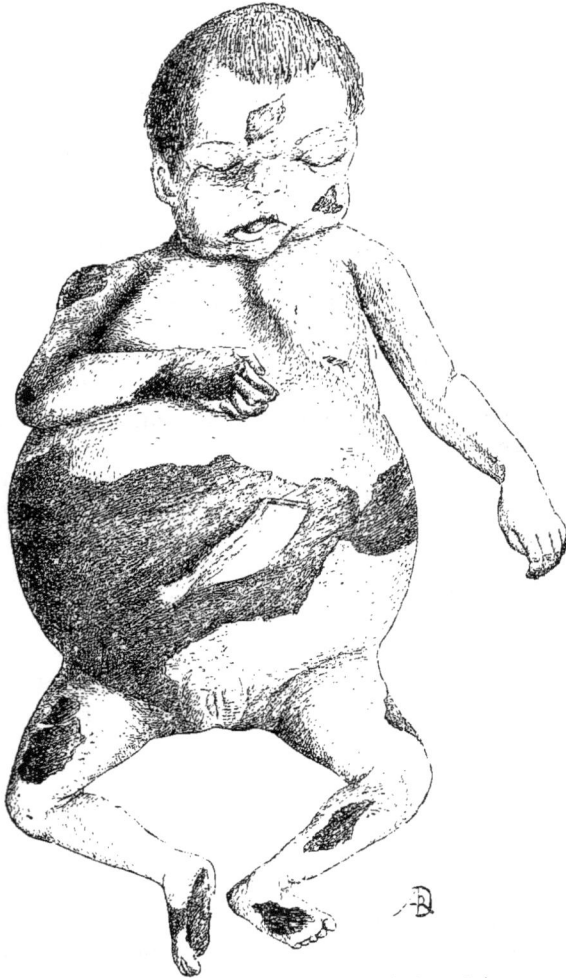

Fig. 11. — Fœtus syphilitique mort et macéré.
(Ribemont-Dessaignes et Lepage, *Précis d'Obstétrique*.)

La clinique démontre l'inanité de ces craintes et la **loi de Profeta** reste pratiquement exacte, qui dit que : *Un enfant reconnu sain, né d'une femme syphilitique, ne court aucun danger d'infection ni par l'allaitement ni par les baisers de sa mère, tant que son organisme n'a pas été renouvelé par la croissance.* En d'autres termes, une syphilis jeune éclose chez une femme enceinte au voisinage du terme, si elle n'est pas intégralement transmise au fœtus, est du moins l'occasion de l'apparition chez celui-ci d'un état réfractaire momentané.

5° **Influence de la syphilis traitée**. — Il n'y a pas de comparaison à établir, au point de vue de l'avantage pour le produit de conception, entre la syphilis traitée et celle qui ne l'est pas. Autant, négligée, la syphilis es meurtrière, autant, soumise à la thérapeutique, elle l'est peu. Tandis que la syphilis abandonnée à elle-même tue 62 œufs sur 100, celle qui a été traitée *d'une façon quelconque* n'en tue plus que 10 ; on peut même dire que celle qui a pu être *traitée selon les règles n'en tue plus un.* Cependant, nous devons insister sur un fait extrêmement important en pratique, c'est que : *le traitement institué ne vaut sûrement que pour un temps donné.* De ce qu'une thérapeutique judicieusement appliquée a pu préserver un produit de conception, il ne s'ensuit pas

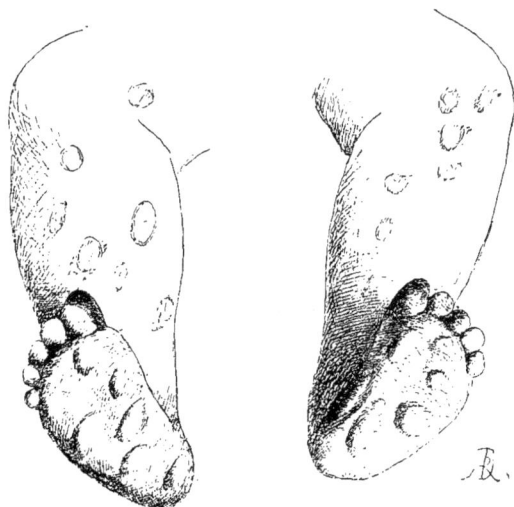

Fig. 42. — Pemphigus syphilitique.
(Ribemont-Dessaignes et Lepage.)

nécessairement, si la thérapeutique n'est pas prolongée ou renouvelée en temps opportun, que les produits à venir seront indemnes (Fournier, Pinard).

**Diagnostic de la syphilis ovulaire**. — Nous savons qu'un enfant, syphilitique latent, peut naître avec des apparences normales ; ces apparences donneraient le change si en même temps que l'enfant le placenta ne venait, qui en général présente un *cachet* caractéristique et dénonciateur. C'est vers l'examen du placenta qu'on doit s'orienter dans les cas où on flaire une syphilis dissimulée par ailleurs ; ce sont certaines particularités notées à son examen, qui, dans des circonstances où on ne pensait même pas à la syphilis, doivent ramener à elle l'attention du médecin.

Le placenta de l'œuf syphilitique est *plus volumineux, plus pesant, plus pâle, plus friable* que le placenta sain ; les *sillons* qui séparent les cotylédons sont *plus profonds* ; ces caractères se superposent aux lésions villeuses déjà signalées et qui consistent en une abondante prolifération conjonctive jeune et ischémiante ; le placenta peut se comparer quelquefois, tant il est mou et décoloré, à du *hachis de porc* (Pinard).

Tandis que normalement le poids du placenta est au poids du fœtus à terme comme 1 est à 6, dans les cas de syphilis ovulaire ce rapport peut monter de 1 à 5, de 1 à 2, de 1 à 1 même : les cas où le poids du placenta tend à se hausser jusqu'à égaler celui du fœtus, sont surtout afférents à des accouchements prématurés et à des avortements de provenance syphilitique. Il faut savoir pourtant que dans la syphilis récente, on peut observer et on observe souvent l'absence d'hypertrophie placentaire (Pinard). D'autre part, sans vouloir prétendre que tous les placentas lourds dénoncent à coup sûr la syphilis, il n'en reste pas moins pratiquement vrai, que dans ces cas la syphilis peut être légitimement suspectée et que la défiance du médecin *doit* s'éveiller.

**Prophylaxie vraie de la syphilis ovulaire.** — Nous savons que le traitement spécifique des géniteurs, relativement au bénéfice que l'œuf en voie de développement peut en retirer, ne vaut que pour un temps. Il importe, si l'on veut s'éviter des surprises désagréables, de renouveler à l'occasion de chaque conception menacée par une tare paternelle ou maternelle, une thérapeutique prophylactique uniquement vouée aux intérêts de l'enfant à venir.

De ce qu'un syphilitique longtemps et régulièrement traité a reçu de son médecin l'autorisation de se marier, il ne doit pas se croire affranchi à jamais de la sujétion du mercure. S'il a l'ambition de « *sagement et sainement procréer* » il devra au préalable, « *faire la cure de l'hérédité* » (Pinard). Voici comment cet auteur met en œuvre le traitement : « A tout syphilitique bien soigné pour lui-même, qui ne présente plus aucune trace de manifestation syphilitique et qui veut avoir des enfants, je fais suivre *pendant six mois* un traitement à l'iodhydrargyrate de potasse. Je donne du biiodure de mercure et de l'iodure de potassium[1], puis, ensuite seulement, j'accorde la permission de procréer, et enfin, dès qu'il y a début de grossesse, je fais suivre à la femme le même traitement pour la procréation de chaque enfant.... *Je n'ai jamais vu d'insuccès.* »

Il va de soi que la gestante dont l'œuf est en imminence de contagion syphilitique, quelle qu'en soit l'origine, fût-elle l'apport exclusif du père, devra être traitée dans tous les cas et sitôt que la mise en œuvre du traitement sera possible. Mais comme elle peut ignorer la syphilis de son mari, on usera, pour faire accepter la médication, de diplomatie et de tact : on invoquera, par exemple, un état anémique à combattre, on prescrira apparemment une préparation martiale quelconque et de complicité avec le pharmacien, on lui fera substituer la potion hydrargyrique (Pinard).

**Prophylaxie limitative.** — Un enfant est né, qui peut être entaché d'hérédité syphilitique. Il s'agit de confiner chez lui seul l'infection transmise.

A) *Cet enfant est porteur de lésions dénonciatrices, ou bien il est issu de parents manifestement syphilitiques.*

Dans un tel cas, l'enfant doit être exclusivement nourri par sa mère; s'il y a un empêchement à l'allaitement maternel on n'aura de recours permis que dans l'allaitement par le lait stérilisé ou par une femelle domestique (ânesse, chèvre). On doit savoir qu'*une mère ne reçoit jamais la syphilis de son enfant, même affecté de lésions contagieuses, alors que cet enfant tient héréditairement la syphilis de son père* (**loi de Colles** ou **loi de Baumès**).

B) *Cet enfant ne présente pas de lésions. Il n'est que suspect* (enfants pré-

1. *Formule :* Iodure de potassium . . . . . . . . . . . 10 grammes.
Biiodure de mercure . . . . . . . . . . . 10 centigr.
Eau distillée de menthe. . . . . . . . . . 50 grammes.
Eau distillée . . . . . . . . . . . . . . 250 —
2 cuillerées à soupe par jour au moment des repas.

*maturés, malformés*, enfants naissant avec un *gros placenta, hydramnios*, enfants *trouvés*, etc.).

La conduite à tenir sera aussi rigoureusement exclusive; mais, alors que dans le cas précédent la proscription de la nourrice mercenaire était irrévocable et définitive, dans celui qui nous occupe elle peut n'être que *temporaire*, le temps de faire une observation suffisante de l'enfant. Or, nous savons que la surveillance du nouveau-né suspect de syphilis doit au moins s'étendre aux *quatre premiers mois* de la vie avant qu'on puisse se prononcer avec une approximation assez rassurante sur l'existence d'une tare spécifique. Durant tout ce temps, l'enfant suspect n'aura d'autre alternative que le sein de sa mère ou le biberon. Passé ce délai, il pourra, s'il est resté sain et s'il y a indication à le faire, être confié à une nourrice mercenaire, mais on devra prévenir celle-ci, l'enfant sera l'objet d'une surveillance journalière, et s'il apparaissait chez lui la moindre manifestation douteuse, on cesserait immédiatement l'allaitement par le sein.     *A. FRUHINSHOLZ.*

**SYPHILIS HÉRÉDITAIRE.** — La syphilis ne se manifeste pas seulement chez ceux qui l'ont contractée, elle provoque souvent des accidents chez leurs descendants immédiats et prolonge parfois ses effets jusqu'à la deuxième et à la troisième génération.

La syphilis héréditaire, frappant la descendance immédiate, est définie par A. Fournier : « la syphilis reçue par l'enfant de ses parents en état de syphilis au moment même de la procréation ». Les cas où la mère, infectée après la conception, contamine son enfant, ne doivent donc pas figurer dans la syphilis héréditaire.

**Étiologie**. — L'hérédité syphilitique peut dériver *du père et de la mère réunis* (hérédité mixte), *de la mère seule* (hérédité maternelle exclusive), *du père seul* (hérédité paternelle exclusive). Quand les deux parents sont infectés, il est très rare que l'enfant échappe à la syphilis; il est atteint dans 92 pour 100 des cas et il meurt 68 fois sur 100.

L'hérédité maternelle exclusive n'est pas moins grave; elle s'exerce 86 fois sur 100 et est mortelle 68 fois sur 100.

L'hérédité syphilitique paternelle, qui fut très discutée, est, comme l'a établi A. Fournier, une vérité clinique irrécusable. Elle serait de beaucoup la plus fréquente d'après Pinard.

La syphilis frappe la descendance d'autant plus souvent et gravement qu'elle est plus récente. Elle est surtout nocive dans ses trois premières années et particulièrement dans la première. Son influence décroît progressivement dans les années suivantes. Mais on ne sait jamais si un individu est guéri de la syphilis au point de vue de sa descendance (A. Pinard); on a vu parfois des syphilitiques récents engendrer des enfants sains, et de très anciens des enfants entachés d'hérédité spécifique.

Le traitement, comme le temps, atténue en général et finit par annihiler l'influence héréditaire de la syphilis; son action correctrice est d'autant plus intense qu'il a été plus prolongé. Mais l'hérédité syphilitique peut ne pas se manifester, même en l'absence de tout traitement; un traitement intensif et prolongé peut au contraire ne pas l'entraver.

Ces exceptions n'infirment pas la règle. En thèse générale, la durée de la maladie et l'application d'un traitement suffisant, avant la procréation, entravent les conséquences héréditaires de la syphilis (Pinard).

La forme de l'infection intervient aussi pour sa part : l'hérédité est d'ordinaire plus lourde en cas de syphilis maligne qu'à celui de syphilis bénigne ; une syphilis en activité est plus nocive pour la descendance qu'une syphilis silencieuse.

**Manifestations de l'hérédo-syphilis**. — La syphilis héréditaire se traduit de deux façons bien différentes :

A) L'enfant peut hériter de ses parents la syphilis en nature : il est alors atteint des signes classiques de la vérole, qui apparaissent parfois dès la vie utérine (*syphilis intra-utérine*), le plus souvent quelques semaines ou quelques mois après la naissance (*syphilis héréditaire précoce*), et peuvent ne se montrer, sous la forme tertiaire, qu'au bout de quelques années (*syphilis héréditaire tardive*).

Nulle barrière bien définie n'existe entre la syphilis héréditaire précoce et la syphilis héréditaire tardive. On peut accepter la délimitation conventionnelle adoptée par A. Fournier, qui classe dans la syphilis héréditaire tardive les accidents observés au delà des deux ou trois premières années de la vie.

Précoce ou tardive, cette syphilis héréditaire virulente présente un caractère très important : *l'absence de chancre*. Que l'infection soit, selon l'expression de Diday, d'origine *spermatique, ovulaire* ou *sanguine*, elle est *générale* d'emblée.

B) Souvent le syphilitique héréditaire présente, non plus des symptômes morbides spécifiques, mais certains caractères pathologiques, dénués de toute spécificité : ce sont, comme le dit A. Fournier, des infériorités natives de constitution, de tempérament, de résistance vitale ; des retards, des arrêts, des imperfections, voire des déviations du développement physique ou intellectuel, des malformations organiques et même des monstruosités. Ce mode d'hérédité syphilitique a reçu les noms d'*hérédité parasyphilitique, dystrophique, toxinique*, etc.

Les deux modalités de l'hérédité syphilitique coexistent souvent sur le même sujet.

## A. — ACCIDENTS SPÉCIFIQUES DE L'HÉRÉDO-SYPHILIS.

I. **Syphilis intra-utérine**. — La syphilis intra-utérine peut se manifester pendant toute la durée de la grossesse : elle tue le produit de la conception à tout âge, et d'autant plus tôt qu'elle est plus récente ou plus virulente ou qu'elle n'a pas été traitée (V. plus haut SYPHILIS ET GROSSESSE).

Le nouveau-né peut être aussi atteint de lésions cutanées caractéristiques, syphilides papulo-bulleuses qui constituent le *pemphigus syphilitique*, bien décrit par Parrot. Ce pemphigus a des caractères très particuliers : il existe d'ordinaire au moment de la naissance, et chez quelques enfants on a pu le faire remonter au 7e et même au 6e mois de la vie intra-utérine ; il n'est pas rare de trouver ces éléments sur des fœtus mort-nés. Il apparaît aussi parfois dans les premiers jours de la vie. Son siège constant et presque exclusif est la paume des mains et la plante des pieds; lorsqu'il existe sur d'autres parties de la peau voisine de ces dernières, par exemple à la face dorsale des doigts et des orteils, à l'extrémité inférieure de la jambe ou en d'autres régions plus éloignées, il y est plus tardif, plus discret et moins développé. Il est formé de bulles aplaties, à contenu d'abord séreux et lactescent, mais qui devient rapidement verdâtre, puriforme, quelquefois brun et d'apparence hémorragique; ces bulles, entourées d'une large auréole violacée, vineuse, fusionnent assez souvent pour former des phlyctènes poly-cycliques.

Les syphilides bulleuses simulent parfois le *pemphigus des nouveau-nés*. Mais celui-ci n'existe jamais au moment de la naissance et ne paraît guère avant le 20e jour; il ne débute jamais par les paumes et les plantes, mais affecte plus spécialement la partie supérieure du thorax et le cou; il est précédé et accompagné de fièvre; ses bulles, arrondies, globuleuses, au lieu d'être d'emblée purulentes, renferment un liquide qui reste longtemps clair.

On ne peut guère prendre pour un pemphigus syphilitique la *varicelle*, rare chez les nouveau-nés, les *éruptions vaccinales*, non plus que le *prurigo d'Hebra*, affection commune débutant par de très petites papules accompa-gnées de démangeaisons vives et d'urtication, ou *l'urticaire pigmentée*, affection très rare, caractérisée par des papules assez larges et des poussées vésiculo-bulleuses.

I. **Syphilis héréditaire précoce.** — Chez l'enfant qui n'a pas, en venant au monde, des traces certaines d'infection, la syphilis se développe d'ordinaire de la 2e semaine au 6e mois, le plus souvent du 15e au 40e jour.

Le nouveau-né sur qui se développeront ces accidents présente parfois un *aspect cachectique* qui donne l'éveil au clinicien : malingre, chétif, il crie faiblement et ne tète pas; sa peau terne, bistrée, semble trop grande, ses yeux sont enfoncés dans les orbites; il a l'air d'un « vieillard en miniature ». Mais, d'après L. Jacquet, on a beaucoup abusé de cette description saisis-sante; fréquemment l'enfant syphilitique naît avec les plus belles appa-rences; s'il est malade en venant au monde, il est en proie à la forme bul-leuse de la syphilis polymorphe et la face est habituellement respectée; et, quand celle-ci est envahie, les papules, les fissures peuvent étrangement l'altérer et le défigurer; mais l'enfant reste gros plutôt que maigre, et c'est seulement quand la cachexie a fait des progrès et qu'est survenue l'athrepsie, que la face s'amaigrit et revêt l'expression souffreteuse et vieillotte, indice d'une vie qui s'éteint.

De nombreuses lésions spécifiques cutanées, muqueuses, pilaires et unguéales révèlent la syphilis infantile précoce.

**Lésions cutanées.** — Les classiques décrivent des syphilides variées, syphilides, maculeuse (roséole), bulleuse (pemphigus), en plaques ou papu-leuse, érythémateuse, lenticulaire, tuberculeuse ou gommeuse, phlegmo-neuse, vésico-pustuleuse, ulcéreuse, des onyxis et périonyxis, une alopécie.

L. Jacquet a montré que ce tableau classique est réductible, que certaines de ces manifestations sont à tort regardées comme spécifiques; que d'autres sont de simples modalités éruptives et non des espèces morbides distinctes;

que d'autres enfin, simples complications, ne doivent pas être regardées comme des parties essentielles du tableau nosographique.

La syphilide lenticulaire, déchue de sa spécificité et mieux nommée syphiloïde post-érosive, doit être décrite avec les dermites infantiles simples (V. DERMITES INFANTILES); la syphilide phlegmoneuse, qui n'est constituée que par des érythèmes infectieux et les phlegmons diffus du nouveau-né, et la syphilide ulcéreuse, qui n'est qu'une simple complication des diverses variétés de syphilides, doivent être bannies du cadre de la syphilis. Les syphilides vésico-pustuleuse et tuberculeuse ou gommeuse ne correspondent pas une à variété essentielle de syphilide ou n'ont rien de spécifique; la spécificité de l'érythème squameux n'est nullement démontrée.

Les autres syphilides peuvent être réunies sous le nom de *syphilide en plaques* (Parrot) ou mieux de *syphilide papuleuse polymorphe* (L. Jacquet), dont elles constituent diverses variétés : *maculo-squameuse* (roséole pour certains auteurs), *bulleuse* (pemphigus syphilitique), *papulo-érosive* (plaques muqueuses de la peau), *circinée, psoriasiforme* et *fruste*.

La plupart des accidents des muqueuses ressortissent à elle, en particulier les *fissures labiales*, les *plaques bucco-linguales*, les *plaques ano-génitales*, probablement aussi le *coryza* (plaques pituitaires).

Il est nécessaire, enfin, de faire une place à part à la *syphilide acnéiforme*.

*a*) La **syphilide papuleuse polymorphe** est la plus commune des syphilides du nouveau-né. L. Jacquet en donne une excellente description. Elle est constituée par des *taches* arrondies ou ovalaires, quelquefois irrégulières, pouvant dépasser un centimètre de diamètre ; parfois très pâles, mais devenant alors plus foncées quand l'enfant crie ou quand on le frictionne, elles sont plus souvent d'un rouge sombre, violacé ou rose saumon tirant sur le jaune. Ces plaques siègent surtout aux membres inférieurs, particulièrement sur les fesses, les cuisses et les pieds; elles atteignent aussi les membres supérieurs et la face, spécialement le menton et le cou. D'abord rares et peu nettes, elles s'élargissent, deviennent plus foncées et aussi plus nombreuses; elles se montrent souvent par poussées successives. Quelques-unes s'éteignent peu à peu, en laissant pendant quelque temps une tache brunâtre; la plupart persistent et desquament.

D'autres prennent du relief et deviennent papuleuses soit dans leur ensemble, soit seulement à leur périphérie. La surface de ces papules est mate, un peu inégale, couverte de petites squames ou d'une cuticule assez épaisse. Parfois la cuticule tombe et la papule apparaît lisse, luisante, tandis qu'à sa base existe une collerette blanche formée par la brisure de la cuticule tombée : cette collerette, de grande valeur diagnostique, est dénommée *collerette de Biett*.

Parfois, au lieu de desquamer, l'épiderme se soulève, distendu par une exhalaison liquide au sein des cellules malpighiennes; macules et papules deviennent bulleuses, et les *bulles*, formations *secondaires*, se troublent rapidement. Aussi, l'éruption décrite plus haut sous le nom de *pemphigus syphilitique* n'est, d'après Jacquet, qu'une variété de la syphilide érythémato-papuleuse; seulement, en raison de la congestion normale de la peau et surtout des extrémités dans les premiers jours de la vie, la variété bul-

leuse est la règle, spécialement aux paumes et aux plantes, dont l'épiderme
est mince et délicat; d'autre part, la peau tout entière étant, à cet âge,
rouge ou rose foncé, les macules et les papules simples ne sont guère apparentes et l'éruption paraît exclusivement bulleuse; plus le pemphigus est
éloigné de la naissance, moins son type est net, et d'autres éruptions sont
alors visibles à côté de lui.

La syphilide polymorphe ne revêt pas toujours des caractères aussi tranchés. Elle est représentée, dans sa forme *fruste*, par un minimum d'éléments. Ceux-ci en s'ulcérant, déterminent la *variété ulcéreuse*, qui est plus
une complication qu'une forme individualisée. Les éléments arrondis ou
ovalaires sont parfois si abondants et l'ensemble de l'éruption est si caractéristique que l'épithète de *circinée* s'impose. Enfin, mais très rarement, de
grands éléments cerclés, recouverts d'abondantes squames furfuracées, ont
un aspect *psoriasiforme*.

Avec cette variété psoriasiforme de la syphilide papuleuse, que Trousseau,
Lasègue et Roger ont nommée faux psoriasis, Gailleton et Madier-Champ-
vermeil décrivent un érythème squameux dont la nature spécifique doit être
très réservée : Sevestre et Jacquet, qui l'ont observé chez des enfants
indemnes de syphilis, le considèrent comme un érythème produit par l'action
de causes banales chez des enfants à peau particulièrement irritable.

L'aspect de la syphilide papuleuse polymorphe varie encore selon les
régions qu'elle occupe. A la face, elle siège surtout au menton, au front,
aux sourcils et surtout à la bouche; en cette dernière région, les lésions
larges. peu saillantes, d'ordinaire confondues, forment une nappe rouge
irritée par l'écoulement de la salive et des liquides; souvent cette nappe,
excoriée, fissurée, suintante, recouverte de concrétions jaune brunâtre,
prend un aspect repoussant. Au front, dans les sourcils, les syphilides sont
recouvertes d'écailles furfuracées ou de croûtes épaisses et parfois même
franchement impétigineuses; ce sont sans doute ces cas qu'on a bien mal
nommés impétigo syphilitique. Dans les régions humides de la peau, espace
interfessier, sillon génito-crural, ombilic, aisselles, etc., les syphilides suintantes deviennent *papulo-érosives*.

Les syphilides du foyer génital présentent quelques particularités. Sur le
scrotum, elles sont végétantes, condylomateuses, quelquefois ulcérées.
Chez la petite fille, c'est surtout la partie inférieure des grandes lèvres
qu'elles affectent; elles y sont arrondies, végétantes ou ulcéreuses; à la
fourchette, elles se montrent plutôt fissuraires.

L'anus est parfois, comme chez l'adulte, un véritable nid à syphilides;
elles y prennent une disposition radiée, en cocarde, ou se cachent dans les
plis qu'il faut étaler avec soin pour les mettre en évidence.

Diverses lésions de la région ano-génitale et de la face supéro-interne des
cuisses sont syphiloïdes; ce sont des lésions papuleuses d'aspect vaccini-
forme, à centre exulcéré ou croûtelleux, entourées d'un petit bourrelet
blanc grisâtre, d'aspect couenneux, avec aréole rosée périphérique.

La syphilide maculeuse ou roséole doit être rattachée à la grande forme
générale de syphilide papuleuse polymorphe. La description que les classiques en donnent ne fait pas accepter son autonomie. Elle est constituée,

d'après Parrot, par des taches arrondies, à contours incertains, de dimensions variables, inférieures à un centimètre, qui disparaissent presque toujours à la pression ; ces taches varient du saumon foncé au rouge sombre ou violacé ; les plus anciennes sont brunâtres et s'effacent mal sous le doigt. L'éruption suit dans son extension une marche ascendante ; elle est plus confluente sur les fesses, les cuisses et les jambes, qu'à la face et au tronc. Plus tardive que la syphilide bulleuse, elle coexiste généralement avec d'autres formes éruptives. Elle peut enfin se métamorphoser en une autre éruption, assez souvent squameuse et parfois papuleuse et bulleuse.

Tous ces caractères, imprécis et même contradictoires, contrastent avec ceux de la roséole de l'adulte, remarquable par sa fixité. Aussi l'existence de cette syphilide maculeuse a-t-elle été contestée. Avec Sevestre et Jacquet, sans nier absolument la roséole, on peut admettre qu'on a décrit sous ce nom des éruptions de nature diverse, dont quelques-unes seules sont réellement spécifiques et dont les autres n'ont rien de commun avec la syphilis et sont de simples coïncidences (roséole simple et roséole vaccinale, par exemple).

Mais comme les macules de cette roséole peuvent se transformer en papules et en bulles, il est logique de les considérer, avec L. Jacquet, comme la première étape de la syphilide érythémato-papuleuse polymorphe, que nous venons de décrire.

Cette roséole des hérédo-syphilitiques ne saurait être confondue avec la *roséole simple* des nouveau-nés, faite de taches très confluentes, d'un rose vif, sans saillies, très éphémères, rappelant celles de la rougeole, pas plus qu'avec la *roséole vaccinale*, qui dépasse rarement le voisinage des pustules et consiste en taches circulaires d'un rose très vif, ou la *rougeole*, accompagnée de fièvre et de catarrhe laryngo-trachéal, ou enfin l'*érythème athrepsique*, presque toujours localisé aux régions postérieures et qui, d'abord constitué par de simples taches, passe rapidement à une rougeur uniforme parsemée de vésicules blanches.

*b)* L. Jacquet attribue le nom de **syphilide acnéiforme** à une variété rare de syphilide, qui n'a rien de commun avec la syphilide papuleuse polymorphe. La lésion élémentaire de cette éruption est une petite papule saillante, ombiliquée, centrée d'une croûtelle de dimensions très petites. Les papules constituent par leur agglomération de vastes nappes plus ou moins épaisses et saillantes ; elles perdent alors leur individualité, mais il est possible de les reconnaître sur les bords et dans les intervalles des plaques coalescentes.

*c)* Les lésions décrites sous le nom de **syphilides vésico-pustuleuses** ou *d'ecthyma syphilitique* sont les unes des syphilides bulleuses ulcérées, d'aspect un peu insolite, les autres des complications accidentelles dues à des pyogènes vulgaires d'ecthyma infantile aigu, d'ecthyma ulcéreux, d'ecthyma térébrant, si, dans celles-ci, l'absence d'autres lésions et l'évolution très rapide ne servaient à lever les doutes.

*d)* Quant aux **syphilides tuberculeuses ou gommeuses**, décrites par Parrot et Sevestre, ce sont d'abord de petites masses dures, indolentes, mobiles sous la peau; elles adhèrent bientôt au tégument, ne tardent pas à se ramollir et laissent couler un pus bien lié; la petite cavité qui marque leur place se comble en deux ou trois jours et il ne persiste plus qu'une cicatrice ponctuée, indélébile. Siégeant de préférence sur les fesses et la partie postéro-externe des membres inférieurs, elles sont généralement nombreuses et toujours disséminées. Leur siège sous-cutané, leur guérison prompte et spontanée, leur existence chez des enfants indemnes de syphilides portent Jacquet à croire que ces syphilides ne sont que de petits abcès sous-cutanés, à évolution rapide, qui compliquent des lésions spécifiques ou de toute autre nature.

**Lésions des muqueuses.** — *a)* Au premier rang des lésions des muqueuses, il faut citer le *coryza*, un des symptômes les plus constants et les plus précoces de la syphilis héréditaire. Il en est souvent le signe révélateur. Il provoque au début un simple enchifrènement, de la gêne respiratoire et une difficulté de la succion. Jusque-là, rien ne distingue le coryza syphilitique de tous les autres coryzas. Mais bientôt le nez laisse suinter un liquide séro-purulent et parfois sanguinolent; la sécrétion devient de plus en plus sanieuse, sans être profuse; elle irrite les ailes du nez, la lèvre supérieure et y détermine des ulcérations qui se recouvrent de croûtes jaunâtres ou verdâtres. L'orifice narinaire est rétréci, la peau y est plus lisse, plus tendue qu'à l'état normal, et comme attirée à l'intérieur. Les lésions du coryza syphilitique sont habituellement superficielles et ne se propagent pas au squelette, comme le font les lésions de l'hérédo-syphilis tardive.

Il est essentiel de bien connaître ce coryza spécifique, afin de le traiter sans retard et d'éviter que l'enfant ne contamine sa nourrice.

Le coryza syphilitique du nouveau-né reste rarement isolé; il est habituellement accompagné ou suivi d'autres accidents spécifiques, cutanés, muqueux, osseux ou viscéraux, qui aident à le diagnostiquer.

*b)* Très fréquentes, les *lésions labiales* constituent, dans certains cas, presque toute la symptomatologie extérieure de l'hérédo-syphilis; elles sont d'importance majeure, en raison des dangers qu'elles font courir aux nourrices, sinon aux mères.

Les *fissures* sont les plus caratéristiques de ces lésions. Sevestre en décrit trois aspects : *commissurales*, elles s'étendent à la fois sur la muqueuse et sur la peau, sont souvent profondes, se recouvrent d'ordinaire d'une croûte et forment parfois sur la peau un bourrelet grisâtre qui circonscrit une surface rose et suintante; ce sont à proprement parler des *plaques muqueuses*. Les fissures *médianes* siègent surtout à la lèvre supérieure, à droite et à gauche du lobule médian, dans les dépressions qui le limitent; elles ne dépassent pas la muqueuse; généralement fusiformes, profondes et longues de 1 à 2 millimètres à fond rouge, sanguinolent ou jaune abricot, donnant aux doigts qui les pressent une sensation d'induration, elles doivent toujours, selon Parrot et Sevestre, être considérées comme suspectes, alors même que l'examen le plus attentif ne révèle aucune manifestation syphilitique. Les fissures *dispersées* en différents points des lèvres, toujours disposées d'avant en arrière, ont le même aspect et la même valeur séméiologique que les fissures médianes.

Toutes les fissures sont douloureuses et entravent parfois la succion. Elles peuvent guérir et laissent à leur suite des cicatrices d'abord violacées, puis blanchâtres, qui donnent au limbe labial, quand elles ont été nombreuses, un aspect froncé caractéristique.

Outre les fissures, on voit aussi sur les lèvres de petites érosions superficielles, arrondies, à fond jaunâtre, que Jacquet considère comme l'origine des fissures.

*c)* Les *lésions bucco-linguales,* rares pour la plupart des auteurs, n'ont pas grande valeur diagnostique. Il en existe plusieurs variétés. Les plus importantes sont celles que Parot a décrites sous le nom d'ulcérations athrepsiques : ce sont des ulcérations plus ou moins étendues, qui siègent sur le frein de la lèvre inférieure et sur celui de la langue, sur le voile du palais et, symétriquement, sur les parties latérales de la voûte palatine, au niveau des saillies que forment les apophyses ptérygoïdes.

La lésion à laquelle Parrot attribuait le nom de syphilide desquamative de la langue et que Fournier a mieux nommée *glossite exfoliatrice marginée* (v. c. m.), n'est nullement spécifique.

*d)* On observe aussi parfois des *lésions conjonctivales.* L'angle externe et parfois aussi l'angle interne des paupières peuvent être le siège de fissures qui empiètent aussi sur la peau.

Quant à l'ophtalmie purulente, avec toutes ses conséquences, elle n'est pas spécifique, mais est très fréquente chez les petits hérédo-syphilitiques.

**Lésions des annexes de la peau.** — *a)* Les *altérations unguéales,* assez fréquentes, sont constituées par l'onyxis sec et le péri-onyxis ulcéreux.

L'ongle atteint d'*onyxis sec* perd sa transparence, son poli et se recouvre de stries longitudinales, puis se détache et fait place à un ongle nouveau; le phanère peut tomber et repousser plusieurs fois de suite.

Le *péri-onyxis ulcéreux* vrai, c'est-à-dire le bourrelet rouge, ulcéré, quelquefois légèrement fongueux, qui se forme autour de l'ongle et peut, après suppuration plus ou moins prolongée, amener sa déviation ou son élimination, a la même valeur que chez l'adulte et, comme chez lui, n'est en somme qu'une syphilide siégeant au niveau de la matrice unguéale. Peut-être des lésions non spécifiques ont-elles un aspect analogue à celui du péri-onyxis ulcéreux.

*b)* L'*alopécie* de l'hérédo-syphilis, très fréquente, n'est pas identique à celle de l'adulte. Au lieu de l'alopécie en clairières, si caractéristique, on observe des *bandes chauves,* ordinairement limitées aux régions postérolatérales (Parrot) ou au contraire fronto-pariétales (Barlow et Diday). Les cheveux sont courts, lanugineux, décolorés; çà et là, quelques-uns restent normaux. Si l'influence nocive agit de très bonne heure, elle peut empêcher les cheveux de pousser.

On a noté rarement la chute des cils, plus souvent celle des sourcils, provoquée par une éruption papulo-squameuse.

Ces caractères peu précis, la faible vitalité des cheveux chez des enfants débiles, la chute des cheveux physiologique à un certain moment de la vie de l'enfant, tout cela compromet la valeur diagnostique des alopécies de la syphilis héréditaire.

On voit que les lésions de la peau et de ses annexes ne sont pas très nettes ; on méconnaîtrait souvent leur nature si d'autres accidents, osseux ou viscéraux, ne guidaient le diagnostic.

**Lésions osseuses.** — Le système osseux est atteint de diverses façons dans la syphilis héréditaire. On peut tout d'abord observer des lésions semblables à celles de l'adulte : périostoses, exostoses, gommes et nécroses osseuses. La *dactylite*, en particulier, se rencontre assez souvent et simule le spina ventosa. Des déformations craniennes, bosselures du frontal ou des pariétaux, se montrent aussi parfois, mais très rarement avant six mois ; ainsi que les lésions de la voûte palatine et du squelette nasal, elles appartiennent surtout à la syphilis héréditaire tardive.

Mais la syphilis des os longs affecte aussi une forme particulière, spéciale à l'hérédo-syphilis du premier âge : c'est la *pseudo-paralysie syphilitique* de Parrot. Survenant dans les deux ou trois premiers mois de la vie, elle est caractérisée par des gonflements douloureux juxta-épiphysaires, accompagnés parfois de crépitations dues à des fractures sous-périostées sans déplacement. Les membres atteints, qui sont surtout les membres supérieurs, demeurent inertes dans le lit, ce qui distingue cette affection du rachitisme, beaucoup moins précoce et accompagné de voussures costales, d'incurvation diaphysaire et de tuméfaction abdominale. La pseudo-paralysie syphilitique peut être aussi confondue avec les paralysies obstétricales, les fractures et la paralysie spinale infantile.

**Lésions viscérales.** — *Appareil génito-urinaire.* — Les lésions viscérales sont fréquentes dans l'hérédo-syphilis précoce. Une des plus significatives est l'*orchi-vaginalite syphilitique*, qui, ordinairement bilatérale, se manifeste sous forme d'une tumeur indolente, extrèmement dure, roulant sous les doigts comme une bille. Elle peut être congénitale, mais apparaît le plus souvent de 2 à 15 mois. Elle aboutit à l'atrophie et à la dégénérescence fibreuse du testicule.

On a signalé aussi l'œdème des bourses, l'hydrocèle, l'épididymite, l'hémoglobinurie.

*Appareil respiratoire.* — Un grand nombre d'enfants meurent à l'âge d'un mois ou deux, subitement, sans que l'autopsie fasse découvrir aucune lésion ; on attribue, la plupart du temps, la mort à l'asphyxie causée par un coryza postérieur ; elle est due, le plus souvent, pour Gaucher, à un spasme glottique.

La seconde forme des manifestations hérédo-syphilitiques du larynx est plus rare. Due à des lésions laryngées, elle se manifeste après le troisième mois.

Les lésions pulmonaires de l'hérédo-syphilis n'ont pas d'histoire clinique. Elles tuent le fœtus dans l'utérus ou l'enfant à sa naissance ou peu après. Quand les enfants vivent, les symptômes des lésions pulmonaires sont semblables à ceux des broncho-pneumonies. La lésion spéciale, caractéristique de l'hérédo-syphilis, que traduisent ces symptômes, se manifeste sous l'aspect d'une broncho-pneumonie à noyaux disséminés ou d'une hépatisation blanche (*pneumonie blanche* de Virchow).

*Appareil digestif.* — Nombre d'enfants hérédo-syphilitiques ont des régurgitations, des vomissements, de la diarrhée et le ventre ballonné ; ils refusent le sein ou le biberon, puis dépérissent et se cachectisent. Ces troubles peuvent être attribués aussi bien à l'athrepsie qu'à la syphilis ; des lésions hépatiques et spléniques semblent jouer un rôle dans leur production.

**Foie.** — Les lésions du *foie* ont une importance capitale dans l'hérédo-syphilis et sont de la plus grande fréquence.

Le foie d'un enfant hérédo-syphilitique est souvent très hypertrophié. Les autres symptômes de l'hérédo-syphilis hépatique, assez vagues, constituent deux types cliniques.

Le premier consiste en une sorte d'hépatite diffuse, décrite par Hudelo ; il a l'aspect de l'ictère grave : hémorragies multiples, hypertrophie du foie et de la rate, dilatation des veines sous-cutanées abdominales, et quelquefois ictère : c'est la *syphilis hémorragique du nouveau-né*.

La deuxième forme de l'hépatite syphilitique, moins précoce, apparaît en même temps que les efflorescences cutanées et le coryza. Elle simule la cirrhose hypertrophique sans ictère et s'accompagne, au bout d'un mois ou deux, de phénomènes cachectiques.

**Rate.** — La rate est d'ordinaire augmentée de volume, dure, ferme et lisse. Les lésions qu'on y constate sont diffuses : les gommes sont rares ; il s'agit le plus souvent de congestion chez les enfants de quelques jours, de prolifération embryonnaire, à début péri-vasculaire pouvant donner lieu à une transformation fibreuse, chez les enfants de quelques mois.

**Appareil circulatoire.** — On a signalé des gommes du cœur, de la myocardite scléreuse, de la dégénérescence graisseuse et l'altération des vaisseaux du cœur, des dilatations du système veineux thoracique et facial. Mais ces lésions ne sont pas cliniquement appréciables.

**Sang.** - Chez les enfants hérédo-syphilitiques qui n'ont subi aucun traitement, les altérations du sang peuvent réaliser divers syndromes : anémie simple, chloro-anémie, anémie pernicieuse, anémie infantile ou pseudo-leucémie (Paris et Salomon).

**Reins.** — Les lésions rénales sont le plus souvent des néphrites interstitielles qui se traduisent par de l'œdème des membres inférieurs, de la diarrhée, des vomissements et qui peuvent aboutir à de véritables accidents urémiques (convulsions, coma) et à la mort.

Les gommes sont plus rares et ne se traduisent par aucun symptôme.

**Surrénales.** — Les surrénales sont augmentées de volume et présentent de la sclérose ou de la dégénérescence graisseuse.

Dans tous les organes atteints, on a pu déceler la présence du tréponème.

**Système nerveux.** — Les lésions du système nerveux n'ont rien non plus de caractéristique. L'hydrocéphalie, l'hémorragie méningée, la méningite, les encéphalites avec crises épileptiformes généralisées ou partielles, des paralysies variées, l'idiotie, etc., et peut-être aussi la maladie de Little, relèvent, dans quelques cas, de la syphilis héréditaire. Des troubles médullaires peuvent se combiner aux troubles cérébraux : avec l'idiotie, les crises épileptiformes, etc., coexistent parfois des paraplégies spasmodiques, des scléroses combinées ou associées qui simulent souvent la sclérose en plaques.

**Œil.** — De tous les stigmates de syphilis héréditaire, ceux qui atteignent le globe oculaire ou ses annexes sont peut-être les plus intéressants, en raison de leur fréquence, de leur aspect particulier, en quelque sorte spécifique, et de l'importance de l'organe lésé.

Les altérations du globe oculaire sont très fréquentes. Elles peuvent apparaître dès les premières années de la vie ou au cours de la seconde enfance, de l'adolescence ou de l'âge mûr.

La kératite interstitielle est la plus fréquente de toutes les manifestations oculaires et peut-être aussi de tous les stigmates d'hérédo-syphilis.

L'infiltration leucocytaire qui la caractérise anatomiquement ne se limite pas toujours à la cornée. L'iris, le corps ciliaire et la choroïde peuvent être aussi intéressés, donnant lieu à une iritis, une cyclite ou une choroïdite. L'iritis apparaît le plus souvent quelques mois après la naissance et est d'ordinaire unilatérale. La choroïdite est d'ordinaire intra-fœtale et ne consiste, après la naissance, qu'en des lésions cicatricielles qui se traduisent surtout par des altérations du fond de l'œil appréciables à l'ophtalmoscope.

Parmi les rétino-choroïdites, il en est une qui présente un aspect clinique bien déterminé, c'est la rétinite pigmentaire, qui détermine des troubles visuels considérables: c'est une sclérose progressive bilatérale de la rétine, due à l'infiltration de cette membrane par des amas pigmentaires et qui aboutit à l'atrophie des nerfs optiques.

On peut aussi attribuer à l'hérédo-syphilis toutes les malformations oculaires congénitales : colobomes, microphtalmie, buphtalmie, glaucome infantile, cataractes congénitales; celles-ci, dont l'évolution est extrêmement lente, sont caractérisées seulement par un léger rétrécissement visuel et de l'héméralopie: elles aboutissent à l'atrophie rétinienne au bout de quarante à cinquante ans.

**Diagnostic.** — Ainsi, de multiples symptômes révèlent la syphilis héréditaire précoce. Les plus caractéristiques sont le pemphigus palmaire et plantaire, le coryza, les fissures labiales, les syphilides péri-buccales, la pseudo-paralysie de Parrot, l'orchi-vaginalite, l'hypertrophie hépatique et splénique. Tout dépérissement que rien n'explique doit aussi éveiller les soupçons.

D'autres symptômes, non spécifiques, n'ont par eux-mêmes qu'une valeur relative, mais ils prennent, par leur réunion, une réelle importance et permettent de suspecter fortement la syphilis héréditaire. Gailleton propose de les appeler les *petits signes de la syphilis héréditaire*. Ce sont : des troubles profonds de la nutrition, une infériorité du poids de l'enfant au moment de la naissance, des lésions placentaires, des déviations de la courbe d'accroissement, enfin un signe important, sur lequel a insisté Pinard, l'augmentation du rapport du poids fœtal et du poids placentaire : à l'état normal, le poids du fœtus à terme étant en moyenne de 3250 gr. et celui du placenta de 524 gr., le rapport qui les unit est de 1/6 ; dans la syphilis, le poids du placenta s'accroît et le rapport, suivant cette augmentation, s'élève à 1/5 et même à 1/4.

Clementi, Ferreira, Cataby ont insisté sur la valeur indicatrice des cris incessants des enfants, cris exagérés encore pendant la nuit, et par les mouvements provoqués et qui sont dus sans doute à des lésions osseuses.

# Syphilis héréditaire.

Mais, comme nous l'avons dit, l'enfant hérédo-syphilitique peut être, au moins au début, bien portant; aussi le médecin doit-il être à l'affût du moindre signe révélateur.

Quand il n'en relève aucun, l'enquête sur la famille peut fournir des renseignements très utiles. Elle comporte la recherche de la syphilis chez le père et chez la mère, chez les autres enfants s'il y en a, et la recherche de la polyléthalité infantile : avortements, naissances avant terme, mort précipitée peu de temps après la naissance.

La séro-réaction (fixation du complément selon la méthode de Wassermann ou ses modifications) possède aussi une grande valeur diagnostique : elle a donné, en effet, dans la syphilis acquise comme dans la syphilis héréditaire, 95 à 98 pour 100 de résultats contrôlés cliniquement, pratiquée avec le sang, le liquide céphalo-rachidien, le liquide amniotique, l'épanchement de l'hydrocèle syphilitique, le contenu des bulles de pemphigus, elle peut fournir, par son résultat positif, de très utiles indications.

La recherche du tréponème dans les lésions permet de trancher les hésitations en cas de syphilis héréditaire, précoce ou tardive, à manifestations spécifiques.

La *poly-mortalité infantile* est, d'après A. Fournier, un signe révélateur par excellence d'hérédité spécifique ; la syphilis est, de toutes les maladies, celle qui produit le plus d'avortements ou d'accouchements prématurés et qui tue le plus d'enfants en bas âge.

Lorsque subsiste le doute d'une syphilis héréditaire, le médecin doit agir comme si l'infection était démontrée, proscrire toute nourrice, et faire nourrir l'enfant par sa mère ou au biberon.

La responsabilité du médecin est, en effet, gravement engagée lorsqu'il s'agit de fournir un certificat constatant qu'un nourrisson n'est pas syphilitique, et les procès récents ont montré qu'il pourrait être condamné, en cas d'erreur, à de grosses indemnités : aussi ne saurait-il agir avec trop de prudence, s'entourer des plus grandes précautions et ne se prononcer qu'avec réserve.

Somme toute, le diagnostic de la syphilis infantile précoce est parfois fort difficile ; sans compter que, la vérole reconnue, il faut se mettre en garde contre la possibilité d'une infection non héréditaire, d'une syphilis infantile acquise. Mais celle-ci débute toujours par un chancre. Il n'est pas indifférent d'établir ce diagnostic, la gravité étant bien différente dans les deux cas.

**Pronostic.** -- L'hérédo-syphilis, d'après A. Fournier, tue quantité d'enfants au seuil de la vie, dans leurs premiers jours, leurs premières semaines, leurs premiers mois, sans parler de ceux, en plus grand nombre encore, qu'elle tue *in utero* : si bien qu'au total, sur 100 enfants issus de parents syphilitiques, il en est, suivant les statistiques, de 70 à 85 qui succombent à leur infection héréditaire. Tandis qu'au contraire, sur une statistique de 42 cas de syphilis acquise, observés en ville, ce qui change, il est vrai, beaucoup les conditions, A. Fournier n'a eu que 1 cas de mort par athrepsie et complications pulmonaires. L'axiome de Ricord : « la syphilis est la meilleure des cachexies », est donc vrai quand il s'agit de l'infection acquise ; mais il faut considérer l'infection héréditaire comme le plus terrible fléau de l'enfance.

**III. Syphilis héréditaire tardive.** — A. Fournier désigne sous le nom de syphilis héréditaire tardive l'ensemble des accidents syphilitiques qui, dérivant d'une infection héréditaire, se produisent au cours de la seconde enfance, de l'adolescence et de l'âge adulte.

Quelquefois, les enfants nés de parents syphilitiques arrivent jusqu'à l'adolescence ou l'âge adulte sans présenter aucun signe suspect : mais presque toujours, avant l'éclosion des accidents spécifiques de la syphilis héréditaire tardive, des stigmates dystrophiques, des mutilations ou des cicatrices, vestiges de lésions spécifiques précoces, traduisent l'infection héréditaire.

Les accidents spécifiques de la syphilis hérédiraire tardive sont le plus fréquents vers l'âge de 12 ans et très rares après la trentaine. Ils sont d'ordres très divers et reproduisent assez exactement ceux de la syphilis acquise de l'adulte.

Constituées d'une façon générale, comme les lésions de la syphilis tertiaire, par un processus gommeux, scléreux ou scléro-gommeux, elles peuvent intéresser tous les systèmes de l'économie ; mais elles ont une prédilection pour certains d'entre eux. D'après les statistiques d'A. Fournier, les lésions oculaires sont les plus fréquentes, puis viennent les lésions osseuses, les lésions cutanées, celles de la gorge, du cerveau et les troubles auditifs. Le nez, le foie, la rate, les reins, les testicules, les poumons, la moelle, la langue sont aussi, mais moins souvent, atteints. Les lésions de ces organes sont décrits en d'autres articles (V. RATE, REINS, TESTI-CULES, etc....). Nous n'insisterons que sur les manifestations osseuses, articulaires, cutanées, muqueuses et oculaires.

Les **lésions osseuses** de la syphilis héréditaire tardive sont assez spéciales et possèdent une grande valeur diagnostique. Elles consistent en ostéopériostites et en ostéomyélites gommeuses. Elles atteignent surtout les os longs, tibia, humérus, fémur, qui sont déformés par des hyperostoses souvent considérables, et les os du crâne, sur lesquels se produisent des tuméfactions diffuses.

La plus caractéristique des déformations tibiales a été décrite par Lannelongue sous le nom de *tibia en lame de sabre* ; elle consiste dans une déformation de l'os dont la diaphyse, élargie dans toutes ses dimensions, semble s'incurver en avant et s'aplatir latéralement. La diaphyse des os rachitiques est bien incurvée, mais non augmentée de volume.

Signalons aussi, au niveau de la voûte palatine, une crête médiane antéropostérieure, l'*exostose médio-palatine de Chassaignac*.

Le frontal, les pariétaux sont souvent bosselés par des exostoses.

La syphilis héréditaire atteint quelquefois la voûte palatine et fréquemment les os du nez. Les lésions, presque toujours ulcéreuses, détruisent souvent la cloison et les os propres du nez, qui s'effondre et s'aplatit, réalisant le type du *nez en lorgnette* décrit par A. Fournier.

L'hérédo-syphilis, tardive ou précoce, frappe parfois les *articulations* ;

tantôt il s'agit d'arthralgies simples, tantôt d'arthropathies, dont on peut, avec Fouquet, distinguer deux variétés :

1° Une ostéo-arthropathie accompagnée le plus souvent d'un épanchement et qui simule la tumeur blanche (pseudo-tumeur blanche);

2° Une ostéo-arthropathie sèche, caractérisée par l'augmentation de volume des épiphyses, l'absence d'épanchement et la limitation des mouvements de l'articulation atteinte.

Les **lésions cutanées**, qui consistent en syphilides tuberculeuses sèches et syphilides tuberculo-ulcéreuses, siègent de préférence à la face et aux jambes. A la face, elles atteignent le plus souvent le nez, et sont difficiles à distinguer du lupus. Elles occupent d'ordinaire la région antérieure des jambes.

Les syphilides diffèrent des lésions scrofulo-tuberculeuses, avec lesquelles on les a longtemps confondues, par leur durée moins longue, leur aspect moins torpide, leur réparation plus facile, les caractères de leurs vestiges cicatriciels et l'influence qu'exerce sur elles le traitement spécifique.

Les **lésions des muqueuses**, quand elles siègent aux organes génitaux, se montrent habituellement chez des sujets de dix-huit à vingt ans; tuberculo-ulcéreuses, elles simulent souvent le chancre simple et peuvent faire croire à une contamination qui n'a pas eu lieu. L'iritis, l'irido-cyclite et l'irido-choroïdite, que cause parfois la syphilis héréditaire précoce, peuvent dépendre aussi, mais plus rarement, de la syphilis héréditaire tardive.

Mais le trouble oculaire le plus fréquent que provoque celle-ci est la *kératite interstitielle*; dans plus de la moitié des cas, elle reconnaît une origine syphilitique. Longtemps considérée comme un trouble trophique, la kératite interstitielle est attribuée aujourd'hui à l'action directe de la syphilis. Elle atteint en même temps les deux cornées, qui sont entièrement dépolies; leur fond grisâtre est recouvert d'un semis de petits points blancs.

Les opacités cornéennes que produit la kératite entraînent une diminution plus ou moins marquée de l'acuité visuelle. L'irido-choroïdite, les opacités du cristallin, la kératite bulleuse, etc..., qui les compliquent, causent parfois la perte de l'œil.

Entre les deux périodes classiques, précoce et tardive de la syphilis héréditaire, il y aurait place, d'après P. Savy, pour une troisième, dont les accidents, qui se manifestent entre un an et trois ans, sont caractérisés par des manifestations cérébrales et plus particulièrement par l'hémiplégie, ressortissant à une lésion des artères du cerveau. La paralysie spasmodique infantile et la sclérose cérébrale pourraient sur certains cas relever de ces artérites de l'hérédo-syphilis.

**Bactériologie.** — Aussitôt après la découverte par Schaudinn du spirochète de la syphilis, Levaditi, Sauvage, Salmon, etc. ont recherché cet organisme dans les diverses lésions de la syphilis héréditaire.

Ils l'ont trouvé en employant la méthode de l'imprégnation au nitrate d'argent, imaginée par Levaditi : dans les vésicules de pemphigus, où il semble pénétrer de la profondeur vers la surface, des papilles dermiques vers les couches inférieures de l'épiderme; rare dans les couches pro-

fondes du derme, il n'y existe qu'à l'intérieur des glandes sudoripares ; —
dans la zone médullaire des capsules surrénales ; — dans le rein, soit dans
le tissu conjonctif, soit à l'intérieur des éléments glandulaires qui tapissent
les tubes contournés ; — dans la rate où, peu nombreux, les spirochètes
sont disposés soit à l'intérieur, soit autour des vaisseaux ; — dans le poumon,
où ils sont fréquents dans les alvéoles, en cas de pneumonie ; — dans le
foie où, en cas d'hépatite interstitielle, ils existent dans la trame conjonctive hypertrophiée qui sépare les cellules hépatiques et abondent dans le
protoplasma de ces cellules ; — dans le cœur, accolés aux fibres musculaires
ou même à leur intérieur — dans la moelle osseuse et dans le sang.

Le spirochète semble donc capable de pénétrer dans les éléments cellulaires nobles, de préférence dans les épithéliums glandulaires.

Il existe une étroite relation entre la présence du spirochète et l'intensité
des lésions viscérales de la syphilis héréditaire.

Levaditi et Sauvage ont montré, dans un cas de syphilis tardive :

1° Le passage du spirochète dans le liquide du vésicatoire placé non seulement sur la peau couverte de syphilides, mais aussi sur la peau d'apparence normale en imminence d'éruption ;

2° L'existence des spirochètes dans le sang du cœur, prélevé sur le
cadavre ; ils y manquaient pendant la vie ;

3° La concordance entre le nombre des spirochètes révélé par les frottis
et l'intensité des lésions des organes.

En somme, le tréponème est décelable dans les différents tissus, ainsi que
dans les humeurs des nouveau-nés syphilitiques (larmes, muco-pus conjonctival, liquide céphalo-rachidien, urines).

Le passage du tréponème à travers le placenta est un fait bien établi. On
a même soutenu que la mère contaminée a déjà transmis le virus au fœtus
avant de présenter elle-même des accidents secondaires.

On a discuté le caractère contagieux du sperme. Il semble exister dans
certaines conditions : cependant, la recherche du tréponème dans le liquide
séminal est toujours restée vaine. Levaditi et Roché pensent que le tréponème est capable non seulement de se développer dans le testicule et d'envahir les voies spermatiques, mais encore de pénétrer dans la cellule germi-
native femelle. On l'a retrouvé dans le placenta ; au niveau de celui-ci, les
lésions vasculaires, l'hypertrophie des villosités, la néoformation conjonctive et l'infiltration cellulaire, caractérisent l'infection syphilitique.

B) STIGMATES DYSTROPHIQUES DE L'HÉRÉDO-SYPHILIS. — Les tares
héréditaires de la syphilis qui n'affectent pas la modalité syphilitique vraie
revêtent, pour l'immense majorité, le caractère de manifestations dystrophiques. Ed. Fournier, qui a fait des stigmates dystrophiques de l'hérédo-
syphilis une remarquable étude, répartit en trois groupes ceux qui intéressent le développement physique de l'individu :

1° Les uns constituent des modalités d'ordre *général*, qui portent sur tout
l'être et l'affectent dans toutes ses parties ;

2° Les autres n'intéressent l'individu que d'une façon relativement *partielle*, en l'atteignant dans un système, voire dans un seul organe ;

5° D'autres enfin, sans pouvoir être nettement définis, se caractérisent par l'excès même de la malformation, par l'exagération de l'anomalie et constituent ce qu'on appelle les *monstruosités*.

1° L'hérédo-syphilis engendre des **dystrophies générales**. Nous avons dit l'aspect chétif, malingre, que présentent souvent les nouveau-nés hérédo-syphilitiques, leur « inaptitude à la vie », leur mort précoce. Parfois, ils viennent au monde sains en apparence et ce n'est qu'au bout de quelques semaines qu'ils sont atteints de lésions spécifiques ou bien succombent à une cachexie progressive.

Très souvent, le développement des syphilitiques héréditaires nés sans tares est retardé et imparfait. Ils grandissent lentement, marchent et parlent très tard, vers deux, trois ou quatre ans seulement; leurs dents poussent plusieurs mois, voire même plusieurs années après la date normale. Leur croissance s'arrête même dans son cours; ils demeurent *infantiles*, sont de petite taille, ont le corps grêle, les organes génitaux rudimentaires, le système pileux peu développé. La taille peut être réduite jusqu'au nanisme. Chez la jeune fille les règles ne s'établissent qu'à dix-huit ou vingt ans et peuvent même manquer; l'utérus et ses annexes sont alors souvent atrophiés.

Le *rachitisme* est une expression fréquente de l'hérédo-syphilis. Il n'en est pas la conséquence directe, comme le soutenait Parrot, mais résulte simplement de l'influence dyscrasique et dystrophique exercée sur l'organisme et en particulier sur le système osseux par l'infection spécifique.

Peut-être aussi la syphilis héréditaire intervient-elle dans la formation de certaines *exostoses ostéogéniques*.

2° L'hérédo-syphilis, localisant son influence nocive, peut aussi causer des **dystrophies partielles**.

Elle provoque des *malformations crâniennes*; tantôt le front, anormalement développé en hauteur et en largeur, proémine en masse, c'est le *front olympien*; tantôt les bosses frontales s'exagèrent de chaque côté de la ligne médiane; tantôt, au contraire, une saillie s'élève sur le trajet de la suture médio-frontale, le front se déforme *en carène*. A la région pariétale, des malformations analogues consistent soit en bosselures latérales, dues à l'exagération des bosses normales du pariétal, soit en un élargissement transverse du crâne, résultant de la déviation en dehors des pariétaux. On a décrit aussi le *crâne natiforme*, spécial à l'hérédo-syphilis : c'est un crâne renflé à sa partie postéro-supérieure, en deux moitiés globuleuses, par une ampliation sphéroïdale de la région occipito-pariétale et parcouru, au niveau de la suture sagittale, par une rigole intermédiaire aux deux renflements latéraux.

L'*asymétrie crânienne* s'observe assez fréquemment chez les syphilitiques héréditaires; rarement très accentuée, elle échappe d'ordinaire à un examen hâtif.

Le crâne peut, dans son ensemble, être mal formé: il est acrocéphale, dolichocéphale ou scaphocéphale. Nombre de fois, on a constaté la *microcéphalie* sur des sujets issus de parents syphilitiques.

Une malformation bien autrement fréquente est l'*hydrocéphalie*, qu'on voit rarement chez les individus un peu âgés, car elle tue de bonne heure ceux qu'elle atteint. L'hydrocéphalie est un stigmate important de l'hérédo-syphilis; si elle ne relève pas toujours de la vérole, elle doit au moins la faire soupçonner.

Un autre stigmate est souvent associé à l'hydrocéphalie, mais peut aussi exister sans elle : c'est la *circulation cranienne complémentaire*. Ce développement exagéré du système veineux s'observe sur le trajet de la veine temporale superficielle et de ses racines, les veines pariétales, sur le trajet de la veine angulaire, au niveau de l'angle interne de l'œil ou sur le trajet des veines frontales; toujours très apparent, il se révèle, non seulement par de gros cordons veineux bleuâtres ou bleu rosé, mais par de véritables arborescences veineuses par lesquelles les veinules qui forment les troncs principaux s'anastomosent entre elles.

De tous les systèmes organiques, c'est sans contredit le *système dentaire* qui est le plus soumis à l'influence hérédo-syphilitique.

Souvent l'éruption dentaire est retardée et n'a lieu qu'à l'âge de dix, douze ou quinze mois, parfois même, mais bien rarement, vers la troisième ou quatrième année.

D'autres fois, les dents sont dystrophiées. Les dystrophies dentaires dues à l'hérédo-syphilis peuvent affecter l'une et l'autre dentitions, mais elles sont beaucoup plus communes et significatives sur la seconde que sur la première. Elles sont le plus souvent multiples et symétriques. Elles résultent d'un trouble nutritif qui surprend la dent au cours de son évolution, l'altère de façon variable et laisse sur elle une empreinte indélébile. Elles affectent diverses modalités : *a*) érosion dentaire; *b*) microdontisme; *c*) amorphisme dentaire.

*a*) L'*érosion dentaire* n'est pas une perte de substance; c'est une non-formation d'un segment de la dent, un arrêt du développement intra-folliculaire de la dent en évolution, selon la définition de Magitot. Elle occupe la couronne même de la dent ou son sommet.

Les dystrophies coronaires se montrent selon trois types : érosions en cupule, en sillon ou en nappe. Les érosions en cupule sont des dépressions généralement circulaires, qui tranchent sur la surface de la dent à la fois par leur enfoncement et leur teinte grisâtre ou noirâtre. L'érosion en sillon est une rainure linéaire, d'ordinaire unique, plus ou moins profonde, creusée dans la couronne de la dent suivant un trajet horizontal. Les érosions en nappe, assez rares, occupent une large partie, quelquefois même toute la surface de la dent.

Les dystrophies cuspidiennes, très communes, sont moins bien définies. Elles consistent toutes en des atrophies du sommet dentaire, variables selon la dent altérée. Les plus significatives intéressent la première grosse molaire et les incisives.

La première grosse molaire, chez l'enfant ou l'adolescent, est normale dans ses deux tiers inférieurs; mais son sommet est amoindri dans tous ses diamètres, irrégulier, comme atrophié, séparé de la partie saine par une rigole circulaire et terminé par une surface mamelonnée, d'un jaune sale; ce plateau rugueux devient lisse à l'usage, puis disparaît. Chez l'adulte, il reste une dent notablement raccourcie et terminée par une surface plane, à centre jaunâtre et à bourrelet périphérique d'émail blanc. Cette *dent courte à plateau lisse* (A. Fournier) a une importante signification diagnostique.

Une des dystrophies des incisives constitue l'altération bien connue sous le nom de *dent d'Hutchinson* : une échancrure semi-lunaire, régulièrement arciforme, à convexité tournée vers la gencive, occupe le bord libre de la dent; celle-ci, dont les bords se rapprochent vers son extrémité libre, rappelle l'aspect d'un tournevis; les incisives médianes supérieures, légèrement inclinées en dedans, convergent l'une vers l'autre. Ces déformations ne sont caractéristiques, d'après Hutchinson, que quand elles affectent les incisives médianes supérieures de la seconde dentition.

*b)* Les dents des hérédo-syphilitiques ont souvent un volume anormal; le microdontisme est commun, le gigantisme exceptionnel. La réduction de volume peut être nommée *infantilisme dentaire*, car la dent conserve chez l'adulte les proportions qu'elle possède chez l'enfant. L'infantilisme peut s'étendre à tout le système dentaire, mais le plus souvent il ne se montre que sur quelques dents, même sur une seule. A son maximum, il constitue le *nanisme dentaire*.

*c)* Les dents ont fréquemment dans la syphilis héréditaire une forme anormale. Généralement quelques dents ou un groupe de dents sont mal formées. On a décrit des déviations de type, des dents torses, des dents très allongées, « en touches de pianos », des dents triangulaires et pointues comme celles des squales, des dents amorphes ou monstrueuses, en forme de cheville, de corne, etc....

Vicieusement constituées ou mal défendues par une couche d'émail insuffisante, les dents des syphilitiques héréditaires sont très vulnérables; elles s'altèrent facilement, s'usent, se brisent, s'émiettent, se carient.

Deux autres modalités dystrophiques, véritablement majeures, puisqu'elles impliquent la non-formation ou l'arrêt complet du développement des follicules dentaires, sont constituées par l'*absence de certaines dents* et par la *persistance des dents de lait*.

Aux *malformations dentaires* s'associent parfois des *lésions oculaires* et des *troubles de l'ouïe*; ces trois ordres de symptômes, mis en lumière par Hutchinson, constituent la classique *triade d'Hutchinson*, dont A. Fournier a montré la valeur pathognomonique.

Les *lésions oculaires* sont les vestiges d'affections par lesquelles la syphilis s'est traduite antérieurement. Ce sont des modifications de la transparence cornéenne, néphélion, albugo et leucome, consécutives à la kératite interstitielle, ou des altérations iriennes, synéchies, déformation ou immobilité de la pupille, dépôts pseudo-membraneux dans le champ pupillaire, etc. Ce sont aussi des stigmates hérédo-syphilitiques du fond de l'œil, atrophie choroïdienne, tachés pigmentaires, etc.

Les *troubles auriculaires* sont de deux ordres. On constate parfois chez les hérédo-syphilitiques des cicatrices ou des perforations du tympan. D'autre part, presque tous ces sujets ont l'oreille dure ou deviennent complètement sourds, parfois brusquement vers l'âge de 7 ou 8 ans, sans aucune phlegmasie auriculaire.

Les *mâchoires* des syphilitiques héréditaires sont souvent mal formées. Les altérations communes et les plus importantes portent sur le maxillaire supérieur. On a signalé le rétrécissement transverse de la mâchoire supérieure, la forme ogivale de la voûte palatine, la dystrophie de l'arcade dentaire supérieure, celle de l'os incisif, l'asymétrie des deux moitiés de l'os. A la mâchoire inférieure, les dystrophies, infiniment plus rares, ne consistent guère qu'en un aplatissement transverse ou un prognathisme plus ou moins accusé. Ces malformations variées provoquent un engrènement vicieux des arcades dentaires.

Le *bec-de-lièvre*, qui est un arrêt de développement, relève parfois de l'hérédo-syphilis.

Celle-ci produit aussi des dystrophies nasales, telles que l'écrasement du nez à sa racine, au-dessous de l'épine du frontal, et l'occlusion congénitale des narines.

Les *dystrophies oculaires* sont très rares : ce sont des malformations palpébrales, le coloboma des paupières, de la pupille, des membranes du fond de l'œil, la dissymétrie oculaire, etc. De ces diverses malformations résultent, à des degrés divers, la diminution de l'acuité visuelle, l'amblyopie, l'astygmie, la myopie et surtout le strabisme.

Les *malformations du pavillon de l'oreille* ne sont pas non plus fréquentes. L'oreille, raccourcie verticalement, réalise parfois le type de l'oreille ronde ; elle est aussi élargie et excavée comme un plat à barbe, ou étirée comme l'oreille d'un faune.

Deux autres lésions osseuses peuvent être causées par l'hérédo-syphilis : la *scoliose* est la plus commune ; le *spina bifida* est beaucoup plus rare.

Au niveau des membres, l'imperfection du développement peut aller jusqu'à l'*hypertrophie*. Les infections, comme l'a montré Springer, irritant le cartilage de conjugaison, déterminent parfois un *allongement excessif des os*; c'est le cas de la syphilis. Cette élongation est parfois assez considérable pour mériter le nom de *gigantisme partiel*. On connaît aussi des cas de *gigantisme général*.

De même, le *nanisme partiel* est l'exagération de l'hypotrophie que peut causer la syphilis héréditaire : cette hypotrophie, quand elle atteint tout le squelette, réalise les cas de *nanisme vrai*.

L'hérédo-syphilis peut souder les doigts entre eux (*syndactylie*), ou en accroître le nombre (*polydactylie*); elle enraye leur développement (*brachydactylie*) ou même les anéantit en germe (*ectrodactylie*).

Parfois, c'est un segment de membre qui s'arrête de croître, une portion de la main, la main elle-même ou l'avant-bras, voire le bras dans une partie de sa hauteur; les malades semblent amputés. On a donné aux dystrophies de ce genre les noms d'*ectromélie* ou d'*hémimélie*.

Le bassin peut être aussi altéré dans son développement, comme l'ont montré Pinard et Turquet; le plus souvent ses diamètres transversaux sont diminués. Divers accidents de dystocie en résultent.

C'est aussi par un arrêt de développement qu'on explique la fréquence, chez les hérédo-syphilitiques, de la *luxation congénitale de la hanche*, des *pieds bots*, des *mains botes*.

Les centres nerveux du fœtus n'échappent pas à l'influence dystrophique de l'hérédo-syphilis. Le volume et le poids de l'encéphale sont souvent inférieurs à la normale. Les *malformations cérébrales* sont assez fréquentes.

L'infection syphilitique héréditaire, qu'elle produise une endocardite fœtale ou un arrêt de développement, peut, comme d'autres infections, d'après Ed. Fournier, produire des malformations cardiaques ou vasculaires : des cas d'absence du cœur droit, de persistance du trou de Botal, de communication interventriculaire, de maladie bleue, etc., lui ont été imputés. On peut lui rapporter aussi certains cas de rétrécissement mitral pur, de rétrécissement pulmonaire.

Elle peut entraver aussi le développement de divers autres organes : la dystrophie du tube digestif se traduit par le raccourcissement de l'intestin, l'imperforation anale, des hernies congénitales, etc.; celle de l'appareil génito-urinaire par l'exstrophie vésicale, l'épispadias, l'hypospadias, l'ectopie testiculaire, les malformations vulvaires, vaginales, utérines.

Il est probable que l'hérédo-syphilis réagit aussi sur les téguments : elle ne semble pas étrangère à la genèse de quelques dystrophies ou affections cutanées, telles que l'ichtyose, certaines alopécies peladoïdes, les nœvi, les kystes dermoïdes, etc.

5° Par leur importance ou leur nombre, les anomalies de conformation des fœtus hérédo-syphilitiques aboutissent à la *monstruosité*. Certaines sont incompatibles avec l'existence, comme, par exemple, l'anencéphalie; d'autres permettent une survie de plusieurs mois et même de plusieurs années.

De même que le développement physique, le *développement intellectuel* peut être retardé, entravé ou arrêté par la syphilis héréditaire. Les descendants de sujets syphilitiques sont parfois d'intelligence bornée, des arriérés, voire même des imbéciles ou des idiots. Dans certaines familles contaminées, plusieurs enfants sont parfois atteints de déchéance intellectuelle à des degrés divers.

**Diagnostic.** — Chez un enfant atteint de syphilis héréditaire tardive, on peut relever plusieurs sortes de symptômes significatifs : des lésions actuelles, vraiment spécifiques, des stigmates dystrophiques, qui ne sont pas pathognomoniques, et aussi diverses cicatrices datant de la première enfance, vestiges de la syphilis héréditaire précoce. Ces cicatrices existent surtout à la région lombo-fessière, à la partie supérieure et postérieure des cuisses, autour de l'anus et de la bouche; aux fesses, ce sont de petites cicatrices blanches, très lisses, semblables à celles de la vaccine; autour de l'anus, des stries et des rhagades; les cicatrices péri-buccales, surtout accentuées et nombreuses aux commissures, irradient autour de la bouche et froncent les lèvres comme les plis d'une bourse.

Les dystrophies que peut causer l'hérédo-syphilis sont donc fort nombreuses et variées. Les dystrophies dentaires sont les plus fréquentes, puis viennent, par ordre de fréquence décroissante, l'infantilisme, le rachitisme et l'hydrocéphalie.

Les deux ordres de stigmates de la syphilis héréditaire, spécifiques et dystrophiques, s'associent d'ordinaire chez le même individu. Mais ils peuvent, les uns ou les autres, exister aussi séparément. Ils peuvent enfin se réduire à un véritable minimum, être uniques ou seulement ébauchés.

Mais si les lésions spécifiques sont des preuves indubitables de l'infection, les stigmates dystrophiques dénoncent seulement une tare héréditaire, sans témoigner de son origine syphilitique. Ils ne sont pas causés exclusivement par la syphilis héréditaire. La clinique et l'expérimentation montrent que tous les agents infectieux ou toxiques déterminent des troubles dystrophiques de même ordre. Landouzy a montré que la tuberculose exerce une influence héréditaire analogue à celle de la syphilis et que toute une série d'arrêts de développements, de malformations, de dystrophies, doit lui être rapportée ; les dystrophies hérédo-alcooliques, signalées de vieille date, sont de mieux en mieux connues.

Mais il est certaines dystrophies que, de toutes les hérédités morbides, l'hérédité syphilitique réalise le plus souvent : ce sont les *dystrophies du système maxillo-dentaire*, les *dystrophies cranio-faciales* et celles qui, multiples et diverses, concourent à constituer l'état qu'on nomme *infantilisme*.

La *triade d'Hutchinson*, constituée par la coexistence des malformations dentaires, de lésions oculaires et auriculaires, est caractéristique de la syphilis héréditaire tardive.

La *réaction de Wassermann* et la notion de la *polymortalité infantile* peuvent, comme pour la syphilis héréditaire précoce, donner d'utiles renseignements.

**Pronostic.** — L'organisme dystrophié par la syphilis est remarquablement vulnérable aux diverses causes morbides. L'hérédité syphilitique inflige à l'être vivant ce qu'Ed. Fournier appelle une *dystrophie de prédisposition*.

Les altérations syphilitiques du sang, si bien étudiées par Dominici, expliquent l'existence chez certains nouveau-nés d'une véritable *diathèse hémorragique*, que révèlent des omphalorragies, des hématémèses, des hémorragies sous-cutanées, etc.

Les hérédo-syphilitiques offrent un terrain propice à la germination du bacille tuberculeux ; ils succombent souvent dans l'enfance à la *méningite tuberculeuse* ; la *tuberculose pulmonaire*, la *coxalgie*, le *mal de Pott* sont particulièrement fréquents chez eux ; beaucoup d'entre eux sont atteints d'*adénopathies strumeuses*, de *lupus*. Les lésions tuberculeuses et syphilitiques s'imbriquent parfois chez eux si intimement qu'on ne peut faire le départ de l'une et l'autre infections.

L'hérédo-syphilis compromet le fonctionnement du système nerveux. Les enfants qui en sont atteints sont sujets à ce qu'on appelle les convulsions, aux diverses méningites, à l'épilepsie, à l'hystérie ; ils peuvent être tardivement terrassés par une affection para-syphilitique, le tabes ou la paralysie générale.

Ils ne sont même pas à l'abri de la syphilis acquise et peuvent superposer une nouvelle infection spécifique à leur infection héréditaire. Les hérédo-syphilitiques ne sont pas tous égaux, comme l'ont montré Gaucher, Rostaine, devant la contagion syphilitique. Si l'on n'a pas vu des hérédo-syphilitiques ayant présenté des accidents secondaires contracter la syphilis, on en a vu atteints d'accidents tertiaires être infectés de nouveau par le spirochète. Les hérédo-syphilitiques quaternaires et quintaires, qui, suivant la classification de Gaucher, présentent des dystrophies congénitales ou des lésions para-syphilitiques, contractent la syphilis comme les individus non tarés.

La syphilis acquise par les hérédo-syphilitiques ne semble pas présenter de caractères particuliers.

### La descendance des hérédo-syphilitiques. — La syphilis héréditaire ne borne pas ses ravages à la première génération; elle peut être elle-même cause et raison d'hérédo-syphilis : un sujet né syphilitique de parents syphilitiques peut, à son tour, procréer des enfants syphilitiques. C'est ce qu'on exprime en disant que l'*hérédo-syphilis est transmissible à la seconde génération*.

C'est Van Helmont qui, le premier, en plein xviie siècle, annonça que la syphilis héréditaire peut se transmettre à plusieurs générations successives, jusqu'à la troisième inclusivement; Raulin et Sanchez défendirent la même opinion. De nos jours, A. Fournier soutient de nouveau l'existence d'une *syphilis héréditaire de seconde génération*, dont, malgré de nombreuses contradictions, les faits relatés par Barthélemy, Finger, Jullien, Tarnowsky, fournissent des preuves irrécusables. Ed. Fournier en a fait une étude approfondie.

Il existe bien, d'après lui, une syphilis héréditaire de seconde génération. Elle est rarement observée dans la pratique, car le temps et le traitement empêchent d'ordinaire son éclosion.

Elle occasionne dans la génération qu'elle atteint une léthalité considérable : elle fait disparaître jusqu'aux deux cinquièmes de la descendance.

Elle se traduit le plus souvent, dans les quatre cinquièmes des cas environ, par des *troubles dystrophiques* identiques à ceux de l'hérédo-syphilis ordinaire. Parfois aussi, mais beaucoup plus rarement, elle se révèle par des symptômes de syphilis *virulente*, de syphilis vraie, roséole, syphilides diverses, sarcocèle syphilitique, etc.

Enfin, comme l'a montré Ed. Fournier, l'influence nocive et souvent meurtrière qu'exerce la syphilis sur le fœtus et l'enfant se poursuit dans l'hérédo-syphilis : les avortements, les accouchements prématurés sont plus fréquents lorsque les géniteurs sont atteints d'hérédo-syphilis que quand ils sont sains.

Il faut, selon Tarnowsky, pour qu'un hérédo-syphilitique engendre des enfants atteints de symptômes spécifiques virulents, qu'il ait contracté de nouveau la syphilis, qu'il soit en état de *syphilis binaire*: Ed. Fournier n'admet pas qu'une réinfection soit nécessaire. Une récente observation de L. Jacquet et Barré ne confirme pas l'opinion de Tarnowsky, mais permet de supposer que la virulence de la syphilis de seconde génération est due peut-être à la bilatéralité de l'hérédo-syphilis chez les géniteurs.

*FERNAND TRÉMOLIÈRES.*

**SYPHILIS OCULAIRE**. — Lésions conjontivo-palpébrales. — *Chancre conjonc-
tivo-palpébral.* — Rare, comme d'ailleurs tous les chancres extra-génitaux.
Le contage se fait directement par la bouche (baiser, projection de salive,
morsures, caresses, etc....), par la projection de liquide utérin au cours de
l'accouchement d'une syphilitique; ou indirectement par les doigts, des
linges souillés, etc....: et, pour que le virus puisse être inoculé, il faut une
excoriation, une dénudation.
Sur la peau, le chancre a la forme *croûteuse* ou *de plaie*. La forme croûteuse est souvent méconnue. Le bord ciliaire est un siège de prédilection,
surtout vers les commissures et plus fréquemment vers la commissure
interne. La conjonctive bulbaire comme la conjonctive palpébrale peuvent
être intéressées. Le chancre peut siéger dans le grand angle et s'étaler sur
la caroncule et le repli semi-lunaire. Plus rarement l'angle externe est
atteint (chancre fissuraire, en raghade). Il est presque toujours unique, et
selon le siège se présente sous des aspects différents. Sur le bord ciliaire, il
simule un néoplasme; sur la conjonctive, on aperçoit de petites ulcérations
circulaires séparées par des intervalles de muqueuse saine, de couleur
opaline et parfois d'aspect diphtéroïde. Elles sont entourées d'une conjonctive chémotique. Vers la caroncule, l'aspect est celui d'un petit néoplasme
dur, pédiculisé, ulcéré, sanieux et donnant lieu à une sécrétion conjonctivale assez abondante. L'ulcération chancreuse présente des bords taillés à
pic, non décollés: elle repose sur un fond dur, de consistance cartilagineuse,
persiste quelques semaines, puis guérit spontanément. Le chancre s'accompagne constamment d'adénopathie des ganglions sous-maxillaires paroti-
diens et pré-auriculaires.
Les caractères de l'ulcération, l'induration de la base, l'adénopathie précoce, l'évolution du chancre, les lésions syphilitiques coexistantes et les
notions étiologiques suffisent dans la plupart des cas à établir le *diagnostic*.
Néanmoins, il peut présenter des caractères de ressemblance avec l'orgelet
lorsque ce dernier s'accompagne d'adénopathie; avec une gomme ulcérée
ou non, auquel cas on devra tenir grand compte du caractère évolutif de la
gomme, de sa tendance destructive, de l'absence d'adénite; avec l'ulcération
tuberculeuse qui, par ses points jaunâtres et l'absence de base indurée,
a une physionomie bien spéciale. Le gonflement des paupières, la rapidité
d'évolution des symptômes, un œdème particulier, mollasse, permettront
difficilement une confusion avec l'œdème malin ou charbonneux. Au besoin,
on fera une inoculation au cobaye de quelques gouttes de sang retirées de
la paupière dès les premiers jours. L'âge avancé, une adénopathie tardive,
l'évolution lente, une ulcération à fond irrégulier, granuleux, saignant facilement seront en faveur d'un épithélioma. Le lupus ne se cantonne pas
comme le chancre, il envahit les régions voisines. Le chancre conjonctival
peut siéger vers le limbe et en imposer pour une simple conjonctive phlycténulaire, mais, dans cette dernière affection, la petitesse de la lésion contraste avec l'intensité des phénomènes réactionnels et inflammatoires. Il
n'est pas jusqu'à la blépharite, l'épisclérite, l'herpès, le pemphigus, la
dacryocystite, le chalazion, avec lesquels il ne faille compter pour faire un
diagnostic différentiel dans certains cas rares. Enfin, le chancre mou a des

bords décollés, n'est pas induré, s'accompagne inconstamment d'adénopathie dont les caractères diffèrent de l'adénopathie syphilitique ; les ganglions peuvent suppurer (bubon chancreux) et d'ailleurs, selon certains
auteurs, le chancre simple n'existerait jamais à la tête et le chancre palpébral serait toujours syphilitique.

Le chancre oculaire guérit spontanément sans laisser de lésions. On a
noté bien rarement un symblépharon partiel ou occlusion des points lacrymaux avec larmoiement persistant.

La guérison se fait spontanément. On instituera le traitement spécifique
de suite, et aussitôt que possible le traitement local et abortif (V. TRAITE-
MENT DE LA SYPHILIS).

On observe encore sur la conjonctive des *éruptions papuleuses*, des *plaques
muqueuses*, des *gommes*.

**Blépharite gommeuse.** — Constituée par une série d'ulcérations du bord
palpébral réunies ensuite dans une seule plaie dont le fond granuleux,
fongueux, à bords festonnés, repose sur une base indurée. Le bord palpébral est infiltré, épaissi, rouge vif. L'aspect peut être celui de la blépharite scrofuleuse.

**Tarsite syphilitique.** — (V. PAUPIÈRES.)

**Gomme palpébrale.** — Au début, la conjonctive hyperémiée est soulevée
par places par de petites tumeurs qui ressemblent à des chalazions, et dans
lesquelles on aperçoit des petits points jaunâtres. A cette période de début,
les paupières sont lourdes, les mouvements en sont gênés. Les phénomènes
inflammatoires, limités d'abord au bord ciliaire, peuvent s'étendre à toute
la paupière. A la période d'éruption succède la période de ramollissement,
d'ulcération. Les ulcérations sont rondes, à bords taillés à pic, décollés ; le
fond est déchiqueté, gris jaunâtre. Les deux paupières peuvent être
atteintes (V. PAUPIÈRES).

On observe aussi sur les paupières des éruptions spécifiques : *roséole,
syphilides papuleuses ou papulo-ulcéreuses, ecthyma, rupia*, et un œdème
palpébral.

**Kératite syphilitique.** — La syphilis peut, bien que rarement, déterminer
des troubles de la cornée. L'apparition de la kératite syphilitique s'est faite
quelques mois et même quelques années après l'accident primitif. A part
son unilatéralité, qui est habituelle, et son évolution plus rapide, elle présente de grandes analogies avec la kératite hérédo-syphilitique ; même
début insidieux, même opacification lente, rarement rapide, de la cornée
avec ses périodes d'infiltration et de vascularisation. Toutefois il est à noter
que celle-ci est plutôt légère, que la résorption a une tendance à se faire
dans de plus grandes proportions que dans la kératite hérédo-syphilitique,
et que l'infiltration se fait plutôt à la périphérie de la cornée. Elle s'accompagne d'iritis, de syphilomes conjonctivo-palpébraux, et ici encore on pourrait répéter ce qu'on a dit à propos de la kératite parenchymateuse, c'est-à-
dire que les accidents cornéens sont consécutifs aux lésions du tractus uvéal.

La zone de cornée atteinte peut être restreinte ; dans certains cas, la
cornée présente un trouble grisâtre, punctiforme (kératite ponctuée, punctiforme).

La kératite syphilitique n'a pas exclusivement la forme parenchymateuse. Elle peut évoluer sous la forme d'ulcération superficielle compliquée d'iritis et accompagnée de douleur et de photophobie, ressemblant ainsi à la kératite vésiculaire herpétique. Les vésicules apparaissent et disparaissent. Il y a récidives.

On a observé aussi des gommes et des syphilides ulcéreuses de la cornée.

Trantas a signalé sur la cornée des altérations analogues aux exanthèmes spécifiques de la peau et coïncidant avec ces derniers. Ces lésions sont légères, fugaces; elles apparaissent sous forme de lignes ou de taches, constituées elles-mêmes par des lignes très serrées.

Ces manifestations exanthématiques de la cornée dans la syphilis seraient à la syphilis ce qu'est la kératite ponctuée pour la rougeole ou les altérations superficielles de la cornée pour l'érythème polymorphe.

**Sclérite syphilitique.** — Située dans la partie superficielle de la sclérotique la lésion peut, avec le temps, atteindre jusque dans la profondeur; elle a l'aspect de l'*épisclérite*, de la *sclérite* (*épisclérite gommeuse*). La nodosité épisclérale forme une saillie plus ou moins diffuse. La conjonctive, non adhérente, est peu enflammée, ne donne lieu à aucune sécrétion. L'injection périkératique est légère. La gomme s'ulcère au bout d'un certain temps. Les bords de l'ulcération sont taillés à pic. En général, il n'y a pas de lésions ophtalmoscopiques, mais dans les cas d'infiltration profonde, la rétine peut être soulevée. Au début, la cornée est intacte, mais elle finit par s'infiltrer totalement ou partiellement et présenter l'aspect de la kératite interstitielle.

Le *traitement* spécifique est généralement suivi de succès, et, dans le cas de gomme térébrante très limitée, on sera autorisé à intervenir opératoirement en enlevant la gomme et en suturant la sclérotique.

**Lésions syphilitiques du tractus uvéal, de la rétine et du nerf optique.** — *Iritis syphilitique.* — On doit tenir compte, dans la notion étiologique, des causes prédisposantes : fatigue, irritation de l'œil, traumatisme.

L'iritis est généralement bilatérale, les deux yeux étant atteints simultanément ou séparément à un intervalle de temps variable.

On observe les symptômes ordinaires de l'iritis : changement de couleur de l'iris, déformation, rétrécissement et immobilité de la pupille, injection périkératique et, si les phénomènes réactionnels sont intenses, à cette injection s'ajoutent de l'injection conjonctivale et du chémosis. Puis, suivant la tournure que prendra le processus phlegmasique, on observera surtout ou bien des exsudats (*forme exsudative*), ou bien des gommes ou des granulomes de l'iris, ou la variété dite *iritis séreuse* qui se traduit par quelques synéchies plutôt légères, des dépôts sous forme d'un fin pointillé à la face postérieure de la cornée; ces formes ou variétés se combinent souvent entre elles en s'accompagnant des signes fonctionnels suivants : douleurs, photophobie, larmoiement, névralgies ciliaires et de la Ve paire, et abaissement de l'acuité visuelle.

L'époque d'apparition est variable; elle est de quelques semaines à plusieurs années après l'accident primitif, le plus souvent vers le sixième mois. Son évolution est plutôt lente, dure de quelques semaines à plusieurs mois;

elle est sujette à récidives. Il est rare qu'elle se termine favorablement, presque toujours le champ pupillaire est obstrué par des exsudats qui abaissent la vision.

Mais rien dans cette description n'a une valeur séméiologique suffisante pour affirmer le diagnostic d'iritis syphilitique, ni les papules (iritis papuleuse), ni les condylomes ou granulomes qui peuvent être dus à une autre cause qu'à la syphilis, ni la lenteur de l'évolution, ni les caractères de la déformation pupillaire, ni la coloration de l'iris. Le diagnostic causal se fera surtout par l'examen clinique du malade et la confirmation de la syphilis par d'autres signes concomitants de cette affection.

L'iritis est le plus souvent un symptôme de syphilis grave.

*Gommes du tractus uvéal.* — Le nodule syphilitique, appelé par certains papule ou condylome, appartient à la période secondaire; il est de nature inflammatoire et ne diffère de la gomme, lésion de la période tertiaire, que par sa richesse en vaisseaux. La gomme, qui est pauvre en vaisseaux, ne tarde pas à dégénérer. Et d'ailleurs les nodules de l'iris, qu'on désigne sous les noms de condylome et de granulome, ne sont pas toujours d'origine syphilitique; ils peuvent provenir de la tuberculose ou d'une endo-infection de nature inconnue.

*Gomme de l'iris.* — Elle siège habituellement vers le grand cercle de l'iris, quelquefois près du petit cercle. Elle n'a pas encore été notée dans la zone intermédiaire. Généralement petite et unique, de couleur rouge brun au début et plus tard jaunâtre, elle donne lieu à peu de réaction, s'accompagne de synéchies. La gomme syphilitique subit rarement la transformation purulente; d'où la rareté de l'hypopyon, qu'on rencontre au contraire souvent dans les nodules tuberculeux. Elle est considérée comme un accident tertiaire, mais elle peut apparaître de bonne heure.

*Gomme du corps ciliaire.* — Le corps ciliaire est le siège de prédilection des gommes et papules syphilitiques, et selon que ces néoplasies s'étendront du côté de l'iris ou en arrière, elles détermineront des symptômes différents. Dans le premier cas, on observe des signes d'iritis et de kératite, et dans le second cas l'œil devient inéclairable par trouble du corps vitré. La gomme évoluant, on aperçoit en arrière du limbe une voussure recouverte d'une conjonctive hyperémiée, voussure qui est le prélude de la perforation en cette région. La chambre antérieure est envahie et, suivant que la gomme se ramollit ou reste à la période de crudité, on observe ou non l'hypopyon. Cette évolution gommeuse s'accompagne d'hyperémie de la conjonctive, du gonflement des paupières, de douleurs et d'hypotomie.

A la période de crudité, et lorsque la gomme reste bien limitée à l'iris et aux procès ciliaires, le traitement médical peut amener la résorption; mais lorsqu'il y a ramollissement avec hypopyon, propagation aux régions voisines et perforation de la coque oculaire avec fongus, l'énucléation s'impose.

*Gomme de la choroïde.* — La choroïde est la partie du tractus uvéal la moins souvent atteinte. On constate à l'ophtalmoscope une saillie dont le développement s'accompagne de troubles du vitré et d'iritis. La gomme peut se résorber et laisser une plaque d'atrophie chorio-rétinienne ou évoluer jusqu'à déterminer une ectasie sclérale et même un fongus.

*Chorio-rétinite syphilitique.* — C'est une variété de choroïdite disséminée (V. CHOROÏDITES); on observe aussi la forme maculaire tant dans la
syphilis acquise que dans l'hérédo-syphilis, une forme spéciale avec seulement un scotome annulaire; la rétinite centrale à rechutes avec trouble
jaune grisâtre autour de la macula; la rétinite proliférante; l'endartérite
syphilitique rétinienne, la rétinite apoplectiforme caractérisée par de nombreux foyers hémorragiques et une exsudation le long des vaisseaux, et la
chorio-rétinite pigmentaire (v. c. m.).

On observe souvent chez les hérédo-syphilitiques, avec ou sans atrophie
optique, des taches d'une teinte pigmentée à limites indécises, comme si la
rétine avait été ombrée par places. Ces *stigmates ophtalmoscopiques rudimentaires (dystrophie pigmentaire diffuse)* se trouvent 1° sur la papille, qui ne
présente plus ses teintes normales et dont les bords sont irréguliers et entourés
d'un cadre pigmentaire total ou partiel; 2° dans les vaisseaux de la papille
ou de son voisinage, qui ont un calibre anormal, des bords irréguliers ou
effacés; 3° dans l'aspect du fond de l'œil, qui présente une teinte ardoisée
de la région péripapillaire, des irrégularités de pigmentation ou une pigmentation grenue de la région équatoriale; 4° dans l'amétropie et surtout dans
l'astigmatisme par arrêt de développement ou malformation du globe oculaire; 5° dans la myopie monoculaire, du côté où les altérations choroïdiennes plus avancées favorisent l'allongement axile de cet œil; 6° dans le
strabisme par suite d'anisométropie et de différence considérable d'acuité
visuelle dans les deux yeux, avec trouble de la vision binoculaire et déviation de l'œil le plus imparfait.

Les lésions rétiniennes sont habituellement accompagnées de lésions
choroïdiennes, d'où le nom de chorio-rétinites. Mais la rétine peut être seule
intéressée (*retinitis simplex*).

La syphilis des voies optiques se traduit, en outre, par des phénomènes d'*atrophie optique primitive*, de *névrite* et de *stase papillaire*, et
d'*hémianopsie* (v. c. m.).

*Gommes du nerf optique.* — V. OPTIQUE (TUMEURS DU NERF).

Les instillations d'atropine et la médication spécifique par les frictions ou
les injections mercurielles constituent la base du traitement. Les injections
sous-conjonctivales mercurielles, très rationnelles comme traitement direct
et local, n'ont donné jusqu'à présent que des résultats douteux.

**Syphilis des voies lacrymales.** — *Dacryoadénite.* — Les observations
connues sont rares. Il en est de même pour la tumeur lacrymale syphilitique. Cette rareté n'est pas absolue: elle provient de la confusion de ces
affections avec des tumeurs d'autre nature. Les caractères objectifs de l'évolution de l'adénite lacrymale n'ont, en effet, rien de particulier, et n'était
leur association avec ceux d'autres lésions syphilitiques, elle serait considérée
comme une variété de dacryoadénite chronique de nature indéterminée.

Elle est unilatérale ou bilatérale.

Apparaît à la période tertiaire, contemporaine alors d'accidents tertiaires
qu'on devra toujours rechercher avec soin puisqu'ils servent d'éléments
diagnostiques; exceptionnellement au début de la syphilis et contemporaine du chancre et de la roséole.

L'adénite se développe sans réaction locale et sans retentissement du côté des ganglions pré-auriculaires ou sous-maxillaires. La paupière supérieure est tuméfiée dans sa portion externe, mais ne présente aucun signe inflammatoire aigu ni de fluctuation. A la palpation on sent une tumeur dure le long de la partie supéro-externe de l'orbite, au niveau de la loge de la glande lacrymale. La pression n'est pas douloureuse.

Lorsque l'affection est bilatérale, elle a été comprise dans un groupe spécial appelé tumeurs symétriques des paupières, appellation aussi peu précise que celle d'adénite chronique.

La marche de l'affection peut être subaiguë, et alors on constate de la douleur locale, des crises de larmoiement, de l'injection conjonctivale dans l'angle externe.

On a noté comme complications oculaires l'iritis, l'irido-choroïdite, le chancre conjonctival, la kératite ; comme complications extra-oculaires l'orchite, l'inflammation des glandes mammaires et des parotides.

Telle est la symptomatologie qui résulte du petit nombre d'observations publiées.

*Diagnostic.* — Pour reconnaître la nature de l'adénite lacrymale, on se fondera sur les antécédents personnels du malade et un examen clinique approfondi de son état actuel. C'est un diagnostic par élimination, si l'on s'en rapporte aux seuls éléments cliniques. Les examens histologiques et bactériologiques, les inoculations préciseront le diagnostic.

**L'oblitération des canalicules lacrymaux** se traduisant par un larmoiement persistant peut être la conséquence de manifestations syphilitiques secondaires ou tertiaires telles que plaques muqueuses, gommes au niveau du grand angle ou d'un chancre conjonctival. Ces lésions déterminent une *déviation* ou un *rétrécissement* ou une obstruction complète ou partielle des points lacrymaux.

Chez les enfants, surtout d'apparence délicate, on recherchera la nature tuberculeuse des lésions lacrymales ; chez les adultes et surtout chez les syphilitiques, on pensera à la spécificité. Il est exceptionnel que dans la période initiale de la syphilis surviennent des lésions spécifiques du canal nasal et du sac ; mais il n'est pas rare d'observer à la période tertiaire une *altération gommeuse, un syphilome du canal et du sac, l'hyperplasie gommeuse de la paroi antérieure du sac, une tumeur gommeuse lacrymale* exulcérée ou non (fig. 43 et 44) pouvant se compliquer d'*ostéopériostite syphilitique* du canal nasal, de l'apophyse montante du maxillaire supérieur, de l'unguis, de l'apophyse orbitaire du frontal ou encore d'*exostoses syphilitiques prélacrymales.*

*Diagnostic différentiel.* — En face de pareilles lésions dans la région lacrymale on recherchera les accidents tertiaires de la syphilis. Le naso-pharynx sera l'objet d'un examen minutieux.

L'âge du malade, ses antécédents, la présence ou non d'affection lupique des fosses nasales ou de la peau, des paupières ou de la conjonctive et le résultat de l'inoculation au cobaye suffiront au diagnostic différentiel avec une tumeur lacrymale tuberculeuse. Le carcinome primitif du sac est rare ; il est presque toujours consécutif à un cancroïde du grand angle. Le diagnostic avec le sarcome du sac peut présenter des difficultés au début, mais la marche ultérieure du néoplasme, sa dureté élastique uniforme dans toute sa masse, son adhérence à la paroi orbitaire, l'âge relativement avancé du malade, un sarcome de la fosse nasale pouvant arriver jusqu'au sac, ne laisseront guère de doute. Il restera à éviter la confusion avec l'épithélioma

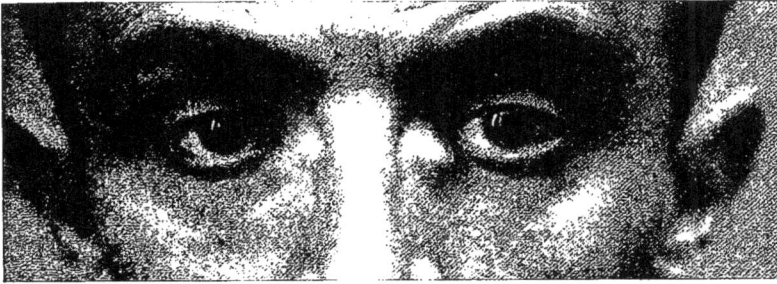

Fig. 43. — Tumeur gommeuse lacrymale syphilitique, bilatérale, non ulcérée.
(Péchin et Tessier.)

calcifié de la racine du nez et le kyste sébacé ulcéré de la région lacrymale. Dans ces deux cas, une injection exploratrice permettra de s'assurer que les voies lacrymales sont libres.

*Traitement.* — Dans les affections syphilitiques, comme dans les affections tuberculeuses des voies lacrymales, on doit surtout temporiser et agir par le traitement général. Ce traitement général est efficace dans la dacryoadénite. En cas de déviation, de rétrécissement ou d'obstruction des voies lacrymales on prolongera ce traitement général, et, s'il est nécessaire, on interviendra par le redressement opératoire du bord palpébral, par le cathétérisme ou le débridement du point lacrymal. Le traitement général est encore indiqué dans

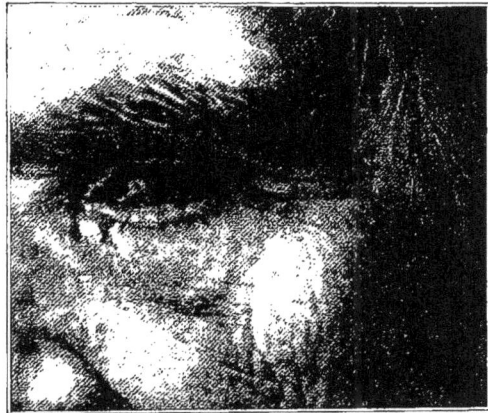

Fig. 44. — Tumeur gommeuse lacrymale syphilitique ulcérée. (Dacryocystite syphilitique.) L'œil (gauche) est en voie d'atrophie à la suite d'une gomme ciliaire syphilitique.

les cas de tumeur lacrymale avec ou sans lésions osseuses. Moins encore que dans la tuberculose du sac on interviendra opératoirement, surtout au début, alors qu'il est permis d'espérer la guérison par le traitement spécifique.

**Paralysies oculaires syphilitiques.** — Elles sont fréquentes. Apparaissant rarement dans les premiers mois qui suivent le chancre, elles sont en général une manifestation tardive de la syphilis. La IIIe paire est le plus souvent atteinte avec des symptômes variables suivant qu'elle est totale ou partielle

## Syphilis oculaire.

ou que seule la musculature interne est intéressée [V. OCULAIRES (PARALY-
SIES)]. L'ophtalmoplégie interne est ordinairement unilatérale; elle est d'une
grande valeur séméiologique parce qu'elle est presque toujours d'origine
syphilitique; elle est en même temps d'un pronostic grave.

La paralysie de la IVᵉ paire est rare, presque toujours associée à la paralysie de la IIIᵉ paire ou d'autres nerfs craniens.

Moins rares sont les paralysies de la VIᵉ paire et de la VIIᵉ paire.

La déviation conjuguée a été notée exceptionnellement.

La périostite du rebord orbitaire peut s'étendre dans l'orbite et atteindre
les nerfs moteurs oculaires. Dans ce cas on observe de l'exophtalmie par
prolifération gommeuse dans la profondeur de l'orbite et d'une façon générale les symptômes d'une tumeur orbitaire (exophtalmie, déviation, etc....).
Il est exceptionnel que tous les nerfs moteurs soient pris, à moins que la
lésion ne siège au fond de l'orbite, auquel cas on observe en outre des phénomènes d'ordre sensitif ou trophique dépendant de l'altération du trijumeau.

La lésion au niveau de la fente sphénoïdale donne lieu à un syndrome
paralytique qui a une physionomie toute particulière et dont rend bien

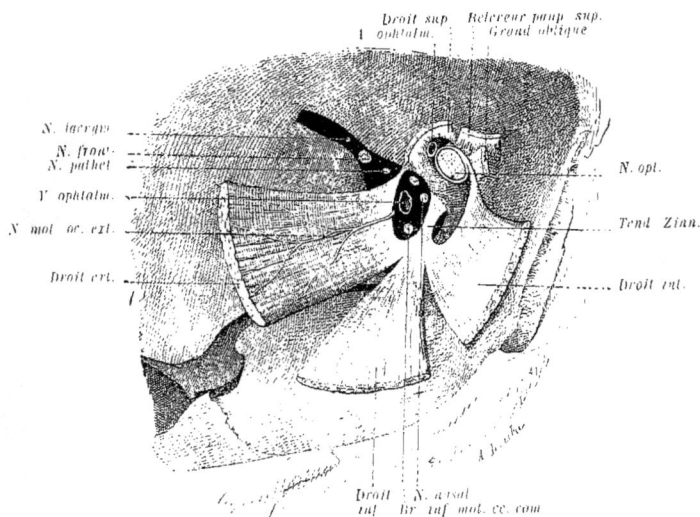

Fig. 45. — Anneau de Zinn. — Fente sphénoïdale — Nerfs de l'orbite. (D'après B. Cunéo.)
(Poirier et Charpy, *Traité d'anatomie.*)

compte l'anatomie de la région (fig. 45). Dans cette fente passent les trois
nerfs moteurs (IIIᵉ, IVᵉ, VIᵉ paire) et les trois branches terminales (nasale,
lacrymale, frontale) de la branche ophtalmique de Willis (1ᵉ branche de la
Vᵉ paire). Toutes ces branches étant lésées on aura une ophtalmoplégie
totale sensitivo-motrice, et pour peu que la mince cloison osseuse qui sépare
le canal optique de la fente sphénoïdale soit intéressée, on aura en outre
des troubles visuels par lésion du nerf optique (névrite optique, papillite).
Les troubles de la sensibilité se cantonnent dans le domaine de la branche
ophtalmique; s'ils s'étendaient aux deux autres branches du trijumeau ou à

d'autres nerfs craniens, c'est que la lésion ne serait plus limitée à la fente sphénoïdale, son siège serait intracranien.

Il n'y a aucun symptôme de tumeur orbitaire, ni trouble congestif ou circulatoire oculaire. De plus, les phénomènes sensitivo-moteurs sont unilatéraux.

Les troubles sensitifs oculaires se bornent à l'anesthésie cornéenne, mais il n'y a pas de troubles trophiques allant jusqu'à la kératite neuro-paralytique, ou du moins il est exceptionnel qu'une lésion orbitaire puisse donner lieu à cette grave complication oculaire.

Dans les paralysies syphilitiques dissociées de la IIIe paire, le siège n'est pas forcément nucléaire, comme semblait le faire croire la dissociation des noyaux dans le bulbe. Les examens anatomiques de Uhthoff ont démontré que ces paralysies partielles de la IIIe paire étaient fréquemment le fait de lésions basilaires. L'ophtalmoplégie interne elle-même n'est pas nécessairement nucléaire : elle peut être basilaire, et, si elle n'est pas associée à d'autres phénomènes paralytiques, le diagnostic topographique ne peut être affirmé. Des gommes et des ostéopériostites de la base donnent lieu à des types paralytiques variés : paralysie de la IIIe paire associée à la paralysie de la IVe, de la VIe, de la VIIe et de la VIIIe paire, du nerf optique et de l'hypoglosse (XIIe). L'atteinte du trijumeau par lésion intra-cranienne se traduit par des névralgies rebelles et assez souvent par la kératite neuro-paralytique qui révèle une altération du ganglion ou des noyaux protubérantiels de la Ve paire. Une lésion intra-cranienne peut donner lieu à des troubles sensitivo-moteurs bilatéraux.

Une lésion intra-cranienne peut s'étendre aux trois branches de la Ve paire, mais jamais, comme lorsqu'il s'agit d'une lésion située au niveau de la fente sphénoïdale, tous les nerfs moteurs oculaires ne seront intéressés et *seuls* intéressés. Seule une lésion de la fente sphénoïdale peut faire cet électisme ; une lésion intra-cranienne détermine une paralysie d'un ou de plusieurs et même de tous les nerfs moteurs oculaires d'un côté, mais elle s'associe à la paralysie du trijumeau (non à la seule branche ophtalmique) et à la paralysie d'autres nerfs craniens, le plus souvent du facial, de l'acoustique et de l'hypoglosse.

Les *lésions* consistent en méningite gommeuse, en tumeurs gommeuses, exostoses, ostéite, ostéopériostite, névrite et périnévrite interstitielle gommeuse, en infiltration gommeuse du nerf lui-même.

Une hémiplégie alterne associée à la paralysie de la IIIe paire, à la VIIe paire ; à la VIe, la IIIe et la Ve paire ; une ophtalmoplégie interne avec paralysie de la VIe paire du même côté ; la paralysie de la VIe, d'un côté, et de la VIIe paire de l'autre côté, dépendent d'une lésion intra-protubérantielle. Une paralysie de la VIe paire avec épilepsie jaksonnienne relèvera d'une lésion au niveau des centres moteurs. Comme je l'ai dit plus haut, à propos du siège basilaire, l'ophtalmoplégie interne est généralement d'origine nucléaire, mais elle peut être d'origine basale.

Sauf les cas de dégénérescence primitive des noyaux ou de prolifération gommeuse qui s'étend jusqu'aux noyaux d'origine, il s'agit en général, dans les lésions bulbaires d'anémies locales, de lésions de déficit consécutives à l'artérite syphilitique. Et suivant que les lésions siègeront dans le groupe supérieur ou pédonculaire, dans le groupe moyen ou protubérantiel ou dans le groupe inférieur ou bulbaire, on observera des paralysies du moteur oculaire commun et du pathétique (groupe supérieur), des paralysies du facial, du moteur oculaire externe et du nerf masticateur du trijumeau (groupe moyen), et enfin des paralysies du spinal, de l'hypoglosse, du pneumogastrique et du glossopharyngien (groupe inférieur ou bulbaire). Ces artères sont du type terminal, se détachent à angle droit du tronc pour s'enfoncer verticalement dans le bulbe et la protubérance, et la plus légère lésion peut déterminer de graves désordres.

On peut enfin observer des paralysies oculaires corticales ou sous-corticales. Le ptosis d'origine corticale a été surtout signalé ; mais, à ce propos, il faut reconnaître qu'à côté d'observations qui semblent démonstratives et qui assignent comme centre cortical du nerf d'ouverture (élévateur de la paupière supérieure) la partie postérieure de la circonvolution pariétale, au voisinage du pli courbe, d'autres observations sont contradictoires ou négatives. Toutefois l'observation de Grasset (1876) et le travail important de Landouzy (1877) paraissent bien mettre hors de doute l'existence dans l'écorce d'un centre spécial pour le releveur de la paupière.

L'artérite cérébrale syphilitique, des foyers de ramollissement dans la couche optique et des lésions gommeuses sur le trajet de l'oculo-moteur du noyau d'origine à l'écorce peuvent donner lieu à des paralysies sous-corticales. Ces paralysies sont exceptionnelles.

Enfin il reste à signaler comme siège d'une lésion syphilitique pouvant déterminer une paralysie oculaire le muscle lui-même, atteint par propagation d'une sclérite gommeuse [V. OCULAIRES (PARALYSIES)].

**Névralgie syphilitique de la V⁰ paire.** — C'est la plus commune des névralgies syphilitiques. Elle apparaît à la période secondaire ou à la période tertiaire. A la période secondaire il s'agit plutôt de névralgie que de névrite. Il n'y a pas à proprement parler lésion du nerf ; on peut du moins le supposer, en l'absence d'examen anatomique, en raison de leur multiplicité, de leur mobilité et de leur intermittence. Elle est éphémère, mobile, à exaspération nocturne, souvent bilatérale, atteint de préférence le nerf sous-orbitaire, le nerf auriculo-temporal et le nerf naso-lobaire ; elle cède facilement au traitement. D'autres névralgies, et notamment la névralgie intercostale et la névralgie sciatique, l'accompagnent assez souvent, et en même temps peuvent apparaître des symptômes généraux, la céphalée nocturne, et d'autres accidents syphilitiques. Il n'y a pas de lymphocytose céphalo-rachidienne.

Avec la névralgie de la période tertiaire nous trouvons la névrite que déterminent une gomme de la protubérance, une méningite scléro-gommeuse de cette région, une périostite gommeuse de la face antéro-externe du rocher au niveau de la fossette du ganglion de Gasser, une lésion syphilitique du ganglion de Gasser, une gomme de la selle turcique. Toutes ces lésions atteignent la V⁰ paire en l'englobant ou en la comprimant, mais, bien que rarement, le nerf peut être atteint primitivement, et il s'agit alors de névrite hyperplasique qui aboutit à la sclérose, ou d'un névrome syphilitique.

Lorsque la lésion siège au niveau de la fente sphénoïdale (périostite gommeuse) nous trouvons un complexus symptomatique sur lequel j'ai déjà appelé l'attention au chapitre des paralysies syphilitiques : la branche ophtalmique du trijumeau et les nerfs moteurs oculaires sont atteints à l'exclusion de toute autre paire cranienne.

Une gomme du tissu cellulaire rétro-oculaire ou la périostite orbitaire détermineront de l'exophtalmie en même temps qu'une névralgie siégeant dans le domaine innervé par les nerfs ophtalmique et maxillaire supérieur.

Pour les autres localisations on mettra à profit la coexistence d'autres paralysies; ainsi une anesthésie du territoire de l'ophtalmique et du maxillaire supérieur, sans exophtalmie et avec une paralysie de la IVe paire du même côté, permettra de localiser la lésion au niveau du trou grand rond. Il n'est pas rare, en effet, de constater des paralysies concomitantes des Ire, IIe, IIIe, IVe, VIe, VIIe et VIIIe paires.

Généralement unilatérale, la névralgie atteint le plus fréquemment la branche ophtalmique et surtout le nerf sus-orbitaire (frontal externe), puis les nerfs maxillaire supérieur et maxillaire inférieur. Elle s'accuse avec plus de précision que la névralgie secondaire; elle est aussi plus tenace, se manifeste par des crises douloureuses, paroxystiques, à exaspération nocturne.

Les malades sont cruellement tourmentés pendant les périodes de crises qui durent de 2 à 4 semaines et sont suivies de période d'accalmie et de repos relatif, car la douleur sommeille plutôt qu'elle n'a disparu. Il subsiste de l'endolorissement, des élancements, de la céphalée avec douleurs partant de l'orbite et s'irradiant vers l'occiput, des fourmillements de la face, des douleurs dentaires, puis de nouveau les crises éclatent et cela parfois pendant des années.

On observe, en outre, des phénomènes paralytiques dans le territoire moteur de la Ve paire.

La sensibilité objective dans tous ses modes est toujours atteinte dans la sphère du trijumeau, et aux troubles sensitifs s'ajoutent souvent des troubles trophiques : herpès, carie dentaire, chute des dents, kératite neuroparalytique.

La névralgie tertiaire s'accompagne de lymphocytose céphalo-rachidienne.

La névralgie du trijumeau peut être une manifestation parasyphilitique, s'accompagner de manifestations tabétiques variées, ou être, à un moment donné, le seul symptôme du tabes monosymptomatique (V. TABES).

Enfin la syphilis peut atteindre la Ve paire non plus directement, mais par voie réflexe. Ce réflexe part d'une lésion syphilitique située sur le territoire de la Ve paire et détermine une névralgie sans lésion organique du nerf.

Dès que la nature spécifique de la névralgie est reconnue, et même en cas de doute, on ne doit pas s'attarder aux calmants ordinaires. On instituera un traitement spécifique énergique. On pourra ajouter avec profit, *loco dolente*, des injections d'un centimètre cube d'une solution de cocaïne à 1 pour 100.

**Manifestations orbitaires de la syphilis** — (V. ORBITE (OSTÉOPÉRIOSTITE) et ORBITE (EXOSTOSE).

**Hérédo-syphilis oculaire.** — L'hérédo-syphilis agissant en tant que maladie dystrophique peut déterminer des *malformations oculaires congénitales*, des *dystrophies oculaires*, la *kératite parenchymateuse* et d'autres *kératites congénitales*, la *kératomalacie*, le *glaucome infantile*, la *cataracte congénitale* des *affections du tractus uvéal*, de la *rétine* et du *nerf optique*, la *myopie*, l'*ostéopériostite orbitaire*, la *périostite orbitaire rétro-lacrymale*.

On possède quelques observations de *gommes conjonctivales*, de *blépharite gommeuse*, d'*ecthymas des paupières*, de *paralysies oculaires* (paralysies partielles de la IIIe p., paralysies de la IVe p., de la VIe p., ophtalmoplégie externe et ophtalmoplégie interne bilatérales), de *nystagmus*.

**Lésions des voies lacrymales.** — *Dacryocystite.* — La dacrocystite a été observée chez des nouveau-nés hérédo-syphilitiques. Elle coexistait avec d'autres accidents spécifiques : surdité, rhinite ozéneuse, affaissement ou effondrement de la racine du nez, destruction de la cloison des fosses nasales, stigmate facial caractérisé par l'atrophie du périoste et des téguments recouvrant la région nasale, obstruction de la partie inférieure du canal lacrymo-nasal, kératite parenchymateuse, dystrophie dentaire.

Le *traitement* général et les cathétérismes donnent des résultats favorables (V. DACRYOCYSTITE CONGÉNITALE).

*L'obstruction des voies lacrymales* avec larmoiement rebelle chez certains hérédo-syphilitiques peut s'expliquer par une malformation congénitale des os du nez. Une malformation, un tassement ou une exostose de croissance (stigmate naso-facial hérédo-syphilitique, avec atrophie du périoste et des téguments recouvrant la région nasale).

On observe parfois l'oblitération du canal nasal chez des enfants atteints de coryza syphilitique et de plaques muqueuses du voisinage. Parmi les dystrophies qu'on rencontre chez les hérédo-syphilitiques, on a observé dans toute l'étendue du cuir chevelu la dystrophie veineuse que Edmond Fournier a décrite (1902) et que cet auteur rattache à l'hérédo-syphilis. La pathogénie de cette dystrophie qui consiste en une dilatation veineuse congénitale est obscure. En ce qui concerne la dilatation veineuse observée par Ed. Fournier le plus fréquemment à la tête et intéressant les branches d'origine superficielles de la veine jugulaire externe, on peut se demander si cette dilatation veineuse, qui est une sorte de circulation supplémentaire extra-cranienne, est le fait d'une pression intra-cranienne, ou d'une dystrophie du système veineux, ou d'une malformation osseuse de la base du crâne atrésiant les défilés de la circulation en retour, notamment au niveau du trou déchiré postérieur.

La malformation du nez qui entraîne l'obstruction des voies lacrymales chez un hérédo-syphilitique atteint en même temps de dystrophie veineuse de la tête peut donner à penser que la malformation des os du crâne est à la dilatation veineuse ce que la malformation des os du nez ou du sinus maxillaire supérieur est à l'obstruction des voies lacrymales.

Mais dans cette hypothèse on n'explique pas que les adultes soient exempts de ce trouble circulatoire veineux qui serait donc passager et par conséquent fonction d'un état particulier à l'enfance.

Chez l'enfant hérédo-syphilitique le système veineux dystrophié serait influencé particulièrement par l'activité prépondérante de l'appareil respiratoire (succion, cris); chez l'adulte hérédo-syphilitique cette même dystrophie pourra apparaître en d'autres régions qu'à la région céphalique parce qu'elle sera subordonnée à d'autres causes déterminantes.

A en juger par l'absence d'observations cliniques de *dacryoadénite* hérédo-syphilitique, cette affection doit être rare. Mais les examens histologiques pratiqués chez des hérédo-syphilitiques ont démontré constamment des lésions; lésions qu'on retrouve dans les autres appareils glandulaires de l'économie.

**Kératite hérédo-syphilitique.** — C'est la plus fréquente des kératites parenchymateuses (90 pour 100). Elle peut être congénitale ou apparaître quelques mois après la naissance, mais les malades sont le plus souvent âgés de 10 à 15 ans. Rare après cet âge, elle devient exceptionnelle de 20 à 50 ans.

Quoi qu'on en ait dit, elle ne présente pas un type clinique absolument distinct, elle apparaît sous la forme d'une kératite parenchymateuse interstitielle (V. Kératite parenchymateuse) et sa valeur séméiologique se tire surtout des antécédents héréditaires et personnels du malade et des stigmates d'hérédo-syphilis concomitants (malformation osseuse, cranienne, dentaire, surdité, stigmates ophtalmoscopiques rudimentaires de syphilis héréditaire).

Elle apparaît en général spontanément, mais il faut noter comme causes occasionnelles le traumatisme et la grossesse.

La kératite hérédo-syphilitique revêt parfois l'aspect de la kératite phlycténulaire scrofuleuse, mais en réalité il s'agit plutôt de gommes que de phlyctènes.

Cette affection est grave parce qu'elle laisse des lésions cornéennes et du tractus uvéal qui abaissent définitivement l'acuité visuelle.

En raison même de ce pronostic si défavorable on devra se hâter de faire un traitement général spécifique aussi actif que possible auquel on ajoutera les toniques sous toutes les formes. Le traitement local consistera en instillations d'atropine, en applications de compresses chaudes, de pommade au calomel et à l'oxyde jaune.

**Sclérite.** — (V. Sclérite syphilitique).

**Lésions du tractus uvéal.** — *L'irido-cyclite hérédo-syphilitique* a été discutée. Elle existe indubitablement. On l'a observée dès la naissance, dans la seconde enfance et dans l'adolescence. Deux de mes malades avaient 26 et 28 ans.

Sa description se confond avec celle de l'irido-cyclite syphilitique, avec cette particularité que les plaques de choroïdite, soit pigmentaire soit atrophique, ont leur siège préféré dans la région de l'ora serrata.

Lagrange et Aubaret ont signalé une forme spéciale sous le nom d'*uvéite antérieure* qui se rapproche de la kératite parenchymateuse et du glaucome infantile. On a observé dans l'hérédo-syphilis les *gommes de l'iris*, *l'ectopie des pupilles* avec *iridodonesis et luxation des cristallins*, la *persistance de la membrane pupillaire* et la *paresse pupillaire à la convergence et à l'accommodation*.                                                              *PÉCHIN.*

**SYPHILIS** (TRAITEMENT). — Faut-il traiter la syphilis? — Si paradoxale qu'elle puisse paraître, cette question a été posée et a même été résolue par la négative. Certains médecins ont prétendu que la syphilis guérissait spontanément, par le fait d'une « dépuration spontanée ». Broussais attribuait au traitement hydrargyrique la plus grande partie des accidents spécifiques. D'autres auteurs ont essayé de distinguer des véroles graves, qui réclament une thérapeutique, et des véroles bénignes, qu'il faut abandonner à elles-mêmes.

Le temps a fait justice de ces théories dangereuses. Il est absolument impossible de dire d'une syphilis à son début qu'elle sera ou non suivie d'accidents sérieux ; l'expérience, en outre, a montré que les syphilitiques non traités sont exposés à de graves accidents tertiaires, tandis qu'ils éprouvent pour ainsi dire toujours la remarquable efficacité des remèdes dits spécifiques.

LES REMÈDES SPÉCIFIQUES. — A défaut de la sérothérapie, qui fait l'objet des recherches universelles et dont les essais tentés jusqu'ici n'ont pas été concluants, le mercure et l'iodure de potassium dont l'expérience a montré l'efficacité, ainsi que l'arsenic organique préconisé dans ces dernières années sous diverses formes, réalisent à l'heure actuelle le traitement de l'infection syphilitique.

I) **Le mercure.** — Le mercure a été considéré jusqu'à ces derniers temps comme le médicament héroïque de la syphilis. Aujourd'hui, les partisans des composés arsenicaux ne nient pas son action curatrice. Ses bienfaits sont incontestables, ses méfaits rares et faciles à éviter dans la plupart des cas.

*Avantages du mercure dans la syphilis.* — Le mercure, administré dans la syphilis, améliore l'état général, guérit les accidents actuels et prévient, dans une certaine mesure, les accidents futurs.

Sous l'influence du traitement mercuriel, la nutrition, ralentie comme dans toutes les affections chroniques, redevient normale, l'excrétion de l'urée augmente, les matières azotées sont élaborées en plus grande quantité, le malade reprend ses forces et son embonpoint. En même temps, le nombre des hématies augmente, le taux de l'hémoglobine s'élève et la leucocytose disparaît.

Le traitement mercuriel n'anémie que lorsqu'il est trop longtemps prolongé. En somme, le mercure est un énergique reconstituant : c'est « le fer de l'anémie syphilitique ».

L'action du mercure sur les accidents actuels de la syphilis n'est pas douteuse. Les cas où la médication mercurielle échoue se font de plus en plus rares à mesure que l'on en connaît mieux l'emploi.

Le mercure semble, de plus, avoir une action préventive contre les accidents à venir ; le fait, hier encore très discuté, est admis aujourd'hui par la plupart des auteurs. Certains syphiligraphes prétendent même faire avorter la syphilis par un traitement intensif administré dès l'apparition du chancre. En tous cas, l'efficacité du traitement mercuriel contre les accidents futurs ne serait-elle pas hors de contestation, il faut en pratique faire ce qui peut être le plus utile au malade et lui prescrire un traitement presque toujours inoffensif et profitable.

La médication mercurielle cependant peut occasionner quelques accidents, des stomatites, des troubles gastro-intestinaux, des troubles nutritifs et des dermatoses qui constituent l'hydrargyrie (V. Intoxication hydrargyrique).

Les stomatites, jadis fréquentes et graves, sont aujourd'hui rares et bénignes. On peut d'ailleurs les prévenir en ne commençant le traitement qu'après avoir mis en bon état la bouche du malade, en conseillant une hygiène buccale minutieuse et en suspendant l'administration du mercure à la première menace d'inflammation.

Toute prescription mercurielle doit donc être accompagnée de conseils d'hygiène buccale : lavages fréquents avec une solution saturée de chlorate de potasse ou mieux encore avec de l'eau oxygénée médicinale pure coupée de trois parties d'eau bouillie; brossage des dents, matin et soir et après chaque repas, avec une brosse molle recouverte d'une poudre dentifrice :

Poudre de charbon finement porphyrisée . . . . . . } āā 60 grammes.
Poudre de quinquina. . . . . . . . . . . . . . . . . . }
Essence de menthe. . . . . . . . . . . . . . . . . . . . . . Q. S.
                                                    (A. Fournier.)

ou :

Chlorate de potasse pulvérisé et tamisé. . . . . . . )
Craie préparée. . . . . . . . . . . . . . . . . . . . . . } āā 15 grammes.
Poudre de quinquina. . . . . . . . . . . . . . . . . )
Salol. . . . . . . . . . . . . . . . . . . . . . . . . . . 2    —
                                                    (Gaucher).

Quand les gencives sont molles ou chroniquement enflammées, il est bon de badigeonner de temps en temps la portion qui borde la dent avec un pinceau à aquarelle imbibé de teinture d'iode.

Pratiquement, on peut faire pénétrer le mercure dans l'économie par six voies : la voie respiratoire, la voie digestive, la peau, le tissu cellulaire, la voie sanguine et la voie intra-rachidienne.

A) **Voie respiratoire**. — Le temps est passé des *fumigations* obtenues en projetant du cyanure sur une pelle rougie au feu.

Certains auteurs conseillent encore de placer sur le traversin, si l'on dort sur le dos, des sacs de coutil contenant de la flanelle imprégnée de mercure réduit. La « méthode du sachet », encore en faveur dans plusieurs pays d'Europe, et, dit-on, renouvelée des Chinois, qui connaissaient la syphilis et son traitement depuis plus de deux mille ans, est inspirée de ce principe.

B) **Voie digestive**. — On emploie plus souvent la voie digestive pour faire absorber le mercure aux syphilitiques. Le protoiodure et le bichlorure sont alors le plus souvent prescrits.

Le *bichlorure de mercure* ou *sublimé* est administré aux doses de 1/2 à 5 centigr. sous forme de pilules, sirop, solution ou liqueur de van Swieten.

En pilules, il constitue les *pilules de Dupuytren*, dont la formule suivante, due à Gaucher, vaut mieux que celle du Codex :

Chlorure mercurique porphyrisé . . . . . . . . . . . . . . . 0 gr. 01
Extrait d'opium . . . . . . . . . . . . . . . . . . . . . . . 0 gr. 01
Poudre de savon médicinal . . . . . . . . . . . . . . . . . . 0 gr. 10
Glycérine neutre. . . . . . . . . . . . . . . . . . . . . . Q. S.
Pour une pilule *molle*; 1 à 5 par jour.

Chaque pilule contient ainsi 1 centigramme de sublimé.

## Syphilis (Traitement).

On peut aussi prescrire le bichlorure de mercure en cachets :

| | |
|---|---|
| Bichlorure de mercure porphyrisé. | 0 gr. 01 |
| Poudre d'opium. | 0 gr. 02 |
| Poudre de quinquina | 0 gr. 20 |
| Poudre de gentiane. | 0 gr. 35 |

Pour un cachet.

Le bichlorure de mercure sert encore de base à la *liqueur de van Swieten*, dont la formule est, selon le Codex :

| | |
|---|---|
| Bichlorure de mercure. | 1 gramme. |
| Eau distillée | 1000 grammes. |

1 c. c. de cette liqueur contient 1 milligr. de sublimé.

On en ordonne 10 à 30 c. c. dans du lait ou de l'eau sucrée, et, aux enfants, 1 à 2 c. c. par année.

Un excellent succédané de la liqueur de van Swieten est la solution de *lactate mercurique* au millième, parfois nommée liqueur de Gaucher, qui se prescrit aux mêmes doses et sur les mêmes indications que la liqueur de van Swieten, mais est mieux tolérée et possède une saveur beaucoup moins désagréable.

Le *protoiodure de mercure* est le principe actif des *pilules de Ricord*. Les pilules, habituellement prescrites, ne sont qu'une modification de la formule donnée par Ricord :

| | |
|---|---|
| Protoiodure de mercure. | 5 centigr. |
| Poudre d'opium | 2 — |
| Extrait de gentiane. | 10 — |
| Glycérine et poudre de réglisse | Q. S. |

Pour une pilule assez grosse et *molle*.
On prescrit 1 à 2 pilules par jour en moyenne aux repas.

(Courtois-Suffit et Lafay).

On peut aussi prescrire le protoiodure de mercure en cachets analogues aux cachets de bichlorure, mais dosés à 5 centigrammes.

C) **Voie cutanée.** — Les *frictions mercurielles*, destinées à faire pénétrer le mercure par la peau, doivent être pratiquées sur de larges surfaces : on choisit d'ordinaire les parties latérales du tronc, le pli du coude, la face interne des cuisses, les mollets. Les frictions, dont le siège doit varier, sont faites avec la main nue sur la peau préalablement nettoyée comme pour une opération chirurgicale et durent dix minutes environ. On les renouvelle tous les jours, généralement à l'heure du coucher. La partie frictionnée est ensuite recouverte d'une couche d'ouate ou de flanelle, puis savonnée avec soin le lendemain matin au lever.

On emploie l'une des pommades suivantes, le plus souvent la première, dont on prescrit en moyenne une dose de 4 grammes par jour pour un adulte :
*Onguent mercuriel à parties égales*, ou **onguent napolitain**.

| | |
|---|---|
| Mercure métallique | 500 grammes. |
| Axonge benzoïnée. | 500 — |

L'*onguent mercuriel faible*, ou **onguent gris** renferme moitié moins de mercure.

L'axonge, même benzoïnée, rancissant facilement à l'air, Lafay conseille de modifier ainsi la formule de l'onguent napolitain :

Mercure purifié. . . . . . . . . . . . . . . . . . . . . 500 grammes.
Lanoline anhydre. . . . . . . . . . . . . . . . . . . . 250        —
Vaseline pure. . . . . . . . . . . . . . . . . . . . . . 250        —

La pommade, introduite par les frictions dans les orifices et dans les cavités des glandes sébacées, est absorbée par les cellules de ces glandes; le mercure peut, de cette façon, après des transformations successives, entrer dans la circulation générale. En outre, le métal, en raison de la chaleur développée par les frictions, est absorbé en minime quantité à l'état de vapeur par les poumons.

La durée d'un traitement par les frictions ne doit pas dépasser trois à cinq semaines.

D) **Voie sous-cutanée**. — Mais dans le traitement de la syphilis la méthode de choix est celle des *injections sous-cutanées*, ou mieux des *injections intra-musculaires*.

Elle possède, en effet, de nombreux avantages : elle rend l'absorption du mercure plus sûre, plus rapide et plus intense que les autres modes de traitement; elle ne lèse pas le tube digestif, comme l'ingestion le fait souvent, et n'est pas, comme les frictions, incertaine et malpropre.

Elle entraîne, il est vrai, quelques inconvénients. Si la stomatite, la diarrhée, les érythèmes et l'albuminurie, communs à tous les procédés de mercurialisation, peuvent être, grâce à elle, fort atténués, il est, par contre, d'autres accidents qui lui appartiennent en propre : ce sont la douleur et les nodosités; encore peuvent-ils être réduits au minimum par une technique soigneuse et le choix d'une bonne préparation. Quant aux embolies, de réelle gravité, elles résultent toujours d'une faute opératoire et peuvent être évitées au prix de quelques précautions.

La technique des injections mercurielles est simple : une seringue de Lüer ou de Mathieu, facilement démontable et stérilisable dans toutes ses parties, ou bien, quand l'injection n'est que d'une fraction de centimètre cube, la seringue de Barthélemy constitue, avec des aiguilles en platine iridié, longues de 4 à 5 et 6 centimètres, toute l'instrumentation.

C'est en plein muscle qu'on doit pousser l'injection; on évite ainsi la formation de nodi quand on emploie les sels solubles, et d'un grand nombre d'abcès quand on use de sels insolubles.

La région de choix pour la piqûre est la fesse : son tiers supérieur (Fournier), la région rétro-trochantérienne (Smirnoff) et le milieu d'une ligne qui joint le sommet du pli interfessier à l'épine iliaque antéro-supérieure (Barthélemy) sont les points d'élection.

Le praticien devra rigoureusement observer les soins d'asepsie afin d'éviter les abcès : seringue et aiguilles bouillies, préparation stérilisée, lavage au savon, à l'alcool et à l'éther du lieu de l'injection, lavage des mains. Pour ne pas lancer l'injection dans un vaisseau, on enfonce d'abord l'aiguille seule, et l'on n'y adapte la seringue qu'après s'être assuré que le sang n'en sort pas.

La méthode hypodermique comporte deux modes d'application différents :

ou bien injections fréquentes, à doses fractionnées, de préparations solubles; ou bien injections rares, massives, de préparations insolubles. Un procédé n'exclut pas l'autre; les circonstancee guident le choix du praticien.

Par la méthode des injections quotidiennes, solubles, celui-ci proportionne l'intensité du traitement à la gravité de l'infection, en surveille et régularise les effets. Mais la pratique quotidienne de l'injection astreint médecin et malade à une assiduité souvent fort gênante pour le premier, toujours coûteuse pour le second.

Le traitement par les injections rares, insolubles, est plus facile et possède une action fort intense; mais, en cas d'intoxication, on ne peut supprimer sur-le-champ l'action du mercure; c'est là son grand inconvénient.

Une longue pratique a permis aujourd'hui d'établir la valeur thérapeutique des principaux sels mercuriels. Parmi les préparations solubles, les meilleures semblent être, d'après Lévy-Bing, le *biiodure*, le *salicylate neutre* et le *benzoate de mercure*, et, parmi les préparations insolubles, le *calomel* et l'*huile grise*.

*a*) Le *biiodure de mercure* s'emploie en solutions huileuses et aqueuses. L'*huile biiodurée*, au taux de 4 milligr. par centimètre cube (formule de Panas) est efficace, mais provoque souvent des douleurs et des nodosités.

La solution aqueuse, favorisée par l'addition d'une égale quantité d'iodure de sodium, n'entraîne pas ces inconvénients et possède une action remarquable intense. Sa formule la plus courante est la suivante :

Biiodure de mercure . . . . . . . . . . . . . . . . . 0 gr. 10 à   0 gr. 30
Iodure de sodium. . . . . . . . . . . . . . . . . . 0 gr. 10 à   0 gr. 30
Eau distillée stérilisée ou mieux sérum physiologique. Q. S. p.   10 c. c.
(BARTHÉLEMY, LÉVY, BURG et LAFAY).

La dose ordinaire est de 2 à 5 centigr., mais, dans les cas graves, on peut injecter quotidiennement jusqu'à 4, 5 et même 6 centigrammes.

Le *benzoate de mercure* est un des meilleurs sels employés pour les injections solubles. De toutes les formules proposées, la meilleure est celle de Gaucher :

Benzoate de mercure récent. . . . . . . . . . . . . . .   1 gramme.
Chlorure de sodium chimiquement pur . . . . . . . .   2 gr. 50
Eau stérilisée . . . . . . . . . . . . . . . . . . . .   100 c. c.

Cette solution, que Gaucher recommande de faire préparer extemporanément par le pharmacien, injectée à la dose de 2 à 5 centigr., est très bien supportée; bien qu'elle ne contienne pas de cocaïne, elle n'occasionne qu'une douleur minime; elle ne cause que peu de nodosités, et jamais de diarrhée, ni de stomatite.

Tout aussi actif est le *salicylate neutre de mercure* insuffisamment soluble dans l'eau, très soluble dans le sérum isotonique ou hypertonique comme le benzoate. Une série de 20 à 25 injections de 2 centigr. fait disparaître les lésions spécifiques. Une dose quotidienne de 5 centigr., plus active encore, est exempte de dangers.

On emploie aussi, assez souvent, le *sublimé*. La solution peut être formulée :

Sublimé . . . . . . . . . . . . . . . . . . . . . . .   1 gramme.
Chlorure de sodium pur. . . . . . . . . . . . . . . .   6 grammes.
Eau distillée. . . . . . . . . . . . . . . . . . . . . . .   100  —
Chaque centimètre cube de cette solution renferme 1 centigr. de sublimé.

Quand on veut injecter en une fois des doses de sublimé supérieures à 1 centigr., on peut prescrire le *sérum bichloruré de Chéron* :

Bichlorure de mercure. . . . . . . . . . . . . . . 25 centigr.
Chlorure de sodium. . . . . . . . . . . . . . . . ⎫
Acide phénique neigeux. . . . . . . . . . . . . . ⎬ āā   1 gramme.
                                      ⎭
Eau distillée stérilisée . . . . . . . . . . . . . . 100 grammes.
    20 c. c. de ce sérum contiennent 5 centigr. de sublimé.

Balzer, Galup, Joltrain, etc., ont employé avec succès un *mercure colloïdal* obtenu par la méthode électrique et préparé en solution stabilisée et rendue isotonique.

Citons encore quelques sels « à mercure dissimulé », actuellement à l'essai, tels que le *cacodyl-hydrargyre*, le *chlorhydrargyre*, le *levurargyre*, le *salicylarsinate de mercure*.

*b)* On admet généralement que les sels insolubles ne doivent être prescrits que par exception. Leur action irrégulière, les dangers d'intoxication auxquels ils exposent restreignent, pour Gaucher, leurs indications à des nécessités pratiques extra-scientifiques : on ne doit guère les utiliser que lorsque le malade ne peut se soumettre aux injections quotidiennes. L'huile grise et le calomel sont les préparations insolubles les plus employées.

L'**huile grise** à 40 pour 100 de mercure est parfaitement tolérée et possède une action intense. Certaines précautions doivent être cependant observées dans son emploi : l'émulsion utilisée doit être bien homogène et complètement stérile ; hors de ces conditions, on n'aboutit qu'à des mécomptes dont on accuse la méthode et qui ne sont imputables qu'à la qualité du produit.

Le Codex formule l'huile grise de la manière suivante :

Mercure purifié. . . . . . . . . . . . . . . . . 40 grammes.
Graisse de laine . . . . . . . . . . . . . . . . 26     —
Huile de vaseline. . . . . . . . . . . . . . . . 60     —
   Chaque centimètre cube contient 40 centigr. de mercure.

D'une manière générale, à moins d'indication exceptionnelle, les injections hebdomadaires, de 6 à 12 centigr. de mercure, doivent être faites par séries de 6 à 8 séparées par deux mois d'intervalle.

Le **calomel** est un médicament héroïque, d'une action particulièrement rapide et puissante.

Entre les diverses formules préconisées, celle de Balzer était le plus souvent employée :

Calomel à la vapeur. . . . . . . . . . . . . . . 1 gramme.
Huile de vaseline . . . . . . . . . . . . . . . . 10 c. c.

5 à 6 centigr. injectés tous les huit jours, pendant cinq à six semaines, produisent des résultats excellents. Il est très important que la préparation soit fraîche et faite le jour même de l'injection si possible.

Mais le calomel en injections intra-musculaires est en général très douloureux et expose à des réactions inflammatoires intenses. Pour y remédier, on peut employer la formule de Duret, où, comme pour l'huile grise, le gaïacoloïde est ajouté au calomel et l'huile de palmitine substituée à l'huile de vaseline.

Griffon, Duret préconisent une préparation que l'addition de gaïacoloïde et la substitution de l'huile de palmitine à l'huile de vaseline rendent indolore.

| | |
|---|---|
| Mercure pur . . . . . . . . . . . . . . . . . . . . . | 1 gramme. |
| Gaïacoloïd . . . . . . . . . . . . . . . . . . . . . | 2 grammes. |
| Huile de palmitine. . . . . . . . . . . . . . . Q. S. p. | 10 c. c. |

Huile grise et calomel constituent un traitement d'une efficacité extraordinaire, presque miraculeuse. A. Fournier énumère six indications de leur emploi :

1° Le *phagédénisme chancreux*, rare, mais terrible, en particulier quand il siège à la langue ;

2° Le *phagédénisme tertiaire*, plus fréquent, mais tout aussi terrible, capable, en quelques jours, de détruire, par exemple, la totalité du nez ;

3° La *syphilide tuberculeuse sèche* ou *syphilide tuberculo-crustacée* ;

4° La *laryngite gommeuse*, dans laquelle le traitement par les injections d'huile grise ou de calomel a pu permettre, dans un cas, de renoncer à une trachéotomie qu'on avait jugée urgente ;

5° Le *psoriasis palmaire* ou *plantaire*, qui fait habituellement le désespoir des malades et des médecins, tant il se montre rebelle à tout traitement, et qui est guéri en trois semaines par les injections d'huile grise ;

6° Toutes les *syphilis de la langue*, scléroses linguales, langues de carton, etc., qui souvent simulent le cancer et qui justifient l'aphorisme que « *la langue est l'organe du calomel* ».

Telles sont les six indications capitales des injections d'huile grise ou de calomel ; elles sont d'une efficacité remarquable dans tous les cas.

En revanche, le calomel, si merveilleusement puissant, n'a qu'une action médiocre dans les ophtalmies, dans l'hérédo-syphilis et dans les affections du cerveau et de la moelle.

Ce traitement, d'efficacité maxima, doit-il être aussi prescrit dans les cas de tabes, de paralysie générale, dont Leredde et d'autres auteurs ont combattu la nature para-syphilitique, défendu la nature syphilitique et, par suite, la rétrocession sous l'influence du mercure? A. Fournier, Brissaud, n'ont jamais vu guérir ces affections, même sous l'action d'un traitement énergique et précoce ; mais elles peuvent sans doute s'arrêter de progresser.

E) **Voie sanguine.** — On injecte aussi parfois directement dans les veines, avec l'asepsie la plus rigoureuse, un sel mercuriel en solution parfaite, cyanure, benzoate, sublimé, par exemple.

Préconisée par Abadie, cette méthode des injections intra-veineuses rend, selon Balzer, des services incontestables dans les syphilis infectieuses, où il est indiqué d'agir directement sur le sang, dans la céphalée secondaire, dans les syphilis vasculaires, cérébrales et oculaires ; elle peut même être employée contre tous les accidents localisés de la syphilis secondaire ou tertiaire, quand les autres moyens paraissent insuffisants. Brocq en fait un usage fréquent.

Mais l'injection est parfois difficile à pratiquer, quand la veine est trop petite ou perdue dans le tissu cellulo-adipeux ; elle détermine facilement de la stomatite, des accidents diarrhéiques et dysentériformes. Elle procure, d'après Balzer, une mercurisation rapide, mais qui ne peut atteindre ni l'intensité, ni la continuité d'action des autres méthodes, qui sont d'ailleurs plus pratiques.

F) **Voie intra-arachnoïdienne.** — Le mercure injecté dans les muscles passant difficilement dans le liquide céphalo-rachidien, on a tenté l'introduction intra-arachnoïdienne des sels mercuriels ou du mercure colloïdal pour traiter la syphilis nerveuse.

Lévy-Bing et G. Lévy conseillent d'injecter 1/4, puis 1/2, puis 1 centigr. de biiodure ou de benzoate de mercure, à intervalles éloignés.

On procède comme pour la ponction lombaire, on évacue un peu de liquide céphalo-rachidien et on n'injecte qu'une quantité de solution mercurielle équivalente à celle du liquide évacué.

Cette méthode n'est pas encore suffisamment étudiée ni ses avantages assez évidents pour qu'on puisse, dès à présent, en conseiller l'emploi dans la thérapeutique courante.

On voit que, sauf les exceptions précisées par A. Fournier, de tous les sels mercuriels, solubles et insolubles, dont nous venons d'indiquer l'emploi et les indications, aucun ne saurait être préconisé à l'exclusion des autres.

L'urgence de l'intervention thérapeutique, la période de l'infection, l'état somatique et psychique du malade, les conditions matérielles du traitement détermineront le choix du médecin.

Celui-ci, d'ailleurs, n'oubliant pas les avantages respectifs des diverses méthodes, saura, tout en recourant aux injections hypodermiques dans la plupart des cas, leur préférer soit les frictions, soit l'ingestion, et alors, de préférence, les solutions aux pilules, selon les indications du moment.

II. **L'iodure de potassium.** — C'est Wallace, de Dublin, qui, le premier, en 1836, expérimenta l'iodure de potassium dans le traitement de la syphilis et signala son action énergique contre cette maladie. Ricord étudia ce remède plus à fond et en reconnut l'appropriation particulière à la catégorie des accidents tertiaires. Depuis lors, l'iodure est considéré comme doué d'une action antisyphilitique incontestée.

Cependant, dans ces dernières années, beaucoup de médecins se sont élevés contre son emploi systématique. Pour ceux-ci, il présenterait de nombreux inconvénients et ne posséderait qu'une efficacité restreinte.

Les accidents qu'il cause sont, il faut en convenir, presque toujours bénins. Certains de ceux-ci méritent plutôt le nom de désagréments : ce sont la saveur iodique, le coryza et l'acné ; d'autres, plus rares, mais déjà plus gênants, rappellent dans leur ensemble l'invasion de la grippe et peuvent être réunis sous la dénomination de grippe iodique ; on connaît aussi les douleurs céphaliques névralgiformes, la sialorrhée, la conjonctivite, le purpura iodique, l'iodisme ourlien, des troubles gastro-intestinaux, etc....

Si peu graves que soient ces accidents, ils ne vaudraient pas le plus souvent, selon Bizard et d'autres auteurs, qu'on y expose le malade. L'iodure, en effet, inefficace à la période primaire et contre la plupart des accidents secondaires, sauf les phénomènes douloureux et les accidents de sclérose cardio-vasculaire et pulmonaire, sans action sur les affections

parasyphilitiques et sur la syphilis des femmes enceintes et des nouveau-
nés, est, au contraire à la période tertiaire, un véritable spécifique contre
les accidents gommeux.

Certes, l'iodure n'est pas indispensable au traitement de la syphilis. Mais
il ne faut pas oublier, comme l'enseigne A. Fournier, qu'outre son action
merveilleuse sur les accidents tertiaires, il possède une influence incontestable sur certaines manifestations secondaires, telles que la céphalée,
les douleurs névralgiformes, les périostites, les douleurs ostéocopes, les
arthralgies, les myalgies, etc.; il est fort utile aussi dans les cas de syphilis
maligne précoce qui, en pleine période secondaire, s'accompagne déjà
d'infiltrations gommeuses et d'ulcérations.

L'iodure de potassium ne doit donc pas être rejeté de la thérapeutique
anti-syphilitique. Si le mercure, qui est le médicament spécifique de l'infection à toutes ses périodes, doit constituer le fond du traitement, l'iodure
possède aussi son utilité et ne doit pas être abandonné.

L'iodure de potassium est administré, en général, par la bouche, en
solution plus ou moins étendue.

On a cherché à masquer la saveur désagréable de l'iodure de potassium.
On peut le prescrire dans du lait sucré, de la bière, du café, sous forme
d'élixir ou de pilules.

Élixir :

    Iodure de potassium . . . . . . . . . . . . . . . . . . . . 25 grammes.
    Sirop simple . . . . . . . . . . . . . . . . . . . . . . . 550    —
    Anisette de Bordeaux . . . . . . . . . . . . . . . . . . 150    —
    Une cuillerée à soupe contient 1 gr. d'iodure de potassium.

Pilules :

    Iodure de potassium . . . . . . . . . . . . . . . . . . . 10 grammes.
    Sucre de lait . . . . . . . . . . . . . . . . . . . . . . 5    —
    Lanoline . . . . . . . . . . . . . . . . . . . . . . . . 5    —
    Faire 50 pilules. Chaque pilule contient 20 centigr. d'iodure.

Ce n'est qu'en cas d'intolérance gastrique qu'on recourt à la voie rectale.
La dose moyenne quotidienne serait, pour A. Fournier, de 5 gr. pour un
homme adulte, de 2 gr. pour une femme. Les doses inférieures sont d'ordinaire inefficaces. On sera, au contraire, souvent obligé à prescrire des doses
intensives, que l'on augmentera progressivement jusqu'à 10 et 12 gr. par
jour; on aurait prescrit jusqu'à 40, 50 et 70 gr.

La voie rectale étant souvent aussi insuffisante, on peut essayer la voie
hypodermique, suivant la formule de Lang :

    Iodure de potassium . . . . . . . . . . . . . . . . ⎱ āā  15 grammes.
    Eau distillée . . . . . . . . . . . . . . . . . . . . ⎰
    Chlorhydrate de cocaïne . . . . . . . . . . . . . . 0 gr. 5 à 0 gr. 10
    Chauffer légèrement le liquide au bain-marie avant l'injection. Faire 1 à 5 injec-
    tions de 1 c. c. chaque jour.

On a préconisé comme succédanés de l'iodure de potassium : l'*iodure de
sodium*, moins actif, mais mieux toléré par les muqueuses et l'*iodure d'am-
monium*, moins irritant que les précédents et plus efficace à dose moindre.
Ces remèdes, d'après A. Fournier, Mauriac, ne possèdent pas l'action anti-
syphilitique de l'iodure de potassium.

Au contraire, l'*huile iodée* lui semble supérieure. Celle-ci peut être
ingérée sous forme de capsules ou d'émulsion, ou injectée dans le tissu
cellulaire sous-cutané. Émulsionnée et en partie saponifiée par le suc
pancréatique, elle se localise dans le tissu adipeux et ne s'élimine que très
lentement. Sa toxicité nulle, sa longue action, son utilisation intégrale et
surtout l'absence de tout accident d'iodisme, même quand on en prescrit
de fortes doses, lui confèrent une grande valeur thérapeutique.

D'ordinaire, on administre simultanément le mercure et l'iodure de
potassium. Cette combinaison, qu'on nomme le *traitement mixte*, est dans
nombre de cas remarquablement efficace. Les syphilides tuberculeuses
sèches, l'iritis, la choroïdite, les syphilides ulcéro-croûteuses, les périostites, etc., cèdent plus rapidement au traitement mixte qu'au mercure ou
à l'iodure seul.

On a longtemps associé les deux remèdes dans une même préparation
pharmaceutique. La préparation la plus connue est le *sirop de biiodure
ioduré* ou *sirop de Gibert*, qui est fort justement tombée en désuétude.

D'une façon générale, les diverses formules où se trouvent associés
l'iodure et le mercure ne réalisent qu'un traitement défectueux.

Il faut administrer les deux remèdes séparément. Ainsi l'on peut élever et
faire varier, selon les besoins, leurs doses respectives. On réalise alors un
traitement très énergique, capable de produire le maximum d'effets thérapeutiques.

**Direction générale du traitement**. — Tels sont les éléments de la
médication anti-syphilitique. Les avis diffèrent sur la façon de les utiliser.

A quelle époque convient-il de commencer le traitement de la syphilis?
Selon A. Fournier, il faut traiter l'infection dès qu'on l'a dûment constatée.
Les syphilis traitées dès l'origine se montrent en général facilement accessibles au traitement; leurs symptômes actuels sont bénins et leurs manifestations éloignées relativement peu redoutables. Les syphilis traitées
tardivement sont au contraire moins curables et plus dangereuses. Il faut
donc soigner la syphilis dès le chancre reconnu.

Mais la nature du chancre est parfois difficile à préciser cliniquement.
On conseillait autrefois d'attendre, pour prescrire le mercure, que l'apparition des accidents secondaires ait dissipé toute incertitude; sans cette
précaution, un doute subsistait, très préjudiciable au malade dans l'avenir.
Mais la découverte du tréponème a permis de faire un diagnostic précoce
et précis. Le tréponème *vivant* est très facilement reconnaissable à l'ultra-
microscope; d'après Milian, on le trouve de façon constante dans les sucs
qui s'échappent des accidents syphilitiques primaires et secondaires. Ce
n'est pas seulement dans les cas douteux qu'on devrait le rechercher, mais
même quand le diagnostic clinique paraît évident, pour écarter le doute
que pourrait susciter dans l'esprit du médecin l'absence de tout accident
secondaire due à un traitement intensif bien conduit.

Le fonctionnement régulier des principaux viscères est toujours une
condition indispensable d'un traitement mercuriel énergique : aussi, dans
tous les cas, avant de commencer le traitement, le médecin devra rechercher chez son sujet l'albuminurie, la glycosurie, et s'enquérir de la perméa-

bilité réale. Il visitera soigneusement sa bouche. Enfin, tenant compte du poids, de l'âge et du sexe du malade, il ne débutera dans l'administration du sel mercuriel que par des doses inférieures à la moyenne, pour essayer sa susceptibilité à ce médicament.

Commencé le plus tôt possible, le traitement de la syphilis peut être poursuivi selon deux méthodes différentes. La première consiste à ne traiter la syphilis que lors de ses manifestations : cette *méthode opportuniste*, qui vise, non la maladie, mais ses symptômes, fournit le plus gros contingent au tertiarisme. La seconde attaque la syphilis patente et latente systématiquement, en dehors de toute manifestation : c'est la *méthode préventive*, qui a le double avantage d'atténuer les accidents secondaires et de prévenir les accidents tertiaires.

Mais la pratique démontre que le mercure employé d'une façon continue est insupportable et qu'il se produit à la longue une accoutumance qui neutralise son action curative. Pour produire tout son effet, le mercure doit donc être administré par *cures successives* séparées par des intervalles de repos. C'est là le *traitement interrompu*, dont les règles ont été posées par A. Fournier. L'iodure est adjoint au mercure en temps opportun. A maladie chronique, traitement chronique : le traitement spécifique doit être prolongé pendant plusieurs années, trois et quatre ans d'ordinaire, et pendant plus longtemps encore, si des accidents rebelles se produisent ou des récivides inattendues. Pour Besnier le traitement de la syphilis comprend une série d'années et souvent de longues portions de l'existence.

Ainsi, dès le chancre, un traitement d'un mois à six semaines est prescrit; après une première trêve d'un mois, on fera, quoi qu'il soit advenu, un nouveau traitement d'un mois, et ainsi de suite, si bien que, schématiquement, on peut poser les règles suivantes, qui s'appliquent à la syphilis la plus bénigne, la plus pauvre en symptômes :

1re année : 6 cures de mercure d'un mois;

2e année : 4 cures de mercure d'un mois;

3e année : 2 ou 3 cures de mercure d'un mois et 3 ou 4 cures d'iodure d'un mois;

4e année : 3 cures d'iodure et 2 cures de mercure;

5e année : 2 cures d'iodure.

Appliquée avec rigueur, cette méthode préventive fait que, 95 fois sur 100, la période tertiaire est muette et inoffensive.

L'apparition tardive de certains accidents imputables à la syphilis, de la paralysie générale en particulier, a conduit récemment A. Fournier à espacer les cures mercurielles et, par conséquent, à prolonger le traitement spécifique. Au début de l'infection, un premier traitement serait poursuivi pendant deux ans; après un repos de deux ou trois ans, un nouveau traitement d'un an serait entrepris vers la cinquième année; un troisième traitement vigoureux pendant un an vers la huitième année de la syphilis accroîtrait encore l'action du mercure. Les accidents tertiaires et la paralysie générale se montrant surtout de la sixième à la dixième année, les traitements faits pendant la cinquième et la huitième année auraient une influence salutaire.

Les quantités de mercure données aux syphilitiques varient selon la
gravité des accidents ; elles seront d'autant plus grandes que ceux-ci seront
plus menaçants.

Les *doses moyennes* que nous avons étudiées conviennent aux syphilis à
symptômes légers.

Mais des accidents sérieux ou graves nécessitent des cures plus énergiques. La précision du dosage, la rapidité et l'énergie de l'action thérapeutique font, dans ce cas, préférer la méthode des injections mercurielles
à l'ingestion et aux frictions.

Le *traitement fort* et le *traitement intensif* ne doivent être entrepris,
d'après Balzer, qu'avec les sels solubles.

La *cure forte* comporte une injection quotidienne de 2 centigr. de sublimé
ou de cyanure, 3 et 4 centigr. de biiodure ou de benzoate, pendant trois
semaines ; la dose de 2 centigr. de mercure, injectée quotidiennement, ne
doit être que très rarement dépassée.

Le *traitement intensif* consiste à donner au malade le maximum de
mercure que l'organisme peut tolérer sans danger, à continuer cette médication le plus longtemps possible, surtout pour la première cure et à diminuer les intervalles de repos. On réalise pratiquement un traitement
intensif en administrant au malade de 2 à 5 centigr. et demi par jour. Cette
dose correspond à 4 centigr. de benzoate ou de biiodure, à 5 centigr. et
demi de bromure, à 3 centigr. de sublimé.

Cette dose peut être administrée par la voie gastrique : le malade prend
environ 5 centigr. chaque jour, sous forme de pilules molles ou de solution ;
mais les doses fortes de mercure sont souvent assez mal supportées sous
cette forme. Les frictions mercurielles ne paraissent pas un traitement
précis. Les injections de sels solubles sont évidemment le procédé de
choix : elles permettent d'effectuer avec précision et sécurité un traitement
très énergique.

Le traitement intensif peut être employé comme moyen de diagnostic ;
il faut, en effet, employer des doses fortes pour résoudre le problème. On
doit l'employer aussi dès le début de l'infection, pour entraver les autres
manifestations de la syphilis ; contre certaines syphilides, surtout tertiaires,
serpigineuses, scléreuses, à évolution excentrique, souvent rebelles au
traitement ; dans les cas de syphilis viscérale, où tout retard peut permettre
l'extension des lésions ; dans les cas de tabes ou de paralysie générale
(Leredde).

Un pareil traitement, institué dès le chancre, comme l'ont démontré
Jullien, Duhot, et comme d'autres auteurs l'ont souvent vérifié, ainsi que
nous-même, fait avorter l'infection traitée dès le chancre et entrave ses
manifestations ultérieures : il existe un *traitement intensif abortif* de la
syphilis par le mercure dont Duhot, après plusieurs années d'expérience, a
fixé définitivement la technique et précisé la posologie au Congrès de
Budapest (août 1909).

D'après cet auteur, le traitement abortif doit être commencé avant le
douzième jour qui suit l'éclosion du chancre ; passé ce délai, le succès
devient plus aléatoire. Les injections d'huile grise seraient seules à la fois

efficaces et pratiques. Pour les sujets d'un poids net de 75 kg., il faut injecter 14 centigr. d'huile grise tous les 4 ou 5 jours; pour ceux de 70 kg. on doit faire deux injections de 14 centigr., puis des injections de 10 à 12 centigr.; on administre 9 à 10 centigr. aux sujets de 65 kg. et 7 centigr. à ceux de 60 kg. Ces doses sont indiquées pour des individus exempts de toute tare organique. La première cure est de quinze injections; après un repos de deux mois on reprend une seconde cure de huit à dix piqûres, à doses moindres de 2 centigr. environ. Un second repos de deux mois et demi est suivi d'une troisième cure de huit piqûres aux doses de la seconde. Les repos suivants sont de trois mois, et ainsi de suite pendant trois ans. Pendant les cures, il faut ordonner deux litres de lait par jour, interdire absolument l'alcool et rechercher l'albuminurie avant toute piqûre. Duhot croit qu'un pareil traitement de trois ans et même de deux ans peut suffire à entraver la syphilis.

Carle (de Lyon) emploie, pour le traitement abortif, le benzoate de mercure ou le biiodure en solution à 1 centigr. pour 1 c. c. Il fait, tous les deux jours, une injection de 3 à 5 centigr. et l'un de ces sels, selon le nervosisme et la réaction du sujet; il pratique aussi quinze à vingt injections, en surveillant le malade; après un repos de 10 à 20 jours, il recommence une nouvelle série de quinze à vingt injections. Ce n'est qu'ensuite qu'il recourt à l'huile grise ou aux frictions mercurielles.

Nous avons pu nous-même arrêter l'évolution de la syphilis par des injections de sels solubles (benzoate ou biiodure à la dose de 5 centigrammes) chez des sujets soignés dès les quinze premiers jours du chancre; la guérison, spécifiée par l'absence de tout accident spécifique, s'est maintenue au bout d'un an de traitement; les malades, observés pendant près de deux ans, présentaient au bout de ce temps une réaction de Wassermann négative.

III. LES COMPOSÉS ARSENICAUX. — Au mercure et à l'iodure de potassium on a adjoint et même substitué dans ces dernières années l'arsenic et des composés arsenicaux tels que l'atoxyl, l'arsacétine (Neisser, Milian) l'hectine (Calzer, Mouneyrat). Mais c'est l'arséno-benzol ou *salvarsan* ou préparation 606 d'Ehrlich qui s'est montré le plus efficace de tous les composés arsenicaux et qui, pour certains, devrait remplacer le mercure.

L'*atoxyl*, après avoir eu une grande vogue, ne semble plus maintenant devoir figurer parmi les médicaments usités contre la syphilis à cause des graves accidents oculaires qu'il a pu occasionner (V. ATOXYL).

L'*arsacétine*, dérivée de l'atoxyl, ne l'a que provisoirement remplacé. On l'emploie ainsi que l'atoxyl aux doses de 50 à 60 centigrammes répétées tous les deux ou trois jours.

L'*hectine* est moins toxique que les précédents. Appliquée en solution, en poudre, en pommade sur les lésions cutanées ou muqueuses, elle est douée d'un pouvoir kératoplastique puissant. Ingérée sous forme de gouttes ou de pilules, elle est parfaitement tolérée par le tube digestif et agit bien sous cette forme grâce à sa stabilité (V. HECTINE).

Injectée dans le tissu cellulaire sous-cutané, elle ne provoque pas de réactions inflammatoires vives. Aussi Hallopeau a-t-il pu l'administrer de la sorte pour un traitement abortif local. Injectée en pleins muscles fessiers, elle est généralement indolore. C'est ainsi qu'on l'emploie d'ordinaire.

L'hectine agit rapidement sur toutes les lésions syphilitiques, sauf sur les syphilides papuleuses lenticulaires, miliaires et psoriasiformes, qui nécessitent une cure plus intense que d'ordinaire.

En ingestion comme en injection, il convient chez l'adulte d'administrer 10 centigr. d'hectine tous les jours ou mieux 20 centigr. tous les deux jours comme dose moyenne. Les doses fortes sont de 0 gr. 20 tous les jours ou 0 gr. 40 trois fois par semaine. Chez l'enfant on peut employer des doses de 0 gr. 03, 0 gr. 05 et 0 gr. 10 selon l'âge. Chez le nourrisson, les doses de 0 gr. 01 et 0 gr. 05 par jour semblent suffire.

Quel que soit le mode d'administration employé, on fera une cure de 2 gr. en moyenne qui pourra être reportée à 3 gr. dans les cas de syphilis maligne. La seule contre-indication formelle est une lésion ancienne du fond de l'œil avec altération spéciale du nerf optique. La perception par un malade en traitement, de brouillard devant les yeux avec diminution nette de l'acuité visuelle doit faire suspendre le médicament.

La combinaison de l'hectine avec l'oxycyanure de mercure constitue l'hectargyre, qui permet de faire un traitement intensif de la syphilis et trouve sa principale indication dans certains cas de syphilis maligne précoce ou dans les éruptions cutanées rebelles ou enfin dans la syphilis tertiaire. Il comporte les mêmes modes d'administration, les mêmes doses et les mêmes contre-indications que l'hectine.

Pas plus que l'atoxyl ni l'arsacétine, l'hectine ne peut constituer seule le traitement de la syphilis. C'est un excellent succédané du mercure, qui doit être employé chez les malades qui supportent mal ce dernier médicament, ou chez ceux qui sont particulièrement anémiés.

**Le 606 ou salvarsan.** — En 1910, Ehrlich (de Francfort), à la suite des recherches méthodiques conduites avec lenteur, créa le *dioxydiamido-arsénobenzol* ou *préparation « 606 »*. Ce corps, expérimentalement, s'est montré entre les mains de Hata un remède très efficace contre la syphilis. Nous ne pouvons que résumer l'état actuel de la question, à laquelle chaque jour apporte encore des précisions ou des modifications.

Voici, d'après Milian, les résultats qu'il fournit. Sous l'action du 606 les accidents spécifiques guérissent d'ordinaire rapidement. Le chancre se cicatrise en quelques jours, mais les ganglions correspondants persistent assez longtemps.

Les accidents cutanés secondaires s'effacent avec une rapidité moyenne. Les plaques muqueuses, au contraire, s'évanouissent littéralement sous l'action du médicament, témoignant ainsi de l'action spécifique remarquable de celui-ci. Au point de vue social, cette stérilisation rapide de l'accident le plus contagieux de la syphilis permet d'espérer que cette maladie deviendra plus rare qu'aujourd'hui.

La syphilis maligne précoce, dans laquelle la roséole est remplacée par des gommes multiples disséminées sur tout le tégument, guérit avec rapidité, alors que l'action du mercure est incertaine et lente.

Les accidents tertiaires n'échappent pas à l'action du 606.

Fait remarquable : l'arséno-benzol fait disparaître la plupart des accidents spécifiques qui résistent au mercure.

La syphilis nerveuse elle-même bénéficie de l'arséno-benzol. Les méningites spécifiques sont rapidement améliorées. Dans le tabes, les douleurs fulgurantes, les troubles de la miction disparaîtraient souvent. La leucoplasie est assouplie et peut même disparaître. La paralysie générale seule ne paraît pas modifiée par cette médication.

A l'heure actuelle, le 606 est reconnu un puissant agent thérapeutique contre la syphilis ; mais ce n'est pas une panacée qu'il convient d'administrer aveuglément à tout syphilitique.

D'après Jeanselme, il semble qu'on peut, au moins à titre provisoire, reconnaître au 606 les indications suivantes :

1° Quand le chancre est récent et qu'on peut espérer encore prévenir l'éclosion des accidents secondaires :

2° Quand il faut frapper vite et fort pour enrayer des accidents nerveux redoutables à échéance précoce ou lointaine : céphalée intense et continue, lymphocytose rachidienne abondante, qui mène à la parasyphilis ; méningite de la période secondaire ;

3° Quand il s'agit d'arrêter l'extension des lésions destructives (syphilis phagédénique et térébrante) ou simplement affichantes (syphilis mutilante de la face) ;

4° Quand le mercure se montre impuissant (syphilis maligne précoce, syphilis cunéiforme ; syphilis palmaire et plantaire) :

5° Enfin quand le mercure n'est pas toléré (stomatite mercurielle, érythème, troubles digestifs).

Quant aux accidents (complications oculaires, hémorragies pulmonaires ou gastriques), imputés au 606, il est probable qu'ils ont été fort exagérés. La plupart sont parfaitement évitables, à la condition de se rappeler, comme le dit Emery : que la méthode d'Ehrlich est, à l'heure actuelle, contre-indiquée chez les hommes âgés, chez tous les sujets qui présentent des lésions viscérales non syphilitiques : affections rénales, cardiaques, hépatiques, spléniques, pulmonaires, vasculaires, telles que les anévrismes avancés de l'aorte, enfin et surtout chez les malades qui ne jouissent pas d'une intégrité absolue du fond de l'œil. Chez ceux qui souffrent d'une affection syphilitique grave du cerveau telle que : hémiplégie récente, méningo-encéphalite aiguë ou subaiguë, il faut user de la plus grande prudence, et, jusqu'à plus ample informé, n'intervenir que dans les cas très graves ou désespérés, lorsque le mercure n'a plus d'efficacité.

La faiblesse de constitution et les états cachectiques ne sont pas toujours des contre-indications.

**Technique des injections du 606.** — Jusqu'ici, la plupart des expérimentateurs allemands et français avaient adopté, pour l'administration du « 606 », les injections intra-musculaires selon la méthode de Wechselmann. A l'heure actuelle, ce procédé, condamné par Ehrlich lui-même, est abandonné.

D'autres auteurs ont aussi conseillé divers modes de préparation du

« 606 » pour les injections intra-musculaires; mais on pratique surtout aujourd'hui l'injection intra-veineuse seule ou suivie d'injections intra-musculaires.

L'*injection intra-veineuse* de 606 est constituée par la solution dans un léger excès de soude après qu'une première dose d'alcali a fait passer la préparation par un stade de précipitation.

Le 606, en effet, dissous à chaud dans du sérum physiologique, présente une réaction fortement acide; il coagule le sang et on ne saurait l'injecter dans les veines sous cette forme. Pour obtenir une solution injectable, on y ajoute de la lessive de soude plus ou moins diluée : la base se précipite alors et, au moment de la neutralisation parfaite au tournesol, le précipité est abondant. Quand on a dépassé le point de neutralisation en ajoutant goutte à goutte la lessive de soude, le précipité se redissout peu à peu par agitation et le liquide prend une réaction de plus en plus alcaline. Vient un moment où tout le précipité est dissous, où le liquide est absolument limpide : il constitue une solution *juste alcaline*, qui est peu stable : si on le laisse quelque temps avant de l'employer, la solution louchite et se trouble ; aussi a-t-on l'habitude, pour éviter d'injecter des particules solides dans les veines, d'ajouter encore quelques gouttes de solution de soude, et cette solution hyperalcaline est nocive pour l'endothélium des veines et pour les globules rouges. Darier et Cothenot, qui ont mis ce fait en évidence recommandent de n'injecter dans les veines qu'une solution juste alcaline préparée au moment même de l'emploi, ou ne contenant qu'un très léger excès de soude suffisant tout juste à éviter le louchissement de la solution pendant son injection.

On obtient ainsi une solution qu'on emploie de deux manières : soit en le versant, comme le fait Schreiber (de Magdebourg), dans un flacon relié à une seringue à mouvements aspirant et foulant, suivant le modèle de la seringue de Dieulafoy; soit en la transvasant dans un bock muni d'une armature de caoutchouc aboutissant à l'aiguille, selon le procédé employé par Weintraub (de Wiesbaden). Mais la manipulation nécessite des transvasements multiples à ciel ouvert incompatibles avec une asepsie parfaite et comporte l'emploi de trois appareils en verre volumineux qui ne sont pas d'un transport et d'une stérilisation faciles.

Emery a réalisé un appareil mieux adapté aux besoins du praticien et réalisant les conditions d'asepsie nécessaires et évitant les nombreux transvasements.

Il se compose :

*a*) D'un récipient à robinet bouché à l'émeri, d'une contenance de 60 c. c. environ et contenant une dizaine de billes de verre;

*b*) D'une ampoule contenant un petit entonnoir de papier à analyse stérilisé ; une des extrémités peut recevoir la douille du récipient précédent, l'autre extrémité est effilée suffisamment pour pénétrer dans une ampoule de sérum physiologique;

*c*) D'une éprouvette graduée de 0 à 40 c. c., dont l'ouverture est fermée par un bouchon de caoutchouc, effilée à l'autre extrémité, munie d'un robinet.

Cette dernière éprouvette est destinée à contenir la solution de soude.

Ces trois objets sont renfermés dans une boîte permettant d'obtenir une stérilisation parfaite.

On verse dans l'ampoule à robinet le 606 qu'on additionne de 20 c. c. d'eau chaude.

Une agitation facilitée par les billes de verre termine rapidement la solution: on ajoute une quantité juste suffisante de solution de soude (à 8 pour 100) pour faire une solution limpide de solution de soude à 8 gr. pour 1000; une nouvelle agitation donne la solution injectable.

On adapte alors à la douille du robinet l'ampoule filtrante dont l'extrémité effilée est introduite dans le tube ouvert d'une ampoule de sérum du commerce quelconque d'une contenance de 200 c. c. dans laquelle restera un vide suffisant pour permettre l'agitation.

En ouvrant le robinet, on fait passer dans cette dernière toute la solution filtrée à travers la petite ampoule, suivie d'une dizaine de centimètres cubes d'eau stérilisée pour obvier à toute perte.

On enlève alors la petite ampoule et l'on adapte au tube de sérum un tuyau de caoutchouc muni de deux indicateurs en verre et armé à son autre bout d'une armature métallique à extrémité conique, laquelle vient s'adapter exactement dans le chaton de l'aiguille. Cette aiguille, de 2 centimètres environ de longueur, à biseau bien aiguisé et *court*, est introduite horizontalement dans la veine et poussée dans la lumière du vaisseau suivant son grand axe.

Schreiber choisit, de préférence, une veine située sur l'avant-bras, en dehors du coude, afin que la mobilité des bras ne soit pas gênée par une infiltration possible.

Pour être certain que cette aiguille est bien placée dans l'axe de la veine et ne blesse pas ses parois, on laisse s'écouler une certaine quantité de sang qui doit jaillir facilement, et l'on surveille attentivement la région injectée, pour voir s'il ne se produit pas un gonflement péri-veineux attestant une petite hémorragie sous-cutanée.

On laisse alors s'écouler quelques gouttes de liquide par le tube de caoutchouc et l'on fixe l'armature métallique dans le chaton de l'aiguille.

Il faut, dès le début de l'injection, donner aussi peu de pression que possible et contenir l'arrivée du liquide en pressant le tube de caoutchouc entre deux doigts, de façon à arrêter facilement la manœuvre si un léger gonflement se produit et si le malade accuse la moindre douleur. Il résulterait, en effet, de cette fausse manœuvre, un léger état inflammatoire de la région injectée qui ne saurait compromettre toutefois les fonctions de son membre. Ce ne serait pas une précaution inutile, comme l'indique lui-même Schreiber, d'injecter préalablement quelques centimètres cubes de sérum artificiel, à l'aide d'une seringue de verre bien stérilisée, pour s'assurer que l'injection n'est point faite dans les tissus péri-veineux.

On laisse alors l'ampoule, contenant le 606 en dissolution, vider lentement son contenu; 5 ou 6 minutes sont nécessaires pour l'absorption de tout le liquide.

Il est bon de chauffer préalablement pendant quelques minutes au bain-

marie l'ampoule de sérum et de faire passer le caoutchouc dans un récipient rempli d'eau chaude, comme il est d'usage de le faire pour les injections intra-veineuses simples.

Cette injection étant terminée, c'est-à-dire au moment même où le liquide
arrive au niveau du dernier indicateur au verre du tube de caoutchouc, on
retire l'aiguille rapidement en exerçant une légère compression avec le
doigt, puis on obture le point où a lieu la piqûre avec un morceau d'emplâtre adhésif.

Le malade n'éprouve aucune gène locale et les expérimentateurs allemands sont unanimes à déclarer que cette méthode ne leur a occasionné
aucun accident sérieux.

Dans un très petit nombre de cas seulement, on a signalé un peu de
malaise, des vomissements, de la diarrhée. Il existe parfois aussi un peu de
céphalée et d'abattement au moment de l'élévation de la température.
Celle-ci apparaît chez la plupart des malades quelques heures après l'injection, et elle atteint de 59 à 40°, rarement plus; elle disparaît, en général,
après quelques heures et dure rarement jusqu'au jour suivant.

Cette méthode intra-veineuse qui n'occasionne qu'un léger malaise et la
fièvre du premier jour, épargne aux malades les douleurs vives et parfois
extrêmement prolongées que leur font subir les injections d'émulsion. De
plus, elle est aussi active, sinon plus, que les autres méthodes, et n'expose
pas aux mécomptes dus à l'insuffisance de résorption de l'acide injecté. Elle
permet, en outre, de pratiquer, dans des délais variant suivant les opérateurs,
c'est-à-dire trois jours pour Weintraub, trois semaines pour Schreiber, une
deuxième injection sans courir le risque de déterminer une intoxication,
attendu que l'arsenic est éliminé dans un nombre de jours relativement
restreint. Théoriquement, on peut faire valoir, contre cette méthode, qu'elle
ne garantit pas, à cause de son élimination rapide, la destruction des spirochètes en formation. C'est pour cela que certains auteurs, Ehrlich en particulier, recommandent qu'on ne se borne pas à l'injection intra-veineuse,
mais qu'on la fasse suivre, quelque temps après, d'une injection intra-
musculaire. Conformément aux observations de Schreiber, de Neisser, de
Blasckho, loin d'augmenter la sensibilité des malades à l'arsenic, une
première injection intra-veineuse empêche que la réaction générale soit
aussi violente au moment de l'injection suivante. On peut donc, comme
l'a démontré Iversen, augmenter la dose de la seconde injection, c'est-
à-dire que si l'on injecte comme dose moyenne intra-veineuse 40 c. c.
chez les femmes et 50 à 60 c. c. chez les hommes, il n'y aura aucun
risque à injecter ultérieurement des doses de 70, 80 centigr. et même
davantage.

Cette injection pourra donc être doublée, à quelques jours ou à quelques
semaines d'intervalle, d'une nouvelle injection intra-veineuse, comme le fait
Weintraub, ou d'une injection dite de réserve, à absorption lente, intra-
musculaire ou sous-cutanée, comme le conseille Iversen.

Cette seconde injection de renfort et de réserve sera, de préférence à
toute autre, une *injection solubilisée, soit alcaline, soit acide.*

*Injections solubilisées alcalines et acides.* — Alt a, le premier, réalisé cette méthode et lui a appliqué un mode opératoire qu'Emery a modifié de la façon suivante :

Dans une éprouvette bouchée à l'émeri, on verse seulement 5 à 6 c. c. de sérum physiologique, légèrement chauffé, puis le 606 et on agite fortement jusqu'à dissolution complète. Au lieu d'utiliser alors la soude déci-normale à 40 pour 1000, qui nécessite un supplément de véhicule de 4 c. c. au moins, Emery utilise la soude concentrée de 20 pour 100, dont XIV à XV gouttes versées avec une pipette quelconque doivent suffire pour réaliser la complète limpidité de la solution. Ce n'est plus alors que 3 à 4 c. c. qu'il s'agit d'injecter dans chaque fesse. Souvent le malade accuse une douleur immédiate, mais celle-ci en raison de la faible quantité de liquide injecté, ne dure pas et les malades jouissent d'une tranquillité parfaite jusqu'au troisième ou quatrième jour de l'injection, moment où une légère recrudescence de la douleur se fait sentir pendant un ou deux jours.

*Solution acide.* — Taege (de Fribourg) et Duhot (de Bruxelles) ont expérimenté ce mode d'injection avec un plein succès. Il semble théoriquement que la précipitation d'albumine occasionnée par les injections acides puisse déterminer des embolies; mais si l'on a pu les déterminer chez les cobayes, il est certain qu'en injections intra-musculaires chez l'homme ces solutions n'ont présenté aucun inconvénient ni aucun danger.

Duhot pilonne la poudre dans un mortier en y ajoutant 1 c. c. d'alcool méthylique; il y ajoute ensuite 5 à 6 c. c. de sérum physiologique et continue sa trituration jusqu'à limpidité parfaite.

Ces préparations acides doivent être injectées par moitié dans chaque fesse. L'injection doit être intra-musculaire, mais poussée, autant que possible, dans les fibres superficielles, et dans une région éloignée de l'émergence du sciatique. Il faut pousser le piston de la seringue *avec une extrême lenteur* afin d'éviter la dissociation brusque des fibres musculaires.

Le siège que Duhot a adopté est situé tout en haut et en dehors de la région fessière, à deux travers de doigt environ au-dessous de la crête iliaque.

Les phénomènes douloureux provoqués par cette méthode ne sont comparables ni comme intensité ni comme durée à ceux qui étaient occasionnés par la méthode de Wechselmann.

On a également préconisé pour l'introduction intra-musculaire les injections d'émulsions huileuses. Volk et Kromaïer en eurent les premiers l'idée.

Ces auteurs préparaient leur émulsion dans l'huile de paraffine. Celles-ci généralement trouvées douloureuses furent faites successivement par Neisser dans l'huile de sésame, et par Isaac dans l'huile d'olives. Lafay et Lévy-Bing adoptèrent ensuite ce procédé en se servant d'huile d'œillette.

Ces préparations présentent peut-être, quoique cela soit contesté par nombre d'expérimentateurs, l'avantage d'être moins douloureuses que les injections en suspension aqueuse neutres, mais, comme l'a fait remarquer Neisser dans son rapport au Congrès de Kœnigsberg, et comme le proclament Ehrlich et la plupart de ses collaborateurs actuels, elles ont, d'après Emery, le grave inconvénient d'aller à l'encontre de l'idée directrice de la méthode qui doit réaliser une absorption massive et rapide de l'arsenic. Par leur absorption lente, ces préparations ne détruisent qu'imparfaitement la masse des pirochètes. De plus, elles s'enkystent aisément, partiellement ou totalement, et leur action peut être ainsi diminuée, retardée, ou même complètement annulée. Enfin le dépôt d'arsenic ainsi formé a pour inconvénient, d'une part, la possibilité de provoquer des phénomènes d'intoxication chronique si l'on renouvelle les injections, d'autre part, de créer des *arséniphiles* contre lesquelles de nouvelles injections arsenicales ultérieures ne pourraient avoir aucune action.

On ne peut donc, d'après Emery, considérer cette méthode que comme une médication secondaire, *de réserve*, encore doit-elle prendre rang, selon le professeur Ehrlich après les injections solubilisées alcalines et acides.

La dose de Salvarsan qui peut être administrée en injection intra-veineuse doit être, pour Emery et Lacapère, quand le sujet est jeune, vigoureux et sans tares, de 40 à 50 centigr. pour les hommes, de 50 à 55 centigr. pour les femmes. Mais si le sujet présente quelque tare organique ou d'accidents du système nerveux central, on ne doit d'abord injecter qu'une dose faible, 15 à 20 centigr. et recommencer 5 à 6 jours plus tard, selon les réactions du sujet, en injectant une dose un peu plus élevée, de façon que le total des deux injections atteigne 40 à 50 centigr. Si le malade ne montre aucune sensibilité spéciale, on peut, un mois après, injecter une dose de 50 à 40 centigr.

Duhot est partisan des fortes doses et, quand il veut frapper fort, injecte en une seule fois 80 centigr. à 1 gr.

Il serait en effet possible, pour cet auteur, de réaliser un *traitement abortif de la syphilis* par le Salvarsan. Neisser en a émis le premier l'idée. Duhot en a fourni la preuve en publiant une série de 22 observations de chancres au début et 17 cas d'accidents secondaires qui, 4 à 8 mois après le traitement, n'avaient pas été suivis d'autres accidents, la réaction de Wassermann étant devenue et restée négative. Milian, Schreiber ont même observé chacun un cas de réinfection après un traitement au 606.

C'est par les injections intra-musculaires acides, après l'administration d'une dose de 1 gr. de 606 et sans négliger les moyens adjuvants (excision du chancre et injection des ganglions satellites) que Duhot a obtenu ces résultats: mais tout porte à croire que les injections intra-veineuses plusieurs fois répétées, permettront de réaliser aussi l'abortion de la syphilis.

Au moment où nous rédigeons cet article, le 606 n'est pas encore complètement sorti de la phase d'étude et d'essais, mais ce qu'on peut dès maintenant affirmer, c'est que nous possédons enfin un antisyphilitique puissant qui agit surtout dans les cas graves que le mercure n'atteint pas, la syphilis maligne, les formes tertiaires, la syphilis des anémiques et des tuberculeux, chez lesquels le mercure et l'iodure de potassium sont contre-indiqués.

Mais des auteurs, comme Reisser, Gennerich, considèrent comme improbable qu'on renonce complètement au traitement mercuriel.

Pour certains, il semble que des cures hydrargyriques ultérieures favorisent et achèvent l'action de la nouvelle médication.

Le 606 a donc dès maintenant conquis sa place dans le traitement contre la syphilis, au même titre que le mercure et l'iodure de potassium, mais il présente, comme eux, ses indications et ses contre-indications.

**Traitement local de la Syphilis**. — Au traitement général, il faut d'ordinaire associer certains soins locaux, variables selon la nature des accidents spécifiques.

A) **Traitement du chancre**. — De tout temps, l'idée de détruire le chancre, de l'exciser, s'est présentée à l'esprit des médecins. Mais si l'on fait disparaître ainsi l'ulcération chancreuse, on n'arrête pas l'évolution de la syphilis. Augagneur a pratiqué la circoncision après le coït avec une femme contaminée, c'est-à-dire avant la période d'incubation : le chancre ne s'est pas moins développé au niveau de la cicatrice préputiale. La cautérisation, pas plus que l'excision, n'interrompt le cours de la syphilis.

On doit donc se contenter de recouvrir l'érosion spécifique de poudre de calomel ou de pommade au calomel à 1 pour 10. Le calomel provoquant souvent une induration artificielle, il ne faut le prescrire que quand la nature du chancre est indubitable. On peut encore saupoudrer la lésion de salol ou d'iodoforme.

En cas de chancre phagédénique, Gaucher recommande de déterger soigneusement l'ulcération au moyen de lavages fréquents avec une solution faible de chlorure de zinc, de la saupoudrer avec de l'iodoforme et enfin de la recouvrir avec un tampon d'ouate hydrophile ou mieux une compresse de gaze aseptique, imbibés d'une solution de chlorure de zinc à 1 pour 1000. Les bains généraux prolongés, conseillés par A. Fournier, sont un bon adjuvant de ce traitement. Quelquefois, il est utile de cautériser les bords de l'ulcération chancreuse avec une solution de nitrate d'argent au vingtième pour arrêter l'extension du phagédénisme.

Lorsque l'orifice préputial est étroit, un chancre du gland peut déterminer un phimosis. Le traitement consiste alors en de fréquentes injections antiseptiques entre le prépuce et le gland, avec de l'eau boriquée ou une solution faible de résorcine.

Le chancre du méat et du canal urétral, parfois accompagné d'une suppuration abondante et suivi de rétrécissement, nécessite l'introduction de crayons à l'iodoforme.

Le chancre de l'anus doit être soigné par l'introduction dans l'orifice anal de mèches enduites de pommade iodoformée. Habituellement fissurique et par conséquent assez douloureux, il exige souvent l'emploi de pommades ou de suppositoires calmants, cocaïnés, opiacés ou belladonés.

L'iodoforme est le topique dont il faut se servir contre le chancre du col utérin; un tampon d'ouate le maintiendra en place, s'il est nécessaire. Des injections antiseptiques fréquentes faciliteront la réparation de l'ulcération.

Sur le chancre des narines, la pommade au calomel, inodore, remplacera l'iodoforme.

On fait recouvrir le chancre des lèvres d'un morceau de sparadrap de Vigo. Des compresses humides, de petits cataplasmes de fécule suffisent à faire tomber la croûte qui le recouvre.

Le chancre de la langue, de la cavité buccale et de la gorge doit être traité par des lavages fréquents et des gargarismes avec une solution saturée de chlorate de potasse ou avec une solution de sublimé à 1 pour 1000 ou 1 pour 2000. Il est utile aussi de cautériser l'ulcération avec une solution

de nitrate d'argent à 1 pour 5 et de la toucher fréquemment avec de la teinture d'iode.

Le traitement local de *l'adénopathie* satellite du chancre consiste dans
l'application d'onguent mercuriel double. Quand les ganglions suppurent,
il ne faut pas se hâter d'ouvrir la collection, car celle-ci peut se résorber
spontanément.

**B) Traitement des accidents secondaires.** — Le traitement local des
*lésions cutanées* secondaires est peu important : quand les lésions sont
discrètes, on se contente de prescrire quelques bains simples ou amidonnés ;
quand elles sont confluentes, on peut donner, deux fois par semaine, un bain
de sublimé :

> Sublimé . . . . . . . . . . . . . . . . . . . . . . . . . . . . . ) āā 10 à 20 grammes.
> Chlorhydrate d'ammoniaque. . . . . . . . . . . . . . }
> Carmin d'indigo . . . . . . . . . . . . . . . . . . . .        Q. S. pour colorer.
> Pour un paquet, que l'on fera dissoudre dans un litre d'eau, lequel sera ensuite
> ajouté à l'eau du bain (se servir d'une baignoire émaillée).

Seules les syphilides pustuleuses ou ulcéreuses et les gommes nécessitent
l'emploi de topiques. Chaque pustule ulcérée sera recouverte d'emplâtre
de Vigo. Celui-ci est excellent contre les gommes, qu'on peut aussi laver
à la liqueur de van Swieten et recouvrir de poudre d'iodoforme ou
d'aristol.

Les *lésions cutanées secondaires des organes génitaux*, particulièrement
fréquentes et tenaces, doivent être soignées énergiquement. A. Fournier
conseille de lotionner matin et soir les parties malades avec la liqueur de
Labarraque coupée de trois ou quatre parties d'eau, et de les saupoudrer
ensuite, sans les avoir essuyées, avec de la poudre d'oxyde de zinc : le
chlorure de zinc qui se forme *in situ* cautérise les ulcérations.

Quand celles-ci sont très étendues, il faut les cautériser avec un crayon de
nitrate d'argent : Gaucher préfère au crayon, source possible de contagion,
une solution de nitrate d'argent au cinquième.

Les syphilides végétantes et hypertrophiques, particulièrement fréquentes à la vulve, doivent être cautérisées avec le nitrate acide de mercure, plus actif que le nitrate d'argent. Mais ce remède doit être employé
avec les plus grandes précautions : c'est non pas avec un pinceau, mais
avec un petit bâton à bout bien arrondi, trempé dans le liquide caustique,
qu'il faut toucher légèrement les lésions. Souvent, malgré ces soins, le
nitrate acide provoque une réaction inflammatoire : on la calme par l'application permanente de compresses imbibées d'eau boriquée.

. Contre les syphilides de l'anus et du gland, le nitrate d'argent suffit d'ordinaire.

Les *plaques muqueuses bucco-pharyngées* doivent être cautérisées, tous
les jours ou tous les deux jours avec la teinture d'iode, ou tous les trois ou
quatre jours avec le nitrate d'argent. Si elles sont tenaces, il faut recourir
au nitrate acide de mercure, mais avec d'infinies précautions : il suffit, en
effet, comme le signale A. Fournier, qu'une gouttelette du caustique tombe
sur la glotte pour déterminer un accès de suffocation parfois mortel.

Les complications de la période secondaire sont bien influencées par le traitement général; mais contre certaines d'entre elles il faut prescrire une médication particulière.

La *fièvre syphilitique*, parfois si intense qu'elle peut faire croire à la fièvre typhoïde, nécessite, en plus d'un traitement mixte énergique, l'emploi de l'eau froide en lotions ou en bains.

L'iodure de potassium possède une action remarquable sur la *céphalée*. Les sédatifs, extrait thébaïque et antipyrine, lui seront d'ordinaire associés.

Parmi les topiques plus spécialement employés contre l'*alopécie* syphilitique, il faut mentionner les lotions de sublimé au cinq centième ou au millième, suivant la réaction du cuir chevelu, les pommades au précipité jaune, au turbith minéral, etc.

E. Besnier prescrit le traitement suivant :

1° Couper les cheveux ras;

2° Savonner le cuir chevelu avec de l'eau chaude tous les matins :

3° Puis mettre la pommade suivante :

| | |
|---|---|
| Acide salicylique | 5 grammes. |
| Soufre précipité | 10 — |
| Lanoline | } āā 50 — |
| Vaseline | |

4° Le soir, frictionner avec une brosse douce imbibée de :

| | |
|---|---|
| Alcool de romarin | 100 grammes. |
| Teinture de cantharide | 10 — |
| ou Acide salicylique | 1 gramme. |

Le traitement des accidents viscéraux et nerveux de la période secondaire, iritis, néphrites, myélites, etc., est exposé en détail dans l'étude pathologique de chacun des organes intéressés (V. Larynx, Rein, Foie, etc., et Iritis).

C) **Traitement des accidents tertiaires.** — Les *lésions cutanées tertiaires* exigent un traitement local d'autant plus important qu'elles sont ordinairement profondes et qu'elles évoluent vers l'organisation fibreuse ou l'ulcération.

Le sparadrap de Vigo à 20 pour 100 est pour les syphilides sèches, papuleuses et tuberculeuses, un excellent résolutif. Il réussit aussi fort bien quand les gommes ne sont pas encore ramollies.

On lavera fréquemment les ulcérations tertiaires, gommeuses ou autres, avec une solution de sublimé au millième, et on les recouvrira soit de pommade au calomel au dixième, soit de poudre d'iodoforme ou d'aristol, soit de bandelettes d'emplâtre de Vigo.

Il faut respecter la croûte des syphilides ulcéro-croûteuses, quand elle est solide et adhérente, car elle protège la cicatrisation.

Le phagédénisme des ulcérations tertiaires est traité comme celui du chancre.

Le traitement des *déterminations viscérales* de la syphilis tertiaire est exposé en d'autres articles.

**Les eaux minérales dans le traitement de la syphilis.** — Aucune cure thermale n'a d'action antisyphilitique proprement dite. Mais toute cure, chlorure, arsenicale ou sulfureuse, capable de stimuler l'orga-

nisme, de lutter contre l'anémie et la déminéralisation constante du syphilitique, deviendra un adjuvant utile du traitement mercuriel. Les eaux
sulfureuses sont particulièrement précieuses, car en outre de leur action
puissante sur la nutrition générale, elles augmentent la tolérance de l'organisme pour le mercure et permettent l'emploi de doses même massives
sans danger d'intoxication.

Tout syphilitique a donc intérêt à faire systématiquement des cures
thermales sulfureuses, même quand il est en état de guérison apparente.
Mais, dans certains cas, cette cure est prticulièrement indiquée : chaque
fois que le mercure est mal toléré aux doses ordinaires ou que, malgré la
tolérance, l'effet obtenu est insuffisant; chaque fois que le traitement
intensif est nécessaire (syphilis maligne précoce, syphilis rebelle ou récidivante, syphilis nerveuse, etc.).

Toutes les stations sulfureuses sont également bonnes, quelle que soit
la localisation spécifique : Aix-les-Bains, Amélie, Barèges, Cauterets,
Challes, Luchon, Uriage, Vernet. Le choix de l'une d'elles dépendra surtout
du tempérament du malade : le lymphatique, le scrofuleux seront de préférence envoyés à Challes, Uriage, Barèges; l'arthritique, le névropathe, à
Aix, Cauterets ou Luchon. Selon L. Bertier, on doit prescrire les eaux
sulfureuses en boissons combinées avec les pratiques hydrothérapiques,
bains, douches, et surtout douches-massages, inhalations, bains de vapeur
sulfureux.

**Hygiène des syphilitiques**. — On n'a pas tout fait pour un syphilitique quand on lui a prescrit du mercure et de l'iodure, et ordonné quelques
soins locaux. De prudents conseils d'hygiène achèveront sa guérison. On
lui interdira les écarts et les irrégularités de régime, les grands repas, les
excès de table et, par-dessus tout, les excès alcooliques : l'alcool est en
effet un des plus puissants facteurs de gravité de l'infection. Pas de tabac,
ni de mets épicés qui entretiennent les syphilides buccales et favorisent la
leucoplasie, graine du cancer. Le café, à doses moyennes, sera toléré et
même prescrit dans le cas de syphilis asthénique. Tout l'ensemble des aliments et des boissons capables de déterminer la diarrhée, crudités, fruits
en excès, glaces, boissons glacées, etc., sera proscrit au cours du traitement
mercuriel.

Nul excès d'aucun genre, telle doit être la règle du syphilitique, qui
devrait « cultiver son jardin » au propre et au figuré. Les grands excès de
fatigue physique ont plus d'une fois préparé le terrain à la syphilis médullaire. Le surmenage intellectuel, les émotions, les surexcitations de la vie
mondaine, etc., prédisposent à la syphilis cérébrale. Une vie calme, régulière, est nécessaire. Il faut conseiller au malade une alimentation tonique,
où la viande et le vin entreront pour une utile part, un exercice quotidien
modéré, un temps de sommeil suffisant, etc.

La médication tonique et reconstituante est aussi, pour A. Fournier, un
auxiliaire indispensable du traitement spécifique. En premier lieu, le fer,
bien plus efficace, il est vrai, contre l'anémie compliquée de syphilis que
contre l'anémie syphilitique, dont le vrai remède est le mercure; — le quinquina, les amers; — l'huile de foie de morue; — les glycéro-phosphates, les

cacodylates, l'arrhénal, etc.; — les bains stimulants, révulsifs de la circulation capillaire; l'hydrothérapie, régulatrice des fonctions nerveuses; les
bains de mer et mieux encore les cures d'air en pleine campagne, au bord
de la mer ou sur les plateaux élevés.

Il ne faut pas non plus, selon le conseil de A. Fournier, négliger l'*hygiène
morale*. Diday a remarqué que les femmes sont éminemment insouciantes
de ce qui a trait à la syphilis. Beaucoup d'hommes, par contre, s'en alarment
outre mesure et compromettent leur santé par leur obsession morbide.
A. Fournier a même signalé la fréquence du suicide chez les syphilitiques.
Il faut donc, après avoir appris au malade, avec les plus grands ménagements, l'infection dont il est atteint, lui prodiguer, selon l'expression
d'A. Fournier, « non pas des consolations banales, mais des consolations
médicales », lui assurer qu'il peut guérir à la condition de se soigner, et
que, dans un certain laps de temps, il pourra se marier avec l'espoir d'une
postérité saine.

**Traitement de la syphilis pendant la grossesse.** — C'est un
grave problème thérapeutique que le traitement des femmes syphilitiques
enceintes. Il ne s'agit pas, en effet, de préserver seulement la mère contre
les accidents spécifiques qui, pendant la puerpéralité, peuvent être plus
graves qu'en temps ordinaire; il faut encore sauvegarder l'enfant contre les
multiples et funestes conséquences de l'infection de ses générateurs.

La médication spécifique, presque toujours efficace à toutes les périodes
et contre les manifestations de la syphilis, ne se montre pas toujours suffisante quand on l'applique lors de la grossesse. Nombreux sont les cas
d'avortements et d'accouchements prématurés, avec mort du fœtus ou mort
de l'enfant dans les premiers jours qui suivent la naissance, et nombreux
également, chez les enfants qui survivent, les cas d'accidents syphilitiques
plus ou moins graves.

Cependant, un traitement bien conduit, réduit au minimum les insuccès
thérapeutiques.

Gaucher et H. Bernard ont montré que le pronostic de la grossesse chez
les syphilitiques n'est pas aussi grave qu'on le croit généralement, si le
traitement de la mère est institué *assez tôt*, s'il est *régulièrement suivi*, et si
l'on emploie une *préparation mercurielle* et un *mode d'administration* de
cette préparation assez actifs.

Le traitement doit être commencé à une date aussi rapprochée que possible du début de la grossesse, lorsque la syphilis est antérieure à la conception, aussitôt que possible après la contamination, lorsque l'infection est
postérieure à la conception. Plus, en effet, le traitement est précoce,
plus l'embryon, puis le fœtus, en ressentent les effets prophylactiques ou
curatifs. Il n'existe pas de cas dans lesquels le traitement, ainsi commencé,
puis régulièrement continué, n'ait pas amené la grossesse à terme.

Dans les cas où le traitement n'est pas entrepris assez tôt, dans ceux
surtout où on ne le prescrit que dans les deux ou trois derniers mois de la
gestation, il n'est pas toujours assez efficace, si bien conduit qu'il soit, pour
empêcher la mort du fœtus.

La condition essentielle que doit remplir une médication anti-syphilitique

active est l'emploi d'une préparation mercurielle facilement absorbable.
Gaucher et H. Bernard préconisent l'usage des *sels solubles* et en particulier
du *sublimé* pour l'usage interne et du *benzoate de mercure* en solution alcaline pour les injections sous-cutanées.

Le *sublimé* sera prescrit en pilules; afin de le rendre moins irritant pour
le tube digestif, on lui associera l'extrait thébaïque, mais en proportion
moindre que dans la formule de Dupuytren, car il peut être nuisible d'administrer à une femme enceinte chaque jour 4 centigr. d'extrait d'opium,
Gaucher prescrit le sublimé de la façon suivante :

Bichlorure d'hydrargyre. . . . . . . . . . . . . . . . . . } āā 1 centigr.
Extrait thébaïque . . . . . . . . . . . . . . . . . . . . }
Poudre de savon médicinal . . . . . . . . . . . . . . . . } āā Q. S.
Glycérine . . . . . . . . . . . . . . . . . . . . . . . . }

Pour une pilule: 2 pilules par jour, 1 à chacun des deux principaux repas.

Les pilules préparées avec cet excipient sont molles et parfaitement
absorbables.

Quant au *benzoate de mercure*, il est administré comme à l'ordinaire.

Sauf indication formelle, l'*iodure de potassium*, pour peu qu'il soit mal
supporté par l'estomac de la malade, peut être supprimé de son traitement.

Les règles selon lesquelles on administre les sels solubles sont aussi
importantes que leur choix même. Il faut adopter la voie la plus active, la
voie sous-cutanée, qui permet l'absorption intégrale et immédiate du médicament injecté. Chaque jour on pratique, dans les masses charnues de la
fesse, une seule injection de 2 c. c. de la solution de benzoate de mercure.
Pour parer en partie aux inconvénients des injections quotidiennes, Gaucher
recommande la *méthode des séries alternées d'injections sous-cutanées et de
pilules*. Bien qu'il soit difficile de fixer d'une manière absolue la durée de
chaque série de traitement, il faut, autant que possible, se rapprocher des
règles suivantes :

Injections de benzoate. . . . . . . . . . . . . . . . . . 1 mois.
Pilules de sublimé. . . . . . . . . . . . . . . . . . . 15 ou 20 jours.
Repos . . . . . . . . . . . . . . . . . . . . . . . . 10 ou 15 jours.

pour une période de deux mois, et ainsi de suite jusqu'à la fin de la grossesse.

Lorsque, pour des raisons spéciales, un traitement journalier ne peut être
poursuivi, il faut préférer aux sels insolubles l'injection intra-musculaire
hebdomadaire de mercure métallique, sous forme d'*huile grise*, en quantité
variable, suivant la formule usitée. Mais ce n'est là qu'une exception.

Certaines précautions doivent être prises quand on traite les femmes
enceintes albuminuriques. Que celles-ci soient atteintes de néphrite syphilitique précoce ou de néphrite gravidique, cela n'a pas d'importance, car le
traitement est le même dans l'un et l'autre cas.

Les femmes doivent être soumises à la fois à la médication mercurielle
qui combat l'infection syphilitique, et au régime lacté ou au régime hypo-
chloruré, qui s'imposent dans toutes les néphrites aiguës.

La prescription du régime spécial n'admet aucune exception. Quant au
traitement mercuriel, il est subordonné au degré de la perméabilité rénale.

Une albuminurie considérable peut fort bien exister avec une perméabilité rénale suffisante; elle ne constitue pas, par conséquent, une contre-indication au traitement mercuriel.

Le degré de la perméabilité rénale peut être déterminé facilement par l'analyse des urines et par la recherche de la toxicité urinaire, d'une part, par l'étude de l'élimination rénale du mercure à l'aide de la pile de Smithson d'autre part.

Si le rein est peu perméable et si le mercure ne s'élimine pas, il faut s'en tenir d'abord au régime lacté. A mesure que les fonctions rénales se rétablissent, on peut donner du mercure à doses croissantes, en commençant par le *tannate de mercure* (à la dose de 2 à 10 centigr. par jour, en pilules de 2 centigr. chacune), puis en continuant par le benzoate en proportions progressives de 1/2 à 2 centigrammes.

Si, au contraire, le rein fonctionne et élimine bien, le traitement spécifique doit être entrepris de suite, mais la dose de mercure administrée doit être la moitié de la dose ordinaire, c'est-à-dire 1 c. c. de benzoate ou une pilule de sublimé par jour. En surveillant la perméabilité rénale, on peut, en augmentant progressivement, arriver à la dose normale de 2 centigr. de benzoate ou 2 pilules de sublimé.

Avec un tel traitement, les femmes syphilitiques accouchent à terme, d'enfants gros et bien portants le plus souvent. Il est bon cependant de *soumettre ceux-ci à un traitement actif*, consistant dans l'administration de la *liqueur de van Swieten*, qui, pour Gaucher, constitue la médication de choix dans la thérapeutique de la syphilis infantile. Enfin, *tous ces enfants doivent être allaités par leur mère:* c'est là une condition essentielle pour la survie des nouveau-nés syphilitiques.

On discute encore le rôle du 606 dans le traitement de la syphilis au cours de la grossesse. D'après P. Salmon, non seulement les mères auraient bien toléré les injections intra-veineuses de Salvarsan, mais on n'aurait observé aucune action nocive sur le fœtus. Mais Bar, Tissier, au contraire, ont constaté la mort du fœtus à la suite d'injections de 606 chez les femmes enceintes.

**Traitement de la syphilis héréditaire.** — L'existence d'une lésion syphilitique chez un nouveau-né nécessite un traitement spécifique immédiat. Les stigmates dystrophiques ne sont pas moins significatifs, d'après Ed. Fournier, et peuvent être des indications à un traitement préventif.

Mais très souvent l'hérédo-syphilitique naît sans lésion d'aucune sorte. Comme la vie de l'enfant dépend de la précocité du traitement, il faudra, toutes les fois que les conditions favorables à la transmission héréditaire de la syphilis se trouveront réalisées, traiter l'enfant, bien que dépourvu de tout symptôme objectif. Tout enfant issu de deux géniteurs atteints de syphilis récente sera donc immédiatement traité. Mais tout enfant issu de géniteurs atteints d'une syphilis ancienne et inactive ne sera traité que s'il se produit des accidents.

Le traitement spécifique chez l'enfant, et en particulier chez le nouveau-né, est très délicat. On a tour à tour vanté les diverses méthodes.

Les *frictions mercurielles*, en général mal pratiquées en ville, et par conséquent d'un effet aléatoire, peuvent en outre provoquer chez les nourrissons, dont la peau est si délicate, de sérieuses éruptions. Elles sont contre-indiquées quand il existe de l'érythème ou de l'eczéma. Quand cependant on emploie ce procédé, on ne doit pas dépasser une dose quotidienne de 2 grammes d'onguent napolitain.

La méthode des *injections hypodermiques* est actuellement en honneur. Barthélemy, Schwaab et Lévy-Bing conseillent de commencer le traitement spécifique par une série de 10 à 15 injections de *biiodure en solution aqueuse* :

Biiodure d'hydrargyre . . . . . . . . . . . . . . . . . . . } āā 5 centigr.
Iodure de sodium. . . . . . . . . . . . . . . . . . . . . . }
Eau distillée . . . . . . . . . . . . . . . . . . .          10 c. c.
Cette solution contient 5 milligr. de biiodure par centimètre cube.

La dose moyenne quotidienne doit être de 1 à 2 milligrammes de biiodure environ pour les nouveau-nés pesant de 2200 à 3500 grammes. Ce sel, facile à manier, est bien toléré par les tissus, même par le tissu cellulaire. Gaucher préfère le benzoate de mercure, qui se donne aux mêmes doses que le biiodure.

Après quelques jours de repos, à ce sel soluble sera substituée l'huile grise, en injections hebdomadaires, répondant à la dose de 1 centigr. de mercure chez les enfants âgés de quinze jours, de 2 centigr. chez les enfants âgés de un à deux mois, de 2 à 5 centigr. de 2 mois à 2 ans, de 5 centigr. de 2 à 5 ans; elle est bien supportée, quand on l'injecte très profondément dans le tissu musculaire.

On peut pratiquer les injections, dans des conditions d'asepsie rigoureuses, soit dans les régions latéro-vertébrales, soit dans la fesse, au point de Barthélemy; mais il faut, autant que possible, éviter cette dernière région chez le nouveau-né. Chez les enfants d'un certain âge, dans les cas très graves de syphilis cérébrale, c'est le cyanure de mercure au millième que l'on emploiera, à cause du contact fréquent des matières fécales.

Mais l'avis de A. Fournier, que « le nouveau-né et le tout jeune enfant ne tolèrent le mercure (à l'intérieur) qu'à doses suffisantes pour les laisser mourir », beaucoup d'auteurs préfèrent la *voie gastro-intestinale* à la voie sous-cutanée. On ne peut, bien entendu, faire absorber des pilules aux nouveau-nés. La *liqueur de van Swieten* est très employée en France. On en donne d'ordinaire vingt gouttes par jour jusqu'à deux mois, trente gouttes jusqu'à trois mois, quarante jusqu'à six mois et une cuillerée à café à un, deux, trois et quatre ans.

Mais, même bien mêlée au lait, la liqueur de van Swieten n'est pas toujours tolérée et provoque assez souvent des symptômes de gastro-entérite; il faut alors cesser son emploi. Pinard a obtenu les meilleurs résultats en mélangeant la liqueur de Van Swieten au lait maternel. On peut aussi employer le lactate de mercure, en solution au millième et aux mêmes doses que le sublimé.

Variot vante l'efficacité et l'innocuité d'un médicament fort anciennement connu en France, la poudre grise des Anglais : c'est le *mercurium cum creta*, ou poudre grise, qui contient 1/4 de mercure et 2/3 de craie. Il conseille de formuler :

Mercurium cum creta. . . . . . . . . . . 2 à 5 centigr. suivant l'âge.
Sucre de lait . . . . . . . . . . . . . .      5   —
Pour un paquet.

Un de ces paquets est donné chaque jour dans le biberon ou dans une cuillerée de lait, pendant quinze jours consécutifs pour les enfants de 1 à 6 mois. On peut ordonner 5 à 6 centigr. de 6 mois à 1 an.

L'*iodure de potassium* n'est prescrit à l'enfant que dans des cas particuliers, affections osseuses, lésions viscérales. On le donne à la dose quotidienne de 20 centigr. par année ; il est bon de ne débuter que par une dose faible, 10 centigr. par exemple, à cause des accidents iodiques qui présentent, à cet âge, une réelle gravité.

Le traitement spécifique doit être dirigé chez le nouveau-né comme chez l'adulte : Il doit être entrepris et poursuivi de façon intensive jusqu'à disparition des accidents secondaires, c'est-à-dire pendant cinq à huit semaines ; on procédera ensuite, pour le retour des accidents, au traitement de fond, constitué par des *cures intermittentes* séparées par des périodes de repos, et qui doit être prolongé pendant quatre années au moins. Gaucher conseille de le régler ainsi :

La 1re année, 7 cures mercurielles de. . . . . . . . . . 20 à 30 jours.
La 2e année, 5 cures mercurielles de . . . . . . . . . . 20 à 30 jours.
La 3e année, 4 cures mercurielles de . . . . . . . . . . 20 à 30 jours.
La 4e année, 4 cures mercurielles de . . . . . . . . . . 20 à 30 jours.

Il serait possible de réaliser le traitement de la syphilis héréditaire par le Salvarsan. Duhot, Bar ont constaté que le traitement de la mère syphilitique allaitant un enfant atteint de lésions spécifiques héréditaires peut avoir sur celles-ci une très heureuse influence.

Mais l'injection même intra-veineuse de 606 à la mère ne suffit pas toujours à guérir un nourrisson atteint de syphilis grave. Les onctions mercurielles sont impossibles à faire dans le cas de pemphigus ; les bains de sublimé sont sans action, le traitement par le protoiodure de mercure reste souvent inefficace. On peut recourir au 606 qui peut être injecté même à haute dose (15 centigr. en injection intra-musculaire) dès la première semaine de la vie et donnerait des résultats merveilleux.

Quelques soins locaux complètent le traitement général, mercuriel ou arsenical. Les syphilides cutanées seront nettoyées, enduites de pommade au calomel à 1/50 et pansées. Gaucher conseille de donner tous les jours à l'enfant un bain de sublimé à la dose de 1 gramme pour trois litres d'eau environ ; on ajoutera au sublimé une quantité égale de chlorure de sodium.

Les plaques muqueuses seront cautérisées au crayon de nitrate d'argent ou au pinceau imbibé d'une solution de nitrate d'argent à 1 ou 2 pour 100, ou d'eau oxygénée pure (Emery), ou d'une solution de sublimé à 0,50 ou 1 pour 1000.

Les condylomes de l'anus ou les plaques hypertrophiques cutanées seront cautérisés au crayon de nitrate d'argent, puis enduits de pommade au calomel.

Les gommes seront recouvertes d'onguent mercuriel ou d'emplâtre de Vigo et protégées par un pansement ouaté; si elles se ramollissent, on évitera de les ouvrir; si elles menacent de s'ulcérer, on les videra par ponction au bistouri ou au trocart et on les pansera avec une pommade au trentième.

Les périostites seront traitées par les compresses chaudes, les bains, les applications de pommade mercurielle ou d'emplâtre de Vigo.

En cas de kératite interstitielle, on pratiquera, en outre du traitement intensif par injection, des instillations d'atropine répétées plusieurs fois par jour. Introduite dans les narines, la pommade au calomel au dixième est excellente contre le coryza syphilitique.

L'enfant syphilitique *doit être nourri par sa mère*. Nul lait ne lui convient mieux que le lait maternel. Sa mère n'a rien à craindre de lui. Il y aurait, au contraire, grand risque qu'il contaminât une nourrice étrangère.

Si la mère n'a pas de lait, l'enfant ne pourra prendre que le lait d'une nourrice syphilitique avérée, ou bien le lait d'une chèvre, d'une ânesse, ou à la rigueur, dans un biberon, du lait stérilisé.

L'enfant né de parents capables de lui transmettre héréditairement la syphilis, même s'il est d'apparence saine, ne peut être confié à une nourrice. Cependant, si, au bout de cinq à six mois, il n'a présenté aucun signe d'infection, on peut, si son état de santé l'exige, tolérer l'allaitement maternel « à condition, dit A. Fournier, que le médecin le soumette encore à une surveillance minutieuse, quotidienne, véritablement suffisante pour écarter tout risque de contagion ».

**Traitement de la syphilis chez les tuberculeux.** — L'influence du traitement spécifique sur la tuberculose des syphilitiques est très diversement appréciée : nombre d'auteurs classiques la jugent néfaste et conseillent d'abandonner chez les tuberculeux toute médication anti-syphilitique.

Sergent a montré que ce n'est pas, en réalité, la syphilis qui aggrave la tuberculose, c'est la syphilis non soignée ou mal soignée; loin d'exercer une action nocive, le traitement spécifique, en dehors de certaines conditions exceptionnelles, améliore en effet presque constamment l'état général et les manifestations tuberculeuses, pulmonaires ou autres. Il n'est contre-indiqué que dans les tuberculoses arrivées à la période ultime et au cours de poussées aiguës, ou encore chez les sujets qui présentent des ulcérations tuberculeuses de la bouche ou de la langue, qui subissent, sous l'influence du mercure, une exacerbation extrêmement rapide.

Mais l'application du traitement spécifique exige, chez les tuberculeux syphilitiques, une surveillance étroite et doit être soumise à des règles particulières. Le mercure seul doit être employé, à l'exclusion de l'iodure de potassium, qui expose aux poussées congestives. On n'emploiera qu'avec circonspection la voie gastrique, car tout tuberculeux qui veut guérir doit avoir un bon estomac. Si l'on recourt aux injections, on n'emploiera que les sels solubles pour éviter tout risque d'intoxication. Chaque fois qu'on le pourra, on prescrira les frictions mercurielles qui, faites sur le thorax, combinent l'action locale à l'action générale et ont toujours donné à Sergent de très bons résultats.

Au traitement mercuriel, on doit associer l'emploi des diverses médications communément employées contre la tuberculose : arsenic organique, sirop iodo-tannique, créosote, terpine, etc. Le traitement de recalcification de Ferrier est, en pareil cas, particulièrement efficace (Sergent).

L'emploi des préparations arsenicales (hectine, arsenobenzol) semble particulièrement heureux chez les syphilitiques tuberculeux. Il faut cependant s'en abstenir chez les malades arrivés au dernier stade de la tuberculose ou chez ceux qui sont sujets aux hémoptysies, car il est probable que les préparations de ce genre facilitent les raptus congestifs; nous avons observé nous-même un cas de mort par hémorrhagie chez un tuberculeux syphilitique atteint d'une petite caverne.

**Prophylaxie de la syphilis.** — Metchnikoff et Roux viennent de publier les résultats d'expériences qui permettent d'espérer un traitement prophylactique de la syphilis. Après avoir inoculé sur les arcades sourcilières de chimpanzés et de macaques du virus provenant des chancres indurés de deux hommes syphilitiques, ils ont frictionné au bout de trois quarts d'heure et d'une heure trois quarts, les régions contaminées avec de l'onguent mercuriel double ou une pommade au calomel. Les animaux ainsi traités n'ont pas eu la syphilis, que des singes témoins ont contractée.

Mais il ne faut pas seulement soigner les syphilitiques. Il faut surtout empêcher la propagation de la syphilis. Comme la prophylaxie de l'alcoolisme, de la tuberculose et de toutes les maladies infectieuses, celle de la syphilis est une œuvre sociale.

Ce sera la plus grande gloire d'A. Fournier d'avoir suscité, organisé et dirigé la lutte anti-syphilitique. Les multiples moyens qui, d'après lui, peuvent concourir à la prophylaxie de la syphilis sont de trois ordres :

1° Les moyens d'ordre moral et religieux, les plus simples, mais aussi les moins efficaces de nos jours;

2° Les moyens d'ordre administratif, en tête desquels il faut placer la réglementation de la prostitution, mais une réglementation légale, et non l'arbitraire policier, qui aujourd'hui encore la remplace, et humanitaire, substituant l'hôpital à la prison. On pourrait placer ici les moyens d'ordre judiciaire, la responsabilité au moins civile en cas de contamination;

3° Les moyens d'ordre médical constituent la principale sauvegarde contre toutes les maladies vénériennes. Abandonnant une périlleuse routine, on devrait faire connaître à tous la syphilis et ses dangers. Il serait aussi désirable que se multipliât le nombre des consultations spéciales, individuelles et secrètes, faites aux jours et heures commodes aux malades et accompagnées de distribution gratuite de médicaments. La surveillance des syphilitiques dans toutes les agglomérations ouvrières, militaires, scolaires, etc., leur isolement et la désinfection de tous les objets dont ils se sont servis, serait encore un puissant moyen de prophylaxie.

Mais la question de la prophylaxie de la syphilis se pose d'une façon particulièrement pressante et délicate dans cette communauté élémentaire qu'est la famille. Ce problème est traité tout au long dans le beau livre d'A. Fournier : *Syphilis et mariage*. Les conditions d'*admissibilité au mariage* de l'homme syphilitique y sont énumérées de la façon suivante : —

1° absence d'accidents spécifiques actuels; — 2° âge avancé de la syphilis, le minimum de quatre années étant une limite en deçà de laquelle on ne doit rester sous aucun prétexte et que l'on sera conduit à dépasser dans un très grand nombre de cas; — 3° une période d'*immunité absolue* consécutivement aux dernières manifestations spécifiques; ici encore la durée d'un à deux ans devra être considérée comme un strict minimum; la valeur de cette période de bonne santé sera d'autant plus significative qu'elle aura coïncidé avec une plus longue interruption du traitement; — 4° caractère non menaçant de la maladie, cette bénignité initiale d'une syphilis ne constituant toutefois un gage de sécurité pour le mariage que s'il s'y ajoute les garanties précédentes et la réalisation de la cinquième condition; — 5° un traitement suffisant, conduit suivant les principes que nous avons exposés.

S'il ne s'agit plus d'un candidat au mariage, mais d'un mari syphilitique, il faudra le soumettre à un traitement *général* et *local* rigoureux, lui interdire tout contact avec sa femme.

Mais si le mari syphilitique vient consulter pour sa femme saine et enceinte, que reste-t-il à faire? Nul doute : il faut la traiter pendant toute sa grossesse (Pinard).                                   *FERNAND TRÉMOLIÈRES.*

**SYRINGOMYÉLIE.** — Le mot *syringomyélie*, créé par Ollivier d'Angers, en 1887, sert actuellement à désigner toute cavité pathologique intra-médullaire.

Creusée en pleine substance grise, la syringomyélie se traduira cliniquement par des modifications de la sensibilité, par de l'atrophie musculaire et par des troubles trophiques.

Rapportée tantôt à une dilatation du canal épendymaire (hydromyélie) tenant soit à une anomalie de développement, soit à une augmentation de pression à la suite d'un traumatisme, d'une compression, tantôt à un processus inflammatoire aigu ou chronique ou au ramollissement d'un foyer hémorragique, tantôt à la fonte d'une tumeur intra-médullaire, d'un gliome,

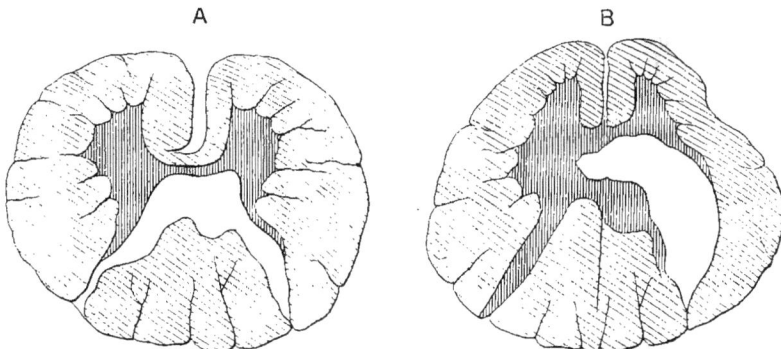

A                                                    B

Fig. 46. — Syringomyélie. Cavités médullaires (d'après Brissaud).
A, gliose cavitaire bilatérale ; B, gliose cavitaire unilatérale.

sa pathogénie est encore discutée (fig. 46). Aussi, tant que la distinction entre vraies et fausses syringomyélies n'aura pas été nettement établie, devra-t-on considérer la syringomyélie plutôt comme un syndrome pouvant survenir dans le cours de processus multiples que comme une entité morbide.

Elle frappe surtout les hommes de 10 à 50 ans. Les infections, le traumatisme ont été souvent incriminés.

**Symptomatologie. — Troubles de la sensibilité.** — Ils consistent essentiellement dans la perte de la sensibilité à la température et à la douleur, avec conservation de la sensibilité tactile. C'est ce qu'on appelle la *dissociation syringomyélique de la sensibilité* (Charcot) qui, bien que signalée exceptionnellement dans d'autres maladies, dans le tabes, l'hématomyélie,

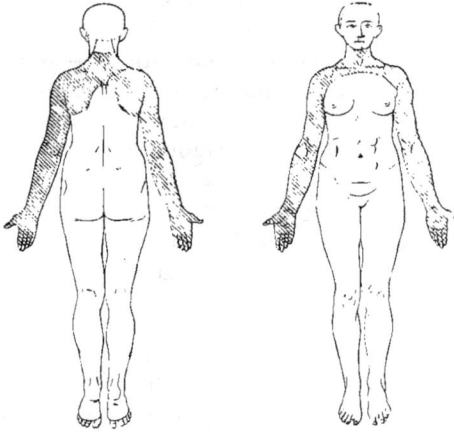

Fig. 47. — Topographie des troubles de la sensibilité dans un cas de syringomyélie (d'après Brissaud).

le mal de Pott cervical, l'hystérie, les névrites, n'en conserve pas moins une grande importance pour le diagnostic (fig. 47).

Leur *topographie*, considérée autrefois comme segmentaire (Charcot), serait, d'après les recherches de Laehr, plutôt radiculaire. Nettement par bandes longitudinales au début quand le processus n'intéresse que le domaine de quelques racines, elle peut simuler la topographie segmentaire à une période plus avancée; mais même dans ce cas on trouve toujours des différences d'intensité entre chaque territoire radiculaire (Dejerine).

D'après Brissaud, la distribution serait le plus souvent à la fois radiculaire et spinale, les lésions pouvant intéresser certains étages de la substance grise correspondant à des tronçons de membre et certains groupes de fibres radiculaires correspondant à des segments périphériques d'innervation radiculaire. Elle occuperait des tranches de membre, mais avec cette particularité que souvent la limite supérieure se prolongerait vers la racine du membre et parallèlement à son grand axe.

La *thermo-anesthésie* peut être très précoce et ce sont souvent des cicatrices de brûlures au niveau des mains qui, chez un malade venu consulter pour toute autre chose, attirent l'attention du médecin et le mettent sur la voie du diagnostic. Au début le malade distingue difficilement le chaud du froid pour les températures moyennes; puis la thermo-anesthésie s'installe progressivement, absolue ou relative. La perversion du sens thermique, le chaud paraissant froid ou inversement, sa dissociation, la perception du froid étant conservée, celle du chaud abolie, sont fréquemment signalées. On recherchera la thermo-anesthésie, souvent ignorée du malade, à l'aide de thermoesthésiomètres ou plus simplement par l'application sur la peau de corps chauds ou froids. Rarement généralisée, elle occupe surtout les membres supérieurs et le tronc. Elle peut être unilatérale ou bilatérale et symétrique, contourner le tronc en ceinture, etc.

L'*analgésie* est généralement superposable comme localisation à la thermo-anesthésie. Précédée d'une période de douleurs, elle mettra parfois des mois ou des années à s'établir, mais sera définitive. Complète ou relative, superficielle ou profonde au point de permettre l'ouverture sans douleur d'abcès ou de panaris, l'analgésie peut également occuper les muqueuses, conjonctive, muqueuses buccale, nasale, linguale, vésicale, rectale. Le retard dans les perceptions thermiques ou douloureuses serait fréquent et céderait aux sommations (Egger).

La *sensibilité au contact* est conservée. On trouve bien quelquefois dans les régions avec thermo-anesthésie et analgésie un peu d'hypoesthésie tactile, mais l'anesthésie est rare et doit faire penser, surtout quand elle revêt la forme hémiplégique, à une association hystérique.

L'agrandissement des cercles de Weber, des altérations diverses de la sensibilité à la pression superficielle et profonde, de la sensibilité électrique, du sens stéréognostique, du sens musculaire, de la sensibilité osseuse ont été plusieurs fois signalés.

Les *troubles subjectifs de la sensibilité* consistent en douleurs profondes et sourdes exaspérées par le froid, malgré la coexistence possible d'une thermoanesthésie, en sensations de froid, d'engourdissement ou de fourmillements. Ces sensations douloureuses, plus intenses dans les premières périodes de la maladie, occupent principalement les membres supérieurs et irradient dans le cou, le thorax et les épaules.

**Troubles de la motilité.** — L'*atrophie musculaire* est d'intensité variable, mais manque rarement complètement. Elle est surtout marquée aux membres supérieurs et se présente habituellement comme une atrophie à type Aran-Duchenne (V. ATROPHIE MUSCULAIRE PROGRESSIVE) prenant successivement les muscles des éminences thénar et hypothénar, de l'avant-bras, du bras, soit d'un côté, soit des deux côtés simultanément ou successivement (fig. 48). Bien qu'à distribution radiculaire, elle peut prédominer sur certains groupes musculaires et donner les différentes déformations

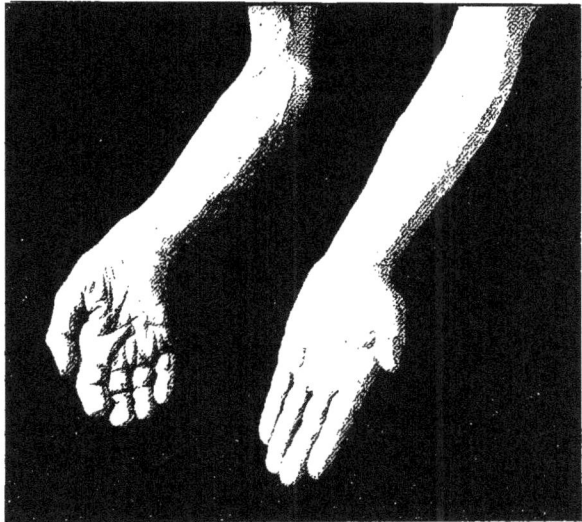

Fig. 48. — Syringomyélie. Atrophie des muscles des membres supérieurs, surtout des muscles de la main droite.

connues sous le nom de griffe cubitale, de main de singe et surtout de *main de prédicateur* (flexion des deux dernières phalanges, extension des premières phalanges et du poignet).

L'atrophie peut s'arrêter définitivement ou temporairement et gagner alors les muscles de l'épaule (on a signalé le début par cette région, simulant une myopathie scapulo-humérale), les muscles du cou, trapèze, scalènes, sterno-cléido-mastoïdien, et les muscles du tronc. Il existerait des cas de mort par atrophie des intercostaux et du diaphragme.

Le début par les membres inférieurs est exceptionnel; les muscles du mollet, les péroniers, le quadriceps fémoral, les adducteurs de la cuisse, les extenseurs du pied sont intéressés successivement, d'où production d'une série de déformations : pied varus équin, pied talus, griffe des orteils, etc.

La face est généralement indemne. L'atrophie, à distribution radiculaire, procède plutôt par faisceaux. Les muscles sont le siège de secousses fibrillaires. Les réactions électriques n'ont rien de caractéristique et, suivant le nombre des fibres malades, on trouvera une diminution de la contractilité, une réaction de dégénérescence partielle ou totale, ou une abolition complète de toute contractilité.

Il n'y a pas toujours de proportion entre l'impotence fonctionnelle et l'atrophie musculaire. Les *paralysies* sont rarement brusques (hémiplégie, paraplégie, monoplégie) et résultent alors d'une complication, d'une hémorragie intra-médullaire; habituellement, elles surviennent progressivement et sont plutôt spasmodiques. La parésie avec contracture est fréquente aux membres inférieurs. La *contracture* n'est généralement pas très accentuée; pourtant, elle peut se généraliser, et on a décrit une forme spasmodique de la syringomyélie (Guillain).

Le tremblement, parfois intentionnel, les mouvements choréiformes, les mouvements rythmés des doigts, la démarche cérébelleuse, l'incoordination sont une série de symptômes que l'on ne rencontre qu'exceptionnellement.

Les réflexes tendineux sont généralement exagérés, mais ils peuvent être normaux ou abolis et ne sont pas toujours symétriques. Les réflexes cutanés sont exagérés, leur disparition est en rapport avec les progrès de l'anesthésie.

**Troubles trophiques.** — Les troubles trophiques sont graves par leur intensité, leur peu de tendance à la guérison et par les déformations et les mutilations qu'ils entraînent.

La peau est lisse (glossy skin), fendillée, avec des crevasses souvent indolores; les ongles, striés, tombent à la suite de tournioles et repoussent difformes; les doigts prennent parfois l'aspect de la sclérodactylie. On trouvera des bulles, des phlyctènes, surtout aux pieds et aux mains, et qui laissent après elles des ulcérations rebelles, des éruptions zostéroïdes, pemphigoïdes, des plaques de sclérodermie, etc. La gangrène de la peau, les escarres se rencontrent plutôt dans les périodes avancées de la maladie.

Les *panaris* sont indolores, mais ils sont à répétition, entraînent la nécrose d'os et de tendons et ne se cicatrisent que lentement. Le mal perforant plantaire, la gangrène symétrique des extrémités, les phlegmons et les abcès des bras, de l'aisselle, de la main ont été signalés.

Les troubles trophiques de la peau et du tissu cellulaire et l'atrophie musculaire donnent parfois à la main un aspect spécial, connu sous le nom de *main succulente* (P. Marie, Marinesco), avec un bord cubital excavé, une face dorsale arrondie et potelée, des doigts allongés et fusiformes ou boudinés et une coloration variable, que l'on peut d'ailleurs rencontrer dans d'autres maladies, dans la poliomyélite chronique, l'hémiplégie, la myopathie. On a également décrit le pied succulent.

Les *artropathies* existent dans 50 pour 100 des cas. Surtout fréquentes chez les hommes, aux membres supérieurs et dans les grosses jointures (épaule, coude, poignet, genou, cou-de-pied, hanche), elles sont indolores et présentent les caractères habituels des artropathies nerveuses. Quelquefois précoces, elles peuvent débuter lentement et progressivement ou brusquement après un traumatisme léger, une contraction musculaire; tantôt ce sont des hydarthroses rebelles ou intermittentes, avec parfois usure des épiphyses, luxation spontanée; tantôt elles s'accompagnent d'un gonflement énorme tenant à l'hypertrophie des têtes osseuses ou à des fongosités intra-articulaires. Les synovites tendineuses ne sont pas rares; enfin, les luxations de l'épaule seraient particulièrement fréquentes chez les syringomyéliques.

Les *lésions osseuses* consistent surtout en atrophie des épiphyses, en hypertrophie avec exostoses, ostéophytes, en fractures spontanées ou à la suite d'efforts, de traumatismes légers et se consolidant difficilement, avec production d'un cal vicieux ou difforme, ou d'une pseudarthrose. Les lésions avec usure et atrophie peuvent amener progressivement la disparition de l'os. La *chiromégalie* (Charcot et Brissaud) ou hypertrophie des doigts et des mains, des *pseudo-acromégalies* ont été également signalées.

La *scoliose* (21 à 50 pour 100 des cas), précoce ou non, associée généralement à de la cyphose, est indolore, sauf au début, où elle peut s'accompagner de douleurs en ceinture ou de douleur à la pression des lames vertébrales (fig. 49). Elle occupe surtout la région dorsale et sa convexité est tournée vers le côté le plus malade ou atteint le premier.

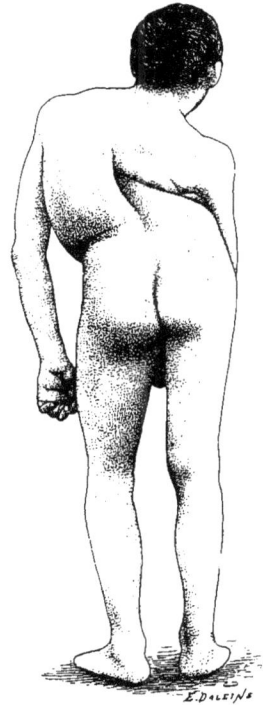

Fig. 49.— Cyphoscoliose dans un cas de syringomyélie (d'après Hollion)

La déformation du *thorax en bateau*, qui existerait dans les 4/10 des cas, est constituée par un enfoncement de 2 à 5 centimètres de la paroi antérieure du thorax, s'étendant d'un acromion à l'autre et de la fourchette sternale au 4e ou 5e cartilage costal. L'ankylose spondylo-rhizomélique a été notée à la région cervicale (Achard et Clerc).

**Troubles vaso-moteurs.** — Le dermographisme, la sensation subjective et objective de refroidissement, avec teinte cyanotique ou pâleur de la région, comme dans la maladie de Raynaud; la sensation de brûlure avec rougeur diffuse; les œdèmes tantôt localisés (main succulente) et pouvant avoir l'aspect d'une tumeur (tumeur pâteuse de Roth), tantôt occupant un grand segment ou la totalité d'un membre ou plusieurs membres et simulant le myxœdème; les troubles sudoraux, hyperidrose localisée ou général

lisée sont une série de symptômes qui accompagnent les troubles tro
phiques de la peau et du tissu cellulaire décrits précédemment.

**Troubles vésicaux et sphinctériens.** — Les troubles vésicaux seraient
assez fréquents (Albarran et Guillain) et consistent surtout en phénomènes
de rétention incomplète et d'infection vésicale. Le besoin d'uriner peut être
aboli; la cystite évolue sans douleur; l'ulcère et la perforation de la vessie
ont été signalés. L'incontinence des matières fécales est rare, sauf dans la
période terminale; on trouverait plutôt de la constipation. La suppression
de la menstruation, l'impuissance, le priapisme, les pollutions nocturnes
douloureuses sont des symptômes rares. On a décrit des crises gastriques
comme dans les tabes.

**Troubles bulbaires.** — Ils sont plutôt rares et surviennent généralement
à titre de complications. En se propageant de la moelle au bulbe, les lésions
intéressent les différents nerfs craniens : le nerf grand hypoglosse (d'où
paralysie ordinairement unilatérale et hémiatrophie linguale); — les nerfs
spinal et pneumogastrique (d'où paralysie du pharynx, du voile du palais et
gène de la déglutition; paralysie plutôt unilatérale du larynx, atrophie
d'une corde vocale, mouvements anormaux des cordes pendant l'intonation,
voix bitonale ou nasonnée et plus rarement crises laryngées; altérations de
la sensibilité et de l'excitabilité réflexe du larynx); — le nerf glossopharyngien (d'où diminution du goût sur la totalité ou la moitié de la
langue, nausées et vomissements); — le nerf facial (d'où paralysie bi ou
plus souvent unilatérale, totale ou incomplète); — le nerf trijumeau (névralgie ou anesthésie; dissociation syringomyélique de la sensibilité); —
exceptionnellement le nerf acoustique (bourdonnements, vertiges). La
tachycardie, la salivation, la polyurie, la pollakiurie, la polydipsie sont rarement observées.

Exceptionnellement, la syringomyélie prendra d'emblée la forme bulbaire. Enfin, dans quelques cas, le groupement des différents symptômes
donnera le syndrome labio-glosso-laryngé.

La participation du sympathique cervical, conséquence d'une lésion de la
moelle cervicale, est souvent précoce. Unilatérale, du même côté que le
membre le plus atteint, elle se traduit par la diminution de la fente palpébrale, la rétraction du globe oculaire, le rétrécissement de la pupille, la
rougeur de la peau et l'élévation de la température dans la moitié correspondante de la face, du moins au début. C'est également au sympathique
qu'il faudrait rapporter l'hémiatrophie faciale, fort rare, distincte de la
trophonévrose faciale, et où l'atrophie porte surtout sur le squelette, sur
l'apophyse orbitaire externe, l'os malaire et les maxillaires (Dejerine et
Mirallié).

**Troubles oculo-pupillaires.** — Ils consistent en troubles de la musculature, nystagmus ou plutôt secousses nystagmiformes à l'extrême limite du
regard, paralysies surtout de la sixième paire, transitoires ou définitives;
très exceptionnellement en troubles sensoriels, amblyopie ou amaurose, par
atrophie du nerf optique. L'inégalité pupillaire est assez fréquente; le signe
d'Argyll Robertson unilatéral a été noté, mais en général la suite des
réactions pupillaires fera penser à une association du tabes avec la syringo-

myélie. Le rétrécissement du champ visuel serait dû, pour Charcot, à une association avec l'hystérie.

**Troubles psychiques.** — Ces troubles (excitation maniaque, dépression mélancolique, délire paranoïaque) seraient fréquents à une période avancée de la maladie (P. Marie et Guillain).

**Cyto-diagnostic.** — Les recherches ont toujours été négatives (Sicard).

**Évolution. — Pronostic.** — Bien qu'on ait décrit des formes aiguës, la syringomyélie est une affection essentiellement chronique. Les premiers symptômes, troubles de la sensibilité, atrophie musculaire, scoliose même, ne se développent que lentement et n'attirent que tardivement l'attention du malade. Elle évolue souvent par poussées séparées par des périodes de rémission pouvant durer des mois et des années. Quelquefois, il se produit des aggravations subites, des attaques apoplectiformes suivies de paralysies généralement passagères. La durée est très variable, parfois courte; elle a pu dans certains cas dépasser 40 ans.

La longue durée possible de la syringomyélie atténue un peu son pronostic, car il s'agit d'une maladie incurable. La mort survient tantôt graduellement par les progrès de la maladie, la cachexie, les escarres, tantôt par des accidents bulbaires, tantôt par l'apparition de certains symptômes, panaris, phlegmon, cystite et pyélo-néphrite, perforation de la vessie, tantôt très souvent par une maladie intercurrente, tuberculose, pneumonie, érysipèle, fièvre typhoïde, etc.

**Formes.** — L'extrême variabilité de nature, de siège et d'extension des lésions permet de décrire des formes innombrables.

Il existerait une *forme gliomateuse*, débutant vers 15 ou 25 ans, évoluant très lentement, mais progressivement, et une *forme myélitique* débutant plus tardivement et demeurant longtemps stationnaire: une forme grave d'origine pachyméningitique, envahissante et rapide, et une forme lente d'origine cavitaire avec longues rémissions (Philippe et Oberthur) : ces distinctions sont peut-être plus théoriques que réelles.

Les différentes formes d'après la prédominance de certains symptômes (syringomyélie à forme de maladie d'Aran-Duchenne, de sclérose latérale amyotrophique, de sclérose en plaques, à forme tabétique), d'après la localisation (forme généralisée, disséminée, monoplégique, hémiplégique, bulbo-médullaire, bulbo-protubérantielle, à forme de syndrome de Brown-Séquard, etc.) sont seulement à signaler.

Dans la *forme spasmodique* (Guillain) les malades, raides, comme des Parkinsonniens, marchent le dos courbé, la tête enfoncée dans les épaules, projetées en avant, les trois derniers doigts sont serrés dans la paume de la main, les deux premiers faisant pince.

On admet généralement que la maladie décrite par Morvan sous le nom de *parésie analgésique avec panaris des extrémités supérieures* et caractérisée par des troubles sensitifs (analgésie, anesthésie), moteurs (parésie avec amyotrophie) et trophiques (panaris indolents et graves, phlyctènes, scoliose, arthropathies) ne serait qu'une forme de syringomyélie (Joffroy et Achard). Néanmoins beaucoup d'auteurs, s'appuyant sur sa localisation dans certaines régions, sur la perte de la sensibilité tactile, en font encore une maladie distincte, névrite de cause toxique ou infectieuse ou la considèrent comme une variété de lèpre.

L'association de la syringomyélie avec d'autres maladies a été plusieurs fois notée, notamment avec l'hystérie, les troubles sensitifs et sensoriels de la névrose se superposant aux troubles sensitifs syringomyéliques, avec la maladie de Basedow, la pachyméningite cervicale hypertrophique, la paralysie générale, le tabes, la sclérose en plaques, la pellagre, le spina bifida, la pseudo-leucémie.

**Diagnostic.** — Suivant la prédominance de tel ou tel symptôme, la syringomyélie pourra simuler des affections assez variables. Bien qu'elle ne soit pas pathognomonique, la dissociation syringomyélique de la sensibilité jouera un rôle important pour le diagnostic. Il sera à faire :

1° En présence d'*une* **atrophie musculaire** avec : l'*atrophie musculaire Aran-Duchenne* par l'absence de troubles sensitifs et trophiques, la diminution des réflexes; la *sclérose latérale amyotrophique* par la plus grande rapidité d'évolution sans troubles sensitifs, ni trophiques, la plus grande fréquence et la symétrie des phénomènes bulbaires: les *myopathies* par le caractère familial et la topographie, l'absence des troubles sensitifs, trophiques et bulbaires; les *polynévrites* par la rapidité d'évolution, l'intensité et la précocité de la paralysie et de l'atrophie, l'absence de dissociation de la sensibilité, la diminution ou l'abolition des réflexes (diagnostic surtout délicat dans le cas de névrite d'un seul nerf, du médian ou du cubital, par exemple); la *pachyméningite cervicale hypertrophique*. La pachyméningite cervicale et la syringomyélie peuvent coexister et les différents symptômes décrits généralement dans la pachyméningite : raideur des membres et de la nuque, main de prédicateur, douleur du cou et des épaules (Charcot et Joffroy) seraient plutôt des symptômes de syringomyélie. La syringomyélie compliquée de pachyméningite aurait une évolution particulièrement rapide. La pachyméningite seule ne se manifesterait que par des symptômes de compression médullaire.

2° En présence de **troubles sensitifs** avec : les *polynévrites*; la *pachyméningite cervicale*; la *lèpre anesthésique* qui, d'après Zambaco-Pacha, pourrait être identifiée avec la maladie de Morvan et avec la syringomyélie. L'anesthésie rubanée ou par plaques, souvent symétrique, est rarement radiculaire; généralement la dissociation est incomplète. Les troubles trophiques des doigts et des orteils, toujours graves, sont plus symétriques. L'étiologie, les macules, la chute des poils, la fréquence de la paralysie faciale périphérique, les nodosités du nerf cubital, la présence du bacille, l'absence de scoliose et de trépidation épileptoïde permettront de la reconnaître. L'*hystérie* est susceptible de simuler complètement la syringomyélie. Les antécédents, la rapidité du début, le rétrécissement du champ visuel, la perte de la sensibilité tactile feront penser à la névrose, qui peut d'ailleurs être superposée à une vraie syringomyélie.

3° En présence de **troubles trophiques** avec : la *lèpre anesthésique*; les *polynévrites*; la *sclérodermie* par l'aspect spécial du masque et de la peau et l'absence de troubles sensitifs; l'*acromégalie* par l'hypertrophie du maxillaire inférieur et de toutes les extrémités, la cyphose cervico-dorsale, l'absence des troubles sensitifs et d'atrophie musculaire.

4° En présence de **troubles spasmodiques et parétiques** avec : la *sclérose en plaques* par l'absence de troubles de la sensibilité, le tremblement, la dysarthrie, le nystagmus. Exceptionnellement, la dissociation de la sensibilité a été signalée dans la sclérose en plaques : le diagnostic sera alors des plus difficiles. Avec le *tabes* par les signes d'Argyll et de Romberg, par les crises viscérales. L'ensemble des symptômes permettra de distinguer une arthropathie tabétique d'une arthropathie syringomyélique. Exceptionnellement on a signalé la dissociation de la sensibilité dans le tabes : elle se présente par plaques et n'est jamais radiculaire. Suivant sa localisation, la syringomyélie pourra s'accompagner de symptômes tabétiques, mais ils seront rarement prédominants. Avec la *myélite transverse*, la *compression de la moelle* par les troubles sphinctériens, la rachialgie, l'absence de dissociation de la sensibilité ; l'*hématomyélie* par son début brusque par une paraplégie, par les troubles sphinctériens. Ultérieurement l'hématomyélie centrale évoluera avec toute la symptomatologie de la syringomyélie : paralysie, amyotrophie, dissociation de la sensibilité.

**Traitement.** — Le traitement sera purement palliatif.

On a préconisé contre la lésion médullaire, les iodures de potassium et de sodium, le nitrate d'argent, le chlorure d'or et de sodium ; la révulsion le long de la colonne souvent plus nuisible qu'utile dans une maladie où les troubles trophiques sont habituels ; les courants continus.

Contre l'atrophie musculaire, on emploiera la galvanisation de la moelle et la faradisation des muscles ; la scoliose pourra nécessiter l'emploi des corsets orthopédiques ; les plaies seront pansées aseptiquement.

Enfin on prescrira les différents toniques : fer, arsenic, kola, glycérophosphates, l'hydrothérapie froide et sans choc.            *BRÉCY et BAUER.*

# T

**TABAGISME.** — Le tabac peut produire aussi bien chez les fumeurs, priseurs, chiqueurs, que chez les ouvriers ou ouvrières qui le manipulent journellement dans les manufactures, des troubles variés. Ces troubles, suivant la susceptibilité individuelle, frappent un ou plusieurs appareils : tube digestif, système circulatoire, système nerveux, etc. Comme pour l'alcool et la plupart des poisons, la résistance personnelle est très variable ; — tel fumera, nuit et jour toute sa vie, sans en paraître incommodé, pendant que tel autre, pour quelques cigarettes journalières, présentera des accidents graves.

*Tube digestif*. — Longtemps on a cru que les leucoplasies buccales, dites *plaques laiteuses des fumeurs*, provenaient de l'abus du tabac. Fournier a montré que la syphilis seule en était cause, et Landouzy a fait d'elles un des stigmates les plus importants pour la recherche de la spécificité ancienne (V. LEUCOPLASIES).

Le tabac fumé et surtout chiqué jaunit les dents et facilite leur carie. Il donne souvent de l'anorexie, des digestions pénibles avec renvois acides, de la diarrhée, quelquefois même des vertiges d'origine stomacale.

*Voies respiratoires*. — Les granulations laryngées sont un des accidents les plus fréquents du tabagisme ; elles amènent de l'enrouement et une toux spasmodique. On doit conseiller aux tuberculeux de ne pas fumer, afin d'éviter cette cause d'irritation et de fatigue.

*Cœur et artères*. — Quel est le rôle du tabac dans l'artério-sclérose et dans l'athérome ? C'est une question controversée que les expériences de laboratoire n'ont pas complètement élucidée. Comme l'adrénaline, la nicotine peut-elle créer l'athérome ? Quelques expérimentateurs le soutiennent, mais c'est surtout son action sur les nerfs du cœur qui cause les palpitations, les intermittences et donne tous les symptômes de l'angine de poitrine vraie ; seulement comme l'a montré Peter, l'angine de poitrine tabagique guérit toujours par la suppression du tabac, ce qui ne pourrait avoir lieu s'il s'agissait d'une lésion des coronaires. Cette guérison ne s'obtient pas immédiatement, et ce n'est qu'un mois ou six semaines après que le malade a renoncé au tabac que les troubles commencent à s'amender.

*Système nerveux*. — L'abus du tabac a une action fâcheuse sur la mémoire ; la mémoire des noms propres est la première touchée ; mais l'oubli des mots est quelquefois assez complet pour amener une aphasie transitoire.

Le système nerveux périphérique ne reste pas indemne, et l'on connaît des névralgies brachiales et scapulaires extrêmement douloureuses. L'angine des fumeurs n'est qu'une névralgie cardiaque. Gilbert a communiqué un cas d'hystérie tabagique.

*Organes génitaux.* — Le tabac peut-il causer des troubles dans les fonctions de la génération? On a soutenu que les ouvriers des manufactures de tabac présenteraient un affaiblissement des désirs sexuels qui quelquefois irait jusqu'à l'impuissance, et que les avortements seraient fréquents chez les ouvrières. Brouardel le niait.

*Organes des sens.* — Le goût et l'odorat sont souvent diminués. Le catarrhe de la trompe d'Eustache amène quelquefois de l'otite par extension. Pour les troubles de la vue (V. AMBLYOPIE NICOTINIQUE).

**Empoisonnement.** — *Par le tabac en nature.* — La dose mortelle est de 30 à 40 gr. Les lavements de décoction de tabac si employés anciennement contre l'occlusion intestinale ont souvent causé des intoxications plus ou moins graves. D'autres fois c'est dans un but criminel, ou même par stupide plaisanterie que le tabac est mélangé aux aliments. Les accidents apparaissent rapidement après l'ingestion du poison : sensation de brûlure à la gorge, le long de l'œsophage, à l'estomac; puis surviennent des vomissements, de la diarrhée, qu'accompagnent des vertiges et une céphalée intense. Quand la quantité ingérée est insuffisante, les malades guérissent après quelques jours de malaise, mais ils gardent pendant un certain temps une grande douleur de tête et de l'intolérance gastrique. Si la dose est mortelle, ils sont pris de sueurs froides, tombent dans le coma et meurent au milieu de convulsions cloniques et toniques. En plus des évacuatifs ordinaires, il faut précipiter la nicotine par des solutions fortes de tanin, et faire boire des décoctions concentrées de café et de thé. On pourra donner, deux ou trois fois par jour, 1 à 2 milligr. de sulfate de strychnine en injections hypodermiques.

*Par la nicotine.* — La mort est généralement foudroyante. Elle ne laisse aucune lésion visible à l'autopsie : la chimie permet de retrouver l'alcaloïde dans les organes, même longtemps après le décès.                    *A. BACH.*

**TABAGISME ET GROSSESSE.** — *Action sur la grossesse.* — Lorsqu'on parcourt les différents travaux qui ont été publiés sur l'influence de l'intoxication tabagique professionnelle sur la grossesse, on constate qu'il est bien difficile de se faire une opinion à ce sujet. Si l'on s'en rapporte aux documents précis rassemblés par Piasécoci, on voit que chez les ouvrières des manufactures de tabac on observe un avortement contre huit grossesses allant à terme. C'est là une proportion d'avortement qui n'offre rien d'anormal et que l'on pourrait souvent trouver dans toutes les professions, même les plus salubres.

Cependant, avant d'affirmer l'innocuité de la profession vis-à-vis de la grossesse, il faudrait posséder un plus grand nombre d'observations et surtout les grouper d'après le genre de travail dangereux effectué par les ouvrières.

*Action sur l'enfant.* — L'intoxication tabagique maternelle a sur le nouveau-né une action funeste qui se traduit :

1° Par la morti-natalité;

2º Par une mortalité considérable dans le cours de la première année ;

5º Par les troubles de développement des nourrissons qui présentent un teint terreux, de l'insomnie, des selles vertes, souvent des convulsions, et qui restent plus petits et plus chétifs que les nourrissons du même âge.

On a rencontré la nicotine dans l'urine des mères et dans le liquide amniotique ; on ne l'a pas trouvée dans le lait, bien que celui-ci présente souvent une forte odeur de tabac.

Le traitement est essentiellement prophylactique, il conviendrait que l'ouvrière cesse le travail, au moins dans le dernier mois de la grossesse et pendant la durée de l'allaitement, ou tout au moins soit employée à des besognes comportant le minimum de risques d'intoxication. Si cela est impossible, il faudra substituer un allaitement artificiel bien dirigé à l'allaitement maternel.                                *G. LEPAGE.*

**TABES.** — C'est le nom sous lequel on désigne l'ataxie locomotrice progressive de Duchenne de Boulogne. Bien que cette dénomination soit inexacte (tous les tabétiques n'étant pas ataxiques, et chez beaucoup d'entre eux la maladie n'étant nullement progressive), l'ataxie, c'est-à-dire l'incoordination des mouvements, reste le phénomène objectif le plus saillant. En réalité, ce sont les troubles sensitivo-sensoriels, qui commandent presque toute la symptomatologie si complexe du tabes, aussi bien les troubles trophiques et vaso-moteurs que les troubles moteurs et les troubles viscéraux. Cette notion est confirmée par l'étude des lésions, dont un aperçu servira de synthèse préalable, avant l'étude analytique des symptômes.

**Lésions.** — La lésion fondamentale du tabes est, de l'avis de tous, *l'atrophie des racines postérieures* surtout aux régions dorsale et lombaire. La région cervicale est parfois atteinte primitivement. Il faut prendre ici le mot racine postérieure dans un sens très large : la lésion première peut porter sur l'une quelconque des racines des nerfs sensitifs non seulement rachidiens, mais aussi craniens (notamment les nerfs optiques, leur chiasma et les bandelettes

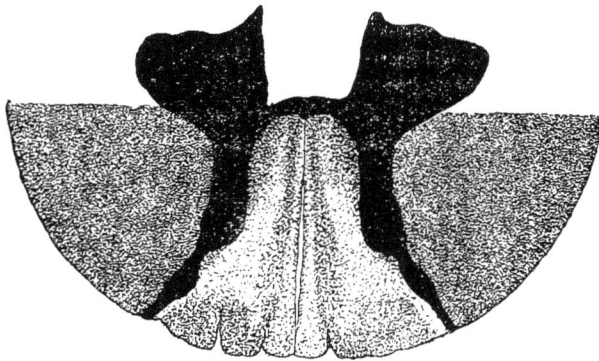

Fig. 50. — Moelle *cervicale* dans un cas de tabes au début. La sclérose occupe le cordon de Goll, la zone moyenne du cordon de Burdach, la bandelette externe. (P. Marie.)

optiques ; les nerfs labyrinthiques, la racine sensitive du trijumeau, du pneumogastrique et du glossopharyngien, etc.). Le plus souvent cette lésion porte sur le trajet intra-médullaire des fibres radiculaires de la partie inférieure de la moelle : il s'ensuit une *sclérose* ou *dégénération grise des cordons postérieurs* intéressant seulement les fibres exogènes de ces cordons.

c'est-à-dire les bandelettes externes et les parties du cordon de Goll correspondant à leur atteinte, et la zone de Lissauer (fig. 50, 51, 52). Autrement dit, les fibres malades sont les mêmes qui dégénéreraient à la suite de la compression des racines elles-mêmes. Seulement cette compression produirait une dégénération wallérienne, tandis qu'ici l'atrophie est ordinairement segmentaire.

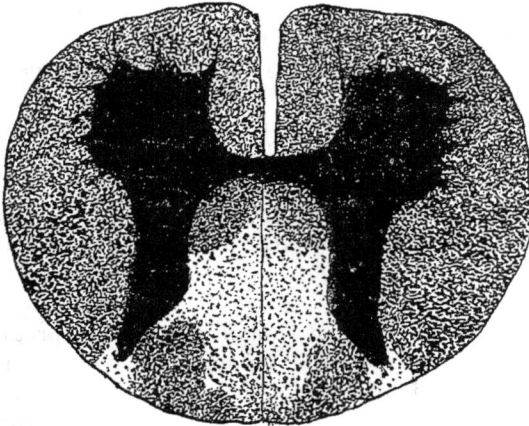

Fig. 51. — Coupe de la moelle *lombaire*. Remarquer l'altération des zones de Lissauer, des bandelettes externes et du cordon postérieur dans toute son épaisseur. (P. Marie.)

Les collatérales réflexes des fibres radiculaires (celles qui vont à la corne antérieure) et celles qui aboutissent à la colonne de Clarke sont touchées.

L'importance de ces lésions, dès le début du tabes, explique qu'on en ait fait une affection de la moelle, parfois diminuée de volume ainsi que les racines. Mais l'altération fondamentale porte sur le neurone sensitif périphérique ; celui-ci n'est pas atteint que dans son prolongement central, il est atteint aussi, quoique moins constamment, dans ses ramifications périphériques à la fois cutanées et musculaires (*névrite périphérique*).

Quant au corps cellulaire (*ganglions rachidiens*) du neurone périphérique sensitif ou protoneurone centripète, il est rarement et peu touché.

Ces lésions tendent à une symétrie qui n'est pas toujours parfaite.

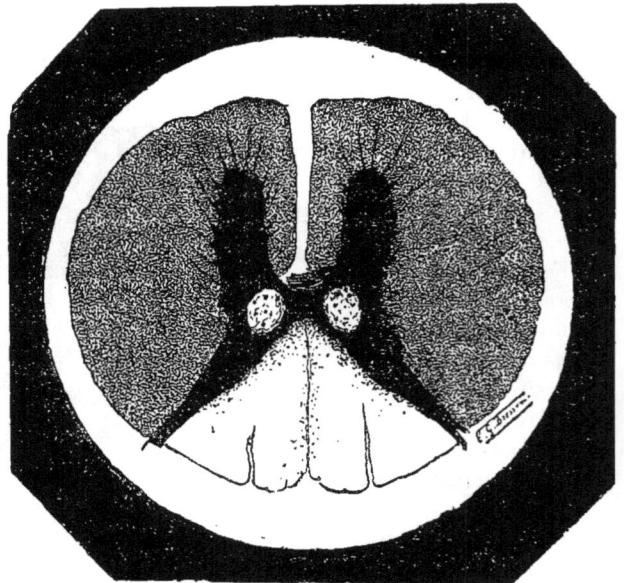

Fig. 52 — Coupe de la moelle *dorsale* inférieure dans un cas de tabes Le cordon postérieur est entièrement sclérosé ; les colonnes de Clarke sont tout à fait claires par suite de la disparition du reticulum nerveux qui existe dans les moelles saines ; le nombre des cellules ganglionnaires n'a nullement diminué. (P. Marie.)

Les lésions des nerfs *sympathiques* dans le tabes, encore peu étudiées, sont cependant admises, notamment en ce qui concerne les fibres d'origine médullaire (prolongement central du proto-neurone sympathique).

En somme, si on laisse de côté les lésions rares, et purement contingentes, des racines antérieures et des cellules de la corne antérieure ou des noyaux moteurs du bulbe (hypoglosse), il n'est pas douteux que le tabes est caractérisé par la dégénérescence du *protoneurone centripète*, dans les racines et les branches de l'un ou de plusieurs de ses éléments.

Il y a encore autre chose dans le tabes : c'est la *méningite*, qui donne lieu à l'opacité de la pie-mère dans la région postérieure, surtout du segment dorsal (distribution expliquée peut-être par le régime lymphatique de la moelle), et dont l'existence quoique inconstante, a été confirmée cliniquement dans un grand nombre de cas par la *lymphocytose* du liquide céphalorachidien, qu'on peut aujourd'hui considérer comme la règle, sauf exceptions, pendant toute l'évolution de la maladie, et notamment pendant la phase prémonitoire, avant même l'apparition de signes cliniques notables ; la ponction lombaire révèle la présence, dans ce liquide, de nombreuses cellules : grands mononucléaires et lymphocytes, plasmazellen, et parfois des polynucléaires. Il y a augmentation de l'albumine du liquide céphalorachidien ; *la réaction de Wassermann* est positive : ce sont là des modifications dues à la syphilis elle-même. L'intensité de la lymphocytose est très variable ; et quand elle n'est que discrète, elle n'a pas grande valeur diagnostique. Elle pourrait disparaître, soit lorsque le tabes paraît s'arrêter dans son évolution, soit à la période terminale. La lymphocytose pure serait plutôt le fait du tabes lésion parasyphilitique, reliquat d'une méningite syphilitique antérieure souvent latente. Le tabes incipiens lui-même peut rester indéfiniment latent. De même que les méninges (pie-mère et feuillet viscéral de l'arachnoïde), les vaisseaux sont épaissis. Comme dans la méningo-myélite syphilitique les veines sont au moins aussi malades que les artères ; mais le processus inflammatoire est moins actif.

Les lésions encéphaliques, trouvées chez un certain nombre de tabétiques, seraient analogues à celles de la paralysie générale.

En somme, si le processus tabétique se diffuse à tout l'axe encéphalo-médullaire, à la faveur de la méningite causale sans doute, il n'est pas douteux que la lésion médullaire elle-même est systématisée aux fibres exogènes d'origine radiculaire (myélite systématique de Vulpian).

**Étiologie**. — Avant d'interpréter ces lésions, il est indispensable d'en envisager la cause. Or, parmi les causes invoquées, celles qui sont le plus fréquemment rencontrées dans les antécédents des malades sont, d'une part, l'hérédité névropathique (l'hérédité directe est exceptionnelle), et d'autre part la *syphilis* environ 90 fois sur 100 ; l'hérédo-syphilis suffit.

Le tabes est plus fréquent chez l'homme que chez la femme, particulièrement fréquent dans les professions libérales, sans doute parce qu'il est d'origine syphilitique. Il apparaît après 10, 15 ou 20 ans, et même 50 ans, d'infection syphilitique en général, mais quelquefois aussi plus tôt, à partir de la 6e année surtout. On l'aurait vu commencer après 2 ans seulement d'infection.

C'est une maladie de l'âge adulte (50 à 45 ans) ; mais il peut débuter jusqu'à 60 ans, ou dès l'adolescence (tabes juvénile), et même dès l'enfance (tabes infantile).

Il est rare chez les Arabes, les Chinois, les nègres.

Enfin on a incriminé non sans raison, comme cause occasionnelle, le traumatisme, le surmenage, les maladies infectieuses aiguës (f. typhoïde, etc.); toute méningite de quelque durée aboutirait à des lésions radiculaires, analogues à celles du tabes, avec prédominance postérieure.

**Pathogénie.** — Si le tabes paraît être presque toujours *d'origine syphilitique*, malgré la constatation exceptionnelle d'accidents primaires chez des tabétiques, il n'est pas à proprement parler de nature syphilitique. On ne retrouve pas dans ses lésions la gomme syphilitique; et il ne guérit point sous l'influence du traitement spécifique, alors même que des accidents tertiaires coexistants guérissent. Il appartient à ce qu'on a appelé la parasyphilis.

Il faut donc rejeter l'hypothèse séduisante qui consisterait à ne voir dans le tabes que la conséquence d'une méningite vraiment spécifique. Mais il est vraisemblable de penser qu'il évolue sur le reliquat d'une méningite syphilitique. Autrement dit, le microbe (spirochète ou tréponème pâle) n'intervient pas directement dans la genèse du processus : on n'a jamais constaté sa présence. Il est vrai de dire que dans la période secondaire la présence du tréponème dans le liquide céphalo-rachidien est une exception. La nature dégénérative, et partant parenchymateuse, des lésions tabétiques a frappé un grand nombre d'observateurs. Dans le tabes le *protoneurone centripète* est atteint d'abord dans ses expansions, comme le sont dans la paralysie générale les fibres tangentielles. Et, bien qu'on n'ait pas encore reconnu à la paralysie générale de systématisation, il est impossible aujourd'hui de ne pas chercher à interpréter d'une façon analogue deux affections qui ont tant d'analogie. La consomption, qui a valu au tabes son nom, s'applique tout aussi bien à la paralysie générale où elle est particulièrement rapide. Dans les deux cas, il y a un effondrement de la substance nerveuse de certains neurones, *irrémédiable*, sans doute parce qu'il est préparé de longue date par une viciation nutritive complexe, qui aboutit à l'épuisement et à la mort partielle.

Il n'est pas inutile de relever, pour la compréhension de l'étude d'ensemble de ces affections, que, de même qu'il existe des pseudo-paralysies générales toxiques (alcoolique, saturnine), il y a des pseudo-tabes également toxiques (alcoolique, diabétique, ergotinique, diphtérique), qui ne sont pas exactement superposables à la paralysie générale et au tabes, parce que chaque poison d'origine interne ou externe a ses affinités électives.

**Symptômes.** — On peut les diviser en plusieurs groupes : 1° troubles sensitivo-moteurs; 2° troubles sensoriels; 3° troubles trophiques, vasomoteurs, sécrétoires et viscéraux. Ce groupement a sa raison d'être dans ce fait que, chaque malade ne présentant pas tous les symptômes de la série tabétique, il est bon, dès l'abord, d'envisager le tabes comme une maladie aux aspects multiples, mais équivalents. Sans doute, tel tabes sera fait d'éléments puisés dans ces divers groupes, mais beaucoup d'autres seront surtout caractérisés par un ordre de signes. Ainsi il y a les *ataxiques* chez lesquels prédominent les troubles, également accentués, de la sensibilité générale ; il y a les *amaurotiques* avec peu ou pas de symptômes médullaires ; il y a les tabétiques *tropho-viscéraux*, où les troubles qu'on peut mettre sur le compte du pneumogastrique et du sympathique vont souvent ensemble. Tabes médullaire, cérébral et bulbaire pourrait-on dire, les deux premières formes affectant surtout *la vie de relation*, la dernière la *vie organique*. A cette série, il faudrait ajouter le tabes pédonculo-protubérantiel ou *céphalique*, caractérisé à la fois par des déviations oculaires et des troubles de la sensibilité dans le domaine du trijumeau.

En somme, pour procéder à l'examen d'un tabétique, il ne faut omettre aucun des points suivants : 1° examen de la motilité, de la sensibilité et de la réflectivité des membres inférieurs, du tronc, des membres supérieurs et de la tête ; 2° examen des sens et notamment de l'œil ; 3° recherche des troubles dépendant des nerfs de la vie organique.

L'ordre de succession des symptômes étant très variable, il est difficile d'établir une démarcation entre des signes *fondamentaux* et des *signes accessoires*. Parmi ceux-ci nous rangerons ceux qui se rapportent à une lésion du neurone moteur périphérique, à savoir les amyotrophies qui sont plutôt propres à égarer le diagnostic qu'à le guider. Et de fait, tandis que tout autre symptôme périphérique ou viscéral, sensitif ou moteur peut être initial, l'atrophie musculaire n'est pour ainsi dire jamais le premier symptôme du tabes.

Le tabes n'est, à proprement parler, fruste que lorsqu'il est monosymptomatique. Mais dès qu'on peut, chez un tabétique, dépister deux ou trois signes d'ordre différent (sensitif, moteur, sensoriel, trophique, viscéral, etc.), ou appartenant à plusieurs étages de l'axe encéphalo-médullaire, la maladie, fût-elle surtout sensorielle, viscérale ou trophique, cesse d'être fruste, tout en restant incomplète.

Dans son évolution, le tabes suit plus volontiers une *marche ascendante* que descendante : le tabes lombaire s'étend aux régions supérieures de la moelle plus volontiers que le tabes supérieur ou bulbaire ne se propage à la partie inférieure. Et, d'une façon générale, on peut dire que pour chaque région les troubles de la sensibilité précèdent les troubles moteurs.

Enfin, il faut mettre à part du tabes les troubles psychiques et cérébraux qui viennent le compliquer : ce n'est plus du tabes, c'est de la paralysie générale associée.

Ces distinctions faites, on verra que malgré les symptômes les plus disparates, la description du tabes peut actuellement se synthétiser grâce à la conception du *protoneurone centripète* ; cette hypothèse sert de lien entre les signes qui vont être énumérés, et qui tous, à certains égards, peuvent être considérés comme fondamentaux.

I. **Troubles sensitivo-moteurs.**

1° **Troubles sensitifs.** — Les troubles de la sensibilité sont plus constants et plus précoces que les troubles moteurs, et comme ceux-ci en dépendent, il est naturel d'inaugurer la description du tabes par leur étude.

**Douleurs.** — La douleur *fulgurante*, rapide comme l'éclair, est comme lui brusque dans son apparition et sa disparition. Les malades la comparent à une étincelle électrique plus ou moins forte. Elle affecte particulièrement le membre inférieur, dont elle occupe avec prédilection une région (face interne de la cuisse ou antéro-externe), qu'elle parcourt dans toute sa longueur profondément, sans localisation bien précise, à la façon d'une pseudo-névralgie. Elle est donc nettement distincte de la sciatique, distincte aussi de la forme de méningo-myélite syphilitique qu'on a appelée sciatique syphilitique (v. c. m.). Elle s'accompagne souvent de secousse musculaire ou de crampe et est parfois suivie d'un endolorissement superficiel. La douleur fulgurante n'est pas absolument spéciale au tabes : elle se rencontre dans la goutte, le rhumatisme vertébral chronique, la névrite périphérique, notamment la névrite alcoolique, les compressions radiculaires, etc.

Généralement, elle se présente sous forme d'*accès*, durant un à plusieurs jours et suivis d'une période d'accalmie. Les temps orageux et humides les provoquent. Ces accès peuvent être suivis d'une asthénie très marquée, parfois avec paraplégie. Certains sujets ne souffrent que de loin en loin et n'attachent même pas grande importance à ces douleurs passagères, qui ont pour caractère la fixité de leur siège et souvent leur symétrie. Par contre, leur intensité est souvent telle que les malades poussent des gémissements, tout en éprouvant une sorte de frisson nerveux, parfois avec élévation de température. Aussi peut-on invoquer, à juste titre alors, comme cause occasionnelle, une indisposition intermittente.

Aux membres supérieurs les douleurs fulgurantes affectent particulièrement le bord interne des avant-bras, le petit doigt et l'annulaire. Au tronc elles siègent aux côtés. A la face, elles simulent une névralgie vulgaire du trijumeau avec ou sans spasme.

Les douleurs offrent chez les tabétiques un grand nombre de variétés : sensation de torsion (*douleur térébrante*), sensation de brûlure (*douleur ardente*), sensation d'élancement (*douleur lancinante*). Les douleurs avec sensation de constriction ou de broiement sont des plus pénibles et des plus fréquentes au tronc (*douleur en ceinture, en étau*), au genou, au cou-de-pied ou au poignet (*douleur en jarretière, en brodequin, en bracelet*).

Ailleurs la douleur est moins vive, par exemple dans les crampes, dans les crises de courbature, dans les *fourmillements* de la zone du cubital, des pieds, de la face. A la face, ces troubles subjectifs de la sensibilité sont particulièrement pénibles : ils éveillent l'idée de fourmis qui courraient sur le visage, ou de toile d'araignée qui le recouvrirait, ou d'une couche de colle qui aurait séché sur la peau et l'empêcerait. C'est le *masque* tabétique ou masque Hutchinson.

*Anesthésie.* — L'anesthésie est *superficielle* ou *profonde*. Il est rare qu'elle existe avant toute douleur.

L'anesthésie superficielle est disposée en bandes *radiculaires* au niveau du *bord interne ou externe du membre supérieur* (1re paire dorsale et 8e cervicale); au niveau de la plante et du dos du pied et de la face postérieure de la jambe (5e lombaire et 1re sacrée); au niveau des reins et des épaules (3e, 4e, 5e et 6e dorsales); au niveau de l'ombilic. On a signalé exceptionnellement l'anesthésie périnéale (y compris l'anus et les organes génitaux), correspondant à la lésion du cône terminal (3e et 4e sacrées).

On peut comparer la topographie de cette anesthésie avec celle de la névrite périphérique, qui n'est pas en bandes et affecte surtout les extrémités (V. fig. 53 et 54), et avec celle des territoires radiculaires (V. fig. 55 et 56).

Il arrive que toutes les racines d'un membre sont atteintes. A la tête les racines cervicales (nuque et cou) et le trijumeau peuvent être pris. L'anesthésie intéresse la cornée, la conjonctive (abolition du *réflexe conjonctival*), la muqueuse buccale.

Quant à la qualité des sensations,

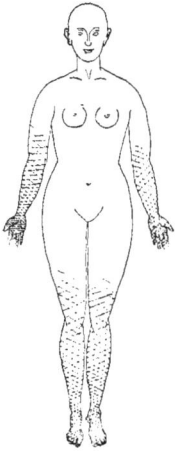

Fig. 53. — Anesthésie dans la névrite périphérique. (J. Dejerine.)

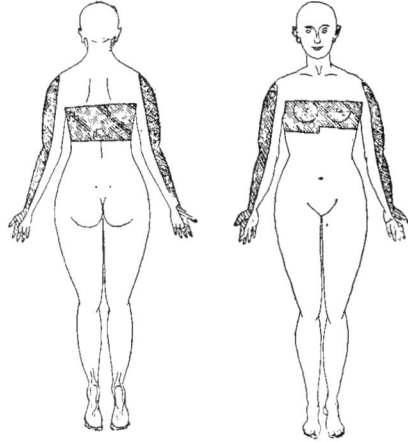

Fig. 54. — Anesthésie dans le tabes. (J. Dejerine.)

l'anesthésie tactile comporte une diminution de la sensibilité et des erreurs de localisation, même d'un membre à l'autre (allochirie). Il y a diminution de la sensibilité électrique cutanée, et de la sensibilité à la pression.

Les zones d'analgésie et d'anesthésie thermique sont généralement moins étendues que le territoire de l'anesthésie tactile. Au pourtour de celui-ci on trouve des plaques d'**hyperesthésie** où un simple frôlement (le contact du vêtement) devient intolérable. Très souvent les sensations sont altérées. Ainsi le malade marchant sur du parquet croit sentir sous ses pieds un tapis. Une piqûre peut être perçue comme une brûlure. Telle est l'hyperesthésie plantaire : sensation d'écorchure au contact.

De l'*hyperesthésie* cutanée

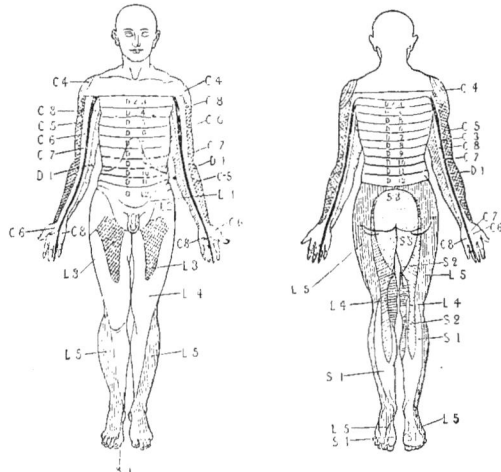

Fig. 55 et 56. — Territoires radiculaires. (Thorburn.)

doit être rapproché le prurit paroxystique localisé, par exemple aux paupières, à l'anus, à la région épigastrique, au périnée : il peut être le prélude d'une crise viscérale qui éclatera dans le viscère correspondant au territoire cutané hyperesthésique.

La topographie de ces troubles de la sensibilité, leurs modalités ne sont pas invariables chez le même malade. Ces troubles sont plus ou moins étendus et plus ou moins profonds, suivant que l'état général est meilleur ou pire,

Un phénomène des plus importants consiste dans le *retard des sensations*. Le temps de réaction peut être prolongé 2, 3 secondes et plus. Ce phénomène n'a rien d'ailleurs de pathognomonique, puisqu'on l'a rencontré dans la névrite périphérique et la paraplégie par compression. Enfin, on voit chez les tabétiques, après la cessation d'une excitation cutanée comme la piqûre, une nouvelle sensation reparaître, sans nouvelle excitation (rappel des sensations). On voit aussi des fausses sensations, des sensations entrecoupées et la confusion de plusieurs excitations en une seule sensation.

Si les troubles de la sensibilité superficielle sont habituels chez les tabétiques, les troubles de la *sensibilité profonde* sont encore plus constants. Les malades eux-mêmes disent qu'ils « perdent leurs jambes » dans leur lit ; l'impossibilité où ils se trouvent de se rendre compte, instantanément et par action réflexe, de l'intensité et de la direction de leurs mouvements au fur et à mesure qu'ils les produisent, explique l'incoordination. L'incoordination particulière aux tabétiques est la preuve de l'altération de la sensibilité profonde ; l'une et l'autre marchent de pair. Seuls les troubles du sens musculaire et articulaire permettent d'expliquer l'ataxie, surtout quand les troubles de la sensibilité sont peu accusés.

Dans les mouvements provoqués comme dans les mouvements spontanés, le malade a perdu la *notion de la direction* du mouvement. Expériences à faire : 1° le malade étant couché, les yeux fermés, le prier avec le talon d'un côté, de toucher le genou du côté opposé ; 2° en fixant la cuisse d'une main en demi-flexion, mettre la jambe en flexion ou en extension et demander au malade d'en décrire la position ; même épreuve peut être faite pour chaque segment des membres supérieurs. Quand l'incoordination n'est pas forte, il est préférable de faire reproduire au malade, avec le bras droit par exemple, après lui avoir fermé les yeux, l'attitude qu'on aurait donnée à son bras gauche. L'anesthésie profonde est surtout marquée aux extrémités.

Il est difficile de savoir quelle est la part exacte des sensibilités articulaire et musculaire.

Cependant, en faisant passer un courant faradique dans un muscle, on peut explorer plus particulièrement la sensibilité musculaire. De même la perte de la notion de l'*énergie musculaire* qu'il faut déployer pour soulever différents poids (impossibilité de comparer les poids) est plutôt attribuable au déficit du sens musculaire proprement dit.

D'autre part, quand une intervention sanglante sur une atrophie tabétique reste indolore sans chloroforme, il est évident que l'articulation est insensible.

Dans la sensibilité articulaire, il faut faire une part à la *sensibilité ostéopériostée*. Celle-ci disparaît dans toute arthropathie, et chez un bon nombre de tabétiques ayant ou non perdu le sens musculaire.

Pour la rechercher, on emploie un diapason qu'on met en vibration, puis qu'on applique par l'extrémité de sa tige sur une saillie osseuse. La vibration est transmise aux os, mais non aux parties molles. Ce qui le prouve, c'est que l'anesthésie osseuse n'est nullement parallèle à l'anesthésie cutanée.

Enfin, on a noté chez les tabétiques la *perte du sens stéréognostique* ou de la faculté de reconnaître les objets par la palpation. Mais cette faculté repose sur l'intégrité des sensibilités superficielle et profonde et ne disparaît jamais indépendamment d'elles, dans les maladies organiques du système nerveux.

Après les phénomènes d'excitation ou de déficit de la sensibilité superficielle et profonde, qui marquent généralement le début du tabes, un des symptômes les plus précoces est la disparition des réflexes tendineux et cutanés.

2° **Disparition des réflexes.** — La disparition des réflexes tendineux est un des symptômes les plus constants de la période préataxique. L'étude des réflexes cutanés n'a qu'une importance toute relative, et ses résultats sont incertains. Le réflexe sensoriel à la lumière a, au contraire, une importance extrême, puisqu'il disparaît de bonne heure alors que le réflexe accommodateur persiste : c'est le *signe d'Argyll Robertson* (v. plus loin). L'abolition du réflexe tendineux, par sa nature même, en indiquant un trouble de la sensibilité profonde, présage l'ataxie future. L'arc réflexe correspondant à chaque tendon correspond à un étage déterminé de la moelle. Celui du tendon rotulien (réflexe patellaire) correspond à la 5e et à la 4e paires lombaires, le réflexe du tendon d'Achille à la 5e lombaire et à la 1re sacrée, celui du fléchisseur des doigts à la 7e et à la 8e paire cervicale, le réflexe olécranien à la 6e et à la 7e paire cervicale. Ainsi l'on comprend que pour le membre inférieur, le réflexe *patellaire* et le réflexe *achilléen* sont complètement indépendants, l'un pouvant disparaître sans l'autre. La conclusion est que lorsqu'on trouve le réflexe patellaire conservé, il faut penser à regarder si le réflexe achilléen ne serait pas aboli.

Dans le tabes, en effet, le *signe de Westphal* (disparition du réflexe rotulien) n'est qu'un cas particulier d'un signe beaucoup plus général. Avant de disparaître, les réflexes tendineux passent par une phase de diminution qui a déjà son importance et qui, habituellement, mais non toujours, est symétrique. L'inégalité des réflexes homologues peut se rencontrer ici comme dans la paralysie générale.

Ainsi la conservation des réflexes patellaires, absence du signe de Westphal, ne doit pas faire éliminer de parti pris le tabes, qui peut se localiser, quoique moins fréquemment, à la partie supérieure comme à la partie inférieure de la moelle, ou même exclusivement au-dessous de l'arc réflexe du tendon rotulien.

Les réflexes cutanés (plantaire, abdominal, crémastérien, anal, bulbocaverneux) peuvent disparaître tour à tour.

L'ensemble des signes précédents est déjà suffisant pour poser le diagnostic de tabes, et beaucoup de cas restent ainsi à l'état d'ébauche. Mais l'ataxie, signe de simple inspection, est le phénomène fondamental; il est l'aboutissant des troubles de la sensibilité : c'est en l'analysant que Duchenne de Boulogne a fondé l'ataxie locomotrice.

3° **Troubles moteurs. — Ataxie.** — L'ataxique s'avance la tête baissée; les yeux fixés sur ses pieds, qu'il projette en avant et brusquement et sans mesure à chaque pas; ses talons retombent violemment et bruyamment sur le sol : il *talonne*. Quand il s'arrête, on le voit écarter ses jambes pour élargir sa base de sustentation, et son corps oscille. Ces oscillations, témoignant de la difficulté qu'il a à maintenir l'équilibre, augmentent quand il ferme les yeux (*signe de Romberg*). Il n'a pas de peine à avouer qu'*il ne peut marcher dans l'obscurité*. Ce dont il se plaint, c'est de la raideur de ses jambes, et en effet, dans la station debout, les membres inférieurs donnent l'impression d'une certaine exagération de la contraction. Ses jambes sont raides parce qu'il les raidit fortement; cette raideur est tout instinctive et nullement spasmodique, comme le prouve l'état des muscles et des réflexes au repos.

A un degré plus accentué, l'ataxie des membres inférieurs empêche complètement la station debout et la marche. Vient-on à soutenir ce malade, devenu impotent, sous les deux bras pour l'inviter à faire quelques pas, on le voit, avec des efforts inouïs, lancer ses jambes de côté et d'autre dans les postures les plus extravagantes : tel un pantin articulé dont on tirerait au hasard les ficelles. Ces mouvements désordonnés, véritable folie motrice, s'expliquent par un déficit sensitif, de même que la folie est due à la rupture des contacts entre l'aliéné et le monde extérieur dont il est moralement isolé. Ainsi l'isolement sensitivo-sensoriel du tabétique explique l'incohérence de ses mouvements. Ainsi l'isolement sensitif de ses tissus, de ses viscères expliquera ces réactions inattendues et fantastiques qui sont l'un des traits les plus curieux du tabes.

Si on a affaire au contraire à un cas d'ataxie atténuée, on devra procéder à une série d'épreuves qui dévoileront l'incoordination commençante. Pour chercher le signe de Romberg, on fera joindre les pieds, ou même on répétera l'expérience à cloche-pied. On fera exécuter au malade les exercices suivants au commandement : halte, demi-tour, debout. La montée et surtout la descente d'un escalier est encore un procédé révélateur. On a proposé aussi le croisement des jambes, dans la station assise.

A l'ataxie se rattache le *dérobement des jambes*. Les sensations qui maintiennent par action réflexe les attitudes et les mouvements automatiques (station debout, marche) font défaut : il s'ensuit qu'une défaillance de la conscience et de la volonté suffit pour laisser choir le malade, qui se rattrape comme il peut par un effort énergique, à moins qu'il ne tombe : c'est comme si on lui donnait un coup sec sous le jarret. Le même phénomène se reproduit au moment des douleurs fulgurantes par une sorte d'inhibition passagère de la volonté, ou plutôt de la tonicité musculaire.

L'*ataxie dynamique* est encore apparente dans les mouvements isolés des membres. Le malade étant couché, on lui dit d'atteindre la main qu'on aura placée au-dessus du plan du lit, avec la pointe du pied. Si on le prie de rester la jambe en l'air une seconde, l'*ataxie statique* apparaît.

L'ataxie est presque toujours bilatérale. Ce qui est particulier c'est qu'elle prédomine le plus souvent, et les malades s'en rendent bien compte, du côté où les troubles sensitifs, superficiels ou profonds, sont le plus marqués.

La prédominance unilatérale de l'ataxie est encore plus apparente aux *membres supérieurs*, qui ne se prennent dans le tabes ordinaire (inférieur ou lombaire) qu'après les membres inférieurs. Les malades se plaignent de

maladresse dans les mouvements les plus simples. L'incoordination augmente, les yeux fermés, par exemple, quand on fait porter le bout de l'index
sur le bout du nez, ou quand on fait boire le malade. Les mêmes contractions inopportunes dévient, sans aucun rythme, le mouvement de la ligne
droite.

L'écriture peut servir à inscrire les irrégularités de cette ataxie des mains.

L'ataxie *du tronc* est plus fréquente que celle des membres supérieurs ;
l'ataxie de la tête, au contraire plus rare, ainsi que l'incoordination des
muscles de la face, qui n'apparaît qu'à l'occasion des mouvements volontaires, contrairement aux secousses choréiformes. Le tremblement de la
sclérose en plaques (tête et membre supérieur) part de la racine du membre
et augmente d'amplitude vers la fin du mouvement. On a étudié sous l'écran
radioscopique l'ataxie du diaphragme.

L'incoordination de l'ataxie locomotrice est surtout à distinguer de l'*ataxie
cérébelleuse* dont la physiologie pathologique n'est pas du tout la même.
Dans les lésions du système cérébello-médullaire, la voie cérébrale est respectée, en sorte que le mouvement volontaire n'est altéré que par contre-
coup du trouble général de l'équilibration. Avant tout, le malade titube,
aussi bien les yeux ouverts que les yeux fermés. Dans le tabes, au contraire,
la lésion des voies radiculaires postérieures coupe les communications de
la périphérie sensitive à la fois vers le cervelet et vers le cerveau. Il n'y a de
trouble de l'équilibration proprement dite, les yeux ouverts, que lorsque le
processus tabétique s'est diffusé à toute la région lombaire. D'ailleurs, dans
l'explication de l'incoordination tabétique il y a à tenir compte de l'hypotonie. L'ataxie est à distinguer aussi de l'asynergie cérébelleuse (V. Cervelet).

*Hypotonie.* — Ce que l'on entend par hypotonie tabétique est le résultat de
deux phénomènes qui paraissent distincts, à savoir : 1° l'état de flaccidité ou
de relâchement des muscles (atonie musculaire à proprement parler, diminution de la contraction statique qui constitue le tonus musculaire) ; 2° la
mobilité anormale des articulations, même sans arthropathie évidente. Il
semble qu'il y ait là à la fois un trouble moteur et un trouble trophique.
Les attitudes extravagantes que permet l'hypotonie tabétique, hypotonie
complexe, ne se rencontrent guère que dans le tabes, bien qu'on ait décrit
l'atonie musculaire dans d'autres cas (hémiplégie, mal de Pott, etc.). Il est
facile de remarquer qu'un ancien ataxique qui se tient debout, les jambes
instinctivement raidies comme dans un mouvement de défiance vis-à-vis de
lui-même, dépasse dans le mouvement d'extension la ligne droite et arrive
à former en avant un angle obtus ouvert dans le sens de l'extension : c'est
le genu recurvatum. Observons-le couché ; son pied se met en rotation
externe exagérée jusqu'à ce que le bord externe de son pied touche le plan
du lit. Il est capable, étendu sur le dos, de porter la flexion de la cuisse sur
le bassin bien au delà de l'angle droit, limite extrême de l'état normal. Le
grand écart (mouvement d'abduction exagérée des cuisses) est possible.

Il resterait à savoir si, au début du tabes, l'hypotonie peut éclaircir le
diagnostic. Quand même elle serait initiale, l'appréciation du phénomène
serait alors beaucoup plus difficile.

Expérimentalement, le tonus musculaire est aboli après section des racines postérieures. Or, cette section, en même temps que l'atonie, produit un état paralytique. Cette expérience explique un certain nombre au moins des paralysies qu'on observe dans le tabes.

*Paralysie et asthénie.* — Chez l'ataxique, la faiblesse apparente contraste avec l'intégrité latente de la force musculaire. Tel malade, qui ne peut se tenir debout, dont les chairs sont flasques, est capable de développer dans les mouvements partiels une grande énergie qui, il est vrai, ne peut être maintenue longtemps. Pourtant, l'impossibilité d'exécuter un mouvement volontaire se voit chez le tabétique, et l'on peut incriminer, suivant les cas, soit une atrophie musculaire, soit l'asthénie pure et simple (celle-ci fréquente dès le début du tabes), soit une paralysie vraie d'origine centrale ou périphérique.

L'existence de la *paralysie asthénique* est évidente, chez le tabétique, bien que les auteurs n'y insistent pas. C'est l'asthénie (v. c. m.) qui explique ces paralysies transitoires qui parfois se manifestent au début du tabes. C'est à elle encore qu'appartiennent les états parétiques généraux et locaux qu'on observe à la suite des crises violentes de douleurs fulgurantes, ou des crises gastriques, ou même d'une affection intercurrente, comme une diarrhée.

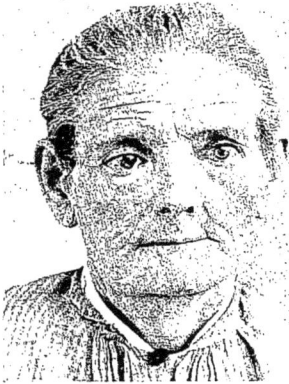

Fig. 57. — Tabétique atteinte d'ophtalmoplégie nucléaire; strabisme interne de l'œil droit; masque d'Hutchinson. (E. Brissaud.)

Le pied bot tabétique est purement atonique et se fixe dans l'équinisme par suite de l'immobilisation chez un ataxique asthénique.

Les *paralysies oculaires précoces passagères et incomplètes* ne sont vraisemblablement que de l'asthénie (v. plus loin). On voit certains malades, par un effort de volonté, ramener l'œil légèrement strabique dans son attitude normale. Mais le strabisme accentué ou persistant (fig. 57), l'ophtalmoplégie progressive (facies de Hutchinson), ne peut s'accommoder d'une telle pathogénie : il faut faire intervenir l'atrophie musculaire par lésion du protoneurone moteur.

De même pour les paralysies complètes ou *incomplètes des muscles laryngés*; celles-ci sont probablement purement asthéniques. On sait d'ailleurs que la paralysie asthénique ne paraît être qu'un intermédiaire entre l'asthénie simple et la paralysie vraie.

Il y a encore à distinguer une *hémiplégie transitoire* et une hémiplégie permanente, celle-ci toujours due à une lésion surajoutée ou à une maladie associée : ramollissement et hémorragie cérébrale, syphilis cérébrale, hystérie.

On rencontre tout à fait exceptionnellement des paralysies (faciale ou radicale, branche motrice de trijumeau, ou branche externe du spinal) de type périphérique et transitoire dont la pathogénie échappe.

En résumé, les états *parétiques transitoires* et incomplets, qu'on rencontre à la période initiale du tabes, ne sont que l'exagération, pour la plupart au moins, de l'asthénie qui est souvent elle-même un symptôme prémonitoire. Au contraire, les *paralysies permanentes* presque toujours tardives, qu'on attribue à une lésion du protoneurone moteur ou centrifuge périphérique évolue dans le sens de l'atrophie musculaire. Il est à remarquer qu'on a fréquemment trouvé des névrites périphériques dans ces cas. La maladie atteindrait d'abord les parties périphériques du neurone moteur, ainsi que cela se passe d'ailleurs pour le neurone sensitif. La topographie de ces atrophies semble bien neuronale et non névritique. On conçoit l'importance de ces faits pour la compréhension générale du tabes. Autant on s'explique un retentissement de la lésion du protoneurone centripète sur le protoneurone centrifuge, autant l'existence de névrites périphériques isolées resterait incompréhensible.

*Atrophie musculaire.* — Elle est tardive ou précoce. La première est la plus fréquente. Aux mains comme aux pieds où elle est le moins rare, elle touche les éminences thénar et hypothénar, ainsi que les interosseux. Elle est généralement symétrique. Les mains prennent l'attitude de la main simienne; aux pieds un méplat apparaît sur le bord interne du pied, les orteils se mettent en griffe de flexion, il y a rigidité ou flaccidité suivant qu'il y a ou non des rétractions tendineuses. Dans ce dernier cas, la flexion de la première phalange du gros orteil (les autres restant plus ou moins étendues) peut être marquée au point de produire un angle saillant à la face dorsale : c'est le contraire de l'attitude du gros orteil dans la maladie de Friedreich. L'atrophie peut gagner l'avant-bras ou la région antéro-externe de la jambe en respectant parfois le jambier antérieur. Les muscles scapulo-huméraux peuvent être pris. Il n'y a pas, dans cette forme tardive ou secondaire, de contractions fibrillaires ni de réaction de dégénérescence.

Au contraire, dans certaines atrophies musculaires précoces, on rencontre ces deux phénomènes, et la lésion de la corne antérieure ou des noyaux bulbaires correspondants est possible. Dans ce groupe rentrent certaines atrophies des membres supérieurs ou inférieurs, l'hémiatrophie de la langue, quelquefois associée à une hémiparalysie du voile du palais et à une paralysie de la corde vocale correspondante, c'est-à-dire au syndrome d'Avellis. L'hémiatrophie de la langue ressemble objectivement à un spasme glosso-labié, avec cette différence que la moitié atrophiée reste molle pendant la projection hors de la bouche. La dénomination de *tabes amyotrophique* proposée est peut-être à conserver, s'il s'agit vraiment de tabes, pour les cas d'amyotrophie précoce.

II. **Troubles sensoriels**. — Nous nous bornerons à les indiquer rapidement (V. Œil, Oreille, Nez).

*Troubles oculaires* (V. aussi plus loin Tabes oculaire). — Le signe d'Argyll Robertson, qu'il ne faut pas confondre avec l'ophtalmoplégie interne, consiste dans la disparition ou la diminution notable du réflexe pupillaire à la lumière, avec intégrité du réflexe accommodateur; il est unilatéral ou bilatéral. Mais ce signe se rencontre isolément chez un bon

nombre de syphilitiques, ni tabétiques, ni paralytiques généraux. L'ophtal-
molplégie interne, portant à la fois sur l'iris et le muscle ciliaire, peut aussi
se rencontrer.

La mydriase et surtout le *myosis* ou l'inégalité pupillaire sont fréquents.
Avec le myosis, le signe d'Argyll reste généralement pur, c'est-à-dire qu'il
ne se complique pas de paralysie du muscle ciliaire : la contraction de la
pupille, pendant la fixation d'un point rapproché et la convergence des axes
oculaires vers le point, reste intacte. Il est rare qu'il y ait paralysie du
réflexe irien à la convergence et à l'accommodation, sans que l'accommodation elle-même soit atteinte. Le regard atone des tabétiques s'expliquerait
par une atrophie de l'iris.

La dyschromatopsie pour le vert et le rouge, le rétrécissement du champ
visuel sont moins importants.

L'analgésie du globe oculaire à la pression a été signalée ainsi que
l'énophtalmie et l'exophtalmie. Mais beaucoup plus importants sont : la
diminution de l'acuité visuelle qui peut aller jusqu'à l'amaurose, l'atrophie
de la papille et du nerf optique (v. c. m.), et les paralysies oculaires déjà
signalées.

L'*amaurose* est précoce ou tardive; elle peut rester isolée comme le signe
d'Argyll. Elle peut s'associer seulement au signe de Westphal, ou plus souvent à des troubles presque exclusivement encéphaliques : douleurs frontales et occipitales intenses au début, immobilité des pupilles qui sont déformées, paralysies oculo-motrices, troubles auditifs et troubles psychiques
(idées de persécution et hypocondriaques). C'est là le *tabes encéphalique*
ou cérébro-bulbaire, dit encore céphalique; exemple : le tabes amaurotique.

L'amaurose s'établit dans l'espace de 1 à 5 ans successivement dans les
deux yeux. Ces malades conservent indéfiniment un excellent état général
avec embonpoint, contrastant avec d'autres tabétiques secondairement
amaurotiques, ataxiques, amaigris, dont la nutrition est fort altérée.

Le tabétique amaurotique d'emblée, malgré l'apparition de quelques
signes spinaux, ne devient pas en général ataxique : c'est ce qu'on a appelé
le tabes arrêté par la cécité.

*Paralysies oculaires.* — La *diplopie*, qui est si fréquente à la période
préataxique du tabes, est due à une paralysie momentanée comparable au
dérobement des jambes. La paralysie peut durer quelques instants, quelques
heures, quelques jours, quelques semaines ou quelques mois.

Quand la déviation oculaire persiste au moment de l'examen, le médecin
constate du strabisme, convergent, divergent ou conjugué, ou même alternant (Vulpian), suivant que les droits internes, les droits externes, ou l'un
d'eux, sont paralysés d'un ou des deux côtés. Il peut s'y joindre du *ptosis*
unilatéral ou bilatéral. Le plus souvent, ces paralysies initiales sont *éphémères, dissociées*, c'est-à-dire ne correspondent pas à la distribution périphérique des nerfs, véritables et incomplètes. A une période tardive, elles peuvent se compléter et s'installer. L'ophtalmoplégie externe donne lieu au
faciès d'Hutchinson. En présence d'une paralysie du moteur commun (ou
externe), il faut penser non seulement au tabes, mais aussi à la possibilité

d'une syphilis cérébrale en activité, syphilis dont le traitement spécifique intense est immédiatement nécessaire. La céphalée nocturne est le caractère distinctif le plus important avec l'examen du fond de l'œil.

*Troubles auditifs.* — Les phénomènes d'excitation n'ont guère d'importance (bourdonnements d'oreille). La *surdité*, au contraire, n'est pas rare, indépendamment de toute lésion de l'oreille. Comme la cécité, elle tend à la bilatéralité et à l'incurabilité ; elle évolue parfois beaucoup plus rapidement. Le *vertige de Ménière*, ou le *vertige* sous une forme quelconque, n'est pas rare et correspond à la lésion des nerfs labyrinthiques. Il y aurait même une variété initiale qui mériterait le nom de *labyrinthique* avec autres troubles céphaliques, variété qui serait comparable au tabes amaurotique.

*Troubles olfactifs et gustatifs.* — Ils ont été signalés parfois au début du tabes, soit sous forme de sensations anormales, généralement désagréables. soit sous forme de crises vaso-motrices et spasmodiques, d'éternuements paroxystiques avec rhinorrhée, par exemple, soit sous forme d'agueusie, ou d'anosmie.

III. **Troubles trophiques et viscéraux ou de la vie organique.** — Au nom de la clinique et de la physiologie pathologique, il y a intérêt à réunir dans un même chapitre les troubles viscéraux, trophiques, vasomoteurs et sécrétoires, c'est-à-dire les *troubles de la vie organique.*

1° **Troubles viscéraux.** — Parmi ceux-ci, les uns sont communs à presque tous les tabes, ce sont des troubles génito-urinaires, les autres caractérisent spécialement la forme bulbaire du tabes supérieur.

*Troubles génito-urinaires.* — Les troubles génitaux consistent dans la dépression génitale, rarement précédée de période d'excitation (priapisme), avec ou sans perversion de sensations (abolition de la sensation voluptueuse du coït). L'*impuissance* est habituelle et précoce ; la conservation de la puissance génitale chez un ataxique est l'exception. La femme tabétique est stérile ordinairement ; cependant on a remarqué l'anesthésie des voies génitales pendant l'accouchement. L'*anesthésie testiculaire* à la pression, facile à rechercher, est fréquente, quelquefois précédée de douleurs et d'hyperesthésie. De même chez la femme, on a vu des crises d'érection du clitoris et des crises de douleurs vulvo-vaginales.

Les *troubles de la miction*, pour ainsi dire constants, précoces dans le tabes ordinaire, tardifs dans le tabes supérieur (cervical, bulbaire ou encéphalique), sont le résultat de l'anesthésie et de la parésie (ou asthénie) vésicale. La diminution du besoin d'uriner et l'abolition de la sensation de miction (anesthésie urétrale) sont fréquentes. La rétention complète d'urine, passagère ou tenace, se voit aussi par suppression du besoin d'uriner. Certains malades n'urinent que par raison. La miction douloureuse et impérieuse, les crises douloureuses vésicales sont plus rares.

La parésie vésicale amène une difficulté pour uriner : le malade est obligé de pousser, de faire des efforts prolongés pour évacuer l'urine, surtout le matin. Souvent il reste une certaine quantité d'urine dans la vessie : il y a rétention incomplète, suivie d'incontinence par regorgement. Exceptionnellement, le sphincter est atteint, et il y a incontinence vraie. Un bon nombre de tabétiques sont donc en apparence des urinaires, et ces *faux urinaires* de la période préataxique vont consulter dans les cliniques spéciales aux voies urinaires.

Les crises néphrétiques dues à des douleurs fulgurantes du rein et de l'uretère, rares d'ailleurs, simulent les coliques néphrétiques.

Les urines elles-mêmes subissent certaines modifications, dont la plus intéressante est la diminution de l'acide phosphorique total avec une augmentation des phosphates terreux. On assiste parfois à des cries de polyurie ou de pollakiurie. La glycosurie, diabétique ou non, est possible.

Les troubles viscéraux (sensitifs, moteurs et sécrétoires), qui nous restent à envisager, intéressent presque tout le bulbe. Ce sont les troubles laryngés et trachéo-bronchiques ou cardio-vasculaires, les troubles digestifs.

*Troubles laryngés.* — Ils sont sensitifs et moteurs, ceux-ci beaucoup mieux connus parce qu'ils sont plus facilement appréciables. Les troubles moteurs se manifestent, soit sous forme de parésies *asthéniques variables* ou de paralysies *permanentes* analogues aux paralysies oculaires, soit sous forme de crises laryngées qu'on attribue, non sans vraisemblance, à un spasme réflexe de la glotte.

Les *paralysies complètes ou incomplètes* sont unilatérales ou bilatérales et atteignent surtout les dilatateurs de la glotte (crico-aryténoïdien postérieur). Il en résulte un *cornage habituel* soumis à des exacerbations qui ne sont pas toujours la conséquence d'efforts ou de la toux. La trachéotomie a été pratiquée dans certaines crises de dyspnée où le spasme des constricteurs ajoutait peut-être ses effets à la paralysie des dilatateurs. La voix également modifiée devient bitonale, ou rauque, il y a dysphonie par asthénie, ataxie ou paralysie des cordes vocales.

La *crise laryngée* se présente, précédée ou non des phénomènes parétiques, comme un accès de toux, un accès de suffocation ou un simple ictus.

La toux survient tout d'un coup tenace, à la suite d'une sensation de chatouillement à la gorge, et l'accès, véritablement coqueluchoïde avec reprise, se termine par l'expectoration d'un peu de mucus.

L'accès de suffocation est caractérisé par du tirage sus et sous-sternal, avec menace d'asphyxie et aphonie. Il cesse brusquement comme il a commencé.

L'ictus ou vertige laryngé est la chute subite avec perte de connaissance, accompagnée d'apnée spasmodique, suivie ou non d'attaque épileptiforme.

En général, ces crises n'ont pas en elles-mêmes de gravité. La mort, qui ne s'ensuit qu'exceptionnellement, étant possible, il faut se tenir prêt à pratiquer la trachéotomie ou le tubage. Il faut pratiquer l'examen laryngoscopique dans l'intervalle des crises (V. LARYNX). Parésie et spasme se succèdent ou se combinent chez le même malade et seraient en rapport avec la sclérose du faisceau solitaire et l'atrophie des noyaux bulbaires des nerfs mixtes. Les manifestations laryngées sont avec l'*anesthésie trachéale* les seules qui affectent souvent l'appareil respiratoire. Les crises de dyspnée asthmatiforme avec ou sans tachycardie, les hémoptysies non tuberculeuses (?) sont beaucoup plus rares.

*Troubles cardio-vasculaires.* — Il est impossible d'insister longuement sur la *tachycardie* (même en dehors de la maladie de Basedow qui peut être associée au tabes), sur l'angine de poitrine, d'origine centrale ou périphérique, qui après l'angoisse laryngée et l'angoisse gastrique est la variété d'angoisse la plus souvent observée chez les tabétiques. Toutes ces crises angoissantes sont en rapport avec des altérations périphériques ou centrales du pneumogastrique, et sans doute avec des crises vaso-motrices (hypertension). L'interprétation de l'angine de poitrine devient plus complexe quand elle est associée à des lésions de l'orifice aortique qui ne sont pas très rares. Cette aortite est d'origine, mais non de nature syphilitique, et ne peut être considérée comme un trouble trophique purement nerveux. Les tabétiques sont souvent artério-scléreux pour la même raison.

Les *troubles vaso-moteurs* sont assez fréquents. On voit des érythèmes fugaces (au cou, à la face, au thorax), des poussées fluxionnaires avec rougeur, chaleur et gonflement quelquefois douloureux à l'oreille, aux tempes, à l'œil; ces phénomènes coïncident généralement avec une recrudescence des douleurs fulgurantes, de même que le purpura, les ecchymoses (quelquefois sous-unguéales et suivies alors de la chute de l'ongle).

On a vu des hémorragies se faire jour à l'extérieur dans les mêmes conditions : hémorragies de l'œil, précédées de staphylome et suivies de perforation de la cornée, hémorragies urétrales, buccales, gastriques, rectales, broncho-pulmonaires, articulaires.

Enfin, l'hypothermie centrale n'est pas rare. Les troubles vaso-moteurs, par exemple, l'œdème localisé, coïncident généralement avec les troubles trophiques notamment les arthropathies et les crises viscérales.

Les troubles *sécrétoires* sont à rapprocher des troubles vaso-moteurs; ce sont des sueurs localisées à une moitié de la face ou du corps, des crises de sialorrhée, de gastrorrhée, de diarrhée, de dacryorrhée avec épiphora, des crises de polyurie, etc.

**Troubles digestifs**. — Avec les troubles secrétoires et vaso-moteurs des voies digestives coïncident souvent des crises gastriques et gastralgiques, entéralgiques, rectales, hépatalgiques, etc.

Les *crises gastriques* sont de beaucoup les plus fréquentes. Comme toutes les crises viscérales typiques du tabes, elles commencent et se terminent brusquement, s'accompagnent de douleurs atroces ou au moins d'angoisse, et sont suivies d'une asthénie profonde, allant jusqu'au collapsus. Aussi, quand on n'a pas assisté à la crise, les renseignements du malade sont-ils suffisamment précis pour que l'on puisse faire le diagnostic. Il se rappelle la date, l'heure du début; assez variable, précédé ou non de prodromes (ballonnement du ventre, dyspepsie, vertiges, asthénie, etc.), mais toujours brusque. Il a été pris, par exemple, au réveil de douleurs de ventre remontant à l'estomac, suivies de nausées et enfin de vomissements. La douleur se fixe à l'épigastre en s'irradiant vers le dos, vers les lombes, les flancs, les aines. Il peut y avoir à ce moment redoublement de douleurs fulgurantes; ces crises sont constituées par une série d'accès douloureux paroxystiques subintrants qui arrachent des gémissements ou des cris au malade. Les vomissements une fois apparus sont incessants, l'intolérance gastrique est absolue. Après avoir vomi un reliquat d'aliments, le malade rend des glaires, de la bile, des mucosités aigres en abondance, dues à l'hyperchlor-hydrie ou à un excès d'acides de fermentation, enfin du sang en quantité modérée rouge ou noir. Les efforts de vomissements se font ensuite à vide, de plus en plus pénibles. La fièvre même élevée est possible. Le pouls est rapide même dans l'apyrexie. Cet état se prolonge 1, 3, 5 ou même 10 jours, jusqu'à ce que, tout à coup, se sentant bien, il demande à manger : à ce moment il tolère en effet les aliments. Mais il reste très faible. La crise peut s'accompagner presque dès le début d'un état de collapsus, avec diarrhée, cyanose des extrémités, algidité périphérique, crampes, accélération extrême du pouls, état syncopal et atonie, qui a été parfois confondu avec un étranglement herniaire, une péritonite, par perforation, l'occlusion intestinale, l'appendicite, l'urémie, le choléra, un empoisonnement, une colique hépatique ou néphrétique, ou une colique de plomb.

Le diagnostic est plus difficile à faire encore avec les maladies organiques de l'estomac, le cancer et surtout l'ulcère simple, et avec les crises gastriques d'autre nature, de l'hyperchlorhydrie simple, du rein mobile, des compressions de la moelle cervicale, de la sclérose en plaques. Le diagnostic est plus difficile dans la *crise gastrique fruste*, caractérisée uniquement par des vomissements ou uniquement par la douleur. Une gastrite concomitante, médicamenteuse, par exemple, peut déformer l'allure de la crise gastrique classique et la prolonger. Il est bien rare qu'une crise gastrique reste isolée. Elles se reproduisent par périodes ou à de longs intervalles de plusieurs mois, de plusieurs années. Mais elles peuvent disparaître ou au contraire amener la mort. La crise gastrique est une réaction spéciale peut-être due à une anesthésie gastrique préalable, amenant une surcharge alimentaire, et en tous cas en rapport avec des troubles nutritifs et vaso-moteurs (hypertension). Ainsi, chez un ataxique atteint de pyélite les crises coïncidaient avec la rétention purulente dans le bassinet.

Les crises rectales s'accompagnent de ténesme. La constipation est très fréquente chez les tabétiques et excessivement rebelle : il y a souvent une ptose abdominale avec atonie de la paroi en rapport avec l'asthénie générale.

2º **Troubles trophiques.** — Ils sont cutanés ou ostéo-articulaires. L'atrophie musculaire a été signalée. Les troubles de la nutrition générale sont très accentués chez certains tabétiques, les *viscéraux*, qui présentent des perturbations sympathiques plus ou moins accentuées. Les altérations du sang seraient constantes. Dans le tabes tout à fait inférieur ou tout à fait supérieur l'amaigrissement est peu ou pas marqué. Il faut tenir compte aussi de l'intensité des douleurs.

*Troubles trophiques cutanés.* — Ce sont le zona, les escarres, le vitiligo, la chute des ongles, le mal perforant.

Le *mal perforant* est surtout fréquent aux pieds où il est symétrique ou non : il peut guérir en laissant une cicatrice s'il n'est pas trop profond. Il siège surtout sous l'articulation métatarso-phalangienne du gros orteil ou du 5e orteil (v. c. m.).

On a vu aussi des ulcérations buccales du même genre.

*Troubles trophiques ostéo-articulaires.* — La *chute des dents* avec ostéopériostite alvéolo-dentaire, mais sans douleur, sans hémorragie, est extrêmement fréquente et due à l'atteinte du trijumeau.

Les *fractures spontanées* des os (cuisse, jambe, bras, avant-bras, clavicule, omoplate, côtes, maxillaire inférieur, vertèbres) surviennent à l'occasion d'un mouvement banal sans aucune violence. C'est en ôtant ses chaussures, en descendant du lit, en passant son habit, que le malade ataxique ou non ataxique se rompt les os, sans douleur, sans qu'il s'ensuive grande réaction. Il y a seulement impotence et empâtement ; la consolidation est rapide sans traitement, mais le cal est difforme ; ou bien il y a pseudarthrose ; les fractures sont souvent multiples, quelquefois méconnues. Elles sont facilitées par la fragilité des os due à une ostéite raréfiante avec ostéoporose.

Les *arthropathies* sont, comme les fractures spontanées, relativement plus fréquentes chez la femme. Elles siègent comme les fractures avec prédilection sur les membres inférieurs (genou, hanche, pied), contrairement aux arthropathies syringomyéliques, mais aussi aux membres supérieurs (épaule, coude, main, doigts), et à l'articulation temporo-maxillaire, ainsi qu'à la colonne vertébrale.

Elles se rencontrent aussi bien et même plus souvent chez les tabétiques non ataxiques que chez les ataxiques.

Le début est en général rapide, quelquefois instantané. On a signalé comme prodrome, inconstant d'ailleurs, une recrudescence des douleurs fulgurantes dans la région atteinte. Dans quelques cas, une lésion articulaire antérieure a servi de point d'appel à l'arthropathie. Tout à coup, sous l'influence d'un mouvement maladroit ou brusque, d'un petit traumatisme, l'article atteint subit un *gonflement considérable* auquel participent la synoviale et les parties molles avoisinantes (fig. 58), sans qu'il se produise d'œdème proprement dit à godet. Ce gonflement, cet empâtement dur est tantôt

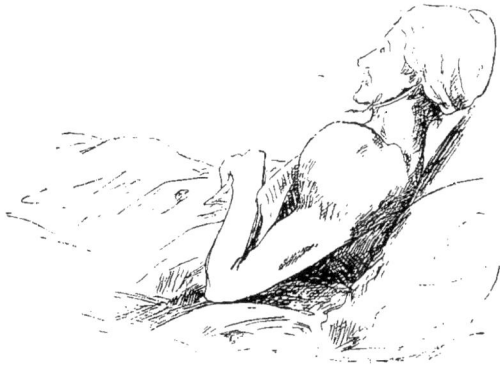

Fig. 58. — Arthropathie récente de l'épaule.
(Collection Charcot.)

absolument *indolore*, tantôt à peine douloureux, sans caractère inflammatoire, sauf exceptions où l'on a signalé la douleur vive, la rougeur, la chaleur. Il correspond parfois à un épanchement sanguin inopiné, par vaso-dilatation ou par fracture intra-articulaire. Il peut arriver que les accidents rétrocèdent assez rapidement, sans grand dommage pour la jointure : c'est la *forme bénigne*. Mais ordinairement, c'est là le point de départ d'une altération profonde de l'articulation ; c'est la *forme grave* de l'arthropathie, qui aboutit alors à une dislocation complète ; il y a subluxation ou luxation des extrémités articulaires avec une laxité tout à fait anormale de la

synoviale. Fait curieux, les troubles fonctionnels qui s'ensuivent sont beaucoup moindres qu'on ne se l'imaginerait. L'impotence n'est que relative,
malgré le relâchement
de l'article, probable-
ment à cause de l'anes-
thésie profonde. Gonfle-
ment énorme, indolence
absolue ou relative, *dislocation* surprenante
avec mouvements anor-
maux très étendus, im-
potence relativement
peu marquée, tels sont
les quatre caractères
fondamentaux de l'*ar-
thropathie nerveuse* de
Charcot, communes au
tabes et à la syringo-
myélie. Elle est à dis-
tinguer de la simple
arthrite sèche qu'on
peut rencontrer aussi
chez les tabétiques de
l'ostéo-sarcome. Cette
dernière affection n'a
nullement le début ra-
pide ou même instan-
tané de l'arthropathie
tabétique, mais elle lui
ressemble objectivement. La confusion n'est possible que pour qui ne connaît pas l'arthropathie nerveuse.

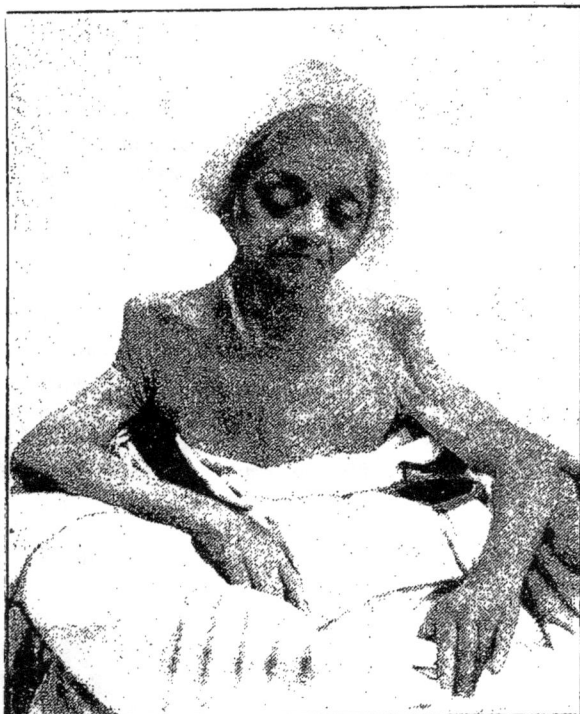

Fig. 59. — Double arthropathie ancienne de l'épaule.
(Brissaud.)

Les têtes articulaires, d'abord hypertrophiées,
sont souvent dans la suite résorbées presque en
totalité (fig. 59 et 60) ; on les sent facilement sous
la peau. L'arthropathie du tarse est surtout une
ostéo-arthropathie hypertrophiante (fig. 61). Un
même malade a souvent plusieurs arthropathies.

L'arthropathie peut être symétrique, notamment aux genoux (fig. 62), à la hanche. Elle s'établit des deux côtés successivement ou simultanément. On se demande alors comment le malade
peut se tenir debout. La double arthropathie de
la hanche raccourcit la taille ; il faut savoir qu'elle
permet la marche avec l'aide de la canne, de
même d'ailleurs que la double arthropathie du
genou (fig. 62). L'arthropathie tabétique a un
grand intérêt diagnostique, elle est un des nombreux symptômes initiaux

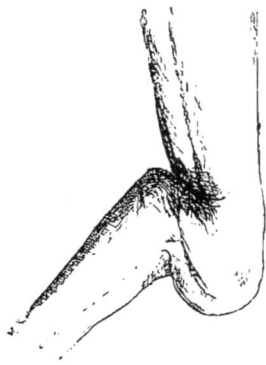

Fig. 60. — Arthropathie tabétique ancienne du genou. (Collection Charcot.)

du tabes. Peut-être est-elle due à une lésion du sympathique, consécutive elle-même peut-être à un trouble de sensibilité profonde. En tous cas, elle comporte dès le début des troubles vaso-moteurs coïncidant avec une analgésie profonde.

**Complications**. — De même qu'on voit des signes de tabes chez un certain nombre de paralytiques généraux, de même on voit le tabes se compliquer de *paralysie générale*. mais beaucoup moins souvent. Les attaques apoplectiformes, suivies d'hémiplégie transitoire, les attaques épileptiformes sont probablement rattachées à la paraly-

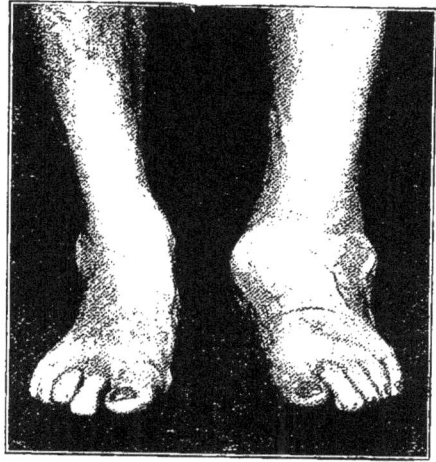

Fig. 61. — Arthropathie tabétique du pied gauche (Pierre Marie.)

sie générale, ainsi que la démence.

Les arthropathies du tabes ne s'infectent pour ainsi dire jamais, contrairement aux arthropathies syringomyéliques.

L'infection ascendante des voies urinaires, les escarres du décubitus peuvent causer la mort.

La *tuberculose* n'est pas rare chez les tabétiques.

Les accidents de *nature syphilitique* sont rares, mais possibles, sous forme de lésions sous-cutanées ou cutanées tertiaires ; l'aortite est syphilitique ou parasyphilitique. On aurait vu la myélite transverse. L'hémiplégie syphilitique peut précéder l'évolution du tabes ou au

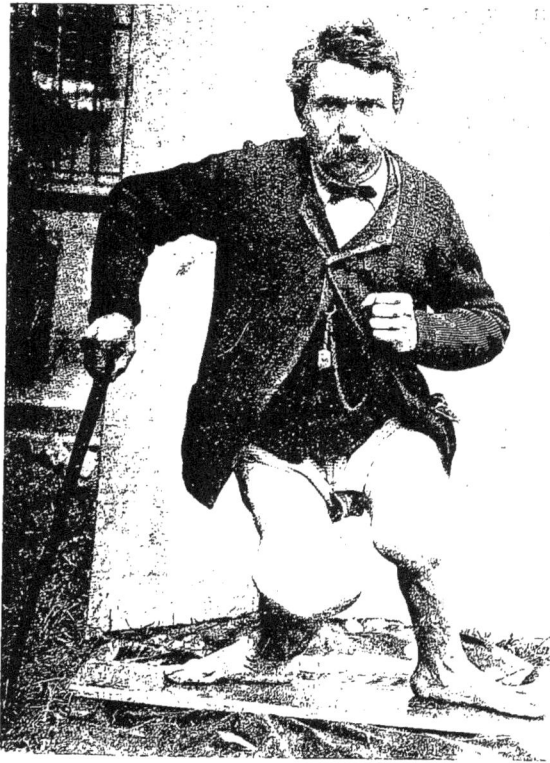

Fig. 62. — Double arthropathie du genou. (Glorieux et van Gehuchten, in *Revue neurologique*, 1895.)

contraire ne s'y associer que plus tard : alors on verrait les réflexes réapparaître.

L'association du tabes avec l'hystérie est fréquente : on rencontre aussi le goître exophtalmique, la syringomyélie. Enfin le tabes peut se compliquer de paralysie labio-glosso-laryngée, mais alors celle-ci appartient à la progression de la lésion tabétique.

**Évolution.** — L'évolution est progressive en principe, en ce sens qu'un certain nombre d'ataxiques atteignent un degré d'impotence et de cachexie qui les immobilise au lit. Mais en général la mort n'est que le résultat d'une complication plus ou moins tardive, à moins que ne survienne la paralysie générale.

Le tabes est sujet à de longs temps d'arrêt, et même à des *rémissions*, mais aussi à des recrudescences. Il y a bien des tabes qui ne parcourent pas les trois périodes classiques : préataxique, ataxique, cachectique ou paralytique. Il y a un grand nombre de tabes bénins. Il y a un tabes qui ne franchit pas la première période; il y en a un autre qui est progressif, tantôt très lentement, tantôt en quelques années, ou plus rapidement encore.

**Pronostic.** — Tantôt le tabes n'atteint guère que la vie de relation, tantôt il altère profondément la vie organique. En tous cas, s'il est grave plus ou moins, s'il n'est pas toujours progressif, il ne guérit jamais. Telle est, quoi qu'on en ait dit, l'opinion des auteurs les plus autorisés. Un bon état général paraît la première condition d'un pronostic favorable.

**Formes.** — **Diagnostic** — Le tabes étant surtout une maladie de l'âge adulte, on n'aura guère à le discuter dans le jeune âge : cependant il existe un *tabes juvénile* et même *infantile*. L'incoordination est généralement absente ou peu accusée; les douleurs fulgurantes sont rares. Mais on trouve l'incontinence d'urine, les signes de Romberg, de Westphal, d'Argyll Robertson. L'amblyopie est fréquemment un signe initial. En somme, il paraît quelque peu atypique. Chez l'enfant et l'adolescent, il faut penser à distinguer le tabes de la maladie de Friedreich ou ataxie héréditaire (v. c. m.). Le critérium ici est la titubation.

Il existe aussi un tabes à *début tardif*, passé 55 ans, mais il n'a rien d'atypique.

Chez l'adulte, le diagnostic varie suivant la forme envisagée, suivant la période de la maladie, suivant le signe prédominant, quelquefois anormal, comme l'atrophie musculaire. L'interrogatoire doit porter successivement sur l'objet des têtes de chapitre précédentes. Il n'y a pas de signe constant : mais on a l'habitude de rechercher les signes de Westphal, de Romberg, d'Argyll Robertson, faciles à constater rapidement, et d'interroger les malades sur les troubles sphinctériens, la diplopie, les douleurs, les crises gastriques et laryngées. La recherche des troubles objectifs de la sensibilité exige un examen plus prolongé. Il est nécessaire dans les cas douteux, et d'ailleurs toujours utile, d'être renseigné sur l'état du fond de l'œil. Le diagnostic de tabes est un de ceux qu'on peut faire le plus rapidement. Nous nous bornerons à insister sur le diagnostic du *pseudo-tabes*, du *tabes fruste* et du *tabes combiné*.

Le pseudo-tabes d'origine médullaire est exceptionnel : tel celui de l'anémie pernicieuse, tel celui de l'ergotisme.

Le *pseudo-tabes* ou nervo-tabes périphérique est dû à une *polynévrite sensitive* ou mixte d'origine toxique, auto-toxique ou toxi-infectieuse : telles les névrites alcoolique, arsenicale, cuprique, nicotinique, sulfo-carbonée, diabétique, diphtérique (v. c. m.). Les signes de Romberg et de Westphal existent, mais non celui d'Argyll Robertson. Les troubles de la sensibilité prédominent aux extrémités, généralement les pieds, sans qu'on puisse les rapporter à un territoire radiculaire, ni même névritique.

Le *tabes fruste* lombaire pourra être reconnu à un stade précoce, grâce à la lymphocytose permanente (V. pl.) que révélera la ponction lombaire. Il est bon de rappeler que la lymphocytose est fréquente et précoce dans la syphilis, notamment au cours des manifestations cutanées, et, relativement indépendante de tout symptôme nerveux. On n'admettra jamais le tabes sur un seul signe (fût-ce le signe d'Argyll), non plus que sur des symptômes subjectifs tels que peut en éprouver un *neurasthénique*.

Le *tabes combiné*, dû à la sclérose pyramidale pseudo-systématisée associée à la sclérose des cordons postérieurs, présente les mêmes symptômes que le tabes, sauf l'exagération des réflexes ou tout au moins leur conservation. Dans ce dernier cas on trouve le phénomène des orteils qui n'existe pas dans le tabes. On voit des ataxiques devenir paraplégiques et traîner la jambe. Ils ont des crampes et quelquefois de la titubation (sclérose des faisceaux cérébelleux et de Gowers). On tend à admettre aujourd'hui que les scléroses combinées sont dues à la combinaison d'une sclérose d'origine vasculaire et d'une dégénération secondaire de certaines fibres passant dans les foyers de sclérose. La systématisation, admise pour le tabes, l'est aussi pour la sclérose latérale et les maladies familiales et héréditaires.

Le lathyrisme donne lieu à des accidents nerveux où la paraplégie spasmodique domine.

Il y a encore un *tabes à marche rapide*, grave d'emblée, souvent fébrile ; et un tabes d'abord bénin, brusquement *aggravé*, par exemple, par la grossesse.

**Traitement.** — I. **Traitement de la syphilis causale.** — Il n'y a pas de traitement curatif du tabes. Les quelques rares observations de guérison signalées ne sont pas assez nombreuses pour faire foi. L'inefficacité tant de fois constatée du traitement antisyphilitique est, avec l'absence de lésions spécifiques, la principale raison qui fait admettre que le tabes est d'origine mais non de nature syphilitique. Cependant, comme on a souvent affaire à des syphilitiques qui se sont au début insuffisamment traités, comme on a vu des accidents tertiaires, et même secondaires évoluer chez des tabétiques, il n'est pas illogique de prescrire au début de cette maladie une période de 2 ou 3 mois au plus de cure mercurielle et iodurée. Les frictions ou les injections mercurielles sont préférables à la médication interne (V. Syphilis). Ce n'est là qu'une cure antisyphilitique de prudence : elle doit donc être conduite sans excès de zèle, qui serait plus dangereux qu'utile, surtout s'il y a intolérance. On a attribué au traitement mercuriel certains arrêts dans l'évolution de la maladie traitée à la période initiale ;

on l'a conseillé aussi contre les complications telles que l'épilepsie, l'apoplexie, l'hémiplégie. Ce qui paraît certain c'est que le traitement spécifique ne modifie pas la lymphocytose de la méningite parasyphilitique tabétique, tandis qu'il paraît guérir la lymphocytose de la période secondaire (vraisemblablement due à une méningite syphilitique plus ou moins latente).

Il est bon d'être prévenu qu'une rémission constatée pendant le traitement n'est pas nécessairement attribuable au mercure, mais plutôt à l'évolution de la maladie. Au même titre que le mercure, l'arséno-benzol a été utilisé dans le tabes initial.

II. **Traitement du tabes.** — 1° **Hygiène**. — Comme dans toute maladie, l'hygiène tient ici une place considérable. D'une façon générale toute affection intercurrente, toute espèce de trouble fonctionnel viscéral retentit fâcheusement sur la maladie organique préexistante du système nerveux. Dans une maladie chronique telle que le tabes, on observera des recrudescences et même des poussées nouvelles à propos de surmenage intellectuel ou physique, de chagrins, de préoccupations excessives, de troubles hépato-gastro-intestinaux, de troubles urinaires (pyélite), etc.

Il ne sera donc pas inutile chez ces malades de surveiller et de faciliter par un traitement approprié le fonctionnement de l'organe qui représentera chez chacun d'eux le point faible. De plus, comme il s'agit de sujets prédisposés à l'asthénie, à cause de l'atteinte du sympathique, on les soumettra à l'hydrothérapie, tiède plutôt que froide. Les bains sulfureux sont favorables. Le régime qu'ils suivront sera dépourvu d'excitants et d'aliments indigestes ; les boissons fermentées leur seront mesurées avec parcimonie. Les toniques, tels que le cacodylate en injections, le quinquina en macération, trouveront par moments leur indication.

2° **Traitement de la douleur**. — Les applications de pointes de feu le long de la colonne vertébrale sont utiles, surtout contre la douleur, mais ne suffisent pas dans un grand nombre de cas. On recourra alors à la médication analgésique, particulièrement à l'aspirine, à la dose de 2 gr. par jour, en cachets de 50 centigr. ; au pyramidon, à la dose de 2 ou 3 cachets de 25 centigr. ; à la phénacétine, 5 cachets de 25 centigr. à prendre à une heure d'intervalle ; à l'antipyrine, 2 à 4 cachets de 50 centigr. avec de l'eau de Vichy ; à l'hypnal, à la dose de 1 à 2 gr. ; au salicylate d'antipyrine, 1 à 5 gr. On prescrira successivement, mais non simultanément, ces analgésiques dont l'ingestion sera toujours suivie d'une boisson. Nous nous sommes bien trouvé de donner l'aspirine le matin et l'antipyrine le soir. D'ailleurs, on ne les emploiera qu'en cas de *nécessité*, et par périodes, pour éviter la gastrite médicamenteuse. Nous prisons peu l'exalgine et l'acétanilide, dangereux. Il faut, autant que possible, réserver le chlorhydrate de morphine, en injections sous-cutanées, aux cas où la cachexie permet de provoquer une morphinomanie sans réel inconvénient. Le chlorhydrate d'héroïne, à la dose de 5 à 10 milligrammes, en une ou deux fois, est à utiliser à l'intérieur.

On pourra utiliser la méthode épidurale.

On a conseillé encore la révulsion (pointes de feu, pulvérisation de chlorure de méthyle), les courants continus sur la colonne vertébrale, le sympathique ou les nerfs périphériques.

5° *Traitement de l'ataxie.* — Le traitement de l'ataxie considérée en elle-même n'a guère été entrepris que dans ces dernières années. Il consiste à créer par l'éducation une suppléance volontaire à l'absence d'une coordination inconsciente. Cette rééducation ne peut être entreprise qu'en l'absence de troubles trophiques généraux ou locaux accentués. Elle a l'avantage, dans une maladie où l'espoir de la guérison est à peu près nul, de traiter le malade sans thérapeutique illusoire. Elle l'exerce à la patience, développe ce qui lui reste d'habileté motrice, lui donne de l'assurance, entretient son courage et excite sa nutrition, en l'occupant par la gymnastique douce à laquelle elle le soumet. Il ne faut pas s'attendre, malgré quelques exemples trop rares, à une guérison de l'ataxie, mais seulement à l'amélioration de certains mouvements déterminés; c'est là un bénéfice plus que suffisant pour permettre de recommander la méthode de *rééducation motrice*, qui présente au surplus l'avantage d'épargner les ressources de la pharmacopée. Exception faite des médications spécifiques ou quasi spécifiques, la thérapeutique externe vaut toujours mieux que la thérapeutique interne. Elle ménage les forces de cette place d'armes, toujours en action, qu'on appelle, en un mot « l'estomac ». Aussi, c'est au plus grand profit des malades qu'elle s'est généralisée au traitement des tics, etc.

Pour mettre en pratique cette méthode, le médecin devra d'abord analyser l'incoordination de son malade dans ses mouvements les plus simples, la localiser dans les divers segments des membres ou le tronc, puis faire appel à son attention progressivement, en lui indiquant le pourquoi et le comment de chaque attitude (V. Discipline psycho-motrice).

Pour fixer les idées, on divise les mouvements en trois catégories : 1° contractions musculaires simples (flexion, extension, adduction, abduction); 2° mouvements coordonnés simples (toucher ou saisir un objet, mouvement de circumduction du pied); 5° mouvements coordonnés composés (écrire, boire, dessiner, marcher suivant une ligne droite tracée d'avance, etc.). On exercera le malade à s'asseoir, à se lever, à s'accroupir, à fléchir le corps en avant, etc. Il devra s'aider, bien entendu, de la vue, qui surveillera chaque déplacement. Chacun de ces mouvements sera répété un grand nombre de fois, et très lentement d'abord, en décomposant au commandement. C'est, en somme, une gymnastique élémentaire, fondée sur la physiologie des mouvements, que l'on imposera d'abord au patient. En même temps, par la persuasion, on le mettra en garde contre la phobie de la chute. La suspension, par l'appareil de Sayre, ou sur le plan incliné, l'élongation de la moelle par la flexion forcée du tronc sur les cuisses, sont des méthodes dont la faveur est passée. Elles sont en tous cas contre-indiquées chez les cardiaques, les brightiques, les athéromateux et les artérioscléreux. La suspension a causé la mort subite : elle expose à la syncope, aux convulsions, et même à des hémorragies médullaires.

4° *Traitement des paralysies, de l'hypotonie, de l'asthénie.* — Il n'y a que la ressource du traitement tonique avec les cacodylates, les phosphates et glycérophosphates, le quinquina, et même le fer. On devra assurer, pour diminuer l'asthénie, la régularité de toutes les fonctions et stimuler la nutrition à propos.

L'atrophie musculaire ne comporte pas ici de traitement spécial (v. c. m.); les courants faradiques et galvaniques sont employés.

5° *Troubles sensoriels.* — [V. Amaurose, Optique (Névrite), Tabes oculaire, Vertige, etc.].

6° *Troubles viscéraux.* — Relativement aux troubles *génito-urinaires*, l'important est de ne rien tenter qui puisse provoquer l'infection ascendante. Les pointes de feu sur la partie supérieure de la région lombaire sont encore le mieux, avec les courants continus. On utilise aussi le sulfate de strychnine.

Les crises viscérales pourront être sinon évitées, du moins espacées, peut-être par un régime approprié et une hygiène sévère. Pour l'estomac, il faut restreindre au nécessaire l'emploi des médicaments; pour le larynx, se garder de médication intempestive, appliquer au-devant du cou une compresse échauffante: la crise laryngée peut être provoquée par une application de teinture d'iode, capable de causer un certain degré d'iodisme.

Pendant les *crises gastriques*, après avoir conseillé les boissons glacées en très petite quantité, la compresse échauffante ou la glace sur l'épigastre, on sera amené à recourir aux médicaments, tels que l'extrait gras de cannabis indica ou chanvre indien (haschich) à la dose de 5 à 10 centigr. en potion; on prescrira :

Extrait gras de cannabis indica. . . . . . . . . . . . . 0 gr. 10
Julep gommeux. . . . . . . . . . . . . . . . . . . . . . . 160 grammes.
Une cuillerée à soupe toutes les 5 heures.

ou bien :

Eau chloroformée saturée . . . . . . . . . . . . . . . . 100 grammes.
Eau de menthe. . . . . . . . . . . . . . . . . . . . . . 10 —
Eau distillée. . . . . . . . . . . . . . . . . . . . . . 90 —
Une cuillerée toutes les heures.

Les perles d'éther, une toutes les demi-heures (jusqu'à 20), le protoxalate de cérium à la dose de 10 à 20 centigr. en cachets, sont encore à essayer pour calmer l'angoisse de la crise gastrique, plutôt que le chlorhydrate de cocaïne (2 à 5 centigr. en potion): on peut utiliser les suppositoires opiacés. Mais rien ne vaut la piqûre de morphine. On a conseillé les inhalations de nitrite d'amyle, le suc ou énergétène de gui (X à XL gouttes) ou l'extrait de gui en pilules, la tétranitrate d'érythrol, etc. à cause de l'hypertension concomitante. Il est logique de chercher à saturer l'excès d'acide sécrété, par les alcalins : on peut associer le bicarbonate de soude à la magnésie et au carbonate de chaux. Enfin un régime sévère et restreint est un moyen prophylactique qui n'est pas à dédaigner.

7° *Troubles trophiques locaux et généraux.* — Il n'y a pas à intervenir chirurgicalement dans les arthropathies, non plus le plus souvent que dans les maux perforants. L'état général et moral des malades est fort important : il faut s'occuper avec sollicitude des tabétiques, comme des paralytiques généraux, des chroniques en général. La thérapeutique ici est tout individuelle et nullement systématique, mais elle demande beaucoup de temps.

fondée qu'elle est sur une étude approfondie et détaillée de chaque sujet, tout cela pour aboutir à la prescription du quinquina, du tilleul ou de la valériane, ou même à quelques bonnes paroles. Les frictions sèches matinales, les lotions chaudes, tièdes ou même froides sont à utiliser pour stimuler le système nerveux organique.

8° **Traitement thermal.** — Il faut donc envoyer les tabétiques, justiciables seulement d'eaux peu minéralisées, sédatives et toniques, de préférence à *Lamalou* (E. bicarbonatées), station traditionnelle, où on les connaît bien, ou encore à Néris, Plombières, etc.

*Royat* (E. bicarbonatées arsenicales), avec les bains carbogazeux, a l'avantage d'exciter la nutrition et la sensibilité languissante.

*Balaruc* (E. chlorurées) a l'avantage d'agir sur la constipation.

9° **Traitement de la lésion :** *sclérose.* — Tel est le but, sinon l'effet, de la médication argentique (1 à 2 centigr. de nitrate d'argent en pilules par jour); de la médication iodurée à faibles doses; de la médication ergotée (ergot de seigle fraîchement pulvérisé, 10 centigr. par jour, 8 jours par mois). Le nitrate d'argent longtemps continué produit l'argyrie (mélanodermie argentique), l'ergot, l'ergotisme (v. c. m.). On a récemment préconisé les injections sous-cutanées ou dans le liquide céphalo-rachidien de fibrolysine (thiosinnamine ou allylsulfocarbamide, combinée au salicylate de soude qui la rend plus soluble) en solution à 15 pour 100, facilement altérable, à la dose de 0,15 à 0,50 centigr.                              *P. LONDE.*

## TABES COMBINÉ. — V. Scléroses combinées.

## TABES DORSAL SPASMODIQUE. — Maladie de l'adulte, admise par Charcot, par Erb (paralysie spinale spasmodique), qui serait caractérisée cliniquement par une paralysie spasmodique progressive frappant surtout les membres inférieurs, sans troubles de la sensibilité, ni de la trophicité, — et anatomo-pathologiquement par une dégénération primitive systématique des cordons latéraux de la moelle. Il n'existe aucune autopsie probante permettant d'affirmer sa réalité.

Pierre Marie a proposé de désigner sous ce nom une maladie congénitale, la Maladie de Little (v. c. m.).                              *BRECY.*

## TABES LABYRINTHIQUE. — Le nerf labyrinthique étant la plus grosse et la plus importante des racines spinales postérieures, ses fonctions ayant surtout pour office les informations d'attitude indispensables à la sustentation et à l'équilibre, cet appareil est presque constamment lésé dans l'affection tabétique. La surdité, le bourdonnement, le vertige, le dérobement, les incertitudes de la station et de la marche dans l'obscurité, le signe de Romberg, l'étourdissement, les troubles oculo-moteurs les plus variés, qui se rencontrent, en dehors du tabes, dans les affections auriculaires les plus banales, forment une grande part de la symptomatologie du tabes, et constituent les symptômes de la phase ou de la forme labyrinthique de cette maladie.                              *PIERRE BONNIER.*

**TABES OCULAIRE.** — **Troubles pupillaires.** — |V. Pupille (Séméiologie) et
OEil (Examen). Ces troubles sont d'une importance capitale pour le diagnostic du tabes.

L'*inégalité pupillaire* (anisocorie) est presque toujours associée à la perte
du réflexe lumineux et au signe d'Argyll Robertson. Une pupille est myo-
tique ou mydriatique, l'autre œil étant sain, ou bien le myosis et la mydriase
sont associés. Le myosis tabétique est dû plutôt à la paralysie du dilatateur
(grand sympathique) qu'à la contraction du sphincter (IIIe paire). Et, en
effet, l'épreuve des collyres démontre cette origine sympathique qui ressort
en outre de l'association d'autres phénomènes de paralysie du sympathique,
tels que diminution de la fente palpébrale, rétraction du globe oculaire,
diminution de la sécrétion lacrymale et phénomènes vaso-moteurs. La
mydriase est souvent spasmodique et due à l'excitation du sympathique;
elle peut passer d'un œil à l'autre (mydriase alternante).

Le *réflexe lumineux* ou *photomoteur* manque fréquemment. C'est un signe
précoce, presque toujours bilatéral; la pupille peut osciller à la lumière, ou
encore se dilater après une première contraction pour rester dilatée; cette
dernière réaction est dite inverse, paradoxale; elle est exceptionnelle.

Le *signe d'Argyll Robertson* apparaît à la période du début (V. Pupille).

La contraction pupillaire, due à la convergence, peut persister pendant
quelques instants, alors que la con-
vergence a cessé, c'est la *réaction
myotonique*.

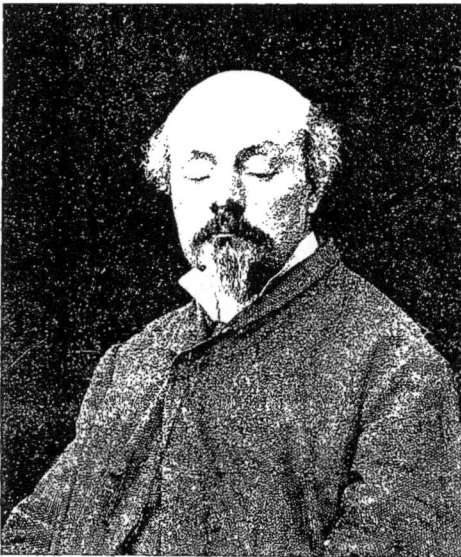

Un phénomène *opposé à celui
d'Argyll Robertson* se produit lorsqu'il y a disparition de la réaction
à la convergence et à l'accommodation et conservation du réflexe
lumineux.

Enfin on observe l'*absence de la
contraction pupillaire après un
effort d'occlusion des paupières* (réflexe de Westphal-Piltz), l'absence
du *réflexe à la douleur*, à l'*excitation d'un nerf sensitif*, des *déformations*, des *irrégularités* pupillaires,
la *rigidité pupillaire* (absence de
tout mouvement), des *oscillations
du diamètre pupillaire* caractérisées par des alternatives de contraction et de dilatation (hippus)
et la *lenteur de réaction de la
pupille à l'atropine et à l'ésérine* (absence de réaction des pupilles aux
toxiques).

Fig. 65. — Ptosis tabétique double.
(Collection de Charcot.)

**Paralysies.** — Les paralysies tabétiques sont fréquentes. La IIIe paire est
le plus souvent atteinte, la IVe l'est rarement. A la période préataxique,
ces paralysies sont partielles, dissociées, parcellaires, instantanées, fugaces,

mobiles, éphémères, récidivantes, souvent unilatérales; il
s'agit plutôt de parésies que de
paralysies. Les malades se plaignent d'un ptosis venu subitement ou de troubles visuels
(diplopie, paralysie de l'accommodation). Les paralysies de la
période confirmée du tabes ont
un début généralement lent, progressif).

Le *ptosis* est un des signes
précurseurs du tabes; il est quelquefois bilatéral et complet
(fig. 63 et 64), le plus souvent
partiel et unilatéral.

La paralysie atteint une seule
paire nerveuse ou plusieurs et
donne lieu à des types cliniques très variés de paralysies et
d'ophtalmoplégies. On observe
des paralysies symétriques, para-

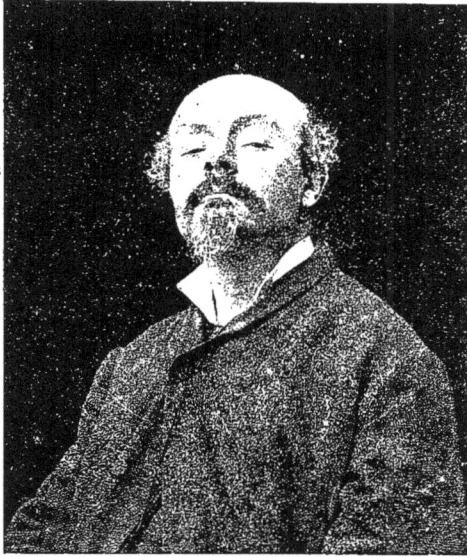

Fig. 64. — Le même malade rejetant la tête en arrière
pour regarder à travers une mince fente palpébrale. (Collection de Charcot.)

lysies des deux III^e paires et paralysies des deux VI^e paires. L'ophtalmoplégie peut être externe, interne
et totale avec facies d'Hutchinson (paupières tombantes, yeux
immobiles et fixes) (fig. 65).

La *paralysie de la convergence*
existe à des degrés variables;
elle est complète, et alors les
malades sont dans l'impossibilité
de fixer un objet rapproché, ou
bien elle est incomplète, et il y a
simplement insuffisance de la
fonction qui se traduit par des
phénomènes d'asthénopie accommodative.

La paralysie des *muscles à
fibres lisses de Müller* (grand
sympathique) donne lieu au
rétrécissement de la fente palpébrale.

Les lésions de la V^e paire se
traduisent par l'anesthésie péri-
orbitaire, des douleurs névralgiques [V. OCULAIRE (SYPHILIS)],
à crises passagères; l'hyperémie

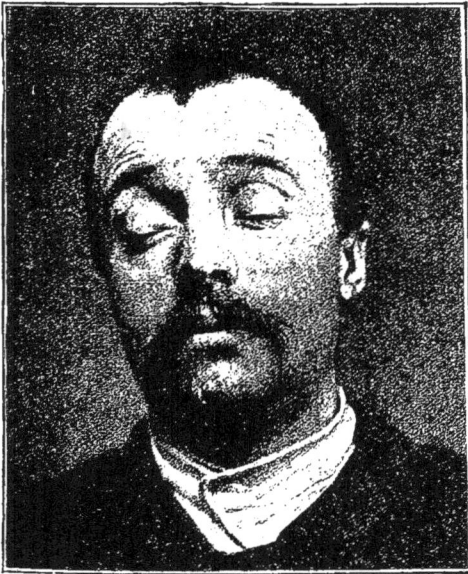

Fig. 65. — Facies de Hutchinson dans le tabes. Ophtalmoplégie externe accompagnée d'ophtalmoplégie
interne. Homme de 57 ans, resté à la période préataxique du tabes par suite d'atrophie papillaire.
Remarquer l'élévation des sourcils, conséquence de
la contraction des muscles frontaux. (Dejerine.)

et l'hémorragie conjonctivales, le zona, la kératite neuro-paralytique et la perte de sensibilité du globe oculaire à la pression, qui est analogue à la perte de sensibilité testiculaire.

La paralysie de l'orbiculaire est rare.

Le nystagmus est exceptionnel. En dehors du nystagmus vrai on observe des mouvements nystagmiformes lorsque l'atrophie optique a abouti à la cécité.

Les yeux sont parfois dans un état d'instabilité par une véritable ataxie des muscles oculo-moteurs.

**Contractures.** — Elles sont rares. On a signalé le blépharospasme et la rétraction spasmodique des releveurs des paupières.

**Atrophie optique.** — Toujours bilatérale, mais les deux nerfs optiques sont atteints à un intervalle de temps variable. La vision baisse progressivement, parfois par à-coups; la fonction chromatique se trouble en même temps que le champ visuel subit des rétrécissements de formes variées et qui n'ont rien de caractéristique. Le rétrécissement est concentrique ou périphérique, nasal ou temporal, affecte la forme de secteurs ou la forme hémiopique. Le rétrécissement se modifie constamment jusqu'à ce que le malade arrive à la cécité. A l'ophtalmoscope on constate exceptionnellement l'aspect de la neuro-rétinite; ordinairement il s'agit de l'atrophie optique simple ou primitive.

Il existe un certain antagonisme entre la névrite optique et l'inco-ordination, et il semble bien que le tabes qui débute par l'atrophie optique est exclusif de l'ataxie. C'est alors une forme particulière de tabes à laquelle on a donné le nom de tabes oculaire, tabes supérieur, tabes cérébral.

**Hallucinations.** — Les tabétiques aveugles, ou dont la vision est très abaissée peuvent avoir des hallucinations comme d'autres aveugles. Ces hallucinations s'accompagnent de troubles psychiques. Les tabétiques non aveugles n'ont jamais d'hallucinations.

**Exophtalmie.** — La coexistence de la maladie de Basedow avec le tabes a été assez remarquée pour que certains auteurs croient devoir établir entre ces deux affections un lien de causalité.

L'*œil tabétique* présente dans certains cas un aspect très particulier; l'œil est brillant, mais le regard paraît sans expression, il est atone. Cet aspect est dû à une atrophie spéciale de l'iris, qui a perdu sa structure normale. Les tractus en relief, les plis radiés, les fibres circulaires, les sillons de contraction, les stries saillantes, ondulées, les cryptes ont disparu; l'iris est aminci; sa surface est plate, sa striation est fine, sans relief; son aspect brillant et chatoyant n'existe plus, il donne l'impression d'une peinture en teinte plate. Ces modifications sont étendues à toute la surface de l'iris ou bien en occupent une partie seulement.

**Larmoiement.** — Dans certains cas, le larmoiement tabétique est sous la dépendance d'une paralysie de l'orbiculaire, dans d'autres cas il s'agit d'un trouble sécrétoire analogue à d'autres exagérations de diverses sécrétions qu'on constate dans le tabes : sialorrhée, gastrorrhée, hypersécrétion sudorale, spermatorrhée, etc.... Ce larmoiement ataxique peut simuler un larmoiement d'origine lacrymale, mais il est généralement de courte durée, intermittent et survient par crises.

**Troubles trophiques osseux.** — L'arthropathie tabétique, la fracture spontanée et le mal perforant sont bien connus. Ce qui l'est moins, c'est un trouble trophique osseux qui se termine par l'élimination de séquestres. La figure 66 représente un tabétique qui perdit presque toutes les dents du

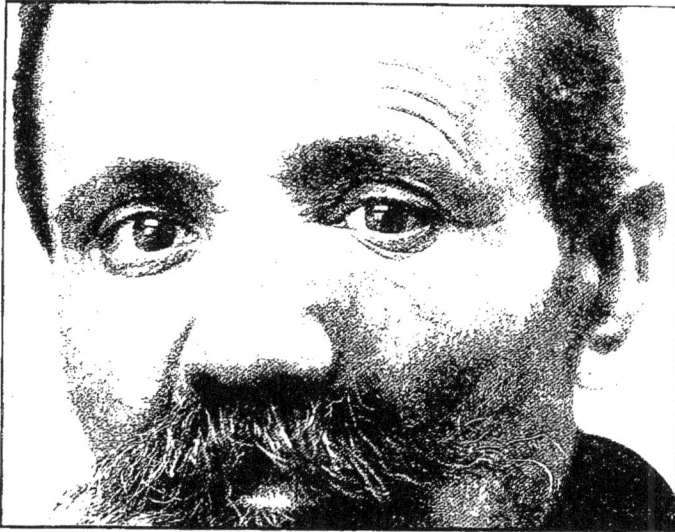

Fig. 66. — Trouble trophique osseux. Séquestre du maxillaire supérieur gauche avec chute des dents et fausse tumeur *lacrymale* par séquestre du rebord orbitaire interne et de l'apophyse montante du maxillaire.

maxillaire supérieur gauche. Cette chute des dents, qu'on a considérée comme liée à une arthropathie alvéolo-dentaire, ou comme un mal perforant buccal, a été suivie à bref délai chez ce malade de l'élimination d'un séquestre représentant presque tout entier le bord alvéolaire correspondant. Quelques semaines plus tard apparaissait à gauche, un peu au-dessous de la région lacrymale proprement dite, une tuméfaction (fausse tumeur lacrymale) que je reconnus être, en opérant, un séquestre intéressant le rebord orbitaire inférieur et interne et l'apophyse montante du maxillaire supérieur.                                                              *PÉCHIN.*

**TABLETTES.** — Les tablettes sont des préparations de consistance solide; elles ont pour base le sucre en poudre très fin amené d'abord en consistance de pâte à l'aide d'un mucilage, ce qui les distingue des pastilles, qui sont préparées avec le sucre granulé et l'eau à l'aide de la chaleur.

Les substances médicamenteuses entrant dans la composition des tablettes doivent être réduites en poudre très fine; le mucilage destiné à la préparation des tablettes est préparé soit avec la gomme adragante, soit avec la gomme arabique. La pâte terminée doit être ferme et malléable. On l'éten en plaque mince et au moyen d'un rouleau en bois sur une plaque de marbre saupoudrée d'amidon. On aromatise en général les tablettes avec une essence appropriée, et quelquefois avec des teintures ou des eaux aromatiques.

Toutes les tablettes pèsent 1 gr.

Les tablettes inscrites au Codex sont les suivantes : tablettes de baume de tolu ; tablettes de bicarbonate de soude ou pastilles de Vichy (10 centigr. de bicarbonate de soude par tablette) ; tablettes de borate de sodium, tablettes de cachou (10 centigr. par tablette) ; tablettes de charbon (50 centigr.) ; tablettes de chlorate de potassium (10 centigr) ; tablettes de chlorhydrate de cocaïne ou tablettes de cocaïne (1 milligr. de chlorhydrate de cocaïne par tablette) ; tablettes d'ipécacuanha (1 centigr. de poudre d'ipécacuanha par tablette) ; tablettes de kermès (1 centigr.) ; tablettes de menthe ou pastilles de menthe anglaises ; tablettes de santonine (1 centigr.) ; tablettes de soufre (10 centigr.).                                          *E. F.*

**TACHES DE SANG** (MÉDECINE LÉGALE). — Le juge, lorsqu'il charge un médecin expert d'examiner des traces de sang, lui demande d'établir si les taches suspectes ont bien été faites par du sang, si ce sang est du sang humain ou du sang d'animal, si la disposition de ces taches peut révéler l'objet qui les a produites : couteau ensanglanté — traces de mains ou de doigts — empreintes diverses qui serviront à l'identification du meurtrier. Pour répondre à ces différentes questions, l'expert doit donc étudier soigneusement sur place les traces sanglantes. A la loupe, ou simplement à l'œil nu, il pourra distinguer si ce sont des taches — empreintes qui devront être immédiatement photographiées — par imbibition ou par projection. Il enlèvera lui-même les parties tachées pour les examiner à loisir.

La preuve du sang se fait à l'aide de trois variétés de procédés qui sont employés suivant les besoins et les difficultés de l'expertise :

1° Les procédés chimiques ;

2° Les procédés spectroscopiques ;

3° Les procédés anatomiques : recherches et reconstitution des globules du sang.

**Procédés chimiques.** — L'expertise la plus simple se pratique à l'aide des procédés chimiques.

L'hémoglobine est soluble dans l'eau froide, sauf lorsqu'elle a été altérée par la chaleur (sang brûlé), par un corps chimique (sang sur le plâtre). Si les taches sont anciennes ou altérées, l'ammoniaque doit être employé comme dissolvant. Cette solution d'hémoglobine traitée par la teinture de gaïac et l'essence de térébenthine ozonisée donne une coloration verte, puis bleue (réaction de Van Deen).

Traitée par le réactif de Meyer à la phénol-phtaléine, l'hémoglobine donne une réaction rouge ; enfin en présence du chlorure de sodium et de l'acide acétique bouillant, l'hémoglobine donne des cristaux caractéristiques (*cristaux d'hémine* ou *de Teichmann*) ; en présence de la pyridine et du sulfhydrate d'ammoniaque, de *cristaux d'hémo-chromogène*.

Telles sont les réactions appliquées en médecine légale et appropriées, comme nous allons le voir, aux recherches qui nous intéressent.

**Empreintes de Taylor.** — Pour retrouver sur un tissu de couleur sombre, sur un bois foncé, les taches de sang, on se sert du procédé dit des empreintes de Taylor : on prend du papier blanc à filtrer, dit papier Joseph, on le trempe dans l'eau distillée, on fait agir sur ce papier comme moyen de vérification, pour s'assurer de sa neutralité, les réactifs que l'on doit employer, c'est-à-dire le gaïac et l'essence de térébenthine. Lorsqu'on est bien sûr que le papier employé ne contient aucune impureté, on l'applique imbibé d'eau sur la surface à examiner et on le laisse en contact un instant. Les points qui ont été touchés par du sang laisseront sur le papier, par suite de la dissolution de la matière colorante, des empreintes quelquefois imperceptibles que l'on révèlera de la façon suivante : on imbibera le papier avec de la teinture de gaïac et de l'essence de térébenthine active. Au bout de quelques instants les différents points qui ont été impressionnés par une solution de sang se dessineront en vert, puis en bleu.

Lorsqu'une tache a été révélée par l'empreinte de Taylor, on la fait macérer dans l'eau distillée. La présence de l'hémoglobine est révélée par la réaction de Van Deen, par la réaction de l'hypobromite de soude, enfin, par les cristaux d'hémine.

**Réaction de Van Deen modifiée par Florence.** — La teinture de gaïac fraîche et l'essence de térébenthine ozonisée donnent avec une solution de sang un précipité qui tourne au vert, puis au bleu.

Cette réaction très sensible n'est pas caractéristique du sang, elle se produit avec les sels de fer, avec le suc de pomme de terre, etc. Le professeur Florence l'a modifiée de la façon suivante : on fait dissoudre 5 gr. de résine de gaïac dans 30 gr. de pyridine, cette solution remplace la teinture de gaïac employée dans la réaction précédente, et on ajoute de la même façon l'essence de térébenthine active. La réaction est plus sensible, plus rapide et d'un bleu plus intense. La plupart des causes d'erreur signalées plus haut n'existent plus.

**Réaction de Meyer.** — La réaction de Meyer n'est pas plus sensible que la précédente, elle a comme inconvénient de nécessiter l'emploi d'un liquide de préparation un peu compliquée et qui s'altère rapidement.

Comme pour la réaction de Van Deen, on fait agir le réactif suivant, soit sur une empreinte de Taylor, soit sur la solution obtenue à l'aide de la tache, et l'on ajoute ensuite quelques gouttes d'eau oxygénée. On obtient avec une solution d'hémoglobine une coloration immédiate d'un rouge intense.

La formule du réactif de Meyer est la suivante :

| | |
|---|---|
| Phénolphtaléine. . . . . . . . . . . . . . . . . . . . . . . . . | 2 grammes. |
| Potasse caustique . . . . . . . . . . . . . . . . . . . . . . . | 20   — |
| Eau. . . . . . . . . . . . . . . . . . . . . . . . . . . . . . | 100   — |

(Ajouter 10 gr. de zinc en poudre; décolorer par l'ébullition, filtrer.)

**Réaction de l'hypobromite de soude.** — Avec le liquide de macération de la tache suspecte, on trace sur une lamelle porte-objet deux ou trois fines ponctuations, ou bien encore on dissocie sur une lamelle une fibre du tissu en ses fibrilles constituantes. Alors, tout en observant au microscope, on fait pénétrer sous le couvre-objet, en déposant sur son bord avec un agitateur de verre, une goutte d'hypobromite de soude dont la formule est la suivante :

| | |
|---|---|
| Lessive des savonniers. | 50 c. c. |
| Eau. | 100 c. c. |
| Brome. | 50 c. c. |

(En refroidissant et goutte à goutte).

On peut se servir aussi d'extrait d'eau de Javel du commerce.

Dès que la solution arrive au contact de la solution sanguine ou des fibrilles du tissu taché de sang, on voit se produire dans la préparation un nombre considérable de bulles gazeuses localisées au contact des éléments tachés. Si ces bulles ne se produisent pas, on n'a pas affaire à du sang. Cette réaction ne fournit qu'une probabilité, comme toutes les précédentes. Pour affirmer la présence du sang, on doit obtenir des cristaux d'hémine qui sont une preuve absolue.

**Cristaux d'hémine.** — C'est une preuve de certitude du sang. On les observe au microscope avec un grossissement de 4 à 500 diamètres. Leur cristallisation est assez régulière, ils ont la forme de parallélogrammes allongés à arêtes nettes, ils sont isolés les uns des autres, mais plus souvent groupés en forme d'étoiles ou de croix. La coloration de ces cristaux est caractéristique, ils sont dans la plupart des cas d'un jaune serin. Ces cristaux sont stables, et les préparations faites se conservent indéfiniment (fig. 67).

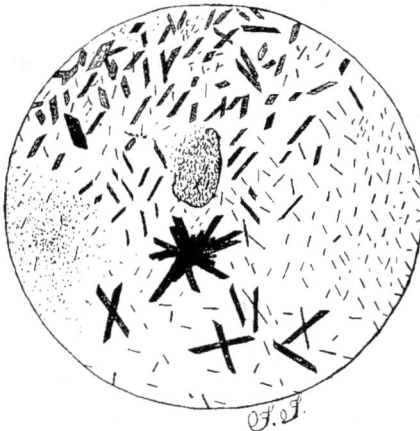

Fig. 67. — Cristaux d'hémine.
(Lacassagne, *Précis de méd. légale*).

La préparation des cristaux d'hémine est excessivement simple, elle nécessite cependant un tour de main qui s'acquiert très vite.

1° Prendre sur une lame porte-objet une goutte de solution obtenue par macération de la tache, y ajouter une goutte d'une solution de chlorure de sodium à 1 pour 100. On chauffe la préparation sur une lampe à alcool ou à l'étuve en ayant soin de ne pas dépasser une température de 40°.

2° Lorsque la dessiccation est complète, on peut voir au centre une région plus teintée, et tout autour des zones dont la teinte va s'affaiblissant jusqu'à la périphérie. Si l'on porte la préparation ainsi faite sous le microscope, on ne doit apercevoir aucune cristallisation. Cependant si le chlorure de sodium est en excès, et la chose se produit fréquemment, on apercevra sur le pourtour une série de cristaux incolores massés sans ordre qui sont des cristaux de chlorure de sodium.

Lorsque ces cristaux sont peu abondants on peut continuer les opérations; au contraire s'ils sont en grand nombre, il sera utile de recommencer une nouvelle évaporation en supprimant tout ou partie du chlorure de sodium ajouté. On verra aussi à ce moment la préparation divisée en un certain nombre de zones concentriques plus ou moins colorées. Dans ces zones se trouvent des stries en escalier ressemblant à celles qu'on voit sur une lame de mica fortement chauffée.

5° On recouvre la préparation d'une lamelle couvre-objet et l'on applique sur les bords avec un agitateur une ou deux gouttes d'acide acétique cristallisable. On chauffe rapidement, l'acide acétique entre en ébullition. Cette ébullition se traduit par une éclosion de petites bulles sous le couvre-objet qui vont éclater à la périphérie ; on recommence ainsi deux ou trois ébullitions, on examine la préparation au microscope, et l'on recherchera plus particulièrement dans les parties les plus éloignées du centre, sur le pourtour du couvre-objet, les cristaux qui ont été rejetés là par l'ébullition.

**Cristaux d'hémochromogène.** — On peut les obtenir quelquefois plus facilement que les cristaux d'hémine. Ils constituent une preuve de certitude, mais les préparations s'altèrent très rapidement, elles ne sont pas stables comme celles d'hémine.

On dissout la tache ou l'on broie une lamelle de sang prélevée par raclage dans une goutte d'ammoniaque sur lamelle. On ajoute successivement une goutte de pyridine, puis on recouvre d'un couvre-objet et l'on fait pénétrer sur les bords du couvre-objet une goutte de sulfhydrate d'ammoniaque ; on trouve autour des parties teintées par le sang une multitude de petits cristaux rouges d'hémochromogène.

La recherche de l'hémochromogène réussit avec le sang putréfié, chauffé, desséché sur le fer avec de la rouille.

**Procédés de recherche.** — La recherche du sang par ces procédés chimiques est simple et facile. Il existe des cas où l'on est obligé de recourir à des procédés plus compliqués : lorsque les taches ont été lavées, lorsque le sang a été brûlé ou que les taches sont sur du plâtre. Les taches très petites sur tissu coloré sont très difficiles à dépister. Nous allons décrire ces différents procédés :

1° **Recherche des taches lavées ou chauffées.** — L'hémoglobine ainsi modifiée par la chaleur ne se dissout plus et l'on doit procéder à sa recherche par la spectroscopie. La spectroscopie se fait sur une solution de sang, ou mieux sur le sang à l'état solide.

Si l'on dissout une tache insoluble dans de l'acide sulfurique pur, on obtient la formation d'hématoporphyrine dont le spectre est caractéristique (une raie très marquée et large entre D et E, une seconde raie étroite et plus effacée entre C et D).

La spectroscopie à l'état solide (Florence) se fait de la façon suivante : On racle sur un porte-objet une tache suspecte, on recouvre la poussière ainsi obtenue avec une goutte de potasse caustique à 50 pour 100, additionnée d'un peu de miel, et on obtient très rapidement la formation d'hémochromogène dont le spectre est le suivant : une bande très étroite à droite de D et une bande plus floue, plus tardive dans son apparition à droite de E. Si au lieu de potasse caustique on ajoute de l'acide sulfurique, on obtient le spectre précédemment décrit de l'hématoporphyrine. C'est une preuve certaine que la tache a été faite par du sang.

2° **Recherche des taches invisibles sur les tissus colorés.** — On met en

évidence par une empreinte de Taylor les points du tissu, rouge, noir ou
bleu qui donnent avec le Van Deen modifié ou le réactif de Meyer une
réaction certaine. On prélève au niveau de ces différents points une
fibre du tissu et on la place sur un porte-objet en macération dans une
solution de potasse à 50 pour 100 additionnée de miel. On aperçoit le tissu
qui se décolore progressivement; cette décoloration demande quelquefois
plusieurs quarts d'heure, puis les points tachés par du sang apparaissent
en rouge brique. Si l'on examine ces points au spectroscope, on obtient un
beau spectre d'hémochromogène (Florence). En poussant plus loin la macération, on assiste à la régénération globulaire, qui fournit une seconde
preuve indiscutable du sang et la possibilité de reconnaître par la mensuration des globules l'origine animale ou humaine de la tache de sang.

5° **Recherche du sang sur le plâtre.** — Le sang projeté sur le plâtre
s'altère très rapidement, les taches prennent des teintes café au lait ou
verdâtre livide. Elles sont insolubles. Tous les procédés chimiques échouent
pour caractériser ces taches. Seul, le gaïac-pyridine donne, lorsqu'on
l'applique sur elle, une coloration bleue. Pour obtenir une preuve de certitude, il faut traiter le raclage de la tache par l'acide sulfurique : on obtient
le spectre de l'hématoporphyrine, la réaction se fait sur une lamelle porte-
objet que l'on examine ensuite au microspectroscope. Ou bien, la poussière
de la tache est étalée sur un porte-objet et recouverte d'un couvre-objet.
On insinue entre les deux lames deux ou trois gouttes de pyridine, puis une
trace de sulfure ammonique et alors apparaît le spectre de l'hémochromogène (Florence).

4° **Recherche du sang sur les armes.**

Il faut savoir qu'une des difficultés les plus grandes dans la recherche du
sang consiste à affir-
mer la présence du
sang sur une arme plus
ou moins envahie par
la rouille.

Le sang étendu sur
une lame d'acier, fixe
ses éléments sur le
métal poli comme on
peut le faire sur une
lame de verre, et tan-
dis que la matière colo-
rante du sang est dé-
tériorée par la rouille
et les oxydants, les
cadavres globulaires
persistent et on peut
les retrouver au bout

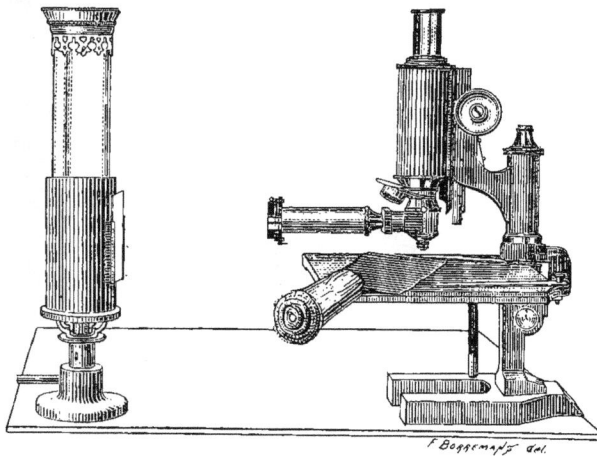

Fig. 68. — Appareil d'éclairage de Florence-Nachet
pour la recherche du sang sur les armes.

de plusieurs années à l'aide de l'appareil ingénieux construit par Nachet
sur les indications de Florence (fig. 68).

Il s'agit d'un objectif dont on peut illuminer le champ par un côté à l'aide d'un prisme. Ce dispositif permet d'examiner au microscope les corps opaques. C'est une modification du procédé employé par les ingénieurs pour étudier le grain de l'acier.

Il suffit d'adapter cet objectif spécial à un microscope, d'illuminer le prisme à l'aide d'une lampe et de mettre l'arme suspecte aussi horizontalement que possible sur la platine du microscope. On cherchera les points, quelquefois très petits, où se sont fixés les globules du sang.

Ces globules sont vus si distinctement qu'on peut en étudier très exactement la forme et les photographier microscopiquement pour servir de pièces à conviction.

**Les procédés d'identification du sang.** — On demande au médecin d'établir si les taches ont été faites par du sang humain ou du sang d'un animal et d'indiquer, si l'origine humaine est démontrée, d'où provient l'hémorragie qui a donné lieu à ces taches : épistaxis, hémoptysie, hématémèse, hémorroïdes, hémorragie menstruelle, etc., hémorragie veineuse ou artérielle.

La mensuration des globules après régénération des globules dans des liquides régénérateurs (potasse caustique à 50 pour 100) donne entre les mains très expérimentées des éléments importants de diagnostic. La réaction dite d'Ulenhut, ou des sérums précipitants, est sujette à moins d'erreur. Elle est basée sur les données suivantes : le sérum des animaux immunisés jouit du pouvoir d'agglutiner en paquet les hématies; de plus, mélangé au sérum du sang qui a produit l'immunisation, il le précipite après un temps, alors que le sérum de l'animal ne donne aucun trouble dans ce dernier.

Cette réaction ne peut être faite que dans des laboratoires bien outillés; nous ne la décrirons pas ici, mais le médecin expert doit avertir les magistrats instructeurs qu'avant qu'il soit possible de donner les résultats de l'expérience, deux ou trois mois sont nécessaires.

La disposition des taches, les cellules épithéliales de diverses provenances que l'on peut y trouver servent à préciser, dans certains cas, la provenance de l'hémorragie.

Ainsi le *sang menstruel* contient des cellules épithéliales plates du vagin, des cellules cylindriques de la muqueuse utérine, des filaments et des spores de Trichomonas vaginalis. Le *sang des lochies* contient des globules blancs, des cellules épithéliales, des granulations graisseuses et des débris de l'œuf. Le sang des hémoptysies se montre avec des cellules épithéliales à cils vibratiles, et parfois des fibres élastiques des poumons. Le *sang de l'hématémèse* est très acide, il contient des matières alimentaires, des cellules épithéliales et des sarcines de l'estomac. Le *sang de l'épistaxis* contient des cellules à cils vibratiles, mais ce diagnostic n'est pas toujours facile, il faut tenir compte de la forme des taches, de leur siège et de leur direction.                              *ÉTIENNE MARTIN.*

**TACHES DE SPERME** (MÉDECINE LÉGALE). — On conclut en médecine légale à l'existence du sperme lorsqu'on est arrivé à mettre en évidence, à l'aide du microscope, le spermatozoïde complet.

Pour arriver à retrouver des spermatozoïdes complets dans des taches situées généralement sur du linge, on commence à répérer à l'aide de la réaction de Florence, les endroits du tissu tachés par du sperme. Pour cela on humecte la tache avec un peu d'eau distillée et l'on exprime légèrement sur un couvre-objet, avec un agitateur, on ajoute une goutte du réactif suivant :

| | |
|---|---|
| Iodure de potassium. . . . . . . . . . . . . . . . | 1 gr. 65 |
| Iode pure bisublimé. . . . . . . . . . . . . . . | 2 gr. 54 |
| Eau distillée . . . . . . . . . . . . . . . . . | 30 grammes. |

et on obtient la formation instantanée de cristaux bruns acajou (fig. 69).

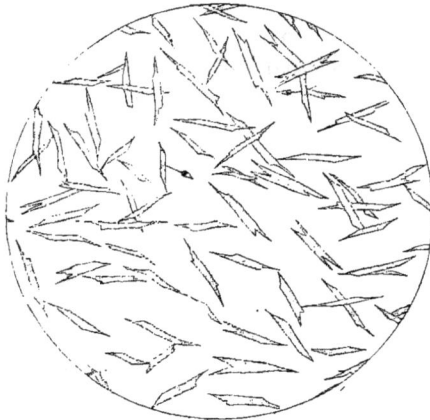

Fig. 69. — Cristaux de Florence.
Aspect de la préparation (Lacassagne).

Barbério a montré qu'avec une solution aqueuse d'acide picrique, on obtient avec le sperme des cristaux jaunes isolés ou groupés en étoiles. Ces cristaux ne sont pas un signe de certitude de la présence du sperme. Ils ne servent que de réaction d'orientation, les taches qui les ont fournies doivent être traitées comme nous allons l'indiquer pour la coloration des spermatozoïdes.

On découpe dans chacune des taches un petit lambeau de tissu et on le met macérer dans un peu d'eau distillée. La macération sera suffisante lorsque l'on constatera qu'une fibre de tissu placé sur le porte-objet se dissocie d'elle-même en ses fibrilles élémentaires ou sous l'influence d'une dissociation avec les aiguilles tout à fait simple. La macération doit être poursuivie quelquefois pendant une heure ou deux suivant la constitution du tissu.

Je conseille d'employer le moins possible le procédé dit par *raclage*, qui consiste, à l'aide d'un scalpel, à gratter la superficie des taches. On arrive dans la plupart des cas à briser le spermatozoïde au niveau de son collier et à n'avoir dans les préparations que des éléments anatomiques fortement endommagés. Or il est nécessaire, au point de vue qui nous occupe, d'observer le spermatozoïde dans son intégrité.

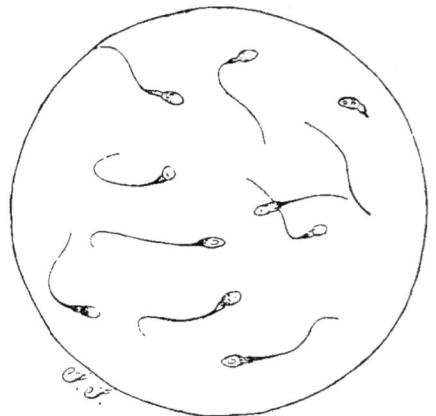

Fig. 70. — Spermatozoïdes (Lacassagne).

Cette opération dite de *l'effilochage du tissu* étant exécutée, on colore la préparation avec une solution saturée de *crocéine* et l'on observe la préparation avec un très fort grossissement. Objectif à immersion ou bien grossissement de 1000 à 1200 diamètres à sec (fig. 70).

Le spermatozoïde apparaît coloré en rouge clair. Il est constitué par trois parties très distinctes : une tête, un collier, une queue. La tête présente différents aspects suivant qu'elle s'offre à l'observateur de face ou de profil. Elle a, en effet, la forme générale d'une cuiller à bouche présentant une face convexe, une face opposée concave et deux bords. Si le spermatozoïde présente dans la présentation sa face concave, la tête est ovalaire, nettement différenciée en deux parties : l'une supérieure, et l'autre inférieure, plus sombre. La région sombre est séparée de la partie supérieure claire par une ligne très nette.

Corin et Stockis ont indiqué un procédé rapide de coloration des spermatozoïdes qui donne de très bons résultats. Il consiste à décolorer par l'ammoniaque le tissu imprégné de sperme, la matière colorante (érythrosine) se fixe seulement sur les spermatozoïdes. La technique est la suivante : dans le linge suspect, on enlève le long d'une coupure de ciseaux un seul filament du tissu, de 3 à 4 millimètres de long. On le saisit à la pince et on le trempe pendant une à deux secondes dans le liquide réactif suivant :

Érythrosine . . . . . . . . . . . . . . . . . . . . . . . . . . . . . . . 1
Ammoniaque pur . . . . . . . . . . . . . . . . . . . . . . . . . . 200

puis on le porte dans une goutte d'eau distillée et on le dissocie minutieusement entre deux aiguilles. On applique alors un couvre-objet et on examine à un faible grossissement. Les fibres du tissu apparaissent complètement incolores et on distingue par endroits des accumulations de petits points rouges. Si l'on prend alors un fort grossissement pour mieux étudier ces points rouges, on voit qu'ils sont constitués par des spermatozoïdes qui apparaissent parfaitement colorés en rouge par l'érythrosine. Le long des fibres décolorées du tissu, on remarque également des spermatozoïdes accolés et parfaitement colorés par le réactif. Les préparations s'altèrent rapidement et ne peuvent être conservées comme pièces à conviction.

*ÉTIENNE MARTIN.*

**TACHYCARDIES.** — Le mot *tachycardie* (de ταχύς, vite, et καρδία, cœur) signifie uniquement accélération des battements du cœur. Il représente donc un phénomène purement objectif, perçu par le médecin, tandis que palpitation désigne un phénomène subjectif senti par le malade.

Toutes les accélérations des battements du cœur ne sont cependant pas comprises dans le groupe des tachycardies. On peut dire que le rythme tachycardique n'apparaît que lorsque les battements du cœur dépassent 150 par minute. En deçà de ce chiffre il y a *accélération simple.*

L'*accélération simple* apparaît dans de nombreuses circonstances dont les unes sont physiologiques et les autres pathologiques.

Les *variations physiologiques* tiennent à l'âge, au sexe, aux éléments climatériques ; l'enfant a un cœur plus rapide que l'adulte ; la femme a souvent une accélération des battements du cœur, surtout pendant les périodes menstruelles ; enfin l'influence est certaine des repas, des attitudes, des mouvements, de la température, des altitudes, etc.

Quant aux *variations pathologiques*, elles tiennent soit à l'état fébrile, quelle qu'en soit la cause, soit à des maladies chroniques telles que l'anémie, la chlorose, la tuberculose pulmonaire, le rhumatisme chronique, les névroses, etc.

Les *tachycardies* se différencient de ces accélérations simples par le nombre plus exagéré des battements et par quelques autres phénomènes secondaires.

**Description clinique.** — La tachycardie peut être *continue* ou *paroxystique*. Ces deux modalités sont totalement différentes. Dans la première, la tachycardie ne constitue qu'un symptôme, souvent perdu d'ailleurs parmi les autres symptômes plus bruyants d'une maladie causale. Dans la seconde, la crise de tachycardie s'accompagne de symptômes secondaires et revêt ainsi quelquefois les allures d'une affection spéciale, nettement caractérisée.

1º **Tachycardie continue.** — On désigne sous ce nom une accélération constante des battements du cœur, accélération souvent non perçue par le malade, atteignant le nombre de 150 et même plus par minute. Cette tachycardie continue n'est qu'un symptôme se rencontrant dans des affections nombreuses.

2º **Tachycardie paroxystique.** — Dans cette forme la tachycardie n'est qu'intermittente et procède par accès.

Le début de chaque accès se fait soudainement; les battements du cœur atteignent d'emblée un nombre considérable, 190, 200, et quelquefois plus. Ces battements sont réguliers. Le grand silence disparaît, le second bruit ressemble au premier; les bruits sont nets, distincts, mais très brefs. C'est le rythme du *cœur fœtal* ou *embryocardie*. Les battements restent vigoureux, nettement perceptibles à la palpation; cependant le malade n'éprouve en général aucune palpitation, souvent même il n'a pas conscience de sa tachycardie.

Par contraste avec ces battements cardiaques énergiques les *pulsations radiales* sont très faibles; une simple ondulation est à peine perçue; la tension artérielle est considérablement diminuée.

Pendant l'accès de tachycardie la sécrétion urinaire est diminuée, l'albuminurie s'observe souvent; quelquefois on note une glycosurie temporaire.

Si l'accès se prolonge, le cœur se fatigue. Au début, il lutte encore contre la distension que tend à produire son travail imparfait. C'est à ce moment que le malade accuse des sensations douloureuses qui rappellent l'angine de poitrine : constriction au creux épigastrique, endolorissement dans les membres supérieurs et surtout dans le bras gauche, irradiation vers le cou, angoisse mal définie.

Enfin, après de nombreux accès, ou lorsque le myocarde est déjà affaibli par des lésions antérieures, cette période de lutte est de courte durée, le cœur se laisse dilater; il n'y a plus distension avec résistance musculaire, mais dilatation passive; les phénomènes douloureux cessent, mais l'asystolie apparaît. La stase veineuse l'annonce; la dilatation des cavités cardiaques et particulièrement des cavités droites la confirme (V. ANGOR PECTORIS et ASYSTOLIE).

Dans les cas favorables, les plus nombreux d'ailleurs, l'accès se termine brusquement, comme il a commencé. Le pouls tombe de 200 à 70. Les symptômes secondaires sont plus lents à disparaître ; les stases veineuses demandent même quelques jours pour s'effacer ; ce n'est que par une abondante émission d'urine que tout rentre dans l'ordre.

Ces accès, dont la durée est variable, de quelques minutes à plusieurs semaines, et même plus d'un mois, se renouvellent plus ou moins fréquemment. On a divisé l'évolution de cette tachycardie paroxystique en trois périodes : tachycardie sans asystolie, tachycardie avec asystolie, enfin asystolie terminale sans tachycardie paroxystique. Cette dernière période n'apparaît d'ailleurs que très tardivement, après de nombreuses années.

**Étiologie**. — La tachycardie, continue ou paroxystique, n'est qu'un symptôme qui relève de causes multiples. Cependant l'accès de tachycardie paroxystique revêt quelquefois les allures d'une maladie spéciale, que Bouveret isola et décrivit en 1889 sous le nom de *tachycardie paroxystique essentielle*.

A vrai dire, on ignore tout de l'étiologie de la tachycardie paroxystique essentielle. Cette affection se rencontre chez l'homme et chez la femme, chez les adultes surtout. Souvent on ne trouve aucune tare persistante, héréditaire ou acquise. Quelquefois, par contre, le sujet atteint est manifestement névropathe, neurasthénique, hystérique ou même épileptique. Jusqu'à plus ample informé, il faut donc considérer, avec Bouveret, cette tachycardie paroxystique essentielle comme une névrose spéciale, caractérisée par la rigoureuse localisation de la perturbation nerveuse aux centres et aux rameaux cardiaques du pneumogastrique. Il est vrai que depuis les travaux de Bouveret nous avons acquis des notions plus précises sur l'activité cardiaque : nous savons particulièrement qu'un faisceau musculaire, dit *faisceau primitif*, ou *faisceau de His*, joue un rôle prépondérant dans le mode de la contractilité du cœur, et Mackensie suppose que la tachycardie paroxystique peut être liée à l'excitation anormale de ce faisceau de His. La tachycardie paroxystique ne serait plus une névrose, mais une myocardite spéciale, bien localisée dans le faisceau primitif. Les conditions étiologiques qui régiraient la tachycardie paroxystique seraient donc les mêmes que celles des myocardites, et particulièrement que celles des myocardites localisées produisant le pouls lent permanent (V. Pouls lent).

En opposition avec cette *tachycardie essentielle* se trouvent les *tachycardies symptomatiques*.

Ces dernières sont tantôt *intermittentes*, tantôt *continues*.

Les *tachycardies intermittentes* ont exactement la même symptomatologie que la tachycardie paroxystique essentielle, prise comme type de description clinique. Elles se rencontrent :

1° Dans les *cardiopathies chroniques* : *affections valvulaires, artériosclérose, myocardite interstitielle, aortite chronique*. Cependant, dans ces affections, les crises de tachycardie sont relativement rares ; il est donc légitime de penser que les lésions si communes du cœur ou de l'aorte sont étrangères à leur apparition et qu'elles résultent d'altérations surajoutées et encore indéterminées du système nerveux intra ou extra-cardiaque.

2° Dans certaines *affections abdominales* : *affections gastro-hépatiques*, *utéro-ovariennes, rein mobile*. Les tachycardies sont alors d'origine réflexe. Mais ce qui domine toujours l'étiologie c'est, là encore, la prédisposition spéciale du sujet à des accidents nerveux. Tous les malades atteints de troubles abdominaux n'ont pas d'accès de tachycardie : seuls les névropathes, confirmés ou latents, en sont atteints.

Les *tachycardies continues* ont des causes multiples et dissemblables, du moins en apparence. Il faut énumérer dans leur étiologie des affections du système nerveux, des maladies infectieuses, des intoxications, des affections cardiaques.

Les *lésions nerveuses* qui s'accompagnent de tachycardie sont celles qui détruisent les noyaux d'origine du pneumogastrique, ou le nerf lui-même. Ce sont : la *paralysie labio-laryngée*, les *foyers de ramollissement du bulbe*, la *myélite ascendante aiguë*, les *névrites du pneumogastrique, alcooliques, diphtériques* ou autres, les *compressions du nerf par des tumeurs du médiastin*.

Certaines névropathies comportent la tachycardie dans leurs symptômes ; telle est en premier lieu la *maladie de Basedow*. Quelquefois enfin la *neurasthénie* s'accompagne d'une tachycardie plus ou moins marquée.

Comme corollaire, on peut supposer que c'est probablement par action sur le bulbe ou sur le pneumogastrique que diverses maladies infectieuses ou quelques intoxications donnent naissance à la tachycardie ; ainsi s'explique la tachycardie de la *grippe*, de la *diphtérie*, des intoxications par la *nicotine*, par la *digitale*, par l'*atropine*, etc.

Quant aux *affections cardiaques* ou *vasculaires* dans lesquelles on a trouvé la tachycardie, elles sont variées : *endocardites, péricardites, anévrisme de l'aorte*, etc. Mais il semble bien que chacune en elle-même n'est pas la cause première de la tachycardie, puisque dans un nombre de cas considérable cette même affection n'accélère que peu ou pas les battements du cœur ; une cause nerveuse surajoutée paraît donc devoir être incriminée : peut-être la trouverait-on dans les terminaisons cardiaques du nerf pneumogastrique. A moins que ne se confirme la théorie de Mackensie mettant la tachycardie sous la dépendance d'une lésion irritative et non destructive du faisceau primitif, ou faisceau de His.

**Pathogénie.** — De cette énumération des causes de la tachycardie résulte en définitive la notion fondamentale de l'action prépondérante mais non plus exclusive du système nerveux dans la production de ce symptôme. Comment s'exerce cette action ?

L'innervation du cœur est complexe : elle se fait par des ganglions intracardiaques, par le sympathique, par le pneumogastrique.

Pour expliquer la tachycardie, on ne peut guère penser à une modification de l'activité des ganglions cardiaques, dont on connaît à peine la physiologie normale.

Reste à rechercher si la tachycardie résulte soit d'une excitation du sympathique, nerf accélérateur, soit d'une paralysie du pneumogastrique, nerf modérateur.

Une pathogénie unique et exclusive ne serait peut-être pas très rigoureusement établie à une période où, en somme, la genèse des principaux symptômes de la maladie de Basedow prête encore à discussion.

Il semble toutefois que le plus souvent la cause réelle de la tachycardie doit être recherchée dans une paralysie plus ou moins complète, transitoire ou durable du nerf pneumogastrique, due soit à une lésion des origines bulbaires, soit à une névrite, soit même à une altération des terminaisons intra-cardiaques.

Mais cette théorie nerveuse, soutenue jadis d'une façon exclusive, ne semble plus rationnelle que pour certaines tachycardies, relevant nettement d'une affection bulbaire, ou d'une névrite du pneumogastrique. Par contre, certaines tachycardies, et la tachycardie paroxystique essentielle pourrait en être, paraissent maintenant régies par une lésion spéciale du myocarde, lésion signalée plus haut, quand nous recherchions les conditions étiologiques de la tachycardie. Il existe, dans le myocarde, un faisceau particulièrement important, étendu de l'oreillette droite à la périphérie des ventricules, appelé *faisceau primitif* ou *faisceau de His*; il représente dans le cœur adulte les restes du tube cardiaque de l'embryon et garde pendant toute la vie le rôle prépondérant qu'il joue à ses premières époques dans l'élaboration et la transmission, à travers l'organe, de l'incitation motrice nécessaire à son battement rythmique. En d'autres termes, la pulsation cardiaque peut être assimilée à une onde de contraction qui, née dans l'oreillette droite, se transmet le long du faisceau de His pour atteindre les ventricules. A l'état normal, cette transmission se fait avec une certaine lenteur, la contraction auriculaire précède d'un temps appréciable la contraction ventriculaire; dans la tachycardie d'origine myocardique, au contraire, la transmission serait très rapide, la contraction auriculaire se confondrait presque avec la contraction ventriculaire; ainsi se trouverait expliquée l'accélération du rythme cardiaque. Cette théorie, rattachant certaines tachycardies à une lésion irritative du faisceau primitif du cœur, soutenue par Mackensie, est très séduisante; elle s'appuie sur des arguments solides, et une observation récente, publiée par Vaquez et Esmein, lui apporte une preuve nouvelle. La tachycardie paroxystique ou maladie de Bouveret serait ainsi produite par une irritation du faisceau de His, tandis que le pouls lent permanent d'origine myocardique ou maladie de Stokes-Adams reconnaîtrait pour cause la destruction de ce même faisceau. (V. Pouls lent).

**Traitement**. — Il est de toute évidence que le traitement rationnel de la tachycardie se confond avec le traitement de la maladie causale.

Cependant le symptôme tachycardie peut lui-même être combattu.

Le surmenage physique ou moral a sur le rythme cardiaque un rôle incontestable; il faut donc, en premier lieu, le proscrire.

Les boissons excitantes, café, thé, liqueurs, doivent être évitées; il en est de même du tabac.

Contre la tachycardie, paroxystique ou non, on a conseillé la compression légère des carotides, qui agirait peut-être par excitation connexe du pneumogastrique; mais ce moyen n'a qu'une médiocre valeur.

Les révulsifs cardiaques sont plus actifs, sous forme d'applications froides : la vessie de glace, les pulvérisations de chlorure d'éthyle dans la région précordiale donnent de bons résultats.

Les dépresseurs de la circulation, nitrite d'amyle, trinitrine, ont été employés. Peut-être sont-ils indiqués quand le cœur subit une certaine distension se manifestant par des crises angineuses; mais la tension périphérique étant déjà très basse, il faut craindre les syncopes. Il est plus rationnel de soutenir l'énergie cardiaque défaillante par des injections d'huile camphrée, et même d'éther et de caféine si le cas est pressant.

Lorsque le cœur se dilate, c'est-à-dire quand apparaît l'asystolie, de nouvelles indications thérapeutiques surgissent (V. ASYSTOLIE).

*E. DE MASSARY.*

## TÆNIAS.

I. — **TÆNIA SOLIUM.** — **Description**. — Le *tænia solium* ou *tænia armé*, vulgairement appelé *ver solitaire*, est un long ver rubanné, de la famille des Cestodes, qui, en clinique, se présente à différentes stades de son existence.

1° *Ver adulte*. — Le tænia solium se présente sous la forme d'un long ruban blanchâtre dont la longueur peut atteindre 5 mètres et même davantage.

La *tête* ou *scolex*, globuleuse, mesure 0 mm. 5 de large. Elle est munie de quatre ventouses et porte un rostre rétractile, à la base duquel sont disposées concentriquement deux couronnes de crochets.

Le *cou* très grêle se confond insensiblement avec les premiers anneaux dont le volume augmente rapidement à mesure qu'on s'éloigne de la tête et dont le nombre peut dépasser le chiffre de 800.

L'anneau adulte, ou *cucurbitain*, mesure environ 12 millimètres de long sur 5 de large. Il contient un utérus, composé d'un tronc longitudinal d'où partent une série de culs-de-sac ramifiés et auquel fait suite l'oviducte. Les testicules, logés principalement à la partie supérieure, débouchent dans un canal déférent unique. L'oviducte et le canal déférent se rencontrent dans le *sinus génital* communiquant avec l'intérieur par un *pore génital*. Dans la série des anneaux, les pores sont latéraux et *disposés en série régulièrement alternante*.

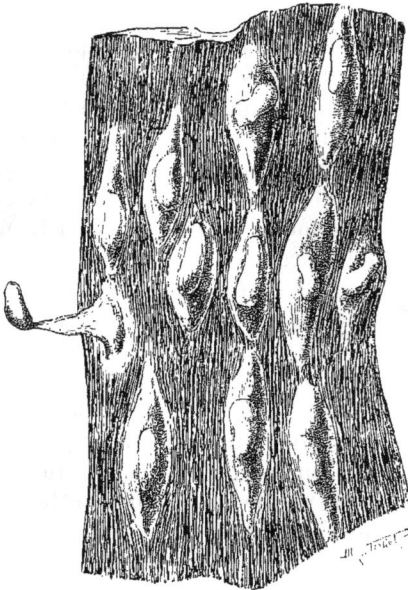

Fig. 71.
*Cysticercus cellulosæ* dans un muscle de porc.
Grand. nat. (Brumpt.)

A mesure que le développement se poursuit, le testicule s'atrophie et il ne reste plus que l'utérus gravide, bourré d'œufs fécondés.

2° *Cysticerque* (*cysticercus cellulosæ*) (fig. 71). — C'est une vésicule elliptique, grosse comme un petit haricot et qui porte une tache blanchâtre correspondant à une petite dépression. Dans cette dépression ou *receptaculum capitis* se trouve invaginée une tête analogue à celle de l'adulte, et qu'on peut faire saillir en pressant sur la vésicule.

5° **Œuf.** — L'œuf du tænia armé est globuleux et mesure de 50 à 55 µ; il renferme un embryon hexacanthe, c'est-à-dire muni de six crochets (fig. 72).

**Cycle biologique.** — L'anneau fécondé, expulsé au dehors avec les matières fécales, met en liberté les œufs qu'il contient. Ces œufs sont avalés directement ou indirectement avec l'eau de boisson par

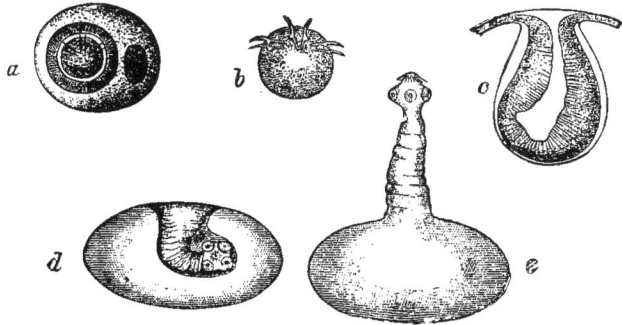

Fig. 72. — Développement du *tænia solium*. — *a*, œuf; *b*, oncosphère devenue libre; *c*, fragment de la paroi du cysticerque présentant une invagination où va se former la tête; *d*, cysticerque avec la tête invaginée; *e*, le même, avec la tête dévaginée, grossie environ quatre fois. (R. Leuckart.)

le porc, qui constituera l'hôte intermédiaire. Sous l'influence des sucs digestifs, l'enveloppe de l'œuf est dissoute, l'embryon hexacanthe, mis en liberté (*oncosphère*), perfore, grâce à ses crochets, la paroi de l'intestin, et pénètre, par les racines de la veine porte, dans le torrent circulatoire qui le charriera dans les divers points du corps. Puis il quitte les vaisseaux capillaires, envahit le tissu conjonctif (surtout celui des reins) et s'y enkyste sous forme de *cysticerque*. Cliniquement, la maladie ainsi développée s'appelle *ladrerie*. Elle se décèle à l'œil du vétérinaire, sous la forme de petites tumeurs demi-transparentes qui soulèvent la muqueuse de la langue, à sa base ou sur les côtés du frein.

Arrivé au stade de cysticerque, le parasite ne se développe plus; il faut que la viande, insuffisamment cuite, soit absorbée par l'homme pour que le ver passe à l'état adulte. Il se nourrit alors par endosmose et se fixe à la muqueuse intestinale par ses ventouses et ses crochets. Les anneaux se forment à partir de la tête; plus tard, les cucurbitains fécondés se détachent au fur et à mesure, puis sont expulsés au dehors et disséminent l'infection.

Le tænia, comme son nom vulgaire l'indique, est généralement solitaire; il est des cas, cependant, où l'on a signalé la présence de plusieurs individus.

**Modes d'infection.** — C'est donc la viande de porc, crue ou insuffisamment cuite, qui provoque chez l'homme le parasitisme du tænia. La maladie se montre sous deux aspects. Ou bien le ver se développe simplement dans l'intestin, qu'il habite sans entraîner de grands troubles, ou bien les embryons se dissémineront dans les tissus et y détermineront des lésions souvent généralisées, et pouvant entraîner la mort. Dans le premier cas il y a *helminthiase simple*; dans le second, il y a *ladrerie humaine*. Néanmoins le mécanisme de l'infection n'est pas identique. L'ingestion du cysticerque sera suivie de la simple helminthiase, le ver parvenant à l'état adulte ; pour que la ladrerie se développe, il faut qu'il y ait au préalable infection par des œufs fécondés dont les embryons iront se développer directement dans les tissus de l'hôte, mais y resteront à l'état larvaire. Chez l'homme comme chez le porc, jamais les cysticerques ne pourront arriver à l'état adulte.

**Symptômes.** — 1° *Helminthiase* (*Téniasis*). — En raison de sa provenance, le ver a été rencontré exceptionnellement chez le nourrisson. Bien souvent la santé générale des malades porteurs du tænia reste parfaite, et le parasite ne révèle sa présence que par l'expulsion des anneaux par l'anus au moment de la défécation ou bien en dehors des garde-robes ; exceptionnellement il peut être rejeté par vomissement. Dans d'autres cas, on a signalé l'amaigrissement, l'exacerbation de la faim, les douleurs intestinales, la diarrhée, la salivation, le prurit anal ou nasal. Certains malades présentent des troubles hépatiques (douleurs, ictère, et même ascite) ; d'autres se plaignent de dyspnée, de palpitations cardiaques. Les troubles nerveux consistent en vertiges, parfois même en convulsions épileptiformes surtout chez les enfants ; les troubles visuels ne sont pas rares : chez les sujets prédisposés, la présence du parasite peut déterminer une véritable hypocondrie. Exceptionnellement enfin, le tænia peut provoquer les symptômes de l'anémie pernicieuse, à l'exemple du Bothriocéphale (v. c. m.).

Tous ces troubles disparaissent plus ou moins rapidement après l'expulsion du ver ; ce dernier, en l'absence de tout traitement, est capable de persister pendant plusieurs années.

2° *Ladrerie.* — La ladrerie humaine, presque inconnue dans les pays musulmans, s'observe surtout dans les pays tels que l'Amérique du Nord et l'Allemagne, où l'usage de la viande de porc est répandue, et où, par suite, le parasitisme du tænia s'observe avec le plus de fréquence. Très rare chez le nourrisson, la maladie se développe surtout chez les sujets âgés de 20 à 40 ans. Les légumes verts, les fruits, qui peuvent être souillés par les œufs du parasite, sont souvent incriminés : il en est de même de la contagion due au voisinage de personnes infestées par le tænia.

En général, la maladie est l'apanage des gens malpropres et peu soucieux de l'hygiène : elle sévit particulièrement chez les mendiants, chez les aliénés, surtout quand ils sont coprophages. Le traumatisme a été invoqué pour expliquer l'apparition des cysticerques dans une région du corps jusque-là indemne.

La ladrerie peut, ou bien attaquer l'économie tout entière, ou bien se limiter à un tissu.

*a) Formes généralisées.* — Les symptômes sont très variables et témoignent en général de l'intolérance montrée par tel ou tel organe vis-à-vis des cysticerques ; c'est ainsi que les convulsions, les attaques épileptiformes, les contractures, les tremblements, les troubles de la marche ou de la parole témoignent de l'envahissement du système nerveux : il en est de même de la céphalalgie et des troubles de la sensibilité. On peut voir également se développer des troubles auditifs (bourdonnements, surdité) ou oculaires (exophtalmie, inégalité pupillaire, paralysies, voire amaurose). Le caractère

des malades devient parfois mélancolique; parfois aussi la mémoire se perd,
et l'on note des troubles de l'intelligence accompagnés d'excitation ou de
somnolence.

Les vomissements, les syncopes ne sont pas exceptionnels; la respiration, la phonation peuvent être gênées. L'incontinence d'urine et même la
glycosurie ont été signalées.

Les symptômes vraiment caractéristiques ne se manifestent que si la
peau, le tissu cellulaire ou les muscles sont envahis. On constate alors la
présence de petites saillies arrondies, répandues sur toute la surface du
corps; à leur niveau la peau est saine, rarement excoriée. La palpation
permet de reconnaître que ces tumeurs sont plus ou moins profondes,
adhèrent plus ou moins à la peau, qui prend une consistance parcheminée,
et donnent une sensation de rénitence au doigt sous lequel elles semblent
rouler. Leur incision donne issue à un liquide séreux ou louche. Elles sont
peu sensibles : parfois la contraction musculaire détermine de la douleur;
en quelques cas enfin elles deviennent le siège d'un prurit pénible.

L'état général est souvent peu satisfaisant; les malades se plaignent d'une
lassitude extrême. L'examen du sang révèle l'existence d'une éosinophilie,
d'ailleurs inconstante.

*b) Formes localisées.* — Les cysticerques peuvent siéger dans l'encéphale
sans que leur présence détermine le moindre accident; d'autres fois les
symptômes deviennent analogues à ceux des tumeurs cérébrales.

Les localisations oculaires, les plus fréquentes avec les localisations
nerveuses, donnent un tableau très spécial et peuvent se faire dans diverses
régions : paupière, conjonctive, cornée, chambre antérieure, corps vitré et
même rétine.

La vessie, le cœur sont rarement atteints; d'autres fois, la maladie se
cantonne exclusivement à la peau, aux
muscles et même à la glande mammaire.

*c)* La *durée* de la maladie est souvent
fort longue et embrasse plusieurs années;
la guérison spontanée est possible par
calcification ou dégénérescence graisseuse des kystes. D'une manière générale, le *pronostic* de la ladrerie cutanée
reste assez bénin, mais les manifestations
cérébrales sont de la plus haute gravité
et entraînent fréquemment la mort. Les
localisations oculaires se compliquent
trop souvent de troubles inflammatoires
ou trophiques, amenant la suppression
complète de la fonction visuelle.

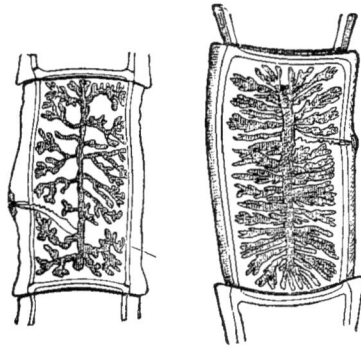

Fig. 75. — A gauche, anneau du *Tænia
solium*; à droite, anneau du *Tænia saginata*. (R. Blanchard, in *Parasites*.)

**Diagnostic.** — 1° *Téniasis.* — Malgré les divers symptômes déterminés par le tænia, la présence des cucurbitains dans les selles est le seul
symptôme qui donne la certitude; aussi le malade se présente-t-il ordinairement à la consultation, déjà porteur d'une petite bouteille contenant les
rubans annelés blanchâtres que l'examen à l'œil nu ou bien à la loupe

permet facilement de caractériser et qu'il ne faut pas confondre avec des débris de mucus coagulé, observés en cas d'entérite muco-membraneuse. Le diagnostic différentiel (fig. 73, 74, 75, 76) avec le tænia saginata et le botriocéphale peut se résumer dans le tableau suivant :

**Tænia solium.** 
{ *Tête* globuleuse, rostres et crochets, 4 ventouses.
{ *Ramifications utérines* peu nombreuses (5 à 10).
{ *Pores génitaux* latéraux à alternance moins irrégulière.
{ Anneaux expulsés par longs fragments au moment de la défécation.

**Tænia saginata.** 
{ *Tête* piriforme, ni rostres, ni crochets, 4 ventouses.
{ *Ramifications utérines* nombreuses (15 à 20).
{ *Pores génitaux* latéraux à alternance très irrégulière.
{ Anneaux sortant isolément par végétation, en dehors de la défécation.

**Bothriocéphale.** 
{ *Tête* oblongue, sans ventouses ni rostre.
{ *Pores génitaux* situés sur la ligne médiane de la face ventrale.

En l'absence des cucurbitains, la recherche des œufs dans les matières fécales pourra donner des renseignements utiles. Au besoin, l'administration d'un ténifuge lèverait les doutes. On se défiera, en tous cas, des récits exagérés de certains malades qui, non seulement se plaignent de sensations extraordinaires, mais encore affirment l'existence d'un ver imaginaire, soit sous l'influence d'une simple phobie, soit même sous l'influence d'un véritable délire chronique systématisé.

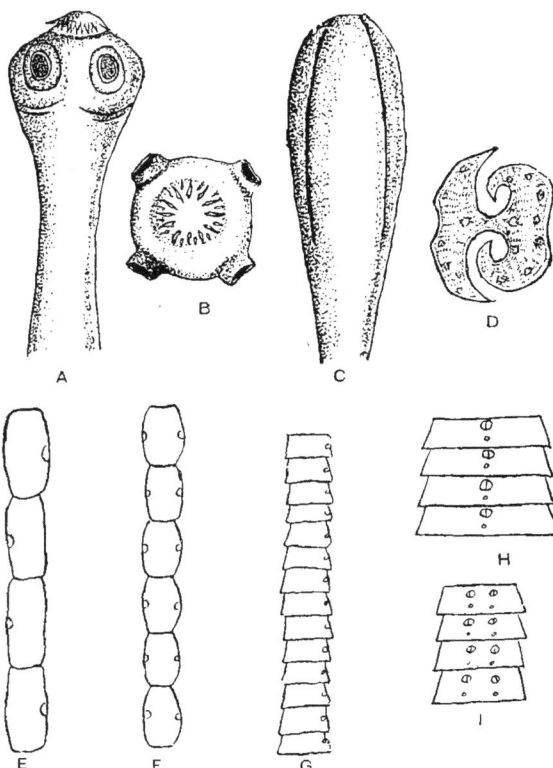

Fig. 74. — A, B, tête de *Tænia* ; C, tête du *Bothriocéphale* ; D, la même, coupe transversale ; E, anneau de *Tænia*, pores génitaux alternants ; F, anneau de *Dipylidium caninum* (parasite du chien), pores génitaux bilatéraux ; G, anneaux d'*Hymenolepis*, pores génitaux unilatéraux ; H, anneaux de *Bothriocéphale*, pores génitaux et orifice externe de l'utérus, médians ; I, anneaux de *Diplogonoporus* (parasite du Japon). (Wurtz et Thiroux.)

2° **Ladrerie.** — Le seul symptôme pathognomonique sera fourni par l'extirpation d'une des petites tumeurs, quand elle est possible, et son examen microscopique. Bien que cette recherche soit des plus délicates, très souvent on peut constater la présence d'une tête de tænia facilement reconnaissable, ou bien celle des crochets caractéristiques épars, si le parasite est mort.

L'éosinophilie, inconstante, s'observe aussi dans la maladie hydatique.

Enfin la généralisation de la maladie  pourra seule  expliquer certains troubles. Si la ladrerie a envahi la peau, on pourra éliminer plus ou moins aisément les adénopathies, les kystes sébacés, les molluscums, les lipomes,

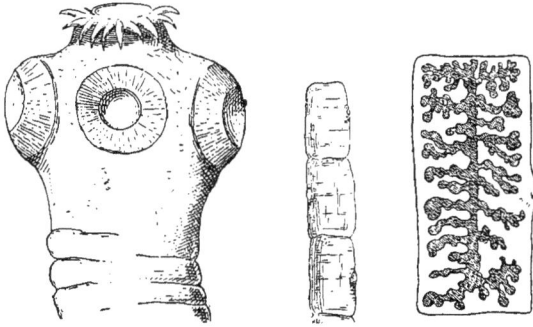

la sarcomatose généralisée, les gommes syphilitiques et même les nodosités rhumatismales.

Si les cysticerques ont envahi exclusivement le système nerveux, le diagnostic de l'affection devient à peu près illusoire; à peine celui de la localisation sera-t-il, en certains cas, posé.

Quant aux troubles oculaires, leur différenciation regardera surtout

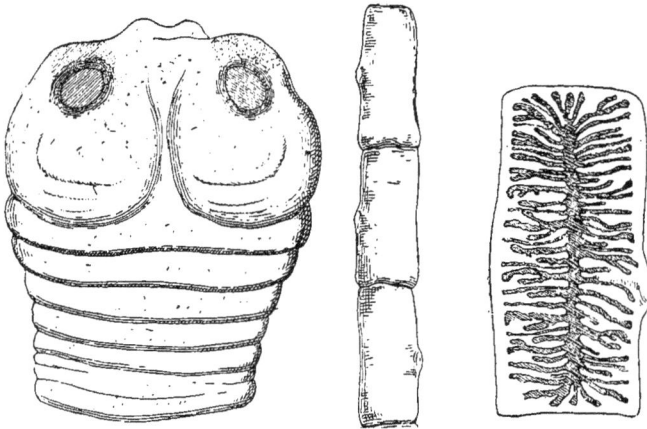

l'ophtalmologiste, qui seul pourra délimiter exactement le territoire atteint et instituer la thérapeutique appropriée.

**Traitement.** — A) *Prophylactique.* — La prophylaxie de l'affection intéresse surtout les pouvoirs publics et les commissions d'hygiène qui règlementent la vente et l'abatage des porcs. Une cuisson parfaite de la viande supprimera tout danger de contamination. Les malades porteurs de ténias observeront les règles d'une propreté rigoureuse afin d'éviter la contamination de leurs proches.

B) *Curatif*. — Nous ne parlerons pas ici des nombreux remèdes préconisés, et n'indiquerons que l'emploi des deux principaux : l'extrait éthéré de fougère mâle et la racine de grenadier.

*a*) L'*extrait éthéré de fougère mâle*, pour être efficace, doit être fraîchement préparé. Chez l'*adulte*, on le prescrit à la dose de 4 à 5 gr. Dieulafoy recommande le traitement suivant :

« Le sujet atteint du tænia est mis au régime lacté pendant 24 heures. Le lendemain matin, il prend à jeun 12 à 15 capsules contenant chacune 50 centigr. d'huile éthérée de fougère mâle : ces capsules sont prises une à une, toutes les trois minutes; un quart d'heure après la dernière capsule, il prend 8 perles d'éther une à une, toutes les trois minutes. Après la dernière perle, il prend 15 gr. d'huile de ricin, et une demi-heure plus tard, il prend encore 25 gr. d'huile de ricin. »

Le malade évacuera ses garde-robes et les anneaux sur un vase plein d'eau : on évitera de trop remuer le ver afin d'éviter toute rupture. L'expulsion une fois terminée, on soulèvera les anneaux avec précaution, au moyen d'une baguette de verre, et on les transportera dans une cuvette pleine d'eau pure. La présence de la tête permet seule d'affirmer la guérison : son absence fera réserver le pronostic; si les cucurbitains réapparaissent, on devra attendre un mois avant de recommencer le traitement.

Pouchet proscrit l'usage de l'huile de ricin, qui dissout l'acide filicique, principe toxique de l'extrait, et facilite son absorption. Il propose d'administrer, comme purgatif, le calomel à la dose de 0.40 centigr.

On peut également conseiller les capsules suivantes (capsules de Créquy) :

Extrait éthéré de fougère mâle . . . . . . . . . . . . . . . 50 centigr.
Calomel . . . . . . . . . . . . . . . . . . . . . . . . . . 5 —

Pour une capsule; on en fait prendre 8 à 10 semblables à raison de 2 toutes les 10 minutes ; 2 heures après la fin de l'ingestion, on administre le purgatif suivant :

Eau-de-vie allemande . . . . . . . . . . . . . . . . . . . . . } āā 15 grammes.
Sirop de nerprun . . . . . . . . . . . . . . . . . . . . . . . }

Chez l'*enfant*, la dose sera d'environ 0 gr.50 par année d'âge sans dépasser 4 gr. On peut faire prendre le médicament dans du miel ou suivant la formule :

Extrait éthéré de fougère mâle . . . . } āā Dose variable suivant l'âge.
Teinture de vanille . . . . . . . . . . }
Gomme arabique pulvérisée . . . . . 2 grammes.
Sirop simple ou de térébenthine . . . } āā 25 —
Eau . . . . . . . . . . . . . . . . . . }

L'extrait éthéré de fougère mâle ne doit pas être considéré comme un remède anodin : même à doses thérapeutiques, il peut déterminer du vertige, des vomissements, des coliques, le collapsus cardiaque et le coma, suivis quelquefois de mort, accidents dus surtout à la résorption de l'acide filicique. Pendant toute la durée du traitement, le malade gardera le repos au lit.

*b)* L'*écorce de racine de grenadier* s'emploie en décoction, à raison de 50 gr. chez l'adulte, 20 gr. chez l'enfant.

> Écorce fraîche de racine de grenadier. . . . . . . . . Dose variable.
> Faire macérer 24 heures dans l'eau . . . . . . . . . . 500 grammes.
> Ajouter 5 gouttes d'essence de citron ou 50 gr. de sirop de menthe pour aromatiser.

La préparation a malheureusement un mauvais goût. Aussi a-t-on utilisé la *pelletiérine*, alcaloïde qui représente le principe actif de l'écorce. Mais sa toxicité doit en faire abandonner l'usage chez l'enfant. Chez l'adulte, on pourra utiliser, avec précaution, le tannate de pelletiérine à dose de 0,20 a 0,40 centig., divisés en 10 paquets qui seront délayés dans un peu d'eau et pris à raison d'un toutes les demi-heures. S'arrêter en cas de vomissements, de vertige, ou de céphalée.

Comme purgatif, on prescrira l'eau-de-vie allemande ou l'huile de ricin, une demi-heure après l'ingestion du remède.

*c)* Chez les enfants, on pourra essayer les graines de courge, remède moins énergique, mais mieux accepté. On les prescrira à la dose de 50 à 60 grammes, pilées et mélangées à du miel, à du lait sucré, ou bien sous la forme suivante :

> Semences de courge mondées . . . . . . . . . . . 30 à   60 grammes.
> Sucre. . . . . . . . . . . . . . . . . . . . . .   40        —
> Eau de fleurs d'oranger. . .   . . . . . . . . .   10        —
> Eau. . . . . . . . . . . . . . . . . Q. S. p.  150        —
> F. S. A. une émulsion. 1 ou 2 heures après, on administrera de l'huile de ricin.

Le *traitement médical* peut être tenté, mais son succès reste problématique. Le plus souvent l'extirpation seule des tumeurs, quand elles sont localisées (à l'œil par exemple), amènera la guérison, le parasite représentant un corps étranger qu'il faut enlever. On a également essayé d'injecter dans les tumeurs cutanées de l'extrait éthéré de fougère mâle.

AUTRES TÆNIAS. — **Tænia saginata.** — Ce ver atteint en moyenne 8 à 10 mètres (fig. 76, 77). Il est donc de plus grande taille que le tænia solium ; ses anneaux mesurent 15 millimètres de long sur 6 de large : leur nombre peut être de 1200 : l'utérus est très ramifié ; les sinus génitaux alternent très irrégulièrement. La tête, assez petite et presque carrée, est munie de quatre ventouses chargées de pigment noir d'après Blanchard, mais dépourvue de rostre et de crochets. L'œuf, légèrement ovale, est long de 56 μ. et large de 28.

Le cysticerque (*cysticercus bovis*), qui représente l'état larvaire du tænia inerme, habite le tissu conjonctif intermusculaire du bœuf et ressemble au *c. cellulosæ* mais en diffère par sa taille plus petite et par la configuration de la tête.

Le cycle évolutif est analogue à celui du tænia solium, à part l'hôte intermédiaire qui est ici le bœuf et non le porc.

Le tænia inerme habite l'intestin grêle, le plus souvent à l'état isolé, et infecte particulièrement les bouchers et les restaurateurs. Il provoque les mêmes troubles que le tænia solium ; mais il est beaucoup plus commun que ce dernier, qui tend à disparaître en France.

En revanche, il semble déterminer exceptionnellement la ladrerie humaine : les cas publiés ont été sujets à controverse, et ne s'observeraient même pas dans 10 pour 100 des cas de téniasis.

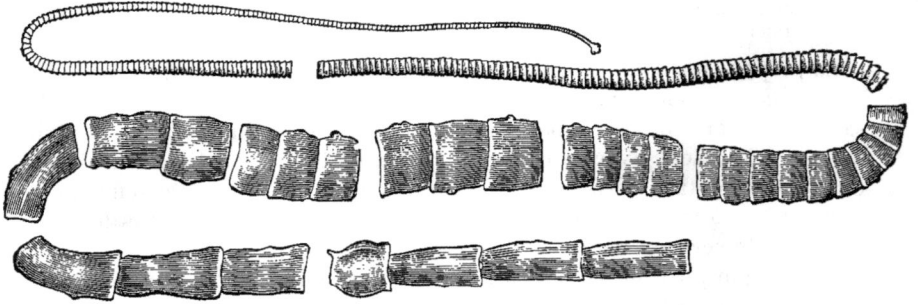

Fig. 77. — *Tænia saginata*. (R. Leuckart.)

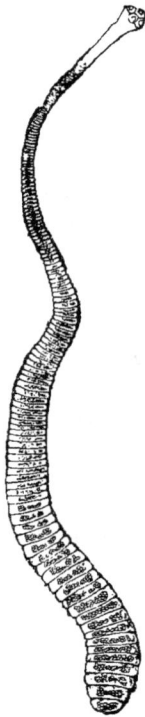

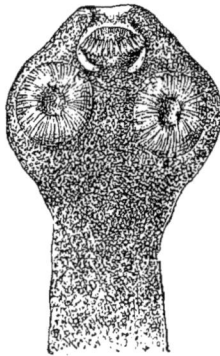

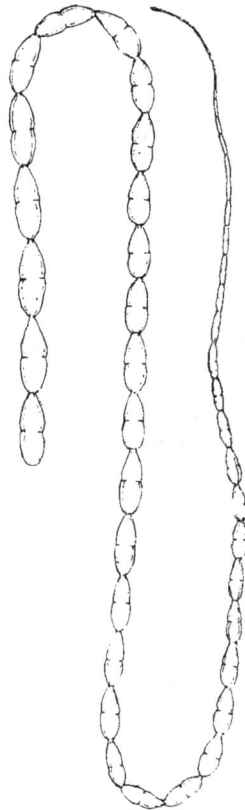

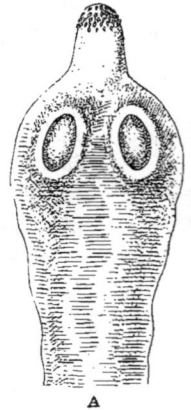

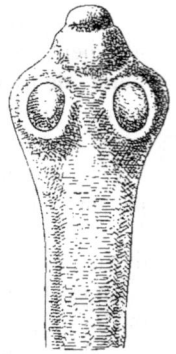

Fig. 78.    Fig. 79.    Fig. 80.    Fig. 81.

Fig. 78. — *Hymenolepis murina*, grossi environ 12 fois. D'après Leuckart. (*In* R. Blanchard.)

Fig. 79. — Tête d'*Hymenolepis murina*. (D'après R. Blanchard.)

Fig. 80. — *Dipylidium caninum*. Grand. nat. (Brumpt.)

Fig. 81. — Tête de *Dipylidium caninum*. — A, rostre évaginé ; B, rostre invaginé. Grossis. 50 diam. (D'après R. Blanchard.)

La petitesse de la tête, sa pigmentation, l'absence de crochets facili-teront le diagnostic ; la taille des anneaux, la multiplicité des ramifications utérines permettra de soupçonner l'espèce du parasite qui pourrait, à pre-mière vue, être confondu avec un oxyure.

Le traitement prophylactique et curatif est le même que celui indiqué à propos du tænia solium. De plus, quand il sera nécessaire d'alimenter un malade avec de la viande crue, on proscrira la viande de bœuf pour donner la préférence à celle de cheval ou de mouton.

**Tænia echinococcus.** — Agent de la maladie hydatide (V. Echinococ-cose hydatique).

**Hymenolepis murina** (*tænia nana*). — Petit ver long de 10 à 15 milli-mètres et composé de 150 anneaux. La tête est ornée d'un rostre rétractile muni de crochets (fig. 78 et 79).

Il infeste divers rongeurs, et dans certains pays (Italie principalement) l'homme, chez lequel il cause des troubles digestifs plus ou moins graves, selon la quantité des parasites qui peuvent exceptionnellement exister au nombre de plus de 200 dans l'intestin grêle.

**Dipylidium caninum.** — Ver long de 150 à 400 millimètres, à tête petite, dont les anneaux mûrs ont une forme bombée et portent sur chaque bord un pore génital. Le parasite infeste surtout le chien et le chat. Il s'observe rarement chez l'homme ; la plupart des cas rapportés concernaient de jeunes enfants (fig. 80 et 81).                                               A. CLERC.

**TAIE.** — V. Kératites.

**TAILLE.** — V. Vessie.

**TALALGIE.** — On connaît sous ce nom une douleur permanente et fixe au niveau du talon.

La blennorragie est le facteur étiologique le plus important, mais la talalgie s'observe encore dans le rhumatisme, la goutte. Elle est plus fré-quente chez les individus qui se tiennent debout. Després l'appelait la maladie des sergents de ville.

Les lésions, quand elles existent, consistent en élargissement du calcanéum ; on a noté l'ossification du grand ligament plantaire. La bourse sous-calcanéenne est quelquefois le siège de lésions chroniques.

La douleur permanente siégeant au-dessous ou sur les côtés du talon, elle est surtout vive dans la station verticale, le malade en arrive à marcher sur la pointe du pied. Généralement, il n'y a pas de modifications extérieures de la région malade. Dans les cas graves et anciens c'est à peine s'il existe de l'empâtement péri-calcanéen. La talalgie blennorragique est un accident tardif de l'infection gonococcique.

L'affection est souvent persistante, rebelle à tous les traitements et fait le désespoir des malades et du médecin. On prescrira des douches, du massage, on fera de la révulsion. Duplay a proposé l'excision de la bourse séreuse sous-calcanéenne.                                                       V. VEAU.

**TALC.** — Le talc est un silicate de magnésium hydraté que l'on emploie réduit en poudre fine; cette poudre est blanche, onctueuse au toucher, insoluble, inattaquable par les acides.

On a utilisé le pouvoir absorbant de la poudre de talc dans les diarrhées; contre l'entérite tuberculeuse en particulier, on peut en faire prendre une quantité quelconque de 50 à 200 gr. par jour.

L'emploi de la poudre de talc à l'extérieur est fréquent; elle entre dans la composition de la poudre de riz, et de nombreuses pâtes utilisées dans la thérapeutique des infections cutanées. On se sert de cette poudre, absorbante et isolante, pour couvrir les surfaces suintantes ou enflammées (hyperidrose locale, érythème fessier des nourrissons, intertrigo, v. c. m.); elle présente l'avantage de ne pas fermenter comme l'amidon.      *E. F.*

**TAMARIN.** — La gousse du *Tamarindus indica* (Légumineuses) renferme une pulpe de saveur agréable, utilisée en raison de ses propriétés laxatives. (V. Purgatifs).

On donne aux enfants environ 1 gr. de tamarin par année d'âge. L'infusion et la conserve de tamarin (1/4 de pulpe, 3/4 de sucre) sont des formes commodes pour l'administration du produit.      *E. F.*

**TANAISIE.** — Les sommités fleuries du *Tanacetum vulgare* (Composées) renferment un principe amer ayant des analogies avec la santonine.

La tanaisie peut être employée comme vermifuge contre les ascarides et les oxyures, sous forme de poudre (2 à 4 gr. chez l'adulte, 0 gr. 50 à 1 gr. chez l'enfant), en infusion (5 à 10 gr.) ou en lavement (10 à 20 gr. infusés dans la quantité d'eau suffisante).      *E. F.*

**TANIN ET SES DÉRIVÉS.** — Le tanin et ses dérivés sont surtout utilisés en thérapeuthique en raison de leurs propriétés astringentes et antidiarrhéiques.

**Tanin. Acide tannique.** — Le tanin des pharmacies est extrait de la noix de galle par un mélange éthéro-hydro-alcoolique. Il constitue une masse légère d'un blanc jaunâtre, s'écrasant facilement, présentant une saveur fortement astringente.

Le tanin est soluble à froid dans son poids d'eau, dans deux parties d'alcool et dans huit parties de glycérine.

A l'intérieur, on utilise le tanin contre les diarrhées chroniques (tuberculose, dysenterie) (v. c. m.), contre les hémorragies gastro-intestinales et quelquefois dans le traitement de certaines formes apyrétiques de la tuberculose pulmonaire (v. c. m.). Cependant, vu l'action irritante exercée par le tanin sur la muqueuse de l'estomac, il y aura lieu de rechercher des associations médicamenteuses moins offensives que le tanin seul. A cet égard l'association du tanin avec l'iode et les phosphates (sirop iodotannique phosphaté, sirop iodotannique, vin iodotannique phosphaté). (V. Iode, Phosphore), est particulièrement recommandable. Souvent aussi l'on trouvera avantage à s'adresser aux dérivés du tanin.

Rappelons ici que le tanin est formellement indiqué dans le traitement des empoisonnements par les alcaloïdes (strychnine, morphine, etc.) et dans les empoisonnements par les sels de plomb et d'antimoine (V. Poisons).

Le tanin peut s'administrer à la dose de 0 gr. 50 à 2 gr. par jour, selon la tolérance stomacale, sous forme de cachets ou de pilules.

A l'extérieur, le tanin est utilisé comme topique astringent en injections, lotions, pommades, ainsi que sous forme de crayons, ovules, suppositoires.

*Cachets.*

| | |
|---|---|
| Tanin . . . . . . . . . . . . . | 0 gr. 20 |
| Phosphate de chaux . . . . . | 0 gr. 30 |

Pour un cachet n° 20; 2 à 10 par jour.

*Solution.*

| | |
|---|---|
| Tanin . . . . . . . . . | 1 gramme. |
| Eau de roses . . . . . | 100 grammes. |

Pour injections urétrales.

*Solution.*

| | |
|---|---|
| Tanin . . . . . . . . | 5 grammes. |
| Infusé de feuilles de noyer . . . . . . . | 1000 — |

Pour injections vaginales (leucorrhée).

*Mixture.*

| | |
|---|---|
| Tanin . . . . . . . . | 0 gr. 10 |
| Glycérine . . . . . . } āā 50 grammes. | |
| Eau de roses . . . . } | |

(Engelures, gerçures du sein.)

*Glycéré* (Codex).

| | |
|---|---|
| Tanin pulvérisé . . . . | 10 grammes. |
| Glycéré d'amidon . . . | 50 — |

*Ovules de tanin* (Codex).

| | |
|---|---|
| Gélatine officinale . . . | 10 grammes. |
| Tanin . . . . . . . . . | 5 — |
| Eau distillée . . . . . | 15 — |
| Glycérine officinale . . | 60 — |

Pour obtenir 6 ovules d'un poids voisin de 15 gr. Chaque ovule renferme sensiblement 0 gr. 50 de tanin.

*Pommade.*

| | |
|---|---|
| Tanin . . . . . . . . . | 1 gramme. |
| Huile de bouleau . . . . | II gouttes. |
| Beurre de cacao . . . . | 10 grammes. |
| Huile de ricin . . . . . | 5 — |
| Essence de badiane . . | V gouttes. |

Gerçures des lèvres (Brocq).

*Lavement.*

| | |
|---|---|
| Tanin . . . . . . . | 2 à 5 grammes. |
| Infusé de bistorte . . . | 500 — |

*Pilules.*

| | |
|---|---|
| Tanin . . . . . . . . . . | 0 gr. 10 |
| Extrait de ratanhia . . | 0 gr. 10 |
| Extrait d'opium . . . . | 5 milligr. |

Pour une pilule n° 40; 2 à 8 par jour.

*Crayons de tanin* (Codex).

| | |
|---|---|
| Tanin pulvérisé . . | 10 grammes. |
| Poudre de gomme . | 0 gr. 50 |
| Eau . . . . . . . . } āā P. F. Q. S. | |
| Glycérine . . . . . } | |

*Suppositoires.*

| | |
|---|---|
| Tanin . . . . . . . . | 0 gr. 20 |
| Poudre d'opium . . . . | 0 gr. 02 |
| Beurre de cacao . . . . | 4 grammes. |

Pour un suppositoire.

**Tannalbine.** — Combinaison de tanin et d'albumine obtenue à chaud : la tannalbine est une poudre brune et insoluble dont on utilise les propriétés astringentes dans le traitement des diarrhées chroniques.

On prescrit la tannalbine aux adultes à la dose de 2 à 6 gr. par cachets de 25 centigr.; on donne aux enfants de 25 centigr. à 2 gr. par jour du médicament.

**Tannigène.** — Éther diacétique du tanin, le tannigène, insoluble dans l'eau, est employé comme antidiarrhéique à doses plus faibles que la tannalbine (20 centigr. à 1 gr. chez l'enfant, 1 à 5 gr. chez l'adulte).

**Tannoforme.** — Combinaison mal définie de tanin et d'aldéhyde formique. C'est une poudre légère, d'un blanc rosé, insoluble dans l'eau. On l'utilise surtout comme topique absorbant et désinfectant.

*Pommade.*

| | |
|---|---|
| Tannoforme . . . . . | 1 gramme. |
| Vaseline . . . . . . . } āā 5 grammes. | |
| Lanoline . . . . . . . } | |

Impétigo, prurit.

*Poudre.*

| | |
|---|---|
| Tannoforme . . . . . . | 5 grammes. |
| Talc pulvérisé . . . . | 20 — |

Hyperidrose des pieds.

E. F

**TANNES.** -- V. Acné.

**TARSALGIE.** — (*Tarsalgie des adolescents. Pied plat valgus douloureux.*) C'est une affection survenant ordinairement pendant l'adolescence et caractérisée par l'affaissement de la voûte plantaire, la déviation de la plante du pied en dehors avec contracture musculaire et une douleur marquée surtout dans la région de l'articulation médio-tarsienne.

**Étiologie.** — On la rencontre chez les jeunes gens de treize à dix-huit ans, jeunes garçons le plus souvent ayant eu une croissance rapide et commençant à exercer un métier qui les oblige à la station debout prolongée (garçons de café, garçons épiciers, employés de magasin, bouchers ou charcutiers, chez lesquels le port de lourds fardeaux exerce une action incontestable, blanchisseuses). Les sujets atteints de cette affection peuvent avoir un pied normalement conformé ou congénitalement plat qui, secondairement, se dévie en valgus et devient le siège de douleurs.

A noter également le port habituel de chaussures à semelles minces, qui soutiennent mal la voûte plantaire. Les traumatismes légers, le rhumatisme peuvent favoriser le développement de l'affection.

**Symptômes.** — La tarsalgie débute insidieusement : le malade se fatigue plus vite pendant la marche ; la station debout lui devient pénible. Bientôt apparaît la douleur, intermittente d'abord et disparaissant par le repos. Le sujet souffre le soir après une journée de travail : le matin il ne ressent plus rien. Plus tard, les douleurs deviennent continues et, à une période avancée, elles sont si intenses que la marche est impossible.

Le siège de la douleur répond ordinairement à l'interligne médio-tarsien, à la tête de l'astragale, sur le bord interne du pied : elle peut s'étendre sur la face dorsale dans la région de la médio-tarsienne ; plus rarement on la rencontre, sur le bord externe, au niveau de l'articulation calcanéo-cuboïdienne ou au-dessous de la pointe de la malléole externe qui peut, lorsque le valgus est très marqué, venir presser sur la face externe du calcanéum.

L'examen physique du pied révèle d'abord l'aplatissement de la voûte plantaire. Le pied repose à plat sur le sol par toute son étendue, ce que démontre encore mieux la méthode des empreintes : l'empreinte du pied est élargie.

De plus, le pied est dévié en valgus, c'est-à-dire en dehors. La ligne passant par la crête du tibia prolongée vient tomber sur le gros orteil ou en dedans de lui, au lieu de passer, comme à l'état normal, par le deuxième orteil.

Le bord interne du pied, au lieu de former une courbe surélevée, repose en totalité sur le sol et forme même quelquefois une courbe à convexité interne sur laquelle on aperçoit trois saillies osseuses qui représentent, en allant de haut en bas et d'arrière en avant, la malléole interne, la tête de l'astragale subluxée en dedans et le tubercule du scaphoïde.

Le bord externe est légèrement excavé au niveau de la médio-tarsienne ; parfois il est surélevé de manière à ne plus toucher le sol : dans ce cas la malléole externe vient se caler sur la face externe du calcanéum.

La déformation du pied est maintenue par la contracture musculaire, dont l'apparition est contemporaine de celle des douleurs. Les muscles péroniers latéraux, extenseurs, etc., sont en état de contracture telle que leurs tendons forment au niveau du cou-de-pied de véritables cordes saillantes.

A ces symptômes principaux s'en joignent d'autres secondaires dus à des troubles trophiques ou circulatoires : sudation exagérée avec macération de l'épiderme et ulcérations parfois, atrophie du coussinet adipeux qui existe normalement sous les têtes métatarsiennes et formation de durillons, de bourses séreuses susceptibles de s'enflammer. Enfin, sur ce pied étalé, élargi, allongé, les orteils sont comprimés, d'où fréquence de l'hallux valgus, de l'orteil en marteau.

**Diagnostic**. — Le diagnostic de la tarsalgie des adolescents est en général facile. On ne la confondra pas avec le pied plat congénital, qui ne s'accompagne pas de douleurs ni de déviation en valgus avec contractures.

L'ostéo-arthrite tuberculeuse médio-tarsienne détermine une déviation totale du pied en valgus ; mais il y a des douleurs osseuses, plus prononcées, du gonflement et de l'œdème. Les antécédents aideront au diagnostic.

**Pronostic**. — La tarsalgie ne guérit point spontanément : tout au plus, dans certains cas, la douleur et la contracture tendent-elles à disparaître : la marche reste toujours gênée. Il importe donc de savoir traiter cette affection.

**Traitement**. — Le traitement est très différent suivant le degré qu'atteint la maladie, et à ce point de vue on peut distinguer trois périodes.

Au début le pied plat, peu dévié, est le siège de douleurs ; la déviation est facilement réductible. Le traitement doit être simplement hygiénique et orthopédique. Il faut d'abord conseiller au malade de chercher une profession qui ne l'oblige pas à rester longtemps debout et à porter de lourds fardeaux. On lui fera porter une chaussure orthopédique avec semelle surélevée au niveau de son bord interne ; en même temps on ne négligera pas la gymnastique orthopédique, l'électricité, le massage des muscles adducteurs du pied (jambiers et triceps sural).

Dans une seconde période, la déformation est permanente, maintenue qu'elle est par la contracture musculaire ; mais elle est réductible, avec ou sans anesthésie générale. On réduira cette déformation, sous chloroforme si cela est nécessaire, et on appliquera un appareil plâtré qu'on laissera en place six semaines ou deux mois ; on observera ensuite les prescriptions édictées pour la période de début.

Enfin, la déformation peut être complètement irréductible et l'on n'a plus que la ressource d'un traitement opératoire : astragalectomie, ou tarsectomie.

1º L'*astragalectomie*, quelque illogique qu'elle paraisse, au premier abord, a donné quelques bons résultats. Le pied redevient creux et la marche aisée trois mois après l'intervention.

2º La *tarsectomie cunéiforme* interne (opération d'Ogston) consiste à enlever un coin osseux taillé aux dépens de la tête de l'astragale et du scaphoïde, puis à encheviller les deux surfaces de section ou plus simplement à les suturer pour obtenir l'ankylose du pied redressé. Le résultat immédiat est bon quant à la forme, mais il faut savoir que le résultat fonctionnel se fait parfois attendre plusieurs mois.                                    *G. LABEY.*

**TARSE (FRACTURES).** — V. Pied (Fractures des os).

**TARTRE STIBIÉ.** — V. Antimoine.

**TARTRIQUE (ACIDE).** — Il se présente sous forme de cristaux solubles à froid dans moins d'une partie d'eau. Leur saveur est acide et agréable, d'où l'utilisation de l'acide tartrique dans la préparation de boissons rafraîchissantes.

Le mélange d'acide tartrique (1 gr. 30) et de bicarbonate de soude (2 gr.), est effervescent; on fait dissoudre le bicarbonate de soude dans 3/4 de verre d'eau, on ajoute l'acide tartrique, on agite et l'on boit aussitôt cette eau alcaline gazeuse.

En applications externes, l'acide tartrique est utilisé contre certaines dermatoses prurigineuses.

|             *Limonade.*             |             *Glycérolé tartrique.*             |
|---|---|
| Acide tartrique . . . .  10 grammes. | Acide tartrique. . . . .  3 grammes. |
| Sirop simple . . . . .  250    — | Glycérolé d'amidon. . .  50    — |
| Alcoolature de citron.  50    — | (Prurits. Lichen plan). |
| Eau bouillie. . . . . .  700    — |  |

*Poudre.*

Acide tartrique. . . . . . . . . . . . . . . . . .  1 gramme.
Talc . . . . . . . . . . . . . . . . . . . . . . . } āā 25 grammes.
Oxyde de zinc pulvérisé . . . . . . . . . . . . . . }
(Dermatoses suintantes).

Nous rapprocherons de l'acide tartrique les tartrates, qui sont plutôt redevables de leur activité thérapeutique à cet acide qu'à leur base.

*Tartrate acide de potasse.* — Il est doué de propriétés diurétiques et laxatives à la dose de 2 à 4 gr. Les doses de 15 à 30 gr. sont purgatives.

*Tartrate neutre de soude.* — C'est un purgatif doux de saveur agréable (50 à 40 gr.).

*Tartrate double de soude et de potasse.* — Le sel de Seignette est diurétique aux doses de 2 à 4 gr., laxatif aux doses de 10 à 15 gr., purgatif doux aux doses de 20 à 40 gr. Il constituait la base de la poudre gazogène laxative du Codex de 1884.

| *Poudre laxative gazogène* (Codex 1884). | *Poudre laxative* (diabète, arthritisme). |
|---|---|
| *Paquet bleu* : | Sel de Seignette.  5 à 10 grammes. |
| Bicarbonate de soude. .  2 grammes. | Citrate de soude. } |
| Tartrate de potasse et de | Phosphate de } āā 2 à 5   — |
| soude pulvérisé. . . .  6    — | soude. . . . . } |
| *Paquet blanc* : | Pour un paquet: le matin à jeun dans un |
| Acide tartrique pulvérisé.  2    — | verre d'eau de Vichy. |
| Dissoudre le contenu du paquet blanc |  |
| dans 2 5 de verre d'eau, ajouter celui du |  |
| paquet bleu et boire aussitôt. |       *E. F.* |

**TATOUAGE.** — Le tatouage consiste à introduire dans les couches profondes de l'épiderme et dans l'épaisseur du derme diverses matières colorantes, de façon à produire des signes ou des dessins durables.

On n'observe plus guère aujourd'hui les tatouages que chez les peuples peu ou pas civilisés, en Afrique et en Océanie surtout; dans les pays civilisés, les sujets qui se font tatouer ont presque toujours une mentalité spéciale.

**Procédés de tatouage.** — Les procédés de tatouage sont nombreux. D'ordinaire, après avoir dessiné sur l'épiderme le sujet choisi, le tatoueur pratique, à l'aide d'aiguilles trempées dans une solution d'encre de Chine, des piqûres fines, juxtaposées, disposées linéairement ou en forme de points ou de traits. Les grains de noir de fumée qui composent l'encre de Chine, incorporés au derme, y restent fixés d'une manière presque immuable. Ainsi sont tracés indélébilement des dessins variés, souvent obscènes, parfois curieux.

**Accidents du tatouage.** — Le défaut d'antisepsie peut occasionner des accidents parfois mortels : lymphangites, abcès sous-dermiques, abcès cutanés, suppuration, phlegmons, pertes de substance, mutilations, cicatrices vicieuses, caries, etc.

La syphilis, la tuberculose, la morve ont été fréquemment transmises par les opérateurs, qui dissolvent dans leur salive les matières colorantes, ou par des instruments souillés.

Les tatouages peuvent aussi être le point de départ de chéloïdes (Barthélemy).

**Tatouages thérapeutiques.** — Les tatouages procèdent, en général, d'une mentalité faible ou déviée. Mais il y a des tatouages utiles, effectués dans un but thérapeutique. On a proposé de simuler par des dessins tatoués la chevelure disparue sur les crânes irrémédiablement chauves. Des cicatrices ont été rendues moins disgracieuses par des tatouages colorés selon les teintes de la peau. Enfin, quelques oculistes sont parvenus à tatouer, sous l'anesthésie cocaïnique, pour les rendre moins visibles, certains leucomes de la cornée.

**Traitement.** — Bien des sujets regrettent de s'être fait tatouer. Mais si l'on peut, à la rigueur, enlever un tatouage limité, on ne connaît pas encore le moyen de blanchir une peau tatouée dans sa totalité. Le bleu de Prusse, en effet, pénètre le corps de Malpighi et l'assise génératrice de l'épiderme, voire même les espaces lymphatiques du derme et, par conséquent, l'élimination des parties tatouées entraîne fatalement une cicatrice ou des troubles de pigmentation et de vascularisation. Ces derniers sont négligeables et s'atténuent à la longue; quant à la cicatrice, elle ressemble, si le tatouage était profond, à celle d'un vésicatoire; si la cautérisation a été poussée trop loin, à celle d'une brûlure.

On a employé à peu près sans succès, pour effacer les tatouages, les vésicatoires volants, les cautérisations avec des acides plus ou moins concentrés, les tatouages blancs avec les poudres d'émaux, avec le lait, l'huile phéniquée, la teinture de cantharides, le tanin seul, l'acide acétique, l'oxalate acide ou le nitrate acide de potasse, etc.

Tous les procédés actuellement connus de détatouage se ramènent à la destruction des téguments et au remplacement des dessins par des cicatrices. Il faut donc s'attacher à créer des cicatrices aussi fines, lisses, souples et blanches que possible. Voici quelques procédés capables de donner de bons résultats.

Des chirurgiens ont proposé l'exérèse, l'extirpation, Gueillot a réparé l'ablation par une greffe par approche. La greffe dermo-épidermique d'Ollier et de Thiersch peut rendre quelques services.

Les pointes de feu, fines, juxtaposées, profondes, c'est-à-dire qu'on fait pénétrer de 5 millimètres environ, sont, d'après Barthélemy, le procédé de choix; elles laissent des cicatrices belles, lisses et blanches, mais ne sont applicables que sur les tatouages limités.

L'emploi des rayons X et des substances radio-actives pourrait, d'après Béclère, Oudin et Barthélemy, être indiqué dans certains cas.

Variot a proposé le procédé suivant : verser d'abord une solution concentrée de tanin sur les parties tatouées, puis faire à ce niveau des piqûres fines et serrées avec un jeu d'aiguilles en tout semblables à celles qui servent aux tatoueurs; passer ensuite en frottant sur les parties piquées un crayon de nitrate d'argent; laisser pendant quelques minutes le tanin réduire le sel d'argent jusqu'à ce que les piqûres se détachent en noir foncé; essuyer alors. Une escarre superficielle se forme avec légère réaction inflammatoire. Au bout de 14 à 18 jours, la chute de l'escarre laisse apercevoir une cicatrice rougeâtre qui se décolore progressivement. On panse à sec avec la poudre de tanin. La cicatrice obtenue est fine et souple.

Un autre procédé a été préconisé par Brunet. La région à détatouer est désinfectée et anesthésiée à l'aide de réfrigérants ou d'injections de cocaïne à 5 pour 100. On limite exactement le champ opératoire à l'aide de bandes d'épithème. On applique un tampon d'ouate imbibé d'ammoniaque liquide et on le maintient pendant 15 minutes sous une étoffe imperméable. Avec une pince flambée, on enlève l'épiderme soulevé ; on découvre alors le derme où les points tatoués se dessinent nettement. On laisse tomber quelques gouttes de la solution de cocaïne sur les surfaces mises à nu et on frotte énergiquement à plusieurs reprises avec du nitrate d'argent pour que l'escarre future comprenne toute l'épaisseur du tatouage. Cinq minutes après, application de compresses humides jusqu'au lendemain, où on enlève le cadre adhésif et on renouvelle le pansement. On peut avec du collodion enlever l'escarre, qui entraîne avec elle tous les grains de tatouage. On panse la plaie par les moyens aseptiques habituels. La cicatrice est formée dans l'espace de 18 jours. Il ne reste plus qu'à pratiquer un léger massage avec de la vaseline pour faire prendre au tissu de nouvelle formation le plus de souplesse possible. Ce procédé est applicable à toutes les parties du corps, sauf la peau des organes génitaux.

M. Evrard préconise un nouveau procédé de détatouage, qu'on peut appliquer sur une peau délicate comme celle de la joue et du nez et qui permet d'éviter les chéloïdes. La méthode est minutieuse et doit être minutieusement appliquée.

Un vésicatoire est appliqué sur la partie dessinée du tégument, dépassant ses limites d'un demi-centimètre environ, jusqu'à obtenir le soulèvement de l'épiderme et la formation d'une vésicule. On laisse l'emplâtre cantharidé

10 ou 12 heures, puis on cautérise le tatouage ainsi dénudé. Pour cela, on enlève l'épiderme avec une pince, puis on applique un nuage de coton hydrophile imbibé de cocaïne à 1/20. Cette anesthésie à la brûlure n'est que relative, mais il est préférable de ne pas la négliger. Lorsqu'elle paraît obtenue, on passe la pointe large du thermocautère au rouge cerise sur le dessin : les tissus se dessèchent, puis rougissent, puis blanchissent ; il faut aller vite, *appliquer la pointe comme un pinceau, ne pas décalquer le dessin*, mais cautériser aussi les espaces de peau non dessinée lorsque les figures sont petites, et même la zone d'un demi-centimètre dénudé autour du dessin, *pour estamper* en quelque sorte. On repasse : le derme devient brun, calciné, comme un bois résineux que l'on pyrograverait, le tatouage disparaît, la brûlure est suffisante. On termine l'opération en appliquant sur la joue ainsi touchée la pommade suivante :

> Acide salicylique. . . . . . . . . . . . . . . . . . .        6 grammes.
> Vaseline . . . . . . . . . . . . . . . . . . . . . . . } āā 25    —
> Axonge. . . . . . . . . . . . . . . . . . . . . . . . }

qu'on étale sur de la mousseline et qu'on peut couvrir d'un mackintosh pendant la saison chaude, car, si la vaseline vient à fondre et à disparaître, on s'expose à la dessiccation de l'escarre ; le patient éprouve une cuisson passagère. On peut la modifier, y ajouter de la cocaïne ; l'acide salicylique seul est indispensable en l'espèce.

Le lendemain on lève le pansement. Souvent une escarre s'est formée lisse et sèche à sa superficie, ramollie dans ses couches profondes, plus ou moins prête à se soulever, et qu'on peut à ce premier pansement détacher avec une pince ; le résultat est bon, on n'aperçoit plus trace de dessin par dessous. D'autres fois, il faut renouveler le pansement : l'escarre tombe après 2, 3, 4 jours ; c'est que la cautérisation n'a pas été suffisamment énergique. On se contente alors de réappliquer la vaseline salicylée, rarement on est obligé de repasser le fer rouge. Si le tatouage reparaît après la chute d'une escarre trop mince, on se borne de renouveler le pansement salicylé.

Dans d'autres cas, le tégument se ramollit entièrement, pénétré par l'acide salicylique ; on renouvelle le pansement, puis, quand il est épais, on enlève ce dépôt semblable à de la matière sébacée, *sans racler trop souvent*, et l'on recouvre de vaseline ; après quelques jours de manœuvres analogues, toute la zone imprégnée a disparu. Il est mieux encore de savoir apprécier le ramollissement complet de la peau et de l'enlever après quelques jours, en un seul râclage.

Les résultats varient donc selon la cautérisation, qui peut être plus ou moins réussie, les individus et les régions du tégument réagissant de façons diverses. Il est habituel que dans les zones à peau épaisse, comme le front et la nuque, l'escarre s'enlève d'un seul morceau.

Dans tous les cas, quand on constate que le tatouage a été éliminé, on remplace la vaseline salicylée par un pansement humide, puis sec à l'acide picrique. La cicatrisation ne doit pas tarder plus de quelques jours, la plaie n'étant pas taillée à pic, et les couches profondes ayant été d'ordinaire respectées.                                        *FERNAND TRÉMOLIÈRES.*

TATOUAGE (MÉDECINE LÉGALE). — Le tatouage est pour le médecin légiste un signe précieux d'identité. En étudiant les tatouages qui se trouvent sur un cadavre inconnu, on découvrira, par la nature des emblèmes, la profession, les occupations habituelles de l'individu. Les inscriptions et la forme du dessin auront une importance pour laisser présumer les milieux dans lesquels il a vécu.

A la prison, la description du tatouage fait partie de la fiche anthropométrique. Enfin, au point de vue de la psychologie criminelle et de la psychiatrie médico-légale leur importance est grande.

Aux yeux du médecin instruit et bien informé, il est une cicatrice parlante dont le langage emblématique permet de constituer une partie du « curriculum vitæ ». C'est un témoignage indélébile qui ne trompe jamais.

Nous allons examiner le tatouage au point de vue de l'âge, du sexe, de la profession chez les criminels, les aliénés.

Le tatouage est plutôt la signature du milieu dans lequel un individu a vécu que la marque de sa personnalité. Aussi il est de tous les âges.

On le trouve chez les nourrissons abandonnés à l'assistance publique comme signe de reconnaissance pour les parents, si plus tard, ils désirent retrouver leurs enfants.

De très bonne heure, les enfants des villes qui fréquentent des milieux d'apaches ou de vicieux sont tatoués. Comme je l'ai montré, ce tatouage est constitué par des ébauches quelquefois informes.

Ces petits imitateurs ont vu pratiquer le tatouage par de grandes personnes; ils assemblent deux ou trois épingles, se procurent de l'encre de Chine et font sur leur peau un essai de tatouage.

Ce sont des points sur l'avant-bras gauche, sur le mollet, sur la main, des lignes, une esquisse de lettres.

Ou bien ils essayent un tatouage sur un petit camarade, à la sortie de l'école pendant les longues heures qu'ils passent inoccupés dans la rue. Les enfants qui portent des tatouages bien faits et décoratifs (bracelets, bagues, pensées, etc.) avec initiales ou inscriptions sont ceux qui ont déjà un passé criminel et qui ont vécu au voisinage de détenus qui les ont tatoués.

La mode de se faire tatouer s'est installée dans certaines classes de la société : en Angleterre, beaucoup d'officiers sont tatoués. On cite des monarques tatoués : Bernadotte et le maréchal Lefèvre, de nos jours, Édouard VII, le czar Nicolas et un de ses frères, les grands ducs.

**Sexe.** — Le tatouage se rencontre rarement chez la femme, il est l'apanage de la prostituée, et la marque des différentes étapes de la vie et de la corruption de la prostituée.

Il se trouve aussi chez les femmes qui ont fréquenté les pèlerinages religieux. On tatoue à Lourdes et à la Salette des emblèmes religieux qui sont des souvenirs indélébiles de grandes émotions.

**Tatouages professionnels.** — Lacassagne a insisté spécialement sur le tatouage professionnel (fig. 82 et 83). Il existe une série de métiers dont les attributs professionnels groupés en médaillon forment un emblème que les apprentis et les patrons portent tatoués sur l'avant-bras (mineur, boulanger, maître d'armes). Ajoutons que certains tatoués cherchent par tous les moyens à faire disparaître un tatouage qui leur rappelle une période agitée de la vie. Nous avons vu des criminels frotter avec du sel jusqu'à arrachement complet de la peau, une inscription dangereuse. Il se forme un tissu cicatriciel qui fait disparaître totalement le tatouage. D'autres pratiquent ou font pratiquer sur le tatouage à dissimuler un nouveau tatouage. C'est ce que Lacassagne a décrit sous le nom de tatouages transformés ou surchargés (fig. 84) pour indiquer dans quelles conditions ils ont été faits.

**Tatouage des criminels et des aliénés.** — Le tatouage chez les criminels est excessivement fréquent. Ils ont été tatoués dès l'enfance.

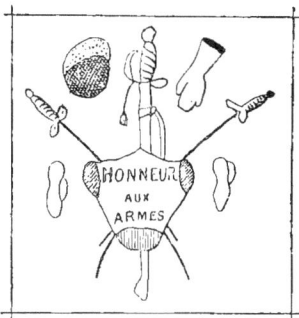

Fig. 82.

L'oisiveté dans laquelle ils vivent, le temps passé dans les prisons, dans les compagnies de discipline se traduit sur leur peau par une série d'emblèmes caractéristiques (fig. 85). Tatouer dans ce milieu se dit « brodancher le cuir ou la couenne », le tatouage c'est « la fleur de bagne ». On constate des dates, des emblèmes, des inscriptions : « pas de chance, enfant du malheur, mort aux gendarmes », qui sont des cris de haine et de menace contre la société.

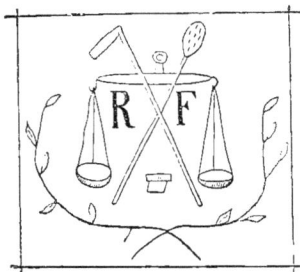

Fig. 83.

Chez les aliénés, le tatouage est au contraire très peu fréquent. Lombroso dit même qu'il existe là un moyen de distinguer le criminel du fou. En effet, bien que celui-ci ait, comme l'autre, la réclusion forcée, la violence des passions, les longs loisirs et ait recours aux plus étranges passe-temps : écrire sur les murs et barbouiller du papier, très rarement l'aliéné se fait des dessins sur la peau.

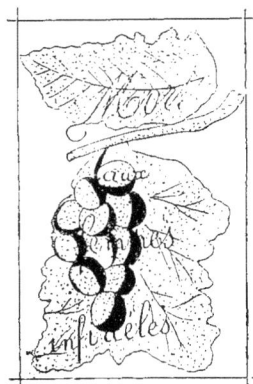

Fig. 84.

Sur 800 fous, Lombroso ne trouve que 4 tatoués et tous l'avaient été avant le début de l'aliénation. Il n'existe aucun rapport entre la forme du délire et les emblèmes tatoués sur leur peau. Les recherches auxquelles je me suis livré me permettent de confirmer sur ce point les faits cités par les auteurs italiens.

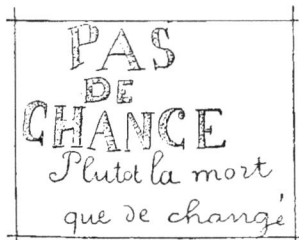

Fig. 85.

**Les procédés de tatouage.** — Dans les prisons, les détenus font beaucoup de tatouages avec du charbon de bois pulvérisé et délayé dans l'eau. Les tatoueurs emploient l'encre de Chine et le vermillon, et pour piquer le dessin.

des aiguilles le plus souvent assez fines, au nombre de 3, de 5 ou de 10. Elles sont maintenues à l'aide de fils, à l'extrémité d'un morceau de bois. Les bons tatoueurs font une première piqûre en enfonçant obliquement les aiguilles à une profondeur d'un demi-millimètre, et, très rarement, ils déterminent un écoulement de sang. Souvent ils ne font qu'une seule piqûre, parfois, le dessin est repiqué une seconde fois afin d'avoir des contours plus apparents. L'opération terminée, elle est généralement peu douloureuse, la surface du tatouage est lavée avec de l'eau, de la salive ou de l'urine.

**Les procédés de détatouage.** — On a essayé toutes sortes de procédés pour faire disparaître les tatouages. En détruisant sur une jeune femme ou un enfant cette cicatrice qui rappelle un passé infamant, on rendrait un véritable service. Lorsque le tatouage est petit, on peut, avec des pointes de feu, des traînées de vésicatoire, arriver à un résultat, mais il reste toujours une cicatrice. Pour enlever un tatouage, il faut détruire la peau dans laquelle ont été incrustées les particules de carbone. De là la difficulté. Le procédé le plus employé par les criminels consiste à frotter le tatouage avec du sel jusqu'à arrachement de la peau. Leur insensibilité explique qu'ils s'imposent facilement pareille torture pour enlever une tête de femme, une inscription qui leur déplaît, quitte le lendemain à s'en faire tatouer une autre. Jusqu'à présent, on ne connaît aucun procédé qui permette de détatouer d'une façon parfaite sans laisser de cicatrice.

*ÉTIENNE MARTIN.*

**TAXIS.** — V. HERNIES.

**TEIGNES.** — Le mot de *teignes* a désigné à l'origine toutes les affections crôuteuses ou squameuses siégeant sur le cuir chevelu de l'enfant, voire de l'adulte. Bazin en a restreint l'acception aux maladies d'origine cryptogamique. On l'applique donc aujourd'hui plus spécialement aux dermatomycoses qui ont le cuir chevelu pour localisation ordinaire, sinon unique ; mais on ne peut guère séparer de celles-ci diverses épidermomycoses d'autres sièges, développées sur la peau vague, dans la barbe, etc.... Le groupe des teignes comprend le *favus*, étudié ailleurs (v. c. m.) et les *teignes tondantes*, objet de cet article ; la « teigne pelade » de Bazin doit être classée à part.

Jusqu'en 1892, on attribuait toutes les tondantes à un parasite unique, le *Trichophyton tonsurans* de Malmsten. La question a été rénovée par les très remarquables travaux de Sabouraud. Cet auteur a montré qu'on englobait à tort dans la trichophytie une autre affection, la *teigne tondante à petites spores*, qui en diffère cliniquement et bactériologiquement. Il a fait voir, de plus, que les trichophytons ne représentent pas une espèce unique, mais un groupe d'espèces voisines, dont la pluralité explique le polymorphisme des trichophyties pilaires et épidermiques.

Il faut donc décrire à part la *tondante à petites spores* ; après quoi nous étudierons successivement les *trichophyties* du *cuir chevelu*, de la *barbe*, de la *peau glabre* et des *ongles* ; nous terminerons enfin par quelques mots sur des *teignes exotiques* qu'on n'observe guère chez nous : quelques-unes sont d'ailleurs l'objet d'articles spéciaux (V. CARATÉS, TOKELAU).

I" MICROSPORIE OU TEIGNE TONDANTE A PETITES SPORES. — On appelle microspories les teignes à petites spores.

La plus importante est la *teigne tondante à petites spores* due au *Microsporum Audouini* ou *Microsporie* de Gruby-Sabouraud : peu répandue en certains pays, elle était jusqu'en ces dernières années la plus fréquente des teignes à Paris (60 pour 100 des cas de teignes d'après les statistiques de Sabouraud en 1892-94) et à Londres : elle est de-

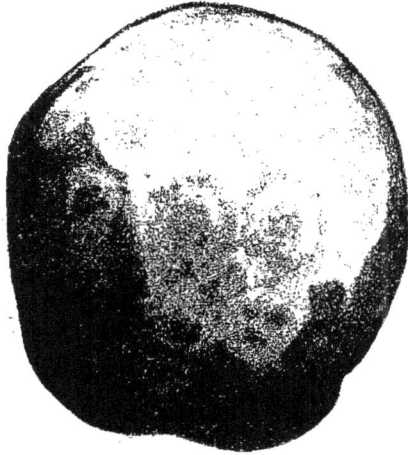

Fig. 86. — Teigne à petites spores. Plaques en cocarde du cuir chevelu. Une moitié du cuir chevelu est épilée à la pince Sabouraud.)

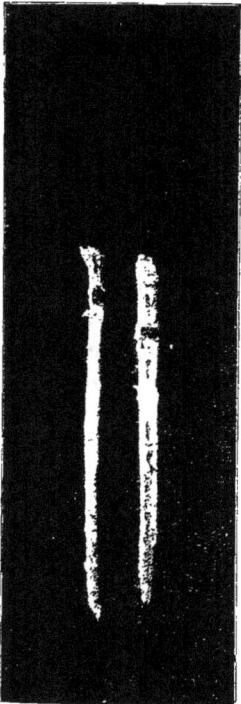

Fig. 87. — Cheveux de la teigne à petites spores, examinés à la loupe. Manchon caractéristique des spores blanches. (Préparation de Sabouraud. Photogr. de Noiré.)

venue aujourd'hui un peu moins fréquente que la tricophytie dans le rapport de 8 à 11 environ, d'après les dernières statistiques de Sabouraud, 1910.

La microsporie est, comme toutes les tondantes, une maladie de la seconde enfance, elle est rare avant 5 ans, plus rare encore après 15 ans : éminemment contagieuse, épidémique, scolaire, elle peut frapper en quelques semaines les deux tiers ou les trois quarts d'un groupe d'enfants. Son début, qui passe généralement inaperçu, est marqué par une macule rose, légèrement surélevée, siégeant au bord du cuir chevelu et qui prend en grandissant la forme en cocarde : puis la rougeur disparaît, les cheveux sont envahis, se brisent : l'aspect est dès ce moment celui de la lésion adulte.

On constate alors tantôt une grande plaque ronde alopécique, assez nettement délimitée, large de 2 à 5 centimètres, tantôt cinq à dix plaques alopéciques plus petites, susceptibles de se fusionner en placards polycycliques (fig. 86). Ces plaques sont sèches, grisâtres, couvertes de fines squames poudreuses adhérentes (*pityriasis alba parasitaire*), elles sont parsemées de « cheveux teigneux » caractéristiques, cheveux très courts, de 3 à 4 millimètres, décolorés et enveloppés d'une écorce blanc gris terne de spores (fig. 87) : cassés à quelques millimètres de leur base, ces poils se brisent au ras de la peau lorsqu'on les épile avec les doigts, rupture que l'on n'observe dans aucune autre teigne ; sur ces plaques on peut voir quelques cheveux nouveaux, mais on ne découvre plus de cheveux sains.

La microsporie n'attaque guère la peau glabre ; elle se localise alors au pourtour du cuir chevelu, au visage, à la nuque, au cou ; elle y forme de petites taches érythémato-squameuses rosées, un peu surélevées, à peine démangeantes, abortives et éphémères, jamais elle n'envahit la peau à distance ; jamais elle ne détermine ni sycosis de la barbe ni herpès circiné de la peau glabre, ni onychomycose.

C'est une maladie essentiellement chronique et rebelle, plus encore que les autres teignes ; elle dure de 2 à 6 ans et guérit spontanément, sans laisser de traces, aux environs de la puberté, ou très peu de temps après elle.

Le *diagnostic* clinique en est facile avec le psoriasis, l'eczéma séborrhéique, l'eczéma sec et la teigne amiantacée d'Alibert, avec la tondante trichophytique à culture cratériforme. « Les éléments du diagnostic de la microsporie sont d'ordinaire assez grossiers », dit Sabouraud : plaques rondes, pityriasiques, disséminées, sur lesquelles les cheveux malades cassés et cassants, viennent en morceaux à l'épilation entre deux doigts, épilation qui d'un seul coup peut en casser une douzaine ; absence ou rareté des cheveux sains.

Dans les cas douteux, on arrivera à la certitude par l'*examen microscopique*, dont la technique fort simple est la même pour toutes les mycoses épidermiques et pilaires. On choisit un cheveu malade, que l'on arrache à la pince, on le porte sur une lame dans une goutte de solution aqueuse de potasse caustique à 40 p. 100 ; on recouvre d'une lamelle, on chauffe légèrement au-dessus

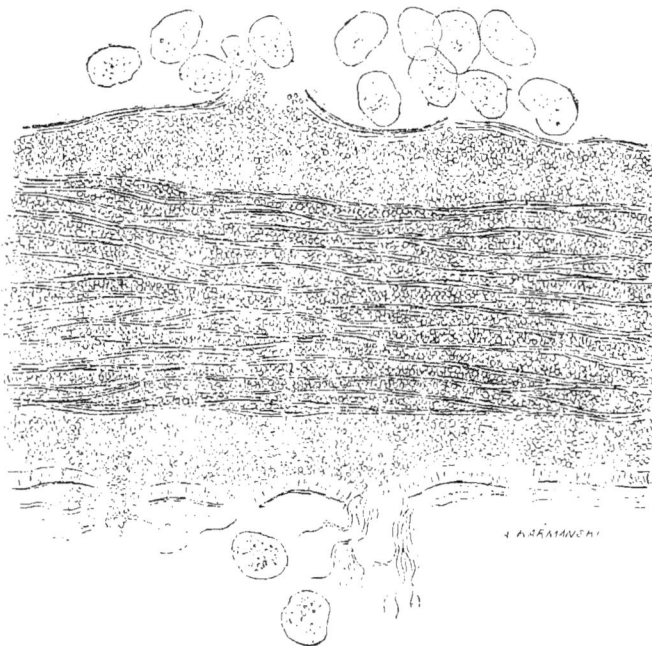

Fig. 88. — Cheveu de la teigne à petites spores, grossi 500 fois. (Sabouraud.)

de la flamme pendant quelques secondes, sans aller jusqu'à l'ébullition, et on examine à un grossissement de 100 à 500 diamètres sans condensateur, en diaphragmant. Grâce à cette technique, il est aisé de voir le parasite

causal, le *Microsporum Audouini* (Gruby-Sabouraud) (fig. 88); il constitue la gaine grisâtre du poil, faite de spores très petites (2 à 3 μ),
égales, irrégulièrement tassées autour de celui-ci sans le pénétrer : le
cheveu ressemble à « une baguette de verre enduite de colle et roulée
dans du sable ». Ces spores, contrairement à celles des trichophyties et
du favus, gardent la coloration de Gram. Les spores sont purement ectothrix; il faut une étude très minutieuse du poil, décortiqué de sa gaine
sporulée, pour y déceler des filaments mycéliens grêles qui, à la cassure
du cheveu, forment un pinceau de radicelles, ce que l'on appelle la
« frange d'Adamson ». Le bulbe du cheveu vivant n'est jamais envahi,
la frange mycélienne s'arrête immédiatement au-dessus de lui et la
cuirasse de spores ne commence qu'un peu plus
haut.

En *culture* sur gélose peptonée sucrée, gly-
cosée ou maltosée, les poils parasités donnent
« en peu de semaines un tapis rayonnant, rond,
de duvet blanc, soyeux, ayant la semence pour
centre. Cette culture est des plus caractéristiques » (Sabouraud) (fig. 89).

On connaît encore actuellement une dizaine
de *variétés animales* de microsporum. Les plus
fréquentes sont le *Microsporum tardum*, puis le
*M. lanosum* du chien, responsables de près du
sixième des teignes microsporiques; ensuite les
*Microsporum* du cheval, du chat, etc. On a vu

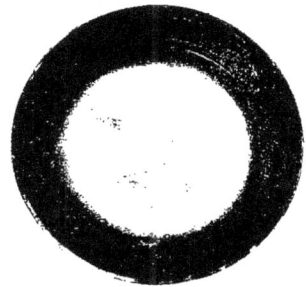

Fig. 89. — *Microsporum Audouini*.
Culture de 3 semaines, sur gélose
peptonée glucosée; grandeur naturelle. (Sabouraud. Phot. de
Noiré.)

ces parasites donner à l'homme des lésions de la barbe analogues à la tondante microsporique de l'enfant (Bodin) ou des taches érythémateuses en
cocarde, exceptionnellement disséminées sur tout le corps : ces *herpès circinés microsporiques* sont éphémères; ils s'observent notamment dans les
cas dus au *Microsporum lanosum*.

Le *traitement* de la microsporie est le même que celui des tondantes trichophytiques.

2° TRICHOPHYTIES DU CUIR CHEVELU. — TONDANTES A GROSSES
SPORES. — Les *teignes à grosses spores* ont pour agents pathogènes diverses
espèces de *Trichophytons*.

Dans leur ensemble, elles sont à Paris près de deux fois plus répandues
que la microsporie; elles y semblent frapper de préférence les filles, à l'inverse de celle-ci; l'âge d'élection est de 4 à 15 ans. Autant que les microspories, elles sont éminemment contagieuses et épidémiques. Aussi font-elles
à peu près autant de victimes dans les écoles. Ici encore, il s'agit en effet
de maladies de l'âge scolaire. Elles s'éteignent spontanément à l'âge de
15 ans; peut-être persistent-elles parfois un peu plus tard que la microsporie,
jusqu'à 16 ans, rarement jusqu'à 18 ans et au delà.

Leur forme la plus commune, due au *Trichophyton à culture cratériforme*,
est à elle seule, à Paris, presque aussi fréquente que la microsporie; d'après
Sabouraud, sur 100 cas parisiens de teigne à grosses spores, elle en représente

environ 50 ; 70 sont dus au *Trichophyton à cultures acuminées*, 15 sont dus
au *Tr. violaceum* ; le reste, soit 5 pour 100, à des espèces diverses. Mais on
ne saurait trop insister sur ce fait que les formes cliniques, comme les
espèces mycologiques, varient suivant les régions où l'on observe. Telle
espèce trichophytique peut prédominer dans telle ville ; à la campagne
règnent surtout les trichophyties d'origine animale.

Moins que la microsporie, elles justifient le nom de *teigne tondante*. Elles

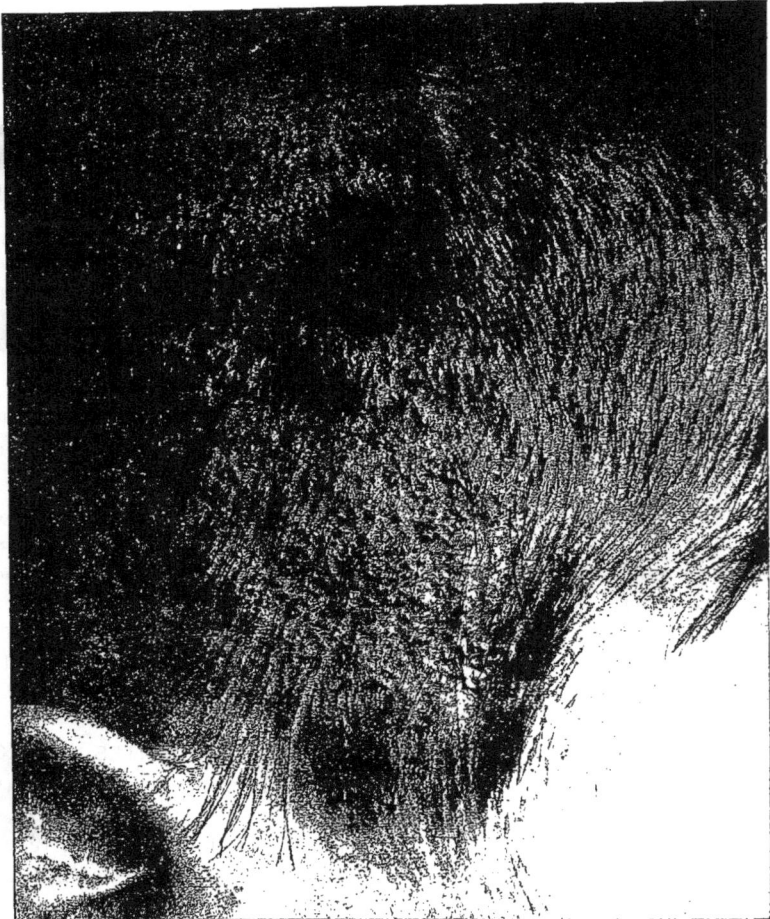

Fig. 90. — *Tondante trichophytique à culture acuminée.* Cas représentant un développement maximum de la maladie. Remarquez les cônes épidermiques folliculaires, et, au niveau de plusieurs d'entre eux, des débris sigmoïdes de cheveux malades inclus dans l'épiderme corné. (Sabouraud.)

se caractérisent en effet par des taches *petites*, *nombreuses* et *disséminées*,
ne comprenant qu'une dizaine de cheveux, souvent 5 cheveux et même
moins : elles sont par conséquent difficiles à voir. Lorsque les taches se
réunissent en plaques plus étendues, celles-ci ne sont pas rondes, mais
trahissent leur mode de formation par leur contour irrégulier, par le grand
nombre de cheveux sains qui persistent entre elles et sur elles. Dans nombre

de cas, les *inoculations cutanées accessoires* (Besnier), sont fréquentes au
visage, au cou, à la lisière du cuir chevelu : on découvre en ces régions
quelques macules lenticulaires rosées à centre pityriasique, abortives, qui
rarement forment en grandissant des cercles finement vésiculeux et squameux (herpès circiné), puis finalement disparaissent d'elles-mêmes. A ces
quelques données générales se bornent les caractères communs aux formes
désignées ci-dessus; il convient dès lors de les étudier séparément (Sabouraud).

La **Trichophytie à cultures acuminées** (fig. 90) (*Trichophyton acuminatum* ou mieux *Tr. Sabouraudi* : dite quelquefois teigne tondante
peladoïde, est moins fréquente que la teigne à culture cratériforme
(50 pour 100), mais plus facile à reconnaître. Elle forme des plaques de
dimensions et de figures extrêmement variables : chez tel sujet, les points
d'attaque se sont réunis en un placard unique et très étendu; chez tel autre,
les points d'attaque disséminés, au nombre d'une centaine, constituent une
sorte d'alopécie généralisée en clairières, chacune comprenant seulement
de 5 à 10 cheveux. Sur toutes les plaques persistent quelques cheveux
respectés, détail qui frappe particulièrement chez les fillettes à cheveux
longs. Entre ces cheveux intacts, aucun poil cassé ne fait saillie ; la surface de
la plaque est criblée de points noirs, deux ou trois fois plus gros que le cheveu
normal : ce sont des poils recroquevillés dans l'orifice folliculaire et cassés
au ras de la peau, d'où une ressemblance frappante avec des comédons.
Quelques-uns, plus gros, laissent distinguer un tronçon incurvé et couché

horizontalement sous une couche
épidermique transparente. La
peau est comme « criblée de grains
de poudre ». Souvent l'accumulation des débris dans le follicule
arrive à déterminer une saillie
comparable à celle de la kératose
pilaire : d'où un aspect en « chair
de poule ». On conçoit que l'épilation aux doigts soit impossible :
l'aiguille seule parvient à extraire
des fragments épais, mous et friables, noirs et sans gaine : l'examen microscopique de ces fragments affirmera le diagnostic.

La **Trichophytie à culture
cratériforme** (fig. 92) est la
forme la plus commune (50 pour
100); elle diffère peut-être plus,
objectivement, de la précédente
que de la tondante à petites spores. Les plaques y sont très petites

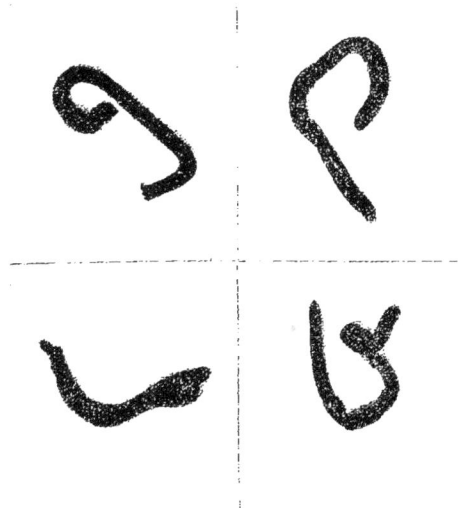

Fig. 91. — Tronçons de cheveux trichophytiques,
vus à la loupe, tels qu'ils apparaissent sous l'épiderme corné. (Sabouraud. Phot. de Noiré.)

et nombreuses : les plus étendues ne dépassent pas le diamètre d'une
pièce de cinq francs. De nombreux cheveux sains et longs y persistent

encore, — caractère différentiel important ; — entre ces cheveux sains,
les cheveux malades apparaissent cassés à 2 ou 4 millimètres de la peau,
gris, pâles, tordus en tous sens et comme ébouriffés. On ne les voit pas
toujours facilement d'emblée, et ce qui frappe au premier abord, à l'examen
de la chevelure teigneuse, ce sont des *points de pityriasis localisé* « que l'on
recouvrirait du doigt » : *pityriasis par points multiples* des anciens auteurs.
La surface malade est en effet recouverte de squames sèches ou grasses,
assez épaisses, qui englobent entre leurs strates épidermiques les poils
cassés, incurvés et tordus en Z, en W, en zig-zag ou en point d'interro-
gation (fig. 91). Autour d'une plaque maîtresse, les points d'attaque minuscules secondaires, qui ont commencé par une tache rosée, sont de même
signalés par une squame, que l'on peut enlever d'une pièce, et à la face profonde de laquelle pendent trois ou quatre racines grises, cassées au-dessus
de leur bulbe. Les cheveux malades ne sont pas sans ressembler à ceux de
la microsporie ; mais leur couleur, plus foncée, leur est propre, au lieu que,
dans celle-ci, elle est due à une gaine que dépasse l'extrémité du poil, droit
et coloré.

La **Trychophytie à culture violacée** ne représente que 15 pour 100 des
tondantes à grosses spores. Le *Tr. violaceum* donne des lésions assez identiques à celles du *Tr. acuminatum*, souvent plus étendues : il détermine
parfois sur la nuque et le cou des circinations élégantes : on l'a observé sur le
cuir chevelu de la femme adulte, dans les ongles et l'épiderme palmaire et
plantaire.

Tels sont les types principaux des trichophyties parisiennes du cuir
chevelu. « En dehors de ces types cliniques qui pour nous, en France, sont
les plus fréquents, il en est d'autres plus rares », dit Sabouraud.

« Il y en a dans lesquels le cheveu malade, d'un gris jaunâtre, droit, de 2 à
5 millimètres de hauteur, n'est pas sans ressemblance avec le cheveu de la
tondante à petites spores ; — d'autres dans lesquels les plaques sont recouvertes d'une épaisse couche impétigineuse ou demi-impétigineuse, demi-
grasse. — D'autres plaques sont roses et un peu infiltrées ; — d'autres ne
montrent pas d'érythème, mais de gros poils noirs cassés dans la peau et
augmentés de volume, au point que le follicule en est rendu saillant. Et ces
orifices folliculaires peuvent être, chacun, marqués d'un point rouge isolé,
premier rudiment de folliculite. — Dans d'autres cas, la folliculite est
suppurée ; l'ensemble de la lésion formant un placard surélevé rouge, exulcéré, arrive à présenter la physionomie connue du kérion.... Il faut encore
citer les tondantes « suivies d'alopécies momentanées ou définitives. Il
s'agit de tondante sans réactions inflammatoires et dans laquelle les
cheveux malades disparaissent peu à peu, leur disparition créant des plaques
chauves atrophiques (« *bald ingworm* » des Anglais, teignes peladoïdes).
La plaque chauve est bordée de cheveux sains, entre lesquels quelques
cheveux malades persistent qui permettent seuls un diagnostic formel.
Longtemps après, au bout de deux mois et plus, un lanugo réapparaît et la
plaque redevient chevelue presque de la même manière que la plaque pela-
dique vraie. Ce processus, dont nous ignorons les causes immédiates, peut
s'observer avec plusieurs parasites différents et même avec la tondante

microsporique ; il s'agit donc d'un processus réactionnel indépendant du parasite causal. »

Les tondantes à grosses spores sont, comme la microsporie, des maladies des plus chroniques ; après les avoir crues plus brèves que cette mycose, Sabouraud les a vues durer 8, 10 ans, sans que la puberté en marquât la fin ; « plus une tondante trichophytique est dépourvue de tous symptômes inflammatoires, plus sa durée risque d'être longue ». Elles guérissent néanmoins constamment, sans laisser, elles non plus, ni cicatrices (au moins visibles), ni alopécie persistante.

**Diagnostic des tondantes.** — Après les descriptions qui viennent d'être faites, il est inutile d'insister longuement sur le diagnostic clinique des teignes tondantes. Au surplus, comme le fait remarquer Darier, elles sont plus souvent méconnues que confondues avec d'autres affections : les plaques minuscules de la teigne à grosses spores, notamment, passent facilement inaperçues. Il faut toujours penser à la teigne lorsque, sur un cuir chevelu d'enfant, existent des points de pityriasis persistant, d' « eczéma sec », et se souvenir avec Brocq que « sous presque toute dermatose du cuir chevelu, on peut trouver la trichophytie ».

Le *psoriasis*, l'*eczéma*, la *fausse teigne amiantacée*, le *pityriasis simplex*, les *impétigos* ne prêtent guère à confusion, et la recherche du poil malade est là pour lever les doutes. Le *favus* (v. c. m.) n'a rien qui ressemble aux tondantes ; et il est presque superflu de parler des caractères différentiels entre la teigne et les plaques lisses, ivoirines de la *pelade* ; seule la pelade à cheveux fragiles pourrait à la rigueur être confondue avec les tondantes (à *Tr. acuminatum*) dites *peladoïdes* : mais ses cheveux cassés ne sont pas tuméfiés, s'épilent entiers, sont effilés à leur racine. — Quant au *diagnostic des tondantes entre elles*, il ressort suffisamment des descriptions précédentes : distribution et apparence grossière des plaques, aspect des poils malades, tout les sépare. « Petite spore, grande plaque » et inversement, dit Sabouraud.

Quoi qu'il en soit, *dans tous les cas*, l'*examen microscopique* du poil malade doit être pratiqué : lui seul, complété si possible par la *culture*, étaye définitivement le diagnostic. Il ne faut pas prendre un cheveu au hasard pour l'examiner : on serait presque sûr de ne rien trouver. Il faut

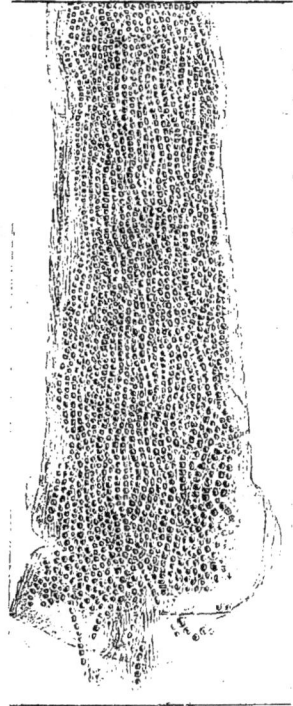

Fig. 92. — Cheveu du *Trichophyton crateriforme* ; filaments composés d'articles quadrangulaires formant des mycéliums en rubans. Sans coloration. 260 Sabouraud.)

chercher un cheveu malade, cassé et présentant les caractères décrits plus haut. Cette recherche n'est pas toujours facile, les fragments pilaires étant plus ou moins masqués par les squames ou inclus dans l'épiderme ;

dans les cas douteux, il faut, à l'aide de deux aiguilles, dissocier les squames couche par couche et chercher dans leurs débris. Le poil malade, ou la squame suspecte, enlevé à l'aide d'une pince fine ou d'une aiguille, est à demi dissous dans la solution de potasse à 40 pour 100, en chauffant légèrement, et examiné tel quel. (On peut encore colorer les préparations au bleu de Sahli, après mordançage dans l'acide formique, à chaud (Berdal). On voit alors, non plus autour du cheveu comme dans la microsporie, mais dans son intérieur (*T. endothrix*), de *grosses spores* (3-4 µ sur 4-6) réfringentes, à doubles contours, qui bourrent les poils atteints; elles se disposent en longues chaînes mycéliennes parallèles aux poils.

Les figures diffèrent un peu suivant l'espèce à laquelle on a affaire. Dans la majorité des cas, il s'agit du second type clinique décrit plus haut (fig. 92). On trouve alors des spores *carrées*, restant en longs *rubans* à peine flexueux et qui résistent à l'écrasement : le parasite est le *Trichophy-*

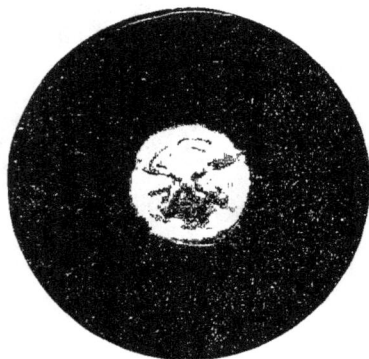

Fig. 93. — *Trichophyton acuminatum*. Culture adulte sur gélose glucosée ; grandeur naturelle. (Sabouraud. Phot. de Noiré.)

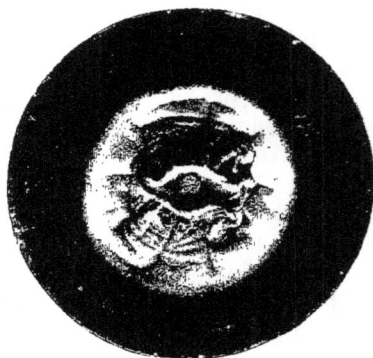

Fig. 94. — *Trichophyton crateriforme*. Culture adulte sur gélose peptonée glucosée. (Sabouraud. Phot. de Noiré.)

*ton crateriforme*, il a dans le cheveu une morphologie très fixe. Une parcelle de poil ou de squame, ensemencée sur gélose peptonée (1 pour 100) glucosée (4 pour 100), donne une culture dont l'aspect cratériforme est caractéristique (fig. 93).

Dans d'autres cas, les spores sont *arrondies*, formant, lorsqu'elles restent bout à bout, un *chapelet* et non un ruban; ce chapelet est facilement brisé et dissocié, et le plus souvent le poil, bourré irrégulièrement de spores rondes, ressemble à un *sac de noix* : cette fragilité du mycélium ne correspond qu'à un stade de l'évolution du parasite. La culture est nécessaire pour faire le diagnostic exact; elle est indispensable pour distinguer le *Trichophyton acuminatum*, — le plus fréquent, — du *T. violaceum* : le premier donne des colonies acuminées gris brunâtre, le second des colonies également acuminées, mais qui deviennent violet foncé.

Les tondantes (ancien *herpes tonsurans*) ne sont pas les seules lésions trichophytiques qui s'observent sur le cuir chevelu. On y rencontre encore les formes à réaction folliculaire inflammatoire (*kérion* de Celse), les trichophyties sèches à aspect d'*ichtyose pilaire*, puis les *herpès circinés* sans alté-

rations des poils. Elles affectent le même aspect qu'à la barbe et sur la
peau glabre, et seront décrites plus loin : notons seulement, pour le
moment, qu'au contraire des tondantes, toutes dues à des parasites *endothrix*, celles-ci reconnaissent pour agents pathogènes des parasites *ectothrix*
de provenance animale ; développées accidentellement sur le cuir chevelu,
elles guérissent avec une rapidité qui contraste avec la longueur des trichophyties humaines. « Toutes les fois qu'une tondante se présente avec un
ou plusieurs caractères cliniques anormaux, on peut penser, dit Sabouraud,
à une tondante d'origine animale. »

**Traitement des teignes tondantes.** — Le traitement des lésions
folliculaires ou purement épidermiques sera fait plus loin, nous le laisserons
donc de côté pour le moment.

Il importe d'abord d'instituer dans les écoles une *prophylaxie* rigoureuse.
De nombreuses inspections doivent permettre de reconnaître tous les cas
débutants, afin que les enfants malades soient rigoureusement séparés des
autres enfants ; les adultes n'ont pas à craindre la contagion. Les sujets
guéris ne seront repris à l'école que moyennant un premier certificat, renouvelé au bout de quinze jours au moins, après examen minutieux constatant
l'absence de tout poil suspect et vérification microscopique. Quant à la
prophylaxie locale individuelle, elle consiste en badigeonnages répétés
de tout le cuir chevelu, avec de la teinture d'iode diluée au 1/5 ou au 1/10
dans l'alcool à 60°.

Le *traitement* proprement dit est local, bien que le mauvais état général
des teigneux indique souvent l'administration de l'huile de foie de morue,
de l'iode (sirop iodo-tannique ou d'iodure de fer), le séjour à la campagne
ou à la mer.

a) **Méthodes anciennes.** — Elles sont innombrables, ce qui est preuve de
leur insuffisance. Aussi ne pouvons-nous songer à les énumérer, et nous
nous contenterons d'indiquer un type, dont les procédés actuellement
employés ne diffèrent au fond que par des points de détail. Il comporte
deux temps : 1° limitation du mal et protection des régions saines ; 2° traitement antiseptique des plaques.

1° Les cheveux sont coupés ras aux ciseaux (il faut proscrire les tondeuses
ou le rasoir), le cuir chevelu est savonné à l'eau chaude et mis en état de
propreté parfaite. Alors, autour de chaque plaque, on épile à la pince une
bordure de cheveux sains large d'environ 5 millimètres : c'est là une besogne
ardue dans la teigne à grosses spores, et le médecin fera bien de marquer
à la teinture d'iode les plaques minimes et disséminées. L'épilation est
renouvelée tous les quinze jours. Pour protéger les régions saines, le médicament de choix est la teinture d'iode diluée au 1/5 dans l'alcool à 60°,
employée en friction rude sur tout le scalp (un jour sur deux, on peut
remplacer cette friction par l'onction avec une pommade contenant, pour
20 gr. de vaseline, 1 gr. d'acide pyrogallique et 4 d'huile de cade). La teinture d'iode a en outre l'avantage de rendre plus visibles les points d'attaque
nouveaux. Besnier complète la protection des parties saines, par l'occlusion
des plaques traitées, au moyen de rondelles de taffetas de Vigo additionné
de 1/100 d'acide acétique ;

2° Le traitement des plaques ne peut être pleinement efficace, parce qu'aucun antiseptique ne peut atteindre le parasite dans le follicule, et que d'autre part l'épilation ne peut, comme dans le favus, extraire celui-ci avec le poil trop friable. Il faut donc se contenter de déblayer la plaque, d'enlever le mieux possible les poils cassés. La pince ne peut y réussir; on s'est servi à cet effet d'emplâtres agglutinatifs. Quinquaud a imaginé un instrument ayant la forme d'une sorte de rateau sans dents et tranchant, avec lequel on racle la plaque préalablement enduite de vaseline. Les poils inclus dans l'épiderme sont enlevés avec une curette à lupus. La plaque bien nettoyée peut être lavée à l'alcool chloroformé (5 pour 100) boriqué (1 pour 100), puis à la liqueur de Van Swieten acétique (1 pour 100), lotions que remplace avec avantage la friction à la teinture d'iode.

Pour obtenir l'expulsion des poils malades, Ladreit de la Charrière a eu l'idée de déterminer autour d'eux une folliculite artificielle, au moyen de l'huile de croton; Sabouraud a précisé cette méthode : on applique l'huile pure sur le bout d'une allumette entouré de coton, ou mitigée sous forme de crayons (huile, beurre de cacao et cire, ãã, parties égales), environ tous les 10 jours et avec les plus grandes précautions. La cicatricule qui résulte de ce traitement bien fait est invisible après repousse; mais si on a la main trop lourde, si on ne sait reconnaître à temps la dermite suppurée et la calmer par des cataplasmes de fécule et des pansements humides, on s'expose à créer des dégâts irrémédiables sous prétexte de guérir une maladie spontanément curable. Aussi ce traitement n'est-il admissible qu'entre des mains exercées. Joint à l'épilation très lente (pour les enlever entiers) des derniers cheveux malades, il permet la guérison des cas moyens en 9 ou 10 mois, mais il comporte un fort pourcentage d'insuccès.

**Traitement par la radiothérapie.** — C'est toujours la même idée — chercher à expulser entier le poil teigneux — qui a conduit Sabouraud à employer la dépilation radiothérapique. Bien réglée par lui et par Noiré, l'application des rayons X a révolutionné complètement la thérapeutique anti-teigneuse : elle doit être substituée à tout autre procédé, partout où elle est possible.

A l'hôpital Saint-Louis, on se servait d'une ampoule de Chabaud à osmorégulateur de Villars; Sabouraud et Noiré ont, depuis, fait construire par Dresler des ampoules auto-réglables en verre mince, à anticathode renforcée. L'électricité était fournie par une machine statique à 12 plateaux (mue elle-même par une dynamo 3 4 de cheval, sur le courant de la ville); actuellement la machine est remplacée avec avantage par une bobine, moins sensible aux variations atmosphériques. L'ampoule est enfermée dans une lanterne de tôle qui ne laisse passer les rayons que par un orifice latéral autour duquel un cylindre limite leur émission au seul faisceau utile et immobilise la tête du patient à 15 centimètres du centre de l'ampoule. On place à 8 centimètres de ce centre, en un point fixe de la lanterne, une pastille de papier au platino-cyanure de baryum.

Lorsque ce papier vert jaune a pris une couleur brune spéciale, que montre le radiomètre X de Sabouraud et Noiré (cette teinte équivaut à la dose utile de 4 à 5 unités H), la séance est terminée : cette dose est suffisante pour déterminer l'alopécie totale sans provoquer de radiodermite ni compromettre la repousse ultérieure.

Une plaque est ainsi guérie en une séance ; on peut sur les autres plaques faire les séances consécutives sans aucun arrêt, il suffit de recouvrir les parties déjà traitées avec des disques de plomb, pour ne pas donner double dose aux régions intermédiaires.

« Une tête peut être dépilée entièrement en 12 séances successives (qui sont, avec notre appareil, de 8 à 15 minutes chacune suivant les jours) ; cette tête se trouve donc traitée en deux heures ; 15 ou 20 jours après la séance, les cheveux irradiés tombent en totalité ; au 25e jour, les racines mêmes des cheveux teigneux sont expulsées spontanément ; elles contiennent encore le parasite vivant. Au 50e jour, il ne reste plus sur la plaque ni cheveux ni trace de parasite : l'enfant est chauve, mais il n'est plus contagieux. La repousse commence deux mois et demi après la séance radiothérapique ; elle est complète cinq mois après elle. » (Sabouraud.)

Ce traitement des teignes est une des plus délicates opérations radiologiques ; il faut que les cercles d'application se touchent, sans chevaucher, toute radiodermite, même légère, entraîne l'alopécie définitive ; l'insuffisance de temps de pose, laissant des cheveux malades, oblige à recommencer. Quelquefois se produisent à la suite du traitement des poussées d'impétigo pustuleux, qu'on traite par le soufre ; la préservation des parties saines se fait, comme ci-dessus, par des applications quotidiennes de teinture d'iode au 1/5.

5° TRICHOPHYTIES DE LA BARBE. FOLLICULITES TRICHOPHYTIQUES. — La trichophytie de la barbe est susceptible de prendre les formes les plus variées, ce qui « s'explique aisément par le grand nombre des *Trichophytons* qui la peuvent provoquer, d'autant que certains d'entre eux, peut-être tous, sont capables de faire, suivant les cas, des lésions de physionomie un peu différentes ».

Sans revenir sur la *microsporie* d'origine équine (Bodin) signalée plus haut, sans anticiper sur les *herpès circinés* vésiculeux ou squameux identiques à ceux de la peau glabre, mentionnons trois variétés, avant d'arriver au sycosis :

1° Une *première forme* est identique à la *trichophytie scolaire*, avec gros poils cassés noirs, petits points d'attaque (2 à 6 poils) disséminés sur les deux joues, et longue durée de 2 à 5 ans : elle est due au *Trichophyton violaceum* ;

2° Une *deuxième forme* est la *trichophytie impétigoïde* : elle est constituée par de petits placards d'épidermite suintante, érodés, recouverts d'une squame crouteuse mince ; des poils malades cassants émergent d'une collerette épidermique grisâtre, « cette forme se complique de nodules sycosiques sous-jacents plus ou moins gros et nombreux » ; elle est due à un parasite *endo-ectothrix*, le *Tr. cérébriforme* : les cultures en sont très analogues à celles du *Tr. cratériforme* (tondante scolaire), auquel Bodin l'a identifié à tort ;

3° La *troisième forme* est une *trichophytie sèche à forme d'ichtyose pilaire* :

« chaque poil, gros, gris et court, faisant sur la peau une saillie de 1 ou 2 millimètres, sort d'un petit cratère corné de 1 mill. 5 de large, qui ressemble au cône corné de la kératose pilaire des bras des jeunes gens ». Au microscope, le poil est bourré de grosses spores rondes, en files, et entouré d'un fin réseau mycélien extérieur. Ce trichophyton *endo-ectothrix* cultive en boule blanche, noire au centre, qui à la longue s'aplatit et prend une couleur rose fleur de pêcher (*Trichophyton rosaceum*).

**Sycosis.** — Mais il faut surtout insister sur les trichophyties plus spéciales à la barbe, les *trichophyties suppurées folliculaires*, qui constituent le *sycosis parasitaire* de Bazin. C'est, dit Brocq, « la trichophytie pileuse de l'adulte, par opposition à la teigne tondante, qui est la trichophytie pileuse de l'enfant ».

L'aspect de ces folliculites est assez variable.

Lorsque les folliculites sont séparées, le *sycosis* est dit *nodulaire*, les abcès évoluent chacun pour leur propre compte, formant des lésions saillantes, rouge violacé, demi-fongueuses (σύκη, figue ouverte), de consistance ferme, dispersées sur les régions massétérines, plus rarement sur le menton et les joues. L'adénopathie sous-maxillaire, les sensations de prurit et de cuisson sont presque constantes. Mal traité, ce sycosis dure indéfiniment ; sa guérison, relativement facile à obtenir, laisse toujours une alopécie incomplète

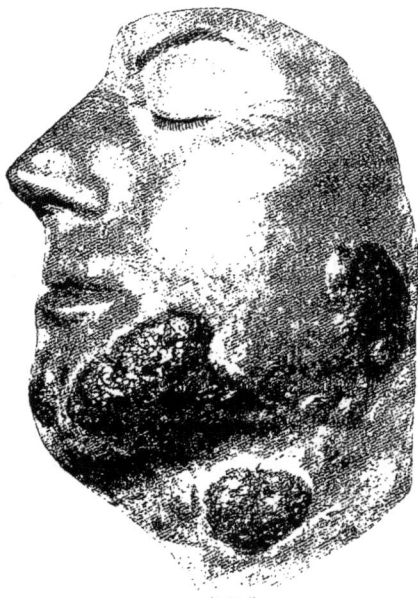

Fig. 95. — Kérion.
(Malade de Quinquaud. Musée de St-Louis.)

et parfois des difformités cicatricielles.... Il existe une variété rare, plus disséminée encore et moins virulente, qui simule l'*acné pustuleuse indurée*.

Plus souvent, les folliculites s'agminent (*kérion Celsi*) en « un, deux ou trois macarons rouges, saillants sur la peau, d'une orbicularité plus ou moins parfaite, criblés de pustules à tous les stades et de croûtes résultant de leur effraction. L'expression fait sourdre du pus de tous les orifices. Les symptômes objectifs sont très analogues à ceux de l'anthrax superficiel, mais les symptômes fonctionnels (particulièrement la douleur) sont beaucoup moins accusés ». Les poils s'arrachent facilement, entiers, sans douleur.

On observe ces folliculites non seulement à la barbe, mais encore au cuir chevelu de l'adulte et de l'enfant (*kérion* de Celse) et sur les parties glabres, sur le cou, à la nuque, au poignet (*folliculites agminées en placards* de Leloir, Quinquaud, etc.) (fig. 95).

Le **diagnostic** de ces formes est à faire surtout avec les lésions staphylo-cocciques, *folliculites, anthrax*, etc. « La trichophytie de la barbe présente toujours des lésions disséminées, irrégulières et asymétriques quand elles sont bilatérales ; la moustache n'est pour ainsi dire jamais attaquée par elles, la gouttière sous-narinaire particulièrement n'est jamais atteinte. Ces seuls caractères, pourtant négatifs, permettent d'éliminer, presque sans faute, les pyodermites simples des mêmes régions, car elles affectent une prédilection pour la gouttière sous-narinaire et la moustache ; leurs lésions sont presque toujours bilatérales et symétriques, on peut même les observer jusqu'aux deux sourcils » (Sabouraud). « Les folliculites pyococciques, même agminées, ne forment pas des placards ronds aussi nettement circonscrits et essaiment beaucoup plus. Le furoncle et l'anthrax ont un œdème inflammatoire plus prononcé... et sont bien plus douloureux. » (Darier.)

Ici encore, l'*examen microscopique* est souvent nécessaire. Il ne faut pas s'attarder à examiner les poils adultes détachés par la suppuration, l'examen serait négatif. A la période d'état, seuls les follets du pourtour de la lésion peuvent montrer une écorce de filaments mycéliens à spores rela-tivement fines, appartenant à un *Trichophyton ectothrix* ressemblant beau-coup aux microsporons (*Tr. microïdes*). Mais ces follets sont difficiles à trouver : il est préférable d'examiner le pus, dans lequel on trouvera des filaments sporulés. Cette recherche sur frottis peut d'ailleurs être malaisée. La *culture* est au contraire facile, elle est pure quand on ensemence une pustule encore fermée, car le trichophyton est à lui seul pyogène. Cette culture est blanche, comme poudrée de plâtre (groupe des *Trichophyton gypseum*).

La plupart des trichophyties de la barbe sont causées par ces trichophy-tons à cultures blanches : ils sont d'origine équine, comme le démontre l'expérimentation et souvent la profession des malades (palefreniers, cochers, vétérinaires, équarrisseurs, bourreliers).

Le **traitement** des sycosis parasitaires doit proscrire les applications violentes, et être avant tout émollient : « détersion soigneuse, ablation des croûtes et des poils morts, badigeonnages sans violence avec teinture d'iode diluée au 1/10 dans de l'alcool à 60°. Pansements humides bien faits à l'eau bouillie » (Sabouraud). Il est bon, néanmoins dans beaucoup de cas (Darier), d'épiler préalablement la plaque et une bordure d'un centimètre ; parfois d'ouvrir au galvanocautère les abcès les plus profonds.

1° TRICHOPHYTIES DE LA PEAU GLABRE. TRICHOPHYTIES CIRCINÉES. —
Nous venons de voir que le *kérion* et les *folliculites trichophytiques* (dus au *Tr. gypseum* du cheval) ne sont pas rares sur la peau glabre (notamment au cou, à la nuque, sur le dos du poignet et de la main) : ces folliculites de la peau vague affectent les mêmes caractères qu'à la barbe.

Les formes que nous allons décrire sont plus spéciales à la peau glabre (bien qu'elles puissent empiéter par exception sur les parties pileuses) ; ce sont des *trichophyties épidermiques*, squameuses ou vésiculeuses, n'enva-hissant pas le poil. Leurs aspects, comme les espèces parasitaires qui les produisent, sont en nombre « considérable, presque illimité ». Elles ont pourtant certains *caractères généraux* assez précis : elles débutent par des taches rondes, érythémateuses et légèrement squameuses, à peine saillantes, qui de suite s'étendent excentriquement en conservant la forme de cercles parfaits; tantôt le centre guérit complètement, tantôt il reste pris, mais toujours le maximum des lésions est sur la bordure; cette bordure, plus nettement arrêtée en dehors, est marquée soit par des squames pityriasiques adhérentes, soit par de fines vésicules; quelquefois le centre, redevenu normal, est réensemencé, d'où l'aspect en *cocarde*. Les cercles s'étendent rapidement, se confondent en lignes *polycycliques*, les parties communes s'effaçant.

Si l'on excepte les *inoculations cutanées des trichophyties infantiles* soit au sujet lui-même, soit à d'autres enfants, l'immense majorité des trichophyties cutanées reconnaissent une origine animale. Elles frappent tous les âges, les enfants et les adultes ; elles s'observent en tous pays, dans toutes les régions du corps, mais avec une préférence marquée pour certaines localisations : la nuque, le poignet….

On peut individualiser plusieurs variétés de ces épidermites :

Les *trichophyties serpigineuses polycircinées* reproduisent à peu de chose près notre description générale. — Une forme *poly-micro-circinée* à grand développement se dispose en bandes, en colliers formés par un mince liséré rouge ponctué de vésico-pustules que le grattage excorie (fig. 96); les lésions sont très chroniques (5, 5, 10 ans); cette teigne paraît provenir du chien (Sabouraud). — Une autre variété, squameuse, rose, à

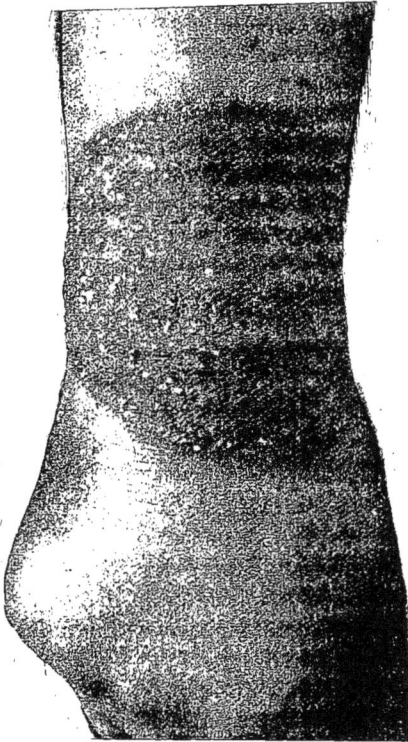

Fig. 96. — Trichophytie circinée vésiculo-bulleuse du poignet. (Malade de Quinquaud. Musée de St-Louis).

bord rouge, serpigineuse, à placards très multiples, à évolution bénigne, semble originaire du veau et de la chèvre. — Assez souvent, les *médaillons nummulaires plats*, surélevés dans toute leur étendue, rappelleraient des placards d'eczéma séborrhéique ou de psoriasis, n'étaient leur vésiculation perceptible, leur marche rapide, leurs inoculations périphériques. — Exceptionnellement, les soulèvements épidermiques deviennent plus considérables, parsèment le placard de vésico-bulles *dyshidroïformes*, l'entourent d'une grande phlyctène en couronne ou même en occupent toute l'étendue. Ces formes répondent à des espèces botaniques diverses; la plupart des lésions suppurées relèvent du groupe des trichophytons pyogènes à cultures blanches, venant ordinairement du cheval chez l'homme, du chat chez l'enfant et la femme.

On rencontre assez souvent à Paris une trichophytie très vésiculeuse, en cercles souvent doubles, inscrits l'un dans l'autre (Sabouraud) : c'est l'*herpès iris* de Biett, qu'il ne faut pas confondre avec l'herpès iris de Bateman, forme d'érythème polymorphe. Il constitue de larges cercles, cernés de vésicules superficielles qui en quelques heures deviennent séro-purulentes, et s'étendent avec une grande rapidité. Son parasite est un trichophyton à belles cultures blanc de neige (*Tr. niveum*), qui semble originaire du chat.

La *trichophytie palmo-plantaire* est très différente des autres trichophyties, en raison de son siège sur des régions à épiderme épais; par contre, elle prend cet « air de famille » commun à toutes les lésions de même siège (eczéma, psoriasis, lichen, syphilis). Ce sont des plaques circulaires, distinctes ou fusionnées, à « desquamation géographique ordinairement localisée au centre, ayant des bords blanchâtres et causant un prurit assez accentué. Le centre est desquamé, lisse, fait de peau jeune où l'épiderme corné est moins épais. Le bord de la lésion est fait d'épiderme corné décollé, soulevé.... » Souvent existent, au pourtour, des vésicules non saillantes, desséchées avant d'arriver à fleur de peau. Il existe une forme intense et une forme bénigne, celle-ci provenant d'une teigne infantile (médecins, infirmiers).

Enfin, il faut décrire à part la *trichophytie-intertrigo*, qui siège dans le pli génito-crural, plus rarement dans les plis axillaires, sous-mammaires, etc. Elle prend l'aspect particulier décrit par Hébra sous le nom d'*eczema marginatum* : c'est la « variété trichophytique de l'eczéma marginé » de Besnier : ses grands placards ronds, de 3 à 5 centimètres, rouges, bordés d'un liséré plus coloré, squameux, ou vésiculo-pustuleux, confluent en une bande polycyclique qui s'avance d'un côté sur la face interne des cuisses, de l'autre sur les organes génitaux et finit par entourer ceux-ci. C'est une dermatose chronique, durant de longs mois sur place, avec d'assez minimes symptômes fonctionnels. Plus fréquente chez l'homme et dans certaines professions (cavaliers, cordonniers?) elle est contagieuse et détermine parfois de petites épidémies. Elle est toujours due à un même parasite, l'*Epidermophyton inguinale*, de Sabouraud, spécial à ce siège, et dont on ignore la provenance saprophytique ou animale. Ce n'est pas à proprement parler un trichophyton, mais un champignon très voisin, à cultures arides et poudreuses d'un jaune citron, souvent duveteuses et blanches par pléomorphisme. Ce parasite n'envahit pas les poils.

**Diagnostic.** — Les caractères généraux sus-mentionnés permettent en général un diagnostic facile entre les trichophyties circinées et les érythèmes, psoriasis, eczémas, dyshidroses, pityriasis stéatoïdes, le pityriasis rosé (que Kaposi faisait à tort entrer dans les trichophyties). Les lésions palmo-plantaires peuvent, nous l'avons vu, prêter à confusion avec l'eczéma, le psoriasis, le lichen, les syphilides. La trichophytie inguinale est souvent confondue avec l'*érythrasma* qui est moins étendu, plus régulier, moins polycyclique, brun et non rouge, sans vésicules. — Dans tous les cas douteux, l'examen microscopique s'impose : on trouve dans les squames des filaments irréguliers jeunes à cloisons distantes, ou sporulés (fig. 97). Souvent aussi les follets sont atteints, cassants et entourés d'une gaine parasitaire plus facile à voir que les mycéliums des squames.

**Traitement**. — Au contraire des trichophyties pilaires, les antiseptiques peuvent dans les trichophyties purement épidermiques, atteindre et tuer le parasite. La plupart des *lésions circinées* parasitaires guérissent en quelque

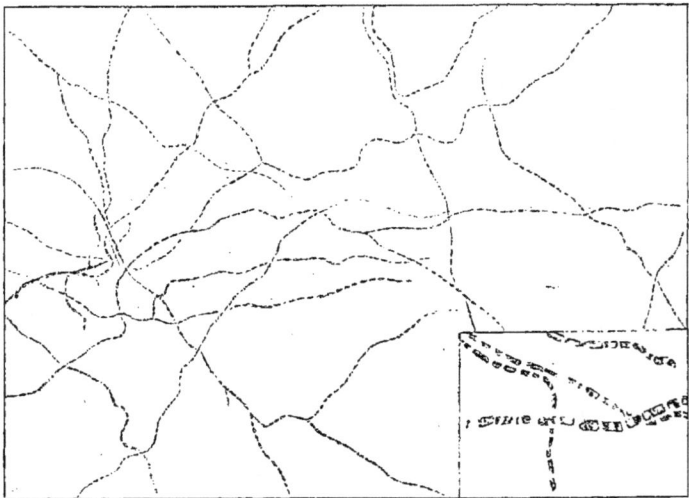

Fig. 97. — Squame prélevée au bord d'un cercle trichophytique de la peau glabre. Bleu de Sahli × 260. Le carton × 750 (Sabouraud).

jours par la teinture d'iode diluée au 1/5 ou au 1/4 dans l'alcool à 60°, et appliquée en friction assez rude (à la brosse et au pinceau dur) pour décortiquer la couche cornée. Dans les *trichophyties palmo-plantaires*, il est nécessaire de décaper préalablement à la pierre ponce l'épiderme trop épais. Dans les trichophyties suppurées folliculaires, au contraire, les émollients constituent le fond du traitement : ils sont indiqués dans les épidermites chaque fois que les signes inflammatoires prennent le dessus.

L'*épidermophytie inguinale* relève des mêmes moyens : elle réclame des applications iodées plus vigoureuses que l'érythrasma (teinture d'iode au 1/10), répétées quotidiennement 10 ou 15 jours. On peut encore employer les pommades iodées (I et KI, āā I p. 100). Dans les cas rebelles, la pommade à la chrysarobine (I pour 100) est le topique le plus efficace.

5° TRICHOPHYTIES DES ONGLES. — Les seules trichophyties unguéales connues sont d'origine animale : la tondante de l'enfant n'en produit presque jamais. Ce sont des affections rares, existant isolées ou accompagnant d'autres localisations, occupant un ou plusieurs doigts, souvent tous, parfois les orteils. L'inoculation se faisant par le bord libre, les altérations débutent par ce bord ou le côté de l'ongle, sous forme de taches opaques, blanc grisâtre ; sous la table externe, qui résiste un certain temps, l'ongle s'épaissit, se strie en moelle de jonc ; enfin cette table est elle-même érodée et présente une surface exfoliée irrégulièrement, rocheuse et friable.

La lésion est indolente. Elle peut guérir spontanément, mais d'ordinaire la maladie dure de longues années.

Le **diagnostic** clinique n'est guère possible, car ces caractères n'ont rien de spécifique, si ce n'est la longue durée de la limitation à la moitié inférieure de l'ongle. Il faut limer la corne malade et l'examiner au microscope, suivant la même technique que pour les cheveux. On peut constater ainsi des filaments mycéliens ; la culture est utile pour compléter le diagnostic, mais elle est assez difficile à obtenir.

Le **traitement** est *médical* : port chaque nuit, pendant six mois, d'un pansement d'ouate mouillée de

| | |
|---|---|
| Iode métallique. . . . . . . . . . . . . . . . . . . . . . . . . | 0,05 centigr. |
| Iodure de potassium . . . . . . . . . . . . . . . . . . . . | 1 gramme. |
| Eau distillée. . . . . . . . . . . . . . . . . . . . . . . . . | 100 grammes. |
| | (SABOURAUD.) |

et recouverte d'un doigtier de caoutchouc ; — ou *chirurgical* : avulsion des ongles sous le chloroforme et pansement à la teinture d'iode étendue de 10 volumes d'alcool à 60°. Ces traitements pénibles sont aujourd'hui remplacés avec avantage par la radiothérapie (Sabouraud) : une dose pleine du radiomètre X. est répétée un mois plus tard ; l'onyxis guérit par un mécanisme difficile à préciser, sans chute de l'ongle.

6° **LES TEIGNES EXOTIQUES.** — Nous ne pouvons que mentionner certaines mycoses de la peau glabre, à peu près inconnues dans nos pays, et dont le nombre s'accroît tous les jours : telles la *trichophytie circinée noire* de Panama, ou celle qu'a observée Sabouraud sur un sujet revenant du Soudan : les lésions se caractérisaient par des placards arrondis et saillants, de coloration rouge très accusée, isolés et agminés, sans vésicules ni suintement. Elle était due à un trichophyton à grosses spores, à cultures spéciales.

D'autres affections ont été plus étudiées : tel le *tokelau* (v. c. m.) ou *teigne imbriquée* de Patrick Manson, observée dans les îles du Pacifique. Elle est très différente de nos trichophyties, elle est déterminée par un parasite spécial qui pour les uns est un trichophyton, le *Trichophyton concentricum*, pour les autres, un *Lepidophyton* (Tribondeau), pour d'autres, un *Aspergillus* (Pinoy).

Les *caratés* ne sont pas des trichophyties, mais des lésions aspergillaires (v. c. m.).

Les *traitements* de ces formes sont les mêmes que ceux précédemment exposés (iode, chrysarobine, etc.).                     *M. SÉE et GOUGEROT.*

**TEINTURES ALCOOLIQUES.** — On appelle *teintures alcooliques* ou *alcoolés* des médicaments liquides qui résultent de l'action dissolvante de l'alcool sur diverses substances.

Elles sont dites simples quand elles ont été préparées avec une seule substance ; composées lorsqu'on a fait servir plusieurs substances à leur préparation.

Les teintures mentionnées dans le nouveau Codex sont les suivantes :

Teinture d'aconit (*racine*).
Teinture d'aloès (v. c. m.).
Teinture d'aloès composée (*élixir de longue vie*).
Teinture d'arnica.
Teinture d'asa fœtida.
Teinture balsamique (*baume du commandeur de Permes*).
Teinture de baume de tolu.
Teinture de belladone.
Teinture de benjoin.
Teinture de cachou.
Teinture de camphre concentrée (*alcool camphré, esprit de camphre*).
Teinture de camphre faible (*eau-de-vie camphrée*).
Teinture de cannelle.
Teinture de cantharide.
Teinture de cascara sagrada.
Teinture de castoreum.
Teinture de coca.
Teinture de cochenille.
Teinture de cola.
Teinture de colchique.
Teinture de colombo.
Teinture de digitale.
Teinture de droséra.
Teinture d'essence d'anis.
Teinture d'essence de citron composée (*eau de Cologne*) (V. ALCOOL, EMPLOI MÉDICAL).
Teinture d'essence de menthe (*esprit de menthe*).

Teinture d'eucalyptus.
Teinture de fève de Saint-Ignace composée (*gouttes amères de Baumé*).
Teinture de gaïac (*résine*).
Teinture de gentiane.
Teinture de girofle.
Teinture de grindélia.
Teinture d'hamamelis.
Teinture d'hydrastis canadensis.
Teinture d'iode.
Teinture d'ipécacuanha.
Teinture de jaborandi.
Teinture de jalap composée (*eau-de-vie allemande*).
Teinture de jusquiame.
Teinture de lobélie.
Teinture de musc.
Teinture de noix vomique.
Teinture d'opium.
Teinture d'oranges amères (*écorce*).
Teinture de pyrèthre.
Teinture de quassia.
Teinture de quillaya (*teinture d'écorce de panama*).
Teinture de quillaya coaltarée.
Teinture de quinquina (*teinture de quinquina rouge*).
Teinture de ratanhia.
Teinture de rhubarbe.
Teinture de scille.
Teinture de strophantus.
Teinture de valériane.
Teinture de vanille.

Les teintures du Codex de 1908 sont préparées au dixième (au lieu du cinquième) ; elles sont en général moitié moins actives que les teintures du Codex de 1884. La teinture d'iode (à 1/10e au lieu de 1/12e) est plus active. *E. F.*

**TEMPÉRATURE.** — Nous exposerons seulement ici les notions utiles à connaître touchant la température normale du corps humain (V. pour la température pathologique et la façon de prendre celle-ci les articles FIÈVRE et THERMOMÈTRE).

La *température moyenne* du corps humain oscille autour de 37°. Il existe des variations quotidiennes de six à huit dixièmes de degré selon les individus, rarement moins, plus rarement encore davantage : les écarts nycthéméraux de 1° sont exceptionnels et peut-être pathologiques. — Le matin, entre 4 et 7 heures, la température est en général de 36°,4-36°,6 dans l'aisselle, de 36°,5-36°,8 dans le rectum. Certains auteurs, surtout les auteurs anciens, ont donné des chiffres supérieurs, surtout pour la température rectale, mais nous croyons devoir nous arrêter aux données précitées. Le soir, entre 4 et 7 heures les températures axillaires sont de 36°,8-37°,2, rectales de 37° à 37°,4 ou 37°,6. On voit donc qu'il existe normalement un certain écart entre les températures axillaire et rectale ; cette différence est des plus variables d'un individu à l'autre. En moyenne de 6 à 8 dixièmes, elle peut atteindre cependant 1 degré.

Il existe également un écart sensible entre la *température périphérique* et la *température centrale*. Celle-ci est moins influencée par les contingences extérieures, froid ou chaleur atmosphériques, sudations, que celle-là. L'écart habituel entre la température cutanée et la température centrale est de 0°,5 (Poczobut). Il ne faudrait pas croire cependant que la sensation de non-température, si l'on peut dire, soit provoquée chez nous par des objets à 36-37°. Le *zéro physiologique* cutané, c'est-à-dire la température qui, en contact avec les diverses parties de l'organisme, ne lui donne ni la sensation de chaleur, ni celle de froid, est compris en moyenne entre 30° et 35° (Maurel).

Nous avons vu qu'il existait normalement un cycle nycthéméral à maximum vespéral. Les maxima et minima peuvent être invertis chez les individus (veilleurs de nuit, infirmiers chargés des services de veille, équipes d'ouvriers travaillant la nuit, etc.) qui, d'une façon habituelle, dorment dans la journée, et remplissent la nuit leurs charges professionnelles. L'*inversion du cycle nycthéméral* ne se produit point d'ailleurs immédiatement (Toulouse et Piéron), du moins en général. Elle se traduit par l'établissement du maximum de la température vers 6 heures du matin, du minimum vers 6 heures du soir.

Cette inversion thermique s'observe d'ailleurs quelquefois chez des individus observant de la façon habituelle l'ordre successif du jour et de la nuit avec leurs occupations banales. On observe cette anomalie chez les déprimés ou intoxiqués de tout ordre. On peut également observer de la *monothermie* (Gilbert et Lereboullet). La monothermie ou monotonie thermique est caractérisée par ce fait que du matin au soir la température ne varie nullement ou oscille seulement de 1 ou 2 dixièmes. Cette anomalie ne se voit pas chez des individus absolument normaux ; Gilbert et Lereboullet et d'autres après eux l'ont rencontrée surtout dans les toxi-infections d'origine biliaire ou digestive.

Le *travail physique* modifie très sensiblement la température. On peut, après un effort modéré, relever une augmentation de 2 à 3 dixièmes, mais un exercice musculaire violent peut provoquer une hyperthermie de 1° à 1°,5. Le *travail cérébral* augmente sensiblement la température du cerveau (Broca); il augmente de 0°,1 à 0°,6 la température centrale du corps (Richet, Gley, Binet). Les *émotions*, dit Broca dans ses « Instructions anthropologiques à l'usage des explorateurs », feraient varier la température : nous n'avons retrouvé en aucun autre ouvrage allusion à ce fait.

Le *repos*, le *sommeil* diminuent la température ; l'*insomnie* de même. Il survient au contraire une légère augmentation sous l'influence de l'alimentation, pendant le travail digestif. Le *jeûne* fait tout d'abord baisser la température, mais une réascension survient, et la normale peut être dépassée si le jeûne se prolonge.

Les variations thermiques sous l'influence de l'*âge* sont des plus faibles,

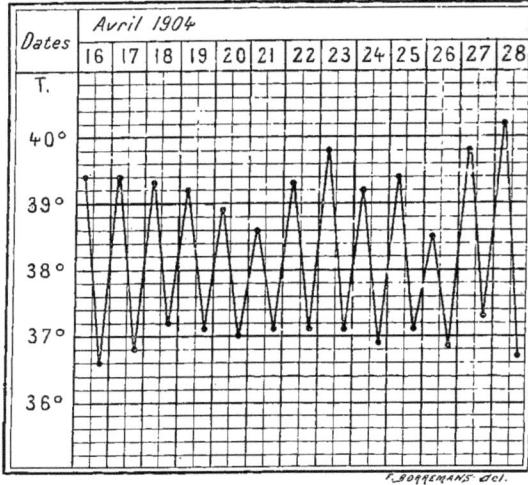

Fig. 98. — Inversion thermique : maxima le matin, minima le soir, chez un malade présentant une cirrhose biliaire (d'après Gilbert et Lereboullet).

A la *naissance*, la température est de 0°,5 à 0°.5 supérieure à celle de la mère : on observe généralement 57°,7 dans l'aisselle et 38°,2 dans le rectum du nou-

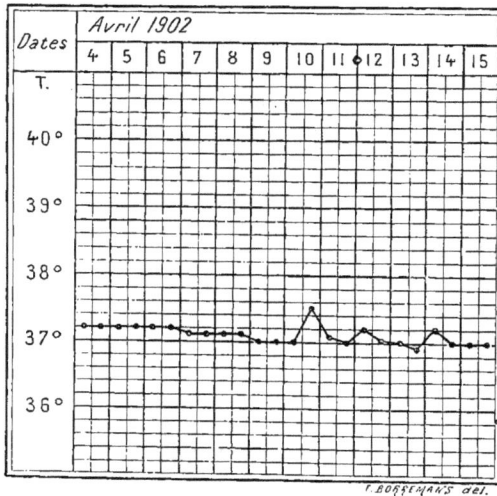

Fig. 99. — Monothermie (d'après Gilbert et Lereboullet).

veau-né. Il y a chute rapide par la suite, et la température du nouveau-né peut s'abaisser à près de 55° au cours des premières vingt-quatre heures.

La température remonte alors, et la moyenne chez le nourrisson est de 37°,6. Chez le *vieillard*, les chiffres relevés sont ceux de l'adulte; il n'existe point de différence appréciable (Cf. Charcot, *Thermométrie chez le vieillard*, œuvres complètes, t. VII).

L'influence du *sexe* est nulle en dehors de la *menstruation* et de *la grossesse*. Il survient, avant les règles, une augmentation de quelques dixièmes qui disparaît plus ou moins dès que survient le flux menstruel; chez la femme enceinte, la température augmente dans les deux derniers mois; le travail l'accroît encore. Mais 24 heures après l'accouchement, toute température rectale supérieure à 37°,6 doit être tenue pour suspecte.

L'influence du *climat* n'est pas considérable, il y a cependant abaissement ou élévation de quelques dixièmes, parfois même de 1 degré chez l'homme sain et résistant, lorsque la température ambiante est extrèmement élevée ou basse. — Le *milieu extérieur* influe de même sur notre température. Mais tandis que dans une atmosphère sèche, nous pouvons maintenir un équilibre compatible avec la vie grâce à une abondante transpiration et supporter ainsi plus de 100°, notre organisme ne peut se maintenir à une chaleur humide de seulement 55°. Il faut tenir compte également du travail fourni dans l'atmosphère surchauffée; c'est ainsi que la température moyenne des chauffeurs récemment observés par Kurita dans les soutes des cuirassés japonais, était de 58°,1, mais qu'un certain nombre atteignaient ou dépassaient 59°.                    *FRANÇOIS MOUTIER.*

**TENDONS** (INFLAMMATIONS). — L'inflammation aiguë des tendons ou *ténosite* est inséparable en pratique de l'inflammation des gaines synoviales (V. Synovites). Parmi les inflammations chroniques, seule la syphilis mérite d'être étudiée, elle se montre à peu près exclusivement à la période tertiaire et n'atteint guère que les gros tendons (surtout tendon d'Achille et tendons des péroniers). On décrit deux formes, une forme infiltrée et une forme gommeuse qui peuvent d'ailleurs coexister : le tendon augmenté de volume est le siège de nodosités indolentes d'abord très dures, puis qui peuvent se ramollir et s'ulcérer. Le traitement iodo-mercuriel est indiqué dans tous les cas.                    *PIQUAND.*

**TENDONS** (LUXATION). — La luxation des tendons est un accident rare qui s'observe presque exclusivement sur les tendons des muscles péroniers latéraux, plus rarement sur les tendons du jambier postérieur, du jambier antérieur, du long chef du biceps brachial, c'est-à-dire toujours sur des muscles dont les tendons passant dans une gouttière osseuse en dehors de laquelle ils peuvent se luxer. Dans tous les cas le mécanisme est le même : sous l'influence d'une forte contraction musculaire le tendon tend à prendre une direction rectiligne et vient presser contre la partie fibreuse de sa gaine qui cède et permet le déplacement: celui-ci ne peut se produire que chez un sujet vigoureux sur un tendon se réfléchissant brusquement dans sa gaine, les péroniers représentent le type de cette disposition, c'est ce qui explique la fréquence relative de leur luxation.

**Symptômes**. — Au moment de l'accident le malade éprouve une vive douleur accompagnée d'une sensation de craquement ou de déchirure, la marche devient très pénible mais reste habituellement possible. Si on examine le malade de suite, avant que l'épanchement sanguin soit venu déformer toute la région, on sent facilement une dépression anormale au niveau de la gouttière rétro-malléolaire qui est douloureuse à la pression; en avant, sur la face externe de la malléole, on trouve le relief des deux tendons péroniers qui roulent sous le doigt, et se déplaçant lors de la contraction des péroniers en s'éloignant de la gouttière rétro-malléolaire; souvent la réduction est facile mais le déplacement se reproduit presque aussitôt.

Le **traitement** consiste à réduire les tendons et à immobiliser le pied pendant trois semaines dans une attitude favorable à la contention, c'est-à-dire dans l'adduction et la flexion. La réduction n'est pas toujours facile, elle est aidée par l'attitude d'extension et d'abduction du pied. Lorsque la réduction est impossible à réaliser ou à maintenir, il faut avoir recours à une intervention sanglante qui consiste à découvrir les tendons et la gouttière rétro-malléolaire, augmenter cette gouttière en creusant l'os d'un sillon plus ou moins profond, y loger les tendons péroniers et les maintenir par un lambeau ostéo-périostique qu'on suture aux débris de la gaine. *PIQUAND.*

**TENDONS** (PLAIES). — Les plaies des tendons, très fréquentes et très importantes en chirurgie pratique, s'observent surtout au poignet, à la main et aux doigts, de préférence sur les tendons extenseurs. On peut les diviser en piqûres, coupures et plaies contuses.

I. Les **piqûres**, lorsqu'elles ne sont pas infectées, sont d'ordinaire sans gravité, provoquant seulement un peu de sensibilité; après cicatrisation, elles laissent souvent un petit nodule à résorption lente; une piqûre septique peut provoquer une téno-synovite purulente. Lorsque l'instrument piquant se brise, le fragment resté dans le tendon devient cause de douleur et peut faire saillie sous la peau pendant la contraction du muscle.

II. Les **coupures** produites par un couteau, un sabre, un éclat de vitre, un tesson de bouteille, etc., peuvent être transversales ou obliques, presque toujours exposées, elles sont parfois sous-cutanées, particulièrement dans certaines interventions chirurgicales (ténotomie sous-cutanée); au point de vue clinique et thérapeutique, on les divise en plaies complètes et incomplètes. *Les plaies incomplètes* entament une profondeur variable du tendon, le segment non sectionné maintient les parties coupées et s'oppose à leur écartement; parfois ce segment peut s'étirer ou même se rompre secondairement sous l'influence d'un effort. — *Dans les plaies complètes*, au contraire, les deux bouts s'écartent l'un de l'autre, le bout central étant entraîné par la tonicité musculaire, le bout périphérique obéissant à l'action des tendons antagonistes : cet écartement est d'autant plus marqué que le muscle est plus long, que le tendon est plus libre dans sa gaine et qu'il est plus tendu par la position du membre ; à côté du raccourcissement immédiat causé par la tonicité musculaire, il se produit ensuite un raccourcissement progressif dû à la rétraction secondaire du corps musculaire.

Lorsque l'écartement n'est pas trop considérable, l'intervalle qui sépare les deux segments se comble par prolifération des cellules conjonctives des tendons qui forment entre les deux bouts une sorte de cordon cicatriciel constitué d'abord par du tissu conjonctif embryonnaire, puis par du tissu fibreux de plus en plus dense; la cicatrisation fibreuse s'observe en moyenne du 15e au 20e jour, mais ce n'est qu'au bout de 2 ou 5 mois que la consistance et la résistance du cordon cicatriciel deviennent comparables à celles du tendon normal.

III. Les **plaies contuses** dues au mâchonnement d'une scie, à une balle, à un éclat d'obus peuvent, comme les précédentes, être complètes ou incomplètes; les bouts sont toujours irréguliers, mâchés, mortifiés; le pronostic est plus grave que pour les coupures, car, en raison des irrégularités et de l'attribution des tendons et des tissus environnants, ces plaies exposent bien davantage aux accidents d'infection, particulièrement à la synovite purulente, puis, plus tard, aux adhérences et aux cicatrices vicieuses.

**Symptômes**. — Les symptômes auxquels donne lieu une plaie tendineuse sont très variables suivant le nombre des tendons intéressés, la nature de la plaie et surtout les lésions nerveuses et artérielles qui peuvent l'accompagner; deux signes caractérisent habituellement la section complète d'un tendon, ce sont l'impotence fonctionnelle des muscles correspondants et une attitude vicieuse due à ce que l'action des muscles antagonistes n'est plus contre-balancée; ces deux symptômes sont bien marqués surtout quand il s'agit de tendons à action limitée, comme les fléchisseurs ou les extenseurs des doigts et des orteils. Lorsque le tendon est assez superficiel, on sent souvent entre les deux bouts une sorte de gouttière plus ou moins profonde due à leur écartement, le bout périphérique reste en général près de la plaie, où on peut parfois l'apercevoir directement; le bout central au contraire se rétracte à une distance plus ou moins considérable et ne peut jamais être vu dans la plaie.

L'évolution des plaies tendineuses est assez variable : la guérison peut être compromise par des complications infectieuses, surtout la synovite purulente (v. c. m.); lorsque la réunion a lieu, elle peut se faire avec une adhérence cutanée qui, ultérieurement, gênera le fonctionnement du muscle; enfin, il peut y avoir manque de réunion, c'est alors l'impotence fonctionnelle et la déformation à l'état permanent.

**Traitement**. — Toute section tendineuse complète doit être suturée : s'il s'agit d'une plaie septique, on fera la suture immédiate, de même dans le cas de plaie banale récente; au contraire dans le cas de plaie infectée, il sera plus sage d'attendre pour suturer que la plaie cutanée soit cicatrisée; en effet, en suturant immédiatement le tendon, on a de grandes chances de voir échouer la réunion, étant donné que la plaie suppurera presque fatalement et que les fils destinés à réunir les deux bouts s'élimineront très probablement. Dans ce cas, il est donc bien préférable d'attendre la guérison de la plaie, puis, celle-ci étant obtenue, de la rouvrir et d'aller chercher les extrémités tendineuses que l'on suturera aseptiquement.

En tout cas, l'opération doit être faite avec une propreté minutieuse et après désinfection très soignée de la plaie et des téguments voisins. Elle comprend trois temps : 1° *recherche des deux bouts du tendon* ; 2° *suture* ; 3° *fermeture de la plaie*.

1° *Recherche des bouts du tendon*. — Parfois les deux bouts du tendon sectionné sont visibles dans la plaie, la suture est alors très facile ; d'ordinaire, le bout supérieur rétracté ne peut être aperçu et il faut aller à sa recherche ; souvent, pour le faire reparaître, il suffira de comprimer le paquet musculaire avec une bande élastique enroulée depuis la racine du membre jusqu'à quelques centimètres de la plaie ; si cette manœuvre est insuffisante, plutôt que d'aller aveuglément dans la gaine chercher avec une pince ou un crochet le tendon qui se dérobe, il est préférable de débrider franchement la plaie par une incision parallèle à la direction du muscle, et d'aller à ciel ouvert à la recherche du bout rétracté.

2° *Suture*. — Une fois les extrémités tendineuses trouvées, il faudra les aviver : s'il s'agit de plaies irrégulières et effilochées ou de plaies anciennes déjà cicatrisées, l'avivement oblique est le meilleur cas, c'est lui qui donne le plus de largeur aux surfaces de suture. Les extrémités tendineuses étant avivées et amenées en contact, on suturera à la soie ou au fil de lin, plutôt qu'au catgut, qui se résorbe trop vite.

La traction musculaire d'une part, et la texture du tendon en faisceaux parallèles d'autre part créent à la suture une double difficulté, d'où divers procédés variant suivant la nature du tendon : lorsqu'il s'agit d'un tendon plat, on superpose ou on juxtapose les bouts affrontés, et on les réunit par un double point de suture suivant la largeur du tendon. S'il s'agit d'un tendon gros et cylindrique, on fait d'abord une suture d'affrontement, puis un peu plus loin une suture d'appui. Sur un tendon grêle et cylindrique, on se contente d'un point de suture directe ou bien, suivant les procédés de Le Fort et de Wolfler, on traverse deux ou trois fois chaque bout tendineux et on lie les extrémités du fil sur le côté, ou bien encore suivant le procédé de Tillaux un seul fil est placé obliquement dans l'un et l'autre bout et noué latéralement. Une fois la réunion achevée et le fil coupé ras, on aura grand soin de reconstituer par un surjet de fin catgut les parois de la gaine ou, si elle est très largement détruite, de refaire, autant que possible, en rapprochant les tissus fibreux voisins, une enveloppe continue au tendon, une sorte de tunnel sous lequel il puisse glisser et qui l'isole de la cicatrice cutanée.

Dans certains cas plus difficiles, les deux bouts du tendon sectionné sont trop éloignés pour pouvoir être suturés, ou bien on ne trouve que l'un des deux bouts, il faut alors faire une suture par anastomose : tantôt on suturera le bout périphérique du tendon coupé dans une boutonnière pratiquée dans un tendon voisin, tantôt on le suturera avec un segment dédoublé du bout central ou d'un tendon voisin. Si l'affrontement ne peut se faire, et que la suture par anastomose elle-même soit impraticable, il faut faire une suture à distance en interposant entre les deux bouts des tresses de catgut qui serviront à diriger le travail réparateur. Ce procédé est préférable aux greffes tendineuses, à l'interposition entre les deux bouts d'un segment de tendon de chien ou de lapin qui donnent bien rarement de bons résultats.

5° *Fermeture de la plaie.* — Une fois la suture des tendons et de leur gaine terminée, la peau est refermée et on applique un pansement sec légèrement compressif. Les jours suivants le membre doit être immobilisé dans la position qui favorise le plus le relâchement des muscles dont dépend le tendon, extension du poignet pour les tendons extenseurs des doigts, extension du pied pour le tendon d'Achille, etc.

Au bout de quinze jours, on pourra supprimer l'appareil d'immobilisation et laisser le malade utiliser un peu son tendon; en même temps on aura soin de faire des mouvements gradués, du massage et l'électrisation du muscle qui devront être continués jusqu'à ce que les mouvements aient recouvré leur force et leur étendue normale; toutefois aucun effort ne devra être demandé au membre blessé avant au moins un mois.    *PIQUAND.*

**TENDONS** (**RUPTURE**). — Les ruptures tendineuses sont des solutions de continuité des tendons produites au cours et sous l'influence de la contraction du muscle correspondant. Elles surviennent surtout sur les gros tendons du membre inférieur, le tendon du triceps, le ligament rotulien, le tendon d'Achille; au membre supérieur on a vu dans quelques cas la rupture du tendon de la longue portion du biceps, du tendon olécranien du triceps, du long supinateur, du long extenseur du pouce. Toutes ces ruptures survenant sous l'influence de contractions musculaires violentes s'observent de préférence dans certaines professions, chez les gymnastes, les lutteurs, les danseuses. Toutes les altérations préexistantes des tendons, en particulier, les lésions chroniques du rhumatisme, de l'arthrite sèche, de la syphilis, du tabes, prédisposent aux ruptures en diminuant la solidité des tendons, aussi les ruptures sont particulièrement fréquentes chez les sujets âgés aux environs de soixante ans.

Les ruptures présentent pour chaque tendon un siège assez constant, elles peuvent être complètes ou incomplètes : dans le cas de rupture complète les deux segments s'écartent plus ou moins, la cicatrisation se fait habituellement par un cal fibreux suivant un processus analogue à celui qu'on observe dans le cas de plaie tendineuse [V. TENDONS (PLAIES)].

**Symptômes**. — La rupture d'un tendon se traduit par une douleur vive, subite, que le malade ressent après une violente contraction musculaire, par une sorte de craquement et par l'impuissance soudaine du muscle correspondant. Localement le doigt sent sur le trajet du tendon une gouttière, une dépression plus ou moins étendue et plus ou moins profonde, suivant le degré d'écartement des deux bouts et suivant l'épaisseur du tendon rompu. La déformation est souvent masquée de bonne heure par un épanchement sanguin qui crépite sous le doigt, et la peau prend bientôt une teinte ecchymotique. — L'impotence fonctionnelle qui suit la rupture disparaît peu à peu si la cicatrisation se fait régulièrement; si au contraire les deux bouts trop éloignés se cicatrisent isolément, l'impotence persiste indéfiniment.

**Traitement**. — Les ruptures tendineuses comme les plaies doivent être traitées par suture immédiate à ciel ouvert. — L'immobilisation par un appareil inamovible dans une attitude qui rapproche les deux segments du tendon rompu peut donner quelques succès, mais elle laisse presque toujours après elle des raideurs, des ankyloses, des adhérences aux parties molles voisines entraînant un certain degré d'impotence fonctionnelle ou même une attitude vicieuse. Le massage pratiqué d'emblée et suivi rigoureusement pendant des mois donne des résultats fonctionnels meilleurs, mais encore bien inférieurs à ceux obtenus par l'intervention chirurgicale. Celle-ci consistera, après désinfection minutieuse de toute la région, à découvrir le tendon rompu par une longue incision parallèle à sa direction, puis à évacuer l'épanchement sanguin et à déterger à fond le foyer interfragmentaire; enfin à repérer, affronter et réunir solidement les deux bouts suivant la technique indiquée à propos du traitement des plaies tendineuses (v. c. m.).

S'il s'agit d'un très gros tendon, tel que le tendon rotulien, le tendon d'Achille, le tendon du triceps, on pourra obtenir une cicatrice plus solide en réunissant les divers plans du tendon par une suture à deux ou trois étages superposés; cette pratique donne particulièrement de beaux résultats pour le tendon du quadriceps fémoral. Si le tendon est rompu tout près de son insertion osseuse et que le segment inférieur soit trop petit pour fournir un appui suffisant aux sutures, il y a avantage à faire passer le fil dans l'épaisseur de l'os (rotule, olécrâne ou calcanéum).  *PIQUAND.*

**TENDONS** (**TUMEURS**). — Les néoplasmes primitifs des tendons sont très rares; on a signalé quelques cas de sarcome du tendon rotulien et surtout des fibromes des tendons fléchisseurs; ce sont ces fibromes qui donnent lieu au trouble de fonctionnement des doigts désigné sous le nom de doigt à ressort (v. c. m.).  *PIQUAND.*

**TÉNOSITÉ.** -- V. Synovites.

**TÉNOTOMIE.** — La section chirurgicale d'un tendon est indiquée dans de multiples affections; quand on redresse une jointure, si on suppose que l'obstacle au redressement est le tendon rétracté, il faut le couper.

Elle est rarement pratiquée au membre supérieur.

Au membre inférieur, on sectionne quelquefois le tendon poplité pour redresser un genou en flexion. On coupe quelquefois le tenseur du fascia lata qui fixe la cuisse en flexion.

Mais la ténotomie courante est celle du tendon d'Achille. C'est là une opération facile qui donne toujours d'excellents résultats, à la condition de ne pas négliger le traitement consécutif.

Elle doit être pratiquée le plus tôt possible, car la rétraction du muscle peut entraîner des malformations osseuses, et alors la ténotomie n'est plus suffisante, il faut l'associer à une opération sur les os (tarsectomie, résection de l'astragale). Cette mutilation eût été évitée si le médecin avait imposé dans le jeune âge l'opération très simple qu'est la ténotomie.

**Indications**. — Quand le pied ne peut pas atteindre l'angle droit, on doit sectionner le tendon d'Achille.

a) *Pied bot congénital varus équin.* - Toujours la ténotomie est indispensable pour redresser un pied bot congénital. Chez le jeune enfant, le tendon d'Achille est le principal obstacle au redressement du pied, c'est même généralement le seul obstacle sérieux sur le pied du jeune enfant, dont les os sont malléables comme du caoutchouc.

Il y a donc intérêt à faire la ténotomie le plus tôt possible. En pratique, on ne peut pas l'exécuter avant l'âge de 10 à 15 mois parce que l'appareil plâtré qu'il est indispensable d'appliquer ne tient jamais avant cet âge.

b) *Paralysie infantile.* — Dès qu'il y a paralysie ou parésie des muscles antérieurs du pied, l'équilibre musculaire se trouve rompu, le pied se place en équinisme, le tendon d'Achille se rétracte, il doit être sectionné.

Généralement, la brièveté de ce tendon est évidente, mais il faut savoir que chez les enfants qui ont marché avec un tendon peu raccourci, les os du pied se sont adaptés à la déformation, l'avant-pied bascule sur l'arrière-pied, s'infléchit dans la médio-tarsienne, la voûte s'affaisse, le pied se porte en valgus par le poids du corps. Bien des pieds plats valgus d'origine paralytique n'ont pas d'autres causes que la brièveté du tendon d'Achille ; sa ténotomie est suivie d'une amélioration considérable.

c) *Maladie de Little.* — Ces cas sont beaucoup plus complexes, souvent la ténotomie d'Achille doit être associée à d'autres ténotomies.

d) *Cas rares.* — Je ne parle pas des cas exceptionnels dans lesquels la ténotomie est indiquée pour pied bot myopathique, maladie de Friedreich, équinisme après fracture, etc.

**Technique opératoire.** — *Anesthésie générale au chloroforme.* — *Désinfection* de la région à la teinture d'iode.

La hauteur du point où doit porter le ténotome a une très grosse importance ; c'est pour avoir sectionné *trop bas* que certains auteurs ont eu les accidents de non-réunion du muscle, ce qui a décidé quelques chirurgiens à pratiquer l'allongement du tendon par dédoublement de celui-ci, opération beaucoup plus délicate que la simple ténotomie sous-cutanée. Cet accident a été observé surtout dans la paralysie infantile.

On est certain d'éviter cette absence de soudure en sectionnant haut là où finissent les fibres musculaires, là où le tendon épais au milieu est prolongé de chaque côté par des lames aponévrotiques. Alors on sectionne le fort tendon médian et on étire par l'extension du pied les ailerons latéraux. Dans ces conditions, même dans les paralysies infantiles, même dans les cas d'équinisme très accentué, on n'a pas à redouter l'absence de soudure.

La section doit être faite au-dessus de la pointe de la malléole à un travers de doigt chez le jeune enfant, à 2 ou 3 travers de doigt chez l'enfant de 10 à 15 ans. En pratique, on n'a rien à redouter en sectionnant trop haut ; la correction de l'équinisme sera seulement un peu plus difficile à obtenir.

*Introduction du ténotome pointu.* — A la hauteur fixée, marquez le bord interne du tendon. On fait toujours la ténotomie le long du bord interne du tendon d'Achille par crainte des vaisseaux ; c'est une crainte bien chimérique, car il faudrait être très maladroit pour produire une blessure vasculaire (fig. 100).

Le ténotome pointu est introduit sous la peau sur une longueur dépassant la largeur du tendon, puis il est retiré.

*Ténotomie.* — On introduit alors le ténotome mousse, placé à plat, la lame parallèle au tendon; puis on tourne le ténotome d'un 1/4 de tour de façon à ce que le tranchant réponde au tendon (fig. 101 et 102).

L'aide est alors chargé de redresser le pied au maximum, afin que le tendon d'Achille soit très tendu. Généralement cette simple tension au contact du tranchant amorce la section du tendon que complètent de petits mouvements de scie imprimés au ténotome. L'aide qui produit l'extension du pied sent que cette extension est brusquement devenue possible.

Quand le ténotome est retiré, il s'écoule un peu de sang qu'on exprime encore en pressant sur la région.

*Pansement*. — Au lieu d'appliquer sur la zone d'opération une compresse à plat, il est bon de confectionner deux petits cylindres de gaze qu'on place de chaque côté du tendon. Sur ces deux cylindres, on applique à plat 5 à 8 épaisseurs de tarlatane et une mince couche de coton.

*Immobilisation dans un bon appareil plâtré*. — Voilà le seul temps délicat et dangereux. Il est indispensable de faire aussitôt un appareil plâtré. La peau doit être protégée. Elle le sera soit avec une bande de crêpe Velpeau roulée avec le moins de plis possible, soit mieux, surtout chez les jeunes enfants, avec 2 manches de jersey en

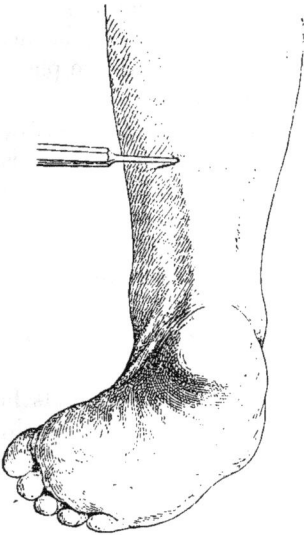

Fig. 100.
Introduction du ténotome.

coton, de ces jerseys qu'on a l'habitude d'employer pour confectionner les appareils de coxalgie ou de mal de Pott.

Le meilleur appareil plâtré est un appareil circulaire confectionné avec des bandes roulées dont les orthopédistes font un si grand usage. Il faut une bande très étroite (5 centimètres) pour le pied des jeunes enfants.

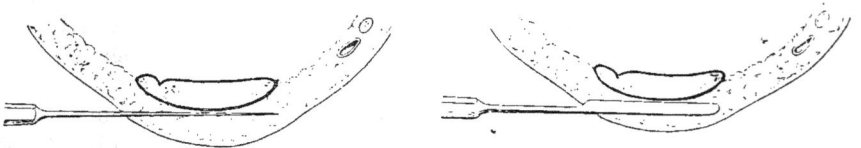

Fig. 101 et 102. — Le ténotome mousse est d'abord introduit, la lame parallèle à la surface du tendon, puis on le tourne d'un 1/4 de tour afin de présenter au tendon sa surface coupante.

Pour la jambe de ces enfants et pour les pieds des adolescents, une bande de 10 à 15 centimètres de large est plus facile à manier (fig. 103).

Le difficile est de bien fixer le pied sans que la main qui fixe gêne l'application de l'appareil. Voilà le procédé qui m'a été enseigné par mon ami Ducroquet : on enroule autour des têtes métatarsiennes une bande de diachylon dont l'extrémité, longue de 20 centimètres, est tenue par un aide en haut et en dehors de la jambe (pour corriger le varus).

On roule la bande autour du pied, puis autour de la jambe. L'appareil doit remonter jusqu'au genou, sans cependant s'opposer à la flexion de celui-ci.

Pour ce premier appareil, il est tout à fait inutile de le faire épais. Les débutants ont toujours tendance à exagérer cette épaisseur.

Quand le plâtre est solide, rien n'est plus facile que de retirer la bande de diachylon qui a servi à fixer le pied.

**Accident**. — *Gangrène du pied.* — On doit toujours penser à la possibilité de cet accident redoutable ; je ne l'ai jamais vu, mais tout le monde en parle.

Pour l'éviter, il y a deux précautions à prendre : d'abord ne pas serrer les bandes, puis ne pas exagérer la flexion du pied (correction de l'équinisme) quand le plâtre commence à prendre. En effet, dans ces conditions il se forme des plis dans l'appareil en avant au niveau de l'articulation tibio-tarsienne. Ces plis compriment les vaisseaux sur l'os qui est superficiel.

Pour être plus sûr d'éviter cet accident et puisque c'est en avant qu'est le danger de compression, il est bon (mais superflu) de faire une fenêtre au niveau du pli de flexion du pied (fig. 104).

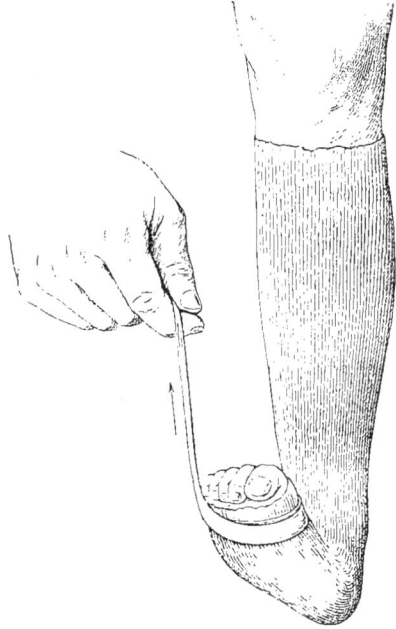

Fig. 105. — Manière de tenir le pied en hypercorrection pour rouler facilement la bande plâtrée.

En tout cas, on devra toujours surveiller avec beaucoup de soin les orteils du malade pendant les heures qui suivent l'opération. Ces orteils doivent être découverts ; ils doivent être roses et non violets, ils doivent être mobiles.

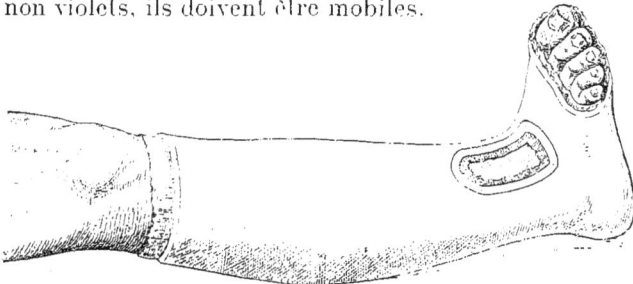

Fig. 104. — Appareil définitif avec fenêtre au niveau de la tibio-tarsienne pour éviter la compression des vaisseaux.

Il ne faut jamais renvoyer un enfant sans surveillance aussitôt après l'opération.

**Traitement consécutif**. — L'enfant restera au lit 15 jours à 3 semaines, puis vous changerez l'appareil. Si la correction n'a pas été complète, il est bon d'endormir l'enfant pour pouvoir faire une séance de réduction forcée. Vous refaites un appareil comme précédemment, vous laissez marcher l'enfant.

Environ 6 semaines après la ténotomie, vous enlevez tout appareil et vous faites porter des chaussures à tuteurs latéraux.

Dans le pied bot congénital, le massage modelant doit être fait très régulièrement et pendant longtemps, car la reproduction de la déformation est la règle chez les enfants qui ne sont pas étroitement surveillés.

Dans la paralysie infantile, il n'est pas rare que certains muscles qui semblaient définitivement paralysés reprennent de la motilité après la ténotomie quand ils sont placés dans de bonnes conditions de fonctionnement. Vous devez ne pas perdre de vue l'enfant ; car, à un moment donné, il peut être indiqué de lui faire des arthrodèses ou une transplantation tendineuse.

*VICTOR VEAU.*

**TÉRÉBENTHINE.** — On appelle térébenthines des oléo-résines fournies par diverses espèces de conifères. C'est du *Pinus Pinaster* que proviennent la térébenthine du pin et l'essence de térébenthine de la Pharmacopée française.

La térébenthine est facilement vaporisable et elle s'élimine par les reins et par les poumons. Ces faits physiques et physiologiques conditionnent ses principales applications thérapeutiques.

La térébenthine est utilisée en effet comme modificateur de la surface pulmonaire et de la sécrétion bronchique dans le catarrhe chronique des bronches, la gangrène pulmonaire, la bronchite fétide (v. c. m.). Le médicament peut être mis au contact des alvéoles de deux façons : par le procédé des inhalations et grâce à l'élimination pulmonaire de l'essence de térébenthine prise à l'intérieur.

L'essence de térébenthine est employée comme balsamique contre les pyélites et les cystites (v. c. m.), et c'est l'action topique de la substance éliminée par le rein qui est recherchée. Il y a cependant un inconvénient à cette pratique : c'est que l'essence de térébenthine provoque, à dose un peu élevée, la congestion rénale. L'essence de térébenthine a aussi été préconisée comme cholagogue dans la lithiase biliaire. Ancienne et par conséquent plus ou moins ozonisée, elle est susceptible de jouer un rôle important dans le traitement de l'intoxication phosphorée. (V. EMPOISONNEMENTS).

A l'extérieur, l'essence de térébenthine est un très ancien remède contre les affections douloureuses chroniques, névralgiques ou articulaires. Enfin, l'essence de térébenthine est employée pour provoquer la formation des abcès de fixation.

La térébenthine s'administre en pilules à la dose de 2 à 4 gr., et en sirop (50 à 60 gr.). On donne l'essence de térébenthine à la dose de 1 ou 2 gr. en capsules ou en perles contenant chacune 25 centigr. d'essence; on la prescrit aussi sous forme de potion (20 centigr. par année d'âge chez les enfants).

A l'extérieur, l'essence de térébenthine est utilisée en inhalations, pulvérisations, liniments (baume de Fioravanti et autres), bains.

*Pilules de térébenthine* (Codex).

Térébenthine du pin pu-
rifiée . . . . . . . . . 2 grammes.
Poudre d'hydrocarbona-
te de magnésie . . . . 2    —

Mêlez exactement; laissez le mélange en
contact jusqu'à ce qu'il ait pris une consistance convenable et faites 10 pilules.

*Sirop de térébenthine* (Codex).

Térébenthine du pin
purifiée. . . . . . . 100 grammes.
Sirop simple. . . . . 1000    —

Faites digérer pendant 5 heures au bain-
marie, filtrez.

*Sirop composé.*

Sirop de térében- ⎫
thine. . . . . . . ⎪
Sirop de goudron . ⎬ āā 50 grammes.
   — de tolu. . . . ⎪
   — de codéine. . ⎭

A prendre par cuillerées à soupe (bronchite chronique).

*Potion.*

Essence de térében-
thine. . . . . . . . . 2 grammes.
Gomme adragante . . . 0 gr. 25
Sirop de fleurs d'oran-
ger. . . . . . . . . . . 40 grammes.
Eau de tilleul . . . . . 80    —

Par cuillerées à soupe tous les 1/4 d'heure
(empoisonnement par le phosphore).

*Remède de Durande.*

Essence de térében-
thine. . . . . . . . . 10 grammes.
Éther sulfurique. . . . 15    —
XX gouttes dans de l'eau sucrée (lithiase
biliaire).

*Mixture pour inhalations.*

Essence de térében-
thine. . . . . . . . . 15 grammes.
Eucalyptol. . . . . . . 5    —
Gaïacol synthétique. . 5    —
Alcool à 90°. . . . . . 50    —

L à C gouttes dans un verre d'eau en inhalations; ou vaporisations avec l'appareil
de Lucas-Championnière.

*Liniment.*

Alcool camphré. . . . 100 grammes.
Essence de térében-
thine . . . . . . . . . 10    —

*Liniment composé.*

Essence de térében-
thine. . . . . . . . . 10 grammes.
Huile de camomille . . 20    —
Camphre pulvérisé. . . 5    —
Laudanum. . . . . . . 2    —

En onctions sur les régions douloureuses
(arthrites, sciatique, etc.).

*Bain térébenthiné.*

Essence de té- ⎫
rébenthine. . ⎪
É m u l s i o n ⎬ āā 100 à 500 grammes.
aqueuse de ⎪
savon noir. ⎭

Pour un bain très chaud.

                                    *E. FEINDEL.*

**TÉRÉBENTHINE** (INTOXICATION). — Il y a simultanément des signes de gastro-
entérite et d'intoxication cérébrale. A l'ébriété délirante succède bientôt
le collapsus, et le coma peut survenir, quelquefois précédé de convulsions.
On note de la contraction pupillaire et des troubles rénaux : oligurie avec
albuminurie et parfois même hématurie. L'haleine et l'urine ont une odeur
caractéristique.

   **Traitement.** — Vomitifs, boissons émollientes (lait, eau gommée, eau
albumineuse, tisane d'orge). Combattre le collapsus par l'éther et la caféine,
la douleur par la morphine.                    *FRANÇOIS MOUTIER.*

**TERPINE, TERPINOL.** — Quand on traite l'essence de térébenthine par l'acide
azotique et l'alcool, on recueille, après un mois de contact, des cristaux
blancs peu solubles dans l'eau, très solubles dans l'alcool : c'est la **terpine** ou
dihydrate de térébenthène.

   Comme l'essence de térébenthine, la terpine est un modificateur des sécrétions en général; toutefois son action diurétique est peu marquée, et c'est
surtout comme modificateur des sécrétions bronchiques qu'elle est utilisée.

La terpine s'administre à la dose de 0 gr. 20 à 0 gr. 50 par jour, soit en cachets, soit en pilules, soit en potions légèrement alcoolisées.

*Cachets.*

| | |
|---|---|
| Terpine . . . . . . . . . . | 0 gr. 15 |
| Benzoate de soude . . . . . | 0 gr. 20 |

Pour un cachet nᵒ 20 ; 1 à 4 par jour.

*Pilules.*

| | |
|---|---|
| Terpine. . . . . . . . . | 10 centigr. |
| Dionine. . . . . . . . . | 2 — |
| Extrait de belladone . . . | 3 — |
| Miel blanc . . . . . . . . | Q. S. |

Pour une pilule ; 2 à 6 par jour.

*Élixir de terpine* (Codex).

| | |
|---|---|
| Terpine. . . . . . . | 1 gr. 25 |
| Élixir de Garus. . . . | 100 grammes. |

20 gr. d'élixir contiennent environ 0 gr. 25 de terpine.

*Potion.*

| | |
|---|---|
| Terpine . . . . . . . . | 1 gr. 50 |
| Rhum ou cognac. . . . | 50 grammes. |
| Sirop de polygala . . . | 30 — |
| Eau de laurier-cerise. . | 5 — |
| Julep gommeux . . . . | 65 — |

4 à 5 cuillerées à soupe par jour.

*Potion alcoolisée.*

| | |
|---|---|
| Terpine. . . . . . . . | 0 gr. 75 |
| Glycérine. . . . . . . | 10 grammes. |
| Cognac. . . . . . . . | 15 — |
| Sirop de tolu. . . . . | 30 — |
| Eau de tilleul . . . . | 40 — |

1 à 5 cuillerées à café par jour (enfants).

Le **terpinol** s'obtient en faisant bouillir la terpine dans l'eau acidulée par l'acide sulfurique. C'est un liquide huileux volatil, à odeur agréable de jacinthe, qui s'élimine en grande partie au niveau du poumon.

Le terpinol est appliqué au traitement des maladies pulmonaires, et il est prescrit à la dose de 0 gr. 50 à 1 gr. par jour, sous forme de capsules. On l'emploie aussi en inhalations. E. F.

**TESTICULE** (ECTOPIE). — On désigne sous le nom d'ectopie la situation anormale du testicule hors des bourses : elle résulte soit d'un arrêt dans la migration normale du testicule, soit d'une migration vicieuse du testicule dans une direction anormale : lorsqu'il y a simplement un arrêt dans la migration, le testicule peut rester inclus dans l'abdomen (*ectopie abdominale*), dans la fosse iliaque (*ectopie iliaque*), dans le canal inguinal (*ectopie inguinale*), enfin il peut sortir du canal inguinal et s'arrêter dans le pli inguino-scrotal (*ectopie inguino-scrotale*). Dans le cas de migration anormale, le testicule peut, à sa sortie du canal inguinal, être refoulé dans le tissu cellulaire sous-cutané de la paroi abdominale (*ectopie sous-abdominale*), ou bien venir se placer dans le pli de l'aine au niveau du siège des hernies crurales (*ectopie crurale*), ou enfin gagner le périnée (*ectopie périnéale*). De ces diverses variétés l'ectopie inguinale est de beaucoup la plus fréquente et la plus importante ; elle comprend elle-même trois sous-variétés : 1º l'*ectopie inguinale interne*, dans laquelle la glande est placée au niveau de l'orifice inguinal interne ; 2º l'*ectopie inguinale interstitielle*, dans laquelle le testicule occupe le trajet inguinal ; 3º l'*ectopie inguinale externe*, dans laquelle l'organe s'engage à travers l'orifice inguinal externe. Assez souvent, d'ailleurs, le testicule n'a pas une situation absolument fixe ; sous l'influence des efforts, de la marche, du changement d'attitude, il peut changer de situation, venir faire saillie à l'orifice inguinal externe, puis rentrer dans le ventre ; cette variété d'ectopie constitue ce qu'on appelle le testicule flottant. Toutes ces variétés peuvent se rencontrer soit d'un seul côté (ectopie simple ou monorchidie), soit des deux côtés (ectopie double ou cryptorchidie) [V. Nouveau-né (Pathologie)].

Le testicule en ectopie conserve ordinairement sa forme normale, mais il est fréquemment atrophié; ses rapports avec l'épididyme sont souvent modifiés, l'épididyme s'écarte de la glande, parfois même il est déroulé et descend avec le canal déférent jusque dans le scrotum. L'ectopie entraîne d'ordinaire des modifications progressives dans la structure du testicule : chez les sujets jeunes le testicule ectopié présente sa structure normale et est capable de sécréter des spermatozoïdes, mais à mesure que l'individu avance en âge, la glande subit une dégénérescence fibreuse, et il se fait une véritable cirrhose péri-canaliculaire qui aboutit à la destruction complète des cellules spermatiques et à l'impotence fonctionnelle complète de la glande.

**Symptômes.** — Dans le cas d'ectopie unilatérale, l'inspection montre une asymétrie du scrotum dont une moitié est saillante, tandis que l'autre paraît vide et aplatie. La palpation montre que le scrotum ne renferme qu'un seul testicule, parfois hypertrophié, plus souvent au contraire diminué de volume et présentant une consistance un peu molle.

La glande ectopiée fournit des signes physiques assez variables suivant la variété :

Le testicule arrêté en ectopie abdominale et en position iliaque n'est, le plus souvent, reconnaissable ni à l'inspection, ni à la palpation; pourtant quand il avoisine l'orifice inguinal interne, on peut parfois, en déprimant une paroi souple et peu épaisse, sentir sa forme, sa consistance, et déterminer par sa pression une douleur caractéristique.

L'*ectopie inguinale* forme, au niveau de l'aine, une tuméfaction plus ou moins marquée suivant la variété : dans l'ectopie inguinale externe cette tuméfaction, toujours bien marquée, siège au niveau de l'orifice inguinal externe : dans l'ectopie interstitielle, elle est moins apparente, occupant la partie moyenne du trajet inguinal; dans l'ectopie inguinale interne, la tuméfaction est toujours très peu marquée ou même n'existe pas; l'ectopie flottante forme une tuméfaction plus ou moins marquée et occupe un siège variable, suivant le moment de l'examen. Lorsque le testicule est accessible à l'exploration, on le reconnaît facilement à sa forme lisse et régulière et à la sensibilité exquise que réveille la moindre pression; le plus souvent il est atrophié, notablement moins volumineux que celui du côté opposé.

Le testicule en ectopie périnéale est sous la peau, dans le tissu cellulaire sous-cutané, sur le côté et un peu en avant de l'anus, en dehors de la branche ascendante de l'ischion, habituellement assez mobile : cette position superficielle facilite l'exploration et permet de reconnaître facilement la forme, la consistance et la sensibilité spéciale du testicule.

Les *symptômes fonctionnels*, déterminés par l'ectopie du testicule, sont extrèmement variables : le plus souvent les enfants monorchides ou cryptorchides ne ressentent aucune douleur, mais lors de la puberté, au moment où le testicule augmente normalement de volume, on voit souvent apparaître des accidents douloureux : la plupart des malades souffrent seulement d'une sensation de gêne, de pesanteur, de tiraillements continus qui rendent plus pénibles la marche et les efforts; quelques-uns se plaignent de crises douloureuses à caractère névralgique, avec irradiations vers la cuisse et les lombes, accompagnées parfois de vomissements et de troubles plus ou moins marqués; ces coliques testiculaires surviennent parfois spontanément, plus souvent elles éclatent à l'occasion d'un effort ou d'une fatigue.

Les fonctions génitales présentent des troubles variables : en cas de monorchidie ces fonctions s'accomplissent d'ordinaire normalement; en cas de cryptorchidie, le sujet est toujours infécond, le plus souvent il n'y a pas de désirs sexuels, mais, en tout cas, le liquide d'éjaculation ne renferme pas de spermatozoïdes. Presque constamment, les individus atteints d'ectopie, surtout d'ectopie double, présentent des troubles dans leur évolution générale : pendant l'enfance le sujet est habituellement petit, malingre, chétif; au moment de la puberté il ne se produit aucune transformation, la voix ne se modifie pas, la poussée des poils est retardée, la verge reste petite ; par contre, les seins sont souvent très développés et le sujet présente des caractères de féminisme plus ou moins accentués. Ces troubles de l'évolution générale et cette insexualité sont d'ailleurs très variables ; d'ordinaire ils sont plus marqués dans l'ectopie abdominale que dans l'ectopie inguinale. En même temps l'ectopie testiculaire détermine parfois des troubles nerveux (mélancolie ou hypocondrie), analogues à ceux qu'on observe après la castration; dans quelques cas, ces troubles nerveux peuvent être très marqués, aller jusqu'à la monomanie aiguë, au délire de la persécution et à l'aliénation mentale.

**Complications.** — La plus fréquente des complications de l'ectopie testiculaire est l'existence d'une hernie inguinale congénitale ; les rapports de l'intestin et du testicule dépendent de l'état du canal péritonéo-vaginal : parfois l'intestin reste au-dessus du testicule sans l'atteindre, plus souvent il le dépasse et vient dilater au-dessous de lui la partie inférieure du canal péritonéo-vaginal; dans la plupart des cas l'intestin arrive au niveau du testicule, se place au-devant de lui et peut finir par lui adhérer. Les hernies qui accompagnent l'ectopie testiculaire revêtent parfois les formes de hernie pro-péritonéale, de hernie pariéto-interstitielle, de hernie pré-inguinale; ces deux dernières variétés sont particulièrement spéciales à l'ectopie inguinale. La hernie inguino-interstitielle complique habituellement une ectopie inguinale interstitielle; arrêtée par le testicule dans sa descente, la hernie se développe dans l'épaisseur de la paroi abdominale, entre le fascia transversalis et le grand oblique. Dans la hernie pré-inguinale l'intestin dépasse le testicule ectopié, puis, arrivé à l'orifice inguinal externe, il ne rencontre pas de scrotum où il puisse se développer et s'étale dans le tissu sous-cutané, au-devant du grand oblique. Ces diverses variétés de hernies constituent une complication sérieuse de l'ectopie, en raison de la difficulté de contention de la hernie, et de la gravité des accidents lorsque celle-ci vient à s'étrangler.

A côté des accidents d'étranglement d'une hernie compliquant l'ectopie, on observe parfois une sorte d'étranglement du testicule, arrêté dans un point du canal inguinal, et subissant, pour une cause quelconque, une augmentation de volume : cet étranglement du testicule s'accompagne de phénomènes de péritonisme, qui peuvent simuler absolument l'étranglement herniaire.

Une autre complication intéressante, qu'on ne rencontre guère que dans le testicule en ectopie, est la torsion du cordon spermatique qui donne lieu à des symptômes de pseudo-étranglement et est susceptible d'entraîner la gangrène du testicule. Toutes les maladies qui atteignent le testicule en situation normale peuvent également frapper le testicule ectopié, et même, celui-ci y est plus exposé en raison des froissements, des compressions, des contusions répétées qu'il subit plus directement; de plus, ces maladies présentent une gravité particulière en raison des rapports anormaux du testicule; c'est ainsi qu'une orchite blennorragique, frappant un testicule ectopié, peut déterminer une péritonite. Enfin le testicule ectopié est exposé à devenir cancéreux; cette transformation cancéreuse s'observe surtout chez des sujets jeunes, généralement avant 30 ans : le cancer du testicule en ectopie inguinale se présente sous forme d'une tumeur de l'aine dure au début, et assez éloignée des bourses pour être confondue avec une adénite inguinale; son évolution est rapide et son pronostic très grave.

**Traitement**. — Chez les jeunes enfants les opérations sanglantes ne sont pas indiquées : en effet, d'une part, l'intervention chez un très jeune enfant est toujours assez grave, d'autre part, assez fréquemment, l'évolution du testicule se complète spontanément dans les premières années; aussi le traitement devra se borner à des tractions douces, à une sorte de massage exercé sur les éléments du cordon dans le but de favoriser son élongation et la descente du testicule. Si l'ectopie se complique de la présence d'une hernie, comme il arrive souvent, la conduite à tenir varie suivant les rapports qu'affectent entre eux la hernie et le testicule. S'il est possible de maintenir le testicule au dehors tout en réduisant la hernie, on conseillera le port d'un bandage en forme de fourche, permettant de maintenir la hernie tout en laissant libre le testicule, qui échappera à la compression grâce à la forme échancrée du bandage. Si, au contraire, il est impossible de séparer la hernie du testicule, on n'appliquera pas de bandage dans l'espérance de voir peu à peu se compléter la migration du testicule; si le testicule ne descend pas et que la hernie grossisse, il faudra faire ultérieurement une intervention sanglante consistant à fixer le testicule au fond des bourses et à pratiquer la cure radicale de la hernie.

Lorsqu'au moment de la puberté, c'est-à-dire vers l'âge de 12 à 15 ans, la migration spontanée du testicule ne s'est pas effectuée, il faut avoir recours à l'opération sanglante, à l'orchidopexie. Cette opération n'a sa raison d'être que chez les enfants et chez les adolescents, car, comme nous l'avons vu, passé l'adolescence le testicule est complètement atrophié et sa mise en place dans les bourses ne fera pas disparaître cette atrophie. Seules les ectopies inguinales sont susceptibles d'être opérées avec un bénéfice réel pour le sujet.

Les instruments nécessaires pour l'opération sont : un bistouri, des ciseaux, une pince à disséquer, une sonde cannelée, une douzaine de pinces hémostatiques, une aiguille de Reverdin, deux écarteurs : du catgut n°ˢ 0 et 2 et des crins de Florence.

L'opération peut se diviser en 5 temps :

1° *Incision.* — On découvre le testicule par une incision analogue à celle de la hernie inguinale avec large ouverture du canal inguinal.

2° *Libération du testicule.* — Le testicule ainsi découvert avec sa vaginale ouverte, les éléments du cordon sont libérés de toutes les adhérences qui peuvent les unir aux plans de la paroi abdominale, cette libération est continuée aussi haut que possible, puis, s'il y a une hernie coexistant avec l'ectopie on dissèque le sac, on le lie et on le sectionne après avoir rentré son contenu.

3° *Abaissement du testicule.* — Le testicule et le cordon étant ainsi mobilisés, on reconstituera la tunique vaginale et on fera descendre la glande aussi bas que possible ; le scrotum étant d'ordinaire complètement atrophié, il faut y créer une cavité destinée à recevoir le testicule ; pour cela on pénètre de haut en bas dans la bourse avec les deux index, et l'on écarte ses parois en dissociant le tissu cellulaire jusqu'à ce que la loge paraisse suffisante.

Parfois la descente du testicule s'opère facilement, mais souvent une résistance s'oppose à cette descente, et dès qu'on cesse les tractions le testicule remonte reprendre sa place ; ce sont les éléments du cordon qui, trop courts, s'opposent à la descente : dans ce cas, plutôt que de laisser le testicule en position inguinale, il est préférable de sectionner tous les vaisseaux du cordon entre deux ligatures, car ce sont eux qui s'opposent à l'abaissement ; le canal déférent seul sera conservé, et même en cas de besoin on pourra l'allonger facilement en le décollant du testicule ou même en séparant la queue de l'épididyme de celui-ci. Malgré l'absence des vaisseaux on pourra voir le testicule vivre grâce aux adhérences qu'il contracte dans les bourses ; sans doute le résultat définitif ne sera pas très brillant, mais à tout prendre une apparence de testicule atrophié au fond des bourses est encore préférable à l'atrophie certaine et aux dangers du testicule en ectopie.

4° *Fixation du testicule.* — Pour que le testicule mis en place n'ait pas tendance à remonter, il faut le fixer dans sa loge : pour cela, avant de placer le testicule on passe sur la face interne du scrotum au-dessus de la loge destinée au testicule un surjet circulaire de catgut dont on laisse les deux bouts libres, ensuite on abaisse le testicule et on serre modérément le fil autour du cordon de façon que le testicule ne puisse repasser par l'orifice de la bourse ainsi rétrécie, mais sans que le cordon soit comprimé au-dessus ; on consolide la fixation en rassemblant et en suturant tous les plans résistants de la paroi inguinale, de façon à former autour du cordon une gaine solide et étroite dans laquelle le testicule ne puisse remonter ; on peut aussi fixer le testicule au fond du scrotum par deux ou trois points de suture, ou bien l'unir au testicule du côté opposé au moyen de fils en anse qui traversent la cloison du scrotum. L'efficacité de cette fixation est d'ailleurs loin d'être constante, la réascension du testicule est fréquente, surtout chez les adultes, dont le cordon est court et adhérent.

5° *La fermeture de la paroi abdominale et de la plaie se font comme dans une hernie inguinale.* — Les suites opératoires sont d'ordinaire très simples ; quelquefois, à la suite d'orchidopexie, on observe l'atrophie du testicule, mais c'est là une éventualité assez rare et souvent, au contraire, chez l'enfant, si le testicule reste dans le scrotum, il grossit et devient aussi volumineux que celui du côté opposé.                                    *PIQUAND.*

**TESTICULE** (**INFLAMMATIONS**). — V. Orchites.

**TESTICULE** (**LÉSIONS TRAUMATIQUES**). — **Plaies.** — Les plaies par instrument *piquant* aseptique sont sans gravité. Il en est de même des plaies peu étendues par instrument *tranchant*. Les plaies plus étendues et les plaies contuses peuvent donner issue aux tubes séminifères hors de l'albuginée, et même hors du scrotum, constituant alors le *fongus*. Le danger est l'*infection*.

La *sclérose cicatricielle* du testicule est aussi à craindre. Il faut essayer de réduire la substance séminifère dans l'albuginée avec beaucoup de douceur et une asepsie parfaite; quelques points de catgut l'y maintiendront. Dans le cas de plaie contuse étendue, souillée et saignante, on est autorisé à pratiquer la castration.

**Contusion.** — Elle présente *trois* degrés, suffusions sanguines interstitielles, hématome testiculaire, rupture de l'albuginée avec hernie des séminifères sous forme de filaments grisâtres ou noirâtres. Ce dernier degré exige une pression évaluée à 50 kilos.

Il existe toujours un certain degré de contusion des bourses. La douleur peut être véritablement *syncopale* et *nauséeuse*. Le gonflement du testicule se dissipe lentement. La suppuration est fort rare, dans les cas graves s'installe l'orchite chronique, avec *atrophie* et quelquefois *névralgies*. Le repos au lit, les applications humides chaudes constituent le meilleur traitement.

**Luxations du testicule.** — Il arrive parfois que le testicule, chassé par la violence, se place et demeure au pli de l'aine, devant le pubis, à la face interne de la cuisse. Si la réduction n'est pas aisée, on aura recours à une reposition par intervention chirurgicale.                     *LARDENNOIS.*

**TESTICULE** (**SYPHILIS**). — Le testicule est un des centres d'attraction de l'infection syphilitique : 1 syphilitique sur 30 (Fournier) présente sous une forme ou sous une autre des accidents testiculaires.

Dans la syphilis acquise, ces accidents peuvent être précoces, apparaître dès le 5e mois, mais on les observe surtout en pleine période tertiaire, dans les 2e, 5e et 4e années, et parfois beaucoup plus tard. Dans la syphilis héréditaire, les accidents sont essentiellement précoces, on les voit dans les premiers mois, ou même dès la naissance; beaucoup plus rarement ils sont tardifs, et se peuvent alors étager jusque vers l'époque de la puberté.

Les lésions syphilitiques sont au niveau du testicule ce qu'elles sont partout ailleurs : elles atteignent primitivement le tissu conjonctif de l'organe et les vaisseaux qui constituent sa trame, et elles peuvent présenter deux modalités de sens contraire : le type hypertrophique dit *gommeux*, et le type atrophique dit *scléreux*.

Le *type hypertrophique* est constitué par une infiltration diffuse œdémateuse du tissu conjonctif, avec accumulation plus ou moins intense de cellules lymphoïdes péri-vasculaires formant des gommes microscopiques d'abord, mais capables d'aboutir à la grosse gomme macroscopique, avec sa nécrose et sa suppuration. Le *type atrophique* est lié à la rétraction de ce même tissu conjonctif : à l'infiltration gélatineuse se substitue l'organisation fibreuse ; il en résulte une sorte de cicatrice ramifiée dans les mailles de laquelle sont étouffés les divers éléments glandulaires.

Le premier processus, d'infiltration hypertrophique, tend donc à former des gommes ; l'infiltration n'est pas immédiatement dangereuse pour le tube séminifère ou épididymaire qui plonge au milieu d'elle, car cette infiltration régresse sous l'influence du traitement spécifique, et le tube vecteur ou producteur du sperme peut reprendre, semble-t-il, une fonction que la compression surtout lui avait jusqu'alors fait perdre ; ses seuls risques de destruction sont donc la possibilité d'une nécrose ou d'une suppuration. Au contraire, lors de sclérose atrophique, les lésions sont graves d'emblée pour le tube testiculaire, parce que irrémédiables.

Très fréquemment, des lésions de sclérose existent dans les testicules hypertrophiques gommeux ; ce sont elles qui, en se multipliant, peuvent transformer peu à peu le testicule syphilitique hypertrophique en testicule cicatriciel, de dimensions très réduites ; on désigne cette forme, de toutes la plus fréquente, sous le nom de *forme scléro-gommeuse*.

Macroscopiquement, le *testicule syphilitique hypertrophique* peut atteindre et dépasser les dimensions d'un œuf de dinde ; sa surface est lisse ou grossièrement bosselée. A la coupe, toute trace du testicule normal peut avoir disparu ; la glande est remplacée par un tissu homogène, gris rosé, œdémateux, légèrement translucide, dans lequel on peut ne rencontrer aucune gomme visible à l'œil nu, sinon celles-ci apparaissent sous la forme de nodules blanc jaunâtre, semblables à des tubercules. Dans d'autres cas, le testicule est bourré de gommes crues, avec leur couleur marron d'Inde et leur liséré plus ou moins sinueux. Enfin, si une gomme suppure, le testicule est en partie détruit par une caverne pleine de pus, dont les parois irrégulières sont formées de débris de tubes effilochés.

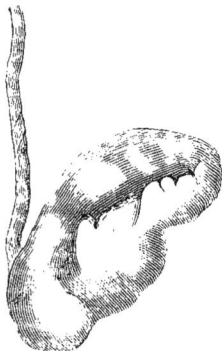

Fig. 105.
Syphilis du testicule.
Forme scléreuse. (Reclus.)

Dans la *forme scléro-gommeuse*, la surface du testicule est irrégulière ; à la coupe, le testicule présente l'un des aspects ci-dessus, mais des cordes fibreuses parcourent la masse, et, venant s'insérer à la face interne de l'albuginée, la rétractent, ce qui explique les irrégularités de la surface, d'autant plus qu'en d'autres points l'albuginée est épaissie par la formation de petites gommes à son intérieur ou à sa surface (Albuginite).

Dans la forme scléreuse, le testicule n'est plus qu'une cicatrice ; l'irrégularité de sa surface est au maximum, sa coupe ressemble à celle d'un noyau fibreux (fig. 105).

Toutes ces remarques s'appliquent, aux dimensions près, aux lésions du testicule de l'enfant lorsque l'infection syphilitique est d'origine héréditaire.

Nous n'avons pas jusqu'à présent parlé de l'épididyme. Il est souvent
complètement respecté, mais il peut présenter pour son compte des lésions
gommeuses, scléro-gommeuses, ou scléreuses ; il peut enfin être enfoui au
milieu des épaississements de la vaginale qui l'entoure.

La vaginale réagit à l'infection syphilitique, soit sous forme d'hydrocèle
simple, sans lésions appréciables du testicule sous-jacent, soit sous forme
de pachyvaginalite, soit sous forme d'adhérences qui cloisonnent d'abord,
puis font disparaître complètement la cavité séreuse.

Toutes ces lésions de la syphilis testiculaire sont souvent bilatérales, mais,
à part l'hydrocèle, elles le sont cependant beaucoup moins fréquemment
qu'on ne le dit dans la plupart de nos classiques.

**Symptômes**. — Les manifestations syphilitiques sont, au niveau du
testicule, essentiellement chroniques et insidieuses ; elles peuvent néanmoins prendre une allure aiguë, tant dans leurs localisations testiculaires
que dans leurs localisations épididymaires.

La forme type, la plus fréquente, est l'*orchite chronique scléro-gommeuse* :
nous la décrirons d'abord.

Un syphilitique de 25 à 30 ans, en pleine période tertiaire, remarque tout
à fait par hasard qu'un de ses testicules augmente de volume : aucune
douleur, aucune gène, absence complète de signes fonctionnels.

Le testicule peut atteindre les dimensions d'un œuf de poule. Il a conservé
sa forme normale : parfois légèrement aplati, il prend la forme dite en galet.
Sa surface est irrégulière, hérissée de petites saillies dures, lésions d'albuginite, véritables grains de plomb. Sa consistance est ferme, régulière
partout, ou un peu inégale : son indolence peut être absolue ; même en
pressant fortement le testicule entre les doigts, on n'arrive plus alors à
réveiller la sensibilité testiculaire, si exquise à l'état habituel. Quant à l'épididyme et au cordon, ils ont d'habitude leurs caractères normaux. Une
légère couche d'hydrocèle recouvre souvent le testicule, sans pour cela
gêner l'exploration ; quand les parois de l'hydrocèle sont épaissies, irrégulières, l'interprétation des symptômes devient beaucoup plus délicate.

Dans la *forme scléreuse*, le testicule n'est qu'un moignon cicatriciel,
l'irrégularité, l'indolence, atteignent là leur maximum ; le volume est des
plus réduits : il peut ne pas dépasser celui d'un petit haricot (haricocèle de
Ricord) ; dans la règle, cette forme est l'aboutissant de la forme précédente.

La *forme hypertrophique gommeuse* est beaucoup moins caractéristique
que les précédentes ; son aspect diffère suivant que les gommes sont, ou
non, à la phase de suppuration.

En dehors de toute suppuration, le testicule syphilitique hypertrophique
est un testicule très volumineux, et c'est à peu près tout ce qu'on en peut
dire. Il peut acquérir les dimensions d'un œuf d'oie, et davantage : il a
conservé la forme du testicule normal ; sa surface est tout à fait lisse, ou
grossièrement lobulée, les lobules étant dus au soulèvement de l'albuginée
par les gommes sous-jacentes ; mais il n'y a pas d'albuginite, et les grains
de plomb font totalement défaut. La consistance est élastique, régulière
partout. La sensibilité est très variable : l'indolence peut être complète ;
d'autres fois la pression est douloureuse ; on ne réveille jamais la sensibilité

testiculaire aussi vivement qu'à l'état normal, mais elle peut très bien n'être pas complètement abolie. L'épididyme, resté normal, coiffe le testicule comme d'habitude.

La vaginale réagit toujours à la surface de pareils testicules, soit par une hydrocèle légère, soit par des adhérences; dans les points où elle reste libre, la vaginale présente souvent des altérations, des différences dans son épaisseur, donnant au doigt l'impression de dépressions circulaires qui me paraissent assez caractéristiques.

Lorsque les gommes se ramollissent et suppurent, une des bosselures du testicule augmente de volume et devient fluctuante; toutes les enveloppes testiculaires adhèrent à son niveau, et c'est en général sur la face antérieure; la peau du scrotum rougit. Si rien ne vient entraver sa marche, la gomme s'ouvre comme un abcès, abcès chaud dans certains cas, avec ses douleurs et sa fièvre, abcès froid plus souvent, avec ses réactions réduites au minimum. La gomme évacuée laisse derrière elle un profond cratère à fond suppurant encombré de débris à demi sphacélés, ressemblant à des paquets d'étoupe, et par là le testicule peut s'éliminer en entier. L'ulcération peut d'ailleurs donner passage à des bourgeons végétants, exubérants, qu'on désignait jadis sous le nom de fongus.

Jusqu'ici, nous n'avons parlé que des localisations testiculaires de la syphilis, en admettant que l'*épididyme* était complètement respecté; c'est ce qui arrive le plus souvent. Cependant il peut être pris en même temps que le testicule; bosselé, irrégulier, infiltré de gommes qui occupent surtout le globus major, il forme une tumeur surajoutée à la tumeur testiculaire; ces gommes peuvent suppurer et s'évacuer comme le font celles du testicule.

Enfin l'épididyme peut être atteint pour son propre compte, sans coexistence de lésions testiculaires; c'est une forme rare à la période tertiaire: on la rencontre surtout à une phase précoce de l'infection syphilitique, où elle constitue ce qu'on appelle l'épidymite secondaire de Dron.

L'*épididymite secondaire*, peu fréquente elle-même, est constituée par un noyau dur, élastique, lisse, arrondi, siégeant presque toujours à la tête de l'épididyme; habituellement les deux épididymes sont atteints; elle est contemporaine des accidents secondaires et peut évoluer en même temps que la roséole. Le noyau apparaît de façon insidieuse et reste complètement indolore, même à la pression. Mais quelquefois le début est plus inflammatoire, les douleurs sont vives, la peau rouge et chaude : il s'agit d'une véritable épididymite aiguë; rapidement d'ailleurs les accidents cessent, la lésion refroidit et, après ce début anormal, reprend son caractère habituel.

Pareille évolution inflammatoire se voit d'ailleurs au cours de la syphilis testiculaire proprement dite, mais à titre exceptionnel. L'*orchite syphilitique aiguë* débute comme toute orchi-épididymite, les douleurs sont aussi vives, le scrotum est également chaud et œdématié. Mais, en palpant avec précaution, on peut constater que les lésions sont ici non pas essentiellement épididymaires, comme elles le sont dans les orchi-épididymites habituelles, mais essentiellement testiculaires. Le début seul peut être aigu, et l'orchite passe rapidement à la phase froide de l'orchite chronique; ou bien toute l'évolution se fait sur le mode aigu : la peau adhère, se soulève, et une gomme se peut évacuer moins de trois semaines après le début des accidents.

Je dirai peu de choses de la *syphilis testiculaire de l'enfant*; elle présente toutes les modalités que nous venons de passer en revue chez l'adulte. Chez les tout jeunes, de 2 ou 3 mois, on rencontre surtout la forme hypertrophique : le testicule varie du volume d'une noisette à celui d'une petite prune, il est très dur, tout à fait lisse, absolument indolent, et assez souvent enveloppé d'une lame peu épaisse d'hydrocèle. Dans la syphilis héréditaire tardive, il prend plus volontiers la forme scléro-gommeuse, à surface irrégulière. Si rien ne vient interrompre sa marche, la lésion aboutit dans les deux cas à la sclérose définitive de l'organe. L'évolution aiguë, les accidents épididymaires, tout est possible dans la syphilis héréditaire comme au cours de la syphilis acquise ; je n'insiste pas.

**Diagnostic.** — Il est facile dans les cas types : l'irrégularité de la surface, les grains de plomb de l'albuginite, la disparition de la sensibilité testiculaire sont caractéristiques de la forme scléro-gommeuse ; de même, le doute n'est guère permis en présence du haricocèle atrophique. Mais beaucoup d'autres formes prêtent à confusion.

D'abord, la vaginalite peut être à ce point intense qu'elle cache complètement le testicule sous l'épaisse carapace d'une véritable pachyvaginalite ; on peut croire à l'existence d'une pachyvaginalite banale, et méconnaître les lésions du testicule sous-jacent ; cependant, en pareil cas, la pachyvaginalite est remarquablement irrégulière, et j'insiste à nouveau sur les dépressions à l'emporte-pièce qu'elle peut présenter par endroits, dépressions au niveau desquelles la fluctuation peut être perçue.

Le diagnostic de beaucoup le plus délicat est celui de la syphilis à forme hypertrophique avec les cancers testiculaires. Dans les deux cas il s'agit d'un gros testicule ; pas d'irrégularités, pas de grains de plomb, pas d'indolence valable, car le néoplasme peut être indolent comme la syphilis, et certaines syphilis peuvent être douloureuses comme certains néoplasmes. Véritablement, à moins de bilatéralité des lésions, qui est catégoriquement en faveur de la syphilis, c'est le traitement d'épreuve qui est la clef de ce diagnostic par trop hasardeux, et *qu'on n'a pas le droit de laisser ici se résoudre par l'évolution ultérieure des accidents*, car il peut être trop grave de faire attendre les cancers. Je ne parle pas de la valeur diagnostique des antécédents syphilitiques ; ils rendent la syphilis un peu plus probable, mais ils n'empêchent l'apparition d'aucune autre maladie, du cancer en particulier.

Le diagnostic avec la tuberculose se pose fréquemment. Il se fait d'ordinaire par l'examen de l'épididyme ; dans la tuberculose, c'est l'épididyme qui est pris, tandis que dans la syphilis c'est le testicule. Dans les cas rares dans lesquels la syphilis aura pris elle-même l'épididyme, le diagnostic de tuberculose sera fourni par l'examen du cordon et de la prostate : quand dans la tuberculose il existe des noyaux funiculaires, ils siègent surtout sur le canal déférent qui est moniliforme ; dans la syphilis, les gommes funiculaires, rares d'ailleurs, respectent le canal déférent et siègent en plein cordon. Quant à la prostate, elle est normale dans la syphilis, ne présentant ni les différences de consistance ni les bosselures de la tuberculose prostatique. Ce sont les mêmes raisons, celles tirées du toucher rectal en particulier, qui permettront de distinguer la syphilis testiculaire des formes rares de tuberculose massive hypertrophique du testicule.

Au moment du ramollissement et de l'ouverture des gommes, le siège antérieur, testiculaire, indique la syphilis, le siège postérieur, épididymaire, parle en faveur de la tuberculose, en dehors de tout autre examen, et à condition qu'il n'existe pas d'inversion épididymaire.

Quant à la forme aiguë de la syphilis testiculaire, elle est facile à diagnostiquer quand on a pu isoler l'épididyme et constater qu'il s'agissait bien d'une orchite, et non pas d'une épididymite; les orchites vraies ne se rencontrent guère qu'au cours de maladies infectieuses ou tropicales faciles à dépister, le diagnostic de syphilis reste le diagnostic le plus probable.

Chez l'enfant, on doit toujours penser à la syphilis héréditaire en présence de toute altération de la sphère testiculaire; les éléments de diagnostic sont les mêmes que chez l'adulte.

Terminons ce chapitre de diagnostic en rappelant que bien souvent le dernier mot restera au traitement spécifique, surtout dans les formes hypertrophiques gommeuses, et comme le diagnostic presse, puisqu'il peut s'agir de différencier une syphilis d'un cancer, c'est un traitement énergique, intensif, qu'on doit employer; en 8 jours, s'il s'agit de syphilis, il doit avoir provoqué des modifications très nettes.

**Pronostic.** — On admet que la localisation testiculaire de l'infection syphilitique est l'indice d'une syphilis maligne. J'envisagerai seulement ici la gravité de cette localisation, par rapport aux modifications qu'elle apporte dans la fonction testiculaire.

La forme hypertrophique respecte les tubes testiculaires qui sont surtout comprimés; la *restitutio ad integrum* est possible à la suite d'un traitement bien conduit. Quand les gommes se ramollissent, il faut craindre l'élimination d'une partie ou de la totalité des tubes séminifères, et bien savoir qu'un traitement intensif est capable d'arrêter les accidents, alors même que la gomme paraît prête à s'ouvrir.

Mais dès que la sclérose envahit l'organe, elle provoque des lésions définitives contre lesquelles le traitement antisyphilitique reste complètement impuissant; suivant l'intensité de la sclérose, la valeur fonctionnelle du testicule se trouve donc diminuée d'autant. La stérilité et l'impuissance sont l'aboutissant de pareilles lésions, si elles sont bilatérales.

Chez l'enfant chez lequel le testicule est non seulement futur organe reproducteur, mais glande liée au développement de l'individu, glande dont la sécrétion interne est destinée à faire de l'enfant un homme, on conçoit que l'atrophie précoce des testicules ait des conséquences particulièrement graves : troubles de développement et infantilisme.

**Traitement.** — Il est exclusivement médical. C'est celui de toute syphilis viscérale et je renvoie pour les détails à l'article Syphilis (v. c. m.). Je rappelle seulement que, soit pour différencier une syphilis d'un cancer, soit pour lutter contre des accidents à marche rapide, on a souvent besoin d'agir le plus vite possible; le traitement doit alors être essentiellement spécifique, c'est-à-dire mercuriel, et intensif, c'est-à-dire administré à doses élevées et par la voie la plus rapide, la voie des injections profondes intra-musculaires.                                                    *MAURICE CHEVASSU.*

**TESTICULE** (**TUBERCULOSE**). — La tuberculose dite du testicule est essentiel-lement une tuberculose épididymaire.

L'épididyme peut être atteint en totalité ou en partie seulement. En tota-lité, il s'agit d'une véritable épididymite tuberculeuse. S'il n'est atteint que partiellement, il n'y a que des « noyaux épididymaires »; ces noyaux siègent de préférence au niveau des extrémités, soit au niveau du globus major, c'est exceptionnel, soit, et c'est l'habitude, à la queue de l'épididyme, au niveau de l'anse que forme à sa terminaison l'épididyme avec le canal déférent.

L'épididyme envahi augmente de volume par suite de l'infiltration tuber-culeuse des espaces conjonctifs péritubulaires; il y a à la fois épididymite et péri-épididymite, mais c'est cette dernière qui domine; c'est elle qui donne aux lésions qui nous occupent l'aspect massif, grossier, sur lequel nous insisterons tout à l'heure avec Reclus. L'épididyme finit par déborder largement le testicule qu'il coiffe en cimier de casque.

De l'épididyme, les lésions tendent à envahir le testicule *qui n'est jamais pris seul* (loi de Ricord); l'envahissement se fait par continuité, à la partie postérieure du testicule, dans la région du corps d'Highmore; irradiant de ce centre, la tuberculose finit par diffuser dans tout l'organe; il s'agit alors de tuberculose orchi-épididymaire. Mais, nous le répétons, l'envahissement du testicule est consécutif à celui de l'épididyme, et le testicule peut rester assez longtemps indemne. D'après la statistique de Haas (1901), sur 78 cas de castration précoce pour tuberculose, 55 fois l'épididyme seul était atteint; le testicule n'était envahi avec l'épididyme que dans les 23 autres cas; le testicule peut être encore indemne plusieurs années après le début de la tuberculose épididymaire.

A la règle générale de l'envahissement tardif du testicule une forme fait exception, c'est la forme massive hypertrophique, peu fréquente, dans laquelle très rapidement la tuberculose s'étend au testicule sans que l'épi-didyme ait eu le temps d'acquérir un volume considérable; les deux organes sont intimement fusionnés et confondus: mais c'est là le seul cas dans lequel la tuberculose épididymaire ne soit pas prépondérante.

Qu'elle soit dans le testicule ou dans l'épididyme, la tuberculose fait là ce qu'elle fait partout ailleurs; elle édifie des granulations, qu'on rencontre peu, surtout dans l'épididyme, parce qu'on n'observe pas assez tôt; en géné-ral, elle forme des masses crues, gommes tuberculeuses, soit uniques, soit multiples, qui tendent à la caséification, et évoluent vers l'abcès et la fistule; c'est l'évolution normale de toute tuberculose livrée à elle-même. Au con-traire, si elle se trouve placée sur un terrain résistant, la tuberculose, néoplasie fibro-caséeuse, évolue vers la sclérose, c'est l'acheminement vers la guérison.

La tuberculose testiculo-épididymaire ne reste pas cantonnée à la seule glande génitale et au premier segment de son canal excréteur: la vaginale est atteinte, comme dans toute lésion à prédominance épididymaire d'ailleurs. Toujours il existe une vaginalite plus ou moins marquée, vaginalite séreuse, vaginalite avec adhérences, vaginalite plastique ; il est exceptionnel que l'hydrocèle symptomatique soit suffisamment abondante pour masquer le testicule sous-jacent. Cette réaction vaginale peut être d'ordre inflammatoire banal, ou de nature spécifique : hydrocèle tuberculeuse, contenant des bacilles de Koch et tuant le cobaye, hématocèle tuberculeuse.

Le canal déférent est souvent envahi au niveau de sa terminaison épididymaire ; il ne forme alors avec la partie basse de l'épididyme qu'un bloc massif dans lequel il est impossible de séparer les deux organes. Mais il existe souvent des noyaux isolés de déférentite tuberculeuse, surtout dans la partie funiculaire du déférent.

Très fréquemment les vésicules séminales, la prostate surtout, sont tuberculeuses en même temps que la glande génitale. Nous ne pouvons pas entrer ici dans les discussions ouvertes encore concernant cette tuberculose prostatique : précède-t-elle la tuberculose du testicule, n'est-elle au contraire qu'une conséquence de celle-ci ? Les deux modes d'inoculation existent, très probablement. Contentons-nous donc de nous rappeler la coexistence très fréquente des deux localisations tuberculeuses, elle nous sera d'un grand secours lorsque viendra l'instant du diagnostic.

Enfin l'infection tuberculeuse peut dépasser les limites de l'arbre génital : l'arbre urinaire, vessie, reins, les poumons peuvent être pris. Mais ce sont là des lésions en général tardives, ce sont elles que l'on rencontre sur la table d'autopsie, c'est par elles que meurent les tuberculeux du testicule, mais elles n'existent pas au début, ou sont tout au moins cliniquement inappréciables chez beaucoup de sujets que leur mal nous amène.

Est-ce à dire que la tuberculose épididymaire soit dans la majorité des cas une tuberculose primitive ? Loin de nous une pareille pensée. Les plus expresses réserves s'imposent au point de vue anatomique, nous le répétons, et nous savons d'ailleurs combien rares sont les tuberculoses chirurgicales véritablement primitives. Il n'en est pas moins vrai qu'en clinique, la tuberculose locale de l'appareil testiculo-épididymaire, et surtout de l'épididyme, existe, mieux que cela, est fréquente, si l'on en croit les cas nombreux de guérison définitive que procure l'épididymectomie chez les sujets pris à temps.

**Symptômes.** — Il est des tuberculoses du testicule qui, nettement secondaires, succèdent à une tuberculose urinaire en évolution, ou apparaissent à la dernière période d'une tuberculose pulmonaire. Sur ces formes nous n'insisterons pas, elles ne sont qu'un épisode au cours d'une affection plus grave, ou sont à peine chirurgicales.

Nous étudierons donc ici la tuberculose testiculo-épididymaire primitive, celle qui mérite du moins cette appellation clinique, réserve faite, une fois encore, au sujet des lésions prostatiques en particulier, si souvent coïncidentes, et peut-être les premières de toutes.

Un fait est certain, c'est que la plupart des symptômes dits prodromiques de la tuberculose testiculaire sont fonction de tuberculose prostatique : envies plus fréquentes d'uriner, brûlures légères au moment et surtout à la

fin de la miction, et surtout ces écoulements urétraux chroniques, blanchâtres, dans lesquels l'examen microscopique décèle des bacilles de
Koch, et auxquels on a donné le nom de blennorrhée tuberculeuse. Ces
prodromes peuvent d'ailleurs faire complètement défaut.

Le début de la tuberculose épididymo-testiculaire proprement dite présente trois modalités : il est insidieux, subaigu ou aigu.

Le début insidieux est de tous le plus fréquent ; par hasard, on a l'occasion d'une pesanteur, d'une gêne légère, le malade constate qu'il existe
quelque chose d'anormal au niveau d'un de ses testicules.

Le début subaigu est fréquent aussi : c'est la douleur qui attire l'attention ; pas très vive, elle s'accompagne d'un gonflement modéré qui augmente
pendant quelques jours ; puis les douleurs s'apaisent, le gonflement diminue, les phénomènes phlegmasiques surajoutés à la tuberculose elle-même
disparaissent, et cette tuberculose refroidie évolue dès lors comme la
tuberculose à début insidieux.

Reste la forme aiguë ; elle est assez rare : début brusque, douleur vive,
gonflement rapide, scrotum volumineux, rouge, œdémateux, c'est le tableau,
au complet, d'une orchi-épididymite aiguë quelconque, et rien à ce moment,
dans les caractères mêmes de cette épididymite, ne permet de dire qu'elle
est une épididymite tuberculeuse. Mais, au moment où dans les orchi-épididymites habituelles se fait la résolution, ici celle-ci se fait mal, les choses
ne reviennent qu'incomplètement en état. Par la suite, la tuberculose peut
continuer à évoluer rapidement, c'est véritablement la tuberculisation aiguë
du testicule — ou revenir, après ce début aigu, à une évolution subaiguë,
ou même tout à fait chronique.

Quel que soit son mode de début, on peut distinguer à la tuberculose
épididymo-testiculaire trois modalités cliniques ; elle se présente, soit sous
forme de noyau épididymaire, soit sous forme d'épididymite chronique tuberculeuse, soit sous forme de tuberculose massive testiculo-épididymaire.

*Le noyau épididymaire* occupe la queue de l'épididyme. Il présente le
volume d'une noisette ou davantage ; sa forme est régulière, ses contours
sont arrondis, sans qu'on retrouve à la surface du noyau aucun des détails
de la structure de l'organe envahi ; par exemple, si la lésion siège comme
d'habitude à cheval sur la terminaison de l'épididyme et l'origine du canal
déférent, il est impossible de sentir l'anse qui
réunit les deux organes : la lésion est massive,
grossière en un mot.

*L'épididymite chronique tuberculeuse* (fig. 107),
se présente sous la forme d'un très gros
épididyme, débordant de toutes parts le testicule, qui peut disparaître lui-même sous une
couche, mince en général, de liquide disten-

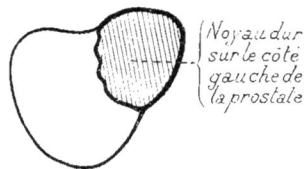

{ Noyau dur
  sur le côté
  gauche de
  la prostate

Fig. 106. — Schéma des résultats
du toucher rectal.

dant la cavité vaginale. On sent nettement les limites de l'épididyme ainsi
hypertrophié ; au point où il est au contact de l'épanchement vaginal, en
particulier, c'est-à-dire sur les parties latérales, on a l'impression d'un rebord
presque tranchant. L'épididyme est bosselé, irrégulier dans sa forme et
dans sa consistance, douloureux par points, insensible, ou presque, ailleurs.

Quant au testicule, il peut être difficile à explorer dans ses détails, en raison de l'hydrocèle qui le recouvre; il peut d'ailleurs paraître normal en volume et en consistance, et être déjà profondément infiltré d'éléments tuberculeux. Lorsqu'il est farci de tubercules, il devient cependant plus gros, sa surface est irrégulière, néanmoins ses bosselures, bridées par une albuginée résistante, ont peu de tendance à s'ouvrir, et c'est en arrière et en bas, dans les cavernes de l'épididyme, que se fait surtout l'évacuation au moment où elle se fait (fig. 106, 107).

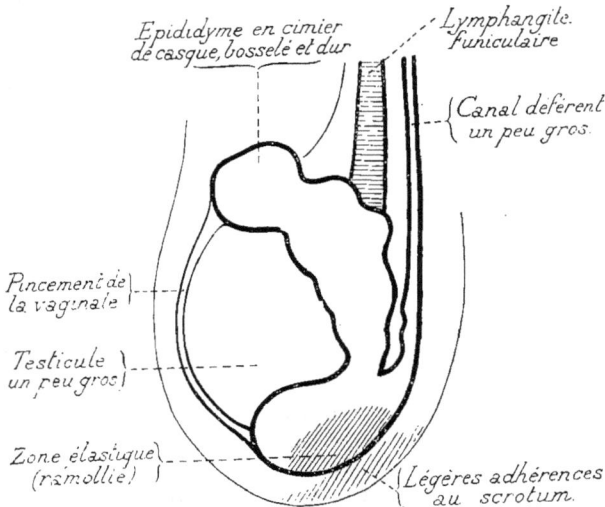

Fig. 107. — Épididymite tuberculeuse chronique.
Schéma d'une tuberculose génitale mâle, après examen clinique.

S'agit-il de tuberculose massive testiculo-épididymaire, on ne constate dans le scrotum malade qu'un bloc, ayant de deux à six fois le volume de la glande normale: impossible dans un pareil bloc, qui souvent adhère à la peau, de distinguer l'épididyme ou de séparer le testicule, les deux organes sont fusionnés en totalité, constituant une masse ovoïde assez régulière, sans grosses bosselures, et de consistance régulièrement ferme ou fluctuante par points.

**Évolution.** — Il faut distinguer : l'évolution des lésions épididymo-testiculaires que nous venons de décrire, et l'évolution parallèle de lésions tuberculeuses génito-urinaires ou autres.

Les tuberculoses épididymaires ont tendance à évoluer vers la caséification, la suppuration et la fistule; elles le font avec un minimum de réaction, ou même tout à fait à froid; le ou les noyaux épididymaires, qui étaient durs d'abord, deviennent élastiques, puis fluctuants: autour de cet abcès froid, le tissu cellulaire des bourses s'œdématie, la peau adhère, elle rougit enfin, s'ulcère, et la fistule est constituée. Comme les lésions siègent sur l'épididyme, et plutôt dans sa partie basse, la fistule s'ouvre à la partie postérieure et inférieure du scrotum, dans la région du ligament scrotal. Cachée au fond d'une dépression du tégument, la fistule laisse sourdre, entre ses bords décollés, livides ou violacés, un liquide séreux dans lequel nagent les grumeaux habituels des suppurations tuberculeuses.

Pareille évolution se voit dans la forme « noyau épididymaire » et surtout dans la forme « épididyme chronique », dans laquelle plusieurs noyaux peuvent successivement suppurer. C'est aussi la fistulisation qui termine la forme plus rare « orchite tuberculeuse aiguë ». Quant à la forme massive testiculo-épididymaire, elle a peu de tendances aux suppurations et aux fistules.

La fistule peut persister longtemps et épuiser le malade à force de suppuration; elle peut même, dans certains cas assez rares, s'agrandir et se transformer en une véritable ulcération par laquelle la glande tout entière peut finir par être éliminée : c'était ce qu'on désignait jadis sous le nom de fongus.

La fistule peut au contraire se fermer ; c'est l'évolution vers la guérison : elle laisse des traces de son passage sous forme d'une traînée dure, rectiligne, qui va, à travers les tissus lâches du scrotum, de l'ancien orifice profondément invaginé à la queue de l'épididyme sur laquelle elle s'implante.

La guérison de la tuberculose testiculaire peut survenir avant toute fistulisation; les noyaux diminuent de volume, ils deviennent plus durs, l'infiltration péri-épididymaire disparaît, mais il persiste toujours des stigmates sous forme d'une induration cicatricielle complètement indolore.

Parallèlement à l'évolution de la tuberculose épididymaire, d'autres tuberculoses peuvent se développer, leur fréquence est si grande qu'elles méritent à peine le nom de complications de la tuberculose épididymaire : elles ne sont qu'une autre modalité de la tuberculose génitale, et il n'est pas toujours facile de dire quelle localisation a précédé l'autre dans son apparition.

Parmi ces localisations, c'est *la tuberculose prostatique* qui mérite d'être placée au premier rang. Elle ne s'accuse en général par aucun signe fonctionnel et demande à être recherchée ; d'où la nécessité absolue de toujours pratiquer le toucher rectal chez les tuberculeux épididymaires. La prostate tuberculeuse peut être plus volumineuse qu'à l'état normal, mais là n'est pas sa caractéristique essentielle : elle est irrégulière dans sa forme et dans sa consistance ; des noyaux plus durs sont comme incrustés en elle, et bosselent sa surface. Les lésions prostatiques sont souvent unilatérales, auquel cas la lésion prostatique siège du côté de la lésion épididymaire.

Il en est de même de *la tuberculose des vésicules séminales*. On sent alors, au-dessus de la prostate, et filant vers la partie antérolatérale du rectum, un cordon volumineux, bosselé, dur, c'est la vésicule semblant injectée au suif : à l'état normal, la vésicule, souple et molle, échappe à l'exploration.

Au-dessus de la prostate, en dedans de la vésicule, on peut parfois sentir d'autres indurations répondant au trajet de l'ampoule du canal déférent. Plus fréquemment, c'est dans la portion funiculaire du canal déférent que l'on trouve des noyaux tuberculeux : le calibre du canal est irrégulier, il se renfle par endroits, et ces bosselures, échelonnées sur le trajet de la ficelle déférentielle, rappellent les grains d'un chapelet.

Enfin la tuberculose passe fréquemment d'un testicule au testicule opposé, très probablement par suite de la communauté des inoculations prostatiques. L'infection du deuxième testicule se fait à des époques très variables : elle est parfois précoce, mais a d'autant plus de chance de se faire que l'intervention sera plus tardive ; elle peut survenir après la castration.

**Terminaison.** — La tuberculose génitale peut guérir, nous l'avons vu. Mais si rien ne l'arrête dans son évolution, elle finit par entraîner la mort. La mort est due, non pas aux lésions génitales elles-mêmes, mais à l'extension du processus tuberculeux : tuberculose péritonéale, tuberculose méningée, tuberculoses urinaire et pulmonaire surtout.

*Chez les enfants*, la tuberculose épididymo-testiculaire ressemble tout à fait à celle de l'adulte, mis à part ces cas exceptionnels dans lesquels l'infection se fait par la cavité vaginale, secondairement à une tuberculose du péritoine propagée par un canal vagino-péritonéal resté perméable. La localisation épididymaire est la règle. Seule l'évolution plus rapide, et la moins grande résistance des tout jeunes à la généralisation de l'infection tuberculeuse fait de la tuberculose génitale une localisation tuberculeuse plus sérieuse chez l'enfant qu'à tout autre âge.

**Diagnostic**. — Il est en général facile, mais il est toujours grandement facilité par la coexistence d'autres localisations tuberculeuses.

La forme *épididymite chronique tuberculeuse* est de beaucoup la plus caractéristique : elle ne ressemble à rien autre, si l'on en excepte les rares localisations épididymaires de la syphilis. Dans la règle, la tuberculose est épididymaire, la syphilis est testiculaire; seule l'existence d'une inversion du testicule, d'ailleurs en général facile à reconnaître, peut faire hésiter un instant. Il en est de même au moment de l'apparition des abcès et de l'ouverture des fistules, en dehors des autres caractères qui différencient les ulcérations tuberculeuses des ulcérations syphilitiques, le seul fait de la localisation postérieure est en faveur de la tuberculose.

S'agit-il *de noyau épididymaire*, il est facile d'éliminer, si la lésion siège à la tête, le noyau régulier, élastique, qui forme ce qu'on appelle l'épididymite syphilitique de Dron: surtout ce noyau coïncide toujours avec d'autres accidents syphilitiques, il est contemporain de la roséole ou lui succède immédiatement et rapidement, le traitement spécifique le fait disparaître. Le noyau absolument arrondi, élastique et indolent formé par les petits kystes, tendus, de l'épididyme, est plus caractéristique encore.

Si la lésion siège à la queue, c'est entre la tuberculose et la blennorragie qu'il faut choisir. Dans les localisations épididymaires de la blennorragie, le gonflement est moins massif, on peut suivre avec le doigt l'anse que forme l'épididyme avec le canal déférent; rien de pareil dans la tuberculose, les lésions, plus grossières, forment un bloc dans lequel il est impossible de rien distinguer des éléments normaux. Mais, à côté des formes très caractéristiques, que de cas douteux, que de formes traînantes sur l'évolution desquels il est prudent de ne pas immédiatement se prononcer, quand on sait avec quelle fréquence les inflammations antérieures viennent ici, plus que partout peut-être, faire son lit à la tuberculose.

Enfin, parmi les noyaux tuberculeux épididymaires, il importe de distinguer ceux qui répondent à une tuberculose en évolution, et ceux qui sont le stigmate d'une tuberculose guérie. Ces derniers, absolument indolores, durs, élastiques, de consistance partout égale, depuis longtemps stationnaires, rétractant encore petit à petit leurs dimensions, ne sont justiciables d'aucune intervention.

Quant à *l'épididymite tuberculeuse aiguë*, nous avons déjà dit, et nous n'insistons plus, qu'il est impossible, dans sa phase aiguë, de la différencier de toute autre orchi-épididymite. Quand, au contraire, à la période terminale, apparaissent les abcès et les fistules, aucun doute n'est plus possible.

*La tuberculose massive testiculo-épididymaire* est de toutes la plus difficile à distinguer : elle simule tous les gros testicules, voire l'hématocèle. Plus que jamais, c'est la coexistence d'autres lésions tuberculeuses qui permet surtout de faire un diagnostic.

Donc, palper toujours avec soin le testicule opposé, qui peut présenter des lésions minimes, mais très caractéristiques; toucher la prostate, explorer les vésicules, examiner l'urètre et l'ensemble du système urinaire, ausculter avec soin les sommets du poumon. Si en quelqu'un de ces points on trouve des lésions tuberculeuses, il y a les chances les plus grandes pour que les lésions épididymo-testiculaires soient tuberculeuses également.

**Pronostic.** — Il importe d'ailleurs de rechercher toutes ces localisations possibles pour établir non seulement le diagnostic, mais le pronostic de l'affection qui nous occupe; ce sont en effet ces lésions concomitantes qui décident avant tout du pronostic : lorsque les poumons, les voies urinaires sont sérieusement atteints, la tuberculose du testicule passe nécessairement au second plan.

Prise à temps, c'est-à-dire alors qu'elle paraît encore être une tuberculose exclusivement génitale, la tuberculose du testicule doit guérir; mais combien sont traitées trop tard! Il s'ensuit qu'au point de vue vital, la tuberculose testiculo-épididymaire comporte à l'heure actuelle un pronostic toujours réservé; toutes choses égales d'ailleurs, le terrain sur lequel évolue cette tuberculose est l'élément essentiel de la gravité du pronostic.

Quant au pronostic génital, il est grave. Tout épididyme touché par la tuberculose, même s'il guérit de son infection tuberculeuse, reste un épididyme cicatriciel, impropre à l'excrétion testiculaire; comme les lésions sont souvent bilatérales, la stérilité en est la conséquence.

Les lésions du testicule aggravent ce pronostic, en ce sens qu'elles peuvent nécessiter l'ablation de la glande, avec les troubles psychiques que provoque pareille mutilation. Chez les jeunes, la destruction du testicule, glande à sécrétion interne, vient troubler l'évolution générale; si elle est bilatérale, elle entraîne l'infantilisme avec tout son cortège. C'est une des raisons pour lesquelles la tuberculose génitale de l'enfant est plus grave que celle de l'adulte.

**Traitement.** — Le traitement de la tuberculose du testicule est, avant tout, le *traitement général* de toute tuberculose : repos, grand air, climat marin, stations chlorurées sodiques, suralimentation. J'insiste sur la valeur de ce traitement médical, tout en renvoyant pour ses détails à l'article TUBERCULOSE. Il peut, à lui seul, guérir certaines tuberculoses testiculaires, et il doit, sous une forme ou sous une autre, être la base de tous les traitements chirurgicaux de la tuberculose génitale.

Le traitement idéal de toute tuberculose chirurgicale est évidemment l'ablation complète de tout le foyer tuberculeux. Si séduisant qu'il soit, pareil traitement n'est pas en général applicable à la tuberculose épididymo-testiculaire, pour cette raison que la tuberculose du testicule n'est souvent que la marque la plus apparente d'une tuberculose génitale; pour être sûr de tout enlever, il faut enlever non seulement l'épididyme et le testicule, mais le canal déférent, les vésicules et la prostate. La plupart reculent devant ces grands délabrements. La tuberculose ne s'enlève pas comme on enlève un néoplasme ; nous avons le droit de compter sur la résistance générale de l'individu pour parachever une guérison dans laquelle le traitement chirurgical fera seulement l'essentiel.

A moins d'indications spéciales, on ne touchera donc pas aux lésions vésiculo-prostatiques ; il est prouvé qu'elles s'atténuent souvent jusqu'à disparaître lorsqu'on a diminué la source d'inoculations continuelles qui siégeait à l'origine des voies génitales.

La chirurgie du testicule tuberculeux sera donc *essentiellement économique*.

On ne pratique la castration d'emblée que chez les sujets pour lesquels il est impossible d'agir autrement, ceux chez lesquels le scrotum est criblé de fistules, ceux dont l'état général aurait quelque mal à faire les frais d'une réparation tant soit peu pénible ; elle est une opération de soulagement chez les tuberculeux généraux avancés.

Plus souvent, on se trouve en présence de tuberculoses moins envahissantes. Voici, lorsqu'on a constaté l'accroissement des lésions malgré le traitement médical, comment doit être comprise l'intervention minima.

On a le droit d'essayer, avant tout traitement sanglant, les injections modificatrices : injections sclérosantes de chlorure de zinc, injection d'éther iodoformé au niveau des zones ramollies.

Le traitement sanglant porte sur l'épididyme : il est atypique ou typique.

Atypique, il consiste à ouvrir les abcès épididymaires, à curetter les foyers malades, à les nettoyer au thermocautère, à les cautériser ensuite à l'aide du chlorure de zinc, voire à les exciser au bistouri ; suivant que le nettoyage paraîtra plus ou moins complet, on essayera de réunir la ou les cavités ainsi creusées, ou bien on les laissera largement ouvertes.

Typique, c'est l'ablation de l'épididyme, ou *épididymectomie*, opération légitime, même pour des lésions épididymaires partielles, si nous admettons que toute atteinte tuberculeuse sur l'épididyme aboutit à sa suppression fonctionnelle. Elle semble, à l'heure actuelle, être l'opération de choix.

Incision postérieure, circonscrivant de loin, pour les enlever, les orifices fistuleux et les zones tégumenteuses rouges ou adhérentes. Si, au contraire, le scrotum paraît sain, incision antérieure et ouverture de la vaginale. On aborde l'épididyme soit par en haut, soit par en bas, en commençant par la partie la moins malade, et on le sépare petit à petit du testicule ; il faut ménager le paquet vasculaire spermatique, qui passe au côté interne de l'épididyme ; on lie seulement les vaisseaux épididymaires, qui abordent l'épididyme surtout dans sa partie supérieure. Réunion sans drainage.

Si, après avoir enlevé l'épididyme, le testicule paraît malade dans sa zone épididymaire, il faut enlever, soit au bistouri, soit à la curette, les tranches testiculaires malades. Mais, alors même que le testicule paraît sain, il peut être prudent de pratiquer, avec un bistouri n'ayant pas servi à la première partie de l'intervention, une légère orchidotomie exploratrice : elle permet de se rendre compte de l'état du testicule et de constater si la glande vaut ou non la peine d'être conservée. Si le testicule est sain, on suture les deux lèvres de l'albuginée qu'une pince avait dès le début repérées. S'il est malade, on peut en enlever un coin, et suturer ce qui reste du testicule. Mais si les lésions testiculaires sont tant soit peu considérables, il faut se décider à sacrifier malgré tout la glande, car *la conservation à outrance donne de mauvais résultats*. Sur la technique de la castration, je n'insiste pas, renvoyant à l'article concernant ce mot; je rappelle seulement que beaucoup d'opérateurs conseillent de sectionner le canal déférent le plus haut possible, dans le canal inguinal ou même dans la fosse iliaque, et qu'il importe avant tout de se mettre à l'abri des inoculations opératoires, si l'on veut éviter les infections locales ou les récidives rapides.

Autant que possible, aucune intervention immédiate ne sera pratiquée sur les tuberculoses épididymo-testiculaires qui présentent des accidents aigus; il ne faut pas opérer les tuberculoses « à chaud », mais chercher à les refroidir au moyen de pansements humides, voire d'injections modificatrices, pour ne les opérer qu'ensuite.

En résumé, castration d'emblée dans les cas avancés, c'est-à-dire ceux dans lesquels le testicule est manifestement envahi, et profondément envahi. Dans tous les autres cas, interventions épididymaires, pouvant s'étendre au testicule, depuis l'orchidectomie partielle jusqu'à la castration, suivant les lésions qu'on aura rencontrées sur le testicule au cours de l'opération.

Pour la satisfaction morale de certains castrés, on peut essayer de remplacer le testicule qu'on enlève par un testicule artificiel : argent, soie, baudruche, paraffine, godiva, etc.                    *MAURICE CHEVASSU.*

**TESTICULE (TUMEURS).** — Il existe au point de vue anatomo-pathologique deux grandes variétés de tumeurs du testicule : l'épithélioma séminal et la tumeur mixte.

**L'épithélioma séminal ou séminome,** développé aux dépens de l'épithélium des tubes séminifères, est une tumeur molle, rose grisâtre, piquetée de fins vaisseaux, rappelant la substance cérébrale, aussi bien par son aspect que par sa consistance. Elle est sillonnée de travées fibreuses délicates qui séparent autant de lobes dont certains, en partie nécrosés, ont alors l'aspect de masses caséeuses.

Née dans le testicule, la tumeur envahit rapidement la totalité de la glande, mais *reste pendant longtemps limitée par la coque de l'albuginée*. Cette sorte d'encapsulement, la mollesse du néoplasme, sa fréquence chez les jeunes, l'ont fait souvent décrire comme sarcome ou lymphadénome du testicule — de même son aspect microscopique, avec ses accumulations de grosses cellules pressées les unes contre les autres; il s'agit pourtant là d'un épithélioma, épithélioma infiltré et atypique, mais épithélioma véritable.

**La tumeur mixte** n'est pas autre chose qu'un embryome, c'est-à-dire une réunion de tissus multiples rappelant plus ou moins les tissus et les organes de l'embryon ou du fœtus. Cet embryome, dont nous n'avons pas à discuter la pathogénie, peut être inclus en divers points du corps; il affectionne les glandes génitales; quand il est inclus dans le testicule, il forme la tumeur dont nous nous occupons ici.

Tandis que l'épithélioma séminal est toujours semblable à lui-même, l'embryome testiculaire présente des modalités diverses. La forme la plus habituelle est la tumeur mixte proprement dite; au lieu de présenter comme l'épithélioma séminal un aspect homogène, elle est criblée de kystes, et dans les travées plus ou moins denses qui séparent ces kystes, on distingue souvent, même à l'œil nu, de petits nodules de cartilage. La forme rare de l'embryome est le tératome testiculaire : tumeur remarquablement complexe, creusée de cavités contenant souvent des poils et de la matière sébacée, elle présente sous le microscope un mélange de tissus dont beaucoup sont différenciés en organes qui rappellent les tissus et les organes de l'embryon ou du fœtus. Entre la forme la plus compliquée de tératome et la forme la plus simple de tumeur mixte on peut retrouver tous les intermédiaires; il s'agit là toujours de tumeurs à tissus multiples, de tumeurs véritablement tridermiques.

On conçoit que, dans ces tumeurs à tissus multiples, tel ou tel élément se développe de façon prépondérante, au détriment des autres tissus; on obtient ainsi des *embryomes « simplifiés »*, constituant les tumeurs qu'on appelle dans la plupart de nos livres classiques des maladies kystiques, des enchondromes, des myomes, des myxomes, des kystes dermoïdes, etc. du testicule : ce ne sont que des tumeurs mixtes avec développement prépondérant, jamais exclusif, de l'élément kystique, cartilagineux, etc.

Bien plus, l'embryome, véritable organisme greffé dans le testicule, peut présenter et tend à présenter, pour son propre compte, des dégénérescences malignes de ses différents tissus: ainsi se trouve créée une nouvelle classe d'*embryomes dégénérés*, dans laquelle rentrent en particulier les épithéliomes papillaires développés aux dépens de l'épithélium de revêtement des kystes de l'embryome, et peut-être les « placentomes » du testicule.

En dehors de ces embryomes, typiques, ou simplifiés, ou dégénérés, et de l'épithélioma séminal, il n'existe dans le testicule que des tumeurs exceptionnelles : tumeur des cellules interstitielles, fibrome et sarcome vrais.

Dans toutes ces tumeurs la néoplasie est testiculaire : l'albuginée forme au néoplasme une barrière longtemps respectée. *L'épididyme persiste intact*, ou seulement étiré; jusqu'à une période très tardive, on peut voir et sentir sa tête sur le pôle supérieur de la tumeur. La vaginale reste normale ou contient seulement une légère couche de liquide, sauf dans les embryomes dégénérés, dans lesquels les altérations de la vaginale sont fréquentes (épanchement ou adhérences).

Ce qui fait la gravité des tumeurs du testicule, ce n'est pas leur plus ou moins rapide extension locale ; que le scrotum finisse par se laisser envahir, que l'infiltration remonte le long du cordon jusqu'à l'intérieur du canal inguinal, il n'y a rien là qui soit au-dessus des ressources de la chirurgie; il en est tout autrement de l'extension du néoplasme à distance. *Par la voie lymphatique, les tumeurs du testicule se greffent dans les ganglions péri-aortiques de la région lombaire.*

*La plupart des tumeurs du testicule ont cette évolution maligne, et forment ce qu'on appelle en clinique les cancers de l'organe.* Quelques tumeurs, comme les tératomes et certaines tumeurs mixtes, peuvent cependant rester

un certain temps bénignes, mais elles finissent presque toujours par aboutir
à la dégénérescence cancéreuse.

Les tumeurs du testicule apparaissent chez des sujets relativement
jeunes, de trente à quarante ans pour l'épithélioma séminal, de vingt à
trente pour les tumeurs mixtes; certains tératomes sont remarqués dès la
naissance. Bien que proportionnellement plus fréquentes sur les testicules
ectopiques que sur les testicules normalement descendus, c'est en général
sur ces derniers qu'on les observe.

**Symptômes**. — Tout néoplasme du testicule présente dans son développement une première période pendant laquelle il passe complètement
inaperçu. Cette *phase insidieuse* est longue, très longue; le testicule est
envahi en entier avant que le malade se soit plaint, et c'est la longueur de
cette phase insidieuse qui cause tant de mécomptes dans la chirurgie des
cancers testiculaires, comme de tous les autres, d'ailleurs.

Deux phénomènes nous amènent les malades à l'hôpital : la tumeur — le
testicule a le volume d'un œuf de poule ou davantage — et la douleur, ou
mieux la gêne, la sensation de pesanteur lombaire, avec irradiation vers la
racine de la cuisse. Quelques malades nous arrivent à la suite d'un traumatisme, qui a provoqué des douleurs vives et un brusque accroissement de
volume.

A la période d'état, la symptomatologie peut se résumer en deux mots :
*gros testicule*.

L'inspection ne montre qu'un gros scrotum, plus ou moins lisse, un peu
plus vascularisé parfois qu'à l'état normal.

La main qui soulève le scrotum éprouve une sensation de masse pesante ;
elle constate que la tumeur intra-scrotale est ovoïde, *lisse*, régulière ou légèrement bosselée. Cette tumeur est bien un gros testicule : à son pôle supérieur viennent aboutir les éléments du cordon ; on peut suivre le canal déférent assez loin sur la face postérieure ; *on peut sentir l'épididyme*. En avant,
la cavité vaginale, libre d'adhérences, peut être pincée ; ou bien elle contient
une quantité faible de liquide qui se laisse refouler par le doigt et n'empêche
pas de sentir le testicule sous-jacent.

Ce gros testicule a une consistance élastique, plutôt molle, rénitente, certains diraient pseudo-fluctuante, en général assez uniforme.

L'exploration peut être douloureuse ; plus souvent la tumeur est à peine
sensible ; la sensibilité propre du testicule a disparu, ou bien elle persiste,
très émoussée, en quelques points tout à fait variables.

Le cordon, à cette époque, paraît sain ; il est tout à fait souple, mais en
général un peu plus gros que le cordon du côté opposé, ce qui s'explique
par l'accroissement de la circulation testiculaire. Au palper abdominal, la
main ne sent rien d'anormal dans la région sus-ombilicale répondant aux
ganglions aortico-lombaires. L'état général est encore excellent. *Et cependant, dès cette période dans laquelle le testicule paraît seul pris, l'infection
néoplasique est souvent déjà étendue au loin.*

C'est qu'en effet, l'extension du néoplasme à distance marche de pair avec
son extension locale.

Extension locale, c'est l'augmentation progressive de volume du testicule, c'est l'apparition d'adhérences de la tumeur aux téguments. Il est tout à fait exceptionnel d'assister à la formation d'une ulcération néoplasique.

*Extension à distance*, ce peut être l'apparition de noyaux néoplasiques dans l'épididyme, dans le cordon, noyaux qui, par leur fusion, prolongent la tumeur jusque dans le canal inguinal, mais c'est surtout l'apparition d'une adénopathie abdominale qui devient perceptible sur un des côtés de l'ombilic, d'abord comme un empâtement, puis comme une tumeur véritable, dure, profonde, sonore et peu mobile.

Les malades peuvent mourir de cachexie sans qu'aucune ulcération soit survenue. Je n'insiste pas sur la symptomatologie des diverses généralisations possibles, cependant le cancer secondaire du poumon vient souvent dominer la scène pendant les derniers jours.

**Formes.** — La description qui précède, forcément schématique, répond à la majorité des cas de cancers du testicule; nous verrons, au chapitre du diagnostic, les quelques particularités spéciales à chaque espèce de tumeur. Nous signalons seulement ici les formes cliniques assez rares de tumeur avec grosse hydrocèle, masquant complètement le néoplasme, et de tumeur minime avec adénopathie précoce et volumineuse, pour dire quelques mots des tumeurs développées sur les testicules en ectopie.

Le plus souvent, le cancer apparaît sur un testicule en ectopie inguinale; rapidement il attire l'attention du malade par la gêne qu'il provoque; l'existence de la tumeur inguinale, sa consistance, et la diminution des mouvements dont elle était jusqu'alors capable sont assez caractéristiques, d'autant plus que, connaissant la prédisposition du cancer pour les glandes ectopiques, nous savons nous méfier des testicules ectopiques qui augmentent de volume. Quant aux tumeurs des testicules en ectopie abdominale, elles sont rares et prêteraient à bien des hypothèses, si l'on ne constatait que l'une des bourses est vide; le premier symptôme net est parfois une crise d'occlusion intestinale.

**Diagnostic.** — Il ne faut pas attendre, pour faire le diagnostic du cancer du testicule, que la tumeur ait acquis le volume des deux poings, que le scrotum soit adhérent, que le cordon soit infiltré jusque dans le canal inguinal, tandis que l'envahissement des ganglions lombaires se dessine sous forme d'un empâtement abdominal perceptible à la palpation, et que l'état général décline. A cette époque terminale, le diagnostic s'impose, mais il ne présente plus aucun intérêt, car la mort prochaine est aussi sûre que le diagnostic. *Il faut diagnostiquer les cancers à une période plus précoce*, si nous voulons faire autre chose qu'assister à l'agonie des malades qui se sont confiés à nous.

Beaucoup de tumeurs du testicule sont méconnues pendant longtemps, faute d'un examen suffisamment approfondi, et surtout parce qu'on ne se rappelle pas assez quelques notions capitales de leur histoire.

1° Elles n'apparaissent pas forcément à l'âge dit « des cancers »: elles ont leur maximum de fréquence de 20 à 40 ans.

2° Elles ne sont pas forcément volumineuses, *elles commencent par être petites*, puisqu'elles se développent dans un testicule qui avait au début des dimensions normales (Voir figure).

3° Pendant la plus grande partie de leur évolution elles ont une *surface absolument lisse*, *régulière*, ou *vaguement bosselée*, sans aucune adhérence aux téguments.

4° Leur consistance est le plus souvent *fluctuante* ou presque.

5° Pendant longtemps, le cordon auquel elles sont appendues conserve toute sa souplesse.

Les tumeurs du testicule ne sont pas *réductibles*, elles ne ressemblent donc en rien à une hernie ou à un varicocèle ; l'erreur est cependant parfois commise : il faut pour cela que l'examen ait été infiniment superficiel.

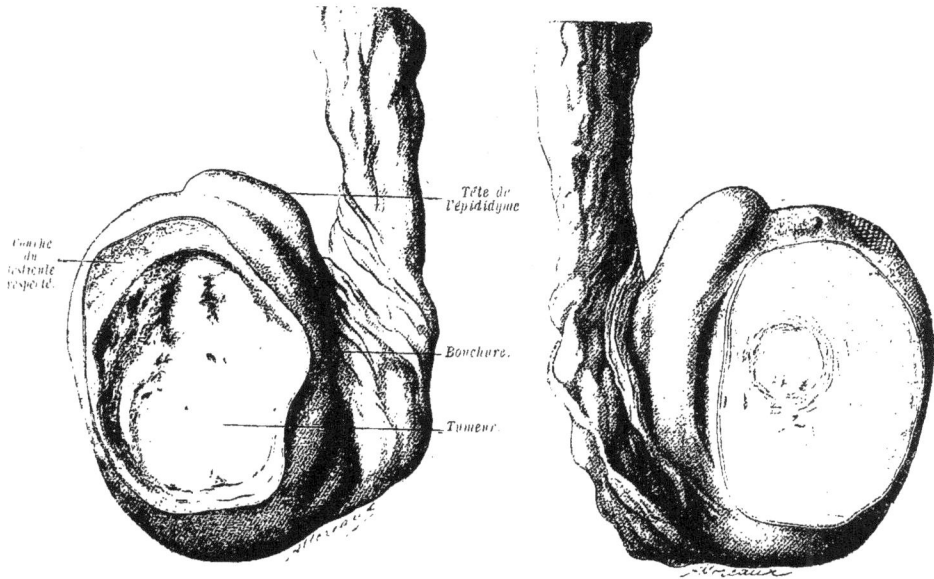

Fig. 108. — Deux coupes d'une tumeur du testicule au début (grandeur réelle).

Les tumeurs du testicule ne sont pas *transparentes* ; elles diffèrent donc, par ce seul symptôme, des hydrocèles ou des kystes de l'épididyme. Cependant certaines hydrocèles sont symptomatiques d'une tumeur du testicule sous-jacent ; en ce cas, si l'on déprime brusquement le liquide, le doigt vient buter sur la tumeur.

Cette forme particulière mise à part, la tumeur du testicule n'est donc ni réductible, ni transparente. Elle n'a pas en général le début aigu, la marche vive, d'une orchi-épididymite aiguë ; le début assez rapide rattaché par beaucoup de malades à un effort ou à un traumatisme ne suffira pas à entraîner la confusion.

En fait, le diagnostic de tumeur du testicule nécessite avant tout un *examen méthodique du contenu scrotal*. Il faut, lentement, et autant que possible en établissant un schéma des lésions (fig. 108 à 110), chercher à retrouver dans le sac scrotal les divers éléments qu'il renferme à l'état normal, c'est-à-dire non seulement le testicule, mais l'épididyme, les divers éléments de cordon et en particulier le canal déférent, la vaginale, etc. On peut par cet examen établir deux types de tumeurs intra-scrotales.

1° Les tumeurs en cimier de casque, formées par un gros épididyme englobant dans sa concavité un testicule resté normal; il s'agit alors d'épididymites chroniques, tuberculeuses presque toujours. Cela ne ressemble en rien à une tumeur du testicule.

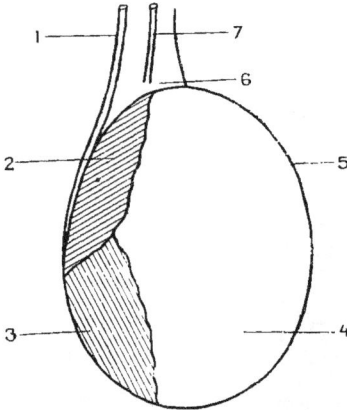

Fig. 109.— Schéma d'une hématocèle, après examen clinique : 1, canal déférent normal; 2, fluctuation et sensibilité testiculaire; 3, dur et douloureux; 4, élastique et indolore; 5, pas de pincement de la vaginale; 6, pas de pincement de l'épididyme; 7, battements de la spermatique.

2° Les tumeurs ovoïdes, régulièrement arrondies. C'est parmi celles-ci que se rangent les cancers du testicule, et c'est dans la différenciation des tumeurs de cette catégorie que gît toute la difficulté du diagnostic des cancers testiculaires. La même forme ovoïde peut en effet tenir à deux lésions toutes différentes : hypertrophie du testicule, distension de la vaginale.

*Quand la cavité vaginale est remplie* par un liquide opaque, comme du sang (hématocèle), ou par un liquide clair englobé dans une coque opaque (pachy-vaginalite), l'examen du contenu scrotal ne permet plus ni de pincer le feuillet pariétal de la vaginale, qui est trop distendu pour se laisser pincer, ni de percevoir l'épididyme, qui est enfoncé au milieu du liquide épanché dans la vaginale et recouvert par sa coque distendue (fig. 109).

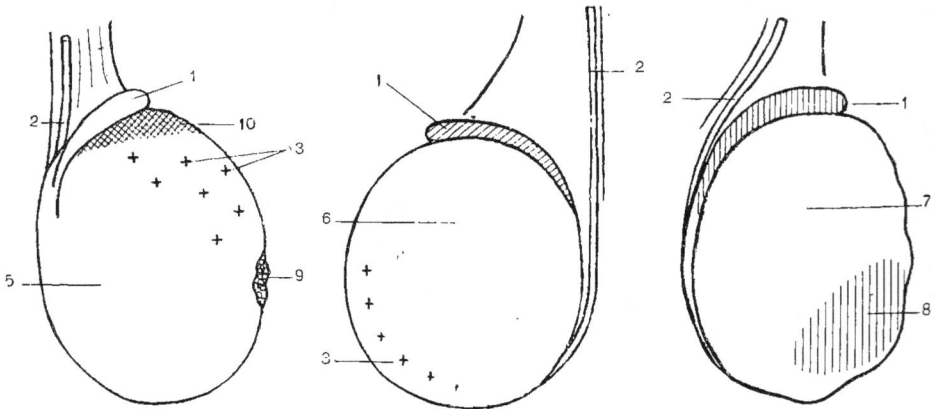

Fig. 110. — Trois schémas de tumeurs du testicule après examen clinique : 1, pincement de l'épididyme; 2, canal déférent; 3, pincement de la vaginale; 4, zone irrégulière et dure; 5, tumeur fluctuante non transparente; 6, tumeur ferme et légèrement élastique; 7, tumeur dure; 8, zone dépressible et douloureuse; 9, zone dure et irrégulière; 10, sensibilité testiculaire.

*Lorsque c'est le testicule qui est hypertrophié*, l'examen méthodique du contenu scrotal permet de pincer à la surface du testicule le feuillet pariétal de la vaginale, resté normal, *et surtout l'épididyme, qui coiffe le testicule hypertrophié comme un testicule normal* (fig. 110).

Donc, en présence d'une tumeur intra-scrotale non réductible, non transparente, et de forme ovoïde ou arrondie, on dira : vaginale distendue, si l'on ne pince ni la vaginale, ni l'épididyme ; on dira au contraire gros testicule si l'on pince la vaginale ou l'épididyme.

Le *pincement de l'épididyme* a pour moi une valeur capitale. Mais s'il est d'une importance extrême pour le diagnostic, il est d'une recherche assez délicate ; il faut savoir aller, avec le pouce et l'index, à l'affût des différents éléments qui s'échelonnent au pôle supérieur du testicule, pour y reconnaître la tête de l'épididyme, plus ou moins aplatie, assez molle, horizontalement placée. La précision du tact est ordinairement beaucoup plus grande si, au lieu de palper à travers une peau scrotale souvent épaisse, on recouvre l'index avec la peau très fine qui enveloppe la verge, et qui se laisse facilement déprimer, comme le fait, dans l'examen des her-

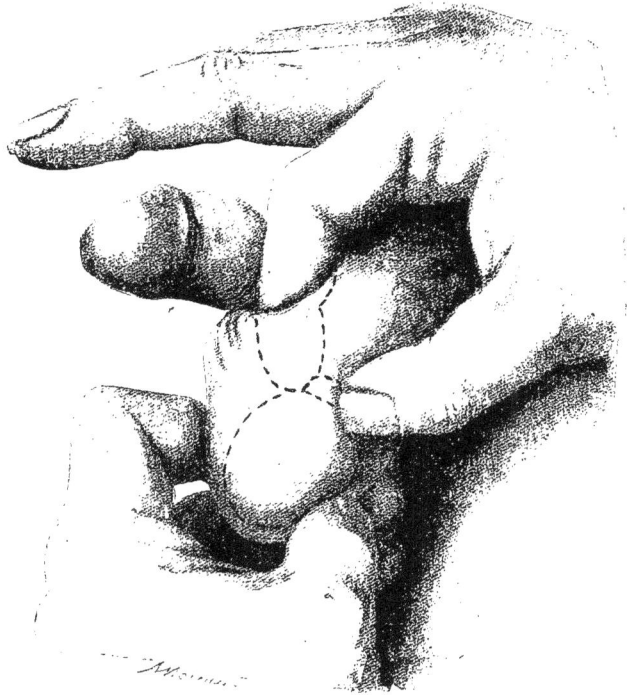

Fig. 111. — Le pincement de l'épididyme. On voit par transparence supposée l'extrémité de l'index encapuchonnée de peau pénienne, le testicule fixé par la main gauche et l'épididyme pincé entre le pouce et l'index droits.

nies, le fond du scrotum refoulé par le doigt qui va explorer l'orifice inguinal (fig. 111).

Quand on est parvenu à pincer l'épididyme au pôle supérieur d'une tumeur intra-scrotale, on peut affirmer que cette tumeur est un « gros testicule ».

Qui dit « gros testicule » dit presque « cancer du testicule », mises à part, bien entendu, les « orchites » aiguës, d'ailleurs rares. Un « gros testicule » à évolution non aiguë peut être tuberculeux, c'est tout à fait exceptionnel ; il peut être syphilitique, c'est assez rare : *il est presque toujours néoplasique.*

La syphilis testiculaire à forme hypertrophique peut guérir sous l'influence du traitement mercuriel intensif ; c'est son seul signe différentiel.

Le cancer du testicule est, de beaucoup, le plus fréquent des gros testicules. Il se voit souvent chez des individus à antécédents syphilitiques.

En résumé, en présence d'une tumeur intra-scrotale non réductible, non transparente, et ovoïde, le diagnostic de « gros testicule » sera fait par le pincement de l'épididyme. Le « gros testicule » étant reconnu, le néoplasme testiculaire est à peu près certain; une seule réserve est de mise, celle de la syphilis testiculaire hypertrophique: encore l'hésitation doit-elle être tranchée — et il faut qu'elle le soit rapidement — par l'action du traitement spécifique. La ponction exploratrice n'est pas utile au diagnostic, car elle donne souvent des indications trompeuses: elle est, de plus, dangereuse, car elle est susceptible de provoquer des inoculations opératoires; aussi suis-je d'avis de la rejeter absolument.

Le diagnostic des diverses variétés de néoplasmes testiculaires est cliniquement à peu près impossible, il ne peut être tranché que par l'examen anatomique des pièces. Étant donnée la rareté des tumeurs bénignes du testicule, tout néoplasme testiculaire doit être en clinique considéré comme un cancer et traité d'urgence comme tel.

**Pronostic.** — Il est sous la dépendance essentielle de deux facteurs : 1° de la variété anatomique du néoplasme; 2° de l'époque à laquelle la tumeur est traitée chirurgicalement.

*Pronostic suivant la variété.* — A part quelques formes rares, tératomes et kystes dermoïdes, qui sont bénignes et habituellement congénitales, les tumeurs du testicule ont le pronostic grave habituel du cancer. L'épithélioma séminal tue en deux ou trois ans, les tumeurs mixtes dégénérées beaucoup plus vite, en moins d'un an.

*Pronostic suivant la rapidité du traitement.* — Même dans les tumeurs de nature très maligne, un traitement fait à temps peut sauver les malades. Laisser attendre, dans l'incertitude d'un diagnostic hésitant, une tumeur du testicule, c'est laisser chaque jour s'aggraver son pronostic.

**Traitement.** — Le traitement des cancers du testicule (je laisse de côté les tumeurs bénignes, trop exceptionnelles) est, jusqu'à nouvel ordre, exclusivement chirurgical.

Le traitement que l'on oppose partout aujourd'hui au cancer du testicule est la castration. Cette opération a permis de sauver un certain nombre de malades, chez lesquels le cancer n'avait pas encore dépassé les limites du testicule, et n'avait pas, en particulier, essaimé par les lymphatiques dans les ganglions lombaires des greffes néoplasiques. Malheureusement, lorsqu'on pratique une castration pour cancer, on ne peut jamais affirmer que les ganglions lombaires ne sont pas déjà envahis: c'est là une incertitude cruelle.

En tout cas, la castration pour cancer n'a quelque chance de succès que si elle est faite de façon précoce, et l'on ne peut faire de castration précoce que chez les sujets chez lesquels on porte un diagnostic précoce. Aussi je n'hésite pas à dire que *le diagnostic des tumeurs du testicule doit être un diagnostic d'urgence*, que l'opération doit suivre immédiatement le diagnostic, qu'en cas de doute, enfin, il ne faut pas s'abstenir, mais pratiquer une *orchidotomie exploratrice*; un seul retard est admissible, celui que l'on consacrera à une épreuve mercurielle, à condition qu'elle soit intensive et rapide (huit jours au plus).

Je ne décrirai pas ici la façon dont doit être pratiquée la castration (v. c. m.). Je rappellerai seulement qu'il est prudent d'aller sectionner le cordon en arrière du canal inguinal, dans la fosse iliaque, et que l'intervention doit s'inspirer des principes essentiels de la chirurgie cancéreuse, destinés à éviter les inoculations opératoires :

1° Traumatiser le moins possible la tumeur : un néoplasme du testicule est chose fragile; on risque, en le manipulant sans précautions, d'exprimer comme une éponge dans les vaisseaux les éléments néoplasiques.

2° Éviter autant que possible l'écoulement du sang : Qui ouvre un vaisseau sanguin a bien des chances d'ouvrir en même temps un vaisseau lymphatique, par lequel de la graine de cancer pourra couler sur le champ opératoire; donc, ne pas craindre de se servir des pinces et de les placer préventivement.

3° Traiter le cancer, au cours de l'intervention, comme nous avons l'habitude aujourd'hui de traiter tout élément infecté quand il se présente au cours d'une opération aseptique, c'est-à-dire isoler le néoplasme du mieux possible, écarter tout instrument, rejeter immédiatement toute compresse qui se sera trouvée en contact avec le cancer, laver enfin sérieusement les mains toutes les fois qu'elles risqueraient d'aller porter ailleurs les germes néoplasiques.

Les résultats de la castration pour cancer sont les suivants (statistique personnelle) :

1° Épithélioma séminal, 47 cas; récidive ou mort, 31; guérison depuis plus de 4 ans, 16, soit 1 sur 3.

2° Tumeurs mixtes dégénérées, 50 cas; récidive ou mort, 47; guérison depuis plus de 4 ans, 3, soit 1 sur 16.

La récidive et la mort (78 cas sur 97) sont dues à ce que la castration est faite trop tard, alors que la généralisation s'est effectuée déjà dans les ganglions lombaires et même plus loin. Le jour est proche sans doute où les cancers du testicule seront couramment traités comme ils devraient l'être théoriquement, c'est-à-dire non pas seulement par l'ablation du testicule néoplasique, mais par l'enlèvement de ses voies lymphatiques et des ganglions lombaires auxquels elles aboutissent. Cette intervention n'a pas la gravité qu'on pourrait croire, elle est au contraire bénigne et relativement facile; elle a été pratiquée quelquefois déjà avec d'excellents résultats.

*MAURICE CHEVASSU.*

**TÉTANIE.** — Sous le nom de tétanie, on décrit un syndrome caractérisé par des contractures douloureuses, qui surviennent par accès, et occupent surtout les extrémités. La tétanie se produit d'ordinaire chez des sujets jeunes, et en particulier chez des enfants. Tantôt elle apparaît nettement à titre de symptôme au cours d'un état morbide déterminé; tantôt elle semble constituer à elle seule toute la maladie, et, à tort d'ailleurs, est alors dite primitive. Nous devons, au point de vue étiologique, envisager séparément ces deux cas.

**Tétanie symptomatique.** — Les causes de la tétanie sont, *chez l'adulte* : La *grossesse* et la *lactation*, causes beaucoup plus rares que ne le croyait Trousseau (Pinard). C'est sous le nom de *contracture rhumatismale des nourrices* que Trousseau avait d'abord décrit la tétanie ;

Les *affections du tube digestif* et de ses annexes : diarrhées abondantes, ou, au contraire, constipation opiniâtre (Trousseau), en particulier *sténose du pylore* (Kussmaul, Bouveret et Devic), *cancer de l'estomac*, *vers intestinaux*, plus rarement coliques hépatiques (Gilbert) ;

Les *maladies infectieuses*, surtout lorsqu'elles ont des manifestations intestinales prédominantes : fièvre typhoïde (Demarquay, Delpech, Aran), choléra (Trousseau), dysenterie (Tholozan) ; on l'a signalée encore dans la variole, la rougeole, la scarlatine, la coqueluche, la grippe, le rhumatisme articulaire aigu, la pneumonie et la broncho-pneumonie, la diphtérie, où elle a été récemment étudiée par Babonneix ;

Les *intoxications* : *intoxications exogènes* (ergotisme, pellagre, alcoolisme, intoxication par l'opium) ; ou *auto-intoxications*, urémie, et surtout *auto-intoxication consécutive à la thyroïdectomie* ; tandis que l'ablation partielle du corps thyroïde reste sans effet, l'ablation totale détermine la tétanie dans un cinquième des cas (Weiss, Eiselsberg, Schramm, Reverdin). Chez le chien thyroïdectomisé peuvent apparaître des convulsions que l'on fait cesser par l'administration du corps thyroïde à haute dose (Brissaud et Lamy). En réalité, c'est plus la *parathyroïdectomie* que la thyroïdectomie proprement dite qui cause les accidents (Lusena, Jeandelize). Ces faits montrent le rôle de l'insuffisance parathyroïdienne dans le développement de la tétanie. La même influence est manifeste dans certaines tétanies chroniques, accompagnées de troubles trophiques, d'œdèmes, de troubles intellectuels, d'hypothermie, et que Fr. Hochwart rapproche du myxœdème. Dans des cas très rares, la tétanie survient au cours de *goitre exophtalmique* (Dupré) ;

Les *affections nerveuses* : hystérie (Raymond, Gilles de la Tourette) épilepsie, méningites, etc...

*Dans l'enfance*, on doit incriminer surtout les causes suivantes :

Le *rachitisme* (Kassowitz) ; mais il est probable que la tétanie dépend des troubles gastro-intestinaux qui accompagnent d'ordinaire le rachitisme, plus que du rachitisme lui-même ;

Les *troubles gastro-intestinaux* (diarrhée, helminthiase, mauvaise alimentation), dont le rôle très vraisemblable, admis pleinement par Comby et par Oddo, est révoqué en doute par Escherich ;

Les *mauvaises conditions hygiéniques* ; et Escherich accorde une influence prépondérante à l'air vicié et confiné des logements pauvres ;

Le *froid*, le *travail de la dentition*, peuvent être tout au moins des causes provocatrices de la tétanie.

**Tétanie primitive.** — La tétanie dite primitive apparaît chez des sujets jouissant en apparence d'une bonne santé, en dehors de l'état puerpéral ou de la lactation chez la femme. Elle s'observerait surtout chez les adultes jeunes, du sexe masculin, pendant l'hiver, et pourrait se présenter sous forme d'épidémie. En réalité, la *tétanie primitive n'existe pas* ; et, à l'origine

des cas publiés sous ce nom, on retrouve toujours l'influence des mauvaises
conditions hygiéniques, des troubles digestifs, ou d'une maladie infectieuse
(ainsi, dans l'épidémie de la prison de Saint-Bernard, à Bruxelles, en 1846,
les accidents apparaissaient dans la convalescence de la fièvre typhoïde);
ou bien encore les contractures ne sont qu'une manifestation hystérique,
tétanie hystérique selon la conception de Raymond et Gilles de la Tourette,
ou hystérie simulant la tétanie selon l'opinion de Lamy (épidémie de l'école
de Gentilly, en 1876).

La *pathogénie* de la tétanie, si longtemps obscure, commence à s'éclaircir
quelque peu. Nous ne faisons que rappeler les théories anciennes : névrose rhumatismale (Trousseau), déshydratation du système nerveux (Kussmaul), excitation réflexe consécutive à l'helminthiase (G. Sée et F. Muller),
dyscrasie tétanique (Escherich), théorie de l'hyperexcitabilité corticale
(Kassowitz).

Finkelstein a admis que la tétanie résulte d'un trouble portant sur l'assimilation des phosphates calciques, et Stöltzner a soutenu que la tétanie
apparaît lorsque, par suite de troubles digestifs, le calcium s'accumule dans
les tissus; il s'agirait donc de rétention calcique. En réalité, cette théorie
n'a nullement été confirmée. Plus importantes sont les recherches sur
l'insuffisance parathyroïdienne : les expériences de Vassale et Generali,
Pineles, Erdheim, démontrent l'existence d'une tétanie par insuffisance
parathyroïdienne. Les travaux récents de Babonneix et Harvier plaident
dans le même sens. Il semble bien que la tétanie s'accompagne, presque
toujours, sinon toujours, de lésions parathyroïdiennes; par contre, comme
le fait remarquer Babonneix, toute lésion parathyroïdienne ne s'accompagne
pas de tétanie.

**Symptômes.** — La crise de tétanie est, d'ordinaire, précédée de quelques prodromes, permettant aux adultes qui ont souffert d'une première
atteinte de prévoir l'imminence des accidents : fourmillements ou engourdis-
sements à l'extrémité des membres, frémissements musculaires que perçoit
le malade, mais qui ne sont pas appréciables à l'œil, battements rapides
des paupières, fièvre, malaise général. Au bout de quelques heures, ou
même de quelques jours, éclate brusquement la crise, dont les symptômes
fondamentaux sont les suivants : contractures, modifications de l'excitabilité électrique et de l'excitabilité mécanique des nerfs et des muscles,
convulsions.

I. **Contractures.** — Les contractures, débutant toujours par les extrémités et y restant localisées dans les cas légers, peuvent se généraliser dans
les formes intenses.

Elles atteignent d'abord les *membres supérieurs*. La *main* présente le plus
souvent l'aspect suivant, bien décrit par Trousseau : « Le pouce est énergiquement entraîné dans l'adduction forcée ; les doigts, serrés les uns contre
les autres, se fléchissent à demi sur lui, le mouvement de flexion ne s'opérant ordinairement que dans l'articulation métacarpo-phalangienne ; la main,
dont la paume se creuse par le rapprochement de ses deux bords externe
et interne, affecte alors la forme d'un *cône*, ou, si vous le voulez, celle que
prend la *main de l'accoucheur* lorsqu'il veut l'introduire dans le vagin. Cette

forme, que vous observerez le plus habituellement, est tellement spéciale, que déjà elle suffit à elle seule pour caractériser cette espèce de contracture ». Dans d'autres cas, se produit une flexion complète des doigts, et le poing se ferme énergiquement, à tel point qu'il faut garnir d'ouate la paume de la main pour éviter la pénétration des ongles dans les chairs. Plus rarement, il y a *extension des doigts*, écartés les uns des autres, ou flexion isolée du pouce.

Lorsque tout le membre supérieur se prend, on observe le plus souvent un *type de flexion*, la main étant fléchie sur l'avant-bras, l'avant-bras sur le bras ; la contracture des pectoraux immobilise complètement le membre contre les parties latérales du thorax. Parfois, au contraire, il y a *extension* de la main sur l'avant-bras, de l'avant-bras sur le bras.

Aux *membres inférieurs*, les pieds se placent d'ordinaire en *varus équin*, les orteils en abduction ; la jambe est en extension sur la cuisse, la cuisse sur le bassin. La flexion est rare ici.

Les contractures sont *symétriques* en général ; elles peuvent toutefois prédominer d'un côté. Tantôt elles ne durent que quelques minutes ; tantôt elles persistent pendant plusieurs heures et même plusieurs jours.

La *face* est souvent atteinte : si tous les muscles sont contracturés, le visage est immobile, comme figé ; si quelques groupes seulement sont pris, le faciès grimaçant revêt l'expression du *rire sardonique* ; ou bien il y a du *trismus* ; ou bien encore les lèvres sont projetées en avant à la manière d'un *bec de carpe* (Escherich). Quelquefois, la contracture se localise à la musculature externe de l'œil (strabisme intermittent, nystagmus, etc.).

Les *muscles de la nuque et de la colonne vertébrale* ne sont pris que dans les cas graves ; alors le tronc se recourbe en arrière, en opisthotonos, comme dans le tétanos ; beaucoup plus rarement, il s'agit d'orthotonos ou d'emprosthotonos.

La *contracture des muscles du pharynx* détermine de la *dysphagie*. Chez l'enfant se produit souvent du *spasme de la glotte*, pouvant coexister avec la contracture du diaphragme : on tend aujourd'hui à admettre, conformément à la théorie ancienne de Bouchut, que le laryngospasme suffit à lui seul à caractériser la tétanie, même lorsqu'il n'accompagne aucune convulsion externe ; il est d'ailleurs presque spécial à l'enfance.

Dans des cas assez rares, les *muscles lisses* peuvent être pris : spasme œsophagien, rétention d'urine par contracture du sphincter vésical, etc.

2° **Modifications de l'excitabilité mécanique des muscles et des nerfs.** — Cette excitabilité est toujours exagérée ; la percussion des nerfs ou des muscles superficiels détermine une contraction immédiate. Ce trouble se manifeste surtout par deux signes spéciaux :

*Signe de Trousseau.* — La compression du paquet vasculo-nerveux du bras fait reparaître ou exagère la contracture dans le membre correspondant ; au membre inférieur, le même résultat peut être obtenu, mais d'une manière beaucoup plus inconstante, par la compression du paquet vasculonerveux de la cuisse. C'est là un *symptôme pathognomonique* de la tétanie ; de plus, le signe de Trousseau *manque très rarement* si l'on a soin de le rechercher peu après la fin de la crise.

*Signe de Chvostek-Weiss ou du facial.* — La percussion, faite avec le doigt ou avec le marteau à réflexes, sur le milieu de la ligne unissant l'apophyse zygomatique à la commissure labiale, détermine une contraction partielle ou totale des muscles de la commissure labiale, du nez et de la partie médiane du frontal.

La percussion légère de l'orbiculaire des lèvres détermine de même une contraction de ce muscle (phénomène de la bouche). Ce signe, quoique important, n'est pas pathognomonique, car il peut s'observer dans l'épilepsie, pendant l'hypnose, etc.; de plus, il est beaucoup moins constant que le signe de Trousseau.

3° **Modifications de l'excitabilité électrique des muscles et des nerfs.** — L'*hyperexcitabilité faradique et galvanique* des muscles et des nerfs, signalée par Kussmaul et Benedix, a été bien mise en lumière par Erb (*signe d'Erb*); l'hyperexcitabilité galvanique est constante; l'hyperexcitabilité faradique fait quelquefois défaut. L'examen doit porter sur plusieurs nerfs facilement accessibles (médian, cubital, péronier).

Le *phénomène d'Hampelmann*, qui indiquerait l'hyperexcitabilité des racines spinales, consiste dans la production de contractions en éclair dans les deux bras lorsque l'on fait passer le courant, le pôle négatif étant appliqué sur la colonne vertébrale, au niveau des 5e, 6e et 7e vertèbres cervicales. Ce signe n'a qu'une valeur secondaire.

4° **Convulsions cloniques.** — Les convulsions cloniques ne s'observent guère que chez *les enfants*; elles frappent surtout les muscles de la face, et plus rarement ceux des membres; la contracture tonique persiste pendant les convulsions (Oddo): le malade reste endormi et apathique une fois l'accès fini.

En dehors de ces convulsions liées à la tétanie, il n'est pas très rare de voir l'association de la tétanie et de l'épilepsie chez un même malade; mais il ne s'agit alors que d'une coïncidence accidentelle. Très rarement, des crises d'épilepsie vraie sont provoquées par un accès de tétanie.

**Autres signes.** — On peut observer : des *troubles sensitifs*, des douleurs, assez rares d'ailleurs (notons toutefois que l'hyperexcitabilité mécanique et galvanique existe aussi bien au niveau des nerfs sensitifs que des nerfs moteurs) ; des *troubles trophiques* et *vaso-moteurs* (cyanose, érythème, œdème de la face dorsale des mains et des pieds). Les *réflexes tendineux* seraient souvent exagérés, d'après Escherich.

Il n'existe pas *de troubles psychiques*.

Ajoutons que l'*examen cytologique du liquide céphalo-rachidien* a donné des résultats variables : dans deux cas de tétanie survenant au cours d'une broncho-pneumonie, existait de la lymphocytose arachnoïdienne (Rist et Simon); dans deux cas de tétanie en apparence primitive, le liquide était normal (Rist et Simon, Moizard et Grenet). Il semble que, dans les deux premiers cas, la lymphocytose ait été provoquée par l'infection broncho-pulmonaire plus que par la tétanie elle-même.

Quelques *symptômes généraux* se produisent, d'une manière inconstante, au moment de la crise : fièvre, accélération du pouls et de la respiration, polyurie. Ils peuvent acquérir une haute intensité dans les cas graves.

**Formes cliniques. Évolution. Pronostic.** — Au point de vue de l'*évolution*, on peut, avec Trousseau, distinguer trois formes : une *forme bénigne*, ne déterminant aucune douleur, aucun trouble de l'état général ; les crises sont peu nombreuses et guérissent rapidement ; — une *forme moyenne*, avec malaise général et fièvre ; — une *forme grave*, avec fièvre, participation des muscles de la vie organique, crises se répétant à de courts intervalles, et pouvant se terminer par la mort.

La *tétanie dite primitive* a d'ordinaire peu de gravité ; mais elle a tendance à récidiver tous les hivers.

La *tétanie de la grossesse* guérit souvent vers le 6e mois ; elle peut apparaître après l'accouchement, et entraîner la mort.

La *tétanie des nourrices* guérit toujours.

La *tétanie des maladies infectieuses*, des *intoxications*, a le plus souvent un pronostic favorable.

Il n'en est pas de même de la *tétanie des affections gastro-intestinales* : elle récidive très souvent et peut se manifester sous forme de *tétanie chronique*. En outre, dans la *dilatation de l'estomac*, et la *sténose pylorique*, la tétanie est une cause assez fréquente de *mort rapide*.

Quant à la *tétanie strumiprive*, consécutive à la thyroïdectomie (au moins lorsque, en même temps que la thyroïde, on enlève les parathyroïdes), elle s'accompagne souvent de tous les signes du myxœdème.

*Chez les enfants*, il importe de distinguer, avec Escherich, la *tétanie intermittente*, avec accès de courte durée, et se répétant plus ou moins souvent, et la *tétanie persistante*, qui parfois simule complètement le *tétanos*, et peut se terminer par la mort (Guinon, Saint-Ange Roger).

**Diagnostic.** — Le diagnostic est, le plus souvent, facile ; la forme des contractures, les signes de Trousseau et de Chvostek, l'hyperexcitabilité électrique des nerfs et des muscles, ne laissent guère place au doute. Dans certains cas cependant, chez les enfants en particulier, la tétanie ressemble trait pour trait au *tétanos*. C'est alors qu'il importe d'étudier avec soin les commémoratifs (tétanos consécutif à une infection de la plaie ombilicale, ou tétanie chez un rachidique, chez un enfant atteint ou convalescent d'une maladie infectieuse, telle que la fièvre typhoïde ou la diphtérie), et de bien rechercher les signes propres à la tétanie (signe de Trousseau en particulier). Les accès de *spasme glottique* doivent à eux seuls éveiller l'attention, et faire rechercher les autres symptômes de la tétanie, à laquelle ils sont si souvent dus.

**Traitement.** — La tétanie symptomatique relève uniquement du traitement de la maladie causale (troubles digestifs ou maladie infectieuse). Chez un diphtérique, Bitot a obtenu la guérison rapide par l'injection de sérum, dans un cas où la symptomatologie était exactement celle du tétanos, et ce fait montre l'importance que peut avoir un diagnostic précis.

Lorsque l'on se trouve en présence d'une tétanie strumiprive, l'opothérapie thyroïdienne, ou mieux parathyroïdienne, s'impose.

Quant à la médication symptomatique, elle est à peu près nulle : le repos absolu, et, si les crampes sont très douloureuses, l'administration du chloral ou la balnéation tiède sont les moyens à mettre en œuvre.                H. GRENET.

**TÉTANOS**. — Le tétanos est une maladie infectieuse, commune à l'homme et aux animaux, et due à la présence, au sein des tissus, d'un bacille spécifique dit *bacille de Nicolaïer*; c'est un bacille en forme d'épingle, dont la tête représente la spore. Il reste localisé à la plaie où il a été inoculé, et seules les toxines qu'il secrète se généralisent.

**Étiologie** — Toute *plaie* est une porte d'entrée pour l'infection, mais certaines d'entre elles prédisposent au développement du bacille : les plaies *anfractueuses*, profondes, à l'abri de l'air ; les foyers de fractures compliquées, car le bacille du tétanos est anaérobie, et on a démontré que les plaies expérimentales hermétiquement closes favorisaient l'apparition du tétanos; les plaies *souillées*, *suppurantes*, car les microbes habituels de la suppuration retiennent l'activité des phagocytes et absorbent l'oxygène qui serait impropre au développement du bacille de Nicolaïer.

Quelques *régions* seraient plus fréquemment le point de départ du tétanos, les extrémités des membres, la tête, la face, riches en terminaisons nerveuses ; les interventions *opératoires* sur les organes génitaux, et particulièrement la ligature des pédicules de castration s'en compliquaient souvent autrefois et on incriminait jadis la striction des nerfs et la névrite ascendante : les recherches récentes tendent en effet à prouver que la toxine remonte le long des troncs nerveux à partir de la plaie. Les manœuvres *obstétricales*, et la ligature du cordon du nouveau-né, exposaient avant l'antisepsie au même danger. Enfin, même *après cicatrisation*, le tétanos a pu se déclarer, car les spores très résistantes sommeillent jusqu'à ce qu'une cause réveille subitement leur virulence; ainsi certaines substances sont favorables à leur reproduction, tels les sels de quinine qui expérimentalement rendent mortelle une dose normalement insuffisante de bacilles. Le tétanos peut enfin compliquer des traumatismes sans solution de continuité des téguments, comme les luxations simples, soit que la plaie ait passé inaperçue, soit que la porte d'entrée soit *interne* : on a vu le tétanos s'inoculer à la faveur d'une inoculation buccale par un chicot, et compliquer une fièvre typhoïde, en prenant comme point de départ les ulcérations de l'intestin grêle.

Le bacille de Nicolaïer se retrouve surtout à la surface de la terre, terre cultivée, sol boueux des villes, fumier; le cheval est très sensible à son inoculation, et les palefreniers, les garçons d'écurie en sont souvent atteints, mais l'*origine équine* du tétanos n'est qu'un cas particulier de *l'infection tellurique*. — La grande résistance des spores explique le danger de certains produits : la *gélatine* qui sert à la préparation d'un sérum gélatiné en contient, et plusieurs malades traités pour un anévrisme de l'aorte ont été infectés. On les a retrouvés dans le carton servant à la fabrication des cartouches, et les plaies au cours du « tir à blanc » seraient plus dangereuses que les plaies par balle à grande distance. Des médecins coloniaux ont décelé les spores jusque sur les flèches empoisonnées des sauvages des Nouvelles-Hébrides.

Les hommes, les adultes, exposés aux blessures de toute sorte, fournissent le plus grand contingent à cette affection. Certaines conditions atmosphériques favorisent son développement, en particulier les *variations brusques de température*. Aussi le tétanos atteint-il de préférence les blessés abandonnés la nuit sur le champ de bataille; il prend la forme épidémique dans les ambulances établies dans les églises; il est particulièrement grave pendant la fraîcheur des nuits équatoriales. Le tétanos est fréquent, en effet, dans les pays chauds, et on a parlé d'une réceptivité plus grande des races noires.

**Symptômes.** — La période d'*incubation* du tétanos est caractéristique: les bacilles restent au niveau de la plaie, et leurs toxines seules diffusent pour aller se localiser sur les centres nerveux; même après injection expérimentale de toxines, en pleins centres nerveux, la période d'incubation existe, car les toxines agissent à la façon de diastases, et ce sont les produits de fermentation qui détermineront les troubles symptomatiques. Cette période dure de 5 à 11 jours; elle peut se prolonger jusqu'à 20 et 30 et plus, ou se raccourcir, ne durant que quelques heures; tout dépend alors de la virulence du bacille, virulence telle qu'expérimentalement quelques millièmes de millimètre cube de toxine suffisent à tuer un cobaye.

Des *prodromes* peuvent la marquer, faiblesse, céphalée, malaise: la plaie prend mauvais aspect, les bourgeons charnus s'affaissent, la suppuration devient sanieuse. Quelquefois une douleur vive part de la blessure et précède les contractures comme une *aura*: on peut observer des soubresauts tendineux, des spasmes musculaires dans le membre blessé, et chez les animaux la contracture débute normalement dans la partie où siège la plaie.

Le *début* est marqué par l'apparition du *trismus*, c'est le « mal des mâchoires ». La mastication est difficile, il y a une raideur douloureuse des masséters, qui augmente avec les efforts faits pour ouvrir la bouche; le malade parle les dents serrées, et au premier aspect on pourrait penser à une arthrite temporo-maxillaire, aux accidents de la dent de sagesse. — Ensuite se prennent les *muscles de la face*; les commissures labiales sont tirées, la lèvre supérieure découvre les canines, les yeux sont grands ouverts, le front plissé, les ailes du nez relevées, c'est le « rire sardonique » des anciens auteurs. — En même temps se contracturent les *muscles de la nuque*, la tête est immobilisée, raide, un peu renversée en arrière, et on a l'attitude du mal de Pott sous-occipital, du torticolis.

Bientôt le corps est envahi, en même temps que les *membres inférieurs*: suivant les localisations de la contracture, le blessé prend diverses positions: l'*opisthotonos* est caractérisé par celle des extenseurs, le malade repose sur le lit par la tête et les talons, le corps est en arc de cercle à concavité dorsale. Dans l'*orthotonos*, les extenseurs et les fléchisseurs sont simultanément atteints; il « fait la planche ». Si les fléchisseurs seuls sont pris, le malade prend l'attitude du « fœtus », c'est l'*emprosthotonos*: si la contracture est unilatérale, le tronc est incliné d'un côté et on a le *pleurosthotonos*. Ces deux dernières variétés sont beaucoup plus rares. — Les *membres supérieurs* sont tardivement pris: quant aux *muscles de l'abdomen*, ils sont quelquefois contracturés, et le « ventre en bateau » persisterait après guérison des autres contractures.

Le tétanos est continu: il n'y a *pas de rémission*, la contracture persiste jusqu'à la fin, et cette particularité est un bon élément de diagnostic, pour éliminer les états tétaniformes de l'urémie, l'éclampsie, l'hystérie. Mais la contracture subit des recrudescences, décrites sous le nom d'*accès*; ils sont provoqués par le moindre contact, le moindre bruit, « son des cloches et coups de fusils », quelquefois une lumière un peu vive; un éclair douloureux parti de la plaie les annonce. Ils sont extrêmement pénibles, et parfois si violents, que les muscles se rompent et les os se brisent.

Des *troubles fonctionnels* accompagnent ces contractures musculaires; *dysphagie* et impossibilité de déglutition, quand le pharynx est atteint, et la salive coule de la bouche; *morsure* de la langue saisie entre les arcades immobilisées; *vomissements* par contractures du diaphragme; *rétention d'urine* par spasme du col vésical. Des *troubles généraux* complètent la scène surtout pendant les accès douloureux; la *respiration* est accélérée et va jusqu'à 40 inspirations par minute; le pouls est à 120, 140 et même 180; les sueurs visqueuses sont fréquentes; enfin la température est élevée, le thermomètre monte jusqu'à plus de 41°, jusqu'à 43 et 44, et l'élévation thermique peut s'accroître quelques heures après la mort. Elle est due à un trouble de la régulation thermique par lésion des centres vaso-moteurs; le malade n'a pas de fièvre à proprement parler, et cet état est bien différent de celui de la méningite cérébro-spinale, avec laquelle on pourrait quelquefois confondre le tétanos (v. c. m.).

La *terminaison* fatale, qui était autrefois de 90 pour 100, est tombée aujourd'hui à 70 pour 100. Elle survient du 4e au 10e jour après les premiers symptômes; elle est due au spasme de la glotte, au spasme des muscles inspirateurs, à une broncho-pneumonie intercurrente, à une syncope cardiaque: ou bien, comme dans toute infection, la mort survient par toxémie. Elle peut être précédée par l'apparition du délire, mais le plus souvent le malade garde sa connaissance jusqu'à la fin.

L'*évolution* peut varier: à côté de cette forme aiguë ou subaiguë que nous avons décrite il existe une forme *chronique*; l'incubation dure plus longtemps, les contractures apparaissent graduellement, les crises sont plus espacées, il peut y avoir rémission dans les contractures, la température est moins élevée: la durée va jusqu'à trois à six semaines, et la guérison est fréquente, bien que l'évolution puisse être brusquement interrompue par une attaque aiguë; les récidives enfin sont possibles, car une première atteinte ne confère pas l'immunité. Les chances de guérison augmentent avec la durée de l'incubation et la lenteur de l'évolution; aussi les formes *suraiguës* sont-elles fatales. Dans celles-ci l'intoxication peut être si rapide que le trismus a à peine le temps de se produire, et que le diagnostic reste en suspens, ou bien au contraire la contracture est généralisée d'emblée, et le malade meurt d'un spasme cardiaque.

**Formes.** — Le *tétanos céphalique* présente certains caractères spéciaux: la blessure siège sur le territoire d'un des nerfs craniens, en particulier sur le crâne et la face. Le trismus est unilatéral et du côté de la plaie. Du même côté on remarque une paralysie faciale, due probablement à l'imprégnation directe des rameaux de la 7e paire par les toxines; il n'y a point d'extension des contractures aux muscles innervés par les nerfs rachidiens. Enfin la dysphagie est parfois si intense qu'on a parlé d'un tétanos *hydrophobique*, et hésité dans le diagnostic avec la rage (v. c. m.).

Dans le *tétanos splanchnique*, la plaie siégerait sur un viscère, et les troubles viscéraux seraient prédominants, spasmes laryngés, pharyngés, cardiaques, sans contractures au niveau du tronc et des membres; la mort est fatale. — Quant au *tétanos puerpéral* ou au *tétanos des nouveau-nés*, ils ne méritent point une description spéciale et n'ont de spécial que leur étiologie et l'état du malade sur lequel ils évoluent.

**Traitement.** — 1° *Prophylactique.* Toute plaie suspecte doit être *désinfectée*, les foyers profonds mis à nu, les corps étrangers extraits; on doit éviter la suppuration qui favorise le développement du bacille de Nicolaïer. Quand la plaie souillée de terre date de quelques heures, de quelques jours, elle peut être tétanique, bien qu'aucune contracture n'ait encore apparu, c'est la période d'incubation; les toxines circulent déjà, et la désinfection ne les détruira pas. Il faut alors instituer le traitement *sérothérapique*.

Le *sérum antitétanique* est antitoxique, et non bactéricide; il annihile les effets de la toxine, il ne détruit point le bacille; c'est donc un adjuvant au traitement local; et en face de toute plaie suspecte, cette double thérapeutique doit être immédiatement instituée. On injecte sous la peau 10 c. c. de sérum le premier jour; l'injection est répétée le 5ᵉ jour, puis le 10ᵉ et tous les 10 jours ensuite, si la plaie reste infectée, car l'effet du sérum s'atténue rapidement. La valeur préventive du sérum est presque absolue, et les quelques cas de tétanos déclarés après et malgré l'injection ne doivent point la faire rejeter. On a proposé récemment de remplacer l'injection préventive de sérum par le pansement de la plaie avec du sérum antitétanique sec et pulvérisé.

2° *Curatif.* — Quand le blessé présente déjà des contractures, la question de l'*amputation* se pose, si la blessure siège sur un membre. Dans la majorité des cas elle doit être repoussée; sa valeur n'est pas absolue, car on a signalé des cas de tétanos survenus 1 et 2 jours après l'éradication totale du foyer septique. Si la plaie est facile à désinfecter, cette désinfection suffira amplement; par contre, dans de graves traumatismes, où la conservation du membre est discutable au point de vue du résultat local, l'apparition du tétanos fera préférer l'amputation.

Le *sérum antitétanique* trouve encore ici sa place, pour détruire les toxines qui ne sont point déjà fixées par les centres: on injectera 30 à 40 c. c., répétant l'injection les jours suivants, tant que dure la maladie; dans les cas graves, il est bon de recourir à la voie intra-veineuse par laquelle l'absorption est plus rapide, et pour ce faire diluer le sérum antitétanique dans du sérum salé ordinaire; employé de cette façon le sérum agit encore *préventivement*. Mais le traitement idéal d'un tétanique serait la destruction des toxines déjà fixées, pour faire rétrocéder les contractures et les troubles nerveux; cette valeur *curative* du sérum est actuellement à peu près nulle. Même porté *en pleins centres nerveux*, les résultats en sont mauvais: on a injecté quelques centimètres cubes de sérum directement dans la substance cérébrale, en avant de chacune des deux zones rolandiques au moyen d'un petit orifice de trépanation; cette pratique est dangereuse, et dans un cas le malade est mort d'accès cérébral, après guérison du tétanos. L'injection *sous-arachnoïdienne* a donné de meilleurs résultats, en raison de son action directe sur les ganglions rachidiens ; elle mérite d'être expérimentée ; de même la méthode *épidurale*, qui compte quelques succès, ou bien l'injection directe *dans les gros troncs nerveux* mis à nu à la racine du membre atteint.

5° *Symptomatique.* — Puisque le traitement curatif échoue, il faut s'adresser aux symptômes en essayant de les atténuer. — La toxine a une action élective sur les centres nerveux ; des expériences récentes paraissent démontrer que dans l'arc réflexe c'est le neurone sensitif qui est atteint ; il y aurait hyperexcitabilité du nerf centripète, ce qui prouve l'influence des *excitations extérieures* sur les accès spasmodiques ; aussi la première chose à faire est d'en préserver le tétanique : le malade sera couché dans une gouttière de Bonnet, on évitera tout bruit, la chambre sera plongée dans une demi-obscurité. Les grands *bains chauds* ont une action sédative qui peut dans certains cas être utilisée. Mais c'est surtout le *chloral* qui est employé comme calmant du système nerveux ; on l'administre à haute dose 10, 12, et jusqu'à 20 grammes par jour, au moyen de la sonde naso-œsophagienne, si le trismus est violent, dans un lavement si la dysphagie est trop pénible, ou mieux en injections intra-veineuses. — En Italie, on utilise l'*acide phénique* qui est analgésiant, antitoxique, antithermique et modérateur de l'excitabilité réflexe ; on fait tous les jours une injection sous-cutanée de 30 à 40 centigrammes d'acide phénique, dilué sous forme de solution de 5 pour 100 ; il y a quelques douleurs et éruption au lieu d'injection, mais ce traitement donnerait 90 pour 100 de guérisons. Il n'est pas employé en France.

Chez tout tétanique, il faudra enfin éviter la rétention d'urine, et pratiquer le *cathétérisme*, si la miction spontanée est impossible. La *trachéotomie* peut être nécessaire, dans certains cas d'asphyxie d'origine glottique.

En résumé, le traitement préventif est tout-puissant, le traitement curatif donne peu de résultats ; de nouvelles recherches sont nécessaires pour trouver la guérison du tétanos déclaré, et réduire la mortalité qui, malgré les découvertes bactériologiques, est encore de 70 pour 100.

*AMÉDÉE BAUMGARTNER.*

**TÊTE (TRAUMATISMES).** — Il ne sera question ici que des lésions traumatiques des parties molles péricrâniennes. Pour les traumatismes du crâne et de l'encéphale, V. CRANE, ENCÉPHALE.

**Contusions.** — Les contusions des parties molles péricrâniennes sont presque toujours sans gravité et se traduisent par la production d'un épanchement sanguin sous-cutané ou profond. L'hématome sous-cutané ou profond, faisant saillie grâce au plan résistant osseux sous-jacent, prend le nom de *bosse sanguine*. L'hématome sous-cutané ne présente rien de particulier à signaler (V. CONTUSION). L'hématome profond est sous-aponévrotique ou sous-périostique, l'épanchement sanguin est alors limité par un bourrelet dur, au centre duquel est la dépression molle. Un examen rapide et superficiel a pu faire croire, dans ces conditions, à un enfoncement osseux. L'erreur est facile à éviter.

La seule complication à craindre est l'infection de la collection sanguine, infection facilitée par les érosions qui existent presque toujours sur la peau.

Le traitement remplira donc deux indications : faire résorber le sang épanché par la compression à l'aide d'ouate et de bandes souples; éviter l'infection en nettoyant avec soin la peau, au niveau de la tuméfaction, si elle présente la moindre écorchure.

**Plaies de tête.** — Nous comprendrons sous ce nom les plaies des parties molles et celles des os du crâne ne déterminant pas le trait de fracture, et nous grouperons les plaies en diverses catégories pour en rendre l'étude plus simple.

*Plaies linéaires.* — Ce sont des coupures ou des plaies contuses, suivant que les bords de la plaie sont nettement tranchés ou écrasés par un instrument mousse. La plaie est simple ou avec écartement suivant l'épaisseur des tissus qu'elle intéresse; la plaie avec écartement correspond à la section totale du cuir chevelu. En même temps que ces parties molles, le plan osseux peut être intéressé par la section d'une arme tranchante (sabre), et on peut trouver une entaille osseuse plus ou moins profonde, ne détachant, dans ces cas, aucune lame osseuse. On donnait autrefois à ces plaies osseuses des noms spéciaux qui ne sont plus employés.

En présence de ces plaies, le premier soin doit être de raser, aussi largement que possible, les cheveux autour des bords, et de nettoyer la peau. Si une hémorragie abondante gêne ce nettoyage, il faut d'abord tamponner la plaie avec une lame de gaze aseptique, ou serrer autour de la base du crâne un lien de caoutchouc ou toile souple passant au-dessus des oreilles; on reprendra ensuite avec soin le savonnage. Après savonnage prolongé et largement fait, à l'aide de compresses stériles ou de tampons d'ouate, de façon à supprimer tout caillot ou corps étranger, on lavera la peau avec de l'alcool à 90°, on étendra sur les bords de la plaie une couche de teinture d'iode, et on recouvrira la tête de gaze ou de toile, stérilisée au moins par l'ébullition. On s'occupera alors du nettoyage de la plaie elle-même et de l'hémostase.

Les artères sont situées dans le tissu cellulaire dense du cuir chevelu, et on ne peut pincer le vaisseau isolé, la ligature directe est par suite généralement impraticable. Si on peut suturer les lèvres de la plaie, le meilleur moyen pour arrêter l'hémorragie est de placer les fils de suture au niveau des vaisseaux qui saignent, en prenant toute l'épaisseur des tissus coupés et en affrontant soigneusement. Si on ne suture pas la plaie, pour oblitérer une artère coupée et qu'on ne peut lier directement, on passe une aiguille courbe dans le cuir chevelu, et on place ainsi un fil de catgut autour de l'artère, qu'on lie avec les tissus, environnants en serrant le fil.

On suturera les plaies à bords nets et réguliers, en plaçant un drain dans la cavité si elle est un peu grande; on ne posera pas de sutures sur une plaie supposée très infectée, ou dont les bords sont écrasés et déchiquetés.

On se comportera ensuite en suivant les principes généraux du traitement des plaies (V. PLAIES).

*Plaies à lambeaux.* — Ce sont les plaies produites par un instrument tranchant obliquement dirigé, par un instrument contondant, ou par tout instrument sectionnant suivant une ligne courbe ou brisée et détachant

une lame de parties molles. La base de ces lambeaux est toujours large et
bien vascularisée. Le lambeau s'applique de lui-même sur la plaie lorsque
sa base est dirigée en haut; il tombe au contraire en laissant la plaie découverte lorsque la base est située en bas.

Ce lambeau peut comprendre seulement les parties molles, ou une lamelle
osseuse en plus de celles-ci, lorsque l'instrument a attaqué l'os obliquement.
Ce lambeau osseux peut rester adhérent à l'os voisin, ou être complètement
détaché, ne tenant plus qu'aux parties molles.

Les mêmes soins immédiats, de nettoyage et d'hémostase, que pour les
plaies linéaires doivent être pris ici. Toute la surface du lambeau mobile
doit être rasée. On réapplique le lambeau en place et on l'y fixe en suturant
les bords. Il est prudent de glisser sous le lambeau, et dans les décollements, des drains qui sortent en points déclives. On laissera en place
les lamelles osseuses adhérentes, même lorsqu'elles ne tiennent qu'aux
parties molles; on supprimera une lamelle complètement détachée.

*Plaies par armes à feu.* — Nous ne parlons que des plaies produites
par de petits projectiles. Le point important est de savoir si la balle a traversé ou non la boîte crânienne, si la plaie est ou non pénétrante; le pronostic et le traitement sont fort différents dans les deux cas.

Lorsqu'on trouve la balle sous la peau près du point d'entrée, lorsqu'il
existe un trajet en séton, il n'y a pas de doute sur l'absence de pénétration;
on traite ces plaies comme les plaies contuses, enlevant la balle si on peut
l'avoir facilement avec anesthésie locale.

Lorsqu'il y a doute sur la pénétration, il vaut mieux s'en assurer immédiatement pour pouvoir appliquer le traitement utile. Pour s'assurer de la
pénétration, on incisera de part et d'autre l'orifice d'entrée, sous anesthésie
locale, pour examiner directement le crâne osseux.

*Plaies par arrachement.* — Ce sont des plaies produites par décollement
du cuir chevelu tiré par les cheveux. Ces arrachements du cuir chevelu sont
toujours des accidents industriels, et ne s'observent que chez des femmes.
Par négligence ou étourderie, les ouvrières s'approchent des machines, les
cheveux dénoués pour se recoiffer avant de sortir de l'usine; les cheveux,
pris par un cylindre tournant ou par une courroie de transmission, s'enroulent. Exceptionnellement les cheveux sont seuls arrachés; quelquefois
la femme est soulevée et fait le tour de l'arbre de transmission; le plus souvent l'ouvrière s'accroche, résiste, et le cuir chevelu est entraîné par la
rotation.

La douleur immédiate n'est pas grande, l'hémorragie n'est pas importante,
mais le shock est très marqué, aggravé quelquefois de commotion ou de
contusion cérébrale. Le pronostic immédiat peut donc être très grave.

L'étendue du *scalp* est variable; lorsqu'il est *complet*, le lambeau est
limité aux sourcils, à l'arcade zygomatique, au pavillon de l'oreille et à la
nuque, descendant ici plus ou moins bas; et il est complètement détaché.

Cet arrachement est *incomplet* lorsque le lambeau tient encore par un
pédicule plus ou moins large. L'arrachement incomplet détermine la formation d'une plaie analogue aux plaies à lambeaux déjà étudiées. Le traitement à instituer est le même : nettoyage, suture et drainage.

L'arrachement complet nécessite un traitement particulier. On a souvent essayé de réappliquer la calotte détachée, en la rasant et en la nettoyant. Ce lambeau détaché est voué au sphacèle, et sa réapplication n'est pas utile à la cicatrisation. D'autre part, cette calotte cutanée est toujours souillée et très sale, les nettoyages les plus minutieux ne peuvent la rendre absolument inoffensive, sa remise en place ajoute aux chances d'infection déjà trop nombreuses. Aussi, même lorsqu'on arrive peu de temps après l'accident et lorsqu'on peut avoir le lambeau détaché, est-il préférable de ne pas l'utiliser. Il n'existe d'ailleurs aucune observation certaine de reprise d'un lambeau dans ces conditions. Lorsque, sous l'influence des pansements propres, la plaie bourgeonnera, on la recouvrira peu à peu de greffes d'Ollier-Thiersch.

Le résultat définitif, obtenu après de longs mois, est toujours défectueux ; la rétraction cicatricielle dévie les traits, soulève les paupières supérieures, et la cicatrice ainsi obtenue reste de mauvaise nature, facilement ulcérée. *PAUL LAUNAY.*

**TÉTRONAL.** — V. Sulfonals.

**THALAMIQUE (SYNDROME).** — Récemment signalé par Dejerine, bien étudié par Roussy, le syndrome thalamique est essentiellement caractérisé par une hémianesthésie durable et une hémiplégie légère homolatérale, avec ataxie, astéréognosie et douleurs vives, du côté atteint.

**Symptômes.** — Le début du syndrome est peu bruyant : généralement l'hémiplégie s'installe peu à peu, sans ictus véritable, à la suite d'une légère perte de connaissance ou d'un simple étourdissement. Les troubles de la sensibilité apparaissent en même temps. Progressivement les troubles moteurs s'atténuent ; au contraire, les troubles sensitifs persistent indéfiniment, très accusés.

Une fois que le tableau morbide est constitué, il se présente sous les traits suivants :

A) **Troubles de la motilité.** — Il convient d'étudier successivement l'hémiplégie, l'hémichoréo-athétose et l'hémiataxie.

L'*hémiplégie* est légère et peu marquée. A la face, la parésie est peu accusée : le facial supérieur est à peu près intact, la langue peu ou pas déviée. Parfois, on ne retrouve aucun vestige de parésie faciale.

On ne retrouve pas les troubles de la mimique faciale, que Bechterew et Nothnagel avaient signalés dans les lésions de la couche optique. Du côté des membres, la motilité est peu altérée, il n'y a pas de clonus.

L'*hémichoréo-athétose* est constituée par des mouvements involontaires et petits dans les extrémités des membres, particulièrement dans les doigts de la main. Ces mouvements sont tantôt déréglés comme dans la chorée, tantôt lents et vermiculaires comme dans l'athétose.

L'*hémiataxie* est peu marquée ; elle n'atteint jamais le degré de l'ataxie des tabétiques. Ainsi les malades parviennent à coordonner assez leurs mouvements pour en régler l'amplitude et la vitesse, et atteindre sans grandes erreurs topographiques le but proposé.

B) **Troubles des réflexes**. — Les réflexes tendineux sont ou normaux ou un peu exagérés. Quant aux réflexes cutanés, ils sont ou normaux ou absents. Il est à noter que le signe de Babinski fait habituellement défaut.

C) **Troubles de la sensibilité**. — Ce sont là les troubles primordiaux, essentiels du syndrome thalamique. Constants, intenses et persistants, ils dominent la symptomatologie. Ils sont, les uns objectifs, les autres subjectifs.

Examinée objectivement, la *sensibilité superficielle ou cutanée* est touchée dans tous ses modes : tact, douleur, température. Mais cette anesthésie, l'analgésie spécialement, n'est jamais absolue. Elle prédomine aux extrémités et diminue en remontant vers la racine des membres ; elle empiète, au niveau de la ligne médiane, de un à deux centimètres sur le côté sain. Elle est caractérisée par des paresthésies, des retards dans la perception, des erreurs de lieu, de l'agrandissement des cercles de Weber, etc., comme dans les hémianesthésies organiques. De son côté, la *sensibilité profonde* est gravement atteinte, et dans toutes ses composantes. Le sens musculaire, en particulier, est souvent aboli. Il faut signaler ici la perte plus ou moins grande de la perception stéréognostique (astéréognosie). Bref, l'hémianesthésie est remarquable par une espèce de dissociation, la sensibilité profonde étant beaucoup plus atteinte que la superficielle.

Au point de vue subjectif, il faut noter les *douleurs* qui sont, pour ainsi dire, constantes, précoces, occupant tout le côté du corps (face, tronc et membres), très vives, paroxystiques, rebelles à toute thérapeutique. Il s'ensuit parfois une véritable hyperesthésie.

D) **Troubles trophiques et vaso-moteurs**. — Ont été très rarement signalés. Ils ne semblent pas faire partie du syndrome.

On a également signalé l'existence de troubles sphinctériens et de troubles sensoriels. Quand ils existent, ce qui est rare, ils sont passagers : ils paraissent, du reste, étrangers au syndrome thalamique. Une exception doit être faite pour l'hémiopie qui indique la participation (à la lésion) de la partie postéro-inférieure du thalamus.

Tel est le tableau du syndrome thalamique *pur*. Il peut y avoir, au lieu de l'hémiparésie classique, une hémiplégie motrice très accusée, avec contracture, clonus, etc., si la lésion a envahi largement la capsule interne et sectionné le faisceau pyramidal. C'est alors le syndrome thalamique *mixte*.

**Diagnostic**. — L'hémiplégie avec hémianesthésie douloureuse peut, cela se conçoit aisément, être déterminée par des lésions siégeant au-dessus de la couche optique (lésions corticales ou sous-corticales) ou au-dessous (lésions protubérantielles, des tubercules quadrijumeaux, du bulbe). Ce n'est pas dans les caractères ni de l'hémiplégie ni de l'hémianesthésie qu'il faudra chercher des caractères différentiels. C'est dans les phénomènes surajoutés qu'on trouvera la clef du diagnostic topographique. La coexistence d'épilepsie jacksonienne, d'aphasie, de monoplégie, fera rejeter la localisation thalamique et penser à une lésion corticale ou sous-corticale. De même la participation d'un nerf crânien, d'une paralysie oculaire, par exemple, l'existence de phénomènes asynergiques, de latéro-pulsion, de myosis feront songer à une lésion située dans la protubérance ou le bulbe.

Il serait superflu aujourd'hui d'insister sur les caractères de l'*hémianes-thésie hystérique*, qui la font facilement distinguer des hémianesthésies organiques.

**Anatomie pathologique.** — Il s'agit ordinairement de lésions anciennes, cicatricielles, reliquat soit de foyers hémorragiques, soit plutôt de foyers de ramollissement. La condition nécessaire est que la lésion inté-resse le thalamus (noyau externe dans sa partie postéro-externe, et en outre une partie des noyaux médian et interne) et le fragment adjacent de la capsule interne. Par suite, le qualificatif qui conviendrait le mieux au syndrome serait celui de *thalamo-capsulaire postérieur*.

**Physiologie pathologique.** — La situation respective et les rapports de la voie motrice et de la voie sensitive au niveau de la capsule interne et du thalamus rendent facilement compte des phénomènes cliniques. Le faisceau moteur va de la capsule dans le pédoncule sans pénétrer dans la couche optique; d'autre part, les fibres sensitives viennent de la calotte dans le thalamus, en l'abordant par sa portion ventrale et postérieure. On comprend qu'une lésion à ce niveau puisse couper la voie sensitive et égra-tigner la voie motrice. Une telle lésion déterminera le syndrome thalamique.

Pour expliquer l'hémiataxie, on invoque l'existence de l'anesthésie, surtout de l'anesthésie profonde. L'apport incessant des impressions périphériques aux centres coordinateurs est indispensable pour que ces centres puissent régler les impulsions motrices et les adapter au but. Si cet apport est altéré du fait de l'anesthésie, il y a ataxie. Quant aux troubles choréo-athétosiques, ils dépendent de l'altération du faisceau pyramidal.

**Traitement.** — (V. articles HÉMIPLÉGIE et HÉMIANESTHÉSIE).

*A. SOUQUES.*

<u>THÉ</u>. — V. CAFÉ, CAFÉINE.

<u>THÉOBROMINE.</u> — La théobromine est le plus fidèle, le plus constant, le plus inoffensif des diurétiques (Huchard). La théobromine n'agit pas sur le cœur comme la caféine (v. c. m.); elle agit peu sur les vaisseaux et sur la tension artérielle; toute son action se porte sur l'épithélium rénal. C'est donc un diurétique strict, utilisable dans nombre de circonstances où la digitale ne doit être employée qu'avec prudence.

La théobromine est indiquée dans les affections cardiaques ou rénales ainsi que dans la plupart des maladies où la diurèse est *insuffisante*.

Presque insoluble dans l'eau et les autres solvants usuels, la théobromine se prescrit en cachets, pure ou associée. La dose est de 1 à 4 gr. par jour, par prises de 50 centigr.

| *Cachets.* | *Cachets.* |
|---|---|
| Théobromine . . . . . . . . 0 gr. 50 | Benzoate de soude . . . ⎱ āā 0 gr. 15 |
| Pour un cachet; 4 à 8 par jour suivant | Carbonate de lithine . . . ⎰ |
| indications. | Théobromine. . . . . . . 0 gr. 50 |
| | Pour un cachet; 1 matin et soir (artério-scléreux avec insuffisance rénale). |

Les sels doubles de théobromine et de benzoate, de salicylate ou d'acétate de soude étant relativement solubles, on pourra prescrire en potion ou en solution la *diurétine* (salicylate de théobromine et de soude), l'*urophérine* (salicylate de théobromine et de lithine), l'*agurine* (acétate double de théobromine et de soude).

Diurétine. . . . . . . . . . . . . . . . . . . . . . . . . . . . . . . 5 grammes.
Sirop des cinq racines . . . . . . . . . . . . . . . . . . . 60    —
Eau distillée . . . . . . . . . . . . . . . . . . . Q. S. p.  150 c. c.
2 à 4 cuillerées à soupe dans les 24 heures.                              *E. F.*

## THERMALES (EAUX). — V. Eaux minérales.

## THERMOCAUTÈRE. — V. Révulsion.

## THERMOMÈTRE. — Appliqué pour la première fois à la clinique par de Haen en 1758, le thermomètre a subi depuis cette époque de nombreuses modifications dans le détail desquelles nous nous garderons d'entrer. Nous nous contenterons de rappeler ici les quelques notions techniques, d'ailleurs assez banales, utiles à la pratique de la thermométrie médicale (V. également Fièvre, Température).

Le thermomètre est généralement *gradué* de 35 à 45°. Certains portent une échelle allant de 35 à 45°, et sont évidemment utiles si l'on fait des recherches sur le collapsus ou l'hyperthermie des grands infectés ou des agonisants. Nous n'insisterons point sur la *vérification* de l'instrument : les thermomètres actuellement en vente sont généralement contrôlés, et la fabrication a par ailleurs fait de tels progrès que l'on peut aisément se procurer des instruments dans lesquels le zéro ne se déplace point.

Le *réservoir* a généralement une forme cylindrique allongée ; cette forme est commode et classique pour relever les températures axillaire, rectale ou vaginale. Mais on fait également des réservoirs aplatis pour la température sublinguale ; les thermomètres de ce type, à peu près inconnus en France, sont au contraire d'un usage courant en Angleterre où l'on prend habituellement la température sous la langue. On a fabriqué un grand nombre de modèles à fond plat pour prendre la température cutanée ; nous n'insisterons pas sur ces modifications, la thermométrie clinique contemporaine ne s'intéressant guère aux températures locales, peut-être à tort d'ailleurs.

*Où doit-on placer le thermomètre ?* — La meilleure façon de prendre la température est à coup sûr de placer le thermomètre dans le *rectum*. La région périnéale étant asséchée s'il y a lieu, on enfonce le thermomètre également sec, se gardant de l'enduire de vaseline surtout, de façon à ce que le réservoir franchisse complètement le sphincter. Le malade est placé sur le côté les jambes légèrement fléchies, immobiles. Cette méthode est la plus rigoureuse ; une fausse pudeur toutefois ou quelque pusillanimité chez la femme ou l'enfant peuvent en empêcher l'application. On pourrait également ne pouvoir introduire le thermomètre soit à cause d'un bourrelet

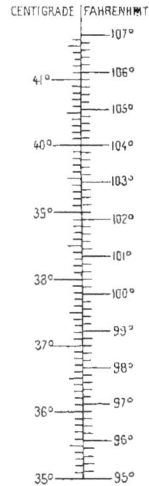

Fig. 112. — Comparaison des échelles centigrade et Fahrenheit.

hémorroïdaire enflammé, soit par suite de quelque spasme douloureux. La présence de scybales, des coliques expulsives provoquées par le corps étranger peuvent s'opposer encore à l'introduction du réservoir. On peut, chez la femme, glisser le thermomètre dans le *vagin*; on se souviendra seulement que la température est augmentée, dans le vagin, notamment à la veille des règles et pendant la période menstruelle ainsi qu'à la fin de la grossesse.

La température *axillaire* ne sera prise que lorsqu'il sera franchement impossible de faire autrement. L'aisselle sera soigneusement asséchée, les linges de corps étant écartés de façon à en laisser les parois complètement découvertes. On pourra, si l'on doit examiner le malade avant de prendre sa température, lui conseiller de maintenir pendant l'examen médical le bras rapproché du tronc, l'équilibre thermométrique n'en sera que plus prompt et la température notée plus exacte. Le thermomètre sera ensuite placé dans la cavité axillaire, le réservoir au centre, libre; le bras demeurera en adduction forcée.

L'on prend ordinairement, en Angleterre, la température *buccale*. Cette pratique n'est point si défectueuse que l'on a bien voulu le répéter : l'équilibre s'établit très rapidement (surtout avec les thermomètres anglais appropriés), et les chiffres obtenus diffèrent des températures rectales de 1 à 5 dixièmes au maximum. Il faut seulement avoir soin de bien placer le réservoir sous la pointe de la langue. D'autre part, le malade, fermant hermétiquement les lèvres sur la tige thermométrique, devra respirer exclusivement par le nez. Il est évident que cela n'est possible ni chez le trop jeune enfant, ni souvent chez le vieillard, ni chez les dyspnéiques ou les malades atteints d'affection du nez, de la gorge, etc. J.-H. Parks a récemment conseillé en pédiatrie la thermométrie *inguinale*, le thermomètre étant placé dans le creux inguinal maintenu fermé par la flexion de la cuisse sur l'abdomen; les petits malades toléreraient beaucoup mieux cette manœuvre que l'adduction forcée du bras dans la thermométrie axillaire. La température inguinale ainsi obtenue se rapprocherait d'ailleurs sensiblement plus de la température rectale que ne le fait la température axillaire. — On ne songe plus à prendre aujourd'hui la température centrale en plaçant le thermomètre dans le *jet d'urine* ou dans l'*urètre*. Ajoutons que, mis toujours *directement au contact* de la muqueuse ou de la peau, le thermomètre ne doit être ni chauffé, ni frotté, ni comprimé, ni recouvert d'ouate.

La *température sera prise de préférence* entre 7 et 8 heures du matin et 5 et 7 heures du soir; dans la clientèle de ville, par exemple, on conseillera de la prendre à 8 heures du matin et 6 heures du soir. Il peut être naturellement indiqué de prendre la température plus souvent ou à d'autres heures; mais, en règle générale, on ne doit jamais réveiller un malade pour prendre sa température.

*Pendant combien de temps doit-on laisser le thermomètre en place?* — Il existe actuellement des thermomètres qui donnent la température en 1 à 2 minutes; mais en moyenne 5 minutes suffisent avec la plupart des instruments. Il est prudent néanmoins de laisser 8 à 10 minutes le thermomètre en place dans l'aisselle. Il peut arriver, le thermomètre étant retiré,

que l'on soit stupéfait de la température indiquée par la colonne mercurielle. Des températures très exagérées peuvent ainsi se déclarer; on devra
toujours penser à la *simulation* possible. L'on peut en effet faire monter le
mercure soit en frictionnant le thermomètre avec une étoffe, soit en le
frottant avec la main, soit encore en le roulant dans le rectum par de légers
mouvements alternatifs des membres inférieurs, ainsi que nous eûmes
l'occasion de le constater chez une hystérique du service de Brissaud. Au
moindre doute, il conviendra de prendre la température en tenant directement l'extrémité du thermomètre.

La *vitesse ascensionnelle de la colonne de mercure* est des plus variables.
Elle est plus prononcée après un effort, une course (Binet). L'ascension
pourrait au contraire être ralentie, saccadée chez les tuberculeux au début.

La *lecture du degré* est plus ou moins commode. Certains instruments
présentent, pour le faciliter, un petit rectangle de visée, dessiné au trait.
On oriente son regard perpendiculairement à ce rectangle, et l'on découvre
immédiatement l'axe de la colonne mercurielle.

On éprouve souvent encore les plus grandes difficultés pour ramener le
mercure à 0°. Les secousses sont insuffisantes souvent, et risquent d'aller à
l'encontre du but proposé en fragmentant la colonne mercurielle. On a plus
ou moins élégamment résolu le problème depuis quelques années, soit en
adaptant une espèce de piston à l'extrémité supérieure du thermomètre,
soit en soufflant à cette extrémité une sorte de capsule en verre mince et
dépressible, remplie par la suite de mercure. Il suffit de comprimer légèrement entre deux doigts cette capsule; un jet de mercure se précipite à
l'encontre de la colonne thermométrique et la refoule au 0, tout en en
demeurant légèrement séparée (thermomètres Pillischer).

La température étant prise, il convient de la consigner sur une feuille
spéciale. Les *feuilles de température* comportent de très nombreux modèles.
Beaucoup ne valent du reste absolument rien, soit que la graduation
s'arrête à 55° ou à 41°, ce qui est insuffisant (il faut une échelle de 55-45° si
l'on veut parer à tout événement), soit que des barres sans numéros, source
de confusion, séparent l'un de l'autre chaque degré avec sa gamme de
dixièmes correspondants ou que les chiffres ne soient pas exactement vis-à-
vis des lignes, soit encore que les lignes soient trop serrées et partant le
tracé presque invisible.

On se sert exclusivement en France de l'échelle centigrade; la graduation de
Réaumur est tombée dans l'oubli, mais l'emploi de l'échelle Fahrenheit est courant à
l'étranger. On trouve à Paris même, dans les pharmacies anglaises, des thermomètres
très pratiques, portant d'un côté la graduation centigrade, de l'autre la graduation
Fahrenheit (fig. 112). L'échelle ci-contre permettra facilement du reste les réductions
courantes. L'homologation des différentes notations se réalise au moyen de la formule
suivante où R désigne le degré Réaumur et F le degré Fahrenheit :

$$\frac{T_C}{5} = \frac{T_R}{4} = \frac{T_F - 32}{9}.$$

On sait en effet que le 0° du Centigrade et du Réaumur correspond au 32° du
Fahrenheit. Un exemple fera du reste saisir la méthode. On lit dans une observation
anglaise que l'acmé de la température a été de 103°,4 F. On aura :

$$x°C = \frac{(103°4 - 52) \times 5}{9} = \frac{71°4 \times 5}{9} = \frac{357°}{9} = 39°,6.$$

FRANÇOIS MOUTIER.

**THERMOTHÉRAPIE.** — On entend par thermothérapie le traitement des maladies par la chaleur. L'hydrothérapie chaude devrait ainsi faire partie de la thermothérapie, mais il est d'usage de l'en exclure. L'application de la chaleur au corps humain est d'autant plus efficace et d'autant mieux supportée que : 1° la tête est en dehors de l'atmosphère chauffée, ce qui respecte l'exhalation pulmonaire de vapeur d'eau; 2° que l'air est plus sec, ce qui fait donner la préférence aux bains d'air chaud sec; 3° que la ventilation existe autour du corps permettant l'évaporation de la sueur, ce qui devra faire opter pour les sources lumineuses de chaleur, qui propagent les rayons calorifiques par radiation, au lieu que les sources de chaleur obscure les propagent par convection.

Les applications thermothérapiques sont générales (bains de lumière, bains d'air chaud, bains de vapeur) ou locales (douche d'air chaud, douche de vapeur, bains partiels).

Les **applications générales** produisent trois sortes d'effets successifs : 1° une phase très courte de début (3 à 5 minutes), pendant laquelle la chaleur agit comme tonique général, excitant même la production de chaleur par l'organisme; cette action sera utilisée chez les déprimés, les hypotendus, les anémiques, les convalescents, — ou pour préparer à l'hydrothérapie froide quand la réaction s'obtient difficilement; 2° une phase de vasodilatation périphérique, avec abaissement de la pression artérielle, hypérémie cutanée, augmentation des battements du cœur, qui constitue un mode de défense de l'organisme. La durée de cette phase est de 10 minutes environ, c'est la phase critique, pendant laquelle on peut observer des vertiges, syncopes, éblouissements, de la congestion céphalique, chez les malades dont la circulation n'est pas bonne (l'emploi des tubes réfrigérants sur la tête et sur la région précordiale est alors très utile); 3° quand le malade a pu supporter cette phase critique, il entre dans la troisième, celle de résolution par transpiration, qui lui procure du bien-être par l'abaissement de température que crée l'évaporation de la sueur à la surface de la peau (125 gr. de sueur évaporée suffisent à abaisser de 1 degré la température d'un adulte de poids moyen). La phase de transpiration peut durer plus ou moins longtemps selon le degré de résistance des malades; on cherche habituellement à l'obtenir à titre d'éliminateur des toxines, de suppléance aux fonctions du rein, et de moyen déperditeur de poids.

Nous ne rappelons que pour mémoire les procédés anciens connus sous le nom de *bain romain*, *bain turc*, *bain russe* constitués par des salles dans lesquelles les malades séjournent plus ou moins longtemps, mais avec l'inconvénient d'en respirer l'air surchauffé. On peut cependant s'inspirer de ces procédés pour réaliser à domicile une salle de bains de vapeur en projetant de l'eau sur des cailloux chauffés (bain russe) (V. BAINS, HYDROTHÉRAPIE).

Les procédés les plus rationnels et les plus employés sont le bain de lumière, le bain d'air chaud et sec, et le bain de vapeur. Le *bain de lumière* est constitué par des lampes électriques à incandescence placées devant des réflecteurs dans un espace clos où le malade est soit couché, soit assis, la tête restant en dehors. La forme la plus active de ces bains est réalisée par les bains Dowsing, dont les lampes sont très puissantes, et dont le réglage est fait à l'aide d'un rhéostat graduant le courant; les lampes à incandescence ordinaires sont moins puissantes comme source de chaleur et leur réglage se fait par des commutateurs qui en allument un plus ou moins grand nombre. Les bains Dowsing généraux se donnent aux malades couchés sur un lit, ce qui permet une moins grande fatigue de la circulation; les autres bains de lumière sont plus généralement pris dans la position assise. Les bains Dowsing permettent, grâce à la ventilation meilleure de leurs appareils, d'atteindre une température plus élevée : jusqu'à 120 et 150°; les autres ne dépassent pas 90°. Ces températures extrêmes ne sont pas d'ailleurs nécessaires, 90° pour les bains Dowsing, 70° pour les autres sont suffisants; mais il importe d'avoir pour la mesure de ces températures des thermomètres à cuvette noircie au noir de fumée, les thermomètres à mercure et à cuvette polie indiquant avec une erreur de *quelques degrés au-dessous* la température des sources de chaleur lumineuse. La durée de la séance est de 10 minutes à 30 minutes, en moyenne un quart d'heure pour la plupart des malades; elle sera d'autant plus courte que le malade commencera la séance à une température plus élevée (40° en moyenne).

Les *bains d'air chaud* (chaleur obscure) se prennent dans des sortes de boîtes, avec porte latérale et ouverture circulaire pour la tête, dans le côté supérieur. La chaleur y peut être produite par une rampe à gaz d'éclairage, par un radiateur semblable à ceux des installations de chauffage, mais de préférence muni d'ailettes afin d'augmenter la surface d'émission de chaleur. On peut faire construire de semblables caisses par un menuisier, et y placer une forte lampe à alcool, isolée du malade par un treillage en bois ou en métal. Quand le malade ne peut quitter son lit, on peut y réaliser un espace clos en disposant convenablement les draps et couvertures, après qu'on y a placé un arceau. Dans cet espace clos ainsi ménagé on fait arriver l'extrémité d'un tuyau de poêle convenablement coudé, dont l'autre extrémité est placée plus bas et au-dessus d'une forte lampe à alcool. Ce procédé est long, mais donne souvent des résultats suffisants; on l'aidera avec des briques chauffées, des sacs de sable chaud, des cruchons d'eau chaude placés autour du malade. On vend dans le commerce des appareils en toile avec armatures métalliques permettant de constituer un espace alors facile à chauffer dans lequel se place le malade. Dans les bains d'air chaud la température moyenne de 50° à 60° doit pouvoir être réalisée; elle sera en général bien supportée; si l'installation est bien faite, on doit pouvoir atteindre 80° à 90° en 25 minutes, et pouvoir régler à volonté cette température.

Les *bains de vapeur* se donnent dans des appareils de construction analogue aux précédents, où l'on fait arriver de la vapeur d'eau. Certains sont très coûteux, très compliqués, et ne réalisent pas cependant les promesses qu'ils annoncent. Les bains de vapeur sont difficiles à supporter, et les températures de 50° à 60° sont des degrés extrêmes qu'il serait imprudent de dépasser. Ils sont à juste titre de plus en plus délaissés. Nous ne parlons que pour mémoire des bains russes, turcs, hammams, qui ne conviennent qu'aux gens bien portants, et s'emploient dans un but hygiénique. A domicile le bain de vapeur rendra des services par la simplicité du procédé suivant : dans le fond d'une baignoire on place un peu d'eau (10 centimètres de haut) et au-dessus une planche percée de trous, n'ayant aucun contact avec l'eau. Dans cette eau, on place des briques ou des pierres très chaudes, qui provoquent un dégagement de vapeur. Le malade est étendu sur la planche, et la baignoire est recouverte d'une couverture épaisse étroitement appliquée, et laissant la tête du malade en dehors.

Les **applications locales** en thermothérapie se font sous forme de bains partiels, ou de douches locales.

Les *bains locaux de lumière* les plus efficaces sont les bains Dowsing, dans lesquels on peut atteindre la température de 150°, mais qui donnent de bons résultats de 75° à 110° dans les accidents localisés, de la goutte en particulier. Il existe également des bains de lumière avec lampes à incandescence ordinaires, qui ont l'avantage d'être facilement transportables et de pouvoir se placer dans le lit du malade (appareils de Miramond de la Roquette).

Les *bains d'air chaud locaux* (chaleur obscure) peuvent être réalisés de la même façon que les bains généraux précédemment décrits. A citer l'appareil Tallerman, formé par un manchon de cuivre chauffé par une trentaine de becs de gaz. — L'appareil Gréville est formé également par un manchon chauffé extérieurement par des lampes électriques. — Les appareils de Tyrnauer sont constitués par des résistances électriques dont l'armature présente des formes diverses selon les régions à traiter.

On peut très facilement construire soi-même un appareil à bains d'air chaud local, d'après les indications données par Bier : une caisse en bois, percée aux deux extrémités opposées l'une à l'autre pour permettre de placer le membre à soigner, est fermée sur le membre en question à chacune de ses ouvertures par une étoffe feutrée. Par une ouverture dans la paroi inférieure ou dans une des parois latérales, on fait arriver un tuyau, à l'autre bout duquel on place une lampe à alcool. Par un orifice dans la paroi supérieure on fait passer un thermomètre. On choisit pour cela des caisses de bois peu résineux, aulne, peuplier, saule. On badigeonne la paroi intérieure avec du silicate. Au-dessus de l'arrivée du tuyau d'air chaud dans la boîte on met une planchette horizontale qui la dépasse largement et répartit l'air chaud afin qu'il ne brûle pas.

La *douche d'air chaud* est un excellent procédé de thermothérapie qu'on emploiera de préférence pour les régions difficiles à faire entrer dans un appareil : épaule, cou, hanche. Elle est réalisée par un courant électrique actionnant un ventilateur qui produit un courant d'air d'une certaine puissance; ce courant d'air ainsi produit passe par un tuyau flexible au bout duquel est placée une résistance en fil fin que parcourt un autre courant électrique et qui le chauffe. Il est possible de graduer l'intensité du courant d'air, et par conséquent sa température; de même selon la sensation éprouvée par le malade on peut tenir l'appareil à plus ou moins de distance de la peau, l'air étant d'autant moins chaud qu'il s'éloigne de l'appareil.

La *douche de vapeur* est un procédé qui peut également rendre des services, mais son exécution exige une installation compliquée : un générateur de vapeur sous pression, un purgeur. On évitera en l'appliquant la projection de gouttelettes d'eau brûlante, et l'on se tiendra toujours à une certaine distance de la peau. Dans cette application l'atmosphère ne tarde pas à être saturée de vapeur d'eau que le malade doit respirer.

La chaleur développée par tous ces procédés est utilisée dans le traitement des états douloureux du rhumatisme, de la névralgie, contre les affections articulaires traumatiques et leurs suites. Quand les douleurs sont nettement localisées, les applications locales sont elles-mêmes préférables, car elles permettent de soumettre la région intéressée à une température beaucoup plus élevée que le corps entier.

Nous négligeons ici le traitement des plaies atones, des gangrènes diabétiques, des ulcères par l'air surchauffé, comme étant d'ordre spécial et plutôt chirurgical. Ce traitement se fait à l'aide de générateurs d'air chaud, actionnés par l'électricité, et pouvant l'élever à plus de 200°.

*PARISET.*

**THIOLS.** — V. ICHTHYOL.

**THOMSEN** (MALADIE). — Le fait qui domine l'étiologie de cette affection est l'influence prépondérante de l'hérédité. Thomsen, qui la fit connaître en 1876, en était atteint, son grand-père aussi et plusieurs de ses enfants, de ses petits-enfants et de ses arrière-petits-enfants.

Une *raideur musculaire* toute spéciale constitue le symptôme essentiel de la maladie de Thomsen. Le sujet veut exécuter un mouvement : une sorte de contracture s'empare des muscles que la volonté sollicite; puis, peu à peu, ils s'assouplissent, se détendent, le mouvement devient possible ; le même mouvement répété plusieurs fois devient de plus en plus facile, mais la contracture reparaît si le rythme est interrompu, si le mouvement est modifié. Ainsi, l'acte d'ouvrir la main ne s'effectue pas immédiatement, mais après un retard qui peut être de plusieurs secondes ; ce retard diminue si la main est ouverte plusieurs fois de suite. Dans tout acte (se mettre en marche, ouvrir les paupières, etc.), on observe le même phénomène. Cependant, les muscles sont souples, ils n'opposent aucune résistance aux mouvements passifs.

En général, la raideur est d'autant plus marquée que le mouvement exige un plus grand effort musculaire. Certaines circonstances (froid, fatigue, émotions) l'exagèrent, d'autres (chaleur, exercice modéré, tranquillité) la diminuent. Les variations individuelles sont d'ailleurs considérables.

Enfin, on a souvent noté une hypertrophie musculaire qui donne aux malades une apparence athlétique, — apparence seulement, car la force musculaire peut être en même temps amoindrie. D'autres fois, on a signalé l'atrophie des muscles. Ces particularités ont permis d'établir un rapprochement entre la maladie de Thomsen et les myopathies.

Cette affection est sans gravité, mais elle peut être gênante dans l'exercice de certaines professions, et occasionner des accidents. Exemple : Un sujet qui descend d'un tramway en marche ne pouvant lâcher instantanément la rampe de l'escalier est entraîné et peut se blesser grièvement.

Aucun traitement efficace jusqu'à ce jour.

*HENRY MEIGE et E. FEINDEL.*

**THORACENTÈSE**. — La ponction de la plèvre est formellement indiquée par l'abondance d'un épanchement ou par sa persistance. Dans le premier cas, l'aspiration doit être pratiquée d'urgence.

Nous supposerons que l'opérateur connaît le maniement des appareils les plus usités, les aspirateurs de Dieulafoy ou de Potain; en tous cas, à les mettre en œuvre quelques instants, il acquerra plus d'habileté que n'en pourrait lui faire gagner la plus minutieuse description. Certains médecins se servent du siphon de Duguet; la vitesse d'écoulement est fort lente en ce cas, mais convenable pour une évacuation totale de la plèvre, si cela est jugé nécessaire. On peut utiliser encore soit constamment, soit si l'on est pris au dépourvu, le dispositif suivant : une simple aiguille en platine, et celle que l'on emploie pour la ponction lombaire est parfaite, est montée sur un tube de caoutchouc; on remplit ce dernier d'eau bouillie, on en pince l'extrémité inférieure avec une pince hémostatique par exemple; on ponctionne, on laisse couler l'eau tiède, et le siphon est amorcé. Par ce procédé, il coule en général 1 litre par heure; c'est là en tous cas la rapidité d'évacuation idéale. L'extrémité inférieure du tube plonge au début dans un peu d'eau stérile ; de cette façon, aucune rentrée d'air n'est à craindre.

**Préparatifs**. — On commence par assurer la propreté des appareils; leur fonctionnement est minutieusement vérifié. On met un aide soigneusement au courant de ce que l'on attend de lui, l'engageant surtout à ne point manœuver de façon intempestive les robinets ou les pistons des aspirateurs.

Une ponction exploratrice faite en temps opportun ne laisse place à aucun doute; le malade a été préparé, la région thoracique est savonnée, le lieu de la ponction rapidement désinfecté par la teinture d'iode. On a

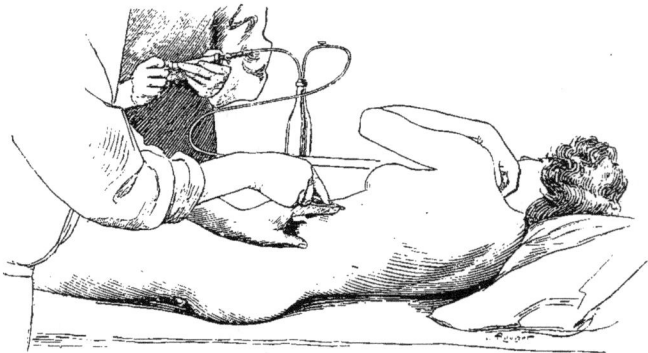

Fig. 115. — (Tuffier et Desfosses, *Petite Chirurgie*.)

près de soi de l'éther, de la caféine, de la morphine en cas de besoin. On a expliqué au pleurétique et à l'entourage ce que l'on allait faire; on a insisté sur l'indolence de la manœuvre, sur la nécessité d'une immobilité rigoureuse. On fait alors asseoir le malade si la ponction doit être brève et si le cœur le permet; dans le cas contraire, on le fait étendre sur le côté,

et on insiste pour que d'emblée le malade prenne une attitude habituelle et
commode ; on a soin que les draps ou la chemise ne forment aucun de ces
plis dont la présence est rapidement un supplice intolérable, et c'est alors,
seulement alors, qu'après une rapide anesthésie au chlorure d'éthyle, ou
mieux encore après une anesthésie profonde par la novocaïne, le trocart ou
l'aiguille seront enfoncés (fig. 113).

    **Où doit-on ponctionner?** -- On doit avant tout éviter de blesser le

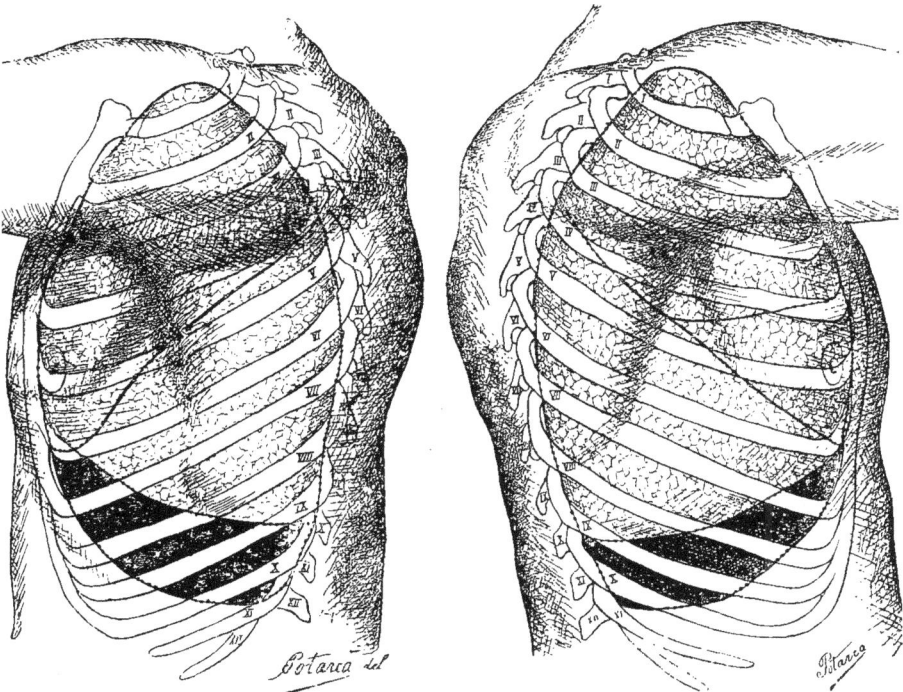

Fig. 114. — Limites des plèvres. Vue latérale gauche.
Fig. 115. — Limites des plèvres. Vue latérale droite (Potarca, in *Presse Médicale*, 1895).

diaphragme et les organes sous-jacents, le cœur, l'artère intercostale. La
ponction sera pratiquée soit dans la ligne axillaire, soit plutôt en arrière,
en avant du relief formé par le grand dorsal. L'espace choisi sera moyen,
du 6e au 8e ; on se rappellera que la pointe de l'omoplate effleure généralement la septième côte, ou plus simplement qu'il faut s'abstenir de dépasser
en bas une ligne tracée par quatre travers de doigt au-dessus du rebord des
fausses côtes. Enfin, le trocart rasera au plus près le bord supérieur de la
côte sous-jacente (fig. 114, 115).

    **La ponction et ses difficultés.** — On enfonce l'aiguille directement,
sans à-coup, perpendiculairement à la paroi. Il faut aller vite : sans cela,
d'un mouvement de défense instinctif, le malade, pusillanime ou non, s'incurve et l'aiguille heurte les côtes imbriquées. Plus on va vite du reste, et
moins le malade souffre. Ce premier temps peut être contrecarré par

diverses éventualités : on peut avoir du mal à sentir l'espace intercostal, soit qu'il y ait beaucoup de graisse, soit que l'œdème infiltre les tissus, soit qu'une malformation thoracique ait rapproché les côtes. La réussite dépend ici de la patience et de l'habileté de l'opérateur : un massage adroit de la peau permet de réduire un peu l'œdème.

Mais l'aiguille est enfoncée, le liquide ne paraît point ; une coque pleurale épaisse peut en être la cause, ou bien l'impulsion a été oblique, et l'instrument est demeuré dans le tissu cellulaire sous-cutané. Cependant, déplacée latéralement, la pointe se meut aisément; si dans un cas semblable aucune sérosité n'est amenée au dehors, il y a de grandes chances pour que le poumon soit atteint, et un peu de sang apparaît en général. Dans ces différentes circonstances, on voit donc qu'il suffit d'enfoncer davantage ou de retirer un peu le trocart pour remédier à la ponction blanche.

L'issue du liquide peut s'arrêter soudain; une fausse membrane obstrue parfois ainsi le tube qu'il convient d'écouvillonner, ou bien le poumon a fermé la lumière de l'aiguille, ou parfois encore celle-ci a heurté la paroi. Il suffit encore de modifier la direction de l'aiguille pour porter remède efficace à ces incidents. D'une façon générale, l'*écoulement* doit être lent et la quantité de liquide à retirer, variable selon le degré de l'épanchement, ne doit pas dépasser 1500 gr., et en moyenne être d'un litre environ. On met parfois un peu d'huile au fond du bocal destiné à recueillir le liquide afin de n'être point gêné par la mousse.

Dans certains cas, le liquide ne s'écoule pas parce que la rigidité des parois pleurales, la densité d'un poumon splénisé s'opposent à la diminution de volume de la cavité nécessaire à l'issue de la sérosité. Pour évacuer ces *pleurésies bloquées* (Mosny et Stern), il convient d'assurer l'entrée de l'air dans la plèvre, condition nécessaire et suffisante au succès de la ponction. Il pourrait suffire de placer à côté du trocart évacuateur une simple aiguille perforant la paroi, et permettant la libre admission de l'air, mais cette méthode pécherait par défaut d'asepsie. On emploiera donc avec avantage la technique de Mosny (fig. 116) :

« A un tube en verre et en forme de T aboutissent trois tubes en caoutchouc épais : l'un A est relié à l'appareil Potain ou Dieulafoy, le deuxième B au trocart, le troisième C à l'appareil producteur et injecteur d'air stérilisé. Ce dernier est composé de deux flacons E et F et d'une ampoule D, le tout réuni par des tubes en caoutchouc, comme le montre la figure ci-après. Le flacon F contient de l'eau chaude qui échauffera l'air à injecter; le flacon E, gradué, de l'air; l'ampoule D du coton stérilisé. Disons enfin, pour terminer la description de l'appareil, que les tubes A et C sont munis de petites pinces à pression *a* et *c* à l'aide desquelles on peut les fermer.

1° On commence par élever le flacon F au-dessus du flacon E; le bouchon *f* étant enlevé, une certaine quantité d'eau s'écoule de F dans E. Alors, le siphon étant amorcé, on remet en place le bouchon *f* et on serre la pince *c*.

2° Le trocart est introduit dans la plèvre. La pince *a* étant desserrée, on fait l'aspiration à l'aide de l'appareil Potain ou Dieulafoy. Si la pleurésie n'est pas totalement bloquée, l'exsudat pleural s'écoulera en suivant le tube B, le tube en T et le tube A. Si, au contraire, la pleurésie est totalement bloquée, on commence par l'injection d'air, qui s'opère de la façon suivante :

3° Dès que l'écoulement du liquide devient impossible, on ferme la pince *a*, on ouvre la pince *c*. En enlevant alors le bouchon *f*, l'eau du flacon F s'écoulera dans le flacon E et en chassera l'air. Celui-ci s'engagera dans le tube *e*, se purifiera en D et, par les tubes C, T et B, pénétrera dans la cavité pleurale. Le flacon E étant gradué, le volume de l'eau qui y est entrée mesurera le volume de l'air qui en a été chassé.

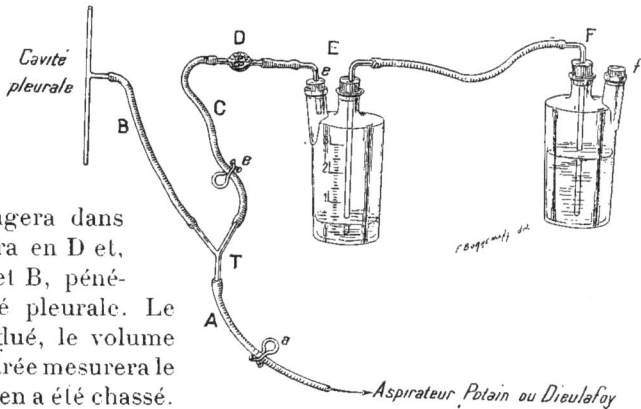

Fig. 116.

4° Puis, on fermera de nouveau la pince *c* et, en ouvrant *a*, on recommencera l'aspiration jusqu'à nouvelle cessation de l'écoulement. Et ainsi de suite.

On injectera la quantité d'air nécessaire pour permettre l'évacuation complète de l'épanchement. Il faut, en général, injecter la moitié au moins du liquide soustrait, ou bien, au plus, un volume égal. On alternera les aspirations de liquide pleural avec les injections d'air ; on fera, en d'autres termes, une *évacuation fractionnée*. Dès que l'écoulement du liquide s'arrêtera, ou, encore, dès que le malade accusera de l'oppression ou des douleurs thoraciques, on laissera pénétrer de l'air dans la cavité pleurale : les troubles subjectifs s'évanouiront et la soustraction d'une nouvelle quantité de liquide deviendra immédiatement possible ».

**Complications**. — Pendant l'opération, il est rare que le malade accuse une *douleur*, quelle qu'elle soit ; il peut cependant en survenir une, et des plus violentes. On fera bien, en pareil cas, de ralentir la vitesse d'écoulement, et au besoin de suspendre complètement pendant quelques instants l'issue du liquide. La *toux* est fréquente ; elle présente généralement peu d'importance ; mais, surtout quand la soustraction du liquide a été trop rapide ou trop élevée, elle peut s'accompagner d'une *expectoration* albumineuse abondante, liée sans doute à l'œdème du poumon. C'est un accident grave, impressionnant, mais rarement mortel. On administrera de la morphine et l'on suspendra de suite la thoracentèse.

L'écoulement de sang par la canule est peu important ; dans les cas où une erreur de diagnostic a été commise (spléno-pneumonie), cette saignée locale est même plutôt bienfaisante ; mais il pourrait être dangereux d'atteindre un viscère autre que le poumon. On peut encore avoir à lutter contre une *syncope* dont le terme peut être des plus graves ; mais la mort dépend rarement de la *thoracentèse* seule, et le cœur est ordinairement malade (thromboses) en ces cas désespérés. Signalons simplement les *hémoptysies*, le *pneumothorax*, les *convulsions*.

Après la ponction, il peut se produire de l'œdème, des syncopes, exceptionnellement des hémorragies cérébrales. Tardivement, des poussées granuliques ont été observées. Enfin, la purulence du liquide fera la preuve d'une infection opératoire ou plutôt de l'évolution normale d'un épanchement primitivement séreux. Certains accidents relèvent directement de la nature de l'affection pleurale, tels la formation d'un phlegmon gazeux de la paroi ou abcès, l'apparition d'un noyaux cancéreux au long du trajet du trocart.

**Indications. — Pleurésies séro-fibrineuses.** — Nous ne voulons parler ici que des pleurésies tuberculeuses. On ponctionnera en général vers le quinzième jour, mais de suite s'il y a des troubles fonctionnels importants. A ce propos, rappelons que la dyspnée est un signe infidèle et trompeur : il faut évacuer la plèvre dès que le cœur ou le foie présentent de notables déplacements, dès que l'insomnie se manifeste, et toutes les fois qu'il y a tendance à la syncope. D'un autre côté, il n'est point nécessaire de trop se hâter, bien des épanchements se résorbant spontanément. Il convient encore, dans la mesure du possible, d'opérer sur un malade apyrétique. On fera plusieurs ponctions si cela est nécessaire, et l'on se rappellera que l'immersion du poumon congestionné ou adhérent dans le liquide peut amener de singuliers écarts entre l'évaluation de l'épanchement et la quantité soustraite.

**Pleurésies purulentes.** — La ponction donne d'excellents résultats dans les pleurésies bacillaires. Dans les pleurésies purulentes à germes non tuberculeux, les avis sont assez divergents. En présence d'une pleurésie à pneumocoques, cas le plus habituel, on est de plus en plus partisan de la thoracotomie d'urgence. Certains opérateurs font toujours une première ponction, à la rigueur une seconde, tout en se réservant d'intervenir de suite si l'état général est mauvais, si le liquide tend à se reproduire ou se résorbe trop lentement. Dans ces cas, la thoracentèse est souvent rendue pénible par certaines déformations pariétales, par un épaississement considérable de la plèvre, par la présence de flocons épais dans le liquide.

En présence de pleurésies putrides, l'ouverture large est la seule opération légitime.

**Pleurésies hémorragiques.** — Dans la *tuberculose pleurale* primitive à forme hémorragique, l'évacuation du liquide peut être suivie de guérison durable. Cet effet curateur ne se retrouve point en d'autres circonstances. L'*hématome traumatique* réclame souvent une intervention urgente par la dyspnée qu'il provoque; mais une opération plus complexe pourra seule tarir la source de l'hémorragie. Enfin, dans le *cancer pleuro-pulmonaire*, on se trouve forcé de multiplier les ponctions; les évacuations seront peu importantes, car elles soulagent à peine la dyspnée toujours intense dans ces cas, et le liquide se reproduit très vite. Au cours de ces interventions. l'aspiration peut être gênée par des caillots.

**Pleurésie syphilitique.** — L'épanchement se voit aux différentes périodes de la maladie; il est souvent peu abondant et se résorbe avec facilité. Parfois cependant on constate une dyspnée extrême, et l'on ponctionne en toute hâte, mais cette gêne s'amende peu par la soustraction séreuse, et seuls le mercure et l'iodure ont prise sur elle.

**Infections diverses**. — La thoracentèse est rarement indispensable dans la pleurésie des rhumatisants, des typhiques, des grippés, des angineux. Les épanchements sont en général légers et de résorption facile.

**Thoracentèse et maladie de cœur**. — Chaque fois que l'on devra ponctionner un cardiaque, des précautions minutieuses seront prises pour éviter l'œdème et surtout la syncope : le malade sera couché ; la ponction se fera très lentement. Il est d'ailleurs spécialement indiqué d'évacuer tous les épanchements, pleurésie ou hydrothorax, que l'on rencontre chez un cardiaque ; le liquide gêne en effet le cœur et, de plus, entrave l'action de la digitale et des diurétiques.

**Pneumothorax**. — On pratiquera seulement la ponction simple, la ponction avec aspiration pouvant rompre la cicatrice pleurale. Cette ponction a sa principale indication dans le pneumothorax à soupape ; on met le trocart en relation, par l'intermédiaire d'un tuyau, avec un tube étroit plein d'eau, dans lequel se dégagent à chaque inspiration les bulles d'air comprimées dans la plèvre. On ne laisse plus de trocart à demeure ; on préfère pratiquer l'opération à plusieurs reprises, le même jour s'il y a lieu. On peut se servir très simplement d'un trocart garni d'une baudruche mouillée. Les accidents opératoires éventuels peuvent être la toux, l'expectoration albumineuse et même l'emphysème sous-cutané.     *FRANÇOIS MOUTIER.*

**THORACENTÈSE (OPÉRATION)**. — La thoracentèse est une opération qui consiste à faire la ponction de la cavité pleurale et l'évacuation des liquides qui peuvent y être contenus.

Dans la pleurésie séro-fibreuse la thoracentèse constitue le meilleur mode de traitement et doit être pratiquée dès que la plèvre renferme 1200 à 1500 gr. de liquide, et répéter autant de fois qu'il le faudra. Dans la pleurésie purulente la thoracentèse ne doit être faite que provisoirement pour parer aux accidents occasionnés par l'abondance de l'épanchement, et être suivie aussitôt que possible d'une large pleurotomie. Dans le cas d'hémothorax consécutif à une plaie de poitrine la thoracentèse ne doit être faite au début que si l'épanchement est assez considérable pour amener une grande gêne respiratoire ; plus tard, lorsque le malade sera remis de son choc traumatique, on évacuera par ponction la partie non coagulée de l'épanchement.

Pour éviter au cours de l'opération la pénétration de l'air dans la plèvre et la production d'un pneumothorax, on se sert d'un appareil aspirateur qui permet d'aller à la recherche du liquide *le vide à la main*. Les appareils aspirateurs se composent essentiellement : 1° d'un récipient dans lequel le vide sera fait et qui est destiné à recevoir le liquide contenu dans la plèvre ; dans l'appareil de Potain, le plus simple des appareils à aspiration, ce récipient est simplement formé par une bouteille ordinaire sur laquelle on ajoute un bouchon à deux tubulures ; 2° d'un corps de pompe relié au récipient par un tuyau de caoutchouc, et au moyen duquel on fait le vide ; 3° d'une aiguille creuse ou d'un trocart qui est mis en communication avec le récipient par un second tuyau de caoutchouc ; deux robinets permettent d'interrompre la communication, d'une part entre le récipient et le tuyau aboutissant au trocart, d'autre part entre le récipient et la pompe aspiratrice.

Dans presque tous les cas il y aura avantage à se servir d'une aiguille ou d'un trocart de petite dimension pour éviter les accidents qui peuvent succéder à une évacuation trop rapide de la plèvre; en général on se sert de l'aiguille n° 2 de l'appareil Potain, l'épanchement à évacuer occupant la plus grande partie de la plèvre, on fait la thoracentèse au niveau du 8e ou du 9e espace intercostal sur le prolongement de l'angle inférieur de l'omoplate, ou sur la ligne axillaire postérieure; en ne descendant pas au-dessous de la 9e côte on évite sûrement de piquer le diaphragme, qui d'ailleurs est presque toujours abaissé dans les épanchements pleuraux; si l'épanchement pleural est localisé, on fait la thoracentèse au point où les signes stéthoscopiques, et au besoin la ponction avec la seringue de Pravaz, auront montré la présence de liquide. La meilleure position à donner au malade est discutée par les auteurs, la plupart conseillent de placer le malade assis sur son lit les deux bras tendus en avant; cette position est sans doute la plus commode pour l'opérateur, mais elle expose parfois à des syncopes qui ne se produisent pas lorsque le malade est étendu, aussi nous conseillons plutôt de le faire coucher sur le côté sain.

Malgré la bénignité de l'opération les plus grandes précautions aseptiques doivent être prises, car une ponction malpropre amène presque à coup sûr la transformation purulente de l'épanchement; les aiguilles et le tuyau de l'aspirateur devront donc être soigneusement bouillis, les mains de l'opérateur bien lavées et la région à ponctionner sera savonnée, lavée à l'éther et à l'alcool comme pour une grande opération. L'anesthésie est le plus souvent inutile; cependant, chez un malade un peu pusillanime il vaut mieux insensibiliser par une injection de novocaïne le point à ponctionner.

Pour faire la ponction, un aide ferme le robinet qui fait communiquer le récipient de l'aspirateur avec l'aiguille à ponction et pompe de façon à faire le vide dans le récipient; cela étant fait, l'opérateur avec l'index gauche recherche le bord supérieur d'une côte au niveau du point marqué à l'avance et laisse en place son doigt sur l'ongle duquel va glisser l'aiguille; celle-ci est saisie de la main droite, à pleine main, l'index étendu sur elle jusqu'à 4 ou 5 centimètres de la pointe de façon à limiter la pénétration; la pointe est approchée au contact de la paroi sur l'ongle de l'index gauche, puis d'un coup brusque on enfonce l'aiguille jusqu'au point d'arrêt formé par l'index droit; à ce moment le robinet du récipient est ouvert et le liquide pénètre dans l'appareil; si le liquide n'apparaît pas, c'est que l'aiguille n'a pas été suffisamment enfoncée, on la pousse alors plus profondément sans crainte de blesser le poumon, puisque le liquide apparaît au moment précis où l'aiguille a pénétré dans la plèvre.

Lorsque le liquide s'écoule régulièrement, on fait légèrement basculer l'aiguille de façon qu'elle soit parallèle à la paroi et que sa pointe ne puisse blesser le poumon lorsque celui-ci se déplissera après évacuation du liquide qui le comprime; si on se sert d'un trocart au lieu d'une aiguille creuse, ce petit danger n'existe pas. Si l'épanchement est abondant, lorsqu'on aura retiré 12 à 1500 gr. de liquide, on arrêtera la ponction quitte à la recommencer au bout d'un jour ou deux, car l'enlèvement brusque d'une grande quantité de liquide peut être dangereux. Lorsqu'on a enlevé une quantité suffisante de liquide, on retire vivement l'aiguille de la paroi thoracique, et on obture son petit orifice avec une légère couche d'ouate maintenue par du collodion.

La thoracentèse donne bien rarement lieu à des accidents, cependant on peut observer la blessure du poumon, des quintes de toux, des syncopes, des accidents d'asphyxie et la transformation purulente de l'épanchement.

La blessure du poumon se caractérise par l'issue de sang spumeux au lieu de liquide quand on pratique l'aspiration; l'accident n'a d'ailleurs aucune gravité; il faut seulement retirer l'aiguille et l'enfoncer en un autre endroit. Les syncopes, d'ailleurs rares, seront évitées en pratiquant l'aspiration le malade étant couché et, non assis.

Les quintes de toux sont dues habituellement à ce que l'épanchement se vide trop vite, et pour les voir disparaître il suffit le plus souvent de fermer à demi le robinet de façon à ralentir l'écoulement du liquide. Si, malgré cela, la toux persistait, il serait préférable de remettre l'opération au lendemain.

Les accidents d'asphyxie résultent de congestion ou d'œdème pulmonaire consécutifs à l'évacuation trop rapide ou trop complète de la plèvre. On évitera ces accidents en se servant d'une aiguille fine qui ne permet qu'une évacuation lente et en ne retirant jamais complètement le liquide. Si cependant on voyait apparaître des phénomènes d'asphyxie accompagnés de quintes de toux et d'expectoration spumeuse, il faudrait immédiatement arrêter la ponction et faire appliquer des ventouses.

La transformation purulente de l'épanchement est souvent due à un défaut d'asepsie, cependant parfois une pleurésie contenant des agents infectieux peut donner au début, à une première ponction, un liquide séro-fibrineux, puis devenir purulente du fait même de son évolution, et non du fait de la thoracentèse.         *PIQUAND.*

**THORAX (ABCÈS DES PAROIS THORACIQUES).** — 1º **Abcès chauds de la paroi thoracique.** — a) *Abcès circonscrits.* — La paroi thoracique peut être le siège de suppurations qui naissent sur place, ou bien viennent par propagation d'une région voisine, en particulier de l'aiselle et du sein. Ces abcès peuvent se développer en tous les points de la paroi thoracique, on les rencontre surtout dans le tissus celluleux situé sous les muscles grand et petit pectoral, beaucoup plus rarement dans le tissu celluleux sous-pleural. Ces suppurations ont habituellement une évolution très banale, et tendent presque toujours à venir s'ouvrir à l'extérieur; cependant certains abcès, surtout ceux développés sous le petit pectoral, peuvent se diriger dans la profondeur, traverser les espaces intercostaux et venir s'ouvrir dans la plèvre, inversement des abcès profonds de la plèvre ou du médiastin peuvent traverser les espaces intercostaux et venir former sous la peau de la paroi thoracique une collection superficielle : par ce double mécanisme peuvent se former des abcès en bouton de chemise avec deux poches, l'une profonde, l'autre superficielle communiquant par un trajet intra-pariétal;

certains de ces abcès en bouton de chemise siégeant dans le voisinage du péricarde présentent des pulsations isochrones aux battements cardiaques. d'où le nom d'abcès pulsatiles sous lequel on les désigne. Les abcès circonscrits de la paroi thoracique ont habituellement un pronostic favorable : néanmoins, sitôt que la fluctuation se montre, il faut se hâter de donner issue au pus qui pourrait fuser en produisant un phlegmon diffus de la paroi ou une pleurésie purulente ; la guérison se fait toujours lentement à cause des mouvements incessants de la respiration.

b) *Phlegmons diffus.* — A côté des phlegmons circonscrits à caractère banal, la paroi thoracique peut être le siège de phlegmons diffus remarquables par leur étendue, capables de s'étendre depuis l'aisselle jusqu'à la base du thorax et jusqu'à la crête iliaque : ces suppurations diffuses ne s'observent guère que chez les sujets profondément affaiblis ; le point de départ de l'infection est habituellement l'aisselle : à la suite de plaie ou de piqûre du membre supérieur des agents infectieux très virulents (habituellement des streptocoques) sont amenés par les lymphatiques, traversent les ganglions de l'aisselle et se diffusent au loin dans le tissu cellulaire de la paroi thoracique. L'infiltration purulente s'étend rapidement, mais reste presque toujours limitée au tissu celluleux sous-cutané, elle ne devient profonde, intra-musculaire ou sous-aponévrotique que dans les cas assez rares où l'évolution est lente et où le pus a le temps de se collecter. La plèvre et les organes intra-thoraciques sont en général absolument intacts.

Le phlegmon diffus de la paroi thoracique au début se traduit presque exclusivement par des symptômes généraux très graves, les symptômes locaux étant au contraire peu marqués et pouvant facilement passer inaperçus : sans raison aucune en apparence, le malade est pris de fièvre, de frissons, de soif vive, de courbature généralisée et de prostration ; le facies exprime une sorte d'hébétude et de stupeur rappelant l'aspect des malades atteints de fièvre typhoïde ; tantôt il n'y a aucune douleur, tantôt le malade se plaint d'un point de côté plus ou moins marqué. L'examen de la paroi thoracique montre une rougeur tantôt assez légère, tantôt franchement inflammatoire, accompagnée d'un léger soulèvement de toute la région; à la palpation on sent un empâtement diffus. Au bout de six à huit jours le pus apparaît manifestant sa présence par l'œdème de la paroi, puis par de la fluctuation qui, d'abord obscure, devient de plus en plus nette et plus superficielle.

Le pronostic est toujours extrêmement grave ; dans de nombreux cas la mort survient par septicémie dès les premiers jours de l'évolution avant que le pus ait eu le temps de se former ; dans les cas les moins graves, la suppuration est toujours très longue, de nombreuses complications, en particulier l'érysipèle et l'infection purulente, peuvent emporter le malade; la guérison ne s'observe guère que dans un tiers des cas.

La gravité de l'affection commande une intervention rapide et énergique : il faut, dès le début des accidents, faire des incisions larges et franches commençant dans l'aisselle et allant jusqu'à la base de la poitrine, on emploiera soit le bistouri, soit le thermocautère, puis sur la plaie on appliquera un pansement humide qu'on renouvellera plusieurs fois dans les vingt-quatre heures si l'abondance du pus le nécessite. En même temps on s'efforcera de soutenir l'état général du malade, on combattra la prostration et l'adynamie par des toniques et par des stimulants, alcool, éther, huile camphrée ; on s'efforcera de favoriser l'élimination des toxines en donnant du lait et en faisant de grandes injections de sérum physiologique.

2° **Abcès froids des parois thoraciques.** — La paroi thoracique est assez fréquemment le siège d'abcès froids ; ces abcès sont toujours de nature tuberculeuse, ils peuvent être primitifs, dans la grande majorité des cas ils sont secondaires, consécutifs à une lésion tuberculeuse soit des côtes ou du sternum, soit de la plèvre ou du poumon.

*Les abcès froids primitifs de la paroi thoracique*, très rares, résultent du ramollissement d'une gomme tuberculeuse, sous-cutanée, qui peut se développer dans le tissu celluleux de la paroi thoracique comme partout ailleurs. Exceptionnellement on peut observer des abcès musculaires.

*Les abcès froids consécutifs à une lésion osseuse* ont presque toujours pour point de départ une ostéite tuberculeuse des côtes, plus rarement une ostéite tuberculeuse du sternum. Dans quelques cas aussi il s'agit d'abcès migrateurs venus de la colonne vertébrale qui cheminent le long des espaces intercostaux jusqu'à la paroi thoracique.

*Les abcès froids consécutifs à une tuberculose pleuro-pulmonaire* se développent soit par infection lymphatique, soit par propagation directe ; dans le premier cas, la lésion bacillaire se propage de la plèvre viscérale à la plèvre pariétale et à la paroi intercostale, par l'intermédiaire des communications qui unissent les lymphatiques de la plèvre à ceux de la paroi ; il se forme ainsi deux foyers tuberculeux, l'un superficiel, l'autre profond, isolés en apparence mais réunis en réalité par de nombreux vaisseaux atteints de lymphangite tuberculeuse. Dans le cas de propagation directe, le pus d'un abcès froid sous-pleural s'infiltre à travers la paroi en suivant le tissu celluleux qui accompagne les vaisseaux lymphatiques et sanguins.

L'abcès froid du thorax peut s'observer à tout âge, plus souvent cependant chez les sujets jeunes ; les malades présentent fréquemment d'autres manifestations tuberculeuses ; beaucoup, sans être des tuberculeux avérés, ont une pleurésie dans leurs antécédents.

**Anatomie pathologique**. — Les abcès d'origine osseuse siègent de préférence à la partie antérieure du thorax, dans le voisinage des articulations chondro-costales, ils peuvent succéder soit à une périostite tuberculeuse, soit à une ostéite tuberculeuse centrale : dans le premier cas, les lésions sont habituellement limitées au périoste interne ou au périoste externe, en sorte que l'abcès se développe soit à la face cutanée, soit à la face profonde de la côte, dont le tissu osseux est peu altéré ; dans le second cas, l'abcès entoure complètement la côte toujours profondément altérée et ramollie, parfois même fracturée spontanément (fig. 117).

Les abcès d'origine pleurale siègent à peu près constamment au niveau des points qui correspondent à l'émergence des rameaux perforants des vaisseaux et nerfs intercostaux; en arrière, vers l'angle des côtes, à la partie moyenne du thorax, sur la ligne axillaire, en avant vers l'articulation chondro-costale; l'abcès est toujours primitivement sous-costal, plus tard le pus franchit l'espace intercostal et vient s'étaler sous la peau; l'abcès est alors en bouton de chemise avec deux poches, l'une superficielle située

entre la côte et les téguments, l'autre profonde plus étendue située entre la côte et la plèvre pariétale épaissie et communiquant avec la poche superficielle par un orifice étroit, souvent difficile à voir (fig. 117 *bis*).

Ces abcès présentent la structure habituelle des abcès froids : ils sont formés essentiellement par une sorte de coque lardacée renfermant une masse de fongosités de plus en plus molles, au milieu desquelles on trouve une certaine quantité de pus séreux, mal

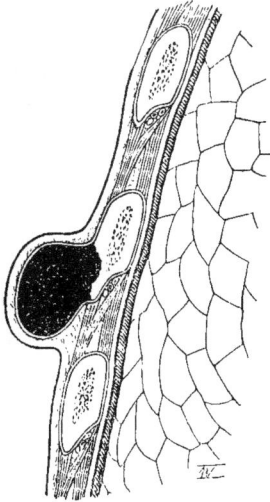

Fig. 117. — Abcès froid
d'origine costale.
(Lenormant, in *Précis Path. chir.*)

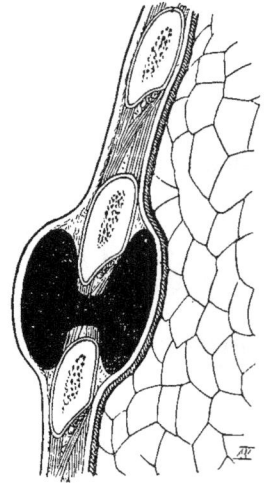

Fig. 117 *bis*.
Abcès froid sous pleural
en bouton de chemise.
(Lenormant.)

lié, contenant en suspension des grumeaux. Certains de ces abcès ne renferment que quelques gouttes de pus, d'autres en contiennent jusqu'à 1 litre ou même davantage, mais en général, la quantité de pus ne dépasse guère 80 à 100 grammes.

**Symptômes.** — Les abcès tuberculeux de la paroi thoracique passent comme tous les abcès froids par les deux périodes de crudité puis de ramollissement, leurs symptômes diffèrent suivant qu'ils sont sus ou sous-costaux.

1° *L'abcès sus-costal* est, dès le début, accessible à l'examen : à sa première période, il forme une petite tumeur ovoïde située le plus souvent à deux ou trois travers de doigt du bord sternal; cette tumeur un peu sensible à la pression est allongée suivant l'axe d'une côte avec laquelle elle fait corps; sa consistance est inégale, moins ferme au centre qu'à la périphérie; la peau qui la recouvre glisse facilement à sa surface et ne présente pas de signe d'inflammation, au moins au début de l'évolution. A la deuxième phase, la tumeur se ramollit progressivement et devient fluctuante, le pus se collecte d'abord au centre de la tumeur dont le milieu paraît nettement fluctuant, tandis que les bords restent indurés formant une sorte de bourrelet analogue à celui du céphalématome; finalement la tumeur devient totalement fluctuante, elle est bien limitée, irréductible et ne se modifie pas par la toux. Lorsqu'on palpe superficiellement cette tumeur, on ne réveille chez le malade aucune douleur; au contraire, l'exploration pratiquée avec l'extrémité d'un doigt déprimant profondément les parois de la poche permet d'arriver sur un point extrêmement douloureux, siégeant sur la côte même ; parfois, le doigt arrive à percevoir sur la côte ou sur le sternum, l'existence d'une dépression où d'une encoche osseuse, et toujours la pression à ce niveau réveille une douleur vive.

2° *L'abcès sous-costal* est inaccessible à l'exploration tant qu'il reste situé profondément en dedans des côtes et des espaces intercostaux. pendant toute cette première période, il ne se traduit que par une douleur profonde et une matité plus ou moins nette souvent difficile à percevoir à cause de la sonorité du poumon sous-jacent. Plus tard, l'abcès soulève peu à peu l'espace intercostal et vient faire saillie à l'extérieur, le diagnostic devient alors facile, les caractères cliniques sont les mêmes que sous la variété sous-costale, mais l'abcès diminue au moment de l'inspiration, gonfle, au contraire, lors de l'expiration, et surtout dans les grands efforts de toux ; parfois même on peut le réduire en totalité ou en partie dans la pression de la main ; ces caractères, lorsqu'ils existent, permettent d'affirmer que l'abcès présente une poche profonde, mais, en général, la communication entre les deux poches se faisant par un canal très étroit, ces divers signes sont peu nets et difficiles à constater.

L'abcès froid, abandonné à lui-même, finit presque toujours par s'ouvrir après une évolution souvent très longue : l'ouverture se fait habituellement à l'extérieur et laisse persister une fistule rebelle, parfois à plusieurs orifices, entourée de téguments adhérents et rougeâtres d'où émerge un bourgeonnement fongueux ; beaucoup plus rarement et presque exclusivement dans le cas d'abcès d'origine pulmonaire, le pus peut être évacué par les bronches en donnant lieu à des vomiques répétées ; cette terminaison est heureusement exceptionnelle.

**Le pronostic** des abcès froids du thorax est toujours grave en raison de la durée de l'évolution, de la persistance fréquente de fistules, et surtout de la fréquence d'autres lésions tuberculeuses ; le pronostic variant beaucoup suivant l'état général et suivant l'existence ou l'absence d'autres manifestations tuberculeuses.

**Traitement.** — Deux méthodes peuvent être appliquées au traitement des abcès froids de la paroi thoracique ; la ponction suivie d'injection modificatrice d'une part, et l'extirpation d'autre part.

La *ponction* ne donne de bons résultats que dans les abcès ne s'accompagnant pas de lésions osseuses importantes. Le manuel opératoire est très simple : après lavage soigneux de la peau, on ponctionne avec un trocart de moyen calibre et on évacue le pus. Ensuite à trois ou quatre reprises, par la canule du trocart laissée en place on lave l'intérieur de la poche jusqu'à ce que l'eau bouillie qui sert à ce lavage ressorte complètement claire, à ce moment on injecte 40 à 50 grammes d'éther iodoformé à 10 pour 100, on laisse la solution pendant dix minutes en contact avec les parois de la poche, puis on l'évacue autant que possible. Au bout de huit à dix jours, il faudra faire une nouvelle ponction, puis celles-ci seront renouvelées tous les quinze jours jusqu'à guérison. Celle-ci survient parfois au bout de deux ou trois ponctions, d'autres fois douze ou quinze ponctions sont nécessaires.

*L'extirpation* est indiquée lorsque les ponctions n'ont pas amené la guérison, et d'emblée dans les petits abcès bien limités et dans ceux accompagnés de lésions osseuses importantes. Quelquefois on pourra enlever l'abcès sans l'ouvrir à la façon d'une tumeur, le plus souvent il faudra inciser largement, puis curetter avec soin toute la cavité de l'abcès; les côtes voisines seront explorées avec soin et grattées ou même réséquées si elles présentent des lésions d'ostéite tuberculeuse; enfin, il faudra explorer avec soin à la sonde cannelée tous les coins de la poche pour voir si on ne trouve pas un trajet conduisant à une poche profonde rétro-costale; dans ce cas, il faudrait aborder hardiment cette cavité en réséquant les côtes qui la recouvrent pour curetter avec grand soin tous les replis et tous les diverticules. Une telle intervention est toujours longue et conduit parfois à des délabrements considérables, mais mieux vaut ne rien faire que de faire une opération incomplète; dans un certain nombre de cas, cependant, on pourra enlever la totalité des tissus malades, on complétera alors autant que possible, l'intervention par l'attouchement des parties suspectes au chlorure de zinc ou au naphtol camphré.

Dans la majorité des cas, pour peu que l'abcès ait des prolongements étendus, il sera préférable de drainer largement et d'attendre la guérison par bourgeonnement, mais souvent on voit persister des fistules longues et difficiles à guérir [V. THORAX (FISTULES)].

Dans tous les cas, il faudra associer au traitement local le traitement général de la tuberculose.                                   *PIQUAND.*

THORAX (CONTUSIONS). — Bien que la flexibilité du thorax le protège dans une certaine mesure contre l'action des corps contondants, les chutes, les coups, les pressions de toutes sortes auxquels cette partie du corps est souvent soumise, déterminent fréquemment des contusions plus ou moins graves; très souvent ces contusions accompagnent des fractures de côtes et constituent alors une complication sans importance; d'autres fois les parois du thorax sont contusionnées sans que les côtes soient fracturées; dans ce cas, tantôt la violence extérieure s'épuise sur les parois du thorax qui seules sont lésées, tantôt le coup est transmis aux viscères sous-jacents et peut déterminer des blessures plus ou moins graves du poumon, du cœur et des gros vaisseaux du thorax, d'où la division de ces contusions en deux grandes variétés : 1° Contusion simple de la paroi thoracique sans lésion viscérale; 2° Contusion avec lésion des viscères thoraciques.

1° **Contusion simple de la paroi thoracique sans lésion viscérale.** — La simple contusion de la paroi thoracique ne présente habituellement aucune gravité, elle se traduit surtout par une douleur plus ou moins vive qui siège au niveau du point contus, cette douleur augmente par la pression et par les mouvements du thorax, surtout par les mouvements respiratoires, aussi le malade retient instinctivement sa respiration et il en résulte une dyspnée plus ou moins intense. La partie contusionnée est rouge, tuméfiée, et présente presque toujours une ecchymose qui apparaît très vite après l'accident et ne progresse pas comme l'ecchymose consécutive à une fracture de côtes, quelquefois il y a des ecchymoses éloignées siégeant au cou.

à la face ou au membre supérieur, assez souvent, surtout en cas de contusion de la partie postéro-inférieure du thorax, on voit se développer sous la peau un épanchement de sérosité plus ou moins abondant (épanchement de Morel-Lavallée). L'évolution de ces contusions est d'ordinaire très simple, la guérison survient en quelques jours s'il n'y a pas de complications résultant de la blessure des viscères thoraciques. Quelquefois cependant les violentes contusions de la paroi thoracique sont suivies d'un véritable état de choc malgré l'absence de toute lésion viscérale. Le blessé est pâle, anxieux, sa respiration superficielle, son pouls faible et irrégulier, souvent il y a une syncope ; on a même vu cette commotion thoracique se terminer par mort rapide sans que l'autopsie révélât la rupture d'aucun organe : dans ces cas la mort a été attribuée à une excitation directe du pneumogastrique, amenant par voie réflexe une baisse considérable de la pression sanguine. En dehors de ces cas exceptionnels, le diagnostic est presque toujours facile, les caractères de la douleur permettent d'éliminer facilement les fractures de côtes et les ruptures musculaires, seule une fracture de côte incomplète pourrait être confondue avec une contusion ; une fois la contusion reconnue, il faut rechercher avec soin s'il n'y a pas de complications résultant de blessures viscérales.

Le traitement consiste à immobiliser le thorax par un bandage de corps après avoir recouvert la partie contuse de compresses imbibées d'un liquide aseptique ; si la douleur et la dyspnée sont vives on les calmera par une injection sous-cutanée de morphine et par l'application de ventouses.

2º **Contusion des viscères thoraciques.** — Les lésions des viscères thoraciques assez rares ne se rencontrent que dans les contusions produites par un traumatisme très considérable : passage d'une roue de voiture, coup de pied de cheval, chute d'un lieu élevé, tamponnement, écrasement par un corps très pesant ; de plus, on ne les observe guère que chez les sujets jeunes qui seuls ont une paroi thoracique assez élastique pouvant se déprimer suffisamment pour blesser les viscères sous-jacents sans se fracturer. Tous les viscères du thorax peuvent être intéressés par une violente contusion ; nous étudierons successivement les lésions du poumon, du cœur, des gros vaisseaux du médiastin et du diaphragme.

a) *Rupture de la plèvre et du poumon.* — Les ruptures du poumon par simple contusion thoracique sans fracture sont rares ; pour les produire il faut que le corps contondant agisse non seulement avec force, mais encore avec une grande brusquerie ; en effet, sous l'influence d'une pression lente et continue déprimant fortement la paroi thoracique, le poumon s'affaisse mais ne se rompt pas ; ce fait s'explique facilement, en effet le poumon constitue une sorte de récipient à paroi souple et élastique, rempli de gaz, et communiquant avec l'extérieur par un orifice étroit (glotte) ; si on le déprime lentement, il se vide de son contenu et s'affaisse sans se rompre, si au contraire on le comprime violemment par un choc brusque, l'air qu'il contient ne peut sortir assez vite par l'orifice glottique et le poumon éclate comme un ballon brusquement comprimé ; l'éclatement est d'ailleurs favorisé par ce fait qu'au moment du traumatisme le blessé fait presque toujours un effort involontaire, et ferme sa glotte, empêchant ainsi complètement l'issue de l'air contenu dans le poumon.

Les lésions ainsi produites ont une importance très variable, depuis Jobert de Lamballe on leur distingue trois degrés : 1° Simple infiltration sanguine résultant de la rupture des petits vaisseaux; 2° Foyers hémorragiques résultant de la rupture des alvéoles et des bronches de petit calibre avec les vaisseaux correspondants; 3° Rupture étendue intéressant les grosses ramifications bronchiques et artérielles.

Quel que soit le degré, les ruptures peuvent siéger en plein parenchyme pulmonaire, ou bien atteindre la surface du poumon et intéresser la plèvre.

Les ruptures centrales sont rares, la plèvre étant intacte il n'y a jamais ni pneumothorax, ni hémothorax, mais si une grosse bronche est ouverte l'air s'infiltre le long des ramifications bronchiques et donne naissance à un emphysème médiastinal.

Les ruptures intéressant la plèvre sont plus fréquentes et plus intéressantes, si des divisions bronchiques et vasculaires volumineuses sont intéressées, il se produit toujours un hémo-pneumothorax, comme dans les ruptures centrales il peut y avoir aussi de l'emphysème médiastinal.

*Symptômes.* — La contusion du poumon se traduit par des signes fonctionnels et physiques dont l'intensité est très variable en rapport avec le degré de la contusion.

Dans la contusion légère, les symptômes sont presque toujours peu nets, le malade se plaint d'une douleur plus ou moins vive au niveau du point contusionné, il respire avec peine et crache souvent un peu de sang. A l'examen, on trouve au niveau de la lésion une zone de submatité avec absence du murmure vésiculaire.

L'évolution est habituellement très simple, la douleur et la dyspnée s'atténuent rapidement, et au bout de quelque temps il n'y a plus trace de l'affection. Plus rarement, et surtout chez les sujets débilités, on voit se développer au bout de quelques jours une pneumonie traumatique avec râles crépitants, souffle tubaire, frottements pleuraux et crachats rouillés; cette pneumonie traumatique consécutive à une contusion légère du poumon se termine presque toujours par guérison; cependant, chez les sujets affaiblis, à bronches infectées, elle peut aboutir à la gangrène pulmonaire.

Dans les contusions graves du poumon, les symptômes sont toujours bien plus accentués; après l'accident, le malade reste plongé dans un état de collapsus marqué, la face est pâle, les extrémités refroidies, le pouls fréquent, petit et dépressible, la respiration très pénible; presque constamment une hémoptysie abondante attire dès le premier moment l'attention sur le poumon.

La palpation et la percussion du thorax réveillent une douleur le plus souvent très vive et bien localisée au niveau du point contusionné; les signes fournis par l'examen sont assez variables, suivant que la déchirure pulmonaire communique ou non avec la cavité pleurale : en cas de communication, l'air et le sang venus du poumon s'épanchent dans la cavité pleurale en donnant lieu à tous les signes d'un hémo-pneumothorax, savoir, matité à la partie inférieure, sonorité exagérée et tintement métallique à la partie supérieure de la poitrine, au niveau de la déchirure on entend un râle muqueux à grosses bulles ou un gargouillement dû à l'arrivée de l'air dans une cavité où se trouve épanchée une certaine quantité de sang. Si, au contraire, la déchirure pulmonaire ne communique pas avec la plèvre, on a des symptômes qui rappellent ceux d'une caverne pulmonaire ; matité et disparition du murmure vésiculaire en un point localisé du thorax avec gargouillement et tintement métallique.

Assez fréquemment les grandes contusions du poumon s'accompagnent d'emphysème qui apparaît d'abord à la base du cou, l'air s'étant infiltré dans le tissu cellulaire du poumon, puis du médiastin, pour remonter jusqu'au cou : d'autres fois, si une côte est rompue en même temps que la plèvre pariétale, on peut observer l'emphysème de la paroi thoracique.

Le pronostic des grandes contusions du poumon est toujours grave, beaucoup de blessés succombent rapidement, soit par hémorragie due à la blessure d'un gros vaisseau, soit par asphyxie due à un hémo-pneumothorax étendu ; les autres peuvent guérir sans complication après cicatrisation de la plaie pulmonaire et résorption du pneumothorax et de l'hémothorax, mais souvent on voit survenir au bout de quelques jours des accidents infectieux graves, pneumonie, pleurésie, traumatique, gangrène pulmonaire, suppuration de l'hémothorax.

La pneumonie traumatique assez rare, présente des caractères cliniques assez différents de la pneumonie franche ; elle débute 2 à 4 jours après le traumatisme d'une façon souvent insidieuse, le point de côté peu accentué se confond souvent avec la douleur locale de la contusion et le frisson initial manque dans plus de la moitié des cas ; l'expectoration est hémoptoïque plutôt que souillée ; la température ne dépasse guère 38 à 38°.5 ; les signes fournis par l'auscultation sont ceux d'une broncho-pneumonie plutôt que ceux d'une pneumonie franche, le souffle tubaire manque presque constamment et les râles sont sous-crépitants plutôt que crépitants. Malgré son allure insidieuse et la bénignité apparente de la plupart de ses symptômes, la pneumonie traumatique constitue une complication grave, près d'un tiers des malades atteints succombent.

La pleurésie traumatique, beaucoup plus fréquente, survient du 2e au 15e jour après l'accident, elle débute d'ordinaire d'une façon très insidieuse et évolue presque sans donner lieu à aucun symptôme fonctionnel, il faut rechercher les signes physiques qui sont ceux d'une pleurésie ordinaire. C'est d'ordinaire une complication bénigne, sauf lorsqu'elle survient chez un sujet atteint de tuberculose pulmonaire.

La suppuration du sang épanché dans la plèvre est beaucoup plus rare dans les contusions que dans les plaies du thorax ; l'infection se fait par les bronches ouvertes dans la plèvre et l'évolution ne présente aucune particularité (V. Hémothorax).

*Traitement.* — Dans les formes légères, le traitement sera le même que dans les contusions simples de la paroi thoracique, c'est-à-dire qu'on se bornera à immobiliser le thorax avec un bandage de corps, et à calmer la douleur et la dyspnée au moyen de ventouses et d'injections de morphine.

Dans les contusions graves, la première indication est de parer aux accidents immédiats de collapsus et d'hémorragie, on s'efforcera donc de relever l'état général au moyen d'injections d'éther, de caféine ou d'huile camphrée, de frictions à l'alcool, d'application de ventouses et de sinapismes, et surtout de grandes injections de sérum.

Contre l'hémorragie, on emploiera la glace à l'intérieur et le perchlorure de fer à la dose de 10 à 20 gouttes dans un verre d'eau, mais surtout on fera garder au malade une immobilité absolue ; en cas d'hémorragie extrêmement abondante, amenant une brusque inondation de la plèvre avec menaces immédiates et pressantes pour la vie du malade, il serait indiqué d'ouvrir le thorax pour aller faire directement l'hémostase des vaisseaux blessés (V. HÉMOTHORAX).

Dans les jours qui suivent l'accident, si l'augmentation de la matité, du souffle et de la dyspnée font redouter une compression excessive du poumon, il faut faire la thoracentèse ; si la température s'élève et se maintient autour de 59°, il faudra penser à une transformation purulente du sang épanché, et faire une large pleurotomie (v. c. m.).

*b) Contusion du cœur et du péricarde.* — Les lésions du cœur consécutives à une violente contusion du thorax ne sont pas très rares, elles succèdent habituellement à un choc violent et bien limité atteignant le thorax au niveau de la région précordiale.

Les déchirures isolées du péricarde sans lésions du cœur sont tout à fait exceptionnelles. Les lésions du cœur s'accompagnent presque toujours de déchirure du péricarde, elles peuvent revêtir les formes de simples contusions, de ruptures isolées des valvules ou des cloisons du cœur, et enfin de ruptures complètes.

Les contusions simples sans rupture n'intéressent d'ordinaire que la partie profonde des parois cardiaques. Les ruptures isolées des cloisons très rares portent surtout sur la cloison interauriculaire. Les ruptures des valvules portent presqu'exclusivement sur les valvules aortique et mitrale.

Les ruptures complètes du cœur peuvent siéger en tous les points de l'organe, mais elles occupent de préférence les parties moins résistantes, les oreillettes plutôt que les ventricules, le cœur droit plutôt que le gauche ; la base des oreillettes et la grosse veine qui y aboutissent sont déchirées avec une fréquence particulière.

La déchirure peut être unique ou multiple, rectiligne ou irrégulière, elle s'accompagne toujours d'une hémorragie abondante : si le péricarde est intact ou peu déchiré, le sang s'y accumule formant un épanchement qui comprime le cœur et est la cause la plus habituelle de la mort, si le péricarde est largement déchiré, le sang s'épanche dans le médiastin et dans la plèvre si celle-ci est également rompue.

A côté de ces ruptures complètes on peut observer des ruptures incomplètes n'intéressant que la partie profonde des parois cardiaques, et des ruptures limitées aux cloisons et surtout aux valvules du cœur ; dans ce cas, ce sont presque toujours les valvules aortique et mitrale qui sont déchirées [V. CŒUR (RUPTURE)].

3° **Rupture des gros vaisseaux du médiastin.** — Les gros vaisseaux du médiastin sont très rarement intéressés par les contusions thoraciques.

On a signalé cependant un certain nombre de cas de ruptures traumatiques de l'aorte, soit à son origine, soit plus rarement sur sa portion descendante : lorsque la rupture est complète, la mort survient de suite par hémorragie foudroyante ; lorsqu'elle est incomplète, elle ne donne lieu à aucun symptôme immédiat, mais peut entraîner secondairement la production d'un anévrisme.

Les ruptures de l'artère pulmonaire et des veines caves sont absolument exceptionnelles.

Également très rares sont les ruptures du canal thoracique qui se traduisent par un épanchement de chyle qui se fait dans une des plèvres, surtout dans la droite.

4° **Lésions du diaphragme.** — Les lésions du diaphragme dans les contusions du thorax sans fracture sont très rares et ne s'observent que dans les traumatismes très violents et s'accompagnent toujours de graves lésions des organes thoraciques et abdominaux [V. DIAPHRAGME (RUPTURE)].   *PIQUAND.*

**THORAX** (DÉFORMATIONS). — Nous ne nous occuperons pas ici des déformations liées à une anomalie costale, à l'absence ou à la bifidité du sternum, etc. Ce que nous voulons passer en une rapide revue, ce sont les difformités globales du thorax. Telles qu'elles sont, ces altérations peuvent dépendre de causes tout à fait diverses, être liées à la profession du malade, dériver d'altérations rachidiennes, d'une maladie locale ou générale.

**Déformations congénitales.** — Elles se trouvent chez des sujets lourdement tarés au point de vue héréditaire, et présentant en général d'autres anomalies.

**Thorax en entonnoir (Ebstein). Sternum infundibuliforme.** — La partie supérieure du thorax est normale, mais à l'union de l'appendice xiphoïde et du sternum, parfois même sur le corps de ce dernier, se creuse une dépression cupuliforme de dimension variable. Cette fosse, parfois circulaire, atteint de 2 à 9 centimètres de profondeur. Les côtés en sont souvent inégalement relevés, l'un étant plus saillant que l'autre. Ce thorax en entonnoir (V. pl. fig. 1), *Trichterbrust* des Allemands, ne gêne en rien l'individu qui le présente. On a pu relever parfois une certaine déviation du cœur en haut et à gauche, et c'est tout. L'entonnoir s'allonge parfois en ovale, formant ainsi transition avec le type suivant. Le *Trichterbrust* peut être hérédo-familial (Apert).

**Thorax en gouttière (Féré et Schmid).** — Symétriquement, de part et d'autre de la ligne médiane, les cartilages costaux présentent une courbure exagérée ; il se forme ainsi un fossé longitudinal dont le sternum, intact en général, occupe le fond. Nous avons observé un individu chez lequel les cartilages du rebord des fausses côtes se rapprochaient presque au contact par-dessus l'appendice xiphoïde, très long du reste. Il se formait ainsi un sillon profond descendant de la base de l'appendice à l'ombilic (V. pl. fig. 2).

Ces différents types se rencontrent chez des dégénérés, des idiots, des épileptiques. Ils coexistent avec d'innombrables stigmates : syndactylie, plagiocéphalie, vitiligo, ichtyose, implantation vicieuse des dents avec voûte palatine ogivale, hydrocéphalie, strabisme, surdité, bec-de-lièvre, cryptorchidie, rétrécissement aortique (Ramadier et Sérieux).

**Thorax en proue (Pierre Marie).** — Également appelé *thorax en carène* par divers auteurs, le thorax en proue est congénital ou se caractérise dès le plus jeune âge. Le thorax, aplati latéralement, proémine en avant et au-dessus de l'appendice xiphoïde, formant une sorte de « gibbosité triangulaire, dont les parties latérales se continuent avec l'extrémité des côtes ». Cette viciation thoracique coïncide avec une malformation congénitale du cœur généralement accompagnée de cyanose (V. pl. fig. 5). Si les individus atteints parviennent à l'âge adulte, ils présentent le plus souvent les caractères de l'infantilisme.

**Thorax à dépressions latérales (Apert).** — La cage thoracique est exiguë. De chaque côté de sa face antérieure, au-dessous des pectoraux, existe une dépression infundibuliforme. Il existe donc deux entonnoirs latéraux. Entre eux, le sternum regarde à droite et à gauche, et les cartilages costaux rejetés en avant, courbés sur eux-mêmes presque à angle droit, forment une crête saillante. Cette curieuse malformation coexiste avec un rétrécissement pulmonaire sans cyanose; le double

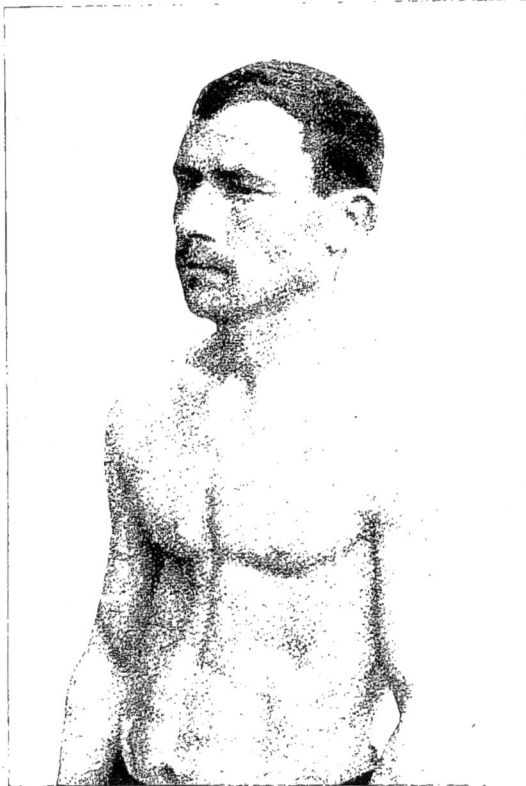

Fig. 118. — Thorax à dépressions centrales (Apert).

entonnoir représenterait les empreintes des coudes du sujet pendant la vie fœtale, empreintes résultant de la compression des membres supérieurs du fœtus contre le thorax, par altérations de l'amnios ou insuffisance du liquide amniotique (Apert).

**Thorax paralytique.** — Le *thorax paralytique congénital* est un thorax dégénéré, insuffisant. Il prédispose à la tuberculose pulmonaire. On le caractérise par son périmètre plus petit que la moitié de la taille, l'augmentation apparente de la longueur de la poitrine, augmentation liée à l'accroissement des espaces intercostaux. Enfin le sternum est petit, et derrière une paroi antérieure aplatie respirent des poumons de capacité insuffisante.

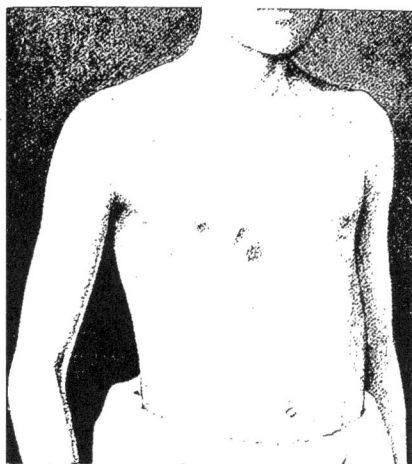

Fig. 1.
*Thorax en entonnoir*
*(d'après Pierre Marie).*

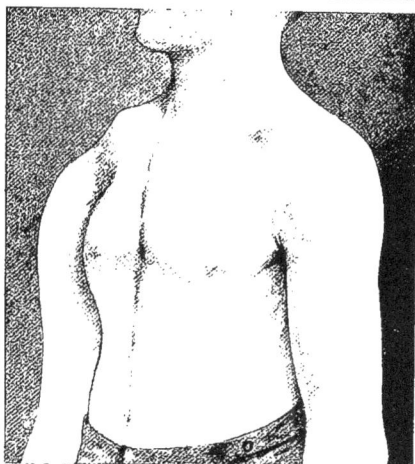

Fig. 2.
*Thorax en gouttière*
*(d'après Féré et Schmid).*

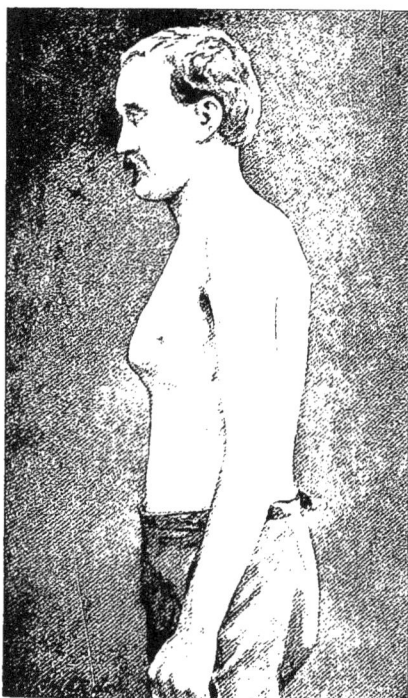

Fig. 3.
*Thorax dans la cyanose congénitale*
*(d'après Pierre Marie).*

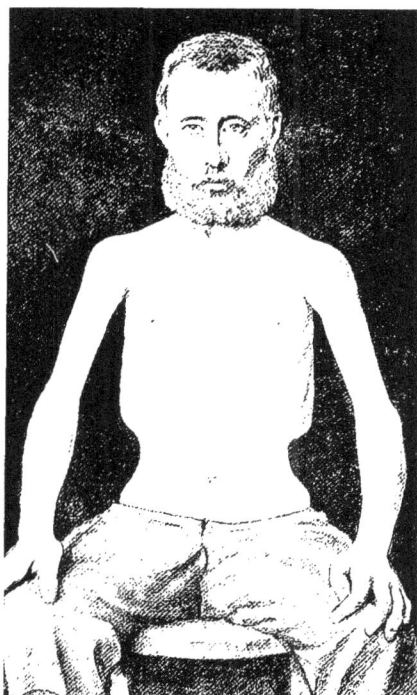

Fig. 4.
*Taille de guêpe*
*(d'après Pierre Marie).*

**Déformations liées à l'évolution de maladies organiques.** —
Il peut s'agir de maladies générales ou d'affections de voisinage; le mécanisme des lésions est essentiellement variable avec le cas considéré.

**Thorax en bateau de la syringomyélie (Pierre Marie).** — Sans être
commune, ce n'est pas une altération exceptionnelle au cours de la syringomyélie. Elle en est pathognomonique. Voici la description qu'en donne
Astié, élève de Marie. « Le thorax en bateau est caractérisé par une dépression de la paroi antérieure du thorax; cette dépression se relève sur les
parties latérales et les épaules semblent ainsi ramenées en avant. Elle siège
toujours au-dessus de la ligne horizontale passant par le bord inférieur des
grands pectoraux. Ce thorax existe par lui-même, n'est subordonné ni à
l'atrophie des pectoraux, ni à la scoliose. » Ajoutons que cette conformation
nouvelle de la poitrine semble dépendre de ces troubles trophiques familiers
à la gliomatose médullaire; elle n'est accompagnée d'ailleurs d'aucun
trouble fonctionnel.

**Thorax des adénoïdiens.** — D'une façon générale, la sténose des voies
respiratoires supérieures amène par les efforts inspiratoires qu'elle provoque
une déformation particulière du thorax. Laissant de côté les attitudes
vicieuses du rachis, nous voyons que deux modèles peuvent se caractériser.
Dans l'un, la dépression est latérale (type Robert). Le sternum, déjeté en
avant, justifie les dénominations de poitrine de poulet, de pigeon, thorax
en carène, en bréchet, libéralement employées. Une série d'intermédiaires
permettent de passer à un autre type (type Lambron), dans lequel la striction est annulaire, déprimant en une gouttière circulaire le thorax au niveau
des insertions du diaphragme.

**Thorax des affections pleuro-pulmonaires.** — Globuleux chez les emphysémateux et les asthmatiques, le thorax peut présenter une hémiatrophie
parfois marquée à la suite de pleurésies. Cette rétraction peut survenir
rapidement : les espaces intercostaux sont réduits, l'épaule homonyme
abaissée, rapprochée de la crête iliaque, toute la paroi rétractée. La musculature voisine, pectoraux, dentelés, scapulaires, s'atrophie également. On
observe ces troubles non seulement dans les pleurésies, mais également au
cours de la pneumonie chronique.

**Thorax « en taille de guêpe » des myopathiques (Pierre Marie).** — Cette
déformation est liée à l'obliquité des côtes chez les myopathiques. Cette
obliquité se révèle encore par le profil vertical du thorax, son aplatissement
antéro-postérieur. Il en résulte que le contour inférieur en est arrondi,
séparé par un brusque ressaut, un vrai coup de hache, des hypocondres. La
cause générale de cette évolution est avant tout la fonte musculaire; mais
peut-être y a-t-il place pour une sorte de processus ostéomalacique traduit
encore par la déformation spéciale du crâne des myopathiques (Pierre
Marie et Onanoff). (V. pl. fig. 4).

**Déformations professionnelles.** — Nous citerons rapidement la
*poitrine creuse* ou *concave* (Pierre Marie) des *tailleurs* d'habits, et la *dépression sternale des cordonniers*. Cette dépression siège au-dessus de l'appendice
xiphoïde; elle est due à la pression prolongée de la forme. On y rencontre
fréquemment des callosités.

**Thorax en baril (Cruveilher).** — Nous rapprochons des déformations professionnelles le thorax en baril, décrit par Cruveilhier chez la femme. Il est dû au port de corsets mal faits et trop serrés. Nous n'avons pas à insister sur ce type.

**Déformations secondaires à une lésion du rachis.** — Nous renvoyons pour plus de détails à l'article Scoliose, ainsi qu'aux chapitres traitant en particulier des maladies mentionnées. Rappelons seulement que le thorax est rétréci du côté de la convexité. Il affecte la forme d'un ellipsoïde allongé, dont le pôle postérieur correspond à la gibbosité costale postérieure placée du côté convexe de la scoliose, le pôle antérieur à la gibbosité costale antérieure placée du côté de la concavité. La face antérieure des vertèbres se tourne vers la convexité, c'est-à-dire vers la moitié rétrécie, ou, si l'on veut encore, vers la gibbosité costale postérieure. Nous ne pouvons insister ni sur les causes de la scoliose ou cyphoscoliose, paralysie ou contracture des muscles rachidiens, arthropathies, ostéoporose, courbes de compensation, ni sur les cas où on peut les rencontrer. Citons seulement la *scoliose essentielle des adolescents*, la *syringomyélie*, la *paralysie infantile*, la *maladie de Friedreich*, la *névrite interstitielle hypertrophique de Dejerine et Sottas*, le *tabes*, l'*hémiplégie*, la *sciatique*.

**Déformations dystrophiques.** — Ce terme est un peu vague; il convient pour grouper des maladies comme le rachitisme ou l'acromégalie d'une part, la sénilité d'autre part.

Le *rachitique* présente essentiellement un élargissement, un évasement de la base du thorax, coexistant avec un rétrécissement de la moitié supérieure. Sans insister sur le chapelet, les gouttières latéro-sternales, signalons seulement la fréquence de la *poitrine en carène*, sur la possibilité de dépressions profondes de chaque côté de la ligne médiane au niveau des hypocondres. On a décrit également de véritables *thorax en entonnoir*.

On ne peut donner une description pathognomonique des altérations thoraciques dans l'*ostéomalacie*. L'affaiblissement des os permet toutes les courbures, autorise les déformations les plus fantaisistes. — Chez l'*acromégalique*, la partie inférieure du thorax est portée en avant. Ainsi se profile une gibbosité antérieure qui, jointe à la cyphose cervico-dorsale très accusée, donne à la poitrine

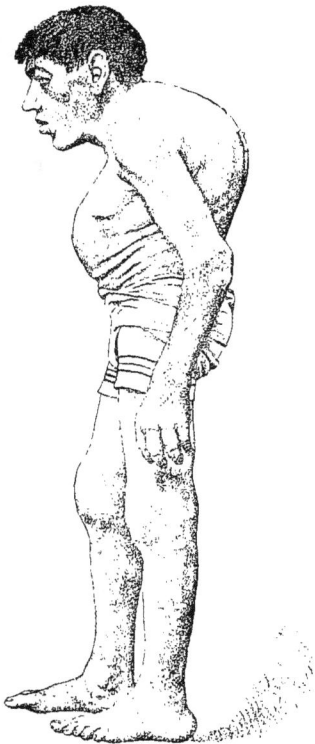

Fig. 119. — Thorax de polichinelle (d'après Pierre Marie, emprunté à Klebs et Fritsche.)

l'aspect de *thorax de polichinelle* sur lequel Pierre Marie a insisté (fig. 119).

Le *rhumatisme chronique*, l'*ostéo-arthropathie hypertrophiante pneumique* présentent encore des malformations thoraciques. Enfin, le thorax des *vieillards* est également très altéré. Fréquemment, les cartilages costaux sont épaissis, saillants, donnant au thorax un aspect que nous comparerions volontiers à celui d'un *gril* à gros barreaux.

Plus rarement « le thorax est tourmenté » : les rebords costaux sont éversés, soulevés, gondolés, et les articulations chondro-costales saillantes limitent une dépression de faible profondeur, plus étendue que l'entonnoir du thorax d'Ebstein (*thorax en cuvette*, Mocquot et Moutier). Ces altérations semblent dépendre à la fois d'ossifications tardives des cartilages, et du processus général de l'ostéoporose sénile (fig. 120).

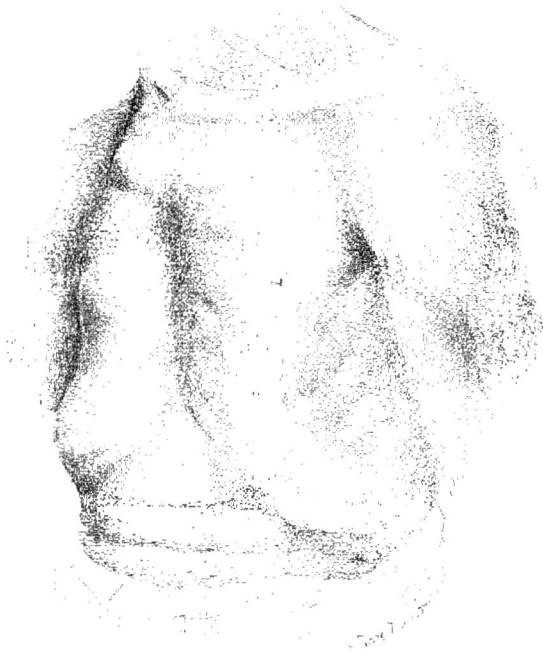

Fig. 120. — Thorax sénile des pseudo-Paget. (Mocquot et Moutier.) (V. OSTÉITES DES VIEILLARDS.)

FRANÇOIS MOUTIER.

**THORAX (FISTULES THORACIQUES).** — Les fistules thoraciques peuvent être divisées en deux grandes classes : 1° fistules externes limitées à la paroi ; 2° fistules internes communiquant avec l'intérieur de la cavité thoracique.

I. **Fistules externes.** — Les *fistules externes* succèdent habituellement à l'ouverture d'un abcès froid de la paroi thoracique ; la persistance du trajet fistuleux est entretenue par une lésion osseuse d'une côte ou du sternum, plus rarement de l'omoplate, de la clavicule ou de la colonne vertébrale. Dans quelques cas ces fistules peuvent aussi être dues à la présence d'un corps étranger dans la paroi thoracique.

Ces fistules pariétales ne donnent habituellement lieu à aucun symptôme fonctionnel, le seul signe est la présence d'un orifice qui persiste indéfiniment et par lequel s'écoule journellement une petite quantité de pus, l'exploration au stylet montre un trajet souvent long, aboutissant à une surface osseuse dénudée. Les injections de liquides modificateurs, éther iodoformé, naphtol camphré, chlorure de zinc, donnent habituellement peu de résultats ; lorsqu'elles ont échoué il est indiqué de débrider largement le trajet fistuleux ou d'aller jusqu'à l'os malade pour le gratter si les lésions paraissent superficielles, le réséquer si l'os est profondément atteint ; après l'opération on draine et on laisse la plaie se fermer par bourgeonnement.

II. **Fistules internes**. — Les fistules internes communiquant avec l'intérieur de la cavité thoracique sont dues à une lésion des viscères du thorax,
on peut les diviser en fistules médiastinales et fistules pleurales.

Les *fistules médiastinales* rares peuvent succéder à l'ouverture d'un abcès
du médiastin (v. c. m.); exceptionnellement on a pu observer des fistules
bronchiques, péricardiques, œsophagiennes, ces fistules sont presque toujours consécutives à des plaies pénétrantes compliquées de la présence d'un
corps étranger.

Les *fistules pleurales* sont les plus fréquentes et les plus intéressantes
des fistules thoraciques, elles peuvent survenir soit à la suite de l'ouverture
spontanée d'une pleurésie purulente, soit à la suite d'une opération chirurgicale (thoracentèse ou pleurotomie), dont le résultat a été incomplet;
l'évolution est habituellement la suivante, dans les premiers temps qui
suivent l'ouverture de la plèvre, le pus s'écoule abondamment, puis l'écoulement diminue mais persiste indéfiniment, ou bien l'écoulement disparaissant,
les symptômes de la rétention du pus se montrent de nouveau, et il faut
refaire ou agrandir l'ouverture pleurale; ces alternatives d'amélioration
peuvent se renouveler indéfiniment, de sorte que le malade n'est jamais
guéri; certains, il est vrai, s'aperçoivent à peine de la présence de la fistule,
et continuent à vaquer à leurs occupations; d'autres, au contraire, et c'est
le plus grand nombre, ne tardent pas à être épuisés à la longue par cette
suppuration continuelle et intarissable.

Les fistules spontanées peuvent s'ouvrir sur presque tous les points de la
paroi thoracique; dans la grande majorité des cas, l'orifice extérieur siège
sur la paroi antéro-latérale, au-devant de la ligne axillaire, au niveau des
espaces intercostaux moyens, particulièrement du cinquième. Les fistules
consécutives à une intervention chirurgicale siègent d'ordinaire en arrière
et en bas du sixième au dixième espace intercostal, leur trajet est presque
toujours court et mène directement dans la cavité pleurale; au contraire les
fistules spontanées ont un trajet irrégulier et sinueux, souvent bifurqué,
dont l'exploration peut être très difficile. Le trajet fistuleux conduit dans
une cavité purulente de dimensions très variables, parfois cette cavité est
très petite ne contenant que quelques cuillerées de pus, d'autres fois elle est
très étendue et occupe presque toute la cavité pleurale, le poumon étant
complètement rétracté; cette cavité, presque toujours très irrégulière, est
tapissée par une plèvre fongueuse, très épaissie et doublée par une couche
de tissu scléreux souvent très considérable; fréquemment de nombreuses
adhérences unissent les deux feuillets pleuraux et divisent la cavité en une
série de loges communiquant entre elles.

La persistance de cette cavité suppurante et la fistule consécutive peuvent
être dues surtout dans le cas de fistule spontanée à un défaut de drainage, le
trajet fistuleux étant trop long, trop étroit, trop sinueux et n'aboutissant
pas au point le plus déclive de la cavité suppurante; de même, dans le cas
de pleurotomie, une ouverture trop étroite, trop haute, un mauvais drainage, peuvent être causes de fistules; mais celles-ci s'observent aussi à la
suite d'ouvertures très larges permettant facilement le drainage de la plèvre,

dans ce cas la persistance d'une cavité suppurante doit évidemment être attribuée à ce fait qu'une fois la plèvre débarrassée du pus qu'elle contient, le poumon ne peut plus se dilater et reprendre sa place, maintenu qu'il est par des adhérences, par des fausses membranes, par l'épaississement de la plèvre viscérale, et aussi par une véritable cirrhose dont il finit par être atteint (pneumonie chronique pleurogène de Charcot).

**Traitement.** — Le traitement varie suivant qu'il s'agit de fistules récentes ou anciennes : 1° dans les fistules récentes le traitement doit s'adresser surtout au trajet fistuleux lui-même ; s'il s'agit d'une fistule spontanée, ou d'une fistule consécutive à une pleurotomie trop étroite, il faudra dilater le trajet, drainer largement, appliquer des pansements parfaitement aseptiques ; si l'orifice fistuleux ne siège pas au point le plus déclive de la poche, il faudra agrandir cet orifice par en bas, ou au besoin faire une contre-ouverture avec drainage au point le plus déclive, dans le cas où la présence d'un corps étranger, drains ou compresses tombés dans la plèvre, entretient la suppuration, l'agrandissement de la fistule et l'extraction du corps étranger amènent en général rapidement la cicatrisation. En même temps que ce traitement local, si le malade n'est pas trop affaibli, on le fera lever et marcher, on lui conseillera de faire de grands efforts respiratoires de façon à imprimer une activité plus grande au thorax et au poumon, et à favoriser l'expansion de ce dernier. Ce simple traitement a donné des résultats dans des fistules déjà anciennes datant souvent de cinq à six mois, et qui paraissaient incurables spontanément. Aussi, il ne faut pas se hâter d'opérer les fistules pleurales, et l'intervention chirurgicale doit être réservée aux cas anciens dans lesquels en dépit du drainage et de la gymnastique respiratoire, la cavité pleurale persiste sans diminuer et suppure abondamment. Cette intervention sera contre-indiquée chez les malades présentant des lésions de tuberculose pulmonaire et chez ceux dont la fistule est consécutive à un empyème tuberculeux, car l'opération aboutirait à un insuccès. On s'abstiendra également d'intervenir chez les sujets d'un âge avancé, et chez les enfants, parce que chez ces derniers, grâce à l'élasticité des côtes, la guérison spontanée présente beaucoup plus de chance de survenir.

L'intervention chirurgicale s'adresse non plus au trajet fistuleux, mais à la cavité pleurale dont la suppuration entretient la fistule ; la disparition de cette cavité peut s'obtenir de deux façons : ou bien on permet au poumon de revenir au contact de la paroi, ou bien on affaisse la paroi thoracique pour l'amener au contact du poumon rétracté.

La décortication pulmonaire a pour but de permettre au poumon de revenir au contact de la paroi en supprimant la coque épaisse de pachypleurite qui l'englobe et qui gêne son ampliation. L'opération consiste essentiellement à ouvrir largement le thorax, puis à enlever la plèvre viscérale épaisse et lardacée jusqu'à ce qu'on aperçoive la teinte gris bleu du poumon. Dans les cas favorables, cette décortication se fait assez facilement dans une sorte de plan de clivage et immédiatement le poumon se dilate et reprend son volume. Malheureusement, d'une part, l'opération présente une gravité assez grande (11 pour 100 de mortalité) ; d'autre part, elle ne donne aucun résultat dans environ la moitié des cas à cause de l'état de sclérose du poumon qui l'empêche de se dilater.

Il paraît préférable d'essayer d'obtenir la guérison en affaissant la paroi thoracique pour l'amener au contact du poumon puisque le poumon ne peut plus venir à son contact. Ce résultat pourra être obtenu par des opérations variables, suivant le siège, la forme et le volume de la cavité suppurante, aussi avant de décider la nature de l'intervention il faut commencer par explorer cette cavité avec le plus grand soin : on a proposé d'injecter du liquide à l'intérieur de la cavité pour apprécier sa capacité, cette manœuvre ne nous semble pas à conseiller, car elle provoque des accès de toux, une dyspnée souvent inquiétante et peut déterminer la formation brusque d'une fistule bronchique ; la radiographie ou la radioscopie fournissent souvent des renseignements très utiles, mais le meilleur mode d'exploration nous paraît consister simplement en cathétérisme avec une sonde en étain de grosseur appropriée : cette tige parfaitement malléable peut être incurvée dans tous les sens et permet d'apprécier l'étendue de la poche dans toutes les directions.

Si la cavité est superficielle et assez peu étendue, on pourra souvent en obtenir la fermeture par l'opération d'Estlander, c'est-à-dire par la résection d'un nombre de côtes suffisant pour obtenir l'affaissement de la paroi thoracique. L'opération consiste à pratiquer sur la face latérale du thorax, parallèlement à la direction des côtes, une ou plusieurs incisions suivant le nombre de côtes que l'on veut réséquer. Une incision permet facilement la résection de deux côtes ; en général, il convient de commencer par l'espace intercostal où se trouve la fistule pleuro-cutanée, car une fois les deux côtes de cet espace enlevées et la fistule élargie, on peut facilement explorer la poche purulente et juger du nombre de côtes à réséquer ; le plus souvent on ne résèque pas plus de six côtes, trois incisions suffisent donc dans la majorité des cas ; quant à l'étendue de chaque côte à réséquer, elle varie suivant les dimensions de la cavité à combler, d'ordinaire pour obtenir un affaissement suffisant de la paroi thoracique, il faut enlever tout l'arc osseux de la ligne axillaire postérieure aux cartilages costaux. Une fois les côtes réséquées, on incise largement la plèvre pariétale, et on procède au nettoyage de la cavité suppurante, les fausses membranes qu'elle renferme sont enlevées à la curette ou au doigt, puis on touche les parois avec un liquide modificateur, par exemple avec une solution de chlorure de zinc à 2 ou 5 pour 100. Ensuite un gros tube de caoutchouc est placé au point le plus déclive et fixé pour éviter sa chute dans la plèvre, puis les incisions sont suturées et on applique sur tout le thorax un pansement compressif de façon à refouler et à affaisser la paroi ainsi désossée.

L'opération d'Estlander donne de bons résultats dans les cas de cavités peu étendues et peu profondes qui sont facilement comblées par l'affaissement de la paroi thoracique, les résultats sont beaucoup moins satisfaisants lorsqu'on a affaire à de vastes poches profondes limitées par des parois rigides et par un poumon complètement rétracté ; en effet la résection costale, même très étendue, et suivie d'une très forte compression ne permet pas d'obtenir un affaissement de la paroi de plus de 4 à 5 centimètres, de sorte que l'Estlander, même très large, ne permet pas la guérison de poches dépassant 4 à 5 centimètres de profondeur.

Dans le cas de poche profonde et assez peu étendue, il est préférable d'augmenter l'affaissement de la paroi en enlevant le feuillet pariétal de la plèvre toujours épaissi et rigide : pour cela, après exploration de la cavité suppurante, on taille un vaste lambeau dont les contours dépassent de 2 à 5 travers de doigt les limites de cette cavité; ce lambeau, qui doit comprendre toute l'épaisseur des parties molles, est disséqué et relevé sur sa base de façon à mettre à découvert les côtes sous-jacentes; on résèque ces côtes sur toute l'étendue de la plaie, puis on ouvre largement la cavité sous-jacente et sur tout son pourtour on excise la plèvre pariétale avec les muscles intercostaux qui la recouvrent, de façon à supprimer complètement la paroi externe de cette cavité et à la transformer en une simple dépression. A ce moment, on nettoie et on curette la paroi interne, et lorsqu'elle est bien nette, on rabat le lambeau des parties molles, on l'applique aussi exactement que possible sur la dépression et on le suture en laissant un drain à la partie la plus déclive.

Dans les cas de poches très étendues, les opérations précédentes ne donnent pas de bons résultats en raison de l'impossibilité de faire sans danger grave des résections costales assez étendues; dans ces cas, on a proposé soit de faire plusieurs résections successives, soit d'obtenir un affaissement en masse de la paroi par une thoracoplastie : des divers procédés conseillés, le meilleur nous paraît être celui de Quénu, il consiste essentiellement à ouvrir largement la cavité pleurale de façon à reconnaître largement la limite de la poche fistulaire; celles-ci étant déterminées, on fait deux incisions verticales, l'une antérieure, l'autre postérieure dépassant légèrement en haut et en bas les limites de la poche, ensuite on résèque en avant et en arrière chacune des côtes mises à découvert par ces incisions sur une étendue de 1 à 2 centimètres : on obtient ainsi un vaste volet thoracique qui s'affaisse facilement; une fois les résections terminées, la plèvre est drainée, les incisions sont suturées et un pansement fortement compressif est appliqué. Cette intervention, en somme simple, donne, avec le moins de danger possible, la possibilité de guérir des cavités purulentes très étendues, elle nous semble indiquée dans la plupart des cas où le simple Estlander est insuffisant.                                    *PIQUAND*

**THORAX** (**MALFORMATIONS CONGÉNITALES**). — On doit désigner sous ce nom toute déformation du thorax due à un trouble datant de la vie intra-utérine, que la déformation apparaisse avant, ou seulement après la naissance. Ces malformations, d'ailleurs assez rares, peuvent porter : 1° sur la forme générale du thorax; 2° sur les divers plans de la paroi thoracique; 5° sur les organes contenus dans la cavité thoracique.

1° **Anomalies de la forme générale du thorax**. — Ces anomalies sont souvent confondues avec des lésions pathologiques, surtout avec les lésions du rachitisme; les deux malformations les plus fréquentes sont l'angle sternal et la poitrine en entonnoir.

*a*) Chez certains sujets le manubrium fait avec le corps du sternum un angle saillant en avant, d'où une déformation plus ou moins marquée qu'on désigne sous le nom d'*angle sternal* ou d'*angle de Louis*; cette déformation quand elle est très marquée entraine une certaine diminution du champ respiratoire et coïncide souvent avec des lésions de tuberculose; certains auteurs admettent même qu'elle constitue un signe certain de tuberculose pulmonaire; cette opinion est très exagérée, car on peut trouver l'angle de Louis chez des sujets parfaitement sains.

b) Sous le nom de *poitrine en entonnoir* on désigne un enfoncement de la partie moyenne du thorax, le sternum et les cartilages costaux étant rentrés en dedans vers la colonne vertébrale, de sorte que la face antérieure de la poitrine présente une dépression cupuliforme plus ou moins considérable, qui peut atteindre jusqu'à 9 ou 10 centimètres de profondeur; cette déformation amenant une diminution considérable de la capacité thoracique entraine presque toujours des troubles respiratoires, elle s'accompagne fréquemment d'autres malformations congénitales, telles que bec-de-lièvre, pied bot, syndactylie. A côté de ce thorax en entonnoir congénital, il existe aussi un thorax en entonnoir acquis, semblable au précédent, mais ayant pour cause une incurvation rachitique du sternum ou bien la rétraction du tissu cellulaire du médiastin enflammé chroniquement, et adhérant à la face postérieure du sternum.

Le thorax en *gouttière* est à rapprocher du thorax en entonnoir; cette déformation est caractérisée par la courbure exagérée de l'extrémité antérieure des côtes et des cartilages costaux produisant un enfoncement du sternum qui occupe le fond d'une sorte de gouttière longitudinale. A l'inverse des malformations précédentes, quelques sujets présentent une convexité exagérée de la face antérieure du sternum, c'est le thorax en bréchet qui peut être congénital, indépendant de toute lésion rachitique.

2° **Anomalies des divers plans du thorax**. — Tous les tissus qui constituent la paroi thoracique peuvent être le siège de malformations congénitales, mais la plupart de ces anomalies constituent de simples curiosités anatomiques sans intérêt pratique, seules les malformations des os, du diaphragme et des muscles pectoraux peuvent intéresser le médecin.

Les *anomalies costales*, assez fréquentes, peuvent porter sur le nombre, la forme, les dimensions : les côtes surnuméraires ne sont pas rares, elles siègent à la région lombaire et surtout à la région cervicale, presque toujours la déformation est symétrique. Lorsque la 7ᵉ côte cervicale, la plus fréquente des côtes surnuméraires, est assez développée, elle passe sur l'artère sous-clavière, peut comprimer les branches des plexus brachial et cervical, et nécessite parfois une résection chirurgicale.

L'absence d'une ou de plusieurs côtes est beaucoup plus rare que la présence des côtes surnuméraires; d'ordinaire il s'agit simplement d'un développement incomplet, la portion vertébrale de la côte existant tandis que la portion sternale seule fait défaut. Cet arrêt de développement atteint surtout la première côte; dans quelques cas on a observé un défaut de développement d'une ou de plusieurs côtes ayant entraîné un affaiblissement de la paroi thoracique, et favorisé ainsi la production d'une hernie du poumon (v. c. m.).

Les anomalies de forme des côtes sont plus fréquentes, mais d'ordinaire assez peu intéressantes ; on a observé la bifidité des côtes et de leurs cartilages, l'existence de prolongements anormaux ainsi que l'exagération ou au contraire la diminution de la courbure costale, dans quelques cas on a même vu les arcs costaux devenir convexes en dedans et rétrécir ainsi la poitrine d'une façon considérable.

*Les anomalies du sternum* ne sont pas très rares, nous avons déjà signalé les anomalies entraînant une modification de la forme générale du thorax. L'appendice xiphoïde peut être ovalaire ou triangulaire, former un angle ouvert en avant ou en arrière à son union avec le corps du sternum ; lorsque l'appendice xiphoïde est dévié en arrière, il peut comprimer les organes sous-jacents, particulièrement l'estomac, et entraîner des douleurs vives. Les arrêts de développement du sternum sont plus intéressants : on a observé quelques faits d'absence totale ; dans ces cas les côtes à leur partie antérieure s'adossent les unes aux autres de chaque côté à la façon des fausses côtes, en laissant entre elles un écartement variable qui augmente dans l'inspiration et dans certains mouvements. Les cas de bifidité du sternum sont plus fréquents ; on sait que le sternum est représenté primitivement par deux bandes cartilagineuses que forment en se soudant les extrémités distales des arcs costaux ; si la fusion de ces deux pièces vient à manquer il en résulte une fissure du sternum. La fissure complète est rare, il s'agit d'ordinaire d'une division de forme triangulaire intéressant seulement une partie de la hauteur de l'os, tantôt la portion supérieure, tantôt l'inférieure. Si les deux bords de la fente sternale sont unis par des ligaments, la fissure est dite simple, elle est compliquée lorsque ces ligaments font défaut, laissant à la partie antérieure du thorax une ouverture complète fermée seulement par les téguments qui eux-mêmes peuvent faire défaut.

L'absence congénitale des muscles pectoraux n'est pas très rare, c'est la plus fréquente des absences musculaires congénitales. L'anomalie est presque toujours unilatérale, portant à la fois sur le petit pectoral qui d'ordinaire manque complètement, et sur le grand pectoral qui manque soit en totalité, soit en partie. Cette absence des muscles pectoraux s'accompagne en général d'atrophie plus ou moins complète du sein correspondant ; on observe aussi, assez fréquemment, la coexistence d'une asymétrie du thorax, de surélévation congénitale de l'omoplate, d'arrêt de développement du membre supérieur.

Lorsqu'elle existe seule l'absence congénitale des muscles pectoraux n'entraîne pas de troubles fonctionnels graves : les mouvements du membre supérieur présentent ordinairement leur force et leur étendue habituelles.

Les défauts du développement du diaphragme sont rares. On a signalé quelques cas d'absence totale du diaphragme, les viscères du thorax et de l'abdomen venant en contact sur la plus large étendue possible ; cette malformation coïncide dans presque tous les cas avec des monstruosités incompatibles avec la vie ; le défaut de développement d'une moitié du diaphragme est également extrèmement rare ; plus souvent on observe un défaut de soudure des diverses parties destinées à former le diaphragme.

La cloison diaphragmatique est en effet constituée aux dépens de deux parties différentes : l'une antérieure, le septum transverse plus précoce dans son apparition, intimement unie à l'ébauche conjonctive du foie et destinée à former la plus grande partie du diaphragme définitif (diaphragme primaire); l'autre postérieure, formée par les piliers de Uskow, qui viennent plus tard achever la séparation du thorax et de l'abdomen; cette ébauche diaphragmatique est d'abord formée uniquement par du tissu conjonctif, et ce n'est que secondairement qu'elle est envahie par l'élément musculaire qui pénètre de la périphérie vers le centre. Les arrêts de développement peuvent se produire à toutes les périodes, soit de bonne heure alors que les diverses parties du diaphragme ne sont pas encore réunies, soit plus tard lorsque ces parties sont déjà réunies, mais sont encore formées par une simple lame conjonctive ne renfermant pas encore d'éléments musculaires : dans le premier cas, il y a persistance d'un orifice complet faisant communiquer les cavités thoracique et abdominale; dans le second, il n'y a pas d'orifice à proprement parler, mais une partie du diaphragme est formée uniquement par une lame conjonctive tapissée d'endothélium susceptible de se laisser refouler par les viscères de l'abdomen.

La situation des orifices ainsi persistants est variable, suivant que l'arrêt de développement porte sur telle ou telle partie du diaphragme : parfois les deux moitiés du diaphragme primaire ne se réunissent pas, et il en résulte une ouverture de forme triangulaire siégeant à la partie antérieure du diaphragme et qui peut être très étendue; cette malformation, très rare, coïncide presque toujours avec une fissure sternale et une ectopie cardiaque; dans quelques cas, les deux moitiés du diaphragme primaire ne se réunissent pas à leur partie moyenne, laissant ainsi au niveau du centre phrénique une fente étroite par laquelle peut se faire une hernie.

Plus souvent on observe un défaut de développement des piliers de Uskow; parfois ces piliers manquent complètement, en sorte que le diaphragme est réduit à une bande demi-circulaire, plus ou moins étroite, adhérente à la circonférence antérieure du thorax, et que sa partie postérieure est remplacée par un orifice en forme de croissant; d'autres fois, l'arrêt de développement ne porte que sur l'un des piliers, de préférence sur le gauche, d'où un orifice plus ou moins étendu, de forme ovalaire ou triangulaire, siégeant à la partie postérieure gauche du diaphragme. Quelle que soit leur forme, ces orifices diaphragmatiques peuvent donner passage à des viscères abdominaux (estomac, intestin, épiploon, rate), qui viennent faire saillie dans le thorax en constituant une hernie diaphragmatique congénitale; suivant que l'arrêt de développement se produit de bonne heure avant la soudure des ébauches diaphragmatiques, ou plus tard alors que le diaphragme conjonctif primaire est déjà constitué, ces viscères seront à nu dans le thorax (fausses hernies diaphragmatiques) ou bien seront entourés d'un sac péritonéal (hernies diaphragmatiques vraies) (V. Hernies diaphragmatiques).

5" **Anomalies des organes intra-thoraciques.** — Les organes du thorax peuvent être le siège d'un grand nombre de malformations parmi lesquelles seules la hernie congénitale du poumon [V. Poumon (Hernie)] et l'ectopie cardiaque peuvent intéresser le chirurgien. L'ectopie cardiaque

peut présenter deux variétés principales : ectopie inférieure ou sous-diaphragmatique, ectopie antérieure ou pré-thoracique.

L'ectopie inférieure du cœur, très rare, est toujours en rapport avec un
arrêt de développement de la partie inférieure du thorax caractérisé par la
bifidité de la moitié inférieure du sternum et par la division de la portion
antérieure du diaphragme; il en résulte une hernie du cœur qui pend plus
ou moins dans l'abdomen et vient soulever la peau au niveau du creux épigastrique. Cette malformation entraîne assez peu de troubles et le port d'une
ceinture protectrice paraît constituer le seul traitement.

L'ectopie antérieure est en rapport avec la fissure supérieure, la bifidité
totale ou l'absence du sternum, d'où une fente de la paroi antérieure du
thorax par laquelle le cœur sort plus ou moins complètement de la poitrine.
Dans ces malformations l'état des parties molles a une grande importance.
Parfois le cœur ectopié est recouvert par des téguments parfaitement développés, et logé dans un sac péricardique normal, le pronostic est alors favorable et aucune intervention ne doit être tentée. D'autres fois, au contraire,
les téguments sont incomplètement développés, le cœur n'étant recouvert
que par une simple membrane, ou même complètement à nu, dépourvu de
revêtement péricardique; dans les cas où la malformation est très accentuée elle est incompatible avec la vie; dans les cas moins accentués, il est
indiqué de tenter une opération autoplastique pour essayer de recouvrir
le cœur d'un tégument solide et de transformer ainsi l'ectopie découverte
en ectopie sous-cutanée.                                             *PIQUAND.*

THORAX (OSTÉOMYÉLITE DE LA PAROI THORACIQUE). — L'ostéomyélite de
la paroi thoracique constitue une affection beaucoup moins exceptionnelle
que ne l'admettent les auteurs classiques, elle peut revêtir les deux formes
d'ostéomyélite de l'adolescence et d'ostéomyélite typhique.

*L'ostéomyélite de l'adolescence* atteint surtout le sternum, plus rarement
les côtes ou l'omoplate, c'est une ostéomyélite à staphylocoque dont l'évolution est presque toujours très aiguë; elle peut se compliquer d'arthrite
sterno-claviculaire et détermine la formation d'un abcès superficiel souvent
volumineux, parfois il se forme en même temps un abcès profond dans le
médiastin. Le pronostic est toujours sérieux.

L'ostéomyélite thoracique la plus fréquente est l'ostéomyélite à bacille
d'Eberth : elle s'observe soit au cours, soit plus souvent pendant la convalescence d'une fièvre typhoïde; le plus souvent elle atteint la clavicule ou
bien une côte dans sa partie antérieure, au voisinage ou même au niveau
du cartilage costal; plus rarement les lésions siègent en arrière au voisinage
de la tête d'une côte.

Dans le premier cas l'évolution clinique est très simple, au déclin d'une
fièvre typhoïde; alors que la température est à peu près revenue à la normale on la voit brusquement remonter aux environs de 39°, en même temps
sur une côte ou sur la clavicule apparaît un point douloureux, puis une
tuméfaction qui augmente rapidement de volume et devient fluctuante;
finalement la peau rougit et le pus finit par s'évacuer spontanément à l'extérieur si une intervention ne lui a pas donné issue auparavant.

En cas d'ostéomyélite siégeant en arrière au voisinage de la tête d'une côte, l'évolution est beaucoup moins nette ; le pus se collectant d'abord à la face profonde de la côte l'affection se traduit par une douleur siégeant à la partie postérieure du thorax et par des signes pseudo-pleurétiques (matité, diminution du murmure vésiculaire, souffle, égophonie), plus tard le pus filant sous la côte forme une collection superficielle qui soulève les téguments en arrière et un peu en dehors de la ligne médiane. Beaucoup plus rarement l'ostéomyélite entraîne le développement d'un phlegmon sous-pleural ou même d'un abcès sous-phrénique.

Quelle que soit sa variété, l'ostéomyélite de la paroi thoracique doit être opérée aussitôt que possible ; la plupart des auteurs pensent qu'il est suffisant d'ouvrir l'abcès superficiel puis d'inciser le périoste ; la partie centrale de l'os n'étant habituellement pas atteinte, cette intervention nous semble insuffisante dans la presque totalité des cas, et nous croyons que pour éviter une fistule il faut toujours trépaner largement l'os malade, et même le plus souvent en réséquer une partie. *PIQUAND.*

**THORAX** (TUBERCULOSE DES PAROIS THORACIQUES). — Le sternum et les côtes, os plats spongieux et très vasculaires, sont fréquemment atteints par la tuberculose ; celle-ci peut être soit primitive, soit secondaire à une lésion bacillaire profonde de la plèvre, du poumon, ou des ganglions médiastinaux.

1° *Sur le sternum* les foyers tuberculeux souvent multiples siègent de préférence au point d'union du manubrium et du corps du sternum, ces foyers occupent habituellement toute l'épaisseur de l'os et diminuent beaucoup sa solidité, entraînant parfois des fractures spontanées ou la disjonction du manubrium et du corps sternal ; ces lésions osseuses, qui trépanent en quelque sorte le sternum, peuvent déterminer deux variétés d'abcès : les uns superficiels se développent sous la peau, les autres profonds se développent entre la face profonde du sternum et le périoste qui la recouvre. Solidement maintenus par cette barrière fibreuse, ces abcès profonds restent ordinairement peu volumineux, et ne s'ouvrent qu'exceptionnellement dans la plèvre ou le péricarde.

2° *La tuberculose des côtes* est environ cinq fois plus fréquente que celle du sternum, ce sont surtout les côtes moyennes qui sont atteintes de préférence, à leur extrémité antérieure vers l'articulation chondro-costale : l'envahissement des cartilages par la tuberculose n'est pas rare. La lésion peut présenter deux formes, une forme périostique et une forme centrale.

La périostite tuberculeuse est presque toujours limitée soit à la face cutanée, soit à la face profonde de la côte ; de très bonne heure il se forme un abcès qui se collecte en décollant le périoste altéré et épaissi ; l'os sous-jacent ainsi dénudé est ordinairement peu altéré, ne présentant que des érosions superficielles.

Dans la forme centrale, le foyer tuberculeux se développe au milieu de l'épaisseur de la côte et détruit progressivement le tissu osseux de la profondeur vers la superficie, entraînant fréquemment des fractures de côte spontanées. Le périoste s'épaissit mais n'est envahi que tardivement, en sorte que pendant longtemps la suppuration est exclusivement intra-osseuse; les abcès des parties molles, qui finissent par se développer, se forment presque constamment du côté de la plèvre.

**Symptômes.** — La tuberculose sterno-costale au début se traduit exclusivement par une douleur localisée siégeant sur une côte ou sur le sternum, la pression au niveau du foyer exacerbe la douleur et permet souvent de sentir une tuméfaction. Plus tard un abcès apparaît, tantôt superficiel et recouvrant la côte malade, tantôt profond se développant sous la face profonde de la côte et ne devenant appréciable que tardivement lorsqu'il vient faire saillie dans l'espace intercostal sous-jacent. Cet abcès se traduit par ses signes habituels, il s'accroît lentement et finit par ulcérer la peau et par s'ouvrir au dehors en laissant une ou plusieurs fistules qui conduisent sur l'os malade (V. Abcès des parois thoraciques).

La tuberculose sterno-costale guérit parfois spontanément après ouverture de l'abcès au dehors, mais c'est là une évolution exceptionnelle, et en règle générale, si on n'intervient pas, les fistules persistent indéfiniment ; le pronostic est donc grave d'autant plus qu'il y a souvent des lésions tuberculeuses de la plèvre et du poumon.

**Traitement.** — La simple ponction suivie d'injection d'éther iodoformé peut donner de bons résultats dans les simples périostites ; dans la tuberculose profonde la ponction suivie d'injections modificatrices est presque toujours insuffisante, et il faut faire une large ouverture de l'abcès avec résection des parties osseuses malades, cette résection doit être très large pour se mettre à l'abri de fistules interminables ; souvent il faut enlever plusieurs segments de côte ou la presque totalité du sternum (V. Traitement des fistules des parois thoraciques).                                        *PIQUAND.*

THORAX (**TUMEURS DES PAROIS THORACIQUES**). — Les tumeurs des parois thoraciques peuvent être divisées en deux groupes : 1° tumeurs dépendant des parties molles ; 2° tumeurs dépendant du squelette.

1° *Les tumeurs développées aux dépens des parties molles* sont assez rares ; on a observé des tumeurs érectiles, des sarcomes, des épithéliomas cutanés, des kystes sébacés qui ne présentent aucune particularité ; les muscles, surtout le grand pectoral, peuvent être le siège de kystes hydatiques dont le diagnostic est très difficile.

Les lipomes et les fibromes constituent les seules tumeurs un peu fréquentes :

Les lipomes siègent habituellement à la partie postérieure du thorax ; sous-cutanés ou plus rarement sous-musculaires, ils constituent des tumeurs souvent très volumineuses, arrondies, de consistance molle pseudo-fluctuante qu'on confond aisément avec les abcès froids de la région.

Les fibromes peuvent être superficiels, formant alors des tumeurs multiples et pédiculées (molluscum), plus souvent ils sont sous musculaires, formant des tumeurs dures qui s'accroissent lentement et peuvent finir par envoyer des prolongements jusqu'à la plèvre.

Les tumeurs congénitales sont plus intéressantes ; au thorax comme au cou, on peut observer les trois variétés de kystes dermoïdes, mucoïdes et séreux. Les kystes mucoïdes purs sont exceptionnels, les kystes dermoïdes siègent le plus souvent à la région sternale, principalement au niveau de l'union des deux premières pièces du sternum, ils paraissent dus à un enclavement tégumentaire, se produisant au niveau du point d'union des lames thoraciques. Les kystes séreux ou lymphangiomes kystiques de la région thoracique sont beaucoup moins fréquents que ceux du cou avec lesquels ils présentent une analogie complète; ils peuvent acquérir un volume très considérable.

2º *Les tumeurs primitives des os* (côtes et sternum) de la paroi thoracique, assez rares, sont presque toutes des tumeurs malignes à l'exception de quelques fibromes périostiques; elles revêtent les formes de sarcome, de chondro-sarcome et de chondrome; le sarcome, également fréquent aux côtes et au sternum, est d'une extrême gravité; le chondrome plus fréquent se développe d'ordinaire à la face externe des côtes et des cartilages costaux. Bien que moins grave que le sarcome, il doit être considéré comme une tumeur maligne en raison de son accroissement énorme, de sa propagation fréquente aux viscères thoraciques et de possibilité de métastases et de récidives, soit sous forme de chondrome pur, soit sous forme de chondro-sarcome.

A côté de ces tumeurs primitives, les os du thorax sont assez souvent envahis par des tumeurs malignes secondaires : lymphadénomes, sarcomes, carcinomes qui succèdent d'ordinaire à un cancer du sein ou du médiastin.

Les diverses tumeurs de la paroi thoracique ne donnent lieu à aucun symptôme particulier, sauf lorsqu'elles sont très volumineuses, ou bien lorsqu'elles ont envahi les organes intra-thoraciques, elles peuvent alors entraîner des troubles respiratoires et circulatoires très importants.

Le traitement de choix consiste en extirpation toutes les fois qu'elle est possible : l'enlèvement des tumeurs développées aux dépens des parties molles est presque toujours assez facile, sauf en cas de tumeurs malignes étendues; les tumeurs primitives et bien limitées du squelette s'enlèvent de même facilement par simple résection costale ou sternale; par contre, lorsque le néoplasme a largement envahi la paroi, l'opération devient difficile et grave, elle nécessite souvent l'ouverture d'une cavité pleurale ou même des deux s'il s'agit d'une tumeur du sternum, aussi la mortalité est considérable, et de plus la récidive est fréquente. Les tumeurs secondaires, ou les tumeurs primitives propagées à la plèvre et au poumon ne sont habituellement justiciables d'aucune intervention, l'exérèse totale étant impossible; on a cependant publié quelques cas d'enlèvement de tumeurs costales avec résection de la plèvre pariétale et d'une partie du poumon envahie par le néoplasme, mais l'opération est extrêmement dangereuse et la récidive paraît presque fatale, quelle que soit l'étendue de l'intervention, dès que le poumon est atteint. *PIQUAND.*

**THROMBOSES.** — V. Craniens (Sinus), Phlébite.

**THROMBUS.** — V. Vulve.

**THYMOL**. — Le thymol est un phénol dérivé du cymène, qui se rencontre dans un certain nombre d'essences naturelles, notamment celle du thym.

Le thymol se présente en cristaux incolores, très peu solubles dans l'eau, solubles dans l'alcool et dans les huiles. Le thymol est un antiseptique puissant, mais dont l'emploi est peu fréquent en chirurgie en raison de son prix élevé et de sa faible solubilité dans l'eau.

Par contre, il réalise utilement l'antisepsie de la bouche, de l'estomac, de l'intestin; il est antiseptique et analgésique dans le traitement de la carie dentaire. Les inhalations de thymol sont efficaces dans le traitement de la coqueluche, des bronchites, de la gangrène pulmonaire (v. c. m.).

Mais c'est surtout comme antihelminthique que le thymol est apprécié; il agit contre la plupart des parasites intestinaux et particulièrement contre l'ankylostome, les oxyures et les ascarides (v. c. m.).

Rappelons que pendant la durée du traitement thymolé le malade doit s'abstenir d'alcool; il est nécessaire également pendant le même temps de faire usage de purgatifs salins et non de purgatifs huileux. Ces mesures sont prises pour éviter l'absorption du thymol, produit toxique, qui surviendrait en raison de sa solubilité dans l'alcool ou dans l'eau.

*Cachets.*

Thymol finement pulvé-
risé. . . . . . . . . . . 50 centigr.
Pour un cachet; 5 jours de suite, prendre chaque jour 4 à 6 de ces cachets à une heure d'intervalle; purgatif salin 5 heures après le dernier cachet (ankylostomiase).

*Lavement.*

Thymol. . . . . . . 4 grammes.
Huile d'amandes dou-
ces. . . . . . . . . 150 —
(Oxyures, ankylostome.)

*Gargarisme.*

Alcoolat de lavande. )
Glycérine officinale. ) āā 80 grammes.
Thymol . . . . 2 à 4 —
Eau distillée de can-
nelle. . . . . . . 100 —

*Solution antiseptique.*

Thymol . . . . . . 4 grammes.
Alcool à 95° . . . . 500 c. c.
Eau distillée. Q. S. p. 1000 c. c.

*E. F.*

**THYMUS**. — Le thymus est un organe en voie de régression dès la naissance; cette donnée implique la rareté des localisations morbides chez l'adulte. Aussi la pathologie du thymus relève-t-elle essentiellement de la pédiatrie.

**Thymus chez l'enfant.** — On a noté son atrophie précoce en cas de *cachexie infantile*; certaines *infections* l'ont transformé en foyer purulent. On y a, mais exceptionnellement, trouvé des lésions *bacillaires* en activité ou des gommes spécifiques, un peu plus souvent de la sclérose diffuse d'origine *syphilitique*.

A la suite d'*accouchements* pénibles, il se produit parfois des suffusions sanguines dans l'intimité de la glande.

**Hypertrophie du thymus.** — Cette hypertrophie détermine une *asphyxie permanente*, elle peut provoquer la mort subite. Elle se révèle chez le nouveau-né (de 8 à 18 mois) par de la dyspnée continue, des crises de suffocation et du stridor, par de la matité rétro-sternale, la saillie du sternum, la perception de la glande au-dessus de la fourchette sternale.

L'*asphyxie thymique* a une physionomie clinique particulière; elle est congénitale, continue, parfois paroxystique, augmentée par le décubitus horizontal, par l'extension de la tête, par l'exploration de la gorge en particulier avec l'abaisse-langue d'Escat; elle persiste pendant le sommeil. Le tirage est très spécial (Barbier) : « à chaque inspiration, les viscères sont refoulés par la contraction du diaphragme, tandis que les côtes correspondant aux attaches diaphragmatiques en avant présentent à chaque inspiration une rétraction profonde rétrécissant le diamètre transversal du thorax et ayant pour effet de projeter en avant le sternum et de renverser en dehors, au-dessous de la dépression, la circonférence inférieure du thorax. On a sous les yeux, pour ainsi dire, un thorax en carène et un thorax en entonnoir intermittents ». L'asphyxie thymique compte encore parmi ses manifestations les accès de cyanose, de suffocation et la mort subite. La mort peut également survenir moins rapidement soit par asphyxie directe, soit par complications broncho-pulmonaires. Elle nécessite la trachéotomie. (On sait que le thymus normal pèse de 5 à 8 gr., et que ses dimensions moyennes sont, à la naissance, de 4 à 5 cm. de hauteur sur 2 ou 5 de large, et 6 à 8 mm. d'épaisseur. Les dimensions pathologiques peuvent dépasser 10 cm. de haut sur 6 de large.) Quelle que soit sa pathogénie, l'asphyxie thymique, dangereuse perturbation, se distinguera facilement du *cornage vestibulaire*, surtout inspiratoire, disparaissant après 2 ans par suite de l'accroissement des diamètres laryngés, et du *cornage adénopathique*. Ce dernier n'apparaît guère qu'à cinq mois, et cesse dans le décubitus et pendant le sommeil. Dans le *tirage du croup*, l'enfant a une dyspnée violente, tumultueuse ; il semble aspirer ses viscères abdominaux. L'examen radioscopique fournit d'ailleurs d'utiles indications. Il suffit de rappeler l'importance médico-légale du thymus dans tous les cas de mort subite ou rapide du nouveau-né (tumeurs encéphaliques, septicémies suraiguës, fièvre typhoïde ambulatoire, etc.).

L'intervention chirurgicale a donné d'heureux résultats dans le *traitement* de l'hypertrophie du thymus. L'opération la plus simple, la mieux réglée, la plus complète, paraît être la *thymectomie* (V. Veau). Celle-ci pourra n'être que partielle afin d'éviter les accidents de l'insuffisance thymique (lésions osseuses, diffuses, rappelant le rachitisme). On se défiera du chloroforme chez ces petits malades.

Quelques auteurs ont mis sur le compte de l'*insuffisance thymique* certaines variétés d'*eczéma sec du nourrisson*. La mort subite s'observerait particulièrement dans ces variétés de dermatoses infantiles.

**Thymus chez l'adulte.** — Le principal chapitre de cette subdivision concerne les *tumeurs*. Nées aux dépens des débris thymiques persistant derrière le manubrium, ces néoformations se reconnaissent surtout à la présence des corpuscules concentriques de Hassall. Mais on rencontre aussi dans le médiastin des tumeurs mixtes dont l'origine thymique est moins prouvée. D'une façon générale, si l'on en excepte peut-être l'importance des troubles respiratoires, ces tumeurs n'ont pas de physionomie propre, et provoquent le syndrome de toute néoformation maligne du médiastin.

Nous n'insisterons pas sur le rôle que l'on a voulu faire jouer à la *persistance* ou à l'*hypertrophie simple* du thymus en certains cas de mort subite chez l'adolescent. Il y a là peut-être, et jusqu'à plus ample informé dans la majorité des cas, une simple coïncidence.

D'autre part, nos connaissances sur la physiologie normale et pathologique du thymus sont encore incomplètes. Nous savons cependant que cette
glande assume un rôle trophique et hématopoïétique. Les injections d'extrait
abaissent la pression, après une élévation passagère parfois; et l'on a vu
expérimentalement que l'atrophie de l'organe était parallèle au développement génital, ou en d'autres termes que l'ablation du thymus hâtait la
maturité sexuelle. Il est donc très probable que les hypertrophies constatées
chez l'adulte correspondent à certaines suppléances fonctionnelles, et que le
thymus peut combler le déficit physiologique d'une hypophyse ou d'une
thyroïde. Aussi, sans insister davantage, signalerons-nous simplement
l'hypertrophie thymique notée chez des *acromégaliques*, des *leucémiques*,
des *crétins*, chez des individus atteints de *goitre simple* ou de *goitre exophtalmique*, chez des sujets présentant de l'*idiotie myxœdémateuse*, et même dans
l'*asthénie bulbaire d'Erb-Goldflam*. On a également rencontré des thymus
anormaux par leur persistance et leur volume chez des *tuberculeux* et des
*syphilitiques*, sans que le tissu noble présentât cependant d'altérations spécifiques.

                                                                   *FRANÇOIS MOUTIER.*

**THYROÏDE (AFFECTIONS DIVERSES).** — **Tuberculose.** — Deux cas, l'un douteux
(Weigert), et l'autre indiscutable (abcès froid, Schwartz), voilà tout ce que
l'on rencontre dans la science en fait de tuberculose primitive. La tuberculose secondaire est beaucoup moins rare, et l'on a vu maintes fois des abcès
froids survenir au cours d'une tuberculose pulmonaire (7 pour 100, Chiari).
Exceptionnellement, de pareils faits peuvent intéresser le chirurgien, soit
que l'abcès ouvert spontanément ou incisé par lui reste fistuleux, soit que,
volumineux, il détermine des phénomènes de compression.

**Syphilis.** — *a*). L'existence dans l'*hérédo-syphilis* de lésions thyroïdiennes,
déjà signalée par Demme, a été confirmée par Garnier; et l'on peut se
demander si nombre de myxœdèmes congénitaux ou de myxœdèmes de la
première enfance ne relèvent pas de l'infection syphilitique (Bérard).

*b*) La *syphilis acquise* a un retentissement plus net et mieux connu sur
l'appareil thyroïdien : la *thyroïdite secondaire* n'entraîne d'ordinaire qu'une
hypertrophie passagère plus gênante que douloureuse, mais cette hypertrophie peut devenir définitive et aboutir au *goitre* simple ou exophtalmique.
Quant à la *thyroïdite tertiaire*, gommeuse ou scléreuse, elle se traduit
d'ordinaire sous forme d'une augmentation de volume de la glande avec
nodulation en masse et production de petits nodules plus résistants
enchâssés dans le parenchyme. La sclérose est l'aboutissant de ce processus,
si le traitement spécifique n'intervient pas.

**Actinomycose.** — Poncet et Bérard en mentionnent quatre observations:
dans trois cas, des trajets cicatriciels, avec quelques grains jaunes, sillon-
naient les deux lobes de la glande le long du tissu conjonctif interacineux.
Durant la vie on n'avait noté ni tuméfaction persistante de la glande, ni poussées conjonctives. Dans un quatrième cas survint un myxœdème progressif
dû au développement, dans les deux lobes, des foyers actinomycosiques qui
suppurèrent au bout de plusieurs mois; près de la moitié de la glande aurait

été détruite. Köhler curetta et draina ces foyers. La lésion mycosique guérit et le myxœdème rétrocéda.

**Kystes hydatiques.** — Ils sont très rares, et Vitrac n'a pu en réunir qu'une vingtaine d'observations.

Développés le plus souvent dans un seul lobe, ils refoulent du côté opposé la glande parfois hypertrophiée, parfois fibreuse. Ils peuvent pourtant l'envahir tout entière et la réduire à une mince couche lamelleuse.

Leur évolution est lente, graduelle et indolore. Leur volume peut atteindre celui des deux poings. Ils déterminent souvent des troubles de compression du côté de la trachée et de l'œsophage et s'ouvrent quelquefois dans l'un de ces deux canaux. Leur rupture dans le tissu cellulaire provoque des poussées d'urticaire.

Le diagnostic en a été rarement fait. Pour leur traitement, l'énucléation ou l'ablation du lobe atteint sont les méthodes de choix; mais, lorsqu'elles sont impossibles, l'incision déclive et la fixation à la peau donnent une guérison aussi certaine, sinon aussi rapide. *PIERRE WIART.*

THYROÏDE (**TUMEURS BÉNIGNES**). — V. GOITRES.

THYROÏDE (**TUMEURS MALIGNES**). — A) Le **sarcome**, dans ces différentes variétés, sarcome à cellules fusiformes, rondes ou géantes, s'observe assez fréquemment. Sa marche est d'ordinaire très rapide, et son allure inflammatoire, au point qu'on s'est cru plusieurs fois en face de thyroïdites. De pareilles formes permettent bien rarement la seule intervention qui convienne, la thyroïdectomie totale.

B) Le **cancer** primitif, le seul qui nous intéresse, se développe quelquefois sur une thyroïde saine, mais il est beaucoup plus fréquent (75 à 80 pour 100 des cas, d'après Delore) qu'il se greffe sur un goitre ancien. Ses causes prédisposantes, en dehors de l'âge de fréquences maxima, 40 à 60 ans, qui diffère de celui du goitre, se confondent donc avec celles de cette dernière affection.

**Lésions.** — Fort importantes à bien connaître pour comprendre les difficultés du traitement opératoire, elles embrassent l'étude successive des lésions de la glande, de l'état des organes voisins, des métastases.

*Corps thyroïde.* — Il est augmenté de volume d'une façon variable suivant la période de la maladie. La tumeur a la grosseur d'un œuf, d'une pomme, et parfois d'une tête de fœtus ou d'adulte. Au début, sa forme est arrondie, régulière et rappelle celle du goitre vulgaire. Mais sa consistance est bien différente, elle est d'une dureté ligneuse. Son indépendance d'avec les organes voisins reste complète et les rapports qu'elle affecte avec eux sont ceux d'un goitre quelconque; c'est là la première période, la phase de végétation intra-capsulaire, durant laquelle l'intervention serait certainement suivie de guérisons durables. Sur une coupe de la tumeur faite à ce moment, on peut trouver au milieu d'un noyau d'adénome des segments durs, de couleur blanc cendré, caractéristiques; d'autres fois, on peut noter sur la paroi d'un goitre kystique l'apparition de végétations dures ou molles, grisâtres ou jaunâtres. D'ailleurs la capsule thyroïdienne semble nettement circonscrire et isoler ces noyaux dégénérés; pourtant, dès cette période, l'examen histologique révèle à son intérieur des noyaux épithéliaux. C'est la seconde phase qui se prépare.

A la seconde période, dite de végétation extra-capsulaire, le volume de la tumeur augmente singulièrement; sa forme se modifie beaucoup aussi; des noyaux de nouvelle formation lui donnent des contours irréguliers et bosselés; plus tard, des ganglions surajoutés viennent encore compliquer sa configuration. Lorsque l'infiltration dans les espaces cellulaires du cou apparaît, le corps thyroïde perd sa forme; toute la région sous-hyoïdienne est transformée en un véritable plastron de consistance ligneuse.

C'est alors que *les parties voisines* sont envahies.

La peau rouge, œdémateuse, vascularisée, adhère aux plans profonds, s'amincit parfois, mais n'est presque jamais perforée.

Les muscles, dans les formes aiguës, conservant leur individualité, sont tendus au-devant du néoplasme, le compriment, aplatissent la trachée et déterminent ainsi de graves troubles respiratoires. Dans les formes lentes, ils s'amincissent et dégénèrent, et ne jouent plus ce rôle constricteur. A la longue, ils sont englobés par les traînées malignes et entrent dans la constitution de cette vaste cuirasse qui dissimule complètement les organes profonds.

Les ganglions sont constamment et rapidement envahis. Le groupe carotidien est le premier atteint : un semis de granulation apparaît qui descend bientôt dans les creux sus et sous-claviculaires et gagne même l'aisselle et les médiastins. Les glandes carotidiennes sont, en général, peu nombreuses mais énormément hypertrophiées. Bientôt adhérentes à la tumeur thyroïdienne, elles semblent la prolonger en arrière et entourent les éléments du paquet vasculo-nerveux. Si bien que tumeur, ganglions et organes voisins forment, à un moment donné, une masse unique dont le point de départ est souvent fort difficile à déceler et qu'on pourrait prendre assez aisément, si l'on n'était prévenu, pour une tumeur primitive des ganglions.

La trachée est déviée et déformée comme dans le goitre; les altérations d'ordre mécanique sont superposables; la compression circulaire est la lésion la plus fréquente. L'organe est aussi ramolli vis-à-vis du siège de la compression, le plus généralement dans la région rétro-sternale, mais, contrairement à Rose, Delore n'a jamais vu ce ramollissement aboutir à un aplatissement de la trachée après sa libération au cours d'une opération. La perforation de la trachée est possible, mais exceptionnelle.

L'œsophage non plus n'est presque jamais perforé par le néoplasme; par contre, celui-ci détermine assez souvent à son niveau des phénomènes de compression.

Les gros vaisseaux, simplement repoussés à la dernière période, sont envahis à la seconde : les artères sont atteintes, leurs tuniques, toujours altérées, peuvent devenir cassantes et même être détruites par places au point que de graves hémorragies se produisent. Les veines, plus fragiles, sont souvent perforées par les bourgeons cancéreux qui envahissent leur lumière, l'oblitèrent et provoquent l'œdème de la face.

Les nerfs ne restent pas indemnes. Si le pneumogastrique est le plus souvent refoulé, le récurrent est toujours entouré et souvent détruit. Enfin, les ganglions, augmentés de volume, compriment parfois le sympathique et même tout ou partie des plexus cervical et brachial.

*Les métastases.* — Plus qu'aucun autre, le cancer thyroïdien se caractérise par des embolies précoces qui affectent des sièges variés et des allures parfois insidieuses. Bien mieux, une *forme médicale* de l'affection existe dans laquelle les métastases constituent toute la maladie, la tuméfaction du corps thyroïde restant trop minime pour être reconnue par le malade ou même perçue par le clinicien.

Les métastases ont des lieux d'élection : les ganglions d'une façon presque constante, les poumons dans les deux tiers des cas et le squelette dans un tiers, les centres nerveux, enfin le foie ou le rein. L'aspect des noyaux secondaires qui les constituent est de tous points le même que celui des noyaux primitifs.

**Symptômes**. — Les *symptômes objectifs* du cancer thyroïdien n'ont, au début, rien de pathognomonique. Sur un corps thyroïde déjà augmenté de volume une tumeur apparaît, le plus souvent latérale, de volume variable, arrondie, lisse ou bosselée, qu'on pourrait aisément prendre pour un goitre. Seule, sa dureté ligneuse éveille l'attention ; elle doit suffire à faire admettre la transformation maligne et assurer l'existence d'un cancer à sa phase intra-capsulaire.

Mais l'affection ne s'arrête pas longtemps à cette période ; rapidement, la tumeur pousse des prolongements en tous sens. Elle cesse d'être mobile sous la peau et sur la profondeur. A ses côtés, on ne perçoit plus les battements carotidiens, ce qui, au dire de Delore, ne prouve pas l'invasion et l'adhérence du paquet vasculo-nerveux, mais seulement qu'il est caché derrière la tumeur dont on peut encore le décoller (la chose a son intérêt au point de vue opératoire). Bientôt apparaissent des masses ganglionnaires, formant sur les côtés du cou une longue chaîne bien vite adhérente aux faces latérales de la tumeur. La peau du cou est marbrée de traînées bleuâtres constituées par de grosses veines qui descendent vers la poignée du sternum ; elle devient adhérente, s'œdématie et rougit, au point d'en imposer pour une thyroïdite.

Les *troubles fonctionnels* existent dès le début et deviennent presque immédiatement graves : douleurs vives irradiées dans la région mastoïdienne et dans la tête ; dyspnée rapidement intense ; toux fréquente et sèche ; dysphagie qui reste toujours modérée ; dysphonie par compression ou irritation des récurrents.

La dyspnée est le phénomène le plus constant et le plus important, celui contre lequel sont dirigées la plupart des interventions. Il est continu ou paroxystique. Il apparaît alors par crises de quelques minutes, parfois d'un quart d'heure, d'une demi-heure ; puis la fréquence des crises augmente en même temps que le répit est moins complet ; enfin la gêne devient continue avec des aggravations passagères. L'augmentation du nombre et de la durée des crises est un symptôme de haute gravité qui doit faire présager une mort prochaine si l'on n'intervient pas rapidement.

Les douleurs sont d'intensité et de localisation variables : la tête, l'oreille, la nuque, le bras et la poitrine en peuvent être le siège. Leur pathogénie est discutable; il semble pourtant que la compression plutôt que l'invasion des nerfs en soit la cause, puisqu'elles disparaissent aussitôt après l'ablation de la tumeur (Delore). La névrite cancéreuse par propagation est toutefois l'origine des douleurs intolérables qui se montrent à la période de diffusion extra-capsulaire.

Les compressions vasculaires sont presque toujours dues aux ganglions dégénérés. Dans de rares cas, on a noté l'anémie cérébrale par diminution de l'apport artériel carotidien. Le plus souvent, la céphalée, la bouffissure unilatérale de la face ou du membre supérieur accompagnée de cyanose, ou bien la bouffissure généralisée à tout le segment céphalique ou cervical décèlent la compression des gros troncs veineux, jugulaire, sous-clavière, tronc brachio-céphalique et même veine cave supérieure.

La compression du sympathique aboutit à des signes variables : s'il y a simple irritation, on observe l'exophtalmie et la dilatation pupillaire; la compression intense détermine la paralysie, c'est-à-dire le myosis, la diminution de la fente palpébrale, la rétropulsion de l'œil.

La *marche* des accidents est si rapide que souvent la tumeur entraîne la mort par troubles locaux avant que la cachexie ait eut le temps d'apparaître. A ces troubles locaux, il faut pourtant adjoindre, parmi les facteurs de la terminaison fatale, les métastases pulmonaires, souvent latentes, se révélant parfois par de légères hémoptysies; les métastases osseuses évoluant sur les os longs (fémur, tibia) ou plats (crâne, sternum) à l'instar d'un ostéo-sarcome; enfin, les métastases hépatiques, cérébrales, rénales, cardiaques, cutanées.

Dans certains cas, l'évolution est vraiment foudroyante; c'est la *forme aiguë* du cancer, apanage presque exclusif des jeunes sujets de 35 à 40 ans; il y a de la fièvre, 38°,5 ; 39° ; parfois on rencontre le syndrome de Basedow : la durée de l'affection ne dépasse pas trois mois.

Dans la forme ordinaire, elle est un peu plus longue, six mois à un an; il n'en est pas moins vrai que le cancer thyroïdien est un de ceux qui tuent le plus rapidement.

Le *cancer ligneux*, véritable squirrhe de la thyroïde, lorsqu'il évolue suivant la *forme atrophique*, aurait une évolution plus lente, car il ne donne pas de métastase, si d'ordinaire il n'aboutissait brusquement à la mort par asphyxie (Bérard).

**Diagnostic.** — Il n'est difficile qu'à la première période; c'est cependant à ce moment qu'il serait important de le faire. Pour éviter la confusion trop fréquente avec un goitre simple, trois caractères sont importants à rechercher : la consistance tout particulièrement dure de la tumeur maligne, la rapidité de sa marche, l'âge du sujet chez qui elle apparaît. Tout goitre qui évolue rapidement, ou apparaît chez un vieux, doit être considéré comme suspect et traité comme tel. Par contre, à la phase d'envahissement périphérique, le diagnostic est des plus simples; malheureusement, il n'y a plus guère pour le malade de chances sérieuses de guérison.

**Traitement**. — Le traitement du cancer thyroïdien peut être curatif ou palliatif.

Le *traitement curatif* consiste ici, comme pour tout cancer, dans l'ablation large de la tumeur, le bistouri tranchant en tissu sain : de pareilles conditions ne peuvent être remplies que par certaines des opérations employées dans la chirurgie du goitre. C'est ainsi que la *strumectomie* est absolument insuffisante, le cancer fût-il encapsulé. Les recherches histologiques ont fait constater, en effet, l'envahissement de la capsule qui apparaît saine à l'examen macroscopique fait au cours de l'opération. L'*énucléation massive*, autre opération intra-capsulaire, présente les mêmes inconvénients et encourt la même condamnation.

La *thyroïdectomie partielle* est une opération adéquate au mal, puisque avec elle on peut extirper largement les zones malades en se tenant en dehors de la capsule. Lorsque la tumeur est encapsulée, le manuel opératoire est semblable à celui qu'on emploie contre le goitre ordinaire : lorsque la capsule a été franchie, l'intervention est infiniment plus complexe à cause des adhérences aux vaisseaux, aux nerfs, à la trachée, à l'œsophage. Elle débutera par l'extirpation de la glande pour se terminer par celle, malheureusement toujours incomplète, des paquets ganglionnaires.

La *thyroïdectomie totale* se présente, au moins théoriquement, comme l'intervention de choix, même dans les cancers limités (Delore). Le myxœdème opératoire, qu'on craint à sa suite, est, *a priori*, un accident beaucoup moins grave que le cancer ; il peut être atténué par le traitement thyroïdien ; il ne doit pas arrêter le chirurgien. Bien plus, il est loin d'être fatal, et de nombreux cas ont été réunis par Rosander et Carle où la cachexie strumiprive n'apparut point. On est donc autorisé à tenter la thyroïdectomie totale.

Les résultats du traitement curatif se sont montrés jusqu'ici franchement mauvais ; c'est qu'on n'a guère opéré qu'à la seconde période de l'affection, alors que l'intervention reste souvent incomplète tout en présentant une gravité extrême : 59 morts rapides et 50 récidives sur 110 opérations dans la statistique de Madelung. Mais puisque l'inefficacité habituelle du traitement radical tient à la rareté du diagnostic précoce, on peut espérer à bon droit que ces résultats s'amélioreront lorsque le clinicien saura reconnaître à ses débuts la dégénérescence maligne de la glande.

Le *traitement palliatif* convient aux cas avancés, les plus fréquents, où l'ablation complète est impossible. Il vise surtout à combattre les difficultés de la déglutition et de la respiration.

Les premières nécessitent exceptionnellement le *cathétérisme de l'œsophage* ; il le faut faire avec toutes les précautions qui sont de règle dans le cancer de ce canal.

La *trachéotomie* est l'intervention qu'on a coutume d'employer pour obvier aux difficultés de la respiration. Elle est souvent fort difficile, à cause de la présence de la tumeur en avant de la trachée. La meilleure conduite à tenir alors est de fendre le tissu néoplasique sur la ligne médiane, sans s'inquiéter de l'hémorragie qui cesse aussitôt après l'incision trachéale.

Les suites de la trachéotomie sont d'ailleurs déplorables. Rapidement, la mort survient par broncho-pneumonie et par septicémie. Aussi a-t-on songé à d'autres interventions qui libéreraient sans l'ouvrir le conduit aérien.

Les *interventions libératrices* sont multiples : section des muscles et des aponévroses au-devant de la tumeur et soulèvement de celle-ci (Poncet); libération longitudinale de la trachée (Adenot); exothyropexie (Jaboulay) qui expose aux hémorragies immédiates ou consécutives; résection de la poignée du sternum pour élargir le détroit rétro-sternal, siège ordinaire de la constriction (Jaboulay).

Les résultats de ces diverses opérations sont bien meilleurs que ceux de la trachéotomie. L'amélioration constante qui les suit est malheureusement de courte durée, et disparaît dès que les bourgeons cancéreux reproduisent la constriction.

Enfin, la *strumectomie* ou la *thyroïdectomie* ont été employées depuis quelques années comme opérations palliatives, destinées à rétablir la respiration (Poncet). Ces essais semblent encourageants : l'opération a toujours amélioré la situation du malade, et plusieurs ont joui d'une notable survie; les troubles respiratoires ont cessé d'ordinaire aussitôt après l'opération, et la plupart des sujets ont eu l'heureuse illusion de la guérison.

*PIERRE WIART.*

**THYROÏDIEN (TRAITEMENT).** — V. Opothérapie, Myxœdème, Goitre exophtalmique, Sérums.

**THYROÏDIENNE (CHIRURGIE).** — Les opérations chirurgicales que nécessitent les tumeurs du corps thyroïde portent, dans la grande majorité des cas, sur les portions glandulaires atteintes qu'on enlève seules ou avec une certaine quantité de tissu sain; ce sont des *opérations directes*. Bien plus rarement, la tumeur est laissée en place et l'on cherche à provoquer son atrophie, soit en l'exposant à l'air, soit en liant des artères thyroïdiennes, en faisant en somme des *opérations indirectes*.

I. **Opérations directes.** — Ce sont presque exclusivement des *opérations partielles*; elles consistent dans la *thyroïdectomie partielle*, l'*énucléation intraglandulaire* ou *strumectomie*, l'*énucléation massive*.

A) La **thyroïdectomie totale**, jusqu'à nouvel ordre, doit être proscrite, sauf peut-être dans les cas de cancer, puisqu'elle risque d'entraîner après elle des accidents graves, fort importants à connaître, bien qu'on n'ait plus guère l'occasion de les observer.

Les **accidents consécutifs à l'ablation totale du corps thyroïde** se présentent sous deux formes : l'une aiguë, la tétanie; l'autre chronique, le myxœdème opératoire.

La **forme aiguë** débute d'ordinaire du 5e au 8e jour après l'opération par des crampes douloureuses, des tiraillements dans les membres; à leur suite apparaît le syndrome classique de la *tétanie* (v. c. m.).

La contracture atteint de préférence les membres supérieurs et y revêt le type de flexion; son intensité peut être telle que les ongles s'enfoncent dans la paume des mains. Dans certains cas rares, la contracture se localise à quelques muscles de la face.

D'ordinaire légers, parfois à peine ébauchés, les accidents peuvent devenir graves, se compliquer d'accès successifs toniques et cloniques particulièrement douloureux et s'accompagner de crises de dyspnée intense. Alors la température s'élève et la mort survient quelquefois au milieu de convulsions épileptiformes. Plus souvent, les accès s'éloignent et disparaissent au bout de quelques semaines. On les a vus faire place aux symptômes du myxœdème opératoire ou coexister avec lui.

La *forme chronique* comprend l'ensemble des accidents désignés sous le nom de *myxœdème opératoire* (Reverdin), ou *cachexie strumiprive* (Kocher), et si entièrement semblables au myœdème spontané qu'il est impossible de ne pas identifier, au point de vue pathogénique, les deux affections.

Le malade, qui paraissait s'être bien rétabli après l'opération, voit son état général se modifier, il perd ses forces et son énergie physique et morale, en même temps qu'apparaît, sur tout son corps, un pseudo-œdème des téguments. Chaque jour son habitus extérieur tend à se rapprocher de celui du myxœdémateux. Le teint est pâle et terreux, le visage déformé par la tuméfaction des paupières et l'épaississement des lèvres et du nez. La peau devient rude et sèche, et le simple palper de ces téguments lardacés, durs, qui ne gardent pas l'empreinte du doigt, suffit à faire écarter l'idée d'un véritable œdème. Le cou s'épaissit, le ventre augmente de volume, les pieds et les mains s'empâtent, les cheveux et les poils tombent, les sécrétions sudorales et sébacées disparaissent (V. MYXŒDÈME).

Les mouvements sont lents, exécutés comme à regret: aux membres supérieurs surtout, leur précision est très diminuée et leur maladresse, phénomène précoce et qui préexiste au gonflement, est considérablement aggravée lorsque celui-ci paraît.

La circulation est défectueuse, les extrémités violacées; le sujet souffre sans cesse d'une sensation de froid et ne se plaît qu'au coin du feu.

Les phénomènes intellectuels cadrent bien avec ces altérations physiques. La pensée est lente et comme endormie, la mémoire infidèle, le caractère triste et assombri.

La *marche* des accidents varie beaucoup. Dans un petit nombre de cas, ils vont en s'aggravant, et le malade meurt par cachexie, tuberculose pulmonaire ou pneumonie. Beaucoup plus souvent, après des rémissions successives qui durent plusieurs mois, il revient à la santé.

La *forme grave* que nous avons décrite est loin d'ailleurs d'être constante: il y a des *cas frustes* (Reverdin), où un léger degré de fatigue musculaire et d'essoufflement, un état persistant de faiblesse ou d'anémie représentent toute la maladie.

La *pathogénie* du myxœdème opératoire, d'abord incertaine, est aujourd'hui parfaitement établie. La cause unique des symptômes morbides réside dans la suppression de la fonction thyroïdienne, et l'inconstance des accidents s'explique par l'établissement de phénomènes de suppléance au niveau de glandules accessoires respectées par l'opération.

C'est qu'en effet la cachexie strumiprive ne survient pas fatalement après toute thyroïdectomie totale. Alors qu'à Berne et à Vienne la proportion des accidents consécutifs est de 70 pour 100, Socin n'en relève que 50 pour 100 et le comité de Londres tablant sur 227 thyroïdectomies totales, 24 pour 100 seulement.

Aussi devient-il légitime, en présence de l'évolution fatalement mortelle du cancer thyroïdien, de passer outre à la venue hypothétique du myxœdème opératoire et de pratiquer la thyroïdectomie totale qui semble donner plus de chances de guérison radicale.

B) **Opérations partielles.** — Ce sont les seules qu'on doive opposer aux tumeurs bénignes; elles peuvent être *extra-capsulaires* (*thyroïdectomie partielle*) ou *intra-capsulaires* (*énucléation intra-glandulaire* ou *strumectomie*; *énucléation massive*). Leurs indications respectives se tirent de la disposition anatomique de la tumeur : l'existence d'une capsule qui forme plan de clivage autour d'un kyste ou d'un noyau adénomateux permet l'énucléation; la diffusion des lésions dans le tissu glandulaire nécessite l'ablation partielle (V. GOITRE EXOPHTALMIQUE).

Or, il est impossible, par le seul examen clinique, de déterminer avec certitude si un goitre est énucléable ou non. Ce n'est qu'au cours de l'opération, après avoir découvert la glande, parfois même seulement après l'avoir incisée, que le chirurgien peut être fixé sur ce point. Il en résulte que les préparatifs de l'opération et ses premiers temps, l'incision des parties molles, la découverte de la tumeur, sont identiques dans tous les cas. Il y a donc intérêt à les décrire une fois pour toutes.

La **mise en position** du malade a déjà une grosse importance. Il doit être couché sur le dos, le haut du buste relevé légèrement par un coussin de manière à placer le cou en extension légère : l'extension ou la flexion forcées sont également à rejeter parce qu'elles réduisent le calibre de la trachée et gênent la circulation encéphalique.

La question de l'**anesthésie** reste fort discutée. Les adversaires de la narcose (Kocher, Roux, Socin) l'accusent d'aggraver les dangers auxquels sont déjà exposés les goitreux. L'éther, disent-ils, exagère au maximum les troubles respiratoires en augmentant les sécrétions bronchiques et en provoquant des quintes de toux; la dyspnée ainsi créée entraîne la dilatation des veines du cou et favorise l'entrée de l'air à leur niveau, elle peut se compliquer d'asphyxie brusque par spasme trachéal ou affaissement de la trachée. Le chloroforme est contre-indiqué par la déchéance cardiaque et la susceptibilité du pneumogastrique, et semble responsable des morts subites du début de la narcose. D'un autre côté, les manœuvres sur le corps thyroïde sont peu douloureuses, et la simple anesthésie des plans superficiels à la stovaïne peut parfaitement suffire.

Une pareille façon de voir est trop absolue; les sujets dont le cœur et les poumons sont sains ont droit à l'anesthésie totale. Bien plus, on peut dire que toutes les fois où le volume considérable de la tumeur, sa situation profonde ou l'état précaire des viscères ne s'opposent pas à la narcose, on gagne à s'en servir plus de facilité opératoire et plus de liberté d'action.

Le choix de l'anesthésique varie avec les chirurgiens. Poncet et Reverdin restent fidèles à l'éther, sauf complications bronchiques le contre-indiquant, Wölfler préfère l'anesthésie mixte de Nussbaum (morphine et chloroforme); d'autres s'en tiennent au chloroforme.

**L'incision des parties molles superficielles** commence par la section de la peau. Celle-ci peut être faite dans nombre de directions et varier avec chaque cas. Verticale et médiane, elle donne peu de jour et laisse une cicatrice disgracieuse; cruciale, elle découvre largement la tumeur, mais est d'une réunion souvent difficile.

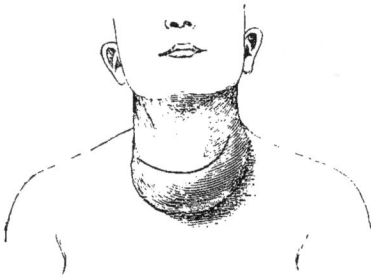

Fig. 121. — Incision en cravate pour la découverte du corps thyroïde hypertrophié. (Lenormant.)

L'incision cutanée, qui me paraît la meilleure parce qu'elle donne beaucoup de jour sur la totalité de la glande et parce qu'elle ne laisse qu'une cicatrice linéaire facile à dissimuler, est l'incision en cravate (Kocher) (fig. 121), transversale, légèrement convexe en bas, étendue de la face externe d'un sterno-mastoïdien à l'autre et placée plus ou moins haut suivant le siège de la tumeur elle-même.

La peau, une fois sectionnée, il faut chercher avec soin, pour ne les couper qu'entre deux ligatures, les veines jugulaires antérieures, leurs anastomoses, et, le long du bord antérieur du sterno-mastoïdien, les veines jugulaires obliques de Paulet et Kocher.

Ceci fait, on arrive au *plan musculaire*. Les sterno-mastoïdiens se laissent d'ordinaire écarter; les muscles sous-hyoïdiens doivent être ménagés autant que possible; si cependant l'on ne réussit pas à se donner assez de jour en passant dans leur interstice médian ou au travers de leurs fibres dissociées, leur section s'impose; il est avantageux de la faire à la partie supérieure de la plaie pour ménager les nerfs moteurs, et de repérer les deux bouts sectionnés qu'on suturera à la fin de l'opération (fig. 122).

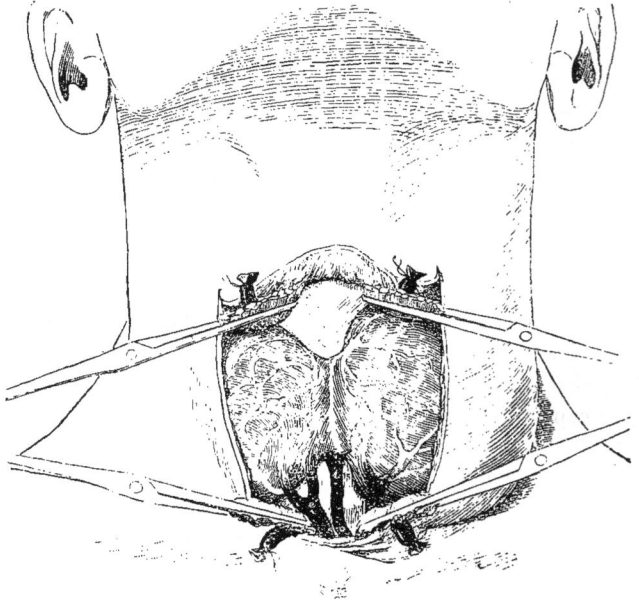

Fig. 122. — Mise à nu du corps thyroïde hypertrophié; les veines jugulaires antérieures ont été liées et sectionnées. Les muscles sous-hyoïdiens sont coupés. (Lenormant.)

Enfin, après effondrement du feuillet antérieur de la gaine viscérale, on tombe dans le plan de clivage péri-thyroïdien, à la surface du corps thyroïde entouré de sa capsule.

A partir de ce moment, la technique varie suivant qu'on opère en dehors ou en dedans de la capsule.

La **thyroïdectomie partielle extra-capsulaire** supprime habituellement un lobe dans sa totalité; c'est cette opération typique que je vais décrire.

a) La *libération de la tumeur* se fait au doigt (Reverdin), ou à la sonde à goitre (Kocher). La face antérieure du lobe est d'abord dégagée jusqu'à son bord externe, puis les doigts, contournant ce bord, tâchent de l'accrocher vers la partie moyenne (Jaboulay), plutôt que vers les cornes supérieures ou inférieures au niveau desquelles on pourrait déchirer des vaisseaux. Lorsque sa libération est suffisante, le lobe est amené hors de sa loge par des tractions douces et luxé entre les lèvres de la plaie. comme un fibrome utérin qu'on extrait de l'abdomen (Poncet).

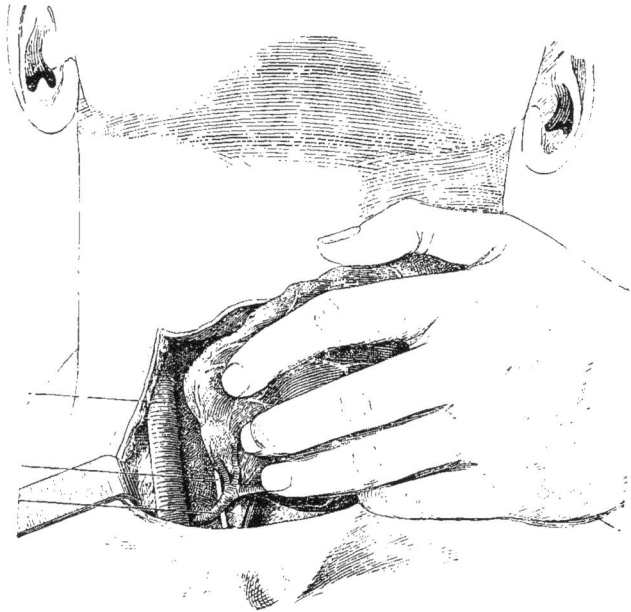

b) La *ligature et la section des pédicules vasculaires* doit être faite avant d'aller plus loin, en commençant par les veines, plus superficielles, qu'on isole et qu'on coupe entre deux pinces au niveau des six pédicules veineux du lobe (fig. 125).

Fig. 125. — Thyroïdectomie partielle extra-capsulaire, ligature de l'artère thyroïdienne supérieure. (Lenormant.)

On se porte ensuite vers la corne supérieure du lobe, et on lie à son niveau l'artère thyroïdienne supérieure, immédiatement avant sa trifurcation, en évitant de prendre dans la ligature le nerf laryngé supérieur sousjacent à l'artère.

Il reste à lier l'artère thyroïdienne inférieure, c'est le temps le plus délicat de l'opération (fig. 124). Comme elle aborde le corps thyroïde près de la trachée et derrière le lobe latéral, il faut, pour la bien voir, rejeter ce lobe en avant et en dedans, en même temps qu'on fait récliner fortement en dehors le sterno-mastoïdien.

Un gros écueil est à éviter, le récurrent. Pour y réussir d'une façon certaine, on doit, avant tout, chercher à le voir; c'est là une pratique bien préférable , à celles qui consistent à lier l'artère loin du corps thyroïde

(Kocher, Reverdin) ou, au contraire, après sa division (Billroth et Wölfler).

c) La *section de l'isthme thyroïdien* permet d'achever l'ablation du lobe

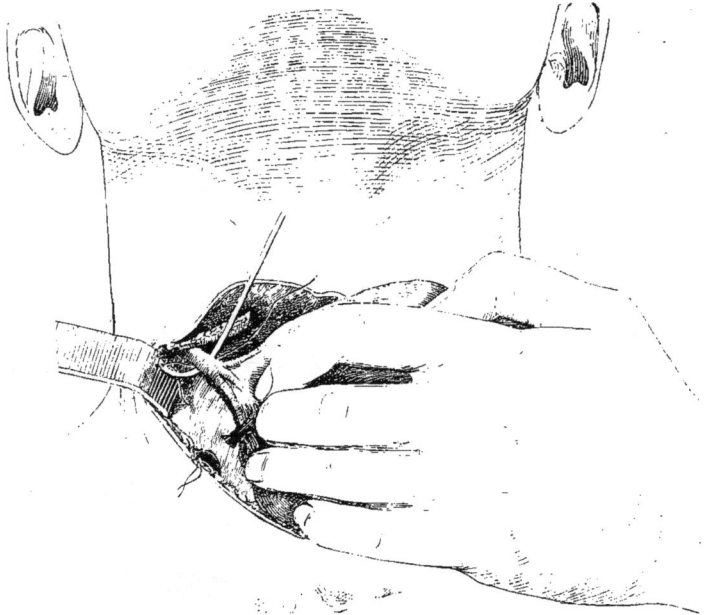

Fig. 124. — Thyroïdectomie partielle extra-capsulaire : ligature de l'artère thyroïdienne inférieure. (Lenormant.)

qui ne tient plus, en effet, que par ses connexions avec la trachée, et par l'isthme. Les adhérences trachéales cèdent aisément au doigt. Quant à la section de l'isthme, elle se fait après écrasement de celui-ci, dans le but de réduire son volume avant de le lier, soit avec l'angiotribe de Doyen, soit avec une pince-clamp à mors courts et épais et à branches solides (Lenormant) (fig. 125).

d) L'*hémostase* est alors faite avec le plus grand soin, puis les muscles réunis et la

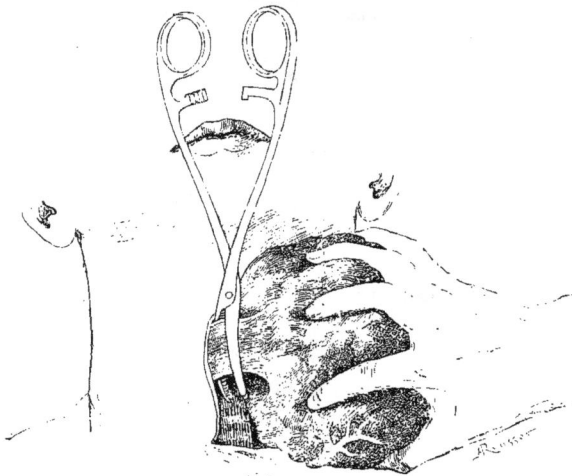

Fig. 125. — Thyroïdectomie partielle, extra-capsulaire ; l'isthme thyroïdien est saisi dans les mors de la pince-clamp qui va l'écraser avant sa section. (Kocher.)

*peau suturée* en laissant un *drain*, pendant 48 heures, dans l'angle inférieur de la plaie.

Les divers temps opératoires qui précèdent peuvent, lorsque l'isthme est
étroit, se pratiquer dans un ordre inverse : on débute par la section de
l'isthme, puis on détache le lobe de dedans en dehors (Poncet). Les vaisseaux thyroïdiens inférieurs sont ainsi liés avant que les manœuvres de
décollement n'aient produit un suintement sanguin abondant qui vient
obscurcir le champ opératoire.

**L'énucléation intra-glandulaire** a pour premier temps : *l'incision du
corps thyroïde* faite au point le plus saillant du lobe hypertrophié, après
avoir pincé préalablement tous les vaisseaux qui sillonnent la capsule et
vont être coupés. Il faut aller lentement, couches par couches, diviser
d'abord la capsule propre, puis une épaisseur plus ou moins grande de
parenchyme sain, jusqu'à ce qu'on arrive sur le nodule goitreux. Il est facilement reconnaissable et tant qu'on a des doutes, c'est qu'on n'est pas
encore sur la tumeur (Reverdin). On s'assure alors de l'existence d'un plan

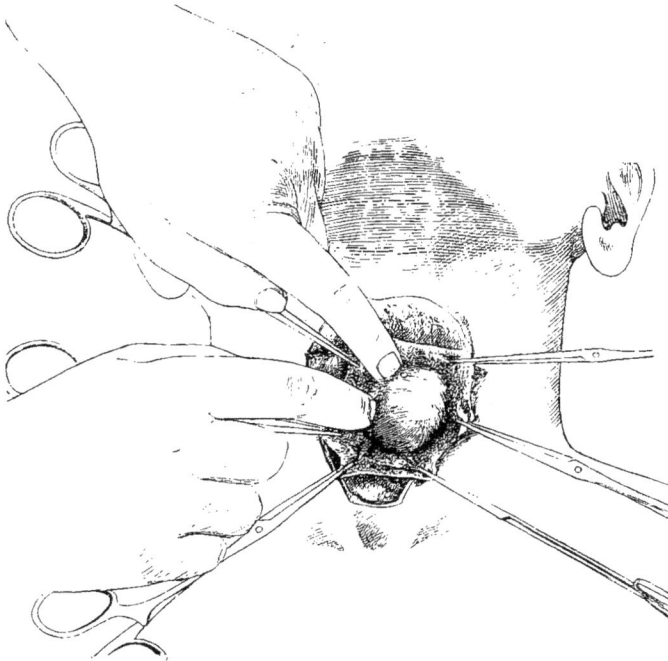

Fig. 126. — Énucléation intra-glandulaire d'un nodule goitreux. (Lenormant.)

de clivage et avec le doigt ou un instrument mousse, on procède à *l'énucléation* du noyau hors du parenchyme sain (fig. 126). Aussitôt qu'il est
enlevé, il est remplacé par un tampon de gaze qui comble la cavité laissée
par lui et arrête l'hémorragie ; et l'on extirpe de la même façon tous les
autres noyaux, en prenant bien soin de « ne pas s'égarer dans la glande
dont le tissu plus mou, plus homogène et plus foncé se reconnaît rapidement avec un peu d'habitude ». (Bérard.)

L'*hémostase* des cavités laissées par l'énucléation, qui d'ordinaire saignent en nappe, se fait par tamponnement ou, ce qui vaut infiniment mieux, par la *suture hémostatique* au catgut (Poncet), sorte de suture en bourse ou de capitonnage qui fronce et accole les parois de la cavité (fig. 127).

On réunit enfin les plans superficiels comme après la thyroïdectomie en laissant un drain dans l'angle inférieur de la plaie.

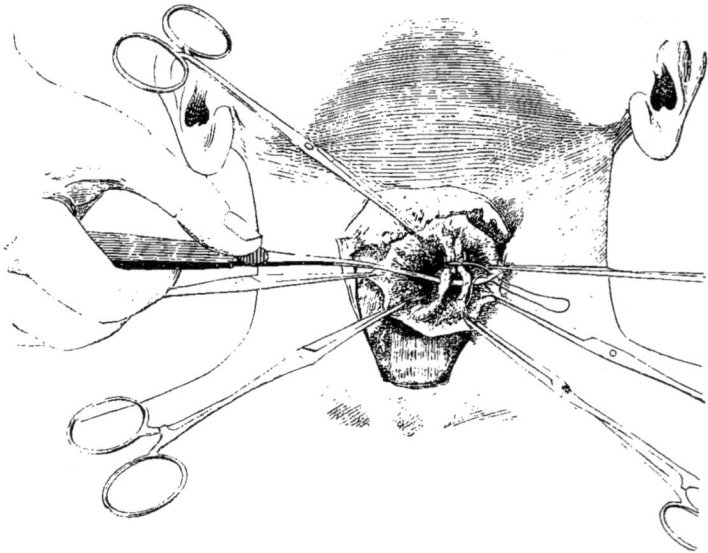

Fig. 127. — Suture hémostatique des débris glandulaires après l'énucléation des goitres. (Lenormant.)

**L'énucléation massive** « consiste dans l'ablation de la plus grande partie des tisssus d'un lobe thyroïdien hypertrophié, en opérant sous la capsule propre, le plus possible et toujours sous elle au voisinage des pédicules vasculaires. Jamais par ce procédé tout le parenchyme du lobe n'est enlevé, car la capsule adhère très intimement au tissu cortical qu'elle pénètre et en garde constamment des parcelles adhérentes à sa face profonde dans les points où on l'a ménagée ». (Bérard.)

C'est une opération peu réglée, variable avec chaque cas. En schématisant, on peut cependant ramener à deux types les goitres auxquels cette méthode est applicable.

« Tantôt il s'agit d'une masse polykystique ou d'une agglomération de nodules solides, constituant un goitre jeune encore, qui n'a pas contracté d'adhérences avec les tissus sains et qui reste séparé de la capsule propre par une couche parenchymateuse normale. On pratique dans ces cas ce que Poncet appelle l'*énucléation intra-glandulaire massive*: on incise la capsule et la couche de tissu thyroïdien sain jusqu'à la masse goitreuse; puis on cherche le plan de clivage qui sépare cette masse du reste de la glande et on énuclée d'une seule pièce tous les kystes et tous les nodules.

« Tantôt, au contraire, le goitre plus ancien a acquis un volume considérable et complètement atrophié une partie du tissu glandulaire qui l'entourait; comme son développement se fait habituellement en avant, c'est à la partie antérieure que le kyste (ou le noyau solide) a détruit tout le tissu thyroïdien, est venu adhérer à la capsule propre qui se confond avec sa paroi, et faire saillie dans le tissu cellulaire périthyroïdien, tendant ainsi à l'énucléation spontanée (Poncet); en arrière, au contraire, et vers les cornes thyroïdiennes, là où pénètrent les artères, il reste du tissu glandulaire doublant la capsule. Il est évident que, dans un cas de ce genre, on ne saurait faire une énucléation sous-capsulaire à la partie antérieure de la tumeur: il faut donc commencer le clivage, en dehors de la capsule, dans le tissu cellulaire périthyroïdien, puis, dès que la capsule propre peut être séparée de la tumeur, l'inciser et poursuivre l'énucléation en restant maintenant sous-capsulaire; c'est au voisinage des pédicules artériels, au niveau des cornes thyroïdiennes, qu'il faut surtout raser de près le tissu néoplasique, pour ne pas avoir à faire de ligatures. » (Lenormant.)

L'*hémostase*, au niveau de la cavité très irrégulière qui persiste après l'énucléation massive, se fait au moyen de ligatures portées directement sur les vaisseaux s'il y en a qui donnent en jet; ou par une *suture hémostatique* qui réunit les débris profonds sous-capsulaires et les portions antérieures de la capsule, et oblitère ainsi complètement la cavité.

**Complications**. — Au cours et à la suite de ces diverses interventions, des accidents sont possibles.

A) La **thyroïdectomie partielle extra-glandulaire** a le triste privilège des accidents les plus nombreux et les plus graves. Ceux-ci se produisent : a) *au cours de l'opération*; b) *dans les heures ou les jours qui la suivent*.

a) *Au cours de l'opération*, des *hémorragies*, surtout veineuses, parfois artérielles, peuvent survenir. La libération du lobe y expose particulièrement: pour peu que la tumeur soit vieille et adhérente, on ne doit plus avancer que la pince à la main. En dehors de la perte de sang qui est parfois impressionnante, l'ouverture des veines thyroïdiennes et même des veines superficielles expose à l'entrée de l'air dans le système circulatoire.

Les *accidents respiratoires* sont plus graves; ils peuvent dépendre des altérations de la trachée et du larynx, ou d'une lésion des nerfs laryngés.

Les premiers apparaissent parfois au début ou avant même le début de l'opération, ce sont des phénomènes d'asphyxie ou de la cyanose provoqués par la position de l'opéré ou l'influence de l'anesthésique et qui ont pour cause la compression de la trachée par les muscles tendus et contractés. la congestion thyroïdienne, le gonflement de la muqueuse trachéale, le spasme de la glotte.

Au cours de la libération de la tumeur et surtout lorsqu'on l'aborde par son bord externe, les manœuvres de luxation peuvent exagérer un affaissement ou une coudure préalable de la trachée et l'oblitérer.

Parfois, les troubles asphyxiques apparaissent au moment de la section de l'isthme thyroïdien; ils relèvent alors du ramollissement de la trachée et de son affaissement, quand elle vient à être privée du soutien que le goitre lui fournissait.

Enfin, la respiration peut se trouver considérablement gênée lorsque d'abondantes mucosités encombrent les bronches.

Pour éviter de pareils accidents, Rose avait proposé la *trachéotomie préventive*; elle n'eut qu'une vogue passagère et tout le monde s'accorde à la considérer aujourd'hui comme parfois inutile (congestion pulmonaire, mucosités bronchitiques), et toujours dangereuse (deux fois sur trois, mort par broncho-pneumonie). Bien plus, au cours même de l'opération, on ne doit se résoudre à faire la trachéotomie qu'à la dernière extrémité (Poncet).

La dyspnée du début cède souvent, en effet, à la section rapide des parties molles suivie de la dilacération de la sangle musculaire qui comprime le goitre, ou à la section médiane de l'isthme (Sydney Jones).

Plus tard, la luxation du lobe malade, suivie de la luxation du deuxième lobe si les accidents continuent, parfois même leur simple soulèvement (Socin) suffisent à faire cesser la gêne respiratoire.

C'est seulement lorsque l'asphyxie par aplatissement trachéal apparaît au moment de la section de l'isthme, que la trachéotomie s'impose. Elle doit être toujours faite avec une canule assez longue (11 à 15 centimètres, Poncet) pour arriver près de la bifurcation trachéale et assez volumineuse pour calibrer le conduit dans toute sa longueur.

La lésion des nerfs laryngés peut entraîner aussi au cours de l'intervention des troubles respiratoires. Cette lésion peut être minime, simple tiraillement pendant la libération de la tumeur, ou plus grave, pincement du nerf dans une pince hémostatique placée sur l'artère, ligature du nerf en même temps que du pédicule artériel. Quelle qu'elle soit, elle provoque du tirage avec sifflement laryngé caractéristique. Le nerf peut enfin être coupé, mais la paralysie laryngée que détermine la section n'est reconnue qu'au réveil du malade.

b) *Dans les heures ou les jours qui suivent l'opération*, d'autres complications peuvent apparaître :

Les *hémorragies tardives* sont plutôt des suintements par défaut d'hémostase que des hémorragies secondaires vraies relevant de l'infection. Elles surviennent d'ordinaire quelques heures après l'opération quand le malade se réveille et fait des efforts de toux ou de vomissement. Une surveillance rigoureuse des malades s'impose donc durant la première journée : si un écoulement sanguin abondant se produit, il faut aller, sans hésiter, rechercher le vaisseau qui donne.

La *fièvre thyroïdienne post-opératoire* est une éventualité si fréquente et si bénigne qu'on ne saurait la considérer comme une complication. Parfois le soir même, en général le lendemain de l'opération, la température s'élève brusquement à 39°, 39°,5 et même 40°, pour osciller ensuite entre 38 et 40°, avec des rémissions matinales non constantes jusqu'au dixième ou douzième jour où elle retombe à la normale (Bérard). Cette fièvre semble due au passage dans le sang de produits thyroïdiens mis en liberté par la dilacération du parenchyme et sécrétés durant quelques jours encore en quantité exagérée, à cause de l'irritation des nerfs sécrétoires au cours de l'opération (Bérard).

L'*infection* de la plaie s'observe presque toujours lorsqu'on a dû faire la trachéotomie et souvent encore lorsqu'il y a eu une hémorragie abondante au cours de l'opération. Elle peut être cutanée et alors peu grave, ou profonde et susceptible de se compliquer de médiastinite, de pleurésie et de péricardite suppurées.

L'*hypersécrétion trachéale* s'amende au bout de deux ou trois jours.

L'*affaissement de la trachée* peut exceptionnellement se produire après l'opération pendant le sommeil ou dans les changements de position. La seule façon d'y parer est de pratiquer la trachéotomie. Après elle, comme après celle qu'on fait au cours de l'opération, la canule doit être gardée plusieurs semaines, de telle sorte que le calibrage de la trachée ait le temps de se faire par adhérence de sa surface externe avec les organes du voisinage.

Les *complications pulmonaires* sont le principal élément de la morbidité dans les opérations de goitre. Très fréquente autrefois alors qu'on opérait de gros goitres chez des sujets âgés, la *broncho-pneumonie* peut être aujourd'hui presque certainement évitée pour peu qu'on fasse des opérations précoces et qu'on restreigne aux seuls cas bénins l'emploi des anesthésiques. Depuis plusieurs années Kocher n'endort plus aucun de ses goitreux et il a pu faire ainsi 904 thyroïdectomies avec seulement trois morts dont une de pneumonie. Poncet et Reverdin croient plutôt à l'influence du refroidissement pendant l'opération et à celle de l'infection issue du foyer opératoire et propagée par l'intermédiaire des veines trachéo-bronchiques avalvulées et largement anastomosées avec les veines thyroïdiennes (Bérard). Le meilleur traitement préventif de la broncho-pneumonie serait donc la parfaite asepsie opératoire.

La lésion du *laryngé supérieur* a été accusée de produire des fausses déglutitions par anesthésie laryngée et la dysphonie crico-thyroïdienne des premiers jours qui suivent l'opération. On peut lui attribuer aussi la dysphagie douloureuse surtout marquée au moment du passage des aliments sur la base de la langue (Bérard), et due au tiraillement des filets sensitifs.

Le tiraillement du *récurrent*, outre les spasmes immédiats, entraîne parfois des paralysies par inhibition (et alors transitoires), ou par lésions destructives (et alors définitives). Sa ligature est suivie de paralysie par dégénérescence du nerf. Enfin, sa section détermine une *paralysie opératoire*, et entraîne une aphonie persistante qui s'atténue pourtant à la longue sans jamais disparaître complètement.

Enfin, la *dysphagie* plus ou moins accusée survient dans presque tous les cas (Thévenot). Elle apparaît peu de temps après l'opération, souvent dans la soirée, arrive promptement à son maximum et dure pendant un temps variable. Ce n'est parfois qu'une gêne légère de la déglutition; dans d'autres cas, elle peut atteindre un degré tel qu'aucun solide et même aucun liquide ne peut être avalé, se prolonger assez pour devenir dangereuse et nécessiter l'emploi d'une sonde à demeure (Crédé). Ordinairement, son intensité est moyenne et sa durée courte, trois ou quatre jours. Elle est fort probablement d'origine réflexe et due à la lésion des nombreux filets nerveux thyroïdiens.

Par suite de ces divers accidents, la *mortalité opératoire*, à la suite de la thyroïdectomie partielle extra-glandulaire, s'élevait dans les statistiques déjà vieilles de plusieurs années de 2 à 5 pour 100. Mais, entre les mains des chirurgiens entraînés à opérer de nombreux goitres dans les pays d'endémie, cette mortalité est beaucoup plus faible; et Kocher, en 1906, n'estimait, pour la thyroïdectomie, les risques mortels qu'à 0,3 pour 100.

B) Au cours ou à la suite des **énucléations massive ou intra-glandulaire**, les accidents qui peuvent survenir sont beaucoup moins nombreux et moins graves.

Les *hémorragies* opératoires, après qu'on a franchi les plans superficiels où les dangers de blessure des grosses veines et de pénétration de l'air sont les mêmes pour toutes les opérations sur le corps thyroïde, sont bien rarement inquiétantes; dans l'énucléation intra-glandulaire, les artères sont trop minimes pour que leur ouverture ait des conséquences fatales; dans l'énucléation massive cependant, lorsqu'on doit raser de trop près la capsule au voisinage du pédicule vasculaire, les premiers rameaux de bifurcation des artères peuvent être déchirés, et comme leur ligature serait laborieuse à cause de la profondeur, il vaut mieux lier le tronc lui-même. Les hémorragies veineuses, plus abondantes que les artérielles, cèdent vite au tamponnement ou mieux à la suture hémostatique.

Par contre, les écoulements sanguins tardifs, d'origine veineuse, semblent fort à redouter après l'ablation d'adénomes fœtaux très vasculaires, de noyaux adhérents ou de kystes qu'on n'a pu détacher et dont on a extirpé à la curette le contenu avec des lambeaux de paroi.

Les *troubles respiratoires* qui relèvent de l'opération, coudure de la trachée par mobilisation du lobe, aplatissement par perte du soutien que fournissait la tumeur, oblitération du calibre trachéal par congestion de la muqueuse, doivent être fort diminués dans leur fréquence et leur intensité. La trachéotomie ne saurait donc être que très exceptionnellement indiquée. De même les troubles dyspnéiques post-opératoires sont infiniment rares.

Le tiraillement du récurrent et le spasme glottique qui en résulte, à plus forte raison la ligature, le pincement ou la section du nerf entraînant une paralysie opératoire persistante ne semblent guère possibles. Mais les paralysies laryngées qui préexistaient à l'intervention rétrocèdent moins certainement qu'après les thyroïdectomies et reparaissent d'ordinaire après une phase d'amélioration.

Les accidents d'*infection* au niveau de la plaie semblent de fréquence égale, mais les médiastinites, pleurésies et péricardites, et les infections broncho-pulmonaires sont certainement moins à craindre qu'après la thyroïdectomie.

La *dysphagie*, par contre, est aussi fréquente, mais non moins bénigne.

Enfin les énucléations sont des opérations bénignes. Roux en a pu faire 75, Socin, 56, sans avoir une mort, et Poncet 98, 28 énucléations massives et 70 intra-glandulaires, avec deux morts.

Il résulte de ces considérations que les énucléations, moins graves et moins fertiles en accidents, doivent, toutes les fois où elles sont possibles, être préférées à la thyroïdectomie. Or, les goitres énucléables sont les plus fréquents, au moins à Bâle et Lyon, dans la proportion de 4 sur 5 (Poncet). Le chirurgien devra donc toujours, après découverte du corps thyroïde, inciser sa capsule propre, tenter l'une ou l'autre énucléation, et ne se résoudre à pratiquer la thyroïdectomie extra-capsulaire qu'après avoir reconnu l'impossibilité de les mener à bien.

## II. — OPÉRATIONS INDIRECTES OU ATROPHIANTES. — Elles comprennent l'exothyropexie et les ligatures. Elles ont des indications fort rares et leur manuel opératoire ne nous retiendra guère.

L'**exothyropexie** a pour premier temps une incision cutanée médiane, allant du cricoïde à la fourchette sternale, après quoi l'on pénètre, toujours sur la ligne médiane, dans l'interstice de muscles sous-hyoïdiens qui sont réclinés à droite et à gauche.

Le corps thyroïde découvert, chacun de ses lobes est luxé *successivement* à l'aide des doigts qui le contournent et le saisissent au milieu de son bord externe, loin des cornes supérieures et inférieures où l'on déchirerait ses veines.

On glisse alors des bandelettes de gaze, tout autour des lobes luxés, dans les rigoles qui les séparent des lèvres de la plaie et on panse à plat.

La cicatrisation complète demande six semaines à deux mois.

L'*artère thyroïdienne supérieure* se découvre et se lie au moment où elle aborde la corne supérieure du lobe latéral de la glande, et c'est cette corne qui sert de repère pour la trouver. L'incision cutanée doit être horizontale, parallèle à l'os hyoïde.

L'*artère thyroïdienne inférieure* est souvent difficile à trouver. Il la faut chercher immédiatement en dehors du point où elle croise la carotide primitive : les repères principaux sont : le paquet vasculo-nerveux carotidien, le bord interne du scalène antérieur et le tubercule de Chassaignac, qui se trouve à un travers de doigt au-dessus de l'artère cherchée (Farabeuf).                                                    *PIERRE WIART.*

THYROÏDITE. — Il est classique de décrire à la thyroïdite ou inflammation du corps thyroïde deux formes : aiguë et chronique. La première seule est à retenir; l'histoire de la seconde se confond avec celle du goitre.

L'inflammation aiguë peut se présenter dans deux circonstances bien différentes; tantôt elle atteint une glande saine, c'est la thyroïdite proprement dite, tantôt elle survient sur une glande déjà modifiée par le goitre; on peut, avec les Allemands, la désigner sous le nom de strumite. Mais il n'y a pas lieu de séparer la description de ces deux variétés. « Que la glande soit déjà altérée par l'hypertrophie ou qu'elle soit saine, rien n'est changé dans son inflammation. Étiologie, symptômes, traitement, tout est semblable dans les deux cas (Peyrot). »

**Étiologie.** — Broca décrit deux variétés étiologiques : de *cause externe*, de *cause interne*.

La *cause externe* par excellence, la seule même qu'il faille admettre aujourd'hui, c'est le traumatisme; car le refroidissement, si souvent accusé autrefois, joue tout au plus un rôle prédisposant, fixateur d'une infection interne.

Ce traumatisme peut consister en une plaie infectée, ou bien une contusion avec épanchement sanguin intra-glandulaire. Encore faut-il faire intervenir dans ce dernier cas, pour la thyroïdite suppurée tout au moins, l'invasion d'un microbe pénétrant, autant qu'on peut le supposer, par la voie circulatoire.

Les *causes internes*, ce sont beaucoup d'infections générales d'ordre chirurgical : pyohémie, infection puerpérale; ou médical : diphtérie, variole, pneumonie, oreillons, grippe, fièvre typhoïde, rhumatisme très fréquemment; voire même des états généraux moins bien définis, tels que l'embarras gastrique (Kocher).

Toutes ces causes sont favorisées par certaines *prédispositions* parmi lesquelles Kocher met avec raison l'existence d'un goitre créant au niveau du corps thyroïde un lieu de moindre résistance; bien plus la fréquence de la strumite par rapport à la thyroïdite explique l'influence dès longtemps reconnue du climat, de l'alimentation, de l'hérédité, voire celle du sexe et de l'âge sur l'inflammation thyroïdienne.

Quelle que soit sa variété étiologique, la thyroïdite suppurée est toujours une lésion microbienne; tantôt, on y trouve des pyogènes ordinaires, tantôt les microbes de l'infection initiale, purs ou associés aux pyogènes vulgaires, tels que le bacille d'Eberth, le pneumocoque, le diplocoque de Frankel et même dans un cas, le bacterium coli (Brunneil).

**Lésions**. — Très variables, tant à cause de la différence d'action des divers processus infectieux que des altérations antérieures si diverses de la glande, elles peuvent se résumer dans ce qui suit :

La glande est rarement prise dans sa totalité; un seul lobe est généralement atteint, le latéral droit surtout, exceptionnellement le médian.

L'affection passe par deux stades : congestion et suppuration. Durant le premier, l'aspect extérieur de la glande est celui des congestions aiguës. La capsule est sillonnée de veines distendues et laisse voir quelques vaisseaux thrombosés. Le parenchyme est rouge foncé, ramolli au point de paraître fluctuant, parsemé de points hémorragiques. La trachée est comprimée, et son calibre rétréci d'autre part par un épaississement inflammatoire considérable de sa muqueuse.

Au stade de suppuration, le volume de la glande s'accroît encore et sa forme devient plus irrégulière. La capsule épaissie est parfois marquée d'une tache jaunâtre au point où l'abcès va s'ouvrir. Le tissu glandulaire se creuse d'abcès rarement multiples, d'ordinaire peu nombreux et assez souvent uniques. Le pus qu'ils contiennent « a la coloration, l'aspect et la consistance les plus divers : pus bien lié, phlegmoneux dans les abcès à staphylocoques; pus séreux, brunâtre, hémorragique pour le streptocoque; pus glaireux, verdâtre, épais, pour le pneumocoque » (Bérard).

**Symptômes**. — L'évolution clinique de la thyroïdite varie d'une manière notable avec la cause qui l'engendre, et le tableau schématique que nous allons en faire vise surtout l'inflammation dite idiopathique ou *a frigore* par les classiques.

Le *début* en est brusque, marqué par de la douleur et de la fièvre.

La douleur est généralement intense, continue avec des paroxysmes, exaspérée par les mouvements du cou, par ceux du larynx au cours de la déglutition. Elle siège sur un des côtés de la trachée, rarement sur les deux, plus rarement encore sur la ligne médiane. Elle peut dépasser la région sous-hyoïdienne et irradier dans les plexus cervical et brachial, à la nuque, à l'oreille, à l'épaule (Lowenhardt).

La fièvre est assez marquée ; la soif d'autant plus vive que le malade craint de la satisfaire ; la céphalalgie intense et compliquée de vertiges et d'agitation ; la face rouge, vultueuse, par gêne de la circulation céphalique.

La *tuméfaction* n'est perceptible que le second jour ; elle occupe le siège de la glande normale dont elle présente à peu près la forme.

Comme elle, elle suit le larynx dans les mouvements de déglutition.

La palpation permet d'en délimiter assez aisément les contours.

Sous une peau chaude et tendue, on sent le lobe atteint, gros comme un œuf de poule, de consistance ferme et élastique, refoulant parfois du côté opposé l'arbre aérien qui déjà souffre de phénomènes de compression.

Ceux-ci peuvent, dès cette période, être graves et même déterminer une issue fatale ; mais, en général, ils ne deviennent sérieux que lorsque la thyroïdite suppure, ou lorsqu'elle vient compliquer un goitre déjà existant.

L'affection, à part les cas exceptionnels où elle entraîne la mort presque immédiate, se termine par résolution, induration, suppuration ou gangrène.

La *résolution* succède assez brusquement à la période d'état, et, débutant au 6e jour, est complète du 15e au 20e. Parfois elle ne s'établit franchement qu'après quelques rémissions temporaires.

L'*induration* est le premier stade du goitre fibreux ; au dire de quelques auteurs elle serait la terminaison constante de toutes les thyroïdites qui ne suppurent pas, et la résolution ne serait qu'une apparence clinique qu'expliquerait le volume minime des noyaux persistants.

La *suppuration* s'annonce par l'exagération des douleurs, l'apparition des frissons, le gonflement œdémateux de toute la région antérieure du cou, la venue ou l'aggravation notable des phénomènes de compression, de la dyspnée surtout. La fluctuation est trop lente à paraître pour qu'on doive attendre de la constater avant d'intervenir.

En effet, le pus a tendance à émigrer vers les parties voisines, et la migration vers la peau reste la plus commune, mais l'ouverture dans l'œsophage, et surtout la fusée vers le médiastin, entraînant presque toujours la mort, sont des éventualités qui doivent être présentes à l'esprit du clinicien.

La *gangrène* n'est point d'une rareté extrême. Elle survient au cours de la deuxième semaine ; elle peut entraîner le sphacèle de tout un lobe, et même de la totalité de la glande. La guérison est moins rare qu'on ne pourrait le croire (4 guérisons sur 7 cas), et la destruction même totale de la thyroïde n'est pas suivie de troubles ultérieurs de l'économie.

Le **pronostic** varie énormément avec les causes de l'affection et l'état antérieur de la glande (Broca).

a) Les *causes de l'affection* : la thyroïdite dite *a frigore* ou rhumatismale débute brusquement chez un sujet en pleine santé ; la marche est rapide et la résolution très fréquente.

L'inflammation secondaire à une maladie générale grave survient sans réaction vive, sans douleur intense ; l'évolution est tiède, la suppuration de règle, le pronostic grave.

b) *L'état antérieur de la glande.* Dans la strumite, la suppuration est plus commune même dans la forme *a frigore*; mais c'est surtout par l'aggravation des phénomènes de compression que l'existence antérieure d'un goitre est défavorable. Presque toutes les morts rapides par suffocation se sont rencontrées dans ces conditions.

Le **diagnostic** est d'ordinaire facile.

Le siège initial, l'empâtement rapide des tissus voisins et de la peau; l'existence d'une lésion cutanée ou muqueuse sur le territoire correspondant permettent d'éviter la confusion avec les adénites aiguës; dans la myosite du sterno-mastoïdien, le siège est également bien différent.

Un sarcome de la thyroïde fut un jour incisé par Billroth qui crut à une thyroïdite.

Le **traitement** doit être antiphlogistique au début: les onctions d'onguent belladoné, les larges compresses humides favorisent la résolution.

Dès que le pus est formé, il faut ouvrir largement et drainer avec soin : c'est le meilleur moyen de faire cesser les accidents.     *PIERRE WIART.*

**TIBIA** (**FRACTURES**). — V. JAMBE (FRACTURES DES OS).

**TIBIO-TARSIENNE** (**ARTICULATION**). — V. ENTORSES, LUXATIONS, PIED.

**TICS.** — Le tic est un acte primitivement commandé par une cause extérieure ou par une idée, et coordonné vers un but; par la répétition, cet acte passe à l'état d'habitude, et finit par se reproduire involontairement, sans cause et sans but, en s'exagérant dans sa forme, dans son intensité et dans sa fréquence; il prend ainsi les caractères d'un mouvement convulsif et intempestif, répété à l'excès; souvent son exécution est précédée d'un besoin, sa répression cause un malaise ; la volonté, la distraction peuvent le suspendre : il disparaît dans le sommeil.

Le tic apparaît chez des prédisposés; il coexiste fréquemment avec d'autres manifestations du déséquilibre mental.

**Nature des tics.** — C'est à Brissaud que revient le mérite d'avoir montré des différences cliniques, pathogéniques et anatomo-pathologiques, qui nécessitaient une distinction entre les convulsions cloniques localisées : aux unes il faut réserver le nom de *spasmes*, aux autres de *tics*. Le *spasme* est le résultat d'une « irritation d'un des points d'un arc réflexe ». Il s'agit d'un phénomène auquel les centres corticaux ne prennent aucune part et dont la cause provocatrice est une lésion matérielle irritative (V. SPASMES).

Au contraire, les mouvements par lesquels se traduisent les tics sont des actes coordonnés; ils sont primitivement constitués par des contractions musculaires orientées vers un but défini : on peut presque toujours reconnaître la systématisation originelle de l'acte. Elle implique nécessairement la participation, à un moment donné, des interventions corticales : il s'agit d'un acte primitivement psycho-réflexe. Le tic est donc un *trouble psycho-moteur.* C'est un *trouble moteur*, car le phénomène objectif présente les caractères d'une *convulsion*, perversion de la contraction musculaire normale. Et c'est aussi un *trouble psychique*, car il s'agit d'un acte primitivement coordonné vers un but, mais devenu inopportun, illogique, absurde.

Cette transformation témoigne de l'insuffisance du contrôle des actes moteurs, de la débilité du pouvoir inhibiteur de la volonté.

Mais il existe aussi des actes ou des gestes habituels qui se répètent involontairement, inconsciemment, et qui ne présentent pas le caractère convulsif. On leur donne le nom de *stéréotypies* (v. c. m.). Ce ne sont que des habitudes motrices intempestives et répétées à satiété. Exemples : friser sa moustache, rider son front, ronger ses ongles, siffloter, balancer la tête ou le corps, etc., au cours de diverses occupations ou pendant le repas, alors que rien ne justifie ces actes, qu'ils sont déplacés, sinon nuisibles. Pour mériter le nom de tic, il est nécessaire que l'acte moteur ait un caractère convulsif; d'où le nom de *tic convulsif*.

Le point de départ d'un tic est le plus souvent un mouvement volontaire adapté à un but défini, dont on peut retrouver la cause et la signification, bien que, avec le temps, cet acte se défigure et devienne, comme disait Charcot, une « caricature » de l'acte initial.

Exemple : Le tic de clignotement. Une poussière, un cil, une granulation de la conjonctive, provoquent une sensation douloureuse. Aussitôt la paupière se ferme brusquement. Ceci n'est qu'un acte réflexe simple, qui s'exécute indépendamment de toute intervention de l'écorce; le centre du réflexe est bulbaire, l'irritation de la voie centripète détermine instantanément la réaction motrice transmise par la voie centrifuge; mais si la cause irritante ayant disparu, le clignotement persiste, cet acte qui se répète sans cause et sans but ne peut plus être considéré que comme une mauvaise habitude motrice, qu'une imperfection du contrôle inhibiteur cortical laisse se perpétuer inconsidérément.

D'autres tics ont pour origine une *idée*. L'idée crée l'acte initial. La même idée engendre le même acte; si elle reparaît fréquemment, l'acte se répète, et en se répétant, acquiert chaque jour plus de facilité à se répéter encore; il devient une habitude, un acte automatique; bientôt il peut se passer de l'intervention idéative pour se reproduire. C'est là le fait de toute éducation basée sur la répétition des mêmes actes. Rien d'anormal si les mouvements commandés par les idées sont exécutés correctement, sans excès dans leur forme, et s'ils demeurent adaptés à leur but. Mais il arrive parfois qu'ils se reproduisent sans cause et sans but, qu'en outre ils subissent des modifications excessives; ils deviennent enfin exagérés et intempestifs; alors ce sont des tics, troubles psychomoteurs, qui représentent l'adultération dans leur forme et dans leur destination d'actes logiquement reliés au début à des idées. Bien plus, l'idée initiale est souvent elle-même illogique, déraisonnable; sa manifestation motrice apparaît encore plus inopportune et absurde. Beaucoup de tics reconnaissent cette pathogénie; leur nature psychopathique est évidente.

*L'habitude* joue un rôle capital dans la genèse des tics. On a décrit des *tics d'habitude*; ce nom est applicable à tous; le tic, quel qu'il soit, est une *maladie de l'habitude* (Brissaud).

Les tics sont des *troubles fonctionnels*. On retrouve dans toute fonction la *répétition* d'un même acte, le *besoin* qui précède son exécution, et la *satisfaction* qui lui succède. Ces caractères appartiennent aux tics, ou même ils sont exagérés. Dans toute fonction, l'importance du besoin apparaît surtout lorsqu'il n'est pas satisfait, lorsque l'acte est retardé ; il devient d'autant plus impérieux que le sujet se contient plus longtemps. Le tiqueur qui comprime ses tics souffre d'un malaise disproportionné ; lorsqu'il peut tiquer à sa guise son soulagement est également déraisonnable.

Certains tics peuvent être considérés comme des anomalies d'actes fonctionnels connus : la nictitation se transforme en tic de clignotement ; le tic aérophagique est un trouble de la fonction de déglution, etc. Mais beaucoup de tics sont des actes fonctionnels imprévus, inopportuns, souvent même préjudiciables. Il en est qui sont assimilables à des fonctions nouvelles, intempestives, *fonctions parasites*, actes reliés à des idées absurdes, à des phobies.

**Étiologie**. — Les tics existent à tout *âge*, mais il est rarissime de les voir apparaître avant la cinquième année. C'est entre six ou huit ans qu'ils débutent, ou à l'époque de la puberté. Certains tics surviennent à l'approche de la vieillesse ; ils sont d'un pronostic fâcheux. Le *sexe* n'a aucune influence.

Parmi les causes prédisposantes, l'*hérédité névropathique et psychopathique* sous toutes ses formes joue un rôle capital. Cette hérédité est souvent similaire. Il y a des familles de tiqueurs, pendant plusieurs générations. A défaut de tics, on retrouve des tares névropathiques ou psychopathiques de toutes espèces : migraine, diabète, hystérie, épilepsie, neurasthénie, manies diverses, obsessions, impulsions, phobies, etc., ou des affections organiques : hémiplégie, aphasie, paralysie générale ; il n'est pas rare de rencontrer aussi parmi les ascendants des tiqueurs des sujets d'une haute intellectualité.

L'*imitation* joue un rôle dans la genèse des tics, surtout chez les enfants.

Le *travail cérébral* exagéré favorise l'apparition ou la recrudescence des tics, en accaparant à son profit toute l'activité corticale, qui néglige d'exercer la surveillance des actes moteurs. L'*oisiveté* n'est pas moins funeste. Le tiqueur inoccupé ne pense qu'à ses tics et s'ingénie à les perfectionner.

La *mauvaise éducation* est une des causes principales, sinon de l'éclosion, du moins de la persistance et de l'aggravation des tics chez les jeunes enfants. Les jeunes tiqueurs sont des *enfants gâtés*, auxquels l'insouciance et la faiblesse de leur entourage permettent de prendre toutes sortes d'habitudes fâcheuses, motrices ou autres. Les désaccords familiaux viennent souvent aggraver les méfaits d'une éducation déplorable.

On ne peut songer à donner la liste des *causes provocatrices* des tics ; elles varient à l'infini, suivant les sujets et suivant les localisations convulsives. Les causes les plus fréquentes seront signalées plus loin à propos des différentes espèces de tics.

**Symptomatologie**. — Les caractères objectifs des réactions motrices des tics sont très variables. Cette variabilité les distingue des spasmes, beaucoup plus uniformes. Deux tics ne sont jamais superposables, jamais exactement les mêmes chez tous les sujets ni chez le même sujet d'un instant à l'autre : deux spasmes au contraire peuvent se calquer l'un sur l'autre.

Dans le tic, la localisation des réactions motrices est physiologique, fonctionnelle. L'acte peut être exécuté par un seul muscle, si ce muscle a, tout seul, une destination fonctionnelle. Plus souvent, divers muscles entrent en jeu, leurs contractions synergiques étant nécessaires à l'exécution de l'acte fonctionnel. On observe parfois des suppléances : quand deux muscles différents, fussent-ils innervés par des nerfs différents, permettent d'exécuter un même geste, on peut les voir entrer en jeu à tour de rôle. Deux muscles symétriques peuvent agir ensemble, lorsque leurs contractions simultanées concourent à l'exécution d'un geste unique; par exemple, les muscles de la mimique faciale. Cependant, il est très fréquent que les tics soient plus nombreux et plus violents sur une moitié du corps. Cette dimidiation ne prouve pas nécessairement l'existence d'une lésion organique unilatérale. Elle témoigne simplement d'une différence entre les aptitudes motrices des deux moitiés du corps. Cette asymétrie fonctionnelle est presque constante; elle existe chez la grande majorité des individus. Elle devient très apparente chez les déséquilibrés, qui sont, à tous égards, des asymétriques et surtout des asymétriques du système nerveux; elle concorde d'ailleurs souvent avec une asymétrie corporelle, considérée à juste titre comme un des plus fréquents stigmates physiques de dégénérescence.

Exceptionnellement, un tic peut atteindre une seule portion d'un muscle anatomiquement défini, lorsque les différentes portions de ce muscle ont des destinations fonctionnelles différentes (le deltoïde, le trapèze, etc.). Mais les contractions fasciculaires ou fibrillaires n'appartiennent pas au tic.

Chez les jeunes sujets surtout, les tics sont essentiellement *migrateurs* : ils passent de la face aux épaules, des épaules aux bras, aux jambes, pour revenir à la face, et gagner les muscles du tronc, etc.

La forme de l'acte convulsif est également sujette à de grandes variations. La rapidité et l'intensité des contractions musculaires peuvent affecter tous les degrés. La durée des intervalles de repos entre les contractions n'est soumise à aucune règle; mais ces temps d'accalmie sont toujours apparents.

Le tic, quelle que soit sa localisation, son intensité, sa forme, après s'être répété un certain nombre de fois, cesse pendant un temps plus ou moins long. De là, des *accès*, de nombre et de durée variables selon les cas et suivant les moments. Si l'accès est violent, prolongé, une période de repos plus longue lui succède. Les malades peuvent toujours retarder pour un temps plus ou moins long l'apparition de leur accès; ils peuvent aussi par un effort de volonté et d'attention, ou sous l'influence d'une distraction, en modifier la forme et la durée. Après une période de contention soutenue, l'accès reparaît plus violent.

Suivant que la convulsion est du type clonique ou du type tonique, on peut envisager des *tics cloniques* ou des *tics toniques*; les premiers sont de beaucoup les plus fréquents. Dans les seconds, la persistance de la contraction musculaire exagérée donne lieu, non plus à des mouvements brusques, intermittents, mais à des attitudes forcées, permanentes des membres ou du corps. Aussi doit-on les appeler *tics d'attitude*.

Les tiqueurs ont recours à une foule de procédés bizarres pour atténuer ou dissimuler leurs tics : gestes singuliers, attitudes étranges, et toutes sortes de moyens de contention. Ces *stratagèmes antagonistes* sont efficaces pendant un certain temps, mais ne tardent pas à perdre leur vertu frénatrice. Bien plus, passant à l'état d'habitude, ils peuvent eux-mêmes devenir des tics surajoutés.

La *sensibilité* objective est généralement intacte. Mais les troubles subjectifs sont fréquents; surtout, il y a disproportion entre l'intensité de l'excitation et la douleur accusée par les malades. L'affection décrite sous le nom de *tic douloureux* ne mérite nullement ce nom de tic; c'est une névralgie du trijumeau qui s'accompagne de contractions dans le domaine du facial [V. Faciale (Névralgie). Trijumeau].

L'absence de troubles de la *réflectivité* est aussi la règle. Mais, comme beaucoup de névropathes, les tiqueurs peuvent avoir des réflexes vifs, exagérés même. On peut aussi croire à l'absence complète des réflexes tendineux, leur recherche étant entravée par un état de contraction musculaire forcée, une sorte de *catatonisme*, comparable aux phénomènes d'opposition, de *négativisme* (v. c. m.) décrits chez nombre de psychopathes, et qui apparaissent surtout au moment où le sujet est soumis à l'examen. Des recherches attentives et réitérées permettent d'éliminer cette cause d'erreur.

Dans le même ordre de phénomènes rentrent les faits suivants signalés chez quelques malades : une aptitude particulière à conserver des positions anormales du corps ou des membres, la difficulté ou même l'incapacité d'obtenir le relâchement de certains muscles (*aptitudes catatoniques*), ou encore l'aptitude à répéter avec excès les mouvements imprimés aux membres (*échokinésie*), ou les mouvements que les sujets voient exécuter devant eux (*échomimie*). Ces troubles psychomoteurs témoignent de l'insuffisance du contrôle cortical, et sont une manifestation de l' « activité passive » (Brissaud) qu'on retrouve dans tous les accidents cataleptoïdes. Le *phénomène de la chute des bras* est un procédé clinique qui permet de constater l'existence de l'aptitude catatonique (Meige).

Beaucoup de tiqueurs ont une sorte d'inhabileté, de maladresse dans l'exécution de certains mouvements, conséquences de la précipitation des actes et de la légèreté de leur surveillance. Nombre de ces malades ont aussi une notion imparfaite de la position de leurs membres : un trouble du *sens des attitudes segmentaires* (P. Bonnier).

En général, les tics n'apportent pas de troubles à l'*écriture*; ils n'en modifient pas la forme; ils l'interrompent simplement.

*Les tics disparaissent pendant le sommeil*: les spasmes au contraire persistent souvent pendant le sommeil.

Les *modifications musculaires* sont exceptionnelles chez les tiqueurs. L'hypertrophie que l'on observe dans certains cas est une hypertrophie fonctionnelle; l'organe subit la réaction d'une fonction qui se manifeste avec excès.

Il n'y a pas de *troubles vaso-moteurs* propres au tic; mais il est fréquent d'observer chez les tiqueurs des poussées de rougeur, comme d'ailleurs chez tous les émotifs. La rougeur émotive est le point de départ de gestes destinés à la dissimuler, gestes qui finissent par se répéter, sans même que la rougeur se produise, et qui se transforment en tics (V. Éreutophobie).

Avec le déséquilibre moteur coexiste souvent le *déséquilibre sécrétoire*. Certains tiqueurs ont des crises sudorales qui peuvent, elles aussi, engendrer des gestes d'essuyage, de frottement, origines de stéréotypies ou de tics véritables. D'autres ont des troubles digestifs, dyspepsie, constipation, crises diarrhéiques, favorisés par une mastication précipitée, des habitudes de gloutonnerie, ainsi que par des caprices alimentaires de toutes sortes.

On note rarement des troubles urinaires. Brissaud a décrit la *pollakiurie* et la *polyurie des dégénérés*, souvent reliées à des préoccupations obsédantes. Ce n'est encore qu'une perturbation fonctionnelle dans laquelle le besoin se trouve exagéré, et conséquemment la fréquence des actes musculaires vésicaux.

**État mental.** — Tous les tiqueurs présentent « un état mental spécial, des bizarreries, de l'excentricité, bref, une tournure d'esprit qui marque plus ou moins de déséquilibration » (Brissaud).

Les caractères de cet état mental ne diffèrent pas de ceux des prédisposés où domine la désharmonie entre les diverses facultés (Magnan). Les imperfections de la volonté sont capitales. C'est par suite de l'insuffisance des interventions volontaires que la plupart des actes moteurs intempestifs finissent par acquérir un automatisme morbide et subissent des transformations excessives. Le tiqueur est essentiellement léger, versatile, instable. Il ne sait pas vouloir; il veut trop ou trop peu, trop vite ou pour trop peu de temps. Les oscillations de la volonté se traduisent surtout par la faible capacité de l'attention, toujours fugace, « papillonnante », éphémère, indice d'un perpétuel état d'instabilité mentale.

Cette disposition psychique offre des analogies incontestables avec celle qu'on observe normalement chez l'enfant. Itard en avait déjà fait la remarque, en 1825, lorsqu'il signalait « une grande mobilité des idées et une légèreté d'esprit et de caractère qui n'appartiennent qu'à la première jeunesse et qui résistent aux progrès de l'âge ». On retrouve en effet chez les tiqueurs de nombreux stigmates d'*infantilisme mental* (Henry Meige) (V. Infantilisme). Petits ou grands, ils présentent l'état mental d'un âge inférieur à celui qu'ils ont en réalité : légèreté, versatilité, insouciance, une émotivité aux manifestations excessives et fugaces, qui d'ailleurs peuvent aller de pair avec une grande facilité d'assimilation, une large mémoire, une imagination séduisante. Tous ces caractères n'appartiennent pas en propre aux tiqueurs et se retrouvent chez la plupart des prédisposés. Outre leur légèreté, leur versatilité, leur insouciance, ils ont aussi des impatiences, des colères d'enfant. La plupart de leurs actes manquent de pondération. Ils parlent, ils marchent, ils mangent trop vite et sans mesure. Ils sont timides à l'extrême, se déconcertent pour un rien. Leur affectivité est très capricieuse; ils ont des passions vives, brèves, étranges.

L'irrégularité et l'insuffisance du contrôle cortical favorisent l'apparition et le développement des *idées fixes*, des *impulsions*, des *obsessions*.

Les relations entre le tic et l'obsession sont variables. Les deux affections peuvent s'observer isolément ou simultanément chez les membres d'une même famille (Régis). Chez un même individu, le tic et l'obsession existent parfois indépendamment l'un de l'autre, sans qu'aucun lien les rattachent l'un à l'autre. Mais souvent aussi ces deux phénomènes ont entre eux des relations intimes. Tantôt c'est l'obsession qui donne naissance au tic; tantôt, au contraire, c'est le tic qui donne naissance à l'obsession. Il peut arriver que l'acte moteur, par sa répétition incessante, devienne une véritable obsession, et de ce fait le tic tend à s'invétérer et à s'aggraver (tic obsédant).

Une foule d'autres singularités psychiques ont été signalées chez les tiqueurs : le doute, le scrupule et toutes sortes de manies : l'amour exagéré de l'ordre, l'arithmomanie, l'onomatomanie (v. c. m.), la « folie du pour-quoi ». Les *phobies* abondent; toutes peuvent engendrer des tics ou coexister avec des tics. La plus fréquente est la nosophobie, sous toutes ses formes. Les tiqueurs ont fréquemment une tendance excessive à s'analyser (introspection), et c'est là l'origine ou la manifestation d'une foule d'idées mélancoliques et hypocondriaques.

On doit étudier avec le plus grand soin l'état mental d'un tiqueur, car ses gestes intempestifs ont souvent une relation très étroite avec ses troubles mentaux. Au point de vue diagnostique, pronostique et thérapeu-tique, la connaissance de ces derniers ne doit jamais être négligée.

Les tics ne sont pas l'apanage exclusif de l'homme. Le mot tic paraît avoir été employé pour la première fois à propos des chevaux. Rudler et Chomel ont étudié les tics des chevaux. Leurs constatations établissent la similitude pathogénique et clinique des tics humains et des tics équins : tic à l'ours, tics de léchage, de mordillement, etc. Les chevaux tiqueurs appar-tiennent à une catégorie d'individus anormaux, chez lesquels on retrouve des stigmates physiques, physiologiques et psychiques de dégénérescence, comparables à ceux que présentent les tiqueurs humains. Il est intéressant de constater que les tics des animaux se rapprochent de ceux qu'on observe chez les sujets les plus arriérés, les idiots, les imbéciles.

**Localisations et formes.** — Les formes et les localisations des tics sont très nombreuses. Voici brièvement les plus connues.

**Tics de la face.** — Les *tics de la face* sont très fréquents, la musculature faciale coopérant à une foule d'actes fonctionnels : nictitation, mastication, succion, respiration, phonation, mimique. Tous ces actes peuvent être per-turbés de mille façons; de là, une infinité de tics, isolés ou concomitants, qui s'associent encore à des tics du cou, des épaules, et des membres supérieurs.

Les *tics des paupières* sont les plus fréquents de tous les tics : ils sont généralement bilatéraux. Lorsqu'ils se manifestent par des battements brefs et réitérés des deux paupières, on leur donne le nom de *tics de nictitation*. Les muscles sourciliers, les muscles du nez, les zygomatiques entrent assez souvent en jeu en même temps. Il n'est pas rare d'observer des contractions toniques se répétant à intervalles plus ou moins éloignés et se prolongeant un certain temps : ce sont les *tics de clignement*; il existe aussi des *tics d'écarquillement*, dans lesquels le muscle releveur de la paupière entre en jeu.

Tous ces tics ont généralement pour point de départ un mouvement pro-voqué par une cause irritative venue de l'extérieur : poussière, cils, granulation, conjonctivite, impressions lumineuses vives et persistantes, certains troubles de la vision.

Les tics palpébraux doivent être distingués du *blépharospasme* et du *blépharotonus*, qui se produisent au cours d'affections organiques des centres ou des conducteurs nerveux. Les spasmes palpébraux ne s'accompagnent généralement pas de mouvements du globe oculaire, tandis que ceux-ci ne sont pas rares dans les tics des paupières, où l'on peut voir le globe oculaire se mouvoir derrière les paupières supérieures baissées. Ces mouvements se produisent aussi quand les paupières sont ouvertes; ils peuvent affecter un seul œil ou les deux; lorsqu'ils se répètent avec régularité, il en résulte un *tic nystagmiforme*. Certains *strabismes*, fréquents chez les enfants, ne sont que des sortes de tics oculaires.

Après les tics des yeux, les *tics des lèvres* sont les plus fréquents des tics de la face. L'orbiculaire des lèvres peut être seul atteint : *tics de moue*, de *succion*, de *pincement* des lèvres. Lorsque les muscles élévateurs, abaisseurs ou dilatateurs des lèvres entrent en jeu, on voit se produire toutes sortes de *grimaces* et de *rictus*.

Les tics des lèvres sont parfois des tics de la mimique faciale, les muscles intéressés coopérant à diverses expressions physionomiques (dégoût, dépit, colère, etc.). D'autres fois, les tics labiaux sont comme les tics des yeux, des mouvements provoqués au début par une irritation locale (gerçures, fissures labiales, eczéma, petits furoncles, etc.). Les lèvres jouant aussi un rôle dans plusieurs fonctions (succion, préhension des aliments, mastication, articulation des sons, etc.), les tics de cette région sont dans certains cas des anomalies de ces différentes fonctions. Les troubles de la dentition, en particulier la chute des dents de lait et l'apparition des nouvelles dents, sont fréquemment la cause des tics des lèvres.

Les mêmes causes qui provoquent la plupart des tics des lèvres donnent aussi lieu à des habitudes motrices vicieuses, parmi lesquelles la *cheilophagie* est la plus fréquente (v. c. m.).

Il existe aussi des convulsions toniques des muscles labiaux réalisant des moues et des pincements des lèvres plus ou moins durables. Les troubles de dentition, fréquents chez les dégénérés, favorisent et provoquent ces habitudes vicieuses.

Les *tics du nez*, souvent associés aux tics des lèvres et des yeux, se manifestent le plus souvent par un froncement de la peau, d'autres fois par un battement des narines. Ces tics sont généralement accompagnés de bruits respiratoires et liés à des tics de la respiration. Le plus fréquent est le *tic de reniflement*.

Les muscles du *menton* sont rarement atteints isolément. On peut leur donner le nom de *génio-tics*. Le muscle *peaucier du cou*, qui n'est qu'une expansion de la musculature faciale, entre souvent en jeu dans les tics de la face; on a même décrit les tics isolés du peaucier (Oppenheim). De même pour les muscles *frontaux*, les *sourciliers*, les *muscles peauciers du crâne*, les muscles moteurs du *pavillon de l'oreille*.

Les *tics de la langue* existent rarement à l'état isolé. Ils sont caractérisés par la projection brusque de la langue au dehors, soit en avant, soit plus fréquemment sur un des côtés; ils existent pendant la parole et pendant le silence. Des mouvements intempestifs de la langue peuvent se produire à l'intérieur de la cavité buccale, les lèvres étant closes ou ouvertes. Ils se révèlent par des soubresauts du plancher de la bouche et par des bruits pharyngés, car ils s'accompagnent fréquemment des contractions des muscles du voile du palais.

A côté des mouvements convulsifs de la langue, il faut signaler les habitudes motrices vicieuses, les *stéréotypies linguales*, auxquelles on a donné le nom de *tics de léchage* (très fréquemment associés à la cheilophagie). Le *tic du chiqueur* est un mouvement intempestif de ce genre : la pointe de la langue est dirigée dans les replis gingivaux et fait saillir la joue. Le point de départ est une inflammation locale, un abcès ou une lésion dentaires (Letulle, Rudler).

La langue, avec ou sans les lèvres, joue un rôle important dans les tics bruyants, tels que le *tic de sifflement*, le *tic de claquement*, le *tic de croassement*, etc., qui sont intimement liés aux tics respiratoires et phonatoires.

Il existe des tics des *muscles masticateurs* isolés ou associés aux tics des muscles peauciers de la face. Ces tics se traduisent par des mouvements brusques et répétés de la mâchoire inférieure, soit du haut en bas, soit de droite à gauche. Les muscles sus-hyoïdiens, les ptérygoïdiens (Leube, H. Meige), très souvent les muscles de la langue, participent à ces tics. Suivant la localisation convulsive prépondérante on a affaire à des mouvements d'abaissement, de propulsion ou de diduction de la mandibule. Les tics de la mâchoire sont souvent alliés à la cheilophagie (v. c. m.). Ils ont mêmes causes provocatrices que les tics des lèvres (érosions labiales, lésions dentaires, gingivales); ils se rattachent à des habitudes vicieuses de « mordillage » et de « mâchonnement »; ils s'accompagnent quelquefois de claquement ou de grincement des dents. Ces tics peuvent entraîner des complications assez sérieuses, en particulier des ulcérations de la muqueuse buccale, que les mouvements de morsure incessamment répétés entretiennent et aggravent, sans parler des dangers d'infection; ou bien ce sont les dents qui en pâtissent : elles peuvent être brisées ou ébranlées jusqu'à tomber. Enfin, ces tics peuvent s'accompagner d'une véritable difficulté de la parole.

Les contractions toniques des masséters donnent naissance à un phénomène qui a été décrit par Raymond et P. Janet sous le nom de *trismus mental*. Le malade qui ne peut desserrer les dents pour parler, ouvre au contraire largement la bouche si on lui demande de tirer la langue, montrer sa gorge, ou même s'il se met à chanter. Ce trismus, qui s'observe aussi chez certains aliénés, représente un acte de défense en relation avec une idée délirante; sa persistance est telle, que dans certains cas, on est obligé d'alimenter les malades à l'aide d'une sonde nasale. Le trismus mental est souvent corrigé par les malades eux-mêmes à l'aide d'un procédé de leur invention auquel ils attribuent une vertu particulière : un bouchon entre les dents, un doigt sur les incisives (Chatin).

**Tics du cou**. — Les convulsions cloniques localisées aux muscles du cou se traduisent par toutes sortes de secousses, rotations, inclinaisons, inflexions de la tête : tics de *hochement*, de *salutation*, d'*affirmation*, de *négation*, etc.

Le *tic de hochement* est un des plus fréquents. Les différents muscles du cou peuvent être intéressés, surtout les sterno-cléido-mastoïdiens ; les muscles profonds sont atteints également dans bien des cas, et rien n'est plus difficile que de déterminer la part que prend chacun d'eux aux secousses de la tête. Les tics du cou sont souvent associés aux tics de la face, très souvent aux tics des épaules. Les muscles fléchisseurs sont plus souvent atteints que les extenseurs.

La cause la plus fréquente des tics de hochement, surtout chez les enfants, est un geste provoqué par une coiffure instable que le sujet cherche à redresser par un brusque mouvement de tête. Il suffit alors de modifier la coiffure pour faire disparaître le tic. D'autres fois, c'est le chatouillement produit par une mèche de cheveux ou la gêne causée par un col trop étroit : en pareils cas, faire couper les cheveux et supprimer le col. Les mouvements de la tête participant aux gestes mimiques, certains de ces tics méritent le nom de *tics d'affirmation* ou de *négation*. Les tics de hochement peuvent s'accompagner de mouvements de flexion du tronc (*tics de salutation*).

Les tics de hochement doivent être différenciés de l'affection décrite sous le nom de *spasmus nutans*, qui s'observe chez de tout jeunes enfants et qui semble liée à l'existence d'une lésion irritative encéphalique.

Enfin, parmi les tics du cou, figure l'affection décrite par Brissaud sous le nom de *torticolis mental* (v. c. m.).

**Tics des membres supérieurs.** — Parmi les *tics de l'épaule*, le plus fréquent est le *haussement*, souvent provoqué par la gêne d'un vêtement trop étroit, par une douleur articulaire, légère et passagère, par la recherche d'un craquement de la jointure.

Aux *bras*, on observe surtout des mouvements convulsifs d'écartement ou de rapprochement, les coudes venant frapper brusquement la paroi thoracique. Les *tics de frappement* (coups de poing que le sujet se donne à lui-même) ont pour point de départ une sensation anormale (démangeaison, petite douleur) que le malade cherche à atténuer.

On voit peu de *tics des mains* et des *doigts* présentant les caractères de brusquerie, de répétition et d'inopportunité ; mais on observe très fréquemment des mouvements intempestifs des doigts et des mains, qui n'ont pas de caractère convulsif, et qui cependant se répètent toujours les mêmes, sans raison. Ce sont des gestes stéréotypés, reconnaissant d'ailleurs même pathogénie que les tics. Tels sont les mouvements de *grattage*, très fréquents chez les tiqueurs. Certains tiqueurs entretiennent perpétuellement sur leur visage de petites plaies qui deviennent l'origine de cicatrices chéloïdiennes. D'autres cassent leurs ongles avec leurs doigts ; d'autres arrachent ou brisent leurs cils, leurs sourcils, les poils de la barbe ou les cheveux. Toutes ces formes de *trichoplastie*, de *trichoclastie*, de *trichotillomanie*, peuvent coexister avec des tics véritables ; elles s'observent aussi isolément.

**Tics du tronc.** — Les muscles fléchisseurs ou extenseurs du tronc peuvent être atteints. Il en résulte des *mouvements de salutation* ou de *balancement*, qui se reproduisent de façon *rythmique* ou par des *tressaute-ments* brusques.

Un certain nombre de muscles du tronc et de l'abdomen coopérant aux actes respiratoires entrent en jeu dans les tics respiratoires.

**Tics des membres inférieurs.** — Les *tics des membres inférieurs* sont moins fréquents que ceux des membres supérieurs. Le plus commun est le *coup de pied* que se donnent les malades en marchant, frappant une de leurs chevilles avec la pointe ou le talon du pied opposé : d'autres lancent leur coup de pied dans le vide, en avant, sur le côté, ou en arrière comme une ruade. D'autres enfin frappent du pied sur le sol, assis ou debout. Il y a une infinité de *tics de la marche*, qui ne sont que des fantaisies motrices introduites dans la marche normale par l'imagination des tiqueurs. Parfois ce sont des *arrêts* brusques, sans cause, ou une flexion subite des deux genoux (G. Guinon). Oddo a rapporté un cas de *tic de génuflexion*, provoqué par la recherche des craquements articulaires dans la hanche et dans les genoux. Raymond et Janet parlent d'une femme qui au bout de quelques pas tombe sur les deux genoux. Il existe aussi des *tics de saut*, à commencer par le *changement de pas* ou le *pas de polka*, intercalé abusivement dans la marche. Les uns sautent sur un pied, d'autres sur les deux comme à pieds joints, et progressent par une série de bonds. D'une façon générale, chez la majorité des tiqueurs, la marche se fait d'une façon irrégulière et incorrecte. La plupart marchent extrêmement vite. Il en est qui se baissent brusquement de temps à autre pour toucher le sol avec leurs mains.

On doit rapprocher de ces faits ceux qui ont été décrits à l'étranger sous le nom de *Jumping* du Maine, en Amérique (Beard), *Latah* dans les îles Malaises (O'Brien), *Myriachit*, en Sibérie (Hammond), *Ramaneniana*, à Madagascar (Ramissiray). Cependant, ces accidents, qui surviennent avec un caractère épidémique, sont plutôt de la même famille que les chorées dansantes, saltatoires; ils sont à rapprocher des épidémies de *danse de Saint-Guy*, *Tarentisme*, etc., si fréquentes au moyen âge, et dont on trouve encore aujourd'hui une réminiscence dans la procession dansante d'Echternach (V. Chorées).

**Tics respiratoires.** — Les *tics respiratoires* sont caractérisés par des mouvements brusques et intempestifs d'inspiration ou d'expiration, ou encore par des arrêts inopinés, qui viennent troubler le rythme régulier et normal de la fonction respiratoire.

Tous les muscles qui coopèrent à la respiration peuvent entrer en jeu, et particulièrement le diaphragme et les muscles abdominaux : presque toujours il s'y joint des mouvements synergiques des muscles du nez, des lèvres, de la langue, du voile du palais, du pharynx, du larynx, qui se traduisent par le *reniflement*, le *ronflement* (rinchospasme; Oppenheim), le *soufflement*. Quelquefois ils alternent avec des crises de *bâillement* ou d'*éternuement*. La plupart de ces tics reconnaissent pour point de départ un coryza, ayant justifié au début des mouvements brusques d'aspiration ou d'expiration, afin de dégager les fosses nasales des mucosités qui les encombrent. Les végétations adénoïdes rhinopharyngiennes jouent aussi un rôle étiologique important.

Il y a des *tics de toux* véritables, dont le point de départ est une légère inflammation pharyngée ou trachéale, la toux convulsive persistant après la disparition de la cause provocatrice. L'asthme, dont la nature névropathique n'est pas douteuse, peut aussi favoriser l'éclosion des tics respiratoires. Les bruits produits sont extrêmement variables; ils peuvent simuler le *sanglot* et le *hoquet*. Les *tics de sputation* sont aussi très fréquents. Ils atteignent une intensité exceptionnelle chez certains obsédés (G. Guinon, Séglas).

La fonction de *déglutition* est souvent troublée, soit par des contractions brusques, intempestives des muscles du pharynx et du voile du palais; soit par des contractions forcées, permanentes de ces muscles. Certains sujets font des efforts exagérément répétés de déglutition pour avaler leur salive.

Sous le nom de *tics aérophagiques* on a décrit les accidents caractérisés par une habitude intempestive de faire pénétrer l'air dans les voies digestives. L'air dégluti peut venir de l'extérieur ou du poumon. Au bout d'une série de déglutitions, l'estomac se trouve rempli d'air, et celui-ci ne tarde pas à sortir sous forme d'éructations sériées (éructations en salves). Ces tics aérophagiques s'observent dans l'hystérie (Pitres) et dans nombre de vésanies (Séglas). (V. AÉROPHAGIE).

**Tics phonatoires.** — Les tics respiratoires méritent le nom de *tics phonatoires* quand ils sont accompagnés d'un bruit laryngé. Les plus simples sont des cris inarticulés : *Ah! Eh! Ouah!* etc., proférés brusquement pendant le silence, ou venant entrecouper le discours. D'autres sont des cris imitatifs simulant l'*aboiement*, le *grognement*, le *gloussement*. Le caractère de brusquerie de ces bruits permet de les distinguer des sons vocaux inopportuns, comme, par exemple, les *heu... heu!...* de l'hésitation.

Les *troubles du langage qui ne se produisent qu'à l'occasion de la parole* méritent une place à part: ils ont d'ailleurs la plus étroite parenté avec les tics. Tels sont le *bégaiement*, le *bredouillement*, le *zézaiement*, le *chuintement*, etc., dont l'existence ne se révèle que par l'acte de parler et que rien ne peut faire soupçonner en dehors de la parole [V. BÉGAIEMENT, PRONONCIATION (TROUBLES)].

Mais il y a des *tics verbaux* constitués par l'émission de syllabes articulées, de mots, et même de phrases, qui font explosion, soit pendant le silence, soit au cours de la conversation. Leurs variétés sont innombrables : *Bo! Ia! Aba! Cousisi* (Grasset). Les noms propres sont fréquents : *Maria, Jésus-Marie-Joseph* (Ball), *Numa-Hélène-Camille* (Pitres), etc. Toutes ces syllabes, mots ou phrases involontaires sont prononcés impétueusement, inopportunément : rien ne peut les retenir, leur émission est un besoin impérieux, irrésistible. Ils ont d'ailleurs au début une signification logique que les malades se rappellent généralement, puis ils deviennent des habitudes intempestives, de véritables impulsions verbales. Lorsque le mot ainsi proféré prend un caractère ordurier, on a affaire à la *coprolalie* (v. c. m.). Gilles de la Tourette en a fait un des caractères de la « maladie des tics convulsifs »; mais la coprolalie existe indépendamment des tics (Magnan).

L'*écholalie*, trouble du langage dans lequel le sujet répète involontairement comme un écho les sons qu'il entend autour de lui n'est pas nécessairement un tic (v. c. m.).

**Évolution**. — Le tic est une affection essentiellement capricieuse. Son *début* est presque toujours insidieux.

Les tics subissent des modifications continuelles en étendue, en fréquence et en violence. Ces variations sont quelquefois inexplicables ; plus souvent, le repos, la solitude, le silence, l'obscurité, la distraction ont un effet sédatif ; la fatigue, les agacements, les préoccupations de toutes sortes, provoquent des exacerbations. Il y a toujours des rémissions, mais de durée variable. La guérison peut survenir spontanément. L'aggravation est en relation directe avec le degré de contrôle exercé sur lui-même par le tiqueur.

Il existe une forme de tics d'une ténacité extrême et dont l'évolution progressive est caractéristique. C'est à cette forme que Gilles de la Tourette a donné le nom de *maladie des tics*. Elle débute dans le jeune âge, vers sept ou huit ans, par de légères grimaces du visage, puis apparaissent des mouvements de la tête, des épaules et des membres supérieurs, des tics respiratoires et phonatoires, l'écholalie, la coprolalie, enfin des mouvements convulsifs du tronc, et des membres inférieurs. En même temps que se généralisent et s'amplifient les troubles moteurs, on voit se développer et s'aggraver les troubles psychiques ; des obsessions de toutes sortes, des délires épisodiques se succèdent ; la démence peut être le terme ultime de la maladie de Gilles de la Tourette.

**Complications**. — Les manifestations psychopathiques si diverses qui peuvent se rencontrer chez les tiqueurs ne doivent pas être considérées comme des complications des tics, mais bien comme des symptômes concomitants. Les complications directes des tics sont la conséquence même de la violence des mouvements convulsifs. Elles n'ont d'ailleurs rien de spécial. Des traumatismes peuvent être produits par les tics particulièrement violents, principalement ceux des membres : subluxations, synovites, épanchements intra-articulaires, déchirures musculaires, tendineuses. Les tics de frappement provoquent des ecchymoses, des plaies, etc., ceux de morsure, des ulcérations. On peut observer également des compressions vasculaires ou nerveuses, des phlébites, des œdèmes, des névralgies, etc.

**Pronostic**. — Le pronostic des tics *quoad vitam* est bénin ; mais un tic est toujours une infirmité fâcheuse, et si on l'abandonne à lui-même, il a tendance à s'aggraver, à se généraliser. Il est donc indispensable de s'opposer à sa résistance et à son extension.

Les tics des jeunes sont toujours moins graves que les tics des vieux. On peut toujours espérer qu'un tic d'enfance guérira, et qu'en se développant, l'enfant acquerra l'équilibre volontaire, nécessaire pour obtenir la répression des actes intempestifs, surtout si le jeune tiqueur est soumis à une éducation et à une surveillance attentives.

Un tic est d'autant plus tenace qu'il existe depuis longtemps, et qu'il est toujours pareil à lui-même. Les tics variables disparaissent spontanément, mais il faut toujours se méfier des récidives.

Le pronostic devient plus sévère lorsqu'on a affaire à la maladie des tics de Gilles de la Tourette. Sa marche progressive est difficile à enrayer. Oppenheim se montre plus optimiste et cite des exemples de « maladie des tics » terminée par la guérison.

Les tics qui apparaissent chez les vieillards ont une signification pronostique toujours fâcheuse; ils coïncident avec une déchéance de l'activité corticale. Ceux qui surviennent au cours des vésanies peuvent être considérés comme les avant-coureurs de la démence (Dufour).

D'une façon générale, le pronostic d'un tic est intimement lié à l'évolution de l'état mental. La sévérité de ce pronostic s'est beaucoup amendée. On sait aujourd'hui qu'un traitement approprié produit toujours des améliorations dont la durée et l'importance sont en raison directe des efforts correcteurs exercés sur les tics. On peut enregistrer des cas de guérison. La curabilité des tics se montre d'ailleurs de plus en plus évidente depuis qu'on a établi une distinction entre eux et les spasmes. Les spasmes en effet sont particulièrement rebelles à toute espèce de traitement, et les tics longtemps confondus avec eux avaient acquis à tort cette réputation imméritée.

**Diagnostic.** — L'examen d'un malade qui présente des « mouvements nerveux » est long et délicat; il doit être renouvelé à plusieurs reprises : l'interrogatoire de l'entourage est nécessaire. L'enquête clinique doit porter avec la même minutie sur les symptômes physiques et sur les symptômes mentaux.

Le point le plus épineux du diagnostic est la distinction entre les tics et les *spasmes*. Dans ces derniers, le mouvement convulsif rappelle les contractions obtenues par les excitations électriques; il n'a rien de coordonné; on n'y reconnaît aucune systématisation fonctionnelle; les muscles qui entrent en jeu occupent un territoire nerveux anatomiquement défini. Ni les efforts de volonté ou d'attention, ni les distractions n'agissent sur le mouvement spasmodique. Il n'est pas précédé de besoin, ni suivi de satisfaction; les décharges sont soudaines, irrésistibles. Enfin, le spasme persiste souvent pendant le sommeil. Les troubles de la réflectivité, de la sensibilité, les troubles trophiques, qui font défaut dans les tics, ne sont pas rares dans les spasmes. Il y a des spasmes douloureux; les tics sont indolores (V. SPASMES).

C'est surtout entre le tic et le *spasme de la face* que le diagnostic peut sembler ardu. On peut le faire par l'examen objectif des phénomènes convulsifs. Le spasme facial commence généralement par une très légère contraction limitée à quelques fibres seulement de l'orbiculaire des paupières; ces contractions s'étendent de proche en proche jusqu'à amener l'occlusion palpébrale; ce sont des palpitations, des frémissements, menus, brefs, envahissants, qui gagnent peu à peu les autres muscles d'une moitié du visage, fibrilles à fibrilles, faisceaux à faisceaux; leur fréquence et leur intensité va croissant jusqu'à produire une sorte de tétanisation de toute la musculature d'une moitié de la face; si à ce moment on regarde la gorge, on voit parfois un des piliers du voile du palais, la luette, participer à ces mouvements. Au plus haut degré de l'accès spasmodique, tout un côté du visage apparaît contracturé, les rides se creusent, l'œil est demi-clos, les commissures labiales tirées en haut et en dehors. Sur ce fond de contracture se dessinent de petits frémissements (*contracture frémissante*); souvent une poussée vaso-motrice unilatérale l'accompagne. Il y a parfois des troubles de l'audition : bourdonnements, diminution de l'ouïe (Lannois). Enfin la détente survient peu à peu, l'accès est terminé. Le spasme facial ne s'accompagne d'aucune douleur, le malade n'accuse que de la gêne, de la raideur.

Aucune confusion possible avec les tics faciaux lorsque le spasme se présente avec de tels caractères distinctifs; ce mouvement ne correspond à aucun acte fonctionnel; une grimace ainsi dimidiée est inexpressive. La marche envahissante et progressive du phénomène convulsif n'a rien de commun avec l'explosion du tic, aussitôt éteint qu'allumé. Enfin, les phénomènes spasmodiques sont strictement limités au territoire anatomique du nerf facial; la langue est indemne, les moteurs du globe oculaire, ceux du cou n'entrent pas en jeu, tandis que dans les tics ces associations motrices sont très fréquentes. Aucune tentative de diversion ne parvient à enrayer l'accès spasmodique; si l'on voit le patient faire parfois des gestes de la main pour dissimuler son mal ou pour essayer de l'atténuer, ceux-ci sont inefficaces; les frémissements convulsifs persistent sous les doigts. Il peut arriver, exceptionnellement, qu'une pressante intervention corticale produise une inhibition, mais toujours éphémère [V. FACIAL (SPASME)].

La confusion entre le tic de la face et la *névralgie du trijumeau* (v. c. m.), improprement nommée « tic douloureux », est impossible en raison de l'extrême acuité des phénomènes douloureux dans cette affection.

La *chorée de Sydenham* débute au même âge que les tics, et s'observe également chez les jeunes névropathes. Mais dans les mouvements choréiques, on ne reconnaît aucune espèce de coordination, ils sont inexplicables, indéfinissables. « Le tic est un mouvement *figuré*, la chorée est constituée par un mouvement *amorphe*; l'extension du bras dans l'espace, loin de représenter un geste, suit une marche serpigineuse, interrompue par les écarts les plus imprévus » (Oddo). Enfin, la chorée de Sydenham est exceptionnelle à l'âge adulte, tandis que les tics, plus fréquents sans doute dans l'enfance, s'observent à tout âge.

La *chorée variable des dégénérés* (Brissaud) offre avec les tics variables de grandes ressemblances. On doit réserver cependant le nom de tics aux cas où les mouvements convulsifs sont secs, brusques, nettement séparés par des intervalles de repos.

La chorée majeure ou *chorée chronique d'Huntington* suit une marche constamment progressive; elle est souvent héréditaire. Ce n'est pas une affection du jeune âge.

L'*astasie-abasie* ne se produit qu'à l'occasion de la station debout ou de la marche: elle disparaît complètement avec le repos.

Le *paramyoclonus multiplex* de Friedreich a une individualité clinique trop mal définie pour permettre le diagnostic.

Les tics toniques qui sont localisés et que peut corriger un effort volontaire, ne doivent pas être confondus avec la *maladie de Thomsen* (v. c. m.).

Les *mouvements athétosiques* ont un caractère ondoyant, serpigineux; les périodes d'arrêt ne sont pas aussi nettement tranchées que dans les tics; on constate parfois des troubles de la réflectivité.

Quant aux *tremblements*, qu'il s'agisse de paralysie agitante, de sclérose en plaques, de tremblements toxiques, de tremblements séniles, du tremblement de Basedow, du tremblement hystérique, etc., on a toujours affaire à des secousses brèves, rapides, amenant des déplacements de très peu d'amplitude et se reproduisant avec un rythme régulier, qui sont très rarement influencées par les interventions volontaires (V. Tremblements).

Les *crampes fonctionnelles* ou *professionnelles* (v. c. m.) reconnaissent souvent une pathogénie analogue à celle des tics; mais il s'agit d'actes convulsifs de forme tonique, dont le caractère propre est de *ne se manifester qu'à l'occasion d'un acte bien déterminé*, et uniquement à cette occasion (crampe des écrivains, des pianistes, des violonistes, des trayeurs de vaches, des danseurs, etc.). Le tic, lui, éclate en toute occasion, à propos de tout comme à propos de rien.

Les tics coexistent avec une foule d'affections nerveuses et mentales; ils n'en sont souvent que des manifestations; d'autres fois il s'agit d'associations morbides. Les accidents décrits sous le nom de tics chez les hystériques avérés revêtent une allure clinique spéciale : les mouvements convulsifs tendent à se répéter avec un rythme régulier (tics rythmiques).

Entre les tics et l'épilepsie il existe des affinités morbides incontestables. Les épileptiques sont souvent tiqueurs, et le tic a pu être considéré comme un équivalent épileptique (Féré). On l'observe en même temps que les absences ou les vertiges (Meige et Feindel).

Les tics sont fréquents chez les idiots, les imbéciles, les arriérés (Bourneville, Sollier, J. Noir); ils affectent toutes les variétés possibles, depuis le tic le plus simple jusqu'à la maladie de Gilles de la Tourette avec écholalie et coprolalie; on observe aussi des mouvements plus complexes et plus bizarres : tics rythmiques, tics de frappement, tics de balancement, tics des sauteurs, des grimpeurs, des tourneurs, etc.

**Traitement**. — Les *agents médicamenteux* communément usités en pathologie nerveuse n'ont même pas toujours une influence sédative sur les tics.

L'efficacité de l'*hydrothérapie* reste aléatoire; on recommandera de préférence les douches ou les tubs tièdes. L'*électricité* ne doit être employée qu'à dose « psychothérapique ». Le *massage*, la *mécanothérapie*, pratiqués avec modération, peuvent être des adjuvants : rien de plus.

Le procédé de traitement véritablement efficace contre les tics est une *régularisation méthodique des actes psychomoteurs* : l'éducation motrice combinée à la psychothérapie; on peut y adjoindre l'isolement et l'alitement.

La *méthode de Brissaud* établit une discipline médicale de l'immobilisation et du mouvement; elle emploie deux procédés combinés : l'*immobilisation des mouvements* et les *mouvements d'immobilisation*. Le premier est un entraînement à conserver l'immobilité pendant un temps progressivement croissant; le second apprend à régulariser tous les gestes en remplaçant les mouvements involontaires incorrects et intempestifs par des mouvements voulus, corrects, opportuns. On s'efforce d'obtenir chaque jour une prolongation des temps d'immobilité et une correction plus grande des mouvements commandés. Outre les séances faites en présence du médecin, le malade doit répéter également à demeure les exercices prescrits, de préférence sous la surveillance d'une personne de son entourage.

La technique varie nécessairement suivant les tics et suivant les tiqueurs.

Brissaud et Meige, généralisant les emplois de cette méthode, lui ont donné le nom de *discipline psychomotrice* (v. c. m.).

Pitres recommande tout particulièrement la *gymnastique respiratoire* ou *athmothérapie*, qui a donné entre ses mains et celles de Cruchet des résultats appréciables.

D'autres procédés, nous ont donné aussi de bons effets. On peut utiliser l'aptitude naturelle de tout individu à exécuter des mouvements symétriques pour corriger par l'acte correct du côté sain l'acte incorrect du côté malade : *gymnastique en miroir*. Contre les tics d'attitude et les aptitudes cataloniques, on emploiera des *exercices méthodiques de détente musculaire*.

Enfin, il y a, selon nous, une grande importance à faire exécuter les exercices rééducateurs sous le *contrôle du miroir*, qui reflète impitoyablement toutes les fautes et oblige le patient à multiplier ses efforts correcteurs (V. MIROIR).

On doit envisager aussi chez les jeunes tiqueurs une discipline psychomotrice des muscles de la vie végétative, et même une « discipline psychosécrétoire ».

La *psychothérapie* (v. c. m.) joue certainement un rôle de premier ordre dans le traitement des tics. Mais il faut qu'elle soit débarrassée de toutes pratiques mystérieuses. « Ce qu'on appelle psychothérapie, dit Brissaud, n'est autre chose qu'un ensemble de moyens destinés à montrer au patient par où pèche sa volonté et à exercer ce qui lui en reste dans un sens favorable. » C'est, en somme, une éducation bien dirigée.

L'*isolement* est une mesure qui s'impose parfois. Les conditions d'entourage peuvent, en effet, favoriser l'éclosion et le développement des tics; elles peuvent empêcher leur guérison. A défaut d'isolement dans une maison de santé, l'*éloignement du milieu familial* est toujours favorable au tiqueur : il ne faut jamais hésiter à le conseiller, si les parents semblent incapables de comprendre et de mener à bien la tâche éducatrice qui leur incombe.

L'*alitement* rend aussi de grands services. On en trouvera les indications à propos de la *chorée de Sydenham* (v. c. m.). Les tiqueurs en bénéficient largement. Dans les cas tout à fait sévères, on aura recours à l'isolement avec alitement, et au besoin même à la *cure d'obscurité*.

*HENRY MEIGE.*

**TIC DOULOUREUX DE LA FACE.** — V. TRIJUMEAU (NÉVRALGIE).

**TILLEUL.** — Les fleurs de tilleul sont fournies par le *Tilia sylvestris* et le *Tilia platyphylla*. Elles contiennent une essence aromatique, du tanin et un mucilage.

L'*infusion de tilleul* (10 pour 1000) digestive, calmante, hypnagogique, diaphorétique et antispasmodique, est utilisée dans les circonstances les plus diverses et elle jouit d'une faveur populaire incontestée.

L'*eau distillée de tilleul* est employée comme véhicule dans la préparation de beaucoup de potions.

*E. F.*

**TINETTE.** — V. Évacuation des matières usées.

**TIRS DANS L'ARMÉE.** — « *Un homme n'est pas un soldat,* » répétait Napoléon, « *car un soldat doit savoir marcher et tirer.* » Un long et lent apprentissage doit rendre ces deux actes absolument automatiques.

Aussi, dès le début de l'instruction, le soldat est habitué à prendre la ligne de mire, puis il est conduit au champ de tir pour apprendre à tirer à 250 mètres, dans la position debout, couchée ou à genoux. Enfin, en été, il est amené dans les camps d'instruction pour exécuter des feux de guerre sur un ou deux rangs.

Mais si le champ de tir est trop éloigné de la garnison (8 à 10 kil.), l'homme est exercé au tir réduit, qui est alors installé dans la cour du quartier.

Enfin, dans les manœuvres à double action, on distribue aux hommes des cartouches à fausse balle, dites *cartouches à blanc*, qui donnent l'illusion et l'excitation des tirs réels.

Malheureusement les armes, qu'elles soient chargées de projectiles vrais ou faux, sont toujours dangereuses : aussi faut-il montrer aux soldats les effets dynamiques et vulnérants de ces divers projectiles et les exhorter *à manier leur fusil, en toutes circonstances, avec une extrême prudence.*

**Tirs réels.** — Grâce aux poudres sans fumée si puissantes, les balles modernes ont acquis une vitesse initiale et une force de pénétration bien supérieures à celles de leurs devancières. Mais en augmentant leur force vive, on a réduit en proportion leur masse et leur calibre.

Ainsi, en France, la balle du fusil Gras, de 11 millimètres, ayant une vitesse initiale de 450 mètres à la seconde, pesait 25 gr. ; celle du fusil Lebel, de 8 millimètres, ayant une vitesse de 640 mètres, ne pèse plus que 15 gr. Quant à la nouvelle balle D, elle pèse 13 gr. et atteint la vitesse de 710 mètres : ce qui supprime l'emploi de la hausse jusqu'à 650 mètres.

Enfin la récente balle allemande S (Spitzgeschoss) pèse 10 gr. au lieu de 14,7, poids de sa devancière. Elle est en plomb durci avec enveloppe de maillechort. Sa vitesse est un peu supérieure à la nôtre (740 mètres) et sa trajectoire est un peu plus tendue.

*Forme et composition.* — La *balle M* (Lebel) est composée d'un noyau de plomb cylindro-ogival avec méplat terminal, recouvert d'une chemise de maillechort (A, fig. 128). La *balle D* a la forme d'un fuseau terminé par une pointe effilée. Elle est uniquement composée de laiton jaune-rougeâtre sans enveloppe (B, fig. 128). Elle ressemble beaucoup à la *récente balle allemande S*, qui, avec son culot arrondi, rappelle la forme d'un dirigeable (C, fig. 128).

**Effets dynamiques.** — Mû par les gaz de la déflagration, le projectile, grâce aux rayures du fusil, quitte l'âme du canon en tournant sur lui-même, ce qui lui permet d'avancer la pointe en avant. (La balle du fusil Gras décrivait 860 tours à la seconde, la balle Lebel 2550 tours.)

Le trajet parcouru par la balle, ou *trajectoire*, n'est pas une ligne droite, mais plutôt une ligne courbe. Le projectile, en effet, subit à chaque instant l'action de la pesanteur et la résistance de l'air, qui incurvent et raccourcissent sa marche. D'où les conséquences suivantes : *Plus le but visé est éloigné, plus le tireur doit relever son arme et plus la balle s'élève, plus elle retombe verticalement.* En résumé, *plus la trajectoire est tendue, rasante, plus la zone dangereuse, ou zone des contacts utiles, est augmentée,* comme le montre le schéma ci-joint (fig. 129).

Ainsi, avec la nouvelle balle D, qui a une trajectoire bien tendue jusqu'à

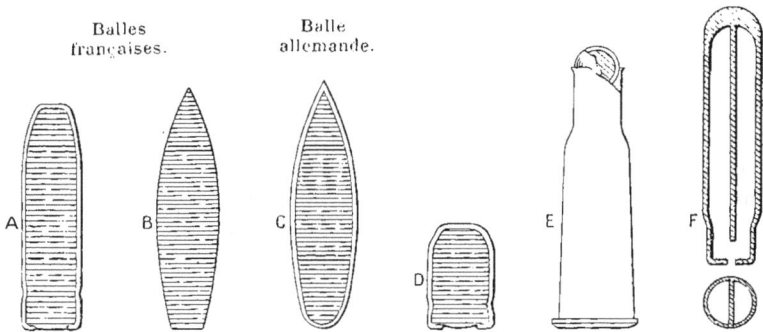

Balles françaises. — Balle allemande.

Fig. 128.— (A) *Balle M (Lebel)* : noyau de plomb, enveloppe de maillechort. — (B) *Balle D* : noyau de laiton sans chemise. — (C) *Balle S* : noyau de plomb, enveloppe de maillechort. — (D) *Balle de revolver d'ordonnance* : noyau de plomb, enveloppe de cuivre. — (E) *Cartouche de tir réduit* : balle ronde en plomb, enveloppe de cuivre. — (F) Coupe verticale et horizontale d'une fausse balle en carton.

700 mètres, on peut voir, dans cette zone absolue de la mort, une série de blessures toutes produites par le même projectile, à la même hauteur.

Quant à la portée maxima de la balle Lebel, elle est d'environ 5000 mètres et celle de la balle D d'environ 4000 mètres.

**Effets vulnérants**. — Voici résumés les effets vulnérants des balles M et

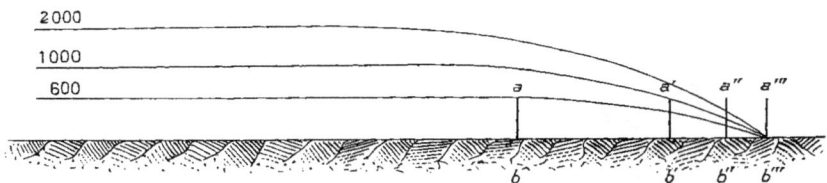

Fig. 129. — Diminution de la zone dangereuse avec l'éloignement du tir.
Les traits verticaux représentent les silhouettes des buts (cavaliers, fantassins).

D, tels qu'ils ont été constatés dans les diverses expériences faites sur des cadavres humains :

A 500 *mètres*, la balle Lebel perfore 4 cadavres et traverse le bras du cinquième ;

A 500 *mètres*, elle perfore 5 cadavres et reste dans le quatrième ;

A 1200 *mètres*, 2 cadavres sont transpercés ;

A 1700 *mètres*, 1 cadavre est perforé et la balle s'arrête dans le second ;

A 500 *mètres*, la balle D peut traverser 95 centimètres de bois de sapin, 7 millimètres d'acier et 6 hommes placés à la file.

**Phénomènes explosifs.** — Ces phénomènes sont surtout notés dans la perforation des organes creux remplis de liquides (vessie, estomac, cœur), ou des viscères gorgés de sucs (cerveau, foie, rate). Ils sont dus aux vibrations, aux projections moléculaires imprimées à ces liquides par les balles en action.

En exposant la théorie hydrostatique généralement admise, Woodruff a récemment attiré l'attention sur *le vide* formé en arrière de la balle et des molécules liquides qui se déplacent. Il compare ce vide à celui qui se produit derrière l'hélice d'un navire. D'après lui, c'est la formation de cet espace qui permet l'expansion de toute la masse liquide et, par suite, l'effort latéral qu'elle produit sur son contenant. Mais dès que les molécules déplacées ont heurté les parois, elles reviennent vers le centre, d'où une sorte de

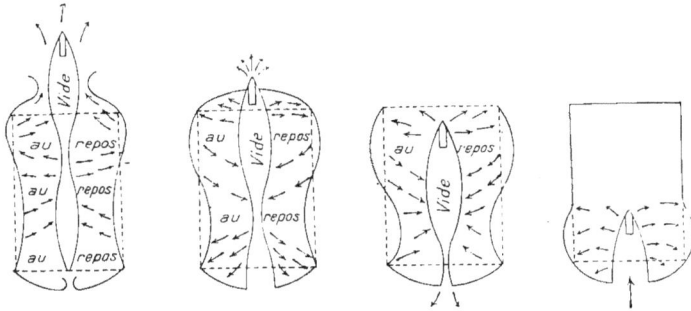

Fig. 150. — Modifications schématiques d'un corps liquide traversé par une balle. (Théorie de la pression hydrostatique.)

*choc en retour*, suivi de nouvelles expansions latérales de plus en plus faibles, jusqu'au retour de la masse liquide au repos (fig. 150).

**Déformation des balles ricochées.** — Les effets vulnérants sont aussi augmentés par la déformation des balles ricochées, dont la surface de frappe s'élargit, en contusionnant, en dilacérant, en infectant les tissus (V. Plaies de guerre).

Les balles Lebel avec leur noyau de plomb *sont très déformables*. Elles se champignonnent, quand elles frappent un obstacle tête première, elles s'aplatissent, s'élargissent en forme de galette, quand elles frappent tangentiellement un corps dur.

La nouvelle balle D, avec sa cohésion plus forte, est *beaucoup moins déformable* que la balle M. Elle présente donc de sérieux avantages balistiques : tension plus forte de la trajectoire, violence plus grande du choc et homogénéité plus complète du métal. Cette dernière propriété confirme cette loi : « *que la déformabilité d'un projectile est proportionnelle à la résistance de son métal.* » Moins déformable, cette balle sera plus facilement extraite des tissus et infectera moins le séton parcouru.

« Mais il ne faut pas se hâter, écrit Follenfant, de conclure à l'humanitarisme des projectiles de petit calibre, car, si le calibre et la surface vulnérante ont diminué, la force vive du projectile a beaucoup augmenté et, avec celle-ci, sa puissance de pénétration et de fracture, d'où une sorte de compensation qui s'est traduite par le maintien de la proportion ancienne des décès, soit environ le cinquième des hommes atteints. »

En résumé, avec les projectiles modernes de petit calibre et peu déformables, les blessures immédiatement mortelles seront nombreuses, mais les blessés qui seront relevés sur le champ de bataille auront plus de chances de guérison qu'avec les anciennes balles « de gros calibre », si déformables. « La petitesse et la netteté du séton dans les parties molles et les os spongieux, l'étroitesse des orifices cutanés et, par suite, les dangers moindres d'infection : telles sont les conditions favorables pour la guérison. » (Nimier et Laval.)

**Dangers des tirs à la cible et précautions à prendre.** — En temps de paix, les accidents constatés ont lieu surtout dans les champs de tir, vers la fin des longues séances, quand les marqueurs s'impatientent et tirent la tête hors de la tranchée-abri pour voir si le tir va bientôt cesser.

Conclusions : Sous aucun prétexte, *ne jamais tirer la tête hors de la tranchée-abri avant d'avoir entendu la sonnerie de « Cessez le feu »*.

Voici d'autres précautions à prendre :

1° *Tenir toujours son arme dans la direction de la butte* et bien parallèle à la capitale du champ de tir.

2° *Ne jamais viser le sommet de la butte*, car les balles ainsi lancées peuvent passer au-dessus et aller frapper au loin des cultivateurs travaillant dans les champs. Personnellement, nous avons constaté deux blessures ainsi produites : l'une bénigne, à Béziers, transfixion du mollet droit ; l'autre grave, à Dreux, transfixion du genou gauche, avec arthrite purulente. Amputation tardive. Guérison, appareil orthopédique. Retraite.

3° *Ne jamais tirer à quelques mètres devant soi*, pour éviter les ricochets aux trajets si capricieux.

4° *Distribuer les paquets de cartouches séance tenante et compter soigneusement les étuis rendus.*

5° *A la fin de chaque tir, passer une inspection minutieuse de tous les fusils et de leur magasin,* pour éviter des oublis fâcheux, source de nombreux méfaits.

6° Les lunettes de cantonniers, qu'on distribuait aux marqueurs, ne servent plus depuis qu'on a substitué le bois au fer dans les panneaux des cibles, contre lesquels les balles Lebel venaient se briser et voler en éclats, susceptibles de ricocher.

7° En résumé, si toutes ces précautions sont prises, on peut affirmer que les tirs à la cible n'offrent plus aujourd'hui aucun danger.

**Tirs au revolver d'ordonnance.** — En France, la balle du revolver est cylindro-ogivale avec méplat et d'un calibre de 8 mm. (D. fig. 128). Elle se compose d'un noyau de plomb durci et d'une enveloppe de cuivre. Sa vitesse initiale est de 220 m. et elle porte à 100 m. « A la distance de 10 m., sa force vive est de 18 kilogrammètres, environ celle du projectile Lebel à 2000 m. » (Nimier et Laval.) A 20 m., ces balles traversent encore 3 à 4 planches de sapin de 2 cm., 5 d'épaisseur.

Les balles oubliées dans le barillet en font des armes dangereuses pour les officiers qui s'en servent et pour les soldats-ordonnances qui les astiquent.

*Conclusions.* — Manier prudemment son revolver — le décharger après chaque tir — ne jamais le conserver chargé, chez soi, dans son étui.

**Tirs au canon.** — Les terribles accidents de déculassement, qui étaient assez fréquents avec l'ancien canon, ne s'observent plus avec les nouvelles pièces du 75, au fonctionnement si précis.

Voici les recommandations qui sont faites aux canonniers servants : 1° se placer parallèlement à l'axe de la pièce, au moment du tir; 2° se boucher les oreilles avec des tampons d'ouate, pour éviter les ruptures du tympan, suivies d'hémorragies, de sclérose et de surdité partielle ou totale.

**Obus non éclatés.** — Dans les camps d'instruction, il faut surtout recommander aux hommes de *ne pas ramasser les obus non éclatés*. « En enfreignant cette défense, ils s'exposent aux accidents les plus graves, car il suffit quelquefois d'imprimer au projectile un léger mouvement pour en déterminer l'explosion. Ils doivent au contraire marquer l'emplacement du projectile en plantant à proximité une branche, une pierre, un bâton, etc., pouvant permettre aux chefs artificiers de le retrouver facilement et de le faire éclater. »

**Tirs réduits.** — La cartouche du tir réduit (E, fig. 128) comprend un étui renfermant une charge de 0,25 gr. d'une poudre spéciale et une balle ronde à noyau de plomb avec enveloppe de cuivre. Cette balle de 8 mm. pèse 5 gr.

*Effets dynamiques.* — En tirant à 5 m. sur les membres supérieurs et à 2 m. sur les membres inférieurs d'un cadavre, Nimier et Laval ont obtenu des perforations osseuses très nettes. Dans les tirs à 20 m., la vitesse de la balle, à 10 m. de la bouche du fusil, est encore de 250 m. : aussi rien d'étonnant qu'on constate tous les ans plusieurs traumatismes graves, parfois mortels, produits par ces projectiles.

Nos camarades Albert, Nimier, Hussenet, Grenier, Fischer ont noté quelques-unes de ces observations, mais celles du médecin major Chambellan et du D𝚛 Alirol, maire du Puy, sont inédites et particulièrement suggestives.

À Boulogne-sur-Mer, dans une manœuvre à double action, un soldat qui avait oublié dans son fusil des cartouches de tir réduit, *préparées pour « canarder » des lapins dans les dunes*, atteint un lieutenant au niveau du creux de l'estomac. Heureusement la balle s'écrasa sur un des boutons de la tunique et le projectile ainsi amorti s'incrusta dans le sternum, sans le traverser. L'extraction en fut simple, rapide et sans complications médiastinales.

Au Puy, des enfants étaient montés sur le mur d'enceinte de la caserne et demandaient aux convalescents de l'infirmerie des biscuits de guerre qu'ils grignotaient. Soudain le soldat V. saisit un fusil, le charge d'une cartouche de tir réduit et tire sur eux *pour faire peur aux gosses*. L'un d'eux fut atteint en plein front, *à 26 mètres du tireur*, d'une plaie perforante du crâne avec coma, hémorragie, issue de pulpe cérébrale, puis agitation, délire furieux et mort, deux jours après, avec des phénomènes de méningoencéphalite. À l'autopsie, on trouva une fracture étoilée du frontal gauche et séton trans-cérébral. Le projectile déformé, aplati, fut retrouvé contre la paroi postérieure du crâne sur la tente du cervelet.

**Tirs à blanc.** — Pour donner aux militaires l'illusion du tir de guerre dans les manœuvres à double action, l'armée les munit de cartouches à fausse balle en carton, dites *cartouches à blanc*.

Malheureusement les soldats se figurent que ces projectiles d'exercice sont sans danger; aussi commettent-ils des imprudences, des gamineries coupables, parfois suivies de mort. Tous les ans, en effet, la statistique médicale de l'armée enregistre 15 à 20 blessures plus ou moins graves dont 2 ou 3 mortelles. Ces chiffres ont leur éloquence et impliquent la nécessité d'instruire les soldats sur les effets dynamiques et vulnérants de ces cartouches à fausse balle, en leur montrant les photographies des dégâts produits par ces tirs à blanc aux courtes distances. Plusieurs suicides à bout touchant sont dus à l'action explosive de ces projectiles gazeux.

En raison de leur fréquence aux grandes manœuvres, ces blessures doivent donc être bien connues des médecins de réserve, qui peuvent être appelés à les observer et à les traiter.

**Composition.** — En France, la cartouche à blanc du fusil Lebel est composée d'un étui, d'une amorce, d'une charge de 1 gr. 25 à 1 gr. 50 de poudre sans fumée très vive et très brisante et d'une balle creuse en papier fortement emboutie et verni, avec cloison médiane et trou central au culot (F, fig. 128). En Allemagne cette fausse balle est en bois tendre et creux (tilleul, aulne ou peuplier).

**Expérimentation.** — Au départ du coup, les gaz de la déflagration et les parcelles de carton constituent comme autant de petits projectiles qui, mûs avec une vitesse initiale très grande (700 m. à la seconde, calculs du général Journée), sont capables, aux courtes distances, d'affouiller le bois, de traverser du carton épais et de perforer des courges comme à l'emporte-pièce.

En outre, l'air atmosphérique, contenu dans le fusil et violemment chassé par la déflagration des gaz, produit, dans l'axe de l'arme, une onde d'air hautement comprimé, qui constitue un projectile-air dangereux.

Schématiquement, on peut donc dire qu'*un coup de feu à blanc représente une gerbe de gaz, qui va en s'élargissant, à mesure qu'elle s'éloigne de l'arme.*

Au sortir du canon, les filets gazeux sont groupés en un faisceau compact qui broie tout sur son passage. Le projectile-air fait balle aux courtes distances, mais bientôt, au lieu de rester unis et parallèles, ces filets gazeux divergent, se mélangent à l'air atmosphérique qu'ils font tourbillonner.

Dès lors, leur force initiale, qui est très vive jusqu'à 30 et 40 cm. de l'arme, s'atténue rapidement, à un tel point qu'au delà d'un mètre les grains de poudre ne peuvent plus léser que des organes découverts ou délicats comme les yeux et, à 4 mètres, ils ne sont même plus capables de rompre la baudruche tendue d'un petit ballon d'hydrogène (fig. 151).

Dans les tirs à blanc de l'artillerie, ces accidents sont moins fréquents, mais ils sont généralement mortels. « La zone dangereuse, écrit le capitaine autrichien Franz Deubler, *s'étend environ jusqu'à 50 pas de la bouche du canon.* »

Enfin la caractéristique de toutes ces blessures est leur tendance à l'*infection septicémique* et à l'*éclosion du tétanos*, que ces plaies contuses, en cul-de-sac, favorisent si bien.

**Conclusions.** — 1° Aux faibles distances, la déflagration de la poudre des cartouches à fausse balle produit l'effet d'un véritable projectile-air (orifice d'entrée circulaire, à l'emporte-pièce).

2º La gerbe des gaz reste bien groupée jusqu'à 15 cm. environ, puis va en s'élargissant et en perdant rapidement de sa force de pénétration.

3º La zone dangereuse des tirs à blanc de l'artillerie s'étend jusqu'à 50 m. en avant de la bouche du canon.

4º La profondeur des perforations produites sur les diverses cibles est inversement proportionnelle à la distance de la bouche de l'arme.

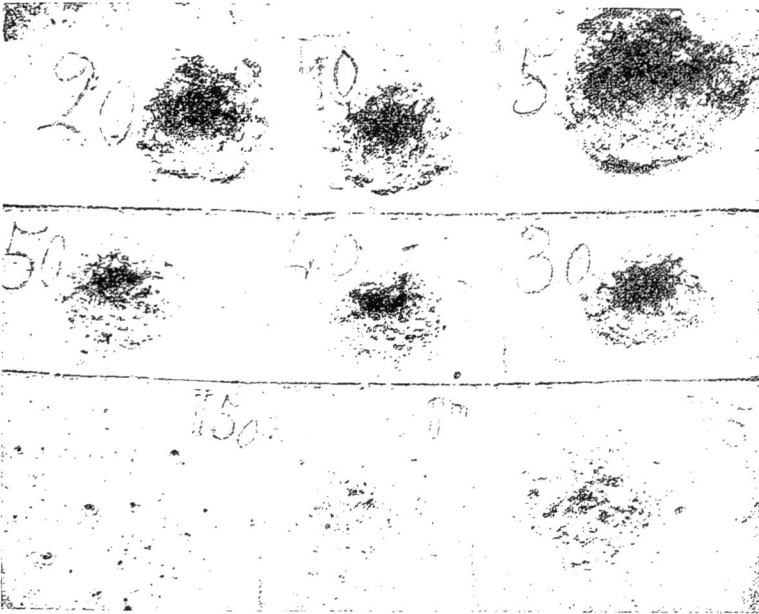

Fig. 131. — Tirs sur une cible d'argile. Jusqu'à 50 cm on distingue un cratère central plus ou moins profond. A partir de 75 cm on ne voit plus que des cupules disséminées dues à des débris de carton ou à des grains de poudre incomplètement comburés.

5º Le pronostic des traumatismes est donc d'autant plus grave que l'arme est plus rapprochée du but et que les organes atteints sont d'une complexion anatomique plus délicate.

Comme corollaire de ces conclusions, il est logique de rappeler les préceptes suivants :

1º Comme le prescrit le règlement, il faut éviter les corps-à-corps dans les manœuvres à double action, — *cesser le feu quand les deux partis se trouvent à 100 mètres l'un de l'autre,* — et passer une *inspection minutieuse des armes* et des cartouchières avant et après chacun de ces exercices, *les hommes placés sur un seul rang.*

2º Il faut attirer l'attention des tireurs sur les effets vulnérants, mortels même, de ces cartouches à fausse balle, tirées aux courtes distances, car *en général les soldats croient que les tirs à blanc sont sans danger.*

Au point de vue de la conduite médicale à tenir au sujet de ces plaies, il faut rappeler :

1° Que les blessures par balles en carton sont plus graves que celles produites par balles métalliques, en raison de l'attrition des tissus et des nombreuses portes ouvertes à la septicémie ;

2° Que les cartouches à blanc, *même après l'enlèvement de la fausse balle*, peuvent provoquer, à bout touchant, des lésions très graves et même la mort ;

3° Que le *tétanos* est une complication fréquente de ces blessures même légères : Donc, *tout blessé par coup de feu à blanc doit recevoir des injections de sérum antitétanique.*

Pour ces plaies *tétanigènes*, il faut faire aux blessés, aussitôt que possible, une première injection de sérum antitétanique de 10 c. c., puis une seconde quatre jours après, et enfin une troisième dix jours après. Ces *injections successives* mettent les blessés plus sûrement à l'abri d'un tétanos mortel. Mais il faut aussi se rappeler, comme l'indiquent Forgue et Jeanbrau : « que le sérum antitétanique détermine parfois des éruptions ortiées et des arthralgies très violentes (rhumatisme sérique), avec raideur de la nuque et trismus très net. On ne prendra pas pour un début de tétanos ces symptômes isolés et d'ailleurs passagers. »

En résumé, il faut montrer aux soldats les dégâts produits par les divers projectiles vrais ou faux, ce qui les incitera à manier leurs armes avec prudence, et obtenir d'eux, en toute circonstance, une rigoureuse discipline du feu.

*P. BONNETTE.*

**TISANES.** — Les tisanes sont des boissons médicamenteuses préparées avec des substances végétales.

Elles jouaient autrefois un très grand rôle dans la thérapeutique, et l'on a trop tendance à les délaisser aujourd'hui.

Les tisanes représentent une manière de faire absorber de l'eau stérilisée par l'ébullition et de la faire accepter même par des personnes qui ont le préjugé de l'eau bouillie lourde à l'estomac ; leur parfum est quelquefois utile pour masquer le goût désagréable de l'eau qui a servi à les préparer ; elles apportent les médicaments en solution très diluée, ce qui leur permet d'être bien tolérés par l'estomac et bien absorbés par l'intestin.

Il y a quatre manières de préparer les tisanes :

1° La solution simple dans l'eau froide qui s'applique à la gomme et au miel.

2° La macération dans l'eau froide durant 6 à 12 heures, la macération de digitale est une variété de tisane ;

3° La décoction qui se fait à l'ébullition prolongée ;

4° L'infusion qui consiste à verser de l'eau bouillante sur la substance médicamenteuse et à la laisser à son contact durant 5 à 30 minutes. Ce dernier procédé est le plus communément employé. On utilise en général, pour 1 litre d'eau, 10 à 20 gr. de la substance à infuser.

Quel que soit le procédé de préparation, l'eau dissout les alcaloïdes, les essences ou les substances aromatiques de la plante qui communiquent à l'infusion des propriétés spéciales.

Il est utile, pour le médecin, de connaître les propriétés thérapeutiques des principales tisanes.

*Diurétiques.* — Racine de chiendent, queues de cerises, stigmates de maïs, baies de genévrier, feuilles de buchu, d'uva ursi, de frêne, fleurs de sureau, racine d'asperge.

*Diaphorétiques.* — Fleurs de bourrache, feuilles de jaborandi, écorce de buis, racine de bardane.

*Sédatives.* — Fleurs d'oranger, de tilleul, de mauve, de tussilage, feuilles de mélisse, de menthe, de verveine, pétales de coquelicot, cônes de houblon, racine de valériane.

*Stimulantes.* — Grains de café, feuilles de thé, de maté, de menthe, de mélisse, d'absinthe, racines d'angélique, de fenouil, fleurs de sauge, de marjolaine, cannelle.

*Pectorales.* — Feuilles d'eucalyptus, de guimauve, fleurs pectorales, bourgeons de sapin, lichen d'Islande, capillaire.

*Carminatives.* — Semences d'anis vert, d'anis étoilé, de coriandre, de fenouil, d'hysope, fleurs de camomille, racine d'angélique.

*Apéritives.* — Racines de gentiane, de condurango, feuilles d'oranger, d'absinthe, fleurs de centaurée, de houblon, bois de colombo, écorce d'oranges amères.

*Digestives.* — Orge germée diastasée.

*Purgatives.* — Feuilles de frêne, fleurs de pensée sauvage, de mauve, follicules de séné, baies de lierre, racine de réglisse, graines de lin.

*Antidiarrhéiques.* — Baies de myrtille, écorce de racine de ratanhia, racines de benoîte, de bistorte, de grande consoude, fleurs d'ortie blanche, de troène, feuilles d'absinthe, gruau de riz, grains d'orge.

*Emménagogues.* — Feuilles d'armoise, d'absinthe, sommités de safran, rameaux de sabine, fleurs de fraisier.

*Antirhumatismales.* — Feuilles de frêne, fleurs de reine des prés.

*Cholagogue.* — Boldo.

*Antidiabétique.* — Jamboul.

*Galactophores.* — Graines de cotonnier, feuilles d'ortie brûlante, semences de cumin, d'anis, de fenouil.

*Toniques* — Céréales associées.

Quelques-unes de ces tisanes nécessitent une préparation spéciale :

### Eau albumineuse.

Battre lentement un blanc d'œuf dans une grande tasse (un tiers de litre) d'eau. Passer à travers un linge. Aromatiser avec un peu de sucre, de cognac ou de jus de citron.

### Eau de graines de lin.

Prendre une cuillerée à soupe de graines de lin, qu'on lave dans l'eau, qu'on sèche dans un linge et qu'on écrase légèrement avec un rouleau de bois. Faire bouillir durant une demi-heure dans un litre d'eau. Passer sur une mousseline. Aromatiser avec du sucre, du cognac ou du jus de citron.

L'eau d'orge se prépare de même.

### Eau de riz.

Se prépare avec du gruau de riz ou avec de la farine de riz.

*Gruau de riz.* — Prendre 150 gr. de riz; le laver dans 250 gr. d'eau froide, que l'on fait chauffer lentement au voisinage de l'ébullition. Décanter et égoutter. Jeter un litre d'eau sur ce riz et faire bouillir en vase clos. Filtrer sur une mousseline.

*Farine de riz.* — Délayer 20 gr. de farine de riz dans 250 gr. d'eau froide et verser le mélange dans 750 gr. d'eau bouillante. Après 10 minutes d'ébullition, filtrer.

### Décoction de céréales.

Prendre une cuillerée à soupe d'un mélange des cinq céréales concassées : maïs, blé, orge, avoine, seigle. Faire bouillir dans une marmite découverte, contenant 2 litres d'eau jusqu'à réduction à un demi-litre. Filtrer à chaud sur une mousseline et verser dans une bouteille stérilisée.

MARCEL LABBÉ.

**TOKELAU.** — Cette épidermite mycosique, endémique dans l'Océanie orientale et en Indo-Chine, a été décrite par Patrik Manson sous le nom de *tinea imbricata* (teigne imbriquée). Elle est due à un parasite du genre aspergillus : le *Lepidophyton concentricum* (Tribondeau), qui a pu être cultivé et réinoculé par Tribondeau.

Elle dessine sur la peau des cocardes à cercles concentriques, d'une régularité absolue (fig. 152). Chaque cocarde est formée d'une série de collerettes squameuses, blanches ou grisâtres, concentriques, alternant avec des anneaux de couleur sombre ; toutes les écailles squameuses d'une même cocarde ont leur extrémité centrale libre, surélevée, détachée ; le doigt allant du centre à la périphérie redresse donc les lamelles squameuses alors qu'il les couche horizontalement en revenant de la périphérie vers le centre. Inoculées et disséminées par grattage les cocardes peuvent, en progressant excentriquement, envahir tout le corps, le cuir chevelu est respecté, les ongles sont atteints.

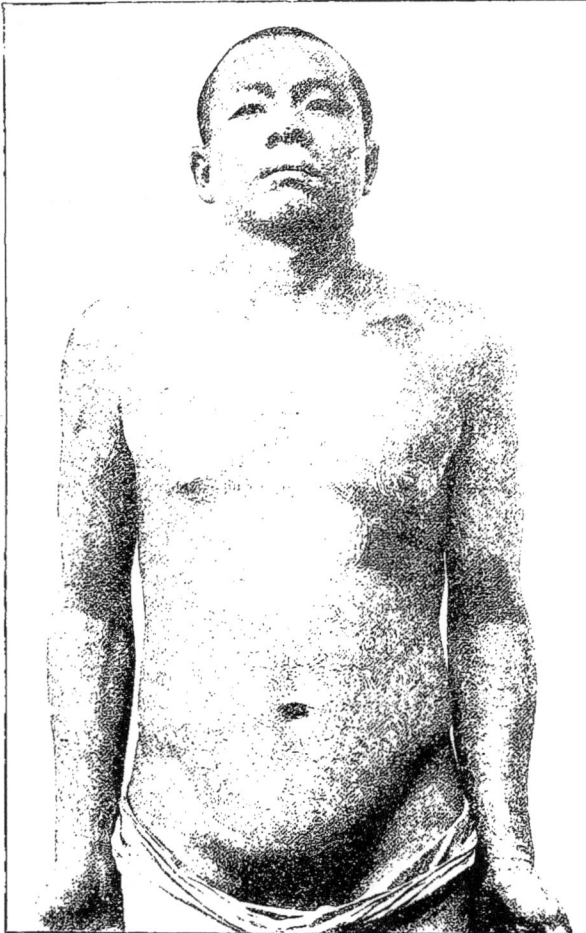

Fig. 152. — Tokelau ou teigne imbriquée (d'après Jeanselme et Rist.)

Bien qu'il n'altère pas l'état général, le tokelau est rendu grave par un prurit constant, intense et continu, déterminant de vives souffrances et de l'insomnie; sa ténacité est extrême.

Le diagnostic est à faire au début avec l'onychomycose trichophytique, à la fin avec les dermatites exfoliatrices, et l'ichtyose congénitale. La constatation des « cocardes » qui dessinent des « moires » régulières facilite ce diagnostic.

L'examen direct de la squame à la potasse après dégraissage à l'alcool-éther, suivant la technique des teignes, montre des filaments mycéliens : les uns segmentés et très colorés rappellent les trichophytons à mycélium résistants, les autres dissociés en amas d'articles ovoïdes simulent des amas de spores, d'autres moins abondants, non cloisonnés et clairs, ne contiennent que quelques granules pigmentés. Sur des segments fusiformes ou massués, Tribondeau a observé dans un cas les fructifications sporifères du type aspergillus.

Le tokelau est très difficilement curable : la traumaticine contenant 10 pour 100 d'acide chrysophanique passe pour être le meilleur traitement.

*H. GOUGEROT.*

**TOLU**. — Le *baume de Tolu*, produit retiré du *Toluifera Balsamum* (Légumineuses), contient une résine et toute une série d'acides ou d'éthers aromatiques (acide cinnamique, acide benzoïque, éthers benzyliques) qui justifient son emploi comme expectorant au déclin des bronchites aiguës et dans le cours des bronchites chroniques (v. c. m.).

On donne le baume de tolu à la dose de 50 centigr. à 2 gr. en pilules ou en tablettes.

Le *sirop de Tolu* est utilisé *larga manu* pour sucrer potions et tisanes (50 à 100 gr. par jour).                                                       *E. F.*

**TONIQUES.** — V. Stimulante (Médication).

**TOPOALGIES.** — V. Algies.

**TORTICOLIS.** — Il est encore aujourd'hui d'usage d'appliquer à toutes les attitudes vicieuses de la tête et du cou, quelles qu'en soient l'origine et la durée, la dénomination de torticolis. Ce mot ne désigne ainsi qu'un symptôme commun à un grand nombre d'affections. Les classiques ont d'ailleurs l'habitude de séparer ces affections en trois catégories, et partant, de considérer trois grandes variétés de torticolis :

Un torticolis *cutané* ou *cicatriciel*, dû à la rétraction de cicatrices vicieuses du cou, après brûlures ou pertes de substances étendues;

Un torticolis *osseux* ou *articulaire*, résultat ordinaire des ostéo-arthrites tuberculeuses de la colonne vertébrale, des luxations ou des fractures v. c. m.);

Un torticolis *musculaire*, le seul que nous étudierons.

Ne vaudrait-il pas mieux, pour éviter les confusions, réserver au seul groupe des déviations de cause musculaire le terme de *torticolis*, d'autant que ce ne serait, en réalité, que donner force de loi à une habitude de langage qui tend à devenir générale.

Le *torticolis musculaire* a pour cause nécessaire et suffisante un trouble quelconque dans le fonctionnement d'un muscle ou d'un groupe musculaire du cou. La chose se conçoit aisément. La tête est maintenue en équilibre par la seule tonicité des muscles cervicaux; abandonnée à elle-même et soustraite à toute action musculaire, elle tomberait en avant ou roulerait inerte dans tous les sens, comme elle le fait au cours du sommeil chloroformique (Walther). Or, la condition nécessaire à cet équilibre, c'est que les muscles ou les groupes musculaires antagonistes s'opposent mutuellement des résistances d'égale intensité. Que l'une de ces résistances brusquement s'accroisse ou faiblisse, l'équilibre est rompu; la tête se dévie, le cou subit un mouvement complexe de torsion et de flexion, et le torticolis est constitué.

Rationnellement, deux ordres de phénomènes peuvent donc produire ce résultat : la paralysie ou la contracture. Cliniquement, la paralysie est une cause infiniment rare, si tant est qu'elle existe, et la contracture semble l'unique déterminante des déviations du cou d'origine musculaire. Cette contracture peut d'ailleurs se présenter sous trois aspects qui caractérisent trois formes cliniques : contracture passagère (*torticolis aigu ou passager*); permanente, susceptible d'aboutir à la rétraction (*torticolis permanent ou chronique*); spasmodique (*torticolis spasmodique ou convulsif*) (v. c. m.).

I. **Le torticolis aigu ou passager** succède le plus souvent, dit-on, à l'action du froid, mais peut fort bien être produit par un effort, un brusque mouvement, une position vicieuse longtemps conservée. Parfois aussi la contracture musculaire est réflexe et secondaire à une adénite cervicale, une angine, une plaie légère et même une simple piqûre.

L'*attitude vicieuse* varie un peu avec le muscle atteint; mais presque toujours l'apparition en est brusque. D'ordinaire, à son réveil, le malade ressent dans un côté du cou une douleur assez vive qu'exaspèrent la pression et les mouvements, et reconnaît de suite une déviation qu'il ne peut corriger. La tête est penchée du côté endolori, la face légèrement tournée du côté opposé, l'épaule relevée, le tronc immobilisé tout d'une pièce, dans la contracture du *sterno-mastoïdien*, la plus fréquente.

Beaucoup plus rarement, le *trapèze* est pris d'un côté ou des deux. Les deux muscles sont-ils atteints, la tête est rejetée en arrière par la contracture des muscles de la nuque; un seul est-il malade, le sterno-mastoïdien contracturé détermine la déformation classique. Dans les deux cas d'ailleurs, ces contractures sont des contractures d'immobilisation, comme le prouve la localisation de la douleur au seul trapèze.

La résolution survient au bout de quelques jours dans l'extrême majorité des cas. Il est rare mais possible cependant que l'affection passe à l'état chronique; les récidives rendent cette éventualité plus probable et aggravent ainsi un *pronostic* d'ordinaire fort bénin.

Le *diagnostic* du torticolis passager est en général aisé. Tout au plus, lorsqu'il succède à un effort, peut-on se demander si la contracture musculaire n'est point d'ordre réflexe et provoquée par une entorse des vertèbres cervicales (Malgaigne), ou même une luxation unilatérale (Dupuytren). Mais la localisation de la douleur aux articulations vertébrales dans la première hypothèse, la déformation spéciale avec saillie de la vertèbre à la paroi postérieure du pharynx dans la seconde, sont des symptômes assez topiques pour que toute erreur soit impossible.

L'enveloppement ouaté et les onctions calmantes constituent des éléments de *traitement* presque toujours suffisants. Si la persistance de la déformation faisait craindre le passage à l'état chronique, le massage, la mobilisation, les bains et l'électrisation des muscles antagonistes (Duchenne de Boulogne) deviendraient indiqués.

TORTICOLIS MUSCULAIRE CHRONIQUE OU PERMANENT. — Fréquent dans l'enfance et surtout chez les filles, rare dans l'adolescence, exceptionnel chez les adultes, il peut être, au point de vue de ses *causes déterminantes*, distingué en *congénital* et *acquis*.

**Causes**. — *a*) L'existence du torticolis *congénital*, c'est-à-dire contemporain de la naissance, fut longtemps mise en doute. Stromeyer, et beaucoup d'autres avec lui, soutenaient qu'il était toujours acquis, et consécutif à des traumatismes subis au cours des manœuvres de l'accouchement. Les relevés de Chaussier où, sur 25 295 enfants, aucun cas de torticolis n'était signalé, semblaient leur donner raison.

Il existe pourtant des faits incontestables — deux de Petersen et un de Meinhard Schmidt avec atrophie faciale — où la déviation existait dès la naissance. D'ailleurs, en l'absence de ces constatations directes, la coexistence de strabisme congénital ou d'autres vices de conformation (Fisher) plaident en faveur de la congénitalité. Peut-être le faible degré des lésions et le manque absolu de recherches dirigées en ce sens expliquent-elles qu'elles aient souvent passé inaperçues. Quoi qu'il en soit, la cause première de la maladie doit résider ici, comme pour tous les vices de conformation, soit dans un trouble d'ordre mécanique, soit dans une lésion musculaire ou musculo-nerveuse, soit dans un arrêt de développement.

*b*) Le torticolis *acquis* peut succéder, comme l'a montré Stromeyer, à un traumatisme *obstétrical*, et il semble bien que cette cause efficiente doive être souvent admise [V. NOUVEAU-NÉ (PATHOLOGIE)]. Quant au mécanisme de sa production, il est loin d'être élucidé. Successivement ont été accusées l'attrition du muscle sterno-mastoïdien (Dieffenbach) et la contusion de ses nerfs (Stromeyer) par la cuillère du forceps; or, la chose est impossible, puisque l'instrument ne porte pas sur le cou. Blachez, en démontrant qu'après les accouchements avec présentation du siège ou des pieds on trouvait assez souvent des ruptures du sterno-mastoïdien, a cru découvrir la véritable cause du torticolis. Mais on lui a objecté que, d'un côté, les ruptures totales ne sauraient être mises en cause, puisqu'elles aboutiraient à l'allongement et non à la rétraction du muscle (Jeannel) et que, de l'autre, les contusions et les ruptures partielles qui se traduisent par le trachelmatome, guérissaient le plus souvent sans provoquer le raccourcissement du muscle. Pourtant Volkmann a pu suivre la transformation de l'hématome du sterno-mastoïdien en torticolis, et d'Arcy-Power a vu succéder à de pareils hématomes des torticolis graves nécessitant la ténotomie. Certains faits observés à un âge plus avancé, dans lesquels un torticolis permanent succéda nettement à un effort violent, confirment d'ailleurs cette théorie (Walther).

La rétraction du sterno-mastoïdien, origine habituelle du torticolis acquis, peut d'ailleurs avoir bien d'autres causes : une myosite suppurée consécutive à un abcès de la gaine du muscle, à la fonte de ganglions tuberculeux, à des gommes syphilitiques du corps musculaire; une contraction permanente du sterno-mastoïdien, imposée par la volonté (*torticolis des petits maîtres*), commandée par la douleur ou nécessitée par certaines affections oculaires, astigmatisme, amblyopie, diplopie, qui obligent à une attitude vicieuse de la tête (*torticolis oculaire*, Cuignet); une contracture réflexe provoquée par des affections inflammatoires du cou, adénites, angines, arthrites, ou quelque maladie du système nerveux central.

**Lésions.** — L'étude anatomo-pathologique du torticolis musculaire chronique comporte en premier lieu celle du muscle dont la rétraction détermine et maintient l'attitude vicieuse. Cette étude n'a été faite d'ailleurs que sur le sterno-mastoïdien, soit dans quelques rares autopsies, soit après résection de fragments de muscle au cours de la ténotomie à ciel ouvert, soit enfin après extirpation du corps musculaire par le procédé de Mickulicz.

Il est d'abord des cas exceptionnels où ni le muscle, pourtant raccourci, ni les tissus avoisinants ne présentent la moindre altération; peut-être sont-ce là des exemples de véritable torticolis congénital (Jeannel).

D'ordinaire, le *corps musculaire*, toujours raccourci dans des proportions d'ailleurs variables — de moitié chez un sujet très âgé dont l'affection remontait à l'enfance (Guyon et Contesse) — est rétréci, aminci, mais de consistance plus ferme et parfois induré, d'apparence fibreuse ou tendineuse. La transformation fibreuse porte d'ailleurs sur une étendue qui n'est point la même en tous cas : sur la totalité, comme l'a vu Guyon et comme l'a plusieurs fois constaté Mickulicz dans ses opérations; sur les deux tiers et les trois quarts seulement (Robert et Marchessaux); sur un segment limité qui prend la forme d'un noyau allongé, ainsi que Volkmann l'a noté maintes fois sur le vivant.

Le degré des lésions n'est point pareil dans les deux faisceaux. Le sternal passait autrefois pour le seul pris dans la majorité des cas, trois fois sur quatre disaient Stromeyer, Dieffenbach, Bouvier et surtout J. Guérin. Il est aujourd'hui bien démontré que le chef claviculaire est, lui aussi, presque toujours raccourci, et qu'il ne s'agit pas, comme on l'a prétendu, d'un raccourcissement d'adaptation, car la section des deux faisceaux est le plus souvent nécessaire pour obtenir le redressement complet de la tête, et la sclérose du faisceau a été anatomiquement constatée. Bien plus, on a cité des exemples de rétraction du seul faisceau claviculaire. En réalité, les deux faisceaux sont presque toujours pris ensemble, quoique de façon inégale; « la rétraction isolée est l'exception et non la règle pour le chef sternal comme pour le chef claviculaire » (Guyon).

La *gaine aponévrotique* du muscle, épaissie et rétractée, participe de façon constante au processus de sclérose et d'induration, et parfois la gaine des vaisseaux est elle-même envahie.

Enfin les lésions musculaires siègent avec une prédominance marquée du *côté droit.*

L'attitude vicieuse longtemps prolongée entraine des déformations du squelette et des parties molles du cou et de la face.

Du côté de la *colonne cervicale*, les lésions des vertèbres sont, le plus souvent, minimes ou nulles, malgré la durée ordinairement fort longue de l'affection. Et cependant il existe, lorsque le torticolis est très prononcé, des courbures parfois très accentuées de cette colonne cervicale, voire même des courbures de compensation dorsales; mais leur disparition, plus ou moins rapide, serait impossible d'une façon aussi complète, si elles s'accompagnaient d'altérations osseuses ou articulaires notables. Les faits rares d'ankylose des jointures ou de soudure des lames relèvent fort probablement d'une maladie primitive des os ou des articulations; car, dans le torticolis, les lésions du squelette vertébral sont absolument exceptionnelles (Walther).

Par contre, l'*atrophie* des massifs *facial et crânien* du côté malade se voit couramment. Broca pensait même que cette atrophie pouvait s'étendre au cerveau, et de Saint-Germain, après avoir trouvé très arriérés nombre d'enfants atteints de torticolis congénital ou obstétrical, semblait disposé à partager cette opinion. Des explications nombreuses ont été données de cette atrophie cranio-faciale; la plus généralement admise aujourd'hui conclut à une insuffisance de nutrition du côté atteint, consécutive à la déviation et à la diminution de calibre de la carotide correspondante, lésion constatée à l'autopsie. Elle est confirmée, d'ailleurs, par une observation où Bouvier a pu voir une semblable atrophie succéder à une inclinaison permanente de la tête et du cou, d'origine quelconque.

**Symptômes.** — La déviation de la tête et du cou constitue le principal symptôme et presque toute la maladie.

L'attitude vicieuse la plus commune, l'attitude classique, est celle qui correspond à la rétraction du *sterno-mastoïdien*. La tête est inclinée à droite, la face plus ou moins tournée à gauche. L'oreille droite tend à se rapprocher de l'épaule correspondante et peut aller parfois jusqu'à son contact; le menton, projeté en avant par le mouvement de bascule de la tête, se dirige en sens inverse, dépasse la ligne médiane et tend à regarder l'épaule gauche. L'épaule droite est élevée, la gauche abaissée paraît plus longue. Le thorax bombe en avant du côté droit et en arrière du côté gauche.

A l'inspection du cou, le muscle rétracté apparaît d'ordinaire et fait saillie sous les téguments. Au palper, on le trouve dur et tendu; tension et dureté augmentent quand on cherche à redresser la tête. Les deux faisceaux ne font pas d'habitude un relief semblable; souvent le sternal est le seul qu'on sente; dans quelques cas exceptionnels, c'est le claviculaire. Parfois, enfin, les deux chefs sont également saillants, l'interne est épais et arrondi, l'externe étalé en nappe et séparé du précédent par une dépression plus ou moins accentuée en forme de V (Walther). On ne saurait d'ailleurs conclure des résultats de l'examen clinique à la localisation exacte des lésions. La rétraction très accentuée d'un faisceau peut masquer une rétraction moindre du faisceau voisin, laquelle apparaît après la section du segment le plus tendu (J. Guérin). Bien plus, malgré la rétraction de ses deux chefs, le muscle peut ne faire aucun relief et ne devenir saillant que lorsqu'on cherche à redresser la tête (Duval). La réaction électrique du muscle est diminuée (Fisher).

Les autres muscles du côté atteint sont souvent raccourcis et un peu tendus mais n'ont jamais la dureté et la tension du sterno-mastoïdien. Ceux du côté sain semblent allongés. Le sterno-mastoïdien, notamment, est porté en arrière, étalé et élargi.

Sous l'influence de la déviation, la colonne cervicale s'incurve, et pour peu que cette déviation s'accentue, des courbures de compensation se font à la région dorsale supérieure et, à un degré plus avancé, à la région dorso-lombaire.

L'asymétrie de la face est un des symptômes les plus frappants. Comparé au côté gauche, le côté droit paraît manifestement plus petit. La pommette et la moitié correspondante du front semblent aplatis, la joue est plus courte, le sourcil abaissé et parfois très oblique, la commissure buccale tiraillée en haut, le nez dévié, incurvé et convexe à gauche, l'œil abaissé dans son ensemble, tandis que son angle externe tend à se redresser de telle sorte que les axes transversaux des deux yeux restent parallèles, bien qu'à des hauteurs différentes. Il y a parfois du strabisme et des troubles de la vision.

La déformation du crâne tient surtout à l'aplatissement de la région pariétale et peut expliquer, par l'atrophie de l'hémisphère qu'elle entraîne, la diminution de l'intelligence maintes fois observée par de Saint-Germain.

Enfin, la température locale du côté malade est inférieure de quatre dixièmes de degré à celle du côté sain.

Les signes fonctionnels sont nuls d'ordinaire. La douleur n'apparaît qu'au cours des mouvements spontanés ou provoqués qui tendent à corriger la déformation. Le redressement de la tête est, en effet, impossible; par contre, on exagère facilement sa position vicieuse, et les mouvements de flexion et d'extension restent possibles.

Avec un torticolis très accentué, la déglutition peut se trouver gênée, les mouvements du larynx limités et troublés dans les grands efforts de la voix et du chant (Walther).

**Variétés cliniques.** — A côté de la forme classique correspondant à la rétraction du sterno-mastoïdien, il existe des variétés cliniques plus rares.

La *rétraction isolée du faisceau claviculaire*, comme le fait comprendre l'étude physiologique de chacun des deux chefs du muscle faite avec soin par Maubrac, entraîne l'inclinaison de la tête, l'élévation de l'épaule du côté malade, et aussi, ce que Malgaigne ne jugeait pas possible, la rotation de la face du côté opposé.

La *rétraction simultanée des deux sterno-mastoïdiens* est absolument exceptionnelle.

La *contracture* ou la *rétraction du peaucier*, extrêmement rare aussi et le plus souvent associée à la lésion d'autres muscles, se traduit par l'inflexion de la tête avec légère rotation de la face du côté atteint ; en même temps, une série de brides quasi verticales, saillantes, dessine le trajet des fibres rétractées.

La *contracture du trapèze* se limite d'ordinaire au seul faisceau claviculaire et détermine une inclinaison de la tête du côté malade avec rotation de la face du côté opposé à laquelle s'ajoute un renversement marqué de la tête en arrière. La contracture s'étendait, dans un cas de Duval, aux *deux trapèzes* et avait amené le renversement complet de la tête en arrière. Avec la contracture du trapèze peut coïncider celle du sterno-mastoïdien ou celle de l'*angulaire* et du *rhomboïde*.

Enfin, les lésions des muscles de la nuque qui constituent le *torticolis postérieur*, s'accompagnent toujours d'une contracture du sterno-mastoïdien qui imprime à la déviation les caractères du torticolis classique. L'examen, pendant le sommeil chloroformique, permet de constater que la résistance du sterno-mastoïdien a cédé, tandis que les muscles postérieurs sont encore durs et tendus (Walther).

**Diagnostic.** — Le diagnostic du torticolis musculaire chronique comporte trois points à élucider ; il doit déterminer successivement : si l'attitude vicieuse est bien due à une lésion musculaire, — quel est le muscle atteint, — quel est l'état anatomique de la lésion (contracture ou rétraction).

Les attitudes vicieuses qui peuvent être confondues avec le torticolis musculaire vrai sont celles qu'on désigne d'habitude sous le nom de torticolis cicatriciel et de torticolis osseux.

Le premier, conséquence de brides cicatricielles visibles à un examen sommaire, ne saurait guère induire en erreur ; il en est de même des déviations que peut entraîner la présence de tumeurs volumineuses péripharyngiennes, vertébrales ou autres.

Les déviations englobées sous le nom générique de torticolis osseux ou articulaire se rencontrent dans toutes les variétés d'arthrites ou d'ostéoarthrites de la colonne cervicale.

L'attitude vicieuse que provoque le *mal sous-occipital* est, d'ordinaire, très différente de celle du torticolis musculaire. La tête est généralement portée directement en avant ou en arrière ; et si l'inclinaison latérale existe, elle s'accompagne d'un mouvement de rotation de la face du même côté. Cependant, des observations incontestables ont montré qu'au cours de cette affection la contracture du sterno-mastoïdien et la déviation typique qui en est la conséquence pouvaient être observées.

La confusion n'est d'ailleurs possible qu'au début de la maladie ou à sa fin, après guérison des lésions vertébrales. Au début, la localisation de la douleur sur les premières vertèbres suffit à fixer le diagnostic ; mais après ankylose des vertèbres et guérison du processus, alors que la douleur à la pression a disparu et que la rétraction du sterno-mastoïdien a succédé à sa contracture, la confusion devient très facile, le cas classique de Bouvier le prouve sans conteste. Certaines explorations, cependant, permettent de l'éviter le plus souvent. C'est d'abord l'étude de mouvements communiqués : dans le torticolis musculaire chronique, on ne peut corriger la déformation, mais il est facile de l'accentuer ; de plus, la flexion et l'extension de la tête sont conservées; dans l'arthrite tuberculeuse guérie, les articulations sont immobilisées par une ankylose définitive. C'est ensuite l'exploration des premières vertèbres cervicales, toujours quelque peu malaisée, qui fait parfois découvrir, en cas d'arthrite tuberculeuse guérie, des changements de rapports entre les saillies osseuses, soit du côté du pharynx, soit du côté de la nuque.

Les autres variétés d'*arthrites cervicales* — et particulièrement le *torticolis occipito-atloïdien* de Dally, dont la déformation, identique à celle du torticolis musculaire banal, est produite par une subluxation de l'occipital sur l'atlas, rapidement suivie de l'ankylose dans cette position vicieuse — pourront être différenciées à la suite des mêmes explorations.

La *détermination du muscle atteint* se fera aisément si l'on se souvient des caractères propres à la rétraction de chacun d'eux. On se rappellera seulement que la déformation a parfois pour cause l'action synergique de plusieurs muscles, et que, d'autre part, les muscles profonds peuvent être atteints sans que nos moyens d'exploration nous permettent de le reconnaître (Walther).

L'*état anatomique des lésions* n'est point aussi facile à préciser. En principe, le muscle contracturé est plus résistant qu'à l'état normal mais n'a pas la dureté du muscle rétracté, et il a conservé sa forme et sa contractilité; mais, en fait, le diagnostic est bien souvent impossible en dehors de l'anesthésie chloroformique, qui constitue déjà un des éléments du traitement.

L'affection ne menace en rien l'existence, et son **pronostic**, à ce point de vue, est essentiellement bénin; mais l'attitude qu'elle entraîne est fort disgracieuse, elle tend constamment à s'accentuer et peut avoir des conséquences fâcheuses sinon graves : déformations vertébrales et thoraciques, hémi-atrophie de la face et du crâne.

**Traitement**. — Le traitement comprend deux étapes successives. Au cours de la première, on doit faire le redressement de la tête et la replacer en situation normale; il est rare qu'on y parvienne sans une intervention plus ou moins complexe. Dans la seconde, on se propose de rendre définitif le résultat acquis; c'est le but du traitement consécutif, dont l'importance est capitale.

I. Les **manœuvres opératoires** nécessaires au redressement varient suivant que le muscle est en état de contracture ou de rétraction.

Le *torticolis par contracture* peut être redressé d'ordinaire sans opération sanglante. La chloroformisation, poussée jusqu'à la résolution complète, amène peu à peu le relâchement des muscles et permet la correction.

Dans quelques cas rares, ou dans certaines formes comme le torticolis postérieur, soit qu'il y ait commencement de rétraction des muscles, soit que des brides fibreuses péri-articulaires ou des raideurs articulaires maintiennent la déformation, le sommeil chloroformique et les manœuvres de douceur sont impuissants à ramener la tête dans sa position normale. C'est dans ces cas que Delore a eu recours au *massage forcé*. Cette méthode, bien qu'elle ait donné des succès constants à son promoteur, n'est point acceptée par tous les chirurgiens, à cause des dangers que peut entraîner son action un peu aveugle sur les articulations, les muscles et les ligaments (Walther).

Le plus fréquemment, il y a *rétraction*, et une intervention sanglante est nécessaire : la section du muscle rétracté. Cette section peut se pratiquer, par la *voie sous-cutanée* ou à *ciel ouvert*. Seule celle qui porte sur le sterno-mastoïdien mérite d'être décrite.

a) Pour la **ténotomie sous-cutanée**, le sujet endormi est couché sur le dos : un aide, placé derrière la tête, la fixe entre ses deux mains, tout en s'efforçant de l'incliner de côté et de tourner la face en sens inverse de la rotation, de manière à tendre le muscle sterno-cléido-mastoïdien et particulièrement son chef sternal qui doit être sectionné le premier.

Le chirurgien, fixant de la main gauche le *chef sternal*, fait avec un ténotome pointu une ponction à la peau, exactement sur le bord interne du muscle, à un centimètre et demi au-dessus de la clavicule, pour éviter les gros troncs veineux de la base du cou. Puis le ténotome mousse est substitué au pointu et glissé horizontalement sous la face profonde du faisceau jusqu'à ce que son extrémité atteigne le bord externe du tendon ; son tranchant est alors tourné directement en avant, de sorte qu'il appuie sur la face profonde du muscle. L'aide, à ce moment, exagère le mouvement de redressement de la tête et la section du muscle se fait d'elle-même. Le chirurgien perçoit une sensation de résistance vaincue, un craquement sec ; aussitôt la tête peut être relevée, inclinée vers l'épaule opposée et la face tournée du côté rétracté. En même temps on constate au palper une dépression profonde correspondant à l'écartement qui s'est produit entre les deux extrémités du muscle sectionné.

Si quelques brides s'opposent encore à la correction complète, il ne faut pas chercher à les détruire par de nouvelles sections qui, dirigées vers les parties profondes, risqueraient d'intéresser les gros vaisseaux, jugulaire, carotide, veines thyroïdiennes, mais les rompre par un massage énergique, « une sorte de taraudage » fait avec le pouce refoulant la peau dans la dépression creusée entre les deux extrémités du muscle divisé (Berger et Banzet).

La section du *chef claviculaire* doit suivre, le plus souvent, celle du chef sternal. Elle nécessite une ponction séparée ; faite par l'orifice qui a servi à la section sternale, elle risque de blesser les troncs veineux situés en arrière de la gaine du sterno-mastoïdien. La ponction cutanée sera donc faite sur le bord externe du faisceau claviculaire (Berger et Banzet). L'introduction du ténotome mousse et la section d'arrière en avant se font comme pour le chef sternal.

Berger et Banzet recommandent de toujours faire la section d'arrière en avant, et jamais d'avant en arrière, comme le proposent encore les classiques ; cette dernière manière d'agir expose beaucoup, à leur sens, à la lésion des organes profonds.

Ces sections faites, la correction est achevée par des manœuvres de douceur : il faut même l'exagérer au point que l'oreille du côté sain soit amenée au contact de l'épaule correspondante et que la face puisse être tournée franchement du côté malade.

Une fois les manœuvres achevées, on doit appliquer à l'enfant un corset plâtré engainant la moitié supérieure du thorax, y compris les épaules et le cou. « On immobilise la tête au moyen d'une longue et large bande plâtrée qui enveloppe le front et dont les chefs, se croisant sur la nuque, viennent se fixer sur la partie antérieure de la portion thoracique de l'appareil. » (Berger et Banzet.) Cet appareil est laissé en place 15 jours; et le traitement consécutif est commencé.

b) La *section à ciel ouvert* se fait au travers d'une incision longitudinale un peu oblique (Hoffa, Lorenz) ou transversale (Kirmisson) de 2 ou 3 centimètres de longueur. Le chef sternal est découvert, dénudé, chargé sur une sonde cannelée et sectionné à petits coups; la même manœuvre est répétée pour le chef claviculaire. Puis le fond de la plaie est exploré, et si des brides y font saillie, elles sont saisies et sectionnées avec précaution.

A la suite de l'opération, il persiste toujours une cicatrice qui, longue de 2 centimètres chez l'enfant, en atteindra 4 et plus chez l'adulte, sans compter qu'elle peut devenir chéloïdienne. C'est là un gros inconvénient de la méthode. « Quelque minime que soit la tare que laisse l'intervention, elle est réelle et doit être prise en considération, surtout chez un enfant du sexe féminin. » (Berger et Banzet.)

On a reproché, il est vrai, à la ténotomie sous-cutanée d'être plus dangereuse que la section à ciel ouvert à cause des hémorragies veineuses qu'elle peut entraîner. Mais, si ces hémorragies se produisent, il suffit de pratiquer une petite incision permettant de lier les vaisseaux intéressés, et l'on se trouve dans les mêmes conditions que si on avait pratiqué d'emblée l'intervention à ciel ouvert.

On a accusé aussi le ténotome d'épargner les brides dépendant des faisceaux rétractés et d'exposer ainsi à la récidive. Or, ce reproche n'a plus sa raison d'être, si on a soin de rompre, par le massage modelant, après la section musculaire, tous les faisceaux fibreux qui maintiennent ou peuvent reproduire le déplacement.

En résumé donc, à notre sens, « la considération de la cicatrice à éviter doit être prédominante et faire pencher en faveur de la méthode sous-cutanée, qui reste ici la méthode de choix » (Berger et Banzet).

c) L'*extirpation partielle ou totale du sterno-mastoïdien* a été imaginée et conseillée par Mickulicz comme traitement de choix des déviations accentuées et surtout dans le but d'éviter la récidive.

Elle se fait à l'aide d'une incision verticale de 3 ou 4 centimètres, sectionnant la peau entre les deux chefs du muscle. Ceux-ci sont dénudés jusqu'à leur insertion, détachés de l'os, libérés des organes profonds et saisis avec une pince hémostatique. Puis la tête est inclinée dans le sens de la difformité pour relâcher le muscle malade; on peut ainsi poursuivre l'isolement des deux faces du muscle et arriver jusqu'au voisinage de l'apophyse mastoïde. Le muscle est alors coupé aux ciseaux, le plus près possible de cette apophyse. Mickulicz faisait d'abord l'ablation totale, mais, dans ses dernières opérations, il a respecté la partie postéro-supérieure du muscle pour ne pas couper le nerf spinal.

Après la section du muscle, les brides qui peuvent rester sont isolées soigneusement et sectionnées.

Sans parler de la cicatrice cutanée, cette opération entraîne une déformation appréciable de la région cervicale, puisque la saillie du sterno-mastoïdien est remplacée par une dépression difficile à dissimuler. On n'y doit donc recourir que dans les cas invétérés et après échec de la simple section suivie de massage.

II. Le **traitement consécutif**, qui seul peut assurer le succès de l'opération, exige une grande persévérance et doit être prolongé souvent plusieurs mois.

Les appareils contentifs n'y jouent qu'un rôle effacé ; l'immobilisation et le redressement mécanique sont bons tout au plus durant les premiers jours et cèdent le pas au massage et au redressement manuel, dès que ces dernières manœuvres sont devenues possibles.

Les éléments essentiels du traitement sont, en effet, le massage, les manœuvres modelantes et la gymnastique orthopédique (Berget et Banzet).

Le massage doit porter sur les deux sterno-mastoïdiens, le trapèze, le splénius et, en général, tous les muscles superficiels accessibles à son action.

Les manœuvres modelantes ont surtout en vue la correction des déviations rachidiennes : elles doivent être poussées, par temps successifs, jusqu'à ce que l'oreille du côté sain soit amenée au contact de l'épaule correspondante et que la face puisse être tournée en même temps du côté opposé.

Enfin, il peut être avantageux de recourir plusieurs fois par jour à la suspension par la tête, soit dans la situation verticale avec l'appareil de Sayre, soit dans la position couchée sur le plan incliné pourvu d'une mentonnière de Glisson (Berger et Banzet).        *PIERRE WIART.*

**TORTICOLIS CONGÉNITAL ET OBSTÉTRICAL.** — V. Nouveau-né (Pathologie).

**TORTICOLIS CONVULSIF. TORTICOLIS MENTAL.** — Il existe des torticolis, transitoires ou permanents, produits par des contractions convulsives des muscles du cou. Ces accidents, qui se manifestent par des mouvements ou des attitudes de rotation, de flexion, d'extension de la tête, ont été décrits sous des dénominations diverses : *spasme fonctionnel des muscles du cou* (Duchenne de Boulogne), *tic rotatoire* (Féré), *hyperkinésie de l'accessoire de Willis* (Jaccoud), etc. Jusqu'à ces dernières années, ces faits étaient demeurés isolés et peu connus.

On doit à Brissaud d'avoir introduit une conception nouvelle de cette affection, en mettant en relief les troubles psychiques qui jouent un rôle important dans sa pathogénie ; il a créé pour elle le nom de *torticolis mental*, et montré les analogies qu'elle présente avec les tics.

Selon Brissaud, en effet, il s'agit d'un trouble psycho-moteur survenant chez des sujets prédisposés, généralement à la suite d'émotions, de chagrins. Quelques auteurs, en particulier Babinski, n'attachent qu'une importance secondaire aux troubles psychiques et admettent que ces mouvements convulsifs de la tête et du cou sont sous la dépendance d'une lésion irritative des centres ou des conducteurs nerveux. Babinski, ayant constaté dans quelques cas l'exagération du réflexe olécranien et le phénomène des orteils, suppose qu'il existe parfois une perturbation du système pyramidal. Destarac, se basant sur deux observations personnelles, incrimine un trouble du tonus musculaire lié à une lésion congénitale cérébelleuse ou cérébello-spinale. Enfin, d'autres auteurs (Beduschi et Bossi) admettent une irritation de la zone motrice de l'écorce, ou l'existence d'un état irritatif joint à une faiblesse congénitale des centres corticaux des muscles du cou (Oppenheim).

A l'heure actuelle, la cause première du torticolis convulsif nous échappe encore. Et cette obscurité vient surtout de la diversité des formes cliniques de cette affection. Mais, en tout état de cause, et en nous basant sur les seules données de l'observation, nous avons été amenés à établir, entre les mouvements convulsifs de la tête et du cou, une distinction analogue à celle qu'a établie Brissaud entre les mouvements convulsifs dont la face est le siège. De même qu'il existe des *tics* et des *spasmes* de la face, de même il existe des *torticolis-tics* et des *torticolis-spasmes* (Henry Meige).

Le *torticolis-spasme, torticolis spasmodique*, participe aux caractères généraux des spasmes (V. Spasme, Facial): il est provoqué par une lésion irritative siégeant, soit sur les nerfs moteurs des muscles du cou, soit sur les noyaux d'origine de ces nerfs. Cliniquement, on reconnaît les caractères des contractions franchement spasmodiques : répartition sur un territoire nerveux périphérique défini, existence de « contractions parcellaires ». « contracture frémissante » (H. Meige) « contractions paradoxales » (Babinski). Enfin, le rôle inhibiteur de la volonté est ici peu efficace. C'est dans ces cas également que l'on observe des troubles de la réflectivité.

Cruchet a fait un laborieux recensement des observations de torticolis convulsifs, et il a tenté de les répartir en plusieurs groupes : les torticolis névralgiques, les torticolis paralytiques, les torticolis professionnels, les torticolis spasmodiques, les torticolis rythmiques ou rythmies du cou, les tics du cou, les torticolis d'habitude et le torticolis mental.

Ces différentes modalités du torticolis névropathique offrent des analogies avec des manifestations convulsives de même ordre, mais de nature et de localisation différentes. Ainsi le torticolis névralgique serait comparable au tic douloureux de la face, le torticolis spasmodique franc aux spasmes en général: les tics du cou sont analogues aux tics qui se produisent dans les autres régions du corps, les torticolis d'habitude correspondraient aux autres gestes ou attitudes d'habitude. Les torticolis professionnels se rapprochent des crampes professionnelles (v. c. m.). Les torticolis paralytiques présenteraient certaines analogies avec les paralysies faciales périphériques.

Les torticolis rythmiques, ou rythmies du cou, se distinguent par la régularité et la similitude des mouvements convulsifs; on les observe surtout dans le jeune âge et ils persistent pendant le sommeil.

Malgré tous ces travaux, la question des torticolis convulsifs demeure un des problèmes les plus complexes de la neuropathologie, tant il est malaisé

de préciser dans la plupart des cas la part qui revient à l'élément organo-
pathique ou à l'élément psychopathique.

Lorsque les troubles psychiques sont prépondérants, on a affaire au torticolis mental de Brissaud dont nous allons donner la description.

**Torticolis mental de Brissaud.** — Les phénomènes psychiques ne diffèrent guère de ceux qu'on observe chez la majorité des tiqueurs (V. Tics).
Il s'agit d'une obsession motrice, d'une ténacité extrême. Par ailleurs, les
fonctions intellectuelles peuvent rester parfaites pendant longtemps; néanmoins à la longue, le sujet subit une déchéance mentale progressive.

La manifestation motrice se traduit par une attitude de rotation de la
tête en torticolis, qui se prolonge pendant un temps plus ou moins long.
Étant donnés le nombre et la complexité des muscles chargés d'assurer les
mouvements de la tête et du cou, les attitudes de torticolis sont très
variables suivant les cas : tantôt il s'agit d'une rotation simple, tantôt de
rotation et de flexion combinées, tantôt de rotation avec extension de la
tête; enfin, l'extension seule peut se produire, donnant lieu au *rétrocolis*.

Le mouvement convulsif est clonique ou tonique; ces variations dans le
caractère objectif de la convulsion peuvent survenir chez un même sujet
d'une période à l'autre de la maladie.

Tantôt la tête semble entraînée brusquement sur le côté par une seule
secousse brusque, ou par une série de secousses successives, puis revient à
sa position normale, pour repartir l'instant d'après; tantôt, au contraire,
l'attitude de rotation se maintient pendant un certain temps, quelquefois
pendant des heures. On observe toutes les variantes d'un sujet à l'autre, et
souvent, chez le même sujet, à des moments différents.

Tous les muscles du cou peuvent être atteints; mais l'action du sterno-
cléido-mastoïdien frappe toujours davantage. D'autres muscles, trapèze,
scalènes, splénius, complexus, obliques, angulaire, agissent souvent en
même temps et modifient la position de la tête. Les muscles qui entrent en
jeu ne sont pas toujours situés du même côté; on peut voir les associations
croisées les plus singulières. En général, le sterno-mastoïdien agit avec le
trapèze du même côté: si ce dernier est fortement contracté, on voit des
plis profonds se creuser sur la peau de la nuque et du cou, en arrière.
D'autres muscles plus éloignés peuvent aussi participer au mouvement : les
pectoraux, les deltoïdes. Il est rare que la rotation de la tête ne s'accompagne pas d'une élévation de l'épaule (trapèze), mais tantôt celle-ci a lieu
du côté de la rotation, tantôt du côté opposé. Exceptionnellement, les
muscles fléchisseurs de la tête sont pris au même degré des deux côtés:
Duchenne (de Boulogne) a rapporté un exemple de ce genre de *procolis*.

La rotation de la tête existe seule au début, mais avec le temps elle
s'accompagne, soit de mouvements, soit d'attitudes vicieuses permanentes
de l'épaule, du bras, du tronc qui, le plus souvent, sont des gestes de
défense ou de correction. Plus rarement les muscles de la face et de la
langue sont intéressés. Dans quelques cas, on observe des mouvements des
doigts accompagnés ou non de fourmillements.

On peut observer tous les degrés dans l'intensité et dans la fréquence des
mouvements de déviation de la tête comme dans la durée de l'attitude

vicieuse. Le repos physique, la tranquillité morale atténuent les contractions; la fatigue, les préoccupations, les émotions les exagèrent. La volonté, la distraction ont une action inhibitrice efficace dans la majorité des cas, mais d'une durée plus ou moins longue. Certains actes exagèrent le torticolis, par exemple la marche, la lecture, etc. Dans quelques cas même, au début de l'affection, le torticolis n'apparaît qu'à l'occasion de l'écriture.

Les mouvements convulsifs cessent pendant le sommeil; mais celui-ci est lent à venir; souvent en effet, même lorsque la tête est appuyée sur un fauteuil ou un oreiller, le torticolis se produit; les malades emploient toutes sortes de procédés, coussins, attelles, pour s'immobiliser; ils n'y parviennent pas toujours.

Les sujets atteints de cette affection adoptent des *gestes de défense* destinés à atténuer, parfois même à corriger complètement leurs torticolis. Le *geste antagoniste efficace* est le plus souvent l'application d'un doigt sur le menton ou sur la joue; mais il existe une infinité de variantes; le pouce entre les incisives, la paume de la main sur le front, ou sur l'oreille, ou sur l'occiput. La contre-pression exercée par le malade n'est pas toujours dirigée en sens inverse de la rotation; elle est quelquefois de même sens et semble paradoxale. Dans bien des cas, d'ailleurs, cette contre-pression est insignifiante ou nulle; l'approche du doigt suffit, sans même qu'il effleure la peau. Certains sujets imaginent des procédés correcteurs étranges : un bâton entre les dents (Grasset), un parapluie sur l'épaule, et surtout des cols carcans. Dans une observation de Noguès et Sirol le malade mettait sur son nez un lorgnon sans verre agrémenté d'une tige de fer dont il regardait l'extrémité pour corriger son torticolis. Scherb a rapporté l'histoire d'une femme chez qui la « peur de voir tomber la tête » avait engendré des mouvements convulsifs. Elle faisait usage d'une foule de stratagèmes : cols carcans, étais de toutes sortes, jusqu'à fixer dans son dos, à sa ceinture, un bâton, au haut duquel elle attachait sa tête avec un mouchoir.

Ces procédés de défense n'ont généralement de vertu que quand ils sont appliqués par les malades eux-mêmes; une autre main, quelle que soit la pression qu'elle exerce, n'a pas le même succès. Mais cette règle n'est pas absolue; il peut même arriver qu'une personne déterminée ait seule le pouvoir d'opérer la correction. Le même sujet emploie aussi à des périodes différentes des procédés antagonistes différents.

Le torticolis mental ne s'accompagne pas de douleurs vives; mais tous les malades accusent des sensations de tiraillement, de gêne, de courbature, dans la région du cou; ces phénomènes douloureux semblent être, non pas primitifs, mais secondaires; ils sont la conséquence des contractions forcées et des compressions exercées par les muscles hyperactifs. Bien plus pénible est la douleur morale, résultant de l'incapacité de résister à la rotation de la tête; ce phénomène prend quelquefois un caractère angoissant; en tout cas, les malades sont toujours grandement affectés par leur infirmité.

Il n'existe pas de troubles objectifs de la sensibilité, ni, en général, de troubles de la réflectivité. L'excitabilité électrique est augmentée dans les muscles convulsifs, diminuée dans leurs antagonistes; mais ces différences n'impliquent pas nécessairement l'existence d'une lésion organique; elles

# TORTICOLIS MENTAL DE BRISSAUD

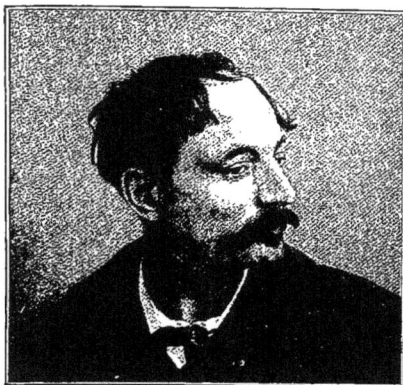

*Torticolis mental* (Brissaud).
*Rotation de la tête à gauche.*

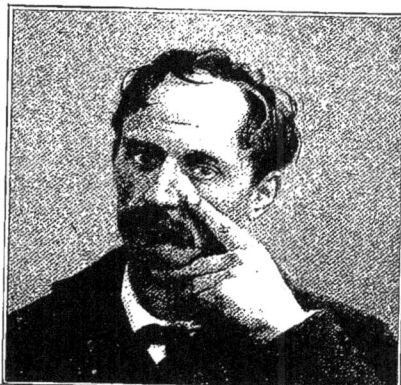

*Correction de la rotation
par un geste antagoniste efficace.*

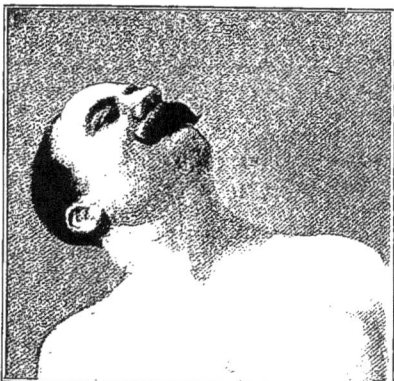

*Torticolis mental* (Sigard et Descomps).
*La tête est rejetée en arrière et à droite.*

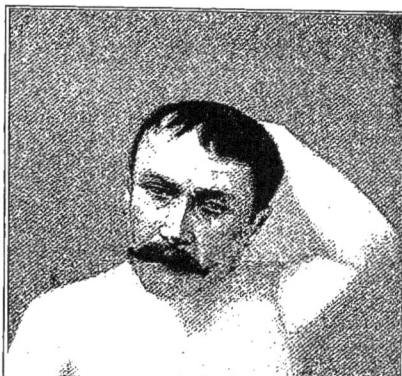

*Le malade ramène sa tête
dans la rectitude avec la main gauche.*

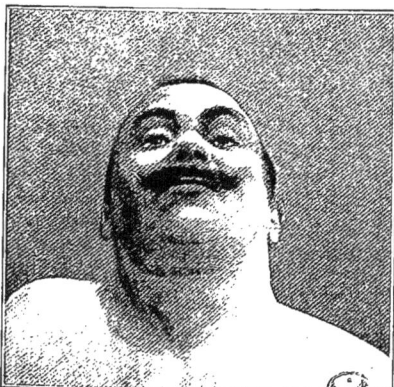

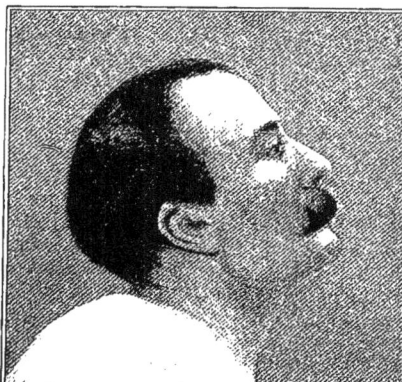

*Le même malade après section des muscles de la nuque.
Le torticolis a été remplacé par un rétrocolis permanent.*

sont de l'ordre de celles qu'on observe chez les sujets normaux suivant la plus ou moins grande activité musculaire.

Beaucoup de malades semblent avoir perdu la notion exacte de la position de leur tête (Meige, Scherb) ; ils manquent également de précision et d'assurance dans l'exécution des mouvements des membres. De ce fait, la marche est gênée, irrégulière, incertaine, et ces constatations autoriseraient à soupçonner une perturbation de l'appareil cérébelleux.

Le torticolis mental s'observe aussi bien chez les hommes que chez les femmes ; il est exceptionnel chez les enfants. L'hérédité névropathique et psychopathique est constante ; l'hérédité similaire est rare.

Certains actes professionnels fréquemment répétés sont invoqués dans l'étiologie. Dans le *tic du colporteur* de Grasset, le geste initial était l'acte de jeter un fardeau sur l'épaule ; Baylac a incriminé le geste du typographe qui tourne la tête chaque fois qu'il prend une lettre dans un casier. L'écriture est souvent, au début, le seul acte à l'occasion duquel se produise le torticolis. Les troubles de la vision (Walton) et de l'accommodation paraissent aussi avoir une certaine importance dans la genèse du torticolis, ainsi que les troubles de l'ouïe. Dans nombre d'observations on signale les causes morales déprimantes : émotions, chagrins, préoccupations. Des causes locales sont souvent invoquées : abcès, adénites, anthrax (Briand), papillome du nez (Lannois), et aussi les refroidissements, les infections et les traumatismes (Oppenheim).

Dans un assez grand nombre de cas, on retrouve la cause du mouvement primitif volontaire et logique qui a précédé le torticolis. C'est souvent une position choisie dans le but d'atténuer une douleur, soit dentaire (Souques), soit dans la nuque (Séglas) ; un malade tourne la tête pour rechercher un craquement dans les articulations du cou (Brissaud et Meige) ; un autre veut dissimuler sa figure (Raymond et Janet) ; un autre encore a pris l'habitude de regarder de côté par une fenêtre (Sgobbo), etc.

Le début de l'affection est insidieux ; le mouvement ou l'attitude de rotation est d'abord léger et ne se produit qu'un petit nombre de fois par jour ; puis il va s'accentuant et augmente de fréquence. L'affection peut se localiser d'abord à un muscle, l'abandonner ensuite pour s'attaquer à un autre, puis reparaître dans le premier muscle atteint ; on voit ainsi des torticolis changer de côté. L'intensité des accidents varie d'un jour à l'autre ; les rémissions pouvant durer des jours et même des années. Une dame, atteinte depuis longtemps d'un torticolis de ce genre, en fut complètement débarrassée pendant trois jours à l'occasion du mariage de sa fille ; puis le torticolis reparut comme devant (Henry Meige).

Des améliorations, et même des guérisons persistantes, ont été signalées. Néanmoins, l'affection est particulièrement tenace ; elle a souvent un caractère progressif et envahissant ; l'état mental s'aggrave parallèlement.

On peut considérer comme des *complications* des torticolis convulsifs les *attitudes vicieuses compensatrices*, que prennent volontairement, au début, les malades ; mais celles-là finissent à la longue par faire partie intégrante de la maladie. De même, un certain nombre de gestes, exécutés au début, dans un but correcteur, deviennent, par la répétition, des tics surajoutés au torticolis. Dans quelques cas, des mouvements choréiformes des membres, ou une sorte de tremblement viennent compliquer l'affection (P. Marie et Guillain). On voit aussi survenir l'hypertrophie des muscles, dont l'activité incessante produit la déviation, et, par contre, l'atrophie de ceux du côté opposé qui n'agissent qu'exceptionnellement; hypertrophie et atrophie sont d'ailleurs purement fonctionnelles; on les voit se modifier sous l'influence d'exercices appropriés. Il en est de même des altérations de la peau qui, sous l'influence des frottements et des pressions, s'épaissit, devient plus foncée, mais reprend son état normal quand cessent les mouvements convulsifs.

**Traitement**. — Tous les traitements médicamenteux sont sans effet sur le torticolis mental. On peut cependant recourir à la valériane comme calmant général.

L'électricité est franchement contre-indiquée; elle n'a pu qu'aggraver les accidents. L'hydrothérapie n'est que d'un faible secours; la douche froide doit, en tout cas, être prohibée. Sicard a pratiqué des injections de bromhydrate de scopolamine, à la dose de 3 à 4 dixièmes de milligramme en pleine épaisseur du muscle sterno-mastoïdien qui ont amené des accalmies; toutefois les accidents ont reparu ultérieurement.

Quant au *traitement chirurgical* qui fut employé dans un trop grand nombre de cas, Brissaud le déconseilla formellement.

Babinski, tout en reconnaissant que les interventions sanglantes ne doivent être autorisées que dans certains cas, et après l'essai demeuré infructueux de toutes les autres méthodes de traitement, croit cependant qu'en dernier ressort on peut y recourir, avec quelques chances d'améliorer la situation vraiment très pénible des grands torticoliques convulsifs.

Mais le traitement chirurgical du torticolis convulsif, se heurte d'emblée à « la difficulté, pour ne pas dire l'impossibilité, de déterminer exactement le siège des phénomènes convulsifs. Les cas où le sterno-mastoïdien et le trapèze d'un même côté sont seuls touchés paraissent exceptionnels. Presque toujours les muscles de la nuque participent aux mouvements convulsifs, et très fréquemment on voit les contractions siéger dans des muscles opposés, par exemple : sterno-mastoïdien gauche et trapèze droit, ou inversement. Dans ces conditions, une section musculaire ou nerveuse, par exemple, la section d'un seul des nerfs spinaux ne peut guère être recommandée; et la section même des deux nerfs spinaux ne saurait avoir d'action sur les contractions des muscles rotateurs du cou et extenseurs de la nuque.

« Dans la plupart des cas, les phénomènes convulsifs semblent prédominer dans les muscles sterno-mastoïdiens; la situation même de ces muscles, faciles à voir, à palper, les grands mouvements qu'ils impriment à l'extrémité céphalique, attirent d'abord sur eux l'attention, aussi bien des malades que de ceux qui les observent. Et l'on conçoit que la section d'un nerf spinal transformant une masse musculaire volumineuse, dure, contractée à l'extrême, en une sorte de lanière molle et inerte, puisse procurer l'illusion d'un soulagement, voire même un soulagement véritable, car il est notoire qu'un patient s'accommode mieux d'un état paralytique que d'un état convulsif. Malheureusement, ce soulagement est généralement de courte durée. En effet, dès avant l'intervention, des contractions existaient dans les muscles postérieurs de la nuque et du cou; mais elles étaient peu apparentes, en raison de la difficulté de l'examen et de la palpation de ces muscles profondément situés, et aussi du peu d'étendue des déplacements qu'ils impriment à la tête. Après l'opération, ces contractions ne tardent pas à se révéler, sous la forme d'un rétrocolis qui n'incommode et n'afflige pas moins qu'un torticolis. L'opération peut procurer quelquefois l'illusion d'une guérison transitoire, et c'est quelque chose assurément: mais faut-il faire fi de la pénible désillusion qui lui succède, lorsque le patient s'aperçoit que son mal reparaît dans une région où il ne le soupçonnait même pas. » (Henry Meige.)

Sicard a rapporté l'observation d'un homme de 40 ans atteint depuis deux ans de torticolis convulsif. Les secousses cloniques étaient surtout localisées aux muscles sterno-cléido-mastoïdiens et trapèze droits; les muscles de la nuque participaient aussi de temps à autre aux mouvements convulsifs. La résection du nerf spinal externe droit a été pratiquée au niveau du sterno-mastoïdien. Suites opératoires normales. Réunion par première intention. Deux jours après l'opération les mouvements de rétrocolis, peu apparents jusqu'alors, sont devenus incessants, surtout la nuit dans le décubitus dorsal, empêchant tout sommeil. Les faits de ce genre sont nombreux. Ils commandent une grande circonspection à l'égard des interventions chirurgicales dans le torticolis convulsif.

**Rééducation psycho-motrice.** — Le seul traitement dont on puisse escompter de bons résultats est une application de la *discipline psychomotrice* (v. c. m.).

L'observation montre que, dans la majorité des cas, les malades ont perdu la notion exacte de certaines attitudes de la tête, ainsi que la notion de l'effort et de la direction pour certains mouvements; on se trouve en présence d'*aboulies motrices* spécialisées pour certains actes. Une rééducation motrice est donc logique : elle doit porter sur la volonté en général, et surtout viser à la correction des gestes défectueux.

La méthode de Brissaud répond à ces indications. On opposera donc au torticolis mental le traitement des tics par l'*immobilisation des mouvements* et les *mouvements d'immobilisation*.

Au début, on exigera des malades l'immobilisation, en choisissant de préférence les attitudes dans lesquelles les muscles convulsifs tendent à se relâcher, tandis que leurs antagonistes entrent en contraction. Naturellement, la position de la tête devra se rapprocher autant que possible de la rectitude.

La durée de l'immobilisation sera, pour commencer, extrêmement courte (quelques secondes): peu à peu, chaque jour, on l'augmentera.

Si le malade ne peut réaliser lui-même cette attitude de la tête, on l'aidera en guidant le mouvement avec la main; puis, la rectitude obtenue, on retire la main et l'on compte 1, 2, 5 secondes, pendant lesquelles le sujet doit s'efforcer de conserver cette position; après quoi on laisse la rotation se produire de nouveau. C'est seulement au bout de plusieurs jours qu'on obtient un relâchement plus ou moins complet des muscles convulsifs, pen-

dant que se contractent les antagonistes. Les temps d'immobilisation crois-
sent ensuite plus rapidement.

Dès les premières séances on s'efforcera également d'obtenir des mouvements lents et réguliers de la tête, d'amplitude croissante, mouvements de
rotation, de flexion, d'extension, d'inclinaison à droite et à gauche.

L'important n'est pas d'obtenir beaucoup à la fois, mais de progresser
régulièrement chaque jour.

Les attitudes d'immobilisation, les mouvements méthodiques, varient,
bien entendu, avec chaque malade. Cependant, deux règles ne comportent
guère d'exceptions : commander au début les actes les plus simples et les
plus faciles à exécuter, et faire travailler le patient devant un miroir.

Il est nécessaire que, dès le commencement, le malade obtienne un résultat, si petit soit-il; il est non moins nécessaire qu'il le constate lui-même.
Le miroir est à cet égard un précieux moyen de contrôle (V. MIROIR).

Les exercices de lecture, d'écriture, attentivement surveillés constituent
un mode d'entraînement très efficace. La gymnastique respiratoire donne
aussi de bons résultats.

Les séances quotidiennes dirigées par l'éducateur seront d'abord très
courtes (10 minutes environ), entrecoupées de repos fréquents pour éviter
la fatigue, beaucoup plus grande que ne l'imaginent les patients avant d'en
avoir fait l'expérience.

Peu à peu, graduellement, on prescrira des exercices plus difficiles et
plus compliqués. La durée de chaque séance atteindra 20 minutes, une
demi-heure, même plus. Il faut compter 2 ou 3 séances par jour, aux
mêmes heures, très régulièrement.

Au bout d'un mois environ, l'amélioration est déjà très notable, mais on
se rappellera que cette amélioration n'est pas journellement progressive; il
y a des temps d'arrêt, suivis d'une reprise des progrès. Ordinairement
même, au bout de 10 à 15 jours, on voit se produire une sorte de rechute;
mais il n'y a pas lieu de s'en préoccuper : quelques jours plus tard, le terrain qui semblait perdu est rapidement regagné. On n'oubliera pas d'en
avertir les patients avant de commencer le traitement.

D'autres rechutes peuvent éventuellement se produire dans la suite; mais
elles sont de moins en moins graves et tenaces, si les exercices sont régulièrement poursuivis.

D'une façon générale, les progrès sont en raison directe du soin que le
malade met à suivre le traitement; le degré d'amélioration dépend de sa
persévérance. La guérison est au bout de ces efforts longtemps prolongés.

Sicard a traité plusieurs sujets atteints de torticolis convulsif en combinant la discipline psycho-motrice à l'emploi de lunettes spéciales auxquelles
il donne le nom de *lunettes hémianopsiantes*. Ce sont des lunettes ordinaires, portant une cache symétrique sur les deux verres destinée à masquer tout le champ externe de la vision, champ gauche s'il s'agit d'une
inclinaison céphalique à droite et vice versa. Avec ces lunettes, le malade
est obligé, s'il veut y voir pour se conduire, de ramener sa tête dans la rectiligne. On peut se servir de lunettes légères d'automobile dont les caches
sont constituées par des morceaux d'étoffe. Les malades ont porté ces

lunettes, matin et soir, durant 2 à 3 heures. Ils ont été sensiblement améliorés.

Enfin, les résultats sont d'autant meilleurs que le sujet est placé dans de
bonnes conditions d'hygiène morale. Un isolement, relatif ou absolu selon
les cas, doit toujours être recommandé (V. Psychothérapie, Isolement).

Le repos au lit, s'il est possible, rendra toujours de grands services.

*HENRY MEIGE et E. FEINDEL.*

**TOUCHER** (FOLIE). — V. Folie.

**TOURNIOLE**. — V. Panaris, Nouveau-né (Pathologie).

**TOUT A L'ÉGOUT**. — V. Évacuation des matières usées.

**TOXÉMIE**. — V. Pyohémie.

**TOXICOLOGIE**. — V. Poisons, Empoisonnements.

**TRACHÉE** (CORPS ÉTRANGERS DES VOIES AÉRIENNES). — On a coutume de
les diviser en : corps étrangers liquides et corps étrangers solides. Ces
derniers sont beaucoup plus intéressants au point de vue pratique.

I. **Corps étrangers liquides**. — a) Il s'agit d'une boisson avalée de
travers et qu'une toux convulsive se charge en général d'expulser.

b) Plus dangereuse est l'irruption dans les voies aériennes pendant le
sommeil, d'une collection voisine : abcès rétro-pharyngien par exemple,
circonstance dans laquelle la mort peut être immédiate par l'asphyxie ou
survenir secondairement par une complication pulmonaire. La thérapeutique de ces accidents est en général fort simple ; le plus souvent il faut
laisser la toux se charger de l'expulsion. Si, pour des raisons spéciales,
l'organisme ne réagit pas, il faut, comme chez le noyé, mettre la tête en
bas et pratiquer la respiration artificielle. Enfin, dans le cas d'introduction
de sang ou de pus, la trachéotomie et l'aspiration du liquide peuvent
devenir nécessaires. La thérapeutique préventive est constituée par une
série de précautions que doivent prendre les chirurgiens opérant sur la
bouche et le pharynx.

II. **Corps étrangers solides**. — Ils peuvent s'introduire soit par
le *larynx*, c'est la règle, soit plus rarement par la *trachée*, — il s'agit alors
en général d'une canule de trachéotomie, — enfin, d'une façon absolument
exceptionnelle, on a vu des corps étrangers se former dans le poumon.

Les *causes prédisposant* à l'introduction de corps étrangers dans le larynx
sont : l'*âge* (enfants, vieillards) ou une *altération pathologique* quelconque
de l'appareil de la déglutition ; les *causes occasionnelles* les plus intéressantes sont : le *sommeil* naturel ou anesthésique, la *déglutition* ; il s'agira
en général de l'aspiration énergique du corps étranger vers l'orifice supérieur du larynx au moment d'une aspiration forte et brusque, volontaire, ou
involontaire (rire, bâillement, etc.).

La *nature* des corps étrangers est très importante. Les *corps étrangers
inanimés* sont de beaucoup les plus fréquents ; dans cette classe les *corps
inorganiques* pleins (billes, clous) ou creux (tubes de trachéotomie), sont

moins fréquents que les *corps organiques*, qu'ils soient irréguliers (comme les dents, le bol alimentaire) ou réguliers (noyaux, *haricots*), ces derniers étant le plus souvent rencontrés. La *forme* des corps étrangers est très importante.

*Irréguliers*, ils se fixent aux parois ; *creux*, ils peuvent parfois laisser pénétrer l'air dans les voies aériennes. Du *volume* des corps étrangers dépend en grande partie leur *siège* : s'ils sont *volumineux*, ils s'arrêteront *au niveau du larynx* ; au-dessus de la glotte (corps étrangers sus-glottiques, le plus souvent fixes) ; plus rarement glottiques et alors généralement incompatibles avec la vie ; les corps *étrangers de la trachée* sont le plus souvent mobiles ; les corps étrangers *bronchiques* siégeront en général au niveau de la bronche droite, qui est la plus grosse et en continuité plus directe avec la trachée.

L'*évolution anatomique* du corps étranger est variable : il pourra être toléré indéfiniment, ou bien expulsé spontanément, au bout d'un temps quelquefois très long ou enfin migrer à la faveur de phénomènes inflammatoires vers l'extérieur, la plèvre, le médiastin.

**Symptômes.** — L'introduction des corps étrangers produit des *accidents immédiats* ; et si le corps étranger peut séjourner dans les voies respiratoires, ce *séjour* même déterminera une symptomatologie spéciale.

**Symptômes immédiats.** — L'introduction du corps étranger provoque une irritation des voies aériennes supérieures, d'où une oblitération spasmodique de la glotte qui se traduit par un *accès de suffocation* brusque et instantané : comme dans un effort violent, les muscles expiratoires entrent en jeu, une violente expiration tend à se produire, mais l'air, avec ou sans le corps étranger, vient se heurter contre l'obstacle glottique. Cette phase se manifeste à l'extérieur par les phénomènes habituels de l'effort considérablement exagéré : congestion intense de la face, dilatation des veines superficielles, injection du globe oculaire projeté en dehors de l'orbite, aspect d'angoisse profonde, sensation d'asphyxie éprouvée par le malade, quelquefois vomissements, exceptionnellement émission involontaire des matières ou de l'urine.

Cet accès initial dure un instant et peut se terminer de différentes façons : 1° l'expiration arrive à vaincre le spasme : il se produit une toux convulsive quinteuse qui *expulse* le corps étranger ; 2° ou bien la glotte reste fermée soit par le spasme, soit par le corps étranger trop volumineux : le malade meurt d'*asphyxie immédiate* ; 3° après une ou plusieurs crises de toux, l'accès initial cesse, le corps étranger reste et donne lieu à des accidents ultérieurs dus à son *séjour*. Il faut savoir que l'accès initial peut être moins dramatique et même passer inaperçu.

**Symptômes consécutifs.** — Les symptômes dus au séjour du corps étranger sont variables suivant le siège : s'il séjourne dans le *larynx*, il détermine des symptômes fonctionnels qui sont : 1° la *douleur* fixe, due au séjour du corps étranger et à l'irritation qu'il provoque, parfois à l'existence d'une ulcération ; 2° des *troubles laryngés* : une toux convulsive, quinteuse suivie d'une expectoration muco-sanguinolente, une altération plus ou moins marquée de la voix qui peut aller jusqu'à une aphonie partielle

ou totale, de la difficulté respiratoire suivie d'une gêne de l'hématose ;
5° enfin, parfois, de la dysphagie (spasme ou compression de l'œsophage).
Il détermine également des *signes physiques* ; on peut percevoir, en appliquant la main ou l'oreille sur le larynx, un bruit isochrone à la respiration,
perçu parfois par le malade lui-même, dû aux mouvements que le courant
d'air fait subir au corps étranger, c'est le bruit de soupape. Le corps
étranger enfin est visible au laryngoscope.

S'il séjourne dans la *trachée* où il est, comme il a été dit, relativement
mobile, il se caractérise par la production d'*accès de suffocation intermittents*,
semblables à l'accès initial et provoqués par un mouvement, un effort détachant ou déplaçant le corps étranger ; dans l'intervalle de ces accès il peut
n'exister aucun trouble, aucun symptôme ; parfois cependant on peut, à
l'auscultation, trouver un bruit respiratoire particulier (bruit de grelotte-
ment, de choc, de drapeau) : si, par exception, le corps étranger est fixé
dans la trachée, il produit une douleur fixe, une dyspnée continue pouvant
conduire le malade avec une rapidité variable à la mort par asphyxie.

Enfin si le corps étranger se trouve dans les *bronches*, il s'y fixe en général
et produit alors des symptômes variables : *volumineux et plein*, il obture la
bronche principale et en général par *suppression fonctionnelle d'un poumon*
il conduit le malade à l'asphyxie : *petit et plein*, il se fixe dans une bronche
secondaire, ne supprimant qu'un ou deux lobes du poumon ; il produira de
la *douleur*, variable suivant le volume de la bronche obstruée ; cette gêne
de la respiration peut conduire le malade à l'asphyxie progressive. Dans
ce cas, si la percussion renseigne mal (tantôt sonorité normale, tantôt submatité légère), l'auscultation décèle une diminution très nette et même
une *suppression du murmure vésiculaire* qui contraste avec la respiration normale des régions voisines. Enfin le corps étranger peut, dans
certains cas, ne donner lieu à aucun symptôme : il en est ainsi quand il
est *tubulé* ; on peut parfois alors entendre un bruit spécial, bruit de sifflet,
dû au passage de l'air dans le tube.

**Évolution**. — La *tolérance* est rare dans le larynx, où le corps étranger
détermine des troubles trop graves de la déglutition et de la respiration ;
exceptionnelle dans la trachée où le corps étranger tue le malade dans un
accès de suffocation, ou bien migre vers le larynx ou les bronches, elle n'est
possible que dans les bronches où elle n'est pour ainsi dire jamais indéfinie ;
tôt ou tard, après plusieurs années de silence quelquefois, un accident
survient, plus ou moins grave. L'*expulsion spontanée* peut être immédiate
pour le corps étranger du larynx et de la trachée, ou tardive, due à la
suppuration. Après cette expulsion tardive, suivant les dégâts que le corps
étranger a causés, c'est ou la guérison ou l'évolution ultérieure d'accidents parfois mortels. La *migration anormale*, vers la plèvre, par exemple,
due aux phénomènes suppuratifs que provoque le corps étranger, s'observe
plus rarement.

**Complications**. — L'*œdème du larynx*, les abcès du larynx s'observent.
La *bronchite*, devenant souvent chronique, est la complication la plus fréquente ; l'*emphysème pulmonaire*, l'*emphysème sous-cutané*, la *pneumonie
aiguë* ou chronique, la *gangrène pulmonaire* ou l'*abcès du poumon* ont été

signalés. On a cité des cas d'hémorragie par rupture de gros vaisseaux, et on a donné le nom de *marasme des corps étrangers* à un ensemble de symptômes qui simule absolument la tuberculose pulmonaire chronique, mais qui peut parfaitement guérir après l'expulsion du corps étranger. De tout ceci découle que le *pronostic* de cet accident est grave. Il a été singulièrement amélioré par une invention récente : la bronchoscopie directe.

**Diagnostic.** — Si les commémoratifs sont nets, le diagnostic est évident. Mais s'ils sont obscurs (enfants, vieillards), il peut être très difficile.

L'accès initial peut être confondu avec la laryngite striduleuse, le spasme de la glotte, l'œdème de la glotte, un corps étranger de l'œsophage. Plus tard, les accidents pleuro-pulmonaires peuvent faire croire à une pleurésie, une pneumonie, une tuberculose pulmonaire. Actuellement, des procédés d'investigation nouveaux, la radioscopie, la radiographie et surtout la trachéo-bronchoscopie (méthode de Killian), sont d'un secours inestimable pour le diagnostic de la présence et aussi le diagnostic si important du siège du corps étranger.

**Traitement.** — Les méthodes pour l'extraction du corps étranger sont au nombre de trois : 1° *l'expulsion par les voies naturelles* (toux, éternuements provoqués), est souvent inutile et *toujours dangereuse* ; 2° *l'extraction par les voies naturelles* est facile, à l'aide d'une pince, si le corps étranger est haut situé, sinon elle se fera grâce au bronchoscope de Killian, à l'aide d'instruments appropriés. Cette méthode rend de très grands services : la liste des résultats heureux est d'ailleurs déjà longue pour une méthode qui date de 1901 ; 3° *l'extraction par les voies artificielles* (laryngotomie, trachéotomie, bronchotomie même) a été souvent tentée : surtout la trachéotomie a fourni de brillants succès, mais elle a échoué bien souvent, elle est parfois un premier temps de l'extraction par la bronchoscopie.

Les *indications opératoires* sont variables suivant le moment auquel est appelé le médecin. S'il arrive *au moment de l'accident*, et si l'accès de suffocation menace de se terminer par l'asphyxie, la vie du malade dépend du sang-froid et de la présence d'esprit du médecin : il devra introduire le doigt dans la bouche du malade, vers l'orifice supérieur du larynx, et quelquefois il lui sera possible d'extraire le corps qui s'y est arrêté ; en cas d'échec, il faut faire une trachéotomie d'urgence. En *dehors de l'accès*, le médecin appelé « ne devra quitter le malade qu'après avoir extrait par une voie quelconque le corps étranger, ou avoir assuré la respiration par la trachéotomie » ; aussi, *après avoir tout préparé en vue d'une trachéotomie* qui peut s'imposer, on essayera l'extraction : si le corps étranger est *sus* ou *sous-glottique*, on essaye avec ou sans le secours du laryngoscope de le saisir avec la pince laryngienne de Cusco ; si on échoue, la trachéotomie immédiate s'impose (crico-trachéotomie chez l'enfant, laryngotomie intercrico-thyroïdienne chez l'adulte). Si le corps étranger n'est pas alors expulsé spontanément, il faut introduire une sonde trachéale de bas en haut pour le refouler et le saisir par la bouche. En cas d'échec, on fera une pharyngotomie sous-hyoïdienne ou une thyrotomie qui permettra l'extraction.

Si le corps étranger est *trachéal* ou *bronchique*, il ne faut pas se fier à l'absence de troubles, mais se souvenir que le corps étranger, parfois silencieux pendant des mois ou des années, peut subitement exposer à l'asphyxie.

La trachéo-bronchoscopie a fait de tels progrès qu'on arrive, par cette méthode, à extraire la plupart des corps étrangers de la trachée et des bronches.

Souvent une trachéotomie préliminaire est nécessaire, et en tous cas, on fera bien de se munir toujours des instruments qu'exige cette intervention.

Enfin *si tous ces moyens ont été employés sans succès*, si malgré le secours de la bronchoscopie on ne réussit pas à extraire le corps étranger, on peut, dans certains cas, être autorisé à tenter l'extraction par une opération chirurgicale, et la voie médiastinale postérieure est la meilleure.

*ANSELME SCHWARTZ.*

**TRACHÉE (FRACTURES).** — Tantôt isolées, tantôt accompagnées de fractures du larynx, les fractures de la trachée s'observent indifféremment dans les deux sexes. Bien que possibles à tout âge, elles présentent une incontestable fréquence de 14 à 20 ans.

Elles siègent d'ordinaire entre le larynx et la trachée, ou bien entre deux anneaux de l'organe. On en a pu observer exceptionnellement près de la bifurcation bronchique.

Le trait de fracture est transversal, les deux bords en sont écartés et la distance qui les sépare peut dépasser 2 centimètres. Dans des cas tout à faits rares, on l'a vu longitudinal, et ses bords renversés en dedans obstruaient la lumière du canal.

Une pression directe, exercée d'avant en arrière, et atteignant parfois un degré extrême, semble seule capable de déterminer l'accident. En général, elle aplatit la trachée sur la colonne et la brise. Dans certains cas où elle s'exerce sur le thorax, elle peut le déprimer au point d'écraser littéralement et de sectionner la trachée entre le bord supérieur du sternum et les corps vertébraux.

Les symptômes, purement fonctionnels, sont ceux des fractures du larynx poussés à leur plus haut degré : douleur, dyspnée, toux et crachements de sang, emphysème.

La mort est la terminaison habituelle de l'affection. Elle a pour cause l'asphyxie que détermine l'écartement des deux bouts fracturés et l'effacement du canal intermédiaire ou l'introduction du sang dans les voies aériennes. Quelques malades ont guéri, pourtant, deux sans trachéotomie et un après avoir subi cette opération.

Le traitement ne peut être que le repos absolu et la trachéotomie au moindre trouble respiratoire. Clermont a proposé le tubage laryngo-trachéal.

A côté des fractures, il faut signaler la possibilité de **ruptures** de la trachée, se faisant en dehors de toute violence extérieure, sous l'influence de cris, de quintes de toux, d'efforts violents. La lésion se traduit par l'apparition d'un emphysème généralement limité.

Enfin, Kang a fait connaître une lésion curieuse restée unique jusqu'ici une intussusception ou **invagination** de la trachée. Le troisième anneau était venu se loger dans le second au cours d'un violent effort qu'avait fait pour se dégager un homme suspendu par les pieds à une branche d'arbre.

*PIERRE WIART.*

TRACHÉITES. — Les trachéites, ou inflammations de la trachée, sont aiguës ou chroniques.

La *trachéite aiguë* accompagne toujours la bronchite des grosses bronches (V. BRONCHITES AIGUËS).

La *trachéite chronique* peut évoluer pour son propre compte. Elle s'établit à la suite d'une bronchite aiguë ou chronique, ou d'une affection du naso-pharynx ou du larynx. Elle reconnaît pour symptômes principaux : une toux rauque, à timbre de chaudron fêlé, des altérations de la voix, qui est affaiblie et souvent rauque, une sensation douloureuse au niveau de la trachée; enfin l'absence de tout signe stéthoscopique permet de distinguer la trachéite de la bronchite. A l'examen laryngoscopique, on peut apprécier la rougeur et la congestion des premiers anneaux de la trachée.

Une forme spéciale de trachéite chronique est l'*ozène trachéal*, consécutif à l'ozène nasal : il se caractérise par une expectoration fétide, dont l'odeur persiste après lavage des fosses nasales.

Signalons encore la *trachéite chronique hémorragique* de Massei : elle peut déterminer des hémoptysies fréquentes, mais peu abondantes, s'accompagner de fièvre et d'amaigrissement et faire croire à la tuberculose pulmonaire. Mais l'examen des sommets des poumons n'y révèle aucune lésion : et, au laryngoscope, on peut voir que la région sous-glottique et la partie supérieure de la trachée sont d'une coloration rouge vif, coloration marquée seulement dans les zones intercartilagineuses, et contrastant avec la blancheur des cartilages eux-mêmes.

Les trachéites chroniques peuvent aboutir à la *sténose trachéale* (cornage, triage, affaiblissement du murmure vésiculaire dans les deux poumons, accès de suffocation). Plusieurs causes d'erreur de diagnostic existent ici : il faut d'abord éviter de confondre cette sténose trachéale avec une sténose laryngée (examen laryngoscopique). On s'efforcera ensuite de la rapporter à sa véritable cause; et, par une étude attentive des commémoratifs et des divers symptômes, on éliminera successivement : la compression de la trachée par une tumeur du médiastin, — le cancer de la trachée, qui est presque toujours secondaire à un cancer de l'œsophage, du larynx, du corps thyroïde, quelquefois du sein ou de l'estomac, — les corps étrangers de la trachée, — le rétrécissement spasmodique de la trachée (exceptionnel), — et surtout la sténose consécutive aux ulcérations qui peuvent compliquer les diverses maladies infectieuses, la variole, la fièvre typhoïde, la morve, la lèpre, et plus particulièrement la *tuberculose* et la *syphilis* [V. POUMON (SYPHILIS TRACHÉO-BRONCHO-PULMONAIRE)].

Le *traitement* de la trachéite chronique sera purement local : inhalations de vapeurs de menthol, injections intra-trachéales d'huile mentholée (à 5 pour 100) ou d'huile eucalyptolée (à 2 pour 100).

Contre la sténose trachéale, la trachéotomie peut être indiquée s'il y a menace d'asphyxie et si le rétrécissement occupe les premiers anneaux. Sinon, l'on pourra tenter la dilatation progressive de la trachée.  *H. GRENET.*

**TRACHÉLORRAPHIE.** — Opération destinée à remédier, par l'avivement et la suture des lèvres du col utérin, à la lésion de l'orifice cervical dans la métrite chronique (v. c. m.).

**TRACHÉO-BRONCHIQUE.** — V. Adénopathie trachéo-bronchique.

**TRACHÉOTOMIE CHEZ L'ENFANT.** — V. Croup.

**TRACHÉOTOMIE.** — La trachéotomie, c'est-à-dire l'ouverture de la trachée suivie de l'introduction d'une canule destinée à permettre l'entrée de l'air dans les voies aériennes, constitue le type des opérations d'urgence que

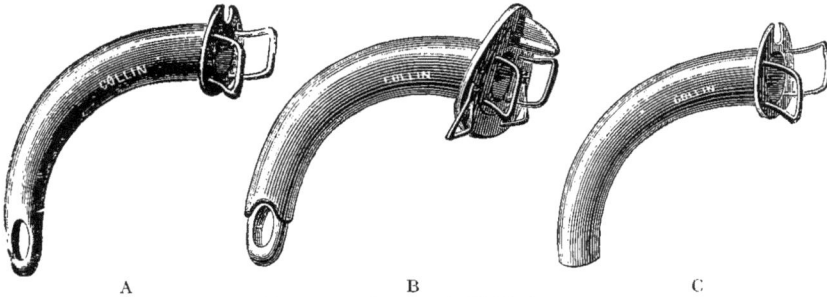

Fig. 133. — Canules de Krishaber.
A, canule mandrin ; B, canule externe renfermant le mandrin ; C, canule interne.

tout médecin doit être en état de pratiquer. Elle doit être faite toutes les fois qu'il y a des accidents graves d'asphyxie dus à l'obstruction du larynx ou de la partie supérieure de la trachée : la trachéotomie peut ainsi se trouver indiquée au cours d'un grand nombre d'affections telles que cancer, tuberculose ou corps étrangers du larynx, œdème de la glotte, croup ; cependant lorsqu'il s'agit du croup, le tubage doit être préféré à l'heure actuelle en raison de la rétrocession rapide des fausses membranes sous l'influence du sérum, et de sa moindre gravité.

Quelle que soit la lésion qui nécessite la trachéotomie, il ne faut jamais attendre pour la pratiquer qu'il y ait des phénomènes asphyxiques très accentués, car sous l'influence d'un spasme le malade peut succomber subitement ; il faut donc opérer dès que la respiration paraît fortement gênée.

Un bistouri et une canule (fig. 133, 134) sont les seuls instruments indispensables pour faire une trachéotomie. Il est bon d'avoir en plus quelques pinces hémostatiques, une pince à disséquer, et un dilatateur à 5 branches (fig. 135).

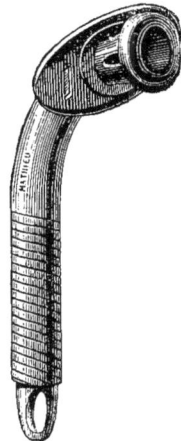

Fig. 134. — Canule longue de Gouguenheim destinée aux cas où la trachée est profondément déformée par compression du voisinage.

Les canules, quel que soit leur modèle, se composent de deux parties :

1° une enveloppe (canule externe) montée sur une plaque portant de chaque côté un anneau destiné à recevoir des lacets qui fixeront la canule autour du cou ; 2° une canule interne pénétrant dans la première, pouvant lui être fixée par un tourniquet et montée sur une plaque plus petite qui sert à limiter sa pénétration et à faciliter sa sortie de la canule externe : cette canule interne peut ainsi être retirée et nettoyée sans qu'il soit nécessaire de déplacer la canule externe. L'extrémité trachéale des canules varie suivant le modèle ; la forme la plus satisfaisante nous paraît être celle des canules de Krishaber (fig. 155) qui pénètrent facilement par la plaie trachéale et se laissent difficilement obstruer par les fausses membranes. Le volume de la canule doit varier suivant l'âge du sujet à opérer : le N. 00 convient aux enfants de moins d'un an ; le N. 0 de 1 à 2 ans ; le N. 1 de 2 à 4 ans ; le

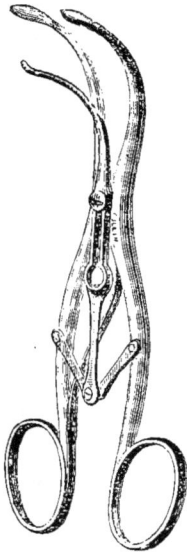

Fig. 155. — Dilatateur à trois branches de Laborde, ouvert et fermé.

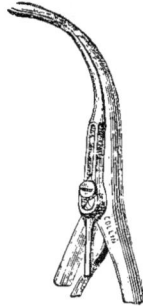

Fig. 156. — Dilatateur à deux branches.

N. 2 de 4 à 6 ; le N. 3 sera pour les enfants au-dessus de 6 ans ; les N. 4 et 5 pour les adultes. Avant de commencer l'opération, il faut avoir soin de fixer à la partie externe de la canule deux cordons destinés à la fixer au cou du malade et de faire bouillir le tout.

Si le malade n'est pas trop dyspnéique, on peut donner quelques gouttes de chloroforme, le plus souvent il vaut mieux se borner à anesthésier à la stovaïne ou à la novocaïne la peau et les tissus sous-jacents au niveau de la ligne où portera l'incision ; en général d'ailleurs la douleur est très atténuée par l'état dans lequel se trouve le malade.

Deux procédés principaux de trachéotomie sont employés : 1° trachéotomie ou laryngotomie intercrico-thyroïdienne dans laquelle l'incision porte non sur la trachée, mais sur la membrane qui réunit le thyroïde au cricoïde ; 2° trachéotomie supérieure sous-cricoïdienne.

La trachéotomie basse sus-sternale ne doit être faite que dans des cas exceptionnels en raison des dangers de blessures vasculaires auxquels elle expose ; la crico-trachéotomie sectionnant le premier anneau de la trachée et le cartilage cricoïde est le plus souvent impossible chez l'adulte à cause de l'ossification du cartilage cricoïde. La trachéotomie supérieure constitue l'opération de choix chez l'enfant, car chez lui d'une part l'espace inter-crico-thyroïdien est trop étroit pour laisser passer une canule, et d'autre part l'incision du larynx peut avoir de fâcheuses conséquences sur son développement ultérieur ; au contraire, chez l'adulte la laryngotomie intercrico-thyroïdienne, beaucoup plus facile, nous paraît préférable dans la plupart des cas.

1° **Laryngotomie intercrico-thyroïdienne.** — Chez l'adulte les dimensions de l'espace intercrico-thyroïdien permettent en général d'introduire assez facilement une canule de 8 à 9 millimètres de diamètre. L'opération est extrêmement simple : la tête étant maintenue en extension forcée et le cou bien exposé, on reconnaît du doigt la pomme d'Adam, le bord antérieur, puis le bord inférieur du cartilage thyroïde, l'espace crico-thyroïdien et le bord supérieur du cartilage cricoïde ; ceci fait, on ramène le doigt sur le bord inférieur du cartilage thyroïde qu'il repousse aussi loin que possible, et immédiatement au-dessous on incise la peau sur la ligne médiane dans une longueur de 2 à 5 centimètres ; la peau étant incisée, on ponctionne avec le bistouri la membrane crico-thyroïdienne et on la sectionne dans toute son étendue.

Prenant alors la canule de Krishaber, on fait pénétrer le bec dans la fente crico-thyroïdienne, et en relevant le pavillon la canule entre presque d'elle-même dans la trachée, sa courbure prenant point d'appui et basculant en quelque sorte sur le bout supérieur du cartilage cricoïde.

Ainsi pratiquée, la laryngotomie intercrico-thyroïdienne est une opération extrêmement simple à la portée de n'importe quel opérateur, elle n'expose à aucune blessure vasculaire, ne saigne pas, et s'exécute d'après des points de repère toujours aisés à reconnaître ; aussi nous la considérons comme l'opération de choix dans tous les cas d'asphyxie, en particulier dans l'asphyxie par œdème de la glotte, ou par corps étrangers sus et intra-glottiques. Par contre, la laryngotomie intercrico-thyroïdienne ne peut s'appliquer aux cas où l'obstacle à la respiration siège dans la trachée ou dans la partie inférieure du larynx ; de plus elle donne moins de jour que la trachéotomie proprement dite, aussi celle-ci doit être préférée lorsqu'il y a lieu de prévoir ultérieurement une intervention intra-trachéale, par exemple l'enlèvement d'un corps étranger.

2° **Trachéotomie haute.** — L'opération est un peu plus délicate que la laryngotomie intercrico-thyroïdienne ; toutefois elle est en général beaucoup plus facile à faire chez l'adulte que chez l'enfant : le malade doit être couché sur le dos, les épaules relevées sur un coussin et la tête modérément renversée en arrière de façon à faire saillir le cou et la trachée. Le champ opératoire étant soigneusement désinfecté, le chirurgien cherche les divers points de repère de la face antérieure du cou et reconnaît successivement l'os hyoïde, l'angle saillant du thyroïde, le chaton du cricoïde et enfin la fourchette sternale ; la ligne médiane du cou étant bien déterminée, il saisit entre le pouce et le médius de la main gauche le cartilage cricoïde qu'il fait saillir en avant comme pour l'énucléer, puis il place l'index sur le bord inférieur de ce cartilage qui constitue le point de repère le plus important ; le bord inférieur du cricoïde étant ainsi bien marqué, on fait une incision médiane partant de ce bord inférieur du cricoïde et mesurant 4 à 5 centimètres de long (fig. 157) ; une fois la peau incisée, sans s'inquiéter de l'hémorragie veineuse souvent abondante qui se produit presque constamment, on ouvre immédiatement la trachée en enfonçant le bistouri juste au dessous du cricoïde et en le faisant pénétrer à une profondeur de 1 demi-centimètre environ ; cette ponction doit être faite avec fermeté, car la paroi de la trachée est tendue et assez résistante, mais sans brusquerie pour éviter de traverser la trachée de part en part ou de faire une échappée latérale ; un sifflement indique que le bistouri a pénétré

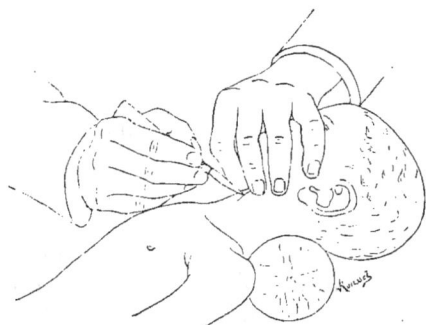

Fig. 157. — Incision des parties molles au-devant de la trachée (Sevestre et L. Martin).

dans la trachée ; on agrandit alors l'ouverture en coupant un ou deux anneaux suivant leurs dimensions.

Une fois la trachée ouverte, on fait glisser l'index gauche jusque dans la fente trachéale, et sur le doigt comme conducteur on introduit la canule (fig. 158) ; avec une canule à bec, l'introduction est ordinairement facile, l'extrémité conique écarte les deux lèvres de la plaie trachéale et pénètre sans peine par un simple mouvement de bascule. Lorsque l'introduction de la canule est difficile, ou bien lorsqu'il y a extrême urgence à donner de l'air au malade qui ne respire plus, on se sert du dilatateur : pour cela, dès que la trachée est incisée, on introduit les branches courbes du dilatateur fermé, puis on relève le manche de l'instrument et on l'ouvre, la plaie trachéale devient

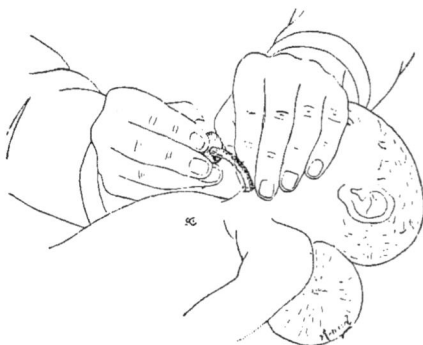

Fig. 158. — Introduction droite de la canule à biseau sans l'aide du dilatateur (Sevestre et L. Martin).

béante et permet l'entrée de l'air ; une fois la respiration ainsi assurée, la canule est glissée, face convexe en haut dans l'écartement des branches du dilatateur et, relevant le pavillon, on la fait pénétrer dans la trachée, puis maintenant la canule d'une main, de l'autre on retire le dilatateur. Dès que la canule est à sa place, l'air passe avec un bruit qui ne trompe pas ; il faut alors asseoir le malade et fixer la canule au moyen de deux cordons attachés aux ailerons du pavillon et que l'on noue derrière le cou ; au bout de quelques minutes il faut enlever et désobstruer la canule

interne qui est souvent déjà pleine de mucosités sanguinolentes; après avoir
replacé la canule, on met au-devant de l'orifice une cravate de mousseline
légèrement mouillée qui sera rapidement salie, et changée aussi souvent
qu'il est nécessaire. L'opéré devra être surveillé attentivement : toutes les
2 ou 3 heures, la canule interne sera enlevée et nettoyée; au bout de
24 heures on enlève la canule externe et on la remplace aussitôt par une
autre toute prête, de même calibre.

Ce changement est renouvelé tous les jours : on profite de ce moment
pour nettoyer la plaie et la peau des régions voisines. La canule devra être
laissée en place jusqu'à ce que le larynx soit devenu complètement libre :
pour s'assurer que cette condition indispensable est réalisée, on enlève la
canule et on bouche l'orifice trachéal avec le doigt : si la respiration se fait
à peu près normalement, c'est que le larynx est libre et la petite plaie
pourra être abandonnée à elle-même, simplement recouverte d'un pansement, jusqu'à ce qu'elle soit cicatrisée.

**Accidents et complications.** — Un certain nombre d'accidents et
de complications peuvent survenir au cours de la trachéotomie.

Parfois chez le jeune enfant on passe à côté de la trachée sans la trouver,
cette faute provient toujours de ce que l'incision n'est pas restée exactement sur la ligne médiane et que l'index gauche a abandonné le bord inférieur du cricoïde : pour la réparer, rechercher avec soin le bord de ce cartilage, puis après s'être assuré que l'aponévrose cervicale est bien sectionnée,
sentir la trachée avec l'index immédiatement au-dessous.

L'incision latérale de la trachée est en général sans conséquences, cependant si l'incision était tellement latérale ou oblique que l'introduction de la
canule en fût gênée, il ne faudrait pas hésiter à refaire une nouvelle incision sur la ligne médiane. La perforation de la paroi postérieure de la
trachée n'aurait pas non plus d'inconvénient sérieux si on n'introduit pas la
canule par cette perforation postérieure; par contre, la perforation simultanée de l'œsophage constitue une complication sérieuse exposant beaucoup à la broncho-pneumonie.

Les fausses routes de la canule placée en dehors de la trachée sont assez
rares : la canule est presque toujours enfoncée en avant de la trachée,
l'aponévrose insuffisamment sectionnée formant une boutonnière étroite qui
est prise pour l'ouverture de la trachée : dans ce cas le bruit canulaire ne se
produit pas, la dyspnée persiste et un simple examen montre que la canule
est mal placée.

L'asphyxie peut se produire à un moment quelconque de l'intervention;
pour la faire disparaître, il suffit le plus souvent de se hâter d'introduire la
canule ou le dilatateur, ou bien, si la canule est déjà introduite, de la nettoyer et d'enlever les fausses membranes qui l'obstruent. Si l'asphyxie persistait, il faudrait avoir recours à la respiration artificielle et aux tractions
rythmées de la langue.

L'hémorragie qui se produit pendant l'opération s'arrête d'ordinaire dès
que la canule est introduite. Si elle persistait, il faudrait tamponner la plaie
autour de la canule avec des boulettes d'ouate imbibée d'eau oxygénée,
d'antipyrine, de cocaïne.

L'hémorragie n'est dangereuse que lorsque, par suite d'une faute opératoire grave ou d'une anomalie, un vaisseau important (artère thyroïdienne anormale, grosse veine thyroïdienne, voire même tronc veineux brachio-céphalique ou carotide), a été sectionné. Dans ces cas, il faudrait évidemment aller pincer et lier ce qui saigne.

L'introduction de sang dans la trachée et les bronches n'a habituellement pas d'autre inconvénient que de provoquer de violentes quintes de toux immédiatement après l'opération. Ce sang est en partie expulsé, en partie résorbé. Si l'expulsion était difficile, une éponge montée sur une baleine et introduite par l'orifice de la canule pourrait au moins débarrasser la trachée.

Quelquefois la trachéotomie est suivie d'emphysème sous-cutané dû à ce que la canule ne bouche pas suffisamment l'orifice de la trachée ou à ce qu'elle est sortie du conduit; il suffit le plus souvent, pour faire disparaître cet emphysème, de remplacer la canule par une autre plus grosse, et surtout plus longue.                                                          *PIQUAND.*

TRAPÈZE (**PARALYSIE**). — Le trapèze est innervé par la branche externe du spinal et par des rameaux détachés des III<sup>e</sup> et IV<sup>e</sup> paires cervicales. Son impotence fonctionnelle détermine un syndrome analogue, qu'il s'agisse d'une paralysie proprement dite ou d'une atrophie myopathique.

Nous distinguerons au muscle étudié trois parties distinctes. L'inférieure est surtout adductrice, et sa contraction rapproche l'omoplate de la ligne médiane; la moyenne élève l'épaule et fait basculer l'omoplate autour de son angle interne fixé par l'angulaire; la supérieure est également élévatrice. Le faisceau claviculaire en est le dernier à disparaître dans l'atrophie progressive du muscle; il a quelque influence sur les mouvements de la tête (rotation, tension), mais agit surtout dans les grandes inspirations.

Le trapèze, par sa tonicité normale, maintient les épaules à leur hauteur moyenne et les efface, assurant ainsi le bombement de la poitrine. Sa contraction en masse élève l'omoplate et la rapproche de la ligne médiane: la poitrine est alors tout à fait découverte. La paralysie totale du muscle étudié détermine une chute de l'épaule, projetée en même temps en avant. Si l'atteinte est bilatérale, le dos s'arrondit, les épaules tombent et la poitrine se creuse. Les troubles sont encore variables selon la portion du trapèze atteinte. La paralysie du faisceau claviculaire se décèle surtout dans les grandes inspirations; la paralysie de la partie inférieure s'accuse par un écartement considérable du bord spinal qui se dessine alors à 10 centimètres de la ligne médiane au lieu de la normale 5; enfin la suppression fonctionnelle des faisceaux moyens permet à l'angle inférieur du scapulum de se porter en bas et en dedans : le bord spinal et la ligne apophysaire cessent d'être parallèles.

La paralysie du trapèze est de celles qui frappent au premier abord : quelques mouvements très simples, acte de hausser ou d'effacer les épaules, inspirations profondes, facilitent l'examen fonctionnel. Les mouvements du moignon de l'épaule sont les plus atteints; ceux du bras ne le sont presque pas, si ce n'est dans l'élévation verticale. Quant au rapprochement des omoplates, il est encore exécuté à un faible degré par le rhomboïde dont l'action tonique fait basculer justement le bord spinal du scapulum en bas et en dedans. Aussi ne faudrait-il pas prendre la *contracture du rhomboïde* pour une paralysie du trapèze. Dans ce dernier cas, en effet, « le moignon de l'épaule est toujours abaissé, tandis que dans la contracture du rhomboïde, le moignon de l'épaule se trouve au niveau ou au-dessus de sa hauteur normale ». (Duchenne.)

L'impuissance du trapèze est en général indolore, si ce n'est en ces cas très accusés où « l'épaule semble prête à se détacher du tronc. Le poids du membre supérieur occasionne dans les points correspondants aux attaches du trapèze des tiraillements douloureux qui obligent quelquefois le malade à se coucher pour se soustraire à l'action de cette pesanteur du membre supérieur. »

L'impotence fonctionnelle du trapèze peut survenir au cours de différents états morbides : *paralysies périphériques* (V. Spinal), évolution d'une *myopathie* ou d'une *atrophie progressive de Duchenne*. Nous n'insisterons pas ici sur les caractères propres à ces différents groupes, sur l'absence de réaction de dégénérescence, dans les myopathies notamment. D'une façon générale, le trapèze est pris tardivement dans les myopathies, et l'on sait que le faisceau claviculaire est le dernier atteint. Beaucoup plus vulnérables que lui sont le deltoïde, les pectoraux, le grand dentelé, le grand dorsal dont la séméiologie complique les attitudes et aggrave les impotences. L'angulaire, le rhomboïde, les muscles de la nuque sont atteints seulement après le trapèze.                                             *François MOUTIER.*

**TRAUMATICINE**. — Solution au dixième de gutta-percha dans le chloroforme, la traumaticine remplace le collodion dans la composition de certains topiques.                                                            *E. F.*

**TRAUMATISME (COMPLICATIONS)**. — Ces complications sont de deux ordres; les unes **septiques**, qui n'ont point de rapport avec l'intensité du traumatisme, telles que la *suppuration*, la *septicémie*, la *pyohémie*, l'*érysipèle*, le *tétanos*, la *gangrène gazeuse*, la *pourriture d'hôpital*, le *charbon*, etc.... (v. c. m.); les autres **indépendants de toute infection**, d'ordre général, qui sont le *shock* traumatique, l'*embolie* graisseuse, les modifications de *température*, les troubles *nerveux*, *pulmonaires* et *urinaires*, et que nous étudierons ici.

I. **Shock**. — Le shock est un état de *dépression* générale intense de tout l'organisme et de toutes ses fonctions, survenant *brusquement* après un traumatisme généralement intense. Il semble dû à une paralysie réflexe des centres bulbaires, consécutive à l'excitation violente des *nerfs* périphériques, et entraînant une paralysie vaso-motrice périphérique avec anémie centrale.

Il s'observe après les grands *écrasements* des membres, les *brûlures* étendues, les *interventions opératoires* mutilantes et de longue durée; il est *indépendant* des troubles particuliers à une lésion viscérale contemporaine du traumatisme, telles que hémorragie grave, septicémie, lésion cérébrale directe, etc.... Certains *états y prédisposent*, alcoolisme, tare viscérale, misère physiologique, névropathie.

Les *symptômes* en sont pathognomoniques et surviennent *immédiatement* après le traumatisme. Le blessé ou l'opéré est immobile, stupide, abattu, indifférent à ce qui l'entoure, sans souvenir des conditions dramatiques de l'accident dont il a été victime. Les yeux sont ternes, les pupilles dilatées, le regard atone. Le facies est pâle, les extrémités cyanosées, imbibées d'une sueur froide. La température est basse, le pouls petit, arythmique, la tension artérielle affaiblie, la respiration superficielle et accélérée, les urines rares. Les excitations extérieures ne sont pas suivies de réactions, la région traumatique est indolore. Beaucoup plus rarement, le malade est agité de crises convulsives ; il délire, est sujet à une agitation continue, bien souvent d'ailleurs due à un état alcoolique antérieur.

L'*évolution* dépend de l'intensité du shock. Tantôt il s'aggrave jusqu'à ce que mort s'ensuive au bout de quelques heures à un jour ; tantôt les symptômes en disparaissent progressivement pour faire place aux accidents propres à la lésion locale.

Le *diagnostic* doit être fait avec la *syncope*, qui entraîne la perte de connaissance, l'arrêt du cœur et de la respiration, avec la *commotion ou contusion cérébrale* due au traumatisme et qui donne des troubles paralytiques ou convulsifs localisés ; avec l'*hémorragie interne* qui se fait progressivement, et s'accompagne de pâleur, tendance à la syncope, vertiges, etc...., avec tous les *états infectieux* qui sont plus tardifs et ont des symptômes spéciaux ; enfin avec les accidents imputables à l'*action des anesthésiques*. Il faut savoir faire le départ des uns et des autres quand ils coexistent.

Le *traitement* doit tendre à relever la pression sanguine et à agir par son intermédiaire sur l'anémie bulbaire et le cœur. Il faut placer le malade étendu, la tête basse, faire des *frictions* avec des linges secs et chauds imbibés d'alcool, le réchauffer, le *stimuler* au moyen de boissons appropriées : café, alcool, *injections* sous la peau d'éther, de caféine, d'huile camphrée, pratiquer des flagellations de la face, de la région précordiale, faire la *respiration artificielle* avec inhalation d'oxygène, et surtout instituer un traitement par des *injections intra-veineuses de sérum artificiel*. On emploiera le sérum ainsi composé :

| | |
|---|---|
| Eau stérilisée | 1 litre. |
| Chlorure de sodium pur | 5 grammes. |
| Sulfate de soude | 10 — |

ou encore :

| | |
|---|---|
| Eau stérilisée | 1 litre. |
| Chlorure de sodium | 7 grammes. |

on peut injecter un litre dans les veines et autant sous la peau. Si on craignait le shock à la suite d'une intervention chirurgicale sur le ventre, on pourrait abandonner un litre de sérum dans la cavité péritonéale.

*Toute intervention chirurgicale sur un blessé en état de shock doit être différée* jusqu'à ce que le malade soit ranimé et en état de la supporter. Une opération immédiatement après un accident grave nécessite l'emploi de

l'anesthésie générale, qui augmente la dépression et conduit rapidement
à la mort.

II. **Embolie graisseuse.** — A la suite de *fractures* graves des os longs,
ou d'*intervention* sur les os, plus rarement après des *décollements* traumatiques étendus du *tissu cellulaire* sous-cutané, on peut observer la présence
d'une assez grande quantité de graisse dans les urines. Cette *lipurie*, qui
procède souvent par crises, et se découvre facilement à l'examen de l'urine
reposée que recouvre une *couche blanchâtre constituée par de la graisse*, est
accompagnée ou précédée d'accidents parfois graves mais rarement mortels :
troubles *pulmonaires*, dyspnée, toux et expectoration mousseuse, rosée ou
sanguinolente ; troubles *cardiaques*, palpitations, arythmie, tendance à la
syncope, souffles ; troubles *cérébraux*, délire, paralysie, coma.

Ces accidents sont dus à des *embolies de gouttelettes graisseuses* mises en
liberté au niveau du foyer osseux traumatisé ; la graisse pénètre dans la
circulation, arrive dans le cœur et de là va former des infarctus dans le poumon, le rein, le cerveau, le foie. De l'importance de l'embolie graisseuse et
des réactions organiques qui en découlent dépendra le *pronostic* ; la mort
est rare, mais en examinant systématiquement l'urine des blessés des os, on
arriverait à un pourcentage assez élevé de fréquence de cet accident. — Le
*traitement* en est purement symptomatique comme pour tous les infarctus
d'autre origine.

III. **Modification de la température.** — La température peut être élevée
ou abaissée suivant les cas. L'*hypothermie* tient à l'état de *shock*, à l'*hémorragie*, ou accompagne certaines *septicémies* (v. c. m.). Les modifications du
pouls, l'état général du malade, les signes physiques et les symptômes fonctionnels permettront de différencier ces complications.

L'*hyperthermie* est presque toujours due à une *infection*, et, à part de
rares cas, c'est elle que doit dépister le chirurgien pour instituer une thérapeutique active. — Cependant l'hyperthermie se voit dans les *grandes
hémorragies* ; elle succède à l'abaissement de la température qui en marque
le début ; elle survient quand de grandes quantités de sang extravasé
séjournent au sein des tissus. Cette *fièvre* **aseptique**, de *résorption sanguine*,
qui évolue *sans état fébrile*, sans accélération du pouls, ni dyspnée, ni faciès
grippé, ni langue saburrale ou sèche, ni agitation fébrile, est fréquente à la
suite des hématocèles rompues dans le ventre, à la suite des hémarthroses
du genou avec vaste épanchement sanguin péri-articulaire, dans les fractures de cette région, etc. — Enfin l'hyperthermie accompagne certains
*traumatismes des centres nerveux* ; les lésions bulbo-médullaires entre autres
entraînent une élévation thermique parfois considérable, jusqu'à 42° et 45°,
comme nous avons pu le constater dans un cas de diastasis des premières
vertèbres cervicales. C'est d'une altération bulbaire que dépend également
l'hyperthermie élevée du *tétanos*.

IV. **Troubles nerveux.** — Le *délirium* **tremens** complique fréquemment
les traumatismes accidentels ou opératoires atteignant les alcooliques ; les
fractures, les écrasements des membres en sont la cause occasionnelle la
plus fréquente.

Le début se traduit par une *agitation incessante*, psychique et physique du blessé : insomnie, tremblement des mains, mouvements désordonnés, bavardage. Puis les symptômes s'accentuent, le malade, *insensible*, arrache son pansement, se lève, marche sur son membre fracturé; il est poursuivi par des *hallucinations* caractéristiques, visions d'animaux, rêves professionnels; le *tremblement* se généralise aux mains, à la langue, à tout le corps, et l'agitation énervante entraîne la dyspnée, la cyanose, l'apparition de sueurs, la fièvre, et jusqu'à la syncope cardiaque. Enfin, dans une dernière période, le malade est pris d'un profond *sommeil* dont il sortira sans se souvenir de la crise dont il a été atteint.

Plusieurs facteurs entrent en jeu dans la cause de ces accidents; aux lésions d'*alcoolisme chronique* s'ajoutent le shock traumatique, l'infection, les embolies graisseuses; l'idée de la suppression brusque de l'alcool a été très fortement exagérée et doit céder le pas aux précédentes. Le *traitement* sera donc celui des accidents : favoriser l'élimination des poisons par le régime lacté et les purgatifs; relever l'état général par des injections de sérum, et calmer l'agitation par le chloral et la morphine. Le traitement classique du vin opiacé rendra des services.

Le *délire post-traumatique* non alcoolique survient généralement chez des individus prédisposés. Il est souvent *indépendant de l'importance du traumatisme*; une plaie minime peut lui donner naissance; les conditions dramatiques de l'accident sont surtout en jeu. Il constitue l'état inverse du shock, survenant comme lui *immédiatement après le traumatisme*; il se traduit par de l'agitation, du délire, des hallucinations sans fièvre. Parfois il survient *plus tardivement*; son apparition relève alors plutôt d'une complication infectieuse, ou doit être rapportée à une crise d'alcoolisme aigu.

Son *traitement* consiste à administrer des calmants et à isoler le blessé.

L'*hystéro-traumatisme* est une complication grave des *grands accidents*, en particulier des accidents de chemin de fer. Sous cette dénomination générale, on comprend l'*apparition de névroses latentes* provoquées *occasionnellement* par le traumatisme; l'hystérie est de beaucoup la plus fréquente, mais la neurasthénie, l'épilepsie peuvent aussi survenir. Il faut éviter de les confondre avec les troubles nerveux dus aux *lésions organiques des centres nerveux* qui sont produites *directement* par le traumatisme lui-même (fractures du crâne et du rachis avec complications intra-craniennes ou médullaires). Le *traitement* de l'hystéro-traumatisme n'est pas différent de celui des crises d'hystérie, puisque l'accident n'a fait en somme que les provoquer, ou les exagérer. Cette complication est tenace.

V. **Troubles pulmonaires.** — Ces troubles surviennent chez les *gens âgés*, les individus *prédisposés*, les vieux bronchitiques, les artério-scléreux, à la suite d'un *séjour prolongé au lit* que nécessite le traumatisme; par exemple, la congestion hypostatique de la base des poumons chez les vieillards atteints de fracture du col du fémur. D'où le précepte de *faire lever les blessés aussitôt que possible*, de surveiller l'état des poumons afin de traiter l'affection en conséquence. — Après quelques *interventions chirurgicales*, en particulier sur l'estomac, les accidents pulmonaires peuvent se voir, dans les mêmes conditions que précédemment; le *lever précoce* des opérés (V. Opérations) est ici parfaitement indiqué.

L'usage des anesthésiques, de l'*éther* en particulier, donne également lieu à des accidents thoraciques; on a incriminé l'action directe de l'éther sur les bronches et la muqueuse pulmonaire; sans nier son existence, les accidents de l'anesthésie par l'éther sont aussi dus à l'*expiration de l'air inspiré et chargé d'éther sur la paroi antérieure du thorax*, découverte pendant l'opération; le refroidissement est ainsi considérable et son rôle n'est pas à négliger; il suffit pour l'éviter de garnir le cou et la poitrine d'une épaisse couche d'ouate ordinaire protectrice. — Des *pneumonies post-opératoires* peuvent être dues à l'aspiration dans les trachées de matières contenues dans l'œsophage et le pharynx, quand le malade vomit pendant l'anesthésie; d'où le nom de pneumonie *de déglutition*. Une *gangrène pulmonaire*, rapidement mortelle, survient par ce mécanisme, quand le malade a des *vomissements fécaloïdes* (interventions pour occlusion intestinale), d'autant qu'on a signalé des congestions pulmonaires *réflexes* à la suite de manipulations prolongées d'intestins étranglés. — Enfin certains accidents pulmonaires post-traumatiques relèvent soit des *embolies graisseuses*, soit d'infarctus microbien chez des malades *infectés*. On a signalé des embolies de *tissu hépatique* dans les écrasements du foie.

VI. **Troubles urinaires**. — L'urine doit être soigneusement examinée après tout traumatisme grave; c'est par la *modification de sa composition chimique* qu'on pourra dépister certaines lésions viscérales (foie, reins). La *glycosurie* traumatique survient au cours de quelques lésions cérébrales, en particulier du bulbe. L'usage des anesthésiques, l'infection, entraîne des troubles sécrétoires. — Enfin les accidents d'*excrétion urinaire* sont fréquents; sans parler des traumatismes médullaires, qui agissent sur le ventre, la *rétention réflexe d'urine* est fréquente dans les *fractures* du bassin, du fémur, les *interventions* sur le périnée, les organes génitaux externes, l'anus. La connaissance de ces accidents est utile pour surveiller avec soin l'évacuation de l'urine et prévenir une rétention grave.

*AMÉDÉE BAUMGARTNER.*

**TRAUMATISMES ET GROSSESSE**. — Le traumatisme au cours de la grossesse est accidentel ou chirurgical.

*Traumatisme accidentel.* — Il est simple ou compliqué d'infection. Simple, il consiste en contusions, écrasement, fractures, brûlures, plaies. Il est important de ranger dans un groupe spécial les traumatismes portant sur la zone génitale (utérus excepté).

Les conséquences de ces divers traumatismes de la grossesse sont des plus variables; on peut voir à la suite d'accidents graves, tels que des chutes d'un lieu élevé, des plaies pénétrantes de l'abdomen, la grossesse continuer son cours sans incidents, d'autres fois un traumatisme moins important sera suivi de l'expulsion du fœtus. Il y a cependant lieu à ce propos de faire une remarque : lorsqu'une femme fait un avortement, elle invoque fréquemment comme cause déterminante un traumatisme quelconque, chute dans un escalier notamment. Il ne faut pas trop s'empresser d'accueillir ces assertions uniquement destinées à masquer des pratiques abortives.

Lorsqu'un traumatisme frappe la zone génitale, l'avortement est plus fréquent que lorsqu'il atteint d'autres régions du corps.

Si des complications infectieuses surviennent à la suite du traumatisme (lymphangite, érysipèle, phlegmon, etc.), l'avortement est plus fréquent que si le traumatisme reste simple.

Parmi les traumatismes il en est un qui doit retenir un instant l'attention au point de vue des conséquences, c'est la fracture. Un certain nombre d'observations montrent que chez la femme enceinte les fractures guérissent beaucoup moins vite et moins bien que chez la femme non gravide ; on voit des fractures qui ne se consolident pas tant que dure la grossesse, puis guérissent rapidement après l'accouchement.

*Traumatisme chirurgical.* — Le traumatisme chirurgical peut lui aussi entraîner l'expulsion prématurée de l'œuf, surtout quand il s'exerce au voisinage de l'utérus. L'ablation d'un ovaire porteur du corps jaune de la grossesse serait peut-être particulièrement à craindre au début de la grossesse ; les observations ne sont pas encore assez nombreuses pour établir le fait d'une manière indiscutable, car on possède déjà des observations où les deux ovaires ayant été enlevés, la grossesse a continué à évoluer normalement.

**Conduite à tenir.** — Quoi qu'il en soit, il y a un certain nombre de règles à observer quand on se trouve en présence d'une femme enceinte et que se pose la question d'une intervention. Ne faire chez la femme enceinte que les interventions strictement indispensables, celles dont la non-exécution pourrait entraîner la mort de la femme ou laisser se constituer une cause de dystocie.

Les interventions doivent également être différées quand cela est possible, au moment des suites de couches, et il est préférable de les pratiquer, soit avant l'accouchement, soit deux ou trois mois après lui.

                                                              *G. LEPAGE.*

**TREMBLEMENT**. — Ce nom doit être réservé aux oscillations uniformes, rythmiques et de faible amplitude, qui déplacent involontairement un ou plusieurs segments du corps. Le rythme et le peu d'ampleur des déplacements, leur répétion régulière et uniforme, suffisent pour distinguer le tremblement des autres désordres moteurs : mouvements choréiques, athétosiques, spasmes, tics. Le tremblement est un mode de réaction motrice qu'on retrouve chez tous les individus à l'occasion de causes excitatrices multiples, physiques ou psychiques : le froid, la peur, les émotions. Aussi a-t-on pu dire qu'il existait des *tremblements physiologiques*.

Mais non moins nombreux sont les *tremblements pathologiques*, surtout fréquents dans les maladies nerveuses, dans les toxi-infections.

Le tremblement peut exister à l'état de symptôme unique : tremblement sénile, tremblement essentiel, héréditaire. Plus souvent, il fait partie d'un syndrome morbide : paralysie agitante, sclérose en plaques, paralysie générale, goitre exophtalmique, tremblement mercuriel, tremblement alcoolique (v. c. m.).

Le tremblement se reconnaît d'un coup d'œil. Il est surtout visible aux extrémités, tête et membres. Pour le rendre plus apparent, on a recours à divers procédés cliniques : bonnet surmonté d'une tige de papier d'une longueur de quelques décimètres, long fétu de paille fixé à un doigt. L'écriture est aussi un moyen de dépister et d'analyser le tremblement.

Le tremblement peut être *partiel* ou *généralisé* (Pour le tremblement des globes oculaires, V. NYSTAGMUS).

L'*amplitude et le rythme des oscillations* doivent être précisés. On distingue un peu schématiquement : Le tremblement à *oscillations lentes*, 4-5 par seconde (maladie de Parkinson, tremblement sénile). Le tremblement à *oscillations moyennes* (5-7 par seconde). Le tremblement à *oscillations rapides*, 8-9 par seconde (tremblement alcoolique, mercuriel, tremblement de la paralysie générale, de la maladie de Basedow).

Il faut examiner aussi si le tremblement se produit surtout *pendant le repos* (maladie de Parkinson), s'il se manifeste ou s'exagère *pendant les mouvements volontaires* (tremblement intentionnel de la sclérose en plaques).

D'ailleurs, le tremblement, dans une même maladie, peut n'être pas toujours identique à lui-même, il est parfois *polymorphe* (hystérie). Son rythme peut varier du simple au double (paralysie générale); on peut l'observer à la fois au repos et pendant les mouvements volontaires (tremblement sénile, héréditaire).

**Types cliniques.** — Nous passerons brièvement en revue les principales modalités cliniques du tremblement. On trouvera de plus amples détails aux articles consacrés à chacune des affections dont le tremblement est un symptôme ordinaire.

**Tremblement dit physiologique.** — Malgré sa qualification, ce tremblement est l'indice d'une perturbation, généralement légère et passagère, il est vrai, de la tonicité de l'appareil neuro-musculaire. Il se montre sous l'influence d'une émotion, d'une sensation de froid brusque ; son intensité est plus grande chez les névropathes, chez la femme, chez les faibles, les débilités, les convalescents.

Il est généralisé à tout le corps ; il peut s'accompagner de claquement de dents, de frisson (v. c. m.), de troubles vaso-moteurs (tremblement émotif). La volonté peut l'atténuer, le réprimer même, pour quelques instants.

**Tremblement mécanique.** — Les personnes astreintes à subir debout et pendant longtemps les trépidations des machines (chauffeurs, mécaniciens de locomotive) présentent parfois un tremblement des membres inférieurs, qui disparaît habituellement après quelques heures ou quelques jours de repos. On l'observe aussi aux membres supérieurs chez les cyclistes, les automobilistes.

**Tremblement essentiel héréditaire, névropathique. Tremblement des dégénérés.** — Ces dénominations désignent des types de tremblement d'abord étudiés isolément, puis réunis sous le nom de *névrose trémulante*. On l'observe chez des prédisposés, associé ou non à d'autres tares physiques ou mentales.

Le tremblement névropathique est essentiellement variable dans son rythme, son intensité, ses causes provocatrices. Cependant l'hérédité est très fréquente (tremblement essentiel héréditaire, ou hérédité nerveuse générale sans tremblement).

Il apparaît tantôt dans l'enfance, tantôt dans la jeunesse, ou seulement dans l'âge avancé. Plusieurs membres d'une même famille en sont parfois atteints au même âge.

Le tremblement névropathique se montre d'abord par intermittences; progressivement il augmente d'intensité et de durée, et tend à devenir permanent. Il cesse pendant le sommeil, mais persiste le plus souvent pendant le repos; l'effort, la fatigue musculaire ou mentale, le froid, les émotions, l'exagèrent.

Il dure toute la vie, bien qu'il soit susceptible de rémissions. Il peut être assez intense pour empêcher tout travail.

Dans la même catégorie de tremblements, on fait entrer aujourd'hui le *tremblement sénile*, auquel était réservée autrefois une place à part. Il participe, en effet, à la plupart des caractères des autres tremblements névropathiques; souvent il n'est que la perpétuation dans la vieillesse d'un tremblement apparu dans l'enfance ou à l'âge adulte; il tend, en général, à s'exagérer avec les années, se localise surtout à l'extrémité céphalique (vieillard au chef branlant) et se manifeste par des mouvements légers et rythmiques d'affirmation ou de négation, parfois aussi par le *mâchonnement*, le *marmottement*.

Lorsque le tremblement n'apparaît que dans la vieillesse, on doit toujours se demander s'il s'agit d'un simple phénomène névropathique. Il faut discuter soigneusement l'hypothèse d'une maladie de Parkinson, fruste ou commençante, et rechercher si le vieillard ne présente pas quelques indices d'ischémie cérébrale, la démarche à petits pas, la lenteur de mouvements qui peuvent faire soupçonner une hémiplégie progressive.

**Tremblement dans les psychoses et les névroses.** — Dans toutes les psycho-névroses, le tremblement peut apparaître à titre transitoire ou permanent.

Les *neurasthéniques* sont quelquefois atteints aux membres supérieurs d'un tremblement à petites oscillations rapides, mais irrégulières, disparaissant, en général, au repos. D'autres fois, c'est un tremblement plus lent qui s'exagère avec les actes volitionnels.

Dans l'*hystérie*, on a admis que le tremblement pouvait apparaître d'une façon subite, à la suite d'un shock physique ou moral : il est rapide ou lent, partiel ou généralisé, de forme et de durée très variables.

On a décrit, entre autres, le tremblement *vibratoire* hystérique qui se montre principalement à la suite des attaques convulsives, et qui ressemble au tremblement basedowien, sauf peut-être une tendance à l'exagération pendant les mouvements.

Un autre type attribué autrefois à l'hystérie, de rythme moyen, simulait tantôt le tremblement mercuriel, tantôt celui de la sclérose en plaques. Il disparaissait plus ou moins complètement au repos, et s'exagérait pendant le mouvement.

Enfin, le tremblement à rythme lent de l'hystérie simulait celui de la maladie de Parkinson.

D'une façon générale, les tremblements dits hystériques sont essentiellement polymorphes, et affectent successivement les différents types. On doit
se montrer réservé aujourd'hui sur l'attribution à l'hystérie de ce trouble
moteur (V. Hystérie, Trémophobie), et rechercher avec soin s'il ne s'agit
pas d'une affection organique trémogène, ou bien, au contraire, d'une
simple disposition psychopathique.

Chez les *épileptiques*, le tremblement peut n'être qu'un phénomène traduisant la fatigue neuro-musculaire, à la suite d'un grand accès convulsif. Il
peut aussi représenter un équivalent de l'attaque, ou constituer le seul
symptôme convulsif d'un paroxysme avec perte de connaissance.

**Tremblement dans les affections organiques du système nerveux.** —
Les *paralytiques généraux* présentent un tremblement rapide et généralisé,
mais prédominant sur les lèvres où on l'observe pendant la parole, sur la
langue quand celle-ci est tirée, aux mains d'où il est transmis à la plume
qui écrit. Le repos absolu fait disparaître ce tremblement, les mouvements
l'exagèrent (V. Paralysie générale).

Les *hémiplégiques* ont aussi quelquefois un tremblement au repos, qui
rappelle celui de la paralysie agitante. Ce tremblement peut aussi, comme
celui de la sclérose en plaques, n'apparaître qu'à l'occasion des mouvements
volontaires, en s'amplifiant vers la fin de ces mouvements.

Dans certaines ischémies cérébrales ou dans des cas de lésion *pédonculo-
protubérantielle*, on voit souvent survenir un tremblement tout à fait analogue à celui de la maladie de Parkinson (Blocq et Marinesco, Brissaud et
Moutier).

**Tremblement dans la maladie de Parkinson** (v. c. m.). — Le tremblement tient une place de premier ordre dans le syndrome de la paralysie
agitante. Ses oscillations sont de peu d'amplitude, régulières, à rythme lent.
Il est manifeste au repos, il s'atténue en général, cesse même parfois dans
les mouvements volontaires et aussi dans les mouvements passifs. Il débute
d'ordinaire par l'extrémité des membres supérieurs, puis il se généralise peu
à peu.

**Tremblement de la sclérose en plaques** (v. c. m.). — C'est le type du
tremblement intentionnel. On a coutume de le mettre en évidence en priant
le malade de porter un verre à ses lèvres. Au début, le mouvement est assez
correct, malgré de petites oscillations; mais celles-ci deviennent bientôt
plus amples au fur et à mesure que le verre arrive près du but. Le liquide
est violemment projeté et le verre vient heurter durement les dents ou le
visage.

Ce tremblement est d'un rythme moyen (5 à 7 oscillations par seconde); il
occupe tous les muscles du corps, surtout ceux du membre supérieur et
ceux de la racine de ce membre.

**Tremblement de la maladie de Friedreich.** — Il est surtout apparent
dans les mouvements volontaires. La main plane et oscille un instant
au-dessus de l'objet qu'elle va brusquement saisir. Ce tremblement rappelle
celui de la sclérose en plaques; cependant la direction générale du mouvement est moins bien conservée, le but est atteint avec plus de difficulté.
Il y a d'ailleurs des degrés divers et des variantes nombreuses.

**Tremblement dans les affections cérébelleuses**. — On observe le tremblement conjointement à la dysmétrie et à l'adiadococinésie chez les sujets atteints de lésions de l'appareil cérébelleux (André Thomas). Ce tremblement n'existe pas au repos quand les muscles sont dans un état de relâchement absolu. Il ne se produit que pendant l'exécution d'un mouvement ou le maintien d'une attitude. Le cervelet exerce en effet une influence régulatrice sur tous les mouvements dont il assure l'exécution avec le minimum d'effort et l'adaptation la plus parfaite à leur but (André Thomas). Aussi devra-t-on, dans l'examen de tout trembleur, procéder à la recherche de tous les signes mis en évidence par Babinski pour dépister une altération du cervelet ou de ses voies de conduction [V. CERVELET (ASYNERGIE CÉRÉBELLEUSE), ADIADOCOCINÉSIE, MOTILITÉ (TROUBLES)].

**Tremblement aigu**. — Sous ce nom, Reginald Mills a proposé de désigner une variété de tremblement survenant dans l'enfance, tremblement lent, régulier, continu, qui ne cesse que pendant le sommeil, qui s'accroît par les mouvements volontaires, et qui peut être généralisé à tout le corps, y compris la langue. Quelquefois l'enfant semble grelotter comme sous l'influence du froid. Ce tremblement s'accompagne d'hypertonie : les mouvements sont lents, hésitants, difficiles, bien qu'il n'y ait en réalité ni phénomènes paralytiques, ni phénomènes spasmodiques. Enfin, caractère important, cette variété de tremblement a toujours un début aigu. Ce syndrome serait la conséquence d'une altération du système cérébello-rubro-spinal. La guérison n'est pas rare au bout de quelques semaines; mais elle ne paraît pas constante.

**Tremblement dans les intoxications**. — Les intoxications peuvent agir sur le système nerveux, soit en altérant directement ses éléments, soit en exaltant une prédisposition névropathique.

Le *tremblement alcoolique*, celui de l'alcoolisme chronique, est peu marqué au repos; on le dépiste aisément en faisant étendre les mains, les doigts écartés. Ceux-ci apparaissent alors agités d'oscillations individuelles.

On reconnaît aussi le tremblement alcoolique à la langue, sur les muscles de la face (élévateur de l'aile du nez) où il apparaît surtout pendant la parole. Il est plus accentué à jeun. C'est un tremblement fin, d'amplitude moyenne, à vitesse de 6 ou 7 oscillations par seconde.

Dans nombre *d'intoxications* (plomb, tabac, thé, café, sulfure de carbone, arsenic, camphre, absinthe, champignons, belladone, ergot de seigle, curare, haschisch), le tremblement apparaît plus ou moins accentué et avec des caractères variables. On le constate surtout chez les sujets « nerveux », plus sensibles que les « normaux » à toutes les intoxications.

Le *tremblement mercuriel* a été tout particulièrement étudié. Il est de rythme moyen; il existe au repos, mais le mouvement l'exagère, et cela d'autant plus que la main approche du but, lequel est souvent manqué. La fatigue et l'émotion augmentent son intensité. Parti de la face, il se généralise aux membres. Il est moins régulier que le tremblement de la sclérose en plaques.

On s'est demandé si le tremblement mercuriel dépendait de l'intoxication même ou s'il n'était qu'une manifestation névropathique survenant chez des sujets prédisposés. Pour Charcot, pour Rendu, le tremblement observé dans les cas d'intoxication par le mercure n'était qu'une manifestation de l'hystérie. On sait toutes les réserves qu'il convient de faire aujourd'hui sur l'origine hystérique du tremblement en général. D'autre part, il semble bien démontré que le mercure est capable d'agir sur les éléments nerveux. Chez des sujets atteints de tremblement mercuriel, on a constaté la lympho- cytose et même décelé des traces de mercure dans le liquide céphalo-rachi- dien (Raymond et Sicard).

Enfin, on doit tenir compte de la similitude des tremblements mercuriels entre eux, de leur atténuation et même de leur disparition à la suite de soins appropriés. Il paraît donc difficile d'admettre que le tremblement mercuriel soit toujours et uniquement d'origine hystérique. Un certain nombre d'arguments cliniques viennent à l'appui de cette opinion, notam- ment la fréquence des troubles de la réflectivité, l'existence de phénomènes adiadococinésiques, les secousses nystagmiformes. En se basant sur ces remarques. Guillain et Laroche ont été amenés à supposer que ce trem- blement est déterminé par une lésion du cervelet ou des voies cérébelleuses.

Il est légitime de ne pas perdre de vue ces données cliniques et anatomo- pathologiques. D'autre part, s'il paraît bien démontré aujourd'hui que l'hystérie n'est pas toujours en cause, on ne saurait nier que les individus atteints de tremblement mercuriel présentent, dans la majorité des cas, un état psychonévropathique dont le rôle paraît considérable dans la produc- .tion, et à coup sûr, dans l'exagération de ce tremblement.

Aussi Lereboullet et Lagane admettent-ils que plusieurs facteurs con- courent à réaliser le tremblement mercuriel : l'intoxication d'abord et peut- être aussi des lésions organiques légères, enfin et surtout une psycho-névrose à la faveur de laquelle se développe et se fixe le tremblement ; les bons effets des interventions psychothérapiques démontrent le rôle important de ce dernier élément psychopathique. Il en est des tremblements mercuriels comme d'un grand nombre d'accidents nerveux post-traumatiques. Chaque fois que le malade se prête volontiers aux procédés de guérison qui lui sont conseillés, son état s'améliore. Trop souvent, malheureusement, il trouve dans son entourage et dans son milieu professionnel des encouragements plus ou moins intéressés qui le conduisent à cultiver son tremblement.

Ces remarques ont une portée thérapeutique : il semble bien en effet que la première condition du succès soit d'obtenir l'éloignement du lieu de con- tamination, et cela, non seulement parce que la prophylaxie antitoxique est indispensable, mais aussi dans un but psychothérapique. Au trouble moteur qui est représenté par le tremblement s'ajoute en effet fréquemment une disposition mentale particulière qui a pour effet de cultiver et d'aggraver ce tremblement (V. Trémophobie).

**Tremblement dans la maladie de Basedow.** — Le tremblement est un signe de premier ordre dans le goitre exophtalmique (v. c. m.); il a ici des caractères assez spéciaux.

C'est un tremblement essentiellement *vibratoire*, menu et rapide, souvent plus sensible au palper qu'à la vue. Il est généralisé à tout le corps, il per- siste au repos, il est à peine exagéré dans les mouvements volontaires. Pour le bien percevoir, mettre les mains sur les épaules du malade, et le prier de se tenir sur la pointe des pieds.

**Tremblements d'origine opothérapique.** — Les extraits thyroïdiens à doses trop fortes ou trop prolongées peuvent déterminer un tremblement qui rappelle celui de la maladie de Basedow.

Les produits opothérapiques surrénaux sont aussi capables de déterminer chez les addisoniens un tremblement dont les caractères se rapprochent du tremblement basedowien (Boinet). Ce tremblement prédomine surtout aux extrémités; il est constitué par des oscillations régulières, petites, égales, rapides (6 par seconde en moyenne). Il s'exagère par l'extension des mains ou l'élévation des membres inférieurs, ou par la propulsion de la langue en dehors de la bouche. Son intensité et sa durée sont en raison directe de celle de l'hypersurrénalisation opothérapique.

**Tremblement dans les maladies infectieuses.** — Les infections, comme les intoxications, ou bien exercent une action directe sur les éléments nerveux, ou bien développent les réactions névropathiques. C'est par l'un ou l'autre de ces mécanismes que le tremblement peut apparaître en pareil cas. Il est d'ailleurs assez rare; on l'a constaté dans la *fièvre typhoïde*, la *variole*, l'*érysipèle*. Il est plus fréquent dans les cas de *délire infectieux*.

A la période terminale de leur maladie les *pellagreux* présentent une trémulation de la langue et des lèvres analogue à celle de la paralysie générale.

**Traitement.** — C'est celui de l'affection causale : maladie de Basedow, paralysie générale, sclérose en plaques, maladie de Parkinson, etc. (v. c. m.).

La scopolamine, dont les effets sédateurs ont été signalés par Roussy dans la maladie de Parkinson (v. c. m.) a été utilisée dans ces dernières années contre les différentes espèces de tremblements.

Parisot a pratiqué des injections sous-cutanées de bromhydrate de scopolamine aux doses de 1/4 à 3/4 de milligr. D'une façon générale, les résultats ont été favorables, notamment dans la maladie de Parkinson, dans la sclérose en plaques, dans le tremblement sénile; les effets ont été moins manifestes dans le tremblement basedowien, dans le tremblement essentiel, héréditaire, dans le tremblement alcoolique et dans le tremblement de la paralysie générale.

Contre le tremblement dit essentiel, héréditaire, névropathique, il n'existe pas de médication spéciale. Chez les prédisposés, on peut quelquefois obtenir une atténuation plus ou moins durable par un entraînement à l'immobilité devant un miroir (V. DISCIPLINE PSYCHO-MOTRICE, MIROIR).

Il va sans dire qu'on défendra à tous les « trembleurs » l'usage des boissons capables de provoquer elles-mêmes le tremblement : alcool, café, thé, et aussi le tabac. *HENRY MEIGE et FEINDEL.*

**TRÉMOPHOBIE**. — La *trémophobie* est la peur de trembler (H. Meige). Cette variété de phobie n'est pas rare chez les sujets qui présentent du tremblement de la tête ou des membres, le mot « tremblement » étant pris dans son acception la plus générale, et non dans son sens strictement nosologique.

La trémophobie participe à tous les caractères des obsessions; elle se rapproche surtout de l'éreutophobie. On la voit apparaître chez des sujets prédisposés, surtout chez ceux qui présentent la *constitution émotive*. Rougeur et tremblement ne sont, en effet, que des manifestations réflexes de l'émotivité. Ces phénomènes sont d'ordre banal ; mais quand ils viennent à s'accompagner d'un état obsédant, ils représentent un véritable état psychopathique.

La trémophobie peut avoir pour point de départ un tremblement véritable, tremblement dit constitutionnel, héréditaire, névropathique, tremblement dit sénile, ou toute autre variété de tremblement liée à une affection trémogène, comme la maladie de Parkinson, la maladie de Basedow, la sclérose en plaques, etc.

La peur de trembler se relie aussi à des idées de toutes sortes : idées d'humiliation, idées de déchéance, préoccupations nosophobiques. Beaucoup de trémophobes redoutent que leur tremblement ne soit l'indice d'une affection nerveuse incurable : la trémophobie est fréquente chez les sujets atteints de torticolis convulsif (v. c. m.).

Régis a étudié une curieuse variété de trémophobie chez les coiffeurs (trac des coiffeurs).

Le tremblement, quel qu'il soit, pouvant être, chez les sujets prédisposés, le point de départ de troubles psychopathiques à forme obsédante, il y a lieu, lorsqu'on examine un trembleur, non seulement d'analyser les caractères objectifs de son tremblement, mais de rechercher la répercussion mentale qu'il peut avoir, et, inversement, il faut aussi chercher à apprécier le rôle joué par la trémophobie dans l'apparition ou l'exagération du tremblement.

Cette analyse, à la fois clinique et psychologique, n'a pas seulement un intérêt théorique ; elle peut avoir des conséquences pratiques importantes.

Au point de vue du traitement, elle sert de guide pour les interventions psychothérapiques qui, bien dirigées, ont une efficacité non douteuse.

Au point de vue professionnel, la peur du tremblement peut avoir pour résultat la nécessité d'abandonner un métier rémunérateur.

Au point de vue médico-légal, l'appréciation d'un tremblement est toujours chose délicate. Lorsqu'il s'agit d'un tremblement consécutif à des traumatismes, notamment chez des accidentés du travail, il faut, bien entendu, se mettre d'abord en garde contre la simulation, le tremblement étant beaucoup plus facile à simuler qu'on ne serait tenté de le croire. En second lieu, il importe d'apprécier le trouble moteur en soi, d'en déterminer les caractères et l'intensité, et de rechercher ensuite les corrélations qui peuvent exister entre le tremblement et la trémophobie. Chez les accidentés trembleurs, il n'est pas rare que le tremblement, au cours des expertises, tantôt soit cultivé volontairement, sciemment, dans un but intéressé, tantôt qu'il soit entretenu par cette disposition revendicatrice à laquelle Brissaud a donné le nom de *sinistrose* (v. c. m.). Mais, chez d'autres sujets, la trémophobie, trouble psychopathique, peut contribuer aussi à exagérer l'intensité du tremblement. Le médecin-expert ne doit pas l'ignorer.

*HENRY MEIGE*

**TRÉPANATION**. — Nous n'étudierons ici que la *technique opératoire* de la trépanation; pour les *indications* de cette opération, on se reportera aux
articles CRANE, ENCÉPHALE.

La description technique comprendra trois alinéas : l'étude de la trépanation en un point quelconque du crâne; l'application des procédés aux cas
particuliers que l'on peut rencontrer; enfin la localisation sur le crâne des
divers lieux où portera la trépanation, c'est-à-dire la topographie cranio-
cérébrale.

A) **Trépanation en général**. — L'ouverture du crâne, quel que soit
le point où elle porte, se fait toujours d'après les mêmes principes, que nous
exposerons en divisant l'opération en temps successifs.

a) **Incision des parties molles péricraniennes**. — L'incision cutanée
doit être telle que la surface découverte du crâne soit large, facilement
agrandie, et que les lambeaux, ne gênant pas pendant l'opération, puissent
être facilement réunis ensuite. L'ancienne incision cruciale remplit mal les
deux dernières conditions: l'incision arrondie, circonscrivant un lambeau à
pédicule, s'adapte au contraire fort bien à tous les procédés.

La *préparation du malade* ne comporte rien de spécial. Le crâne doit
être entièrement rasé; il est lavé, savonné, enveloppé d'un pansement aseptique la veille de l'opération. Dès la veille également, on a marqué sur la
peau les repères, s'il en est de nécessaires; et on les a marqués au nitrate
d'argent, ou au thermo-cautère, afin que les lavages ne les puissent effacer.
L'opéré est endormi au chloroforme, employé de préférence à l'éther. Le
crâne est de nouveau brossé, savonné, lavé à l'éther et à l'alcool ou, plus
simplement, recouvert d'une couche de teinture d'iode appliquée sur la
peau bien sèche, et décolorée à l'alcool après dessiccation. Le malade est
couché sur le côté non opéré, la tête reposant sur un coussin de sable peu
rempli et enveloppée de compresses stérilisées.

*L'incision* curviligne délimite un lambeau arrondi, largement dessiné
autour de la zone à trépaner, et retenu par un pédicule, large ou étroit à
volonté, dirigé en bas, en avant ou en arrière, mais jamais en haut, de
façon que le lambeau replié sur son pédicule n'ait jamais aucune tendance
à se remettre en place pendant l'opération. Toutes les parties molles,
périoste compris, sont incisées d'un seul coup: puis, à l'aide d'une rugine
droite, on relève complètement le lambeau, ou on n'en relève que les bords
pour découper l'os dans une résection temporaire.

La tranche de section saigne beaucoup, et il est impossible de pincer
directement l'artère dans le tissu cellulaire dense sous-cutané. Pour faire
l'hémostase, il faut pincer toute l'épaisseur du bord au niveau de l'artère;
les pinces placées servent à maintenir le lambeau en place.

b) **Ouverture du crâne**. — La résection de la lame osseuse cranienne est
définitive ou temporaire, suivant qu'on l'enlève complètement ou la remet
en place après l'opération profonde.

*Craniectomie définitive*. — L'ouverture de la paroi osseuse se fait à l'aide
d'un instrument tranchant, le ciseau ou la gouge. Le trépan ou la fraise
sont généralement mus à la main par l'intermédiaire d'un vilebrequin, creusant un trou sans entamer la dure-mère. La couronne du trépan taille une

rondelle osseuse que l'on déloge. La fraise, refoulant la méninge sans
l'ouvrir (fig. 159), creuse l'orifice sans rondelle. Le ciseau ou la gouge,
enfoncés doucement à petits coups de marteau, atta-
quent le crâne presque horizontalement, enlevant
des copeaux successifs de la table externe, du
diploé, puis de la table interne ; on devra décoller
la dure-mère, dès qu'on l'apercevra, avec une spa-
tule appropriée. La fraise est évidemment l'instrument le plus sûr et le plus commode.

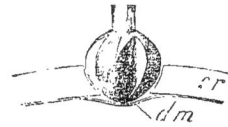

Fig. 159. — Fraise de Doyen
refoulant la dure-mère.

On a, tout récemment, construit des trépans portant des fraises ou des
couronnes, munis d'un système d'embrayage et de débrayage automatique
qui supprime le mouvement imprimé à la fraise ou à la couronne dès que
celle-ci cesse d'appuyer sur un plan résistant osseux. Dès que l'instrument
coupant arrive sur la dure-mère, il s'arrête par débrayage, et la pénétration
involontaire dans le cerveau est rendue impossible. En outre, une butée
automatique, réglée sur le mouvement de la fraise, limite la pénétration de
cette fraise dans l'os, et permet un appui permanent sur l'os voisin du point
trépané. Ce trépan peut aussi être ma-
nœuvré à la main, ou à l'aide d'un
moteur mécanique ou électrique (Trépans du Dr de Martel et du Pr Pierre
Delbet).

L'agrandissement de l'ouverture crânienne se fait de deux façons : l'agrandissement progressif et l'agrandissement discontinu. Dans l'agrandissement
progressif, partant du premier orifice
créé, on enlève successivement sur son
pourtour des parcelles osseuses, taillées
avec les premiers instruments (trépan,
fraise ou ciseau) ou avec une des pinces-
gouges dont il existe de nombreux
modèles, décollant au fur et à mesure
la dure-mère. Dans l'agrandissement
discontinu, on perfore de place en place
un certain nombre de trous, par les
mêmes moyens que pour le premier,
disposant ces trous de façon à circonscrire une lame osseuse, rectangulaire
ou arrondie, et on réunit les trous par
section des ponts osseux (fig. 140). La
section de ces ponts peut se faire avec

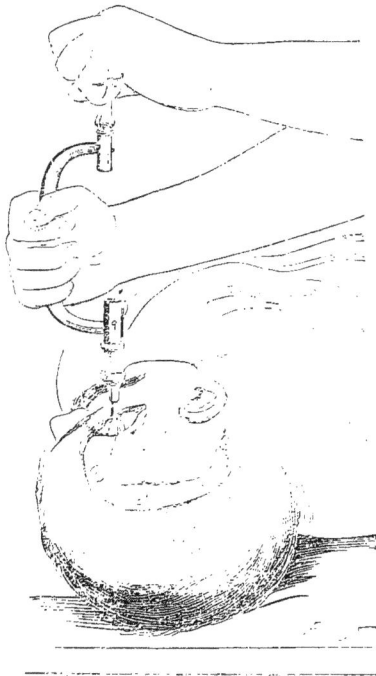

Fig. 140. — Forage des trous circonscrivant
une lame osseuse. (Lenormant.)

une pince-gouge, une pince emporte-
pièce, un ciseau à épaulement, une scie à main ou une scie circulaire mue
par l'électricité.

On emploie aujourd'hui une scie formée d'une fine lame d'acier tordue, la
scie de Gigli ; elle se manœuvre à l'aide de deux poignées comme l'ancienne

scie à chaîne (fig. 141). Pour que la scie, qui coupe sur tout son pourtour, n'entame pas la dure-mère, il faut protéger celle-ci avec une lame protectrice (fig. 142) (protecteur de Marion, protecteur de de Martel) qui, par un dispositif variable, permet en même temps de faire passer la scie d'un orifice de trépanation dans le voisin, sous le pont osseux que l'on veut couper.

Fig. 141. — Scie de Gigli.

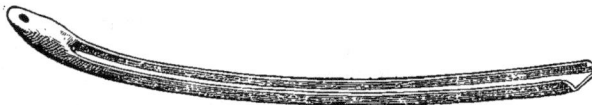

Fig. 142. — Protecteur de Marion.

L'*hémostase* de la tranche osseuse ne préoccupe généralement pas l'opérateur. Si un vaisseau osseux saigne de façon gênante ou inquiétante, pour l'obturer, on écrase l'os à son niveau, ou on y implante une petite cheville de bois stérilisée, ou on mastique l'orifice osseux avec de la paraffine ou de la cire stérilisée préparée d'avance.

*Craniectomie temporaire.* — Lorsque l'on veut ouvrir le crâne sans laisser persister ensuite une large brèche osseuse, on n'enlève pas la lame osseuse détachée, on la laisse adhérente par son périoste aux parties molles, et on la remet en place en rabattant le lambeau (Chalot, Wagner). L'incision des parties molles terminée, au lieu de relever le lambeau en entier, on n'en relève que le bord. Sur la bande osseuse découverte, et sur le pourtour de l'incision, on taille l'os soit par section continue au ciseau, soit mieux par section discontinue, en forant des orifices espacés que l'on réunit ensuite comme nous l'avons vu. Le lambeau osseux délimité est arrondi ou trapézoïdal. Le pédicule osseux correspondant au pédicule cutané, et qui ne peut être coupé directement, est brisé, après qu'on l'a rétréci autant que possible par ses extrémités, en soulevant la lame osseuse avec un ciseau faisant levier. On peut aussi le scier, de dedans en dehors, sans toucher aux parties molles, avec la scie de Gigli. Il est utile de ménager, sur tout le bord ou sur quelques points du bord, un plan biseauté qui serve d'appui à la lame osseuse réappliquée.

c) **Ouverture de la dure-mère.** — Lorsqu'on veut ouvrir la méninge épaisse, on peut le faire par une incision cruciforme qui ménage quatre lambeaux triangulaires, ou par une incision curviligne suivant la forme de l'orifice osseux, gardant un pédicule comme pour le lambeau cutané. Dans ce dernier cas, l'incision doit porter à un centimètre environ en dedans du rebord osseux. Les vaisseaux de la dure-mère, rencontrés dans l'incision de cette membrane, sont pincés et liés à mesure ; il est bon de passer le fil de ligature autour du vaisseau avec une aiguille qui traverse la méninge. Si un sinus crânien est ouvert, on peut en obtenir l'*hémostase* par compression (gaze ou catgut tassé); on peut aussi pratiquer la suture latérale de ce sinus veineux (Schwartz) ; on peut enfin, pour sectionner un sinus, le lier de part et d'autre de la section en guidant avec une aiguille le fil autour du canal veineux.

La dure-mère ouverte, on pratique les manœuvres intra-craniennes indiquées, et que nous décrirons plus loin, puis, l'opération profonde terminée, on referme le crâne.

d) **Traitement de la dure-mère.** — La dure-mère est remise en place et suturée, ou bien on la résèque dans un but de décompression. En réséquant la méninge, on laissera déborder une collerette de un centimètre environ dans l'orifice osseux, et on suturera cette collerette au péricrâne (Bérézowski, Chipault, Tuffier).

c) **Traitement de la plaie.** — Après une résection étendue définitive, par crainte de la hernie cérébrale, on a tenté de combler l'orifice créé. Dans ce but on a employé soit la prothèse par plaques de métal ou de celluloïd, soit l'ostéoplastie. La prothèse est un procédé délicat, le corps étranger est généralement mal supporté. L'ostéoplastie par greffe d'os pris au sujet lui-même, ou même à un animal sacrifié, est d'application très rare et compliquée.

L'opération terminée, on place généralement un drain, soit profond dans l'intérieur du crâne, soit superficiel sous les lambeaux de parties molles ; ce drain sort par une des extrémités de l'incision courbe. Dans la résection temporaire, le drain profond est placé à travers un des orifices forés au début, ou à travers une échancrure pratiquée ensuite dans le lambeau osseux.

Les sutures des parties molles prennent toute l'épaisseur du bord cranien pour en faire en même temps l'hémostase, car on ne peut placer de ligatures directement sur les artères de la tranche.

On ne suture le périoste que lorsqu'on l'utilise pour maintenir en place un lambeau de résection temporaire.

B. **Applications aux cas particuliers.** — 1º **Trépanation pour fractures.** — La trépanation est indiquée ici soit par les lésions osseuses du foyer de la fracture, soit par les signes d'un épanchement sanguin intra-cranien ; dans cette hypothèse la trépanation est l'opération classique que nous avons étudiée, faite en un endroit désigné par les localisations cérébrales.

Les préparatifs sont les mêmes que pour les trépanations ordinaires, sauf cependant que la préparation précède immédiatement l'opération dans les cas d'urgence.

Qu'il existe une plaie ou qu'il n'en existe aucune, il est commode d'utiliser dans tous les cas l'incision curviligne déjà décrite, enfermant la plaie dans sa courbe.

Le foyer de la fracture, ainsi mis à nu, est nettoyé et examiné. On relève les *esquilles*, supprimant celles qui sont détachées, redressant celles qui tiennent encore au périoste ; on recherche sous la couche superficielle les esquilles profondes adhérentes à la dure-mère, les enlevant avec précaution pour ne blesser ni la méninge, ni l'encéphale. Si l'orifice osseux est trop étroit pour permettre l'ablation facile de ces esquilles profondes, on l'agrandit à la pince-gouge (plaie par balle). Lorsque la lame osseuse enfoncée est large (*embarrure*), en partie glissée sous l'os voisin, il faut d'abord agrandir l'orifice cranien en attaquant à la pince-gouge le bord le plus facile, et se garder de basculer cette lame pour l'extraire, de peur de blesser les parties profondes. La lame osseuse, dégagée par ses bords et soulevée horizontalement, est conservée si elle peut être replacée sans s'enfoncer de nouveau; sinon, elle est supprimée.

L'hémostase des parties molles, du tissu osseux et de la dure-mère est faite par les moyens que nous avons indiqués.

L'intervention est terminée, avec ou sans ouverture de la dure-mère, par le drainage et la remise en place du lambeau péricranien.

2° **Trépanation pour abcès.** — Le lieu de la trépanation étant indiqué par les lésions constatées à la vue (abcès traumatiques), ou les signes de localisation temporale ou cérébelleuse (abcès otitiques), et, dans ce dernier cas, le choix du procédé d'ouverture étant fait, on ouvre le crâne par les moyens déjà connus. On peut trouver le pus entre l'os et la dure-mère. Faut-il, ayant déjà trouvé du pus ou n'en ayant pas vu, inciser la dure-mère? Le *bombement de la dure-mère avec absence de pulsations cérébrales* (Roser-Braun) indique une collection profonde. Le pus peut encore être trouvé sous la dure-mère incisée, ou bien le cerveau vient faire saillie dans la plaie, et il faut chercher un abcès profond. L'*examen digital* peut montrer un changement de consistance révélateur. Sinon, il faut pratiquer des *ponctions* dans la substance nerveuse à l'aide d'une aiguille ou d'un fin bistouri enfoncés perpendiculairement à la surface et loin des sillons vasculaires. On peut répéter ces ponctions en différents sens avant d'ouvrir l'abcès. Le pus évacué, on place un drain dans la cavité, et on rabat le lambeau superficiel sans suturer la dure-mère.

3° **Trépanation pour tumeurs intra-craniennes.** — L'ouverture cranienne largement faite au lieu choisi, dans un temps opératoire précédent, on examine la dure-mère dont le soulèvement partiel, le changement de coloration, les adhérences peuvent indiquer le siège de la tumeur. La dure-mère est incisée comme nous l'avons dit, et on explore l'encéphale. Lorsque la tumeur est superficielle, elle est immédiatement visible. Profonde, sous-corticale, la tumeur doit être recherchée, sa présence est indiquée par une tache jaunâtre des circonvolutions, une tendance du cerveau à la hernie, l'absence de battements: des ponctions à l'aiguille ou au bistouri fin peuvent être pratiquées comme pour un abcès.

La tumeur trouvée, on procède, si l'on peut, à l'extirpation. Celle-ci est facile pour une tumeur de la dure-mère, en réséquant cette membrane. Les tumeurs superficielles solides et encapsulées peuvent être dégagées douce-ment, avec hémostase préalable par ligatures si un réseau vasculaire entoure la tumeur.

On opère de même, après incision de la couche nerveuse superficielle, pour les tumeurs solides profondes. Le plus souvent, un kyste est seulement ouvert et drainé, on ne peut l'extirper. Enfin, pour les tumeurs diffuses, superficielles ou profondes, qu'on ne peut enlever, il faut se contenter de la décompression en supprimant la lame osseuse de la trépanation, et en sutu-rant la dure-mère au péricrâne.

C. **Localisation des trépanations. Topographie cranio-cérébrale.** — Il est nécessaire de connaître la situation, par rapport au crâne extérieur, des vaisseaux profonds (sinus et artère méningée) soit pour les éviter, soit pour les rechercher : il est nécessaire de pouvoir tracer sur le crâne extérieur les scissures de Sylvius et de Rolando autour desquelles se groupent les principaux centres de localisations cérébrales que l'on est appelé à rechercher [V. Cérébrales (Localisations)] ; il est nécessaire d'ouvrir en bon lieu les principales loges craniennes correspondant aux régions encéphaliques. Nous exposerons les localisations dans cet ordre.

1° **Vaisseaux.** — Le *sinus longitudinal supérieur*, suivant la ligne médiane jusqu'à la protubérance occipitale, est large, avec les lacs sanguins, d'environ 5 centimètres. Pour l'éviter, il faut rester éloigné de la ligne médiane d'environ 15 millimètres. Le *Pressoir d'Hérophile* se trouve au niveau de la protubérance occipitale externe, sur une largeur de 1 à 2 centimètres. Le *sinus latéral* ou *transverse* est surtout abordé par la voie mastoïdienne (V. Mastoïde).

L'*artère méningée moyenne* est recherchée après sa division en branches antérieure et postérieure. La branche antérieure longe la petite crête sphénoïdale, puis parcourt le pariétal en l'abordant par son angle antéro-inférieur. La branche postérieure parcourt l'écaille du temporal, puis le pariétal. La trépanation doit porter, pour atteindre la branche antérieure, à 3 ou 4 centimètres en arrière de l'apophyse orbitaire externe, sur une ligne horizontale prolongeant le rebord orbitaire supérieur (Krönlein), ou sur une perpendiculaire élevée sur le milieu de l'arcade zygomatique, à 5 centimètres au-dessus de cette arcade (P. Poirier). La branche postérieure sera découverte par une trépanation portant au point d'entre-croisement d'une horizontale menée par le bord orbitaire supérieur et d'une verticale longeant le bord postérieur de la mastoïde (Krönlein), ou par une trépanation pratiquée à 85 millimètres en arrière de l'apophyse orbitaire externe chez l'homme, et 76 chez la femme (G. Marchant).

2° **Centres corticaux.** — Ces centres se groupent [V. Cérébrales (Localisations)] autour des scissures de Rolando et de Sylvius, qu'il nous suffit de tracer sur le crâne extérieur pour pouvoir repérer ces centres. Les procédés indiqués sont très nombreux, et la description de quelques-uns des plus récents est trop longue et trop compliquée pour trouver sa place ici. Nous ne signalerons que les procédés les plus simples, d'ailleurs fort suffisants, puisque aujourd'hui toute trépanation doit être large pour être utile, et qu'une précision mathématique dans le repérage devient moins utile.

La *ligne rolandique* sera déterminée par ses points extrêmes supérieur et inférieur (fig. 145). Le *point rolandique supérieur* (R) est situé à 55 millimètres en arrière du bregma (B) (Broca, Championnière). (Le bregma est le point d'intersection des sutures sagittale et coronale ; on détermine sa situation au moyen de l'équerre bi-auriculaire flexible de Broca, dont l'angle est placé dans le conduit auditif externe, et la branche horizontale sous la cloison du nez). Ce point rolandique supérieur se trouve encore à la moitié de la distance naso-inienne augmentée de 2 centimètres et prise depuis le nasion (P. Poirier). (Le nasion est le sillon naso-frontal, l'inion est la protubérance occipitale externe). — Le *point rolandique inférieur* (R') est situé à l'extrémité supérieure d'une perpendiculaire de 5 centimètres, élevée à l'extrémité postérieure (A) d'une horizontale de 7 centimètres partie du bord postérieur de l'apophyse orbitaire externe, au point où cette apophyse se recourbe pour se continuer avec la crête temporale (O E) (L. Championnière).

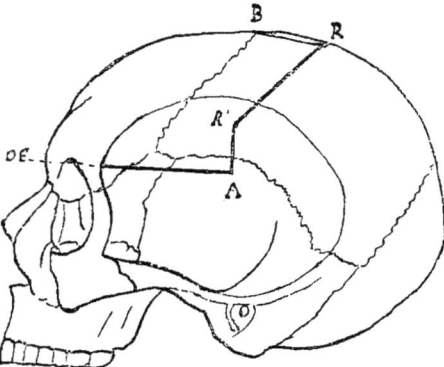

Fig. 145. — Ligne rolandique.
Procédé de L. Championnière. (Thèse de Decressac.)

La *ligne sylvienne* suit une partie de la ligne naso-lambdoïdienne tracée en menant une horizontale de l'angle naso-frontal à un centimètre au-dessus du lambda (angle supérieur de l'occipital, facile à trouver par la palpation) (P. Poirier). La scissure de Sylvius passe à 5 centimètres au-dessus de l'arcade zygomatique, son extrémité antérieure se trouvant à 5 centimètres en arrière de l'apophyse orbitaire externe, au niveau du ptérion (angle antéro-inférieur du pariétal).

5° **Régions encéphaliques.** — La découverte d'une des régions encéphaliques, pour opérer un abcès ou une tumeur, peut viser les régions : frontale, temporo-sphénoïdale ou occipitale (cérébelleuse). La région pariétale correspond aux centres corticaux.

*Région frontale.* — Pour découvrir le lobe frontal par une craniectomie antérieure, définitive ou temporaire, on peut tailler un lambeau antérieur selon les préceptes indiqués, mais en brisant la base du lambeau osseux on ouvre les sinus frontaux, ce qui expose ensuite la plaie à l'infection. Salvador (Thèse de Paris, 1905) propose, pour éviter cet inconvénient, d'arrêter l'incision des parties molles à deux travers de doigt au-dessus du rebord orbitaire supérieur. La section ou la brisure du lambeau osseux passe au-dessus du sinus frontal. L'ouverture peut être bilatérale et symétrique.

*Région temporo-splénoïdale.* — Le lobe temporo-sphénoïdal peut être abordé soit par voie directe, soit après trépanation mastoïdienne et par cette trépanation. Par *voie directe* on ouvrira le crâne, au-dessus ou directement en arrière du méat auditif, à 2 ou 5 centimètres au-dessus du méat, à 5 ou 4 centimètres au-dessus du méat sur la ligne mastoïdienne. Par la *voie mastoïdienne* (procédé de Wheeler), après ouverture de l'antre, de l'aditus et de la caisse [évidement pétro-mastoïdien (V. MASTOÏDE)], on ouvre la fosse temporale par le toit de la cavité creusée dans le rocher, c'est-à-dire par la paroi inférieure de la fosse temporale. On creuse le toit de l'aditus peu à peu avec la gouge et le maillet. Dès que la dure-mère est mise à nu, on agrandit l'orifice à la pince-gouge, en remontant autant qu'on le désire sur la paroi latérale du crâne.

*Région occipitale ou cérébelleuse.* — On peut ouvrir la fosse cérébelleuse aussi par voie directe ou par voie mastoïdienne. Par *voie directe*, on ouvre l'occipital au milieu de la ligne qui joint la pointe de la mastoïde à la protubérance occipitale externe, ou on ouvre un volet temporaire osseux postérieur par les procédés de Doyen, de Remy et Jeanne, de Piqué et Mauclaire, évitant ou réséquant le sinus transverse. Par *voie mastoïdienne*, après évidement pétro-mastoïdien (V. Mastoïde), on ouvre la loge cérébelleuse en effondrant la paroi postérieure de l'antre et passant en avant ou en arrière de la partie descendante du sinus latéral découvert (procédé de Wheeler) ; ou bien on traverse la mastoïde et on passe au-dessous et en arrière de cette même partie descendante du sinus veineux, dans la concavité de son coude (procédé de Mignon).                                            *PAUL LAUNAY.*

**TRICHIASIS**. — V. Paupières (Anomalies).

**TRICHINOSE**. — On nomme ainsi la maladie produite chez l'homme ou les animaux par la pénétration dans leur organisme d'un grand nombre de trichines. En Allemagne, où l'on consomme crue la viande de porc, les épidémies sont fréquentes ; en France on ne connaît que celle de 1878 à Crépy-en-Valois (17 malades, 1 mort).
**Parasitologie**. — La *trichine* (trichina spiralis) nématode de la famille des trichotrachélidés est un petit ver de forme cylindro-conique. A l'état adulte le mâle mesure 1 millim. 5 ; la femelle, plus longue, atteint, lorsqu'elle est pleine d'œufs, 3 à 4 millimètres ; elle est ovovivipare et donne naissance à plusieurs milliers d'embryons.
La viande de porc peut contenir à l'état larvaire des trichines enkystées ; si cette viande contaminée est ingérée crue, le suc gastrique détruit la paroi des kystes et les embryons sont mis en liberté dans le tube digestif. En 24 ou 48 heures ils acquièrent l'état adulte, s'accouplent, et huit ou neuf jours après l'ingestion, les femelles pondent des centaines de larves. Celles-ci franchissent la muqueuse, cheminent dans les vaisseaux lymphatiques et parviennent dans les muscles striés, « leur habitat normal » (P. Brouardel). Le diaphragme, les intercostaux, les muscles de la gorge et du cou, ceux de l'œil sont les premiers envahis ; les parasites, très nombreux dans les masses musculaires de la partie supérieure du corps et des bras, sont rares dans les muscles des jambes ; on a quelquefois pu en trouver dans le cœur.
Ce n'est pas dans le tissu conjonctif interfasciculaire qu'ils se logent, mais dans la fibre striée elle-même : celle-ci dégénère rapidement et une membrane qui sera l'enveloppe du kyste se forme aux dépens des cellules voisines. Dans sa coque la trichine grandit, s'enroule sur elle-même et atteint une longueur de 0 millim. 8 à un millimètre. Elle peut rester fort longtemps en vie latente, incapable de franchir son enveloppe, si la mort de son hôte ne vient la délivrer. Quant elle meurt, elle subit la calcification, et l'on ne trouve plus qu'un noyau de carbonate de chaux dans une enveloppe chargée de phosphate de chaux.
**Description de la maladie**. — P. Brouardel, qui a étudié en Allemagne l'épidémie d'Emersleben en 1883, divise l'évolution clinique en trois périodes :

1° *Phase intestinale ou cholériforme*. — Les premiers symptômes sont ceux d'une indigestion vulgaire : inappétence, prostration, nausées ; puis viennent des vomissements, de la diarrhée avec selles nombreuses, blanches, cholériformes ; la température s'élève, atteint 40, même 41 degrés. A ce moment, si le cas est isolé on croit à une intoxication alimentaire, quelquefois même au choléra nostras. Ces accidents gastro-intestinaux peuvent se produire trois jours après l'ingestion de la viande trichinée, mais c'est vers la fin de la première semaine ou pendant la seconde qu'ils apparaissent généralement, quelquefois même pendant la troisième, et le pronostic est d'autant plus favorable qu'ils sont plus tardifs. Le septième ou le huitième jour de la maladie, on constate un œdème considérable de la tête, œdème qui a fait donner à cette affection le nom populaire d'*épidémie des grosses têtes*. Il se résorbe rapidement.

2° *Phase rhumatoïde et typhoïde*. — Le huitième ou le neuvième jour, les muscles envahis par les parasites deviennent douloureux. Ils sont tellement contracturés que quelquefois on a pensé au tétanos. Les mouvements sont impossibles, mais les articulations ne sont pas gonflées et on peut les palper sans provoquer aucune souffrance. L'envahissement du diaphragme gêne la respiration, celui des muscles oculaires donne aux yeux une immobilité complète, les muscles du larynx ne permettent plus la phonation. L'auscultation fait entendre des râles muqueux aux deux bases pulmonaires. L'adynamie est profonde, accompagnée de délire ou de subdélire.

3° *Phase cachectique*. — Un œdème énorme envahit les membres inférieurs, l'abdomen et même les membres supérieurs, mais il respecte toujours la tête qui paraît encore plus émaciée. La peau distendue se fendille, laissant couler une sérosité limpide : des escarres se forment aux points comprimés.

**Marche, terminaison.** — Dans les cas légers, la phase cachectique n'existe pas, mais la convalescence est longue et les douleurs musculaires peuvent persister fort longtemps. Dans les cas graves la mort survient de la quatrième à la dixième semaine. Les malades sont emportés par l'œdème pulmonaire, les pneumonies secondaires, les infections causées par les escarres.

**Diagnostic.** — Facile en temps d'épidémies, il ne peut être guère fait pour les cas isolés avant le septième ou le huitième jour. Il sera établi par le polymorphisme de la maladie qui simule tour à tour le choléra, la fièvre typhoïde, le rhumatisme, enfin la cachexie cardiaque ou rénale. On pourra, dans les cas douteux, avec le harpon de Middeldorpt, pratiquer une biopsie sur un des muscles douloureux et rechercher au microscope la trichine enkystée.

**Traitement et prophylaxie.** — Les premiers jours, on essaiera, sans compter beaucoup sur le succès, d'évacuer les trichines de l'intestin par des purgatifs, des antihelminthiques. Mais une fois que les larves sont parvenues dans le système musculaire, la thérapeutique est absolument désarmée ; il faut se contenter de soutenir les forces du malade, de panser les ulcérations afin d'éviter les infections secondaires. La prophylaxie de la trichinose heureusement est facile, puisque la cuisson de la viande de porc ou même une salaison bien faite suffit pour écarter tout danger. A. BACH.

**TRICHOCÉPHALE**. — **Description**. — Le trichocéphale (*trichocephalus tri-churus*) est un ver nématode : le *mâle*, long de 35 à 45 millimètres, présente une extrémité postérieure enroulée en spirale ; la moitié postérieure du corps est relativement renflée, tandis que la moitié antérieure est effilée et ressemble à un cheveu, d'où son nom. La *femelle* mesure de 4 à 5 centimètres et présente une extrémité inférieure arquée, la vulve s'ouvrant à la jonction de la portion effilée et de la portion renflée. L'*œuf* est aisément reconnaissable ; de couleur brunâtre, il ressemble à peu près à un citron, grâce à un petit bouton brillant dont chaque extrémité est munie (fig. 144).

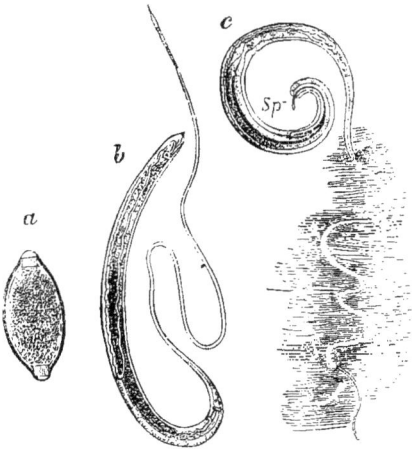

Fig. 144. — *Trichocephalus trichiurus*. — *a*, œuf ; *b*, femelle ; *c*, mâle enfoncé dans la muqueuse ; *sp*, spicule. (D'après Leuckart.)

**Cycle biologique**. — Les œufs sont expulsés avec les matières fécales et se développent dans l'eau, aussi est-ce par l'eau de boisson, les salades ou les légumes arrosés avec de l'eau contaminée que se propage l'infection : une fois les œufs avalés, leur coque est dissoute par le suc gastrique, les embryons sont mis en liberté et se transforment au bout de 4 ou 5 semaines en vers adultes. Ceux-ci habitent la dernière partie de l'intestin grêle et surtout le cæcum, fixés à la muqueuse dans laquelle ils enfoncent la tête « comme une aiguille à sutures » (Guiart). On en rencontre généralement un petit nombre, mais parfois aussi plusieurs centaines.

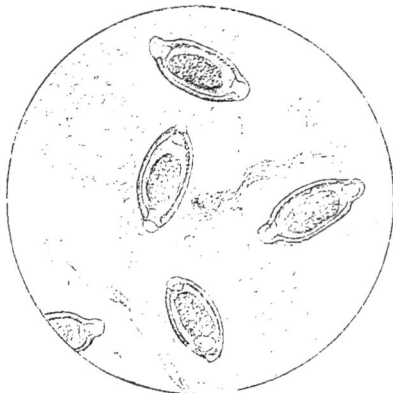

Fig. 145. — OEufs de *Trichocephalus trichiurus* dans un calcul fécal appendiculaire (Brumpt).

**Symptômes** (Trichocéphalose). — Le trichocéphale est répandu à peu près partout : il infeste plus volontiers les gens de la campagne et se développe fréquemment chez les personnes vivant en communauté.

Le ver ne peut déterminer aucun trouble appréciable ; d'autres fois on observe des manifestations nerveuses diverses, une anémie parfois assez intense, et assez fréquemment, une diarrhée jaunâtre, accompagnée de coliques et, quelquefois, de poussées fébriles ; l'affection reste rebelle à l'opium et au bismuth ; elle tend à passer à l'état chronique, à moins qu'une médication appropriée amène l'expulsion des vers.

Le pronostic de la trichocéphalose resterait le plus souvent bénin, si certains auteurs n'avaient voulu faire jouer au parasite un rôle important dans l'éclosion de la fièvre typhoïde, du choléra, de la dysenterie (Guiart) ou de l'appendicite (Metchnikoff), par l'intermédiaire des lésions de la muqueuse qu'ils déterminent et qui deviendraient autant de points d'inoculation pour les microbes contenus dans l'intestin (fig. 169). Abstraction faite des critiques qu'elle a soulevées, cette hypothèse ne saurait être considérée comme s'appliquant à tous les cas.

**Diagnostic.** — Le diagnostic repose à peu près uniquement sur la présence, dans les matières fécales, des œufs qui se trouveront généralement en grand nombre, et dont l'aspect ne peut être confondu avec celui d'aucun autre. En cas de doute, il serait aisé d'instituer un traitement vermifuge.

**Traitement.** — Le thymol représente l'agent qu'il convient d'employer; pendant 5 jours consécutifs, on fera prendre le matin à jeun et à une heure d'intervalle, 2 ou 3 cachets contenant chacun 1 gramme de thymol en poudre. On peut fractionner les doses et ne pas dépasser 50 centigrammes par prise. Le soir du troisième jour, on prescrira un purgatif salin; il est préférable que, pendant le traitement, le malade garde le lit.

Le thymol n'est pas sans présenter quelques inconvénients : vertiges, syncopes, brûlures gastriques, vomissements ; de plus, les urines deviennent fréquemment noires; aussi, pour éviter la dissolution et l'absorption trop rapides du médicament, ne permettra-t-on au malade que l'eau froide comme boisson et lui interdira-t-on l'usage de l'alcool, de l'éther, du chloroforme, de l'huile et de la glycérine; c'est faute de ces précautions que des accidents graves et même mortels ont été constatés.

L'efficacité du traitement se juge aussi bien par l'expulsion des parasites que par la disparition des œufs.                                    *A. CLERC.*

**TRICHOPHYTIE.** — V. Teigne.

**TRICHOREXIE**. — V. Poils (Maladies).

**TRICHOSIS, TRICHOTILLOMANIE**. — V. Poils.

**TRICHOSPORIES**. — V. Piedra.

**TRICUSPIDE** (**ORIFICE**). — Cet orifice fait communiquer l'oreillette et le ventricule droits; les lois physiologiques, de même que les modifications pathologiques que subit le cœur droit, ont ainsi une répercussion directe sur cet orifice auriculo-ventriculaire. Pendant la vie fœtale, le cœur droit lance le sang non seulement dans la petite circulation, très réduite, mais encore dans la grande circulation par le canal artériel; son activité fonctionnelle est donc plus grande que celle du cœur gauche; de plus, lorsqu'une infection fœtale se produit, elle se fait fatalement par voie placentaire ; l'oreillette droite est donc la première cavité cardiaque dans laquelle arrivent les germes infectieux. Telles sont les raisons de la localisation, plus fréquente pendant cette période, des lésions endocarditiques sur l'appareil tricuspidien. Par contre, chez l'adulte, le ventricule droit ne régit plus que la petite circulation; de ce travail modéré résulte une faiblesse relative de la paroi ventriculaire, d'où la facilité avec laquelle cette paroi se laisse distendre sous l'influence d'une élévation de la tension pulmonaire. Au danger, persistant encore quoique à un plus faible degré, de lésions endocarditiques inflammatoires s'ajoute donc la possibilité, fréquemment réalisée, d'une dilatation de l'orifice auriculo-ventriculaire, secondaire elle-même à la dilatation des cavités droites. Deux ordres de troubles peuvent ainsi altérer le jeu de la valvule tricuspide : 1° une lésion *organique* résultant d'un travail inflammatoire, exsudatif, végétant ou ulcéreux ; 2° une dilatation *fonctionnelle* de l'orifice succédant à un relâchement de la paroi musculaire [V. TRICUSPIDIEN (RÉTRÉCISSEMENT ou INSUFFISANCE)].                          *E. DE MASSARY.*

**TRICUSPIDIENNE** (INSUFFISANCE). — L'insuffisance tricuspidienne est la plus fréquente des affections valvulaires, car la valvule tricuspide peut, comme les autres valvules, être lésée directement elle-même, mais de plus, par suite de la faiblesse relative du cœur droit, elle se laisse dilater très facilement ; cette insuffisance par dilatation est l'aboutissant presque fatal des affections valvulaires des autres orifices du cœur.

**Étiologie.** — L'insuffisance tricuspidienne *organique*, c'est-à-dire produite par une lésion de l'appareil valvulaire, est rare ; cette insuffisance organique peut être congénitale, par malformation ou par endocardite fœtale, ou acquise, par endocardite, le plus souvent rhumatismale ; dans tous ces cas on trouve les lésions habituelles des insuffisances valvulaires : déformation des valves, rétraction des piliers, etc.

L'insuffisance tricuspidienne *fonctionnelle* est beaucoup plus fréquente ; elle est toujours secondaire soit à une affection du cœur, soit à une affection pulmonaire. Hormis les cas de myocardite chronique ou de symphyse du péricarde, dans lesquels le cœur droit se laisse distendre uniquement par faiblesse de ses parois, l'insuffisance tricuspidienne par dilatation est toujours secondaire à une augmentation de tension dans la circulation pulmonaire ; c'est, en effet, le degré de la tension pulmonaire seul qui tient sous sa dépendance directe le fonctionnement, régulier ou irrégulier, de l'appareil tricuspidien ; et il est lui-même influencé par des affections cardiaques, pulmonaires ou même par des troubles gastro-hépatiques.

Les affections cardiaques qui augmentent cette tension pulmonaire sont les affections valvulaires du cœur gauche et en particulier le rétrécissement et l'insuffisance de l'orifice mitral (V. MITRAL).

Les lésions pulmonaires entravant la petite circulation sont les diverses scléroses, avec ou sans adhérences pleurales (emphysème, dilatation des bronches, bronchite chronique, phtisie fibreuse, etc.) ; l'asthme n'a qu'une influence momentanée, au moins tant qu'il reste pur.

Les troubles gastro-hépatiques agissent, ainsi que l'ont montré Potain et Barié, par un réflexe qui, parti des organes splanchniques, aboutit à un spasme des capillaires pulmonaires, produisant ainsi l'excès de tension contre lequel lutte, souvent imparfaitement, le ventricule droit.

Toutes ces causes, augmentant la tension pulmonaire, épuisent le ventricule droit qui se laisse secondairement dilater ; l'anneau fibreux de la valvule tricuspide se distend, les cordages tendineux, devenus trop courts par éloignement des parois ventriculaires, ne permettent plus l'occlusion des trois valves : l'insuffisance de la soupape est alors constituée.

A chaque systole ventriculaire le sang n'est plus dirigé uniquement vers l'artère pulmonaire, il reflue par l'orifice tricuspide non obturé jusque dans l'oreillette droite : cette dernière ne tarde pas à se dilater elle-même, les orifices des gros vaisseaux veineux deviennent plus béants et le reflux, ne rencontrant plus aucun obstacle, s'y précipite. Les veines jugulaires, armées de valvules, protègent pendant quelque temps la circulation encéphalique, tandis que la veine cave inférieure, largement ouverte, permet à l'ondée rétrograde de gonfler presque directement le foie. Il n'est donc pas étonnant d'observer dans cet organe les premiers troubles fonctionnels de l'insuffisance tricuspidienne.

**Symptômes.** — Le reflux du sang, pendant la systole, du ventricule droit dans l'oreillette, reflux qui se continue dans les troncs veineux les plus proches, constitue le vice de fonctionnement primordial causé par l'insuffisance tricuspidienne. Ce reflux se traduit par deux ordres de signes directs : les *signes cardiaques* et les *signes veineux*.

Le reflux dans l'oreillette donne lieu à une vibration, peu intense dans l'insuffisance par dilatation, puisque les parois du ventricule droit se contractent faiblement, quelquefois très rude dans l'insuffisance organique, le ventricule ayant conservé sa force normale.

Cette vibration, lorsqu'elle est forte, se manifeste par un *frémissement cataire* et un *souffle rude*, mais ceci est rare : l'insuffisance par dilatation étant, au contraire, très fréquente, la vibration est faible ; elle ne peut être perçue alors par la palpation et seule l'auscultation l'entend sous forme d'un *souffle doux*, léger, nettement *systolique*, dont le siège se trouve vers l'appendice xiphoïde à l'union des quatrième et cinquième cartilages costaux avec le bord gauche du sternum.

Quant au reflux dans les gros troncs veineux il se fait sentir, en clinique, dans le foie et dans les veines jugulaires. Le foie, toujours congestionné, est animé de mouvements d'expansion, de véritables battements rythmiques : ainsi se produit le *pouls veineux hépatique* étudié par Friedreich et par Mahot. Plus tardivement apparaît le *pouls veineux jugulaire* qui se voit au niveau de la jugulaire, correspondant à la contraction ventriculaire, et nettement systolique, il se distingue ainsi du faux pouls veineux dû à la contraction de l'oreillette hypertrophiée, ce dernier étant présystolique.

**Évolution.** — Dès le début les troubles de la circulation veineuse se manifestent par un faciès spécial, mélange de pâleur jaunâtre et de cyanose, lèvres bleues, violettes, teint plombé et souvent subictérique. Puis le foie se congestionne, la circulation abdominale s'entrave, l'ascite apparaît ; enfin l'œdème, parti des extrémités inférieures, gagne le tronc, s'accompagne d'épanchements pleuraux ; bref, l'asystolie devient complète (V. ASYSTOLIE).

**Diagnostic.** — Lorsque l'on peut constater simultanément les trois symptômes caractéristiques : *souffle systolique à l'apophyse xiphoïde, pouls hépatique, pouls veineux jugulaire*, le diagnostic s'impose. Ce n'est que lorsque ces symptômes sont dissociés, isolés, qu'ils peuvent prêter à confusion : le souffle systolique peut être attribué à une insuffisance mitrale ; les battements hépatiques sont quelquefois simulés par des pulsations transmises au foie par l'aorte ; enfin le pouls veineux jugulaire doit être distingué

du faux pouls, présystolique, ou des battements transmis par l'artère carotide. Pour exiger une certitude absolue il faut donc que ces trois symptômes, existant simultanément, se confirment les uns les autres.

Le diagnostic étant posé, il est de toute nécessité de rechercher la cause
de l'insuffisance tricuspidienne reconnue, car de la connaissance de cette
cause découleront des indications thérapeutiques multiples.

**Traitement.** — L'insuffisance tricuspidienne organique peut être
tolérée pendant de longues années lorsque le malade est soumis à une
hygiène sévère, hygiène des cardiaques en général : absence d'effort, de
fatigue, régime sobre; lorsque l'intolérance se produit, la déplétion veineuse, pour être obtenue, exige le régime lacté, les laxatifs, les diurétiques.
Quant à l'insuffisance fonctionnelle, de beaucoup plus fréquente, elle ne
comporte en premier lieu comme indications thérapeutiques que celles de
la maladie causale : ensuite, quand l'asystolie est constituée, les toniques
cardiaques seront employés après un régime spécial (V. Asystolie).

*E. DE MASSARY.*

**TRICUSPIDIEN (RÉTRÉCISSEMENT).** — Cette affection se rencontre très rarement isolée : le plus souvent, elle coïncide avec d'autres affections valvulaires et particulièrement avec le rétrécissement mitral; cette coïncidence,
jointe à l'absence de signes nettement caractéristiques, explique pourquoi
le rétrécissement tricuspidien n'est le plus souvent qu'une découverte d'autopsie. Lorsque le rétrécissement tricuspidien est pur il peut être congénital
ou acquis. Congénital, il résulte soit d'une malformation, soit d'une endocardite fœtale; acquis, il est la cicatrice produite sur l'endocarde par une
infection, le plus souvent le rhumatisme; comme le rétrécissement mitral
cependant, son étiologie n'est pas nettement déterminée, car on connaît des
exemples de rétrécissement survenant sur des sujets indemnes apparemment
de toute infection.

Souvent très serré, surtout lorsqu'il est congénital, le rétrécissement peut
être assez large pour laisser passer un ou deux doigts; différentes lésions le
produisent : adhérences des bords valvulaires, réunion des trois valves en
une seule membrane épaisse sclérosée et percée d'un ou plusieurs trous,
sténose de l'orifice transformé en un anneau épais et rigide, etc. Toutes ces
lésions ont les mêmes conséquences : difficulté plus ou moins grande
apportée au passage du sang de l'oreillette dans le ventricule, réactions
suscitées par cette difficulté de la part des parois musculaires des cavités
droites; l'oreillette se dilate et s'hypertrophie suivant le degré du rétrécissement, ses dimensions peuvent augmenter à tel point que dans un cas
publié par Chauffard elle donnait l'illusion d'un cœur supplémentaire; quant
au ventricule, il peut rester normal ou se rétracter. De l'oreillette la rétro-
stase gagne rapidement le système veineux et particulièrement les veines
sus-hépatiques. Enfin la persistance du trou de Botal peut s'observer, surtout dans les rétrécissements congénitaux, cela est évident, mais non d'une
façon exclusive.

**Symptômes et évolution.** — Le rétrécissement pur n'a pas de symptômes caractéristiques; lorsqu'il est congénital il se confond avec la maladie

bleue et n'est jamais soupçonné ; d'ailleurs la survie est minime et les enfants meurent dans la première année.

Quant au rétrécissement acquis, lorsqu'il est pur il peut être reconnu ; associé à d'autres lésions valvulaires, il passe inaperçu. Le seul signe cardiaque direct est un *souffle présystolique* siégeant sur le bord gauche de l'appendice xiphoïde et se propageant un peu en dehors ; il est doux ou rude suivant l'état de l'orifice, mais il manque souvent ; quelquefois un frémissement cataire présystolique se perçoit également, témoin, lui aussi, de la vibration produite par le sang pendant son passage à travers l'orifice rétréci, vibration n'existant d'ailleurs que lorsque la contraction auriculaire a une certaine vigueur. Comme signe indirect, le plus constant et le meilleur est l'augmentation considérable de la matité à droite traduisant la dilatation de l'oreillette.

Quant aux signes veineux ils n'indiquent qu'une stase sanguine considérable ; cependant la turgescence des veines jugulaires ou la congestion hépatique peuvent présenter un caractère spécial : dans certaines observations elles ont présenté de véritables mouvements d'expansion pendant la présystole, lors de la contraction auriculaire ; ce *pouls veineux présystolique* et ce *battement hépatique présystolique* ont une importance diagnostique capitale.

Dans le rétrécissement tricuspidien, c'est surtout la grande circulation qui est entravée et non la circulation pulmonaire, la dyspnée est donc rare, contrairement à ce que l'on observe dans les autres affections valvulaires. Les troubles hépatiques, les troubles périphériques sont au contraire très accentués ; parmi les troubles fonctionnels, il faut noter surtout : le subictère, l'ascite, l'œdème, la cyanose. Tous ces faits font comprendre pourquoi le rétrécissement tricuspidien est si grave et pourquoi l'asystolie est rapide.

**Diagnostic.** — Le diagnostic ne peut se faire d'une façon certaine : le seul signe cardiaque direct est inconstant puisqu'il ne se produit que dans certaines modalités de la contraction auriculaire ; lorsqu'il existe d'ailleurs, il prête à confusion et en impose pour un rétrécissement mitral, affection beaucoup plus fréquente.

**Traitement.** — Même en l'absence d'un diagnostic certain, il est facile de constater une dilatation auriculaire droite et une stase veineuse que l'on explique difficilement. Ce sont ces deux faits seuls qui comportent des indications thérapeutiques ; pour y remédier, les purgatifs répétés et les diurétiques valent mieux que les toniques cardiaques.  E. DE MASSARY.

**TRIJUMEAU (NÉVRALGIE).** — La névralgie du trijumeau porte divers noms couramment employés : névralgie faciale, *prosopalgie* (προσώπον, visage), maladie de Fothergill. Le soi-disant « tic douloureux de la face » n'en est qu'une variété [V. FACIALE (NÉVRALGIE)].

**Étiologie.** — C'est une affection remarquable par sa fréquence, l'intensité de la souffrance provoquée, la résistance aux agents thérapeutiques. Maladie de l'âge adulte, elle est un peu plus commune chez la femme que chez l'homme, et l'on a depuis longtemps déjà signalé son apparition à l'époque des règles, des grossesses, de la ménopause. Elle se développe

toujours sur un terrain arthritique et névropathique ; sa fréquence est due,
sans doute, à la complexité du trajet nerveux. Le trijumeau donne, en effet,
de nombreuses branches sortant du crâne par divers orifices. Issus de ces
trous, les rameaux de la Ve paire cheminent au voisinage d'organes sensoriels et de cavités septiques ; aussi verrons-nous toutes les affections de
l'œil, des *voies lacrymales*, de l'oreille, du *nez* et des *sinus* adjacents, de la
*bouche*, de la *langue* et des *dents*, capables de provoquer des *névralgies
dites secondaires*. Dans d'autres cas, l'étiologie nous apparaît également
évidente ; *tumeurs* de la *base du crâne*, affections de la *protubérance*,
*intoxications saturnine, mercurielle* ou *nicotinique*, accidents infectieux
ou toxi-infectieux consécutifs ou contemporains de la *fièvre typhoïde*, de la
*grippe*, du *rhumatisme articulaire aigu*, de la *syphilis*, du *tabes*, de la *paralysie générale*, du *paludisme*, du *diabète*, etc. A toutes ces variétés s'oppose
la névralgie *essentielle* dont l'origine nous échappe. Brissaud et Sicard
croient pouvoir la « subordonner dans certains cas à une compression nerveuse au niveau de certains trous ou canaux craniens, à prédisposition
sténosante normale mais exagérée sous l'influence de processus hyperpla-
siants ostéo-périostés mal définis encore.... » Sicard et Brissaud ont en
effet montré « la presque constante asymétrie comparée, droite et gauche,
des trous de la base du crâne. Or la névralgie faciale essentielle est beaucoup plus fréquente à droite qu'à gauche (80 à 90 pour 100 des cas environ)
et les trous basaux de l'hémicrâne droit sont en règle générale d'un diamètre inférieur à celui de l'hémicrâne gauche. » Ces données nous donnent
peut-être l'origine des névralgies dites *a frigore*, un tel diagnostic étiologique n'étant le plus souvent qu'un aveu d'ignorance de notre part. Ces
considérations permettent de comprendre la diversité du processus anatomo-pathologique. Les lésions sont variables, inconstantes ; elles dépassent
parfois le ganglion de Gasser, atteignent les centres protubérantiels. Peut-
être, dans certains cas, s'agit-il d'une véritable névrite ascendante (Brissaud).

**Symptomatologie.** — Le début est variable : il est tantôt brusque,
dramatique, violent ; tantôt la douleur se montre progressive, sourde et
continue, ou plus souvent se succèdent de petits élancements, de faibles
paroxysmes. Dans ces conditions, le malade croit souvent souffrir des dents,
et l'avulsion de toute une rangée dentaire témoigne parfois de cette erreur.
Les extractions n'amènent aucun soulagement, et cet insuccès thérapeutique met en garde contre cette soi-disant odontalgie. Lorsque le malade
parle, on est frappé de sa mimique : il ne se sert que d'une moitié de la
bouche, immobilisant une des commissures labiales, tordant l'autre moitié
et s'exprimant en grimaçant. Tout un côté de la face est atone ; on croirait
presque à une paralysie faciale. Si l'on avance le doigt pour toucher ce tégument immobile ou plutôt immobilisé, le malade recule vivement. Le moindre
effleurement, dit-il, réveillerait un effroyable paroxysme. Toutes les méthodes
thérapeutiques sont alors invoquées. Morphine, opérations, peu importe le
remède ! ce que le malade veut, et veut impérieusement, c'est le calme,
l'apaisement de cette torture. Si l'on ne peut les lui procurer, il se tuera,
dit-il ; et de trop nombreux désastres ont prouvé que cette menace n'était
point toujours illusoire.

La névralgie est, dans l'immense majorité des cas, *unilatérale* ; elle peut embrasser toute la sphère du trijumeau, ou n'atteindre qu'une branche, moins que cela même, un rameau, un filet seulement. Les algies susorbitaire, sous-orbitaire sont des plus fréquemment rencontrées. L'affection, localisée tout d'abord, a d'ailleurs tendance à gagner les différents territoires nerveux.

Nous avons déjà signalé qu'entre les accès l'euphorie pouvait être complète ; il en est rarement ainsi ; quelque douleur sourde rappelle au malade l'affection dont il est atteint. Soudain, pour un rien, un éternuement, le froid d'une gorgée d'eau, une tentative de mastication, un choc cutané, un courant d'air, l'accès survient, unique ou multiple dans une journée, formé de plusieurs élancements successifs. C'est une souffrance atroce, sensation de brûlure, de décharge électrique, d'arrachement, etc. On rencontre ici la richesse des termes de comparaison habituelle à tous les névritiques. La vie devient rapidement un véritable martyre : le prosopalgique n'ose plus ni manger, ni remuer, ni parler, ni se laver. Il n'a qu'une préoccupation : éviter toute excitation possible du tégument facial. Aussi, rapidement hypocondriaque, envisage-t-il, nous l'avons déjà dit, la possibilité du suicide. Et de même que les alcooliques se tuent le matin, que les pellagreux en finissent par la submersion, les désespérés que harcèle la névralgie faciale ont leur suicide à eux, la défenestration (Brissaud), parce que c'est là le mode de suicide le plus vite et le plus sûrement praticable quand survient le paroxysme redouté, le moyen que toujours et partout l'on a vraiment sous la main.

**Signes objectifs et complications.** — Nous n'avons pas à revenir sur l'hémifacies figé du malade. Pendant l'accès, le tégument est le siège d'une sensibilité exquise ; mais entre les paroxysmes persiste toujours un certain degré d'hyperesthésie. L'examen attentif permet de reconnaître certains points douloureux ; ces *points de Valleix* correspondent aux émergences nerveuses. Nous ne les mentionnerons pas tous : il suffit d'en connaître les principaux. Cette recherche est d'ailleurs utile : elle permet de préciser les rameaux atteints. On trouve fréquemment, du côté du trijumeau malade, une légère sensibilité au niveau des branches autres que l'algique. Tout d'abord, et sur une même ligne verticale, signalons les points sus-orbitaire, sous-orbitaire et mentonnier. On peut encore rechercher un point auriculaire (maxillaire inférieur) en avant du tragus, des points dentaires et gingivaux (épine de Spix) : le globe de l'œil lui-même est parfois douloureux (br. ophtalmique). Enfin, Trousseau a signalé de la sensibilité au niveau des apophyses épineuses des premières cervicales. Cette localisation traduit-elle la participation des nerfs occipitaux ? on peut se le demander.

Les troubles moteurs sont rares : ptosis léger, quelques secousses cloniques des muscles faciaux. Les troubles vaso-moteurs sont fréquents ; dilatation des capillaires et rougeur de la face, sécrétion exagérée de la salive, de la sueur et des larmes. Les phénomènes inverses peuvent se voir, mais exceptionnellement. On a signalé encore de la dilatation pupillaire avec saillie de l'œil, une photophobie très vive, de l'amblyopie, de la diminution du goût et de l'ouïe. Tout cela est relativement peu de chose ; mais des accidents plus graves, parce que définitifs, peuvent survenir. De cet ordre sont le glaucome, une surdité attribuée par Gellé à l'exagération sécrétoire du liquide labyrinthique. Du zona peut accompagner la névralgie ; et l'on sait les complications multiples et redoutables de l'herpès de la cornée. Enfin, il est plus rare de constater de l'atrophie, de la canitie des poils et cheveux, et surtout de l'hémiatrophie faciale ou de l'hypertrophie osseuse.

Nous n'avons pas à revenir sur l'évolution de la névralgie du trijumeau : nous avons déjà montré toute sa gravité. Bien qu'elle soit essentiellement capricieuse, la prosopalgie abandonne exceptionnellement sa victime ; et si elle débute rarement chez le vieillard, elle accompagne du moins fréquemment jusque dans l'extrême vieillesse celui qu'elle atteignit à l'âge adulte. Il peut néanmoins y avoir de longues rémissions, surtout sous l'influence d'une thérapeutique appropriée. D'autre part, tel malade aura 10, 50, 100 accès par 24 heures, tel autre n'en aura qu'une série chaque année. Il peut exister ainsi des crises périodiques, même chez des individus non paludéens. Quant à l'accès en lui-même, il peut durer quelques secondes, quelques minutes, une heure et plus.

**Formes cliniques.** — Nous n'insisterons pas sur les variétés de siège ; il suffit de se représenter l'anatomie du trijumeau. Mentionnons cependant la possibilité de douleurs localisées dans l'oreille, l'œil, les fosses nasales, l'intérieur de la bouche. Les vieillards présentent même, après la chute des dents, une douleur (névralgie des édentés) extrêmement tenace, attribuée à la formation de petits névromes. Ajoutons que certaines formes de la maladie de Fothergill peuvent s'accompagner d'anesthésie variable, de paralysie faciale, de troubles des muscles masticateurs, de troubles sensoriels divers (diplopie, surdité). Il s'agit en ces cas de névralgies secondaires (syphilis, tumeurs, etc.). On peut en effet opposer aux névralgies secondaires une névralgie essentielle. Leurs caractères différentiels sont exposés dans le tableau ci-dessous (d'après Sicard).

| *Névralgie faciale secondaire.* | *Névralgie faciale essentielle.* |
|---|---|
| Une cause apparente quand il s'agit surtout d'une *origine périphérique*, par exemple abcès, sinusites, adénopathies, néoplasies, gommes syphilitiques, actinomycosiques, etc. | Pas de cause apparente. Examen local négatif. Extractions dentaires illusoires. |
| Quand l'origine est *centrale* : souvent atteinte simultanée des trois branches du trijumeau, avec possibilité de la réaction de la branche motrice masticatrice par de la contraction ou de la paralysie ; association de diplopie, de surdité. | Jamais les trois branches ne sont intéressées simultanément d'emblée. Un délai de plusieurs années est souvent nécessaire pour l'extension douloureuse d'une branche à sa voisine. Cette atteinte, même successive des trois branches, est très rare. Jamais de trismus, jamais de paralysie masticatrice, jamais de diplopie, ni de surdité. |
| Hypoesthésie fréquente ou même anesthésie dans un ou plusieurs des territoires cutanés ou muqueux d'innervation trigémellaires. | Jamais d'hypoesthésie ni d'anesthésie, souvent hyperesthésie. |
| De cause *générale*; *diabète* : présence de sucre dans l'urine et participation d'autres nerfs craniens ; — *syphilis* : également participation d'autres nerfs craniens et lymphocytose rachidienne. Cède, en général, à un traitement antidiabétique ou antisyphilitique. | Pas de sucre dans les urines, jamais de participation d'autres nerfs craniens, pas de lymphocytose rachidienne. La névralgie faciale essentielle peut exister chez des syphilitiques et des diabétiques sans céder au traitement antisyphilitique et antidiabétique. |

| Névralgie faciale secondaire (suite). | Névralgie faciale essentielle (suite). |
|---|---|
| Douleurs souvent continues avec paroxysmes spontanés. | Douleurs discontinues avec rémission de quelques heures au début, avec très courtes rémissions à la période confirmée. Paroxysmes extrêmement violents, souvent réveillés par un acte moteur de la face. |
| Suivant la localisation causale, possibilité de parler, de mastiquer, de déglutir sans réveil douloureux trop pénible. En règle générale, les phénomènes hyperémiques ont une allure continue et les crises ne sont pas à symptomatologie paroxystique si bruyante. | Au cours de la crise, impossibilité absolue de parler, de mastiquer, de déglutir. |
| | Hyperémie vaso-motrice de l'hémiface par bouffées congestives au cours de la crise. Vaso-dilatation conjonctivale, larmoiement, hypersécrétion salivaire, également sous forme de poussées intermittentes accompagnant la crise paroxystique. |
| Dans une névralgie d'origine centrale, il peut se joindre de la céphalée (compression cérébrale) à l'élément névralgique. Pas de localisation très élective de la douleur. Souvent douleurs diffuses, en bloc. | Jamais de céphalée. |
| | Localisation élective de la douleur : trou sous-orbitaire, sus-orbitaire, mentonnier. Fixité de la douleur au niveau d'une ou de plusieurs dents. Le malade indique nettement du doigt le trajet du nerf douloureux (la douleur revient mourir au gîte comme le lièvre (Brissaud). |
| Aucune déduction spéciale à tirer de l'épreuve locale, du frôlement ou de la compression profonde. Rareté des palpitations musculaires, des frémissements, des myoclonies locales. | Le frôlement cutané ou muqueux réveille la crise plus que la compression forte. |
| | Phénomènes moteurs toniques ou cloniques très fréquents. Trémulations fibrillaires musculaires avec petites secousses spasmodiques. Il s'agit bien de spasme et non de tic, comme l'a montré M. Brissaud. |
| Durée limitée par le fait des progrès ou de la guérison de la maladie en cause. Indifféremment à droite ou à gauche. | Durée illimitée, 25, 30, 40 ans. |
| | Beaucoup plus fréquente à droite. |

Particulièrement tenaces et chroniques, puisque les accès vont même se rapprochant avec l'âge, sont les névralgies épileptiformes de Trousseau. Il y en a deux variétés, la *névralgie épileptiforme simple*, qui n'est autre qu'une prosopalgie paroxystique avec absence totale d'endolorissement entre les accès, et la *névralgie épileptiforme spasmodique*. Cette dernière, ou *tic douloureux de la face*, est à peu près incurable. L'accès est tout à fait soudain : les douleurs, atroces, sont accompagnées de contractions cloniques violentes, parfois toniques, des muscles faciaux du côté atteint.

La névralgie prend dans certains cas une allure spéciale. Dans le *paludisme*, s'observent des accès prosopalgiques contemporains du paroxysme fébrile ou indépendants de lui. Ils présentent le type quotidien, exceptionnellement l'allure d'une tierce ou d'une quarte. Leur diagnostic est fréquemment très difficile, puisque l'on peut observer des formes périodiques de névralgie indépendantes du paludisme.

Les rapports de l'*épilepsie* et de certaines variétés de la maladie de Fothergill sont encore des plus délicats. Les épileptiques peuvent présenter une névralgie banale ; mais il est des formes plus spéciales, que l'on ne sait comment délimiter. Trousseau attribuait déjà le tic douloureux à l'épilepsie ; mais que penser de ces formes absolument paroxystiques où les convulsions envahissent tout le domaine du facial et la langue, le trapèze, le sterno-cléido-mastoïdien. Ces formes complexes demandent à être distinguées également des crises jacksoniennes de la *méningite syphilitique* et des *myoclonies hystériques*.

Dans l'*hystérie* se peuvent rencontrer des accès prolongés précédés d'une aura variable ; une attaque typique leur succède parfois. Dans la *syphilis*, il convient de distinguer les névralgies de la période secondaire des névralgies tertiaires. Les premières sont surtout sus-orbitaires, assez légères, capricieuses, s'accompagnent de céphalée violente, disparaissent d'ordinaire avec la roséole. Les secondes ont un maximum vespéral ; elles semblent liées fréquemment à des compressions gommeuses, et s'accompagnent de paralysies permanentes des muscles masticateurs (branche motrice) et de la musculature oculaire. Le liquide céphalo-rachidien présente de la lymphocytose, sans que celle-ci diffère de la lymphocytose du *tabes* (Milian). Dans cette dernière affection, on peut rencontrer deux variétés de douleurs : les unes, semblables à la névralgie syphilitique ordinaire, les autres, véritables douleurs fulgurantes. Certains auteurs considèrent le *mal perforant buccal* (v. c. m.) comme un trouble trophique relevant de la névralgie faciale. Fournier signale encore dans le tabes une *forme localisée linguale* de la prosopalgie.

**Diagnostic.** — Il est en général facile : l'erreur la plus fréquente consiste à prendre la névralgie pour une *affection locale*, articulaire, dentaire, oculaire ou nasale. Les *migraines* frontales unilatérales, les douleurs d'habitude des psychasthéniques pourraient prêter à confusion. Il ne faut pas qualifier de névralgie la moindre *hyperesthésie passagère* qu'exagère la pusillanimité des nerveux, des femmes surtout, ou les *douleurs ostéocopes* de la vérole. Enfin, le *spasme facial* ne s'accompagne pas de douleurs, ce qui le distinguera suffisamment de la névralgie épileptiforme. On évitera encore de prendre le masque figé du prosopalgique pour de la *sclérodermie* ou de la *paralysie de la VII^e paire* ; les complications seront rapportées à leur véritable cause, et de la névralgie elle-même on s'efforcera de préciser l'étiologie : le succès thérapeutique est à ce prix.

**Traitement.** — On a tout essayé avec un succès variable et surtout inconstant, depuis l'administration des médicaments nervins les plus divers jusqu'à la résection opératoire du ganglion de Gasser.

Un traitement raisonné de la névralgie du trijumeau *peut* comprendre à l'heure actuelle un essai consciencieux mais rapide des opiacés et de l'électricité ; il *doit* utiliser rapidement et à fond les injections d'alcool ou de toute autre substance qui aura la faveur du praticien traitant ; il *peut* en dernier lieu, après des échecs répétés, vérifiés, définitifs si l'on peut dire, des essais purement médicaux ou médico-chirurgicaux, comporter la grande intervention chirurgicale [V. Faciale (Névralgie)].

**Traitement médical.** — Il convient avant tout de soigner par leurs méthodes ou leurs médicaments spéciaux l'hystérie, l'épilepsie, la syphilis, le paludisme, la chlorose, — d'établir des régimes spéciaux pour l'anémie, le diabète, — de veiller à l'hygiène, — d'assurer la protection du malade contre lui-même s'il parle d'attenter à ses jours. Parmi les agents thérapeutiques les plus efficaces, nous citerons la quinine, excellente parfois en dehors même du paludisme, l'aconitine (il faut monter de 1/2 à 5 milligr.), l'opium (de 2 à 10, puis 20 centigr.), le pyramidon [1 gr. au moment de l'accès, puis 0 gr. 50 toutes les demi-heures jusqu'à sa disparition (Robin)], la teinture de gelsemium (X à XX gouttes), le sulfate de cuivre ammoniacal.

| | | |
|---|---|---|
| Sulfate de cuivre ammoniacal. | 2 grammes. | |
| Laudanum de Sydenham (ancien Codex) | 5 | — |
| Sirop de sucre | 40 | — |
| Eau | 100 | — |
| 5 cuillerées à café par jour. | (Trousseau). | |

Bien d'autres moyens ont été employés, mais souvent la morphine parvient seule à calmer les malades. C'est ainsi que le stypage, l'électricité sous forme de courants continus de 30, 40 milliampères, pendant 1/4 d'heure et plus, l'électrode positive à la face, la négative dans le dos, ont donné quelques résultats. Vitek (de Prague) se montre satisfait de la *galvanisation intra-buccale*. Il laisse agir l'électrode positive sur la muqueuse pendant 5 minutes avec une intensité de 1 milliampère à 1 milliampère 1/2. On prend soin de protéger les yeux contre le chlorure de méthyle. Le massage *fort* (le faible exciterait le nerf) procure aussi quelque soulagement.

**Traitement chirurgical.** — Les résultats n'ont pas été des plus encourageants; les opérations sont souvent dangereuses [mortalité des opérations sur le ganglion de Gasser, 25 pour 100 (Krause)]. Quoi qu'il en soit, on a coupé les rameaux, réséqué des tronçons nerveux, pratiqué l'élongation, enlevé les ganglions de Meckel ou de Gasser sur le trijumeau, le ganglion cervical supérieur sur la chaîne du sympathique. On a vu des guérisons définitives, des améliorations durables, des rémissions passagères, trop souvent, les facteurs morbides semblant résider aux centres, dans cette protubérance où l'on ne peut les atteindre. En tous cas ces différentes interventions doivent être réservées aux cas graves, et certaines aux seuls cas désespérés. Il ne faut point pousser aux résections successives quand à chaque névrectomie se produit une récidive.

Il serait intéressant d'en voir se généraliser l'essai et se confirmer les brillants résultats thérapeutiques de la méthode du Professeur Jaboulay. Cette méthode, qui a déjà donné, dans quelques cas désespérés, des améliorations ou des guérisons définitives, est à la vérité d'une grande simplicité : elle consiste en la *trépanation de la zone sensitivo-motrice du côté opposé à la névralgie.*

**Traitement médico-chirurgical.** — C'est le traitement le plus heureux dans ses résultats : il ne réussit pas toujours, mais il limite le nombre des cas ressortant de la seule chirurgie. La substance injectée a beaucoup varié; on emploie surtout la cocaïne, la stovaïne ou la novocaïne au centième (1 à 2 c. c.), l'alcool à 80° cocaïné, stovaïné ou novocaïné dans les mêmes proportions. On peut ajouter 2 à 4 gouttes de chloroforme pur.

anesthésique, par centimètre cube du mélange alcool-cocaïne. Brissaud et Sicard ont employé récemment le mélange suivant :

Alcool à 80°. . . . . . . . . . . . . . . . . . . . . . . . . . . . 100 c. c.
Novocaïne. . . . . . . . . . . . . . . . . . . . . . . . . . . . . 1 gramme.
Menthol. . . . . . . . . . . . . . . . . . . . . . . . . . . . . . . 2 grammes.

ainsi que les injections huileuses :

Huile d'amandes douces. . . . . . . . . . . . . . . . 90 c. c.
Créosote . . . . . . . . . . . . . . . . . . . . . . . . . . .⎫
Gaïacol. . . . . . . . . . . . . . . . . . . . . . . . . . . . .⎬ āā 2 à 6 grammes.
Éther iodoformé . . . . . . . . . . . . . . . . . . . . .⎭ 10 c. c.

Ostwald a prôné la glycérine phéniquée. Mais l'alcool à 80°, additionné ou non d'un anesthésique, conserve la plus grande faveur.

Il pourrait être encore indiqué de recourir, avant tout autre essai thérapeutique, aux injections d'eau distillée stérilisée, dont le pouvoir neurolytique a été récemment remis en lumière, au point de vue purement expérimental il est vrai, par Surmont et Dubus.

On a commencé, et l'on peut procéder en général selon une progression analogue, par injecter les liquides insensibilisateurs ou fixateurs sous la peau, au voisinage des filets nerveux. Cette technique est facile, mais souvent insuffisante. Il est déjà plus efficace et moins commode de porter le liquide au long des rameaux plus importants, soit en rasant la paroi supérieure de l'orbite en évitant la glande lacrymale, soit en pénétrant dans le trou mentonnier. Il est enfin des procédés plus difficiles, demandant des connaissances anatomiques précises, qui veulent atteindre les troncs nerveux à leur sortie même des trous de la base. Ces procédés étant tout à fait particuliers, nous les exposerons rapidement sous le nom et la responsabilité de leurs auteurs.

En tous les cas, on opère toujours sur le malade couché. On se souviendra que l'injection *réussie* détermine non pas une anesthésie absolue à proprement parler, mais plutôt une hyperesthésie immédiate et une *analgésie* avec sensation de durcissement, de tension, de gonflement. Il apparaît en même temps un *œdème* variable selon les individus et les régions, peu appréciable dans les injections profondes. La *paralysie faciale* n'est guère à craindre qu'avec une technique insuffisante dans les injections périphériques soit au trou sus-orbitaire, soit à l'épine de Spix. On peut en revanche observer parfois la *paralysie des masticateurs* par atteinte de la branche motrice du maxillaire inférieur, ou, de la parésie faciale inférieure par action de l'alcool déversé au niveau du trou sous-orbitaire. On a encore *signalé* de la *sclérose* avec rétraction gênante des tissus ptérygoïdiens, du *myosis*, un *prurit* particulier (Lévy et Baudouin) avec sensation de picotement et de chatouillement.

L'*anesthésie* thérapeutique obtenue se superpose au territoire de la branche nerveuse atteinte. Elle n'est pas à proprement parler définitive, tout au moins dans la majorité des cas, mais peut persister de 10 à 18 mois. De nouvelles injections la rappellent alors.

**Technique d'Ostwald.** — On se sert d'une seringue de 2 à 5 centimètres cubes et d'une longue aiguille d'acier spéciale présentant une double courbure en baïonnette. Après désinfection de la bouche et insensibilisation de la muqueuse, introduire l'aiguille au fond de la bouche, en arrière de l'alvéole de la dent de sagesse supérieure. On arrive au contact de la face externe de l'aile externe de l'apophyse ptérygoïde. Remonter le long de cette apophyse « jusqu'à ce que l'aiguille heurte le plafond de la fosse zygomatique dans l'angle formé par l'apophyse ptérygoïde et la partie à peu près horizontale de la face externe de la grande aile sphénoïde ». Conduire l'aiguille le long de l'os jusqu'à ce que l'on sente du tissu mou : l'on est au *trou ovale*. Injecter doucement en plein tissu nerveux 1 à 2 c. c. d'alcool stovaïné. Éviter la région postérieure du trou ovale, la méningée moyenne est là, sortant du trou petit rond. — Retirer l'aiguille de 2 millimètres ; la conduire le long de la partie horizontale de la face externe de la grande aile du sphénoïde, dans l'angle formé par cette aile et l'apophyse ptérygoïde en se tenant toujours à l'os, jusqu'à ce que l'on sente disparaître la résistance osseuse, ce qui « arrive aussitôt qu'on a franchi la crête qui sépare la fosse zygomatique de la fosse sphéno-maxillaire. On pénètre alors dans cette dernière fosse et l'on fait remonter l'aiguille de 6 à 9 millimètres en se tenant toujours à la face antérieure de l'apophyse ptérygoïde ». On arrive alors au trou grand rond et au *maxillaire supérieur*. Pour atteindre la *branche ophtalmique*, pousser l'aiguille 2 millimètres plus haut « en la faisant cheminer le long de la séparation osseuse sus-mentionnée entre le trou grand rond et la fente sphénoïdale ». L'atteinte du nerf est marquée par l'engourdissement et l'hypoesthésie presque immédiate de son territoire. Une seule séance peut suffire ; il en faut souvent davantage. Les malades déclarent l'opération peu douloureuse.

**Technique de Lévy et Baudoin.** — Pour le *nerf maxillaire inférieur*, à 2 cm. 5 en avant du heurtoir de Farabeuf, au ras du bord inférieur de l'arcade zygomatique, enfoncer une aiguille qui aborde le trou ovale à 4 centimètres de profondeur, après être passée au-devant de la capsule de l'articulation temporo-maxillaire.

Pour le *nerf maxillaire supérieur*, prolonger verticalement le bord postérieur de l'apophyse orbitaire de l'os malaire jusqu'au bord du zygoma. Enfoncer l'aiguille à 1/2 centimètre en arrière de ce point, au ras de l'arcade. Diriger l'aiguille légèrement en haut ; on atteint le nerf maxillaire supérieur à 5 centimètres de profondeur. Si l'on heurtait un plan osseux (coroné, apophyse ptérygoïde), incliner très légèrement en avant. Les auteurs se servaient d'une aiguille d'acier graduée ; on l'enfonçait de 1 centimètre environ, puis un mandrin était poussé à fond, transformant ainsi l'aiguille en tige mousse que l'on enfonce ensuite. Cet artifice était destiné, dans la pensée des auteurs, à éviter la blessure éventuelle des vaisseaux importants. Lévy et Baudouin sont d'ailleurs revenus à l'aiguille nue, à court biseau, à calibre filiforme de Schlœsser. Leurs aiguilles, droites, de 4 à 5 centimètres de long, se vissent sur une seringue de 2 à 4 centimètres. L'*ophtalmique* est piqué sur la paroi externe de l'orbite.

**Technique de Sicard.** — Aiguilles de platine de 4 à 6 centimètres de long, de 7 à 8 dixièmes de millimètre de diamètre

*Groupe des orifices périphériques.* — *Nerf sus-orbitaire.* — Avec l'aiguille courte pénétrer de bas en haut (échancrure osseuse) ou de haut en bas (canal); protéger le globe oculaire avec l'index. Tourner l'aiguille de 1 centimètre le long de la voûte orbitaire dans la direction du nerf. N'injecter que 1/2 c. c. d'alcool à cause de la réaction œdémateuse consécutive. — *Canal et nerf sous-orbitaire*. — Repérer l'échancrure sus-orbitaire, repérer le trou mentonnier à 4 centimètres en dehors de la ligne médiane mentonnière et à 1 centimètre environ au-dessus du bord inférieur du maxillaire inférieur : joindre ces deux points par une ligne directe. Reconnaître au palper le rebord inférieur osseux de l'orbite. Le trou sous-orbitaire se trouve à 1 centimètre au-dessous de ce rebord sur la ligne verticale sus-orbito-mentonnière. Piquer, tout proche de l'aile du nez, dans la partie supérieure du pli naso-labial, de bas en haut, de dedans en dehors, d'avant en arrière. L'index gauche protège l'orbite. La sensation spéciale de pénétration étant ressentie, avancer doucement de 5 à 10 millimètres dans le canal. Imprimer quelques mouvements de reptation horizontale à l'aiguille de façon à baigner tous les filets nerveux, le canal sous-orbitaire pouvant atteindre 6 millimètres de large. — *Trou mentonnier*. — Les repères viennent d'être indiqués.

*Groupe des orifices moyens.* — *Nerfs dentaires au niveau du diploé osseux.* — Ces nerfs ne peuvent être atteints qu'après perforation de la table du maxillaire au moyen de forets ou de fraises de dentition.

*Nerfs palatins au niveau du canal palatin postérieur.* — « Sur la voûte palatine osseuse, à la partie interne de la dernière molaire, à quelques millimètres en avant de la soudure fibro-membraneuse du voile du palais, l'index qui palpe sent la légère dépression de l'émergence canaliculaire osseuse. Après antisepsie iodée de la muqueuse, une aiguille en platine de 6 centimètres de long et 1 millimètre de diamètre, légèrement recourbée dans ses deux derniers centimètres, est enfoncée à ce niveau. Elle pénètre dans le canal, d'abord légèrement dirigée en dedans, puis redressée en dehors, et l'on a bientôt la sensation de pénétrer dans la fosse ptérygo-maxillaire. A 4 centimètres de hauteur, l'aiguille parvient au trou grand rond ou dans son voisinage immédiat.

*Groupe profond.* — *Trou grand rond.* — Enfoncer l'aiguille au-dessous de l'os malaire, obliquement de dehors en dedans, d'avant en arrière, et légèrement de bas en haut. L'aiguille traverse le tégument, la boule graisseuse de Bichat, passe en arrière de la face postérieure du maxillaire supérieur et arrive dans la fente ptérygo-maxillaire. On ne dépassera pas une profondeur de 5 centimètres, sous peine d'atteindre les nerfs oculo-moteurs.

*Trou ovale.* — L'aiguille est enfoncée en se repérant sur les indications de Lévy et Baudouin. Elle bute sur le bord postérieur de l'apophyse ptérygoïde, elle en reconnaît la partie supérieure, et se dirige immédiatement en arrière.

**Technique de Chevrier.** — Cette technique ne relève encore que de la médecine opératoire et n'a pas été appliquée sur le vivant. — Pour le *nerf et le trou sous-orbitaires*, marquer de l'index le point où le masséter commence à s'insérer sur la pommette ; enfoncer l'aiguille un peu en dedans du milieu de la ligne qui unit ce point au sillon marquant la limite supérieure de l'aile du nez. Pousser l'aiguille en haut, en arrière et en dehors, en inclinant la seringue de façon qu'elle coupe le milieu de la bouche, tout en demeurant à un travers de doigt de la lèvre supérieure. — *Nerf maxillaire supérieur.* — On passe par l'orbite. On pénètre à 10 ou 12 millimètres en dedans de l'angle inféro-externe de celle-ci. On pousse l'aiguille dans un plan strictement antéro-postérieur, en suivant exactement de sa pointe le plancher osseux de l'orbite. A un moment donné, le sol osseux semble manquer. A ce moment, l'aiguille vient de traverser la membrane sphéno-maxillaire et se trouve au voisinage immédiat du nerf.

*FRANÇOIS MOUTIER.*

**TRINITRINE.** — V. NITROGLYCÉRINE.

**TRIONAL.** — V. SULFONALS.

**TRISMUS.** — V. MÉNINGITE, TÉTANOS, HYSTÉRIE, etc.

**TRISMUS.** — Contracture de la mâchoire ; spasme tétanique des muscles masticateurs ; s'observe dans les affections dentaires, les méningites, les lésions bulbaires, le tétanos, l'hystérie, etc. (v. c. m.).

**TRISMUS MENTAL.** — C'est un tic tonique des muscles masticateurs, notamment des masséters. Il se distingue du trismus vrai par ce fait qu'il ne se manifeste qu'à l'occasion de certains actes fonctionnels : certains sujets ne peuvent desserrer les dents pour parler, tandis qu'ils ouvrent largement la bouche pour montrer leur langue. Une malade qui ne pouvait parler ni mastiquer qu'avec la plus grande difficulté chantait avec la plus grande aisance (Meige).

Comme le torticolis mental, le trismus mental est souvent corrigé par le malade lui-même à l'aide d'un stratagème auquel il attribue une vertu inhibitrice particulière : un bouchon entre les dents (Raymond et Janet), un doigt sur les incisives (Chatin).

L'intensité et la persistance du trismus sont en relation étroite avec l'intensité du trouble mental qui lui a donné naissance. Chez certains aliénés il devient parfois un obstacle absolu à la nutrition et rend nécessaire l'emploi de la sonde nasale.

Le *trismus-tic* doit être distingué du *trismus-spasme.* Ce dernier est un phénomène réflexe consécutif à une irritation nerveuse locale (abcès dentaires, éruption de la dent de sagesse, lésions des maxillaires, etc.).

Le trismus mental est justiciable des mêmes procédés de traitement que les TICS et les torticolis convulsifs (v. c. m.).

*HENRY MEIGE et E. FEINDEL.*

**TROMPES (INFLAMMATIONS).** — V. SALPINGO-OVARITES.

**TROMPE D'EUSTACHE (CATHÉTÉRISME).** — La sonde, bien aseptisée, doit être introduite lentement et *légèrement* à plat le long de la cloison médiane, en évitant les saillies des cornets, et surtout en évitant, dans le parcours du plancher du méat inférieur par le bec de la sonde, de le charger de sécrétions forcément septiques. Quand le bec de la sonde est tombé dans la cavité du pharynx, sur le dos du voile du palais, il est bon de pratiquer une première insufflation d'air, pour en chasser les matières qui auraient pu s'y loger pendant l'introduction. Puis on la fait tourner sur elle-même en cherchant de bas en haut à l'engager dans le méat de la trompe, sans forcer, et en interrogeant bien, au toucher, les diverses résistances. Quand la sonde est engagée dans le méat, elle doit s'y maintenir seule, sans douleur.

Le tube otoscopique, préalablement, unit l'oreille du patient à l'oreille du médecin et, quand l'insufflation est pratiquée, celui-ci doit entendre passer l'air dans la trompe et dans la caisse. Ce n'est que par ce procédé que l'on s'assure que le cathétérisme est réalisé. L'insufflation doit être assez faible, mais brusque et nette.

Quand la trompe est trop fermée pour le passage de l'air, on peut introduire une bougie stérilisée, avec les plus grandes précautions pour ne pas blesser et provoquer soit l'infection tubaire, soit l'emphysème.

*PIERRE BONNIER.*

**TROMPES** (**TUBERCULOSE**). — La tuberculose des trompes est très souvent accompagnée de tuberculose des ovaires. C'est une affection assez commune, mais qui, la plupart du temps, n'est reconnue qu'au moment de l'opération.

Les lésions tuberculeuses se présentent sur les trompes et les ovaires à tous les stades de leur évolution et l'on y trouve tout, depuis les granu-

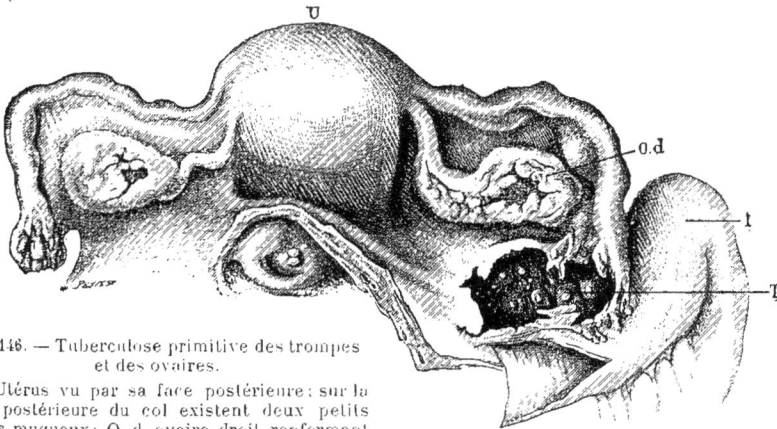

Fig. 146. — Tuberculose primitive des trompes et des ovaires.

U, Utérus vu par sa face postérieure; sur la lèvre postérieure du col existent deux petits kystes muqueux; O. d, ovaire droit renfermant des masses caséeuses ramollies qui se sont évacuées quand on a déchiré les adhérences; T, trompe droite dilatée et adhérente, faisant partie d'un abcès pelvien tuberculeux qui est limité également par l'anse intestinale de l'iléon; I, l'ovaire et la trompe gauches sont tuberculeux, ainsi que la muqueuse utérine. Il existait de la tuberculisation (secondaire?) du poumon droit (Kotschan).

lations grises, rares et discrètes, jusqu'aux amas caséeux qui les infiltrent de toutes parts. Toutes les régions de la trompe peuvent être atteintes, le tissu sous-séreux, la musculeuse, la muqueuse qui présente souvent des ulcérations étendues. La trompe peut être kystique et avoir l'aspect extérieur d'une salpingite commune. Mais le liquide qu'elle contient est un liquide d'abcès froid. Elle peut aussi renfermer des fongosités et toutes les productions tuberculeuses, qui sont ici semblables à ce qu'elles sont ailleurs.

Le péritoine avoisinant est en général plus ou moins atteint. Souvent même il y a des lésions de péritonite tuberculeuse étendue. Les anses intestinales sont criblées de granulations, il y a des adhérences, des fausses membranes infiltrées de pus caséeux, parfois même de véritables poches remplies d'un liquide séreux et qui peuvent donner à la maladie une physionomie clinique toute spéciale.

Les *symptômes* sont les mêmes que ceux de la salpingo-ovarite chronique, et le début peut être aigu comme celui de cette dernière. En règle générale, on ne pourra reconnaître avec certitude le caractère exact de la maladie qu'au moment de l'opération, et parfois même sous le microscope. Cependant, l'altération de l'état général, la présence de foyers de tuberculose pulmonaire, et surtout la constitution de poches ascitiques cloisonnées peuvent quelquefois, rarement d'ailleurs, permettre de soupçonner la nature de la maladie.

On comprend que la tuberculose salpingo-ovarienne soit beaucoup plus grave que la salpingite commune : aussi le traitement devra-t-il être aussi radical que possible. Il n'y en a qu'un, l'extirpation, et presque toujours l'extirpation complète de l'utérus et des deux ovaires malades.

*J.-L. FAURE.*

**TROMPES (TUMEURS).** — Les tumeurs des trompes sont rares. On y rencontre des *fibromes*, des *sarcomes* et surtout des *épithéliomes*. Ceux-ci prennent souvent la forme de *tumeurs papillaires*, à végétations extrêmement abondantes, qui se développent à l'intérieur de la trompe, en sécrétant un liquide sanguinolent qui peut parfois être expulsé au dehors par l'intermédiaire de la cavité utérine.

On conçoit que rien ne puisse permettre de reconnaître ces tumeurs avec quelque précision. L'augmentation de volume de la trompe, lorsqu'elle peut être constatée, est fatalement attribuée à une salpingite commune, et ce n'est que l'opération qui permet de reconnaître la nature de la maladie. Encore ne suffit-elle pas toujours et faut-il quelquefois, pour se prononcer, le secours du microscope.

Il n'y a qu'un traitement, l'extirpation, et c'est là un conseil superflu, puisque la nature de la tumeur n'est en réalité jamais reconnue que lorsque l'organe malade a précisément été extirpé.

*J.-L. FAURE.*

**TRONC (DYSTOCIE PAR EXCÈS).** — V. Dystocie fœtale.

**TROPHŒDÈME.** — Sous le nom de *trophœdème*, nous avons proposé, en 1898, de grouper un certain nombre d'observations d'œdème blanc, dur, indolore, à répartition segmentaire sur les membres.

« Le terme de *trophœdème* sans épithète, disions-nous, pourrait être employé d'une façon générale pour désigner tous les œdèmes dystrophiques, de cause encore inconnue, mais vraisemblablement d'origine nerveuse. »

On peut qualifier de *trophœdèmes aigus* les œdèmes dits *névropathiques*, *circonscrits*, *angio-névrotiques*, *névro-vasculaires*, *intermittents*, etc., affections œdémateuses *transitoires*, accompagnées parfois de phénomènes thermiques, de troubles de la sensibilité, de douleurs, de changements de couleur de la peau, et souvent aussi d'autres troubles trophiques cutanés, éruptions, ulcérations, etc. Ce groupe est connu en Allemagne sous le nom de *Maladie de Quincke* (V. ŒDÈMES).

A côté de ces formes aiguës il existe une variété d'*œdème blanc, indolore, à répartition segmentaire*, dont la *chronicité* est un caractère diagnostic capital. C'est à cette variété qu'il convient de réserver le nom de *trophœdème chronique*; c'est celle que nous avons décrite.

TROPHŒDÈME CHRONIQUE. — Le trophœdème chronique peut exister comme manifestation *isolée* frappant un seul sujet dans une famille. Dans cette catégorie rentrent les observations publiées sous les noms d'*œdème rhumatismal chronique* (Desnos), *pseudo-éléphantiasis neuro-arthritique* (Mathieu), *œdème segmentaire* (Debove), *myxœdème localisé, éléphantiasis nostras*, etc.

Le trophœdème chronique se présente aussi comme une dystrophie *héréditaire* et *familiale* (cas de Milroy : 22 dans une même famille sur 6 générations; les faits signalés par Desnos, Higier, etc. ; cas de H. Meige : 8 sur 4 générations; cas de Lannois : 4 sur 5 générations). Une très belle observation de trophœdème héréditaire et familial a été rapportée par W. B. Hope et Herbert French : 15 sujets sur 42 personnes réparties dans 5 générations furent atteints d'œdème blanc, dur, persistant et indolore, d'une ou des deux jambes, survenu sans cause et en dehors de tout trouble constitutionnel de la santé. Chez plusieurs de ces sujets des poussées d'œdème aigu ont été observées; elles duraient 3 ou 4 jours et disparaissaient spontanément.

D'autres cas de trophœdème familial ont été signalés : par G. A. Sutherland (chez deux sœurs, depuis la naissance), par A. S. French, chez une femme de 25 ans et son oncle maternel), par F. J. Poyten (chez la mère et la fille), etc. Les caractères de l'œdème sont les mêmes dans ces différents cas, et semblables d'ailleurs à ceux décrits dans les cas isolés (V. pl.).

On peut admettre également l'existence d'un *trophœdème congénital*, lequel peut être aussi *héréditaire* (observations étiquetées *éléphantiasis congénital*). Nonne en a décrit plusieurs cas. Dans l'un d'eux, 7 individus, sur 5 générations, naquirent avec cette affection, portant tantôt sur un membre inférieur, tantôt sur les deux ; un des enfants présentait un œdème généralisé et était en outre acéphale. Courtellement a observé un vieillard de 85 ans dont le trophœdème localisé à la jambe gauche était congénital. Cette difformité n'avait commencé à l'incommoder que dans les dernières années de sa vie. Senlecq a vu un enfant qui présenta dès sa naissance un trophœdème typique des deux membres inférieurs.

Tobiesen (de Copenhague) a relaté l'histoire de 4 individus d'une même famille, échelonnés sur 5 générations et ayant présenté à leur naissance un œdème des membres inférieurs qui ne disparut pas avec l'âge.

**Localisation**. — Le trophœdème chronique frappe surtout les *membres inférieurs* : un seul pied, les deux pieds, une jambe, les deux jambes, un membre inférieur tout entier, ou les deux à la fois.

Moins fréquente est sa localisation sur les membres supérieurs (Rapin). Bauer et Desbouis ont rapporté un cas de trophœdème des membres supérieurs, surtout accusé aux mains, survenu chez une femme au moment de la ménopause. Toutefois, dans ce cas, l'œdème ne présentait pas la dureté caractéristique du trophœdème chronique.

On a signalé plusieurs cas d'œdème persistant localisé seulement aux doigts. F. Perkes Weber en a rapporté un exemple chez une femme de 20 ans qui présentait cet état depuis le jeune âge ; mais la coexistence de poussées cyanotiques sous l'influence du froid ou lorsque les mains étaient pendantes permet de supposer qu'il s'agissait plutôt d'une forme d'acro-cyanose (v. c. m.).

Enfin la dystrophie œdémateuse peut se manifester sur le visage (Hertoghe) ; dans ce cas, il existe toujours quelques anomalies squelettiques qui participent à l'hypertrophie.

Le trophœdème peut affecter la localisation dimidiée. K. J. Bean en a fait connaître une forme qu'on peut qualifier d'hémiplégique ; le membre inférieur gauche tout entier et le membre supérieur gauche depuis l'extrémité des doigts jusqu'au milieu du bras étaient œdématiés. Le sujet présentait en même temps une asymétrie de la face, et sur la moitié gauche du visage, moins développée que la droite, existait un gros nævus ; il avait aussi une hernie inguinale du côté gauche. Le cas n'était ni familial ni héréditaire.

*En somme, le trophœdème chronique est caractérisé par un œdème blanc, dur, indolore, occupant un ou plusieurs segments d'un ou de plusieurs membres et persistant la vie entière, sans préjudice notable pour la santé. Parfois il s'agit d'un accident isolé. D'autres fois, il est héréditaire et familial. Il peut être aussi congénital.*

**Nature et Causes.** — Le terme même de *trophœdème* donne à entendre qu'il s'agit d'un accident dystrophique. La participation du tissu conjonctif aux troubles trophiques est un fait avéré. On l'observe conjointement avec l'atrophie musculaire, ou avec les déformations osseuses (rétractions fibreuses dans les amyotrophies, épaississements cellulo-cutanés et surproductions graisseuses dans les myopathies, etc.).

Mais, dans le trophœdème chronique, le tissu conjonctif paraît seul lésé : les os et les muscles demeurent normaux. La radiographie d'un cas de Vigouroux a montré l'intégrité complète des os de la jambe.

On ne connaît pas encore la lésion causale du trophœdème. On peut la chercher dans une altération des centres trophiques du tissu cellulaire sous-cutané, vraisemblablement dans la moelle, dans la substance grise, au voisinage des centres trophiques des muscles.

Des lésions du système sympathique pourraient exister également, soit primitives, soit secondaires aux lésions médullaires.

La répartition *segmentaire* de l'œdème vient à l'appui d'une localisation médullaire. Les divisions métamériques de la moelle s'accordent avec ce mode de distribution périphérique.

Parhon, rappelant que dans la moelle les colonnes cellulaires en rapport

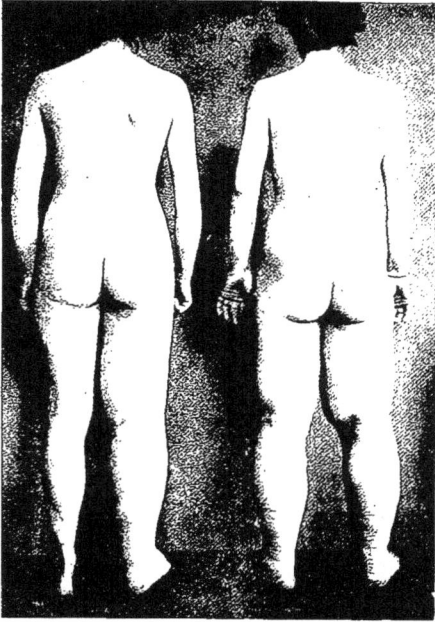

*Trophœdème chronique familial et héréditaire*
*des membres inférieurs, bilatéral et unilatéral*
*chez deux sœurs. (Cas de H. Meige.)*

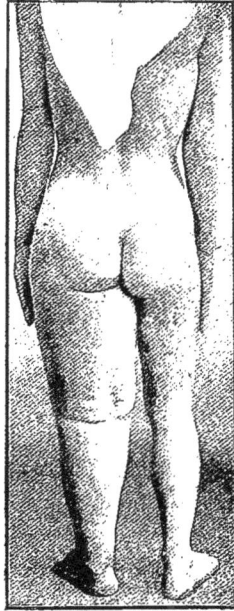

*Trophœdème chronique*
*unilatéral.*
*(Cas de Parhon et Florian.)*

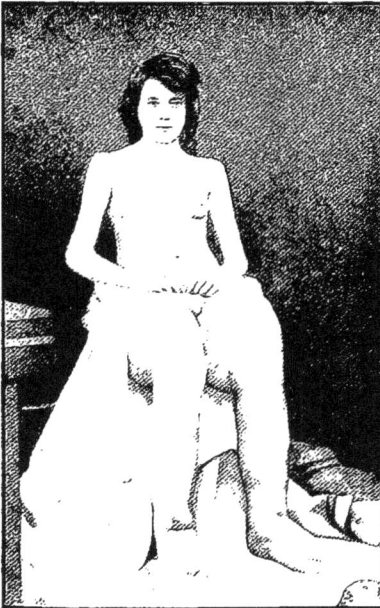

*Trophœdème chronique héréditaire et familial.*
*(Cas de Hope et French.)*

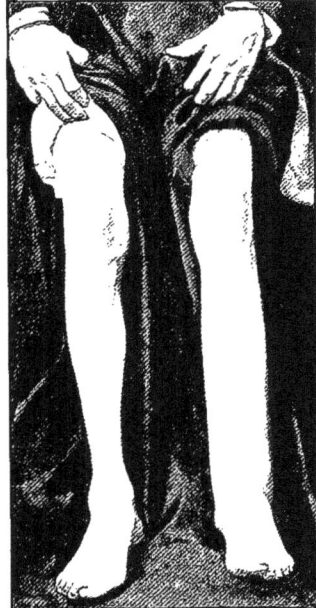

*Trophœdème chronique congénital*
*(83 ans). (Cas de Courtellemont.)*

avec le sympathique sont constituées par des groupes superposés, est tenté de voir dans la segmentation de ces colonnes la raison de la topographie également segmentaire de certains cas du trophœdème. D'autres peuvent reconnaître une origine périphérique. Enfin, on peut aussi supposer avec Valobra qu'il s'agit d'un trouble de l'innervation des vaisseaux lymphatiques.

Rapin a rapporté une observation dans laquelle la dystrophie œdémateuse serait survenue à la suite d'une affection fébrile, évolution que l'auteur rapproche judicieusement de celle de la paralysie infantile.

Le trophœdème chronique offre d'ailleurs plus d'une analogie avec la dystrophie musculaire. Le caractère familial se retrouve dans plusieurs cas ; souvent, l'affection suit une marche progressive ; les cas qui débutent à l'époque de la puberté sont à rapprocher des myopathies juvéniles. Enfin, comme dans la dystrophie musculaire, aucun traitement n'est capable de modifier les progrès de l'affection.

Si l'on admet, comme les faits tendent à le démontrer, que la dystrophie musculaire est commandée par une altération des centres trophiques des muscles, on doit considérer le trophœdème chronique comme la conséquence d'une altération des centres trophiques du tissu cellulaire.

Dans le trophœdème congénital, on incriminera une anomalie congénitale des centres trophiques conjonctifs. Pour le trophœdème acquis, il faut admettre une fragilité congénitale de ces mêmes centres qui les rend plus facilement altérables sous l'influence des causes extérieures.

Il semble bien, en effet, que les *maladies infectieuses* jouent un rôle important dans son apparition. On a depuis longtemps parlé du rhumatisme. La fièvre typhoïde avait été incriminée chez les deux jeunes filles dont nous avons rapporté l'histoire. Lannois a signalé la scarlatine : Rapin. la variole ; Hertoghe. la rougeole.

Parhon et Cazacu ont rapporté un cas de trophœdème des membres inférieurs survenu à la suite d'infections multiples et au cours duquel plusieurs poussées d'urticaire ont été observées.

Dans une observation de A. Rosenwitt le trophœdème du membre supérieur était survenu à la suite d'un zona thoracique du même côté.

Lagnel-Lavastine, puis Étienne, ont rapporté plusieurs observations de trophœdème acquis qui paraissent se rattacher à un traumatisme initial.

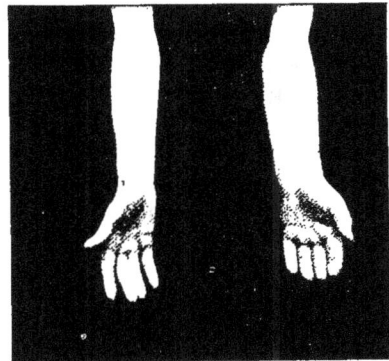

Fig. 147.
Trophœdème du membre supérieur gauche.
(Achard et L. Ramond.)

L'érysipèle, et surtout les érysipèles à répétition, ont été accusés de laisser à leur suite des infiltrations œdémateuses permanentes. Beaucoup de ces cas semblent devoir être rattachés, non à l'érysipèle, mais à des formes de trophœdèmes aigus, œdèmes angioneurotiques (maladie de Quincke) ayant passé à la chronicité.

Achard et Louis Ramon ont rapporté à la Société de Neurologie de Paris un cas intéressant d'œdème segmentaire du membre supérieur gauche qui représentait un véritable type de transition entre les trophœdèmes aigus et les trophœdèmes chroniques (fig. 147).

D'ailleurs, au fur et à mesure que se multiplient les observations, on se rend compte qu'il peut exister tous les intermédiaires entre les œdèmes aigus, circonscrits, de cause inconnue et les œdèmes chroniques segmentaires blancs et indolores pour lesquels le nom de trophœdème a été proposé et accepté.

Aussi Valobra admet-il que « l'urticaire, l'œdème de Quincke, le trophœdème de Meige » se montrent tous les trois chez des sujets d'une constitution semblable et que sous l'influence des mêmes causes ces formes peuvent se présenter simultanément chez le même sujet ou bien se succéder les unes aux autres, et qu'enfin on trouve entre elles une échelle de passage. Elles reconnaîtraient une pathogénie identique : l'hypersécrétion lymphatique associée ou non à la vaso-dilatation artérielle. Dans la forme chronique, la stase de la lymphe déterminerait l'hyperplasie du tissu conjonctif et par suite une déformation permanente.

Mais l'existence de trophœdèmes familiaux et congénitaux conduit à faire très large la part de la *prédisposition héréditaire*.

Le trophœdème chronique peut être rapproché, sans perdre pour cela ses caractères diagnostiques, d'autres anomalies du tissu cellulo-cutané, la lipomatose en particulier; on peut trouver entre ces deux modes de déviation d'un même tissu tous les intermédiaires. Il faut aussi rappeler que la sclérodermie (v. c. m.), mode de réaction du tissu cellulo-cutané diamétralement opposé à celui du trophœdème, relève, elle aussi, d'une altération des centres trophiques (Brissaud).

Enfin, on retrouve dans les familles des trophœdémateux les malformations dentaires, les troubles trophiques des cheveux, les nævi, les verrues, etc. Raoul Leroy a rapporté un cas de trophœdème du membre inférieur droit coexistant avec les stigmates de la maladie de Recklinghausen au niveau de la cuisse.

Tous ces faits tendent à confirmer l'hypothèse de l'existence d'une imperfection congénitale des centres qui président au développement et à la nutrition du tissu cellulo-cutané.

Parhon et Cazacu, tout en admettant que le trophœdème est vraisemblablement la conséquence d'un trouble nerveux d'origine médullaire, émettent l'hypothèse qu'il existe une relation entre certains troubles du métabolisme calcique et le trophœdème chronique. Le métabolisme calcique favoriserait la transsudation de la lymphe dans les tissus et déterminerait l'infiltration trophœdémateuse. L'insuffisance thyroïdienne ne serait pas étrangère à ce processus dystrophique. Cependant l'opothérapie thyroïdienne reste totalement impuissante.

**Lésions.** — Long a fait l'étude histologique d'un cas de trophœdème des deux membres supérieurs (cas de Rapin). Il a constaté simplement une augmentation numérique des divers éléments du tissu conjonctif depuis le derme jusqu'aux couches profondes. Cette anomalie de structure n'est pas partout égale. L'œdème dur, non dépressible, s'explique par la présence dans le tissu cellulaire sous-cutané d'une épaisse couche adipeuse sanglée par un derme fibreux, dense. Les vaisseaux, sans lésion appréciable, peuvent encore assurer la nutrition de ces tissus ; les nerfs ne sont pas comprimés par l'hyperplasie conjonctive ; dans les muscles, les fibres, parfois dissociées par du tissu adipeux, ne subissent pas des modifications intrinsèques.

Long conclut, à l'appui de notre manière de voir, que : « souvent familiaux, tantôt constitués pendant la vie fœtale, tantôt apparaissant à une époque plus ou moins tardive de la vie, les trophœdèmes chroniques sont dus, selon toute apparence, à des anomalies du développement du feuillet moyen ».

**Diagnostic.** — Le trophœdème chronique, par son évolution, sa chronicité, sa dureté, son indolence, est facile à différencier des *phlébites* (v. c. m.) et des *œdèmes* (v. c. m.) de causes banales.

Les œdèmes dits hystériques peuvent facilement être confondus avec lui, non pas l'œdème bleu, mais l'œdème blanc. Or, l'existence d'un œdème blanc, relevant directement de l'hystérie, est fort contestable et il se pourrait bien que les cas de ce genre appartinssent, eux aussi, au trophœdème chronique (V. HYSTÉRIE).

Le diagnostic avec l'*éléphantiasis* est plus délicat ; la recherche de la filaire est indispensable ; sa présence lèvera tous les doutes. Si elle fait défaut, on se rappellera que beaucoup d'observations d'*éléphantiasis nostras* ne sont que des cas de trophœdème.

Sous le nom de *pseudo-œdème catatonique*, Dide a décrit des œdèmes chroniques qui s'observent chez certains aliénés, en particulier dans la forme catatonique de la démence précoce. On observe des accidents analogues chez les idiots, les imbéciles (Trepsat).

**Pronostic et Traitement.** — Toutes les observations publiées jusqu'à ce jour ont montré qu'il s'agissait d'une affection essentiellement chronique, souvent même progressive, et qui en tous cas ne tend jamais à rétrocéder.

Aucun traitement n'a paru modifier son évolution ; massage, compressions sont sans effet. Le traitement thyroïdien, poursuivi avec persévérance, est resté absolument inefficace.                    *HENRY MEIGE.*

**TRYPANOSOMIASES.** — Comme l'indique leur nom, les trypanosomiases sont des affections provoquées par des parasites connus sous le nom de *trypanosomes.*

Ce sont des animalcules unicellulaires, de l'ordre des flagellés, porteurs d'une membrane ondulante.

Les trypanosomiases s'observent chez certains animaux chez lesquels l'affection a d'abord été étudiée. Les recherches récentes l'ont fait découvrir chez l'homme, en Afrique, où elle sévit plus particulièrement chez les nègres.

**Trypanosomiase humaine.** — Ce terme générique s'applique actuellement à une affection connue depuis longtemps dans certaines régions africaines, et se manifestant chez ceux qu'elle atteint par une tendance invincible au sommeil se terminant par une cachexie aboutissant à la mort.

Léthargie d'Afrique, hypnose, somnose, maladie du sommeil, tels sont ses anciens synonymes [V. Sommeil (Maladie)].

On observe cette infection sur toute la côte occidentale d'Afrique, depuis la Sénégambie, jusqu'aux possessions allemandes de cette côte. Elle a fait des incursions dans l'intérieur des terres, où on la rencontre dans l'Ouganda et la région des grands lacs; le nombre de ses atteintes est considérable dans ces contrées.

**Tableau clinique.** — Après une incubation qui peut varier de quelques mois à 5 ou 7 ans, les premiers symptômes se manifestent : ils suivent deux étapes, et diffèrent suivant qu'on les observe avant que la somnose ne s'installe, ou après l'apparition de ce phénomène.

1° *Période fébrile.* — Dans cette période rien ne peut faire supposer au début quelle sera l'affection en présence de laquelle on se trouve, à moins que l'examen bactériologique ne vienne éclairer le clinicien.

Tout d'abord, le patient éprouve de la céphalée, de la fatigue, des douleurs thoraciques, lombaires, s'irradiant dans les membres inférieurs. En même temps, des *accès de fièvre* apparaissent, et prennent un caractère intermittent comme dans la malaria, mais ils ne sont pas précédés de frissons; une sudation légère se montre quand ils prennent fin; ils sont accompagnés d'une céphalée qui leur survit. Le type revêtu par la fièvre est le type rémittent irrégulier; la rate est grosse; le malade ressent des fourmillements au niveau des membres inférieurs; ceux-ci sont le siège d'un œdème périmalléolaire. Enfin, un symptôme constant est le suivant : les ganglions du cou sont hypertrophiés et douloureux; leur volume atteint celui d'une noisette. L'anémie s'installe et avec elle la faiblesse générale et l'amaigrissement.

La mort peut se produire à cette période, avant que les symptômes de la deuxième période ne se soient manifestés.

2° *Période de sommeil.* — *Maladie du sommeil proprement dite.* — C'est le sommeil surtout qui la caractérise. Celui-ci prend naissance petit à petit, consistant en de la somnolence légère, peu accusée au début; il devient bientôt très profond et le malade finit par dormir 20 heures sur 24, sans que la moindre excitation extérieure, le moindre appel vienne l'interrompre. Ce sommeil aboutit au coma accompagné d'hypothermie, dont l'apparition précède de peu de jours la terminaison fatale [V. Sommeil (Maladie)].

En même temps que ce sommeil, la fièvre prend le type hectique : elle atteint 59° le soir pour retomber à 57° le matin, caractère important qui la distingue de la fièvre malarienne. Le pouls s'accélère et la respiration est dyspnéique.

Avant que le sommeil ne devienne constant, les sujets sont apathiques, l'intelligence est obtuse et la céphalée s'accompagne de rachialgie; l'asthénie progresse de plus en plus.

Les membres sont animés de tremblements, surtout des membres inférieurs; la langue présente un tremblement fibrillaire; quelques éruptions érythémateuses, pustuleuses, apparaissent sans qu'on sache à quelle origine il convient de les rapporter.

Avec le coma, on observe parfois des convulsions épileptiformes.

**Diagnostic.** — À la période simplement fébrile de la maladie, le diagnostic est épineux, d'autant que les léthargiques d'Afrique sont souvent entachés soit de paludisme, soit de filariose, soit des deux infections simultanément. D'ailleurs les poussées fébriles dues au trypanosome peuvent en imposer facilement, à un examen peu approfondi, pour des accès paludéens, ou des accès symptomatiques de la filariose.

Certains faits cependant pourront faire écarter ces diagnostics.

La fièvre trypanosomiasique ne cède pas à la quinine : elle présente son maximum le soir, ce qui est rare dans le paludisme.

La tachycardie, les variations dans la fréquence du pouls, sans corrélation avec la température, appartiennent plutôt à la trypanosomiase qu'aux deux autres infections.

Ces symptômes peuvent manquer ou subir des exceptions à la règle : le seul moyen sûr de faire le diagnostic à cette période est l'examen du sang. Dans le cas de paludisme (v. c. m.), il montrera, dans les conditions favorables, l'hématozoaire de Laveran ; dans le cas de filariose (v. c. m.), il montrera les embryons de filaire, à condition que l'examen soit pratiqué à la période nocturne. Enfin dans le cas de trypanosomiase, le diagnostic sera établi sans conteste par la présence des trypanosomes.

Pour établir le diagnostic, il importe de pratiquer l'examen du sang frais et du sang desséché et coloré.

**Examen du sang frais.** — Une gouttelette de sang prélevée par piqûre au doigt ou au lobule de l'oreille est déposée sur une lame de verre et recouverte d'une lamelle. Examen avec un objectif à sec : entre les éléments histologiques du sang, à qui ils impriment des mouvements giratoires, on aperçoit des animalcules animés de mouvements très vifs, constitués par un corps protoplasmique, granuleux, muni d'une membrane ondulante étroite et d'un flagelle en agitation constante : de ce flagelle une partie est attenante à la membrane ondulante, l'autre est libre. Un noyau ovalaire siège à

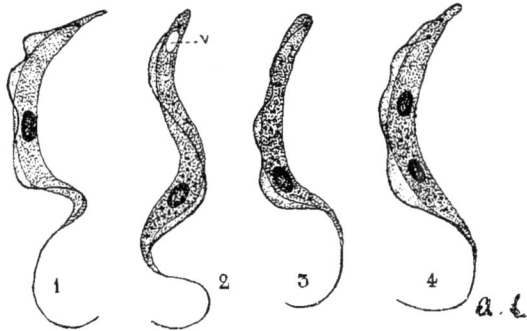

Fig. 148. — *Trypanosoma Gambiense* (d'après Laveran et Mesnil).

la partie médiane du corps protoplasmique, dont l'extrémité postérieure est effilée ou arrondie (fig. 148).

Tels sont les caractères essentiels du *Trypanosoma Gambiense*, agent pathogène de l'infection.

**Examen du sang coloré.** — Après étalement mince, le sang est desséché, fixé (V. PALUDISME) et coloré par la méthode de Romanowsky, ou le procédé de Laveran, ou celui de Giemsa (V. PALUDISME) : le protoplasma du parasite se colore en bleu pâle, le noyau et les flagelles en rouge violacé ; la membrane ondulante prend une teinte bleu clair ou reste incolore.

Surtout à cette période de la maladie, ces parasites peuvent être très rares dans le sang, si rares même, qu'il est impossible d'en constater le moindre échantillon dans de multiples préparations. Il convient alors d'employer le procédé suivant :

Recueillir 10 c. c. de sang d'une veine du pli du cou, dans un tube contenant un peu de citrate de potasse (pour empêcher la coagulation). Centrifuger pendant 10 minutes. Décanter le plasma et le centrifuger. Répéter cette opération quatre fois. Prélever le sédiment de cette quatrième centrifugation et regarder au microscope.

Si le résultat est encore négatif, inoculer des animaux sensibles (rat, cobaye, singe, etc.) avec quelques centimètres cubes de sang du malade. Ces animaux prendront l'infection, et au bout de quelques jours présenteront dans leur sang des trypanosomes en grande quantité.

S'il existe des ganglions engorgés, on peut les ponctionner et rechercher les trypanosomes dans le produit retiré par la seringue.

A la période d'hypnose, le diagnostic s'impose, surtout si l'on observe en milieu endémique. S'il existe une hésitation, faire l'examen du sang comme précédemment ; il donnera rarement cependant des résultats positifs. Faire alors la ponction lombaire (v. c. m.) et, *dans le liquide céphalo-rachidien* ainsi extrait, recourir à la même technique que pour le sang (examen direct et inoculation à l'animal).

Le **pronostic** est fatal à plus ou moins longue échéance si le malade n'est pas traité.

**Traitement**. — Divers médicaments ont été proposés récemment pour enrayer la maladie du sommeil :

L'*atoxyl* employé seul (1 gr. tous les 10 jours) amène rapidement la disparition des trypanosomes du sang, de la lymphe et du liquide céphalo-rachidien ; en même temps, l'état général s'améliore. Mais son usage ne peut être prolongé en raison des accidents graves (rétinite) qui peuvent survenir.

On a alors associé l'*atoxyl* et l'*orpiment*, que l'on doit employer alternativement, l'atoxyl en injections sous-cutanées, l'orpiment par la voie buccale (Laveran).

L'association de l'*atoxyl* (sous-cutané) et de l'*émétique* (injections intraveineuses) semble avoir donné de meilleurs résultats (Mesnil, Broden et Rhoden, Martin et Darré) :

On donne tous les 5 jours 0 gr. 50 d'atoxyl en injections hypodermiques, et on les continue pendant 6 mois au moins. Les injections intraveineuses d'émétique sont données par séries de 16 injections massives. Entre la 1<sup>re</sup> et la 2<sup>e</sup> série, on laisse 5 semaines d'intervalle ; entre la 2<sup>e</sup> et la 5<sup>e</sup>, 4 à 6 semaines. L. Martin et Darré emploient les solutions suivantes :

| | |
|---|---|
| Eau. . . . . . . . . . . . . . . . . . . . . . . . . . . . . . | 1000 grammes. |
| Sel marin . . . . . . . . . . . . . . . . . . . . . . . . . . | 7 — |
| Émétique . . . . . . . . . . . . . . . . . . . . . . . . . . | 1 — |

10 gr. de la solution contiennent 0 gr. 01 d'émétique.

Il faut savoir que les premières injections provoquent immédiatement de la toux spasmodique, de la congestion de la face. En ce cas, il y a lieu d'arrêter l'injection ; mais l'accoutumance s'établit rapidement, et au bout de peu de temps cette médication n'est suivie d'aucun inconvénient.

Laveran a récemment proposé des injections d'émétique d'aniline. L'avenir dira ce que vaut la méthode.

Quel que soit le médicament utilisé, le traitement doit être poursuivi pendant de longs mois ; il semble qu'on ne puisse affirmer la guérison qu'après cessation du traitement depuis un an (L. Martin).

**Étiologie.** — Toute la question étiologique se résume dans l'agent spécifique rapidement décrit ci-dessus, et dans le mode de propagation.

On sait actuellement que la trypanosomiase humaine se propage par la piqûre d'une mouche *tsétsé* : la *glossina palpalis* ; cette dernière, piquant des individus atteints de maladie du sommeil, transportent l'infection chez les individus sains après les avoir piqués à leur tour.

**Prophylaxie.** — Elle s'exercera surtout vis-à-vis de cet insecte propagateur.

L'individu qui voudra être préservé choisira l'emplacement de son habitation loin des endroits marécageux, où se cantonnent de préférence les glossines ; il devra s'écarter aussi loin que possible des cases indigènes où sévit la léthargie d'Afrique.

Il est nécessaire de protéger l'habitation contre l'accès de ces mouches par des toiles métalliques. La protection de la tête et du cou par une moustiquaire s'impose pour les voyageurs qui traversent les régions infestées par ces insectes : la protection des mains s'effectuera par des gants, des cou-de-pied par des guêtres épaisses.

La destruction de la tsétsé dans les pays qu'elle envahit doit être de toute nécessité.

**Trypanosomiases animales.** — D'autres trypanosomiases sévissent chez l'animal, et sont causées par des parasites analogues. On connaît bien actuellement les trypanosomes du rat (*trypan. Lewysi*), des poissons, des batraciens, des reptiles, des oiseaux. Les plus importantes, surtout pour les vétérinaires, sont le nagana, le surra, le mal de caderas, la dourine, à propos desquelles quelques indications très sommaires sont nécessaires.

**Nagana.** — Le nagana s'observe chez le cheval, l'âne, le bœuf, le chien. Les symptômes habituels sont la fièvre, une anémie marquée ainsi qu'en témoignent la destruction rapide des globules rouges, un amaigrissement intense, enfin un œdème jaunâtre occupant le tissu cellulaire sous-cutané de la région cervicale, abdominale et des membres.

Cette infection est produite par le *trypan. Brucei* qui se trouve en circulation dans le sang.

Elle se transmet de l'animal malade à l'animal sain par la mouche *tsétsé* : *glossina morsitans*.

**Surra.** — Sévissant sur les équidés de l'Inde, le surra donne lieu chez le cheval à des symptômes analogues à ceux que détermine le nagana chez les bovidés ; il n'en diffère que par le caractère de bénignité des atteintes. Le *trypanosoma Evansi* en est l'agent pathogène.

**Mal de Caderas.** — Trypanosomiase qui frappe les équidés de certaines régions de l'Amérique du Sud, le mal de Caderas produit chez ses victimes une anémie intense accompagnée d'un amaigrissement progressif, puis une parésie croissante aboutissant à l'état paralytique total du train postérieur.

L'affection se terminerait presque constamment par la mort. Elle est produite par un trypanosome découvert par Elmassian.

**Dourine.** — La dourine atteint la race équine ; elle est contagieuse, inoculable par contact direct à l'occasion du coït ; aussi la nomme-t-on encore « maladie du coït ».

Elle est caractérisée au début par un accident primitif, une ulcération siégeant sur le pénis du cheval : elle s'accompagne d'œdème du fourreau. Chez la jument, l'ulcération siège au niveau de la vulve, et prend naissance 15 jours à 5 semaines après le coït.

Puis une éruption survient, constituée par des plaques de la largeur d'une pièce de cinq francs, qui siègent à l'encolure et à la croupe.

Enfin la période terminale s'annonce par des troubles paralytiques de nature médullaire, sous forme de paralysie du train postérieur.

La dourine est déterminée par un trypanosome découvert par Rouget, étudié ensuite par Schneider et Buffard. *P. DOPTER.*

**TUBAGE**. — V. Croup.

**TUBERCULES SOUS-CUTANÉS DOULOUREUX**. — On désigne ainsi de petites tumeurs circonscrites, développées sous la peau et s'accompagnant de douleurs spontanées ou provoquées telles qu'elles deviennent le principal caractère de l'affection.

On rencontre ces tumeurs surtout chez les femmes, et chez les *femmes névropathes*: la grossesse semble avoir une certaine influence ; on cite comme cause : le froid, les chocs, les piqûres.

Le tubercule sous-cutané douloureux se développe partout, mais avec une véritable prédilection cependant pour le voisinage des articulations, en particulier celle du genou, pour la jambe et pour la mamelle. La tumeur, unique le plus souvent, forme un petit noyau arrondi, plus ou moins dur, mobile sous la peau normale et sur l'aponévrose sous-jacente.

La *douleur* ne se manifeste, assez souvent, qu'un certain temps après l'apparition de la tumeur : au début elle ne se réveille qu'à la pression, puis elle éclate au moindre frôlement, devenant même spontanée, continue ou intermittente. L'intensité, faible d'abord, augmente peu à peu, et devient parfois d'une telle violence que les malades poussent des cris et peuvent avoir des syncopes. Il y a alors de véritables crises, qui, espacées au début, peuvent se réveiller à la moindre cause : choc, frôlement, froid, émotion morale, etc. Mais il est à noter que les pressions un peu fortes sont parfois bien supportées, alors que de plus légères provoquent des crises. A la suite de ces crises il reste un endolorissement local et général, une dépression nerveuse considérable, et le malade devient souvent un névropathe avéré (hystérie, mélancolie).

Le *diagnostic*, facile ordinairement, peut s'égarer cependant si le tubercule est très petit et s'il a provoqué de ces troubles psychiques qui frisent l'aliénation mentale.

Ces tumeurs, qui n'ont des tubercules que le nom, ne sont pas toutes de même nature : ce sont le plus souvent des *fibromes*, mais ce sont parfois de petits ostéomes, des angiomes, des kystes, des adénomes; le plus souvent il y a des connexions intimes entre le tubercule douloureux et un filet nerveux.

Le *traitement* peut d'abord être médical et tendra à combattre l'état névropathique du malade; on y associera une médication antinévralgique; mais pour peu que les douleurs soient vives et persistantes on aura recours à l'*extirpation* de la petite tumeur : l'opération est facile et toujours efficace.

G. LABEY.

**TUBERCULIDES**. — V. Peau (Tuberculose).

**TUBERCULINES**. — La question des tuberculines, et d'une manière plus générale celle des poisons du bacille de Koch, a une importance qui s'accroît chaque jour. Après les désastres thérapeutiques qui, en 1899, furent la conséquence de l'emploi de la première tuberculine de Koch, il avait paru que la tuberculinothérapie avait vécu. Mais peu à peu l'étude des tuberculines a été reprise, leur application au diagnostic précoce de l'infection tuberculeuse a fait l'objet d'études multiples, leur emploi thérapeutique a été reconnu souvent justifié pour peu qu'on n'en injecte que des doses infiniment inférieures aux doses anciennes; enfin les recherches sur la sérothérapie antituberculeuse, tout en montrant l'importance capitale du bacille et la nécessité de sérums antimicrobiens, ont été en grande partie inspirées par les notions acquises sur le rôle des tuberculines dans la symptomatologie et l'évolution des tuberculoses humaines. La pratique médicale tire donc actuellement un parti fréquent de ces connaissances sur les tuberculines et cet article a pour but d'exposer brièvement ce que sont les tuberculines, quels sont les procédés de tuberculino-diagnostic, quelles ressources offrent au médecin la tuberculinothérapie et la sérothérapie antituberculeuses.

I. — ÉTUDE GÉNÉRALE DES TUBERCULINES. — A) **Les poisons du bacille de Koch. Les tuberculines.** — Parmi les poisons du bacille de Koch, on s'accorde actuellement à distinguer deux variétés. Les uns sont les *poisons diffusibles*, les tuberculines proprement dites qui se séparent aisément du microbe qui les produit pour se répandre dans le milieu ambiant; de même qu'ils passent dans le bouillon glycériné où se cultive le bacille, de même ils passent dans le milieu humoral de l'individu tuberculeux et ce sont eux qui sont responsables de la plupart des effets généraux du bacille de Koch, ainsi que le prouve l'étude expérimentale. Les autres sont les *poisons adhérents* au corps bacillaire qui ne se détachent que par des moyens appropriés mis en évidence par Auclair, et auxquels il faut en grande partie attribuer l'action locale exercée par le bacille. C'est ainsi qu'Auclair a isolé la chloroformo-bacilline et l'éthéro-bacilline, la première à action sclérosante, la seconde à action caséifiante et montré leur rôle dans l'édification des lésions tuberculeuses, rôle vérifié par de nombreux expérimentateurs au niveau du foie, du rein, des capsules surrénales, etc. Ces deux ordres de poisons, adhérents et diffusibles, se retrouvent dans certaines des tuberculines dont nous allons avoir à parler. D'autres ne contiennent que des poisons diffusibles. De ce nombre est la plus importante à connaître, la tuberculine de Koch.

*La tuberculine primitive de Koch* (tuberculine ancienne T. A. K.) est
actuellement encore la mieux étudiée. Elle s'obtient en cultivant le bacille
sur du bouillon de veau faiblement alcalin, peptoné et glycériné; après six
semaines d'étuve à 57°, la culture est stérilisée à l'autoclave à 100°, concentrée au bain-marie et réduite au 10e, filtrée sur bougie et conservée à
l'abri de la lumière; c'est donc un *extrait glycériné de culture filtrée*. Elle
est de couleur brunâtre, et de consistance sirupeuse. C'est elle que l'on
emploie encore souvent à titre diagnostique et thérapeutique, soit brute et
secondairement diluée, soit en solution au 100e telle que la délivre l'Institut
Pasteur.

Depuis, Koch a étudié une autre tuberculine, la *tuberculine T.R.* (1897)
obtenue en triturant longuement des cultures desséchées dans un mortier
d'agathe diluant la masse dans l'eau distillée, la centrifugeant, d'où deux
couches, une supérieure opalescente, une inférieure boueuse: on recommence avec la couche boueuse la série de ces opérations, et ceci à plusieurs reprises. Finalement, cette couche inférieure de centrifugation est
additionnée de glycérine. C'est la tuberculine T.R. qui, fort étudiée lors de
son apparition, semble moins importante à connaître et à utiliser que la
précédente.

Plus récemment enfin (1901), Koch a recommandé un nouveau produit
(*tuberculine B.E.*) qui n'est autre qu'une suspension de bacilles écrasés
dans l'eau à laquelle il a ajouté d'abord de la glycérine, puis quelques
gouttes de formol. Ces deux dernières tuberculines contenant les corps de
bacille, et par suite des poisons adhérents, ne rentrent pas à proprement
parler dans le cadre des poisons diffusibles.

D'autres tuberculines, depuis celles de Koch, ont été proposées. La liste
en serait longue et sans grand intérêt. Certaines, comme la *tuberculine de
Denys*, ne sont que des variantes de la T.A. de Koch. Denys emploie, lui
aussi, le bouillon filtré du bacille de la tuberculose humaine. Son bouillon
initial est un bouillon de bœuf peptonisé et gélatiné; la culture filtrée est
faiblement phénolée et diluée en une série de dilutions; elle est très voisine de la *tuberculine de Jacobs* (T.J.). Ainsi que la tuberculine ancienne de
Koch, ces tuberculines sont (selon la classification de Gouraud et Krantz),
des *tuberculines exo-bacillaires*, c'est-à-dire contenant les produits secrétés
par les bacilles.

D'autres sont des *tuberculines endo-bacillaires*, contenant les corps mêmes
des bacilles. Telles sont les tuberculines T.R. et B.E. de Koch, telles surtout les *tuberculines de Spengler*, préparées selon une technique semblable
à celle de Koch, mais avec des bacilles qui, selon Spengler, sont différents,
soit le bacille humain, soit le bacille bovin, qui sont pour lui doués de propriétés toxicologiques opposées. Il emploie, en outre, des vaccins spéciaux
dont nous parlerons à propos des sérums. On a même proposé de préparer
des tuberculines avec les bacilles mêmes de chaque individu tuberculeux
(*auto-tuberculines de Rothschild*).

Certaines tuberculines sont des *tuberculines endo et exo-bacillaires*, contenant à la fois des poisons adhérents et des poisons diffusibles du bacille. De
ce nombre est la *tuberculine de Beranek* qui, sans être aussi toxique que la

T.A. de Koch, contient à la fois les deux variétés de toxines et qui d'ailleurs existe dans le commerce en concentrations diverses. Il est impossible d'insister ici sur son mode de préparation assez complexe. Citons encore la tuberculine C.L. également endo et exo-bacillaire.

Il est, enfin, d'autres *tuberculines modifiées chimiquement* dont le type est l'*oxytuberculine de Hirschfelder* préparée avec du bouillon glycériné et carbonaté, stérilisé, filtré, puis oxydé au moyen d'une solution d'eau oxygénée. La *tuberculine de Klebs* est une tuberculine traitée par l'alcool afin d'obtenir, après une série de manipulations, une substance soluble dans l'alcool, représentant 5 pour 100 de la lymphe primitive.

D'autres tuberculines existent encore, mais nous avons signalé les principales. La plupart d'entre elles contiennent un même principe qui leur confère une certaine spécificité et d'autres composants secondaires qui pourraient avoir une valeur pour l'immunisation. Si la tuberculine de Koch a été surtout étudiée, il faudrait se garder de généraliser les résultats obtenus avec elle à toutes les tuberculines, car d'autres, en raison même de leur complexité (et par ce fait qu'elles contiennent les poisons adhérents qui manquent dans les tuberculines exo-bacillaires) semblent douées de propriétés spéciales et susceptibles d'action thérapeutique différente.

B) **Effets physiologiques des tuberculines**. — La tuberculine de Koch a été souvent étudiée dans ses effets chez l'animal et chez l'homme.

*Chez l'animal sain*, comme *chez l'homme sain*, la tuberculine ne produit à petites doses que des effets minimes ou nuls. Le cobaye, notamment, supporte des doses énormes de tuberculine (2 grammes et plus sous la peau) sans présenter de troubles. Lorsque toutefois l'on atteint chez l'animal sain la dose toxique, on peut observer de la dyspnée, de la tachycardie, de l'hyperthermie, un œdème phlegmoneux au lieu d'inoculation et, à doses plus fortes encore, de l'asphyxie et de la paralysie du cœur. L'injection faite dans le cerveau nécessite toutefois des doses beaucoup plus faibles. C'est la non-réaction de l'animal sain ou de l'homme sain à la tuberculine qui permet de l'employer dans un but diagnostique. Il en va tout autrement, en effet, chez l'animal et l'homme tuberculeux.

*Chez le sujet tuberculeux*, en effet, l'injection de tuberculine amène des effets très notables, même à petites doses, qui sont de trois ordres : réaction locale au point d'inoculation, réactions générales, réactions sur le foyer tuberculeux préexistant dans l'économie.

1º *Réaction locale*. — C'est la rougeur au niveau du point d'inoculation signalée de longue date (Stichreaction d'Escherich), laquelle a donné à Pirquet l'idée de la cuti-réaction, à Mantoux celle de l'intra-dermo-réaction ;

2º *Réaction générale*. — C'est la réaction la plus importante, elle est caractérisée par une *poussée fébrile* survenant plusieurs heures après l'injection de tuberculine durant peu (2 heures en moyenne) et suivie de défervescence brusque. Nous y reviendrons. A cette poussée fébrile se joignent des troubles circulatoires (accélération du pouls, hypotension artérielle) respiratoires, digestifs, nerveux (abattement, prostration), urinaires, etc.;

5º *Réactions de foyer*. — Ces réactions ont été analysées, d'une part, au niveau du poumon où elles se traduisent cliniquement par de la toux avec dyspnée et recrudescence de l'expectoration, parfois par une légère hémoptysie et aussi par l'existence de signes physiques associés — d'autre part au niveau d'autres foyers tuberculeux et, notamment, de ceux qui siègent à la peau, comme le lupus. On a vu que la lésion cutanée se tuméfie, se congestionne, exsude une sérosité se desséchant en croûtes assez persistantes, parfois aboutissant à la formation d'escarres qui tombent après un certain temps.

La plupart de ces réactions ne sont d'ailleurs pas absolument spécifiques, ou du moins peuvent être provoquées chez des sujets tuberculeux par d'autres influences; c'est ainsi que des cultures stérilisées d'autres bacilles peuvent produire les mêmes désordres, que le sérum artificiel à lui seul peut amener une hyperthermie prononcée (Hutinel). Elles ont, néanmoins, une grande valeur sur laquelle nous reviendrons.

L'étude des *lésions anatomiques dues aux tuberculines* de Koch a également donné lieu à des recherches multiples dont les résultats ont été très variables. On a relevé des phénomènes congestifs au niveau des divers organes; mais, alors que certains observateurs inoculant de fortes doses obtenaient, au niveau du foie et des reins notamment, des lésions d'hémorragie et de nécrose (Carrière), d'autres ne provoquaient que des lésions très légères, sans caractère spécifique (Salomon). Une série de travaux sont d'ailleurs venus montrer, en étudiant les divers poisons diffusibles du bacille de Koch, que leur toxicité n'est pas très élevée, qu'ils n'ont pas une action spécifique nettement établie. Il en est de même, d'ailleurs, des poisons adhérents; sans doute ils contribuent à l'édification des lésions tuberculeuses fibreuses et caséeuses; mais peut-être l'action locale des bacilles s'explique-t-elle en partie par les acides gras qu'ils contiennent; Camus et Pagniez ont, en effet, récemment montré le rôle qu'il fallait faire jouer aux acides gras dans la production des lésions et établi que des acides gras d'origine non microbienne pouvaient provoquer des lésions très analogues à celles obtenues par les poisons locaux d'Auclair. La spécificité de l'irritation tuberculeuse n'est donc pas aussi absolue qu'on l'avait cru. Ainsi, poisons diffusibles et poisons adhérents, si importants qu'ils soient, apparaissent comme intervenant d'une manière beaucoup plus complexe qu'il ne semblait après les premières recherches à leur sujet. Les accidents généraux de la tuberculose ne sont vraisemblablement pas le fait de la seule tuberculine, les accidents locaux, qui semblent l'expression d'une intoxication locale, sont peut-être dus plus aux acides gras du bacille qu'à ses poisons adhérents.

Si les poisons du bacille actuellement connus ne donnent pas la clef de tous les accidents observés au cours de la tuberculose, ils jouent cependant un rôle assez important pour qu'une action thérapeutique dirigée contre eux puisse avoir une action; c'est cette action qu'on a cherchée avec la tuberculinothérapie visant l'immunisation active du sujet et la sérothérapie visant son immunisation passive. Ce que nous avons dit plus haut montre toutefois les difficultés du problème, notamment en ce qui touche la sérothérapie, car ce n'est pas en neutralisant la toxine tuberculeuse que l'on supprime le foyer local de tuberculose. Il faut une action phagocytaire

et celle-ci est particulièrement difficile en raison même des caractères
propres du bacille qui a besoin de ferments spéciaux (ferments lipolytique
et ferment protéolytique, de Fiessinger) pour être détruit. On a donc
cherché non seulement des sérums antitoxiques, mais des sérums antimicrobiens ou mieux bactériolytiques. Mais cette bactériolyse peut mettre
en liberté les endotoxines du bacille, et celles-ci à leur tour peuvent
entraîner des réactions redoutables sur un organisme épuisé. Les caractères
anatomiques mêmes des tubercules fibro-caséeux expliquent d'ailleurs que
les bacilles qu'ils renferment soient plus particulièrement difficiles à
détruire par un sérum bactériolytique. Néanmoins on conçoit son mode
d'action, et c'est en partant de cette donnée de la nécessité d'une action
antitoxique et antimicrobienne qu'on est arrivé aux résultats les plus intéressants en matière de sérothérapie antituberculeuse.

Récemment d'autres recherches d'ordre physiopathologique sont venues
jeter un jour nouveau sur la signification des réactions produites par la
tuberculine, celles sur l'*anaphylaxie*. Ces réactions présentent en effet les
caractères des phénomènes anaphylactiques (Lesné et Dreyfus). Leur soudaineté d'apparition, leurs caractères locaux (inflammation et œdème) et
généraux (fièvre, prostration, hypotension artérielle), l'action à distance sur
les foyers tuberculeux qui s'hyperémient justifient cette conclusion. C'est
par cette donnée que l'on peut expliquer la *tuberculine-réaction indirecte* de
Marmorek et de Nattan-Larrier dont la récente méthode de Yamanouchi
n'est qu'un dérivé. Ces travaux étant plutôt d'ordre expérimental, nous nous
bornerons à en indiquer ici le principe ; il est tiré de la constatation d'une
réaction thermique chez les cobayes soumis à l'action de la tuberculine
peu de temps après l'inoculation d'un liquide suspect. C'est ainsi que Nattan-
Larrier injecte dans le sac fibreux de la mamelle d'une femelle de cobaye
pleine 15 à 20 c. c. de liquide de pleurésie, puis, 4 à 6 jours après, il inocule
sous la peau de l'animal 1 c. c. 1/2 d'une solution de tuberculine brute
diluée au millième en sérum artificiel. Il recherche alors la réaction thermique et, lorsque celle-ci a atteint 2 degrés ou a duré plus de 24 heures, le
thermo-diagnostic est considéré comme positif. De même Yamanouchi
injecte dans le péritoine de lapin sain du sang, du sérum ou des sérosités
de tuberculeux, puis, 24 à 48 heures plus tard, il fait une injection intra-
veineuse de tuberculine, et quelques minutes après, lors de réaction positive, les animaux sont pris d'accidents aigus amenant la mort en moins de
2 heures. Ces expériences montrent que les réactions provoquées dans
l'organisme tuberculeux par les tuberculines sont d'ordre anaphylactique et
permettent par suite de mieux fixer leur valeur. Cette notion ne doit pas
être oubliée lorsqu'on veut faire de la tuberculinothérapie ou de la sérothérapie antituberculeuse.

Elle n'enlève d'ailleurs rien à la valeur des constatations qui ont établi
l'existence des réactions de l'organisme tuberculeux à la tuberculine et en
précisent au contraire la spécificité. Il convient aussi de ne pas en tirer la
conclusion que la thérapeutique immunisante de la tuberculose est impossible. Si la réalité des faits d'anaphylaxie à la tuberculine, comme celle des
faits de supertuberculisation, est indéniable, il est certain également que

l'immunité tuberculeuse existe ; quel que soit le rôle important que l'on doit accorder à l'anaphylaxie dans l'histoire biologique de la tuberculose, il y a donc une thérapeutique immunisante de la tuberculose.

II. TUBERCULINO-DIAGNOSTIC. — Dès ses premiers travaux, Koch avait recommandé l'emploi de la tuberculine comme moyen de diagnostic ; les désastres thérapeutiques qui suivirent firent que la même défaveur engloba le tuberculino-diagnostic et la tuberculinothérapie. Pourtant les résultats remarquables du tuberculino-diagnostic chez l'animal montraient que sans doute la méthode pouvait chez l'homme avoir aussi son utilité. Depuis quelques années, l'emploi de la tuberculine pour déterminer chez le sujet suspect de tuberculose, soit une réaction générale, soit une réaction locale s'est généralisé et actuellement ses indications semblent assez fréquentes. Ce sont toutefois des réactions biologiques qui ont toujours besoin d'interprétation. En révélant l'existence d'un foyer tuberculeux, elles ne disent pas l'importance de celui-ci et la grande fréquence des tuberculoses torpides montre qu'en clinique la valeur de la réaction doit souvent être discutée.

A) **Injection sous-cutanée** (*Sous-cuti-réaction à la tuberculine*). — La méthode est basée sur l'étude de la réaction fébrile provoquée par la piqûre. Elle est inoffensive si l'on se sert de doses suffisamment faibles et si on ne l'applique qu'à des sujets apyrétiques depuis plusieurs jours. Chez l'enfant, la dose ne doit pas dépasser un dixième de milligramme, parfois même un vingtième (Hutinel) ; chez l'adulte, deux dixièmes suffisent le plus souvent pour la première injection. La tuberculine employée doit toujours être de même activité, et, à cet égard, celle de l'Institut Pasteur semble offrir toute garantie ; on injecte donc une solution suffisamment diluée (dans l'eau phéniquée à 5 pour 1000) pour pouvoir limiter ainsi la dose. L'injection est pratiquée, avec des précautions d'asepsie rigoureuses, dans le tissu cellulaire sous-cutané de la région lombaire ou de la cuisse. Le malade reste au lit pendant 24 à 48 heures après l'injection, et la température rectale est prise 4 à 8 fois dans les 24 heures : toutes les trois heures par exemple (il est utile de la prendre ainsi 5 heures avant et 4 heures après l'injection).

Le début de la *réaction fébrile* est assez variable, la fièvre apparaît 4 à 5 heures après l'injection, peut atteindre 40 à 41°, mais souvent reste à 58°,8 ou 59° ; elle demeure élevée 12 à 24 heures, puis redescend à la normale ; quelquefois la réaction est prolongée, dure 2 jours et plus. On note en même temps une tachycardie plus ou moins marquée et quelques symptômes fonctionnels (malaise, céphalée, insomnie, sueurs), qui peuvent faire défaut. L'élévation thermique doit atteindre un degré pour être caractéristique, encore qu'une élévation de quelques dixièmes puisse attirer l'attention. Il y a souvent au point d'inoculation une *réaction locale* (tuméfaction avec rougeur et douleur) qui ne va jamais jusqu'à la suppuration et qu'on a considérée comme ayant une valeur diagnostique, opinion peut-être trop absolue, mais semblant justifiée par la signification que l'on donne à la cuti et à l'intradermoréaction. En outre, il faut tenir compte de la *réaction de foyer*; les symptômes pulmonaires, s'ils existent, peuvent s'accentuer passagèrement; les adénopathies, chez l'enfant notamment, peuvent se congestionner, devenir douloureuses.

Si l'épreuve, faite ainsi, reste négative, on peut la recommencer après quelques jours (huit par exemple), à la même dose, comme l'ont conseillé Moeller, Loewenstein et Ostrowsky, et récemment Claisse : on peut aussi le répéter en augmentant les doses, mais sans jamais dépasser chez l'enfant 4 dixièmes de milligramme. Il est en effet prouvé actuellement que, loin de produire l'accoutumance, les injections de tuberculine répétées peuvent amener une sensibilisation à l'action de la toxine d'ordre anaphylactique. L'intensité de la réaction croît à chaque injection et apparaît à la deuxième injection si elle a fait défaut à une première, mais elle se produit souvent de manière plus précoce et plus fugace. Même chez un sujet sain, injecté à dose égale, la réaction peut se produire à la septième injection; aussi ne faut-il tenir compte que des réactions qui se produisent après la troisième ou quatrième injection au plus tard.

Mais, comme le remarque M. Labbé, la réaction à la tuberculine peut manquer chez des tuberculeux avérés, et elle semble plus nette dans certaines tuberculoses au début et dans les tuberculoses larvées que dans les tuberculoses avancées.

Aussi bien reste-t-elle un procédé d'exception : utile dans certaines tuberculoses apyrétiques, soit chez l'enfant, soit chez l'adulte, elle doit être rejetée dans les cas fébriles et chez tous ceux chez lesquels elle serait susceptible de provoquer une trop forte réaction générale, ou une réaction de foyer dangereuse (on ne l'emploiera pas pour établir l'existence d'un tubercule cérébral). De plus, il ne faudrait pas se hâter de conclure d'une réaction positive à la nature tuberculeuse des signes cliniques constatés, une tuberculose latente, cachée dans un viscère ou dans un ganglion, pouvant provoquer la réaction qui ne serait alors nullement due à telle ou telle manifestation objective (un rhumatisme par exemple ou des lésions cutanées).

Ces difficultés d'appréciation, plus encore que les accidents que peut comporter l'injection, même pratiquée avec grande prudence, rendent la méthode très limitée dans ses applications.

B) **Cuti-réaction.** — A la recherche des réactions générales de la tuberculose, on a cherché ces dernières années à substituer l'étude des réactions locales dans un but diagnostique, et de ces recherches inaugurées en 1907 par Von Pirquet sont sorties deux méthodes : la cuti-réaction d'une part, l'oculo-réaction de l'autre qui sont actuellement souvent employées.

Von Pirquet conseillait l'inoculation cutanée de tuberculine chez les enfants en bas âge pour le diagnostic précoce de la tuberculose. La technique qu'il employait et à laquelle il est resté fidèle consiste à faire à l'aide d'un instrument spécial des scarifications très superficielles sur un point limité de la peau sur lequel a été préalablement déposée une goutte de tuberculine brute; on applique aussitôt quelques filaments d'ouate afin d'éviter que la tuberculine ne coule. La plupart des observateurs français font

plusieurs scarifications à la lancette ou au vaccinostyle et déposent sur la
région scarifiée une goutte de tuberculine au 100e, l'étalent, attendent dix
minutes avant de recouvrir le bras. Souvent ils font des scarifications de
comparaison dans le voisinage en ne les imprégnant pas de tuberculine, en
les imprégnant seulement de glycérine. D'autres encore, partant des constatations anciennes de Escherich sur la réaction qui suit la piqûre dans
l'injection sous-cutanée de tuberculine (Stich-reaktion), conseillent avec
Comby de faire non une scarification, mais une piqûre avec le vaccinostyle
ou avec la lancette imprégnée de tuberculine, comme lors de vaccination.

Quel que soit le procédé employé, entre la 30e ou la 48e heure et parfois
plutôt, apparaît une rougeur œdémateuse qui enveloppe les scarifications
sur tout leur pourtour; elle est parfois d'apparence ortiée, parfois couverte
secondairement de petites vésicules; l'ensemble de cette réaction évolue
en 5 à 10 jours. Lors de réaction négative, tout se borne à l'apparition
sur la petite plaie d'une croûtelle noirâtre qui tombe 3 à 4 jours après.

Très discutée lors de son apparition, et pratiquée d'ailleurs de façon assez
diverse, la cuti-réaction a été regardée comme spécifique d'une lésion tuberculeuse évidente ou latente, en évolution ou au repos, ou en voie de guérison, dont l'extension, le degré ou l'ancienneté ne sauraient être appréciés
grâce à elle seule. Si chez l'enfant au-dessous de cinq ans elle a une grande
valeur, tout en faisant défaut dans les tuberculoses aiguës, elle est moins
significative chez l'adulte en raison de la banalité de la tuberculose latente
chez lui. Il faut se rappeler aussi qu'elle fait défaut chez les tuberculeux
cachectiques, les cavitaires, de même que chez ceux atteints de granulie,
qu'inversement elle se produit parfois, en dehors de la tuberculose, lors
d'infections aiguës telles que la fièvre typhoïde, ce qui empêche de lui
accorder une spécificité absolue.

Peut-être plus qu'au diagnostic peut-elle servir au pronostic. D'après
Bezançon et de Serbonnes, elle serait plus intense chez les malades en fin de
poussée et ayant plutôt tendance à l'amélioration. Encore faut-il tenir
compte de l'intensité très variable de la réaction selon la sensibilité individuelle de chaque sujet. La cuti-réaction est donc une méthode intéressante, mais à laquelle il ne faut nullement demander une valeur absolue. Au
surplus l'intra-dermo-réaction doit-elle le plus souvent lui être substituée,
les réactions percutanées semblant en revanche moins sensibles [applica-
tion sur la peau de pommade tuberculinée (Mors), friction de la peau à la
tuberculine pure (Lignières), etc.].

C) **Intra-dermo-réaction.** — Sous ce nom Ch. Mantoux a proposé une
méthode qui consiste à provoquer une réaction locale en injectant dans
l'épaisseur du derme une goutte (1/20e de c. c. contenant 1/100e de milligr.)
d'une solution de tuberculine au 1/5000e; on peut même employer une solution plus faible.

L'injection se pratique ordinairement à la face antérieure de la cuisse ou
à la région deltoïdienne. La solution a été préparée auparavant en diluant
dans 49 c. c. de sérum artificiel une ampoule de la solution de tuberculine
au 100e de l'Institut Pasteur; on peut ajouter à la dilution 25 centigr. de
stovaïne afin d'éviter toute douleur et stériliser à l'autoclave. Pour l'injec-

tion, on emploie une seringue de Pravaz de modèle courant, stérilisable, à tige graduée et munie d'un curseur, avec aiguille en platine iridié supportant les flambages. Le curseur sert à limiter exactement l'injection à une goutte. Après avoir plissé la peau, on introduit l'aiguille presque parallèlement à sa surface, le côté biseauté de la pointe regardant vers l'extérieur; puis on pousse la goutte qui forme boule d'œdème (fig. 149). Chez les sujets à peau très fine, il arrive que l'aiguille pénètre d'emblée jusque dans l'hypoderme (fig. 150). Il suffit alors de la retirer, de relever légèrement sa pointe et d'aborder le derme par sa face profonde

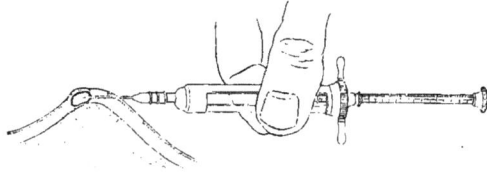

Fig. 149. — Après avoir plissé la peau, on a introduit dans le derme, presque parallèlement à sa surface, l'aiguille, fine et courte, dont la partie biseautée regarde vers le haut. On a ensuite poussé l'injection qui forme boule d'œdème. Le curseur, placé sur une des vingt divisions, limite à 1,20 de centimètre cube la quantité de liquide injecté (Mantoux).

(fig. 151). La réaction apparaît généralement en 24 heures et est à son acmé au bout de 2 jours; c'est une infiltration rosée, parfois blanche et œdémateuse avec un halo rosé d'érythème : ses dimensions peuvent atteindre celles de la paume de la main : dans les cas légers elle se borne à une papule urticarienne ou simule un nodule d'érythème noueux. Même lorsqu'elle est peu marquée, la réaction ne peut être confondue avec la légère vaso-dilatation, l'induration limitée que l'on

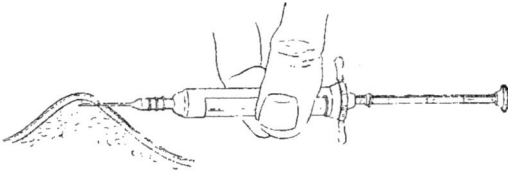

Fig. 150. — L'aiguille, poussée trop profondément, a pénétré jusque dans l'hypoderme. Sans la retirer, on exécute la petite manœuvre indiquée sur la figure 175 (Mantoux).

observe dans les cas négatifs le long du trajet de l'aiguille. Ces phénomènes minimes ont presque tous disparu au bout de 48 heures alors que la véritable réaction est encore à son acmé : c'est donc à ce moment que doit se faire le départ entre les réactions positives et les négatives, et c'est faute d'avoir observé cette règle que l'on a publié des faits en apparence contraires à la méthode. Les réactions positives persistent atténuées plusieurs jours, parfois même plusieurs semaines.

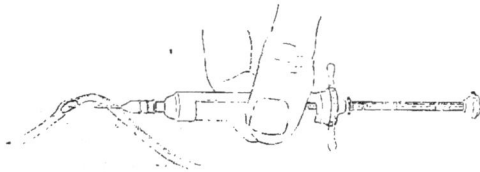

Fig. 151. — On pousse l'aiguille plus avant, en relevant légèrement sa pointe, et l'on aborde le derme par sa face profonde. L'aiguille bien fixée, on pousse l'injection (Mantoux).

Comme la cuti-réaction, l'intra-dermo-réaction révèle non seulement la tuberculose cliniquement visible, mais encore le foyer tuberculeux latent. De nombreux faits chez l'homme et l'animal tuberculeux semblent établir sa valeur. De même que la cuti-réaction, elle paraît être l'expression d'une défense de l'organisme : toutes deux semblent « extérioriser l'apparition plus ou moins rapide, plus ou moins active, plus ou moins fugace d'anti-corps tuberculeux ». Il est donc naturel qu'elles fassent défaut dans la tuberculose cavitaire et cachectisante, ainsi que dans la tuberculose aiguë; elles manquent aussi au cours de certaines maladies aiguës, et notamment la rougeole et la variole, se voient au contraire lors de fièvre typhoïde ou de pneumonie, même en l'absence de tuberculose. Malgré les réserves que justifient de tels résultats, l'intra-dermo-réaction présente un réel intérêt, surtout chez l'enfant; positive, elle peut chez un jeune sujet aider au diagnostic de tuberculose; chez l'adulte au contraire, la fréquence de la tuberculose latente empêche de lui attribuer une importance. Négative, elle peut chez l'enfant comme chez l'adulte, réserve faite des tuberculoses aiguës ou cachectisantes, contribuer à faire éliminer ce diagnostic de tuberculose.

Elle a aussi, comme la cuti-réaction, une certaine valeur pronostique. De par sa nature même, la réaction cutanée à la tuberculine indique la résistance de l'organisme à l'infection. Elle fait défaut lorsque cette résistance faiblit et par suite, chez un adulte atteint de tuberculose manifeste, une réaction négative indique un pronostic défavorable; une réaction positive aide au contraire, avec d'autres éléments, à porter un diagnostic favorable.

Enfin l'intra-dermo-réaction peut avoir une valeur thérapeutique, soit qu'elle permette de préciser si le malade peut profiter de la cure d'immunisation que l'on peut tenter, soit que, en pratiquant l'intra-dermo-tuberculinisation (Mantoux), c'est-à-dire des inoculations intradermiques successives à doses égales ou croissantes on suive, par la réaction locale, la marche de l'immunisation.

**D) Ophtalmo-réaction.** — Conseillée par Calmette d'une part, Wolff-Eisner d'autre part, très peu de temps après la cuti-réaction, l'ophtalmo-réaction consiste dans la rougeur conjonctivale qui suit l'instillation d'une goutte de solution aqueuse de tuberculine.

On doit employer la solution au 1/100ᵉ ou même au 1/200ᵉ (chez l'enfant surtout); on en instille une goutte dans l'angle interne de l'œil et on recommande au patient de ne pas frotter ses paupières. Si la réaction est négative, on observe à peine une rougeur fugace qui disparaît en 2 à 5 heures sans larmoiement ni exsudat fibrineux. Si elle est positive, elle apparaît 5 à 7 heures après l'instillation, atteint son maximum 24 heures après, peut varier d'intensité (réaction légère, modérée ou forte) mais consiste le plus souvent en une rougeur plus ou moins intense de la conjonctive palpébrale et oculaire, entraînant une tuméfaction notable de la caroncule et de toute la muqueuse de l'angle interne de l'œil avec vascularisation et gonflement; on note ordinairement du larmoiement et souvent une légère sécrétion purulente. La rougeur s'atténue rapidement et tous les phénomènes disparaissent en 2 à 5 jours, sauf dans les cas intenses. Malheureusement ceux-ci existent et on a signalé des conjonctivites graves prolongées durant plusieurs semaines, des irido-choroïdites surtout et très souvent des kératites. Aussi faut-il déconseiller la méthode chez tout sujet dont l'œil a été atteint d'une affection quelconque.

Au surplus, les avantages de la méthode ne semblent pas compenser ses inconvénients. Positive dans la plupart des cas de tuberculose, elle manque toutefois chez certains sujets cachectiques atteints de tuberculose aiguë, voire même porteurs de tuberculose banale en évolution; inversement chez les non-tuberculeux cliniquement, elle est souvent positive, qu'il s'agisse de tuberculose latente sans relation avec les accidents observés, qu'il y ait une affection aiguë comme la fièvre typhoïde, le rhumatisme articulaire, la pneumonie, qu'enfin rien ne vienne expliquer l'oculo-réaction positive.

Aussi bien, en raison même des dangers certains que fait parfois courir l'oculo-réaction à la vision, y a-t-il lieu de l'abandonner comme méthode de tuberculino-diagnostic et de se limiter à la cuti-réaction et à l'intra-dermo-réaction qui peuvent être employées dans les cas difficiles et qui, réserve faite de cachexie, de granulie, de maladie infectieuse aiguë intercurrente, peuvent donner des résultats intéressants dans le diagnostic, le pronostic et le traitement.

E) D'autres méthodes d'emploi de la tuberculine ont été conseillées : application sur la muqueuse nasale d'une solution de tuberculine à 1 pour 1000 en la laissant 10 minutes (*rhino-réaction*); application de la même façon sur la muqueuse vaginale (*vagino-réaction*); injection dans la peau de l'oreille (*auriculo-réaction*); administration intra-rectale de la tuberculine à la dose de 1 centigr. (Calmette et Breton). Aucune de ces méthodes ne paraît devoir être préférée à l'intra-dermo-réaction et à la cuti-réaction infiniment plus simples.

III. TUBERCULINOTHÉRAPIE. — Délaissée longtemps, la tuberculinothé-rapie, d'abord employée avec succès contre certaines tuberculoses cutanées, a été ces dernières années réhabilitée à la suite de divers travaux montrant d'une part son *influence favorable* dans nombre de tuberculoses pulmonaires torpides, et de localisations extra-pulmonaires de la bacillose, d'autre part son *innocuité* entre les mains d'un médecin en connaissant bien la technique (Guinard, Küss, Rénon, etc.). Il fallait, pour l'employer ainsi avec succès, avoir des notions plus exactes des doses à utiliser, avoir aussi quelques données plus précises sur la sensibilisation des sujets traités avec les poisons bacillaires, sur l'anaphylaxie qui explique quelques points longtemps obscurs du traitement.

L'emploi de la tuberculine ne saurait être d'application courante; le malade doit être observé et suivi médicalement de très près, et des erreurs de médication pourraient amener de graves complications; c'est ce qui fait que la tuberculinothérapie reste encore limitée à un petit nombre d'obser-vations.

a) *Indications et contre-indications*. — La tuberculine agit localement, c'est-à-dire sur la lésion tuberculeuse, et sur l'ensemble de l'organisme. *Localement*, elle donne naissance à une poussée réactionnelle sur laquelle ont insisté Küss et Guinard; celle-ci est un phénomène utile, aidant à l'amé-lioration de la maladie, mais à condition qu'elle ne soit pas trop intense et qu'elle n'entraîne ni extension secondaire du processus local, ni réac-tion thermique, ni altération de l'état général. Aussi faut-il n'employer la tuberculine que lorsque la lésion locale se prête à la guérison et que la réaction secondaire n'est pas susceptible d'atteindre les régions adjacentes. *Dans l'organisme*, la tuberculine contribue à la mise en œuvre plus active des processus d'immunisation. encore faut-il que l'organisme soit capable de fabriquer des anticorps et que le poison injecté ne vienne pas aggraver l'affection en ajoutant une nouvelle cause d'intoxication à celles qui résultent de l'affection même. Ainsi s'expliquent les contre-indications. *Le traitement tuberculinique est à rejeter dans toutes les tuberculoses nettement en évolution* : tuberculose aiguë ou subaiguë, tuberculose chronique en état de poussée aiguë et, par suite, la plupart des tuberculoses fébriles, à moins que la fièvre ne soit régulière et légère, et associée à un état général relativement bon.

Mal supporté par les sujets très amaigris et cachectiques, par les nerveux excitables, les cardiaques, le traitement peut être employé même chez certains malades cavitaires, et la gravité des lésions, pour peu que l'état général reste bon, n'est pas une contre-indication.

De tous les organes atteints par la tuberculose, le poumon est le plus influençable par la tuberculine. Ce sont naturellement les cas au début ou les cas torpides qui sont le plus favorables à l'action du traitement. Gouraud considère, comme relevant plus particulièrement de la tuberculinothérapie, quatre catégories de tuberculeux :

Ceux qui, après avoir bénéficié de la cure hygiéno-diététique, voient leurs progrès s'arrêter et leurs lésions rester indéfiniment stationnaires;

Ceux qui, légèrement atteints, ne peuvent ou ne veulent pas bénéficier de la cure hygiéno-diététique rigoureuse ;

Ceux qui, guéris en apparence, gardent, malgré un état pulmonaire satisfaisant, un état général fragile et précaire ;

Enfin les malades qui, soit par suite de malformations thoraciques, soit du fait d'exigences professionnelles, se trouvent plus exposés aux rechutes.

Exceptionnellement, on peut être amené à traiter des cas plus avancés et notamment certains cavitaires apyrétiques. Mais il semble bien que la fièvre soit une contre-indication et, au surplus, la sérothérapie antituberculeuse peut souvent utilement s'appliquer aux cas non justiciables de la tuberculinothérapie.

Parmi les localisations extra-pulmonaires, il en est un certain nombre qui peuvent être justiciables de la tuberculine, telles les formes légères de la tuberculose laryngée, les adénites cervicales, certaines tuberculoses osseuses et articulaires et surtout certaines tuberculoses cutanées. En revanche, la péritonite tuberculeuse et l'entérite tuberculeuse sont peu influencées par la tuberculine et parfois même aggravées; il en est de même de la tuberculose de l'appareil génito-urinaire, réserve faite de quelques cas spéciaux récemment signalés par Mantoux. Au surplus, les indications de cet ordre sont susceptibles de se préciser dans l'avenir, à mesure qu'on connaîtra mieux les effets de la tuberculinothérapie.

b) *Technique.* — Les tuberculines les plus utilisées sont la tuberculine de Denys (bouillon filtré), celle de Beranek (tuberculine endo et exo-bacillaire), l'ancienne tuberculine de Koch suffisamment diluée (et notamment la solution « pour usage médical » de l'Institut Pasteur). La tuberculine de Denys est livrée par l'Institut bactériologique de Louvain en petits flacons de 5 c. c. contenant soit de la tuberculine pure (T III), soit des dilutions de dix en dix fois plus faibles $\left(\text{T II} = 1/10,\ \text{To } \dfrac{1}{1000}\right)$ jusqu'à la solution extrême $\dfrac{\text{To}}{10\,000}$, c'est-à-dire la solution à $\dfrac{1}{10\,000\,000}$.

La solution de l'Institut Pasteur est délivrée au $\dfrac{1}{100}$ et doit être diluée dans une solution phénolée au 1/400[e], de façon à arriver de même à des dilutions à $\dfrac{1}{10\,000\,000}$.

La tuberculine C. L., étudiée par Calmette, dix fois plus active que la tuberculine précipitée ancienne, est délivrée en ampoules de titre différent et progressivement croissant, partant de $\dfrac{1}{1\,000\,000}$ pour arriver progressivement à $\dfrac{1}{1000}$, dose qui n'est pas dépassée.

La tuberculine de Béranek est d'une notation et d'un emploi un peu différents. Enfin, la tuberculine de Spengler, plus récente (Immun-Körper ou I. K.), est délivrée en ampoules de dilutions différentes, toutes prêtes à être injectées.

Toutes les tuberculines semblent agir dans le même sens, et leurs indications sont à peu près semblables.

L'injection doit être faite aseptiquement, avec des seringues divisées en dixièmes ou en vingtièmes de centimètre cube. Elle se fait en n'importe quel point du corps et est le plus souvent peu ou pas douloureuse ; mieux vaut la faire le matin pour apprécier les phénomènes réactionnels, s'il y en a.

Le principe essentiel de la méthode consiste à commencer par des doses infinitésimales et suivre une progression très lente maintenant le malade à l'abri de toute réaction. Si, peut-être, il est inutile de commencer par des millionièmes de milligramme, il pourrait être dangereux de commencer par des centièmes. On peut donc commencer par un demi-millième de milligramme pour arriver progressivement à 1/200[e] de milligramme, puis à des doses de 1/100[e], 1/50[e], et même 1/20[e] de milligramme, si la tuberculine est bien supportée. Les injections doivent être espacées de 4 à 12 jours, et le traitement demande à être très surveillé, car on ne peut augmenter les doses sans tenir compte des effets produits. Aussi, ne sait-on jamais quelle dose de tuberculine il conviendra d'injecter la fois suivante, cela dépend de l'absence ou de l'intensité de la réaction présentée par le malade, et il faut autant que possible éviter cette réaction. Aussi le traitement demande-t-il un temps fort long, 4 ou 5 mois au minimum, parfois plus d'une année.

c) *Marche du traitement. Réactions.* — C'est la notion des réactions qui guide le traitement. Ce sont elles qu'il faut savoir chercher de près ; elles consistent en réactions locales, réactions générales, réactions de foyer.

La *réaction locale* varie d'une légère rougeur assez fréquente (et superposable dans sa signification à la cuti et à l'intra-dermo-réaction), à une induration pseudo-phlegmonneuse, une tuméfaction d'apparence érysipélateuse ou urticarienne; ces accidents disparaissent dès qu'on ralentit les injections et n'ont pas d'autre importance.

Les *réactions générales* sont plus significatives. Au premier rang, il faut placer les modifications de température. Les plus légères élévations doivent être considérées comme réaction; aussi la température centrale doit-elle être prise le matin au réveil, l'après-midi vers 5 heures, le soir en se couchant. Il faut naturellement tenir compte de la température présentée par le malade dans les jours qui précèdent l'injection. Dans ces conditions, toute élévation de un à deux dixièmes de degré au-dessus de la moyenne antérieure doit être considérée comme une réaction (Gouraud).

Le pouls réagit plus rarement, parfois pourtant il existe de la tachycardie. On peut encore noter de légers troubles digestifs (perte d'appétit, douleurs gastriques, rarement vomissements), observer quelques réactions nerveuses (céphalée, insomnie, agitation), enfin, noter une diminution de poids, toutes manifestations qui peuvent inciter à ralentir le traitement.

Les *réactions de foyer* plus rares, mais particulièrement importantes, consistent d'une part dans une aggravation des signes fonctionnels (augmentation de la toux, oppression, dyspnée, etc.), d'autre part, dans l'apparition de signes physiques surajoutés (submatité plus étendue, râles fins, souffle, etc.

Si ces réactions de foyer restent limitées, elles sont plutôt favorables: mais des réactions de foyer durables, subsistantes, prolongées, donnant des signes d'auscultation accentuées sans provoquer de fièvre peuvent exercer une action nettement défavorable sur l'évolution des lésions (Küss); à plus forte raison sont-elles dangereuses si elles s'accompagnent de fièvre. Il faut donc les surveiller de près et ne pas se laisser entraîner sans suspendre aussitôt le traitement.

Le médecin doit donc suivre de près son malade et rechercher tous les symptômes réactionnels; si ceux-ci sont nuls, il augmente régulièrement les doses; s'ils sont minimes, il se contente de les répéter en les espaçant un peu; s'ils sont plus intenses il diminue la dose ou cesse temporairement. En tout cas, il ne faut jamais refaire d'injections avant que le phénomène réactionnel ait entièrement disparu.

Dès lors, le traitement varie suivant les sujets; il est poursuivi en augmentant régulièrement les doses chez certains malades et en progressant, par exemple, de 2 à 5 dixièmes de centimètre cube à chaque piqûre; chez d'autres, il faut aller au contraire très lentement et rester des mois avant de passer à la dose supérieure. D'ailleurs, il est établi (Sahli) que la dose agissante est immédiatement au-dessous de la dose réagissante, provoquant les troubles plus haut signalés, et tout le secret du traitement consiste à se maintenir à la première sans dépasser la seconde (Gouraud).

Une autre raison de ralentir le traitement ou de diminuer les doses est l'intervention de causes pouvant diminuer la force de résistance des malades (voyages, changement de climat, fatigue, époques menstruelles, maladie accidentelle, etc.).

Le traitement doit être poursuivi bien au delà de la guérison apparente; s'il est usage de s'arrêter lorsqu'on est arrivé aux solutions pures, on doit également cesser lorsque le traitement, sans atteindre ces solutions élevées, semble être devenu inefficace.

Il peut être bon de pratiquer des cures complémentaires après plusieurs mois, si de nouveaux symptômes locaux ou généraux tendent à reparaître.

La cure tuberculinique doit être associée à la cure hygiénique, telle que nous l'exposons d'autre part (V. PHTISIE PULMONAIRE CHRONIQUE). Le repos, aussi complet que possible, doit notamment être recommandé. La cure médicamenteuse doit en revanche être restreinte ; la créosote et ses dérivés, le fer, l'arsenic même peuvent avoir une action congestionnante qu'il convient d'éviter, et il paraît plus prudent de se borner à la thérapeutique par la médication phosphatée et calcique.

La tuberculinothérapie ainsi réglée a donné des résultats indiscutables. Les progrès sont lents mais certains dans nombre de cas ; ils portent d'abord sur les symptômes fonctionnels, ainsi que sur l'état général ; ce n'est que beaucoup plus tard qu'apparaissent des modifications respiratoires, les symptômes d'auscultation étant les plus tenaces. Lors de tuberculose extrapulmonaire, cutanée, ganglionnaire, etc., les améliorations obtenues l'ont été également très lentement, ce qui se conçoit puisqu'il s'agit d'une thérapeutique d'immunisation active. En choisissant les cas, et en agissant avec prudence et patience, on doit obtenir avec la tuberculinothérapie des améliorations ou des guérisons que ne donnent pas d'autres traitements.

IV. — SÉROTHÉRAPIE ANTITUBERCULEUSE. — Les méthodes de vaccination passive constituées par les sérums antituberculeux s'opposent à la tuberculinothérapie. Alors que celle-ci suscite dans l'organisme la formation de principes immunisants, les sérums les apportent avec eux et doivent théoriquement neutraliser les principes toxiques circulant dans l'économie. Les deux méthodes se complètent donc l'une l'autre et constituent le traitement spécifique de la tuberculose.

Malheureusement la sérothérapie antituberculeuse se heurte à un grand nombre de difficultés à la fois d'ordre expérimental et d'ordre clinique, et jusqu'à présent, les effets des sérums antituberculeux se caractérisent par l'irrégularité de leur action. Ils sont d'ailleurs très différents, les uns purement antituberculineux et le plus souvent insuffisants, les autres vraiment antituberculeux, mais alors doués de propriétés bactériolytiques qui, en mettant en liberté dans l'organisme de la tuberculine en assez forte quantité, peuvent déterminer de graves réactions. Enfin, tous peuvent entraîner des accidents d'anaphylaxie qui sont chez des tuberculeux souvent épuisés particulièrement redoutables. Ce qui fait toutefois leur intérêt particulier, c'est qu'ils sont souvent indiqués dans certaines formes aiguës et fébriles de tuberculose contre lesquelles la thérapeutique ordinaire se trouve désarmée.

Nous croyons devoir rapidement les énumérer en précisant les différences qui les séparent et en disant leur mode d'emploi.

1° **Sérum de Maragliano.** — Le premier en date, souvent perfectionné par son auteur, il est obtenu par l'injection à des chevaux, des génisses ou des veaux, de doses croissantes d'un mélange formé de filtrat d'une culture c bacilles tuberculeux jeunes et d'un extrait aqueux de bacilles virulents et tués. Il contient des bactériolysines en assez grande abondance qui mettent en liberté des poisons bacillaires, si bien qu'on a pu penser qu'il agirait par une sorte d'auto-tuberculinisation. C'est, en tout cas, une raison pour ne l'employer qu'à petites doses et dans des formes récentes. Il donne assez fréquemment des réactions locales et générales, mais a paru agir favorablement dans nombre de cas (Teissier et F. Arloing, Dumarest). Son étude doit encore être poursuivie avant d'en fixer les indications.

2º **Sérum de Marmorek.** — Le sérum de Marmorek est le plus employé actuellement. Son auteur l'obtient en partant d'une toxine spéciale qu'il extrait des bacilles jeunes cultivés sur un milieu spécial et qui serait plus vaccinante pour les animaux que la tuberculine; il prépare avec elle des chevaux dont, après un temps assez long, il prélève le sérum qui représente un type de sérum antitoxique.

Livré en petits flacons de 5 c. c. se conservant plusieurs mois, ce sérum est administré en lavements ou en injections sous-cutanées. *La méthode rectale est la seule que l'on puisse recommander.* La dose varie de un à deux flacons tous les deux jours, mais peut être augmentée. Au bout de 15 à 20 jours, on laisse reposer le malade 8 à 10 jours, puis on reprend pendant une nouvelle période, on cesse de nouveau et ainsi de suite. La méthode doit être prolongée plusieurs mois, associée ou non à d'autres cures, ce n'est que dans des cas tout à fait exceptionnels que l'on peut recourir à l'injection sous-cutanée, responsable parfois de graves accidents qui ont pu être mortels. Ces accidents, signalés par Guinard et vérifiés par la plupart des observateurs, surviennent presque immédiatement après l'injection, parfois au cours même de celle-ci, consistent en angoisse, toux, dyspnée, congestion violente de la face, surtout crises syncopales impressionnantes. Ils semblent être sous la dépendance de l'anaphylaxie et dépendre du sérum vecteur beaucoup plus que des antitoxines ou des bactériolysines qu'il peut contenir, aussi bien s'observe-t-il également avec les autres sérums. On les évite en grande partie par les lavements substitués aux injections, mais non sûrement, nous avons pu le constater nous-même : peut-être y aurait-il lieu d'employer la méthode de Besredka et de pratiquer la vaccination anti-anaphylactique à l'aide de petits lavements de sérum de cheval régulièrement donnés.

Le sérum de Marmorek donne des résultats très inconstants; s'il est des cas où son efficacité a pu être affirmée, il en est d'autres où il s'est montré totalement inefficace, sans qu'il soit possible de fixer les raisons de cette différence d'action. Il s'agit donc d'une méthode qui, à l'heure actuelle, n'a pas encore fait toutes ses preuves, qui ne peut être maniée qu'avec prudence, mais dont l'emploi est souvent justifié.

Toutes les formes de tuberculose peuvent en bénéficier, même certaines formes aiguës et fébriles. *L'évolution rapide du processus tuberculeux ne contre-indique pas, d'après Marmorek, l'emploi du sérum,* il constitue même une ressource dans certaines formes à évolution fébrile et progressive contre lesquelles on est d'ordinaire désarmé. Castaigne et Gouraud le déconseillent toutefois dans les formes bronchitiques à suppuration abondante et dans les formes pseudo-asthmatiques, et nous ne croyons pas qu'il doive être employé chez certains tuberculeux à réactions éréthiques vives, facilement congestifs. Il a été conseillé dans les tuberculoses chirurgicales, notamment les formes osseuses (Monod) et utilisé avec succès dans certaines formes péritonéales (Guinon) et intestinales. La tuberculose cutanée échappe complètement à son action; en revanche, certaines tuberculoses ganglionnaires et scrofuleuses de l'enfant auraient été améliorées par le sérum de Marmorek en lavements.

3° **Sérum de Lannelongue, Achard et Gaillard.** — Il s'agit d'un sérum d'âne ou de cheval, obtenu par injection à ces animaux d'une toxine extraite du bacille de Koch et assez analogue à la bacillo-caséine d'Auclair; ce sérum, efficace chez le cobaye, a donné chez l'homme des résultats encourageants, mais inconstants.

4° **Sérum d'Arloing.** — Le sérum d'Arloing et Dumarest, obtenu par injections successives à des chèvres des produits solubles des bacilles, puis des bacilles morts, puis de bacilles vivants non tuberculogènes a donné des résultats intéressants dans quelques cas, trop peu nombreux encore pour qu'on puisse se prononcer sur leur valeur.

5° **Sérum de Vallée.** — Ce sérum résulte de l'immunisation des chevaux par l'injection successive de bacilles équins faiblement virulents, puis de bacilles humains pleinement virulents, puis d'extraits endotoxiques de bacilles broyés et centrifugés. Il s'est montré expérimentalement doué de propriétés remarquables et semble ne devoir donner lieu que rarement à des phénomènes anaphylactiques. On peut en injecter 10 c.c. tous les jours pendant quelques semaines; mais il est difficile dès maintenant de dire son action chez l'homme, vu le petit nombre de cas traités.

6° **Sérum de André Jousset.** — L'auteur a étudié les effets d'un sérum plus antibacillaire qu'antitoxique s'appliquant plutôt aux cas aigus et subaigus, et qui semble doué d'une efficacité réelle dans la tuberculose expérimentale de cobaye. Applicable à des cas de tuberculose humaine bien déterminés, aux formes aiguës ou subaiguës surtout, il paraît susceptible de donner des résultats favorables.

7° **Sérum de Spengler.** — Nous avons déjà fait allusion plus haut au vaccin de Spengler, ce produit préconisé par son auteur sous le nom d'Immun-Körper ou I. K. Ce n'est pas un sérum, car c'est un extrait de globules rouges de chevaux immunisés contre la tuberculose, qui ne semble pas provoquer d'anaphylaxie et qui se rapproche à beaucoup d'égards de la tuberculine dont il peut provoquer les réactions, mais dont il diffère, parce que, obtenu par vaccination de l'animal, il agit sans doute à la manière des sérums. Livré en ampoules de concentration différente, employé en injections sous-cutanées tous les quatre à cinq jours et à doses croissantes, il donnerait, selon Castaigne et Gouraud qui l'ont récemment étudié, des résultats remarquables qui témoignent en faveur de son action spécifique. Ces résultats sont surtout obtenus dans les formes de début et dans les formes lentes; il y a lieu, au contraire, de s'abstenir dans les formes avancées ou en pleine évolution. Il semble donc agir moins comme un sérum que comme une tuberculine mieux tolérée que la tuberculine ordinaire. Il aurait agi notamment de manière remarquable dans plusieurs cas de tuberculose rénale (Castaigne et Gouraud).

De l'I. K. de Spengler, on peut rapprocher la *tuberculine sensibilisée de* Citron et de certains auteurs allemands, dans laquelle la toxicité de la tuberculine est diminuée en la neutralisant en partie par l'adjonction de sérum d'animaux sensibilisés. La préparation assez complexe de cette tuberculine aboutit à un produit en effet beaucoup moins toxique que la tuberculine ordinaire (Guinard), mais sur la valeur thérapeutique duquel on est encore loin d'être fixé.

Cet exposé montre combien nombreux sont actuellement les sérums et produits qui en dérivent, dont on peut tenter l'essai chez l'homme atteint de tuberculose. Malheureusement si grands qu'aient été les progrès réalisés dans la voie de la sérothérapie depuis quelques années, on est loin de connaître actuellement un sérum spécifique d'action régulière et scientifiquement établie chez l'homme. De plus, l'application n'en peut être faite qu'au malade susceptible d'être surveillé de près. Ce qui permet toutefois d'avoir confiance dans l'avenir de la méthode, en dehors même des résultats expérimentaux assez encourageants, ce sont les faits cliniques ; ils montrent la tuberculinothérapie efficace dans les tuberculoses chroniques et apyrétiques, la sérothérapie antituberculeuse, au contraire, donnant des améliorations dans les tuberculoses en pleine évolution aiguë ou subaiguë. Ces constatations, bien conformes à l'idée qu'on peut se faire du mode d'action des deux médications, permettent d'espérer que la tuberculose, si longtemps en retard sur d'autres infections actuellement justiciables des traitements biologiques, bénéficiera de plus en plus d'une thérapeutique spécifique. Ainsi, l'étude de la tuberculine, qui avait semblé, après les malencontreux essais thérapeutiques de Koch, ne pouvoir mener qu'à des conclusions de diagnostic, comporte bien une sanction thérapeutique actuellement encore restreinte, mais dont l'avenir élargira les limites.

*PIERRE LEREBOULLET.*

**TUBERCULOSE.** — La tuberculose est une maladie infectieuse due à l'invasion de l'organisme par le bacille de Koch. Extrêmement répandue, revêtant des aspects anatomiques et cliniques multiples, ayant une évolution des plus variables suivant l'intensité de l'infection et la résistance du terrain, elle a été l'objet d'un nombre considérable de travaux. Sans les énumérer ici, il nous faut rappeler les recherches de Laënnec qui établit l'*unité* de la tuberculose, et spécifia sa lésion élémentaire, la *granulation tuberculeuse*, celles de Villemin, qui en montra le *caractère infectieux et inoculable*, celles de Koch enfin, qui découvrit l'*agent pathogène*. Depuis ces dernières années, l'étude du bacille de Koch et de ses poisons d'une part, celles des lésions anatomiques de l'autre, ont permis de préciser nombre de points obscurs de l'histoire de la tuberculose et en ont fait un frappant exemple du rôle respectif que jouent dans les maladies la graine et le terrain.

**Le bacille tuberculeux.** — L'agent de la tuberculose est un bacille découvert par Koch, dont les caractères sont actuellement bien connus. C'est un bâtonnet fin, rectiligne ou légèrement incurvé, dont la longueur équivaut au quart ou à la moitié d'un globule rouge, soit 2 à 5 µ en moyenne

(fig. 152). Mais dans les crachats, où on le constate le plus habituellement,
il est ordinairement plus allongé, incurvé, parfois fragmenté et parsemé
d'espaces clairs. On l'y met facilement en évidence par l'une ou l'autre
des méthodes ailleurs décrites [V. CRACHATS (EXAMEN)] toutes basées sur
l'aptitude des bacilles à fixer les
colorants basiques d'aniline (fuch-
sine phéniquée surtout) et sa résistance à la décoloration par les acides
(acide nitrique au 1/4, acide sulfurique au 1/4, chlorhydrate d'aniline
à 2 pour 100). Cette propriété de
résister à la décoloration par les
acides (qui lui est commune avec
les autres bacilles dits acidophiles)
est due à l'existence d'une enveloppe cireuse représentant environ
un tiers du corps bacillaire.

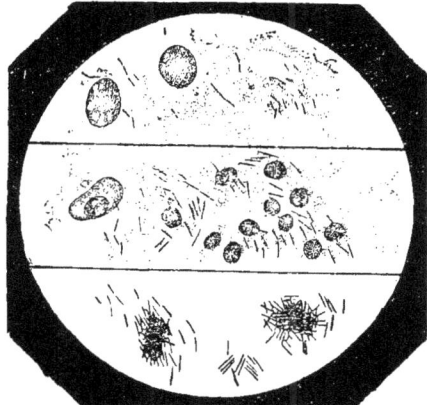

Fig. 152. — Bacilles de la tuberculose. De haut
en bas : 1° crachats de phtisique ; 2° tuberculose
de cheval. Pulpe de ganglion ; 3° culture.
(Thoinot et Masselin.)

Ce bacille peut être *cultivé* facilement sur certains milieux spéciaux. Mais le mieux est de ne
pas faire directement la culture
des produits pathologiques (cra-
chats, exsudat pleural, péritonéal, méningé, etc.), dans lequel on recherche
le bacille, et de l'inoculer au préalable à l'animal de choix, le cobaye ;
puis lorsqu'est apparu au point d'inoculation le chancre caractéristique,
accompagné de son adénite satellite, on peut, au centre du ganglion, prélever une parcelle de matière caséeuse qui est ensemencée sur les milieux
spéciaux : gélose au sang ou à l'œuf (Bezançon et Griffon). sérum de cheval
ou de bœuf solidifié, additionné ou non de glycérine, pomme de terre glycérinée, gélose glycérinée, bouillon glycériné : sur ces milieux la culture se
développe lentement : en huit jours sur la gélose au sang, en trois semaines
sur les autres milieux, à une température de 38° environ. Elle s'étend *en surface*, sans pénétrer dans la profondeur formant notamment un voile épais à
la surface du bouillon, dont la masse reste limpide. Toutefois, récemment.
Arloing et Courmont ont pu, par des artifices spéciaux, obtenir des *cultures
homogènes* en bouillon glycériné, cultures qui leur ont servi pour le séro-
diagnostic de la tuberculose ; ce bacille homogène présente d'ailleurs des
qualités assez différentes du bacille classique (plus facile décoloration,
moindre virulence, poisons différents) et a pu être considéré comme une
forme saprophytique du bacille de Koch (Auclair).

Le bacille tuberculeux résiste aux agents de dessiccation, et sa virulence
n'est qu'amoindrie par la chaleur sèche à 100°, alors que la chaleur humide
à 70° la fait disparaître complètement ; il est très sensible à l'action directe
des rayons solaires qui détruisent en quelques heures sa végétabilité ; la
lumière diffuse amène en plusieurs jours le même résultat.

Il est enfin facilement *inoculable au cobaye*, que l'injection se fasse dans
le tissu cellulaire sous-cutané ou dans la cavité péritonéale. Sous la peau,

l'injection détermine en quelques jours un *chancre tuberculeux* avec *ganglions caséeux* satellites, puis *généralisation* aux organes, notamment au foie et à la rate; dans le péritoine, l'inoculation détermine des *lésions hépato-spléniques* et *épiploïques* considérables, les lésions épiploïques étant les plus précoces, mais ne survenant guère que dix-huit jours après l'inoculation.

Le lapin et les autres animaux de laboratoire sont moins sensibles à la tuberculose expérimentale et moins fréquemment utilisés dans ce but. L'étude expérimentale a d'ailleurs été poursuivie très loin. C'est ainsi qu'à l'aide du bacille tuberculeux homogène, F. Arloing a réalisé des bacilloses non folliculaires prédominant à la rate, et a pu prouver, par la gravité plus grande et la généralisation des lésions lors de splénectomie, le rôle de la rate dans la préservation de l'organisme et l'arrêt de l'évolution tuberculeuse.

Enfin, un caractère important de ces lésions tuberculeuses expérimentalement provoquées, c'est d'être *inoculables en série* (Hippolyte Martin) alors que les lésions simulant la tuberculose ne possèdent pas cette propriété.

Ce qui en fait actuellement même la haute signification, c'est que la constatation du bacille dans les crachats ou dans certains exsudats d'individus suspectés de tuberculose ne suffit plus à affirmer la présence du bacille de Koch. On connaît toute une série de bactéries présentant des caractères morphologiques très voisins de ceux du bacille de Koch, résistant comme lui aux acides, parfois même susceptibles comme lui de provoquer chez le cobaye un centre d'inoculation avec adénite. Ce sont les *bacilles acido-résistants* que l'on trouve dans le beurre et le lait, chez l'homme (notamment dans le smegma et le cérumen) et les animaux sains, chez l'homme et les animaux malades. Les discussions récentes ont montré combien le diagnostic entre ces bacilles et le bacille de la tuberculose était parfois difficile. Sans doute, ils sont ordinairement plus gros et plus trapus que le bacille de Koch, moins souvent moniliformes que lui, ils sont parfois moins résistants à la décoloration; ils poussent plus vite en culture, le bouillon se trouble souvent et les cultures n'ont pas le même aspect ni la même odeur; ils ne se laissent pas agglutiner par les sérums tuberculeux, mais tous ces caractères sont inconstants, et comme le font remarquer Mosny et Bernard, ne suffisent nullement à la différenciation. Aussi faut-il recourir à l'inoculation; en cas de bacilles acido-résistants, elle donne bien une lésion locale, mais celle-ci ne se généralise pas ou ne se généralise que lentement, ne s'accompagne ni de formation de cellules géantes, ni d'adénopathies caséeuses et ne se réinocule pas en série. Au surplus, la question des bacilles acido-résistants est encore actuellement à l'étude (Bezançon et Philibert, P. Courmont, etc.), et il ne faudrait pas se hâter de rejeter l'hypothèse d'après laquelle ce seraient, du moins dans l'organisme humain, moins souvent des bacilles pseudo-tuberculeux que des bacilles paratuberculeux, qui sont au bacille tuberculeux ce que sont les paracolibacilles au colibacille. Il n'en serait pas moins utile de différencier ces bacilles atténués et pour ainsi dire saprophytes des bacilles nettement virulents; toutefois la question pratique serait dès lors moins importante. Ce qui permet une telle réserve, c'est l'évolution qui s'est faite à propos de la tuberculose aviaire, puis de la tuberculose bovine. Longtemps considérées comme dues à des bacilles nettement distincts des bacilles de la tuberculose humaine, elles sont reconnues aujourd'hui comme relevant d'une même origine ; si l'on admet encore les caractères biologiques différents entre le bacille aviaire, le bacille bovin et le bacille humain, on reconnaît qu'il s'agit seulement de trois variétés d'un même germe, si bien que l'unité de la tuberculose, un moment ébranlée à ce point de vue, se trouve à nouveau vérifiée. Les recherches récentes de S. Arloing sur la tuberculose aviaire l'ont une fois de plus nettement montré. Quant à la tuberculose piscaire, plus récemment isolée, nombreux sont les arguments qui la rattachent à la même source, encore que la preuve n'en soit pas définitivement donnée.

Le bacille tuberculeux sécrète des *poisons* que l'on commence à bien connaître et qui peuvent être divisés en deux groupes : *poisons diffusibles*, agents des effets généraux du bacille de Koch sur l'économie, et dont le type est la *tuberculine* de Koch; *poisons adhérents*, plus récemment isolés, et qui expliquent l'action locale exercée par le bacille au point où il végète.

Parmi les *poisons diffusibles*, la *tuberculine* isolée en 1890 par Koch a été la plus étudiée. Étudiée chez l'animal et l'homme, tant à l'état normal qu'à l'état pathologique, son caractère fondamental est la réaction locale et générale qu'elle détermine chez le sujet tuberculeux: on en a tiré des conclusions importantes tant au point de vue diagnostique qu'au point de vue thérapeutique, et nous lui consacrons un article spécial (V. TUBERCULINE).

D'autres produits solubles ont été, soit avant, soit depuis, isolés des bacilles tuberculeux, et surtout on a insisté ces dernières années sur certains d'entre eux, les poisons adhérents.

La notion des *poisons adhérents* devait s'imposer à l'esprit à la suite des recherches de Straus et Gamaléia, Grancher et Ledoux-Lebard, sur la possibilité de déterminer des lésions spécifiques de tuberculose par l'injection de bacilles morts, recherches vérifiées tout récemment par Roger et L.-S. Simon. Elle a été surtout précisée par Auclair qui, en traitant les corps bacillaires d'une part par l'éther, d'autre part par le chloroforme, a obtenu deux substances capables de provoquer l'une la caséification (*éthéro-bacilline*), l'autre la sclérose (*chloroformo-bacilline*); ces recherches ont mis en lumière le mécanisme d'action des bacilles tuberculeux, produisant suivant les cas des lésions sclérosantes ou caséeuses; elles ont établi, que, si la tuberculose entraîne des troubles généraux et des lésions non spécifiques dus pour une part à l'action de ses poisons diffusibles, elle est, avant tout, caractérisée par des lésions dues à l'intoxication locale, conséquence de l'action des poisons adhérents du bacille. Bien que celui-ci ne séjourne que peu dans le sang, il y passe nécessairement pour aller déterminer, en des points souvent multiples, les lésions caractéristiques de la tuberculose. L'infection tuberculeuse s'oppose donc à celles dans lesquelles le bacille reste cantonné à son point d'entrée, agissant à distance par ses poisons diffusibles, infections dont le tétanos et la diphtérie sont les exemples les plus nets. Et ceci explique d'ailleurs le caractère spécifique (sauf exceptions) des lésions tuberculeuses, résultant de l'intoxication locale bacillaire, opposées aux lésions viscérales de la diphtérie, par exemple, conséquences de l'intoxication générale. Ces lésions toutefois sont moins nettement caractéristiques qu'on ne le croyait autrefois, réalisées par d'autres infections (syphilis, actinomycoses, lèpre, sporotrichose, etc.). Il y a lieu même de faire jouer dans leur production un large rôle aux acides gras du bacille tuberculeux (Camus et Pagniez); des acides gras d'origine microbienne pourraient, selon ces observateurs, provoquer des lésions très analogues à celles obtenues par les poisons locaux d'Auclair. La spécificité de l'irritation tuberculeuse n'est donc pas aussi absolue qu'on l'a cru longtemps.

**Les lésions tuberculeuses. Le tubercule.** — Les lésions de la tuberculose sont de deux ordres : à côté des lésions nodulaires constituées par les tubercules, les plus importantes, car elles sont pour ainsi dire la signature du bacille de Koch dans l'économie, il faut faire une place aux lésions d'apparence banale qui, si elles ne sont pas histologiquement spécifiques, le sont pathogéniquement, relevant elles aussi de l'action directe de ce bacille.

Les *tubercules* peuvent, à l'œil nu, revêtir trois aspects : il y a tantôt des granulations, petites, opaques, des dimensions d'un grain de mil (*granulations grises*), tantôt des nodules, gros comme un pois ou une noisette, durs et gris, ou jaunes et plus ou moins ramollis (*tubercules de Laënnec*), tantôt enfin des masses plus ou moins considérables de couleur jaunâtre, de consistance molle (*infiltrations caséeuses*). Dans toutes ces productions la lésion élémentaire, reconnaissable au microscope, est le *follicule tuberculeux*; elle en montre, malgré les différences objectives, l'unité fondamentale (Grancher, Thaon), car toutes ces lésions, quel qu'en soit l'aspect, sont constituées de follicules agglomérés.

Le *follicule tuberculeux*, comme le montrent et la figure schématique ci-jointe et une autre figure empruntée à Darier et Roussy (fig. 153 et 154) est constitué par trois ordres d'éléments, correspondant à trois zones : au centre, *cellule géante* (Langhans), à contours irréguliers, contenant une grande quantité de noyaux diversement disposés (en couronne, à l'un des pôles de la cellule, en croissant, etc.); autour de celle-ci, dans une zone moyenne, les *cellules épithélioïdes*, dont le nom indique l'aspect épithélial (Langhans, Schüppel); enfin, à la périphérie, des *cellules embryonnaires*, formant deux ou trois couches autour des cellules épithélioïdes, et présentant l'aspect ordinaire des lymphocytes. Entre ces éléments existe un *stroma* interstitiel de nature mal précisée, mais sans vaisseaux, le follicule tuberculeux étant une production *avasculaire*.

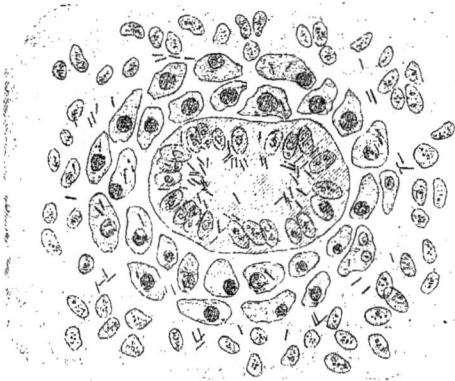

Fig. 153. — Figure schématique représentant le follicule tuberculeux avec ses trois zones et la distribution des bacilles.

La recherche des bacilles reste parfois négative (au niveau des tubercules hépatiques notamment); plus souvent elle peut, grâce aux réactifs spéciaux, les mettre en évidence, surtout dans la cellule géante, au centre ou à la périphérie de celle-ci, plus rares et moins abondants dans les cellules épithélioïdes, plus rares encore entre les lymphocytes; cette topographie montre bien la signification du tubercule, production traduisant la résistance à l'envahissement

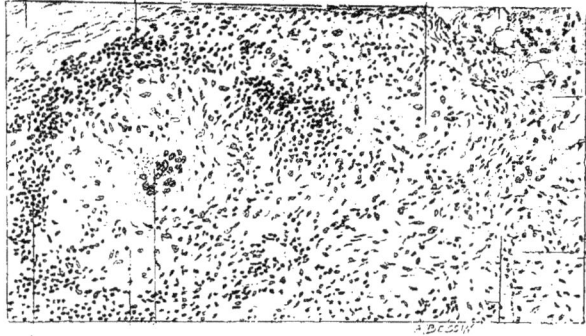

Fig. 154. — Follicule tuberculeux. (Darier et Roussy.)

microbien. Il va de soi, d'ailleurs, que le tubercule peut n'avoir pas toujours la netteté schématique que nous venons de lui assigner. Il est des cas où la cellule géante manque, le tubercule n'étant représenté que par un amas de cellules embryonnaires avec ou sans cellules épithélioïdes à son centre; dans d'autres, il y a au contraire plusieurs cellules géantes. Enfin, l'évolution même du tubercule (notamment vers la caséification) peut en modifier l'aspect.

L'*histogenèse du tubercule* a été longtemps discutée. Y insister ici serait sortir du cadre de cet ouvrage. Il fut considéré par Koch comme le résultat de l'afflux leucocytaire, alors que Baumgarten admettait sa formation aux dépens des cellules fixes du tissu conjonctif et des cellules propres des organes, les leucocytes n'intervenant que secondairement.

Les travaux de Metchnikoff, ceux de Yersin, de Borrel, de Gilbert ont établi le rôle capital des leucocytes et montré l'afflux initial des polynucléaires, puis celui des macrophages, mononucléaires grands et petits, englobant polynucléaires et microbes, et se transformant secondairement en cellules épithélioïdes et en cellules géantes. Si les cellules fixes du tissu conjonctif, si exceptionnellement, à titre de voisinage, les cellules épithéliales des organes peuvent intervenir dans la formation du tubercule (Roger, Josué), le tubercule est donc bien l'expression de la lutte engagée par l'organisme contre l'invasion bacillaire.

L'étude de son *évolution* mène d'ailleurs à une conclusion semblable. Tel qu'il est constitué, le follicule tuberculeux peut en effet se scléroser par sa partie périphérique, se caséifier par sa partie centrale. C'est, suivant la juste expression de Grancher, une *néoplasie fibro-caséeuse*. Si le processus fibreux s'accentue, isolant les bacilles du reste de l'organisme, la lésion locale doit être considérée le plus souvent comme en voie de guérison (*tubercules cicatriciels*); inversement si c'est la caséification qui l'emporte (*tubercules caséeux*), les bacilles tuberculeux se multiplient, le mal s'étend et les diverses formes de la tuberculose peuvent être réalisées. Or, caséification et sclérose sont sous la dépendance même du bacille (en tenant compte toutefois des réserves formulées plus haut sur le rôle des acides gras du bacille et la spécificité des lésions). La caséification n'est nullement le fait de l'oblitération vasculaire, mais, précédée de dégénérescence vitreuse, elle résulte de l'action sur les tissus de l'éthéro-bacilline. La sclérose est, pour une part, due à ce que le bacille sécrète un poison spécial à action sclérosante, la chloroformo-bacilline; mais cette action du bacille est favorisée et provoquée par la résistance de l'organisme, qui intervient sans doute également dans la transformation fibro-calcaire de certains bacilles tuberculeux notée en pathologie expérimentale par Metchnikof, et retrouvée dans certains cas de pathologie humaine.

Le tubercule apparaît donc finalement comme une *lésion de résistance de l'organisme*; sans doute elle est produite à la faveur de sécrétions bacillaires, mais celles-ci sont influencées par la nature même du terrain sur lequel se développe le bacille. Suivant l'action réciproque ainsi exercée par le bacille et les éléments cellulaires de l'organisme, par la graine et le terrain, la néoplasie fibro-caséeuse évolue vers la sclérose, processus de guérison, ou vers la caséification, processus d'aggravation. Une telle conception doit être sans cesse présente à l'esprit lorsque l'on étudie la tuberculose et que l'on cherche à comprendre ses multiples aspects anatomiques et cliniques.

Mais, quelle que soit sa netteté, le tubercule histologique n'est pas absolument spécifique, puisque ses caractères essentiels (amas embryonnaires, cellules géantes) ont été notés dans d'autres circonstances, soit expérimentalement provoquées (inoculation de poudres inertes, H. Martin), soit spontanées (syphilis, sporotrichose, lèpre, actinomycose, tumeurs, etc.).

Ce fait, qui prouve au surplus sa signification de production défensive, ne doit d'ailleurs pas retenir longtemps l'attention, car c'est dans la tuberculose seule que le tubercule acquiert l'ensemble de ses caractères, et qu'il constitue une lésion inoculable en série à un animal de même espèce, comme nous l'avons dit plus haut.

Il est toutefois des cas, actuellement encore à l'étude, dans lesquels le bacille tuberculeux peut agir sans provoquer de lésions folliculaires. Ces *tuberculoses non folliculaires*, visées dans les recherches anciennes de Landouzy sur la typho-bacillose, de Loomis et Pizzini sur la tuberculose occulte des ganglions bronchiques, de Yersin sur la tuberculose expérimentale du foie et de la rate sans lésions spécifiques, sont actuellement, grâce à de nombreux travaux, mieux connues: on tend à admettre d'une part que le bacille peut, au moins pendant un temps, vivre à l'état saprophytique dans l'organisme sans y produire de lésions caractérisées (tuberculoses occultes), d'autre part qu'il peut, soit par ses poisons diffusibles, soit par ses poisons adhérents, produire des lésions inflammatoires, scléreuses ou non, d'apparence banale. S'il est exceptionnel qu'à côté de ces lésions banales on ne trouve pas anatomiquement soit dans le même organe, soit ailleurs, des tubercules caractérisés, de tels faits n'en ont pas moins une grosse importance. Les efforts de S. Arloing sur le terrain expérimental ont en effet bien montré l'existence des tuberculoses occultes et leur influence possible sur l'état général. Ceux de Poncet dans ses recherches multiples sur la tuberculose inflammatoire, ceux de Landouzy établissent chaque jour l'extrême fréquence de la tuberculose lorsqu'on tient compte de ses formes abortives ou occultes, latentes ou larvées.

Elle est actuellement partout, mais il ne faut plus y voir, du fait même des recherches que nous venons de rappeler, cette maladie progressive et à lésions spécifiques, seule étudiée par les anciens auteurs. Elle est souvent histologiquement atypique, elle n'est fréquemment pas progressive, elle est curable. Elles n'en est pas moins responsable sous ses formes occultes et larvées de manifestations multiples dont la liste s'augmente chaque jour.

**Étiologie.** — L'étude que nous venons de faire du bacille tuberculeux et des lésions, spécifiques ou non, que provoque sa présence dans l'organisme permet de mieux comprendre et l'étiologie et les caractères cliniques de la tuberculose.

La tuberculose est une infection, et une infection qui se généralise ou qui du moins ne reste point cantonnée d'ordinaire à son seul point d'entrée. Comment pénètre le bacille tuberculeux? Comment arrive-t-il à l'organe le plus atteint, notamment au poumon? Longtemps on a admis la préexistence du germe dans l'organisme dès la naissance, en d'autres termes, l'*hérédité tuberculeuse*; actuellement on tend à reconnaître à la *contagion tuberculeuse* le rôle le plus important.

I. **Hérédité tuberculeuse.** — La notion de l'hérédité de la tuberculose, admise bien antérieurement à la notion de l'infection, a survécu longtemps à la découverte du bacille; on se basait, pour le défendre, sur la fréquence de la tuberculose chez les enfants des phtisiques. Mais des enquêtes très soigneusement poursuivies, notamment celle de Küss, ont montré la rareté de la tuberculose congénitale.

Et encore les quelques faits ainsi observés n'établissent-ils nullement la *transmission héréditaire du genre tuberculeux*. L'hérédité tuberculeuse par *infection ovulaire*, a priori possible (une hérédité semblable existe pour la pébrine des vers à soie et sans doute aussi pour la syphilis) ne peut être admise, car jamais on n'a trouvé de tubercules chez des fœtus âgés de moins de quatre mois, c'est-à-dire antérieurement à l'établissement de la circulation placentaire, et il n'est pas une observation de tuberculose congénitale qui ne puisse être rattachée à une contagion utérine.

L'hérédité parasitaire d'origine paternelle par *infection spermatique* est tout aussi inacceptable; d'une part, le sperme ne contient que rarement des bacilles, et encore n'est-il nullement établi qu'ils existent dans les spermatozoïdes eux-mêmes; d'autre part, la possibilité de l'infection ovulaire par du sperme bacillifère n'a jamais pu être démontrée.

L'*hérédo-contagion transplacentaire* est au contraire absolument hors de doute. Les observations expérimentales ou humaines en sont actuellement assez nombreuses pour le prouver définitivement.

Toutefois il ne s'agit qu'exceptionnellement de tuberculoses congénitales avec lésions macroscopiques : le plus souvent il y a bacillose fœtale purement histologique, ou même décelable seulement par l'inoculation. Toute une série d'arguments, empruntés à la pathologie expérimentale et humaine, groupés par Hutinel et Küss, montrent que ces quelques faits positifs ne sauraient toutefois suffire à faire admettre la réalité d'une hérédo-contagion habituelle; les conditions de son existence (bacillémie suffisante, passage du bacille à travers le placenta, atteint ou non de lésions tuberculeuses) ne sont qu'exceptionnellement réalisées. Et les arguments cliniques qu'on a invoqués en faveur de cette hérédo-contagion ne sont pas davantage convaincants; la fatalité de l'hérédité tuberculeuse n'est pas démontrée, et l'hérédo-prédisposition et la contagion semblent suffire à expliquer la fréquence de la tuberculose chez les descendants de phtisiques. Inversement il est de nombreux exemples, empruntés à la pathologie humaine ou animale, de rejetons de phtisiques longtemps suivis, qui, autopsiés, n'avaient aucune lésion de tuberculose, ou qui, tuberculinisés, ne réagissaient nullement à l'infection. En outre, si la grande fréquence de la tuberculose du premier âge est réelle (Landouzy), cette fréquence augmente avec l'âge, ce qui est contraire à l'hypothèse de l'hérédo-contagion habituelle. Il ne faudrait pas toutefois se hâter de nier l'existence de l'hérédité parasitaire. Les recherches récentes de Landouzy et Lacderich, réalisant expérimentalement des lésions tuberculeuses indiscutables permettent de la discuter à nouveau; elles rendent de l'actualité à la vieille théorie de la latence du germe, défendue par Baumgarten; rapprochées de la notion des tuberculoses occultes, de celle des tuberculoses non folliculaires et inflammatoires, elles font se demander si l'enfant ne naît pas parfois porteur de bacilles, lesquels restent plus ou moins longtemps sans provoquer aucune réaction anatomique ni clinique, ces réactions n'apparaissant que plus tard et le plus souvent à la faveur d'une cause occasionnelle. Peut-être donc, la théorie de Baumgarten contient-elle une part de vérité et, certainement, il est exact, comme il l'a soutenu, que la tuberculose apparente débute longtemps après une tuberculose latente; elle est la conséquence d'une auto-infection provenant de l'existence antérieure de ces foyers latents. Le plus souvent, dans l'état actuel de nos connaissances, ceux-ci ne doivent pas être considérés comme congénitaux; ils sont (leur topographie suffit ordinairement à l'établir) le résultat d'une contagion, mais il peut en être parfois autrement et la notion d'une tuberculose congénitale possible doit rester présente à l'esprit.

Quoi qu'il en soit, l'hérédité parasitaire reste rare, et l'on a justement substitué le plus souvent à la notion de l'hérédité de graine celle de l'hérédité de terrain.

Il est indiscutable que la tuberculose des parents entraîne chez les enfants des *troubles dystrophiques* au même titre que toute autre maladie de déchéance (alcoolisme, syphilis, etc.). Ces troubles consistent d'une part en malformations organiques (rétrécissement mitral, rétrécissement pulmonaire, malformations thoraciques, arrêt de croissance allant parfois jusqu'à l'infantilisme, etc.), d'autre part en modifications fonctionnelles étudiées par Charrin, et témoignant d'une désassimilation exagérée et d'une assimilation défectueuse. Ces manifestations d'*hérédo-dystrophie para-tuberculeuse* (Mosny), qui n'ont rien de spécial à la tuberculose, ne doivent pas être confondues avec l'*hérédo-prédisposition morbide*, à laquelle elles s'associent souvent, mais qui peut exister à l'état isolé. Tel, fils de tuberculeux, bien constitué, nullement dystrophique, devient en effet tuberculeux, alors que tel autre, dystrophique, mais issu de parents non tuberculeux, reste indemne.

L'hérédo-prédisposition est toutefois niée par certains médecins, ou du moins considérée comme *banale*, liée d'une part aux troubles dystrophiques dont nous venons de parler, d'autre part à l'influence cachectisante exercée sur le rejeton par la mauvaise qualité des cellules originelles, ou les conditions déplorables du fœtus porté par une mère gravement malade. Il semble pourtant difficile de ne pas admettre une prédisposition *spécifique* résultant de l'action sur l'embryon, à un stade quelconque de son développement, des produits solubles qui se forment dans l'organisme des tuberculeux, action qui se traduit tantôt par une espèce de vaccination, tantôt par une influence inverse. Sans insister sur certaines constatations faites récemment (S. Arloing, Pollack) qui semblent prouver la transmission de propriétés humorales aux descendants de tuberculeux, nous pouvons, nous basant sur la clinique, admettre que parmi les hérédo-tuberculeux il en est un bon nombre qui présentent à la fois une réceptivité plus grande à l'infection et un terrain relativement résistant (tels les chlorotiques, les scrofuleux, etc.), leurs ascendants leur ayant simultanément transmis et cette prédisposition et cet état spécial de résistance. Il en est inversement d'autres qui non seulement sont plus exposés à la tuberculose, mais, une fois atteints, lui résistent plus mal et font une forme plus grave. Il en est enfin qui font dans l'enfance des lésions de tuberculose qui restent latentes, et qui, devenus adultes, ont une tuberculose avérée résultant de l'auto-infection par ce foyer latent; peut-être même, comme nous l'avons montré avec M. Hutinel, sont-ce ces foyers latents qui donnent au malade l'habitus spécial souvent qualifié de prétuberculeux; il s'agit alors plutôt de *tuberculeux préphtisiques* : cette dernière notion a d'ailleurs été également défendue par Calmette pour lequel les prédisposés des cliniciens, les prétuberculeux, sont en réalité déjà infectés porteurs de lésions tuberculeuses plus ou moins graves, réagissant aux diverses épreuves tuberculiniques; la tuberculose ainsi admise peut d'ailleurs rester toujours occulte ou latente et est souvent curable. Mais cette tuberculose elle-même, résultat de la contagion infantile, cause de troubles dystrophiques, ne survient souvent, semble-t-il, que grâce à la tuberculose des ascendants.

Aussi sommes-nous amené à conclure que, à côté de l'hérédité parasitaire, certaine mais rare, une large place doit être faite à l'hérédo-prédisposition, encore qu'elle soit impossible à préciser dans sa nature. On ne naît que très rarement tuberculeux, on naît sûrement tuberculisable, mais les multiples causes de contagion rendent trop souvent vite effective la tuberculisation secondaire. Ce qui ressort donc pratiquement de ces discussions, c'est la nécessité chez les descendants de tuberculeux de fortifier le terrain, qu'il soit ou non déjà ensemencé par le bacille; toutes les œuvres qui tendront à ce résultat rempliront leur but, qu'elle visent surtout à empêcher l'hétéro-infection de s'implanter dans l'organisme, qu'elles s'opposent à la transformation d'une tuberculose occulte en tuberculose active.

II. **Contagion. Portes d'entrée du bacille.** — L'infection tuberculeuse peut se transmettre directement ou indirectement de l'homme et des animaux malades à l'homme sain. Ses portes d'entrée sont multiples, et à côté de l'inhalation, reconnue jusqu'à ce jour comme le mode le plus fréquent d'infection tuberculeuse, la voie cutanée, la voie digestive, la voie génitale ont pu être incriminées.

1° *Voie cutanée.* — Cette voie, qui se rapproche des conditions d'inoculation réalisées expérimentalement par Villemin, est relativement rare, au moins à titre primitif. Sans doute le tuberculeux peut s'auto-inoculer à la faveur d'une effraction cutanée, et de cette auto-inoculation résultent des ulcérations tuberculeuses de la peau, du lupus, des gommes tuberculeuses, des tuberculoses verruqueuses, mais rarement il s'agit d'infection primitive. Toutefois il en existe des cas indéniables, et les tubercules anatomiques en sont un exemple frappant et fréquent, au cours des autopsies notamment; il en est souvent de même pour la tuberculose verruqueuse. Le tubercule anatomique peut d'ailleurs guérir sans laisser de traces (cas de Verneuil, de Maisonneuve, de Chauveau, etc.); il est peut-être, dans d'autres cas, le point de départ d'une tuberculose généralisée dont le début apparent est plus ou moins tardif (cas de Laënnec qui, guéri d'un tubercule anatomique, meurt vingt ans après de tuberculose pulmonaire). La tuberculose a été signalée après la circoncision rituelle, après la vaccination; toutefois, cette dernière cause paraît bien exceptionnelle et peu à craindre. La tuberculose bovine est inoculable à l'homme, mais les accidents cutanés qu'elle détermine ainsi restent localisés et elle ne se généralise que rarement. La tuberculose cutanée, qui nécessite une lésion préalable du derme (écorchure, égratignure), est donc le plus souvent bénigne et ne représente qu'une porte d'entrée exceptionnelle; toutefois, la réalité de cette porte d'entrée a pu être affirmée récemment par J. Courmont et Lesieur qui ont expérimentalement tuberculisé des animaux par la peau en apparence saine.

2° *Voie digestive.* — Prouvée depuis les célèbres expériences de Chauveau réalisant la tuberculose de la vache par ingestion de matières tuberculeuses, la porte d'entrée digestive a été toutefois longtemps considérée comme exceptionnelle, ou du moins ne provoquant que la seule tuberculose digestive. Les conclusions de Koch sur la dualité de la tuberculose bovine et de la tuberculose humaine, si elles avaient été confirmées, auraient rendu plus invraisemblable encore la fréquence de l'origine digestive de la tuberculose. Mais elles ont été reconnues trop absolues et, Behring s'est fait, il y a quelques années, le défenseur d'une doctrine absolument inverse, d'après laquelle presque tous les cas de tuberculose, même de tuberculose pulmonaire de l'adulte, remonteraient à une tuberculose intestinale de la première enfance, ou à une tuberculose naso-pharyngée de la seconde enfance ou de l'adolescence. Cette opinion, vraisemblablement trop absolue, renferme pourtant une part de vérité; les expériences apportées en 1905 par Vallée (d'Alfort), par Calmette et Guérin, jointes à celles antérieurement publiées, ont montré la facilité avec laquelle, par l'ingestion, on provoque le développement d'adénopathies médiastines et de tuberculose pulmonaire, alors même que l'intestin et les ganglions mésentériques restent objectivement indemnes. Aussi ne peut-on se baser sur la rareté de la tuberculose intestinale primitive pour nier la porte d'entrée intestinale de la tuberculose pulmonaire. Souvent les ganglions mésentériques sont pris alors que l'intestin reste indemne; et eux-mêmes peuvent paraître sains, bien que la tuberculose soit la conséquence de l'ingestion. Aux faits anciennement connus dans lesquels le rôle de l'ingestion avait été prouvé d'une part par la notion étiologique, de l'autre par la présence de lésions intestinales ou mésentériques, s'en joignent donc nombre d'autres où ces dernières lésions font défaut, bien que la porte d'entrée soit intestinale. Néanmoins cette porte d'entrée est, nous le verrons, loin d'être aussi importante que celle représentée par les voies aériennes et les constatations expérimentales de Küss et Lobstein, les constatations anatomiques de Escherich et Hutinel sont venues montrer qu'on aurait tort de trop généraliser.

La porte d'entrée peut d'ailleurs être également au niveau des *amygdales* et du *naso-pharynx*, et les faits de Lermoyez et de Dieulafoy notamment, ceux groupés par Baup, ont établi la possibilité soit de tuberculose avérée, soit de tuberculose larvée des trois amygdales (parfois décelable seulement par l'histologie ou l'inoculation) servant de porte d'entrée à l'infection tuberculeuse, qui secondairement gagnerait les ganglions cervicaux, les ganglions bronchiques, le poumon. Cette porte d'entrée amygdalienne ne doit évidemment pas toujours être admise sans examen, car les altérations des amygdales peuvent être secondaires, car aussi le bacille peut exister à la surface des amygdales et entraîner une inoculation positive sans pénétrer dans la profondeur, ni par suite dans l'organisme, car enfin la tuberculose des amygdales est beaucoup moins fréquente qu'on ne l'a cru (Nobécourt et Tixier ont notamment montré que l'inoculation de végétations adénoïdes ne tuberculise que rarement le cobaye). Mais l'amygdale représente une porte d'entrée possible.

Que le bacille pénètre par l'amygdale ou par l'intestin, c'est avant tout par l'*alimentation* qu'il peut être apporté. La *viande* des animaux tuberculeux a été incriminée; mais, expérimentalement, sauf lorsque la tuberculose des animaux est avancée, généralisée, profonde, l'inoculation de leur viande ne donne que des résultats négatifs (Nocard); à cet égard, il faut noter la différence entre la virulence exceptionnelle des muscles et celle beaucoup plus marquée des viscères. Chez l'homme, il semble bien que les viandes d'animaux tuberculeux soient, surtout après avoir été soumises à la cuisson, ordinairement sans danger, si les lésions constatées chez l'animal ne sont ni profondes ni généralisées. Toutefois, la réalité actuellement reconnue de l'origine intestinale de la tuberculose justifie certaines réserves à cet égard et une surveillance plus attentive des viandes soumises à la consommation (V. plus loin, *Prophylaxie*). Mais c'est le *lait* qui semble de beaucoup le plus nocif. Des faits déjà anciens prouvent bien le rôle du lait des vaches tuberculeuses dans la production de la tuberculose humaine. Le lait peut en effet renfermer des bacilles de Koch, alors même que la mamelle ne présente pas de lésions tuberculeuses. Le bacille subsiste dans les produits dérivés du lait, notamment dans le beurre. Aux affirmations de Koch sur l'innocuité du lait de vaches tuberculeuses ont été opposés récemment des faits montrant sa virulence plus fréquente qu'on ne l'admettait autrefois; aussi l'usage du lait bouilli ou du lait cru de vaches soumises à la tuberculine est-il une utile précaution.

Les poussières, les particules de crachats incriminés dans la genèse de la tuberculose par inhalation peuvent enfin être déglutties et, au même titre que le lait, intervenir dans la production de la tuberculose par voie amygdalienne ou naso-pharyngée.

5° *Voie respiratoire. Inhalation*. — Considérée longtemps, à la suite des expériences de Villemin, de Tappeiner, et surtout de Cornet, comme la source ordinaire de la contamination tuberculeuse, l'inhalation, un moment très discutée, a bien toute l'importance qu'on lui a attribuée. Les poussières dues aux crachats desséchés ont été incriminées; il semble bien, toutefois, que l'air soit exceptionnellement bacillifère, les bacilles que contiennent ces poussières ayant tendance à se déposer sur les parois des pièces ou sur les meubles. Il est de plus établi que l'expiration normale du phtisique est sans danger, l'air expiré étant aseptique. Les conditions tout d'abord invoquées pour une contamination aérienne n'ont donc pas été vérifiées. Néanmoins le rôle des poussières reste assez considérable; peut-être faut-il seulement l'interpréter autrement. Il a été en effet reconnu, surtout après les recherches de Flügge et de ses élèves, et celles de Moëller, que ce qui souvent est surtout dangereux, ce sont non seulement les crachats, mais aussi les gouttelettes de salive que projette le malade lorsqu'il tousse, éternue, ou parle à haute voix. Ces gouttelettes, qui restent humides et maintenues plusieurs heures en suspension dans la chambre d'un phtisique par un courant d'air même léger, constituent pour l'entourage du phtisique un danger permanent. Au même titre interviennent d'ailleurs toutes les causes qui soulèvent les poussières de crachats répandues sur le sol et les meubles et les humidifient. Cette poussière humide bacillifère peut s'arrêter aux fosses nasales souvent habitées par le bacille de Koch (Straus). Elle peut atteindre le naso-pharynx; de là les bacilles arrivent aux ganglions thoraciques, gagnent ensuite le canal thoracique et la circulation générale, et secondairement le poumon (Marfan). Elle peut enfin aller plus loin, et, de même que le courant d'air inspiré entraîne les particules de charbon jusqu'au poumon (anthracose), de même il amène ainsi les bacilles tuberculeux jusqu'aux bronchioles intra-lobulaires. Là se développe le tubercule initial (Rindfleisch), amenant secondairement une adénopathie bronchique, selon la loi de Parrot. L'analyse minutieuse des autopsies faites chez les enfants montre (Hutinel, Küss) que lorsqu'on examine avec soin le poumon, lors d'adénopathie médiastine, on y trouve le plus souvent en un point quelconque un chancre d'inoculation pulmonaire dont les caractères objectifs traduisent la préexistence à la lésion médiastine. Ces constatations souvent répétées démontrent la réalité de la tuberculose par inhalation. Les belles recherches expérimentales de Küss et Lobstein, les constatations de Escherich, celle de Hutinel l'ont à nouveau récemment établi et, quelle que soit la part réelle qu'il faille actuellement faire à l'infection par voie digestive, le rôle de l'inhalation dans la genèse de la tuberculose reste capital.

4° *Voie génito-urinaire*. — Admise jadis comme possible qu'il y ait tuberculose épididymaire, tuberculose rénale, ou tuberculose génitale de la femme, elle semble actuellement exceptionnelle. Sans doute il existe des lésions primitives indiscutables du rein, du testicule, des ovaires ou des trompes, mais elles sont ordinairement le résultat d'une infection par voie sanguine; au surplus, quand on fait l'autopsie de pareils cas, il est bien rare qu'on ne trouve pas simultanément des lésions de tuberculose médiastine latente.

En résumé, les conditions étiologiques de la tuberculose la montre résultant en pratique toujours d'une *contagion*, favorisée ou non par une *prédisposition antérieure*. Cette contagion peut être directe, et se faire par exemple par inoculation cutanée, mais le plus souvent elle est indirecte, ayant lieu soit par l'air chargé de poussières humides bacillifères, soit, mais bien plus rarement, par le lait ou d'autres aliments. Elle a ainsi des portes d'entrée multiples : naso-pharyngée, amygdalienne, intestinale, pulmonaire, peut-être même génitale.

III. **Conditions prédisposantes acquises.** — Mais il ne faut pas seulement que le bacille pénètre, il doit trouver en outre un terrain favorable à son développement. Lorsque l'hérédité ne crée pas un tel terrain, il peut être le résultat de diverses conditions de débilitation, la tuberculose étant une maladie de déchéance, et actuellement l'étude étiologique de la tuberculose doit tenir compte du rôle joué par les *conditions économiques* de la vie moderne. L'hygiène défectueuse des villes, vers lesquelles s'accentue de jour en jour l'*exode rural* (G. Bourgeois), l'insalubrité du *travail dans les ateliers* et en chambre, la faible élévation des salaires amenant le surmenage et la nourriture insuffisante, sont autant de conditions prédisposant directement à la tuberculose nombre de sujets fragiles, et favorisent aussi le développement de l'*alcoolisme*, qui est lui-même un des facteurs primordiaux de la tuberculose; suivant l'expression connue de Landouzy, il fait le lit de la tuberculose. Le *logement insalubre* et surtout le surpeuplement du logis doivent souvent être invoqués, car ils augmentent les chances de contagion tuberculeuse, et l'on peut dire que la tuberculose frappe surtout à coups redoublés « dans le monde où l'on pâtit » (Casimir-Perier). Il est donc juste de conclure avec Romme, qui a récemment étudié ces divers facteurs étiologiques que « dans notre société, la tuberculose est fonction des conditions économiques de l'individu ».

Nous ne pouvons entrer dans le détail de cette étiologie sociale; c'est par l'ensemble de ces conditions que nombre de *professions* ont été incriminées dans le développement de la tuberculose. Les unes exposent plus particulièrement à la contagion (infirmiers, médecins, vétérinaires, blanchisseurs, etc.); d'autres agissent par le surmenage général ou local (surmenage vocal) ou par le traumatisme local (professions à poussières, mouleurs, tailleurs de pierre, etc.), d'autres encore et surtout par l'alcoolisme auquel elles exposent (garçons de café, marchands de vin, etc.).

Toutes ces conditions interviennent non seulement pour permettre la contagion, mais surtout pour faciliter le développement de la tuberculose, qui, comme nous le rappellerons plus loin, reste très fréquemment latente et n'évolue souvent qu'à la faveur de ces conditions prédisposantes, lesquelles mettent en évidence le rôle du terrain.

Il faut encore tenir compte des *maladies infectieuses*, qui souvent facilitent l'apparition, à plus ou moins longue échéance, des symptômes de la tuberculose (rougeole et coqueluche dans l'enfance, fièvre typhoïde et grippe chez l'adulte, variole surtout dont Landouzy a mis en lumière le rôle fréquent), et de toutes les *maladies cachectisantes* : diabète, albuminurie, cancer, syphilis, etc. Mais ces affections interviennent souvent, moins pour provoquer l'apparition de la tuberculose en facilitant la contagion, que pour activer son développement en réveillant des lésions latentes.

**Évolution générale.** — La tuberculose, qui pénètre dans l'organisme par les portes d'entrée que nous avons énumérées, peut se caractériser par une lésion au point d'inoculation, chancre tuberculeux, et se propager secondairement; elle peut ne laisser à son point d'entrée aucune trace de son passage et se révéler seulement par des lésions plus profondes, qui elles-mêmes sont susceptibles de se généraliser ensuite.

La *voie de propagation* ordinaire et initiale est la *voie lymphatique*, et la clinique humaine vérifie à cet égard les données de l'expérimentation. La lésion pulmonaire entraîne une adénopathie bronchique, la lésion intestinale une adénopathie mésentérique. Souvent d'ailleurs cette adénopathie est proportionnellement beaucoup plus importante que la lésion initiale; celle-ci même fait parfois complètement défaut, et cela est particulièrement net pour l'intestin à travers lequel le passage des bacilles se fait facilement; qu'ils déterminent ou non des adénopathies mésentériques, ils arrivent souvent par cette voie jusqu'aux ganglions médiastinaux. De même, par l'amygdale et les ganglions cervicaux, ils peuvent gagner les mêmes ganglions, ou parfois arriver ainsi jusqu'au poumon. De même encore la propagation lymphatique de l'infection tuberculeuse suffit à expliquer la genèse de nombre de pleurésies ou de péritonites tuberculeuses. Mais souvent, la propagation lymphatique mène les bacilles jusqu'au canal thoracique et de là dans la circulation générale. Les bacilles peuvent de même pénétrer parfois dans le sang par effraction d'un foyer tuberculeux dans un gros vaisseau. Dans les deux cas la propagation se fait dès lors par *voie sanguine*. Si le passage des bacilles est massif, la septicémie tuberculeuse qui en résulte amène l'éclosion des formes aiguës de la tuberculose, de la granulie. S'il est discret, ils vont coloniser dans divers organes et déterminer l'éclosion ultérieure de diverses tuberculoses locales, périphériques ou viscérales (tuberculose osseuse, articulaire, testiculaire, rénale, méningée, etc.). De toutes façons le bacille ne séjourne pas habituellement dans le sang, et les *bacillémies tuberculeuses*, dont l'existence est prouvée (André Jousset), ne sont jamais que temporaires, que la mort en soit la conséquence, ou que les bacilles se fixent secondairement dans les organes.

Enfin, lorsqu'un foyer de la tuberculose est constitué, il peut gagner, *de proche en proche*, la lésion tuberculeuse faisant, pour ainsi dire, tache d'huile; il en est ainsi dans la tuberculose pulmonaire de l'adulte.

Les conséquences anatomiques et cliniques de l'infection tuberculeuse sont par suite très variables. Tantôt, et surtout chez l'enfant, elle peut rester cantonnée au système lymphatique, emprisonnée pour ainsi dire dans les ganglions, et n'aboutir jamais à la phtisie confirmée; ainsi sont réalisées les *formes occultes* et les *formes latentes* de tuberculose dont l'existence et la fréquence sont indéniables. Tantôt elle n'amène que le développement de foyers locaux de tuberculose (tuberculose ganglionnaire, tuberculoses osseuses) souvent susceptibles de guérison, ce sont là les *formes localisées* de tuberculose fréquemment plus chirurgicales que médicales. Tantôt encore, soit d'emblée, soit par réveil d'une tuberculose latente, elle peut évoluer sous le type d'une tuberculose pulmonaire à marche progressive, réalisant plus ou moins vite le tableau de la phtisie pulmonaire. Il est aussi d'autres faits de plus en plus nombreux actuellement où la tuberculose, qu'elle soit anatomiquement représentée par des lésions spécifiques, qu'elle ait les caractères des tuberculoses inflammatoires ou non folliculaires récemment décrites, s'accompagne de manifestations cliniques diverses et dont la nature est aisément méconnue ; ce sont les *formes larvées* dont les aspects cliniques sont multiples. Enfin la tuberculose peut se généraliser et l'on assiste au développement de l'une ou l'autre des formes de la phtisie aiguë (*formes généralisées*, *formes septicémiques*). Mais dans ce cas, il y avait déjà de longue date un foyer latent de tuberculose dans l'organisme, traduisant l'ancienneté de la contagion (loi de Bühl).

Et, réserve faite de ces cas de phtisie aiguë, on peut dire que très souvent la tuberculose est spontanément *curable*. De nombreuses statistiques ont montré l'extrême fréquence des lésions tuberculeuses guéries soit chez l'enfant, soit chez l'adulte. Elle n'aboutit donc que dans des cas relativement restreints à la *phtisie*, ce terme indiquant, comme chacun sait, les formes avérées et graves de la tuberculose, celles dans lesquelles l'attaque bacillaire a déjà profondément touché l'organisme, et entraîné des troubles généraux. On conçoit même que l'on puisse avec Landouzy distinguer : la *bacillose* ; responsable des formes occultes et de bon nombre de formes larvées, la *tuberculose*, la *phtisie*, trois variétés d'une même infection, différentes par leurs conséquences anatomiques et cliniques et par leur pronostic.

L'analyse rapide des caractères revêtus par la tuberculose suivant les âges va nous permettre au surplus de mieux établir la curabilité de la tuberculose et de préciser les diverses étapes de son évolution.

I. **Tuberculose de l'enfant.** — Longtemps considérée comme exceptionnelle dans les premiers mois de la vie, en réalité relativement fréquente (Landouzy), la tuberculose se rencontre de plus en plus souvent à partir de l'âge de 2 ans. Dans le jeune âge elle peut être d'emblée généralisée, avec septicémie tuberculeuse qui peut entraîner la mort rapide par *granulie* (V. PHTISIE AIGUË), et parfois aussi ne s'accompagner que de très peu de tubercules, l'affection tuant avant que ceux-ci n'aient eu le temps de se constituer : c'est la *fièvre infectieuse tuberculeuse aiguë primitive* (Landouzy), dont l'existence, sans doute rare, paraît nettement prouvée. Enfin la *typhobacillose*, dont nous avons ailleurs parlé (V. PHTISIE AIGUË), est relativement fréquente, suivie de guérison apparente ou de localisations secondaires sur l'un ou l'autre organe. Dans d'autres cas, la tuberculose se généralise plus lentement, quelle que soit sa porte d'entrée, à tout l'appareil lymphatique, et le plus souvent aux différents viscères. Alors peut être réalisée la *tuberculose généralisée à tous les ganglions lymphatiques sans participation des* *viscères* (Lesage et Pascal), forme rare, et surtout la *tuberculose diffuse* (Aviragnet) ou *tuberculose généralisée chronique apyrétique* (Marfan); le tableau clinique offert par celle-ci est bien spécial : début variable bronchitique, broncho-pneumonique ou intestinal, puis pâleur avec amaigrissement, cachexie, système pileux développé, et surtout poly-microadénite (ganglions, petits, durs, indolents, roulant sur le doigt, décrits par Legroux), symptômes bronchiques et pulmonaires variables, troubles digestifs peu importants, hypertrophie simultanée du foie et de la rate, enfin apyrexie. L'évolution progressive entraîne la mort par cachexie tuberculeuse, par granulie ultime, par méningite, ou encore par complications broncho-pulmonaires ou intestinales.

Dans d'autres cas, la tuberculose ne se généralise pas d'emblée. Elle est pour un temps arrêtée par les ganglions lymphatiques, exerçant contre elle leur rôle de protection, ganglions dans lesquels elle s'est établie au cours d'une *première étape* très précoce de la maladie. C'est, comme nous l'avons dit, essentiellement les ganglions médiastinaux qui sont atteints. Et cette tuberculose médiastine peut plus ou moins longtemps rester latente. Lorsque la tuberculose évolue et franchit une *seconde étape*, au cours de la seconde enfance, ce sont souvent les *accidents pulmonaires* qui traduisent dans ce cas son existence. Apparaissant spontanément ou à l'occasion d'une maladie intercurrente (rougeole, coqueluche) et revêtant l'allure d'une *broncho-pneumonie* aiguë ou subaiguë, en général rapidement mortelle, plus rarement d'une *pneumonie*, ils peuvent, surtout à partir de l'âge de six à dix ans, reproduire le tableau de la *phtisie pulmonaire* (v. c. m.), du moins dans ses formes subaiguës et plus ou moins caséeuses, les formes franchement chroniques étant beaucoup plus rares. Dans d'autres cas, ce sont des *accidents pleuro-péritonéaux*, avec ou sans adénopathies mésentériques et lésions intestinales, qui révèlent la tuberculose. Dans d'autres encore, elle a pour premiers symptômes apparents ceux d'une *méningite tuberculeuse*, exceptionnellement pourtant primitive, et résultant d'ordinaire de la généralisation d'une tuberculose médiastine latente. Il est d'autres faits dans lesquels la tuberculose est osseuse, articulaire (*tuberculoses chirurgicales*); souvent alors, s'il y a suppuration et ouverture à l'extérieur, elle est compliquée secondairement d'amylose du foie, de la rate et du rein.

A côté des enfants chez lesquels la tuberculose évolue sous l'une ou l'autre de ces formes, il en est d'autres chez lesquels elle reste plus longtemps cantonnée aux ganglions lymphatiques, entraînant parfois le développement d'*adénopathies cervicales volumineuses*, suppurées ou non, et réalisant le tableau de la *scrofule* (v. c. m.), ou limitée aux ganglions du médiastin ou du mésentère. Si quelquefois la lésion de ces ganglions peut entraîner des symptômes physiques et fonctionnels plus ou moins marqués (*adénopathie trachéo-bronchique, carreau*), dans d'autres cas, elle reste absolument latente. Et ces faits de *tuberculose latente* sont de beaucoup les plus nombreux, comme le prouvent les résultats des autopsies faites chez les enfants. Les cas où se produisent les divers accidents que nous venons d'énumérer ne représentent que la minorité parmi ceux où l'infection tuberculeuse s'est faite. Souvent la maladie reste indéfiniment latente et peut être considérée comme spontanément guérie. Il est même certains faits (notamment parmi ceux qui s'accompagnent d'écrouelles guéries) où la tuberculose latente ou atténuée semble conférer une sorte d'immunité contre les attaques ultérieures du bacille, faits décrits par Marfan; sans être fréquents, ils sont indiscutables. Il est enfin des cas, inverses de ceux-ci, où, *vers la fin de l'adolescence* ou *à l'âge adulte*, se manifestent les premiers symptômes apparents de la tuberculose, restée jusque-là absolument insoupçonnée. Les raisons pour lesquelles la tuberculose franchit ainsi une seconde étape sont multiples et méritent d'être exposées. Mais il en est une, qu'avant de terminer ce chapitre, nous devons dès maintenant mentionner. La tuberculose de l'enfant, qu'elle soit latente ou qu'elle évolue vers la guérison après s'être manifestée par divers accidents, influe sur son développement et sur sa nutrition. L'expérimentation même l'a établi. Et les attributs physiques, si souvent attribués au *prétuberculeux*, sont, en réalité, la conséquence de cette tuberculose latente établie au cours de la première étape de la tuberculose infantile : les prétuberculeux sont, les autopsies l'établissent, presque toujours d'ores et déjà des tuberculeux latents : ainsi affaiblis, ils sont plus aptes que d'autres à devenir plus tard des phtisiques confirmés, vérifiant la donnée clinique ancienne par là, mais par là seulement : en résumé, ce sont des *tuberculeux préphtisiques* (Hutinel et Lereboullet). D'ailleurs récemment le rôle de la tuberculose a été invoqué dans la production de certaines dystrophies infantiles; Marfan a montré son influence dans la genèse de certains cas de rachitisme, Poncet et Leriche ont admis une scoliose d'origine tuberculeuse, on a enfin soutenu l'existence d'un infantilisme d'origine tuberculeuse.

Si l'on pense aussi à toutes les manifestations larvées de la tuberculose décrites chez l'enfant, on voit combien est important son rôle étiologique en pathologie infantile.

II. **Tuberculose de l'adulte.** — Elle est susceptible de se développer spontanément chez un sujet jusqu'alors indemne de tuberculose, du fait d'une des causes de contagion énumérées plus haut, associées ou non aux conditions prédisposantes que nous avons signalées.

Mais souvent aussi le sujet, adolescent ou adulte, en apparence frappé récemment de tuberculose, était de longue date atteint de tuberculose latente. La tuberculose ne fait donc que franchir une *seconde étape*, et la poussée nouvelle constatée doit alors souvent être considérée comme le résultat d'une *auto-infection* provenant de ces foyers anciens de tuberculose médiastine. Cette auto-infection résulte souvent d'une *débilitation de l'organisme* par l'une ou l'autre des causes que nous avons énumérées (V. Étiologie), d'autres fois d'une *maladie infectieuse intercurrente* (rougeole et coqueluche dans l'enfance, fièvre typhoïde, grippe chez l'adulte). Dans d'autres cas, récemment étudiés, il y a *hétéro-infection*; l'infection tuberculeuse paraît le résultat d'une contagion nouvelle; il y a *supertuberculisation* (P. Carnot). Il est établi maintenant, cliniquement et expérimentalement, qu'à côté des tuberculeux immunisés, il en est d'autres qui sont rendus ainsi hypersensibles aux attaques du bacille de Koch, et cette notion doit être rapprochée de celle de l'anaphylaxie qui a été maintes fois appliquée à la tuberculose (V. TUBERCULINES). La fréquence de la tuberculose dans les collèges, dans les écoles professionnelles, dans l'armée surtout, s'explique ainsi par des causes multiples; elle frappe, sans doute, surtout des sujets antérieurement atteints (L. Colin, Kelsch), mais le rôle de la contagion n'est pas diminué de ce fait, puisque ces sujets sont plus particulièrement vulnérables.

Ces considérations montrent la multiplicité des conditions qui peuvent commander l'apparition de la tuberculose de l'adulte. Une fois qu'elle a commencé à se développer, moins que celle de l'enfant, elle est sujette à des trêves; moins que celle-ci, elle marche par étapes. Sans doute, elle est fréquemment curable, et, par exemple, la lésion localisée initialement au sommet d'un poumon peut rester au stade de germination et guérir; toutefois, souvent cet arrêt n'est que passager; la lésion s'étend, se démasque; on assiste à la fonte progressive du poumon, puis les autres organes sont envahis, et, finalement, la tuberculose se généralise.

A côté de ces cas de *phtisie pulmonaire chronique* (v. c. m.), dans lesquels, au moins pour une part, la propagation des lésions se fait par contiguïté, il en est d'autres où elles se généralisent par voie sanguine, amenant la granulie, conséquence ordinaire d'un foyer de tuberculose latente, suivant la loi de Bühl (*phtisie aiguë granulique*), d'autres encore où l'ensemencement massif du poumon amène le développement de la pneumonie ou de la broncho-pneumonie caséeuse (*phtisie aiguë pneumonique*).

S'il y a des faits nombreux où l'évolution de la tuberculose chez l'adulte est régulièrement progressive, on doit toutefois faire aussi une place à ceux où la tuberculose, qu'elle siège surtout au poumon ou en dehors de lui, guérit ou présente de longues rémissions. Chez l'adulte, si la tuberculose est souvent généralisée, elle se comporte d'autres fois comme une *tuberculose locale* : tuberculoses osseuses, articulaires, ganglionnaires, cutanées, etc. Ces tuberculoses s'accompagnent communément de tuberculose ganglio-pulmonaire, mais celle-ci reste souvent indéfiniment latente, et la guérison de la lésion locale peut être considérée comme une guérison définitive. La pleurésie dite *a frigore*, manifestation de tuberculose pleurale, a souvent aussi l'allure d'une tuberculose locale, et guérit sans qu'ultérieurement évolue la tuberculose pulmonaire. Triboulet a même pu parler de l'immunité de certains pleurétiques anciens. De même encore l'adulte peut présenter une tuberculose testiculaire, une tuberculose rénale, qui, susceptible parfois d'entraîner des réactions générales, sont néanmoins de vraies tuberculoses locales, l'ablation de l'organe malade pouvant amener l'arrêt de l'évolution tuberculeuse. Ces tuberculoses locales sont, toutefois, dans certains cas, graves, moins par la lésion bacillaire que par l'atteinte fonctionnelle de l'organe atteint, l'exemple le plus net en est la tuberculose des capsules surrénales, cause ordinaire de la maladie d'Addison.

Il est des cas dans lesquels la tuberculose engendre des affections aiguës ou chroniques qui, provoquées par elles, mais communément considérées comme non tuberculeuses, masquent la tuberculose causale. Il s'agit alors de *tuberculoses larvées* (Landouzy). Bon nombre d'emphysémateux et d'asthmatiques sont, en réalité, des tuberculeux. Certaines néphrites, certaines cirrhoses, se présentant cliniquement sans cause nette sont, en fait, sous la dépendance de la tuberculose. Il en est de même de beaucoup des cas qualifiés de chlorose. On connaît également actuellement l'importance du rhumatisme tuberculeux étudié par Poncet et ses élèves. On sait encore le rôle fréquent, actuellement reconnu, de la tuberculose dans la genèse de certains érythèmes noueux et de certains purpuras, ces exemples pourraient être multipliés, tant s'est élargi le rôle étiologique de la tuberculose dans ces dernières années.

La tuberculose de l'adulte, peut aussi rester complètement *latente*, mais cette latence ne doit pas toujours faire croire à la guérison complète, et une cause occasionnelle (maladie intercurrente, traumatisme, fatigue, etc.) peut très bien amener le réveil de ce foyer tuberculeux, par le même mécanisme que pour la tuberculose latente de l'enfance.

De nombreuses causes interviennent naturellement pour modifier l'évolution de la tuberculose de l'adulte, notamment l'association avec la syphilis, avec l'arthritisme, invoquée souvent pour expliquer la phtisie fibreuse, avec le diabète, etc.

Cette évolution dépend, d'une part, du terrain ; d'autre part, des germes et de leurs propriétés sclérosantes et caséifiantes. Elle dépend aussi des lésions secondaires engendrées par eux ou leurs poisons, frappant divers organes (foie, reins, etc.) qui, par l'atteinte qu'elles portent à leur fonctionnement, peuvent diminuer les aptitudes défensives de l'organisme. Il faut enfin tenir compte des infections secondaires, capables de produire des lésions diverses et d'activer la marche de l'infection tuberculeuse.

**III. Tuberculose des vieillards.** — Relativement fréquente chez le vieillard, comme le montrent les autopsies, la tuberculose est pourtant chez lui communément torpide. Il s'agit de lésions de tuberculose guérie et ancienne, ou bien, souvent, de lésions surtout fibreuses entraînant des symptômes de bronchite chronique, d'emphysème, de néphrite, etc., derrière lesquelles la tuberculose est souvent méconnue. Elle peut enfin parfois revêtir l'une ou l'autre des formes que nous venons d'énumérer à propos de l'adulte et notamment la forme aiguë. Mais, réserve faite des cas où elle se développe à la faveur d'une cause cachectisante (cancer, diabète, etc.), elle est, le plus souvent, caractérisée par son allure torpide et lente et sa tendance fibreuse.

**Diagnostic.** — Sans insister davantage sur l'évolution et les caractères cliniques de la tuberculose, nous en avons dit assez pour rappeler la multiplicité des aspects qu'elle peut revêtir, et montrer combien fréquemment, reconnue et traitée à temps, elle était curable. Mais cette diversité même d'aspect et d'évolution met en lumière les difficultés de son diagnostic. Celui-ci se base d'une part sur la *constatation du bacille*, signe de certitude (mais dont fréquemment on doit pouvoir se passer, à moins de ne reconnaître que les tuberculoses ouvertes), d'autre part sur les *réactions organiques* consécutives à l'invasion du bacille, que divers moyens empruntés au laboratoire ou à la clinique permettent de constater. Ce sont surtout les premiers que nous envisagerons ici, les autres étant décrits dans les articles consacrés aux diverses formes de la tuberculose.

I. **Recherche du bacille.** — 1º *Constatation directe.* — C'est sur la constatation du bacille de Koch dans l'expectoration et dans les divers exsudats qu'on voulut, peu après la découverte de Koch, faire reposer le diagnostic de la tuberculose; or, il est actuellement reconnu que dans beaucoup de tuberculoses, notamment dans toutes celles qui restent fermées, semblable constatation est impossible à faire; et de plus le diagnostic différentiel du bacille n'est pas toujours aisé, par suite de la cause d'erreur apportée parfois par la présence des bacilles acido-résistants. La recherche des bacilles, malgré ces réserves, doit être toutefois faite chaque fois que cela est possible, et l'on sait notamment quelle importance a l'*examen des crachats*, lors d'affection pulmonaire, qu'il soit positif ou qu'inversement l'absence de bacilles soit à plusieurs reprises constatée. Il peut être utile parfois de centrifuger les crachats après les avoir rendus homogènes, notamment par le procédé de Biddert (addition de lessive de soude). On peut, en examinant le culot de centrifugation, constater des bacilles qui autrement auraient passé inaperçus [V. CRACHATS (EXAMEN)].

Dans les *selles* le bacille est plus délicat à retrouver, et sa présence n'implique pas l'existence de lésions intestinales, elle peut traduire seulement la déglutition de crachats bacillifères: à ce titre, chez l'enfant, la recherche des bacilles dans les selles peut avoir une certaine importance (Cruchet); de même chez lui on peut en constater la présence en examinant, après lavage stomacal, les crachats déglutis (bacilloscopie de Meunier).

Les *urines* renferment parfois le bacille de Koch, décelable après centrifugation; il faut toutefois se méfier des bacilles acido-résistants; lorsqu'ils existent réellement, Mosny et Bernard croient, contrairement à Louis Fournier et Beaufumé, et à André Jousset, qu'ils traduisent toujours l'existence d'un foyer tuberculeux dans les voies urinaires. Une récente discussion a bien mis en lumière les difficultés auxquelles se heurte la recherche des bacilles dans l'urine, l'inoculation était le plus souvent nécessaire pour affirmer la réalité de la bacillurie. Le *liquide céphalo-rachidien* peut également ment contenir le bacille de Koch, parfois décelable sur lames après centrifugation, dans certains cas de méningite tuberculeuse notamment.

Les exsudats des *séreuses* renferment eux aussi le bacille, mais il est parfois difficile de l'y mettre en évidence, car il reste englobé dans le coagulum fibrineux. On sait de même combien il est difficile de le déceler dans le sang. Aussi André Jousset a-t-il récemment proposé sous le nom d'*inoscopie* une très ingénieuse méthode basée sur cette propriété du caillot fibrineux d'englober les germes, et qui consiste à recueillir le caillot, à le faire digérer par un suc gastrique artificiel, puis à centrifuger et à rechercher le bacille dans le culot; ce procédé, qui a été l'objet de nombreuses discussions, du fait de la confusion possible du bacille avec les acido-résistants, est pourtant d'une utilité incontestable, lorsque surtout il est associé à d'autres méthodes, et notamment à l'inoculation. Pour la recherche du bacille dans le sang, d'autres procédés ont d'ailleurs été conseillés, visant à empêcher la coagulation et à permettre ainsi la centrifugation. Parmi eux, le procédé de Lesieur consiste à faire recueillir et digérer le sang par des sangsues, que l'on fait ensuite dégorger par expression dans des tubes stérilisés. D'autres réalisent l'hémolyse immédiate, recueillant le sang soit dans de l'alcool au tiers (Lœper et Louste), soit dans une quantité relativement grande d'eau stérilisée (120 à 200 c. c. d'eau pour 10 c. c. de sang) (*hydro-hémolyse* de Nattan-Larrier et Bergeron). Mais, quelle que soit la technique, elle ne peut qu'exceptionnellement montrer le bacille, puisque celui-ci ne se rencontre guère dans le sang que dans les formes aiguës, réserve faite de quelques rares cas de bacillémie tuberculeuse.

2° **Cultures**. — Les causes d'erreur auxquelles expose la recherche directe du bacille font recourir dans certains cas à la culture sur milieux spéciaux, mais celle-ci, difficile à réaliser, ne donne de résultats qu'après plusieurs semaines : le milieu le plus favorable au développement rapide du microbe est le *sang gélosé* (Bezançon et Griffon).

5° *Inoculation*. — C'est surtout elle qu'on doit employer pour vérifier les résultats de la recherche directe ; faite sous la peau, elle entraîne un chancre avec adénopathie caséeuse caractéristique ; dans le péritoine, lorsque la nature du produit soumis à l'examen (exsudat pleural ou péritonéal, liquide céphalo-rachidien) permet cette inoculation, elle provoque des lésions hépato-spléniques et épiploïques caractéristiques. Si on inocule un exsudat fibrineux, il est bon d'inoculer de préférence le bloc fibrineux bacillifère, en écartant le sérum souvent bactéricide et susceptible de nuire au résultat positif de l'inoculation (André Jousset).

Récemment Nattan-Larrier, s'inspirant des travaux de Nocard, a recommandé le *procédé de la mamelle* : l'inoculation d'un liquide bacillifère dans la mamelle du cobaye en lactation provoque en effet une tuberculose à évolution rapide, et on peut, par les méthodes de coloration ordinaires, trouver des bacilles dans le lait du cinquième au huitième jour ; cette méthode, applicable à l'examen des liquides purulents, du liquide céphalo-rachidien, des urines, des crachats, permet de poser rapidement le diagnostic d'un liquide suspect.

II. **Étude des réactions organiques**. — Parmi les moyens de laboratoire traduisant la présence du bacille de Koch dans l'organisme, deux surtout ont été discutés, la séro-réaction et l'épreuve de la tuberculine.

1° *Séro-réaction*. — Proposée par Arloing et Courmont, après qu'ils eurent pu obtenir des cultures homogènes du bacille de la tuberculose, la séro-réaction est surtout positive dans les cas en voie de guérison, faible ou nulle dans les cas graves ou fatals : il semble, selon ces auteurs, y avoir un rapport inverse entre l'intensité de l'agglutination et la gravité de l'infection. Pour eux, dans les cas suspects, un séro-diagnostic positif est un signe de réelle valeur en faveur de la tuberculose. Les nombreuses discussions qui ont eu lieu sur ce procédé de diagnostic et les diverses techniques à utiliser dans son emploi semblent établir que, négatif, il a une réelle valeur toutes les fois que l'on n'a pas affaire à une maladie fébrile aiguë simulant la granulie, car négative dans la granulie, la réaction est parfois positive dans les infections à pneumocoques, la fièvre typhoïde, etc. ; positif, il peut, joint à d'autres preuves, faire présumer la tuberculose, mais ce peut être une tuberculose latente et qui restera latente. Méthode de laboratoire fort intéressante, le séro-diagnostic est donc souvent d'interprétation très délicate : il nécessite d'ailleurs l'usage exclusif d'un type particulier de bacille, et l'on conçoit qu'il ne soit pas entré dès maintenant dans la pratique courante.

2° *Épreuve de la tuberculine.* — Très discutée, à la suite des désastres observés en thérapeutique, elle mérite toutefois d'être employée dans certains cas douteux, la réaction thermique qu'elle provoque ayant une grande valeur diagnostique. A la réaction à l'injection sous-cutanée sont venues récemment s'ajouter les réactions locales (cuti-réaction, intra-dermo-réaction, oculo-réaction), nous les étudions ailleurs. (V. TUBERCULINO-DIAGNOSTIC ou TUBERCULINE).

3° La réaction fébrile déterminée par la tuberculine doit être rapprochée de celle déterminée par une simple *injection de sérum artificiel* (10 à 20 c. c.), souvent notée chez les enfants tuberculeux par Hutinel, et de la *fièvre provoquée* étudiée par Daremberg et Chuquet, par Penzoldt, qui consiste dans une élévation de quelques dixièmes de degré à la suite d'une légère fatigue chez un sujet apyrétique auparavant. *L'instabilité de la température*, ses variations brusques dans les 24 heures, la *fièvre menstruelle*, sans être des symptômes de certitude, peuvent également aider au diagnostic. Mais une récente discussion, à la suite des travaux de Krantz, de F. Bezançon et de Jong, de Nobécourt et Merklen, de Küss a montré de quelles précautions multiples il faut s'entourer avant d'admettre la valeur de l'instabilité thermique, elle peut s'observer en dehors de la tuberculose dans certaines conditions physiologiques et pathologiques, et ce n'est qu'après avoir éliminé les causes d'erreur que l'on doit penser à la tuberculose.

4° Plus significatives que ces constatations, sont celles que l'on peut faire par *l'examen cytologique* des sérosités. Le cyto-diagnostic proposé par Widal et Ravaut a souvent une grosse utilité clinique, on sait l'importance de la *lymphocytose* pleurale dans le diagnostic de la pleurésie tuberculeuse, de la lymphocytose méningée dans celui de la méningite tuberculeuse sans qu'il faille attribuer à la lymphocytose une signification absolue, nombre d'autres conditions pathologiques pouvant en susciter l'apparition.

5° L'étude des *modifications humorales* susceptibles de traduire la tuberculose a été l'objet ces dernières années de très nombreuses recherches. La *réaction de précipitation* appliquée au diagnostic de la tuberculose par Bonome, Calmette, Jousset et surtout Bezançon et de Serbonnes n'a pas donné jusqu'à présent de résultats qui permettent de lui attribuer une valeur probante. La recherche du *pouvoir hémolysant* et notamment la réaction d'activation du venin de cobra étudiée par Calmette et ses élèves est complexe et difficile à mettre en pratique. Plus intéressantes semblent les méthodes de Mérieux, de Yamanouchi, de Nattan-Larrier, basées sur le principe de *l'anaphylaxie à la tuberculine* que nous exposons ailleurs (V. TUBERCULINE), mais qui semblent aussi du domaine exclusif de laboratoire. La *leuco-réaction à la tuberculine* de Achard est encore à l'étude, mais semble susceptible d'applications intéressantes. La *réaction de fixation*, si précieuse en d'autres circonstances, n'a donné à Bezançon et à de Serbonnes que des résultats très incomplets. Elle serait plus probante selon la technique de Marmorek, encore qu'il semble que celle-ci soit passible d'assez sérieuses objections. De toutes les méthodes de diagnostic de cet ordre la plus intéressante est la méthode des opsonines de Wright. Le *diagnostic opsonique* de la tuberculose a été en effet très étudié (Jousset, Milhit), et il semble susceptible de rendre des services pour apprécier l'état de défense phagocytaire d'un sujet et son mode de réaction aux vaccins, mais, en raison des difficultés d'exécution de la méthode opsonique et de la relativité des conclusions à en tirer, il est douteux qu'elle soit avant longtemps d'une réelle utilité pratique.

Aucun de ces nombreux procédés de laboratoire étudiés ces dernières années avec tant d'ingéniosité et de soin ne suffit donc à donner une certitude en vue du diagnostic de la tuberculose, et il faut encore attendre avant de trouver dans l'un d'entre eux (et peut-être dans la réaction de fixation) un élément sûr d'appréciation. Plus significatifs sont, jusqu'à présent, les résultats obtenus par l'étude des réactions à la tuberculine.

L'examen du sang au point de vue de la *leucocytose* et des *variations de l'équilibre leucocytaire* ne peut donner d'indications bien nettes. Tout au plus l'existence d'une légère leucocytose mononucléaire a-t-elle parfois une signification.

L'*examen des urines* a été maintes fois fait dans un but diagnostique. La déminéralisation calcique a été de longue date signalée par Albert Robin, de même que la déminéralisation magnésienne. L'abaissement du taux des phosphates semble assez précoce (Gouraud), mais parfois inversement il y a phosphaturie, l'hypochlorurie est habituelle, entrecoupée par des poussées d'hyperchlorurie (Claret) qui ne font d'ailleurs qu'augmenter la déchloruration de l'organisme. Une large place doit être faite à l'albuminurie, très fréquente, mais d'abondance et d'évolution très variables, associée ou non à des symptômes de lésion rénale et dont la signification doit toujours être précisée. Aussi peut-on conclure que s'il permet de constater la présence du bacille de Koch, l'examen des urines semble toutefois avoir moins une importance diagnostique que pronostique.

6° Aux moyens de laboratoire que nous avons surtout exposés jusqu'ici, et qui ne sont applicables que dans un petit nombre de cas, on doit associer les *moyens cliniques* qui permettent le plus souvent d'avoir, sinon la certitude, du moins les plus grandes présomptions. Décrits dans d'autres chapitres (V., notamment, PHTISIE PULMONAIRE), ils sont basés à la fois sur la constatation de *symptômes locaux* du côté des divers organes, symptômes liés à leurs lésions tuberculeuses ou au trouble apporté à leur fonctionnement (dypsnée, tachycardie, hypotension artérielle, etc.), et de *symptômes généraux* traduisant la prédisposition ou étant la conséquence d'une tuberculose latente. Parmi les premiers on range classiquement la blancheur de la peau, la gracilité des formes, le développement du système pileux et son aspect (type vénitien), la conformation spéciale du thorax, aplati et rétréci, l'arrêt de développement ou l'infantilisme, etc. Parmi les seconds, l'amaigrissement, la micropolyadénite, la fièvre sous ses divers types sont souvent des signes révélateurs.

Les données fournies par l'*interrogatoire*, en renseignant sur les antécédents héréditaires et familiaux, viennent aider encore au diagnostic et permettent de le porter, même sans l'emploi des moyens de laboratoire que nous avons dû d'abord énumérer; ils sont cependant parfois nécessaires pour affirmer l'existence de la tuberculose.

Ce sont surtout les moyens cliniques qui permettent de reconnaître la profondeur et l'étendue de la tuberculose, de préciser son degré et d'apprécier les chances de guérison, en d'autres termes, de porter le **pronostic**. Celui-ci est variable non seulement avec chaque localisation tuberculeuse mais encore avec chaque cas; il est d'autant plus favorable que le traitement hygiénique peut être appliqué de manière précoce. C'est pourquoi il est souvent utile de s'entourer de toutes les ressources que le laboratoire peut offrir pour porter le diagnostic précoce de la tuberculose. Et même alors que le doute subsiste, il importe de ne pas attendre que la maladie évolue et devienne apparente pour engager la lutte avec les divers moyens dont dispose actuellement le médecin. *PIERRE LEREBOULLET.*

**TUBERCULOSE (PROPHYLAXIE ET TRAITEMENT).** — — La connaissance de l'étiologie de la tuberculose et de son évolution permet actuellement de fixer les mesures prophylactiques à prendre pour éviter la propagation de la tuberculose, et d'établir sur des bases précises les données du problème thérapeutique. Il est reconnu que la tuberculose est *curable*, que même elle est la plus curable des *maladies chroniques* (Grancher), mais elle devrait être, plus facilement encore, *évitable*, d'où l'importance des mesures de prophylaxie.

I. PROPHYLAXIE. — Celle-ci se heurte malheureusement à certaines difficultés, tenant à l'obscurité de quelques données étiologiques, à la difficulté de la mise en pratique de mesures vraiment efficaces, à l'éducation insuffisamment faite des malades et même de certains médecins. Les discussions récentes de l'Académie de médecine ont mis en évidence ces difficultés.

On peut ranger sous deux groupes les mesures ainsi susceptibles d'être prises : celles qui visent à supprimer les causes de contagion et notamment à détruire le bacille tuberculeux, celles qui tendent à maintenir et à accroître les forces de l'organisme, notamment chez les prédisposés.

A) **Destruction du bacille tuberculeux.** — La tuberculose est contagieuse, et la contagion peut se faire de l'animal à l'homme (surtout par l'ingestion de lait ou de viandes d'animaux tuberculeux), ou de l'homme à l'homme (surtout par les produits de sécrétion ou d'excrétion du phtisique, et notamment par les crachats bacillifères).

1° **Mesures à prendre contre la contagion par les animaux.** — Si parfois la cohabitation avec des animaux tuberculeux (vaches et surtout chiens) peut créer certains dangers, c'est surtout l'ingestion de viandes ou de lait qui est à craindre.

a) *Viandes.* — La viande des animaux tuberculeux est dangereuse, mais la virulence réside seulement dans les lésions tuberculeuses ou dans les matières qui ont été souillées par leur contact et, du moins chez les bovidés, on ne trouve des bacilles tuberculeux dans le sang et dans les muscles que dans les cas exceptionnels où la tuberculose s'est généralisée. Aussi a-t-on admis que l'on peut, sans danger pour le consommateur, utiliser la viande des animaux atteints de tuberculose localisée. Un arrêté ministériel a d'ailleurs fixé les circonstances dans lesquelles doit s'opérer la saisie totale des viandes provenant d'animaux tuberculeux, mais cet arrêté ne peut être exécuté que dans les villes où les abattoirs sont soumis à l'inspection. Les tueries particulières échappent à toute surveillance, de même que les viandes en morceaux, dites viandes mortes, introduites chez certains bouchers. Aussi cherche-t-on actuellement à rendre l'inspection sanitaire des viandes générale, obligatoire et uniforme, à l'étendre à toutes les viandes et notamment à la viande de porc qui, crue ou mal cuite, constitue pour l'homme un danger au moins égal à la viande des bovidés.

En l'état actuel, et bien que la tuberculisation par la viande des bovidés soit peu à craindre, il est prudent de ne consommer que des viandes cuites et bien cuites : la salaison et l'action de la fumée sont en effet incapables de détruire la virulence des viscères tuberculeux. Pour l'usage de la viande crue, il est préférable de recommander la viande de mouton ou celle de cheval.

b) *Lait.* — Les dangers du lait sont certainement supérieurs à ceux de la viande, et on sait le rôle étiologique considérable que lui attribue Behring (voir plus haut ce qui a trait à l'étiologie de la tuberculose).

L'inspection sanitaire des étables, la recherche des lésions de mammite chez les vaches dont le lait est destiné à la consommation, l'abatage des animaux présentant des lésions de tuberculose abdominale, thoracique ou mammaire, sont des mesures nécessaires. Mais, même si ces mesures sont prises, la consommation d'un lait riche en bacilles tuberculeux reste possible, puisque le lait des bêtes indemnes en apparence peut être virulent. Et les dangers de cette consommation sont surtout à craindre chez l'enfant. Or un lait tuberculeux, riche en bacilles, peut être absorbé impunément, en quelque quantité que ce soit, s'il a été préalablement bouilli. Donc, *il faut s'abstenir de consommer du lait cru.* L'ébullition prolongée fait disparaître tout danger ; mais, selon les justes recommandations qui ont été faites, le lait qui « monte » n'est pas encore du lait bouilli. Lorsque le lait monte, il faut fendre « la peau » qui s'est formée à la surface, et attendre le bouillonnement. Ainsi traité, le lait peut être consommé. Si le lait bouilli convient moins à certains enfants que le lait cru, s'il n'a point toutes les propriétés de celui-ci, il a néanmoins conservé toutes ses qualités nutritives. Il convient d'ailleurs d'aller plus loin et de mettre le plus souvent en œuvre la tuberculinisation des vaches laitières, qui permet de séparer rapidement les animaux contaminés. Enfin il serait désirable, selon un vœu proposé à la commission de la tuberculose, « qu'il ne soit livré à la consommation, dans les établissements de tout ordre, que des laits pasteurisés, bouillis ou stérilisés, ou du lait cru provenant d'étables dont toutes les vaches ont été reconnues indemnes par l'épreuve de la tuberculine et sont soumises à la surveillance administrative ». C'est la même idée qui a été exprimée dans divers Congrès, et il semble bien établi actuellement que la contagion par le lait, si elle n'est pas aussi redoutable qu'on l'a cru un moment, est réelle et justifie les mesures conseillées pour s'en préserver.

2° **Mesures à prendre contre la contagion par le phtisique**. — Le tuberculeux est contagieux par ses sécrétions ou ses excrétions, et surtout par ses crachats. Seules les tuberculoses ouvertes sont donc dangereuses, et les tuberculoses fermées, tant qu'elles restent fermées, ne nécessitent aucune précaution spéciale, mais souvent l'impossibilité d'affirmer que la lésion n'est pas ouverte oblige à considérer tout malade tuberculeux comme dangereux.

En tout cas, en présence d'une tuberculose ouverte, et notamment d'une phtisie pulmonaire chronique, diverses mesures s'imposent, qui sont de recueillir et de détruire les crachats, de laver au lieu de balayer les parquets et les meubles, de désinfecter le logement, les linges, la literie après la mort, ou même après le court séjour d'un tuberculeux.

Pour assurer l'innocuité des *crachats*, il faut obtenir que le tuberculeux ne crache que dans un crachoir, et empêcher que les crachats se dessèchent avant leur expulsion au dehors de l'habitation. Qu'il s'agisse d'un crachoir de poche ou d'un crachoir d'appartement, le crachoir ne doit jamais contenir de matières pulvérulentes et être au contraire rempli d'un liquide bactéricide sur une hauteur d'un à trois travers de doigt : dans ce but, on a préconisé l'eau phéniquée à 5 pour 100 colorée, la solution savonneuse de crésol (50 gr. de crésol savonneux par litre d'eau), l'eau de javelle commerciale au 10° étendue de 50 fois son poids d'eau, la solution de formol commercial à 40 pour 100 à raison de 2 gr. par litre d'eau, la solution de lysol à 2 pour 100. Le crachoir doit être chaque jour vidé et rincé à grande eau, ou mieux son contenu est soumis à l'ébullition, ou encore le crachoir est désinfecté avec une solution de soude à 1 pour 100 colorée avec la teinture de tournesol, suivant le procédé de Vincent. A défaut de crachoir, on peut aussi recommander aux malades de cracher dans des mouchoirs de papier : pliés aussitôt et recueillis dans une boîte en fer-blanc, ils sont brûlés chaque jour, en même temps qu'on désinfecte la boîte par le flambage et l'eau bouillante (Barth).

Les *linges* dans lesquels on aura craché (mouchoir, serviette, etc.) ou sur lesquels des crachats auront été projetés, soit directement, soit indirectement, seront utilement, à la maison, plongés dans une cuvette ou un baquet contenant l'une des solutions désinfectantes ci-dessus indiquées, pendant 12 heures, puis rincés dans l'eau pure ; on pourra aussi et souvent les faire bouillir, au moins pendant 1 heure, dans une lessive de sel de soude ou dans une forte savonnée. Dans d'autres cas, les linges ne peuvent être désinfectés sur place, et il convient alors de les mettre dans des sacs en grosse toile remis par le service de désinfection, qui les fait prendre et désinfecter. Les mêmes précautions doivent être prises à l'égard des draps et de tous les linges maculés par l'expectoration ou les déjections des tuberculeux.

Nous ne pouvons entrer ici dans des détails sur la *désinfection* qui doit être pratiquée pendant et après la maladie sur les linges, les vêtements, les objets à l'usage des malades, et qui varie suivant la nature des objets à désinfecter (V. DÉSINFECTION).

Le *balayage* et l'*époussetage* doivent être supprimés et remplacés par le *lavage au linge mouillé*. Le linge mouillé ramasse et fixe la poussière ; il suffit de le plonger ensuite dans l'eau bouillante pour le désinfecter; on peut aussi le mouiller avec une solution antiseptique, par exemple 1 gr. de sublimé corrosif et 4 gr. d'acide tartrique dans un seau d'eau (Marfan).

Mais pour que cette mesure puisse être appliquée, il faut des murs peints à l'huile, des planchers couverts de carrelage ou garnis de linoléum, conditions rarement réalisées dans nos appartements, où trop souvent le balayage doit subsister. Il faut alors recommander d'autant plus l'hygiène de l'expectoration.

Enfin, il convient, après le départ du tuberculeux ou après sa mort, de désinfecter son logis : cette désinfection devrait même être périodique. On peut la faire par l'un des nombreux procédés actuellement en usage, et, sous condition qu'elle ait une action rapide et sûre, qu'elle soit d'un maniement facile, ne détériore pas les objets et coûte aussi bon marché que possible. On la réalise, ordinairement, en passant à l'étuve à vapeur sous pression les linges, draps, tapis, matelas, etc., et tout ce qui peut être aisément enlevé et soumis à l'action de la vapeur surchauffée, — en lavant à domicile, avec une solution antiseptique, les planchers, boiseries, marbres, carrelages, etc., — enfin et surtout, si les locaux peuvent être fermés hermétiquement, en désinfectant, par le dégagement dans la pièce d'un gaz antiseptique, notamment de l'aldéhyde formique.

A ces règles de prophylaxie, qui s'appliquent à tout cas de tuberculose contagieuse et qu'il est malheureusement difficile souvent de mettre intégralement en pratique dans la famille, s'en ajoutent une série d'autres, suivant le milieu où se trouve le phtisique.

Dans la *famille*, il est bon d'isoler le phtisique, au moins relativement; il doit éviter une cohabitation trop étroite avec les siens: s'abstenir de les embrasser trop souvent, s'habituer à mettre la main ou un mouchoir devant sa bouche dès qu'il tousse ou éternue, parler doucement et à distance de ceux qui l'entourent, faire de fréquents lavages antiseptiques de bouche, se nettoyer souvent les mains, avoir ses objets de table personnels, qui seront utilement passés à l'eau bouillante après chaque repas, etc. D'ailleurs, toutes les fois que cela sera possible, il faudra éloigner de la maison la personne infectée, lorsque surtout elle ne fait pas partie de la famille (institutrice, domestique, nourrice). Mais ce renvoi doit être, comme le dit justement Marfan, concilié avec les exigences de l'humanité. On doit se préoccuper de faire revenir dans sa famille le serviteur phtisique congédié, de le placer à la campagne ou dans un sanatorium, de l'aider matériellement et moralement.

Dans l'*armée*, il convient de prononcer la réforme temporaire chez le tuberculeux du premier degré avant l'expectoration bacillaire, et la réforme définitive dès que les crachats contiennent le bacille de Koch.

A l'*école*, la tuberculose de l'enfant est rarement contagieuse; toutefois, il faut prendre des mesures d'hygiène générale telles que la suppression du balayage à sec et la défense de cracher à terre. Les maîtres doivent donner l'exemple, et, s'ils sont tuberculeux eux-mêmes, des mesures seront prises à leur égard qui, tout en conciliant leurs intérêts, les empêchent d'infecter les enfants à eux confiés. Dans les *lycées* et *collèges*, tout élève atteint de tuberculose ouverte devrait être, au moins temporairement, écarté et rendu à sa famille. Toute une série de mesures réglementant l'hygiène antituberculeuse à l'école sont d'ailleurs actuellement à l'étude.

Dans les *ateliers*, les *magasins*, les mêmes règles d'hygiène générale et de propreté doivent être suivies; malheureusement, elles sont encore rarement appliquées, bien qu'il n'y ait « personne, pauvre ou riche, qui ne soit directement ou indirectement intéressé à la bonne tenue de ces lieux publics, où il ne devrait pas être permis à un tuberculeux d'ensemencer sa maladie ». (Grancher.)

Il est enfin inutile d'insister ici sur les difficultés qui se posent à propos de l'*isolement des tuberculeux dans les hôpitaux* et des mesures d'hygiène qui devraient être prises pour éviter la contagion hospitalière, malheureusement fréquente.

L'éducation des malades et de leur entourage est encore, sur beaucoup de points, entièrement à faire. La conception qu'on a trop souvent de la tuberculose, maladie progressive et incurable, empêche dans bien des cas le médecin de pouvoir révéler à un malade la vraie nature de son mal et de l'inciter à prendre les mesures de prophylaxie utiles. C'est pourquoi certaines œuvres, comme les *dispensaires antituberculeux*, qui se sont multipliés ces dernières années, ont, à ce titre, une utilité incontestable, et les résultats obtenus dans certains quartiers de Paris, notamment à Plaisance, montrent quelle influence ils sont susceptibles d'exercer, lorsqu'ils sont méthodiquement organisés.

B) **Maintien et accroissement des forces de l'organisme.** — Les mesures qui tendent à renforcer la résistance de l'organisme vis-à-vis de l'agression du bacille tuberculeux, sont surtout justifiées chez les enfants ou les adultes prédisposés à la tuberculose du fait soit de leur hérédité, soit du milieu où ils vivent, soit de leurs conditions d'existence. Pour les *enfants*, il faut s'efforcer de rendre plus forts ceux qui sont débilités par leur hérédité tuberculeuse, syphilitique ou alcoolique, ceux qui sont entachés de scrofule, ceux qui vivent dans un milieu contaminé. Dans ce but, il faut améliorer les conditions d'hygiène générale où vivent ces enfants, assurer leur alimentation, les aguerrir au froid par des pratiques hydrothérapiques, éviter chez eux le surmenage intellectuel, leur faciliter les séjours à la campagne et à la mer. Dans ce but également, ont été créées des œuvres comme celle des sanatoriums marins, comme surtout les colonies de vacances, les colonies agricoles, l'*Œuvre de préservation de l'enfance* du professeur Grancher. Cette dernière œuvre a pour but de préserver de la contagion tuberculeuse les enfants pauvres qui vivent en contact quotidien auprès d'un père ou d'une mère tuberculeux. Aussi recueille-t-elle des enfants encore sains et, avec l'assentiment des parents, elle les place à la campagne dans des familles de paysans physiquement et moralement saines : ces enfants resteront à la campagne pendant toute leur période scolaire, ou au moins pendant quelques années, pour y refaire leur constitution avant l'apprentissage d'un métier.

Chez les *adolescents*, c'est au moment des examens de fin d'étude, et surtout lors du service militaire qu'il convient de faire la cure préventive de la tuberculose et, à l'*armée* notamment, la salubrité des casernes doit être sans cesse améliorée, le taux de la ration alimentaire doit être proportionné aux besoins des hommes, le surmenage doit être évité dans la mesure du possible.

Chez l'*adulte*, des œuvres comme celle des *jardins ouvriers*, celle des *cures d'air préventives* doivent être encouragées comme des moyens de prévention efficaces contre le développement de la tuberculose.

Il est enfin inutile d'insister sur l'importance qu'il y aurait à modifier bien des points de l'organisation sociale actuelle. La tuberculose étant trop souvent « fonction des conditions économiques de l'individu », c'est à transformer celles-ci que doit s'appliquer la prophylaxie antituberculeuse. Et l'hygiène mieux comprise des logements ouvriers, le relèvement des salaires, la diminution de l'exode rural vers les villes contribueraient largement à la diminution de la tuberculose. La prophylaxie antituberculeuse se lie étroitement aussi à la lutte contre l'alcoolisme.

II. TRAITEMENT. — Contre la tuberculose, maladie microbienne spécifique, on a cherché à lutter par les moyens qui donnent, contre d'autres infections comme la diphtérie, de si merveilleux succès. Mais l'énorme quantité de travaux faits dans ce but n'a encore donné aucun résultat décisif; jusqu'à présent, aucun remède n'a pu préventivement ou curativement lutter victorieusement contre la tuberculose humaine.

A) **Médications spécifiques.** — La toxinothérapie, la sérothérapie, la bactériothérapie ont été préconisées. Nous les étudions à propos des tuberculines (V. Tuberculines). Si intéressants que soient les résultats obtenus, il s'agit là de méthodes encore à l'étude et d'indications relativement limitées. Force est le plus souvent de s'adresser aux divers autres moyens thérapeutiques offerts au médecin.

B) **Médication hygiénique.** — Dès qu'une tuberculose est reconnue, quel que soit son siège, il faut soumettre le malade à la cure hygiénique, qui, maintenant et accroissant les forces de l'organisme, le met en état de résister contre l'infection tuberculeuse. Nous avons dit ailleurs comment le repos, l'aération et la suralimentation constituaient les bases de cette cure hygiénique (V. Phtisie pulmonaire chronique). A la cure d'aération se rattache la question du climat marin, si utile pour les enfants atteints de tuberculose osseuse (V. Sanatorium) et celle des diverses stations hivernales ou d'altitude. A cette cure se lie également la question de l'*héliothérapie*, qui semble l'une des plus puissantes ressources dont nous disposions soit contre les tuberculoses chirurgicales (Rollier), soit même contre la tuberculose pulmonaire, réserve faite des formes hémoptoïques et des formes suraiguës (Malgat, Rénon, etc.). Le bain de soleil amenant rapidement une pigmentation (qui semble l'une des raisons de l'amélioration) et sclérosant les foyers de tuberculose, est souvent indiqué. Mais la cure solaire doit être méthodiquement conduite et ne peut se faire que dans un climat spécial, tels le climat méditerranéen et le climat de haute montagne. L'héliothérapie se lie donc aux autres éléments de la cure hygiénique.

C) **Médications agissant directement sur le foyer tuberculeux.** — Outre la cure hygiénique, qui doit toujours être instituée dans la mesure du possible, le médecin doit conseiller un traitement visant directement ou indirectement la lésion tuberculeuse.

La tuberculose est-elle locale, son *traitement chirurgical* peut être discuté. Et, de fait, l'excision de ganglions tuberculeux, la résection de certaines tumeurs blanches, l'ablation de reins ou de testicules tuberculeux ont été parfois suivies de guérison complète. Mais l'opération n'est indiquée que si les lésions pulmonaires concomitantes sont nulles ou insignifiantes, et si l'ablation de l'organe malade peut se faire sans trop de dégâts.

Le traitement peut viser à modifier la lésion locale sans enlever l'organe qui en est le siège. C'est la base de la méthode des injections modificatrices dans les abcès par congestion, dans les adénites, dans les gommes tuberculeuses, à l'aide de l'*éther iodoformé*, ou du *naphtol camphré*, agents dont l'emploi est d'ailleurs soumis à certaines règles, sous peine de voir survenir des accidents graves; le naphtol camphré notamment est actuellement proscrit par la plupart des chirurgiens, en raison des dangers qui résultent de son absorption.

De même la méthode sclérogène de Lannelongue a eu son heure de vogue; les *injections interstitielles de chlorure de zinc* qu'il a conseillées, si elles sont moins usitées, sont encore parfois employées autour de certains foyers de tuberculose osseuse ou articulaire afin de créer une ceinture scléreuse et de faciliter l'opération ultérieure en précisant ses limites.

D'ailleurs les opérations dirigées contre les lésions tuberculeuses sont actuellement moins volontiers radicales, et plus souvent conservatrices. Contre les abcès par congestion, par exemple, on s'abstient le plus long-temps possible actuellement, à Berck et dans divers hôpitaux marins, de toute intervention. De même contre la tuberculose épididymaire, la castration a fait place aux opérations partielles. De même encore la péritonite tuberculeuse est combattue soit par des moyens purement médicaux, soit par la laparotomie simple. Et c'est toujours au traitement qui vise à fortifier l'organisme que l'on s'adresse surtout.

Il est certaines formes de la tuberculose périphérique plus particulièrement accessibles à un traitement direct. Il en est ainsi des tuberculoses cutanées et notamment du lupus; les scarifications, la galvanocautérisation ont longtemps donné, entre des mains habiles, des succès incontestés. Ceux-ci sont devenus plus fréquents grâce à l'emploi de certaines nouvelles *méthodes physiques*. La *photothérapie*, telle qu'elle a été appliquée par Finsen, est un des traitements de choix du lupus. La *radiothérapie* est également très efficace, et elle peut aussi exercer son action dans certaines formes de la tuberculose ganglionnaire cervicale. La *radiumthérapie* modifie heureusement les plaques de lupus vulgaire de petit diamètre. Les *courants de haute fréquence* ont été enfin préconisés dans certains cas de lupus érythémateux.

Nous avons discuté ailleurs les médications qui cherchent à agir directe-ment sur le foyer pulmonaire: sans parler du traitement chirurgical direct qui ne peut guère être discuté, les injections intra-pulmonaires de sub-stances antiseptiques (naphtol camphré ou chlorure de zinc), les injections intra-trachéales d'huile mentholée ou eucalyptolée, les inhalations diverses

ont été employées avec des résultats variés, mais aucune de ces méthodes
n'a eu de résultats suffisamment constants pour être considérée comme
vraiment active contre le foyer tuberculeux lui-même (V. Phtisie pulmonaire chronique).

D) **Médications générales.** — Outre le traitement local et le traitement
hygiénique, diverses médications peuvent être instituées dans la tuberculose
quels que soient son siège et son étendue. Il n'existe pas, à proprement
parler, de *médication antibacillaire*; toutefois on a employé dans ce but une
série d'agents, dont la créosote et ses dérivés sont les plus importants. Or,
les résultats favorables obtenus s'expliquent souvent mieux par l'action du
médicament sur l'état général que par son action directe sur le bacille
tuberculeux. Et c'est en effet la *médication reconstituante* qu'il convient
d'instituer contre la tuberculose. Outre la suralimentation, l'usage de la
viande crue et de l'huile de foie de morue, on trouve dans les divers composés de l'arsenic et du phosphore d'utiles agents thérapeutiques. La cure de
recalcification, quelle que soit la valeur des théories sur lesquelles elle
s'appuie, donne d'incontestables résultats pratiques. Le tanin, l'iode et les
iodures sont souvent indiqués, notamment dans certaines tuberculoses
locales. On sait également combien la cure saline, et particulièrement la
cure par les eaux chlorurées fortes (Salies de Béarn, Briscous, Salins du
Jura, etc.), peut être efficace chez certains sujets atteints de tuberculose
locale, notamment de tuberculose osseuse ou ganglionnaire, encore qu'il
faille être réservé dans son emploi chez les malades atteints de coxalgie, de
mal de Pott et de lésions ostéo-articulaires graves. Récemment les injections
d'eau de mer, selon la méthode de Quinton, ont été préconisées dans la
tuberculose et auraient donné des résultats très favorables; mais, en raison
de quelques cas contradictoires, leurs indications doivent être précisées.

Nous ne pouvons d'ailleurs insister ici sur le traitement médical à opposer
aux diverses formes de la tuberculose; il est longuement décrit aux articles
qui traitent de ces formes, de même que les médications symptomatiques
souvent indiquées. Et nous devons nous borner à rappeler que, dans l'état
actuel de nos connaissances, c'est moins en essayant d'agir directement
contre le bacille qu'en cherchant à fortifier la résistance de l'organisme
qu'on obtient les plus beaux succès thérapeutiques; aussi, la cure hygiénique est-elle souvent plus importante que la cure médicamenteuse, et c'est
à l'assurer que le médecin doit d'abord s'efforcer, pour obtenir, des diverses
médications qu'il peut employer, un effet salutaire.

                                                    *PIERRE LEREBOULLET.*

**TUBERCULOSE CHIRURGICALE.** — V. Abcès froid et les différents organes.

**TUBERCULOSE ET GROSSESSE.** — La tuberculose chez les femmes enceintes
peut s'observer sous deux formes :

A) La tuberculose latente.

B) La tuberculose en voie d'évolution.

A) La tuberculose *latente* n'est pas nécessairement aggravée par la grossesse et influence peu celle-ci, pourvu que la femme vive dans des condi-

tions hygiéniques suffisantes, mais la *répétition* des grossesses favorise dans certains cas l'évolution de la tuberculose.

B) La tuberculose *confirmée*, dans la majorité des cas, est aggravée par la grossesse, mais il n'est pas rare d'observer des faits dans lesquels la maladie semble enrayée durant la grossesse pour reprendre avec une intensité nouvelle après l'*accouchement* ou l'*avortement*. L'excitation des fonctions digestives, qu'on observe chez nombre de femmes enceintes, peut d'une manière temporaire améliorer l'état général d'une tuberculeuse.

L'influence de la tuberculose confirmée sur la grossesse est à peu près proportionnelle à la gravité de la tuberculose, nulle dans les cas à évolution lente, elle détermine assez souvent l'accouchement prématuré dans les cas à cachexie rapide et marquée.

Le *fœtus* est souvent malingre, mais, d'après les dernières recherches, il n'est que très exceptionnellement tuberculisé à sa naissance.

Outre la tuberculose pulmonaire, on peut observer encore chez la femme enceinte d'autres tuberculoses, notamment la tuberculose du larynx dont le pronostic est particulièrement mauvais.

**Conduite à tenir.** — A) **Prophylaxie.** — La tuberculose contre-indique quelquefois le mariage et la grossesse, toujours l'allaitement et la répétition des grossesses.

B) **Traitement.** — *Ne jamais provoquer l'avortement*, c'est là une opération inutile et même dangereuse. Inutile, car la malade ne peut en bénéficier en aucune façon; dangereuse, puisque la plupart du temps la tuberculose prend une allure rapide lorsque la femme est accouchée. Le mieux est donc de s'abstenir. Il y a cependant lieu de faire peut-être une exception pour la tuberculose laryngée à extension rapide avec conservation d'un état général assez bon (Kustner).

En résumé : il faut soigner la tuberculose en comptant surtout sur le bon état des fonctions digestives, surveiller la grossesse et, aussitôt après sa naissance, éloigner l'enfant du foyer familial contaminé. Cet enfant sera souvent un débile qu'il faudra traiter comme tel et mettre immédiatement en couveuse.

*Infection du fœtus par le père.* — La clinique semble démontrer que la tuberculose peut être transmise au fœtus par le père au moment de la fécondation, grâce à la présence dans le sperme de bacilles de Koch. Cette présence du bacille dans le sperme est très rare en dehors des lésions des organes génitaux.

L'expérimentation n'a pas réussi à produire la tuberculose chez les fœtus issus de femelles saines, par inoculation de bacilles dans les testicules du mâle.

G. LEPAGE.

**TUBERCULOSE OCULAIRE.** — La tuberculose localisée à l'appareil de la vision peut être réellement primitive; c'est rare. Elle est le plus souvent secondaire.

**Tuberculose conjonctivo-palpébrale.**

*Tarsite tuberculeuse* (V. PAUPIÈRES).

*Tuberculose de la conjonctive.* — La tuberculose conjonctivale peut être primitive et provenir d'une infection ectogène; ou métastatique, c'est-à-dire issue [d'une infection] endogène. L'infection ectogène est exceptionnelle, et à part certains cas où elle est indiscutable, on peut toujours admettre l'infection métastatique, bien que le sujet puisse paraître sain; aussi pour la conjonctive comme pour toute autre partie de l'œil, une tuberculose isolée est une tuberculose cliniquement primitive. Lorsqu'elle coexiste avec une tumeur lacrymale et une dacryocystite tuberculeuses elle peut être consécutive à ces dernières lésions qui relèvent elles-mêmes d'un lupus nasal.

L'aspect des lésions est variable. Tantôt elles apparaissent sous la forme du lupus conjonctival ou de petits foyers ulcérés, jaunâtres, lardacés. La surface ulcérée présente au fond de petits points jaunâtres; ou bien il s'agit de fissures anfractueuses limitées par un semis de nodules jaunâtres. Ces lésions siègent sur la conjonctive palpébrale, surtout à la région tarsale et peuvent s'étendre au fornix supérieur. Les paupières sont œdématiées.

Au lieu d'ulcérations il peut y avoir de simples érosions, à forme arrondie, saillantes, de couleur jaune rougeâtre, à fond irrégulier et recouvertes de petites saillies jaunâtres, séparées par des sillons. L'érosion est quelquefois unique, très saillante, polypoïde, circulaire et parsemée de petits points blanc jaunâtre.

Ces foyers ulcérés ou érosifs reposent sur une base non indurée et sont entourés d'une conjonctive un peu hyperémiée mais normale.

La tuberculose conjonctivale revêt parfois la forme miliaire; on voit sur la conjonctive, disséminées sur toute la surface ou localisées en une région, de petites tumeurs rondes de la grosseur de grains de chenevis, grises ou jaunâtres, ne s'ulcérant pas.

Enfin on observe une forme toute spéciale caractérisée par l'épaississement et l'hypertrophie de la conjonctive tarsale; cette inflammation chronique hyperplastique peut s'étendre au cul-de-sac supérieur.

L'infection s'accompagne de bonne heure d'un retentissement ganglionnaire (ganglion préauriculaire, sous-maxillaire, sublingual, ganglions cervicaux).

L'état général des malades est souvent mauvais et en outre des lésions tuberculeuses que l'on peut observer dans les poumons, les articulations, sur la peau, sur la muqueuse du nez, on constate des lésions oculaires : tuberculose du tractus uvéal, de la rétine, de la cornée, de l'épisclère, de la sclérotique et des voies lacrymales.

*Diagnostic.* — L'aspect seul des lésions est insuffisant pour assurer le diagnostic. Ce dernier ne pourra devenir certain qu'après des examens histologiques, bactériologiques et des inoculations au cobaye.

*Traitement.* — Abrasion des surfaces ulcérées; cautérisations au thermocautère, curettage, scarifications. Massage avec poudre d'iodoforme. On ajoutera bien entendu le traitement général.

### Tuberbulose du tractus uvéal.

*Tuberculose de l'iris.* — Dans la *forme miliaire* on aperçoit sur la surface de l'iris de petites nodosités grises, translucides, s'accompagnant de phénomènes d'iritis et d'iridocyclite séreuse ou plastique. Ces tubercules miliaires siègent de préférence vers le bord adhérent de l'iris, évoluent sans douleur, ont une marche longue, traînante, guérissent spontanément ou amènent l'atrophie de l'œil par iridocyclite plastique. Les granulations peuvent former de petites tumeurs (*forme confluente*) qui arrivent à remplir la chambre antérieure et diffusent parfois dans les espaces de Fontana et de Schlemm, envahissant l'angle de filtration et tout le segment antérieur de l'œil.

Dans ces deux formes, le processus tuberculeux peut s'accompagner d'une infiltration embryonnaire et lymphoïde.

Les nodules tuberculeux font défaut dans certains cas caractérisés seulement par un léger trouble du vitré, quelques dépôts sur la membrane de Descemet et des altérations du cristallin. Il s'agit d'une forme d'*iritis séro-fibrineuse*.

La *papillite* est plus fréquente dans la tuberculose choroïdienne, mais on la rencontre parfois dans la tuberculose de l'iris et du segment antérieur, les produits phlogogènes se propageant dans les gaines du nerf optique à travers l'espace périchoroïdien.

*Tuberculose du corps ciliaire et de la choroïde.* — La tuberculose de la partie antérieure du tractus uvéal complique fréquemment les tuberculoses de l'iris: aussi la division adoptée d'une tuberculose irienne, du corps ciliaire et de la choroïde est-elle un peu schématique. Cette division a toutefois sa raison d'être parce que le siège des tubercules entraîne une symptomatologie spéciale. Les tubercules du corps ciliaire déterminent de bonne heure de graves lésions; ils envahissent la chambre antérieure, repoussent la cornée, détruisent l'iris, forment au niveau du corps ciliaire une saillie (staphylome intercalaire) et se font jour à travers la sclérotique pour former une tumeur, un *fongus*. C'est une pseudo-tumeur tuberculeuse qui perfore les enveloppes de l'œil comme le ferait un néoplasme vrai, mais sans entraîner, comme le fait habituellement ce dernier, des phénomènes réactionnels intenses et de l'hypertonie avec accidents glaucomateux. Dans la pseudo-tumeur tuberculeuse, le *tuberculome*, l'œil est plutôt hypotone, non douloureux. Ce n'est pas que le tuberculome n'ait jamais une évolution à forme glaucomateuse; pour rare que soit cette forme elle existe dans les cas de tuberculose étendue du corps ciliaire. L'irido-choroïdite peut avoir une évolution torpide et se compliquer de cataracte.

Un prolapsus iridien bourgeonnant peut simuler un tuberculome du corps ciliaire, mais avec un peu d'attention l'erreur sera facilement évitée.

Dans la tuberculose de l'iris et du corps ciliaire avec fongus, on remarquera la présence de petits îlots jaunâtres parfois accompagnés de petits tubercules de teinte grise, îlots et tubercules qui font défaut dans le sarcome ou l'épithéliome.

La tuberculose du tractus uvéal antérieur prend parfois l'aspect clinique de la *sclérochoroïdite antérieure*, de l'*épisclérite*. La conjonctive bulbaire est injectée ainsi que le tissu épiscléral et surtout dans la zone périkératique. Au niveau du limbe, des opacités vascularisées, d'étendue variable, font perdre à la cornée la régularité de son contour. Sur la teinte rosée de la conjonctive bulbaire on distingue une ou plusieurs élevures scléroticales, *faux boutons d'épisclérite*. Cet état dure pendant des semaines, sans douleurs, sans sécrétion conjonctivale. Les milieux oculaires restent transparents: l'examen ophtalmoscopique ne révèle pas de lésion, et c'est à peine si l'on remarque quelques fins dépôts sur la membrane de Descemet. La rougeur de l'œil et l'abaissement de la vision sont les seuls symptômes dont se plaigne le malade. L'affection est bilatérale, les yeux se prenant simultanément ou à des intervalles de temps variables.

Dans la tuberculose de la choroïde nous retrouvons encore ici la forme *miliaire* et la forme *confluente*. Lorsque les masses conglomérées forment une tumeur on aura un ensemble de symptômes rappelant ceux qui accompagnent l'évolution d'un néoplasme intra-oculaire : décollement rétinien, phénomènes glaucomateux, iritis.

*Diagnostic.* — Le diagnostic de tuberculose du tractus uvéal présente souvent de grandes difficultés, et, dans la plupart des cas, il se fait plutôt par exclusion et en tenant compte de l'état général du sujet et des lésions tuberculeuses concomitantes, les caractères cliniques des lésions étant insuffisants pour en déterminer leur nature; aussi pour avoir un diagnostic certain doit-on recourir à l'examen histologique, bactériologique, et aux inoculations.

Pour les tubercules de l'iris il est souvent difficile d'affirmer la tuberculose ou la syphilis, et ce n'est pas le résultat, quel qu'il soit, d'un traitement mercuriel qui permettra une affirmation. Le siège périphérique ou sur le bord de la pupille n'a pas la valeur que certains ont voulu lui attribuer. Le granulome traumatique de l'iris, comme les productions dues à la leucémie et la pseudo-leucémie, les granulomes relevant d'endo-infections de nature encore inconnue et de la lèpre sont d'un diagnostic différentiel souvent impossible si l'on en juge par le seul aspect extérieur. L'extension rapide sera en faveur d'un mélanome ou d'un sarcome. De petites tumeurs dues à l'introduction de poils de chenille dans l'œil et de petits abcès de l'iris par corps étrangers peuvent également ressembler à des tubercules iriens. Enfin la confusion peut se faire avec l'iritis rhumatismale et dans ce cas on devra tenir grand compte de l'âge du malade et se rappeler que les inflammations du tractus uvéal sont rares chez l'enfant, à l'exception des iritis traumatiques et des iritis hérédo-syphilitiques compliquées de kératite parenchymateuse.

Les signes tirés des commémoratifs, de l'état général du sujet, de la marche de la maladie, les signes ophtalmoscopiques, l'aspect du fongus et son évolution suffisent à distinguer le tuberculome d'un néoplasme intra-oculaire. Toutefois si le décollement rétinien empêche l'exploration du fond de l'œil, le diagnostic reste incertain et pour faire un diagnostic de probabilité on devra dans ce cas faire intervenir l'âge du malade et sa constitution, la marche des symptômes, la date d'apparition de l'iritis.

*Traitement.* — Dans la forme atténuée de tuberculose de l'iris on se bornera au traitement général de la tuberculose. On instillera de l'atropine afin d'éviter autant que possible des synéchies. Le même traitement sera applicable dans la tuberculose du corps ciliaire et de la choroïde tant que la vision reste suffisante. Mais si l'évolution du processus tuberculeux détermine une perforation des membranes avec fongus, et si des phénomêmes réactionnels graves avec accidents glaucomateux surviennent dans un œil perdu pour la vision, on fera l'énucléation.

Il est certain que dans une affection qui tend sans cesse à s'accroître, comme la tuberculose, une opération partielle telle que l'iridectomie risque de ne pas pouvoir s'opposer à l'extension du mal, outre qu'elle a des chances de favoriser la dissémination des produits tuberculeux, et on ne peut la recommander dans tous les cas. Mais elle est à employer lorsque la tuberculose est bien circonscrite et qu'il s'agit d'un gros tubercule qui menace par son évolution de causer de graves lésions.

Énucléer un œil atteint de tuberculose limitée de l'iris sous prétexte qu'on éteindra sur place une infection, c'est sacrifier un œil, qui peut guérir spontanément ou grâce à une simple iridectomie, à une idée doctrinale qui n'est rien moins que prouvée.

L'énucléation ne sera faite qu'en dernier ressort lorsque l'œil est perdu pour la vision et qu'il y a de graves désordres.

**Tuberculose de la cornée.** — Comme pour la tuberculose oculaire en général quelques observations et aussi l'expérimentation ont démontré la légitimité de l'infection primitive de la cornée. Elle se traduit par une opacification interstitielle diffuse d'une partie ou de toute la cornée (kératite parenchymateuse) sur laquelle se détachent de petites taches blanches, jaunâtres, qui arrivent à se fusionner entre elles et à déterminer des ulcérations. Ces dernières évoluent à la façon des ulcères asthéniques de la cornée et se terminent par des taies qui abaissent plus ou moins la vision. Mais l'évolution peut être plus grave et aboutir à la destruction de la cornée.

Le *traitement* sera celui des ulcérations de la cornée (V. KÉRATITES). Que la kératite soit primitive ou consécutive à une iridocyclite tuberculeuse on fera des injections sous-conjonctivales d'eau de mer stérilisée et des injections sous-conjonctivales de poudre d'iodoforme.

**Sclérite tuberculeuse.** — La lésion apparaît sous la forme d'une petite tumeur arrondie au voisinage du limbe, rose à la périphérie, grise vers le sommet. Plus tard cette néoformation s'exulcère, puis régresse.

Les malades sont tuberculeux, présentant souvent en même temps d'autres lésions de même nature.

*Traitement.* — Les partisans de l'énucléation sont trop absolus, car la guérison locale peut s'obtenir par des cautérisations au thermocautère.

**Tuberculose des voies lacrymales.**

*Tuberculose du sac lacrymal.* — Les malades sont en général des sujets jeunes dans les antécédents personnels ou héréditaires desquels on trouve de la tuberculose.

Affection quelquefois bilatérale. Dès le début l'œil est larmoyant. Ce larmoiement peut être pendant longtemps, parfois des années, le seul symptôme. Déjà à cette époque le cathétérisme indiquera l'obstruction complète ou incomplète des voies lacrymales. Les choses peuvent rester en cet état pendant longtemps avec écoulement purulent ou simplement lacrymal et déjà se compliquer de fistule, mais les accidents inflammatoires finissent par se manifester, la dacryocystite apparaît avec une marche chronique d'emblée. La région du sac devient rouge, proéminente ; la peau est tendue, mais normale. Cette tumeur lacrymale ressemble à un néoplasme circonscrit à la région du sac. Dans quelques cas pourtant l'infection gagne les tissus environnants, les paupières, les os voisins, et détermine un abcès froid à distance, ou une ostéite. Sa consistance est solide à moins que des fongosités ne distendent le sac, auquel cas il y a pseudo-fluctuation. C'est une tumeur blanche lacrymale. La pression peut faire sourdre un peu de pus par les points lacrymaux, mais en général la pression ne diminue pas le volume du sac dont le contenu est fongueux. Au bout d'un temps plus ou moins long, la tumeur lacrymale se fistulise et s'ulcère, suivant en cela la marche de la tuberculose des articulations, des os, des ganglions, en un mot des tuberculoses chirurgicales.

Comme dans la conjonctivite tuberculeuse on retrouve ici l'hypertrophie des ganglions préauriculaires, sous-maxillaires, carotidiens.

*Diagnostic.* — Le jeune âge des malades, les lésions tuberculeuses concomitantes (tuberculoses cutanées, articulaires, ganglionnaires, lupus nasal), la forme circonscrite des lésions au niveau du sac, l'empâtement spécial, le retentissement ganglionnaire rendent le diagnostic très vraisemblable. On devra, pour être certain, faire l'examen histologique, bactériologique et l'inoculation du fragment de la tumeur lacrymale dans le péritoine d'un cobaye.

*Traitement.* — On ne doit pas se hâter d'intervenir chirurgicalement par le curettage ou l'extirpation du sac. Il en est de cette tuberculose comme de certaines tuberculoses articulaires où les injections modificatrices et le traitement général sont suivis le plus souvent d'excellents résultats. Le traitement conservateur est le traitement par excellence. La suppuration peut être un peu longue, mais ces lésions tuberculeuses ont tendance à se cicatriser à la longue. On s'efforcera de rétablir la perméabilité par les cathétérismes et les injections dans les voies lacrymales d'une solution de permanganate de potasse à 0,25 pour 1000. Cette solution sera employée concurremment avec la photothérapie contre les ulcérations ; on pourra même se servir d'une solution forte à 1 pour 50 en prenant des précautions pour que l'application soit faite exactement au niveau de la tumeur lacrymale et n'atteigne pas l'œil.

**Tuberculose de la glande lacrymale. Dacryoadénite tuberculeuse.** — On a rapporté plusieurs observations de tuberculose de la glande lacrymale, mais toutes ces observations ne doivent pas être enregistrées avec le même crédit ; la plupart d'entre elles sont douteuses parce que le diagnostic n'est pas basé sur l'inoculation faite aux animaux et de préférence l'inoculation dans le tissu sous-cutané de l'abdomen du cobaye ; on s'est borné à l'examen histologique, et le diagnostic de la tuberculose a été porté sur la simple constatation de cellules géantes et de cellules épithélioïdes. Or, cet examen n'est pas suffisant parce qu'à l'heure actuelle la question de l'histogenèse des produits tuberculeux et de la variabilité de leurs aspects dans les divers tissus est pleine d'obscurité. Pour établir le diagnostic d'adénite tuberculeuse, il est nécessaire de faire une excision exploratrice pour l'examen histologique, bactériologique et l'inoculation aux animaux. Les symptomes cliniques sont insuffisants.                                    *PÉCHIN.*

**TUMÉNOL**. — V. Ichtyol.

**TUMEURS**. — Il est difficile de définir le mot *tumeur* qui possède plusieurs sens, clinique, anatomique, étiologique. Néanmoins, en se basant sur les caractères surtout anatomiques des tumeurs, on peut définir ainsi ce mot ambigu : « *Une tumeur est une néoformation régulière ou irrégulière d'un ou de plusieurs tissus, sans utilité physiologique, possédant une tendance indéfinie à persister ou à s'accroître, rappelant, par la structure et la disposition réciproque de ses cellules, le tissu ou l'organe aux dépens desquels elle se développe.* » Par cette définition se trouvent naturellement éliminés du cadre des tumeurs : 1° les *granulomes inflammatoires, tuberculeux, syphilitiques, lépreux; actino-mycosiques, etc.*; ainsi que : 2° les *accumulations de liquides dans des cavités préformées, anévrismes, hygromas, hydrocèles, et les kystes par rétention en général.*

Une classification rationnelle des tumeurs ne peut être basée, provisoirement et dans l'ignorance complète où nous sommes de leur étiologie, que sur leur *structure histologique*. Il faut citer ici le nom de *J. Müller*, qui établit le premier qu'on *retrouve toujours dans la composition d'une tumeur les éléments d'un ou de plusieurs des tissus qui entrent dans la composition de l'organisme adulte ou embryonnaire* : ceci est capital, et c'est provisoirement le seul terrain solide pour baser une étude des tumeurs ou néoplasmes.

Les classifications des tumeurs que l'on peut adopter sont multiples: néanmoins nous croyons que l'une des plus rationnelles est la suivante, qui dérive directement de celle de Cohnheim.

I. **Tumeurs formées par les éléments du tissu conjonctif.** — *Fibrome* (tissu conjonctif adulte); *lipome* (tissu adipeux); *myxome* (tissu muqueux); *chondrome* (tissu cartilagineux); *ostéome* (tissu osseux); *angiome* (tissu vasculaire sanguin); *lymphangiome* (tissu vasculaire lymphatique); *lymphome* (tissu lymphoïde); *sarcome* (tissu conjonctif embryonnaire); *endothéliome* (endothéliums vasculaires).

II. **Tumeurs formées par du tissu musculaire.** — *Myomes* : *Leiomyome* (tissu musculaire lisse); *rhabdomyome* (tissu musculaire strié).

III. **Tumeurs formées par du tissu nerveux.** — *Névrome* (structure du nerf périphérique); *gliome* (névroglie et cellules nerveuses centrales).

IV. **Tumeurs formées par des épithéliums.** — *Épithéliomas typiques* (adénomes, papillomes); *épithéliomas atypiques* (carcinomes).

V. **Tumeurs formées par des tissus multiples à l'état** : 1° *d'ébauche* (*tumeurs mixtes et embryomes*); 2° *d'organes* (*tératomes*).

VI. **Kystes.**

Avant d'étudier individuellement chaque classe de tumeurs, nous dirons quelques mots du peu que nous savons sur l'*étiologie* et sur la *physiologie générale* des tumeurs.

I. **Étiologie.** — Parmi les causes prédisposantes, on a beaucoup parlé de l'*hérédité* : il semble que cette cause joue un rôle net; mais étant donnée la très grande fréquence des tumeurs malignes il ne faudrait pas se laisser abuser par les chiffres. Comme cause directe, l'*irritation locale*, qu'elle soit traumatique ou inflammatoire chronique, a certainement une grande part dans le développement d'un néoplasme. On assigne depuis longtemps, comme cause prédisposant à l'épithélioma de la lèvre, l'usage d'une courte pipe ; de même on a vu quelquefois un sarcome se développer sur un cal de fracture récente ; néanmoins ici encore il faut être prudent dans les appréciations et se rappeler que les malades ont toujours tendance à rapporter le début d'une affection quelconque et en particulier d'une tumeur à un *traumatisme*, cause palpable et évidente en apparence. Chez les *ramoneurs*, on a signalé depuis longtemps la fréquence de l'épithélioma cutané du scrotum, irrité chroniquement par la suie ; de même, le cancer semble plus fréquent chez les *paraffineurs* que chez les autres ouvriers.

Enfin, chez les *radiographes*, on a remarqué, depuis quelques années, le développement d'épithéliomes pavimenteux sur des lésions anciennes de radiodermite chronique des doigts, surtout.

Empressons-nous de remarquer que tout cela est assez vague et qu'en somme il ne s'agit là que de causes plus ou moins prédisposantes, mais nullement de causes immédiates.

Il ne manque pas de théories pour expliquer la genèse des néoplasmes : leur multiplicité même prouve qu'aucune n'est satisfaisante. On peut les ranger sous deux chefs principaux :

1° **Théories parasitaires.** — On a invoqué successivement l'intervention des bactéries, des levures et des sporozoaires dans la pathogénie du cancer. Pour les *microbes*, il est entendu que ceux décrits jusqu'à ce jour ne sont que de vulgaires saprophytes. Les *levures* semblent avoir donné à quelques auteurs des résultats expérimentaux intéressants, mais insuffisants cependant pour entraîner la conviction. De même quelques *protozoaires* (*coccidies*) se rencontrent dans certaines tumeurs végétantes (coccidiose des canaux biliaires du lapin), mais généraliser le rôle pathogène de ces sporozoaires semble au moins hasardé.

En résumé, jusqu'à présent, la théorie parasitaire n'a que la valeur d'une hypothèse, indiscutablement intéressante et même satisfaisante à certains égards, mais nullement démontrée.

2° **Théories non parasitaires.** — Certains auteurs ont considéré le cancer comme une maladie générale, expression d'une diathèse : c'est une pure hypothèse. Les théories qui invoquent une *anomalie de développement cellulaire, congénitale ou acquise*, sont nombreuses et peut-être plus séduisantes. La célèbre *théorie de Cohnheim*, la première en date et en importance, attribuait le développement des tumeurs à l'évolution de *groupes de cellules* restées perdues, incluses au sein des tissus depuis le développement embryonnaire. Ces cellules reprenaient, un jour, sous une influence variable, leur activité primitive et engendraient un néoplasme. Cette théorie a reçu quelques confirmations intéressantes ; par exemple le développement de certains kystes et épithéliomas des maxillaires aux dépens des débris épithéliaux paradentaires ; la structure des tumeurs sacro-coccygiennes n'est explicable que si l'on accepte la présence dans cette région de débris embryonnaires datant des premiers stades du développement. Enfin, les tumeurs branchiales du cou et de la face reçoivent la même explication.

Les autres théories non parasitaires sont moins solides : telles celle de la *désorientation cellulaire* de Fabre Domergue, ou bien encore celle de la *monstruosité cellulaire* de Bard.

Nous ne retiendrons de tout ceci qu'une chose, c'est notre *ignorance profonde* à l'heure actuelle de l'étiologie et de la pathogénie des néoplasmes.

II. **Physiologie générale des tumeurs**. — Au point de vue clinique, il existe une différence capitale dans l'évolution des tumeurs : 1° les unes *restent nettement limitées, encapsulées,* quel que soit leur volume : elles *grossissent progressivement mais fort lentement;* elles *ne se généralisent pas :* ce sont les **tumeurs bénignes**. Si on les *opère largement,* en enlevant tout le mal et une zone suffisamment étendue de tissus sains, elles ne récidivent pas. A cette classe appartiennent les lipomes, les fibromes purs, les angiomes, les lymphangiomes, les papillomes cutanés, les adénomes des glandes; 2° les autres *tumeurs,* au contraire, *s'accroissent rapidement,* elles *envahissent, infiltrent les tissus voisins,* elles *se généralisent* soit par la *voie lymphatique,* soit par la *voie sanguine,* donnent en un mot des *métastases* éloignées dans les ganglions ou les viscères : ce sont les **tumeurs malignes**; opérées, ces tumeurs récidivent très souvent, sauf si l'on peut arriver à enlever tout le mal encore au début, et très largement. Ajoutons que le critérium histologique des tumeurs malignes est souvent difficile à trouver : mais d'une façon générale on peut dire que, plus les cellules constituantes d'un néoplasme sont près du type embryonnaire, plus la tumeur sera maligne; plus, au contraire, les cellules approcheront du type adulte, d'autant moindre sera la malignité. Nous étudierons les différents modes de *métastases* des tumeurs malignes à propos des différentes variétés de tumeurs. Ajoutons quelques mots ici sur la nature de la *récidive des tumeurs malignes,* après l'opération.

**Récidives**. — La récidive après opération peut survenir : 1° *in situ, au point même où siégeait la tumeur.* Si cette récidive est précoce, suit de près l'opération, c'est que, au cours de cette opération, on n'a pas tout enlevé : des parcelles de tissu cancéreux sont restées dans la plaie et, après cicatrisation, elles continuent leur évolution destructrice et envahissante, ou bien encore, pendant l'ablation chirurgicale, l'opérateur a pénétré dans la tumeur et en a *greffé* quelques parcelles au sein des tissus préalablement normaux. Si la récidive locale est plus tardive, elle est plus difficile à expliquer : mais néanmoins on ne peut guère en concevoir la raison qu'en admettant une persistance, longtemps latente, de fragments de la tumeur primitive dans la plaie opératoire guérie; 2° la *récidive peut survenir dans les ganglions où se rendent les troncs lymphatiques collecteurs de la région :* c'est par exemple ce qu'on observait si fréquemment après les extirpations de cancer de la langue, du sein; la récidive ne tardait pas à apparaître dans les ganglions carotidiens ou axillaires. C'est pour éviter cette *récidive ganglionnaire* que l'on s'efforce aujourd'hui d'enlever autant que possible tous les tissus cancéreux en bloc avec les voies lymphatiques efférentes et les ganglions régionnaires. Il est incontestable que cette amélioration de la technique, applicable surtout dans quelques cas particuliers (sein et ganglions axillaires par exemple), a diminué dans une certaine mesure la récidive ganglionnaire, sans la supprimer cependant; 5° enfin, la *récidive peut survenir à distance*, dans des groupes ganglionnaires éloignés ou dans les viscères (foie, poumon). Il ne s'agit plus alors à proprement parler de récidive, mais de *généralisation* néoplasique par la voie lymphatique ou sanguine; nous reviendrons plus tard sur ce point.

Les *tumeurs malignes* possèdent encore un caractère important qu'il faut mettre en relief : c'est le pouvoir qu'elles ont de déterminer une sorte d'*auto-intoxication*, appelée en clinique *cachexie cancéreuse* : d'origine encore mal connue, ce syndrome semble dû à une résorption de toxines produites par le néoplasme; ces toxines agissent sur l'ensemble de l'organisme, déterminent une *perte de poids* rapide et souvent considérable, une *anémie intense* (avec décoloration des muqueuses et *teinte jaune paille* des téguments), enfin *asthénie, anorexie.* Aucun de ces symptômes en particulier n'est pathognomonique, pas plus que la leucocytose parfois constatée, ou la diminution de l'urée, qui tient tout simplement à l'inanition relative du malade, mais l'ensemble symptomatique, dénommé *cachexie cancéreuse*, est cependant fréquemment rencontré, et son importance diagnostique est considérable. Enfin les *tumeurs malignes ulcérées*, et par conséquent *infectées secondairement* par les microbes qui habitent normalement les téguments ou les muqueuses, peuvent donner lieu à une véritable *septicémie chronique*, dont le rôle est très important en clinique : la *phlegmatia alba dolens* est due justement à ces infections secondaires parties d'un néoplasme ulcéré, et sa fréquence est grande dans la période terminale de l'évolution d'un cancer.

En terminant, insistons encore sur ce fait capital : *la vraie caractéristique des tumeurs malignes, c'est leur pouvoir de se disséminer dans toute l'économie, de faire à distance, dans les ganglions, les viscères, ou même les os et les masses musculaires, de nouvelles tumeurs qui présentent toujours la même structure que le néoplasme originel.* C'est là le véritable critérium de la nature maligne d'une tumeur et l'on peut dire que seule *une tumeur capable de faire des métastases est une tumeur maligne : la récidive locale ne prouve rien en fait de malignité* : la tumeur la plus bénigne, un *lipome sous-cutané* par exemple, peut récidiver localement, si on ne l'a pas enlevée en totalité, mais jamais on ne verra un lipome produire des métastases éloignées, ganglionnaires ou viscérales : *c'est donc une tumeur bénigne.* Au contraire, un petit sarcome mélanique des téguments gros comme une lentille, enlevé largement, ne récidivera pas localement, alors que, très rapidement, les ganglions, puis les viscères, seront pour ainsi dire farcis de métastases reproduisant la structure anatomique de la tumeur initiale : c'est le type de la *tumeur infectante, maligne.*

Nous allons étudier maintenant dans leurs grandes lignes les principales classes de tumeurs, en suivant la classification adoptée plus haut.

## I. — TUMEURS FORMÉES PAR LES ÉLÉMENTS DU TISSU CONJONCTIF.

**A) Fibromes.** — Le *fibrome pur* est constitué uniquement par du *tissu conjonctif adulte* plus ou moins vascularisé. *Macroscopiquement*, c'est une tumeur blanchâtre ou rosée, généralement dure, à tissu résistant, criant sous le couteau, toujours bien limitée, encapsulée, refoulant les tissus voisins, les usant même dans certains cas, mais ne les envahissant pas. *Histologiquement*, on y reconnaît facilement les faisceaux de fibres conjonctives, coupées sous différentes incidences, avec les cellules plates du tissu conjonctif, appliquées à la surface des fibres (fig. 155). Souvent les fibres conjonctives forment en certains points de véritables tourbillons. Les vaisseaux sont généralement peu abondants : quelquefois cependant ils sont bien développés, parfois même caverneux et donnent à la coupe de la tumeur un aspect rouge foncé (*fibromes naso-pharyngiens*). Pratiquement, les *fibromes* se rencontrent surtout dans l'*utérus* : mais ils sont en général

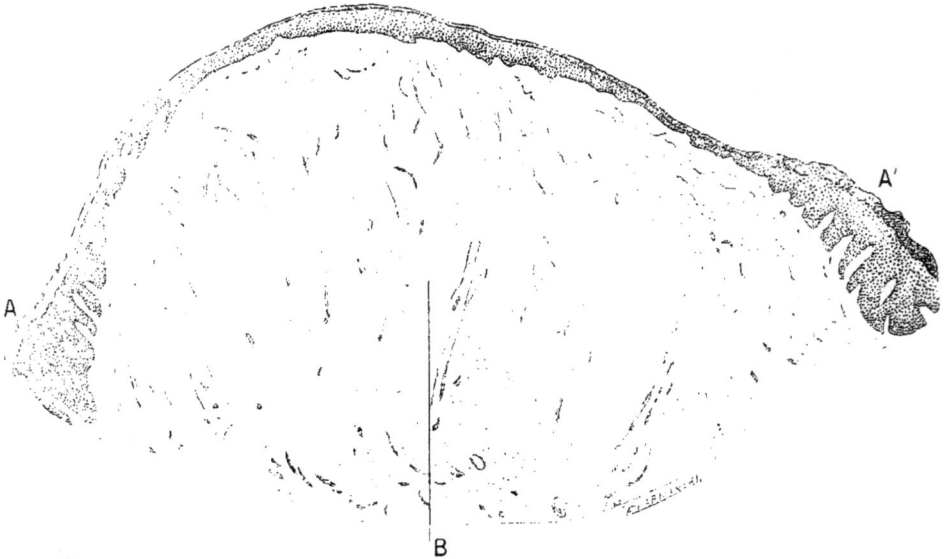

Fig. 155. — Coupe d'un fibrome sous-cutané : A, A', épiderme normal ;
B, fibrome soulevant l'épiderme aminci. (Menetrier.)

mêlés de fibres musculaires lisses, d'où le nom de *fibro-myome* (V. UTÉRUS). Les fibromes développés aux dépens du *périoste* ne sont pas très rares; les *fibromes naso-pharyngiens*, qui naissent sur la face exocranienne de l'occipital et du sphénoïde, sont particulièrement intéressants. Dans les *aponévroses*, on peut rencontrer des fibromes qui ont souvent une attache osseuse, comme l'aponévrose sur laquelle ils se développent (*fibromes de la nuque, fibromes de la paroi abdominale*). Dans la peau, le fibrome est fréquent : une forme très souvent rencontrée, c'est le *fibrome sous-cutané pédiculé ou molluscum pendulum*; ils sont souvent multiples, de consistance variable suivant qu'ils sont ou non infiltrés par l'œdème. On peut rencontrer aussi au niveau de la peau une maladie spéciale, décrite par Recklinghausen : c'est la *neurofibromatose*, constituée par des *fibromes de volume variable*, développés dans la gaine des nerfs; le plus souvent les fibromes sous-cutanés prédominent, mais on peut rencontrer également des neurofibromatoses généralisées à tous les nerfs de l'organisme. Le *fibrome, étant une tumeur bénigne*, ne donne jamais de métastases ; mais on a cité des cas de fibromes qui prenaient, sous une influence inconnue, une évolution maligne ; on dit alors qu'ils se sont transformés (?) en *sarcomes* ; le fait est d'ailleurs assez exceptionnel.

B) **Lipomes**. — Le lipome pur est une tumeur formée de tissu adipeux, bien vascularisée, ordinairement encapsulée. A la coupe, la tumeur est formée de lobules séparés par des travées de tissu conjonctif lâche.

Dans l'intérieur des lobules on trouve des cellules adipeuses contenant en général de la graisse en grosses gouttes ; les vaisseaux sont plus ou moins abondants et suivent les travées de tissu conjonctif qui séparent les lobules adipeux.

A la périphérie existe le plus souvent une capsule conjonctive bien nette, ce qui facilite beaucoup l'énucléation opératoire de ces tumeurs. Plus rarement le lipome appartient au type *diffus* : il est alors plus ou moins infiltré le long des muscles et des aponévroses et son extirpation souvent fort pénible : tel est le cas de certains lipomes de la nuque et du cou, de la paroi abdominale et des membres. Le *lipome pur*, le seul que nous décrivions ici, naît presque toujours aux dépens du tissu cellulo-graisseux physiologique. On le rencontre de préférence dans le tissu cellulo-adipeux sous-cutané de la nuque, du dos, de la région lombaire, du creux poplité, de l'aisselle, des membres. Les *lipomes diffus* qui poussent des prolongements intermusculaires se voient à la nuque, aux membres et en particulier à la cuisse : quelquefois ces lipomes profonds, sous-musculaires, peuvent présenter en un point une adhérence au périoste des os longs ou des vertèbres : on a voulu en faire une classe à part, les lipomes périostiques, ce qui est fort hasardé.

La graisse sous-péritonéale et rétro-péritonéale peut être le sujet de *productions lipomateuses*, qui jouent souvent un rôle capital dans la production des *hernies* (*épigastriques* en particulier, v. c. m.) ; ou a vu des *lipomes du mésentère* atteindre des volumes considérables ainsi que certains lipomes de la *capsule adipeuse du rein* ; mais il faut distinguer ici, car le plus souvent ces derniers lipomes sont des tumeurs mixtes contenant du *myxome* et du *sarcome*, ce qui aggrave singulièrement le pronostic.

*Étiologie*. — Le lipome peut être congénital, ce qui est assez rare ; plus souvent il est acquis et se développe de préférence à l'âge adulte. On a invoqué, comme cause favorisant le développement d'un lipome, les frottements répétés (lipomes professionnels). Parfois les lipomes sont multiples et symétriques ; on a invoqué dans ces cas une origine nerveuse, trophique ; de même le développement des lipomes autour de groupes ganglionnaires normaux a été décrit sous le nom d'*adéno-lipomatose*, symétrique le plus souvent. Tous ces faits sont encore d'une interprétation difficile.

Il est certain que l'inflammation chronique peut donner lieu à des productions qui rappellent beaucoup le lipome, mais s'en distinguent cependant par la sclérose constante qui les accompagne ; citons les *périviscérites scléro-lipomateuses* (rein, vessie), le *lipome arborescent des synoviales* (très souvent tuberculeux).

*Symptômes*. — Le lipome se présente cliniquement sous la forme d'une

tumeur à évolution lente, indolente, donnant à la palpation la sensation
d'une masse *molle lobulée*, à contours bien définis, mobiles sous la peau,
sans adhérences profondes. Tel est le cas du *lipome sous-cutané banal*.
Lorsque la mollesse du lipome est très grande, on peut trouver à l'exploration une fausse fluctuation qui a été prise parfois pour la fluctuation d'un
abcès froid; dans les cas douteux, une ponction est indiquée. Si l'on trouve
réunis les caractères du lipome et un développement vasculaire considérable avec varicosités sous-cutanées, on devra penser aux *angio-lipomes*
assez fréquents (V. Angiome). Le *lipome diffus* de la nuque ou des membres
est d'un diagnostic plus embarrassant, mais l'indolence, la lobulation, la
consistance pâteuse de la tumeur sont en général des caractères suffisants
pour faire le diagnostic. On rencontre quelquefois, dans la *fosse sus-clavi-
culaire* en particulier, des tuméfactions molles, à contours très mal limités,
qui soulèvent en masse la région : ce sont les *pseudo-lipomes* de Verneuil et
Potain, qui se rencontrent surtout chez les arthritiques et paraissent dus à
une sorte d'œdème chronique du tissu cellulaire sous-cutané, mais sans formation de tumeur lipomateuse véritable.

*Pronostic et traitement.* — Le *lipome pur* est le type de la tumeur
bénigne : il ne se généralise jamais, et si son ablation est complète il ne
récidive pas. L'extirpation est très simple dans le cas de lipome sous-
cutané circonscrit, plus délicate et parfois même très difficile, si l'on a
affaire à un lipome diffus, avec fusées dans les interstices musculo-aponé-
vrotiques (cou, cuisse).

C) **Myxome.** — C'est un néoplasme formé de tissu muqueux : celui-ci
est un tissu embryonnaire formant par exemple la gelée de Wharton du
cordon ombilical, qui ne persiste chez l'adulte que dans le centre des
disques intervertébraux et le corps vitré.

Le myxome pur est constitué par des cellules étoilées anastomosées
entre elles par des prolongements protoplasmiques et noyées dans une
substance intercellulaire, presque liquide, donnant les réactions histochi-
miques de la mucine (fig. 156). Le *myxome pur* ainsi compris est très rare.
on en a même nié l'existence ; on ne le rencontre guère qu'au niveau du
tissu sous-muqueux de la pituitaire, où il forme les *polypes muqueux*, qui ne
sont peut-être que des inflammations chroniques et non de véritables
néoplasmes.

La *môle hydatiforme* du placenta, considérée longtemps comme un
*myxome des villosités choriales*, est en réalité une *tumeur épithéliale*, un
*épithélioma généralement typique*, né de l'épithélium de revêtement des
villosités et accompagné de dégénérescence muqueuse de l'axe conjonctif
des villosités. Le *myxome* pur est donc excessivement rare, si tant est qu'il
existe. Presque tous les myxomes sont des *tumeurs mixtes*; des *myxoli-
pomes*, des *myxosarcomes* surtout ; ces derniers sont des tumeurs malignes,
susceptibles de généralisation et récidivant après l'extirpation. On peut
rencontrer le *fibromyxome* dans le tissu cellulaire sous-cutané de la nuque.
du dos, de la paroi abdominale ; les *myxomes* de la gaine des nerfs sont
assez fréquents ; on les a décrits parfois à tort sous le nom de névromes:
il faut réserver cette dénomination aux tumeurs formées de tissu nerveux.

Le *myxome* des nerfs est le plus souvent aussi un myxosarcome de la gaine du nerf, infiltrant et dissociant le tronc nerveux (sciatique, médian). Le *myxome* a été signalé tout à fait exceptionnellement comme tumeur primitive d'un os.

Le pronostic du myxome est très difficile à poser, car le *myxome pur*, tumeur bénigne, est très rare, et presque toujours en pratique un myxome est une tumeur mixte du type conjonctif et trop souvent un *myxosarcome*. Ce fait explique la fréquence considérable des récidives après ablation de ces tumeurs et autorise les interventions larges ou même radicales (amputations) que certains chirurgiens leur appliquent de propos délibéré.

D) **Chondrome**. —

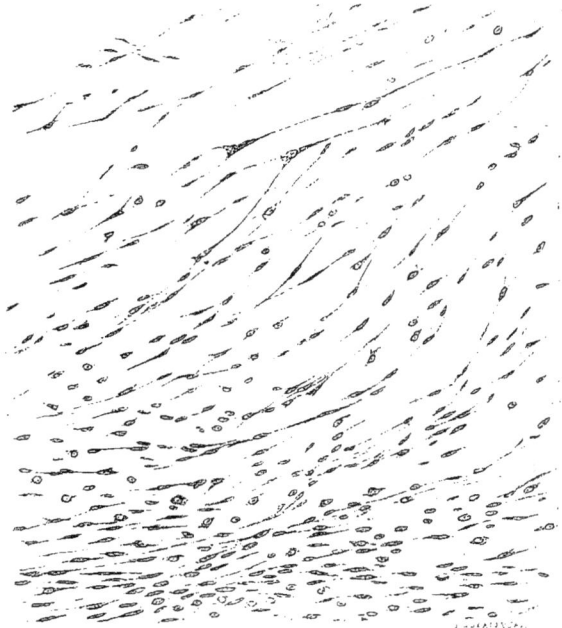

Fig. 156. — Coupe d'un myxome : remarquer les cellules étoilées anastomosées par leurs prolongements. (Menetrier.)

Le chondrome ou enchondrome est une tumeur composée de cartilage néoformé.

Il est très rare de trouver un chondrome à l'état de pureté, c'est-à-dire formé uniquement de cartilage hyalin, présentant les capsules et la substance intercellulaire caractéristique du cartilage. Presque toujours le chondrome est *mixte*, formé par exemple de tissu fibreux interlobulaire et d'îlots cartilagineux (fig. 157) : c'est le *fibrochondrome*. L'association de chondrome et de sarcome est également fréquente ; la malignité de ces *chondrosarcomes* est incontestablement plus grande.

L'association de myxome et de chondrome donne le *myxochondrome*, avec formation possible de kystes, formés par le ramollissement de certains îlots cartilagineux (*chondromes kystiques*). La substance fondamentale des chondromes peut s'infiltrer de sels calcaires et donner le *chondrome calcifié* ; plus rare est la formation d'os véritable au sein d'un chondrome, c'est alors le *chondrome ossifiant*.

Dans certaines formes de chondromes de la parotide, et même des doigts, on peut trouver des cellules étoilées, anastomosées par leurs prolongements et peut-être correspondant aux cellules ramifiées des *cartilages des céphalopodes* (?)

Les *chondromes purs* ou *mixtes* se rencontrent surtout au niveau des os de la main, du pied, de l'omoplate et de la ceinture pelvienne. Les maxil laires, les côtes, les os longs sont plus rarement atteints. Enfin on a signalé de très nombreux exemples de chondromes de la parotide et du testicule : en réalité ce ne sont jamais des tumeurs pures, mais bien des *tumeurs mixtes* où le chondrome peut être prédominant, mais jamais le seul élément néoplasique rencontré.

On a remarqué la coexistence d'enchondromes des doigts et d'exostoses ostéogéniques (v. c. m.) multiples : il y a là un fait intéressant qui montre le lien étiologique qui réunit ces deux ordres de malformation de l'ossification normale périostique ou cartilagineuse.

Le chondrome pur des doigts, qui est le type classique et le plus fréquent, se présente sous la forme d'une tumeur à évolution lente et progressive, indolente, de forme bosselée, implantée sur l'os, géné-

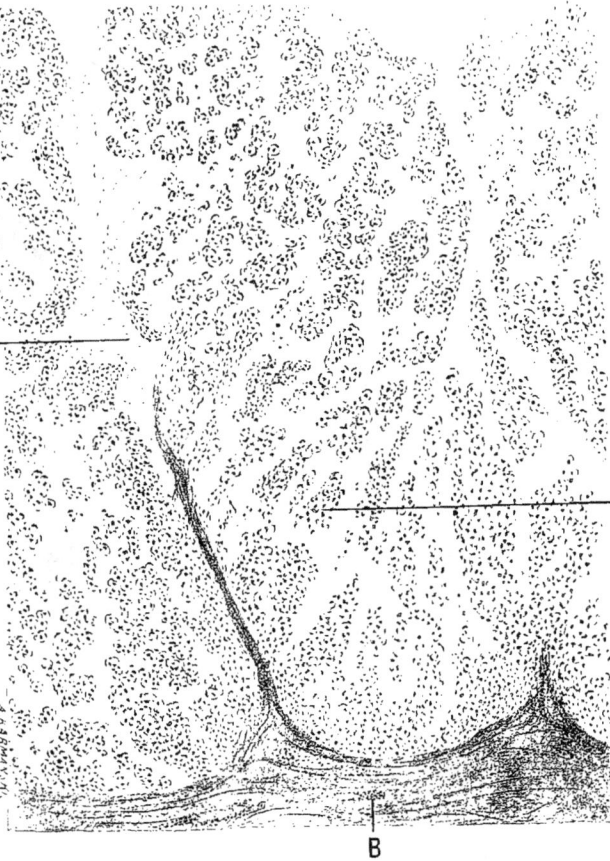

Fig. 157. — Coupe d'un enchondrome : A, groupes de cellules cartilagineuses dans leurs capsules; B, périchondre et B', cloison fibreuse pénétrant dans la tumeur. (Ménétrier.)

ralement mobile sur les plans superficiels; les déformations des mains et des doigts en cas de chondromes sont tout à fait caractéristiques. Le chondrome des os plats, omoplate, bassin, se rapproche beaucoup plus de l'ostéosarcome, et d'ailleurs il s'agit en général dans ces cas de chondrosarcome.

La bénignité classiquement attribuée aux chondromes est contestable. Si l'enchondrome pur des extrémités (main, pied) est en général bénin et ne se généralise que très rarement, au contraire le chondrome des membres qui est presque toujours un chondrome mixte (myxochondrome, ou chondrosarcome) est beaucoup plus malin. La *généralisation* se fait en général par *voie veineuse*, et infecte à distance le poumon, le foie, voire même le cerveau ou la rate. Nous ne parlons pas des chondromes de la parotide ou du testicule, qui ne sont jamais purs et seront étudiés aux tumeurs de ces différents organes.

E) **Ostéomes**. — Ce sont des tumeurs formées par du tissu osseux adulte de nouvelle formation, *en l'absence de tout processus inflammatoire*. Il faut donc distraire de l'étude des ostéomes toutes les exostoses inflammatoires, syphilitiques, ostéomyélitiques, traumatiques.

On décrit trois variétés d'ostéomes : 1° les *ostéomes éburnés* ; 2° les *ostéomes compacts* et 3° les *ostéomes spongieux*. Les premiers sont constitués par des lamelles osseuses extrèmement dures, sans espaces médullaires ni vaisseaux sanguins. Les seconds rappellent la structure de la diaphyse d'un os long ; on y trouve des canaux de Havers contenant des vaisseaux ; mais les canaux de Havers sont très irrégulièrement disposés. Enfin la troisième classe répond à des tumeurs qui reproduisent la structure de l'épiphyse d'un os long : lamelles osseuses, limitant des espaces médullaires bien vascularisés.

Les ostéomes se rencontrent surtout au niveau des os du crâne, du rachis et des membres, mais on peut les voir aussi se développer dans les muscles, les tendons, le poumon, la parotide, les méninges. L'*ostéome* musculaire est une variété très intéressante, qui a été décrite avec soin avec les *affections des muscles* (v. c. m.). De même l'*exostose ostéogénique* qui mérite, par sa fréquence, une place à part, a été décrite aux affections des os (V. Exostoses). Les *ostéomes des fosses nasales*, plus curieux que fréquents, seront décrits également aux affections des *fosses nasales* (v. c. m.).

Les caractères cliniques des ostéomes sont très nets : tumeur indolente, à évolution progressive, extrèmement dure, et ne donnant lieu à des accidents que dans des cas très particuliers (compressions viscérales, vasculaires, nerveuses).

Le pronostic est très bénin, car jamais l'ostéome pur ne se généralise. Le traitement consiste dans l'extirpation pure et simple, lorsqu'il existe des indications tirées des troubles de compression ou de la gène mécanique.

F) **Angiome**. — Les *angiomes* ou *hémangiomes*, appelés encore *tumeurs érectiles*, sont des tumeurs dues à la dilatation et à la multiplication des *vaisseaux capillaires* (on les appelle encore *nævus vasculaire, signe, tache de vin*).

Il en existe deux grandes classes : 1° les *angiomes simples*, dans lesquels la masse de la tumeur est formée par des capillaires ; 2° les *angiomes caverneux*, où l'on trouve des lacunes analogues à celles des systèmes caverneux des organes érectiles.

A l'œil nu, l'angiome offre un aspect finement lobulé ; les petites granulations (grains de Porta) que l'on y rencontre correspondent à des pelotons de vaisseaux néoformés ; dans l'angiome caverneux, c'est un vrai tissu aréolaire comparable à celui des corps caverneux du pénis : on y voit des trabécules blanchâtres, délimitant des lacunes communiquant les unes avec les autres et remplies de sang (fig. 158).

Le sang arrive dans les angiomes par des artères afférentes et en ressort par des veines efférentes : lorsque la circulation à l'intérieur de l'angiome est rapide, ce sang conserve la couleur du sang artériel, la tumeur est alors rouge vif et correspond à l'angiome, dit artériel par Broca ; si au contraire la circulation sanguine est ralentie dans la tumeur, celle-ci prend une teinte bleu foncé, violacée, c'est l'angiome veineux de Broca.

Les angiomes sont presque toujours *congénitaux* ; mais on ne sait rien de précis sur leur étiologie, ce sont des malformations du système vasculaire. Virchow a attiré l'attention sur leur siège fréquemment observé en des points correspondant à l'emplacement des anciennes fentes brachiales, d'où le nom d'*angiomes fissuraux* donné à certains angiomes de la face et du cou. La principale gravité de l'angiome provient de ce qu'il peut s'ulcérer s'il est superficiel et donner lieu alors à des hémorragies graves ou bien se transformer en *anévrisme cirsoïde* (v. c. m.).

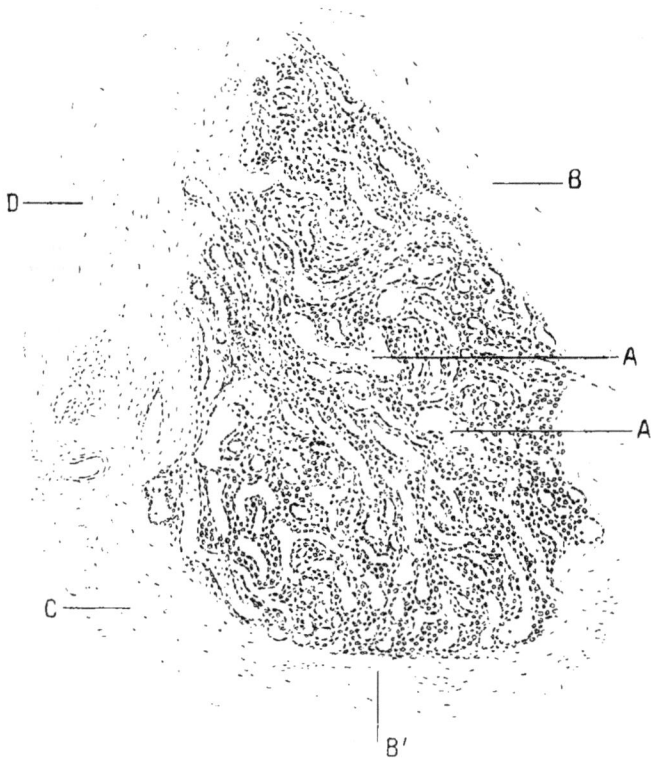

Fig. 158. — Coupe d'un angiome : A. A'. coupes des capillaires ; B. B . tissu conjonctif encapsulant la tumeur ; C. tissu adipeux ; D. fibres musculaires (Menetrier.)

Les angiomes peuvent occuper des sièges très variables, *mais la peau est de beaucoup* (70 *fois sur* 100) *leur siège de prédilection*. Les muqueuses du nez, de la bouche, la langue, peuvent être également le siège d'angiomes ; dans les muscles, dans les os, dans les viscères (foie, rein), glandes salivaires, on a également signalé la présence d'angiomes, mais beaucoup plus exceptionnellement.

Cliniquement, les *angiomes simples de la peau*, les plus importants à connaître en pratique, se présentent sous l'aspect d'une simple tache de couleur variant entre le rouge vif et le bleu foncé, ou le violet lie de vin ; cette coloration disparaît sous une pression et se reproduit aussitôt après qu'elle a cessé : on n'observe dans l'angiome simple ni battements, ni souffles, mais il peut s'accroître sous l'influence des cris, des efforts. Les dimensions de la tache formée par l'angiome peuvent varier énormément, depuis les dimensions d'une lentille, par exemple, jusqu'à celles de la paume de la main.

Les *angiomes caverneux cutanés* forment une saillie toujours appréciable ; ils sont parfois lobulés et même légèrement pédiculés, ils sont nettement érectiles, augmentant de volume sous l'influence des efforts, des cris; à la palpation, on remarque que ces angiomes sont *réductibles*, certains se remplissent aussitôt que la pression a cessé.

Les *angiomes sous-cutanés*, plus rares que les précédents, peuvent être *circonscrits* ou *diffus* : l'angiome circonscrit forme une tumeur parfois nettement fluctuante, partiellement réductible par la compression, augmentant de volume pendant les cris ou les efforts. On a signalé des cas d'angiomes présentant des battements et un bruit de souffle intermittent, il s'agit alors le plus souvent de la transformation de l'angiome en anévrisme cirsoïde.

Les angiomes diffus envahissent la peau, le tissu cellulaire sous-cutané et les tissus voisins. Dans tous les cas, l'angiome est une tumeur bénigne généralement indolente, sans retentissement sur l'état général du malade.

La *guérison spontanée* d'un angiome, surtout s'il n'est pas caverneux, est possible. L'évolution de la tumeur est le plus souvent très lente; les cas d'angiome diffus, envahissant, sont exceptionnels. L'ulcération de la tumeur est possible et donne alors lieu à des *hémorragies* qui peuvent être sérieuses; nous avons déjà parlé de la transformation des angiomes en anévrismes cirsoïdes.

Le traitement des angiomes est variable suivant les cas; certains sont absolument inopérables, par exemple les larges taches de vin qui remplissent une moitié du visage.

La plupart des autres angiomes sont accessibles au traitement chirurgical: on peut, s'ils sont bien circonscrits et pas trop volumineux, les extirper au bistouri en faisant ensuite une réunion immédiate : c'est le procédé le plus simple dans la grande majorité des cas. Si l'on veut éviter une cicatrice trop apparente, on peut recourir à l'*électrolyse* : on enfonce à la périphérie de la tumeur des aiguilles de platine communiquant avec le pôle positif d'une pile à courant continu; le pôle négatif communique avec une plaque de charbon recouverte d'une peau de chamois et appliquée sur la surface cutanée voisine. Une intensité de courant de 15 à 20 milliampères est suffisante.

On a essayé également, pour faire disparaître un angiome, de pratiquer la *vaccination* à son niveau : ce procédé peut réussir à détruire la tumeur érectile, grâce à l'inflammation qui se produit au niveau du vaccin, mais la cicatrice obtenue est disgracieuse. L'*injection interstitielle de perchlorure de fer* dans la tumeur, procédé autrefois très vanté, est à peu près abandonnée aujourd'hui à cause des accidents d'embolie, quelquefois mortels, dus au déplacement dans le torrent circulatoire veineux d'un caillot formé au sein de l'angiome par l'injection caustique.

G) **Lymphangiomes.** — Par ce terme on désigne des productions de nature lymphatique à forme circonscrite et à développement congénital : on n'est pas absolument certain qu'il y ait dans ces tumeurs *néoformation* de vaisseaux lymphatiques, mais le fait est très vraisemblable et rapproche ainsi le lymphangiome de l'angiome sanguin.

On peut rencontrer des *lymphangiomes simples, caverneux* et *kystiques*. Les *premiers* correspondent à un lacis de vaisseaux lymphatiques, reconnaissable à leur paroi fibreuse et musculaire lisse et à leur endothélium en jeu de patience. On peu les rencontrer au niveau des lèvres, de la langue, au périnée.

Les *lymphangiomes caverneux* ne diffèrent des précédents que par l'existence de dilatations, de cavernes communiquant entre elles et recouvertes de l'endothélium des voies lymphatiques. On les observe au cou, à l'aisselle, dans la région sacrée, sur la paroi thoracique. Enfin les *lymphangiomes kystiques* correspondent à des agglomérations de kystes tapissés d'endothélium lymphatique; on les trouvera au niveau du cou, de la fesse, de l'épaule, dans le mésentère.

La grande majorité des lymphangiomes sont *congénitaux*, ce sont des malformations du système lymphatique.

Il faut éliminer, du groupe des *tumeurs* décrites sous le nom de lymphangiomes, les *varices lymphatiques* (v. c. m.) et les *adéno-lymphocèles* (v. c. m.), affection très rare dans nos pays, fréquente dans les pays chauds et qui semble être presque toujours de nature parasitaire (filaire).

Les lymphangiomes de la langue sont souvent décrits sous le nom de *macroglossie* (v. c. m.), ceux de la lèvre sous le nom de *macrocheilie* (v. c. m.). Enfin les *kystes séreux congénitaux du cou* (v. c. m.) ne sont que des lymphangiomes kystiques.

Cliniquement, les *lymphangiomes* forment en général une tumeur mollasse, assez mal circonscrite, vaguement fluctuante, légèrement réductible, pouvant augmenter sous l'influence de l'effort, mobile ou adhérente aux plaies profondes, en tout cas adhérente à la peau.

Lorsque la tumeur s'ulcère, ce qui est assez rare, il s'en écoule de la *lymphe* d'une façon périodique ou continue (*lymphorragie*).

Le *lymphangiome kystique*, dont le type est le kyste congénital du cou, forme une tumeur bien limitée, arrondie, molle, transparente et fluctuante, mais *irréductible*; la peau est le plus souvent amincie et mobile sur la tumeur. Les troubles fonctionnels n'existent pas, à moins de compressions viscérales (trachée, œsophage).

La guérison spontanée est une rareté extrême; la tumeur est bénigne, non susceptible de généralisation; elle n'est dangereuse que par les troubles de compression ou l'infection si la tumeur est accidentellement ouverte.

Le traitement peut consister en *électrolyse*, qui, ici comme dans les angiomes, semble donner des résultats encourageants et surtout dans l'*extirpation au bistouri*, qui est certainement à l'heure actuelle la méthode de choix.

H) **Lymphome ou lymphadénome.** — Le *lymphadénome* est une tumeur constituée par *du tissu réticulé* analogue à celui qui constitue la trame des organes lymphoïdes (ganglions, follicules clos de la muqueuse intestinale).

Le lymphadénome se développe de préférence dans les organes qui sont constitués par du tissu lymphoïde : ganglions lymphatiques, rate, amygdale, chorion de la muqueuse intestinale.

A la coupe, le néoplasme montre une coloration blanc grisâtre avec des îlots rouges et des foyers d'infiltration sanguine : sa consistance est presque toujours molle et au raclage on obtient un suc laiteux abondant.

Histologiquement, on aperçoit un réticulum, comparable à celui des ganglions lymphatiques, formant des mailles remplies de cellules tout à fait semblables aux lymphocytes du ganglion lymphatique et de cellules plus volumineuses à noyaux irréguliers. Lorsque ces dernières cellules prédominent et que le réticulum est peu développé, on peut hésiter entre le diagnostic de lymphadénome et celui de sarcome, et nombre d'auteurs parlent dans ce cas de *lymphosarcome*. Il faut remarquer que la question est encore très confuse et que l'accord est loin d'être fait entre les pathologistes à ce sujet.

Le sang d'un sujet atteint de lymphadénome peut être normal ou au contraire présenter une leucocytose plus ou moins marquée : si la leucocytose est abondante et de type lymphocytaire, il s'agit alors de *leucémie lymphatique* (v. c. m.).

Le lymphadénome primitif se rencontre surtout au niveau du cou, le long des chaînes ganglionnaires, dans l'aisselle, dans l'aine, dans les ganglions mésentériques ou médiastinaux. La rate est rarement prise primitivement, mais elle peut contenir des métastases, de même que le foie, les reins, les testicules. On peut trouver le lymphadénome tout le long du tube digestif : base de la langue, pharynx, amygdale, estomac, intestin. Dans la peau, on peut trouver le lymphadénome sous forme de petites tumeurs disséminées, ou de grosses tumeurs ressemblant à une tomate mûre : c'est le *mycosis fongoïde* (v. c. m.).

Le lymphadénome est certainement une *tumeur maligne*, car les métastases sont très fréquentes au cours de son évolution : elles se font dans les viscères, dans l'ensemble du système ganglionnaire, les os, la peau. La mort est la terminaison fatale et survient plus ou moins vite, quelquefois très rapidement (lymphadénome à évolution suraiguë), plus souvent en un temps variant de 6 mois à 2 ans. On a signalé des périodes d'accalmie prolongée, mais n'arrêtant pas cependant l'évolution fatale.

Le lymphadénome ganglionnaire le plus intéressant pour le chirurgien débute soit au niveau du cou, de l'aisselle et de l'aine. Les ganglions grossissent, mais restent indépendants les uns des autres et n'ulcèrent pas la peau. Les masses ganglionnaires ainsi formées augmentent progressivement de volume et peuvent arriver à former des tumeurs volumineuses encadrant la tête et se continuant dans le médiastin ; il est fréquent de voir les ganglions de l'aisselle, des aines, du médiastin et du mésentère, envahis presque simultanément.

L'état général s'altère progressivement, l'amaigrissement survient, des troubles fonctionnels, dus aux compressions viscérales, vasculaires ou nerveuses du médiastin, sont particulièrement marqués : dyspnée, dysphagie, raucité de la voix, crises d'étouffement, œdème de la face, cyanose. La diarrhée est fréquente, ainsi que les hémorragies (hématémèses, épistaxis, hématurie, melæna). La rate, le foie augmentent de volume et la cachexie rapide entraîne bientôt la mort.

Le diagnostic peut être difficile au début avec la *tuberculose ganglionnaire*, les adénopathies syphilitiques ; au contraire, la forme généralisée ne prête guère à confusion : *l'examen du sang* est toujours nécessaire et ne doit jamais être omis.

Le traitement médical consiste en arsenic (liqueur de Fowler) et phosphore (huile phosphorée) à l'intérieur. Le traitement chirurgical, qui consiste dans l'extirpation de la tumeur, n'est indiqué que s'il n'y a pas de leucocytémie ni de métastases (grosse rate, adénopathies multiples, etc.), c'est dire qu'on n'y aura qu'exceptionnellement recours. Enfin, la *radio- thérapie* appliquée depuis 1902 (Senn) au traitement des lymphadénomes a donné d'incontestables succès, caractérisés par la répression temporaire des lésions : parler de guérison serait excessif, mais il n'en reste pas moins vrai que les rayons X constituent une très bonne ressource thérapeutique dans ces cas.

I) **Sarcomes**. — Les *sarcomes* sont des tumeurs malignes formées par du tissu conjonctif embryonnaire.

Les sarcomes peuvent se rencontrer dans tous les organes où l'on trouve du tissu conjonctif : dans le périoste et le tissu osseux (ostéosarcome) (v. c. m.), dans le tissu cellulaire sous-cutané, les aponévroses, les muscles, les viscères (sein, testicules, rein, utérus, parotide, œil, nerf, vessie, ovaire, langue, foie, etc.).

Le sarcome se rencontre de préférence chez *les sujets jeunes*, son maximum de fréquence est de 5 à 20 ans; on peut cependant l'observer aussi dans l'âge adulte et même la vieillesse.

Le sarcome forme en général une tumeur charnue (σαρξ, chair), arrondie, bosselée, le plus souvent volumineuse; à la coupe on constate une lobulation grossière; le tissu constituant est blanchâtre, généralement mou, de couleur rosée ou grisâtre, les hémorrhagies y sont fréquentes, ainsi que les foyers de nécrose avec formation de pseudo-kystes.

Certains sarcomes sont tellement vasculaires qu'on leur a donné le nom de « télangiectasiques »; il se forme à leur intérieur des cavités irrégulières remplies de sang liquide ou coagulé, ce qui explique la dénomination de sarcomes « hématodes » ou « anévrismaux » que leur donnaient les anciens auteurs : au niveau des os en particulier ces sarcomes télangiectasiques sont assez fréquents (V. Ostéosarcome).

Le sarcome détruit autour de lui les organes qu'il rencontre, surtout en les refoulant, en les usant, beaucoup plus qu'en les infiltrant : ainsi par exemple l'ulcération de la peau par un sarcome est une ulcération par usure beaucoup plus que par infiltration, comme c'est le cas dans l'épithélioma.

Le sarcome forme volontiers des *métastases* et c'est souvent une tumeur fort maligne : les métastases se font *principalement par la voie sanguine*, exceptionnellement par les lymphatiques : aussi le sarcome secondaire, métastatique, se rencontre-t-il de préférence dans le *poumon* et le *foie*.

Il existe un certain nombre de variétés histologiques de *sarcome*, ce sont : 1° le *sarcome globo-cellulaire*; 2° le *sarcome fuso-cellulaire*; 3° le *sarcome à myéloplaxes*; 4° le *sarcome ossifiant*; 5° le *sarcome lymphadénoïde* ou *lymphosarcome*; 6° le *sarcome mélanique*.

1° Le *sarcome globo-cellulaire* est constitué par un tissu tout à fait analogue à celui qui forme les *bourgeons charnus*. Il est composé en effet de cellules arrondies, à gros noyau; la substance intercellulaire est amorphe,

peu abondante : les vaisseaux nourriciers du néoplasme sont volumineux,
*sans paroi propre* et se rompent facilement (V. pl. II, fig. 5).

C'est le type le plus malin de sarcome, celui qui se généralise le plus
rapidement par la voie sanguine, dans le poumon ou le foie en particulier.

Ce type de sarcome est surtout fréquent dans le tissu cellulaire, les aponévroses, le périoste, l'os, les ganglions lymphatiques, les muscles ; il est
plus rare, primitivement tout au moins, dans les viscères (mamelle, testicule, parotide). La tumeur est en général de consistance molle, de couleur
rosée ou jaunâtre à la coupe et présente de nombreuses hémorragies interstitielles.

2º Le *sarcome fuso-cellulaire* est composé de cellules *fusiformes*, allongées
à noyau volumineux, souvent en caryocinèse ; ces cellules fusiformes sont
souvent disposées paral-
lèlement en faisceaux,
d'où le nom de *sarcome
fasciculé* donné quelque-
fois à cette variété. Les
vaisseaux sanguins sont
rares et n'ont pas de paroi
propre : on peut y ren-
contrer des foyers d'hé-
morragie et de nécrose
(fig. 159).

On observe cette forme
de sarcome dans les *apo-
névroses*, les gaines vasculaires, le tissu conjonctif
sous-cutané, le périoste,
les os, les glandes (sein,
testicule), l'utérus.

La tumeur constituée
par ce sarcome fuso-cel-
lulaire est en général de

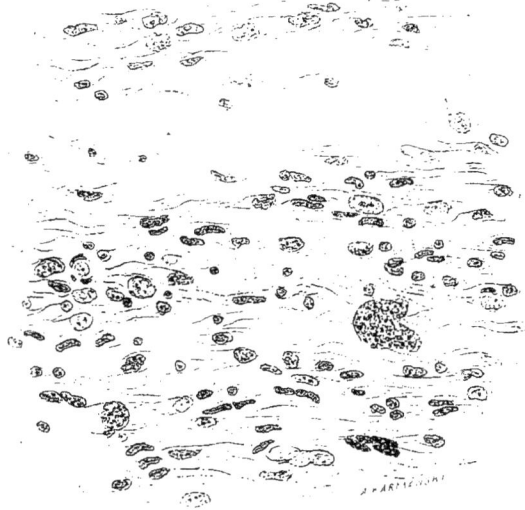

Fig. 159. — Éléments d'un sarcome fuso-cellulaire ; remarquer
les noyaux bourgeonnants ou hypertrophiques. (Menetrier.)

consistance ferme, de couleur rosée ou blanchâtre : à la coupe le néoplasme
apparaît fasciculé et peut ressembler beaucoup au fibrome ; on y voit parfois des foyers d'apoplexie et des pseudokystes par ramollissement et
nécrose de la tumeur.

Le sarcome fasciculé est moins malin que le sarcome globo-cellulaire ; il
est cependant susceptible de généralisation par la voie sanguine.

5º Le *sarcome à myéloplaxes* est une variété très particulière remarquable
par la présence de nombreuses cellules géantes, multinucléées ou *myéloplaxes*, rappelant beaucoup celles que l'on rencontre normalement dans la
moelle osseuse. Ces cellules géantes ne sont pas le seul élément constituant
de la tumeur, elles sont généralement semées au milieu d'un stroma conjonctif rappelant celui des sarcomes fuso-cellulaires ou globo-cellulaires ;
les vaisseaux sont assez abondants, et leurs parois sont fragiles, d'où la
facilité des hémorragies interstitielles.

Cette variété de sarcome se développe de préférence dans les os, le périoste, plus rarement dans les muscles, les gaines tendineuses, la mamelle, les ganglions. L'*épulis* (v. c. m.), petite tumeur gingivale, est le type du sarcome à myéloplaxes.

A l'œil nu, ce sarcome est *brun rougeâtre*, généralement encapsulé, et sa malignité est très minime en général ; la généralisation est tout à fait exceptionnelle et la *récidive in situ* peut ne pas survenir si l'ablation a été suffisante.

4° *Le sarcome ossifiant* est une variété de sarcome remarquable par la formation au sein de la tumeur d'une sorte de squelette osseux, représenté par des aiguilles osseuses ou de véritables arborisations ; c'est de l'os véritable, qui est ainsi formé par un processus rappelant l'ossification périostique normale. On rencontre ce sarcome ossifiant sur les os longs, surtout au voisinage des épiphyses et sur les os spongieux. On a décrit comme variété du sarcome ossifiant le sarcome *ostéoïde*, qui produit un os irrégulier, à peine ébauché, formé de trabécules fines, de granulations calcaires renfermant des corpuscules qui ne rappellent que de loin les ostéoblastes. Les *sarcomes ostéoïdes*, beaucoup plus malins que les précédents, susceptibles de généralisation, se rencontrent principalement au niveau des os des membres, de la face (maxillaire), du crâne, mais on peut aussi trouver du sarcome ostéoïde dans les sarcomes des parties molles.

5° *Le sarcome lymphadénoïde ou lymphosarcome* se rapproche beaucoup du lymphadénome ; son existence est même niée par certains auteurs : il présente un réticulum irrégulier, mal développé, renfermant dans ses mailles de grandes cellules à noyaux polymorphes et des cellules plus petites analogues aux lymphocytes. Ce sarcome peut se rencontrer dans le tissu cellulaire sous-cutané, les *ganglions*, les amygdales, l'intestin, l'estomac. Il forme des tumeurs molles, blanc rosé, donnant à la coupe un suc plus ou moins abondant ; c'est un sarcome des plus malins, envahissant les organes voisins, ulcérant les téguments et susceptible de généralisation rapide, non seulement par la voie sanguine, mais aussi par la voie lymphatique.

6° *Le sarcome mélanique* est caractérisé par la présence à l'intérieur de cellules et aussi dans la substance intercellulaire d'un *pigment brun ou noir*, la *mélanine*, qui donne à l'ensemble de la tumeur une coloration noire. L'origine de ce pigment est mal connue : il ne donne pas les réactions du fer et résiste à la potasse, à l'acide sulfurique.

Ce sarcome se développe surtout dans la peau, aux dépens des *taches pigmentées*, ou dans la *choroïde et ses dépendances* : il est probable qu'il se développe aux dépens du pigment normalement présent dans ces régions. C'est une tumeur d'une *malignité extrême*, se généralisant rapidement à tout l'organisme ; en quelques semaines parfois, un malade atteint de sarcome mélanique peut être véritablement « truffé » par des noyaux métastasiques qui farcissent tout le système ganglionnaire et les viscères.

A côté du sarcome mélanique, signalons l'existence de certains sarcomes, globo-cellulaires surtout, renfermant un pigment verdâtre fixé sur des gouttelettes de graisse qui donne à l'ensemble de la tumeur une coloration verte, d'où le nom de *chlorome*. C'est un néoplasme exceptionnel, rencontré surtout au niveau des méninges craniennes et des os de la voûte.

Il est impossible de donner une description d'ensemble des symptômes et du diagnostic des sarcomes ; on fera cette étude à propos de chaque organe [V. Os (Tumeurs)].

Le pronostic est toujours grave, mais varie suivant l'espèce : le sarcome mélanique est le plus malin de tous ; le sarcome globo-cellulaire à petites cellules est également malin ; au contraire, les sarcomes fuso-cellulaires, ossifiants, le sont beaucoup moins ainsi que les sarcomes à myéloplaxes ; mais il ne faut considérer ces règles que comme des approximations, et elles sont très sujettes à caution.

Le traitement ne saurait être que chirurgical, malgré les essais de sérothérapie, et toutes les fois qu'il n'y a pas de signes de généralisation il faut enlever le plus largement possible la tumeur ; le sacrifice d'un membre est souvent nécessaire, et les sarcomes des os constituent encore l'indication la plus fréquente des amputations et désarticulations. Cependant les sarcomes à myéloplaxes des os longs peuvent être parfois traités avec succès par une opération locale, telle que curettage, évidement ou même résection.

J) **Endothéliomes**. — L'étude des endothéliomes est à l'heure actuelle un des points les plus controversés de l'histoire des tumeurs. Théoriquement, on réserve ce nom aux tumeurs formées par prolifération des cellules endothéliales des vaisseaux sanguins et lymphatiques, ainsi que des séreuses.

Pratiquement, il est souvent fort difficile de distinguer un endothéliome d'un carcinome ou d'un sarcome à disposition alvéolaire.

Les auteurs allemands surtout ont fait un véritable abus des endothéliomes, qu'ils appellent aussi angiosarcomes : aucun argument indiscutable n'a encore été fourni pour distinguer nettement ces endothéliomes des sarcomes, et il est fort probable que deux sortes de néoplasmes doivent être en réalité considérée comme de simples variétés d'une même espèce.

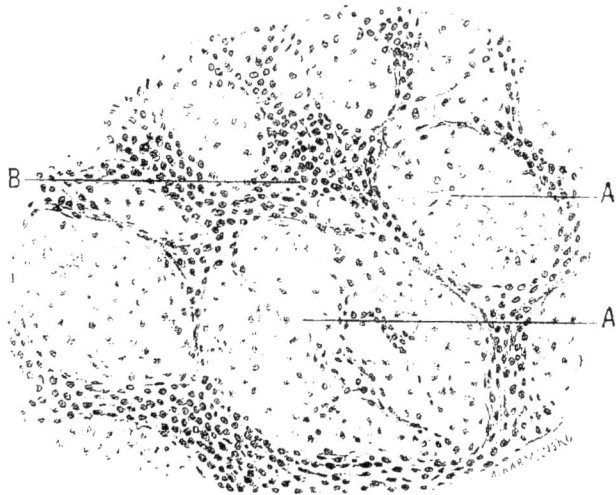

Fig. 160. — Coupe d'un endothéliome de la rate : A, A', alvéoles remplis de cellules endothéliales ; B, tissu lymphoïde de la rate. (Menetrier.)

Il en est de même des *cylindromes*, considérés par les uns comme des endothéliomes avec formations hyalines à l'intérieur des boyaux endothéliaux (?), par les autres comme des épithéliomes parsemés de dégénérescence myxomateuse. Toutes ces questions sont d'ailleurs plus intéressantes au point de vue doctrinal qu'au point de vue pratique, et nous n'insisterons pas autrement. Rappelons cependant que l'on a classé parmi les endothéliomes des tumeurs très particulières, rencontrées surtout au niveau des méninges : ce sont les *sarcomes angiolithiques*, caractérisés par la présence à leur intérieur d'amas concentriques formés de cellules aplaties, imbriquées en bulbe d'oignon et rappelant beaucoup le globe corné des épithéliomas malpighiens (V. plus loin). Le centre de ces amas concentriques est souvent en dégénérescence calcaire, d'où le nom d' « angiolithique » donné à ces sarcomes : Virchow les appelait psammomes ou tumeurs perlées cérébrales (fig. 160).

II. — TUMEURS FORMÉES PAR DU TISSU MUSCULAIRE OU MYOMES — A) *Tissu musculaire lisse (léiomyome).* — Longtemps confondues avec les fibromes, les léiomyomes peuvent se rencontrer partout où il existe du tissu musculaire lisse : on les trouve fréquemment dans la paroi utérine associés à du fibrome : ce sont les *fibromyomes* [V. UTÉRUS (FIBROMES)] (V. pl. I, fig. 1). On les a rencontrés aussi dans la prostate, la vessie, dans la paroi du tube digestif, estomac, intestin; dans la peau (dermatomyomes).

Ce sont des tumeurs arrondies, lisses, encapsulées, lobulées; à la coupe, le tissu qui les constitue est de consistance ferme, de couleur rosée ou blanchâtre, peu vasculaire; on voit des faisceaux de fibres enchevêtrées formant par endroits des tourbillons. Au microscope, on reconnaît dans ces tumeurs la présence de fibres lisses, à noyau en bâtonnet allongé; ces fibres sont coupées sous différentes incidences. Il existe toujours dans ces tumeurs du tissu conjonctif plus ou moins abondant, vascularisé. Les dégénérescences des myomes sont fréquentes : ils peuvent être télangiectasiques, calcifiés, œdémateux et remplis de cavités kystiques. (Géodes kystiques des fibromes.)

Le pronostic des myomes est bénin; jamais on n'a observé de généralisation. Parfois cependant, le myome peut se transformer en sarcome, mais c'est alors le tissu conjonctif interstitiel de la tumeur qui dégénère.

L'étude clinique de ces tumeurs est traitée surtout au chapitre des fibromyomes de l'utérus (v. c. m.).

B) *Tissu musculaire strié (rhabdomyome).* — Ce sont des tumeurs tout à fait rares : on n'a même pas démontré de façon indiscutable leur existence à l'état de pureté. On les a surtout rencontrées dans les tumeurs mixtes du rein, du testicule, de l'utérus; nous en parlerons à propos des tératomes. Elles sont constituées par des fibres musculaires striées adultes ou plus souvent embryonnaires.

III. — TUMEURS FORMÉES PAR DU TISSU NERVEUX.

A) **Névrome.** — Ce sont des tumeurs formées par des fibres nerveuses comparables à celles que l'on rencontre dans les nerfs périphériques : on les appelle encore névromes fasciculés. Ce sont des tumeurs très rares, car il faut bien savoir que la grande majorité des tumeurs des nerfs périphériques, appelées en clinique *névromes*, ne sont que des fibromes, des myxomes ou des sarcomes développés dans l'intérieur du nerf aux dépens des éléments conjonctifs qui entrent dans sa constitution.

Les vrais névromes sont rares si on élimine de leur étude le névrome traumatique, petite tumeur de la grosseur d'une olive qui se développe sur le
bout central d'un nerf périphérique sectionné; névromes d'amputation par
exemple (V. PLAIES DES NERFS). Les névromes purs peuvent se rencontrer
sur tous les nerfs, mais en particulier sur le sympathique; ils sont formés,
soit de fibres à ammyéline, soit de fibres de Remak. Quelquefois on rencontre le névrome sur les branches cutanées d'un nerf périphérique : c'est
le *névrome plexiforme*, tumeur rare, surtout observée au niveau de la tête
et toujours associée à un certain degré d'éléphantiasis de la peau. Des
névromes multiples, associés à du *fibrome* qui entre pour une très large

part dans la formation des nodules
néoplasiques, peuvent se rencontrer disséminés sur tout le trajet
d'un nerf ou même sur tous les
nerfs de l'organisme : c'est la *neurofibromatose* (v. c. m.) de Recklinghausen, associée en général à
des pigmentations cutanées anormales; cette maladie n'est qu'un
vice d'évolution du système nerveux et est probablement toujours
congénitale.

B) **Gliome**. — Le gliome comprend deux variétés : 1° le gliome
à type névroglique pur; 2° le
gliome contenant des cellules
nerveuses (neurogliome ganglionnaire). La névroglie forme la partie principale de ces tumeurs rares
et les cellules nerveuses que l'on
y a rencontrées ont le type des
cellules de la substance grise des
centres (fig. 161).

Ces deux variétés de tumeurs
ont les mêmes caractères macroscopiques : on les rencontre sur-

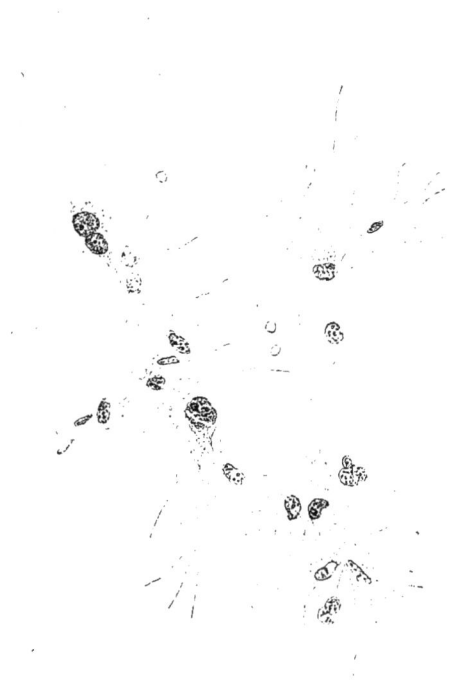

Fig. 161. — Éléments d'un *gliome*, cellules en araignée
comparables à celles de la névroglie. (Menetrier.)

tout dans l'encéphale, plus rarement dans la moelle et dans le nerf optique
et la rétine. Ce sont des tumeurs molles, presque diffluentes, rarement
encapsulées, de couleur gris clair ou même à demi transparentes, parsemées de points hémorragiques. Ce sont des tumeurs malignes, bien que
leur évolution puisse être lente : ils infiltrent et détruisent les centres
nerveux. Leur symptomatologie est étudiée avec celle des *tumeurs cérébrales* (v. c. m.).

## IV. — TUMEURS FORMÉES PAR DES ÉPITHÉLIUMS.

A) **Épithéliomas typiques**. — On donne le nom d'épithéliomas
typiques à des tumeurs développées aux dépens des épithéliums ectoder-

miques (peau. muqueuses dermo-papillaires). soit des épithéliums entodermiques (muqueuses) et rappelant par leur disposition les formations
épithéliales normales dont elles dérivent, d'où le nom de typiques.

1° Les **papillomes** sont des tumeurs *bénignes* développées aux dépens de
la peau ou d'une muqueuse : ils sont formés par une série de papilles hypertrophiées recouvertes d'épithélium. Le tissu conjonctif qui forme les papilles
est un élément important
de la tumeur : c'est lui
qui contient les vaisseaux
(fig. 162).

Les *papillomes cutanés*
sont les *condylomes* et les
*verrues*. Les *condylomes* ou
*végétations* se développent
de préférence au niveau
des organes génitaux externes et de l'anus. Ils semblent n'être que la conséquence d'une irritation
banale quelconque et méritent à peine d'être rangés
parmi les vrais néoplasmes.
Ce sont des productions
ayant l'aspect de choux-
fleurs (crêtes de coq de la
région balano-préputiale.
végétations vulvaires). Histologiquement, ce sont des
papillomes formés de pa-
pilles conjonctives. mon-
trant une réaction inflammatoire marquée, et d'un
épithélium pavimenteux
stratifié à couche cornée.

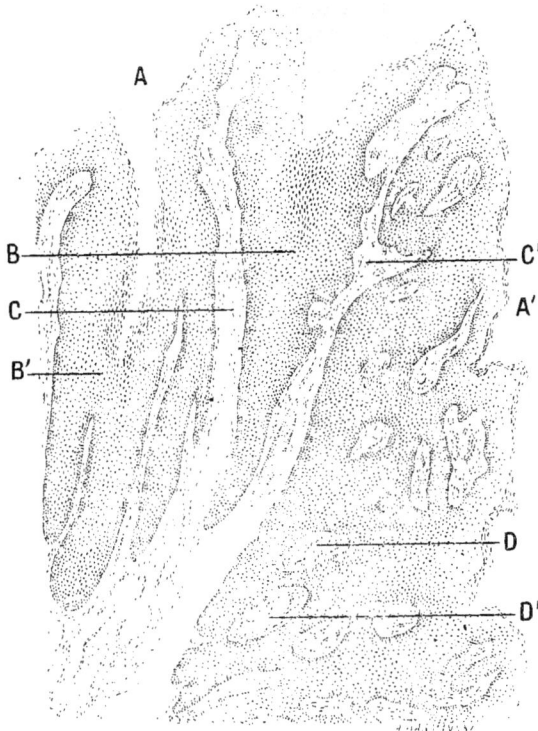

Fig. 162. — Coupe d'un papillome cutané : A, A', revêtement épidermique ; B, B', couche profonde de l'épiderme ; C. C'. axe
conjonctif des papilles : D. D'. papilles coupées en travers.
(Ménétrier.)

Il en est de même des
*verrues*, si communes, siégeant de préférence aux pieds. aux mains. en
général multiples et auto-inoculables.

Les *papillomes des muqueuses* revêtent. comme les précédents. la forme
de choux-fleurs. On les trouve surtout au niveau du larynx. de la vessie
[V. Vessie (Tumeurs)]. Ils ont la même structure fondamentale que les papillomes cutanés, mais leur épithélium de revêtement reproduit en général le
type de la muqueuse sur laquelle ils sont nés.

La bénignité des papillomes est indiscutable. ils ne se généralisent
jamais: la question de leur dégénérescence possible en néoplasmes malins
est des plus controversées.

2° Les **adénomes** sont des tumeurs épithéliales bénignes développées aux
dépens des glandes ou des muqueuses à épithélium cylindrique.

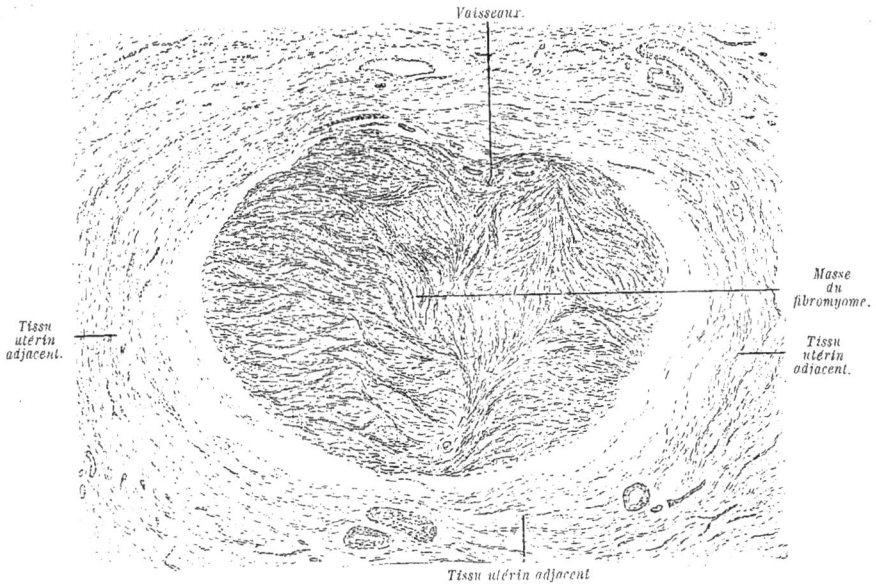

Fig. 1. — *Coupe d'un très petit fibromyome utérin* (MENETRIER).

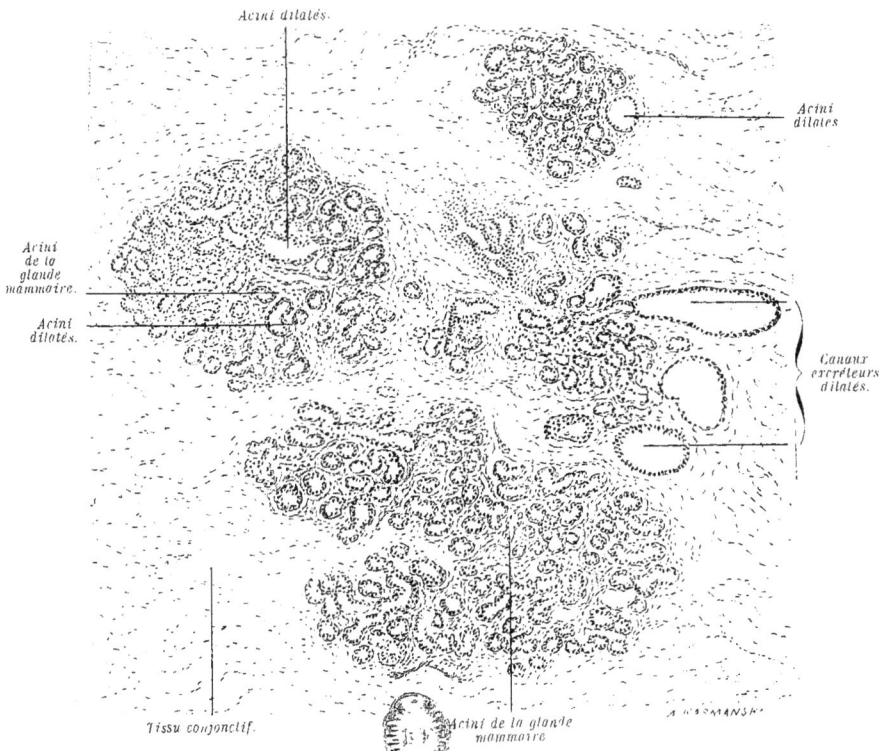

Fig. 2. — *Coupe d'un adénome du sein* (MENETRIER).

L'adénome reproduit le type anatomique de la glande ou de la muqueuse dont il dérive : c'est une tumeur bénigne, non susceptible de généralisation : histologiquement, il est variable suivant le type anatomique de la glande où il est né, mais on trouve toujours la structure typique de cet organe ; il y a une limitation parfaite du côté du tissu conjonctif environnant, *ce qui est encore le meilleur caractère histologique de la bénignité* (V. pl. I, fig. 2).

Les types d'*adénomes* sont si nombreux et si variés que nous ne pouvons donner ici qu'une rapide énumération des principales de ces tumeurs.

La mamelle est très souvent le siège d'*adénomes* ou *fibro-adénomes*. Ils forment des noyaux encapsulés, énucléables, uniques ou multiples ; histologiquement, ils représentent des tubes qui se ramifient plus ou moins et rappellent les acinis d'une mamelle en lactation ; ils sont souvent kystiques et des végétations intra-kystiques peuvent venir former des saillies à leur intérieur (fibrome intra-canaliculaire) (V. Tumeurs du sein).

L'adénome du corps thyroïde forme une classe importante des *goitres* (v. c. m.). L'adénome du rein est surtout fréquent au cours de la néphrite chronique : il peut être solide ou kystique (V. Néphrites). De même, l'adénome du foie complique souvent un processus d'hépatite interstitielle (V. Cirrhose). Les *polypes muqueux* du col utérin (v. c. m.) sont aussi des adénomes.

**B) Épithéliomas atypiques**. — A l'encontre des tumeurs précédemment étudiées, les *épithéliomas atypiques sont des tumeurs éminemment malignes* : ils constituent avec le *carcinome*, qui n'en est qu'un dérivé, le *cancer proprement dit*, simple expression clinique sans valeur anatomopathologique.

Ce qui différencie absolument l'*épithélioma atypique* de l'adénome ou du papillome, c'est sa tendance à *envahir*, à *infiltrer* le tissu conjonctif environnant, à gagner ainsi les voies lymphatiques et les ganglions.

Les *épithéliomas atypiques* comprennent deux grandes classes : 1° les *épithéliomes à cellules pavimenteuses*, 2° les *épithéliomes cylindriques*.

Le *carcinome* n'est que l'aboutissant, le terme ultime d'évolution de l'un ou l'autre de ces épithéliomas atypiques, comme l'ont démontré les recherches de Waldeyer. On ne peut donc plus décrire isolément aujourd'hui le carcinome.

1° **Épithéliomas pavimenteux**. — Leur point de départ est, soit dans la peau, soit dans une muqueuse dermo-papillaire.

La face est un sujet d'élection ; viennent ensuite l'anus, le prépuce, plus rarement les mains et les pieds. Pour les muqueuses, citons, par ordre de fréquence, la langue, le col utérin, l'œsophage, le gland, les cordes vocales.

*Macroscopiquement*, on trouve à la coupe un tissu blanchâtre sec, parfois d'aspect fibreux, sans limites précises ; il y a *infiltration* des tissus environnants ; en raclant la surface de section, on recueille un suc laiteux et des débris blanchâtres, analogues à du vermicelle cuit. Les ganglions lymphatiques correspondants sont envahis, soit totalement dégénérés, soit parsemés de petits noyaux métastatiques.

*Histologiquement*, on voit de grands boyaux épithéliaux qui s'enfoncent irrégulièrement dans le tissu conjonctif sous-jacent ; tantôt les boyaux d'infiltration sont formés de cellules épithéliales analogues à celles du corps muqueux de Malpighi; par nécrose centrale des travées cellulaires, il peut se former une cavité au centre : on dit alors que l'épithélioma est *tubulé*; si au contraire les cellules épithéliales, toujours de type malpighien, évoluent vers la formation des *globes cornés*, c'est-à-dire de corps concentriques, formés de cellules imbriquées en bulbe d'oignon et présentant les caractères des cellules de la couche cornée de la peau, on dit que l'*épithélioma est lobulé*. Il est fréquent de trouver associées à l'un ou l'autre de ces deux types d'épithélioma, dans les parties profondes de la tumeur du *carcinome*, c'est-à-dire de l'épithélioma devenu tellement atypique qu'on n'y reconnaît que difficile-

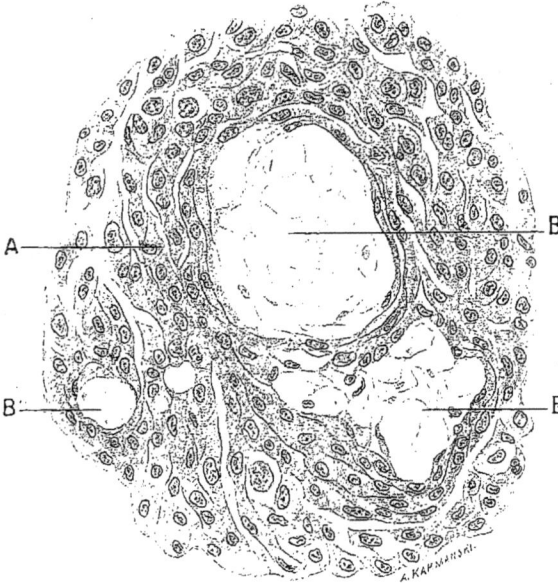

Fig. 165. — Un globe corné vu à un fort grossissement : remarquer la disposition concentrique en bulbe d'oignon des cellules cornées. (Menetrier.)

ment le type primitif, des cellules épithéliales, groupées en amas délimités par des tractus de tissu conjonctif (carcinome alvéolaire) (V. pl. II, fig. 4).

Nous ne saurions décrire ici les symptômes de l'épithélioma pavimenteux en général; nous renvoyons pour cette description clinique aux types de ces tumeurs : le *cancer de la langue* (v. c. m.) et le *cancroïde cutané* (v. c. m.).

2° **Épithéliomas cylindriques.** — Les épithéliomes cylindriques se développent aux dépens des muqueuses et des glandes qui leur sont annexées. Les cancers de l'estomac, de l'intestin, du corps utérin sont des épithéliomas cylindriques; on les rencontre également dans la vésicule biliaire, le pancréas, le rein, le poumon.

Dans sa forme la plus caractéristique, l'épithélioma cylindrique se présente à l'œil nu comme une tumeur, molle ou assez dure, suivant la quantité de tissu conjonctif qu'elle renferme, blanchâtre à la coupe, donnant du suc sur la tranche de section.

Au microscope, on aperçoit de grandes cavités tubulées, plus ou moins allongées et ramifiées, tapissées par un épithélium cylindrique à plusieurs assises de cellules. Celles-ci sont atypiques, souvent plurinucléées, ou bien en division indirecte. Ces cavités, qui rappellent beaucoup les glandes de l'intestin ou de l'estomac par leur disposition en doigt de gant, s'infiltrent dans la profondeur, dissocient les tissus voisins (couches musculaires de l'estomac par exemple) et donnent aussi l'aspect histologique reconnu

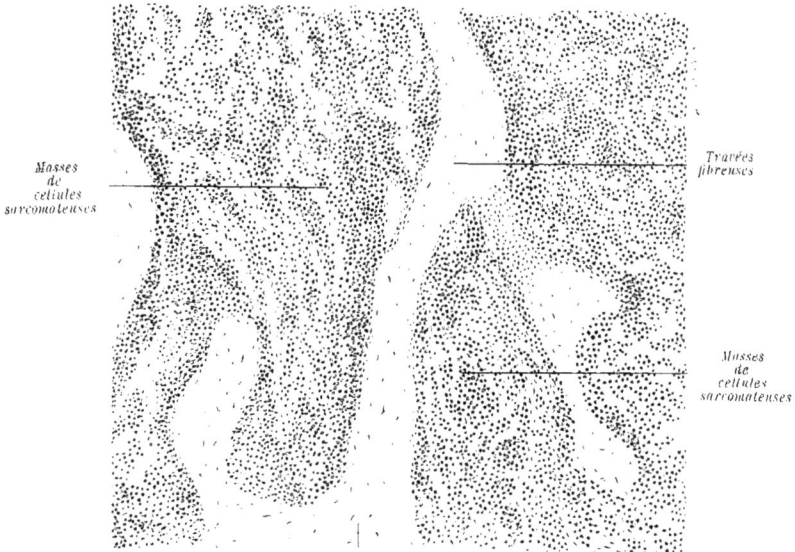

Masses de cellules sarcomateuses

Travées fibreuses

Masses de cellules sarcomateuses

Fig. 3. — *Coupe d'un sarcome globo-cellulaire* (MENETRIER).

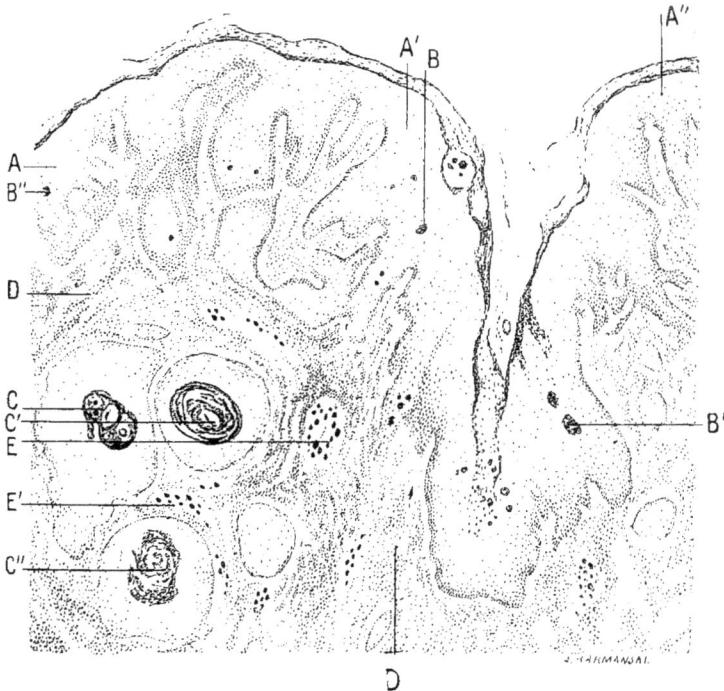

Fig. 4. — *Coupe d'un épithélioma pavimenteux de la langue* (MENETRIER).
A, A', A'', *revêtement épithélial hypertrophié; B, B', B'', globes épidermiques; C, C',*
*C'', globes cornés; D, tissu conjonctif infiltré de cellules migratrices; E, E', fibres*
*musculaires striées, en voie de dégénérescence.*

caractéristique des tumeurs malignes. Les lymphatiques et les ganglions sont rapidement envahis par des cellules émigrées de la tumeur primitive ; les vaisseaux sanguins peuvent être également pris et le cancer secondaire du foie, du poumon, des os, est fréquent au cours de l'évolution des épithéliums cylindriques développés sur le tube digestif sous-diaphragmatique.

Il est fréquent de voir, dans un même néoplasme, associés, l'épithélioma cylindrique atypique et le carcinome qui en dérive par perte complète de la régularité relative de disposition des boyaux néoplasiques. On aperçoit alors simplement la structure dite carcinomateuse ; des alvéoles remplis de cellules épithéliales atypiques devenues méconnaissables et circonscrites par un stroma conjonctif plus ou moins abondant, donnent à la tumeur sa consistance : si le tissu conjonctif est très abondant et adulte, on a un cancer dur, appelé *squirrhe* par les vieux auteurs ; si, au contraire, le stroma conjonctif est peu développé et embryonnaire, on a une tumeur molle, diffluente, rappelant par son aspect

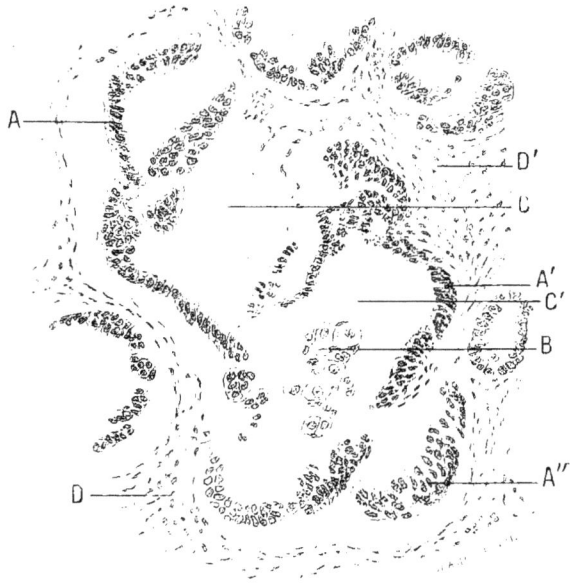

Fig. 164. — Coupe d'un épithélioma cylindrique atypique ; on voit encore la disposition pseudo-glandulaire des cellules épithéliales. (Menetrier.)

macroscopique la substance cérébrale : c'est l'*encéphaloïde*. Toutes ces dénominations ont perdu aujourd'hui presque tout leur intérêt, et il faut bien se rappeler que le carcinome n'est que l'aboutissant d'un épithélioma atypique pavimenteux ou cylindrique et qu'il n'en diffère pas essentiellement, mais simplement par son aspect histologique. Parmi les épithéliomas atypiques, il faut aujourd'hui ranger le *déciduome malin*, qui est un épithélioma des villosités choriales (un *chorio-épithélium malin*).

Le *traitement des épithéliomes* qui constituent la majorité de ces tumeurs que l'on appelle cliniquement « cancers » est encore bien précaire ; mais la moins mauvaise thérapeutique que nous puissions leur appliquer, est incontestablement le traitement chirurgical : à deux conditions toutefois : 1° *que la tumeur épithéliale maligne soit encore assez récente dans son évolution* (d'où la nécessité d'un diagnostic précoce) ; 2° *que l'opération soit rationnellement conduite*, c'est-à-dire consiste en une ablation complète, le plus possible en une seule masse, de l'organe malade (sein, langue, pylore, etc.), et des premiers relais ganglionnaires. Si ces deux conditions se trouvent remplies, on peut obtenir de beaux succès, c'est-à-dire des guérisons sans récidive pendant quatre, cinq et six ans et même plus. Dans certains cas, il est impossible d'enlever toutes les lésions cancéreuses déjà trop étendues: on peut alors faire certaines opérations palliatives, dirigées, non pas contre le cancer lui-même, mais contre les accidents d'obstruction qu'il détermine par sa présence. Ex. : trachéotomie, dans le cancer du larynx; gastro-entérostomie, dans le cancer du pylore; anus artificiel, dans le cancer sténosant de l'intestin. En dehors de ces cas, il peut être indiqué de faire le curettage, l'évidement de certains cancers qui saignent et sont inopérables par l'étendue de l'envahissement des tissus voisins. Ex. : curettage du cancer du col utérin. En dehors du traitement chirurgical proprement dit, on a essayé récemment d'appliquer, à la thérapeutique du cancer, la radiothérapie, le radium et la fulguration.

La *radiothérapie* donne d'incontestables succès dans les cancers cutanés du type pavimenteux à globes cornés; mais on sait combien facilement ces petits cancroïdes guérissent par toute espèce de cautérisation; dans les autres cas (cancer de la langue, cancer du sein ulcéré), la radiothérapie échoue ou même aggrave les lésions existantes. Le *radium*, encore à l'étude dans ses applications contre le cancer, semble doué d'un pouvoir destructif considérable vis-à-vis des tissus néoplasiques, mais son action est diffuse, impossible à limiter et l'on peut avoir des accidents de ce fait (fistules stercorales, par exemple). il faut d'ailleurs planter le tube contenant du radium, dans les tissus cancéreux eux-mêmes, ce qui nécessite parfois une intervention chirurgicale préalable; on ne peut encore formuler d'opinion nette sur la valeur du traitement des cancers par le radium, mais cependant l'action de ses émanations paraît des plus actives et doit être essayée dans les cancers inopérables.

Enfin, la *fulguration* des tissus cancéreux eux-mêmes ou des tissus juxta-cancéreux exposés par l'intervention chirurgicale a été tout d'abord portée aux nues; en réalité, la valeur de ce procédé est des plus discutables, et la fulguration ne possède pas une action supérieure à celle des autres caustiques déjà employés dans le traitement du cancer (Segond).

### V. — TUMEURS FORMÉES PAR DES TISSUS MULTIPLES.

1° *A l'état d'ébauche.* — (**Embryomes et tumeurs mixtes**). — Les tumeurs dont nous avons parlé jusqu'ici étaient toujours formées par des dérivés d'un seul tissu: nous avons bien rencontré des types fort simples de tumeurs composées : *adénofibrome* du sein par exemple, *fibromyome* de l'utérus; mais bien qu'il soit logique de parler de tumeur mixte, même pour ces cas très simples d'association de plusieurs tissus, l'usage a prévalu de réserver le terme de *tumeur mixte* à des tumeurs dans lesquelles on rencontre un grand nombre de tissus très différents. Si ces tissus sont rencontrés simplement à l'état d'ébauche, on dit qu'il s'agit d'*embryome* (Wilms) ou de *tumeur mixte*.

L'étude de ces tumeurs est encore entourée de beaucoup d'obscurités, mais peu à peu la lumière se fait, et bien que la question présente surtout un intérêt théorique, nous en donnerons une idée sommaire.

On rencontre assez souvent au *niveau des glandes salivaires, des glandes génitales* (testicule, ovaire), *du rein, de la région sacro-coccygienne*, de tumeurs dont la structure est toujours fort complexe : on y trouve du tissu conjonctif embryonnaire, du cartilage, des fibres musculaires lisses, des fibres musculaires striées, du tissu muqueux, des dérivés épithéliaux ectodermiques (globes cornés), entodermiques (ébauches de glandes en tube, cavités kystiques). Ces tumeurs méritent donc bien le nom de mixtes ; on les a encore appelées tumeurs à tissus multiples. Elles sont presque toujours *congénitales* et on les considère comme formées par le développement de portions de tissus embryonnaires inutilisés au cours du développement : arcs branchiaux au cou, débris de la queue dans la région sacro-coccygienne ; débris wolffiens et protovertébraux au niveau du tractus uro-génital. Cette explication, qui semble une confirmation des idées de Coluheim, est de beaucoup la plus satisfaisante.

Une fois la tumeur formée, elle peut rester longtemps *stationnaire et bénigne*, sans tendance à envahir les tissus voisins, ni à former des métastases ; c'est le cas par exemple des *tumeurs de la parotide* (v. c. m.) pendant toute une période de leur évolution et de beaucoup de tumeurs *sacro-coccygiennes* (v. c. m.). Mais il peut arriver aussi que la tumeur devienne maligne, infectante ; elle évolue alors presque toujours comme un sarcome ; c'est le cas de beaucoup de tumeurs du rein de l'enfant (V. TUMEURS DU REIN) et de la plupart des tumeurs du testicule (v. c. m.) ; des métastases ganglionnaires ou viscérales apparaissent, et la tumeur mixte est devenue le plus malin des cancers.

2° **Tumeurs formées par des tissus multiples à l'état d'organe.** — (**Tératomes**). — Ce ne sont presque plus des tumeurs que ces *tératomes* ; ils servent pour ainsi dire d'intermédiaire entre les néoplasmes proprement dits et les *monstruosités*.

Les tératomes peuvent se rencontrer un peu partout dans l'organisme, mais ils sont particulièrement fréquents au niveau de *l'ovaire* et de la *région sacro-coccygienne* (v. c. m.). Les *kystes dermoïdes de l'ovaire* ne doivent plus être considérés comme des kystes par inclusion ectodermique, comme les *kystes dermoïdes* si fréquemment observés au niveau de la queue du sourcil par exemple ; *un kyste dermoïde ovarien est le type du tératome* ; il comprend en effet des tissus multiples à l'état d'organes ; on y trouve de la peau avec tous ses appareils annexes (poils, glandes, sébacées et sudoripares), des dents, des fragments de muqueuse respiratoire ou digestive, des pièces squelettiques parfois bien reconnaissables, des portions du système nerveux central et même des parties d'organes sensoriels (choroïde, rétine). La complexité structurale de ces tératomes est donc extrême ; *mais ce qui les différencie nettement des embryomes ou tumeurs mixtes, c'est que les tissus multiples qu'ils renferment sont à l'état d'organes plus ou moins parfaits.* En général, le tératome a une évolution bénigne ; il forme une tumeur enkystée, parasitaire en quelque sorte et susceptible de rester indéfiniment isolée de l'organisme, auquel elle n'emprunte que sa vascularisation. Parfois cependant, une dégénérescence maligne peut survenir ; elle est exceptionnelle et s'observe surtout dans les *kystes dermoïdes de l'ovaire* (v. c. m.) ; le plus souvent, c'est l'élément ectodermique qui se transforme en épithélioma pavimenteux.

VI. — **KYSTES.** — La conception actuelle de la nature des kystes est bien différente de ce qu'elle était il y a quelques années. La plupart des kystes décrits par les anciens pathologistes ne sont que des *tumeurs kystiques*, ce qui est bien différent. Tel est le cas, par exemple, des *kystes ovariques*, qui ne sont que des *épithéliomas kystiques*, typiques ou atypiques [V. Ovaire (Kyste)]: les *kystes dermoïdes de l'ovaire* sont des tératomes kystiques (V. *supra*): la plupart des kystes du corps thyroïde sont dus à des dégénérescences du goitre, souvent à des hémorragies enkystées; les *maladies kystiques* du testicule, du foie, du rein, sont des *néoplasmes kystiques*, et la formation de kystes n'est pas leur caractéristique la plus importante. Aussi réserverons-nous le terme de *kyste* par excellence *aux tumeurs formées par une cavité plus ou moins régulière, limitée par une paroi propre nettement distincte, organisée (épithéliale ou endothéliale suivant les cas) et renfermant un contenu variable suivant la nature du revêtement pariétal du kyste.*

La plupart des kystes se développent aux dépens de formations embryonnaires : c'est le cas des *kystes dermoïdes de la tête et du cou*, des *kystes du cordon* (v. c. m.), des *kystes du ligament large chez la femme* (v. c. m.). Nous ne pouvons étudier ici en détail la structure de tous ces kystes; rappelons seulement que seule l'étude histologique de la paroi de la poche peut permettre de reconnaître la nature exacte du kyste et sa pathogénie probable. Certains kystes sont dus à des rétentions dans des conduits glandulaires oblitérés : *kystes sébacés* (v. c. m.).

D'autres kystes, plus rares, sont nettement d'origine traumatique : *tels ces kystes épidermoïdes* des doigts, dus à l'inclusion dans le tissu cellulaire sous-cutané d'un lambeau d'épiderme enfoncé par un corps étranger, le plus souvent.

Pour les *kystes dermoïdes véritables*, c'est-à-dire ceux dont la paroi rappelle la structure de la peau (derme, épiderme, poils et glandes annexes), la pathogénie la plus probable est celle de l'*enclavement*, soutenue depuis longtemps par Verneuil; un fragment de peau s'est trouvé inclus au cours du développement dans le tissu cellulaire sous-cutané, ou même plus profondément (cou, crâne, médiastin, bassin), et la tumeur s'est formée progressivement par le développement de ce lambeau de peau ainsi isolé. La pathogénie des *kystes séreux* (kystes du cordon, kystes wolffiens, kystes du ligament large) est beaucoup plus obscure. Enfin, remarquons que l'étude plus approfondie des kystes démontre de plus en plus leur nature, très variable suivant les cas; nous n'en citerons qu'un exemple : *les kystes du pancréas* (v. c. m.), si différents les uns des autres et groupés seulement sous une dénomination commune pour les besoins de la clinique.

P. LECÈNE.

**TURBITH.** — Le turbith est constitué par le rhizome et les racines d'*Ipomœa Turpethum* (Convolvulacées); il est doué de propriétés drastiques analogues à celles du jalap, et il entre dans la composition de l'eau-de-vie allemande. (V. Purgatifs).

E. F.

**TURBITH MINÉRAL.** — Le sulfate mercurique basique, turbith minéral ou précipité jaune, est seulement utilisé en pommades (5 à 10 pour 100) contre
diverses dermatoses.                                                        *E. F.*

**TUSSOL.** — V. ANTIPYRINE.

**TYMPAN** (AFFECTIONS DIVERSES). — 1º **Inflammations.** — Les *inflammations* aiguës ou chroniques du tympan sont presque toujours associées à
l'otite externe ou à l'otite moyenne. Elles peuvent néanmoins être directement provoquées par le refroidissement brusque, par la pénétration d'eau
fraîche au contact du tympan, par le contact de corps étrangers, par un
traumatisme, etc. Le tympan s'injecte vivement, surtout au voisinage du
marteau ; de petites vésicules se forment et le tympan finit souvent par
s'ouvrir sur l'une de ses faces sans se perforer dans son épaisseur.
     Les signes de myringite sont en général mêlés à ceux de l'otite externe
ou moyenne concomitante. Les irradiations douloureuses peuvent se faire
sentir dans toute la moitié de la tête ; mais elles ont un maximum très nettement localisé au fond du conduit. Néanmoins, dans le cas de furoncle
profond du conduit, il est impossible de faire le diagnostic différentiel sans
spéculum.
     Le tympan peut être atteint d'une foule d'affections diverses, mais, dans
la pratique, celles qui se manifestent par des symptômes douloureux se
ressemblent toutes : et celles qui ne sont pas douloureuses restent méconnues le plus souvent.
     Le traitement consiste en émissions sanguines, sangsues aux tempes, à la
mastoïde : en bains d'oreille au moyen de la solution suivante, un peu
chaude :

| | | |
|---|---|---|
| Chlorhydrate de cocaïne. | 0 gr. 15 | |
| Acétate de morphine. | 0 gr. 15 | |
| Glycérine. | 25 grammes. | |
| Eau distillée | 25 | — |

     Fermer le méat avec du coton.
     2º **Perforations.** — Le tympan peut être perforé par la pénétration d'un
corps étranger, par une traction exagérée du pavillon, par une compression
brusque de l'air du conduit (soufflet, chute, explosion, coup de canon), par
une raréfaction brusque de l'air extérieur (cloches à plongeur, décompression), par une poussée trop vive de l'air de la trompe d'Eustache dans
l'action de se moucher ou d'éternuer la bouche fermée, enfin, par propagation d'une fracture de la base du crâne.
     Quel que soit le mode de traumatisme, la douleur est en général subite
et très vive, avec bourdonnement d'oreille, surdité, vertige, parfois syncope. L'hémorragie est faible. Cette perforation se complique souvent
d'otite suppurée, mais la réparation, dans une oreille saine, se fait d'ordinaire assez vite.
     La perforation qui est causée par l'otite est très douloureuse, et c'est
même le moment le plus cruel de l'abcès de la caisse ; mais dès que la perforation s'est faite, la douleur tombe aussitôt, ainsi que la fièvre et les

symptômes d'oppression auriculaire. Si la douleur persiste, elle est due à un étranglement des procès mastoïdiens

Le traitement de la perforation consiste en une asepsie sérieuse de la région tympanique. Il faut éviter l'emploi des antiseptiques forts qui fixent les tissus et s'opposent à toute réparation. Quand il y a écoulement, il faut, par des aspirations nasales d'eau salée chaude, favoriser le drainage par la trompe, ce qui permet au tympan de se refaire assez vite. Le tympan

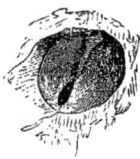

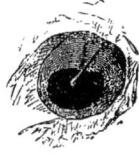

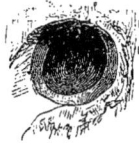

Fig. 165.

peut se refermer et se reformer après 25 ans d'écoulement d'oreille. Les galvanocautérisations très légères de la région postérieure du cornet inférieur peuvent réveiller l'activité des centres bulbaires diaphylactiques de la région tympanique et activer la réparation.

5° **Catarrhe tubo-tympanique.** — Il participe d'une inflammation du pharynx nasal, d'une rhinite postérieure, de végétations adénoïdes avec hypertrophie de l'amygdale tubaire, de l'irritation produite par des tumeurs naso-pharyngiennes. La salpingite accompagne l'otite moyenne et peut être aiguë ou chronique.

La muqueuse s'épaissit, sécrète abondamment un liquide plus ou moins fluide qui devient facilement purulent. C'est quand la trompe est oblitérée que le liquide catarrhal a le plus de tendance à s'infecter vivement et à produire l'otite suppurée.

Ce catarrhe tubo-tympanique est rarement isolé, et il complique fréquemment d'un enchifrènement de l'oreille le coryza aigu. Quand le coryza est passé, l'oreille peut rester engouée longtemps et même perdre certaines de ses aptitudes fonctionnelles en gagnant une susceptibilité morbide à se reprendre à chaque nouveau rhume.

Beaucoup de surdités progressives ne sont dues qu'à l'action répétée de rhumes retentissant chaque fois davantage sur l'oreille moyenne. La trompe d'Eustache épaissit ses parois, s'oblitère complètement, ou, ce qui revient au même au point de vue fonctionnel, ne s'ouvre plus lors de la manœuvre de déglutition. Dans la caisse, des brides fibreuses se tendent et leur cicatrisation post-catarrhale provoque une rétraction complexe qui, peu à peu, tige l'oreille en attirant le tympan en dedans, ce qui supprime de l'amplitude de ses excursions oscillatoires et de sa liberté d'inertie, et en serrant les leviers osseux comme des freins, ce qui gène également la transmission de l'ébranlement de dehors en dedans, et produit la paracousie (v. c. m.) et d'autres symptômes auriculaires.

C'est le cas des enfants qui font toute leur croissance à travers le catarrhe entretenu par les végétations adénoïdes du pharynx nasal.

Le tympan s'infecte légèrement dans les cas simples et reste peu douloureux, sauf dans le cas de distension extrême, et dans ce cas les irradiations douloureuses sont celles qu'on observe dans l'otite moyenne ou dans les cas de furoncles profonds du conduit.

L'auscultation par le tube otoscopique montre que le bruit normal d'ouverture de la trompe ne se fait pas. Le malade se plaint de bourdonnements, de chaleur profonde de l'oreille; la voix résonne mal, il s'entend mal ou trop; il oriente mal les bruits; le diapason placé sur le crâne ou même sur divers points du corps se fait mieux entendre dans l'oreille affectée; l'oreille semble pleine, opaque; il y a tendance au vertige, la marche est moins

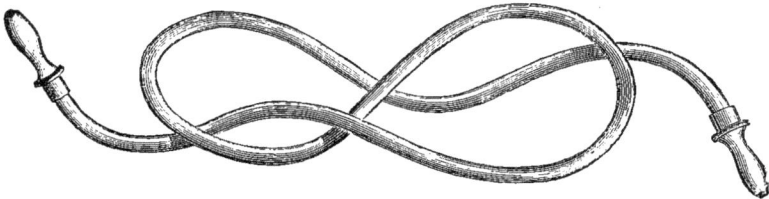

Fig. 166. — Tube otoscopique.

sûre, le regard moins assuré. Il peut y avoir oppression labyrinthique, et tous les grands symptômes labyrinthiques peuvent apparaître : troubles de l'accommodation visuelle, de la sustentation, réactions épileptiformes, etc.

Le diagnostic est celui de l'otite non suppurée.

Le pronostic est la possibilité : 1° d'une rémission totale sans traces auditives et sans menaces de récidives;

2° De guérison avec récidives faciles et surdité progressive par sclérose;

3° D'otite suppurée.

Il ne faut pas oublier que toute congestion un peu intense de l'oreille moyenne s'associe parallèlement à l'infection du labyrinthe et que, là aussi, l'inflammation menace, avec ses terribles conséquences.

**Traitement.** — Avant tout, restaurer la perméabilité de la trompe d'Eustache par l'aspiration nasale chaude d'eau bouillie légèrement salée, qui doit ressortir par la bouche, de façon à décongestionner la région des orifices tubaires, rétablir leur calibre, faciliter leur manœuvre et permettre ainsi à chaque déglutition une certaine vidange de la caisse.

L'insufflation d'air, par la méthode de Politzer, dégage momentanément l'oreille et la soulage de la sensation de plénitude et d'opacité, mais peut projeter du pharynx nasal, toujours infecté, des particules septiques dans l'intérieur de la trompe. Le cathétérisme a les mêmes inconvénients, avec en plus celui de traumatiser les parties turgescentes de l'orifice tubaire.

Dans les cas de catarrhe abondant avec rétention tympanique, si les moyens précédents n'ont pas suffi, on peut pratiquer la paracentèse du tympan, et les symptômes diminueront rapidement en même temps que la menace d'otite suppurative.

La levure de bière semble avoir quelque action dans ces inflammations chroniques, comme dans les autres catarrhes des sinus de la face.

Le traitement du pharynx nasal s'impose naturellement, puisqu'il est la porte d'entrée des irritations tubo-tympaniques.

4° **Sclérose tubo-tympanique.** — La sclérose de l'oreille, fréquente dans la vieillesse, peut se montrer néanmoins à tout âge. Elle est toujours l'expression d'une dyscrasie, d'un trouble trophique d'origine centrale, butlaire. Cette dyscrasie a d'autres manifestations, et la sclérose auriculaire s'associe facilement à l'arthritisme, à l'anémie, à la chlorose. Elle apparaît dans certains cas, chez des sujets jeunes, pendant la croissance, et cette forme de sclérose des adolescents est la plus rebelle de toutes au traitement.

Elle a une marche généralement lente et progressive; quand elle est consécutive à une irritation habituelle de l'oreille moyenne (catarrhes répétés, otites suppurées), elle s'affirme parfois avec une grande rapidité, et c'est une véritable cicatrisation généralisée de tous les tissus enflammés de la caisse. L'oreille est alors figée et raidie. Dans les formes lentes, la sclérose surprend les diverses parties de la caisse dans un certain ordre, et la déformation est fixée par la raideur qui envahit l'oreille. Deux formes principales se manifestent.

Dans la première, la sclérose, due à une trophonévrose de croissance, commence par les parties externes, le tympan lui-même et la peau du conduit. Le tympan est raidi, plat et en partie calcifié. La sclérose a figé le tympan et supprimé sa concavité en attirant de dedans en dehors les parties mobiles de l'appareil de transmission.

Dans une seconde forme, celle qui est consécutive aux inflammations pharyngées, tubaires, la sclérose et la rétraction vont de dedans en dehors, saisissant d'abord les parties voisines de la trompe, l'étrier, ses ligaments, les tractus fibreux, et l'action de cette sclérose rétracte en dedans le tympan encore mou et souple, le manche du marteau est attiré en dedans et en haut, et la sclérose envahit plus tard le tympan ainsi déformé, qu'aucune manœuvre ne peut remettre en sa vraie attitude physiologique.

En résumé, quand le tympan scléreux est plat, la sclérose a procédé de dehors en dedans; quand il est très concave et rétracté, la sclérose est d'origine tubaire, pharyngienne, et presque invariablement inflammatoire. L'oblitération de la trompe a supprimé l'aération de la caisse et, la pression tympanique ne faisant pas équilibre à la pression atmosphérique, le tympan s'est rétracté vers le labyrinthe; et les deux processus de rétraction s'ajoutant l'un à l'autre, le marteau est parfois presque horizontal, tant il est refoulé et rétracté.

L'étrier est rétracté ou attiré en dehors; dans les deux cas, il a perdu beaucoup de sa mobilité, de même que la membrane de la fenêtre ronde. Il en résulte que le labyrinthe a perdu ses meilleurs moyens de compensation, c'est-à-dire la facilité de se soustraire aux variations de pression labyrinthique et céphalo-rachidienne.

La surdité, le bourdonnement apparaissent et se fixent par la sclérose qui envahit, à l'intérieur de l'oreille interne, les tympans membraneux et les papilles elles-mêmes.

A mesure que l'oreille se ferme aux ébranlements aériens du milieu extérieur, elle accueille davantage les ébranlements communiqués par contact. Elle devient paracousique, c'est-à-dire qu'elle entend les bruits transmis par le corps, battements carotidiens, sons communiqués par le contact direct; dans certains cas, elle acquiert une susceptibilité merveilleuse pour les sons aériens, quand elle est elle-même ébranlée par une trépidation (voiture, chemin de fer, etc.). C'est la *paracousie de Willis*.

La perception d'un fort diapason placé sur le genou, perception auditive bien entendu, indique une lésion de l'appareil de transmission de l'oreille et une menace de surdité : c'est ce signe très précoce qui permet le diagnostic dès le début de la sclérose, et qui permet d'éloigner le pronostic de surdité, si le malade est traité avant la fin de sa croissance.

*Traitement.* — La sclérose, en tant que trophonévrose essentielle ou formation cicatricielle, est hors de tout traitement actuellement. Le seul point que puisse utilement viser la thérapeutique est la restauration et le maintien de l'aptitude fonctionnelle. L'audition étant liée à la mobilité de l'appareil de transmission, c'est à cette mobilisation qu'il faut s'attacher.

Les insufflations d'air par la trompe d'Eustache et les aspirations, les raréfactions par le conduit ont une certaine action sur le tympan, qu'elles mobilisent et sollicitent. Mais si elles ne parviennent pas à mobiliser en même temps la chaîne des osselets, et si celle-ci résiste à cette sollicitation, le tympan devient de plus en plus flasque, se laisse distendre et devient de moins en moins apte à transmettre l'ébranlement à la chaîne qui lui fait suite et fait corps avec lui. C'est dans ces cas que la méthode donne de déplorables résultats et est justement abandonnée après un certain temps.

Mais si l'on commence par mobiliser la chaîne des osselets elle-même, toute action sur le tympan maintiendra et augmentera cette mobilité.

Divers procédés ont été préconisés pour mobiliser la chaîne des osselets et surtout l'étrier. Débridement, excision, mobilisation de l'étrier par libération directe : toutes ces manœuvres, qui peuvent d'ailleurs donner des résultats passagers, ont pour inconvénient de substituer et d'ajouter une sclérose cicatricielle post-traumatique à la sclérose propre des tissus et finalement d'aggraver la situation.

Dans certains cas, l'ouverture du tympan rompt la rétraction intéro-externe et permet la mobilité relative de la chaîne des osselets.

Au moyen d'un tube métallique portant à l'une de ses extrémités un tube de caoutchouc par lequel le médecin peut aspirer et faire ventouse, et à l'autre extrémité un petit drain de caoutchouc taillé en biseau, de façon à s'appliquer exactement sur la membrane au niveau du manche du marteau, on peut saisir, par aspiration, ce manche et le maintenir assez fermement pour lui imposer des mouvements en divers sens. On mobilise ainsi la chaîne tout entière, en fatiguant, par des séances répétées et rapprochées, la rétraction fibreuse ; on réduit l'ankylose en rendant une certaine laxité aux articulations, et on peut ainsi maintenir et réveiller la mobilité de l'appareil de transmission.

Si la sclérose est à son début, on peut enrayer le processus pour longtemps. Si elle est ancienne, on peut faire rétrocéder la maladie à quelques années en arrière et maintenir le *statu quo*. On peut espérer que le *tympano-moteur*, peu pénible dans son application et d'un maniement facile, soulage en général assez vite l'oreille malade de ses plus pénibles symptômes. Enfin, la cautérisation légère de la partie postéro-inférieure des cornets inférieurs, outre leur action directe sur les centres labyrinthiques et tympaniques, peuvent diminuer ou faire disparaître non seulement le vertige, le bourdon-

nement et les formes de surdité congestive si souvent superposés à la sclérose, mais semblent même agir sur la tympano-sclérose et l'artério-sclérose
de l'oreille.                                                                    *P. BONNIER.*

**TYPHLITE.** — V. Appendicite.

**TYPHOÏDE.** — Elle est, parmi les fièvres éruptives, celle qui a su retenir le
plus longtemps l'attention des cliniciens, des hygiénistes, des bactériologistes. Moins décevante, dans son étude causale et pathogénique, que la
scarlatine, la rougeole ou la variole, par exemple, on a pu assigner à la
*dothiénentérie* (de δοθιήν, bouton, bouton de l'intestin) une étiologie à
microbe spécifique (bacille d'Eberth), une pathogénie toxi-infectieuse
(Chantemesse et Widal, Courmont), une origine épidémique hydrique
(Chantemesse et Widal), une réaction biologique d'agglutination extrèmement précieuse pour le diagnostic (Widal), une symptomatologie clinique
souvent caractéristique et des lésions anatomiques bien spéciales.

A côté de cette maladie générale typhoïde, on a montré, dans ces
dernières années, que le bacille d'Eberth était encore responsable de certaines affections comme la méningite, la pleurésie, la péritonite, la cholécystite, etc., groupe Eberthien localisé, évoluant pour son propre compte,
en dehors de toute ulcération intestinale (Bezançon et Philibert, Audibert).

Nous ne nous occuperons ici que de la fièvre typhoïde proprement dite, à
pathogénie non seulement toxique, mais véritablement bactérienne, la présence des bacilles dans le sang de la circulation générale étant la règle au
cours de l'évolution aiguë de la maladie (Courmont, Widal et Lemierre).

LES TYPES CLINIQUES. — Ils seront évidemment variables, comme dans
tout chapitre de maladie infectieuse aiguë, suivant l'âge du sujet, sa résistance, la virulence du microbe, la notion d'épidémicité, les infections
secondaires, les complications, etc.

I. **Forme normale chez un jeune adulte.** — On a parlé avec raison
d'une période *prodromique* avant le début même de l'évolution dothiénenté-
rique.

A) *Période prodromique.* — Cette période *prodromique* ou d'*invasion* est
caractérisée par de la *céphalalgie*, une grande *lassitude*, des *douleurs musculaires*, de l'insomnie, des *épistaxis*, une conservation relative de l'appétit et
de l'état général, tous symptômes qui permettront encore au malade de
vaquer à ses occupations et qui pourront persister de deux à quinze jours,
dans quelques cas exceptionnels cinq semaines (auto-observation d'Apert).

B) *Période de début.* — Pour dissiper le doute dans lequel se trouvent les
cliniciens voulant assigner une date exacte au *début* de la maladie, il me
paraît légitime pour ce choix, malgré les signes avant-coureurs, de rapporter
cette date *au jour de la prise de lit*. Elle marquera ainsi le début du premier
septénaire, évoluant immédiatement après la période prodromique ou d'invasion. Ainsi compris, *le début* est marqué par de l'*élévation de la température*,
du *météorisme abdominal*, de la *diarrhée*. La céphalée est moindre, les
épistaxis peuvent se renouveler. La lassitude est extrême, il existe des *vertiges*, des *bourdonnements d'oreille*, s'exaspérant quand le malade essaye de

s'asseoir sur son lit. La présence de *râles de bronchite* disséminés, mais prédominant aux bases, est à peu près constante.

C) **Période d'état.** — A cette période le début fait bientôt suite, vers le
5e, 6e. 7e jour, *la période d'état* caractérisée par : *a*) l'état de stupeur (τυφος),
*b*) la courbe de température, *c*) l'état de la langue, *d*) la tuméfaction de
la rate. *e*) la présence des taches rosées.

*a*) La *prostration* et *la stupeur* constituent l'état typhoïde. Le malade
reste dans le décubitus dorsal, le regard vague; il est affaibli, sans forces, à
peu près comme un corps inerte. les lèvres sont tremblotantes, les muscles
du visage parfois aussi trémulants. Le délire tranquille, les rêvasseries
nocturnes ne sont pas rares.

*b*) La *température* est montée à 40°. Elle va rester alors stationnaire avec
des oscillations légères de un demi à un degré : 39°,5 le matin par exemple,
40° le soir (période stationnaire d'oscillations de Wunderlich). Le *pouls*, qui,
au début de la maladie, battait moins fréquemment que ne pouvait le faire

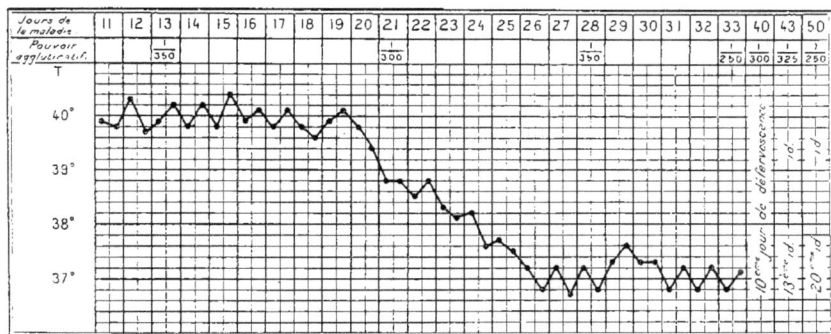

Fig. 167. — Fièvre typhoïde. Guérison. Mensuration du pouvoir agglutinatif. (Widal et Sicard.)

supposer le degré de la fièvre (discordance expliquée par les expériences de
Chantemesse et Courtade sur l'intoxication cardiaque par le poison typhique
pur primitif), s'harmonise ultérieurement à cette période d'état avec l'élévation thermique (faits de Chantemesse et Lamy sur l'intoxication cardiaque
par des substances toxiques secondaires différentes de la toxine typhique).
Le pouls est souvent *dicrote* et à *hypotension*.

*c*) La langue est sèche, fendillée, grillée, *rôtie*, recouverte de mucus
desséché et légèrement noirci. Ses bords et sa pointe, plus humides, sont
rougeâtres. Elle n'est tirée qu'avec peine au dehors. La trémulation linguale
est la règle.

La *diarrhée*, fréquente, est d'odeur fétide, de couleur *ocre jaune*.

*d*) La *tuméfaction de la rate* est un signe important. Sa percussion, sa
palpation réveillent parfois une certaine douleur. On recherchera son hypertrophie au niveau de la ligne classique axillo-coxale. Pratiquement, à l'état
normal, la rate ne révèle sa présence que par une légère matité longitudinale de 1 à 2 centimètres; au cours de la dothiénentérie, cette même matité
peut atteindre de 12 à 20 centimètres.

*e*) Les *taches rosées*, de la grosseur d'une lentille (d'où leur nom de lenticulaires), sont caractérisées par de petites élevures rosées maculo-papuleuses appréciables au toucher, s'affaissant et disparaissant momentanément sous l'influence de la pression. On les recherche surtout au niveau des flancs, à la base du thorax. Elles ne sont pas rares non plus au niveau du tégument du thorax postérieur des avant-bras, et des parties antéro-externes de la cuisse.

*Cette période d'état présente une durée de dix à quinze jours environ.*

D) *Période de terminaison.* — Le stade *de terminaison* est caractérisé par la chute de la température. Les oscillations thermiques sont progressivement décroissantes. Entre le 20e et le 50e jour le malade devient apyrétique.

La *défervescence* se fait le plus souvent en lysis, c'est-à-dire progressivement; tantôt au contraire elle est brusque, survenant en 24, 56 heures. Pendant cette période, les symptômes précédents diminuent progressivement d'intensité, la langue redevient humide, la diarrhée et le météorisme disparaissent, le malade s'intéresse de nouveau à sa santé, à sa guérison, il sort de son état de stupeur, de prostration, il réclame déjà une alimentation substantielle.

Avec la *convalescence*, *l'amaigrissement* s'arrête, l'appétit reparaît tyrannique, mais la convalescence de la fièvre typhoïde présente cette particularité que, sans cause appréciable, la fièvre, qui avait complètement disparu, peut se montrer de nouveau, s'élever même à 39, 40°, persister un ou deux jours, et disparaître pour revenir encore, sans qu'il s'agisse de rechute, tant la poussée fébrile est éphémère. Cette fièvre de convalescence n'est en effet sous la dépendance d'aucune complication, et ne présente aucun danger, mais elle peut retarder la guérison (Dieulafoy).

*Signes accessoires.* — A la période d'état, on a noté le gargouillement de la fosse iliaque, la rétention d'urine, la constipation remplaçant la diarrhée, le signe palmo-plantaire, c'est-à-dire la teinte jaune chamois de la paume des mains et de la plante des pieds, la perte bilatérale du réflexe cutané abdominal (Sicard). A la période de convalescence on constate souvent *la chute des cheveux*, et des *vergetures* indélébiles du tégument de l'abdomen ou des cuisses.

II. **Chez l'enfant.** — Les différences cliniques entre la fièvre typhoïde des enfants et celle des adultes sont d'autant plus marquées que l'enfant est plus jeune.

*Chez le grand enfant de 6 à 12 ans*, certains modes de début sont assez particuliers, tels les débuts brusques par vomissements, par angine pultacée, *par point appendiculaire*, par syndrome méningé. A la période d'état la courbe des oscillations thermiques ascendantes manque le plus souvent; la ligne *de plateau* est atteinte très rapidement. L'éruption roséolée a plus de tendance à se généraliser et à s'extérioriser sur la face antérieure des avant-bras, des bras. Enfin, au moment de la défervescence, on observe parfois de la desquamation, légère ou à grands lambeaux (Méry), qui respecte cependant la face, la paume des mains, la plante des pieds (caractère différentiel d'une desquamation post-scarlatineuse) et qui, d'après Marfan et Comby, succéderaient aux sudamina fréquents dans la dothiénentérie infantile.

III. **Chez le nourrisson.** — La fièvre typhoïde est exceptionnelle avant la troisième année. Son évolution se complique souvent dans ce cas de troubles méningitiques. La langue est rouge, non grillée, dépouillée aux bords et à la pointe. Les signes thoraciques, à râles sonores et diffus, sont presque constants.

L'hypertrophie de la rate est plus facilement décelable par la palpation que par la percussion. Les hémorragies et les perforations intestinales sont rares chez l'enfant.

IV. **Chez le vieillard.** — Les signes cliniques sont ici atténués; l'éruption roséolée est discrète, fait souvent défaut, la température reste peu élevée, l'hypertrophie de la rate est à peine appréciable, la maladie aboutit fréquemment à la faiblesse croissante, à l'adynamie, au coma.

V. **Chez la femme enceinte.** — Le pronostic ne semble pas aggravé pour la mère, mais le fœtus est expulsé dans les 2/5 des cas. Les organes du fœtus renferment le plus souvent le bacille typhique (Chantemesse); la substance agglutinante passe généralement à travers le placenta jusqu'à l'embryon (Widal et Sicard). Une nourrice atteinte de fièvre typhoïde ne doit pas allaiter son nourrisson (V. plus loin TYPHOÏDE ET GROSSESSE).

VI. **Chez le diabétique.** — La fièvre typhoïde est grave chez le diabétique, souvent mortelle à la suite d'hémorragies intestinales profuses et de complications pulmono-cardiaques.

VII. **Chez l'obèse.** — La gravité de la maladie est également la règle, l'obèse succombant huit fois sur dix au collapsus cardiaque ou à des complications hémorragiques ou pulmonaires (Chantemesse).

VIII. **Chez l'alcoolique.** — Mêmes réserves au point de vue du pronostic. L'évolution typhoïde est souvent marquée par l'intensité des phénomènes nerveux et la fréquence des complications pulmonaires.

IX. **Chez le tuberculeux.** — Certains auteurs, comme Rilliet et Barthez, Revillod, croyaient à l'antagonisme de ces deux affections. Il n'en est rien. La fièvre typhoïde et la tuberculose chronique ou granulique peuvent évoluer simultanément, et le tableau clinique est alors caractérisé par la prépondérance de signes nerveux et dyspnéiques. Un phtisique chronique peut parfaitement faire les frais de sa dothiénentérie, mais le processus tuberculeux acquiert, au moment de la convalescence, une impulsion nouvelle.

Je ne fais que mentionner les associations de fièvre typhoïde avec d'autres fièvres éruptives, ou avec la dysenterie, ces symbioses bactériologiques étant tout à fait exceptionnelles.

X. **La fièvre typhoïde ambulatoire.** — La forme ambulatoire, ainsi nommée parce que les sujets se sentent si peu malades qu'ils continuent à marcher, est pour ainsi dire latente. On peut constater néanmoins du gonflement de la rate, des taches rosées coïncidant avec un certain degré de céphalée, d'insomnie, de diarrhée. Malgré cette apparente bénignité, le malade n'en est pas moins sous le coup des complications hémorragiques intestinales, perforantes et péritonéales. A l'autopsie on trouve toutes les lésions de la fièvre typhoïde (Dieulafoy, Grassel).

Je n'insiste pas sur les variétés *abortive, adynamique, ataxique, sudorale* de la fièvre typhoïde (cette dernière ressortit le plus souvent à la fièvre de Malte). Elles se définissent d'elles-mêmes.

**Diagnostic**. — Quand le tableau clinique se présente avec quelques-uns de ses signes habituels bien caractéristiques, chez un adolescent, chez un jeune adulte, à plus forte raison *au cours d'une épidémie*, le diagnostic s'impose. Mais il n'en est pas toujours ainsi, et la clinique livrée à ses seules ressources errerait bien souvent, si de nouvelles méthodes de laboratoire n'étaient venues donner une certitude.

Chez le *nourrisson*, la maladie est souvent confondue avec la gastro-entérite, avec la diarrhée verte (qui peut exister du reste au cours d'une dothiénentérie légitime), avec le choléra infantile, avec la méningite vraie. Pour la distinction entre la méningite vraie et les syndromes méningés, la recherche du cytodiagnostic rachidien (v. c. m.) est appelée à rendre les plus précieux services diagnostiques.

Chez les *enfants plus grands* on ne confondra pas la fièvre typhoïde avec l'angine herpétique ou pultacée, avec la pneumonie (v. c. m.), avec la granulie, avec l'appendicite, la méningite, l'ostéomyélite, la broncho-pneumonie vulgaire. La recherche du réflexe cutané abdominal (absent bilatéralement au cours de la période d'état typhoïdique (comme nous l'avons montré) peut donner des indications utiles.

Chez l'*adulte*, c'est encore, avec la bacillose généralisée, l'endocardite, l'angine herpétique ou pultacée à phénomènes généraux de grande prostration si souvent trompeurs, l'appendicite, le paludisme, la congestion pulmonaire, que le diagnostic devra être discuté.

Chez le *vieillard*, c'est la pneumonie ou l'infection urineuse qui pourront simuler la fièvre typhoïde.

Plus rarement, on devra différencier la dothiénentérie de la trichinose, de la lombricose à forme typhoïde, de la psittacose, du typhus exanthématique, de la fièvre récurrente à spirille d'Obermaïer et de la fièvre de Malte (v. c. m.). Ces maladies, sauf pour cette dernière, sont l'extrême exception dans nos pays.

Mais un point plus intéressant est le diagnostic d'avec le *paratyphus*. On désigne sous ce nom des maladies infectieuses presque identiques à la fièvre typhoïde et causées par des micro-organismes très rapprochés du bacille d'Eberth (Schottmüller, Kayser, Brion). Cliniquement, ces paratyphus se présentent sous l'aspect d'une fièvre typhoïde de bénigne ou de moyenne intensité (Widal); le début en est d'ordinaire assez brusque, la fièvre évolue souvent sous le type intermittent (Schottmüller) avec chute matinale; l'apparition de l'ictère ou du moins d'une teinte subictérique ne serait pas rare (Netter). C'est la bactériologie seule qui, en démontrant l'existence de ces bacilles et leurs réactions biologiques agglutinantes, a permis d'isoler les bacilles paratyphiques du bacille d'Eberth.

Encore ce groupe paratyphoïdique (v. plus loin) est-il à l'heure actuelle confus, et de nouvelles recherches sont nécessaires pour asseoir définitivement son autonomie.

Le problème diagnostique est donc souvent complexe, impossible à résoudre parfois par les seules données de la clinique, *et c'est au laboratoire* qu'il faut s'adresser pour acquérir la certitude de la toxi-infection éberthienne.

Séro-diagnostic (Widal), diazo-réaction des urines (Ehrlich), ensemencement du sang de la veine du bras (Courmont, Widal et Le Sourd, Widal et Lemierre) sont les trois procédés applicables au lit même du malade, et qui tous trois donnent une réponse rapide.

*a)* Je n'exposerai pas ici la technique de la *réaction de Widal* (V. Séro-diagnostic). Le phénomène d'agglutination apparaît ordinairement vers le 8e, 9e jour; il semble qu'il soit un peu retardé chez l'enfant (Marfan). Il persiste assez longtemps (quelques semaines, rarement quelques années, Widal et Sicard) après la défervescence.

*b)* La *diazo-réaction d'Ehrlich* est basée sur ce principe que les urines typhoïdiques contiennent des corps aromatiques donnant une coloration rouge avec les composés sulfo-diazoïques. Voici la technique employée par Widal et ses élèves. On prépare deux solutions A et B.

| | | |
|---|---:|---|
| A. Eau distillée. | 1000 | grammes. |
| Acide sulfanilique. | 5 | — |
| Acide chlorhydrique. | 50 | — |
| B. Eau distillée. | 100 | — |
| Nitrite de soude. | 50 | centigr. |

5 c. c. de la solution A sont additionnés de deux gouttes de la solution B et de 5 c. c. d'urine, puis on alcalinise avec un peu d'ammoniaque et on agite.

Si la réaction est positive, on doit obtenir *une coloration rouge ou rose intense* du liquide qui se communique à l'écume produite en agitant. La réaction est négative quand se produit une teinte jaune, brune ou orangée.

La diazo-réaction apparaît hâtivement vers le 4e ou le 5e jour de la maladie; elle s'atténue, comme intensité, au moment de la défervescence. Elle est loin d'être un signe de certitude typhoïdique, puisqu'on l'a constatée dans la granulie, l'endocardite, certaines fièvres éruptives, surtout la rougeole, mais elle présente de l'intérêt quand on la recherche *en série*, au moment surtout de la convalescence, sa réapparition, ou la recrudescence de la teinte rougeâtre devant faire craindre une rechute de la maladie (Widal).

*c)* L'*ensemencement du sang de la circulation générale* par ponction de la veine du bras à l'aide de l'aiguille en platine est facilement acceptée des malades. La petite intervention est indolore, et n'est jamais suivie d'accidents. Des centaines de ces ponctions ont été pratiquées (Widal et ses élèves), sans qu'aucun incident opératoire ou post-opératoire ait été signalé.

2 à 4 c. c., c'est-à-dire 50 à 100 gouttes de sang total, sont directement recueillis dans 300 à 500 c. c. de bouillon ou d'eau peptonisée. Le mélange est mis à l'étuve. Huit fois sur dix, au cours de la période d'état de la fièvre typhoïde, on a pu cultiver dans ces conditions le bacille d'Eberth. La fièvre typhoïde est donc bien une bacillémie eberthienne, une infection d'abord, doublée d'une intoxication.

Il est nécessaire de réserver sur le terrain du laboratoire, comme nous l'avons déjà fait au point de vue clinique, la question du paratyphus. Elle est à l'heure actuelle, encore à l'étude. On serait cependant, d'après certains auteurs, en droit de soupçonner un *paratyphus* toutes les fois que, chez un sujet présentant les signes cliniques de la dothiénentérie, le sérum n'agglutinerait pas le bacille d'Eberth au 12e, 15e jour de la maladie. Le soupçon se changerait en certitude, si le sérum de ce sujet agglutinait au contraire un microbe paratyphique, c'est-à-dire les échantillons Kayser, Brion, ou les bacilles paratyphiques dénommés type A et type B, bacilles provenant d'infections paratyphoïdiques humaines, légitimes.

Enfin, le diagnostic rétrospectif s'imposerait encore si quelques semaines, quelques mois, à plus forte raison quelques années après la maladie, le sérum examiné agglutinait un des bacilles paratyphiques. Cette agglutination, longtemps persistante vis-à-vis des bacilles paratyphiques, serait un des caractères des réactions biologiques produites par le paratyphus.

### Recrudescences. Rechutes. Récidives.

— La *recrudescence* est une aggravation de fièvre et des symptômes typhoïdiques au cours de la période d'état, ou pendant la défervescence, mais *avant* l'établissement de l'apyrexie caractéristique.

La *rechute* est une reprise de la fièvre typhoïde quelques jours, quelques semaines après la terminaison de la maladie, *après* la convalescence apyrétique avérée.

La *récidive* serait, pour la majorité des auteurs, une *nouvelle* fièvre typhoïde, « une nouvelle contamination de l'organisme par le bacille d'Eberth, chez un individu totalement guéri depuis plusieurs mois » (Chantemesse).

Nous avons cru utile (*Soc. Méd. Hôp.*, nov. 1905) de distinguer la récidive *clinique* de la récidive *bactériologique*. Il est bien difficile, en effet, de prouver bactériologiquement

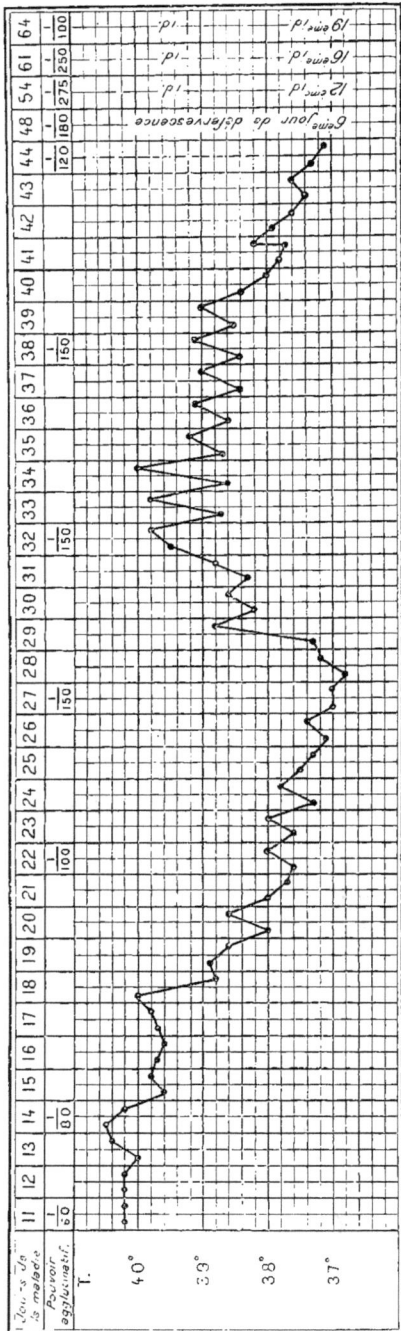

Fig. 168. — Fièvre typhoïde avec rechute. Guérison. Mensuration du pouvoir agglutinatif. (*Annales Inst. Pasteur*, 1897. Widal et Sicard).

une récidive de fièvre typhoïde. Il aurait fallu suivre *en séries* l'examen des selles au point de vue de la recherche des bacilles d'Eberth (Chantemesse). assister à la disparition de ces bacilles, puis guetter pour ainsi dire durant des mois leur réapparition, dans l'hypothèse problématique d'une récidive. Aussi bien, pourra-t-on affirmer, au contraire, une *récidive clinique*, quand *après trois mois* d'apyrexie absolue, avec excellent état général, le sujet est atteint de nouveau des signes *cliniques* de dothiénentérie. Dans ces cas, la *mensuration* de la réaction de Widal (*ses oscillations* quantitatives élevées, et non sa simple constatation, en raison même de la première atteinte typhique qui aurait pu provoquer une réaction agglutinante persistante), peut lever tous les doutes, et permettre d'affirmer la récidive (Sicard).

M. Chantemesse a vu un certain nombre de récidives légitimes de fièvre typhoïde. L'évolution de ces dothiénentéries *récidivantes* serait plus courte.

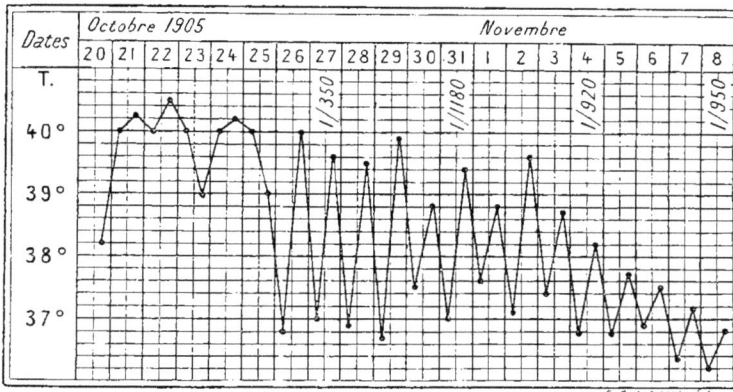

Fig. 169. — Récidive de fièvre typhoïde contrôlée par la mensuration du pouvoir agglutinatif chez un jeune homme de 17 ans. Guérison. (Sicard.)

plus bénigne, à oscillations thermiques plus larges, à incidents péritonéo-intestinaux exceptionnels.

**Complications.** — On a distingué des complications *contemporaines* de l'évolution typhoïdique et des complications *tardives* éloignées, *séquelles* de la toxi-infection typhique.

Certaines des complications contemporaines de l'évolution typhique se retrouvent tout spécialement à telle ou telle période de la maladie aiguë. Chemin faisant, nous signalerons leurs particularités cliniques.

a) *Complications contemporaines de l'évolution typhoïdique.* — Celles du *premier septénaire* concernent l'*hémorragie intestinale* de signification moins fâcheuse, moins grave que l'hémorragie du 15e, du 20e jour. Le processus ulcéreux n'est ici qu'à son début ; c'est une hémorragie par congestion et non par nécrose vasculaire.

Ce sont encore des *complications pulmonaires* qui peuvent marquer le début de la dothiénentérie, pneumonie à pneumocoque, ou pneumotyphus à bacille d'Eberth.

b) *Au cours de la période d'état*, du 8e au 25e jour, les complications peuvent être nombreuses, *complications péritonéo-intestinales* avec hémorra

gies intestinales, perforations et péritonites ; *complications cardio-vascu-*
*laires* avec myocardite, artérites, gangrènes, phlébites ; *complications*
*hépatiques* avec cholécystite, abcès hépatiques ; *complications génito-*
*urinaires* avec orchite, néphrite ; *complications pleuro-pulmonaires* avec
pneumonie, broncho-pneumonie, pleu-
résies ; *complications trachéales* avec
laryngo-typhus ; *complications nerveuses*
avec aphasie, myélites, etc. ; *complica-*
*tions cutanéo-musculaires* avec escarres
cutanées, abcès de supuration, myosites
suppurées.

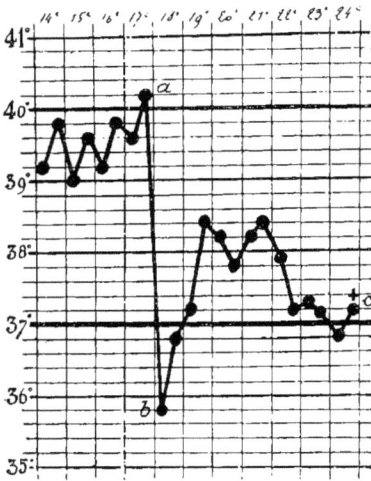

Fig. 170. — Chute de température
après perforation intestinale. (Dieulafoy.)

c) *Au cours de la période de convales-*
*cence* ce sont encore les complications
vasculaires, hépatiques, musculaires que
nous retrouvons à côté de nouveaux accidents qui peuvent faire leur apparition à
ce stade de la maladie : *les accidents osseux.*

d) Enfin, plus ou moins longtemps après
la convalescence peuvent éclater des *ap-*
*pendicites paratyphoïdiques* (Dieulafoy),
des *suppurations osseuses* (Chantemesse
et Widal), des
accidents de *li-*
*thiase biliaire, de la sclérose du myocarde, des aortites*
*chroniques.*

Les *hémorragies intestinales* de la fin du deuxième
ou au cours du troisième septénaire peuvent se
répéter plusieurs fois dans la journée et plusieurs
fois de suite. Elles s'accompagnent de *chute brusque*
*de la température* et de *melæna.* L'hémorragie annonce
parfois la perforation intestinale.

La *perforation intestinale* siège au niveau des plaques de Peyer ulcérées, c'est-à-dire à la fin de l'iléon,
près du cæcum. Il peut n'exister qu'une ou deux perforations (c'est la règle) ou au contraire un grand
nombre (c'est l'exception). Le processus d'artérite
progressive des vaisseaux de l'intestin va, dans ces
cas, jusqu'à la nécrose et à la perforation.

Cliniquement, la perforation intestinale qui frappe
un sujet dans le typhos ne se manifeste que par peu
de réaction sensitive douloureuse. On note deux ou

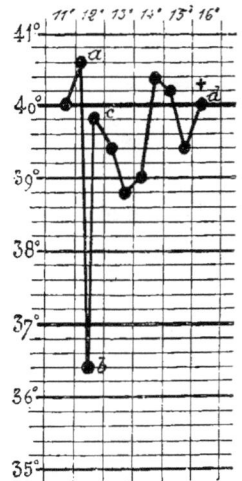

Fig. 171. — Chute de température après hémorragie
intestinale. (Dieulafoy.)

trois vomissements, du ballonnement intestinal, du *hoquet* et surtout une
chute brusque de la température.

La chute de température de l'hémorragie intestinale se distingue de celle
de la perforation par le fait que l'hypothermie, dans le premier cas, est
suivie d'une réascension thermique rapide, ramenant en *quelques heures* la
température à un niveau aussi élevé qu'avant la chute, tandis que dans le

second cas (hypothermie après perforation), la température ne se relève que très lentement.

Quand il y a péritonite, la *perforation* intestinale serait la règle (Dieulafoy). On pourrait cependant observer certains cas de péritonite *par propagation* (Chantemesse, Courtois-Suffit).

Les *lésions osseuses* de la fièvre typhoïde peuvent être multiples (Chantemesse et Widal) : accroissement des os, douleurs osseuses, rhumatoïdes, tuméfaction de l'os, hypertrophie des têtes osseuses, mais surtout ostéomyélite, ostéo-périostite des diaphyses. Les os les plus fréquemment atteints sont les côtes, le sternum, les tibias, exceptionnellement les vertèbres ou l'espace épidural vertébral (cas de Raymond et Sicard, *Soc. Méd. Hôp.*, 1905). Ces infections osseuses sont surtout fréquentes chez l'enfant et l'adolescent à l'âge où le squelette est en pleine évolution.

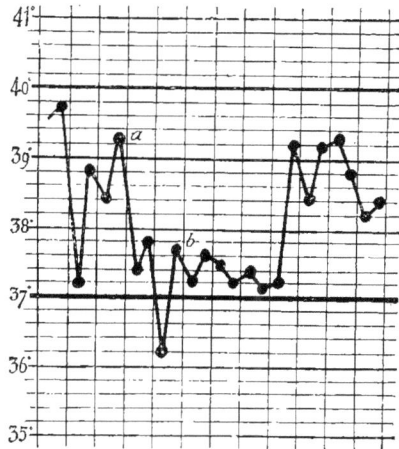

Fig. 172. — Chute de température après hémorragie intestinale. (Dieulafoy.)

**Pronostic**. — Il doit toujours être réservé, même pour les *grands enfants* de 5 à 15 ans, chez lesquels la guérison pourtant est très fréquente. On ne note que 2 à 5 décès pour 100 environ, à cet âge.

« Ce qui doit engager à être sévère sur le pronostic de cette maladie, c'est d'abord que les accidents les plus terribles (péritonite, collapsus cardiaque) peuvent survenir dans les formes en apparence légères, c'est ensuite que les complications les plus graves peuvent surgir pendant la convalescence, alors qu'on regardait le malade comme guéri. » (Dieulafoy.)

*La mort subite* par syncope, au cours même de l'évolution typhoïdique, alors qu'il n'existait aucun signe clinique de défaillance cardiaque, est une de ces éventualités terribles contre lesquelles le praticien est désarmé. Il s'agit vraisemblablement dans ces cas d'une atteinte grave des ganglions nerveux cardiaques par la toxine typhique (Chantemesse).

Les statistiques mentionnent chez les typhoïdiques *adultes* une proportion de décès de 10 à 14 pour 100 environ.

**Traitement**. — Il n'est pas de traitement systématique de la dothiénentérie applicable à tous les cas, sans distinction d'âge, de formes, de complications. Chaque fièvre typhoïde a ses indications thérapeutiques particulières, suivant les conditions individuelles du sujet qui en est atteint.

Voici les grandes lignes du traitement.

**Les grandes lignes du traitement balnéothérapique**. — En principe, tout typhique jeune, avec des vaisseaux et un cœur non fatigués, et dont la température atteint 39° doit être baigné dans l'eau froide. Les bains froids n'ont pas seulement une action bienfaisante sur les *symptômes du moment*, ils agissent également sur les *symptômes de l'avenir*, c'est-à-dire qu'ils transforment en une maladie de moyenne intensité une fièvre typhoïde qui aurait pu être très grave (Chantemesse, Dieulafoy). L'efficacité des bains froids se fait d'autant plus utilement sentir que ceux-ci sont donnés plus près du début de la maladie.

La baignoire est située tout près du lit du malade. Le bain est préparé à 28°. Pour obvier aux accidents d'infection cutanée, nous avons l'habitude de faire aromatiser à faibles doses le bain avec une solution alcoolique de thymol ou encore de l'eau oxygénée (5 litres environ d'eau oxygénée par bain) si le typhique présente des signes de pyodermite. Le typhique est placé dans le bain, et l'eau doit être suffisamment abondante pour recouvrir ses épaules. En 2 à 4 minutes, on doit refroidir l'eau progressivement jusqu'à la température de 25, 22, 20°. On tâtera la susceptibilité au froid du malade et l'on surveillera, au moins durant la prise des premiers bains, l'état du pouls, la congestion ou la pâleur de la face, le rythme respiratoire. On sera prêt à intervenir par une piqûre d'éther, de caféine, ou d'huile camphrée à la moindre alerte. Pendant la durée du bain, il faut à l'aide d'une éponge faire tomber de l'eau sur la nuque et tenir sur le front du malade des compresses d'eau froide. On peut également frictionner sous l'eau les membres et le thorax.

Un frisson avec claquement des dents survient en général de la huitième à la quinzième minute; c'est à ce moment que le patient est retiré du bain. On l'essuie légèrement, et rapidement on l'enveloppe dans une couverture de laine, on le remet dans son lit, on le recouvre de ses draps, et on lui fait boire une gorgée de vin chaud, un grog, une infusion chaude additionnée de quelques gouttes de cognac, du bouillon, du lait.

Presque toujours le bain est suivi de transpiration, de bien-être, d'un sommeil calme, et d'un abaissement thermique. Le maximum de cet abaissement, en général de 1/2 à 1°, est obtenu une demi-heure à trois quarts d'heure après le bain.

Le malade peut prendre ainsi, en moyenne, six bains en 24 heures. Dans les formes ataxo-adynamiques le nombre en sera porté à huit et même dix.

On changera l'eau de la baignoire si elle a été souillée par des déjections. Sinon, et surtout si elle a été additionnée d'un peu de thymol, on la conservera pendant 24 heures.

La cure balnéothérapique sera progressivement diminuée au fur et à mesure que la fièvre baissera et qu'on approchera de la convalescence.

Nous ne croyons pas utile chez les femmes de pratiquer la coupe systématique des cheveux. Il suffira bien souvent de les natter, de les relever sur le sommet de la tête, et de préserver la natte supérieure par un bonnet en caoutchouc apposé durant les bains, procédé qui n'empêchera pas de rafraîchir avec l'eau les parties antéro-postérieures et latérales de la tête.

*Contre-indications de la balnéothérapie.* — Ce sont : l'âge avancé du sujet, les signes de myocardite, l'hémorragie intestinale, à plus forte raison la perforation intestinale et la péritonite. Les complications broncho-pulmonaires ne sont pas un indice de contre-indication. Dieulafoy continue cependant la balnéothérapie même chez les typhiques atteints d'hémorragie intestinale de moyenne intensité.

Les grands bains peuvent du reste être parfois remplacés avantageusement, dans ces cas, par des lotions, des épongeades d'eau simple ou vinaigrée à la température de 28 à 30°.

**Diététique.** — L'alimentation doit être dans les premiers jours exclusivement liquide. Rien n'est préférable au régime lacté lorsqu'il est bien supporté. On s'ingéniera à le faire accepter par le malade, en le coupant d'eau de Vichy, d'eau d'Évian, de lab-ferment, ou en l'aromatisant de quelques gouttes de rhum, de kirsch, de cognac. Le kéfir, le yoghourt, l'eau lactosée, les tisanes diverses, les citronnades peuvent être conseillés avec avantage.

Comme alimentation plus substantielle on donnera le bouillon dégraissé, le café au lait, et vers la troisième semaine des laits de poule, des potages au racahout, à la phosphatine.

La qualité du lait, notamment dans la saison chaude, doit être attentivement surveillée.

La quantité de boissons ingérées s'élèvera à 5 litres par 24 heures. Ce n'est que progressivement et en surveillant la température que l'on reviendra à une alimentation plus solide (purées, œufs, viande crue, jus de viande, fruits cuits, poissons maigres, mie de pain). M. Vaquez ne craint pas cependant d'alimenter plus hâtivement ses typhiques et de leur donner de la viande crue et des œufs durant la période fébrile.

**Hygiène et prophylaxie.** — Le malade doit être installé sur un lit *peu large* et sans rideaux, dans une chambre vaste, aérée, sans tapis, sans tentures, pauvre en meubles. Au besoin, on pourra faire choix de deux chambres contiguës, chambre de la nuit et chambre de jour, pour permettre une aération plus efficace.

La température de la pièce doit être de 16° environ. Elle sera entretenue l'hiver à l'aide de feu de bois.

Il faut éviter les visites répétées, les interrogations, le bruit, la lumière. Le malade ne doit pas garder au lit la même position, des oreillers faciliteront le décubitus latéral ou la station demi-assise.

*Les soins de propreté* doivent être poussés à l'extrême : propreté de linge, propreté du corps.

Les cavités naturelles (nez, oreille) seront nettoyées à l'aide de vaseline mentholée ou résorcinée au 1/100. La bouche, les gencives, les dents, la langue seront soigneusement lavées.

Les infirmiers, gardes-malades, etc., prendront toutes les précautions nécessaires. Leurs mains seront désinfectées fréquemment. Les déjections du malade seront rendues stériles à l'aide de sulfate de cuivre (500 gr. de sulfate de cuivre pour 10 litres d'eau) ou de laurénol. On pratiquera des lavages fréquents de l'urinal et du bassin. Les escarres du décubitus seront attentivement surveillées. Préventivement et à la moindre alerte on saupoudrera les régions lombo-fessières de poudre de quinquina, ou de la poudre mélangée de Lucas-Championnière, dont voici la formule :

Poudre d'iodoforme . . . . . . . . . . . . . . . . . )
  —    de quinquina . . . . . . . . . . . . . . . . . . . )
  —    de benjoin . . . . . . . . . . . . . . . . . . . . )  100 grammes.
  —    de carbonate de magnésie . . . . . . . . . )
Essence d'eucalyptus . . . . . . . . . . . . . . . .     10      —

**Médicaments**. — Les purgatifs légers ont été recommandés tout au début de la maladie. On se montre aujourd'hui beaucoup plus réservé sur leur emploi. En tous cas, on donnera en général la préférence au sulfate de soude à la dose de 20 à 25 gr. ; à l'eau de Carabaña, de Rubinat, de Janos.

Chez l'enfant, une seule prise de calomel à la dose de 15 à 25 centigr. ou à doses fractionnées sera le purgatif de choix. A la période des ulcérations, après le 7e jour, il sera bon de proscrire les purgatifs, et, s'il y avait constipation, de recourir aux lavements prudemment laxatifs.

Du reste, systématiquement, il est bon de donner tous les soirs un lavage intestinal de 500 à 600 gr. d'eau bouillie et refroidie à la température de la chambre.

Si l'on veut user de médicaments on ne le fera qu'à petites doses ; la quinine par exemple à la dose de 50 centigr. par jour, ou l'urotropine à la dose de 1 gr. par jour (Chauffard).

**Traitement des complications**. — Les *complications pulmonaires* seront traitées par les ventouses sèches et les cataplasmes sinapisés. Pas de ventouses scarifiées, pas de vésicatoires.

Les *hémorragies intestinales* seront soumises à l'immobilisation au lit, à la glace sur le ventre, séparée du tégument par une compresse de flanelle ; aux injections sous-cutanées d'ergotine, aux potions au chlorure de calcium. L'ingestion des liquides doit, dans ces cas, être très restreinte. N'user qu'avec prudence d'adrénaline ; s'abstenir de lavements ou d'injections sous-cutanées de sérum gélatinisé. Les injections de sérum artificiel isotonique à la dose de 100 à 200 centimètres cubes seront conseillées.

La *perforation intestinale* est parfois justiciable du traitement chirurgical. C'est une des grandes responsabilités du praticien que de prendre dans de telles conditions une décision d'intervention opératoire. Le diagnostic de perforation une fois établi, on pèsera un à un, au lit du malade, tous les signes favorables ou défavorables à l'opération de la laparotomie. Certains typhiques sont vraiment, immédiatement après leur perforation, si près de l'agonie, que l'on se demande s'ils pourront supporter l'anesthésie et faire les frais immédiats de l'opération.

Les statistiques globales chirurgicales indiquent un pourcentage de guérison de 5 à 6 pour 100. Par le traitement médical seul, la guérison peut également être obtenue et ce traitement consistera dans les applications de glace sur le ventre, avec immobilisation absolue du sujet, et privation complète durant 24 heures et plus, de toute boisson ou aliment, cette diète gastrique étant remplacée par des injections sous-cutanées de sérum.

Chantemesse a obtenu dans les cas de perforation intestinale de remarquables résultats thérapeutiques, par l'association d'un cerceau chauffant abdominal et d'injections sous-cutanées de nucléinate de soude. La température de la « boîte » chauffante abdominale doit être de 70° environ durant 10 à 20 minutes, et l'on répète cette application 3 à 4 fois dans les 24 heures ; l'injection sous-cutanée de nucléinate de soude se fait quotidiennement et à la dose ordinaire de 20 centigr. (solution à 2 pour 100).

Les *complications cardiaques*, la myocardite, seront souvent heureusement modifiées par des injections d'*huile camphrée* au 1/10e (1 à 2 centimètres cubes quotidiennement) ou par des injections de caféine à la dose de 30 à 50 centigr. par 24 heures.

Certains auteurs pratiquent systématiquement à un point de vue préventif une injection d'huile camphrée à 1 pour 10 (1 centimètre cube) du 7e au 18e jour de l'évolution typhoïdique.

Les *gangrènes des membres*, les *ostéites* typhiques spécifiques, seront justiciables parfois de l'intervention chirurgicale.

**Sérothérapie**. — La sérothérapie de la fièvre typhoïde est fondée sur ce fait expérimental que des animaux peuvent être habitués peu à peu à supporter des doses de virus typhoïde capables de tuer des animaux sains, et que désormais leur sang a acquis des propriétés antagonistes de celles du poison de la dothiénentérie (Chantemesse). Le poison typhique, qui donne les symptômes si particuliers de la dothiénentérie humaine, a été isolé pour la première fois par Chantemesse.

L'immunisation des chevaux par l'injection répétée de cette toxine exige beaucoup de précautions et de temps pour ne pas tuer l'animal. Le sérum a surtout une action *préventive*, d'où l'indication d'injecter le sérum chez l'homme d'une façon aussi précoce que possible.

En présence d'une intoxication profonde chez l'homme, il n'est pas utile d'injecter de fortes doses. « Il faut donner une faible dose qui ne secouera pas violemment l'appareil leucopoiétique, incapable de faire brusquement un gros effort » (Chantemesse).

La sérothérapie agit surtout sur la température. En même temps que la température baisse, l'état général s'améliore, et la durée totale de la maladie est notablement abrégée. « Quel que soit l'avenir thérapeutique réservé au sérum antityphoïde — qui doit être encore longtemps soumis à l'observation — on ne peut méconnaître qu'il ne constitue un médicament puissant s'adressant à la cause même de la maladie, ce que nous ne possédions pas jusqu'ici » (Dieulafoy).

Les statistiques récentes de Chantemesse, Josias, Brunon, etc. (1906) ont montré avec évidence les bons résultats fournis par le traitement sérothérapique.                                                          *J.-A. SICARD.*

**TYPHOÏDE ET GROSSESSE**. — La fièvre typhoïde n'est ni plus fréquente, ni plus rare en dehors de cet état qu'au cours de la grossesse ; quand elle survient, c'est surtout au cours des premiers mois.

*Action de la grossesse sur la dothiénentérie.* — Les statistiques montrent que la mortalité est la même pendant la grossesse qu'en dehors d'elle, elle ne semble donc pas avoir d'action sur la fièvre typhoïde.

*Action de la dothiénentérie sur la grossesse.* — La dothiénentérie produit l'expulsion de l'œuf dans 1/3 des cas ; cette interruption de la grossesse, s'observe à toutes les époques et à toutes les périodes de la fièvre typhoïde même au début de la convalescence. Elle a lieu surtout, mais non exclusivement dans les formes graves hyperthermiques de la maladie ; quelquefois le fœtus est expulsé mort. On observe assez souvent des hémorragies suivies ou non de l'expulsion de l'œuf.

**Diagnostic**. — Il ne présente pas chez la femme enceinte de difficultés spéciales. Il ne faut pas hésiter à recourir au séro-diagnostic. La réaction agglutinante existe non seulement dans le sérum, mais encore dans le colostrum et le lait.

*Diagnostic de la fièvre typhoïde pendant les suites de couches.* — Lorsque la fièvre typhoïde survient pendant les suites de couches, son diagnostic est parfois très délicat, et il est quelquefois très difficile au début de la distinguer de l'infection puerpérale commençante. Le faciès des malades a une grande importance, l'infectée conserve pendant longtemps une expression de physionomie animée qui contraste avec l'hébétude des typhiques. Celles-ci n'ont pas de grands frissons, leur pouls est souvent dicrote. Elles ont de l'insomnie, du subdélire, de la diarrhée, quelques râles sous-crépitants aux deux bases, une grosse rate, puis apparaissent des taches rosées. Il faut se rappeler que fièvre typhoïde et infection peuvent coexister: s'il y a infection il faut la combattre par les procédés habituels.

**Conduite à tenir.** — Quand on traite une femme enceinte typhique, il n'y a pas lieu de s'écarter des méthodes ordinaires: le bain froid non seulement n'exerce sur la grossesse aucune action fâcheuse, mais en dominant l'hyperthermie il contribue à diminuer les chances d'expulsion prématurée. Il n'y a pas lieu non plus de s'abstenir du sulfate de quinine. Il sera prudent en revanche de ne pas prescrire d'ergotine à moins de nécessité impérieuse telle qu'une hémorragie. *LEPAGE.*

TYPHOÏDE (INFECTIONS PARATYPHOÏDIQUES). — En 1897 (*Semaine médicale*, 4 août), Widal et Nobécourt, faisant l'étude expérimentale et clinique d'un cas de thyroïdite suppurée avec état typhoïdique, isolaient chez leur malade un bacille se rapprochant, à certains égards, du bacille typhique, mais s'en différenciant nettement par certains caractères, qu'ils mettaient les premiers en évidence, et qui étaient basés sur la *mensuration exacte du pouvoir agglutinatif*, sur la fermentation des sucres, etc.

Ce bacille, lui-même, étudié par Schottmüller et Brion, fut reconnu par ces auteurs comme étant une de leurs variétés de bacille paratyphique et classé comme tel.

Revenant plus tard sur ce sujet, Widal et Lemierre (*Gaz. des Hôp.*, 19 juillet 1904) demandaient à la bactériologie une sanction de plus que la mensuration agglutinative : *l'isolement du bacille du sang durant la vie*.

Le terme d'infections paratyphoïdiques proposé par Achard et Bensaude a prévalu sur celui d'infections paracolibacillaires, et la littérature médicale, sur ce sujet, s'est enrichie dans ces dernières années d'observations nombreuses : tels les faits de Gwyn, Cushing, Kürth, Bruns, Kayser, Schottmüller, Brion, Johnston, Ascoli, etc., etc., observés en Allemagne ainsi qu'en Angleterre et en Italie, de 1898 à 1904; tels encore ceux plus récents relatés en France ou dans les colonies françaises par Widal (*Journal des Praticiens*, 29 août 1905), par Sacquépée et Chevrel, Vallet, Marchoux, Morichau-Beauchant, Rist, Netter et Ribadeau-Dumas, de 1905 à 1905.

**Étiologie.** — Les affections paratyphoïdiques ont été observées dans des pays divers, chez les sujets blancs aussi bien que chez les sujets de race jaune ou noire. Elles se présentent sous la forme d'épidémies ou de cas isolés.

Les conditions qui président à leur éclosion sont celles de la fièvre typhoïde, c'est-à-dire que l'origine hydrique par les eaux de boisson a été souvent invoquée. Dans l'épidémie d'Ecbergen (1905) certains produits alimentaires, comme le lait et le beurre, avaient été incriminés par Feyfer et Kayser.

**Bactériologie.** — Que doit-on entendre par microbes paratyphiques? Ce sont des microbes intermédiaires du fait de leurs réactions culturales et biologiques, entre le bacille d'Eberth et les colibacilles.

Le bacille d'Eberth forme un groupe autonome spécifique et caractéristique par ses réactions biochimiques et surtout ses caractères d'agglutination.

Il n'en est pas de même pour les colibacilles et les bacilles paratyphiques. Le bacille d'Eberth est *un*: ceux-ci et ceux-là sont, au contraire, *multiples*. Parmi ces variétés différentes, appartenant pourtant à une même race, on a différencié dans le groupe paratyphique quelques échantillons qui se rencontrent plus fréquemment en clinique. Ainsi : 1° *Gaertner* a isolé, au cours d'une épidémie à Franckenhausen, un bacille paratyphique qui porte son nom : *paratyphique de Gaertner*; 2° *Bryon* et *Kayser* ont séparé également un autre paratyphique auquel a donné le nom de paratyphique *A*; 3° quelque temps après, *Conradi* et *Drigalsky* ont individualisé une troisième variété, le *type B*. La liste de ces paratyphiques pourrait s'allonger encore, mais il semble jusqu'à présent que la plupart des infections paratyphiques ressortissent à ces trois bacilles. Le bacille de Gaertner et *surtout celui du type B* sont plus souvent en cause que celui du type A.

Il serait trop long d'insister dans ce dictionnaire pratique sur les différenciations culturales et biologiques entre le *bacille d'Eberth*, les *coli* et les *paratyphiques*. Qu'il me suffise de dire qu'au laboratoire on peut, grâce aux résultats positifs ou négatifs obtenus à l'aide de ces bacilles, sur la fermentation des sucres, sur la production de l'indol, sur les changements de coloration de certains milieux à base de nitro-prussiate de soude (Orlowski), grâce également à l'affinité de ces divers bacilles vis-à-vis de telle ou telle agglutinine ou de telle sensibilisatrice, on peut, disons-nous, les différencier entre eux et dire : voilà un *Eberth*, voilà un *colibacille*, voilà un *paratyphique.*

Le diagnostic de l'infection paratyphique repose tout entier sur ces critériums bactériologiques. La clinique nous révèle en effet des signes à peu près identiques à ceux de la dothiénentérie.

**Clinique.** — Dans la grande majorité des cas, les infections paratyphiques copient, en effet, l'infection éberthienne et reproduisent tantôt le syndrome dit de l'embarras gastrique fébrile, tantôt les symptômes d'une fièvre typhoïde abortive ou à évolution bénigne. Voici le tableau clinique tracé par Widal : « La période prodromique est très courte; la maladie débute souvent par des frissons; la courbe thermique est très souvent rémittente; la terminaison par lysis rapide est la plus fréquente.

« La maladie est, en général, de courte durée; la moyenne de son évolution dépasse à peine deux semaines.

« La roséole, quand elle existe, ne reste pas toujours localisée à l'abdomen et au thorax ; elle peut présenter parfois une topographie spéciale, se localisant, comme dans un cas de Schottmüller, sous forme de grosses taches, jusque sur le visage.

« La diarrhée jaune, purée de pois, n'a été notée que dans 18 pour 100 des cas ; la diazoréaction n'est positive que dans 30 pour 100 des cas ; elle l'est, au contraire dans 96 pour 100 des cas, d'après notre statistique, dans la fièvre typhoïde.

« La forme gastro-intestinale, dont l'évolution correspond à celle de l'ancien embarras gastrique fébrile ou fièvre synoque, débute par des frissons, des douleurs abdominales, des vomissements.

« Dans quelques cas, ces infections évoluent à la façon d'une septicémie ou d'une pyohémie à localisation primitive. Tels sont les faits de pyélonéphrite, de thyroïdite, de cholécystite, qui ont été publiés » (Widal, 1904).

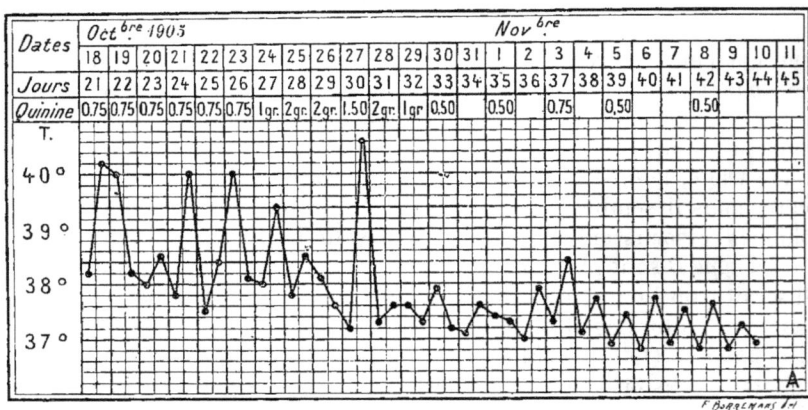

Fig. 175. — Infection paratyphique à bacille de Gartner chez un homme adulte. Guérison.
(Netter et Ribadeau-Dumas.)

Voici encore la description donnée par Sacquépée et Chevrel (1905) qui ont pu suivre à Rennes, au cours de ces trois dernières années, un certain nombre d'infections paratyphoïdiques.

I. Dans le *premier type*, le *début* est souvent brusque, annoncé par de la céphalalgie, de la douleur de la nuque, de la rachialgie, des frissons. Ce début rappelle moins celui de la fièvre typhoïde que celui de la grippe.

La période d'acmé est atteinte rapidement, et on trouve alors, mais à un moindre degré que dans la dothiénentérie, les symptômes connus : langue saburrale, météorisme abdominal, hypertrophie de la rate, pouls ralenti relativement à la température, etc.

Pourtant quelques particularités sont fréquentes : les gencives sont couvertes d'un exsudat pultacé, le foie est gros (Sacquépée et Chevrel), la coloration subictérique des téguments est assez fréquente (Netter et Ribadeau-Dumas), les taches rosées sont généralement nombreuses, et surtout le tableau thermique est rarement comparable à celui classique de la fièvre typhoïde, la courbe de température est d'ordinaire *rémittente*, les écarts maxima entre les températures du matin et du soir pouvant atteindre un à deux degrés, parfois même la courbe simule la fièvre *intermittente*, la température tombant le matin, du 4e au 10e jour, aux environ de 37° et au-dessous (Kayser et Brion, Netter et Ribadeau-Dumas).

II. La *deuxième forme*, bénigne, type gastro-intestinal de Bril, rentre dans le cadre de l'embarras gastrique fébrile. « Tantôt elle est brève, durant deux à cinq jours, avec une température oscillant entre 39° et 40°, et taches rosées apparaissant parfois après la chute thermique définitive : tantôt elle se prolonge, dure quinze à vingt jours, s'accompagne d'une prostration très accusée, sans que la température dépasse 38° (Sacquépée et Chevrel).

Dans l'une et l'autre forme, les complications sont rares. Les hémorragies

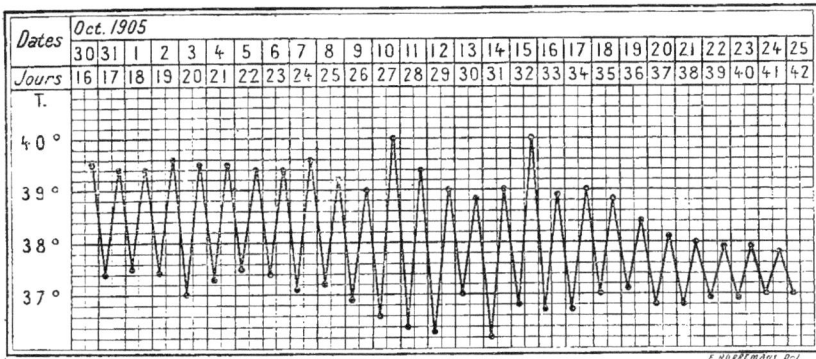

Fig. 174. — Infection paratyphique à bacille de Gartner (type intermittent) chez un jeune homme. Guérison. (Netter et Ribadeau-Dumas.)

intestinales sont exceptionnelles et on n'a pas encore signalé de cas compliqués de perforation intestinale.

Les rechutes sont rares pour Sacquépée, fréquentes au contraire pour Netter.

L'une et l'autre de ces formes, mais surtout la première, pourraient être rapportées, d'après Netter et Ribadeau-Dumas, au bacille de Gartner (fig. 174). Ce bacille pourrait donc, d'après ces auteurs, susciter d'*autres* infections cliniques différentes de *celles* qu'on lui attribuait jusqu'à présent, en le rendant responsable des *seules* infections aiguës ou suraiguës passagères de gastro-entérites.

**Évolution.** — L'évolution se fait en général en deux, trois semaines. Parfois, et au cours d'une même épidémie, les rechutes sont fréquentes.

**Pronostic.** — Le pronostic est, dans la très grande majorité des cas, des plus favorables. La guérison sans complications péritonéo-intestinales est la règle absolue.

**Lésions.** — En raison même de ce pronostic très rassurant, les autopsies manquent, et par conséquent l'anatomie pathologique de l'affection est à peine ébauchée. On a cependant signalé, dans deux cas terminés par la mort, des lésions, de l'infiltration et des ulcérations légères des plaques intestinales de Peyer avec hypertrophie accusée de la rate.

**Diagnostic.** — On préjuge facilement de l'évolution symptomatique des infections paratyphiques, que le diagnostic est très délicat à porter au nom de la clinique. Les poussées de subictère au cours de la maladie et les grandes oscillations fébriles à type intermittent (quand le malade ne prend pas de médicaments antithermiques) sont les guides cliniques les plus sûrs. Mais, seules, les épreuves de laboratoire permettent de porter un jugement définitif.

**Sérodiagnostic.** — Pratiquement, on se sert de la méthode du séro-diagnostic de Widal.

Du sang du malade est prélevé à l'extrémité du doigt dans un tube de petit calibre, puis on décante le sérum, que l'on fera agir sur des échantillons de paratyphiques et sur l'Eberth, et dont on mesurera le taux d'agglutination suivant la technique de mensuration *exacte* que nous avons indiquée avec Widal (V. SÉRODIAGNOSTIC).

Trois cas principaux peuvent se présenter :

1° Le sérum suspect agglutine un des paratyphiques à un taux élevé, par exemple à 1 pour 200; il n'agglutine que celui-là et reste indifférent vis-à-vis de l'Eberth. L'*infection est due au paratyphique agglutiné.*

2° Le sérum suspect agglutine en même temps plusieurs paratyphiques et le bacille d'Eberth; mais le taux d'agglutination est variable pour ces différents microbes : 1 pour 800 par exemple vis-à-vis le paratyphique B, 1 pour 100 vis-à-vis le paratyphique A, 1 pour 80 vis-à-vis le Gaertner; 1 pour 20 vis-à-vis l'Eberth. On dit alors que ce sérum agglutine divers échantillons, mais qu'il a manifesté son affinité élective pour un bacille déterminé, en l'espèce le paratyphique B. *C'est d'une infection paraty-phique* (B) *qu'il s'agit.*

3° Le sérum suspect agit à des taux élevés sur un des bacilles paraty-phiques en même temps que sur le bacille d'Eberth. Il agglutine, par exemple, à 1 pour 500 le paratyphique A, à 1 pour 200 le bacille d'Eberth. *On dit alors qu'il s'agit d'infections associées mixtes, d'une fièvre ébertho-paratyphoïdique.*

En règle générale, du reste, le diagnostic d'agglutination sera facilité par ce fait qu'*au début* de l'infection l'agglutinabilité, faible d'abord, *est rigou-reusement spécifique*, et que, si, au cours de l'affection, il se forme des agglutinines agissant sur des espèces voisines, *après la guérison, ces agglu-tinines de famille disparaissent et laissent encore longtemps la place à la seule agglutinine spécifique* (Netter et Ribadeau-Dumas), d'où la possi-bilité de faire, par la recherche séro-agglutinante, un diagnostic rétrospectif. Cependant, Widal a pu constater, dans des cas légitimes de paratyphoïdes, la disparition très rapide de l'agglutination, au cours de la convalescence.

*Hémo-culture* — L'ensemencement du sang de la veine du bras n'a pas été jusqu'ici pratiqué systématiquement au cours des infections paraty-phiques. Dans quelques cas cependant certaines variétés de paratyphiques ont pu être isolées (Widal).

**L'infection paratyphique est-elle fréquente?** — Du groupe confus des états infectieux simulant la fièvre typhoïde (embarras gastrique fébrile, fièvre synoque, fièvre catarrhale), la bactériologie a donc permis d'isoler quelques infections dues à des bacilles tenant le milieu entre le bacille typhique et le colibacille; mais, ajoute Widal, ces *faits sont rares*. « Depuis plus de deux ans, toutes les fièvres pouvant simuler la dothiénentérie qui ont passé dans mon service ont été étudiées au point de vue de l'agglutination et de la recherche du bacille dans le sang. Nous avons pu, jusqu'à ce jour, authentiquer 74 cas de fièvre typhoïde.... MM. J. Courmont et Lesieur qui, l'an passé, ont rapporté une statistique de 57 cas de fièvre typhoïde avec bacille typhique dans le sang, n'ont jamais, au cours de leurs recherches, rencontré de septicémies paratyphiques simulant la fièvre typhoïde. Voilà donc 111 cas de fièvre typhoïde observés à Paris ou à Lyon, avec une technique bactériologique aussi rigoureuse que possible, sans que l'on ait pu déceler un seul cas de paratyphique. » (Widal, 1904). Nous sommes loin de la statistique dressée par Netter au cours de l'année 1905, où, sur 100 malades supposés cliniquement atteints de dothiénentérie, cet auteur note plus de 50 pour 100 d'infections paratyphiques.

Les statistiques allemandes se rapprochent de celles de Widal et de Courmont. Bryon, en 1904, n'accuse qu'une proportion de 6 pour 100; et tout dernièrement, Bryon et Kayser constatent un taux encore plus faible, 4 pour 100, sur un total de 200 cas cliniques simulant des états typhoïdiques.

Il apparaît donc bien, qu'en l'état *actuel* de la question, les infections paratyphoïdiques doivent être tenues *pour rares*, suivant la conception de Widal.

**Traitement.** — Il ne diffère en rien de celui de la fièvre typhoïde (v. c. m.). La balnéation froide s'impose suivant l'âge et l'état de la température. L'alimentation substantielle sera reprise plus hâtivement.

                                                                *J.-A. SICARD.*

**TYPHUS EXANTHÉMATIQUE.** — Le typhus exanthématique ou typhus pétéchial est une maladie infectieuse grave dont les symptômes primordiaux la rapprochent assez étroitement de la fièvre typhoïde ou des fièvres éruptives et particulièrement de la rougeole. Elle n'est, au point de vue anatomopathologique, constituée par aucune lésion caractéristique; on trouve en effet à l'autopsie de la congestion des viscères et le plus souvent de l'hypertrophie splénique.

**Répartition géographique.** — Le typhus pétéchial a couvert de ses ravages la presque totalité du globe, survenant à l'occasion des guerres, des famines, atteignant surtout les agglomérations pauvres, malpropres, peu soucieuses de l'hygiène la plus élémentaire. Le nombre des victimes de cette infection, était, au temps des siècles derniers, considérable. Actuellement, le typhus pétéchial est plus rare; dans certaines contrées même où il sévissait avec le plus de rage, ses atteintes, quand elles existent, sont infiniment plus clairsemées; en d'autres, il a complètement disparu. Néanmoins, malgré cette disparition relative, on en trouve des traces en maintes régions, le typhus se montre bien souvent sous forme de foyers endémiques que le praticien ne peut ignorer.

On connaît de ces foyers :

En Asie, où ils sont constamment alimentés, en Perse, en Chine et vraisemblablement dans l'Inde ;

En Afrique, où l'Algérie, depuis un demi-siècle environ, l'a vu apparaître et sévir cruellement, surtout au moment de la conquête. A une époque beaucoup plus récente, en 1893, il s'y est montré sous forme d'une épidémie greffée sur un fond latent d'endémie. A l'heure actuelle encore, si ses atteintes sont éparses, le typhus peut être considéré comme redoutable en raison de l'intensité qu'il peut prendre, suivant les conditions dans lesquelles il prend naissance et se déclare. L'épidémie récente de Tunisie (Nicolle, Conseil et Comte) en est un exemple saisissant.

En Amérique, l'endémie typhique est connue au Mexique, au Pérou, au Chili, aux États-Unis, au Canada, mais ces atteintes se font habituellement remarquer par leur peu d'intensité.

En Europe, qu'advient-il à cet égard ?

La terre d'endémie européenne est sans contredit la Russie, sévissant particulièrement dans les provinces de la Baltique ; souvent même le typhus y sévit à l'état épidémique comme en 1892, après une famine. On a présents à la mémoire les désastres dus au typhus dans la guerre russoturque.

L'Allemagne du Nord se signale par cette même particularité, surtout en ce qui concerne les provinces de Prusse et de Sibérie ; on se rappelle le foyer épidémique de Dantzig. Il en est de même de l'Autriche (Bohême, Moravie, Galicie).

En Angleterre et principalement en Irlande, quoique les atteintes soient beaucoup plus rares qu'autrefois, leur nombre en est encore assez imposant, et le typhus y fait chaque année d'assez nombreuses victimes.

Le typhus semble disparaître peu à peu de l'Italie ; il ne se montre plus en Belgique, en Suisse ni en Espagne.

En France, on le retrouve, se cantonnant dans une portion heureusement restreinte de notre territoire ; la Bretagne est la terre d'endémie typhique de notre pays ; des faits bien observés depuis 40 ans montrent des épidémies multiples reliées entre elles par une endémie latente qui se manifeste encore à l'heure actuelle.

On connaît les épidémies restées célèbres de Riantec, de Brest, de l'île Molène, de l'île Tudy, etc., etc., toutes sévissant presque exclusivement dans deux départements : le Finistère et les Côtes-du-Nord. Enfin, de ce foyer constant, des étincelles s'échappent parfois, et c'est ainsi qu'en 1893 des incursions ont été observées en Normandie, dans la Somme, dans l'Ile-de-France et même à Paris et ses environs.

Devant ces faits si rapprochés de nous, il importe que le praticien soit bien édifié sur les symptômes d'une affection aussi grave, dont le diagnostic rapide permet d'instituer au plus tôt les mesures prophylactiques destinées à l'enrayer.

**Tableau clinique.** — Après une période d'incubation qui peut varier de quelques heures à 20 jours environ (en moyenne 12 jours), dont la fin s'annonce par une légère lassitude, de la céphalée et un état vertigineux, les symptômes caractéristiques du typhus débutent brusquement. Le malade ressent un violent frisson, de la contracture, de la rachialgie; la fièvre s'allume, la langue est blanche, des nausées se produisent, l'abdomen est indolent; cependant on constate de la constipation.

Le visage est turgescent, les paupières sont gonflées, les conjonctives injectées. Le pouls est fréquent (100 à 120), la respiration dyspnéique; enfin des symptômes nerveux entrent en scène : abattement, torpeur, hébétude; l'insomnie est absolue, la lassitude est extrême et la démarche devient faible et hésitante, la céphalée est vive. La durée de cette période n'excède pas 3 à 4 jours.

Vers cette époque, apparaît un des symptômes cardinaux du typhus : *l'éruption* :

L'éruption qui survient se montre tout d'abord à la paroi antérieure de l'aisselle, ou bien encore au niveau des flancs; elle ne tarde pas à se généraliser et à envahir le tronc, les épaules, les membres supérieurs et inférieurs. Elle respecte seulement le cou et la face. Cette éruption se généralise progressivement en une seule poussée, mettant 48 heures à se compléter. Elle est constituée par des taches roses et rouges légèrement teintées, s'effaçant par la pression.

Au bout de 24 heures, leur teinte est plus sombre : les jours suivants, elles deviennent jaunâtres, puis prennent un aspect ecchymotique, *pétéchial*, qui apparaît vers le 8e ou 10e jour de l'éruption.

Vers la fin du 1er septénaire, la céphalalgie disparaît; les facultés mentales s'atténuent, la mémoire fait plus ou moins défaut, la notion du monde extérieur, du temps, du lieu, n'existe plus, et les idées fixes, délirantes, s'installent. Ce délire est habituellement mélancolique, tranquille; on peut le définir : un délire fixe, triste, incohérent (Murchison).

En même temps que ce délire on constate la sécheresse de la langue; les lèvres et les gencives sont fuligineuses, la fièvre est élevée.

Cette période dure ainsi 2 à 5 jours, après quoi l'état délirant est remplacé par la *stupeur*, la *prostration*, qui dominent le tableau morbide. Le malade est couché dans son lit, inerte, incapable de faire un mouvement, il devient difficile même de le faire asseoir, de le tourner pour l'examiner, de lui ouvrir la bouche pour l'alimenter. En même temps, la constipation persiste, la langue est toujours sèche, le ventre est aplati; pas de météorisme, pas de gargouillement. On note de l'incontinence ou de la rétention urinaire; beaucoup de typhiques présentent de la carphologie; l'albuminurie est presque la règle. Cet état typhoïde persiste souvent jusqu'au moment de la mort.

Dans les cas favorables cependant, vers le 12e ou 14e jour, sans que cependant la défervescence soit rapide, une amélioration subite se produit, amenée par un sommeil calme, paisible, dont le malade sort en subissant une transformation complète. A la torpeur, à la prostration succède un retour rapide à l'intelligence, à la mémoire, à la conscience.

Rapidement aussi la langue redevient humide, le pouls est moins fréquent. et présente plus d'ampleur. Cette véritable crise est complétée par de la sudation, une diurèse abondante et parfois de la diarrhée. Elle est accompagnée par le retour des forces et la convalescence ne tarde pas à s'établir, après la chute progressive de la température.

En résumé, la caractéristique du tableau clinique du typhus pétéchial est déterminée : 1° par l'éruption; 2° par les symptômes d'ordre nerveux (délire, puis stupeur); 3° la période de crise survenant même par la défervescence complète.

L'évolution fébrile donne la dernière note à ce complexus symptomatique. Dans une première période, après un début brusque, la fièvre est continue pendant 10 à 12 jours. D'après certains auteurs cependant, cette période peut être entrecoupée par une rémission légère vers le 7ᵉ ou 8ᵉ jour. La 2ᵉ période, période de défervescence, se fait assez rapidement, mais rarement par une chute brusque; il s'agit d'une défervescence graduelle (fig. 175).

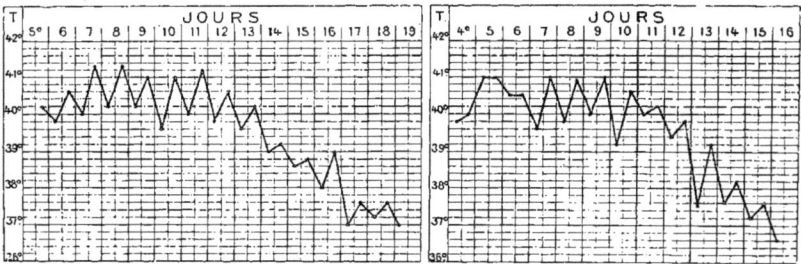

Fig. 175. — Tracés thermiques de typhus pétéchial. (Thoinot.)

Suivant les cas, et, aussi suivant les épidémies, tel ou tel de ces symptômes cardinaux peut prédominer aux dépens des autres. C'est sur cette notion d'ailleurs que l'on s'est basé pour décrire plusieurs formes de typhus : typhus ataxique, typhus ataxo-adynamique, typhus inflammatoire, typhus levissimus, ce dernier étant marqué par le peu d'intensité ou même parfois l'absence d'éruption. Enfin, on connaît le typhus siderans où la mort survient rapidement en 24 à 48 heures.

Le tableau clinique n'est pas toujours aussi simple que celui qui précède : certaines complications à plus ou moins brève échéance viennent lui ajouter une note particulière, suivant l'organe intéressé : pneumonie, bronchite capillaire, laryngite ulcéreuse, phlébites, troubles trophiques (escarres sacrées), névrites.

**Pronostic.** — Le typhus est une infection grave. Sa mortalité habituelle s'élève de 18 à 20 pour 100, mais elle varie suivant les épidémies, et aussi suivant l'âge des sujets atteints, suivant leur état de pauvreté, de fatigue et de dépression, de misère physiologique. Chez les malades, l'affaiblissement et la fréquence insolite du pouls, l'albuminurie, le relâchement des sphincters comportent un pronostic de mauvais augure (Murchison). L'extension et l'intensité de l'éruption semblent ne fournir aucun élément important dans cette appréciation.

**Diagnostic.** — Plusieurs infections peuvent en imposer pour le typhus exanthématique, mais particulièrement la fièvre typhoïde et la rougeole.

Certains symptômes rappellent en effet ceux de la dothiénentérie, mais combien nombreuses sont les différences entre ces deux affections!

La brusquerie du début, l'abondance, la généralisation et les caractères de l'éruption doivent faire éliminer la fièvre typhoïde. Dans cette dernière, les taches rosées ne sauraient être prises pour les éléments éruptifs du typhus. Dans le typhus, on constate rarement les symptômes abdominaux, qui ne manquent jamais dans l'infection éberthienne. L'évolution, dans les deux cas, n'est pas semblable, cette crise particulière, survenant brusquement dans le typhus, n'existe pas dans la fièvre typhoïde ; autant de signes qui ne permettent pas la confusion. En cas de doute, si les signes cliniques ne sont pas assez nets pour opérer cette différenciation, le praticien devra recourir aux procédés de laboratoire : recherche du bacille d'Eberth, dans le sang, dans la rate, et séro-réaction. Si le résultat est positif, il s'agira de fièvre typhoïde : s'il est négatif, une prudente réserve sera encore de mise.

L'éruption du typhus rappelle en tous points celle de la rougeole ; on peut confondre l'une avec l'autre, mais dans le typhus elle présente une marche un peu différente, elle respecte la face et le cou, alors que, dans la rougeole, elle débute par ces régions. Dans la rougeole, l'apparition des éléments éruptifs est précédée de catarrhe des fosses nasales et de la conjonctive ; enfin la rougeole ne s'accompagne pas de phénomènes nerveux aussi marqués que dans le typhus.

L'hésitation ne pourrait être faite avec le typhus récurrent : la température à elle seule fait le diagnostic ; enfin le sang véhicule les spirilles d'Obermeier, qui sont absents dans le typhus pétéchial.

Parfois, certains cas de fièvre rémittente peuvent prêter à confusion ; le diagnostic peut rapidement se faire par l'examen du sang montrant l'hématozoaire de Laveran ; d'ailleurs, la rétrocession des phénomènes par la quinine lève rapidement tous les doutes.

**Traitement.** — Le thérapeute est bien désarmé devant les cas de typhus exanthématique. Il n'existe pas de médication spécifique ; elle n'est que symptomatique.

Faire boire abondamment le malade, le tonifier (alcool, potion de Todd). Les lotions froides ou même les bains sont indiqués. Surveiller surtout le cœur et les reins, lutter par les moyens habituels contre les manifestations de leur atteinte. Lutter contre la constipation.

**Étiologie.** — Les conditions étiologiques sont indispensables à signaler ; de leur connaissance découle toute la prophylaxie qu'il importe de mettre en vigueur pour arrêter l'expansion épidémique.

*Causes déterminantes.* — La cause étiologique déterminante, la cause spécifique est inconnue : le typhus n'en est pas moins une infection, et une infection éminemment transmissible.

Cette notion de contagiosité est prouvée :

1° Par l'éclosion de plusieurs cas survenant après l'arrivée, dans une localité, d'un malade atteint de typhus bien caractérisé, ou même fruste. Pareils faits ont été nettement déterminés, notamment pendant l'épidémie de 1895 où, dans leurs diverses pérégrinations, des vagabonds ont semé partout autour d'eux les germes du fléau (Netter);

2º Par la rapidité de l'éclosion épidémique après l'importation du 1ᵉʳ cas;

3º Par le nombre considérable des atteintes portant sur les médecins et le personnel appelé à donner des soins aux malades;

4º Par les cas intérieurs qui se produisent dans les hôpitaux.

On ignore le siège du contage; on suppose seulement qu'il existe au niveau de la peau, dans la salive, les produits d'expectoration pulmonaire, les matières fécales. Il existe dans le sang ainsi qu'en témoigne le résultat positif obtenu par un médecin qui s'est donné le typhus par inoculation volontaire (Matshouskowsky). Les faits récents de Nicolle et Conseil, qui ont ainsi transmis expérimentalement le typhus à des singes, parlent dans le même sens.

Le typhus est contagieux dès l'apparition des prodromes, pendant la période d'état, et même la convalescence. Les cadavres seraient contagieux (Rosenstein, Murchison).

La contagion s'opère par contact, direct et indirect.

*Contact direct.* — Le fait de rester peu de temps auprès d'un typhique, sans le toucher, sans lui donner de soins, paraît, pour certains auteurs, insuffisant pour assurer la contagion. Pour que celle-ci s'opère par contact direct, il faut que ce contact soit assez intime. Aussi voit-on la transmission se faire chez les médecins, les infirmiers, les sœurs, tout le personnel appelé à approcher les malades de près et à leur donner des soins. Des faits multiples consignés dans l'histoire de la guerre de Crimée, la guerre turco-russe, la campagne d'Algérie, et les diverses épidémies le prouvent surabondamment. La proportion des cas de typhus est d'ailleurs infiniment plus élevée chez le personnel médical que dans toute la population, civile ou militaire, où sévit cette infection.

Des observateurs dignes de foi ont cependant avancé des faits qui tendent à prouver que la transmission peut s'effectuer sans contact immédiat.

*Contact indirect.* — Les ustensiles, la literie, les vêtements et tout objet souillé par un typhique, peuvent contribuer à semer la contagion, et à déterminer l'extension épidémique. De nombreux faits observés dans les hôpitaux, dans les asiles de nuit, sur les vaisseaux, parlent en ce sens. Les locaux abandonnés par des typhiques jouent le même rôle, de même les voitures ayant transporté de semblables malades. Le déploiement de tentes ayant abrité des malades peut transmettre l'infection aux sujets chargés de les manier; la souillure du linge explique également la grande proportion des blanchisseurs atteints en temps d'épidémie.

Les intermédiaires animés sont aussi des agents de contagion indirecte. Les insectes, mouches, puces, punaises, etc., ont été parfois incriminés, surtout dans les asiles de nuit où la vermine pullule. Ces faits doivent trouver créance devant certaines expériences récentes où l'on a pu (Nicolle) communiquer le typhus au singe par des poux recueillis sur des malades. Les sujets ayant été en contact avec un typhique peuvent transmettre le typhus, sans en être atteints eux-mêmes, à des individus très sains.

*Causes favorisantes.* — Le confinement, la viciation de l'air, de l'encombrement favorisent l'évolution du typhus.

Mais le rôle primordial semble être dévolu, dans cet ordre d'idées, à la misère physiologique, et au manque d'hygiène. Ces facteurs expliquent la facile extension du fléau dans les bagnes, les prisons, sur les pontons, dans les asiles de nuit, chez les populations faméliques. Ils expliquent aussi l'endémicité typhique dans les régions pauvres, réputées pour leur mauvaise hygiène et leur malpropreté légendaire (Bretagne, Sibérie, etc.).

En Bretagne, les années où les épidémies se sont produites ont été marquées au préalable par une recrudescence de la misère des habitants, que le typhus a éprouvés ultérieurement.

Mais ces causes ne créent pas le typhus comme certains l'ont cru, elles ne font que favoriser son éclosion.

**Prophylaxie.** — De la connaissance de ces données se déduisent aisément les mesures prophylactiques à instituer.

*Mesures préventives.* — Il conviendra de doter les agglomérations et les populations d'une bonne hygiène générale : à éviter surtout le confinement de l'air, l'encombrement, et la misère physiologique. Ces mesures devront particulièrement s'adresser aux prisons, aux bagnes, aux asiles de nuit, aux navires où ces facteurs règnent habituellement en maîtres.

*Mesures effectives.* — Dès que le premier cas de typhus sera reconnu, éviter la contagion par tous les moyens en usage :

1° *Isolement* rigoureux du malade, et au besoin envoi dans un hôpital où il sera traité dans un pavillon spécial jusqu'à la fin de la convalescence : seul le personnel appelé à le soigner devra être toléré auprès de lui.

2° *Désinfection* de tout ce qui appartient au malade : linge, vêtements, literie, etc. De même désinfection de tous les produits pathologiques émanant de lui. Une fois que le malade aura quitté la chambre qu'il occupait, désinfection soignée de ce local; ces désinfections auront aussi pour effet d'assurer la destruction des poux auxquels on a tendance à attribuer aujourd'hui le plus grand pouvoir de transmission du virus.

3° *Soins antiseptiques* concernant le personnel médical, pour lui, mais aussi pour les sujets sains avec lesquels il pourrait se trouver en contact.

Antisepsie des mains, de la bouche, protection des vêtements par une blouse ne devant jamais quitter le local occupé par le typhique, etc.

Pour que cette prophylaxie soit complète, elle doit s'opérer non seulement dans les cas avérés, mais sur les atteintes suspectes; il en sera de même des cas frustes : les cas atypiques propagent l'infection mieux que les premiers, puisqu'ils restent plus souvent méconnus; une attention toute particulière devra s'exercer sur les vagabonds et les habitués des asiles de nuit. Il appartiendra donc au praticien d'établir un diagnostic exact de ces diverses atteintes. C'est souvent d'un diagnostic précoce que dépend l'efficacité rapide de la prophylaxie.                          *DOPTER.*

**TYPHUS RÉCURRENT.** — Longtemps confondu avec la malaria dont il présente quelques symptômes, le typhus récurrent, ou fièvre récurrente, est une infection pouvant se transmettre par contagion. Il est produit par un agent parasitaire, *le spirille d'Obermeier*.

Il sévit en Chine, il est endémique dans l'Inde. On l'a vu faire des incursions dans l'Amérique du Nord. En Europe, il possède trois foyers : Irlande, Silésie, province d'Odessa. En Afrique, l'endémie récurrente est connue en Égypte; en Algérie, en Tunisie, on la rencontre parfois; d'après Lafforgue, elle y serait plus fréquente qu'on ne le suppose.

**Symptomatologie.** — Le typhus récurrent débute brusquement par un accès de fièvre intense, accompagné d'un grand frisson, de vomissements et de céphalée. Le pouls est rapide, souvent filiforme; le malade est prostré, la rate s'hypertrophie notablement. Cette température élevée dure encore de 5 à 7 jours; la langue devient sale, saburrale en son milieu, rouge

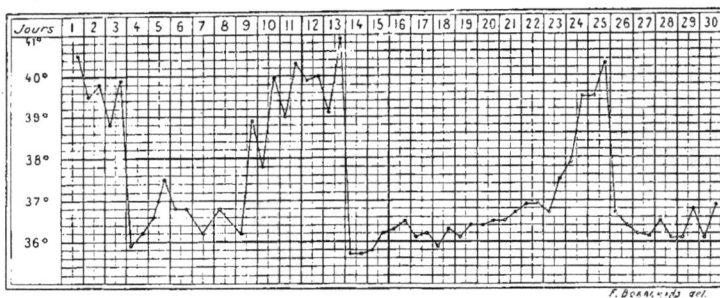

Fig. 175 *bis*. — Tracé de typhus récurrent à rechutes. (Wurtz et Thiroux.)

sur les bords; vers le troisième jour un ictère se produit, avec coloration intense des selles, qui sont séreuses et diarrhéiques, accroissant l'état de dépression. L'urine est souvent albumineuse; forte est sa teneur en urée (40 à 50 gr. en 24 heures). A la fin de cette période, la sécrétion sudorale devient abondante pendant plusieurs heures; puis la fièvre tombe brusquement, une crise urinaire s'établit: la convalescence semble s'installer, accompagnée seulement d'un affaiblissement général.

Puis, au bout de 5 à 14 jours, un nouvel accès de fièvre se produit brusquement, accompagné des mêmes symptômes que le premier, pouvant cependant revêtir des allures plus bénignes, et ne durer que 2 à 4 jours; mais, parfois aussi, il devient plus grave; l'absence de crise sudorale annonce un pronostic sombre; l'état typhoïde s'installe avec son complexus habituel : prostration, adynamie, délire, langue sèche, diarrhée parfois hémorragique, hématémèses, purpura parfois, état comateux, et le malade succombe.

Si le malade guérit de ce deuxième accès, la guérison peut être définitive, comme aussi après une nouvelle période de rémission, un troisième peut se produire, identique aux précédents (fig. 175 *bis*).

Ce tableau clinique peut varier suivant les cas et les circonstances; la courbe thermométrique, notamment, peut donner des renseignements trompeurs au premier abord : la récurrence de la fièvre et sa continuité peuvent être en défaut; parfois, elle présente un caractère rémittent et se prolonge d'une façon inusitée sans récurrence. Ces exceptions à la règle semblent survenir particulièrement chez les organismes débilités antérieurement (Lafforgue).

On comprend dès lors, pour le praticien, l'importance du diagnostic bactériologique.

**Diagnostic.** — Le typhus récurrent peut être confondu avec le *paludisme* : frisson, sueurs abondantes peuvent faire errer le diagnostic; mais la courbe de température, quand elle est régulière, tranche la question; de plus, dans la fièvre récurrente, le stade de chaleur et de sueurs est beaucoup plus marqué, dure plus longtemps et s'accompagne le plus souvent d'ictère.

C'est surtout avec la *fièvre jaune*, particulièrement dans les pays chauds, que le diagnostic exact doit être posé; le praticien ne doit pas oublier à cet égard qu'une bonne prophylaxie dépend de la rigueur du diagnostic; une erreur de sa part à ce sujet pourrait causer des désastres.

Le diagnostic, dans certaines formes de fièvre récurrente où l'élément bilieux domine la scène, est quelquefois très épineux; dans les deux cas, en effet, on trouve : rémission fébrile, ictère et vomissements noirs (V. Fièvre jaune).

Dans ces cas difficiles, comme d'ailleurs dans les atteintes irrégulières ou même régulières mais bénignes, il ne faut pas hésiter à recourir à l'examen bactériologique du sang, où la seule constatation du spirille d'Obermeier établira le diagnostic d'une façon ferme. C'est le seul critérium.

**Données pratiques sur la recherche du spirille.** — Cette recherche sera faite dans le sang à l'état frais, ou à l'état sec par la coloration.

1º *Recherche dans le sang à l'état frais.* — Recueillir le sang pendant la période thermique, en déposer une goutte sur une lame, la recouvrir d'une lamelle. Observer avec un objectif nº 8 ou 9 ; entre les globules rouges, on perçoit des filaments mobiles, très grêles, effilés à leurs extrémités, longs de 12 à 40 µ environ; animés de mouvements de vrille et de mouvements d'oscillation, ils arrivent à repousser les hématies avec lesquelles ils sont en contact.

2º *Recherche dans le sang après dessiccation.* — Étaler le sang en couche mince, le faire dessécher rapidement, fixer par l'alcool absolu ou l'alcool-éther. Colorer pendant 10 minutes dans le violet de gentiane d'Ehrlich. Laver à l'eau; sécher, monter au baume. Les spirilles seront colorés en violet clair.

**Traitement.** — On conseille les purgatifs répétés, l'antisepsie intestinale, et aussi le traitement par les sels de quinine qui, d'après Griesinger, feraient disparaître le spirille.

**Prophylaxie.** — Le typhus récurrent est contagieux, il importe d'en empêcher la propagation dans les groupes où il sévit. La prophylaxie rationnelle devra se déduire des connaissances étiologiques que l'on possède à son sujet.

Le typhus récurrent sévit surtout chez les peuplades où la malpropreté règne en maîtresse; l'encombrement la favorise. Un rôle important a été dévolu aux insectes cuticoles, notamment à la punaise, qui se chargeraient de transporter le spirille d'un malade à un sujet sain. Le contact direct semble pouvoir assurer la contagion (contamination de médecins et d'infirmiers ou gardes-malades); de même le contact indirect par les linges : blanchisseuses, chiffonniers contractent la fièvre récurrente par ce procédé.

Par conséquent, la prophylaxie pourra être assurée par l'isolement du malade, ou du groupe de malades, souvent des familles où sévit le typhus récurrent. Elle devra être complétée par une bonne hygiène concernant surtout la propreté, par la désinfection des effets et du linge ayant appartenu au malade, par la destruction des insectes cuticoles. Le traitement sera encore une mesure importante, puisqu'en faisant disparaître le spirille chez l'individu malade, on supprime le foyer qui pourra donner naissance à d'autres cas. *CH. DOPTER.*

# U

**ULCÈRES** — Chez un individu sain, toute plaie tend à se cicatriser par première ou seconde intention, suivant qu'elle est ou non aseptique. Il y a ulcère quand la perte de substance s'accroît ou persiste, sans aucune tendance à la cicatrisation normale.

**Pathogénie.** — Ce défaut de réparation spontanée a sa source dans une rate organique, et de nombreuses causes peuvent, surtout quand elles s'ajoutent les unes aux autres, amener la production d'un ulcère. Les troubles de la *peau* y prédisposent, peau mal nourrie, siège de lésions chroniques, sujette à des irritations prolongées, comme la peau cicatricielle qui résulte des brûlures ou des froideurs, peau distendue, comprimée, soulevée, amincie par un os, dans la déviation des membres, par exemple, quand une extrémité vient faire saillie sur les téguments; ou par une tumeur volumineuse. Les lésions du *tissu cellulaire sous-cutané*, en particulier les œdèmes chroniques, modifient la nutrition du derme et dissocient ses éléments anatomiques. Les lésions *vasculaires* agissent par les troubles circulatoires: par l'artérite et la phlébite des ramuscules du derme, dont l'inflammation se propage aux éléments cellulaires de la peau; par les oblitérations vasculaires et les thromboses; enfin, par la stase et l'œdème qu'elles déterminent. Les lésions *nerveuses* donnent des troubles trophiques, en modifiant les échanges intercellulaires directement, ou indirectement par action vaso-motrice.

Enfin, les maladies *générales* agissent en altérant les humeurs, en portant des poisons au sein des tissus, en amenant des perturbations dans la composition du sang, dans lequel les cellules ne trouvent plus leur aliment habituel.

De là à diviser les ulcères en ulcère de cause locale et ulcère de cause générale. Ceux-ci encore appelés *diasthésiques*, ne sont qu'une des manifestations du diabète, du scorbut, de la scrofule, etc., et seront étudiés aux maladies qui les engendrent : de même les syphilides ulcéreuses, les cancroïdes ulcérés, le lupus.

Les ulcères locaux, simples, *idiopathiques*, relèvent d'une ou de plusieurs des causes que nous avons énumérées : c'est la dégénérescence athéromateuse des artères, la vasculo-sclérose; souvent, en effet, la gangrène coexiste avec eux: l'inflammation des parois des vaisseaux se propage par les vasa nervorum jusqu'aux radicules nerveux, et la névrite endo-périfasciculaire qui lui fait suite est cause d'ulcères trophiques. Ailleurs, il s'agit de lésions nerveuses traumatiques ou spontanées, tabes, paralysies, plaies de la moelle ou des nerfs.

Si une cause déterminante n'a point localisé l'ulcère en un endroit quelconque du corps, c'est aux membres inférieurs qu'ils siègent habituellement; on y voit des ulcères syphilitique, tuberculeux et surtout *variqueux*; mais il existe une variété spéciale dite *ulcère de jambe*, où aucune cause patente ne peut être incriminée, et où il s'agit de déchéance des tissus, qui à la moindre occasion s'ulcèrent et ne peuvent guérir. Ces ulcérés se voient chez les vieillards, les vagabonds, les miséreux, les alcooliques, les individus sordides et débilités. Les œdèmes chroniques, les éruptions de la peau, les troubles circulatoires, les lésions nerveuses, s'ajoutent et prédisposent à l'ulcère, sans qu'aucune de ces causes ne paraisse prédominer et puisse être spécialement invoquée : il y a insuffisance vitale des éléments organiques; la moindre lésion entraîne le grattage, la plus légère infection devient le point de départ d'un ulcère rebelle. Une même maladie constitutionnelle, dit Broca, l'*arthritisme*, peut à la fois présider aux lésions artérielles et veineuses, qui en entraînent d'autres; d'artères à veines, de veines à nerfs, de nerfs à os et d'os à peau (Reclus), il y a échange de mauvais procédés; les tissus sont infirmes et ne peuvent faire les frais d'une réparation; l'ulcère se constitue.

Toutes les *lésions anatomiques*, en effet, se voient dans l'ulcère des jambes, lésions chroniques de la peau, érythèmes, eczémas, pigmentations, anesthésie et hyperesthésie, troubles de la sensation thermique; lésions du tissu cellulaire sous-cutané, épaississement, sclérose, infiltration séreuse, éléphantiasis; lésions vasculaires et nerveuses inflammatoires; lésion des os qui, sous-jacents à l'ulcère, sont siège de troubles d'accroissement, s'hypertrophient, présentent des ostéophytes; les aponévroses sont infiltrées de sels calcaires, les muscles se durcissent, et de la peau à l'os les tissus sont réunis en une masse dure sur laquelle l'ulcère se développe.

Au point de vue *symptomatique*, l'ulcère de jambe idiopathique ne diffère guère de l'ulcère variqueux (V. VARICES); seule son étiologie est obscure, et ce n'est que par la série des causes de misères anatomique et physiologique locales et générales, qu'on peut se l'expliquer. On le séparera donc des ulcères *variqueux, diabétique, syphilitique,* etc..., dans lesquels une de ces causes est évidente ou latente.

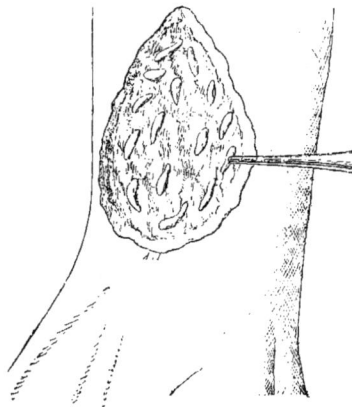

Fig. 176. — Greffes de Reverdin sur un ulcère à la jambe. (Victor Veau, in *Précis techn. opér.*)

De nombreuses complications peuvent l'atteindre, *phagédénisme, gangrène, hémorragies, suppurations* : il devient grave quand il entoure le membre, car sa guérison est souvent impossible, ou bien la cicatrice, si elle se fait, comprime les tissus et expose à la gangrène ou aux troubles trophiques à distance.

Le seul traitement efficace, puisqu'aucune cause ne peut être saisie, est le *repos absolu au lit et l'asepsie*, aidés du traitement général; on peut arriver souvent ainsi à faire rétrocéder, lentement il est vrai, de volumineux ulcères: l'application des *greffes de Reverdin ou de Thiersch* (fig. 176), quand la région est aseptique et les bourgeons charnus vivaces, peut hâter la guérison. Les douches répétées d'*air chaud* (V. GANGRÈNE diabétique) ont donné de bons résultats. Dans les cas d'ulcères rebelles, étendus, annulaires, et quand l'état du segment du membre sous-jacent est trop précaire, on peut être amené à pratiquer l'amputation.        *AMÉDÉE BAUMGARTNER.*

**ULCÈRES DES VARIQUEUX.** — On désigne sous ce nom, des « pertes de substance, à surface fongueuse et suppurante, sans tendance à la cicatrisation » (Reclus), survenant surtout aux membres inférieurs, chez les sujets porteurs de varices (v. c. m.).

**Étiologie.** — Il est peu d'affections plus répandues; aussi dès longtemps ces ulcères ont-ils été étudiés au point de vue étiologique. Leurs causes éloignées et immédiates, ont en effet une grande importance pratique, puisque sur elles sont basés la prophylaxie et le traitement de ces plaies.

Ces ulcères sont plus fréquents chez les hommes, vers l'âge adulte, de trente à cinquante ans. Certaines professions en favorisent l'apparition, d'une manière générale celles qui tiennent sous leur dépendance le développement des varices elles-mêmes.

Cependant ulcères et varices sont loin d'être les deux termes d'une équation. Il existe des ulcères de jambe en dehors de tout état variqueux, et inversement certains variqueux, surtout dans le type des grosses phlébectasies ampullaires sous-cutanées, n'ont pas de tendance à faire des ulcères. Il importe de rappeler les autres variétés étiologiques d'ulcères de jambe, précisément pour comprendre le lien qui unit ulcères et varices. On observe des ulcères de jambe dans certains états constitutionnels, c'est ce que l'on appelle quelquefois les ulcères « diathésiques », de la syphilis, de la tuberculose, du cancer, de l'albuminurie, du diabète, des cardiopathies. Il y a d'autre part des ulcères et des fistules dits « symptomatiques »; on les observe au niveau d'un foyer d'ostéite, d'un cal vicieux, d'une tumeur bénigne, superficielle, surdistendue et atteinte de sphacèle partiel, localisé, tégumentaire. Enfin, il existe des ulcères qu'on dit ulcères « simples », en réalité de causes inconnues ou mal connues. De ce dernier type font partie les ulcères dystrophiques, tels que ceux observés après les traumatismes des nerfs, les lésions centrales médullaires. C'est à côté d'eux que doivent être rangés les ulcères des variqueux, lesquels forment à eux seuls, la grande masse des plaies ulcéreuses.

Il est certain que le terrain joue, dans l'étiologie des ulcères de jambe, quelle qu'en soit la nature, un rôle prépondérant. Ce fait est démontré par la simultanéité des lésions, qui frappent non seulement les veines, mais encore et quelquefois même primitivement — soit en bloc, soit d'une manière élective — tous les autres tissus : artères, nerfs, os, téguments (Reclus, Quénu, Broca). Ces troubles ont pu être rattachés à la diathèse arthritique. Peut-être est-il plus précis de rattacher tous les ulcères, spécialement les ulcères des variqueux, à des troubles trophiques d'origine toxique ou infectieuse. La nutrition défectueuse, aboutit à une diminution de résistance tant locale que générale et arrive à constituer des tissus infirmes (Besnier), terrain tout préparé pour le développement de l'ulcère.

Pourquoi le siège presque exclusif aux membres inférieurs? Il s'explique par les difficultés physiologiques de la circulation et surtout de la circulation de retour, accrues par l'état même des tissus et par certaines conditions anormales, telles que la taille très élevée du sujet, la compression dans les gros troncs ilio-pelviens, en particulier, du côté gauche, par la coprostase dans l'anse sigmoïde. Le membre inférieur gauche est en effet le plus fréquemment atteint. Il faut également tenir compte de ce fait, que chez les manouvriers il est particulièrement exposé aux traumatismes, qui jouent le rôle de causes occasionnelles.

**Pathogénie**. — La pathogénie des ulcères est très simple; les causes immédiates jouent dans sa production un rôle effacé et banal. Un traumatisme insignifiant, une éraflure légère, une contusion bénigne, quelquefois l'action vive du froid ou de la chaleur, suffisent à amener la formation d'une plaie qui, s'étendant et se perpétuant, constituera l'ulcère, sur le terrain préparé. De là l'importance capitale de la protection efficace des membres dystrophiques, des jambes des variqueux, contre les chocs et les lésions superficielles. Ainsi s'explique la fréquence des ulcères chez les manouvriers, exposés aux traumatismes et peu soucieux de l'hygiène de leur peau. Ainsi s'explique encore la fréquence de l'ulcère à la face interne de la jambe, dont les téguments très minces sont particulièrement exposés à la contusion sur le tibia sous-jacent. Lorsque la porte d'entrée de l'infection est créée par le traumatisme sur les tissus mal défendus, se développent les phénomènes de gangrène moléculaire septique, qui produisent la perte de substance, dont le membre hypotrophique n'arrive pas à faire la réparation.

**Lésions**. — Nous n'insisterons pas sur les caractères anatomiques de l'ulcère lui-même, que nous examinerons plus loin en exposant ses symptômes.

Quant aux lésions de voisinage, elles s'expliquent facilement après les considérations étiologiques qui précèdent : lésions des artères, des veines, des muscles, des os, du tissu cellulo-conjonctif, de la peau. Les artères sont athéromateuses. Les veines sont frappées de sclérose, atteintes de dilatations et des diverses lésions variqueuses. Les nerfs sont comme étouffés dans une masse de tissu conjonctif périfasciculaire, au sein de laquelle on découvre des dilatations variqueuses sur les veinules des gros cordons nerveux. Les muscles perdent leur striation, s'infiltrent de graisse et on y découvre les traces d'une véritable myosite interstitielle chronique. Les os sont atteints soit d'ostéite destructive raréfiante, soit plus souvent d'ostéite productive condensante. Le tissu cellulaire et les aponévroses sont dégénérés, infiltrés de graisse, quelquefois ossifiés. Enfin la peau est altérée, son épiderme épaissi, pigmenté, son derme infiltré d'un exsudat embryonnaire, ses papilles hypertrophiées.

**Symptômes**. — L'ulcère débute ordinairement par un traumatisme insignifiant et banal qui ouvre la porte à l'infection; la phlegmasie s'étend, une perte de substance s'établit, qui peu à peu prend les caractères de l'ulcère. Dans des cas plus rares la gangrène disséminée apparaît d'emblée, sur le membre atteint de lésions trophiques, puis les îlots isolés se réunissent et forment bientôt une plaie ulcéreuse caractéristique.

L'ulcère constitué se présente avec un fond pâle, ou violacé, ou noirâtre, irrégulier, anfractueux, hérissé de bourgeons charnus, séparés par des dépressions où stagnent des débris fongueux, fétides. Les bords de l'ulcère sont blanchâtres, lardacés, épaissis, irrégulièrement saillants, plus ou moins découpés, mais habituellement réguliers et formant un bourrelet induré, infiltré par l'œdème inflammatoire. Cet ulcère siège habituellement à la partie inféro-interne de la jambe et surtout à gauche. Son étendue est variable, on en voit dont le diamètre ne dépasse pas un centimètre ; il en est qui sont arrondis, d'autres elliptiques à grand axe vertical et présentant les dimensions d'une paume de main ; enfin on en observe qui circonscrivent le segment de membre dans toute sa circonférence. Les troubles fonctionnels et généraux peuvent être réduits au minimum ; en général l'ulcère n'est pas douloureux, soit spontanément, soit à la pression. Il y a des troubles de la sensibilité tactile dans les territoires avoisinants : hypoesthésie, anesthésie, dysesthésies. Les modifications de la sensibilité à la température et à la douleur sont plus fréquentes. Il y a, dans les grands ulcères, de la lourdeur du membre, de la gêne dans la station et la marche.

L'ulcère peut guérir, en particulier lorsque le malade prend les précautions nécessaires sur lesquelles nous insisterons ; on le voit peu à peu se réparer, se combler par une cicatrice blanche, lisse, mince et toujours fragile. Mais l'ulcère peut durer indéfiniment, même présenter des complications s'il ne reçoit pas les soins nécessaires et si le terrain est mauvais. L'inflammation, l'infection de voisinage avec lymphangite et adénite, la gangrène septique étendue, quelquefois la gangrène phagédénique à marche foudroyante, ont été observées, surtout avant la période actuelle du traitement aseptique et antiseptique des plaies. Nous rappellerons certaines formes anatomiques de l'ulcère, sur lesquelles insistaient les anciens et que nous ne voyons plus guère aujourd'hui : ulcères calleux, ulcères atones, ulcères douloureux ou irritables, ulcères fongueux, ulcères hémorragiques. De même, nous devons signaler divers types cliniques que l'on décrivait : ulcères simples ; ulcères variqueux hybrides, où l'état général du sujet entre en ligne de compte ; ulcères dystrophiques, dans lesquels les troubles multiples d'origine nerveuse sont au premier plan. Toutes ces formes s'expliquent par l'étiologie et la pathogénie.

**Diagnostic.** — Il est impossible de confondre l'ulcère de jambe avec une autre affection. Pratiquement le diagnostic se pose de la façon suivante : S'agit-il bien d'un ulcère simple chez un variqueux ? Ou bien est-ce un ulcère symptomatique, diathésique ? L'ulcère tuberculeux est atone, à bords décollés, violacés, il s'accompagne d'autres lésions tuberculeuses. Les ulcères syphilitiques sont multiples, à bords taillés à pic, à fond jaunâtre, ils sont consécutifs à l'évacuation de gommes, enfin le traitement d'épreuve peut « mordre » sur eux. L'ulcère diabétique ne saurait être méconnu et l'examen des urines sera toujours pratiqué dans les cas douteux ; de plus il est habituellement consécutif à une phlegmasie locale. Nous ne pouvons distinguer les ulcères dystrophiques proprement dits, les ulcères développés sur des cicatrices, sur des cals vicieux, en particulier les ulcères hybrides (Verneuil), précisément parce que l'étiologie et la pathogénie ne permettent pas de les séparer des ulcères simples des variqueux.

**Traitement.** — Si l'état général, auquel est souvent lié l'ulcère, demande à être avant tout traité, nous ne pouvons en suivre les indications si diverses, et nous devons nous borner à rappeler celles qui visent la thérapeutique de l'ulcère lui-même.

Lorsque le malade consulte pour la première fois, il est de règle d'observer un ulcère enflammé, infecté, souvent accompagné de lymphangite de voisinage. La première indication est de le désinfecter. Pour cela on fera de la balnéation, des applications de compresses humides, aseptiques, chaudes, ou mieux des vaporisations prolongées chaudes suivies d'un pansement sec (Reclus). En somme, on traite l'ulcère selon les règles habituelles du traitement des plaies infectées. La deuxième indication est de mettre le malade au repos absolu, au lit, en décubitus horizontal, le membre inférieur surélevé par un coussin pour éviter la stase sanguine. La troisième indication est, dès que l'infection secondaire a cédé, de faire des pansements compressifs, secs, après léger badigeonnage iodé de tout le pourtour de l'ulcère et application opportune de nitrate d'argent sur les bourgeons charnus ; ces pansements étant renouvelés aussi rarement que possible, pour ne pas troubler la réparation des tissus. Dans ces conditions, l'ulcère guérit habituellement assez vite, mais il faut pour cela, que les troubles trophiques de voisinage ne soient pas trop marqués, que l'état général du sujet soit bon, enfin que l'ulcère ne soit pas très étendu.

Lorsque l'ulcère reste atone et ne marque pas de tendance à se combler, on peut essayer les cautérisations à la pointe du thermo-cautère, ou mieux les applications d'eau chaude à 50° répétées tous les jours par séances d'un quart d'heure (Reclus). Les anciennes drogues sont tombées dans l'oubli, non sans quelque raison : les baumes, les pommades, le styrax, la térébenthine. Le sulfate de cuivre, l'acide chromique, le permanganate de potasse, l'alcool, et en général les antiseptiques, devront leur être préférés. On ne voit plus guère appliquer le vieux pansement de Baynton, par bandelettes imbriquées, de diachylon ou d'emplâtre de Vigo. La compression à la bande élastique de Martin est aussi généralement abandonnée et les méthodes de traitement par les agents physiques, aujourd'hui en faveur, sont bien différentes. Voici comment on en comprend les indications : « Quand l'ulcère n'est pas complètement détergé, on agit par hyperhémie, par stase (v. c. m.) ; quand il est détergé par applications d'air chaud (v. c. m.) ; le meilleur traitement électrique est l'effluvation statique (Laquerrière) ou l'effluve de haute fréquence ; dans les ulcères atones il est préférable de faire de petites étincelles de haute fréquence. » (Delherm.)

Quant l'ulcère ne peut pas, après un ou plusieurs essais, arriver à se combler, ou encore quand l'ulcère est d'une étendue considérable, il devient quelquefois nécessaire de faire des greffes, après avivement du fond de l'ulcère ; on aura recours aux greffes de Reverdin, aux greffes

de Thiersch, ou même aux greffes de la méthode italienne (V. GREFFES).
On pourra être conduit à pratiquer l'amputation du membre. On ne s'y
décidera que dans les cas extrêmes et après avoir tenté certaines opérations
sanglantes, que l'on dirige aujourd'hui contre les ulcères eux-mêmes ou
surtout contre les varices; elles peuvent en effet modifier favorablement la
circulation et la nutrition du membre : incisions circonférentielles de Dol-
beau, résection et ligatures étagées de la saphène de Trendelenburg, etc.
Cette dernière méthode a donné des résultats encourageants ; mais pas plus
que les autres elle ne met à l'abri de la récidive toujours possible : c'est en
somme une méthode d'exception (V. VARICES).          *PIERRE DESCOMPS.*

**ULCÈRE PHAGÉDÉNIQUE DES PAYS CHAUDS.** — On confond d'ordinaire dans
le même groupe tous les cas d'ulcères exotiques dont la nature n'a pu être
établie. Avec Jeanselme, nous ne décrirons sous le nom d'*ulcère phagédénique des pays chauds* que les ulcérations à extension rapide qui se recouvrent d'un enduit grisâtre, diphtéroïde.

L'ulcère phagédénique est très répandu dans la zone tropicale de l'Ancien
et du Nouveau Monde, mais surtout dans les climats chauds et humides. On
l'appelle encore ulcère de Mozambique, ulcère de Madagascar, plaie anna-
mite, du nom des pays où il est le plus fréquent.

**Étiologie.** — On n'est pas encore bien fixé sur la nature du micro-organisme qui cause l'ulcère phagédénique des pays chauds. On a accusé trois
bacilles et des associations microbiennes variées. Pour Le Dantec et Vincent,
l'ulcère tropical serait assimilable à la pourriture d'hôpital.

Le germe du phagédénisme a probablement pour habitat le sol humide et
en particulier l'humus; on comprend ainsi que l'ulcère siège au pied ou à
la jambe tout au moins au début, qu'il soit fréquent dans la saison des
pluies et rare dans la saison sèche ; on s'explique enfin pourquoi il pullule
dans les pays d'alluvions, tandis qu'on ne l'observe qu'à l'état sporadique
dans les régions où l'écoulement des eaux est facile.

Le point de départ de l'affection est une excoriation ou une plaie, une
piqûre de moustique ou de sangsue, une pustule d'ecthyma, une syphilide
ulcéreuse, etc.

L'ulcère tropical, beaucoup plus fréquent chez les individus qui marchent
pieds nus que chez les Européens, toujours chaussés, atteint de préférence
les surmenés, les faméliques, les troupes en campagne, les convois d'es-
claves. La dysenterie, le scorbut et surtout l'impaludisme mettent également les individus en état de réceptivité.

**Description.** — L'ulcère tropical apparaît sur la peau saine sous forme
d'une bulle à contenu séro-sanguinolent. Celle-ci se rompt bientôt. Quelques
jours après, la perte de substance se recouvre d'un enduit diphtéroïde,
grisâtre, humide, qui adhère fortement aux tissus sous-jacents avec lesquels
il semble faire corps. L'ulcère, qui laisse suinter un liquide brunâtre ou
sanguinolent, dégage une horrible fétidité. Le processus gangreneux s'étend
rapidement : au centre de l'ulcère, la couenne diphtéroïde tombe en déli-
quium, tandis qu'elle infiltre le liséré couleur lie de vin qui entoure ses
bords.

Chez quelques sujets, la fièvre et l'adynamie se montrent en même temps que la lésion progresse.

Cette extension se fait suivant deux modes : tantôt l'ulcère affecte une forme *serpigineuse*, envahissant successivement des surfaces très étendues, tantôt il prend une allure *térébrante*, dénudant vaisseaux et muscles, nerfs et tendons, ouvrant les articulations, désarticulant même un segment de membre.

Les accidents ne se bornent pas toujours à des dégâts locaux : quelquefois, des fusées purulentes s'étendent au loin et peuvent être le point de départ de pyohémie et de septicémie mortelles. Le sphacèle peut aussi ouvrir un gros vaisseau : le malade succombe alors à une hémorragie foudroyante.

A côté de cette forme grave, il existe des formes plus bénignes qui ressemblent à de l'ecthyma ulcéreux et cèdent facilement au traitement (fig. 177).

**Diagnostic.** — L'ulcère phagédénique, si on n'attribue ce nom qu'aux ulcérations rapidement extensives recouvertes d'un exsudat pseudo-membraneux grisâtre, peut être facilement distingué des autres ulcérations cutanées.

Il en existe une forme, d'allure lente, qui ressemble à une *gomme syphilitique* ouverte; mais l'examen attentif de cette plaie, dont le

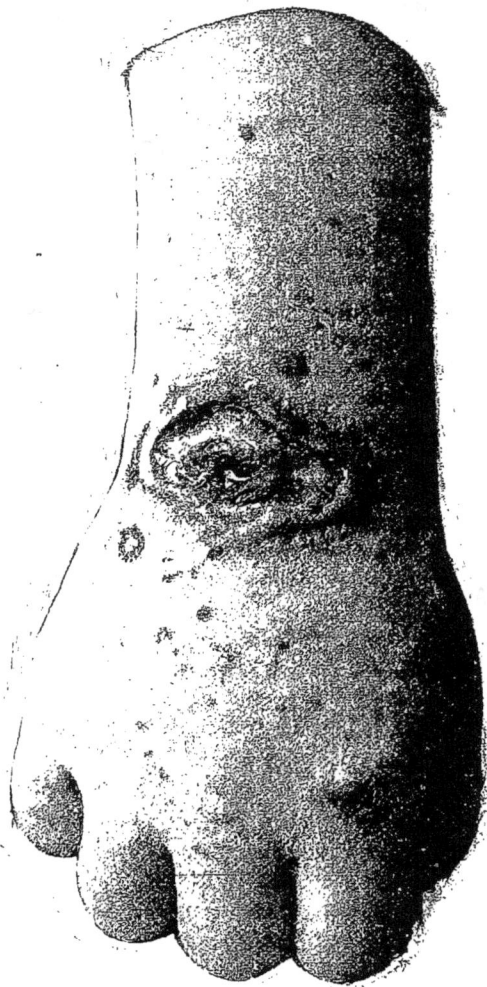

Fig. 177. — Ulcère phagédénique en voie de guérison. (Gaucher et Bernard.)

fond est couvert d'un putrilage infect et non d'un bourbillon, l'absence de lésions osseuses ou d'autres manifestations spécifiques concomitantes, le traitement d'épreuve en dernier ressort, établiront le diagnostic en toute certitude.

**Traitement.** — Des données étiologiques découlent un certain nombre de mesures prophylactiques. Tout voyageur, en pays d'ulcère, doit enrouler une bande d'étoffe autour de ses jambes, pour éviter qu'elles ne soient en contact avec la terre humide. Il faut fuir le contact des sujets atteints d'ulcère phagédénique.

Lorsque, malgré toutes les précautions, le phagédénisme a envahi une plaie, une intervention énergique s'impose. On enlèvera la fausse membrane à la curette, puis on cautérisera la plaie ainsi détergée avec de l'acide phénique concentré et on la saupoudrera de chlorure de chaux ou on lavera sa surface avec une solution de chlorure de zinc.

Le Dantec recommande la destruction du putrilage au thermo-cautère, suivie de pansements au bichlorure de mercure.

Quand l'ulcère s'est transformé en plaie de bonne nature, il suffit de le couvrir d'une couche de la poudre suivante :

Iodoforme. . . . . . . . . . . . . . . . . . . . . . . . . . . . 1 partie.
Acide borique. . . . . . . . . . . . . . . . . . . . . . . . . . 3 parties.

pour obtenir une prompte cicatrisation.

La médication générale · l'arsenic, le fer, et, en particulier, la quinine, dans le cas de cachexie palustre), est un excellent adjuvant du traitement local.

Lorsque l'ulcère ne manifeste, malgré tous les soins, aucune tendance à la régression. le rapatriement des malades européens sera la dernière ressource.                                                        *FERNAND TRÉMOLIÈRES.*

**URANOPLASTIE.** — V. PALAIS. BEC-DE-LIÈVRE.

**URÉMIE.** — **Définition. Divisions.** — L'urémie résulte de l'arrêt ou de l'insuffisance de la fonction rénale : c'est une auto-intoxication.

L'arrêt brusque de la sécrétion urinaire se voit dans l'*anurie*, particulièrement dans l'anurie calculeuse, qui a pour point de départ le trouble apporté à l'excrétion par le calcul, arrêté à la partie supérieure de l'uretère.

La *compression lente de l'uretère* (cancer et fibrome de l'utérus), en produisant une difficulté croissante de l'excrétion, donne lieu à une urémie progressive de forme spéciale. Chez les *urinaires* (prostatiques, rétrécis, etc.), l'urémie terminale est compliquée de phénomènes d'infection.

Ce sont les *néphrites aiguës ou chroniques* qui sont, dans la majorité des cas, causes d'urémie.

Dans les formes atténuées des néphrites aiguës ou chroniques, l'urémie n'est pas nécessaire : il en est ainsi dans l'albuminurie passagère des fièvres ou l'albuminurie intermittente des jeunes sujets, dans les albuminuries dyscrasiques. Si l'on rattache les albuminuries aiguës fébriles à la néphrite aiguë, il est logique de rattacher les albuminuries chroniques à la néphrite chronique. Car les unes et les autres ont précisément pour caractère distinctif l'absence d'urémie ou d'œdème (équivalent urémique) (V. NÉPHRITES).

Quoi qu'il en soit, dans la néphrite aiguë, quand l'urémie se manifeste, elle est toujours aiguë. Dans la néphrite chronique, l'urémie est, si l'on veut, toujours chronique, mais ses manifestations sont très souvent aiguës après une période de tolérance ou de latence plus ou moins prolongée.

Comme beaucoup d'autres intoxications, l'auto-intoxication urémique impressionne d'abord et surtout le système nerveux, aussi bien le sympathique que le système cérébro-spinal.

Il faut réserver une place à part dans l'étiologie à l'*urémie secondaire* au coliapsus du choléra infantile, de l'athrepsie, du choléra asiatique d'une part, à l'urémie secondaire à la suppression d'un émonctoire habituel tel que l'eczéma d'autre part, enfin à l'urémie provoquée par une médication inopportune (vésicatoire, antipyrine).

L'*urémie nerveuse* englobe la majeure partie des accidents de l'urémie. Elle se manifeste d'abord sous forme de *petits signes* souvent prodromiques, ou bien d'emblée par des perturbations soudaines et bruyantes : ce sont les *grands accidents nerveux*. Elle se manifeste aussi par des *troubles cardio-vasculaires* qui ne sont que des troubles vaso-moteurs. Elle comprend certains *accidents viscéraux* ou *cutanés* qui sont des troubles fonctionnels purement nerveux : dyspnée toxique pure, nausées, etc. Elle comprend même ce qu'on peut appeler les accidents viscéraux, cutanés ou vasculaires, d'élimination compensatrice, tels que les vomissements, diarrhée, sialorrhée, hydrorrhée nasale, hydrorrhée utérine, etc.

L'urémie est donc, au point vue symptomatique, essentiellement nerveuse, soit qu'elle produise des phénomènes d'excitation ou de déficit corticaux, bulbaires, médullaires ou sympathiques, soit qu'elle se révèle par l'effort de l'organisme pour se débarrasser des poisons qui l'encombrent par des voies multiples (élimination compensatrice), mais surtout par le tube digestif; ce qui explique que les troubles gastro-intestinaux sont plus fréquents dans la forme lente, dans l'urémie chronique.

Il y a pourtant des lésions viscérales du ressort de l'urémie; mais, ou bien elles sont secondaires à des troubles vaso-moteurs, tel l'œdème aigu du poumon, les hémorragies surrénales; ou bien elles sont tardives, telles les ulcérations duodénales (duodénite ulcéreuse), la gastrite urémique, etc.

## I. - URÉMIE DES NÉPHRITES.

**Symptômes**. — Il y a avantage, pour éviter les répétitions, à étudier les symptômes dans l'ordre logique précédent, sans se préoccuper d'abord de leur évolution clinique, à la condition de savoir préalablement que le début apparent de l'urémie se fait par l'une quelconque de ses manifestations, et que, dans la réalité, l'enchaînement des faits ne correspond pas nécessairement à l'ordre didactique.

Selon l'influence d'une tare acquise ou héréditaire, chaque sujet fait de l'urémie à sa façon. Il y a cependant des types cliniques dont l'étude sera mieux placée à propos de l'évolution.

Quant aux *signes urinaires* de l'urémie, ce sont les seuls invariables, les seuls nécessaires au diagnostic; tous les autres sont contingents. Pourtant ceux-ci seront énumérés d'abord parce qu'ils sont les symptômes indicateurs, les premiers qui éveillent l'attention sur le diagnostic, que les malades s'en plaignent ou non. Les modifications urinaires, au contraire, échapperont à l'observation du médecin ou même du malade, à moins que celui-ci ne soit déjà l'objet d'un examen quotidien.

**Petits signes nerveux.** — Le plus important par sa fréquence, soit dans les crises aiguës d'urémie, soit dans l'urémie lente, c'est la *céphalalgie*. Encore faut-il se rappeler qu'elle n'est pas constante. Elle siège aux vertex aussi bien qu'au front ou à l'occiput. Elle peut avoir l'intensité et la recrudescence nocturne de la céphalée syphilitique. Sous forme d'hémicrânie, elle simule parfois la migraine dont elle n'a pas la périodicité.

Elle est parfois associée à des *bourdonnements* ou sifflements d'oreilles, et surtout à un *état vertigineux* persistant au lit (avec sensation d'être sur un bateau balloté par les vagues) et ressemblant au vertige de Ménière dont il n'a pas d'ailleurs le début soudain. La coexistence de nausées ou de vomissement complète parfois l'analogie. Chez d'autres malades, le vertige existe indépendamment de la céphalée.

La diminution de l'acuité auditive ou *surdité* passagère et variable, survenant à un certain âge sans sclérose du tympan doit faire penser au mal de Bright.

Les troubles visuels les plus légers sont la diplopie, l'hémiopie et l'*amblyopie* passagères. La diminution de l'acuité visuelle peut aller jusqu'à l'*amaurose* parfois subite passagère ou durable, en rapport ou non avec l'anasarque, avec la rétinite albuminurique (v. c. m.). L'amaurose est surtout fréquente dans la néphrite saturnine. Aux troubles oculaires se rattache le *myosis* dont la valeur séméiologique est grande dans le coma, quand il s'agit de distinguer l'urémie de l'hémorragie cérébrale, du diabète, etc. Au myosis se rattache l'héméralopie (v. c. m.).

Tels sont les principaux troubles sensoriels. Les troubles sensitifs sont presque toujours subjectifs. Bien qu'on ait signalé l'analgésie, il s'agit en général, d'hyperesthésie cutanée, de paresthésie (sensation de cheveu), de *prurit*, de névralgies.

Les *névralgies* affectent un siège quelconque, le trijumeau, le plexus brachial; elles sont souvent bilatérales. Ce sont sans doute parfois des pseudo-névralgies, car les malades se plaignent de douleurs dans les os, d'élancement dans les pieds, de douleurs dans les articulations; celles-ci sont de simples arthralgies ou bien symptomatiques de pseudo-rhumatisme urémique. Des névralgies on peut rapprocher le zona urémique.

La *cryesthésie* est plutôt une sensation de froid spontanée que la simple sensibilité au froid; elle se localise de préférence aux membres inférieurs, non seulement aux pieds, mais aussi à la jambe, aux genoux, à la cuisse. Elle se rapporte peut-être à un spasme vasculaire périphérique.

A ces phénomènes sensitifs s'ajoutent quelques phénomènes moteurs, ce sont les *secousses électriques*, variété de convulsion clonique localisée, qui n'est qu'un soubresaut tendineux, et les *crampes*. On a signalé encore l'exagération des réflexes tendineux.

Les soubresauts tendineux se produisent au moment où le malade s'endort ou au moment où il va se réveiller. Ils se rencontrent aussi bien en pleine urémie que chez des nerveux dont l'insuffisance rénale est toute relative. Les crampes ont une plus grande valeur diagnostique. Avec l'alcoolisme, l'urémie est leur cause la plus fréquente. Elles siègent aux mollets surtout, quelquefois au cou, et sont parfois assez intenses pour causer de l'insomnie.

De la crampe à la contracture il n'y a qu'un pas. On a vu aussi dans l'urémie la *tétanie* et l'opisthotonos.

**Grands accidents nerveux.** — C'est à ceux-ci qu'on rattache la *forme tétanique* de l'urémie, simulant le tétanos avec trismus, opisthotonos, flexion forcée des avant-bras. C'est là une forme rare. Les convulsions épileptiformes généralisées ou partielles sont bien plus fréquentes.

L'*épilepsie urémique*, qui débute souvent sans cri initial, ne se distingue guère de l'épilepsie vraie, du moins dans un certain nombre de cas ; car souvent la crise est mal dessinée et n'offre pas la régularité du haut mal. Également possible dans la néphrite aiguë et la néphrite chronique, elle arrive à constituer rapidement un état de mal avec élévation de température qui amène la mort en 2 ou 5 jours. L'état de mal n'est cependant pas irrémédiable. Ces convulsions épileptiformes sont à distinguer encore de l'alcoolisme, de l'hystérie, de la syphilis ou autres lésions cérébrales. L'*éclampsie puerpérale* a une importance toute particulière (v. c. m.). Ces crises convulsives coïncident avec une élévation de la pression artérielle.

L'*épilepsie partielle urémique* à forme hémiplégique ou monoplégique, affectant la face ou les membres, quoique moins fréquente, est fort utile à connaître. Elle se manifeste parfois chez le même malade tantôt à droite, tantôt à gauche, particularité en faveur de l'origine urémique des accidents.

A côté de ces phénomènes d'excitation motrice, la *forme délirante* trouve sa place. Le délire n'est souvent qu'un élément secondaire du syndrome urémique. Il est parfois aussi le symptôme de premier plan, à tel point qu'il a été maintes fois l'occasion d'erreur de diagnostic. C'est tantôt un état de confusion mentale avec hallucinations de la vue et de l'ouïe, tantôt un délire d'apparence systématisée avec idées de persécution ou idées mystiques ; ou bien encore il simule la mélancolie, avec ou sans stupeur, la catatonie avec les attitudes cataleptoïdes. Elle dure de quelques jours à plusieurs mois.

Il n'est pas douteux que, dans tous les cas précédents, la prédisposition personnelle détermine la forme morbide. En dehors du délire, l'urémie cause aussi des troubles intellectuels : immobilité, somnolence, colère, tristesse, apathie, idées de suicide, anxiété.

L'*urémie comateuse* est souvent consécutive à la forme convulsive. Souvent aussi dans la néphrite chronique, le début est *apoplectiforme*. La pâleur, l'hypertension ou la dureté du pouls, la bouffissure du visage, le myosis, l'hypothermie, sont en faveur de l'urémie, ainsi qu'une respiration accélérée et sifflante plutôt que ronflante. Il faut éliminer l'hystérie, le diabète, la syphilis cérébrale, l'alcoolisme aigu, l'intoxication par l'opium ou l'oxyde de carbone ; le diagnostic avec l'hémorragie cérébrale est particulièrement difficile, surtout quand, chez un vieillard, à l'apoplexie succède une paralysie urémique.

Les *paralysies urémiques* débutent par un ictus plus ou moins net, affectent l'aspect d'une monoplégie ou d'une hémiplégie flasque des membres, la face étant peu ou pas atteinte, avec hypoesthésie, et guérissent sans contracture secondaire ni exagération des réflexes, ni phénomène des orteils. Par contre, elles peuvent se compliquer de contractures passagères, d'épilepsie partielle. On a vu aussi l'hémiplégie faciale isolée, l'hémiplégie croisée, la paralysie de la 5e paire, ou de la 7e paire (paralysie faciale totale, de type périphérique, mais d'origine protubérantielle).

A ces paralysies se rattache l'aphasie urémique motrice ou sensorielle (cécité verbale ou surdité verbale), avec ou sans hémiplégie droite également transitoire. Ces paralysies toxiques d'origine centrale ont pour caractère essentiel d'être passagères.

A la période terminale de l'urémie, on peut voir s'établir le syndrome de la paralysie labio-glosso-laryngée, ou de la paralysie pseudo-bulbaire. On a rattaché les paralysies spasmodiques permanentes des urémiques en hypertension à la formation de lacunes de désintégration cérébrale.

A la production de tous ces accidents concourent parfois dans un cas donné plusieurs facteurs : urémie, alcoolisme, infection, état émotionnel, artério-sclérose.

L'*asthénie* brightique mérite d'être citée ici et avec elle la *respiration de Cheyne-Stokes* qu'on peut considérer comme une sorte d'asthénie respiratoire.

La respiration de Cheyne-Stokes crée un état de mal d'angoisse qui rentre dans les grands accidents nerveux de l'urémie. L'angoisse se trouve sous différentes formes dans l'urémie (V. Dyspnée, Néphrites chroniques) avec ou sans troubles cardio-aortiques, avec ou sans vomissements.

Parmi les grands accidents nerveux on pourrait encore ranger la mort subite, le collapsus urémique, l'angine de poitrine. Ils trouveront mieux leur place dans le paragraphe suivant.

**Troubles cardio-vasculaires.** — La *mort subite* par urémie est de toutes les variétés de mort subite la plus fréquente. C'est à proprement parler l'urémie foudroyante. Par un autre mécanisme, celui de l'hémorragie bulbaire, la mort peut encore être foudroyante.

Il en est de même de l'*angine de poitrine*. Celle-ci peut revêtir l'allure de l'angine de poitrine la plus typique avec la douleur rétro-sternale et ses irradiations; on peut alors l'attribuer à une névralgie toxique du plexus cardiaque. Mais on se demande si une crise d'hypertension intra-cardiaque ne l'expliquerait pas mieux, étant donné qu'il y a des cas où l'angoisse existe seule sans douleur. L'apparition, après la crise d'angor, d'œdème aigu du poumon ou d'asystolie, avec soulagement consécutif à la dilatation du cœur droit et au gonflement du foie, est en faveur de cette hypothèse. L'angoisse urémique sans dyspnée (angine de poitrine brightique) et l'angoisse avec dyspnée toxique pure asthmatiforme peuvent alterner chez le même malade. L'une et l'autre sont alors paroxystiques; elles sont aussi parfois continues : il y a une sorte d'angine de poitrine urémique chronique avec accès subintrants, véritable état de mal angineux, de même qu'il existe un état de mal de dyspnée angoissante urémique.

Le *collapsus* est parfois l'aboutissant de cet état de mal angineux. Il y a des lipothymies, le pouls s'accélère et s'affaiblit, le premier bruit du cœur disparaît, le facies se grippe, les extrémités se refroidissent et se cyanosent, et la mort arrive rapidement, mais non plus subitement comme dans la grande angine.

Ce serait faire fausse route que d'attribuer, tout au moins exclusivement, ces accidents cardiaques de l'urémie à une altération du myocarde ou des artères coronaires, souvent associées d'ailleurs ; on a signalé même une *myocardite subaiguë urémique* et une *endocardite brightique*. Mais ces accidents sont grandement favorisés par l'hypertension et l'artério-sclérose. D'une façon générale, les troubles cardio-vasculaires que nous envisageons ici n'appartiennent qu'à la néphrite interstitielle, ou à la période terminale de la néphrite parenchymateuse. Cette remarque s'applique particulièrement au *spasme vasculaire périphérique* — dont dépendent la pâleur, le phénomène du doigt mort et qui augmente l'hypertension, — à l'*hypertension* elle-même, qui amène tôt ou tard la fatigue du cœur, au *bruit de galop*, conséquence de celle-ci, etc. (V. Néphrites chroniques, Artério-sclérose). Il est inutile d'insister sur ces phénomènes déjà étudiés ailleurs ; mais il était nécessaire de rappeler qu'ils sont les effets directs de l'intoxication urémique particulièrement précoce dans la néphrite interstitielle. La *péricardite urémique* semble être favorisée par l'infection (V. Néphrites chroniques).

Tout en étant en état habituel de vaso-constriction périphérique avec hypertension, l'urémique est sujet à des crises de vaso-dilatation plus ou moins localisée, qui alternent avec les crises d'hypertension et qui aboutissent à des éliminations compensatrices, à des hémorragies. Il y a des *hémorragies urémiques* précoces ou tardives, soit au cours de la néphrite aiguë ou subaiguë, soit au cours ou au déclin de la néphrite chronique. Ces hémorragies salutaires se font par diverses voies : par le nez, par l'intestin, par l'estomac, par le poumon, par l'utérus, par le rein lui-même. Il y a aussi des poussées hémorroïdaires.

Le *pouls* de l'urémique est presque toujours tendu, mais il est sujet à des variations de pression ; il peut s'accélérer sous l'influence de la crise d'urémie ou bien se ralentir (pouls lent paroxystique). Il existe donc une tachycardie et une bradycardie urémiques.

**Autres accidents viscéraux.** — Parmi ceux-ci il y en a de purement nerveux comme la *dyspnée asthmatiforme sine materia*. L'*œdème aigu du poumon* est au contraire essentiellement un accident d'élimination compensatrice : son extrême gravité tient à ce qu'il met immédiatement le malade en danger d'asphyxie ou d'asystolie.

A côté des troubles respiratoires suraigus, il y a les *bronchites albuminuriques* à répétition qui ne sont que des bouffées subaiguës d'œdème localisé, plus ou moins compliqué d'infection bronchique ; il y a la bronchite chronique avec emphysème avec ou sans catarrhe qui s'installe en tant que voie d'élimination supplémentaire, et dont la suppression brusque peut amener une recrudescence de l'auto-intoxication.

Les *troubles gastriques* de l'urémie sont au début de simples troubles fonctionnels ; plus tard il se produit une gastrite avec ou sans ulcérations. La perte de l'appétit, le dégoût de la viande, le ralentissement des fonctions gastriques avec insuffisance sécrétoire et motrice sont des symptômes très souvent précoces, coïncidant avec la céphalée initiale. Puis apparaissent de temps en temps des indigestions avec vomissements alimentaires. Plus tard, se montrent des pituites matinales et un état nauséeux habituel; on voit des crises de vomissements extrêmement abondants, dont le liquide peut contenir beaucoup d'urée.

A côté des troubles gastriques nous signalerons l'état de la langue blanche au centre et rouge sur les bords, la fétidité de l'haleine, la sécheresse de la bouche avec mucosités collantes, ou au contraire, la *sialorrhée* précoce ou tardive avec ou sans gonflement parotidien; enfin, la *stomatite urémique*, érythémateuse, pultacée ou ulcéreuse, accident habituel au moins à la période terminale.

L'*intestin* est la voie d'élimination compensatrice la plus utilisée par l'organisme, qui se défend spontanément, comme par le thérapeute. Il s'agit de diarrhée séreuse abondante et tenace ou parfois d'une diarrhée dysentériforme. On trouve à l'autopsie de l'urémique des ulcérations de l'intestin grêle, et particulièrement du duodénum, ou du gros intestin. On rattachera plutôt à des ulcérations duodénales ou gastriques le melæna noir. Les hémorragies intestinales sont en tous cas fréquemment observées chez l'urémique.

Il n'est pas douteux que le *foie* collabore aux éliminations supplémentaires qui se font par l'intestin. Aussi, est-il d'usage d'employer les cholagogues en même temps que les drastiques. L'atteinte du foie des brightiques marque souvent le passage d'une période d'urémie relative à la période d'insuffisance rénale absolue. La défaillance cardiaque au cours de la néphrite chronique a donc l'effet fâcheux, en congestionnant le foie, d'augmenter l'auto-intoxication en même temps que de diminuer la quantité d'urine. Aux décharges d'urée, qui se font parfois dans la période initiale du mal de Bright, doit correspondre une phase de suractivité hépatique.

Les *éliminations cutanées* sont moins actives et moins utiles que celles qui se font par le tube digestif. Pourtant elles ne sont pas rares dans les cas où les manifestations rénales alternent avec certaines dermatoses, ou bien encore dans certaines formes d'urémie lente (obstruction de l'uretère). L'*urticaire*, la roséole et l'*érythème papuleux urémique* sont les mieux connus; l'érythème papuleux urémique affecte particulièrement la paume des mains, la plante des pieds, le visage. On a signalé encore l'érythème scarlatiniforme et un érythème desquamatif. Les *sueurs d'urée* n'ont que l'intérêt d'un phénomène terminal.

Enfin, il existe un pseudo-rhumatisme urémique. En dehors des arthralgies on rencontre assez rarement, au cours de l'urémie aiguë passagère ou de l'urémie lente, de véritables arthropathies. Généralement pauci-articulaires, les arthropathies urémiques s'annoncent par la douleur provoquée par le mouvement, par un gonflement modéré et par la douleur à la pression. Elles siègent quelquefois aux doigts (pouce) ou aux membres supérieurs (épaule, poignet) ou aux membres inférieurs (genoux, pieds). Nous avons vu que toutes les séreuses peuvent participer au processus purement toxique ou toxi-infectieux (pleurite, péricardite, arthrite, péritonite, et même méningite).

### Évolutions. Variétés cliniques.

1° **Urémie aiguë des néphrites**. — L'urémie aiguë ou suraiguë (urémie foudroyante : œdème aigu du poumon, apoplexie urémique ou séreuse) se manifeste au cours des néphrites aiguës ou au cours des néphrites chroniques. Elle n'est vraiment aiguë que dans le premier cas ; et, c'est dans les formes anuriques des néphrites infectieuses (scarlatineuses) ou toxiques (intoxication par le sublimé), qu'elle atteint le plus vite son maximum de gravité.

Dans les néphrites chroniques, les signes de l'insuffisance rénale relative précèdent généralement l'apparition des grands accidents urémiques qui annoncent l'insuffisance rénale absolue. Mais diverses conditions expliquent que l'urémie, restée longtemps latente, éclate tout à coup : c'est l'infection, par exemple la pneumonie chez le vieillard, ou la grippe ; c'est une auto-intoxication passagère d'origine gastro-intestinale ou hépatique, ou encore d'origine gravidique ; c'est le développement parallèle d'un néoplasme ; c'est une intoxication comme l'alcoolisme aigu ; c'est l'apparition d'une lésion cardiaque secondaire à une affection pulmonaire intercurrente (bronchite, pleurésie) ou primitive (cardio-sclérose) ; c'est souvent une poussée aiguë de néphrite, ou l'entrée dans la phase cardiaque d'une néphrite chronique ; c'est quelquefois simplement une émotion déprimante ; c'est encore une crise de lithiase urinaire, un accès de goutte remontée, etc.

Alors la quantité d'urine sécrétée diminue jusqu'à ne pas dépasser 1/4 de litre, une centaine de grammes et même moins, jusqu'à l'anurie complète. Même quand elles sont troubles, sédimenteuses, ces urines ne peuvent représenter qu'une élimination tout à fait insuffisante pour les 24 heures.

Il y a rétention des matériaux organiques et minéraux. S'il survient une crise favorable, on assiste à des décharges chloruriques et azoturiques, plus ou moins dissociées. Une décharge d'urée peut être suivie d'une crise chlorurique. Une élimination abondante d'urée ne suffit pas à écarter tout danger. Tant que la chlorurie n'est pas suffisante, c'est que le rein reste fermé. L'*oligurie* est ici le phénomène révélateur important, surtout s'il n'existe aucune fièvre. Il faut savoir qu'il existe des nerveux, hystériques ou neurasthéniques, qui font des crises d'oligurie passagères avec quelques symptômes qui rappellent les prodromes de l'urémie ; leur insuffisance rénale, quand elle existe, est toute relative.

La *température* est souvent normale, quelquefois abaissée, ou bien élevée. L'élévation de température est due soit à la cause de la néphrite elle-même, par exemple la scarlatine, ou bien à une complication, ou bien à des convulsions. Dans ce dernier cas surtout on a pu noter jusqu'à 40 et 41 degrés.

Cérébrales, pulmonaires ou digestives, les manifestations les plus graves de l'urémie aiguë peuvent s'effacer devant un traitement énergique et précoce. Si l'on n'intervient pas, les accidents se précipitent.

2° **Urémie lente de la néphrite chronique**. — Elle est compatible avec une polyurie relative ou même absolue. Mais la densité est trop faible, et la dépuration urinaire reste insuffisante. L'évolution naturellement progressive de l'urémie lente est cependant compatible avec des alternatives d'amélioration et d'aggravation. Dans la période initiale, on voit, alors que l'urée est déjà abaissée ainsi que le rapport azoturique, des crises chloruriques, et quelquefois phosphaturiques. En somme, l'urée diminue d'abord, les chlorures et les phosphates restant encore longtemps au-dessus de la normale. A ce moment, la proportion des éléments minéraux de l'urine est augmentée, tandis que celle des éléments organiques est très inférieure à la normale. Ce n'est qu'ensuite que le taux des chlorures et de l'acide phosphorique s'abaisse. L'insuffisance des éliminations chlorurées (en dehors de la diète) a une importance toute particulière. Car elle peut tomber à 1 gr., au lieu de 6 ou 7 par 24 heures, pour un adulte de poids moyen. Un léger fléchissement du chiffre de l'urée ou des phosphates sans modification des chlorures n'a qu'une valeur toute relative, étant donné le grand nombre des malades chez lesquels on la rencontre.

A la dernière période, en même temps que les chlorures diminuent, l'acide urique devient indosable.

Bien que l'hyperthermie ait été constatée dans la néphrite chronique compliquée, l'*hypothermie* est la règle dans l'urémie lente, du moins à partir d'un certain moment, quelle qu'en soit la cause : rétention urinaire, néphrite parenchymateuse, néphrite interstitielle, et quelle qu'en soit la forme. Dans la période terminale, l'urémique est devenu un cachectique profondément asthénique, plongé dans un état de confusion mentale absolue, avec ou sans stupeur, avec ou sans délire. Même dans les derniers jours, l'organisme, qui ne peut plus rien absorber, fait encore des efforts d'élimination (hémorragies, sueurs d'urée, diarrhée, hydrorrhée, hémorroïdes, etc.). Une complication (péricardite, broncho-pneumonie) ou une crise aiguë d'urémie peut hâter la mort.

## II. — URÉMIE PAR ANURIE BRUSQUE PERSISTANTE.

L'anurie *progressive* n'est qu'un épiphénomène au cours de l'urémie des néphrites, de l'obstruction urétérale bilatérale, de l'infection urinaire, de l'asystolie.

L'anurie *passagère* se voit à la suite des hémorragies ou d'une simple diarrhée, au cours de la péritonite aiguë, dans certains empoisonnements, dans le collapsus.

L'anurie *brusque* se rencontre dans les néphrites aiguës intenses infectieuses (scarlatine) ou toxique (mercure, arsenic); il est rare qu'alors le diagnostic ne s'impose pas; ou bien dans l'hystérie; ou bien dans la lithiase urique. On la rencontre encore à la période terminale de l'urémie lente. La suppression d'urine peut être complète pendant 3, 4, 5 jours, accompagnée d'une augmentation de l'anxiété, de l'hypertension; puis la diurèse reprend peu à peu jusqu'à dépasser la normale momentanément. Ces alternatives sont naturellement de mauvais augure.

L'anurie *hystérique*, malgré sa persistance, n'entraîne pas l'urémie, grâce à des vomissements abondants compensateurs.

Au contraire, l'anurie *calculeuse*, qui résulte de l'obstruction urétérale de l'un des reins, avec arrêt par inhibition de la sécrétion de l'autre rein d'ailleurs malade, amène l'urémie dans les conditions suivantes :

Pendant 5 à 6 jours, ou davantage, le malade n'éprouve aucun trouble, car la douleur sourde ou aiguë de la crise néphrétique initiale, inconstante d'ailleurs, a disparu. C'est la *période de tolérance*.

Dans une seconde *période prodromique* apparaissent des nausées avec un état saburral, de météorisme et de l'asthénie. Cette période peut se prolonger 8. 10. 20 jours et plus, grâce à de petites décharges urinaires ou à une hydronéphrose concomitante.

Enfin tout d'un coup éclatent les troubles de l'urémie confirmée, grave, rapide : cette *période urémique* ne dure que deux ou trois jours et la mort survient du 10e au 25e jour.

La constipation persistante augmente le météorisme ; il y a de l'angoisse épigastrique, de l'anxiété, de l'insomnie et de l'inappétence. Puis les vomissements s'installent incoercibles, avec des hoquets continuels, de la céphalée, du myosis, des tressaillements musculaires, de l'hypothermie. Il se développe rarement de l'œdème des jambes ou même de l'anasarque. L'asthénie s'accentue : le pouls, d'abord lent, plein et tendu, faiblit et devient irrégulier. Il en est de même de la respiration qui devient pénible : c'est une dyspnée inspiratoire paralytique, analogue à celle du coma diabétique. La mort survient dans l'algidité sans délire, sans coma, sans convulsions, parfois subitement.

DIAGNOSTIC DE L'URÉMIE. — Il est inutile de revenir sur le diagnostic des symptômes, et sur l'importance d'un diagnostic rapide de l'*urémie aiguë*. En pratique, les bases d'une opinion certaine manquent souvent, soit qu'on n'ait aucun renseignement sur un malade comateux ou asphyxiant, soit qu'on n'ait pas d'urine à examiner. Il ne faut donc pas s'attarder à discuter tous les diagnostics possibles, mais envisager surtout les cas de tous les jours. On devra aussi ne pas hésiter à entreprendre le traitement avant de supputer les causes probables du syndrome, si elles ne sautent pas aux yeux ; d'autant plus qu'il faut parfois les rechercher très loin dans le passé des malades. C'est à l'urémie qu'il faut penser d'abord, même avant la syphilis, la méningite, etc. La ponction lombaire peut être utilisée pour éliminer le diagnostic d'hémorragie méningée ou cérébrale, de méningite, bien qu'on puisse trouver exceptionnellement une polynucléose dans l'urémie.

Les multiples manifestations de l'*urémie chronique* sont souvent méconnues en tant que symptômes d'urémie, et cela pour deux raisons. La première, c'est que l'albumine manque souvent dans l'urine du brightique. La seconde, c'est que l'urémie chronique est souvent monosymptomatique, au moins en apparence. La nature urémique d'une céphalée, d'un pseudo-asthme, d'une toux paroxystique, d'un délire, d'un vertige, d'une amblyopie, d'une angine de poitrine, d'un accès de palpitations, d'un accès d'épilepsie, d'une narcolepsie, d'une insomnie, d'un prurit, d'une névralgie, est facilement méconnue, si l'examen du malade n'est pas complet. Parfois un examen ophthalmoscopique révèle, en quelque sorte par hasard, une rétinite albuminurique. L'auscultation et l'examen complet de l'urine sont nécessaires ; l'état de la pression artérielle est utile à connaître. On peut à l'hôpital rechercher la diminution de toxicité des urines. Mais rien ne remplace l'expérience et le flair du clinicien. L'épreuve thérapeutique est généralement tout à fait concluante. Au cours de la *grossesse* le diagnostic précoce de la néphrite et de l'urémie a une importance majeure. Aussi l'examen périodique de l'urine est-il le meilleur moyen d'éviter l'*éclampsie* (v. c. m.).

**Pronostic**. — L'urémie chronique progressive avec hypothermie, la respiration de Cheyne-Stokes indique un état presque toujours irrémédiable à brève échéance. Dans l'urémie aiguë, les accidents peuvent admirablement bien guérir. Les convulsions sont moins graves que le coma; l'état du mal lui-même peut guérir au moins pour un temps. Dans l'évaluation du pronostic, il y a à tenir compte de la nervosité du sujet, qui renforce l'expression clinique. La violence du symptôme n'est pas toujours proportionnelle à l'intensité de l'intoxication; d'autre part, la dose mortelle des poisons autochtones varie suivant les sujets.

**Physiologie pathologique**. — Elle se déduit des considérations précédentes; l'intoxication urémique impressionne d'abord le système nerveux et particulièrement le bulbe. Cette constatation est tout à fait en rapport avec la donnée récemment acquise de la rétention urique dans le liquide céphalo-rachidien. Les manifestations, qu'elles soient gastriques, cérébrales ou respiratoires, sont d'abord essentiellement nerveuses. On a constaté des lésions toxiques des cellules nerveuses. Ce n'est qu'ensuite qu'il s'y ajoute des lésions, telles que l'œdème cérébro-méningé, intestinal ou pulmonaire; et l'urémie peut tuer sans qu'on trouve aucune lésion apparente. Dès le début et jusqu'à la fin, ce qui domine, ce sont les perturbations vasculaires : hypertension, œdème, crises d'hypertension généralisée avec vaso-constriction périphérique et crises de vaso-dilatation plus ou moins localisée, toutes réactions destinées à éliminer du milieu intérieur les substances nuisibles à la vie des éléments nerveux. Peut-être la raison d'être des accès d'épilepsie symptomatique est-elle de brûler en quelque sorte des produits inutilisés qui encombrent le système circulatoire. On a vu l'apparition du délire être suivie d'une amélioration de l'état général. Suivant que les humeurs qui retiennent les produits toxiques se portent sur un point ou autre (sang, séreuses, tissu conjonctif, etc.), les symptômes varient. Nous avons vu une suppuration localisée (abcès et fistule sous-maxillaire d'origine dentaire), produire une détente dans la céphalée, l'œdème, l'albuminurie.

**Pathogénie**. — Quelles sont donc ces substances nuisibles qui sont retenues chez l'urémique? Et comment sont-elles retenues?

L'hypotoxicité des urines et l'hypertoxicité du sérum des urémiques ont été démontrées expérimentalement. La détermination des poisons de l'urémie reste à faire, et ce serait faire fausse route que de croire que ce sont des matériaux de l'urine normale. Ces poisons multiples sont en majeure partie le résultat d'une oxydation incomplète des matières azotées. Les tissus, dont l'activité métabolique est diminuée, restent encombrés de ces déchets imparfaitement élaborés et les échanges se trouvent entravés d'autant.

Ces substances sont vraisemblablement des *albuminoïdes* extrêmement toxiques qui, ayant la propriété, en tant que lymphagogues, de provoquer un afflux ou une sécrétion de lymphe dans les tissus, amènent par là même une concentration du sang et une diminution proportionnelle de la sécrétion urinaire. Ces albumines toxiques sont retenues parce que l'organisme est impuissant à les neutraliser ou à les modifier. C'est ainsi que s'abaisse le chiffre de l'urée qui représente le produit de transformation des albuminoïdes le plus apte à l'élimination. Il y a donc dans la pathogénie de l'urémie deux phases : 1° une phase *d'élaboration insuffisante des matières albuminoïdes* qui devront passer dans le sang, puis par le rein ; 2° une phase de *sécrétion urinaire insuffisante*. La succession de ces deux phases est parfaitement saisissable dans l'évolution de la *néphrite interstitielle* précédée d'artério-sclérose. Il est évident que dans la première période de cette affection la partie saine des reins, bien secondés par le cœur, subit un surmenage destiné à compenser une perversion humorale préexistante. Au contraire, dans la *néphrite aiguë* la fonction rénale paraît d'abord atteinte, comme le montre le passage de l'albumine en plus ou moins grande quantité. Le danger est au rein lui-même : ce qui est à craindre, c'est qu'il ne s'y accumule ces albuminoïdes toxiques et lymphagogues dont nous parlions, et qui, là comme ailleurs, provoqueront l'œdème rénal, cause d'urémie aiguë par arrêt de la sécrétion urinaire.

Dans la néphrite *parenchymateuse chronique*, malgré une profonde modification de l'état général, la formation de l'urée est longtemps satisfaisante, et les phénomènes cardio-vasculaires de l'urémie n'apparaissent que tardivement.

Dans l'*anurie* elle-même, la longue période de tolérance peut s'expliquer par l'absence de viciation humorale préexistante, sans qu'il soit nécessaire d'invoquer la sécrétion interne du rein, encore hypothétique.

Le passage dans l'urine des substances cristalloïdes, telles que l'urée et le chlorure de sodium, ne nous renseigne que sur la perméabilité plus ou moins grande du rein à ces substances, mais nullement sur les phénomènes qui se passent dans l'intimité des tissus. C'est ce qui explique qu'il n'y ait pas parallélisme entre l'urémie et l'imperméabilité du rein.

Nous savons que l'*excès d'urée dans le sang* n'est pas la cause de l'urémie, qu'elle y est inconstante et qu'elle se retrouve en dehors d'elle, dans les maladies fébriles. Pourtant l'élimination anormale de cette substance par les vomissements, la salive ou la peau nous montre que la rétention d'urée joue un rôle dans certaines manifestations de l'urémie. A la rétention d'urée, on attribue particulièrement l'inappétence, les vomissements, l'entérite sanguinolente, la cachexie avec tendance à la torpeur, le prurit, le rétinite. Mais la rétention urique dans le sang peut être latente ; aussi conseille-t-on aujourd'hui de faire systématiquement chez le brightique soupçonné le dosage de l'urée du sang ou des sérosités. Il y a petite azotémie quand la rétention oscille de 0,50 à 1 gramme. La survie ne serait guère que d'une année avec une rétention de 1 à 2 gr., que de quelques mois de 2 à 5 gr. ; l'issue serait fatale quand la rétention dépasse 4 gr.

Il n'en est pas du tout de même du chlorure de sodium, qui n'est pas un déchet comme l'urée, et dont la proportion dans le sang est plus fixe. Nous savons que l'accumulation du sel dans l'organisme (non plus dans le sang, mais au sein des tissus), provoque, dans certaines conditions (néphrite parenchymateuse), l'*hydratation des tissus*, parfois considérable, jusqu'à produire une augmentation de poids de 3 à 5 kg., avant même qu'elle soit appréciable à l'inspection ; or, chaque kilogramme d'eau fixée par les tissus correspondrait à une rétention chlorurée de 5 gr. Nous savons que le sel augmente la tension artérielle, dans la néphrite interstitielle (*rétention chlorurée sèche*) et qu'il suffit de le supprimer de l'alimentation pour faire, selon les cas, disparaître l'hypertension ou les œdèmes. On attribue aussi à la chlorurémie : l'éclampsie, la céphalée, les œdèmes viscéraux, les éliminations aqueuses supplémentaires (diarrhés), l'amblyopie brightique ; les hémorragies compensatrices et l'hémorragie rachidienne seraient plutôt en rapport avec l'hypertension ; mais les crises vaso-motrices au cours de cette hypertension sont déjà des phénomènes toxiques et le syndrome est le plus souvent complexe.

Maintes observations ont montré que, dans les néphrites, les crises azoturiques et chloruriques ne se superposent pas nécessairement et que très souvent la crise chlorurique succède à la crise azoturique ; si celle-ci reste isolée sa signification est moins favorable.

Enfin, de même que le régime carné déchloruré provoque la déchloruration, de même le régime amylacé hypoazoté serait capable de provoquer une décharge uréique. Il y a intérêt à établir pour chaque malade la quantité de chlore et d'albuminoïdes qu'il peut ingérer sans aggraver son état, ainsi que le degré de rétention sanguine uréique au-dessous duquel il ne peut descendre. Le même chiffre d'urée sanguine, par exemple 1 gr. par litre, sera d'une signification plus fâcheuse avec un régime peu azoté qu'avec un régime fortement azoté (*épreuves de la chlorurie et de l'azoturie alimentaires*). Il faudrait donc toujours rechercher l'indice de la rétention uréique.

Il va sans dire que, pour que les crises azoturiques et chloruriques, spontanées ou provoquées, soient possibles, il faut que les reins aient conservé une certaine perméabilité. Mais ce sera sans doute faciliter l'élaboration des matières albuminoïdes que de débarrasser l'organisme de l'urée déjà formée, et ce sera exercer un lavage utile des tissus que de provoquer, grâce à la déchloruration, une sécrétion urinaire plus copieuse.

Ces nouvelles données n'ont pas modifié ni la théorie, ni malheureusement le pronostic, ni le traitement fondamental de l'urémie ; mais elles permettent de combattre certains de ses symptômes plus efficacement, tout en imposant au patient un régime moins monotone.

### TRAITEMENT DE L'URÉMIE.

Le traitement de l'urémie comporte deux indications principales correspondant aux deux facteurs de l'empoisonnement urémique : 1° l'entrave apportée à la sécrétion urinaire ; 2° le trouble de la nutrition qui aboutit à une désassimilation incomplète et qui commence par une assimilation vicieuse ou imparfaite. Or, l'élément rénal joue le rôle prédominant dans l'urémie aiguë ; l'élément humoral passe au premier plan dans l'urémie chronique.

I. **Urémie aiguë des néphrites.** — C'est le cas, par exemple, de la néphrite scarlatineuse :

1° *Prophylaxie*. — Il y a une prophylaxie de l'urémie en général ; elle ne peut consister que dans le traitement de la néphrite elle-même. Dans l'urémie aiguë, les événements se précipitent parfois de telle façon qu'il faut la prévenir avant l'apparition de la néphrite. Ainsi, il est d'usage, au cours et au décours de la scarlatine, de soumettre le patient à un régime en quelque sorte préventif pendant un temps plus ou moins long. Ce qui est particulièrement vrai pour la scarlatine l'est aussi pour les autres maladies infectieuses et même pour les maladies aiguës les plus légères. L'élaboration des aliments étant, d'une part, moins parfaite, le rein subissant, d'autre part, un surmenage du fait de l'accumulation de toxines dans l'organisme, toxines cellulaires aussi bien que toxines microbiennes, il est prudent de soumettre les malades au régime lacté: encore le lait doit-il être mesuré avec parcimonie. Cette loi sera appliquée dans toute sa rigueur chez les prédisposés ou les sujets ayant présenté de l'albuminurie. L'insidiosité habituelle de la néphrite aiguë et chronique, leur gravité, l'efficacité du traitement sont autant de raisons qui justifient la préoccupation constante que doit avoir des fonctions du rein le médecin consciencieux.

2° *Traitement d'urgence.* **La saignée.** — En présence des accidents nerveux (convulsions, apoplexie), ou pulmonaires (œdème aigu du poumon), si redoutables de l'urémie aiguë ou suraiguë, il faut agir vite par une saignée immédiate. Cette indication est indiscutée, ayant à la fois pour elle les données scientifiques et cliniques. La saignée générale soustrait en un instant une quantité de poisons ou de substances nocives par elles-mêmes, ou seulement par leur excès, supérieure à celle que peuvent éliminer les émonctoires en un temps plus long; elle exerce une action sédative sur les centres vaso-moteurs, et fait cesser pour un temps aussi bien la vaso-constriction périphérique excessive que la tendance aux congestions œdémateuses, pulmonaires, cérébrales, rénales, etc.; elle débouche le rein; elle agit donc sur l'*élément rénal* en même temps que sur l'*élément humoral* de l'urémie. Elle procure du repos au malade et est suivie d'une diurèse abondante. Cette saignée sera de 300 à 500 gr. chez l'adulte et de 100 à 300 gr. chez l'enfant. Elle est cependant contre-indiquée chez les sujets épuisés ou très âgés.

3° *Révulsion lombaire et saignée locale.* — Les ventouses scarifiées, qui exercent une action à la fois révulsive et déplétive seront utilisées à défaut de saignée générale, c'est-à-dire quand les accidents ne seront pas menaçants. Cette saignée locale est suffisante pour le dosage de l'urée dans le sang.

On appliquera les ventouses de chaque côté de la colonne vertébrale, au niveau de l'espace costo-iliaque, au nombre de 3 à 4 pour chaque rein. Elles seront donc posées en demi-cercle, du rachis au triangle de J.-L. Petit. C'est sur ce dernier point qu'on a coutume de mettre les sangsues, quand on les emploie à la place des ventouses, à cause des communications vasculaires et profondes qu'on y a décrites. Mais il ne faut pas oublier que c'est aux lombes mêmes que souffre le malade quand la douleur existe. Dans certains cas, on aura avantage à fractionner la dose de ventouses et à en continuer l'usage pendant plusieurs jours de suite.

4° *Dérivation intestinale.* **Purgatifs.** — L'utilité et même la nécessité des purgatifs n'est pas niable. Ils remédient d'abord à la constipation, fréquente dans l'état asthénique de l'urémie, et, par elle-même, cause d'aggravation des congestions viscérales: ils combattent l'auto-intoxication intestinale; ils activent le fonctionnement du foie; ils agissent plus peut-être en assurant un certain équilibre organique qu'en tant que procédé factice d'élimination.

On peut donner d'abord un lavement purgatif du Codex et, le lendemain, un purgatif, ou bien d'emblée 15 à 20 gr. d'eau-de-vie allemande (teinture de jalap composée), ou 50 à 40 gr. de sulfate de soude. Le lavement purgatif du Codex est ainsi formulé :

Folioles de séné . . . . . . . . . . . . . . . . . . . . . . 15 grammes.
Sulfate de sodium. . . . . . . . . . . . . . . . . . . . . 15      —
Eau bouillante . . . . . . . . . . . . . . . . . . . . . . 500      —
Laisser infuser 1/2 heure avant d'ajouter à l'infusion de séné le sulfate de soude.

5° **Diurétiques**. — Dans l'urémie aiguë, en dehors des prescriptions ci-dessus, le meilleur sera de n'employer aucune médication. Le meilleur des diurétiques est alors l'eau. Le premier ou même les premiers jours, on doit laisser l'urémique aux boissons aqueuses (diète hydrique). L'orangeade, le tilleul, l'infusion de queues de cerises, la décoction d'orge, permettront de varier les boissons, qui seront d'abord restreintes, puis plus abondantes. On peut y joindre l'infusion de stigmates de maïs, de busserole, de pariétaire, de baies de genévrier, la décoction de seconde écorce de sureau, d'écorce de bouleau. Ces tisanes peuvent être édulcorées avec la lactose (10 à 50 pour 1000). L'usage des injections de sérum, qui a fait rage, est discutable. Il a été conseillé dans certaines néphrites anuriques. Une bonne pratique consiste dans l'administration quotidienne de lavements d'eau pure à garder.

6° **Diététique**. — Le malade sera mis à la diète absolue (de boissons et d'aliments) les premières heures, pendant lesquelles on se contentera de lavages de bouche. Puis il est mis à la diète hydrique pendant un ou plusieurs jours, suivant l'intensité des accidents; encore ne faut-il autoriser qu'une quantité modérée d'eau pure, 1/4 puis 1/2, puis 1 litre par petites doses toutes les 2 heures. On en viendra ensuite au lait. Le régime lacté est ici de rigueur; il sera écrémé, complètement si possible. Ce n'est que plusieurs semaines après la cessation des accidents que l'on pourra passer aux différents régimes indiqués dans les néphrites (V. Néphrites aiguës et chroniques). On donnera d'abord le lait coupé d'eau pure ou alcaline (Vichy, Vals, Pougues) à la dose de 50 gr. toutes les 2 ou 5 heures; puis on donnera 100 à 200 gr. toutes les 2 ou 5 heures. Il faut aller progressivement.

7° **Hygiène**. — Il est inutile d'insister sur l'aération constante de la chambre, dans laquelle on peut vider quelques ballons d'oxygène de temps à autre, sur le lavage et le nettoyage de la bouche, etc. Au début du traitement il n'y a qu'avantage à ce que le malade prenne peu de liquide, pourvu que la bouche et les dents soient nettoyées. Il va sans dire que le malade restera au lit dans le calme absolu, étant donnée l'importance des réactions nerveuses dans l'urémie.

8° **Opothérapie et sérothérapie**. — C'est surtout contre les accidents aigus de l'urémie de la néphrite aiguë ou chronique qu'on a prôné l'opothérapie et la sérothérapie rénales sous forme d'extrait, de macération ou de sérum. On emploie le sérum sanguin de la veine rénale de la chèvre, à la dose de 10 à 50 c. c. Ce sérum agirait surtout comme stimulant de la fonction rénale, en tant que diurétique puissant, à la condition que le parenchyme soit suffisamment intact. On a encore utilisé le rein frais et l'extrait hydro-glycériné de substance corticale (bœuf). D'autres auteurs ont tenté de sépa-rer la substance excito-rénale utile, d'une autre substance néphro-toxique : car il y a eu des accidents d'intoxication. Nous ne croyons pas pour le moment à l'efficacité réelle de ces méthodes, bien qu'elles aient des parti-sans notoires. On a cherché encore, en injectant au lapin le sérum sanguin de néphritique, à obtenir un anti-sérum, destiné à être injecté sous la peau du même néphritique pour paralyser l'action nocive des toxines : pour fournir les compléments, on fait suivre cette injection d'anti-sérum de l'injection d'une certaine quantité de sérum sanguin d'un homme sain ou d'un animal. C'est là, on le conçoit, une méthode encore à l'étude.

Enfin, certains auteurs pensent que l'opothérapie parathyroïdienne pour-rait être utilisée.

II. **Urémie chronique.** — 1° *Traitement de la néphrite.* — Il n'y a pour ainsi dire pas d'urémie chronique sans épisodes aigus : on fera usage alors des ventouses sèches ou même scarifiées, ou des sangsues, comme il a été indiqué.

2° *Traitement humoral.* — Il est fondé sur l'emploi des laxatifs, des diu-rétiques et sur le régime lacté ou déchloruré, surtout *lacto-végétarien* (V. NÉPHRITES CHRONIQUES). Il faut alléger les fonctions digestives pour faci-liter d'autant la fonction rénale ; le régime doit être aussi peu azoté et aussi peu chloruré que possible, sauf indications particulières : les légumes verts et les farineux, les fruits de facile digestion seront utilisés : on con-seille d'éviter les légumineuses plus chargées en azote ; au contraire, les pommes de terre, le riz sont excellents ; on évitera le régime lacté continu qui peut rendre service par périodes, surtout si le lait n'est pas donné en excès ; il faut exciter, dans une mesure raisonnable, les émonctoires supplé-mentaires, hépatique, intestinal et cutané. Pour activer les oxydations, on a conseillé, outre les inhalations d'oxygène, l'administration des ferments métalliques(?).

3° *Traitement des symptômes et des complications.* — Dans l'urémie *coma-teuse* et *paralytique* on aura la ressource des applications de sangsues der-rière l'oreille, du côté opposé à l'hémiplégie, ou des ventouses scarifiées à la région occipitale.

Dans l'urémie *convulsive*, les inhalations d'éther ou de chloroforme, les lavements de chloral auraient l'avantage d'éloigner les attaques : mais c'est là une médication de forme dont on peut se dispenser.

Les *vomissements* urémiques doivent être d'abord respectés et même favorisés. L'ipéca à dose vomitive est indiqué à la fois contre l'état saburral avec nausées et contre la dyspnée urémique. Dans ce dernier cas, on le donne quelquefois à dose nauséeuse (0,10 à 0,50) ou du moins à la dose de 5 à 10 centigr., soit 2 centigr. toutes les heures. L'ipéca est contre-indiqué à la période cachectique. En cas d'intolérance gastrique persistante, on pourra cependant calmer l'hypersthénie gastrique avec la solution suivante :

Eau de chaux. . . . . . . . . . . . . . . . . . . . . . 100 grammes.
Chlorhydrate de morphine . . . . . . . . . . . . . . . . . . 1 centigr.

1 ou 2 cuillerées avant boire ; les boissons seront prises glacées et par très petites quantités.

La *diarrhée* est également à respecter.

L'*angoisse gastrique et respiratoire* persistante engage le médecin à administrer des médicaments toxiques à un intoxiqué, à employer la morphine, à cause des terribles souffrances endurées par le malade. On aura recours aux injections de morphine à dose minime (1/4 ou 1/2 centigr. par jour) ou bien aux suppositoires opiacés, à deux centigr. d'extrait thébaïque, ou bien au sirop de codéine (10 gr.), ou bien encore aux paquets suivants :

```
Codéine. . . . . . . . . . . . . . . . . . . . . . . . . . . . . . . .  0 gr. 005
Sous-nitrate de bismuth . . . . .   . . . . . . . . . . . . . .  0 gr. 10
Bicarbonate de soude. . . . . . . . . . . . . . . . . . . . . .  0 gr. 40
Magnésie calcinée . . . . . . . . . . . . . . . . . . . . . . . .  1 gr. 50
```
Pour un paquet : à prendre délayé dans l'eau 1 h. 1/2 après chaque prise de lait.

Quand la dyspnée est due à une bouffée d'œdème pulmonaire, quand il existe de la bronchite, de la congestion pulmonaire ou de la broncho-pneumonie, etc. (pneumonie, infarctus, pleurésie), il faut intervenir à l'aide de ventouses sèches très nombreuses, ou de ventouses scarifiées. Celles-ci devront être souvent répétées successivement sur les reins, sur les bases pulmonaires, sur le foie, sur le cœur quand la congestion œdémateuse du poumon est entretenue par l'asystolie et la sub-asystolie.

Les complications *cardio-vasculaires* sont, en effet, souvent associées tôt ou tard aux complications pulmonaires. Sous l'influence de ces saignées locales multiples et successives, on voit des urémiques chroniques encore jeunes, malgré des accidents déjà graves, refaire un bail pour l'existence. Mais il faut parer à ces accidents le plus tôt possible, ne pas attendre qu'ils se prononcent et s'installent. Si ces malades se remettent, il faut leur faire comprendre que leur activité doit être désormais très restreinte, comme leur régime, qui sera déchloruré toujours, et surtout lacto-végétarien ou au moins lacto-ovo-végétarien. La surcharge alimentaire est à éviter à tout prix.

Dans l'urémie, le seul traitement logique et efficace de l'*hypertension* consiste à faciliter la diurèse et à diminuer l'intoxication par les moyens indiqués (laxatifs, saignées locales), ainsi que par le régime déchloruré.

L'*œdème*, au cours de l'urémie de la néphrite chronique, est une complication à la fois salutaire et menaçante. Quand il existe sans hypertension notable, sans défaillance cardiaque, la théobromine, d'une part, la digitale, d'autre part, auront peu ou pas d'action. Quand il y a hypertension, la théobromine réussit à merveille. Enfin quand il y a subasystolie, et à plus forte raison asystolie, on fera précéder l'usage de la théobromine d'une dose de 1/4 à un 1/2 milligr. de digitaline, le jour précédent, — l'administration de la digitaline étant toujours préparée elle-même par un laxatif, le régime lacté et le traitement de la pleurésie, de l'ascite ou du foie cardiaque.

L'*œdème de la glotte* avec asphyxie menaçante (qui se reconnaît à l'inspiration sifflante et prolongée avec aphonie) doit être traité pour lui-même par l'application de sangsues au-devant et sur les côtés du cou.

Enfin, à la période terminale de *cachexie*, il faut se garder d'une thérapeutique active. Souvent, à cette période, le malade a des alternatives d'angoisse et d'asthénie profonde, correspondant à des oscillations de la pression artérielle. C'est dans les moments d'asthénie que la souffrance est moindre. S'il n'y a pas d'œdème, on se bornera à pratiquer des injections de sérum modérées (200 à 500 gr.) pour étancher la soif. En cas d'œdème, on aura recours aux boissons aqueuses fractionnées et glacées s'il existe de l'intolérance.

III. **Urémie par anurie** (V. ANURIE). — 1° *Traitement médical*. — On emploiera les bains chauds dans l'*anurie calculeuse*, en même temps que la révulsion rénale avec émission sanguine (ventouses scarifiées); on donnera des boissons diurétiques (chiendent): on entretiendra une ceinture chaude de flanelle sur toute la région abdominale, ou des cataplasmes; on permettra pour seul aliment une petite quantité de lait, ou, ce qui vaut mieux encore, on instituera la diète hydrique. Depuis quelques années on emploie les injections glucosées à 45 pour 100 (solution isotonique) en injection sous-cutanée, ou à 25 pour 100 (solution hypertonique) en injection intra-veineuse: il est nécessaire de prendre des précautions d'asepsie particulièrement rigoureuses. L'eau pure en lavement aurait une action favorable en tant que solution hypotonique.

Dans l'*anurie de la néphrite aiguë* toxique (sublimé) on usera des injections de sérum (500 gr. en deux fois) pour essayer de désobstruer les tubes urinifères (V. NÉPHRITE AIGUË), etc. La réduction des boissons a une influence favorable, surtout si le cœur a fléchi dans tous les autres cas. Les injections glucosées seront également utilisées: les injections de veine rénale aussi.

2° *Traitement chirurgical*. — Il s'applique particulièrement à l'anurie calculeuse. Il faut opérer dès que les premiers signes d'urémie se manifestent, du 2° au 4° jour en général. Le simple cathétérisme de l'uretère peut être suivi d'une débâcle urinaire. On pratique aussi la néphrotomie du côté où les douleurs et la contracture prédominent: si on trouve une augmentation de volume du rein ou de la douleur provoquée d'un côté, l'indication du côté malade est encore plus exacte. L'intervention chirurgicale dans l'anurie vraie, par défaut de sécrétion non calculeuse, aurait donné de très rares succès (V. NÉPHRITES).                                      *P. LONDE.*

**URETÈRES** (CATHÉTÉRISME). — Comme la division des urines, le cathétérisme des uretères se propose de recueillir séparément l'urine de l'un et l'autre rein, non plus alors en cloisonnant la vessie, mais en poussant jusque dans l'uretère une sonde souple. Le cathétérisme fournit des renseignements plus complets et plus sûrs que la division. D'abord les causes d'erreur tenant au manque d'adaptation de la cloison intravésicale n'existant plus ici, on a sans aucun doute l'urine de chacun des reins. D'un autre côté, le cathétérisme peut renseigner sur l'état de l'uretère et du bassinet. Dans certains cas, on a pu constater au passage de la sonde le frottement produit par un calcul, on a pu se rendre compte de rétrécissements ou de coudures sur le trajet du conduit. Enfin, poussée jusque dans le bassinet, la sonde peut révéler une rétention d'urine dans ce dernier et permettre le diagnostic d'une hydro-néphrose au début.

On a même essayé de l'utiliser dans un but thérapeutique, et il existe des cas de pyélites qui ont été améliorées ou même guéries par des lavages du bassinet pratiqués après cathétérisme des uretères. Le cathétérisme de l'uretère a permis bien souvent de guérir avec une remarquable rapidité des fistules intarissables du rein, après néphrotomie, par exemple. Il suffit alors de placer dans l'uretère une sonde à demeure pendant quelques jours pour voir la fistule rénale se tarir et l'urine reprendre son cours normal vers la vessie.

Nous ne donnerons ici que les applications et les avantages du cathétérisme des uretères. Quant à la technique et à ses indications, nous renvoyons aux traités spéciaux. Ce mode d'exploration demande une instrumentation compliquée, une méthode rigoureuse pour qu'elle soit sans danger, enfin une grande habitude pour qu'elle soit efficace ; en un mot il faut être spécialiste pour l'utiliser.               *RAYMOND GRÉGOIRE.*

## URETÈRE (MALADIES).

A) **Lésions traumatiques.** — Les traumatismes de l'uretère peuvent être divisés en *ruptures sous-cutanées* et *plaies*.

Les *ruptures* sont des accidents très rares. Elles sont consécutives à des arrachements ou des écrasements et compliquent ordinairement d'autres contusions de la masse intestinale. Leur histoire est celle de l'infiltration d'urine, et il faudra le plus souvent s'en tenir au traitement de ce dernier accident.

Les *plaies* sont accidentelles par arme blanche, par armes à feu, ou chirurgicales au cours d'opérations, dans le petit bassin en particulier. Si la plaie est incomplète, elle peut ordinairement être suturée suivant la méthode de Lembert. Les plaies complètes siégeant aux extrémités de l'uretère seront traitées par abouchement dans le bassinet ou la vessie. Lorsqu'elles siégeront à la partie moyenne, on pratiquera l'anastomose latéro-latérale ou termino-latérale.

B) **Calculs.** — Les calculs de l'uretère émigrent du rein, s'arrêtent dans le conduit et peuvent même grossir sur place. Quelquefois uniques, ils sont plus souvent au nombre de 2, 3, 4 et même davantage. Ils sont alors polis à facette par frottement réciproque. C'est ordinairement au niveau du détroit supérieur ou dans la traversée intrapariétale de la vessie qu'ils se logent. Leur forme est allongée dans le sens du conduit. Suivant leurs dimensions et la réaction inflammatoire plus ou moins vive de la paroi, ces concrétions peuvent être mobiles ou immobilisées.

Leur symptomatologie est des plus obscures. Ils peuvent passer inaperçus jusqu'au jour où se développe une complication, à moins qu'une colique néphrétique antérieure ne permette de supposer leur existence.

On a insisté sur la douleur persistante et provoquée sur le trajet de l'uretère. Le toucher rectal ou vaginal a parfois permis de les faire reconnaître, et dans quelques cas, plus rares encore, le cathétérisme urétéral a fait sentir le frottement caractéristique contre la sonde.

Lorsque le calcul est reconnu, on peut aller l'extraire directement.

Très souvent c'est en opérant des complications de rétention ou de suppuration du côté du rein que l'on est amené à chercher le calcul dans l'uretère. Lorsque la concrétion siège dans l'uretère lombaire, l'incision lombaire est le procédé de choix pour leur recherche. Si le calcul s'est arrêté dans l'uretère iliaque, l'incision lombaire peut encore servir, lorsque le caillou mobile peut être ramené au bassin et, s'il est immobilisé, c'est par une incision iliaque qu'il faudra l'aborder, en réclinant le péritoine sans l'ouvrir.

De nombreuses voies d'accès ont été proposées pour les calculs de l'uretère pelvien. La voie rectale, la voie sacrée, la voie périnéale, la voie vaginale sont ou abandonnées ou réservées à des cas très spéciaux. La voie iliaque est certainement la plus pratique et la moins dangereuse.

Par ce procédé, on utilise l'incision de ligature de l'artère iliaque externe et l'on aborde l'uretère en relevant le péritoine. Le canal déférent chez l'homme, l'artère utérine chez la femme servent de point de repère.

On a employé la voie transvésicale pour les calculs de la portion intra-pariétale de l'uretère.

La voie transpéritonéale doit, autant que possible, être laissée de côté.

Lorsque l'on a abordé le calcul, il faut l'extraire en incisant le conduit que l'on suture ensuite à la manière de Lembert, mais après s'être assuré qu'il n'existe pas de rétrécissement au-dessous du caillou. C'est pour avoir omis cette précaution que se sont installées parfois des fistules urinaires après l'urétérotomie.

C) **Fistules.** — Elles peuvent s'ouvrir à la peau ou dans une cavité : vagin, utérus, intestin.

Les fistules cutanées sont secondaires, soit à une péri-urétérite calculeuse ou autre, soit à un traumatisme accidentel ou chirurgical.

Il y a ordinairement un trajet fistuleux plus ou moins long, irrégulier, accompagné de clapiers purulents. Le liquide qui s'écoule par l'orifice cutané est de l'urine en quantité variable. Lorsque la fistule est consécutive à une néphrectomie, c'est ordinairement du pus seul qui s'échappe.

La ligature de l'uretère ou la néphrectomie doivent laisser le pas aux opérations plastiques. La sonde placée à demeure dans l'uretère et sortant par l'urètre, a pu guérir cette affection. On peut pratiquer des anastomoses latéro-latérales ou termino-latérales. Lorsque la fistule est consécutive à une néphrectomie, l'urétérectomie s'impose.

A part les fistules qui compliquent le cancer utérin, les fistules vaginales sont à peu près toujours secondaires à une opération. Dans ces cas, il faut aboucher l'uretère dans la vessie (*urétéro-cysto-néostomie*) ou même dans l'autre uretère si la perte de substance siège trop haut. Les abouchements dans l'intestin, la néphrectomie sont absolument à rejeter.

*RAYMOND GRÉGOIRE.*

**URETÉRITES.** — (Péri-uretérites et Rétrécissements de l'uretère). — Les inflammations de l'uretère peuvent être aiguës ou chroniques.

Rarement *primitive* (plaie, calcul, corps étranger), l'infection de l'uretère est à peu près toujours *secondaire* à des lésions septiques de la vessie qui gagnent l'uretère, le bassinet, puis le rein. Tout agent susceptible de gêner le cours de l'urine et de provoquer la distension favorise l'infection ascendante de l'uretère.

Chez la femme, l'uretérite est souvent consécutive à une infection des annexes et du petit bassin.

Les lésions de l'uretérite *aiguë* sont mal connues. Les parois sont épaissies, infiltrées, semées de taches ecchymotiques, souvent autour du conduit existe de l'infiltration œdémateuse et même des foyers de péri-uretérite suppurée.

Dans les formes *chroniques*, la lésion dominante est l'épaississement de la paroi avec tendance au rétrécissement. La sténose peut être totale et s'étendre à toute la hauteur du conduit. Les parois sont considérablement épaissies et limitent une lumière très diminuée, par place même à peu près effacée. Lorsque la sténose est limitée, il s'établit au-dessus d'elle une dilatation parfois assez considérable du canal dont les parois à ce niveau s'amincissent en se distendant. Ces rétrécissements peuvent s'étager en série tout le long du conduit; ordinairement, ils en occupent les deux extrémités et l'uretère apparaît allongé et sinueux.

Les signes de cette affection sont obscurs et, à part la douleur à la pression et la sensation du cordon uretéral, il n'existe guère de moyen de la reconnaître. La nature tuberculeuse ou autre de l'infection initiale permettra de prévoir la variété de l'uretérite.

Le traitement de l'uretérite scléreuse totale n'existe pas en tant que moyen thérapeutique particulier, il se confond avec celui des pyélo-néphrites et des hydronéphroses (v. c. m.).

Dans les uretérites avec dilatation et sténose limitée, on a parfois tenté avec quelque succès l'*uretérotomie externe* avec *uretéroplastie*, l'*uretérotomie interne* en passant par une incision sus-jacente au rétrécissement. Quand la sténose se trouve placée à la partie supérieure du conduit, on peut employer l'un des nombreux procédés plastiques uretéro-pyéliques. S'il siège à la partie inférieure, il est possible d'aboucher directement l'uretère sectionné dans la vessie.                                                     *RAYMOND GRÉGOIRE.*

**URÉTHANE.** — C'est l'éther éthylique de l'acide carbamique. Il cristallise en larges lamelles incolores, très solubles dans l'eau et dans l'alcool.

L'uréthane est un hypnotique efficace dans les insomnies nerveuses avec agitation et dans les insomnies des cardiaques; il réussit mal dans les insomnies douloureuses. On l'administre à la dose de 2 à 4 gr., en potion. Le produit est peu toxique; néanmoins il y aurait inconvénient à en faire un usage répété et prolongé. -- On donne aux enfants 10 centigr. d'uréthane par année d'âge.

L'*ural*, combinaison peu soluble de chloral et d'uréthane, se prescrit en cachets à la dose de 2 gr.

*Potion.*

| | | |
|---|---|---|
| Uréthane . . . . . . . . . . . . . . . . . . . . | 2 à | 4 grammes. |
| Sirop de fleurs d'oranger . . . . . . . . . . . . | 20 | — |
| Eau distillée de tilleul . . . . . . . . . . . . | 40 | — |
| A prendre le soir en une seule fois. | | *E. F.* |

**URÈTRE (CALCULS).** — On les observe presque exclusivement chez l'homme, principalement dans l'enfance (10 à 12 ans) et l'âge mûr (30 à 40 ans).

Ils proviennent de la vessie ou des reins : tantôt c'est un fragment de calcul broyé, et alors il est irrégulier et présente des arètes qui peuvent blesser les parois du canal; tantôt c'est un calcul descendu du rein : il est alors assez régulier, de couleur rouge brique.

**Siège.** — Les calculs peuvent siéger dans les deux urètres : ceux de l'*urètre postérieur* se rencontrent beaucoup plus fréquemment dans la portion prostatique que dans la portion membraneuse; ils constituent les *calculs de la prostate* qui, dans certains cas, pénètrent par effraction dans le tissu glandulaire et s'y fixent comme s'ils y avaient pris naissance.

Les calculs de l'*urètre antérieur* s'arrêtent le plus fréquemment dans la fosse naviculaire, derrière le méat. Lorsque l'urètre est le siège d'un rétrécissement, ils s'arrêtent derrière ce dernier.

**Évolution.** — Si le calcul est très petit, il quitte bientôt le canal, chassé par l'urine, à condition qu'il siège dans l'urètre antérieur. S'il habite l'urètre postérieur, il rentre dans la vessie. Mais s'il est volumineux ou que le calibre de l'urètre soit trop petit, il y séjourne et y subit des modifications dont la plus importante est l'accroissement de volume par dépôt, à sa périphérie, de couches phosphatiques. Dans l'urètre antérieur, peu extensible, le calcul se développe dans le sens de la longueur du canal; dans l'urètre postérieur, beaucoup plus lâche, il se développe surtout en largeur, se creusant, dans la prostate, une cavité nettement séparée de la cavité vésicale par le col. Parfois le calcul est en *sablier* avec un lobe prostatique et un lobe vésical. Il y a enfin des calculs *vésico-prostatiques* autour desquels le col de la vessie participe lui-même à la dilatation.

**Symptômes.** — L'engagement d'un calcul dans l'urètre se manifeste par un arrêt brusque du jet, une rétention subite et temporaire, accompagnée d'une douleur vive et quelquefois de l'émission de quelques gouttes de sang.

Lorsque le calcul s'est arrêté dans l'urètre antérieur, derrière un rétrécissement, il y a de la difficulté d'uriner, de la rétention ou de l'incontinence; la douleur locale est nulle ou insignifiante. Si le malade a des urines septiques, il ne tardera pas à présenter les signes de l'infection urinaire facilitée par les calculs acérés qui blessent la muqueuse.

Lorsque le calcul siège dans l'urètre postérieur, la symptomatologie se rapproche beaucoup de celle des calculs de la vessie : il y a, d'une part, une gène mécanique se traduisant par de la rétention et de l'incontinence; d'autre part, des mictions douloureuses, du ténesme vésical et rectal et, plus rarement, des hémorragies. L'infection locale peut aboutir à des péri-urétrites phlegmoneuses ou gangreneuses.

**Diagnostic.** — Le diagnostic d'un calcul de l'urètre ne peut être assis que sur l'exploration. Le palper simple peut donner déjà quelques indications; le toucher rectal montre une prostate douloureuse et une induration ferme avec une crépitation très nette lorsqu'il y a plusieurs calculs. Mais la manœuvre la plus importante, c'est l'examen au moyen de l'explorateur à boule olivaire qui permet de définir la présence et le siège du calcul en même temps que le degré de perméabilité de l'urètre.

**Traitement.** — 1° *Calculs de l'urètre antérieur.* — L'*extraction* peut se faire par les voies naturelles, au moyen de la pince de Collin, qu'on introduit fermée et qu'on n'ouvre que juste au contact du corps étranger. Cette extraction n'est possible que si le calibre de l'urètre est normal. Si le malade est infecté, il est prudent de laisser une sonde à demeure pendant 24 ou 48 heures.

Mais la présence d'un calcul dans l'urètre antérieur indique presque toujours que le calibre de ce dernier n'est pas normal; alors, si le calcul siège derrière un méat trop étroit, on fait la *méatotomie*; s'il siège derrière un rétrécissement, on pratique l'*urétrotomie interne*. Dans l'un comme dans l'autre cas, le canal est ramené à un calibre normal et l'on procède à l'extraction du calcul. Si l'urétrotomie interne n'est pas possible, par imperméabilité de l'urètre, ou s'il y a plusieurs calculs logés dans une dilatation du canal, on aura recours à l'*urétrotomie externe*.

2° *Calculs de l'urètre postérieur.* — Ici, l'extraction par les voies naturelles est impossible et l'on n'a le choix qu'entre deux méthodes :

a) Le *refoulement* du calcul dans la vessie et le broiement consécutif avec le lithotriteur; le refoulement s'opère avec l'explorateur à boule, avec une sonde ou avec une injection fortement poussée;

b) La *taille périnéale*, qui est indispensable dans les cas de calcul gros ou de calculs multiples ayant élu domicile dans la prostate.

**Calculs de l'urètre chez la femme.** — Le plus souvent ils siègent, non pas dans le canal même, mais dans des *poches sous-urétrales* développées dans l'épaisseur de la cloison urétro-vaginale. Ils constituent une complication de l'urétrocèle. Les symptômes fonctionnels sont assez peu accusés, surtout au début, et le diagnostic ne peut se faire que par le toucher vaginal joint à l'exploration de l'urètre.

Le traitement de choix consiste dans l'excision de la poche avec les calculs qu'elle contient.                                      *KENDIRDJY.*

**URÈTRE** (**CATHÉTÉRISME**). — Le cathétérisme est dit *explorateur* ou *évacuateur*, selon qu'il s'agit d'examiner les divers points du canal urétral ou simplement de vider la vessie. Il se fait d'avant en arrière, du méat vers le col. Il y a aussi le cathétérisme *rétrograde*, qui se fait d'arrière en avant, et dont les indications sont toute spéciales.

I. **Cathétérisme explorateur.** — Il se fait à l'aide d'un instrument précieux entre tous, l'*explorateur à boule olivaire*, qui se compose : d'une tige

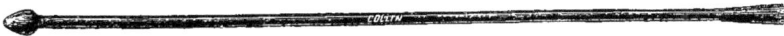

Fig. 178. — Explorateur à bout olivaire.

en gomme, droite, fine et souple terminée par une boule conique; le sommet du cône est libre; la base, appelée *talon*, reçoit à son centre l'insertion de la tige. Grâce à la présence de la boule, toute modification dans le calibre du canal est perçue aussi bien à l'aller qu'au retour. Il arrive même parfois qu'un obstacle, qui n'avait pas été senti à l'aller, soit nettement perçu au retour, où il est accroché par le talon de la boule. L'*exploration se fait donc dans les deux sens.*

A l'état normal, l'urètre d'un homme adulte présente, sur son trajet, deux points rétrécis qui sont : 1° le *méat*, suivi de la dilatation de la fosse naviculaire ; 2° l'*urètre membraneux* entouré, comme d'un manchon, par le sphincter strié. A ce niveau, la main qui tient l'explorateur perçoit une sensation de résistance, plus ou moins grande suivant les sujets, ce pendant que le malade accuse une sensibilité plus ou moins vive, quelquefois une véritable douleur pouvant amener, par acte réflexe, une contracture du sphincter, un *spasme* qui s'oppose au passage de l'instrument. Ce spasme peut être provoqué spontanément par un état douloureux du canal ou de la vessie.

Lorsqu'on a forcé l'urètre membraneux, l'instrument pénètre presque aussitôt dans la vessie sans qu'on perçoive ordinairement la résistance du col. Au retour, ce sont les mêmes sensations, mais perçues en sens inverse.

Un urètre normal, pourvu que le méat le permette, doit admettre librement un explorateur n° 25 ou 26 (ces chiffres, qui sont ceux de la filière Charrière, représentent la circonférence de l'instrument exprimée en millimètres). Chez le vieillard, la paroi inférieure du bulbe se déprime en cul-de-sac, et cette dépression est exagérée par la boule de l'explorateur qui s'y engage en se coiffant de la muqueuse. Pour l'éviter, il suffit de tirer fortement sur la verge en haut : les parois urétrales se tendent et les dépressions s'effacent.

En dehors du cul-de-sac du bulbe et de l'urètre membraneux, tout arrêt imposé à la boule indique un obstacle (rétrécissement, corps étranger, etc.). Lorsqu'on a perçu cet obstacle, il est facile, en s'aidant de la palpation ou du toucher rectal, de le localiser dans l'urètre antérieur ou postérieur.

C'est une *règle absolue* qu'on ne doit jamais se livrer à aucune manœuvre quelconque sur l'urètre sans y avoir, au préalable, introduit un explorateur à boule olivaire.

II. **Cathétérisme évacuateur.** — Pour évacuer la vessie en passant par le canal, on se sert de *sondes*. Il y en a trois variétés principales : la sonde *molle*, ou sonde de Nélaton (fig. 179) ; la *sonde-bougie* et la sonde *à béquille* (fig. 180, 181). L'emploi de la

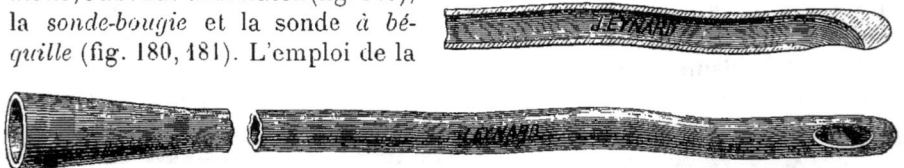

Fig. 179. — Sonde de Nélaton.

sonde molle, qui n'est qu'un tube de caoutchouc terminé en cul-de-sac et portant une ouverture latérale, suppose un canal non rétréci et complètement libre. Un rétrécissement de quelque importance, un spasme exagéré, un canal trop déformé par suite d'une prostate hypertrophiée, suffisent pour empêcher le passage de la sonde, qui n'a aucune tendance à vaincre l'obstacle et se replie sur elle-même.

La sonde-bougie est indispensable lorsque le canal est rétréci. Son numéro doit correspondre à celui de l'explorateur à boule olivaire qui a pu

franchir le rétrécissement. Elle doit être poussée avec la plus grande douceur; c'est avec elle que se produisent le plus souvent les fausses routes,
surtout chez les vieillards, à cause du cul-de-sac du bulbe et de la déforma-

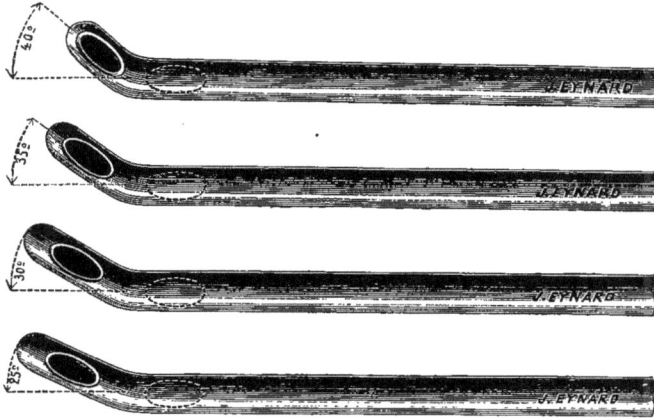

Fig. 180.— Sondes béquille à coudure plus ou moins prononcée.

tion de l'urètre prostatique. Aussi, chez ces derniers, faut-il se servir de la
sonde-béquille dont l'extrémité est coudée à angle obtus plus ou moins
ouvert. L'angle doit regarder la paroi supérieure du canal, celle qui se

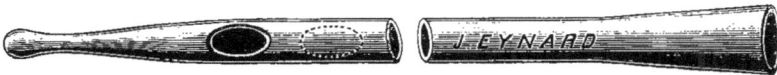

Fig. 181. — Sonde-bougie

déforme le moins et que Guyon a appelée la *paroi chirurgicale* de l'urètre.
De la sorte, on évite la dépression bulbaire et celle de la paroi inférieure du
canal prostatique, et la sonde arrive plus facilement dans la vessie.

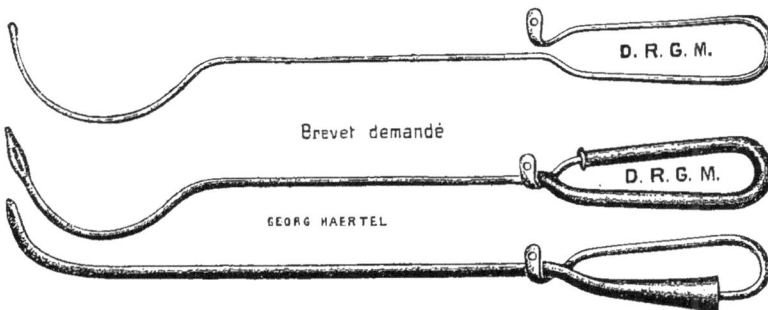

Fig. 182. — Mandrin métallique de Freudenberg.

D'autres sondes évacuatrices sont parfois introduites par l'urètre, mais
alors il s'agit d'indications spéciales et non d'un simple cathétérisme : telles
sont les sondes métalliques de la lithotritie, les sondes à bout coupé de
l'urétrotomie interne (v. c. m.).

III. **Cathétérisme rétrograde.** — Pratiqué d'arrière en avant, du col de la vessie vers le méat, le cathétérisme rétrograde a pour but de découvrir le bout postérieur de l'urètre en cas de rupture totale et complète de ce conduit ou de rétrécissement infranchissable. Par une taille longitudinale, on ouvre la vessie, et on y introduit la sonde métallique de Guyon et Farabeuf dont la courbure est calculée de telle sorte que, d'elle-même, en contournant le pubis, l'extrémité de la bougie pénètre dans l'orifice du col. Lorsque, par suite de cette manœuvre, on a réussi à placer la sonde à demeure; on ferme ordinairement la plaie vésicale, sauf en cas d'accidents infectieux graves. *KENDIRDJY.*

URÈTRE (CORPS ÉTRANGERS). — Les corps étrangers pénètrent dans l'urètre de trois façons : les uns traversent les parois du canal; les autres viennent de la vessie; d'autres enfin, et ce sont les plus nombreux, sont introduits d'avant en arrière par le méat. Les corps étrangers de la première catégorie sont constitués par des aiguilles ou des épingles qui perforent la cloison urétro-vaginale. Ceux qui proviennent de la vessie sont constitués par des calculs, exceptionnellement par des séquestres. Quant à ceux qui pénètrent par le méat, ce sont tantôt des instruments (sondes ou bougies) qui se fragmentent et restent dans le canal; tantôt des corps étrangers introduits dans un but lubrique par des pervertis sexuels (épingles, porte-plumes, crayons, etc.).

**Siège.** — Au point de vue du siège, on reconnaît deux variétés de corps étrangers : 1° les corps étrangers *urétro-vésicaux*, dont une portion s'engage dans la vessie et l'autre reste dans le canal; 2° les corps étrangers *urétraux*, qui s'arrêtent dans l'urètre pénien, le cul-de-sac du bulbe ou l'urètre postérieur; la localisation dépend de la forme et des dimensions de l'objet. Les alternatives d'allongement et de rétraction de la verge contribuent à faire cheminer le corps d'avant en arrière.

Les corps étrangers longs et souples, tels que les bougies conductrices, les bouts de ficelle, peuvent, à l'intérieur même du canal, sous l'influence des contractions vésicales ou des mouvements de torsion que l'individu leur imprime pour les faire progresser, se pelotonner sur eux-mêmes et se nouer. D'autre part, pour peu que le séjour du corps étranger soit de quelque durée, celui-ci s'incruste de sels calcaires. L'incrustation, qui est en rapport avec l'infection de l'urine, est d'autant plus facile que le corps étranger présente à sa surface des aspérités.

**Accidents immédiats et consécutifs.** — L'introduction du corps étranger provoque une certaine *douleur* et une *urétrorragie* rarement abondante. Une fois introduit, le corps étranger peut subir trois évolutions : ou bien il est expulsé spontanément pendant une miction; ou bien il pénètre dans la vessie; ou bien il reste dans le canal et donne lieu à des accidents immédiats ou éloignés de deux ordres : accidents mécaniques et accidents d'infection.

Les *accidents mécaniques* sont nuls ou à peu près si le corps étranger est petit et siège dans l'urètre antérieur; au contraire, s'il est de quelque volume, s'il a pu se gonfler par imbibition (haricot), il rend la miction très difficile, voire même impossible. S'il est à cheval sur le col de la vessie, il peut y avoir des épreintes, des besoins fréquents, de l'incontinence ou de la rétention avec miction par regorgement. Le jet est supprimé et l'urine s'écoule en bavant.

Les *accidents infectieux* consistent en : urétrite, cystite, péri-urétrite phlegmoneuse ou gangreneuse, infiltration d'urine, etc., avec le cortège habituel de la fièvre urinaire. Parfois, l'infiltration suit une marche lente avec prédominance de sclérose, et c'est une tumeur urineuse qui se forme autour du corps étranger. Ces complications peuvent donner lieu ultérieurement à des fistules, à des rétrécissements ou à des calculs.

Le **diagnostic** se basera, d'une part, sur l'histoire du malade ; d'autre part et surtout, sur l'exploration du canal combinée à la palpation extérieure et au toucher rectal ou vaginal. L'urétroscopie serait ici d'un précieux secours.

**Traitement.** — Les corps étrangers doivent être extraits par les voies naturelles ou par une voie artificielle.

1° **Extraction par les voies naturelles.** — Pour les corps étrangers arrondis et peu volumineux, on peut essayer de les refouler avec la main par des pressions faites d'arrière en avant. Pour les corps pointus, on a recours à des manœuvres ingénieuses, variables suivant les cas : en général, il faut protéger la pointe avec une boule de poix ou une bougie dans laquelle on l'enfonce et ramener le corps étranger d'arrière en avant, sans blesser les parois urétrales. Pour les fragments de sonde ou de bougie, l'extraction s'en fera aisément avec la pince de Collin ou avec l'appareil de Boimond.

Lorsque le corps étranger est déjà engagé dans l'urètre postérieur, il peut y avoir intérêt à le refouler dans la vessie pour ensuite l'en extraire.

2° **Extraction par les voies artificielles.** — L'intervention chirurgicale s'impose lorsque les tentatives d'extraction par les voies naturelles sont infructueuses ou dangereuses. Presque toujours, l'*urétrotomie externe*, pratiquée au niveau du corps étranger, suffira ; l'urètre sera suturé et une sonde à demeure maintenue jusqu'à cicatrisation complète.        *KENDIRDJY.*

**URÈTRE (FISTULES).** — Selon leur ouverture, les fistules sont divisées en fistules urétro-cutanées et fistules urétro-rectales.

I. **Fistules urétro-cutanées.** — Elles sont de beaucoup les plus fréquentes et présentent deux variétés :

A) **Fistules urétro-périnéo-scrotales.** — Leur histoire est liée à celle des rétrécissements de l'urètre et des infections péri-urétrales. Elles peuvent *siéger* sur la ligne médiane ou sur les parties latérales du périnée, à la marge de l'anus ou à la partie inférieure du scrotum. L'orifice urétral est le plus souvent unique ; le trajet peut aboutir directement à la peau ou bien à un clapier secondaire qui, lui-même, sert de point de départ à d'autres trajets. Quant à l'orifice cutané, il est généralement multiple ; la stagnation du pus et de l'urine donne lieu à des abcès qui s'ouvrent et laissent à leur suite de nouvelles fistules. Civiale en a compté cinquante-deux sur le même sujet. Les orifices cutanés se présentent, en général, sous l'apparence d'une végétation rouge, fongueuse, en cul-de-poule; quelquefois ils se dérobent sous un repli de la peau ou dans une bride cicatricielle. Tout autour, les tissus peuvent avoir conservé leur souplesse normale ou bien être plus ou moins indurés. Cette sclérose s'oppose à la cicatrisation des trajets fistuleux, même lorsque le calibre du canal a été rétabli; il y a parfois une véritable infiltration calcaire.

Le *symptôme* capital est l'écoulement anormal de l'urine, se faisant au moment de la miction. Tantôt l'urine s'échappe en totalité par la fistule, tantôt il ne s'écoule par l'orifice anormal que quelques gouttes d'urine à la fin de la miction.

L'exploration permet de reconnaître la direction et la longueur des trajets, l'existence de clapiers ou de corps étrangers.

Le *diagnostic* se fait principalement avec les *fistules vésico-périnéales* dans lesquelles l'écoulement de l'urine est continu.

Le *pronostic* varie avec l'étendue de la perte de substance de l'urètre et l'état du canal. Une fistule à trajet direct, par où l'urine s'écoule facilement, est, en général, plus rebelle qu'une fistule qui se trouverait dans des conditions inverses.

L'indication capitale du *traitement* consiste à rendre au canal son calibre normal. Ce point étant obtenu, on s'opposera au passage anormal de l'urine, soit en cathétérisant le malade aussi longtemps qu'il le faudra, soit en lui mettant une sonde à demeure. Celle-ci sera utilement supprimée de temps à autre. S'il existe des décollements et des clapiers secondaires, on les débridera. Les trajets seront grattés, curettés et débarrassés des incrustations ou des corps étrangers qu'ils peuvent contenir. On essaiera d'en modifier les parois au moyen d'applications de teinture d'iode ou de nitrate d'argent. Si ces moyens échouent, on aura recours à l'urétrotomie externe.

B) **Fistules urétro-péniennes.** — Ces fistules reconnaissent parfois les mêmes causes que les précédentes, mais, en général, elles ont une origine vénérienne et sont consécutives au chancre mou ou à la syphilis.

Les *chancres mous* qui ont le plus de chance d'entamer l'urètre sont ceux qui siègent dans la rainure et dans la région du frein. Les chancres phagédéniques sont les plus à craindre. Les *fistules syphilitiques* reconnaissent pour cause initiale tantôt un chancre, tantôt des ulcérations secondaires ou tertiaires.

Au point de vue anatomique, on reconnaît quatre variétés de fistules urétro-péniennes : 1° *Fistules de la rainure balano-préputiale*, très petites: ce sont, en général, de simples pertuis ; 2° *Fistules de la fosse naviculaire*, les plus fréquentes. La perforation peut occuper la totalité de la paroi inférieure de la fosse naviculaire, empiétant même sur l'urètre balanique, en avant, ou sur l'urètre pénien, en arrière. Dans les cas compliqués, les téguments de la verge sont toujours altérés ou détruits ; 3° *Fistules du corps du pénis*, très rares; 4° *Hypospadias péno-scrotal accidentel*, par perte de toute la portion pénienne de l'urètre. Ces fistules, les plus graves de toutes, résultent de chancres *décortivants*.

Dans la majorité des cas, les fistules urétro-péniennes sont de simples trous sans trajet proprement dit. L'orifice cutané, cratériforme ou en cuvette, a souvent des bords calleux. Dans le fond, on aperçoit la paroi supérieure de l'urètre.

Les *symptômes* consistent en *troubles de la miction et de l'éjaculation*, auxquels s'ajoutent, dans certains cas, l'irrégularité de l'érection et la difficulté ou l'impossibilité du coït.

Le *traitement* s'adresse d'abord au canal, auquel il faut rendre son calibre normal ; ensuite à la fistule. La *cautérisation* ne peut réussir que dans les fistules récentes et très étroites. Selon les dimensions de l'orifice on pratiquera l'*urétrorraphie* après avivement du pourtour de la fistule, ou bien l'*urétroplastie*. Plusieurs séances sont souvent nécessaires pour permettre d'arriver à un résultat convenable. On évitera le contact de l'urine par l'emploi de la sonde à demeure.

II. **Fistules urétro-rectales.** — Elles sont beaucoup plus rares que les fistules urétro-cutanées et reconnaissent soit une *origine traumatique*, accidentelle ou chirurgicale (taille prérectale, prostatectomie périnéale, etc.), soit une *origine pathologique* (abcès tuberculeux, cancer, etc.).

L'*orifice urétral* siège quelquefois dans la portion membraneuse, plus souvent dans la partie prostatique du canal. Il est unique, étroit, plus élevé que l'orifice rectal, de sorte que le trajet, oblique en bas et en arrière, laisse facilement passer l'urine dans l'intestin, mais difficilement les matières fécales dans l'urètre. Parfois, il y a en même temps fistule urétro-rectale et urétro-périnéale. L'*orifice rectal* siège au-dessus du sphincter. C'est tantôt une petite ouverture située au centre d'une fongosité et entourée de tissu calleux, tantôt une large perte de substance. Le passage répété de l'urine détermine des rougeurs et des excoriations douloureuses.

Le *signe* caractéristique est le passage de l'urine par le rectum au moment des mictions. L'urine peut passer en totalité par le rectum ; elle peut y être retenue un certain temps ou, au contraire, être rendue immédiatement. Des gaz, des matières fécales liquides, des débris alimentaires, passant de l'intestin dans le canal, peuvent être rendus par le méat, après avoir déterminé de vives douleurs ou de la rétention d'urine. Dans certains cas, on a noté la sortie du sperme par le rectum, au moment de l'éjaculation.

Le *diagnostic* se fait par le toucher rectal et l'exploration visuelle à l'aide d'un *speculum ani*, ou d'une valve de Sims. Les injections colorées, poussées dans le rectum ou dans la vessie, permettent de reconnaître les fistules urétro-rectales des fistules vésico-rectales.

Le *traitement* comporte, comme toujours en matière de fistule urétrale, le rétablissement préalable du calibre du canal. On cherchera ensuite à soustraire la fistule au passage de l'urine par l'emploi de la sonde à demeure ou en cathétérisant le malade toutes les fois que le besoin d'uriner se fera sentir.

Si ces moyens échouent, on essaiera l'avivement par *cautérisation* du trajet, soit avec des caustiques chimiques, soit avec le thermo ou le galvano-cautère. La cautérisation ne devra être employée qu'avec ménagement, car elle peut produire l'agrandissement du trajet.

Dans la plupart des cas, c'est au *traitement opératoire* qu'il faut avoir recours. La rectotomie linéaire et la suture de l'orifice rectal par la voie rectale, après dilatation ou section du sphincter, sont à rejeter. Astley Cooper, après avoir séparé rectum et urètre, ne faisait aucune suture ; il tamponnait la plaie et laissait le bourgeonnement se faire de la profondeur vers la superficie. La *suture* est cependant préférable, et l'on peut suturer, soit les deux orifices à la fois, soit seulement l'un d'eux. Tédenat a obtenu un succès en fermant l'orifice urétral et en fendant ensuite la paroi postérieure du rectum, depuis la fistule jusqu'à la marge de l'anus inclusivement. Après section, il suture de haut en bas, comme pour une fistule anale. Dans tous ces cas, on aura soin de *ne pas fermer la plaie périnéale.*

Quelque soin que l'on mette à faire les sutures et à maintenir l'écartement des parois urétrale et rectale, ces divers procédés échouent souvent, surtout lorsqu'il s'agit de fistules anciennes s'accompagnant de sclérose des tissus avoisinants. Aussi Ziembicki a-t-il songé à mobiliser la portion extra-péritonéale du rectum, comme s'il s'agissait d'extirper cet organe, et, après avoir suturé les orifices fistuleux, à faire subir au rectum un mouvement de *torsion*, de telle sorte que l'orifice rectal ne se trouve plus en regard de l'orifice urétral. En pareil cas, si la suture urétrale cède, le malade ne sera plus porteur que d'une simple fistule urétro-périnéale, infiniment moins gênante et moins dangereuse qu'une fistule urétro-rectale.

Un autre bon procédé consiste à faire ce que Segond a fait pour les fistules recto-vaginales : dissection de la paroi rectale, puis *abaissement intra-sphinctérien*, jusqu'à ce que la perforation corresponde à l'incision péri-anale ; enfin, résection du rectum à ce niveau et suture circulaire à la peau.

Enfin, dans certains cas où la fistule aura résisté à tous ces procédés, on devra recourir à la *méthode autoplastique*, en taillant un lambeau aux dépens du scrotum, lambeau que l'on rabattra en arrière dans la brèche périnéale produite par la dissection et la séparation de l'urètre et du rectum. Tout dernièrement, Michon a obtenu par ce procédé un succès remarquable. *KENDIRDJY.*

**URÈTRE** (PLAIES ET FAUSSES ROUTES). — Les *plaies* proprement dites sont produites de dehors en dedans par des instruments piquants ou tranchants, ou des projectiles d'armes à feu; elles intéressent en même temps les téguments de la verge ou du périnée. Les solutions de continuité, produites de dedans en dehors par des instruments que le chirurgien introduit de propos délibéré dans le canal, prennent plus spécialement le nom de *fausses routes.*

I. **Plaies de dehors en dedans.** — Elles intéressent le plus souvent la portion pénienne et, presque toujours, coïncident avec une lésion des corps caverneux; la portion périnéo-scrotale, au contraire, protégée par l'arcade ischio-pubienne, la symphyse et la face interne des cuisses, est plus à l'abri des agents vulnérants.

Les *piqûres* sont des lésions insignifiantes : elles se traduisent par un léger écoulement de sang, une petite ecchymose locale, et se réparent vite et spontanément.

Les plaies par *instruments tranchants*, qui s'observent surtout au pénis, sont plus sérieuses : ce sont des plaies de la verge qui intéressent en même temps le canal. Elles se traduisent par de l'*urétrorragie* (écoulement de sang qui se fait par le méat en dehors de la miction), par de l'*hémorragie* due à la section des organes érectiles et qui peut être extrêmement abondante; enfin par un écoulement d'urine à travers la plaie extérieure.

Lorsque ces plaies sont longitudinales, elles se réparent assez vite et ne portent pas atteinte, d'une façon sensible, au calibre du canal; au contraire, les plaies obliques et transversales amènent fatalement un rétrécissement cicatriciel avec possibilité de fistule urinaire.

Les projectiles d'armes à feu déterminent des délabrements plus considérables; ce n'est qu'exceptionnellement qu'elles atteignent l'urètre seul.

*Traitement.* — On peut poser en principe que toute plaie de l'urètre non traitée sera suivie d'un rétrécissement du canal et que, par contre, toute plaie convenablement avivée et suturée se réparera sans rétrécissement ou avec un rétrécissement insignifiant. Donc, en présence d'une plaie urétrale, mettre d'abord une sonde à demeure, puis, sur la sonde, suturer l'urètre et les parties molles environnantes : c'est la *suture en étages*. Jadis on suturait les parties molles en respectant l'urètre ; aujourd'hui, pareille conduite serait condamnable. La suture est faite au catgut fin, et la sonde, que l'on changera tous les trois jours, maintenue jusqu'à réparation complète.

II. **Plaies de dedans en dehors : Fausses routes.** — Ces plaies peuvent être accidentelles (corps étrangers); mais, le plus souvent, elles constituent une complication du cathétérisme brutal ou maladroit. Elles sont plus fréquentes avec les cathéters métalliques qu'avec les sondes et les bougies en gomme. Du côté du malade, certaines dispositions exposent tout particulièrement à un accident : ce sont, dans un urètre normal, des follicules glandulaires ou un cul-de-sac bulbaire très développés; ce sont encore, dans un urètre pathologique ou sénile, les rétrécissements et l'hypertrophie prostatique, qui entraînent avec elle des modifications considérables des parois du canal.

Nous avons étudié, à l'article PROSTATE, les fausses routes de la portion correspondante de l'urètre ; aussi n'aurons-nous en vue, ici, que celles de l'urètre antérieur, lesquelles sont dues, presque toujours, soit à la présence d'un rétrécissement, soit à un développement exagéré du bulbe. Elles vont depuis la déchirure incomplète de la muqueuse jusqu'à la formation d'un trajet collatéral commençant en deçà et se terminant au delà du point rétréci, après avoir cheminé parallèlement à la paroi de l'urètre et en dehors d'elle. Elles siègent sur la paroi posto-inférieure du canal.

Lorsque le chirurgien pratique lui-même le cathétérisme, il reconnaît la fausse route : 1° à ce que l'instrument ne passe pas ; 2° et surtout à l'hémorragie plus ou moins abondante qui se fait par le méat. Si le malade se présente avec une fausse route déjà faite, par lui-même ou par le médecin traitant, on peut reconnaître l'accident : 1° au méat qui reste ensanglanté; 2° à ce fait qu'une boule, introduite dans l'urètre aux fins d'exploration, s'arrête au bulbe et provoque un retour de l'hémorragie.

*Traitement.* — Lorsque les urines sont aseptiques et que la fausse route est légère et ne se traduit que par l'apparition de quelques gouttes de sang au méat, le seul traitement consiste à laisser le malade tranquille, et à ne répéter le cathétérisme que quelques jours plus tard, en redoublant de pré-cautions. Bien entendu, si la fausse route est survenue au cours d'une tentative de cathétérisme chez un individu atteint de rétention complète d'urine, comme il faut à tout prix vider la vessie, on aura recours, séance tenante, à une sonde-béquille qui, en suivant la paroi supérieure du canal, évitera la paroi opposée sur laquelle siège la fausse route.

Lorsque, au contraire, le malade est infecté, la fausse route pourra donner lieu à des complications septiques : infection urinaire, abcès du périnée et infiltration d'urine, etc. Le principe est alors *formel* : il faut mettre le canal à l'abri de l'infection en plaçant une sonde à demeure. Ici aussi on aura recours à la précieuse sonde-béquille, montée, s'il le faut, sur un mandrin courbe. Non seulement elle empêchera le contact de l'urine avec la plaie urétrale, mais elle facilitera la cicatrisation de celle-ci et rendra au canal sa continuité.

Un troisième cas peut se présenter : la fausse route s'est produite chez un rétréci ; elle est de quelque importance et le malade est infecté ; que faire ? Ici, comme toujours, le principe de la sonde à demeure reste intact ; la sonde-béquille ne pourra évidemment pas passer, et il faudra recourir à une sonde-bougie qui sera introduite avec les plus grands ménagements. Mais la sonde-bougie a les plus grandes chances de s'engager dans la fausse route et le rétrécissement ne sera pas franchi ; force sera alors de recourir à l'urétrotomie externe et même, si la découverte du bout postérieur n'est pas possible, au cathétérisme rétrograde. La sonde à demeure sera main-tenue pendant deux ou trois jours. *KENDIRDJY.*

**URÈTRE** (RÉTRÉCISSEMENTS). — Si l'on élimine les diminutions temporaires du calibre de l'urètre déterminées par l'urétrite aiguë et la contracture ou spasme des muscles urétraux, les compressions extérieures, les néoplasmes de la paroi et les rétrécissements congénitaux, il reste à décrire sous la rubrique « Rétrécissement de l'urètre » : 1° les rétrécissements inflamma-toires ; 2° les rétrécissements cicatriciels ; 3° les rétrécissements syphilitiques. ceux-ci très rares et fort peu connus.

I. — RÉTRÉCISSEMENT INFLAMMATOIRE. — L'agent principal, on pour-rait même dire le seul au point de vue pratique, est l'urétrite blennorra-gique chronique, tellement que rétrécissement blennorragique est devenu synonyme de rétrécissement inflammatoire.

Rares dans la première année qui suit l'urétrite, les rétrécissements le sont moins de 4 à 8 ans après et atteignent leur maximum de fréquence entre 8 et 15 ans et au delà. L'inflammation du canal, surtout l'inflammation prolongée pendant des mois et des années, avec çà et là des poussées aiguës, suffit par elle-même à produire la sténose. Les injections irritantes sont des causes adjuvantes.

**Lésions.** — Nous nous bornerons à passer en revue les notions indis-pensables à connaître pour le praticien.

*Siège et nombre.* — Le rétrécissement inflammatoire siège exclusivement dans l'urètre spongieux. Il est rarement unique et, dans ce cas, il est situé

au niveau du bulbe; presque toujours il est *multiple*, et alors les rétrécissements deviennent plus serrés à mesure que l'on se rapproche de cette dernière région.

*Forme et étendue.* — Le rétrécissement a la forme générale de deux cônes
se touchant par le sommet; les orifices antérieur et postérieur peuvent ne
pas être dans l'axe du canal, de même que la lumière du segment rétréci
peut être tortueuse et plus ou moins déviée; ces dispositions rendent le
cathétérisme parfois très difficile.

*Degré.* — On peut observer tous les degrés, depuis l'oblitération complète
jusqu'aux rétrécissements à peine appréciables avec des explorateurs à
grosse boule et qu'on appelle des rétrécissements *larges*.

Les lésions, au niveau de la portion rétrécie, ne sont pas limitées à la
muqueuse, mais elles s'étendent en profondeur jusqu'au tissu spongieux,
voire même au corps caverneux; très souvent il y a, en avant et en arrière
du rétrécissement, de l'urétrite chronique; les altérations sont plus
accusées derrière le point rétréci, dans cette portion du canal qui se dilate
mécaniquement : c'est la *dilatation rétro-stricturale*, laquelle peut être
énorme.

**Symptômes.** — Ils se classent en symptômes fonctionnels et signes
physiques.

1° Les *symptômes fonctionnels* sont éminemment variables suivant les
individus, et l'on peut dire qu'il n'y en a pas qui soient caractéristiques du
rétrécissement. Des névropathes se plaignent souvent de dysurie ou d'incontinence, de modifications du jet de l'urine, qui n'ont que du spasme de
l'urètre membraneux. Et, par contre, l'exploration peut montrer un rétrécissement très accusé chez tel sujet chez lequel les troubles fonctionnels
sont nuls ou à peine accusés. Il n'en est pas moins vrai que le rétrécissement donne lieu d'ordinaire à des troubles qui sont les suivants : c'est
d'abord la *déformation du jet*, qui est en spirale, bifurqué, etc. Son volume
est diminué en même temps que sa force de projection. Ces divers phénomènes s'accentuent à mesure que la sténose devient plus serrée. La vessie,
lasse de lutter contre l'obstacle, se vide incomplètement, elle s'affaiblit et
le malade est obligé de faire de grands efforts pendant toute la durée de sa
miction en même temps que le besoin d'uriner devient plus fréquent. Un
degré de plus, et c'est la *rétention*, d'abord incomplète, puis complète; non
pas que l'urètre cesse d'être perméable, mais parce que la vessie n'a plus la
force de se contracter. Comme chez les prostatiques, la rétention complète
peut s'installer brusquement à la suite d'un refroidissement, d'un excès de
table ou de coït, etc. En même temps qu'elle, on observe l'*incontinence par
regorgement*, qui est due à la dilatation rétro-stricturale. Il n'y a plus de
col ni de portion membraneuse : tout le segment urétral qui est derrière le
rétrécissement est dilaté et ne forme plus qu'un avec la vessie, de sorte que,
lorsque celle-ci est pleine, surtout dans la station verticale, rien ne s'oppose
à ce que l'urine traverse le canal et mouille le malade.

On observe généralement des *troubles du coït* : l'éjaculation peut être
douloureuse et le jet du sperme, au lieu d'être saccadé, se fait en bavant.

2° *Signes physiques.* — Nous venons de dire qu'il n'existe pas de symptôme fonctionnel caractéristique d'un rétrécissement et que seule l'exploration du canal permet d'asseoir un diagnostic. Nous avons montré plus haut les règles générales de cette exploration. Les rétrécissements dits *larges* sont ceux qui laissent passer une boule numéro 20 à 25; au-dessous, ce sont les rétrécissements *étroits*, pouvant aller jusqu'à l'imperméabilité du canal. L'exploration renseignera sur le nombre, le siège et le degré des rétrécissements. Dans certains cas, on ne peut passer qu'une bougie filiforme, droite ou en spirale, ou en baïonnette; dans d'autres, on n'arrive pas à franchir le rétrécissement malgré que le canal laisse passer l'urine. Il faut alors remettre le cathétérisme à une autre séance, et il est rare, qu'à un moment donné, on n'arrive pas à passer. D'ailleurs l'insuccès, même avec une filiforme, ne signifie pas nécessairement que le rétrécissement soit extrêmement accusé : un trajet d'un certain calibre, mais très tortueux et très accidenté, s'oppose parfois au passage de tout instrument, si fin soit-il.

**Complications.** — Du côté du canal, c'est l'*urétrite* avec ses conséquences : abcès, fistule, phlegmon diffus péri-urétral. L'infection peut gagner les épididymes, la prostate et les vésicules séminales. La cystite est fréquente chez les rétrécis et elle infecte à son tour les voies urinaires supérieures (urétérites et pyélo-néphrites ascendantes).

Une des complications les plus importantes à connaître est l'*infection générale* partant de l'urètre et se traduisant par des frissons et de la fièvre qui surviennent à la suite d'une manœuvre quelconque pratiquée dans le canal. A cette infection générale contribuent, d'une part, les micro-organismes contenus dans l'urètre, d'autre part, les urines septiques du malade.

**Diagnostic.** — Le diagnostic d'un rétrécissement de l'urètre est chose facile et se base sur les données de l'exploration. Les compressions extérieures, les lésions cancéreuses ou tuberculeuses du canal se reconnaissent aisément. Seul, le *spasme* de la portion membraneuse pourrait égarer le praticien non prévenu. On l'observe chez des sujets nerveux et impressionnables qui accusent une douleur exagérée au passage de l'instrument. En général, là où un instrument de petit calibre a été arrêté, un instrument plus gros, un béniqué, par exemple, passe facilement, et l'on peut dire, qu'en cas de spasme, un instrument a d'autant plus de chance de vaincre l'obstacle qu'il est plus gros. Le diagnostic doit viser en même temps l'état du canal et celui de l'appareil génito-urinaire tout entier.

**Traitement.** — Le seul traitement rationnel du rétrécissement de l'urètre est la *dilatation lente et progressive*. Toutes les autres méthodes, sanglantes et non sanglantes, n'ont qu'un seul but : rendre cette dilatation possible.

La dilatation se fait au moyen de *bougies* en gomme et de bougies métalliques dites de *Béniqué* (fig. 185). Les bougies en gomme, bougies molles, sont calibrées sur la filière Charrière; elles partent de la bougie filiforme pour atteindre le numéro 30, qui est le maximum. Une bougie numéro 21, cela signifie 21 millimètres de circonférence, soit 7 millimètres environ de diamètre. La progression d'une bougie à l'autre est d'un tiers de millimètre.

Les bougies Béniqué sont numérotées le double des bougies en gomme : à la bougie molle numéro 20 correspond le béniqué 40; à la bougie 21 cor-

respond le béniqué 42. Quant au béniqué 41, il correspondrait à une bougie
20 1/2, si celle-ci existait. Il en résulte que la progression d'un béniqué à
l'autre est moitié moindre que pour les bougies en gomme, soit d'un
sixième de millimètre ; la dilatation est donc plus lente et plus progressive
avec les béniqués.

A quel moment faut-il se servir du béniqué ? D'une façon générale, nous
conseillons la bougie molle jusqu'au 20 et le béniqué ensuite, c'est-à-dire à
partir du 40. Mais il y a des susceptibilités individuelles, et tel malade
admettra plus facilement une bougie que le béniqué correspondant. Ces
chiffres ne s'appliquent, bien entendu, qu'à l'adulte.

Ceci dit, comment faut-il procéder dans la pratique ? Un malade se présente avec des symptômes de rétrécissement ; on l'explore, toujours avec
un numéro élevé, 20, par exemple ; la boule bute contre le rétrécissement et
ne passe pas, on retire l'instrument, on le remplace par le numéro 18 et
ainsi de suite jusqu'à ce qu'on arrive à franchir le point rétréci. Sup-

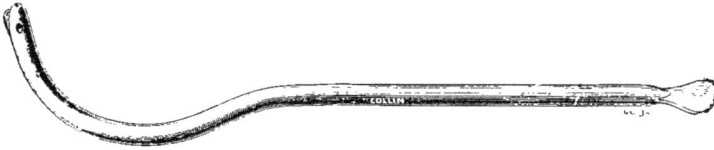

Fig. 183. — Béniqué courbe.

posons que ce soit le numéro 10. Dans une première séance, on passera les bougies 10, 11 et 12 ; dans la seconde, on commence par
le dernier numéro de la série précédente, soit le 12, et l'on passe les
numéros 13 et 14, et ainsi de suite jusqu'au maximum (béniqué 60). Deux
séances par semaine suffisent. Chez certains sujets à canal sensible, il vaut
mieux se contenter de passer deux bougies à chaque séance. En aucun cas,
on n'en passera plus de trois, car, à vouloir aller trop vite, on risque
d'irriter le canal et de provoquer des poussées d'urétro-cystite.

Supposons maintenant qu'à l'exploration on n'ait pu introduire qu'une
bougie filiforme et à grand'peine. Le mieux est alors de la laisser à
demeure et, chose étrange et en apparence paradoxale, tel malade qui, à
cause d'un rétrécissement très serré, urinait péniblement, urinera maintenant beaucoup plus facilement le long de sa bougie. On le fait revenir le
lendemain, et alors de deux choses l'une : ou bien le rétrécissement est
dilatable, et on procédera comme nous l'avons indiqué plus haut ; ou bien il
ne l'est pas et il faudra recourir à d'autres méthodes.

**Technique de la dilatation.** — La bougie doit être lubréfiée avec
de l'huile d'olives stérilisée. Avant la dilatation, il est bon de laver le canal
avec de l'eau bouillie, afin de le débarrasser des impuretés (pus, mucus, etc.)
qui peuvent s'y trouver et qu'on entraînerait, sans cette précaution, jusque
dans la vessie. L'introduction des bougies molles est chose facile : la main
gauche saisissant la verge au niveau de la couronne du gland, entre l'index
et le médius, d'une part, le pouce, de l'autre, de la main droite on introduit
la bougie lubréfiée pendant que la main gauche attirera la verge en haut
comme pour en coiffer l'instrument. Une résistance spéciale sera ressentie

lors du passage à travers le rétrécissement. La bougie sera introduite jusqu'au bout et retirée presque immédiatement.

Le béniqué sera introduit selon les règles qui président à tout cathétérisme fait avec des instruments rigides, droits ou courbes (lithotriteur, cystoscope, explorateur métallique, etc.). La manœuvre, quelque peu délicate et demandant une certaine adresse, se décompose en trois temps : 1er *temps*, la verge étant saisie de la main gauche, au niveau de la couronne du gland, on l'attire du côté droit (où se tient l'opérateur) et l'on y introduit le béniqué lubréfié jusqu'à l'entrée de la portion membraneuse ; dans ce premier temps, la verge est presque horizontale et parallèle au plan de la face antérieure de la cuisse ; 2e *temps*, on imprime à la verge et au béniqué un mouvement de rotation, dans un plan parallèle à la paroi abdominale, jusqu'à ce qu'ils soient dans l'axe du corps, au-dessus du pubis ; 5e *temps*, on relève alors le manche du béniqué qui pénètre tout doucement dans l'urètre postérieur et dans la vessie. A mesure que se fait cette pénétration (facilitée par une pression régulière sur la région sus-pubienne) le manche s'abaisse vers le plan du lit, et, à la fin de la course, verge et cathéter sont à peu près parallèles à ce plan. On retire le béniqué en répétant les trois temps, mais en sens inverse.

La dilatation devra toujours être pratiquée avec douceur. *En aucun cas, on ne forcera un rétrécissement* ; on risquerait de blesser le canal et de faire une fausse route. Une dilatation bien conduite ne doit pas faire saigner ; c'est à peine si, dans certains cas, on peut voir apparaître au méat une goutte de sang. De même, la douleur doit être insignifiante et, à moins d'avoir affaire à des sujets pusillanimes, point n'est besoin d'anesthésier le canal.

Le maximum (béniqué 60) n'est pas toujours facile à atteindre. Il est des rétrécissements qu'il est impossible de dilater au delà d'un certain numéro, 20 ou 22, par exemple. En tous cas, quel que soit le point extrême qu'on ait atteint, il est indispensable de revenir à la charge et, à intervalles réguliers, de soumettre le malade à de nouvelles séances de dilatation.

Les accidents infectieux, l'orchi-épididymite surtout, contre-indiquent la dilatation, comme en général toute manœuvre intra-urétrale. En cas d'urétrite chronique, on fera suivre la dilatation d'une instillation de nitrate d'argent à 1 pour 100 ou à 1 pour 50.

En présence d'un rétrécissement non dilatable ou non franchissable, force sera de recourir à une intervention sanglante qui sera, suivant les cas, une urétrotomie interne ou externe ou une résection de l'urètre. Étant donné l'importance de ces opérations, nous leur avons consacré un article spécial sous le titre : *Urétrotomie*.

II. — RÉTRÉCISSEMENT CICATRICIEL. — Il est dû à des ulcérations ou à des plaies. Les *ulcérations* et les rétrécissements qui leur succèdent ne s'observent que dans la portion pénienne de l'urètre (blennorragie, chancres, balano-posthites, brûlures, etc.).

Les *plaies* sont, dans l'immense majorité des cas, consécutives à des ruptures de l'urètre ; la sténose qui en résulte fatalement est plus ou moins accusée suivant que la rupture est interstitielle, partielle ou totale et suivant qu'elle est complète ou incomplète. On comprend que, dans les ruptures complètes, lorsque les deux bouts sont séparés l'un de l'autre par un intervalle de 1 ou 2 centimètres ou plus, le rétrécissement ait lui-même cette longueur.

Quel que soit son siège, le rétrécissement cicatriciel se distingue du rétrécissement inflammatoire ou blennorragique par la limitation de la lésion; sauf exception, il est *unique*. En avant de lui, l'urètre est sain; en arrière, il présente des lésions plus ou moins avancées.

**Symptômes**. — Nous ne répéterons pas ici ce que nous venons de dire à propos du rétrécissement blennorragique. Nous insisterons seulement sur les caractères distinctifs de ces deux variétés de sténose : le rétrécissement inflammatoire met plusieurs années à se développer; le rétrécissement cicatriciel évolue rapidement, en quelques semaines ou quelques mois après le traumatisme, et arrive rapidement à être dur et inextensible. Le premier est généralement multiple; le second est unique. L'un se laisse dilater facilement et garde assez longtemps le calibre atteint; l'autre se laisse dilater plus difficilement et a une tendance déplorable à revenir sur lui-même.

**Traitement**. — Le rétrécissement traumatique est peu apte à la dilatation; on gagne péniblement quelques numéros et le terrain conquis est vite perdu. Néanmoins, c'est là le traitement auquel il faut recourir en première ligne. L'urétrotomie interne permet d'aller plus vite en besogne, mais, ici aussi, le résultat péniblement obtenu ne se maintient pas et le malade est obligé de se dilater très fréquemment, sous peine de voir le rétrécissement récidiver presque sous ses yeux. Aussi, dans certains cas, c'est à l'intervention sanglante de dehors en dedans, à l'urétrotomie externe et à la résection de l'urètre, qu'il faut avoir recours.

III. — **RÉTRÉCISSEMENT SYPHILITIQUE**. — Il est consécutif à des chancres indurés du méat et de la fosse naviculaire ou à des lésions ulcéreuses et gommeuses survenant à la période tertiaire.

Le premier *symptôme* est un écoulement blennorroïde peu ou pas douloureux. Le palper montre une induration urétrale et péri-urétrale et l'urètre donne la sensation d'un tuyau de pipe. La masse indurée peut se ramollir et donner lieu à des fistules.

Le *diagnostic* doit être fait avec les rétrécissements blennorragiques et cancéreux.

Les rétrécissements dus à une lésion syphilitique en pleine évolution cèdent rapidement au traitement spécifique. Ceux qui survivent à la lésion causale et qui n'ont de syphilitique que leur origine sont de véritables sténoses cicatricielles et, comme telles, justiciables du traitement classique.

IV. — **RÉTRÉCISSEMENT CHEZ LA FEMME**. — Nous n'en dirons qu'un mot. Ils sont rares et reconnaissent une triple origine : 1° *congénitaux*; 2° *cicatriciels* et consécutifs à des accouchements laborieux ou à des traumatismes chirurgicaux; 5° *inflammatoires*, c'est-à-dire blennorragiques.

Les *symptômes* fonctionnels sont nuls ou peu accusés et le rétrécissement ne se révèle un jour que par la cystite qui vient le compliquer.

Le *diagnostic* se fait par l'exploration du canal, aidée du toucher vaginal. Le *traitement* de choix est la dilatation progressive avec les bougies. Le cas échéant, on aurait recours à l'urétrotomie interne.     *KENDIRDJY.*

## URÈTRE (RÉTRÉCISSEMENTS). — TRAITEMENT ÉLECTRIQUE.

**Rétrécissement de l'urètre.** — Deux procédés sont en présence. L'*électrolyse linéaire* et l'*électrolyse circulaire ou cylindrique*.

1° *Électrolyse linéaire.* Pour pratiquer l'opération, on se sert d'une sonde spéciale formée d'une lame triangulaire à angle obtus fixée dans un conducteur isolé qu'on introduit dans le canal jusqu'à ce que l'arête métallique vienne buter contre le rétrécissement. La sonde est reliée au pôle négatif d'une pile médicale, le pôle positif est relié à une électrode large placée sur l'abdomen. On élève l'intensité du courant à 20 ou 30 milliampères et on exerce une légère pression sur l'électrode urétrale ; la lame triangulaire trace un sillon longitudinal en détruisant le tissu du rétrécissement. C'est, comme on le voit, une véritable urétrotomie interne électrolytique. Comme dans l'urétrotomie sanglante, il faut, consécutivement à l'opération, pratiquer pendant quelque temps la dilatation du canal.

2° L'*électrolyse circulaire ou cylindrique* est une méthode plus lente, mais plus sûre. Les électrodes dont on se sert, *bougies électrolytiques*, sont formées d'un conducteur isolé, à l'extrémité duquel on visse des olives de diverses grosseurs munies ou non à leur autre extrémité d'une bougie conductrice. On introduit la sonde reliée au pôle négatif jusqu'à ce que la partie métallique arrive au niveau du rétrécissement ; le pôle positif est une électrode ordinaire placée sur le ventre. On fait passer un courant faible de 3 à 5 milliampères pendant 5 à 10 minutes. L'électrolyse agit ainsi sur toute la surface du rétrécissement et par une action progressive.

Dans une première séance, on passe deux ou trois numéros successifs. On fera ensuite une série de séances espacées de 10 à 15 jours en augmentant progressivement le numéro des sondes. L'électrolyse circulaire est préférable à l'électrolyse linéaire, elle expose moins à des récidives.

*F. ALLARD.*

## URÈTRE (RUPTURES). — Les ruptures de l'urètre sont des contusions avec déchirure du canal, c'est-à-dire des blessures faites de dehors en dedans avec intégrité des téguments.

**Étiologie et mécanisme.** — C'est la *portion périnéo-bulbaire* du canal qui est le plus souvent atteinte ; plus rarement, la rupture intéresse la portion pénienne libre ; quant à l'urètre postérieur (urètre membraneux et prostatique), il est si bien protégé que sa rupture nécessite des traumatismes violents et se trouve perdue au milieu de lésions très graves.

L'*urètre pénien* se rompt généralement pendant l'érection, soit par contusion directe, soit par contusion indirecte : c'est d'abord le *faux-pas* du coït ; c'est ensuite, la *rupture de la corde* au cours d'une urétrite blennorragique, rupture qui survient spontanément pendant une érection violente ou qui est produite par le malade lui-même.

L'*urètre périnéal* se rompt à la suite d'un choc ou d'une chute sur le

périnée ou sur le siège. Presque toujours, il s'agit d'une chute à califourchon sur un corps dur, étroit et allongé. Le canal est pris entre le corps
vulnérant et les organes résistants qui l'entourent et le protègent et qui
sont : la symphyse du pubis, les arcades ischio-pubiennes et le ligament
transverse du périnée (théories de l'écrasement osseux médian, de l'écrasement osseux latéral et de l'écrasement aponévrotique).

Quant à l'*urètre postérieur*, sa déchirure coïncide presque toujours avec
une fracture du bassin ; la plaie est produite, soit directement par un fragment osseux déplacé, soit indirectement par les tiraillements qu'exerce
l'aponévrose de Carcassonne sur la portion membraneuse qui y adhère.

**Lésions.** — L'*urètre spongieux* possède trois tuniques : une fibreuse, en
dehors ; une muqueuse, en dedans, et, entre les deux, le corps spongieux.

Dans un *premier degré*, la rupture est limitée au corps spongieux ; elle
est dite *interstitielle* et se caractérise par un hématome du corps spongieux.

Dans un *deuxième degré*, elle est dite *partielle* et le foyer hémorragique du
corps spongieux communique avec la lumière du canal. La plaie de la
muqueuse siège presque toujours sur la paroi inférieure. Dans un *troisième
degré*, enfin, la rupture intéresse les trois tuniques : elle est *totale* et le foyer
hémorragique du corps spongieux communique, d'une part, avec l'urètre ;
d'autre part, avec le tissu cellulaire du périnée. La rupture totale, suivant
qu'elle s'étend à toute la circonférence du canal ou à une partie seulement
de cette circonférence, sera *complète* ou *incomplète*. Dans la rupture incomplète, c'est la partie supérieure du canal qui est conservée ; dans la rupture
complète, deux fois plus fréquente (Noguès), les deux bouts s'écartent
de 2, 3 et même 4 cm. Le *siège d'élection* des ruptures de l'urètre spongieux
est le *bulbe*.

Au *pénis*, la tunique fibreuse résiste et la rupture est interstitielle avec
une légère solution de continuité de la muqueuse ; elle n'est jamais complète. Le siège d'élection est ici l'*angle de la verge*, au point d'attache du
ligament suspenseur.

L'*urètre postérieur* a une paroi peu épaisse ; aussi la déchirure y est-elle le
plus souvent *totale* ; elle peut être complète ou incomplète.

**Symptômes.** — La rupture de l'urètre pénien, dans un faux-pas du
coït, par exemple, ne rappelle en rien celle de l'urètre spongieux dans une
chute à califourchon faite d'un lieu élevé, ou bien celle de l'urètre postérieur au cours d'une fracture du bassin.

1º **Rupture de l'urètre pénien.** — Au cours d'un coït, une fausse
manœuvre provoque une douleur locale suivie de la formation d'un petit
hématome et d'une hémorragie légère par le méat. Dans l'immense majorité des cas les accidents se bornent là, et au bout de quelques jours, tout
rentre dans l'ordre.

2º **Rupture de l'urètre spongieux.** — Voici un cas grave : un malade
tombe à califourchon sur un madrier ou sur une barre de fer et est transporté immédiatement à l'hôpital. Il accuse une *douleur* vive au périnée,
mais cette douleur disparaît au bout de quelques heures pour faire place à
un engourdissement total avec sensation pénible de tension. Il y a une *uré-*

*trorragie* parfois extrèmement abondante; le sang apparaît de suite après l'accident et s'arrête, d'ordinaire, tout seul.

Le périnée est gonflé; il est le siège d'un *hématome* et la peau présente des *ecchymoses*. Gonflement et ecchymoses s'étendent en avant au scrotum, à la verge et à l'hypogastre, mais s'arrêtent en arrière à la ligne des muscles transverses (ligne bi-ischiatique).

Un autre symptôme capital, c'est la *rétention* d'urine due au spasme réflexe de l'urètre membraneux. Si le malade est abandonné à lui-même, ce spasme cesse au bout d'un jour ou deux, quelquefois plus tôt, et l'urine, passant par le canal, fait irruption dans la loge inférieure du périnée, où elle va bientôt donner lieu à des accidents redoutables.

Heureusement, la rupture de l'urètre périnéal n'est pas toujours aussi grave : il y a les cas légers et les cas moyens : urétrorragie peu abondante, tumeur périnéale de volume moyen, ecchymose peu étendue, rétention d'urine pendant quelques heures. La déchirure n'est pas toujours totale et la guérison, dès que l'on intervient à temps, se fera assez rapidement.

5° **Rupture de l'urètre postérieur.** — Ici, l'urétrorragie peut manquer ou être insignifiante, car le sang a plus de tendance à s'infiltrer dans la loge supérieure du périnée et dans la vessie. L'ecchymose apparaîtra donc autour de l'anus et pourra s'étendre en arrière, mais elle respectera le périnée. Ici aussi, même rétention dans les premières heures, même infiltration d'urine dans les jours suivants. Il y a en même temps d'autres désordres dus à la fracture concomitante du bassin.

**Diagnostic.** — Le diagnostic de la rupture de l'urètre pénien découle de l'interrogatoire du malade. S'il s'agit d'une rupture de l'urètre périnéal ou de l'urètre postérieur, le diagnostic peut parfois être assez difficile : y a-t-il urétrorragie? l'urètre est sûrement intéressé. Mais, de ce qu'il n'y a pas d'urétrorragie, on ne peut pas conclure que le canal soit intact, car la rupture peut être interstitielle ou bien elle peut siéger profondément, et le sang reflue alors dans la vessie. Lorsqu'on a reconnu la rupture de l'urètre, il reste à en déterminer le siège et le degré.

**Pronostic.** — En principe, toute rupture de l'urètre est une lésion sérieuse, puisqu'elle aboutit fatalement à un rétrécissement cicatriciel. Quant aux accidents immédiats, ils varient suivant le siège de la rupture et peuvent aller jusqu'à compromettre les jours du malade.

**Traitement.** — Pour les ruptures de l'*urètre pénien*, il est rare que le chirurgien ait à intervenir; des applications froides ou très chaudes et le repos de l'organe suffisent à arrêter l'hémorragie.

Dans les cas moyens et graves de rupture de l'*urètre spongieux*, s'accompagnant d'hématome du périnée et de rétention d'urine, la meilleure conduite à tenir est l'*urétrotomie externe* comprenant quatre temps : 1er *temps*, malade dans la position de la taille, incision du périnée sur la ligne médiane et évacuation du foyer de l'hématome ; 2e *temps*, recherche du bout antérieur, rendue facile par l'introduction d'une bougie par le méat : 5e *temps*, recherche du bout postérieur. Ici, la manœuvre pourra être beaucoup plus difficile, surtout si la rupture est complète et que les deux bouts soient écartés. Plusieurs procédés sont alors en usage : c'est d'abord la pression sur la vessie pour faire sourdre quelques gouttes d'urine au bout postérieur (moyen incertain) : c'est ensuite l'incision prérectale permettant d'aller sur le bec de la prostate et d'inciser l'urètre membraneux pour le suivre d'arrière en avant; c'est enfin, en dernier recours, la taille sus-pubienne et le cathétérisme rétrograde; 4e *temps*, suture des deux bouts de l'urètre, après placement d'une sonde à demeure et suture en plusieurs étages des parties molles du périnée pour éviter des clapiers. La sonde à demeure sera maintenue huit à dix jours et elle sera renouvelée tous les trois jours.

La réunion *per primam* donne des résultats merveilleux, mais elle manque souvent. Heureusement, la désunion ne porte pas toujours sur toute l'étendue des parties réunies, et la fistule qui en résulte se ferme au bout de quelque temps, à condition que les malades soient soumis ultérieurement à des séances de dilatation [V. URÈTRE (RÉTRÉCISSEMENT TRAUMATIQUE)].

Lorsque, pour une raison quelconque, l'intervention chirurgicale n'est pas possible, ou si la rupture de l'urètre périnéal appartient à la catégorie des ruptures légères, la sonde à demeure suffit : elle protège l'urètre et *empêche* la filtration des urines.

Si le malade se présente en état d'infection et qu'il soit menacé des accidents redoutables de l'infiltration d'urine, la rupture passe au second plan. Il faut courir au plus pressé et, par des incisions larges, donner issue aux liquides septiques; on assurera en même temps la continuité de l'urètre en plaçant une sonde à demeure, dût-on, pour cela, recourir au cathétérisme rétrograde.

Dans les ruptures de l'*urètre postérieur*, on essaiera d'abord, très doucement, d'introduire une sonde par le méat. En cas de succès, on la laissera à demeure; sinon, plutôt que d'inciser le périnée et d'aller à la recherche des deux bouts minces et friables, on recourra d'emblée au cathétérisme rétrograde qui aboutira, en fin de compte, au placement d'une sonde à demeure.

*KENDIRDJY.*

**URÈTRE (TUMEURS).** — Sous ce nom, nous étudierons ici les polypes, les fibromes et fibro-sarcomes, les kystes et le cancer de l'urètre.

I. **Polypes.** — Ils doivent être envisagés chez l'homme et chez la femme.

1° *Polypes de l'urètre chez l'homme.* — En dehors des excroissances charnues que l'on trouve au niveau des rétrécissements, les polypes de l'urètre sont très rares chez l'homme. L'endoscopie en fait cependant découvrir qu'on n'aurait pas pu soupçonner cliniquement; l'affection serait ainsi moins rare qu'on ne pense.

On reconnaît les polypes *vermiformes*, généralement uniques, et les polypes *papillomateux*, multiples et disséminés le long de l'urètre antérieur.

Lorsque la tumeur ne vient pas faire saillie au méat, seule l'urétroscopie permet de la découvrir. Cliniquement, elle se traduit par des signes d'urétrite chronique ou de rétrécissement.

Le *traitement* consiste dans la torsion simple ou dans la résection, avec le polypotome de Grunfeld, suivie de la cautérisation du point d'implantation.

2° *Polypes de l'urètre chez la femme.* — Ils sont infiniment plus fréquents que chez l'homme. Leur *siège* de prédilection est le voisinage du méat. Ce sont des tumeurs polypoïdes, sessiles, du volume d'une lentille et à surface luisante, s'insérant sur la face inférieure de l'urètre. Elles peuvent être multiples et entourer le méat d'une collerette frangée ; parfois elles s'étendent à tout l'urètre et à la vessie. Au point de vue de leur *structure*, ce sont quelquefois des tumeurs glandulaires ; le plus souvent, elles se développent aux dépens des éléments vasculaires et des papilles ; les vaisseaux y sont dilatés et multipliés comme dans l'angiome.

Les polypes s'observent à l'âge moyen de la vie. La blennorragie semble en être la principale cause déterminante et l'on a pu trouver des gonocoques dans leur épaisseur.

*Cliniquement*, leur présence se traduit par de la douleur, survenant après la miction et réveillée par la marche, le coït, etc. La douleur présente des irradiations vésicales et peut déterminer du ténesme et du vaginisme. Quelquefois, à la fin de la miction, il se produit une hémorragie très légère. Si la tumeur est volumineuse, elle peut déterminer des déformations du jet et de la rétention d'urine. A l'examen, on voit au niveau du méat, ou en écartant les lèvres de l'orifice urétral, de petites tumeurs rouges, à surface lisse ou légèrement granuleuse.

Le *diagnostic* doit être fait avec un fibro-sarcome vésical en voie d'élimination, avec la hernie de la vessie, avec le prolapsus de la muqueuse urétrale. Si la tumeur siège profondément on doit recourir à l'endoscopie.

**Traitement.** — Les polypes profonds doivent être incisés comme chez l'homme. Pour les polypes les plus fréquents, ceux du méat, on les détruit à l'aide de petites cautérisations successives, légères et superficielles, faites avec le thermo-cautère. Enfin, lorsque les polypes sont multiples et ont envahi la totalité de l'urètre, il faut faire l'urétrotomie externe, fendre l'urètre jusqu'au col, exciser les tumeurs et suturer le canal.

II. **Fibromes et fibro-sarcomes.** — Ils sont rares et prennent leur origine dans la paroi même de l'urètre pour, de là, se développer dans l'intérieur du canal ou vers l'extérieur, dans le vagin. Ces tumeurs sont l'apanage exclusif des femmes adultes. Le traitement consiste dans l'extirpation : les tumeurs s'énucléent d'ailleurs facilement.

III. **Kystes.** — Ils constituent des raretés et n'ont pas d'histoire clinique.

IV. **Cancer.** — Il ne saurait être question ici que du cancer primitif de l'urètre. C'est une affection rare, commune aux deux sexes et qui s'observe aussi bien chez les jeunes (19 ans) que chez les adultes. Presque toujours il s'agit d'un urètre anciennement lésé, rétréci et fistuleux. On a signalé, au niveau de certains rétrécissements, l'épidermisation de la muqueuse et la kératinisation de l'épiderme ; il y a là de véritables plaques leucoplasiques pouvant dégénérer et constituer des épithéliomas qui présentent toujours la structure pavimenteuse lobulée.

**Symptômes.** — A l'origine ce sont, se perdant dans le tableau du rétrécissement et de l'urétrite concomitante, des douleurs légères, avivées par la miction, et de petites hémorragies. Puis, ces douleurs s'aggravent et aboutissent chez l'homme à la rétention, chez la femme à l'incontinence. L'exploration du canal provoque toujours des hémorragies. Lorsqu'il existe des fistules périnéales ou scrotales, l'analogie est encore plus grande avec le rétrécissement blennorragique ordinaire compliqué.

Les signes physiques, au début, sont nuls. Plus tard, la palpation montrera chez la femme une induration ligneuse de la cloison urétro-vaginale, chez l'homme la même sensation d'induration en un point de l'urètre. Les ganglions inguinaux sont engorgés dans un tiers des cas.

La *marche* de la maladie est rapide : l'urine septique infiltre le périnée ; des fistules se forment qui sont envahies par le néoplasme, transformant le périnée en un clapier purulent. Les malades sont finalement emportés par la cachexie cancéreuse ou l'infection urinaire.

Le *diagnostic* est difficile, pour ne pas dire impossible, au début. L'affection reste méconnue jusqu'au jour où l'étendue des indurations et leurs irrégularités, les hémorragies sérieuses provoquées par l'exploration, l'adénopathie inguinale, l'odeur fétide des écoulements viennent attirer l'attention et rendre le diagnostic évident.

Pour le *traitement*, on a le choix entre la résection de l'urètre, l'amputation de la verge et l'émasculation totale. Mais les résultats obtenus jusqu'ici sont peu encourageants. Aussi, pour peu que le cancer soit étendu, le mieux est de recourir à un traitement palliatif. L'indication principale étant de combattre l'infiltration et la rétention d'urine, on pratiquera la cystostomie sus-pubienne et l'on opérera ainsi la dérivation des urines.

*KENDIRDJY.*

**URÈTRE (VICES DE CONFORMATION).** — L'hypospadias et l'épispadias, à cause de leur importance, ont été étudiés à part. Nous étudierons ici les autres vices de conformation de l'urètre.

I. **Malformations diverses du méat et du gland.** — 1° *Situation anormale du méat.* — Tout méat qui ne siège pas au sommet du gland est un méat anormal. Il se porte alors en haut vers le dos du gland, ou plus souvent, en bas, vers le filet.

2° *Imperméabilité de la partie supérieure du méat.* — Ce dernier, dont la fente peut être large, n'est imperméable qu'à sa partie inférieure, comprenant un tiers ou la moitié ou les deux tiers de l'ouverture. La paroi inférieure de l'urètre balanique est très mince.

3° *Canaux borgnes avec méat unique.* — À la partie supérieure du méat, au-dessus de l'embouchure urétrale, on trouve un cul-de-sac séparé de l'urètre par une cloison transversale et dont la profondeur est, en général, de quelques millimètres.

4° *Méat double dont le supérieur conduit à un canal borgne.* — C'est la malformation précédente avec une cloison transversale s'avançant presque sur les lèvres du méat. Il en résulte deux méats dont l'inférieur mène à l'urètre et le supérieur est borgne externe. Dans les urétrites blennorragiques, ces culs-de-sac peuvent recéler le gonocoque et constituer indéfiniment un foyer d'auto-inoculation.

5° *Méat à quatre lèvres.*

II. **Rétrécissement congénital du méat.** — Normalement le méat doit laisser passer un explorateur n° 18 à 22. Ces dimensions peuvent s'abaisser jusqu'à donner un méat punctiforme, gênant la miction et l'éjaculation. Les méats étroits sont une cause de persistance de la blennorragie.

Le traitement consiste dans la **méatotomie**, qui se pratique avec le méatotome de Guyon dont on règle à l'avance le degré d'ouverture. On introduit le méatotome fermé dans l'urètre jusqu'à une distance d'environ deux centimètres, la lame tournée vers la paroi inférieure, on l'ouvre et on le ramène

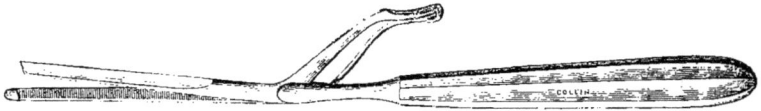

Fig. 184. — Urétrotome pour le méat.

en avant. La lame, rencontrant le méat étroit, pénètre dans sa lèvre inférieure qu'elle fend (fig. 184). Dans les jours qui suivent, on soumet le méat agrandi à la dilatation.

III. **Oblitération complète de l'urètre.** — On y distingue deux variétés :

1º *Occlusion complète sans canal de dérivation.* — Tantôt c'est le méat lui-même qui est imperforé, soit que le méat ne présente aucun orifice, soit que le méat se termine en cul-de-sac. Tantôt l'urètre est transformé en un cordon fibreux ; il y a en même temps imperforation de l'anus et communication de la vessie avec le rectum. Ces oblitérations complètes donnent lieu à des accidents de rétention d'urine qui compromettent l'existence.

2º *Occlusion complète avec canal de dérivation.* — Ce dernier part soit de la vessie, soit de l'urètre en arrière de l'obstacle et aboutit soit au rectum, soit à la peau.

IV. **Absence de l'urètre.** — Très rare, elle est *totale* ou *partielle*.

V. **Diverticules congénitaux de l'urètre.** — Ils s'ouvrent dans l'urètre et on ne les découvre qu'au moyen de l'urétroscopie.

VI. **Dilatations congénitales de l'urètre.** — Très rares, elles représentent une sorte de fistule borgne interne. La poche se remplit d'urine au moment de la miction et se vide par pression directe.

VII. **Duplicité de l'urètre.** — Tantôt il y a un urètre double dans un pénis simple ; tantôt à la duplicité de l'urètre correspond une duplicité du pénis.

VIII. **Fistules sous-péniennes congénitales.** — Il n'en existe que deux variétés : les fistules complètes et les fistules borgnes externes. Les fistules *complètes*, qui se distinguent de l'hypospadias par ce fait que l'ouverture urétrale et l'ouverture cutanée sont reliées par un véritable canal, sont exceptionnelles.

Les fistules *borgnes externes* succèdent à des kystes du raphé génito-périnéal qui s'enflamment et s'ouvrent à l'extérieur, donnant lieu à des fistules qui n'ont aucune tendance à se fermer spontanément.

IX. **Fistules dorsales du pénis.** — Très rares également, elles siègent en un point variable depuis le sommet du gland jusqu'au pubis. L'orifice, de dimensions variables, se trouve à la partie postérieure d'une gouttière médiane qui se prolonge sur le gland à la façon d'une gouttière épispadienne. Le canal qui fait suite est nettement médian, et d'autant plus long

que l'ouverture siège plus près du gland. En arrière, le canal se termine en
cul-de-sac plus ou moins profond sous le pubis. La face interne est revêtue
d'une muqueuse. Ces canaux surnuméraires peuvent s'infecter au même titre
que le canal normal. Le traitement de choix est l'extirpation.

    **X. Fistules périnéales congénitales.**

    **XI. Fistules stercorales du pénis. Abouchements anormaux du
rectum.** — Ces malformations coexistent toujours avec une imperforation
de l'anus. Aussi le traitement doit-il consister dans l'établissement préalable
d'un anus, suivi de la dissection et de l'extirpation du conduit fistuleux.

*KENDIRDJY.*

**URÉTRECTOMIE.** — V. Urétrotomie.

**URÉTRITES.** — L'urétrite est l'inflammation du canal de l'urètre. Dans l'immense majorité des cas elle est due à l'intervention du gonocoque; aussi
urétrite aiguë est-elle synonyme d'urétrite blennorragique ou de blennorragie tout court.

    Nous devons étudier l'urétrite aiguë et l'urétrite chronique, d'abord chez
l'homme, puis chez la femme.

    **I. Urétrite aiguë.** — La période d'*incubation* est variable : elle est en
moyenne de 2 à 4 jours; mais on a vu la blennorragie survenir au bout de
12 à 24 heures après le coït infectant ou, au contraire, longtemps après,
10 à 12 jours, par exemple.

    L'*écoulement* est précédé de sensations de chaleur et de chatouillement
dans le canal; puis apparaît au méat un suintement de liquide séreux ou
séro-purulent qui, au bout de 2 ou 5 jours, devient franchement purulent :
l'urétrite blennorragique entre alors dans la période d'*état*, et c'est à ce
moment que le malade vient généralement consulter.

    A l'*examen*, on trouve le méat rouge et boursouflé, le gland turgescent,
le prépuce plus ou moins œdématié. Par le méat se fait un écoulement
abondant d'un pus verdâtre qui se forme incessamment dans l'intervalle des
mictions et tache la chemise des malades.

    La période d'état dure en moyenne une à deux semaines, puis l'écoule-
ment devient moins abondant et moins épais : il est moins jaune, plus
séreux et finit par disparaître. Mais la guérison spontanée est rare : si le
malade est abandonné à lui-même, l'écoulement persiste, l'urétrite passe à
l'état chronique pour, de temps à autre, sous l'influence d'un excès quelconque, subir de nouvelles poussées aiguës.

    Le symptôme prédominant qu'accusent les malades est la *douleur*; nulle
ou insignifiante dans les premiers jours, elle devient bientôt intense : elle
est exaspérée par le passage des urines, d'où le nom de *chaudepisse* vulgairement donné à la maladie. Elle s'accompagne de sensation de pesanteur à
la verge et au périnée. L'urètre est induré et douloureux à la palpation. La
nuit surviennent des érections extrêmement pénibles qui réveillent les
malades; elles vont parfois jusqu'à l'éjaculation et il n'est pas rare que le
sperme soit strié de sang.

    S'il existe un phimosis, l'extrémité de la verge se renfle, l'organe pend comme un battant de cloche et par l'orifice invisible du prépuce œdématié et tordu se fait un écoulement purulent.

La palpation des aines montre souvent une adénopathie peu accusée mais douloureuse et rendant la marche quelque peu pénible. Les *phénomènes généraux* existent moins rarement qu'on ne pense : fièvre, troubles digestifs, langue saburrale, constipation, etc. La blennorragie est une véritable maladie générale s'accompagnant d'élévation de la température, de prostration, qui traduisent l'infection de l'organisme par le gonocoque.

II. **Urétrite chronique.** — Elle succède toujours à une urétrite aiguë. La chronicité est établie, non par l'ancienneté de l'affection, mais par l'absence de tout phénomène inflammatoire, principalement de toute douleur à la miction et à l'érection. Tout est rentré dans l'ordre : seul l'écoulement persiste, écoulement dont les caractères sont variables à l'infini : il peut être séreux et analogue à de la glycérine, séro-purulent ou même franchement purulent. Il peut se traduire par une simple goutte matutinale (*goutte militaire*), ou bien survenir à tout instant du jour et de la nuit et tacher le linge. Il peut être intermittent et disparaître pour revenir quelque temps après, sans cause apparente.

La recherche de la goutte doit se faire le matin, avant que le malade ait uriné : on trouve souvent les lèvres du méat collées et la pression méthodique d'arrière en avant, sur le périnée et sur la verge, y ramène un liquide d'abondance et de couleur variables.

Lorsque l'urètre postérieur et la prostate sont pris, ce qui est très fréquent, pour ne pas dire la règle, il se fait à certains moments, par le méat, un écoulement abondant de liquide, à la manière d'une éjaculation que le malade sent progresser dans son canal. C'est surtout au moment de la défécation que cette pseudo-éjaculation se réalise ; on la provoque également facilement par le toucher rectal et le massage de la prostate.

L'urétrite chronique a une durée indéfinie et la persistance de l'écoulement exerce souvent sur le moral des malades une influence fâcheuse : la plupart des cas de *neurasthénie génitale* reconnaissent pour cause une urétrite chronique obsédante.

**Complications.** — L'urétrite blennorragique détermine des complications locales et des complications générales.

A) **Complications locales.** — Elles trouveront leur description à propos des divers organes qui en sont le siège ; telles sont : l'orchi-épididymite, la prostatite, la vésiculite, la cystite, etc. Un mot seulement de celles dont la description est inséparable de celle de l'urétrite.

1° *Lymphangite et adénite.* — La lymphangite est la cause de l'œdème du prépuce et du fourreau ; elle se traduit par des indurations qui se développent sur le trajet des lymphatiques, principalement sur le dos de la verge.

2° *Folliculite et péri-folliculite. Abcès péri-urétral.* — Les follicules échelonnés tout le long du canal participent à l'inflammation de ce dernier et constituent pour le gonocoque un repaire d'où il est difficile de le chasser. La folliculite peut être simple et passer à l'état chronique ou former des kystes ; ou bien l'inflammation peut gagner le tissu cellulaire environnant et donner lieu à une *péri-folliculite* qui sera le point de départ d'un *abcès péri-urétral*. On observe ce dernier sur les côtés du frein et sur toute la traversée de l'urètre pénien et périnéo-scrotal. Ces abcès s'ouvrent dans l'urètre ou à la peau, quelquefois des deux côtés à la fois et peuvent laisser à leur suite des *fistules urinaires*.

5° **Diverticulites para-urétrales**. — Les trajets congénitaux péri-urétraux participent à peu près fatalement à l'inflammation, lorsqu'ils existent, et constituent eux aussi des foyers rebelles d'auto-infection.

4° **Cowpérite**. — L'inflammation des glandes de Cowper ou de Méry n'est pas fréquente, et l'on prend souvent pour une cowpérite un simple abcès péri-urétral du périnée. La cowpérite se révèle par une tuméfaction qui, au début, siège *en dehors de la ligne médiane*. Peu à peu, avec la participation du tissu cellulaire environnant, elle tend à devenir médiane et il devient alors difficile de dire si l'on a affaire à une cowpérite ou à un simple abcès péri-urétral. Le traitement, d'ailleurs, est le même et consiste dans l'incision large du foyer.

B) **Complications générales**. — Elles résultent du transport par le sang du gonocoque ou des toxines qu'il élabore. Dans l'ordre chirurgical, on note les arthrites, les synovites, les périostites, etc. Dans l'ordre médical, ce sont : la pleurésie, l'endocardite, la péricardite, la myocardite, les complications nerveuses (névrite, myélite, méningite), des dermatoses du genre de l'érythème polymorphe, certains troubles trophiques observés sur le membre inférieur, etc.

**Pronostic**. — Nous n'avons pas besoin d'insister sur la gravité de cette affection si commune. Aussi bien au point de vue de l'individu qu'au point de vue social, la blennorragie constitue un danger qu'il faut combattre par tous les moyens.

**Diagnostic**. — Reconnaître une urétrite est une chose banale ; d'autre part, pratiquement, toute urétrite aiguë est d'origine gonococcique. Il n'en va pas de même pour l'urétrite chronique, qui peut être due aussi bien au gonocoque qu'à des infections secondaires et qui peut même être aseptique. La recherche et la reconnaissance du gonocoque sont, en général, faciles ; mais, de ce qu'un examen de pus a été négatif, on ne peut pas en inférer que l'urètre malade et ses nombreux diverticules ne contiennent plus de gonocoque. L'épreuve de la bière et celle des instillations de nitrate d'argent à 1 pour 50 constituent un excellent moyen pour le faire réapparaître ; le coït en capote donnerait le même résultat. Aussi, lorsque plusieurs examens microscopiques, pratiqués dans ces diverses circonstances, sont restés négatifs, on est pratiquement autorisé à conclure à l'absence du gonocoque.

Un autre point important est le diagnostic de l'*extension en surface*. L'urètre postérieur participe-t-il à l'inflammation de l'urètre antérieur ? Dans l'urétrite aiguë, on peut dire que l'inflammation gagnera fatalement, à un moment donné, l'urètre membraneux et prostatique ; l'apparition d'une complication telle qu'une cystite, une prostatite ou une orchi-épididymite en serait la preuve indéniable, sans que cela permette, d'ailleurs, d'affirmer que ces complications relèvent du gonocoque et non pas d'une infection secondaire. Dans l'urétrite chronique, l'urètre postérieur peut être indemne comme il peut être seul pris. Un procédé facile pour s'y reconnaître est celui des *deux verres* : le premier contient l'urine qui a balayé le canal et s'est chargé des impuretés qu'il pouvait contenir. Si le deuxième verre contient une urine trouble, c'est que l'urètre postérieur est pris, car, à l'état de repos, cet urètre communique largement avec la vessie, dans laquelle il rejette ses sécrétions, et ce sont ces sécrétions que l'on retrouve dans le deuxième verre. Le procédé n'est pas d'une exactitude rigoureuse, mais, en pratique, il suffit.

L'urétrite étant reconnue, il faut dépister celles de ses complications qui sont latentes et qui contribuent soit à égarer le diagnostic (trajets péri ou para-urétraux, prostatite, etc.), soit à entretenir l'urétrite (rétrécissement, etc.).

1º **Traitement de l'urétrite aiguë.** — Le *traitement local* doit dominer aujourd'hui la thérapeutique de la blennorragie ; les moyens médicaux et hygiéniques ne sont plus que des adjuvants, d'ailleurs fort utiles. Mais autant ce traitement est efficace lorsqu'on l'applique judicieusement, autant il devient dangereux lorsqu'on l'emploie hors de propos ou d'une manière brutale ou maladroite.

Ce traitement local consiste en *grands lavages urétro-vésicaux*, et non pas en *injections* limitées à la partie antérieure de l'urètre. Nous proscrivons formellement ces injections, qui sont insuffisantes, parce qu'elles n'atteignent qu'une partie de l'urètre, c'est-à-dire l'urètre antérieur, et qu'en réalité, dès les premiers jours, le canal est déjà envahi dans sa totalité. En admettant même que, tout à fait au début, l'affection soit localisée à l'urètre antérieur, l'injection, telle qu'elle est encore conseillée et pratiquée, risque de repousser les germes dans l'urètre postérieur et la vessie, sans les poursuivre jusque-là par le liquide antiseptique, comme cela est fait lors des grands lavages.

Voyons d'abord la *technique* des grands lavages ; nous en formulerons ensuite les *indications* et les *contre-indications*.

Pour faire un lavage urétro-vésical, il faut un appareil et une solution antiseptique. L'appareil est des plus simples, et se compose d'un bock que l'on accroche au mur, d'un tube de caoutchouc muni d'une sorte de clapet métallique qui permet d'arrêter l'écoulement et que l'on actionne avec le pouce de la main droite qui lave, et d'une canule en verre, de Janet ou de Tuffier, dont le bout effilé et mousse sera introduit à travers le méat. Avant de s'en servir, on fera bouillir le tout dans un grand récipient, puis on versera dans le bock un litre de la solution antiseptique et on l'accrochera au mur, à une hauteur au-dessus du plan du lit ou de la table sur laquelle sera couché le malade, variant de 50 centimètres à 1 m. 50, suivant le cas, c'est-à-dire suivant la résistance opposée par le sphincter urétral du patient (1).

Comme antiseptique, il est classique d'employer le *permanganate de potasse*. On a préconisé, dans ces dernières années, une foule d'autres

---

1. Le médecin qui pratique couramment des grands lavages a intérêt à se munir d'un *laveur* spécial, que l'on trouve, sous divers modèles, chez tous les fabricants d'instruments et appareils de chirurgie.

substances, telles que le protargol, l'oxycyanure de mercure, etc. Aucune d'elles, à notre avis, ne saurait détrôner le permanganate qui reste l'antiseptique pour ainsi dire spécifique du gonocoque. L'eau qui lui sert de véhicule doit être bouillie et, si possible, distillée. Quant au *titre* de la solution, il sera *très faible* au début. L'expérience de tous les jours montre que les solutions très étendues sont d'une efficacité certaine. Il est donc pour le moins inutile de recourir à des solutions fortes; d'autre part, comme le permanganate possède une certaine action irritante et même caustique, l'emploi de ces solutions fortes peut ne pas être sans inconvénients.

Pour commencer, on se contentera donc d'une solution à 1/10 000e, soit 10 centigr. de permanganate pour 1 litre d'eau. Puis, on augmentera progressivement la proportion d'antiseptique, en passant par les titres de 1 pour 9000, 1 pour 8000, etc., jusqu'à ce qu'on atteigne la solution à 1 pour 4000, soit 25 centigr. par litre. Un certain nombre de spécialistes vont jusqu'à 1 pour 2000. Nous ne contestons pas que, dans des cas d'écoulements rebelles, il ne soit permis d'arriver à ce degré de concentration, surtout si la muqueuse du malade paraît tolérante. Mais de tels cas sont l'exception et, en règle générale, nous considérons la solution à 1 pour 4000 comme une limite extrême qu'il y a intérêt à ne pas dépasser.

Pour faire sa solution extemporanée, le praticien pourra avoir de petits paquets contenant la dose voulue de permanganate. Celui-ci étant déversé, on agitera le mélange avec un fil métallique préalablement flambé, de façon à obtenir une solution homogène. Il y a mieux, cependant, et nous conseillons vivement l'usage d'une solution *mère* de permanganate à 5 pour 100. Chaque centimètre cube de cette solution contiendra 0 gr. 05 de sel. Il suffit alors d'avoir à sa disposition une éprouvette graduée en centimètres cubes pour que le calcul soit d'une grande simplicité.

Tous les préparatifs étant terminés, il convient de procéder à l'opération. Le malade sera couché sur une table à hauteur des mains de l'opérateur, lequel se placera à sa droite; et sa tête sera relevée au moyen de coussins ou d'un dispositif spécial. Un bassin sera glissé sous son siège, destiné à recevoir le permanganate que, tout à l'heure, il urinera.

On procédera d'abord à une toilette sommaire du gland découvert, de la rainure balano-préputiale et des lèvres du méat, au moyen d'un tampon d'ouate hydrophile imbibé d'une solution antiseptique faible, par exemple d'oxycyanure de mercure. Puis, la verge étant maintenue de la main gauche, l'index et le médius d'un côté, le pouce, l'annulaire et le petit doigt de l'autre, et immédiatement en arrière de la couronne du gland, on introduira dans le méat l'extrémité pointue de la canule de Janet, adaptée au tube de caoutchouc, après avoir pris soin de chasser les bulles d'air qui pourraient s'y trouver, en laissant couler dans le bassin une certaine quantité de permanganate. La solution devra être plutôt *chaude* que tiède, mais d'une chaleur supportable, nous dirions volontiers agréable. Toutes choses égales d'ailleurs, les solutions chaudes pénètrent plus facilement que les solutions froides, lesquelles, en surprenant désagréablement le sphincter, en provoquent la contracture.

La canule, tenue d'une main légère, étant bien en place, on donne libre

cours au permanganate en serrant à peine les lèvres du méat de façon à
faire un lavage *à canal ouvert*. Ce lavage, au cours duquel on ne cherche
pas à vaincre la résistance du sphincter, est destiné à désinfecter l'urètre
antérieur, siège principal de l'écoulement. D'ailleurs, toutes les fois que la
chose sera possible, on priera le malade d'uriner immédiatement avant
l'opération, ce qui permet, du coup, et de vider la vessie et d'entraîner au
dehors le pus accumulé dans toute l'étendue de l'urètre.

Dès que le canal antérieur aura été suffisamment lavé, on cherchera à
réaliser le grand lavage proprement dit. Pour cela on recommandera au
malade de respirer facilement, sans effort, et de relâcher ses muscles,
comme lorsqu'il veut uriner spontanément. L'opérateur, de son côté, serrera
davantage les lèvres du méat qu'il appliquera hermétiquement, sans toutefois faire mal à son malade, sur les parois de la canule, pour empêcher tout
reflux du liquide et vaincre ainsi la résistance du sphincter strié entourant
l'urètre membraneux. Cette résistance, éminemment variable d'un individu
à l'autre, est en rapport avec le degré d'inflammation de la muqueuse et de
la douleur que cette inflammation provoque. Ce n'est, en somme qu'une
contracture réflexe de défense que l'opérateur doit vaincre *sans violence*.
Celle-ci, d'ailleurs, ne ferait qu'augmenter la douleur et la contracture qui
en est la conséquence involontaire, et irait ainsi à l'encontre du but que l'on
se propose. Plus les manœuvres sont douces et sans à-coup, plus les chances
de réussite sont grandes.

On reconnaît le libre passage du permanganate jusque dans la vessie à ce
fait que la main gauche, qui tient la verge, n'éprouve plus aucune résistance et perçoit, au contraire, les vibrations de la colonne liquide cheminant
librement et sous pression le long du canal. Tant que le sphincter avait
résisté, l'urètre antérieur se trouvait distendu et la verge gonflée dans la
main. On le reconnaît aussi au mouvement du liquide coloré, visible à travers la paroi transparente de la canule, et à l'abaissement progressif de son
niveau dans le récipient qui le contient. Enfin, le malade lui-même, qui
sent le liquide passer et sa vessie se remplir, renseigne le médecin sur
les progrès de l'opération.

A un moment donné, le malade éprouve le besoin d'uriner par suite de la
réplétion de sa vessie. Ce besoin est indépendant de la quantité de liquide
intra-vésical. Tel malade l'éprouvera avec 100 gr., tel autre ne l'accusera
qu'à 250 ou 500 gr., ou même davantage. Le degré de l'inflammation,
l'extension de celle-ci à l'urètre postérieur et au col de la vessie, la conco-
mitance possible d'une prostato-vésiculite, le coefficient d'irritabilité individuelle, sont autant de facteurs qui règlent ce besoin d'uriner. Il faut tenir
compte également du degré de concentration et de la température du liquide
injecté. Quoi qu'il en soit, dès que le malade accuse ce besoin, il faut arrêter
immédiatement le lavage et l'autoriser à uriner, soit couché, soit assis, soit
même debout; certains malades ne peuvent, en effet, uriner dans le décubitus horizontal.

Le liquide rendu à cette première miction n'a presque jamais la belle couleur violette du permanganate. Cela tient à ce que, au moment du lavage,
la vessie contenait une certaine quantité d'urine, et cette quantité a été

suffisante pour décomposer le permanganate et pour lui donner une coloration brun jaunâtre un peu sale. Il n'en sera pas de même lors des prochaines mictions qui laisseront sortir un liquide possédant la même nuance qu'à son entrée.

Dès que le malade a vidé sa vessie, on recommencera l'opération comme précédemment, et ainsi de suite jusqu'à épuisement du litre. On remarquera qu'à mesure que la séance avance, la quantité de permanganate qui détermine le besoin d'uriner est de moins en moins abondante. Il arrive même qu'à la fin la vessie se contracte aux premières gouttes de liquide qui y pénètrent, opposant ainsi une résistance plus brutale que celle du sphincter, laquelle est, que l'on nous permette l'expression, plus élastique. Une main exercée arrive à discerner parfaitement l'une de l'autre les deux résistances.

Nous venons de dire : jusqu'à épuisement du litre, parce que nous croyons inutile de dépasser cette quantité dans une même séance. La plupart des malades arrivent à cette limite fatigués et réclament d'eux-mêmes la cessation du lavage. En cas de besoin, nous aimerions mieux pratiquer deux lavages par jour, d'un litre chacun, qu'un lavage unique de deux litres.

A la place du bock ou du laveur spécial, on peut se servir de la seringue *de Guyon*. Pour notre part, nous avons, depuis longtemps, adopté la seringue à l'exclusion de tout autre appareil, parce qu'elle est moins encombrante et, surtout, parce qu'elle permet de *toujours* vaincre la résistance du sphincter. Ce serait une erreur de croire que le succès constant de la seringue soit dû à ce fait que l'on peut réaliser avec elle des pressions très fortes et venir ainsi à bout des sphincters les plus énergiques. Nous avons dit, et nous ne saurions trop le répéter, que la douceur est la condition essentielle de tout grand lavage, et assure bien mieux le succès que les violences intempestives qui sont, en outre, douloureuses. Non, le succès de la seringue est dû à ce qu'elle permet de mieux surprendre l'état de relâchement du sphincter ([1]). Il ne faut pas oublier, en effet, que la contracture de ce muscle n'est pas permanente, mais qu'elle est, au contraire, intermittente. C'est justement de ces intermittences qu'il faudrait profiter pour pousser l'injection d'un pouce *léger à l'extrême*. Or, cette douceur dans l'injection est plus facile à réaliser avec la seringue dont le piston est manœuvré par le doigt conscient de l'opérateur, qu'avec le bock, où l'écoulement est réglé, en grande partie, par les lois de la pesanteur.

Mais, si la seringue possède, à nos yeux, un grand avantage, elle a aussi un grand inconvénient : c'est qu'entre des mains inexpérimentées, violentes ou maladroites, elle constitue un instrument dangereux. Si elle permet, en effet, un maximum de douceur, favorisé par un jeu très facile du piston à l'intérieur du corps de pompe, elle permet non moins un maximum de force, et alors, si le praticien est persuadé qu'il arrivera à franchir le détroit sphinctérien hermétiquement fermé en usant d'une pression de plus en plus considérable, il pourra non seulement faire souffrir inutilement son malade, mais aussi provoquer à l'intérieur du canal des dégâts sérieux.

---

1. Nous employons le mot *sphincter* dans sa conception clinique, et non pas dans son acception anatomique.

Donc, pour le praticien non spécialisé, l'emploi de la seringue ne doit pas être conseillé.

Bock ou seringue, peu importe, et voilà notre grand lavage dûment pratiqué. S'il a été bien fait, le malade ne doit pas avoir souffert d'une manière appréciable, et l'opération ne devra laisser, comme reliquat, qu'un peu de pesanteur au périnée. Parfois, il s'y ajoute, dans les moments qui suivent, de faux besoins d'uriner et même d'aller à la garde-robe. Ces sensations sont fugaces; au bout de quelques heures, le malade ne se ressent plus de son lavage, surtout s'il a eu soin de prendre, immédiatement après, soit un bain de siège chaud, soit, mieux encore, un grand bain alcalin.

Telle est, brièvement énoncée, la technique du grand lavage. Mais à quel moment devra-t-il être pratiqué et le grand lavage constitue-t-il le traitement unique et exclusif de la blennorragie? En d'autres termes, quelles sont ses indications et ses contre-indications et, subsidiairement, quels en sont les résultats?

*Au début*, c'est-à-dire dès les vingt-quatre ou quarante-huit premières heures de l'urétrite, le grand lavage constitue la *méthode de choix*. A cette période, la miction n'est pas ou est à peine douloureuse. D'autre part, les signes locaux d'inflammation sont à peine existants; il n'y a ni rougeur, ni tuméfaction des lèvres du méat, et la verge, flaccide, a son volume normal. Le grand lavage, dans ces conditions, n'est nullement douloureux, et il présente, en outre, à cette période son maximum d'efficacité, au point de constituer parfois une sorte de *traitement abortif*, mettant fin d'une façon immédiate à l'écoulement, ce qui ne dispense nullement, d'ailleurs, de le continuer pendant huit à dix jours encore, sous peine de voir renaître le pus au méat.

Il n'en va plus de même lorsque le malade se présente en pleine *période d'état*, c'est-à-dire de *douleur*. L'examen montre alors un écoulement abondant, jaune verdâtre: les lèvres du méat sont rouges et turgescentes, presque violacées, à ce point qu'au moment de la miction l'urine sort en bavant ou en jets multiples. La verge est lourde et tuméfiée, et le prépuce est le siège d'un œdème parfois considérable. Les veines de l'organe se dessinent saillantes sous la peau. Avec de telles lésions, qu'il est rare de ne pas voir retentir plus ou moins sur l'état général, le grand lavage serait horriblement douloureux. Il serait de plus, dangereux, car il risquerait de provoquer des complications de voisinage parmi lesquelles l'orchi-épididymite et la cystite occupent le premier rang. Pour toutes ces raisons, le lavage urétro-vésical ne saurait, à cette période aiguë de la maladie, faire valoir ses droits.

Malheureusement et sauf de rares exceptions, c'est à cette période que les malades viennent ordinairement consulter. Force est alors de mettre de côté un traitement que nous avons vu si efficace à la période de début, et de faire intervenir le *traitement médical*.

Le malade sera mis au régime des *boissons diurétiques* (tisane de chiendent, de queues de cerises, de buchu) et *alcalines* (eau de Vichy). On lui prescrira, en outre, des *antiseptiques urinaires*, tels que le salol (0 gr. 50 à 1 gr. par jour), l'urotropine (de 1 gr. à 1 gr. 50 dans les 24 heures), l'uro-

donal, l'uraseptine, l'érythrine, etc. Grâce à ce traitement, la période aiguë,
douloureuse, est abrégée, ce qui permet de recourir un peu plus tôt aux
grands lavages. Le malade prendra un grand bain alcalin à 36° quotidien,
et, dans la journée, il prendra, aussi souvent qu'il le pourra, des bains de
verge à la température la plus élevée possible, soit avec de l'eau simplement
bouillie, soit avec une solution antiseptique telle que l'oxycyanure de mercure à 1 pour 1000. Certains auteurs préfèrent les bains locaux froids et en
obtiennent d'excellents résultats.

Une des manifestations les plus pénibles de l'urétrite, à cette période
aiguë, est la *rétention d'urine*, due au spasme de l'urètre membraneux, lui-
même provoqué par les douleurs très vives de la miction. Un bon moyen de
la combattre consiste à prendre un bain de siège chaud, ou même simplement un bain de verge à température élevée; au bout de quelques minutes,
la verge, qui était turgescente, parfois en demi-érection, se flétrit et la miction arrive à se faire avec un minimum de souffrance. Le malade urine dans
son bain.

Une autre manifestation non moins pénible consiste dans les *érections*
douloureuses de la nuit. Contre ces érections, on prescrira, d'une part, un
traitement interne, consistant dans un cachet de 0 gr. 75 centigr. à 1 gr.
de bromure de camphre, à prendre une demi-heure avant de se mettre au
lit; d'autre part, un traitement externe consistant en applications locales de
compresses humides très chaudes ou très froides. Souvent il suffit que le
malade se lève et fasse quelques pas dans sa chambre, ou bien qu'il satis-
fasse un besoin plus ou moins pressant d'uriner, pour que l'érection tombe
aussitôt. Malheureusement, dès qu'il est recouché, dès surtout qu'il est de
nouveau plongé dans le sommeil, l'érection reparaît, très pénible au point
d'interrompre le sommeil le plus profond.

Le traitement médical, dont nous nous sommes contenté de tracer les
grandes lignes, sera continué tant qu'il y aura localement des signes
d'inflammation. Mais, dès que ces signes et la douleur qui les traduit ont
disparu, et à condition toutefois qu'il n'y ait aucune complication de voisinage : abcès péri-urétral ou cowpérite, orchi-épididymite, prostato-vésiculite, cystite, on commencera les grands lavages suivant les règles que nous
avons établies plus haut. Pendant deux semaines, en moyenne, on fera un
lavage quotidien; ensuite on laissera un jour d'intervalle entre deux lavages,
et c'est à ce moment qu'il convient d'adjoindre au traitement local l'usage
des *balsamiques*, pris par voie interne.

La préparation la plus courante de ces balsamiques est et a été surtout
l'*opiat*, mélange en proportions variables de cubèbe et de copahu additionnés de sirop de gentiane q. s. L'opiat se prend en boulettes, ayant chacune le volume d'une petite noisette, au nombre de six, huit par jour, dans
du pain azyme. Mais ce chiffre peut n'être atteint que progressivement. Au
bout de huit à quinze jours, on diminue progressivement d'une boulette par
jour, jusqu'à cessation complète.

Certains malades répugnent à l'ingestion de l'opiat. De plus, celui-ci n'est
pas sans avoir une action irritante sur la muqueuse du tube digestif, et les
coliques, la diarrhée, des vomissements ou, tout au moins, des mouve-

ments nauséeux, ne sont pas d'une observation rare. Aussi vaut-il mieux, dans la clientèle aisée surtout (¹), remplacer l'opiat par le *santal*, que l'on prend en capsules, jusqu'à dix et douze par jour, et dont on diminue ensuite progressivement la dose comme pour l'opiat.

Pendant tout le cours du traitement, il est un certain nombre de *prescriptions hygiéniques dont l'observation est d'une importance capitale*. Ne pas s'y conformer équivaut à compromettre, voire même à annihiler les résultats que l'on est en droit d'escompter du traitement proprement dit, et c'est dans les écarts de régime ou dans les imprudences commises qu'il faut, la plupart du temps, chercher la cause de l'insuccès de ce traitement. Ces prescriptions sont les suivantes :

1° Éviter les fatigues de toutes sortes (marches prolongées, station debout), et tous les exercices tels que : équitation, cyclisme, escrime, natation, gymnastique, etc. ;

2° Porter un *suspensoir* garni d'ouate et ne comprimant pas trop les bourses afin d'éviter, dans la mesure du possible, l'orchi-épididymite ;

3° S'abstenir rigoureusement de toutes boissons alcooliques ou excitantes (vin, bière, liqueurs, café, thé, etc.) ;

4° S'abstenir également de viandes rouges, de mets épicés, également de crustacés, de coquillages, de charcuterie, d'oseille, de tomates, d'asperges, de salades et de fruits crus et, en général, de tout aliment considéré comme pouvant retentir fâcheusement sur les voies urinaires;

5° Boire aux repas et en dehors des repas, soit des eaux alcalines (eau de Vichy), par exemple, soit des eaux diurétiques (Évian, Vittel, Contrexéville).

Le malade sera mis en garde contre la possibilité et l'extrême gravité d'une infection conjonctivale. Il devra donc, après toute manipulation de sa verge, se laver soigneusement les mains et les plonger ensuite au besoin dans une solution antiseptique.

Inutile de dire que les *rapports sexuels* lui seront interdits jusqu'à guérison complète, et cela aussi bien dans son propre intérêt que dans celui de la femme.

Dans l'intervalle des mictions, il maintiendra son gland enveloppé dans une couche d'ouate hydrophile sur laquelle sera ramené le prépuce. Cette ouate devra être renouvelée fréquemment dans la journée, et le malade en profitera pour uriner et prendre ses bains locaux, évitant ainsi la balano-posthite.

Combien de temps durera le traitement? Il va sans dire que l'examen bactériologique du pus urétral, que nous supposons avoir été fait dès le premier jour, en vue d'asseoir le diagnostic, devra être répété assez fréquemment, car il constitue un important critérium permettant de suivre pas à pas les progrès du traitement antiseptique local et de reconnaître en dernier lieu la guérison définitive. D'une façon générale, une série de quinze lavages ininterrompus nous paraît indispensable. Ensuite, les lavages seront continués avec des intermittences de plus en plus longues.

---

1. Nous disons dans la clientèle aisée, car il existe dans le commerce une foule de marques de santal, d'un prix d'achat inférieur, mais d'une efficacité douteuse, voire même, pour certaines d'entre elles, nulle.

Il est difficile, sous ce rapport, d'édicter une règle univoque et absolue, et c'est surtout ici une question d'espèce. Lorsque tous les signes subjectifs auront disparu, et qu'il n'y aura plus qu'un léger suintement au niveau du méat, surtout si le malade en est à une deuxième ou à une troisième blennorragie, ordinairement plus tenace que la première, quoique moins violente, il sera bon d'adjoindre aux lavages, isolément ou en les combinant l'un à l'autre, le *massage* de la prostate et des vésicules séminales, et la dilatation progressive du canal avec massages sur béniqué. On est autorisé également, pour parachever la guérison et la rendre définitive, à instituer une série d'instillations intra-urétrales au nitrate d'argent au 1/100° ou au 1/50°. Mais ici, nous empiétons sur le chapitre de l'urétrite chronique ou tendant vers la chronicité, et dont le traitement si délicat et si incertain dans ses résultats, exige des manœuvres qui sont du domaine à peu près exclusif du spécialiste.

C'est la possibilité de ce passage à l'état chronique qui est la terreur du malade et, souvent aussi, du médecin. Certes, un traitement local bien conduit et suffisamment prolongé, chez un homme qui observera religieusement et à la lettre les diverses prescriptions thérapeutiques et hygiéniques qui lui seront faites, aura les plus grandes chances de mener à la guérison. Et si ce traitement a été précoce, si, chose malheureusement rare, on a pu l'instituer dès les vingt-quatre ou quarante-huit premières heures de l'apparition de l'écoulement, alors que le gonocoque n'a pas encore pénétré à une grande profondeur, et dans l'épaisseur de la muqueuse et dans ses innombrables culs-de-sac glandulaires, les chances de guérison équivaudront à une *quasi certitude*. Il n'en est pas moins vrai qu'il existe des cas rebelles dans lesquels le traitement le mieux conduit n'arrive pas à déraciner le mal. Ces cas sont, à n'en pas douter, l'exception, et leur existence ne doit nullement porter atteinte à la confiance, amplement et surabondamment justifiée, que mérite le traitement local, combiné à l'hygiène.

Une fois l'écoulement tari, le malade attendra un certain temps pour reprendre sa vie habituelle. Six semaines à deux mois d'observation ne sont pas de trop, et le praticien saura calmer l'impatience dont trop souvent font preuve les malades, en les mettant en garde contre une reprise toujours possible des accidents et en leur faisant comprendre l'importance, au double point de vue individuel et social, d'une guérison complète et définitive.

2° **Traitement de l'urétrite chronique.** — Il est plus difficile de formuler un avis lorsque l'urétrite est devenue chronique : on peut dire que tous les traitements sont bons, mais que pas un d'eux n'est infaillible. L'examen bactériologique de l'écoulement est capital. Y a-t-il des gonocoques? Le permanganate de potasse reste le médicament de choix, sous forme de grands lavages urétro-vésicaux. S'il n'y a pas de gonocoques, on peut recourir soit au permanganate, soit à l'oxycyanure de mercure à 1 pour 4000. Plus que dans l'urétrite aiguë, on combinera aux lavages, et suivant les indications, la dilatation du canal, le massage de l'urètre sur béniqué ainsi que le massage de la prostate et des vésicules séminales. C'est en pareil cas qu'on a voulu réaliser des surdilatations du canal de l'urètre au moyen d'instruments spéciaux dont un des plus usités est le *dilatateur de Kollmann*.

Si l'inflammation est localisée à l'urètre postérieur, on se trouvera bien des instillations de nitrate d'argent à 1, puis à 2 pour 100. Ces instillations se pratiquent au moyen de la seringue spéciale de Guyon et de l'instillateur construit sur le modèle des explorateurs à boule olivaire. Une hygiène rigoureuse sera prescrite. Après 8 ou 10 jours de traitement, on s'arrêtera un jour ou deux, on attendra le retour de l'écoulement et, si ce dernier fait défaut, on aura recours à l'épreuve de la bière ou du coït qui viendra confirmer la guérison.

Lorsque le malade en arrive à ne plus avoir qu'une goutte matutinale imperceptible, incolore et semblable à de la glycérine, que cette goutte reste stationnaire malgré la reprise des habitudes sexuelles et autres, que des examens microscopiques répétés, après les diverses épreuves, ont montré constamment l'absence de tout gonocoque et de tout autre agent pathogène (urétrite aseptique), plutôt que de s'éterniser à traiter un écoulement rebelle qui consiste en une réaction purement muqueuse, nous pensons que le plus sage est d'y renoncer en faisant bien comprendre au malade (qui ne comprend pas toujours et que cet écoulement plonge dans l'hypocondrie) qu'il s'agit d'une sécrétion muqueuse ne présentant aucun danger ni pour lui ni pour la femme, et qu'à vouloir s'entêter à le traiter quand même, on risque d'irriter un canal qui n'en peut mais et d'y provoquer des lésions de sclérose, point de départ d'un futur rétrécissement.

**Urétrite blennorragique chez la femme.** — Si, chez l'homme, blennorragie est synonyme d'urétrite blennorragique, il n'en est pas de même chez la femme, où le gonocoque peut se localiser primitivement aussi bien dans l'urètre qu'au niveau de la vulve, du vagin, du col utérin, etc. L'urètre reste cependant la principale localisation de l'infection blennorragique.

Après une période d'*incubation* de 2 à 6 jours, la malade se plaint de sensations de brûlure à la miction ou de douleur véritable, accompagnées de fièvre, de frissons et de légers malaises. A l'examen, on trouve l'orifice de l'urètre gonflé, rouge, la muqueuse un peu saillante et vascularisée. Lorsqu'on introduit le doigt dans le vagin, on sent sur le trajet de l'urètre un cordon plein, douloureux à la pression, et la pression sur ce cordon amène au méat une grosse goutte de pus crémeux.

Les symptômes de l'urétrite aiguë se calment assez rapidement, en général au bout de trois semaines, et l'affection passe à l'état chronique tout en conservant sa virulence.

L'urétrite chronique peut soit se localiser dans les follicules qui bordent le méat (*péri-urétrite blennorragique*), soit envahir le canal tout entier (*urétrite proprement dite*). Sous l'influence d'excitations locales ou générales, elle peut subir des poussées aiguës, éminemment contagieuses.

En dehors de l'examen de l'urètre et de l'examen bactériologique, certains indices, certains *stigmates* permettent le diagnostic : ce sont les lésions intertrigineuses de la face interne des cuisses, du pourtour de l'anus et des fossettes génito-crurales, l'œdème des petites lèvres, les érosions, les végétations.

De l'urètre, l'infection gagne la vulve, le vagin, l'utérus, les trompes, le péritoine, déterminant dans ces divers organes des lésions spécifiques qui constituent autant de complications de l'urétrite blennorragique.

*Traitement.* — Dans la période aiguë, le traitement est surtout hygiénique. Les femmes devront observer le repos au lit, autant que possible; la nourriture sera légère et elles éviteront avec soin les boissons alcooliques. Plus tard, on prescrira les balsamiques (opiat, santal), et l'on pourra faire quelques injections de permanganate. Si l'urétrite est passée à l'état chronique, on aura recours à des badigeonnages intra-urétraux avec de la teinture d'iode ou une solution de sulfate de cuivre à 2 ou 5 pour 100.

*KENDIRDJY.*

**URÉTROCÈLE.** — V. Prolapsus génitaux.

**URÉTROPLASTIE.** — V. Hypospadias et Épispadias.

**URÉTROSCOPIE.** — L'urétroscopie constitue un mode d'exploration de l'urètre en même temps qu'un moyen thérapeutique, en ce sens qu'elle permet de porter sur un point déterminé de l'urètre, et sous le contrôle de la vue, un agent thérapeutique.

On se sert aujourd'hui d'urétroscopes à *lumière intérieure*, comme ceux de Nitze, d'Oberlander et de Kollmann, ou d'urétroscopes *à lumière réfléchie* comme ceux de Grünfeld et de Janet. En France, la méthode a été perfectionnée par G. Luys dont l'appareil est très ingénieux. Les premiers ont l'inconvénient de s'échauffer dans le canal. Les tubes urétroscopiques ont un diamètre correspondant aux numéros 18 à 26 de la filière Charrière et leur longueur est de 10 à 12 centimètres. L'aspect de l'urètre normal varie suivant les régions : au niveau du bulbe, c'est une fente noire, verticale. Dans la partie antérieure, la fente centrale s'arrondit et l'on en voit partir des plis radiés. Dans la fosse naviculaire, elle redevient verticale.

Dans l'urètre prostatique on voit, en arrière, une saillie mousse et convexe : c'est le veru montanum avec une fente représentant l'utricule; le canal est aplati et sa lumière dessine un croissant à concavité postéro-inférieure.

*KENDIRDJY.*

**URÉTROTOMIE.** — L'urétrotomie est la section de l'urètre: elle se fait de dedans en dehors ou de dehors en dedans : dans le premier cas, c'est l'urétrotomie *interne*; dans le second cas, c'est l'urétrotomie *externe*. Enfin, il est des cas où ces deux méthodes sont insuffisantes et où l'on est forcé de recourir à l'*urétrectomie*, ou résection de l'urètre. Nous allons étudier chacune de ces trois méthodes en commençant par la plus simple : nous verrons ensuite leurs indications respectives.

**Urétrotomie interne.** — 1° *Instrumentation.* — L'urétrotomie interne classique se pratique d'*avant en arrière*, avec l'*urétrotome* de Maisonneuve qui se compose : *a*) d'un *conducteur courbe*, cannelé sur sa concavité et terminé à son extrémité vésicale par un pas de vis qui s'adapte à une bougie souple (*filiforme armée*), préalablement introduite dans l'urètre; *b*) d'une *lame coupante* triangulaire, à sommet mousse, montée sur une tige longue et flexible et destinée à glisser dans la rainure du conducteur (il existe trois lames de hauteur différente); *c*) d'une *tige métallique droite* terminée par

un pas de vis, qui s'adapte, elle aussi, à l'armature de la bougie conductrice et qui sert à vérifier si cette bougie est bien en place et ne s'est pas
entortillée dans le canal (fig. 185).

2° *Technique*. — Lorsque le rétrécissement est très serré, il est préférable
de placer, dès la veille, dans le canal, la bougie filiforme armée; si on ne l'a
pas fait, on l'introduit au moment de l'opération. On s'assure alors, en y
vissant la tige droite, que la bougie est bien placée, c'est-à-dire qu'elle glisse
dans le rétrécissement et pénètre dans la vessie sans se replier sur elle-
même dans l'urètre. On dévisse la tige droite et l'on visse à sa place le conducteur cannelé courbe qu'on introduit jusque dans la vessie comme un
béniqué. On confie alors le talon de cet instrument à un aide qui le maintient *solidement* à 45° et plus au-dessus du plan horizontal du corps, on saisit
la lame coupante et on l'introduit dans la cannelure de la tige dans laquelle

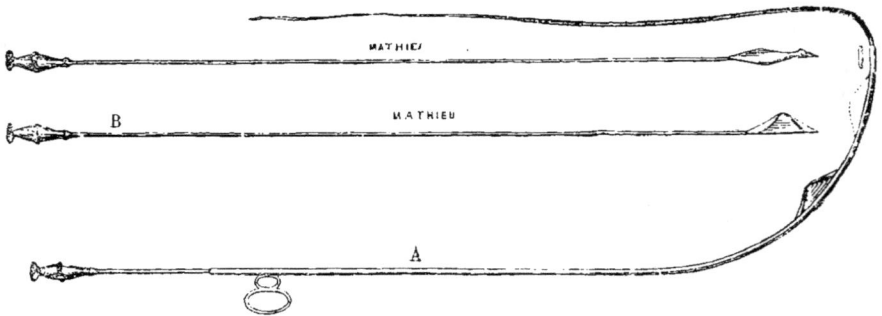

Fig. 185. — Urétrotome de Maisonneuve. — Cet instrument se compose de : 1° Un cathéter courbe A
cannelé du côté de sa concavité (ou de sa convexité) et présentant à son extrémité externe, du côté
opposé à la cannelure, un anneau qui lui sert de manche. A son extrémité interne est un pas de vis
destiné à l'articulation d'une bougie armée. Celle-ci doit être à tige renforcée, de petit diamètre et
assez souple pour s'enrouler facilement sur elle-même dans la vessie; — 2° Une lame tranchante
qui a la forme d'un triangle isocèle, à sommet mousse, à bords latéraux tranchants et légèrement
excavés. Sa base est fixée sur l'extrémité d'un mandrin métallique B, destiné à glisser dans le tube
cannelé. Il existe trois numéros de lame; on emploie généralement la lame moyenne : — C, mandrin avec lame disposée pour faire des incisions latérales.

elle doit glisser sans que saille sa pointe. Il s'agit maintenant de sectionner
les rétrécissements : de la main gauche l'opérateur saisit la verge, le méat
étant bien dans le plan sagittal médian et, de la main droite, rapidement et
avec une certaine force mais sans brutalité, il pousse la lame coupante contre
le rétrécissement qu'elle sectionne et ne s'arrête qu'à la terminaison de la
cannelure (fig. 186). On fait alors imprimer par l'aide, au conducteur courbe,
un léger mouvement de rotation à droite ou à gauche, et on retire la lame
qui, à cause de cette rotation, va sectionner le rétrécissement en un point
voisin et, cette fois, d'arrière en avant; on dévisse ensuite le conducteur
cannelé et on le remplace par la tige droite sur laquelle on fait glisser une
*sonde à bout coupé* n° 15 ou 16, jusqu'à ce qu'elle dépasse légèrement l'armature de la filiforme, presque au contact du méat (fig. 187). Saisissant alors la
verge de la main gauche, de la main droite on tient à la fois l'extrémité de la
sonde et celle de la tige droite et on les pousse dans le canal jusqu'au rétrécissement. A ce moment, l'aide maintient solidement la tige métallique en ayant
bien soin de ne pas la retirer pendant que l'opérateur continue à pousser la

sonde, laquelle franchit le rétrécissement et pénètre dans la vessie. Il ne reste plus qu'à retirer la tige et la bougie qui lui fait suite, à voir si la sonde fonctionne convenablement et à la fixer aux poils du pubis. L'extrémité de la sonde doit affleurer au col de la vessie, de façon que l'urine s'en échappe goutte à

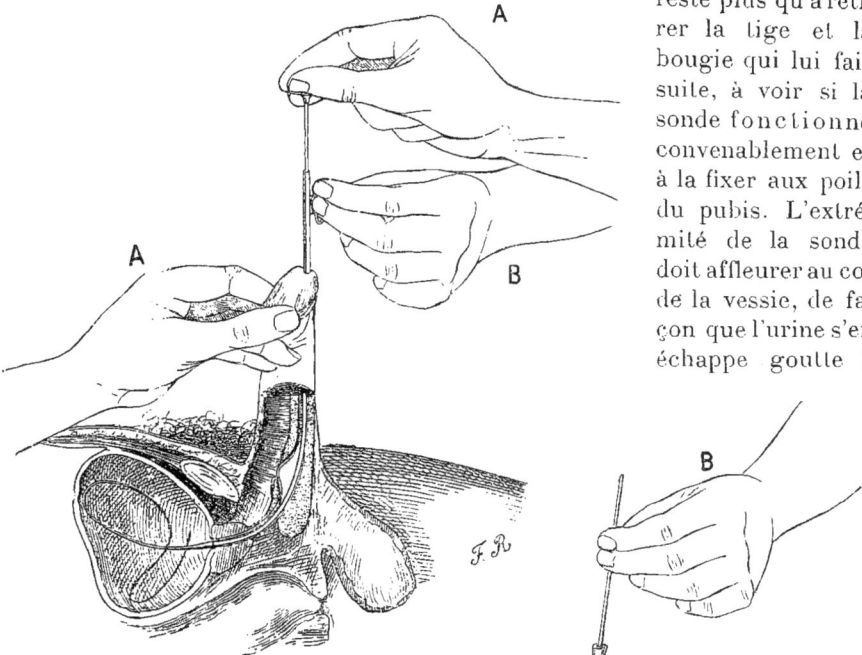

Fig. 186. — Urétrotomie interne. Introduction de la lame coupante dans l'urètre : A, A', mains du chirurgien ; B, main de l'aide. (Monod et Vanverts. *Tr. techn. opér.*)

goutte et n'ait aucune tendance à passer entre elle et les parois du canal. On termine par un lavage successivement avec de l'eau bouillie et une solution au millième de nitrate d'argent.

3° *Soins consécutifs.* — Dans les cas ordinaires, lorsqu'il n'y a pas de fièvre, le malade garde le lit pendant deux jours et on retire la sonde au bout de 48 heures ; sinon, on la laisse en place jusqu'à ce que la température soit redevenue normale. Une ou deux fois par jour, on lavera la vessie.

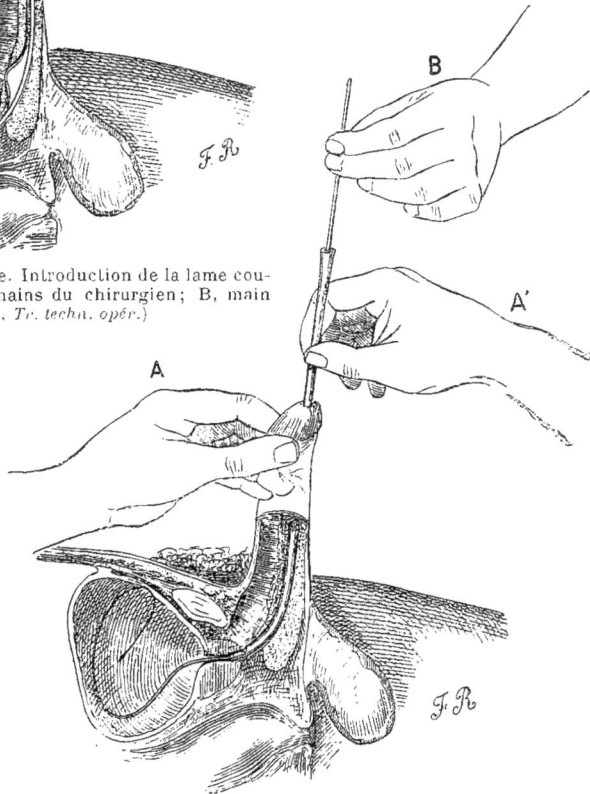

Fig. 187. — Urétrotomie interne. Introduction de la sonde à bout coupé. La tige métallique et la sonde ont été conduites à fond dans l'urètre antérieur. La sonde est poussée jusque dans la vessie par la main droite A' du chirurgien qui, de la main gauche A, tend la verge ; B, main de l'aide maintenant la tige métallique. (Monod et Vanverts.)

Le canal est alors laissé au repos et les séances de dilatation lente et progressive ne seront commencées qu'une semaine après l'enlèvement de la sonde.

A côté de cette urétrotomie classique qui se fait d'avant en arrière, il y a l'urétrotomie faite d'*arrière en avant* avec l'instrument d'Albarran et qui présente deux avantages : opérer des sections multiples et intéresser uniquement le point rétréci.

4° *Accidents de l'urétrotomie interne.* — Les voici énumérés rapidement : *a)* la bougie s'entortille dans le canal sans pénétrer dans la vessie ; *b)* l'hémorragie, qui doit être minime dans une urétrotomie bien conduite et cesser dès que la sonde a été placée ; *c)* la sonde à bout coupé ne passe pas : on retire alors tige métallique et bougie et on introduit dans le canal, avec une extrême douceur, une sonde-bougie n° 15 ou 16 ; *d)* la sonde n'est pas bien tolérée : on administre des suppositoires ou des lavements à la morphine ou à la belladone ; *e)* le malade a de la fièvre, ce qui est dû généralement au fonctionnement défectueux de la sonde.

5° *Urétrotomie interne sur dilatation.* — Dans les cas de rétrécissement large ou de rétrécissement qui ne se laisse dilater qu'incomplètement, on peut se servir soit de l'*urétrotome dilatateur* d'Albarran, soit des *béniqués tranchants* de Guyon.

II. **Urétrotomie externe.** — Sans vouloir entrer dans les détails de cette opération, nous nous bornerons à en indiquer les grandes lignes. Facile lorsque le rétrécissement est perméable à une bougie conductrice, elle peut être très difficile si le canal est infranchissable.

Dans le cas où une filiforme a pu être introduite dans la vessie, nombre d'auteurs préfèrent commencer par une urétrotomie interne, mettent alors une sonde à bout coupé et pratiquent l'urétrotomie externe sur cette sonde. Le malade étant dans la position de la taille, on incise le périnée sur la ligne médiane, on cherche la sonde avec le doigt, on fend la paroi inférieure de l'urètre au niveau du rétrécissement qu'on dépasse largement en avant et en arrière. S'il y a un abcès péri-urétral, on laisse la plaie périnéale ouverte ; dans les autres cas, il faut extirper les parties indurées du canal et du périnée et suturer le plan profond sur la sonde, sans suturer la peau. On laisse la sonde à demeure 4 ou 5 jours, puis on pratique la dilatation. Souvent l'urétrotomie externe est suivie de fistules, mais celles-ci se ferment assez rapidement si l'on rend au canal un calibre suffisant.

Dans l'urétrotomie sans conducteur, on commence par introduire par le méat un conducteur métallique qui arrive jusqu'au rétrécissement ; on incise ensuite le périnée jusqu'à l'urètre que l'on fend sur le conducteur, en avant du point rétréci. Les difficultés commencent à ce moment : il s'agit de trouver l'orifice antérieur du rétrécissement, et c'est loin d'être toujours chose facile. Le mieux est alors d'aller, par une incision pré-anale, jusqu'au bec de la prostate, de fendre l'urètre membraneux et de le suivre d'arrière en avant. Parfois on est obligé de recourir au cathétérisme rétrograde.

III. **Résection de l'urètre.** — Elle peut être *complète* et comprendre toute la circonférence d'un segment de l'urètre ; ou *incomplète* et n'intéresser qu'une partie de cette circonférence.

Les premiers temps de l'opération sont les mêmes que dans l'urétrotomie externe, avec ou sans conducteur. Lorsque le canal est incisé, on le libère en extirpant soigneusement tous les tissus indurés qui l'entourent et l'on en excise la portion malade, soit en laissant une lanière de la paroi supérieure, soit en enlevant tout un tronçon du canal. La résection incomplète est évidemment préférable.

La *restauration de l'urètre* se fait ensuite par plusieurs procédés : 1º Suture bout à bout; elle n'est possible que si l'écartement ne dépasse pas 3 à 4 centimètres. 2º Reconstitution du canal aux dépens des parties molles du périnée, par des sutures perdues à plans successifs et solidaires. 3º Autoplastie. 4º Hétéroplastie. 5º Réunion par seconde intention en laissant la brèche périnéale complètement ouverte avec une sonde dans le canal. Comme dans l'urétrotomie externe, la sonde à demeure sera laissée 5 ou 6 jours, puis le canal sera soumis à la dilatation.

**Indications de ces trois méthodes.** — Nous avons dit et répété que pour tous les rétrécissements, le traitement de choix était la dilatation lente et progressive. La dilatation reste le complément indispensable, aussi bien de l'urétrotomie interne que de l'urétrotomie externe et de la résection: mais elle n'est pas toujours possible et, de plus, elle offre, dans certains cas, des dangers réels. Elle a donc ses contre-indications qui sont les suivantes :

1º Le rétrécissement n'est pas dilatable. Sans parler des rétrécissements infranchissables, dans lesquels la dilatation est matériellement impossible, on doit considérer comme non dilatable tout rétrécissement dans lequel on n'arrive pas à passer le béniqué 60. Tantôt le rétrécissement est trop dur, tantôt il se laisse dilater, mais il revient rapidement sur lui-même (*rétrécissement élastique*); tantôt la dilatation provoque des hémorragies abondantes ou des douleurs par trop grandes; tantôt enfin elle donne lieu à des accidents fébriles;

2º Il y a des lésions péri-urétrales (abcès, fistules, tumeurs urineuses);

3º Il y a des phénomènes infectieux graves. En pareil cas, non seulement la dilatation agirait trop lentement, mais, par les éraillures qu'elle provoque dans le canal, elle pourrait aggraver l'état d'infection du malade. Dès lors, l'urétrotomie devient une opération d'urgence : « l'instrument tranchant coupe la fièvre urineuse »;

4º Il y a de la rétention grave d'urine. Dans ce cas, le simple passage des bougies risquerait d'amener des accidents graves d'infection ascendante ou d'infection générale.

Lors donc qu'une ou plusieurs de ces contre-indications se trouvent réunies, que faut-il faire? En thèse générale, on devra recourir à l'urétrotomie interne, sauf dans les deux cas suivants : 1º dans les rétrécissements infranchissables, puisqu'alors elle est impossible; 2º lorsqu'il y a des complications péri-urétrales. En pareil cas, l'urétrotomie interne, outre qu'elle devient une opération grave, ne suffit pas à faire disparaître la tumeur ou la fistule urineuse et elle devra céder le pas à l'opération de dehors en dedans, à l'urétrotomie externe, simple ou suivie de la résection de l'urètre.

*KENDIRDJY.*

**URIDROSE.** — V. Sudoraux (Troubles).

**URINAIRE (INFECTION). FIÈVRE URINEUSE.** — L'infection urinaire résulte : 1° de la pénétration dans l'appareil urinaire d'agents pathogènes capables de cultiver dans l'urine à l'abri de l'air; 2° du passage dans le sang de ces microbes ou des produits toxiques qu'ils élaborent.

Les *accidents* par lesquels elle se manifeste sont *provoqués* ou *spontanés* : les premiers sont dus à un traumatisme, si minime soit-il, comme le simple cathétérisme, l'urétrotomie interne, la lithotritie, etc. Les seconds s'observent principalement dans les affections chroniques de l'appareil urinaire et sont fonction de la rétention vésicale, d'une part, de la septicité des urines, d'autre part.

Les *agents* de l'infection urinaire sont variables; au premier rang figure le coli-bacille. Les *voies d'apport* sont, par ordre de fréquence : la voie urétrale, la voie rénale ou descendante, la voie circulatoire et la voie transpariétale. La voie urétrale joue un rôle prépondérant.

**Symptômes.** — Les accidents de l'infection urinaire se manifestent sous *deux formes* : la forme aiguë et la forme chronique.

**1° Forme aiguë.** — Elle se présente sous *deux types* :

*Premier type : Accès franc.* — Un rétréci, en pleine santé apparente, est pris, à la suite d'une exploration, d'un violent frisson : c'est l'accès qui commence et qui, dans son évolution, tout comme celui de la fièvre intermittente, va présenter les trois stades de frisson, de chaleur et de sueurs. Pendant l'accès, la température monte à 40°, 41° et au-dessus; mais dès le soir ou, en tout cas, le lendemain, elle redevient normale. En même temps, on observe du délire, des troubles digestifs, quelquefois des vomissements, et une diarrhée fétide. Le pouls est accéléré et irrégulier. Cet accès franc dure en général quelques heures, quelquefois deux ou, au plus, trois jours.

*Deuxième type : Accès répétés.* — Ici c'est un état fébrile constant avec exacerbations, débutant par un frisson intense et de longue durée. Le stade de chaleur se fait attendre; le stade de sueurs fait défaut. La langue, d'abord sèche et rouge, devient noirâtre, fuligineuse : des plaques de muguet apparaissent souvent, avec des vomissements et une diarrhée fétide. L'intelligence est obnubilée et il existe une tendance invincible au sommeil. La sécrétion urinaire est diminuée. On voit alors survenir des complications infectieuses : éruptions de purpura, suppurations diverses, parotidites.

Le *pronostic* des accès répétés est beaucoup plus réservé que celui de l'accès franc.

**2° Forme chronique ou lente.** — Elle s'établit d'emblée ou bien succède au second type dont elle est la terminaison. Fait capital, la fièvre peut manquer totalement et, lorsqu'elle existe, elle est latente et demande à être dépistée avec soin. Seul le thermomètre révèle de petites oscillations autour de 58°. Ce qui domine le tableau clinique, ce sont les *troubles digestifs* dont l'ensemble, joint à un état général mauvais, constitue la *cachexie urinaire*. Le **pronostic** est extrêmement réservé et les malades sont constamment sous la menace d'un accès aigu qui peut les emporter.

**Traitement.** — Il est préventif ou curatif.

**1° Traitement préventif.** — Il ne suffit pas d'opérer aseptiquement pour éviter les accidents de l'infection urinaire, car la plupart des malades sont déjà en état d'infection latente avant l'opération, et l'intervention la plus minime, pratiquée avec d'infinies précautions, peut être le point de départ d'accidents formidables. Néanmoins, certaines précautions sont bonnes à prendre : *avant l'opération*, les malades seront mis au repos; le canal et la vessie préparés avec soin. *Pendant l'opération*, il est indispensable d'obtenir, par la morphine et le chloroforme, l'insensibilité complète d'une vessie douloureuse et de réduire au minimum la durée de l'acte opératoire. Enfin, *après l'opération*, on demandera à la sonde à demeure de protéger l'urètre pendant 24 ou 48 heures. L'administration préventive d'un sel de quinine, ou d'un antiseptique urinaire peut rendre des services.

2° **Traitement curatif.** — Il répond à deux indications : *a*) favoriser l'élimination du poison absorbé, et cela par la sudation, la révulsion sur la région rénale, les frictions sèches au gant de crin, les injections de caféine et de sérum artificiel, les boissons chaudes et alcoolisées, le régime lacté. Dans la forme chronique, on aura recours aux laxatifs répétés, à l'eau de Vichy, aux bains généraux, etc.; *b*) empêcher l'absorption de nouvelles doses de poison et modifier le foyer de l'infection. Pour cela, *deux moyens* s'offrent au chirurgien : 1° la *sonde à demeure* qui constitue « l'antiseptique par excellence » de l'infection urinaire et qui doit accomplir deux conditions : un fonctionnement parfait et une antisepsie continuée pendant toute la durée de son application. Elle sera changée tous les 3 ou 4 jours; 2° la *cystostomie sus-pubienne*, opération de Poncet (de Lyon). Elle est indiquée là où la sonde ne réussit pas; elle agit sur la vessie qu'elle draine, sur l'urètre qu'elle protège indirectement, sur les reins dont elle facilite l'évacuation. Elle reste, en l'espèce, la dernière ressource de la thérapeutique chirurgicale contre l'infection urinaire.                                    *KENDIRDJY.*

**URINES (DIVISION).** — Il peut être important pour arriver à un diagnostic de savoir la quantité, la qualité, la coloration, les caractères, en un mot, de l'urine de l'un et l'autre rein. On peut arriver à ce résultat, soit en allant recueillir directement l'urine dans le canal excréteur du rein, l'urètère ou le bassinet, en cautérisant ce conduit, soit, au contraire, en établissant dans le réservoir vésical, une cloison verticale entre les deux orifices des conduits afférents, en sorte que l'on pourra recueillir, de chaque côté de cette cloison, l'urine sécrétée par chacun des reins. Suivant l'instrument employé à cet effet, on a donné à cette opération le nom de *séparation* ou de *division* des urines. Le principe reste le même.

Il semble que ce soit Lambotte, en Belgique, qui ait eu l'idée de cette méthode. En France, Cathelin et Luys, chacun de leur côté, contribuèrent grandement à la vulgariser en la rendant plus pratique.

D'après ce que nous avons dit plus haut, la division ou séparation des urines est un procédé qui a pour but de renseigner sur l'état d'un ou des deux reins. Elle permet de connaître lequel des deux reins est malade lorsque les signes cliniques n'ont pu renseigner sur ce point. Elle permet de savoir ce que vaut fonctionnellement le rein malade, et aussi du même coup celui du côté opposé. Elle permet enfin de savoir si les deux reins existent ou tout au moins fonctionnent.

Dans nombre de cas d'hématuries rénales, il est impossible de savoir quel rein saigne ; en cloisonnant la vessie au cours de l'hémorragie, le diagnostic se fait facilement en recueillant d'un côté de l'urine claire, de l'autre de l'urine sanglante. En dehors des hématuries, l'analyse histologique ou chimique des deux urines ainsi récoltées renseigne bien souvent.

Le rein malade étant connu, l'analyse de l'urine de l'autre rein fera connaître la valeur fonctionnelle de ce dernier.

Enfin si un seul côté donne, on pourra conclure, en dehors, bien entendu, de toute faute de technique, à sa suppression pathologique ou à l'absence congénitale de l'autre rein.

**Contre-indication.** — La séparation ou la division ne peuvent cependant pas être employées dans tous les cas. Celles-ci peuvent tenir à l'état de l'uretère, de la prostate, de la vessie.

Il faut que l'urètre ait un calibre normal et une paroi suffisamment souple pour permettre l'introduction de l'instrument, car il est d'un calibre assez considérable. Lorsque l'urètre présente des rétrécissements ou que sa paroi est devenue scléreuse, la division n'est plus possible, à moins que la dilatation progressive du conduit ne vienne à lui rendre un calibre suffisant.

La prostate hypertrophiée rend impossible la division le plus souvent, car la saillie que fait dans le bas fond le lobe moyen de la glande, ne permettra plus l'adaptation exacte de la cloison aux contours de la vessie et les urines de chaque rein se mélangeront au-dessous.

Il faut enfin que la vessie soit tolérante et que sa capacité soit normale ou à peu près. Dans le cas contraire, sa paroi excitable et contracturée ne permettrait pas le déploiement de la cloison divisante.

**Instrumentation et technique.** — Les instruments généralement employés chez nous sont le diviseur de Cathelin (fig. 188) ou le séparateur

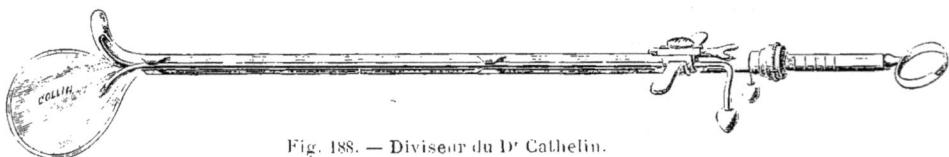

Fig. 188. — Diviseur du Dr Cathelin.

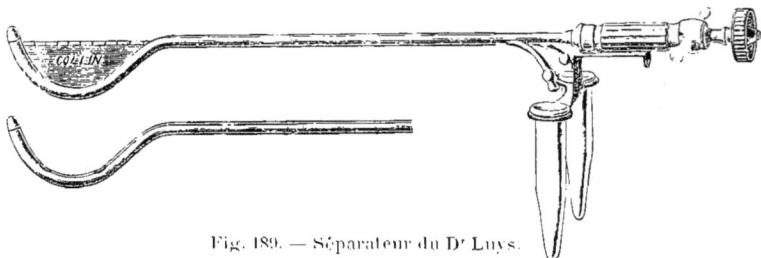

Fig. 189. — Séparateur du Dr Luys.

de Luys (fig. 189). Nous ne les décrirons pas séparément, les figures ci-jointes en diront plus long. Tous deux se composent d'une tige rigide, courbe, servant de cathéter et munie de chaque côté de conduits destinés à porter au dehors l'urine recueillie de chaque côté d'une cloison souple cachée dans l'intérieur du cathéter et que l'on peut, par un mécanisme placé à l'extrémité de l'instrument, faire monter et descendre à volonté dans la cavité de la vessie.

Le malade doit être placé dans la position demi-assise ou couché sur le dos, mais les reins fortement soulevés sur un billot ou une bouteille roulée dans un linge de façon à incliner le bassin en avant. Les cuisses seront écartées et fléchies sur le bassin, dans une position telle que le malade puisse la garder sans fatigue un temps suffisamment long. Il faudra alors laver le canal, la vessie, user, en un mot, de l'asepsie la plus rigoureuse sans laquelle des accidents graves sont toujours à redouter. L'instrument doit être introduit sans violence. Bien faite, une division est tout à fait indolente. L'urine coule par les tubes plus ou moins tôt, il arrive assez souvent qu'il faille attendre un certain temps avant que l'écoulement ne commence à se faire, parfois même il est nécessaire d'amorcer l'écoulement en injectant avec une seringue à instillation une petite quantité d'eau stérilisée.

Quand la quantité d'urine recueillie paraît suffisante, la membrane cloisonnante est rentrée et l'appareil enlevé. Ce mode d'exploration des reins est délicat et doit être bien fait si l'on veut pouvoir en tirer des conclusions pratiques. Il est certainement plus facile que le cathétérisme des uretères qui demande une plus grande habitude et une instrumentation plus compliquée, mais ses résultats sont sujets à des causes d'erreur qui n'existent pas dans ce dernier mode d'exploration beaucoup plus rigoureuse.

*RAYMOND GRÉGOIRE.*

**URINES (EXAMEN).** — Une analyse précise des urines nécessite une dépense de temps et l'emploi d'appareils spéciaux dont ne dispose que rarement le praticien. Il est cependant certains caractères, dits *caractères organoleptiques*, dont la constatation est facile et qui peuvent fournir d'utiles indications. De plus, certaines réactions, qui ne nécessitent qu'un matériel très restreint, peuvent être effectuées au lit du malade et permettent de vérifier rapidement une hypothèse clinique: c'est la connaissance de ces réactions qui intéresse surtout le médecin praticien. Mais, comme celui-ci est forcément appelé à interpréter des analyses effectuées par des chimistes, il lui importe de connaître sommairement les méthodes employées dans les laboratoires et les interprétations que peuvent recevoir les résultats analytiques.

**Mode de prélèvement et de conservation.** — Dès maintenant, formulons une proposition importante : la composition de l'urine variant à tout moment du jour, une analyse sérieuse doit porter sur l'urine des 24 heures. Exemple : la dernière émission d'urine jetée ayant eu lieu à telle heure aujourd'hui, on recueillera toute l'urine émise jusqu'à demain, même heure. Ou bien on enverra au chimiste toute cette urine, qu'il mesurera lui-même; ou bien on lui en remettra un échantillon (1/4 de litre, ou mieux 1/2 litre) prélevé sur le mélange *bien agité*, dont on lui indiquera alors soit le poids total, soit le volume. Pour que les résultats fussent comparables les uns aux autres, il conviendrait de soumettre, pendant quelques jours, le malade à un régime défini: malheureusement cette condition est presque toujours impossible à réaliser.

Autre remarque importante : l'urine se décompose avec une grande rapidité, à chaud, par suite des proliférations microbiennes et de la fermentation qui s'ensuit. Donc, l'urine destinée à une analyse chimique sera recueillie dans des bouteilles bien propres et même ébouillantées, puis maintenue au frais, ou mieux encore dans un récipient entouré de glace, à partir du moment de son émission. Ou bien encore, on y ajoutera un peu de camphre, de chloroforme, de naphtol, ou autres substances antiseptiques incapables de modifier les éléments dissous qui seront à analyser. Elle sera remise au chimiste sans retard, dans le cas du moins où l'on n'a pas ajouté d'antiseptiques.

Pour l'analyse bactériologique, il faudra prendre à ce point de vue des précautions spéciales, que nous détaillons ailleurs (V. ANALYSES MÉDICALES) et sur la grande importance pratique desquelles nous insistons.

**Renseignements donnés par les caractères organoleptiques.** — **Volume.** — Le volume de l'urine émise en 24 heures peut fournir des indications précieuses, à condition toutefois de tenir compte de la quantité de liquide ingérée par le malade. On admet, en général, que l'homme excrète 1500 c. c. par 24 heures ; pour la femme, la quantité normale serait un peu moindre : 1200 c. c. Ces chiffres n'ont rien d'absolu et peut-être vaudrait-il mieux considérer le volume que doit normalement éliminer un individu à raison de son poids. Les observations montrent qu'un adulte excrète normalement 20 c. c. par kilogramme, il suffirait donc de multiplier par 20 le poids exprimé en kilogrammes pour obtenir en centimètres cubes le volume normal d'urine. Il est bon de noter que l'enfant excrète proportionnellement plus d'urine que l'adulte ; tandis que l'adulte excrète en 24 heures, par kilogramme corporel, 20 c. c., l'enfant, jusqu'à 15 ans, excrète en moyenne 28 c. c. Pour connaître le volume normal d'urine d'un enfant, il faut donc multiplier par 28 le poids de l'enfant exprimé en kilogrammes.

*Séméiologie.* — En présence d'une *polyurie* pathologique, on doit penser au diabète, à la néphrite interstitielle, avant de ranger le cas observé dans les polyuries essentielles (nerveuse, azoturique, minérale). L'*oligurie*, quand elle n'est pas expliquée par l'abstention de boissons, la sudation excessive, la diarrhée, doit faire rechercher une affection du rein, du cœur. Dans les néphrites, elle fera redouter l'imminence de l'urémie. L'*anurie* (obstruction, néphrite) est encore plus grave ; si elle est persistante, elle entraîne la mort, mais après quelques jours. L'anurie nerveuse est moins grave (hystérique) réflexe (?).

**Couleur.** — Normalement, l'urine a une coloration jaune ambrée, mais cette coloration, due à un pigment encore mal défini, varie avec la dilution de l'urine : c'est pourquoi les anciens distinguaient trois types d'urine suivant les différents moments de la journée.

1° *Urina potus* : urine pâle émise après l'ingestion de liquide ;

2° *Urina sanguinis*, émise le matin à jeun, la plus colorée des émissions de la journée ;

3° *Urina cibi*, qui, au point de vue de la coloration, est intermédiaire entre les deux précédentes.

L'urine est d'autant plus colorée, toutes choses égales d'ailleurs, qu'elle est plus concentrée.

*Séméiologie.* — L'urine chargée d'urobiline a une couleur rouge brun. Chargée de bile, elle prend une couleur brune avec reflets verdâtres (bien apparente dans la mousse, toujours abondante en pareil cas).

Le sang lui donne une couleur rouge, qui — chose à retenir — vire facilement au brun.

La coloration en noir, par le pigment d'un cancer mélanique, est une rareté.

Certains médicaments (on doit y penser) donnent à l'urine une couleur particulière : jaune (rhubarbe, séné, santonine, safran), verdâtre ou noirâtre (l'uva ursi, les phénols et leurs dérivés : naphtol, salol, résorcine).

**Odeur.** — L'urine humaine, normale, a une odeur spécifique due à des acides volatils. Plus marquée à chaud qu'à froid, cette odeur change quand l'urine s'altère.

L'odeur de l'urine varie, comme la couleur, suivant la concentration.

*Séméiologie.* — L'urine altérée prend une odeur ammoniacale, aussi est-il important pour le médecin de constater l'odeur de l'urine *récemment émise* : une odeur ammoniacale indiquerait l'existence d'une cystite.

Le diabète détermine une odeur musquée ; une odeur de pomme reinette ou de chloroforme dénonce de l'acétonurie. Certains aliments (ail, melon, radis, asperges) rendent l'urine odorante chacun à leur manière. On connaît le parfum que lui communiquent le copahu, le santal, le safran, le cubèbe ; l'essence de térébenthine lui donne un parfum de violette.

**Aspect.** — Au moment de l'émission, l'urine normale est limpide. Peu à peu elle se trouble, mais presque imperceptiblement, et quand elle est froide il s'y forme un léger dépôt floconneux incolore.

Anormalement, ce dépôt peut devenir abondant. L'urine peut même être légèrement troublée par des phosphates au moment de l'émission, à la suite d'absorption d'alcalins ou de certains végétaux.

Les urines sont troubles au moment de l'émission quand elles renferment du pus, du sang. Dans la cystite, les urines sont troubles et ont, dès leur sortie de la vessie, une odeur ammoniacale.

Les urines chyleuses, qui se présentent dans certaines maladies parasitaires telles que la filariose, sont troubles à l'émission et ont un aspect laiteux particulier.

Quand les urines sont peu abondantes, et par suite concentrées, elles abandonnent rapidement, à mesure qu'elles se refroidissent, un dépôt assez copieux, généralement rougeâtre, dû à la précipitation d'acide urique et d'urates, beaucoup moins solubles à froid qu'à chaud. D'ailleurs, ce dépôt se redissout en tout ou en partie dès que l'on chauffe l'urine. Sa formation peut tenir à de l'hyperacidité de l'urine ; *elle ne permet pas de conclure à un excès d'élimination d'acide urique ;* ceci est à noter.

Quant au trouble qui se produit par fermentation microbienne *in vitro,* avec dépôt blanchâtre de carbonates et de phosphates, il n'a évidemment pas de signification pathologique.

**Dépôt.** — L'urine normale, au repos, abandonne un dépôt floconneux minime ; nuage léger (nubécule), qui se condense peu à peu, et que constituent surtout des cellules épithéliales desquamées, lâchement unies par une trace de mucus. Tout autre dépôt est anormal.

Le dépôt urique ou uratique, souvent accompagné d'oxalate de chaux, est tantôt blanchâtre, tantôt rougi par l'uroérythrine dans les urines fortement colorées. Le dépôt phosphatique est blanchâtre ; les phosphates peuvent y être accompagnés de carbonates. Le dépôt hématurique est plus ou moins rouge et vire ensuite au brunâtre. Le dépôt purulent est tantôt pulvérulent ; tantôt, par altération et fusion des pyocytes, il paraît muqueux.

En dehors de l'examen microscopique, indiquons quelques réactions simples caractérisant certains dépôts. La chaleur fait dissoudre les précipités uratiques ; elle tend à augmenter, au contraire, les précipités phosphatiques. L'addition d'un peu d'acide acétique exagère le précipité uratique et diminue au contraire le précipité phosphatique.

**Consistance.** — Le glucose, le pus peuvent rendre l'urine sirupeuse, filante. L'urine peut devenir gélatiniforme en même temps que chyleuse, sous l'influence de certains parasites (bilharziose, etc.).

**Agitation.** — Les caractères que peut fournir l'agitation d'une urine sont peu importants. Cependant un fait est intéressant : alors que normalement l'agitation ne détermine qu'une mousse fugace, les urines qui renferment de l'albumine ou du sucre donnent une mousse persistante.

Les urines purulentes donnent toujours une mousse persistante.

Les urines renfermant de la bile moussent abondamment : nous avons déjà signalé que, dans ce cas, la mousse est colorée.

**Recherches chimiques élémentaires que peut avoir à réaliser le praticien.** — Outre l'examen des caractères organoleptiques, le médecin doit savoir lui-même procéder à quelques investigations chimiques élémentaires et notamment déterminer de la *réaction* de l'urine et exécuter la recherche qualitative de certains produits : *albumine, glucose, bile.*

Il lui suffit pour cela d'un petit nombre de réactifs et d'appareils, dont nous donnons immédiatement la liste.

1 entonnoir.
Quelques tubes à essai.
1 lampe à alcool.
1 pince en bois (outil non indispensable, dont on peut se passer en tenant le tube à l'aide de papier plié en plusieurs doubles).
Du papier à filtrer.
1 cahier de papier de tournesol bleu.
1 flacon de liqueur de Fehling (ou mieux, comme nous le verrons plus loin, deux flacons contenant les solutions nécessaires pour préparer, au moment du besoin, la liqueur de Fehling).
1 flacon d'acide acétique (ou, à son défaut, du vinaigre).

Il est bon d'y ajouter :

1 flacon d'acide nitrique nitreux (c'est-à-dire teinté en jaune rougeâtre, par décomposition partielle de l'acide nitrique ou acide nitreux).
1 flacon d'ammoniaque.
1 flacon de sulfate de soude, sec.
1 solution étendue de perchlorure de fer.

Ce petit matériel est suffisant pour les recherches cliniques ordinaires : recherche de l'acidité, de l'albumine, du glucose, des pigments biliaires. Il permet en outre de constater si certains médicaments prescrits ont été absorbés.

**Recherche de la réaction.** — Il suffit de plonger dans l'urine un morceau de papier bleu de tournesol : celui-ci passera au rouge d'autant plus vif que l'urine sera plus acide. Le papier rouge de tournesol vire au violet, ou au bleu, si l'urine est alcaline.

L'urine normale fraîche est acide ; par fermentation *in vitro*, elle devient alcaline.

L'alcalinité, à l'émission, peut être d'origine alimentaire (végétaux), médicamenteuse (alcalins), pathologique (cystite).

**Recherche de l'albumine.** — La seule méthode pratique, pour le médecin, est la recherche par la chaleur : elle est basée sur ce caractère que, à 100°, l'albumine se coagule en flocons plus ou moins volumineux qui ne se redissolvent plus dans le liquide. Suivant la quantité d'albumine contenue dans l'urine, on peut donc observer soit un simple louche, soit une véritable prise en gelée de toute la masse chauffée. Comme il n'existe quelquefois que de faibles traces d'albumine, il est indispensable de n'opérer que sur une urine parfaitement limpide. On filtre donc 20 à 25 c. c. de l'urine à examiner, après s'être assuré qu'elle est acide et même après y avoir ajouté *deux* ou *trois gouttes* d'acide acétique, quelle que soit la réaction initiale (cette addition d'acide acétique a pour effet de précipiter la *mucine*). Ajoutons qu'il serait plus rigoureux, pour une raison que nous dirons tout à l'heure, de commencer, avant d'acidifier et de filtrer l'urine, par y ajouter du sulfate de soude en excès, de manière à la saturer de ce sel. On verse dans deux tubes à essai de même calibre une certaine quantité d'urine (ne remplir les tubes qu'à moitié pour éviter les projections de liquide : on chauffe ensuite l'un des tubes en agitant continuellement jusqu'à l'ébullition. Placer le tube chauffé à côté du tube contenant l'urine filtrée et voir s'il s'est produit un trouble ou un louche (comme le précipité formé est blanc, on apprécie souvent mieux la réaction en regardant les tubes sur un fond noir).

A) Si l'on constate un louche, il ne faut pas encore conclure d'emblée à la présence d'albumine : car, malgré l'addition préalable d'acide acétique, on pourrait être en présence d'une urine faiblement acide et, dans ce cas, le trouble serait dû à la précipitation de phosphates et de carbonates terreux. Il est nécessaire d'ajouter quelques gouttes d'acide azotique qui feront disparaître les sels terreux. Si le trouble persiste après l'addition d'acide azotique, on peut conclure avec certitude à la présence de l'albumine.

B) Si l'on ne constate pas de louche après addition d'acide acétique, il se peut néanmoins qu'il existe de l'albumine : il s'agit alors d'une variété d'albumine dite acéto-soluble (Patein). Celle-ci, en effet, qui est coagulable en milieu neutre ou très faiblement acide, ne l'est plus quand on a acidifié, même légèrement, *avec de l'acide acétique*. Toutefois, quand l'urine a été préalablement saturée de sulfate de soude, l'acide acétique perd cette propriété : de là l'utilité, pour ne pas laisser échapper à la recherche cette variété d'albumine, de saturer d'abord de sulfate de soude l'urine examinée.

Aucun procédé volumétrique ne permet de doser exactement l'albumine dans une urine. Presque tous les réactifs proposés précipitent d'autres corps en même temps que l'albumine. De plus, tous les procédés sont basés sur le volume du dépôt formé; or, ce dépôt se forme différemment suivant la densité du mélange d'urine et de réactif, suivant la température, etc. Il est donc impossible d'obtenir avec ces méthodes un résultat précis.

Le dosage de l'albumine ne peut se faire que par pesée et nécessite une balance de précision.

**Recherche des peptones et albumoses.** — Cette recherche n'est pas courante. Nous l'indiquerons ici néanmoins, parce qu'avec le matériel restreint que le médecin doit posséder, elle est abordable. On emploie à cet effet la liqueur de Fehling, dont nous indiquerons ci-dessous la préparation à propos de la recherche du glucose.

Deux précautions sont à prendre :

1° L'urine ne doit contenir aucune trace d'albumine; il est donc nécessaire de toujours opérer sur de l'urine qui aura été filtrée, après ébullition en présence de quelques gouttes d'acide acétique et d'un peu de sel de cuisine ordinaire ;

2° L'urine doit être fraîchement émise, car la fermentation peut déterminer des modifications dans les matières albuminoïdes.

Dans 4 à 5 c. c. d'urine, fraîche et débarrassée de toute trace d'albumine, on laisse tomber deux ou trois gouttes de liqueur de Fehling. Si l'urine renferme des peptones, il se produit une coloration rouge violacée.

Sous le nom impropre d'*albumose de Bence-Jones*, on décrit une variété, d'ailleurs imparfaitement définie, d'albumine, qui, lorsqu'on chauffe l'urine, se coagule vers 60 à 70°, puis se redissout à l'ébullition, et enfin reparaît quand l'urine se refroidit. C'est là une rareté.

**Recherche du glucose.** — La recherche du glucose est assez délicate, plus délicate que le médecin ne se le figure en général, surtout dans les conditions où se trouve placé le praticien, qui ne peut avoir à sa disposition un grand nombre de réactifs.

Le seul procédé clinique est l'emploi de la *liqueur de Fehling*.

La liqueur de Fehling se prépare en mélangeant une solution de sulfate de cuivre dans l'eau distillée à une solution de sel de Seignette (tartrate double de soude et de potasse) dans de la lessive de soude pure.

Comme cette solution s'altère à la longue, il est préférable pour le médecin d'avoir deux solutions séparées dont il mélange volumes égaux au moment du besoin :

Voici la formule de ces solutions :

Solution A :

| | |
|---|---|
| Sulfate de cuivre cristallisé pur. | 34 gr. 65 |
| Eau distillée | 500 grammes. |

Faites dissoudre à chaud.

Solution B :

| | |
|---|---|
| Sel de Seignette pur. | 175 grammes. |
| Lessive de soude pure (densité 1.35) | 500 — |
| Eau | 200 — |

Faites dissoudre à froid.

En présence du glucose, l'hydrate de cuivre bleu Cu (OH)² est réduit en oxydule de cuivre Cu²O, rouge.

Mais un grand nombre de substances contenues normalement ou accidentellement dans l'urine sont susceptibles de produire la même réaction; aussi est-il indispensable d'éviter toutes les causes d'erreur.

Quand on voudra rechercher le glucose dans une urine, il faudra tout d'abord s'assurer que le réactif de Fehling n'est pas altéré : pour cela on mélangera volumes égaux des solutions A et B et on portera le mélange à l'ébullition. Le liquide doit garder une teinte bleue et rester limpide.

La présence de l'albumine gêne la réduction de la liqueur de Fehling; il est donc indispensable de s'en débarrasser, si l'urine en contient. Pour cela on fera bouillir l'urine en présence d'un peu d'acide acétique, comme il a été dit plus haut, et l'on filtrera le liquide. On procédera à la recherche du glucose sur le filtrat, de la manière suivante.

On porte à l'ébullition 4 à 5 c. c. de liqueur de Fehling dans un tube à essai. La liqueur étant très dense, il est nécessaire d'agiter constamment le tube dans la flamme de la lampe; de plus, comme il arrive fréquemment que, malgré cette précaution, il y a des projections brusques du liquide, très caustique en raison de sa richesse en soude, il faut avoir grand soin de diriger l'ouverture du tube de façon à ne causer aucun accident ni dégât. Ensuite, on fait couler aussitôt sur les parois du tube quelques centimètres de l'urine à examiner, assez doucement pour qu'il n'y ait pas mélange absolu des deux liquides et qu'une partie de l'urine surnage. Si l'urine contient une quantité notable de glucose, il se produit immédiatement une coloration jaune, puis orangée, puis rouge. Si cette réaction ne se produit pas, on chauffe légèrement le tube, puis on porte franchement à l'ébullition.

Une réduction se produisant dans ces dernières conditions n'est pas caractéristique de la présence du glucose. En dehors de l'albumine, dont nous nous sommes débarrassés, il existe en effet dans l'urine d'autres substances qui réduisent la liqueur de Fehling à la température de l'ébullition : l'acide urique et les urates, la créatinine, l'indican, le chloroforme, le chloral, le copahu, l'essence de térébenthine, le sulfonal, le salol, etc.

S'il est facile de savoir, le cas échéant, que ces derniers médicaments ont été ingérés par le malade, il est impossible au médecin de se débarrasser des substances organiques telles que l'acide urique, l'indican. Aussi, en cas de doute, devra-t-il toujours faire l'essai suivant :

Dans un tube à essai, on mélange volumes égaux d'urine et de liqueur de Fehling, puis on laisse le tube au repos pendant 24 heures. Si l'urine renferme du glucose, on verra alors au fond du tube un précipité rouge d'oxydule de cuivre. Ce précipité sera d'autant plus volumineux que l'urine sera plus riche en glucose.

Quant au dosage du glucose, il n'est guère praticable par le médecin.

**Recherche des pigments biliaires.** — La recherche des pigments biliaires se fait ordinairement par le procédé de Gmelin, basé sur la réaction suivante : au contact de l'acide azotique nitreux, les pigments biliaires s'oxydent et donnent naissance à de la biliverdine, reconnaissable à sa couleur verte.

Il est nécessaire que l'urine employée pour cette recherche soit récemment émise, car les pigments biliaires s'oxydent à l'air et la réaction est alors moins nette ; il faut, de plus, que l'urine ne renferme pas une trop forte proportion d'albumine, car la précipitation de l'albumine au contact de l'acide nitrique masquerait la réaction de Gmelin.

L'acide nitrique employé doit contenir des produits nitreux, mais pas trop : on obtient un acide suffisamment nitreux en exposant pendant quelques jours au soleil un flacon d'acide nitrique pur.

Dans un verre plutôt conique (une flûte à champagne, par exemple), on verse une petite quantité d'acide nitrique nitreux ; puis, on fait couler doucement, avec précaution, à la surface de l'acide, une certaine quantité d'urine qui surnagera au-dessus de l'acide plus lourd. Si l'urine examinée renferme de la bile, il se forme, à la surface de contact des deux liquides, un anneau coloré en vert. La coloration des zones sus-jacentes, qui va du jaune au brun, n'a aucune signification au point de vue de la recherche de la bile.

Grimbert a fait observer que la présence d'albumine, ainsi que de divers pigments (indoxyle, urobiline, etc.), peut troubler la réaction de Gmelin. Il recommande un autre procédé, qui est très satisfaisant, mais qui n'a pas la simplicité clinique du précédent.

Il est une autre méthode, pour la recherche de la bile, qui n'exige pas un matériel compliqué, mais qui demande une certaine habitude ; c'est la méthode de Hay, dont voici le principe :

Si l'on projette à la surface de l'eau, ou d'une solution saline faible, ou d'une urine ne renfermant pas de bile, un peu de fleur de soufre, on voit les particules de soufre rester agglomérées en petites masses à la surface. Si maintenant on agite le liquide, il se forme de petites boules qui, pour la plupart, remontent à la surface.

Si, au contraire, on saupoudre de fleur de soufre une urine renfermant de la bile, il se forme une sorte de voile à la surface du liquide, et des particules de soufre tombent en poussière au fond du vase : si l'on agite le liquide, la chute des petits grains de soufre s'accélère.

Ce phénomène est dû à ce que, en présence de la bile, le soufre est mouillé par le liquide.

Certaines substances médicamenteuses peuvent déterminer le même phénomène : telles sont, par exemple, l'essence de térébenthine, le chloroforme, l'acide phénique, etc.

**Recherche de quelques médicaments dans l'urine.** — Il peut être intéressant pour le médecin, dans certains cas, de constater si un malade a absorbé un médicament prescrit et si l'élimination de celui-ci se fait bien ; c'est pourquoi nous conseillons au praticien d'avoir un flacon de solution diluée de perchlorure de fer, qui lui permettra de reconnaître la présence de l'antipyrine, des phénols et de leurs dérivés (acide salicylique, etc.).

En ajoutant à de l'urine filtrée quelques gouttes de solution étendue de perchlorure de fer, on obtient une coloration rouge si l'urine renferme de l'*antipyrine* ; une coloration violette si l'urine renferme de l'*acide salicylique* ; un précipité brun si l'urine renferme du *tanin*.

Pour rechercher un *iodure*, on ajoute à l'urine un peu d'empois d'amidon, puis trois ou quatre gouttes d'acide nitrique nitreux. Si l'urine renferme de l'iodure, il se produit une coloration bleue.

## Analyse complète de l'urine. Chiffres normaux. Méthodes d'analyse.

— Nous indiquerons ci-dessous, sommairement, les différentes substances normales ou anormales que l'on recherche et que l'on dose dans une analyse du type habituel, et les chiffres physiologiques qui correspondent à quelques éléments. Ainsi se trouvera tracé à peu près le plan que nous suivrons dans cet article.

**Données normales.** — *Volume.* — La moyenne normale varie suivant l'âge, le sexe, le poids.

*Propriétés organoleptiques.* — Couleur, odeur, aspect, consistance, phénomènes produits par l'agitation (mousse), dépôt (voy. plus haut).

*Densité et réaction.*

```
Densité moyenne. . . . . . . . . . . . . . . . . . . . . . . . . . .   1018
Réaction. . . . . . . . . . . . . . . . . . . . . . . . . . . . . . .   acide.
```

*Éléments normaux.* — (Les chiffres que nous indiquerons sont des moyennes : nous verrons plus loin qu'ils peuvent présenter de notables variations en dehors des états pathologiques.)

| | | Par 24 heures. | |
| --- | --- | --- | --- |
| | Par litre. | Homme. | Femme. |
| Substances dissoutes (résidu sec). . . . . | 40 | 60 | 48 |
| Acidité (exprimée en P² O⁵) . . . . . . . . | 1.2 | 1.8 | 1.44 |
| Acide phosphorique (id.). . . . . . . . . . | 2 | 3 | 2,4 |
| Urée. . . . . . . . . . . . . . . . . . . | 20 | 30 | 24 |
| Azote total (exprimé en urée) . . . . . . | 24 | 36 | 28,8 |
| Acide urique. . . . . . . . . . . . . . . | 0.4 | 0,6 | 0,48 |
| Chlore (exprimé en NaCl) . . . . . . . . . | 6 | 9 | 7.2 |
| Soufre total (en SO³) . . . . . . . . . . | 2 | 3 | 2,4 |
| Soufre neutre (en SO³). . . . . . . . . . | 0,55 | 0,52 | 0,42 |
| Soufre acide (en SO³) . . . . . . . . . . | 1.66 | 2,48 | 1.99 |
| Soufre des sulfates . . . . . . . . . . . | 1,45 | 2,17 | 1,74 |
| Soufre des phénylsulfates . . . . . . . . | 0,20 | 0,50 | 0,24 |
| Mucine. . . . . . . . . . . . . . . . . . | traces. | | |

*Éléments anormaux.* — Acétone, albumine, albumoses, peptones, glucose, pigments et substances qui s'y rattachent, pus, sang.

*Rapports entre certains éléments.* — Normalement, on a :

$$\frac{\text{Urée}}{\text{Azote total}} \text{ au moins égal à} . . . . . . . . . . . . . . . . . 0,85$$

$$\frac{\text{Urée}}{\text{Substances dissoutes}} \text{ en moyenne.} . . . . . . . . . . . . . . . 0,50$$

$$\frac{\text{Substances dissoutes}}{\text{Acide phosphorique}} \text{ en moyenne.} . . . . . . . . . . . . . . . 20$$

*Examen microscopique.* — *Éléments histologiques :* a) normaux : cellules épithéliales ; b) anormaux : sang, pus, cylindres. — *Substances précipitées :* normalement, néant.

**Méthodes de dosage.** — Le dosage des *substances dissoutes* se fait par évaporation à 100° d'un volume connu d'urine dans une capsule tarée. Quand l'eau est complètement évaporée, on pèse : du poids trouvé on déduit la tare de la capsule, et on rapporte le résultat au litre, puis au volume des 24 heures.

Le dosage de l'*acidité* s'effectue au moyen d'une solution alcaline titrée, et d'une matière colorante qui indique, par un changement de couleur, le moment où tous les corps acides renfermés dans l'urine sont neutralisés. Comme le résultat varie suivant la matière colorante employée, on devrait toujours signaler celle-ci dans le compte rendu analytique. En général, on emploie la phtaléine du phénol, dont les solutions, incolores en milieu acide ou neutre, prennent une belle teinte rouge en milieu alcalin.

L'*urée* se dose toujours au moyen d'une solution d'hypobromite de soude. Ce sel décompose l'urée en azote et acide carbonique : on absorbe l'acide carbonique par dissolution dans un alcali, et, du volume d'azote dégagé, on déduit la quantité d'urée.

L'*azote total* se dose presque toujours par la méthode de Kjeldahl. Par chauffage avec de l'acide sulfurique, on transforme toutes les substances azotées en sulfate d'ammoniaque. On dose ensuite l'ammoniaque formée, et l'on en déduit la quantité d'azote existant dans le volume d'urine mis en expérience.

L'*acide phosphorique* est dosé par précipitation à l'état de phosphate d'urane au moyen d'une solution titrée d'azotate d'urane; l'action colorante de l'urane sur le ferrocyanure de potassium indique le terme de la réaction.

Le dosage de l'*acide urique* est certainement le plus délicat de tous les dosages que nécessite une analyse d'urine : on s'explique par des différences de procédé les écarts parfois considérables constatés entre deux analyses faites par des chimistes également consciencieux. Le meilleur procédé consiste à précipiter l'acide urique à l'état d'urate d'ammoniaque dans un volume connu d'urine. Après lavages à l'eau ammoniacale et redissolution de l'acide urique dans la soude, on dose l'acide urique en l'oxydant avec une solution titrée de permanganate de potasse. Du volume de permanganate employé on déduit la quantité d'acide urique.

Le *chlore* se dose toujours au moyen d'une solution titrée de nitrate d'argent, avec le chromate neutre de potasse comme indicateur colorant : tant que le liquide renferme du chlore, l'argent s'y combine en donnant naissance à du chlorure d'argent, qui est blanc. Quand tout le chlore a été transformé, il se produit du chromate d'argent rouge : l'apparition de la teinte rouge indique donc le terme de la réaction. Du volume de la solution d'argent employé, on déduit facilement la quantité de chlore existant dans le liquide. L'urine renfermant surtout du chlorure de sodium, on exprime toujours en chlorure de sodium (NaCl) le chlore trouvé.

Le *soufre* existe dans l'urine à l'état de soufre complètement oxydé ou soufre acide (sulfates alcalins et dérivés sulfo-conjugués ou phénylsulfates) et à l'état de soufre incomplètement oxydé ou soufre neutre. On dose le soufre à ces trois états en le précipitant, après l'avoir oxydé, à l'état de sulfate de baryum et en pesant le précipité après dessiccation.

Pour doser le soufre total, on dessèche au bain-marie, dans un creuset de porcelaine, un mélange de 50 c. c. d'urine, 20 gr. d'azotate de soude pur et 4 gr. de carbonate de soude pur. On chauffe ensuite le résidu à feu nu jusqu'à fusion tranquille. On reprend après refroidissement, par de l'eau distillée acidulée par de l'HCl. On ajoute, en prenant les précautions d'usage, du chlorure de baryum à la solution bouillante. On recueille, après repos, le précipité de sulfate de baryte obtenu; on le pèse. Le poids du sulfate de baryte trouvé multiplié par 0,54526 donnera en anhydride sulfurique ($SO^5$) le poids du soufre total contenu dans les 50 c. c. d'urine employés pour le dosage.

Nous avons vu précédemment comment le praticien pouvait rechercher les différents éléments anormaux contenus dans une urine. Occupons-nous ici de leur dosage. Les seules substances anormales que l'on puisse réellement doser sont l'albumine et le sucre.

L'*albumine* se dose en recueillant sur un filtre taré le précipité produit par l'action de la chaleur sur un volume connu d'urine (on prend naturellement les précautions déjà indiquées pour éviter les causes d'erreur et précipiter toute l'albumine). On sèche le filtre après lavage : l'augmentation de poids observée correspond à la quantité d'albumine.

Le *sucre* se dose au moyen de la liqueur de Fehling. On mesure exactement le volume d'urine nécessaire pour décolorer une quantité connue de liqueur de Fehling titrée. Plus souvent encore on dose le glucose au moyen du polarimètre, appareil construit en vue d'utiliser les propriétés optiques de certains corps, tels que le glucose, qui dévient les rayons de la lumière polarisée.

Les chiffres, en apparence précis, qu'indiquent certaines analyses pour diverses autres substances organiques de l'urine, sont obtenus par des méthodes très critiquables, ne méritent pas grand crédit, et doivent même être tenus pour fort suspects. On peut déceler ces substances, on peut apprécier leur degré approximatif d'abondance : mais il est plus que téméraire, dans la pratique, de prétendre les doser avec rigueur, ce qui, d'ailleurs, n'est pas nécessaire.

En observant avec un spectroscope la lumière solaire traversant une couche d'urine, on constate, le cas échéant, des bandes d'absorption caractéristiques de la présence d'*hémoglobine* ou d'*urobiline*.

Un autre élément anormal important est l'*indican* : on le recherche en ajoutant à froid, à une certaine quantité d'urine, son volume d'acide chlorhydrique, puis *une* ou *deux* gouttes d'hypochlorite de chaux. On agite, puis on laisse tomber et l'on fait rouler dans le tube à essai 1 ou 2 c. c. de chloroforme, qui prendra une teinte d'autant plus bleue que l'urine renferme plus d'indican.

L'analyse d'urine doit être complétée par un *examen microscopique* : point n'est besoin d'un fort grossissement pour cet examen, un grossissement de 200 à 300 diamètres suffit amplement.

L'urine normale ne laisse qu'un léger dépôt floconneux, souvent à peine perceptible, mais le volume et l'aspect du dépôt peuvent varier beaucoup.

On se contente souvent, pour faire l'examen microscopique du dépôt, de laisser l'urine au repos pendant quelques heures, puis on prélève, à l'aide d'une pipette, dans le fond du vase, une petite quantité de liquide : on peut aussi centrifuger une certaine portion du liquide et examiner le culot obtenu dans les tubes coniques, mais non sans avoir agité et mélangé les différentes couches qui constituent ce culot.

En général, il est inutile de colorer le dépôt pour l'examiner; mais cependant, pour la recherche des cylindres hyalins notamment, l'addition d'une matière colorante facilite l'examen.

On trouvera dans maints ouvrages les figures caractéristiques des différents éléments ordinairement observés dans les dépôts urinaires :

Éléments figurés : cellules épithéliales, leucocytes (toujours en très petit nombre à l'état normal), cylindres granuleux, hyalins ou cireux, etc.

Éléments cristallisés : acide urique, urate de soude, oxalate de calcium, etc.

### Variations quantitatives des éléments normaux de l'urine.
— Deux sortes de variations sont à considérer : celles des chiffres absolus et celles de leurs rapports réciproques. Voyons d'abord les premières :

*Densité.* — La densité croît, en général, quand l'urine est rare, et inversement. Densité faible avec urine rare fera craindre l'insuffisance rénale.

*Acidité. Alcalinité.* — L'acidité croît, en général, si l'urine est rare. Les urines purulentes sont souvent alcalines; leur réaction tient à la nature des microbes en cause, comme nous l'indiquerons à propos de l'examen bactériologique.

*Résidu sec.* — Le résidu sec, c'est-à-dire le poids de l'ensemble des *substances dissoutes*, varie surtout avec l'urée, qui est son principal constituant; il s'élève surtout quand l'urine renferme de l'albumine et du sucre en quantités notables.

*Urée.* — On ne considérera pas comme pathologiques l'hypoazoturie ou l'hyperazoturie, si elles ne sont pas liées à un régime fortement ou faiblement azoté. Autrement, l'on en cherchera la cause dans la nutrition pervertie, dans un mauvais fonctionnement du foie, grand producteur de l'urée, dans un trouble d'élimination rénale.

Les principaux cas à considérer sont les suivants :

A) *Hyperazoturie* : 1º Par consomption : maladies fébriles, inanition (le malade consomme sa substance, donc libère et perd son azote); 2º par hyperfonctionnement du foie, hépatite aiguë, peut-être diabète (où l'hyperazoturie est fréquente); 3º par décharges rénales (succédant à une rétention préalable, parfois alternant avec la rétention).

B) *Hypoazoturie* : 1º Par ralentissement des échanges : cachexie, rétention interstitielle, grand épanchement; 2º par insuffisance hépatique (ceci est important, cliniquement); 3º par insuffisance rénale : si l'hypoazoturie est tenace, l'urémie est à craindre.

*Acide urique et dérivés xantho-uriques ou puriques.* — On constate dans l'urine un certain nombre de substances azotées qui forment une série naturelle, la *série xantique* ou xantho-urique, qu'on tend plutôt à appeler aujourd'hui la *série purique*. Ces substances dérivent toutes de la purine, dont la formule, de constitution assez compliquée, comprend trois éléments : le carbone, l'hydrogène et l'azote. De la purine dérivent, par oxydation, l'hypoxanthine (oxypurine), la xanthine (dioxypurine), enfin l'acide urique (trioxypurine). Ces composés ont eux-mêmes des dérivés méthylés, dont font partie la théobromine et la caféine.

Le plus important de ces corps, dans l'urine, est, à beaucoup près, l'acide urique.

Quand l'urine laisse se déposer dans le vase de l'acide urique ou des urates, par refroidissement, on ne peut en conclure que ces substances y sont en quantités anormales : l'excès réel d'acide urique urinaire, l'uraturie, ne se juge que par l'analyse chimique.

L'uraturie dénonce, en général, la diathèse urique (goutteux, arthritiques); elle est souvent intermittente. Sa cause est fâcheuse, mais son effet semble être utile, car souvent une décharge uratique est le prélude d'une amélioration temporaire.

Le foie est grand producteur d'acide urique, comme l'urée; souvent le foie malade produit à la fois moins d'urée et plus d'acide urique que normalement. L'uratique est presque toujours un hépatique, plus ou moins nettement.

La leucocythémie s'accompagne d'une uraturie, parfois énorme, qu'on attribue à la destruction de nucléine, matière première de l'acide urique.

*Azote total.* — L'azote total, c'est littéralement le poids d'azote contenu dans toutes les substances azotées de l'urine. Mais on exprime, en général, l'azote total en urée, c'est-à-dire par le poids d'urée que contiendrait l'urine, si tout l'azote de l'urine (y compris celui de l'acide urique, de la créatinine, etc.), se trouvait sous forme d'urée.

Le chiffre de l'azote total varie surtout avec celui de l'urée. Ce chiffre présente de l'intérêt, moins par sa valeur absolue que par son rapport avec celui de l'urée, rapport que nous discuterons tout à l'heure.

*Chlorure de sodium.* — L'élimination des chlorures est régie en grande partie par l'alimentation, mais elle l'est aussi par d'autres facteurs. En effet, les chlorures sont plus ou moins fixés par les tissus et plus ou moins retenus par le rein, dont la perméabilité à leur égard varie fort, au moins quand cet organe est malade.

Dans les maladies aiguës, il y a hypochlorurie durant la phase d'état, puis décharge chlorurique à la convalescence; l'hypochlorurie s'accentue, au contraire, dans les cas graves, et revêt une fâcheuse signification.

On sait que l'hyperchloruration de l'organisme favorise les œdèmes. Nous l'avions nous-mêmes démontré déjà expérimentalement, quand toute une série de travaux (Achard, Widal et leurs élèves, etc.) sont venus prouver le parti que l'on peut tirer, notamment dans les cas de néphrite, de cardiopathie, de la détermination parallèle du chlore ingéré et du chlore éliminé. On peut prévoir la tendance des épanchements à se former ou à décroître, suivant que les chlorures tendent à s'accumuler ou à diminuer dans l'organisme (V. NÉPHRITE, ŒDÈME, etc.). De ces études est issue la cure de déchloruration (Widal et Javal).

*Phosphates.* — L'alimentation fait varier les phosphates urinaires dans le même sens que l'urée : une forte consommation de viande en augmente le taux. Les états fébriles, par la désassimilation exagérée qu'ils provoquent, ont aussi ce double effet. Les médicaments contenant de l'acide phosphorique, libre ou combiné, apportent leur contingent aux phosphates urinaires.

La phosphaturie paraît être souvent l'indice d'une désassimilation du tissu nerveux; chez les « intellectuels », les surmenés, les neurasthéniques, les épileptiques.

Elle accompagne le diabète et parfois le fait présager.

Une élimination exagérée de phosphates peut avoir son origine dans la vessie, chez certains urinaires.

*Soufre urinaire.* — Le soufre urinaire provient surtout de la désassimilation des matières albuminoïdes des tissus; les aliments n'en fournissent qu'une faible part.

On distingue d'une part le soufre neutre ou incomplètement oxydé, dit soufre *organique* (cystine, taurine, etc.), et le soufre acide ou soufre complètement oxydé, qui comprend celui des *sulfates* et celui des *sulfo-conjugués.*

Le soufre des sulfates présente des variations parallèles à celles de l'urée.

Celui des sulfo-conjugués (combinaisons de l'acide sulfurique avec les dérivés phénolés tels que l'indoxyle) est surtout augmenté dans les cas de fermentations intestinales anormales; nous les retrouverons tout à l'heure à propos de l'indoxyle (pigments urinaires).

**Rapports urinaires et leurs variations.** — Dans les considérations qui précèdent, nous nous sommes appuyés sur le fait physiologique que voici : un sujet normal, moyen, placé dans les conditions moyennes habituelles, sécrète par l'urine une *quantité* assez constante de chaque substance déterminée.

Un autre fait demande considération, c'est celui-ci : normalement, les quantités respectives des diverses substances sécrétées affectent un certain *rapport* réciproque assez fixe.

Diverses circonstances physiologiques (telles que l'alimentation) peuvent faire varier les quantités absolues sans faire varier les rapports, moins fortement qu'ils ne font varier les quantités absolues. Autrement dit, certains rapports présentent, dans l'état normal, moins d'oscillations que les quantités absolues qui entrent dans leur composition. Cela tient à ce que leur numérateur et leur dénominateur tendent, chez l'homme normal, à changer dans le même sens et sensiblement suivant la même loi.

Un exemple montrera les conditions dans lesquelles un rapport urinaire reste invariable : c'est quand ses deux termes ne varient pas proportionnellement l'un à l'autre.

Soit le *rapport azoturique*, représenté par la fraction $\dfrac{\text{Urée}}{\text{Azote total}}$.

Je suppose que l'urée = 20, et l'azote total = 24. Le rapport est alors $\dfrac{20}{24} = 0,85$.

Si l'urée augmente de 40 pour 100, et l'azote aussi de 40 pour 100, le rapport reste $\dfrac{28}{34} = 0,85$; donc il ne change pas, bien que l'urée ait varié.

Si l'urée ne change pas, mais que l'azote total augmente de 40 pour 100, le rapport devient $\dfrac{20}{3} = 0,58$; donc il diminue, bien que l'urée n'ait pas varié.

Enfin, le rapport peut affecter toutes les valeurs, quel que soit le chiffre absolu de l'urée, si l'on fait varier le chiffre absolu de l'azote total. Il peut, de même, affecter toutes les valeurs, quel que soit le chiffre absolu de l'azote total, si l'on fait varier le chiffre absolu de l'urée.

Bref, entre deux substances constituantes de l'urine, il y a normalement une certaine harmonie. L'étude de leur rapport indique si cette harmonie est troublée, et dans quel sens.

**Rapport azoturique** (*rapport de l'urée à l'azote total*). — On l'exprime volontiers par le symbole $\dfrac{AzU}{AzT}$. On l'appelle aussi *coefficient d'oxydation* ou *rapport d'utilisation azotée*. — *Physiologie* : 1° Plus les combustions organiques sont intenses, plus il y a de déchets azotés sous forme d'urée, qui représente le maximum d'oxydation ; 2° cette oxydation a pour principal organe le foie. Donc le rapport azoturique sera en raison directe de l'intensité des combustions organiques et de l'activité du foie. — *Clinique* : Augmentation du rapport azoturique dans la congestion du foie (avec suractivité fonctionnelle) ; diminution dans l'insuffisance hépatique. Augmentation chez les fébricitants (combustions exagérées), sauf si l'organisme réagit mal ou si le rein élimine mal l'urée, ce qui est de fâcheux pronostic. Augmentation chez les diabétiques (combustions exagérées), sauf s'il y a alcoolisme (insuffisance du foie). Diminution chez les arthritiques (combustions ralenties, excès relatif d'acide urique). Diminution dans l'insuffisance rénale (rétention d'urée).

Ce rapport est normalement compris entre 0,85 et 0,87.

**Rapport de l'urée à l'ensemble des substances dissoutes.** — Ce rapport indique si la quantité d'urée est normale, trop forte ou trop faible. On applique à son interprétation ce que nous avons dit des variations de l'urée des 24 heures.

Valeur normale : 0,50.

**Rapport des substances dissoutes à l'acide phosphorique.** — Sa diminution dénonce la phosphaturie, qui peut n'être que relative, et comporte la même signification que la phosphaturie absolue, dont nous avons parlé : désassimilation exagérée du système nerveux, qui est riche en phosphore. Valeur normale de ce rapport : 20.

D'autres rapports ont été étudiés. Ils semblent moins importants, ou ils font à peu près double emploi avec l'un des rapports qui précèdent. Mentionnons-les rapidement.

Le rapport de l'*acide urique à l'urée* $\left(\dfrac{1}{40}\right)$ a de l'analogie avec l'inverse du rapport azoturique. Son interprétation repose sur ce que nous avons dit de ce dernier rapport, d'une part, et des variations de l'acide urique en chiffre absolu, d'autre part.

Il augmente quand la destruction des nucléo-albumines s'exagère (leucocythémie, notamment), et quand le foie fonctionne mal.

Le rapport de l'*acide phosphorique à l'urée* $\left(\dfrac{P^2O^5}{\text{urée}}=0,10\right)$ ou à l'azote total $\left(\dfrac{P^2O^5}{AzT}=0,18\right)$ est très fixe normalement. Ses variations, en plus, ont même signification que les variations, en moins, des substances dissoutes à l'acide phosphorique.

Le *rapport du résidu minéral aux substances dissoutes* (0,50) fournit ce qu'on a appelé le coefficient de déminéralisation. Son élévation s'observe chez les diabétiques, à condition que l'on commence par défalquer, du poids des substances dissoutes, celui du sucre. Il a paru impliquer une prédisposition à la phtisie.

Citons encore quelques rapports dont on a cherché à tirer parti. Le rapport des *phosphates terreux aux phosphates alcalins* $\left(\frac{1}{5}\right)$ peut s'intervertir non seulement chez les hystériques, mais dans la plupart des maladies nerveuses, qu'il ne peut donc servir à différencier. Le rapport de l'*acide sulfurique total à l'acide sulfurique des acides sulfo-éthérés* (coefficient de Baumann) diminue avec les fermentations intestinales. Le coefficient d'*oxydation du soufre* (rapport entre le soufre total et le soufre neutre, exprimé en acide sulfurique) varie comme le coefficient d'oxydation de l'azote (qui n'est autre que le rapport azoturique). Le soufre, d'ailleurs, comme l'azote, provient de la décomposition des matières protéiques.

## Signification séméiologique des éléments anormaux. —

**Acétone.** — L'acétone ne se produit, dans l'état normal, que par traces, qui s'éliminent par le poumon. Chez le diabétique (V. Diabète) surtout en imminence de coma, il s'en forme bien davantage; il en passe beaucoup dans l'haleine et beaucoup dans l'urine, et le fait se traduit par une odeur de pomme de reinette, de chloroforme, liée à la présence de ce corps. D'autres substances l'accompagnent; ce sont l'acide β-oxybutyrique et l'acide diacétique, qui lui sont chimiquement apparentés. Le dosage de l'acétone et de ces deux composés, même leur simple recherche chimique, sont des opérations assez compliquées.

**Albumine et matières albuminoïdes.** — Nous avons indiqué comment le médecin peut rechercher, dans l'urine, l'albumine et les peptones. Nous rappellerons ici les principaux renseignements qu'on tire de la présence de ces corps, ainsi que du dosage de l'albumine, opération assez délicate, qui réclame l'intervention d'un chimiste expérimenté.

Rappelons que l'on peut doser séparément deux variétés d'albumine : la sérine et la globuline. La globuline, est seule précipitable, et précipitable en totalité, par le sulfate de magnésie à saturation, dans l'urine exactement neutralisée au préalable; c'est sur cette propriété qu'on se base pour la doser. Dans le sérum, il y a 2 gr. de globuline pour 5 de sérine. Dans l'urine, ce rapport est très variable; sa signification clinique n'est pas établie.

Pour plus de détails, on se reportera à l'article spécial Albuminurie.

*Considérations générales.* — Formulons d'abord quelques considérations générales pratiques :

1° On doit rechercher l'albumine dans l'urine de tout malade, car il n'y a guère de maladie, aiguë ou chronique, qui ne puisse s'accompagner d'albuminurie;

2° On ferait bien de rechercher l'albumine de temps à autre chez les

sujets sains en apparence, et notamment chez les jeunes gens, car l'albuminurie dite *fonctionnelle* est fréquente, et toute albuminurie fonctionnelle
est suspecte, peut tourner mal tôt ou tard, demande à être surveillée ;

5° Il est bon de savoir que certaines conditions provoquent soit l'apparition de l'albuminurie, quand celle-ci est discontinue, soit son augmentation, quand elle est permanente. L'albuminurie est plus abondante dans la
journée que dans la nuit : elle est favorisée par la position debout (probablement par influence mécanique sur la circulation rénale) : elle augmente après
les repas, et par l'effet de la fatigue, du refroidissement, des émotions.
Donc : 1° il est bon de réaliser ces conditions favorisantes pour déceler une
trace de tendance à l'albuminurie ; 2° il faut faire la part de l'exagération due
à ces conditions éventuelles dans le pronostic d'une albuminurie constatée ;

4° Quand l'albumine est à l'état de « traces », il faut tenir compte de la
délicatesse et de la sûreté du procédé employé pour sa recherche. Cliniquement, si une urine chauffée à ébullition, après acidification légère, ne
blanchit pas, on conclura : pas d'albumine ;

5° Il ne suffit pas de constater, à un moment donné, que l'albuminurie
existe, il faut surveiller l'évolution de cette albuminurie, tant qu'elle persiste ; il faut longtemps, sinon toute la vie, en contrôler la réapparition possible, car toute albuminurie, ou peu s'en faut, témoigne d'une lésion rénale,
et toute lésion rénale, même légère et transitoire, a pour conséquence une
certaine fragilité durable ;

6° L'intensité de l'albuminurie est un élément de pronostic intéressant,
mais qui ne peut, à lui seul, servir de critérium. La preuve, c'est qu'une
néphrite interstitielle très grave peut s'accompagner d'une albuminurie insignifiante et rémittente :

7° L'évolution de l'albuminurie est très importante. Il est des « albuminuries stationnaires » qui relèvent d'une lésion cicatricielle définitive, mais
enrayée. Leur pronostic est relativement bénin.

*Albuminuries fonctionnelles.* — L'albuminurie constatée dans l'urine —
hormis le cas où elle provient, non du rein, mais de l'appareil excréteur
blessé ou enflammé (fausses albuminuries liées à la présence du sang, du
pus, de sécrétions prostatiques, de sperme) — implique probablement toujours une lésion rénale, les albuminuries fonctionnelles se différenciant des
autres simplement en ce qu'elles ont pour cause une lésion du rein actuellement légère ou un état anormal transitoire de l'organe.

On classe comme fonctionnelles : l'albuminurie transitoire des *nouveau-
nés*, l'albuminurie intermittente des *enfants*. L'albuminurie dite *physiologique* est assez fréquente (plus de 10 pour 100) chez des sujets jeunes parfaitement sains en apparence et survient surtout après les exercices violents.
L'albuminurie *cyclique, intermittente*, dont les conditions provocatrices sont
celles précisément qui augmentent les albuminuries franchement pathologiques (albuminurie diurne, orthostatique, influencée par la fatigue, la
digestion, l'émotion) ; elle apparaît surtout chez les sujets jeunes : elle est
souvent familiale ; elle a semblé être l'apanage des futurs goutteux. Les
albuminuries d'*origine digestive* peuvent être, d'après Teissier, de trois origines : gastrique (maximum après le repas, pouvant atteindre 80 gr. par

litre, coïncidence fréquente avec uraturie et surtout phosphaturie); hépatique (souvent liée à la précédente); intestinale (avec indicanurie fréquente). Les albuminuries *nerveuses* peuvent accompagner les maladies les plus diverses du système nerveux, et reconnaissent probablement pour cause des troubles vaso-moteurs rénaux; elles accompagnent soit des affections organiques centrales, soit des névroses.

*Infections.* — Toute infection, aiguë ou chronique, peut entraîner de l'albuminurie.

Au premier rang se place la *scarlatine*; la néphrite aiguë scarlatineuse devient souvent chronique. Il en est de même, mais à un degré moindre, de la *grippe*. Nous ne poursuivons pas l'énumération, qui comprendrait toutes les maladies fébriles. Insistons seulement sur la nécessité, en pareil cas, de rechercher l'albumine systématiquement, et de suivre ultérieurement l'évolution d'une albuminurie constatée.

La moitié des *tuberculeux* sont plus ou moins albuminuriques. Très importante, en pratique, est l'albuminurie dite *prétuberculeuse* (Teissier), qui précède souvent tout autre signe et revêt les caractères que nous avons attribués tout à l'heure aux albuminuries fonctionnelles.

Mentionnons la néphrite *syphilitique* (secondaire ou tertiaire) et la néphrite *paludéenne*.

*Intoxications.* — Les intoxications diverses, aiguës ou chroniques, peuvent provoquer des lésions rénales, aiguës ou chroniques. Rappelons, à cet égard, les méfaits du phosphore, du plomb, de la cantharidine, etc.

*Diathèses.* — L'albuminurie est très fréquente dans le *diabète*, dans la *goutte*.

*Grossesse et accouchement.* — On devrait rechercher l'albumine assez fréquemment chez toute femme enceinte, chez toute accouchée. L'albuminurie, quand elle existe, est le plus souvent bénigne et transitoire, due sans doute à des troubles circulatoires liés à la distension de la matrice ou au travail de l'accouchement. Mais parfois c'est le signe prémonitoire de l'éclampsie puerpérale, maladie complexe, à pathogénie discutée, dont l'albuminurie ne paraît pas être précisément la cause, mais est un précieux et précoce témoin.

A la simple albuminurie *gravidique*, bénigne, à l'albuminurie de l'éclampsie, ajoutons une autre sorte : l'albuminurie *puerpérale*, due à une infection d'origine génitale, habituellement postérieure à l'accouchement. Rappelons enfin l'albuminurie de la cystite.

*Maladies du cœur.* — L'albuminurie dite cardiaque est liée à l'asystolie, dont la localisation rénale est parfois dominante. D'abord intermittente, elle peut devenir continue, par suite de lésions chroniques développées dans le rein. Comme l'asystolie elle-même, elle appartient aux mitraux plutôt qu'aux aortiques.

**Albumosurie.** — Les albumoses sont des produits intermédiaires aux matières albuminoïdes et aux peptones. Ces corps sont mal définis. Les résultats de leur dosage et même de leur recherche qualitative peuvent varier suivant le procédé employé. La réaction de Bence Jones est rare; elle paraît caractériser l'ostéosarcomatose et la myélomatose. La réaction de Jacquemet est bien plus commune; on l'a notée dans beaucoup d'infections.

**Peptonurie.** — Les sources de la peptonurie sont les suivantes : 1° Insuffisance d'assimilation des peptones provenant de la digestion (maladies du
tube digestif, du foie); 2° résorption d'exsudats (pneumonie, etc.); 3° formation de peptones par des microbes dans les voies urinaires (infections de
ces voies), par digestion des pyocytes.

**Glucosurie.** — Nous avons indiqué la manière dont on doit rechercher le
sucre dans l'urine. Quant au dosage de cette substance, c'est une opération
délicate.

Pour l'étude de la glucosurie, nous renvoyons à l'article DIABÈTE.

**Pigments urinaires pathologiques.** — Nous englobons, sous cette
rubrique, des substances colorées, qui méritent par elles-mêmes le nom de
pigments, et d'autres qui, incolores, se décèlent par des réactions les transformant en pigments caractéristiques.

L'*uro-érythrine* est rouge. C'est elle qui colore les dépôts d'urates. Ce
pigment n'a pas, par lui-même, de signification fâcheuse définie. Il
implique assez souvent la présence d'autres pigments pathologiques, et doit
inciter à les rechercher.

L'*urobiline* est un pigment qui peut faire partie de l'urine normale, mais
qui, lorsqu'il est persistant et abondant, présente une signification pathologique. L'urobilinurie persistante, d'après Hayem et Teissier, procède principalement d'un mauvais fonctionnement du foie. Pour Gilbert et Herscher,
c'est un symptôme de cholémie; l'urobiline serait produite dans le rein
même, par transformation des pigments biliaires. Le chromogène de l'urobiline, qui est incolore, a la même signification : l'iode la transforme en
urobiline. La recherche de l'urobiline dans l'urine se fait à l'aide du spectroscope ou par des réactions spéciales.

L'*indican* est incolore. L'urine qui en renferme beaucoup peut toutefois
se colorer lorsqu'elle fermente, parce qu'aux dépens de l'indican, il se forme
de l'indigotine ou indigo, qui est bleue, et de l'indirubine qui est rouge. De
là, les urines à teinte bleuâtre, dénommées urines bleues. La présence
d'indican est normale dans l'urine : quand il en existe un excès, on dit qu'il
y a indicanurie.

Les substances qu'on désignait autrefois sous le nom d'*indican* méritent
mieux celui d'indoxyle. L'indoxyle est incolore.

C'est un produit d'oxydation de l'indol; il se combine de préférence à
l'acide sulfurique et passe finalement dans l'urine à l'état de dérivé sulfo-
conjugué (sulfate, acide d'indoxyle). Traité par les agents oxydants,
l'indoxyle donne naissance : en milieu alcalin, à l'indigotine (bleue); en
milieu acide, à l'indirubine (rouge). Ces deux substances sont solubles dans
le chloroforme. Les réactions qui leur donnent naissance servent à caractériser l'indoxyle. Cette question a été bien étudiée par Maillard.

De l'indol et de ses dérivés on doit rapprocher le scatol ou méthylindol
et ses dérivés colorés ou couleurs scatoliques.

L'indol et le scatol ont même origine : ils se forment dans l'intestin.
L'urine en contient normalement; on ne peut donc parler d'indicanurie, ou
mieux d'indoxylurie, au sens pathologique, que si le phénomène s'exagère
au delà de certaines limites, d'ailleurs mal précisées. La question mériterait

une revision (Mailliard). Voici, quelle signification l'on attache généralement à l'indoxylurie.

Elle est, en général, l'indice d'une exagération des processus putrides dans l'intestin, surtout dans le gros intestin, qui est pour l'indican le principal foyer de production. Les lésions de la muqueuse intestinale (en favorisant la résorption de l'indican formé) et l'insuffisance hépatique (soit en empêchant la destruction de l'indican résorbé, soit en produisant une bile anormale) sont aussi des causes d'indicanurie.

L'indoxyle urinaire, improprement appelé *indican*, est constitué par des dérivés sulfoconjugués de l'indol.

Nous avons indiqué le moyen de déceler dans l'urine la *bile*, dont la signification séméiologique est connue (V. Ictère).

Le *pigment rouge brun* (Winter), si, toutefois il y a lieu de lui accorder une personnalité, caractérise l'ictère non plus biliphéique, où le colorant est la bile même, mais hémaphéique. Le procédé que nous avons indiqué pour obtenir la réaction de Gmelin, caractérisant la bile, fournit, en cas d'ictère hémaphéique, une zone de coloration rouge-brun (acajou vieilli) et non verte. L'urine hémaphéique présente une couleur de bière brune, et laisse sur le linge des taches couleur saumon.

**Pus.** — Définissons d'abord la pyurie. Les leucocytes peuvent se montrer, mais en nombre insignifiant, dans une urine normale; ils apparaissent, en nombre notable, dans les cas de néphrite sans abcès. Mais dans la pyurie proprement dite, résultant de lésions véritablement suppurées des voies urinaires, ils sont abondants, trahissent leur présence à l'œil nu, et tendent à s'agglutiner en amas visibles tantôt à l'œil nu, tantôt au microscope.

La présence de *pus* peut se vérifier, dans des cas douteux, par une réaction dite réaction de Donné; mais l'emploi du microscope est presque toujours infiniment préférable pour déterminer soit la présence, soit l'abondance relative du pus, dans une urine plus ou moins trouble et dans le dépôt qu'elle fournit (V. Pus).

La *pyine*, variété d'albumine qu'on a considérée comme caractéristique du pus, n'est autre chose qu'une alcali-albumine. Elle est incoagulable par la chaleur en milieu alcalin, mais le devient après neutralisation de l'alcalinité.

Le pus est sous forme pulvérulente lorsque les leucocytes sont épars, sous forme de magma quand ils sont agglomérés en masses volumineuses. Dans le premier cas, l'urine est plus ou moins trouble, et par le repos il s'y forme un dépôt; le dépôt une fois formé, tantôt l'urine redevient claire, tantôt et plus souvent, elle reste plus ou moins louche, non seulement à cause des microbes qu'elle contient, mais parce qu'un nombre variable de leucocytes demeure en suspension. Dans le deuxième cas, l'urine est claire ou relativement claire, en dehors des magmas purulents; par le repos, ces derniers gagnent assez rapidement le fond du vase, où ils constituent un dépôt cohérent.

La formation des magmas est due à deux causes : la principale, c'est que les leucocytes sont sécrétés en même temps qu'une grande quantité de mucus, et il en résulte un produit muco-purulent, comparable à un crachat de bronchite, peu miscible à l'urine ; l'autre cause est une certaine viscosité qu'acquièrent les leucocytes altérés par la fermentation alcaline de l'urine.

Catarrhe muqueux et fermentation alcaline vont d'ailleurs volontiers de pair, et d'autre part appartiennent plus spécialement aux cystites. C'est donc dans les cystites surtout que l'on trouvera une urine relativement claire avec des magmas muco-purulents, tandis que dans les néphrites et pyélo-néphrites, on aura plutôt affaire à un liquide uniformément troublé. Cela n'est pas absolu, tant s'en faut, car dans la cystite au début, il peut y avoir relativement peu de mucus et l'urine reste acide ; mucus et alcalinité appartiennent surtout au catarrhe vésical chronique, à la vieille cystite, envahie par la flore de fermentation ammoniacale. D'autre part, la pyélite peut fournir des magmas muco-purulents.

Tels sont les aspects par lesquels se révèle à l'œil nu la purulence de l'urine. Ajoutons que le pus est blanchâtre ou jaunâtre, quelquefois verdâtre, et qu'il devient rougeâtre quand des globules rouges lui sont ajoutés en nombre notable. La fermentation ammoniacale, quand elle est en cause, s'accompagne communément, avons-nous dit, d'exsudats muqueux : elle se trahit par une odeur ammoniacale et par une réaction alcaline.

Le pus contient de l'albumine ; toute urine purulente est, dès lors, albumineuse à un certain degré, même en l'absence d'une lésion rénale. Cette albumine est plus ou moins peptonisée dans certains cas. On a voulu, à tort, voir en elle une substance particulière : la pyine.

Ajoutons que l'examen microscopique est le principal moyen de diagnostic du pus. On pourrait, à l'œil nu, prendre pour du pus certains précipités, et inversement. Le microscope, en montrant des leucocytes plus ou moins altérés, tranche toute difficulté ; il faut toutefois, pour caractériser la purulence, une assez grande abondance de ces éléments ; leur tendance à s'agglutiner en amas est aussi une caractéristique du pus. Notons pourtant que, dans les urines fortement fermentées, les globules de pus perdent plus ou moins leur netteté, et même se détruisent et se dissolvent en très grand nombre.

La présence du pus étant avérée, peut-on, d'après les caractères de l'urine, induire des conclusions sur le *lieu d'origine* du pus : rein et bassinets, vessie, urètre ? Voici à cet égard quelques indications.

Dans l'urétrite aiguë, l'urine peut se charger d'un peu de pus, mais dans le premier jet seulement. Dans l'urétrite chronique, l'urine charrie des filaments muqueux, longs, flexibles, fragiles à la traction, rapidement dissous, ou bien des filaments purulents, opaques, courts, cassants, inextensibles, denses, gagnant le fond du vase. Ces derniers sont riches en cellules, surtout en globules blancs.

Le problème qui se pose, en réalité, le plus souvent, est celui-ci : s'agit-il d'une cystite ou bien s'agit-il d'une néphrite, d'une pyélo-néphrite ?

Nous avons déjà dit qu'en général la pyélo-néphrite s'accompagne d'urines uniformément troublées ; comme, d'autre part, le rein traduit d'ordinaire sa participation par de la polyurie, il en résulte que la *polyurie trouble* présente une signification diagnostique importante (Guyon). De plus, l'albumine fournie par la néphrite s'ajoute à celle qui accompagne le processus de suppuration proprement dit : on observera donc une albuminurie notablement disproportionnée à l'abondance du pus. Enfin, le microscope pourra montrer des cylindres urinaires.

La cystite se distingue par l'absence de ces caractères et par des caractères opposés. Dans la cystite aiguë, l'urine est légèrement trouble, non augmentée de volume, de réaction acide, et le sédiment ne montre pas de cylindres.

Dans le catarrhe chronique de la vessie, il se produit une sécrétion de mucus, et l'urine présente des magmas muco-purulents; l'urine est de volume normal; le plus souvent, par suite d'une fermentation ammoniacale, sa réaction devient alcaline, et du phosphate ammoniaco-magnésien, de l'urate d'ammoniaque se précipitent et grossissent le dépôt. Dans celui-ci, beaucoup de bactéries, pas de cylindres.

Mais il faut bien savoir qu'aucun de ces caractères n'est absolu. On le comprendra, si l'on songe que : 1° la cystite peut provoquer de la polyurie : 2° les bassinets peuvent sécréter du mucus en magmas; 3° de la néphrite peut coexister avec de la cystite.

**Sang.** — A propos de la couleur de l'urine, nous avons signalé la couleur que lui donne le *sang* : rouge d'abord, puis virant au brun. La spectroscopie, en montrant des raies caractéristiques de la matière colorante; la microscopie, en décelant les globules rouges, éclaireront les cas douteux. Par l'absence presque complète de ces globules, l'*hémoglobinurie* se distinguera de l'*hématurie* (V. pour plus de détails : HÉMATURIE et HÉMOGLOBINURIE).

**Examen microscopique.** — L'examen microscopique permet de reconnaître, avec une grande précision, les éléments dont se compose le dépôt, parfois à peine visible, que toute urine abandonne quand on la soumet à la centrifugation.

Normalement, on trouve des cellules épithéliales plus ou moins nombreuses, provenant de la desquamation légère des voies d'excrétion. On peut rencontrer aussi de très rares leucocytes, surtout chez la femme, et éventuellement des globules rouges du sang menstruel.

Certaines urines laissent déposer, à froid, certains précipités dont nous avons indiqué les principaux, et que le microscope décèle.

Les leucocytes, les globules de pus (leucocytes plus ou moins altérés, formant des agglomérats), les globules rouges du sang (Voy. HÉMATURIE), se laissent, en général, aisément reconnaître. De même les spermatozoïdes, qui ne méritent d'être pris en considération que s'ils sont nombreux.

Nous devons insister sur la signification clinique des différentes variétés de *cylindres* que l'examen microscopique permet de constater dans certains cas. Ces cylindres, comme on sait, se forment et se moulent dans les tubuli du rein. Les cylindroïdes muqueux, sortes de longs rubans de mucine étirés assez irrégulièrement, n'ont pas de valeur diagnostique. Les cylindres hyalins en ont peu; ils sont constitués soit par du mucus, soit par une matière albuminoïde; ils sont fréquents toutes les fois qu'il y a de l'albuminurie, et n'ajoutent rien à la signification de l'albuminurie elle-même. Ils présentent parfois à leur surface quelques petites granulations (cylindres granulo-muqueux de certains auteurs).

Tout autres sont les cylindres dits granuleux, surtout ceux qui présentent de grosses granulations inégales : ils sont formés par des déchets cellulaires et impliquent une lésion rénale. Il en est de même des cylindres graisseux et granulo-graisseux, et plus encore des cylindres dits cireux, qui sont d'ailleurs rares.

Outre ces cylindres divers, constitués par une substance amorphe, homogène ou non, il y a des cylindres formés essentiellement, ou quelquefois partiellement, de certains éléments cellulaires reconnaissables : globules rouges (cylindres hématiques), attestant une congestion rénale ; leucocytes (cylindres leucocytaires, cylindres purulents) témoins d'inflammation : épithélium rénal (cylindres épithéliaux) indiquant une desquamation inflammatoire des tubuli.

Il faut tenir compte du nombre des cylindres, qui est en rapport avec l'intensité et l'étendue des altérations qui leur donnent naissance.

On doit savoir, en outre, que l'absence complète de cylindres n'implique nullement l'intégrité des reins.

Au surplus, l'élimination des cylindres peut se montrer intermittente.

Les cylindres sont relativement rares dans la néphrite chronique dite interstitielle.

**Examen bactériologique.** — Il est absolument nécessaire de recueillir d'une façon spéciale l'urine destinée à une recherche bactériologique.

Nous indiquerons ici, non pas la technique de l'examen bactériologique (Voy. Bactériologie pratique pour les recherches les plus courantes), mais les principales données propres à éclairer l'interprétation des résultats qu'un tel examen aura fournis.

Si nous suivons les étapes d'une infection vésicale progressivement aggravée, nous pouvons les décomposer schématiquement comme il suit :

Au point de vue histologique : 1º l'urine est ensemencée, des bactéries s'y cultivent, mais la vessie est saine; dans l'urine émise, il y a des bactéries, des sels précipités, mais peu d'éléments histologiques : c'est la bactériurie; 2º des lésions de la muqueuse apparaissent, superficielles d'abord; les cellules épithéliales desquamées sont plus abondantes que les leucocytes; 3º les lésions deviennent plus profondes, la vessie suppure : les pyocytes (leucocytes plus ou moins altérés) dominent.

Au point de vue bactériologique, on peut habituellement distinguer deux phases : 1º au début, flore pure, monomicrobienne, représentée le plus souvent par un staphylocoque, mais souvent aussi par le coli-bacille, et quelquefois, enfin, par un germe quelconque, connu comme pathogène ou classé parmi les saprophytes; 2º plus tard, flore mixte, polymicrobienne : c'est le cas habituel dans les infections chroniques. Le plus souvent, les bacilles y dominent, surtout des bacilles non colorables par le Gram. Les microcoques sont quelquefois absents, ou bien (ceci est plus fréquent) il en existe aussi, mais peu, et ce sont ordinairement des streptocoques.

La réaction de l'urine dépend de la nature des microbes qui dominent. Elle est acide si ces microbes ne produisent pas d'ammoniaque en décomposant l'urine; elle est alcaline dans le cas contraire. Le premier cas se réalise avec le coli-bacille, avec le bacille de Koch.

Par contre, le microccocus ureæ, les staphylocoques, les streptocoques pyogènes sont ammoniogènes.

Indiquons maintenant, en quelques mots, certaines particularités relatives aux principaux microbes auxquels ressortissent les infections urinaires (V. Microbes).

Le *bacille de Koch* indique des lésions tuberculeuses. Il est toujours très peu abondant; il échappe souvent à l'examen microscopique; il doit, en cas de résultat négatif de cet examen, être recherché par inoculation. Parfois, il est difficile d'en distinguer un saprophyte qui lui ressemble; néanmoins, pour un bactériologue exercé et qui emploie une bonne technique, une méprise à cet égard est moins à craindre qu'on ne l'a dit.

Le *coli-bacille* est souvent rencontré dans la vessie; il y est très tenace.

Les *staphylocoques* pyogènes déterminent des cystites purulentes intenses et rebelles, quand ils sont seuls en cause: ils jouent, au contraire, un rôle effacé quand ils s'associent à une flore polymicrobienne.

Le *gonocoque* est assez difficile à trouver dans la cystite blennorragique, sauf dans les cas tout récents. On a parfois à le rechercher dans le dépôt urinaire, quand on soupçonne sa présence dans une urétrite accompagnée d'un suintement trop peu abondant pour qu'on en puisse amener une goutte au méat (autrement, il vaut bien mieux recueillir directement cette goutte sur lame de verre). On examinera, pour cela, les filaments entraînés par le premier jet d'urine. Cette recherche est toujours un peu aléatoire: quand le résultat en est négatif, il ne devient probant que s'il se répète.

D'autres espèces microbiennes peuvent se rencontrer dans l'urine; elles y sont plus rares, et, pour la plupart, insuffisamment déterminées. Dans ce dernier cas sont les microbes anaérobies, que l'on commence pourtant à connaître mieux.

Des microbes on peut rapprocher les levures, trouvées surtout dans les urines sucrées.

Quant aux parasites vermineux (la filaire, la bilharzie), cause d'urines chyleuses, ils n'appartiennent pas à nos contrées.

**Recherches spéciales : Cryoscopie, Toxicité urinaire, Épreuve du bleu de méthylène.** — Dans cet article, qui ne vise pas à être complet, nous ne pouvons que citer certains procédés dont la pathologie générale a tiré parti plutôt que la clinique courante.

Telle est la recherche de la *toxicité urinaire* par la méthode de Bouchard.

Telle paraît être encore en grande partie, malgré l'intérêt pratique possible de certains résultats, la *cryoscopie* urinaire, dont nous avons parlé dans l'article Cryoscopie de cet ouvrage.

*Étude de la perméabilité rénale. — Épreuve du bleu de méthylène.* — MM. Achard et Castaigne ont étudié un procédé de détermination de la perméabilité rénale : l'épreuve du bleu de méthylène. Elle consiste à injecter sous la peau 5 centigr. de cette substance, en solution dans 2 c. c. d'eau distillée. Le malade vide sa vessie à ce moment même, puis on recueille son urine après une demi-heure, et ensuite d'heure en heure, dans autant de verres distincts. Dans les échantillons où le bleu n'est pas apparent, on agite quelques gouttes de chloroforme, qui s'emparent du bleu dissous et se colorent en vert. Le bleu, d'autre part, se dissimule parfois à l'état de chromogène ; il réapparaît si l'on chauffe l'urine à l'ébullition, après l'avoir acidifiée par l'acide acétique.

Chez le sujet normal, l'élimination du bleu commence de la dixième à la trentième minute, et ne se supprime qu'entre la 55e et la 60e heure. L'élimination est retardée et très prolongée dans la néphrite scléreuse, abrégée et massive dans les néphrites aiguës, abrégée et faible dans quelques néphrites chroniques.

Achard et Clerc ont indiqué un procédé colorimétrique de dosage qui permet de mieux préciser le rythme d'élimination du bleu. Chez l'homme normal, la moitié du bleu injecté s'élimine dans les 24 heures, et le maximum d'élimination répond à la 3e et 4e heure. Dans les maladies du foie, la cyanurie tend à devenir intermittente (Chauffard).

On a étudié aussi l'élimination de certaines autres substances (la phloridzine notamment). Nous ne pouvons entrer ici dans plus de détails. Disons seulement que ces procédés de contrôle de la fonction rénale ne donnent pas des résultats rigoureusement semblables, quand on fait varier les substances utilisées pour l'épreuve. Le procédé d'Achard et Castaigne paraît être préférable aux autres, à cause de sa simplicité et du grand nombre de recherches cliniques où il a été déjà comparativement employé.

*HALLION et CARRION.*

**URINE (INCONTINENCE).** — L'incontinence est l'écoulement involontaire et parfois inconscient de l'urine par les voies naturelles. Elle peut être continue ou intermittente et doit être étudiée chez l'homme, chez la femme et chez l'enfant.

I. — INCONTINENCE CHEZ L'HOMME. — Elle présente *trois variétés* qui sont la miction par regorgement, l'incontenance ou fausse incontinence, et, enfin, l'incontinence vraie, par défaut d'action du sphincter.

1° *Incontinence ou miction par regorgement.* — C'est la variété la plus fréquente. Elle se produit chez les sujets qui vident mal leur vessie par suite de rétrécissement ou d'hypertrophie prostatique, ou quand il y a distension et paralysie de la vessie sous toute autre influence. Chez les rétrécis, elle commence par être diurne et cesse par le décubitus ; chez les prostatiques, au contraire, son début est toujours nocturne. A une période avancée, chez les uns et chez les autres, l'incontinence devient permanente et a lieu jour et nuit.

2° *Incontenance ou fausse incontinence.* — Elle s'observe chez les malades atteints de cystite ancienne, chez lesquels le besoin d'uriner est tellement impérieux que l'émission de l'urine se produit dès que ce besoin est senti. Les malades urinent toutes les deux ou trois minutes ; leur vessie ne peut plus rien contenir d'où le mot d'incontenance. Ce n'est donc, au total, qu'une miction parfaitement consciente, mais involontaire.

3° *Incontinence vraie, par défaut d'action du sphincter.* — Elle se manifeste par un écoulement incessant de l'urine et une vacuité complète de la vessie, tandis que, dans l'incontinence par regorgement, celle-ci est trop pleine et déborde. Elle est produite par toutes les causes qui s'opposent à l'occlusion du col (les affections de la moelle ou du cerveau, telles que l'hémorragie cérébrale, le tabes, les diverses myélites, l'épilepsie essentielle ou jacksonienne, l'hystérie, les polynévrites, l'incision ou la dilatation du col, la présence d'un calcul ou d'une saillie prostatique, la destruction du sphincter par des ulcérations tuberculeuses ou cancéreuses, la dilatation rétro-stricturale de l'urètre, etc.). Contrairement à ce qui se passe dans la fausse incontinence, l'écoulement de l'urine est non seulement involontaire mais inconscient, tout au moins au bout de quelque temps.

**Symptômes et diagnostic.** — Il y a lieu de distinguer, dès l'abord, la miction involontaire de l'incontinence proprement dite : dans le premier cas, on peut assister à l'issue d'un jet plus ou moins puissant, se produisant par intermittences. Dans l'incontinence, au contraire, l'écoulement d'urine se fait d'une manière à peu près continue, et le liquide s'échappe du méat en suintant.

La miction par regorgement est fonction de rétention. Le toucher rectal combiné au palper hypogastrique, et le cathétérisme, permettent de mettre en évidence cette rétention. Traiter l'incontinence, en pareil cas, c'est supprimer les causes de la rétention.

Si la rétention manque, l'incontinence est dite vraie et reconnaît pour cause soit la paralysie sphinctérienne, soit un obstacle mécanique quelconque à l'occlusion du col.

Le **traitement** varie essentiellement suivant l'origine de l'affection. Disons de suite qu'il n'est vraiment efficace que dans les incontinences, fonction de rétention, et a alors pour base le cathétérisme régulièrement pratiqué, suivi de lavages antiseptiques destinés à éviter l'infection si fréquente.

Lorsqu'il s'agit d'une affection des centres nerveux, c'est à cette affection qu'il faut s'attaquer. Malheureusement, dans la plupart des cas, la paralysie sphinctérienne est définitive, et on ne peut qu'empêcher ou tout au moins retarder l'infection de l'appareil urinaire. L'infection, tel est, en effet, le danger qui guette ce genre de malades et les conduit à la mort.

Les injections épidurales et la ponction lombaire comptent à leur actif quelques succès.

II. — INCONTINENCE CHEZ LA FEMME. — La femme, comme l'homme, peut présenter des mictions par regorgement et de l'incontinence ou fausse incontinence, en rapport avec une tumeur, un fibrome, un kyste, comprimant la vessie, une cystite intense.

Nous ne voulons parler ici que de la miction involontaire et inconsciente sans distension de la vessie, abstraction faite de l'incontinence essentielle des jeunes filles, qui sera traitée dans le paragraphe suivant.

L'incontinence vraie peut reconnaître pour cause une *malformation congénitale* de l'appareil uro-génital; si cette malformation échappe, et qu'il s'agisse d'un sujet jeune, on n'hésite pas à prononcer le mot d'incontinence essentielle. C'est ainsi qu'Albarran, chez une jeune fille, a pu constater au cystoscope une adhérence anormale de la vessie à l'utérus. Cette adhérence déprimait le fond de la vessie, ouvrait le col et déterminait une incontinence qui ne se manifestait, d'ailleurs, que dans la position verticale. Il lui suffit

de détacher cette adhérence pour faire cesser les mictions involontaires.
Mais, la cause la plus fréquente de l'incontinence vraie de la femme est
une *insuffisance acquise et durable du sphincter urétral* (Leguen). Cette
insuffisance peut être traumatique ou spontanée.

L'*insuffisance d'origine traumatique* reconnaît des causes fort nombreuses :
taille urétrale, dilatation chirurgicale de l'urètre, expulsion spontanée de
gros calculs vésicaux. Après l'opération de la fistule vésico-vaginale, il peut
persister une incontinence qui enlève aux malades le bénéfice de l'intervention. Il en est de même après les opérations de restauration de l'urètre.
D'ordinaire, tant que les malades sont couchées, la continence est partielle ;
lorsqu'elles se mettent debout, l'incontinence survient, complète. Beaucoup
plus rarement, c'est le phénomène inverse qui s'observe. Ces faits para-
doxaux laissent entrevoir que la part de la vessie, dans ces sortes d'incontinence, est peut-être plus grande qu'on ne le croit (Leguen).

L'*insuffisance spontanée* s'observe, en général, chez des femmes âgées,
au voisinage de la ménopause. Il suffit que la malade se mette debout
qu'elle rie, qu'elle tousse ou qu'elle fasse un effort quelconque, pour que
quelques gouttes d'urine s'échappent involontairement par le méat et
mouillent le linge. L'examen montre souvent un périnée défectueux et un
peu de cystocèle. Beaucoup d'auteurs rangent cette incontinence parmi les
symptômes fonctionnels des prolapsus du début. On l'a vue aussi se produire
à la suite d'accouchements longs et répétés, au cours desquels les parois
de l'urètre ont perdu en partie leur élasticité et leur contractilité.

Le **traitement** de l'incontinence d'urine, propre à la femme, par insuffisance du sphincter, comporte des moyens *médicaux* et moyens *chirurgicaux*. Les premiers (strychnine, douches chaudes, électricité, pessaires.
injections de paraffine autour de l'urètre, etc.) n'ont guère donné de résultats appréciables.

Les moyens *chirurgicaux* se partagent en deux catégories, selon que le
chirurgien se propose : 1° de créer à côté de l'urètre une voie artificielle
qui pourra être contrôlée par la volonté des malades ; ou 2° de restaurer
l'urètre de façon à lui permettre de contenir les urines.

Les procédés de *dérivation* du cours des urines (fistule sus-pubienne,
fistule sous-pubienne, fistule recto-vaginale après fermeture du vagin, etc.)
comportent de nombreux inconvénients et des dangers. Aussi doivent-ils
céder le pas aux *procédés qui s'adressent directement à l'urètre*, et qu'on peut
ramener à la classification suivante :

a) *Procédés de resserrement de l'urètre par colporraphie antérieure* ;

b) *Procédés de resserrement par torsion, plicature ou allongement du
conduit*.

Nous citerons d'abord le *procédé de Durel*, modification de celui de
Pawlick, et comportant les temps suivants : 1er *temps*, incision circulaire
autour du méat dont la muqueuse est réséquée circulairement sur une
étendue de deux ou trois millimètres ; 2e *temps*, deuxième incision circulaire
à un centimètre en dehors de la première, et résection de la muqueuse
comprise entre les deux incisions ; 3e *temps*, dissection de l'urètre en haut,
en bas et sur les côtés, sur une hauteur de deux centimètres. Le canal se

trouve ainsi mobilisé sur à peu près toute sa longueur: 4e *temps*, suture de l'urètre sous le pubis, à la racine du clitoris, en le transformant en une fente transversale.

Le *procédé de Gersuny* consiste à faire subir au canal une torsion sur son axe de 180°. Le point délicat est ici d'assurer aux parois de l'urètre disséquées une épaisseur suffisante pour que leur vitalité ne soit pas compromise, et d'opérer une torsion suffisante mais incapable de s'opposer à la pression du muscle vésical en contraction. Le remède serait alors pire que le mal.

Pousson a combiné les deux procédés de Duret et de Gersuny. Albarran se contente de rétrécir le méat et la partie antérieure de l'urètre disséquée, en faisant par la suture un pli à la paroi supérieure.

Enfin, Legueu découvre, par la voie sous-symphysaire, la paroi supérieure de l'urètre dans toute son étendue, et la plisse sans l'ouvrir depuis le col de la vessie jusqu'au méat.

c) *Procédés de libération de l'urètre.* — Ils sont basés sur ce fait que, dans quelques cas, l'incontinence serait due à des adhérences de l'urètre avec des organes voisins.

Quelles sont les *indications* de ces diverses méthodes thérapeutiques? En principe, *il ne faut pas se presser d'opérer*. On essaiera d'abord l'électrisation, le massage, les douches, qui pourront donner quelques résultats. Si ces moyens échouent, il faudra recourir à l'intervention chirurgicale, en s'en tenant aux méthodes curatives, celles qui s'adressent directement à l'urètre, et dont le choix sera dicté par l'étude approfondie des cas particuliers.

III. — INCONTINENCE CHEZ L'ENFANT. — L'incontinence infantile est synonyme d'incontinence essentielle ou nocturne. Le mot incontinence est ici impropre, car les petits malades accomplissent un véritable acte mictionnel, avec cette particularité que cet acte est involontaire et survient la nuit, pendant le sommeil.

**Étiologie et pathogénie.** — L'incontinence essentielle est l'apanage à peu près exclusif de l'enfance, au moins comme date d'apparition, et s'observe dans les deux sexes. Elle fait suite ordinairement à l'incontinence ou, plutôt, à la miction involontaire de l'enfant en bas âge, et frappe de préférence les fils de névropathes ou les futurs névropathes, dont beaucoup deviennent des spermatorrhéiques.

Elle est symptomatique ou idiopathique. L'incontinence *symptomatique* reconnaît pour causes tantôt une affection vésicale (calcul, néoplasme, tuberculose, etc.), tantôt des modifications chimiques de l'urine (acidité excessive, glycosurie, albuminurie). Ici, une malformation de la verge ou de l'urètre (épispadias, hypospadias, phimosis, rétrécissement congénital, polype de l'urètre chez la petite fille); là, une affection rénale ou une lésion de voisinage (oxyures, polypes du rectum, vulvite). Ce peut être enfin une maladie nerveuse bien caractérisée, telle que : épilepsie, spina bifida, mal de Pott, myélite, etc.

Si l'on s'en tient à la lettre de la définition, les différentes variétés étiologiques d'incontinence que nous venons d'énumérer ne seraient pas des incontinences essentielles. Mais il est nécessaire d'en parler et d'attirer sur elles l'attention des praticiens pour éviter de grossières erreurs, entraînant à leur suite des erreurs de thérapeutique. Ce n'est qu'après avoir épuisé toutes les ressources d'investigation qu'on est autorisé à parler d'incontinence *idiopathique*.

Celle-ci présente à étudier *trois variétés*, à savoir : l'incontinence psychique, l'incontinence par exagération de l'excitabilité vésicale et l'incontinence par atonie des sphincters.

Dans l'*incontinence psychique*, les petits malades, généralement pollakiuriques à l'état de veille, pensent sans cesse à leurs mictions. Le sommeil n'arrête pas ces idées, et l'incontinence se produit au cours d'un rêve ayant trait, soit à une vraie miction, soit à une idée qui la rappelle. L'urine s'échappe ainsi pendant un sommeil profond et ne réveille pas le malade. Ce fait peut se reproduire plusieurs fois pendant la nuit.

Lorsque l'incontinence provient d'une *exagération de l'excitabilité vésicale*, elle est due en général à une hyperesthésie de la muqueuse urétrale, d'où part le réflexe vésical. La vessie entière se contracte, mais la contraction du corps l'emporte sur celle du col, et l'urine s'échappe. Il n'est pas rare qu'à la longue la vessie s'habitue à se vider incomplètement, d'où un certain degré de rétention.

Enfin, l'incontinence peut être due à une insuffisance congénitale ou acquise du sphincter, qui ne peut plus résister aux contractions vésicales pendant le sommeil, la volonté étant abolie.

**Symptômes et diagnostic.** — Au cours du sommeil, une miction involontaire se produit qui vide entièrement la vessie. Tantôt l'enfant continue à dormir, tantôt il est réveillé par la sensation désagréable d'humidité. L'incontinence peut s'observer chaque nuit, une ou plusieurs fois, ou bien n'être qu'intermittente et se produire une, deux ou trois fois par semaine. Le jour, il est rare qu'elle existe ; mais il arrive assez souvent qu'une fois le besoin d'uriner perçu, l'enfant soit impérieusement sollicité de le satisfaire.

L'incontinence infantile disparaît généralement à la puberté ou vers l'âge de vingt ans. Exceptionnellement, elle peut se prolonger dans l'âge adulte.

Le diagnostic de l'incontinence ne présente aucune difficulté. Celui de la variété étiologique n'est généralement pas facile. On examinera soigneusement l'enfant. La découverte d'un phimosis, d'une balano-posthite, d'un rétrécissement congénital, par exemple, sera précieuse au double point de vue diagnostique et thérapeutique.

**Traitement.** — Le traitement sera général et local. Les enfants seront soignés comme des névropathes. S'il y a de la pollakiurie diurne, on les soumettra à une sorte de discipline. En aucun cas, on n'aura recours aux menaces ou aux punitions corporelles.

Un moyen simple consiste à réveiller l'enfant à des heures fixes. On a recherché également à éviter la pression de l'urine sur le col en faisant coucher les petits malades sur un plan incliné, la tête plus basse que le bassin.

Les injections épidurales ont donné des succès et des échecs encore plus nombreux. Jaboulay a employé des injections rétro-rectales de sérum physiologique.

Lorsqu'on soupçonne une excitabilité exagérée de la vessie, on aura recours aux narcotiques et aux stupéfiants (belladone, chloral, bromure, antipyrine, pyramidon, aspirine, etc.).

Si l'incontinence est fonction de rétention, c'est à cette dernière qu'il faudra s'attaquer.

Enfin, le traitement électrique reprend ici tous ses droits, et la méthode la plus efficace est celle des courants faradiques (un des pôles au niveau du sphincter, dans le canal; l'autre, sur le pubis). En général, douze à quinze jours suffisent pour la guérison.                          *KENDIRDJY.*

**URINE (INCONTINENCE). — TRAITEMENT ÉLECTRIQUE. —** 1° *Incontinence nocturne infantile.* Le traitement consiste à appliquer sur les régions lombaire, périnéale et sus-pubienne une forme existante d'électricité; soit le courant faradique à fil fin avec le pinceau, soit les étincelles statiques ou de haute fréquence. Les séances doivent être de courte durée (2 à 4 minutes) répétées tous les deux jours pendant un mois.

2° *Incontinence diurne et nocturne.* — Cette forme rare chez l'enfant doit être traitée par la *faradisation intra-urétrale* ou par les *applications intra-urétrales de franklinisation hertzienne.*

Dans le premier cas, on introduit dans le canal une sonde isolée munie à une extrémité d'une olive métallique reliée par un fil métallique à une borne placée à l'autre extrémité de la sonde. On enfonce la sonde jusqu'au moment où l'olive arrive au niveau du sphincter, on la met alors en communication avec le pôle négatif de la bobine d'induction (bobine à fil fin), le pôle positif est relié à une électrode large placée sur le ventre, on augmente l'intensité de façon à produire la contraction des muscles abdominaux. La séance ne doit pas dépasser 4 minutes de durée, elle doit avoir lieu tous les deux jours.

Dans le second cas, la même sonde peut servir, mais elle est reliée à l'armature externe d'une bouteille de Leyde suivant le dispositif employé pour la production du courant statique induit.

Les séances ont lieu tous les jours ou même deux fois par jour.

Dans les deux cas, l'amélioration peut se manifester dès la première séance. Le *traitement complet* comprend de 12 à 15 applications.

                                                    *F. ALLARD.*

**URINE (INFILTRATION). —** Nous groupons dans un même article les abcès urineux aigus et chroniques et l'infiltration d'urine. Les notions de pathogénie acquises dans ces dernières années ne permettent plus de considérer ces diverses affections comme autant d'entités morbides : l'abcès comme une suppuration péri-urétrale collectée, l'infiltration comme un épanchement de l'urine hors de ses voies naturelles.

En effet, l'*étiologie* et la *pathogénie* de ces phlegmons péri-utéraux, circonscrits ou diffus, sont les mêmes : seules les modalités cliniques et anatomiques sont différentes. Un homme est atteint d'un rétrécissement de l'urètre derrière lequel les parois s'altèrent et deviennent friables. A un moment donné, sous la poussée vésicale, le canal se rompt et l'urine fait irruption autour de l'urètre : dans la loge supérieure du périnée, si la rupture siège sur l'urètre postérieur ; dans la loge inférieure, si, comme cela est fréquent, elle siège en avant de la portion membraneuse. C'est là la *théorie mécanique* de Voillemier. Cette théorie a été battue en brèche par les nombreux travaux bactériologiques qui, depuis ceux d'Albarran et Hallé en 1888 jusqu'à ceux de Cottet en 1899, ont mis en évidence le rôle primordial de l'infection partant de l'urètre. Aussi est-il presque unanimement admis aujourd'hui que cette infection détermine d'abord une suppuration péri-urétrale et que ce n'est que secondairement que la paroi urétrale se déchire et livre passage à l'urine. Mais cette déchirure n'est pas indispensable et certaines infiltrations ne sont que des *pseudo-infiltrations*, de véritables phlegmons diffus du périnée, sans participation aucune de l'urine.

Les *agents* de l'infection sont, en première ligne, les anaérobies ; puis viennent le coli-bacille, le staphylocoque, etc. Leur action est favorisée par les altérations des parois du canal et, au premier rang, par le rétrécissement.

Au point de vue *clinique*, nous étudierons d'abord les infections péri-urétrales *aiguës*, circonscrites et diffuses, puis les infections *chroniques*.

I. **Abcès urineux** (infection péri-urétrale aiguë circonscrite). — Le *début* est quelquefois brusque : après une période de douleurs vives et de dysurie allant parfois jusqu'à la rétention, une tumeur apparaît au périnée et la fièvre s'allume. Mais, dans la majorité des cas, le début est insidieux et ce n'est qu'après plusieurs jours de mictions plus fréquentes, de pesanteur au périnée et de ténesme anal, que le malade s'aperçoit de sa tumeur.

Celle-ci est d'abord appréciable au palper seulement : c'est une masse médiane, allongée d'avant en arrière, dure, faisant corps avec l'urètre et se terminant souvent, du côté des bourses, par un bourrelet très net. On peut la déplacer de droite à gauche, et inversement, mais elle est absolument immobile dans le sens antéro-postérieur. Bientôt la tuméfaction devient visible à l'œil et fait une saillie ovoïde, à grosse extrémité postérieure, s'arrêtant à 2 ou 3 centimètres de l'anus. La peau, jusque-là normale, devient tendue, luisante et rosée. Plus tard, la tuméfaction s'insinue : en avant sur les côtés de l'urètre, dans la racine des bourses, pour remonter sur les côtés de la verge et du pubis : en arrière et latéralement, le long des vaisseaux et nerfs bulbaires, du côté des fosses ischio-rectales. Pendant longtemps, la palpation réveille de la douleur sans montrer de fluctuation ; celle-ci ne devient évidente que très tard, lorsqu'il y a des fusées purulentes et que la peau, très rouge, est près de céder : aussi, ne faut-il pas attendre la fluctuation pour intervenir.

Pendant que se développe la tumeur, l'*état général* s'altère ; la fièvre présente de grandes oscillations, atteignant le soir facilement 39°,5 ou 40° ; il y a de l'inappétence et un état saburral de la langue.

*Formes anatomiques.* — Ce que nous venons de décrire, c'est l'*abcès urineux périnéal*. Mais l'abcès peut se développer *au niveau des bourses* : le périnée est alors souple et normal : la tuméfaction, en forme de *carène*, est cachée par la racine du scrotum et doit être recherchée par une palpation attentive. L'abcès peut se développer également dans la *région pénienne* : on sent alors, sur la paroi inférieure de l'urètre, une induration très circonscrite qui, presque toujours, s'ouvre spontanément dans l'urètre ou au dehors. Ce n'est qu'exceptionnellement que ces abcès prennent les allures d'un phlegmon grave.

Quant à l'abcès de la *loge supérieure* du périnée, tel que le décrivait Voillemier, il n'est le plus souvent qu'une variété du phlegmon de la cavité de Retzius ou une péri-prostatite suppurée.

*Évolution*. — Le phlegmon urineux peut se terminer par la *résolution* : celle-ci, il est vrai, est souvent suivie de récidive. Il peut *s'ouvrir dans le canal*, mais cette ouverture est plus nuisible qu'utile, car elle permet à l'urine infectée de faire irruption dans la cavité de l'abcès et d'y produire les dégâts habituels.

L'une et l'autre de ces terminaisons, outre qu'elles sont rares, n'amènent pas la guérison. Aussi, en présence d'un phlegmon péri-urétral, faut-il sans hésitation intervenir en se rappelant le mot de Guyon : « Tout malade atteint d'abcès urineux est exposé à l'infiltration d'urine. »

*Diagnostic*. — Il est, en général, très facile. Aucune confusion n'est possible, pour un esprit attentif, avec : une *poche urineuse* (V. plus loin), une *compérite*, une *gomme* du canal, un *abcès ossifluent*, un *phlegmon péri-anal*, etc.

*Traitement*. — Le seul traitement de l'abcès urineux est l'intervention hâtive, avant même que la fluctuation soit devenue franche. Il faut d'abord ouvrir l'abcès : le malade étant mis dans la position de la taille, les bourses maintenues relevées par un aide, on pratique une incision médiane commençant en avant à la limite antérieure de la tuméfaction et intéressant au besoin le scrotum et se terminant en arrière au-devant de l'anus. On coupe les tissus œdématiés jusqu'à ce qu'on arrive sur la collection purulente juxta-urétrale. On introduit alors l'index gauche dans la cavité et, avec les ciseaux, sur l'index comme guide, on agrandit en avant et en arrière l'ouverture. On distingue, au fond de la poche, l'urètre comme disséqué par la suppuration ; on détruit les brides qui cloisonnent le foyer et l'on cherche à voir s'il existe des prolongements du côté de la verge ou des fosses ischio-rectales.

Le *liquide* qui s'écoule est d'aspect variable : tantôt c'est du pus verdâtre et assez bien lié : tantôt, c'est un liquide séro-purulent dans lequel nagent des grumeaux ou des lambeaux de tissu cellulaire sphacélé : parfois il n'y a qu'un peu de sérosité louche. Presque toujours, le liquide dégage une odeur fécaloïde due au coli-bacille.

L'abcès, bien vidé, est drainé et tamponné après lavage à l'eau oxygénée. Quant au canal, il faut bien se garder de l'explorer ou de s'y livrer à une manœuvre quelconque : le malade urinera par son méat ou par le périnée et ce n'est que quinze ou vingt jours après, lorsque les tissus se seront détergés, qu'on l'explorera et qu'on traitera le rétrécissement par l'une des nombreuses méthodes que nous avons à notre disposition. L'idée d'extirper les abcès aigus du périnée n'est ni raisonnable ni pratique.

II. **Infiltration d'urine** (Infection péri-urétrale aiguë diffuse). —
Classiquement, on considère le *début* comme étant généralement brusque :
un rétréci, atteint de rétention, fait des efforts pour uriner : il souffre lorsque,
tout à coup, une détente se produit ; le canal s'est rompu sous la violence
de la poussée vésicale : l'urine se répand dans le périnée et le malade est
soulagé. Eh bien, ce début ne s'observe que très rarement et, presque toujours, l'infiltration d'urine a été précédée d'une phase de phlegmon circonscrit : le malade présentait déjà un abcès péri-urétral à début insidieux
lorsque, un jour, les phénomènes douloureux deviennent plus intenses, et
en quelques heures la tumeur prend des proportions considérables. Bientôt
après, le périnée, les bourses et le fourreau de la verge sont pris à leur tour :
l'invasion septique atteint le mont de Vénus, les aines et la région hypogastrique, les flancs, la région lombaire et jusqu'aux aisselles. En arrière du
périnée, l'œdème envahit les fosses ischio-rectales, les fesses, les cuisses.
Toutes ces régions sont gonflées, déformées, méconnaissables. Pendant que
les lésions s'étendent au loin, on voit, au niveau des parties primitivement
prises, la peau devenir violacée et des plaques de gangrène, des phlyctènes
apparaître. Puis, si l'on n'y prend garde, des lambeaux sphacélés se détachent et d'énormes dégâts se produisent, amenant la mise à nu ou la
destruction de la verge, des testicules, de l'urètre. Par les ouvertures spontanées ou par les plaies chirurgicales, s'écoule un liquide sanieux, fétide,
mélangé à de l'urine.

L'*état général* est des plus graves : la fièvre atteint et dépasse 40°, le
malade est abattu, la langue est sèche, comme rôtie, les sueurs profuses :
souvent il y a des vomissements et de la diarrhée. Malgré cela, l'état moral
peut être conservé au point de tromper le praticien non prévenu : le malade
est dans un état de quiétude, de béatitude, qui contraste avec l'état local si
grave. Mais, bientôt, ce sera le délire suivi du coma final.

Le *diagnostic* de l'infiltration d'urine est évident : c'est à peine si la confusion est possible avec un phlegmon diffus originaire du rectum ou de la
prostate et envahissant secondairement le périnée.

Le *traitement* doit être hâtif et énergique : des incisions nombreuses,
longues et profondes, seront faites dans toutes les parties infiltrées, si éloignées soient-elles : on laissera entre elles des intervalles de peau suffisants
pour que la réparation soit plus tard possible. Nous préférons le thermo-
cautère au bistouri pour deux raisons : l'hémorragie est moindre et le fer
rouge exerce, sur les microbes, une action destructive à distance. On lavera
ensuite avec de l'eau oxygénée étendue de moitié d'eau bouillie et l'on drainera avec soin toutes les ouvertures, tous les clapiers. Les pansements
humides seront renouvelés très souvent. Les badigeonnages à la teinture
d'iode peuvent remplacer avantageusement l'eau oxygénée. On s'occupera
en même temps de l'état général que l'on devra remonter au moyen de
potions à l'alcool ou d'injections de sérum. Quant à l'urètre, il n'en saurait
être question qu'après la guérison de l'infiltration.

III. **Abcès urineux chronique.** — **Tumeurs et poches urineuses.**
— L'infection se fait ici par le même mécanisme que pour les abcès aigus,
mais la virulence des micro-organismes est moindre et, autour d'un foyer

de suppuration peu considérable, il s'élève de fortes barrières de tissus scléreux.

La *cavité* de l'abcès est, en effet, généralement petite et irrégulière, avec un foyer juxta-urétral et des prolongements. Le foyer central est sur un des côtés de l'urètre, empiétant plus ou moins sur sa paroi inférieure, l'entourant quelquefois dans sa presque totalité. Le canal lui-même s'ouvre parfois dans l'abcès; plus souvent, ses parois sont intactes et même épaissies. L'abcès peut s'ouvrir uniquement dans l'urètre et constituer une variété de poche urineuse; il peut s'ouvrir uniquement à la peau et cette ouverture, simple ou multiple, aboutit à des fistules. Le plus communément, l'ouverture se fait à la fois dans le canal et à la peau et, dès lors, l'urine passe, en partie ou en totalité, par les fistules. Celles-ci peuvent subir la transformation maligne.

Les *parois* de l'abcès et des trajets fistuleux sont tapissés de fongosités reposant sur des tissus scléreux qui peuvent se constituer en masses énormes, englobant les bourses et la verge auxquelles elles donnent un aspect éléphantiasique. On a signalé la transformation cancéreuse.

*Symptômes.* — Le *début* est insidieux; l'induration s'installe après une période de gêne du côté du périnée, quelquefois après une période rappelant le début des abcès aigus.

La palpation montre une tuméfaction faisant corps avec l'urètre et d'une dureté ligneuse, recouverte d'une peau normale qui glisse facilement sur elle. Si l'abcès doit s'ouvrir à l'extérieur, la peau devient adhérente, rougit en un point et s'ouvre, laissant une fistule qui donne généralement passage à un mélange de pus et d'urine. Cette fistule peut se fermer. Mais l'induration persiste et, à quelque temps de là, une nouvelle fistule se forme.

Le *diagnostic* est en général facile. La tumeur urineuse et ses prolongements étant reconnus, il faut explorer le canal que l'on trouvera toujours plus ou moins rétréci, ensuite se rendre compte de l'état de la vessie et des reins. L'affection qui simule le plus, par son aspect extérieur, ces abcès urineux chroniques, c'est l'abcès péri-urétral tuberculeux que l'on reconnaît à son évolution plus torpide et, surtout, à l'existence d'autres lésions de tuberculose génito-urinaire.

*Traitement.* — Lorsque, chez un rétréci, on remarque autour du canal une petite induration ne s'accompagnant d'aucun phénomène réactionnel, la simple dilatation suivie de lavages antiseptiques pourra la faire disparaître.

Si l'abcès chronique a acquis un certain développement, mieux vaut l'inciser et exciser sa coque fibreuse.

En cas de *fistules*, la conduite à tenir est plus délicate. Le calibrage du canal peut suffire dans quelques cas. Mais il ne faut pas trop y compter, d'autant que ces fistules, une fois fermées, tendent à se rouvrir. Aussi vaut-il mieux intervenir par le périnée, après avoir placé une sonde d'assez gros calibre dans le canal, même au prix d'une urétrotomie interne. Par une incision médiane, on va droit à l'urètre que l'on dégage des masses scléreuses qui l'étouffent : c'est la *libération externe de l'urètre* de Guyon. Si l'urètre est lui-même très altéré, on en pratiquera la résection plus ou moins étendue. *KENDIRDJY*.

**URINE** (RÉTENTION). — La rétention est l'impossibilité d'émettre naturellement, par l'urètre, partie ou totalité de l'urine contenue dans la vessie.

Elle peut se montrer en dehors de toute lésion des voies urinaires, dans
les affections cérébrales ou médullaires, principalement dans l'ataxie, les
fractures ou les luxations du rachis, le mal de Pott, l'hystérie, les fièvres
graves, la péritonite, etc. Mais, en général, elle reconnaît pour cause une
lésion des voies urinaires. Nous ne ferons ici que passer rapidement en
revue ces diverses causes qui donnent lieu à *cinq variétés* de rétention :

1° **Rétention de cause inflammatoire, congestive ou spasmodique.** —
On l'observe principalement dans les urétrites aiguës, ou chez les malades
atteints de lésions prostato-vésicales, chez les calculeux, chez les tuberculeux urinaires. Parfois, il n'existe aucune lésion matérielle, le sujet est un
névropathe, un neurasthénique génital chez lequel la rétention est due au
spasme du sphincter membraneux. A un premier degré de cette névropathie,
le malade ne peut pas uriner en public ; à un degré plus avancé, le spasme
se produit en dehors de toute cause provocante, et c'est au spasme que sont
dues les déformations du jet (filiforme, en spirale, etc.), attribuées si facilement par les malades à un rétrécissement qui n'existe pas. Lorsque la miction est terminée, il reste dans le canal quelques gouttes d'urine qui s'é-
chappent lentement.

2° **Rétention chez les rétrécis** [V. URÈTRE (RÉTRÉCISSEMENT)].

3° **Rétention chez les prostatiques** [V. PROSTATE (HYPERTROPHIE)].

4° **Rétention d'origine traumatique** s'observant dans les plaies et ruptures de l'urètre.

5° **Rétention de cause mécanique,** due soit à une tumeur qui comprime l'urètre, soit à un corps étranger qui en obstrue la lumière.

**Symptômes.** — La rétention d'urine est *complète* ou *incomplète*. La
première est caractérisée par l'impossibilité absolue d'émettre volontairement une seule goutte d'urine ; dans la seconde, il y a deux faits en apparence contradictoires : possibilité d'uriner et impossibilité de vider la vessie.

Au point de vue clinique, il faut distinguer la rétention *aiguë* et la rétention *chronique* : la rétention aiguë est toujours complète. Au cours d'une
blennorragie aiguë, ou bien au début d'une hypertrophie prostatique, sous
l'influence d'une poussée congestive, le malade, qui sent le besoin d'uriner,
ne peut rien émettre par le méat, quelque effort qu'il fasse. Le tableau
devient alors terrible et, pour qui a vu un malade se débattre dans les affres
de la rétention, il est inoubliable. Au palper, on trouve au-dessus du pubis
le globe vésical qui peut atteindre et dépasser l'ombilic et qui est mat à la
percussion. Le toucher rectal permet également de sentir la tumeur liquide.

Si l'on ne vide pas la vessie et si la rétention ne cesse pas spontanément,
on peut voir s'installer une variété d'incontinence : la *miction par regorgement*. La *rupture de la vessie* est exceptionnelle lorsque le réservoir urinaire
n'a pas été affaibli par une cystite chronique.

La rétention chronique peut être incomplète ou complète ; incomplète,
elle peut exister avec ou sans distension de la vessie. Nous avons suffisamment insisté sur ces divers points dans l'étude de l'hypertrophie de la
prostate pour n'avoir pas à y revenir ici.

**Diagnostic.** — En présence d'une rétention aiguë, le point essentiel est d'écarter l'anurie. Si les reins fonctionnent, l'examen le plus sommaire amène au diagnostic. Dans la rétention chronique complète, le malade raconte qu'il ne peut plus uriner spontanément et qu'il a besoin d'être sondé ou de se sonder lui-même. Quant à la rétention incomplète, elle a besoin d'être dépistée avec soin : on s'aidera pour cela du toucher rectal, du palper hypogastrique et surtout du cathétérisme évacuateur pratiqué immédiatement après une miction spontanée.

**Traitement.** — Il faut, par un moyen quelconque, vider la vessie. Chez un jeune blennorragique, par exemple, dont la vessie est saine, il n'y a pas d'inconvénient à vider la vessie entièrement et en une séance. Mais chez les vieux rétrécis et chez les prostatiques, l'évacuation brusque et complète de la vessie peut amener des désastres.

Chez un rétréci dont le canal n'admet qu'une bougie filiforme, le fait de laisser cette dernière à demeure permettra la miction spontanée.

Au cas où le canal, pour une raison ou pour une autre, ne serait pas perméable, on est autorisé à recourir à la ponction capillaire de la vessie. L'aiguille sera introduite sur la ligne médiane et au ras de la symphyse du pubis. *KENDIRDJY.*

**URINEUX (ABCÈS).** — V. Urine (Infiltration).

**UROBILINURIE.** — L'urobilinurie se caractérise par la présence de l'urobiline dans les urines.

**Caractères des urines urobilinuriques.** — Les urines urobilinuriques n'ont pas de coloration caractéristique; souvent cependant les urines dites hémaphéiques renferment de l'urobiline, d'où l'habitude de donner comme caractère des urines urobiliniques ceux des urines hémaphéiques; elles offrent dans quelques cas un certain degré de dichroïsme. Seuls cependant l'examen spectroscopique et la recherche de la fluorescence de ses solutions ammoniacales permettent de déceler la présence de l'urobiline [V. Urines (Examen)].

**Affections dans lesquelles on trouve de l'urobilinurie.** — L'urobilinurie se retrouve au cours de multiples affections :

1° *Maladies infectieuses aiguës.* — Nous citerons la pneumonie, le rhumatisme articulaire aigu, les accès de paludisme. On peut la noter dans presque toutes les infections : grippe, diphtérie, érysipèle.

2° *Maladies dyscrasiques et intoxication.* — Elle est fréquente dans l'accès de goutte, le saturnisme, l'alcoolisme, l'intoxication phosphorée et oxycarbonée et en général dans toutes les cachexies; on la retrouverait après la chloroformisation;

3° *Maladies intestinales.* — Diarrhées chroniques, affections stomacales;

4° *Affections pulmonaires.* — Maladies chroniques du poumon, tuberculose pulmonaire aiguë;

5° *Affections cardio-vasculaires.* — Constante dans l'asystolie, on la retrouve au cours des grosses destructions globulaires (chlorose, anémie pernicieuse, hémoglobinurie paroxystique, hémoptysie);

6° *Affections hépatiques.* — Elle est très fréquente au cours des diverses cirrhoses et surtout les cirrhoses alcooliques et cardiaques;

7° *Nourrices, nouveau-nés, nouvelles accouchées.*

**Physiologie pathologique.** — Les théories expliquant l'urobilinurie sont nombreuses et méritent d'être discutées, car la valeur séméiologique du symptôme dépend de la théorie qu'on doit adopter.

*Théorie hépatique.* — L'urobilinurie est l'indice du mauvais fonctionnement du foie malade, elle est fabriquée par le foie lui-même devenu insuffisant, elle pourrait donc être un indice révélateur important de la déchéance de la cellule hépatique. Cette théorie semble abandonnée aujourd'hui et certains auteurs regardent comme un symptôme d'origine hépatique l'urobiline fécale et font de la présence d'urobiline dans les matières fécales un signe d'insuffisance hépatique (Chauffard).

*Théorie hématique.* — Il y aurait une destruction considérable des hématies, l'hémoglobine serait mise en liberté et se transformerait en urobiline.

*Théorie intestinale.* — La bile est transformée dans l'intestin en urobiline, l'urobilinurie indiquerait une augmentation des putréfactions intestinales.

*Théorie pigmentaire.* — Les pigments biliaires seraient transformés dans les tissus en urobiline.

*Théorie rénale.* — Gilbert et Herscher, se basant sur ce fait que le plus souvent l'urobilinurie existe sans urobilinémie, pensent que l'urobiline se forme au niveau du rein, aux dépens des pigments biliaires contenus dans le sérum sanguin; ces pigments, produits toxiques et peu diffusibles, sont convertis en urobiline, substance très diffusible et très facilement éliminable.

**Valeur séméiologique.** — L'urobilinurie n'aurait donc pas la valeur séméiologique qu'on lui donnait autrefois: elle n'est pas un produit direct de la cellule hépatique malade.

1° *Urobilinurie physiologique.* — A l'état physiologique, l'urine ne renferme pas d'urobiline, mais une substance nommée chromogène, susceptible de se transformer par oxydation en urobiline. Le sérochrome contenu dans le sérum serait transformé au niveau du rein en chromogène de l'urobiline. Pratiquement une urine fraîche ne donne pas au spectroscope la raie de l'urobiline (l'air et la lumière transforment rapidement le chromogène en urobiline); on peut donc dire que toute urine fraîche examinée au spectroscope qui présente la raie de l'urobiline est anormale.

2° *Urobilinurie pathologique.* — L'urobilinurie serait le plus souvent la conséquence de la cholémie; si celle-ci est légère, tous les pigments biliaires sont transformés dans le rein en urobiline (ictères acholuriques ou hémaphéiques); si elle est de moyenne intensité, on retrouve dans l'urine de l'urobiline et des pigments biliaires; dans les cas extrêmes, le rein perd son pouvoir réducteur et laisse passer les pigments sans les transformer; il retrouve ce pouvoir réducteur au début et à la fin de telles cholémies (Gilbert et Herscher).

L'urobilinurie perd donc toute valeur pour juger de l'état de la cellule hépatique; elle traduit simplement l'existence de la cholémie, celle-ci peut se retrouver lorsque les fonctions hépatiques sont normales ou exagérées.

Gilbert et Herscher n'admettent du reste pas la cholémie comme unique source de l'urobiline urinaire. Dans quelques cas très rares, l'urobilinémie existe, et on peut alors adopter l'une quelconque des théories précédentes.

*F. RATHERY.*

**URONÉPHROSES.** — Ce terme est certainement préférable à celui d'*hydroné-phrose*, car c'est bien réellement de l'urine et non de l'eau que contient la tumeur. Cette maladie est constituée par la rétention de l'urine ayant pro-duit secondairement la distension du bassinet, des calices du parenchyme rénal et même parfois d'une portion de l'uretère.

Tout ce qui fait obstacle au cours de l'urine est donc capable de la pro-duire ; aussi voit-on cette affection à peu près à toutes les époques de la vie, mais surtout entre 20 et 40 ans.

L'uronéphrose peut être consécutive à une *malformation congénitale*. L'uretère peut manquer dans sa partie inférieure, ou encore être imperforé : l'urine s'accumule pendant la vie fœtale dans le bassinet. Cette malforma-tion est généralement incompatible avec la vie.

L'uretère peut présenter des rétrécissements congénitaux, des abouche-ments anormaux au périnée, dans l'urètre, dans le vagin ; l'urine s'écoule difficilement par l'orifice, et le rein se laisse distendre. Le même résultat se produit parfois, quand l'extrémité supérieure de l'uretère s'abouche anor-malement dans le bassinet, ou que cet orifice présente une valvule.

L'ectopie congénitale du rein s'accompagne le plus souvent d'exiguïté de l'uretère ou de coudures anormales. On a récemment insisté sur l'existence de vaisseaux passant anormalement au voisinage de l'uretère, et susceptibles de devenir la cause d'une rétention pyélique.

L'uronéphrose est le plus souvent *acquise*, c'est-à-dire consécutive à une lésion antérieure.

Un calcul s'est engagé dans l'uretère et y fait obstacle à l'écoulement de l'urine. Des néo-formations peuvent oblitérer plus ou moins le calibre de l'uretère comme cela se voit au cours des urétérites ou des néoplasmes. Ce sont aussi les tumeurs de la cavité abdominale qui viennent comprimer le conduit excréteur et gêner l'écoulement de l'urine : l'uronéphrose com-plique assez souvent le fibrome, le cancer de l'utérus, les tumeurs du liga-ment large.

C'est surtout au cours du rein mobile que cette maladie se produit avec la plus grande fréquence (V. REIN). Comme nous l'avons vu au chapitre du rein mobile, celui-ci en s'abaissant produit des courbures de l'uretère. Si, pour une raison quelconque, une de ces courbures vient à contracter des adhérences avec les tissus voisins, l'uretère sera forcé de se couder sur ce point fixe et l'obstacle à l'écoulement de l'urine sera constitué.

**Lésions.** — L'uronéphrose peut atteindre les deux reins à la fois, plus souvent un seul est dilaté.

Suivant l'ancienneté de la lésion, suivant l'état de la distension de la tumeur, on peut distinguer deux variétés d'uronéphrose. Dans la première variété, il y a distension des calices, du bassinet, d'une portion plus ou moins longue de l'uretère, mais on retrouve la glande en dehors de la tumeur. Dans la seconde variété, il est difficile de retrouver la glande, on ne constate plus qu'une vaste poche à parois minces dans laquelle on différencie avec peine ce qui est le rein de ce qui représente le bassinet. A ces deux variétés correspondent des traitements différents.

Lorsqu'on ouvre la poche, on constate qu'elle est formée de loges, séparées les unes des autres par des cloisons incomplètes, plus ou moins saillantes, et à sommet mousse et concave. Ces loges représentent la trace des anciens calices et toutes s'ouvrent dans une cavité centrale qui n'est autre chose que le bassinet très distendu.

La paroi de la poche peut devenir extrêmement mince et présenter des adhérences avec les organes voisins. Souvent on y retrouve des restes du parenchyme rénal, capables encore jusqu'à un certain point de produire une sécrétion utile.

L'orifice qui met en communication la poche avec le reste des voies urinaires est souvent étroit, muni d'une formation valvulaire, ou bien reporté à la partie supérieure de la tumeur. Dans certains cas, toute communication avec l'extérieur se trouve oblitérée : il y a uronéphrose *fermée*.

Le contenu de la poche varie dans chacun de ces deux cas. Lorsque la cavité communique avec l'uretère et la vessie, le contenu se rapproche considérablement de la composition de l'urine. Cependant il est habituel de constater une forte diminution dans la teneur en sels, et souvent il existe une légère quantité d'albumine.

Lorsque la cavité est fermée, le liquide prend à la longue un aspect épais et même colloïde : sa composition ne rappelle plus celle de l'urine, mais on y trouve de la cholestérine, de l'albumine.

La transformation purulente est loin d'être une rareté.

Le rein du côté opposé subit généralement une hypertrophie compensatrice qui lui permet de subvenir à l'insuffisance du rein malade.

**Symptômes.** — La tumeur est le signe essentiel de la maladie ; souvent elle constitue à peu près le seul symptôme. D'autres fois, l'uronéphrose produit des phénomènes particuliers qui donnent un aspect tout différent à la maladie.

La *tumeur* présente les caractères de toute tumeur rénale, c'est-à-dire qu'elle est en partie cachée sous les côtes, qu'elle présente le contact lombaire, enfin qu'elle ballotte lorsqu'on fait l'exploration bimanuelle. On retrouve en avant d'elle la sonorité du côlon : enfin elle tombe vers la ligne médiane lorsque l'on place le malade sur le côté sain. La tumeur que fait l'uronéphrose est *arrondie, régulière, lisse*. Elle est élastique et même franchement rénitente, il est exceptionnel qu'on puisse y constater la fluctuation.

Son volume peut varier des dimensions d'une tête de fœtus à celles des plus volumineux kystes de l'ovaire, au point que, dans ces cas, elle peut remplir tout l'abdomen. On comprend qu'alors elle provoque des troubles de compression des organes thoraciques et abdominaux.

Le plus ordinairement, dans ces formes simples, c'est l'augmentation de volume de la taille ou de la région du flanc qui amène les malades à consulter ; à peine si la tumeur produit une légère sensation de tension et de gêne.

D'autres fois la *douleur* prend un caractère tout particulier. Elle apparaît ordinairement par crises. Extrêmement violentes, les malades se tordent, ne pouvant garder aucune position ; la souffrance est d'abord localisée au flanc, mais bientôt tout le ventre devient sensible ; des vomissements apparaissent, alimentaires ou bilieux. Pendant ce temps, les urines deviennent rares ; la tumeur présente une tension exagérée. Puis une débâcle abondante d'urine claire se produit, les phénomènes se calment en même temps que le volume de la tumeur diminue. C'est là ce que l'on désigne sous le nom de *crise d'hydronéphrose intermittente* causée par une distension brusque de la poche.

On a signalé dans quelques cas, rares du reste, des hématuries plus ou moins abondantes au cours de l'uronéphrose.

La marche est généralement tout à fait chronique ; on peut voir au cours de l'évolution quelques complications se produire. C'est ainsi que la poche peut se rompre quelquefois spontanément, presque toujours à la suite d'un traumatisme. Elle peut s'infecter soit par voie sanguine à la suite d'une affection fébrile, soit par voie canaliculaire après des manœuvres d'exploration. Enfin des phénomènes d'insuffisance rénale peuvent apparaître d'une façon plus ou moins brusque lorsque les deux reins sont pris.

**Diagnostic**. — Quand on se trouve en présence d'un malade chez lequel on constate une tumeur de la région lombaire, une première question se pose : est-ce une tumeur du rein ? Les kystes du foie, de la rate, peuvent prêter à confusion : les kystes du mésentère sont plus médians : les kystes de l'ovaire sont d'abord pelviens, avant de devenir assez volumineux pour occuper tout l'abdomen.

La consistance, la forme, les anamnestiques permettront facilement de distinguer l'uronéphrose des autres tumeurs rénales, pyonéphroses ou cancer. En tous cas, le cathétérisme urétral sera un moyen de trancher la question, soit que la sonde butte sur l'obstacle urétral, soit qu'elle fasse écouler le contenu de la rétention rénale.

Le diagnostic de la variété est du plus haut intérêt dans cette question, car c'est de lui que dépendra bien souvent le procédé thérapeutique à employer.

**Traitement**. — En dehors des raisons tirées de l'état général du malade, il n'y a pas de contre-indication à l'intervention des uronéphroses. Toute rétention rénale doit être opérée, car tôt ou tard, si les symptômes sont encore légers, on verra se développer des complications.

Au point de vue thérapeutique, l'uronéphrose peut se présenter sous deux aspects : la glande existe encore, ou bien toute trace de rein a disparu et l'on ne trouve plus qu'une poche à parois minces.

1° *Le rein existe encore*. — Il est bien évident que, dans les uronéphroses consécutives à une gêne mécanique située en dehors des parois des voies urinaires, il faudra tout d'abord lever l'obstacle pour voir céder les accidents : ainsi guériront quelquefois les rétentions dues à une compression par tumeur, par vaisseau anormal, au moins toutefois quand la dilatation n'est pas excessive. Lorsque l'obstacle occupe les parois des voies urinaires, on peut, dans certains cas, faire cesser la rétention en retirant le calcul, ou le corps étranger, par une pyélotomie ou une urétérotomie. On a de même proposé des anastomoses variées en cas de rétrécissement de la paroi urétérale.

Actuellement, on restreint de plus en plus les indications de la néphrectomie dans ces cas, et l'on cherche à mettre à profit les procédés conservateurs. Aussi a-t-on surtout recours aux opérations plastiques comme la plicature de la poche, la transplantation de l'uretère à la partie déclive de l'uronéphrose, la section de la valvule pyélo-urétrale. Toutes ces interventions sont extrêmement délicates et demandent pour réussir une asepsie absolue des voies urinaires.

2° *Le rein est détruit.* — Dans ce cas, il est évident qu'une opération plastique serait illusoire. Il faudra avoir recours à la néphrectomie.

*RAYMOND GRÉGOIRE.*

**UROTROPINE.** — L'urotropine ou formine s'obtient en traitant le formol par l'ammoniaque : c'est un corps blanc cristallisé, soluble dans l'eau.

L'urotropine agit comme antiseptique des voies urinaires et comme éliminateur d'acide urique. Elle est indiquée dans la pyélite, la cystite, la blennorragie, la gravelle urique (v. c. m.). La dose est de 1 ou 2 gr. par jour, à prendre en 5 ou 4 fois en potion ou en solution étendue.   *E. F.*

**URTICAIRE.** — On désigne sous le nom d'urticaire une éruption caractérisée par la production plus ou moins rapide d'efflorescences et d'élevures rosées ou rouges, parfois décolorées au centre, ressemblant à des piqûres d'orties, s'accompagnant de sensations de prurit ou mieux de cuisson, de picotement, de tension, et évoluent d'ordinaire avec la plus grande rapidité.

On décrit d'habitude une urticaire aiguë, fébrile ou non fébrile, et une urticaire chronique.

On rattache à l'urticaire l'autographisme et une dermatose spéciale et rare, l'urticaire pigmentée.

### A. — URTICAIRES VULGAIRES, AIGUËS ET CHRONIQUES.

**Symptômes.** — L'urticaire aiguë peut être précédée de signes généraux prodromiques : fièvre légère, frissons, céphalée, embarras gastrique, courbature, etc. (*urticaire fébrile*). Dans d'autres circonstances, elle apparaît d'emblée (*urticaire non fébrile*).

L'éruption est la même dans les deux cas. Elle est précédée d'une sensation de prurit, de cuisson, plus ou moins étendue, que le grattage soulage; mais le *grattage fait naître*, comme l'a montré L. Jacquet, des élevures rouges, de formes diverses, arrondies ou irrégulières, le plus souvent aplaties à leur sommet, dures, saillantes et formant des papules souvent gigantesques: il suffit parfois du moindre frôlement pour les faire apparaître.

Les éléments éruptifs purement érythémateux constituent l'*urticaire maculeuse*; sinueux et formant des dessins par confluence, l'*urticaire gyratée, figurée, circinée,* etc.; quand la confluence est parfaite et les plaques fort étendues, c'est l'*urticaria conferta*; si la partie centrale est d'un blanc brillant et la périphérie d'un rouge vif, c'est l'*urticaire porcelaine*. Dans l'*urticaire hémorragique*, une tache centrale hémorragique est entourée d'une auréole violacée. L'*urticaire papuleuse* est caractérisée par de petites élevures boutonneuses bordées d'une zone rouge. L'*urticaire géante tubéreuse* est formée d'élevures très saillantes et très étendues, le plus souvent blanches au centre. Dans l'*urticaire vésiculeuse* ou *bulleuse*, la papule congestive est surmontée d'un soulèvement vésiculeux ou bulleux, d'abord transparent, mais qui devient purulent, puis croûteux si le malade ne l'excorie pas.

Le grand caractère de ces éléments urticariens est la rapidité de leur évolution; ils naissent, se développent et disparaissent en quelques heures.

L'éruption ortiée siège dans toutes les régions du corps, mais le plus souvent sur le tronc, les fesses, les cuisses, les épaules et les bras. Elle est généralisée ou localisée, mais même dans ce dernier cas occupe plusieurs régions du corps.

Dans les régions à tissu cellulaire fort lâche, comme les paupières et le prépuce, l'urticaire détermine des gonflements œdémateux souvent assez importants (*urticaire œdémateuse*).

L'urticaire envahit aussi les muqueuses, notamment celles de la bouche, de l'isthme du gosier et du pharynx, où elle donne lieu à un œdème considérable; elle descend quelquefois dans le larynx et les bronches, gênant alors la respiration et provoquant dans certains cas un véritable œdème laryngé.

On a décrit aussi l'urticaire du tube digestif, mais les troubles gastro-intestinaux qui précèdent l'urticaire sont simplement, d'après Gaucher, les premiers symptômes de l'intoxication dont l'urticaire est la manifestation cutanée.

**Formes**. — L'évolution de l'urticaire permet d'en distinguer deux formes principales :

a) L'*urticaire aiguë*, qui survient brusquement et disparaît en quelques heures, en deux ou trois jours ou persiste parfois pendant une semaine en évoluant par poussées successives sur différents points du corps;

b) L'*urticaire chronique* (*cnidosis, urticaria perstans*), dont les poussées successives, parfois subintrantes, peuvent durer des mois et des années. Cette forme est fréquente chez les enfants des villes de quatre à cinq mois à trois ans. L'éruption se renouvelle incessamment, en dépit de tout traitement. Le malade, dévoré par un prurit que rien ne calme, est couvert de papules excoriées, de traces de grattage, de pigmentations; l'insomnie est parfois complète; l'état général peut devenir grave par suite de l'épuisement du système nerveux et des troubles digestifs.

**Diagnostic**. — Dans la majorité des cas, le diagnostic de l'urticaire s'impose; il est fondé sur ces trois caractères : saillie papuliforme des plaques ortiées, fugacité de l'éruption, démangeaisons très vives qu'elle détermine.

Les *érythèmes* se distinguent facilement de l'urticaire : ils sont constitués par une rougeur uniforme plus durable, et les démangeaisons qui les accompagnent sont moindres.

Les *exanthèmes vésiculeux, hydroa, pemphigus*, débutent par une tache érythémateuse; mais sur cette tache de courte durée, qui ne présente pas le caractère de l'urticaire, se forme un soulèvement épidermique qui dissipe bientôt les doutes. L'urticaire peut d'ailleurs compliquer des affections bulleuses.

Quand l'urticaire siège à la face, elle est parfois confondue avec l'*érysipèle*. Mais, dans l'érysipèle, la rougeur, plus marquée que le gonflement, est accompagnée d'une tension très vive; il y a aussi une fièvre intense, des engorgements ganglionnaires et des phénomènes généraux.

**Étiologie.** — L'urticaire est une sorte d'œdème aigu du corps papillaire, un œdème circonscrit de la peau. Elle est produite par un trouble de l'innervation vaso-motrice dont l'origine est très variable.

A) *Agents externes.* — L'urticaire est souvent provoquée par le contact de certaines substances irritantes, dont les plus nocives sont l'ortie, les méduses, les parasites cutanés (puces, punaises, poux, chenilles processionnaires, cousins, etc.). En présence d'une urticaire, il faut toujours commencer par chercher le parasite.

B) *Substances ingérées.* — L'ingestion de certains aliments (mollusques, crustacés, charcuterie, fraises, etc.) ou de produits médicamenteux (balsamique, chloral, etc.) occasionne assez souvent l'urticaire. Il y a même des susceptibilités spéciales à certaines personnes; le même aliment (fraises, œufs, eau de Seltz, etc.) provoque chaque fois l'éruption.

C'est dans la variété d'*urticaire ab ingestis* que rentre l'urticaire fébrile, qui en est l'expression la plus accentuée.

C) *Affections cutanées.* — L'urticaire complique assez souvent certaines dermatoses, prurigo de Hebra, éruptions lichénoïdes ou eczémateuses, etc.

D) *Affections diverses.* — Elle se montre aussi dans le cours de certaines affections générales ou locales, en particulier dans les maladies du tube digestif, dyspepsies, gastrite chronique, dilatation stomacale, etc., dans les maladies des reins, du foie, les kystes hydatiques, les fièvres éruptives, les maladies du système nerveux, etc.

On peut aussi, dans certains cas, la rattacher au paludisme (urticaire palustre).

L'urticaire, surtout sous sa forme chronique, est très fréquente chez les neuro-arthritiques.

Il ne faut pas oublier le rôle important de la prédisposition individuelle : certains sujets ont, par excellence, la *peau urticarienne*.

**Traitement.** — L'étiologie de l'urticaire étant souvent très complexe, on ne peut traiter cette dermatose qu'après avoir recherché minutieusement les causes occasionnelles qui l'ont provoquée et les tares prédisposantes du sujet qu'elle atteint.

A) Le médecin, en présence d'une *urticaire aiguë*, doit s'assurer qu'elle ne dépend pas du contact d'un parasite quelconque (puces, punaises, poux), d'un animal ou d'une plante irritante (méduses, chenilles processionnaires, etc., ou bien orties). Dans ces cas, la guérison est spontanée et rapide.

Quand l'urticaire est causée par l'ingestion de certains aliments (mollusques, crustacés, charcuterie, etc.), ou quand elle apparaît après l'absorption, même minime, d'aliments d'ordinaire inoffensifs, ou enfin quand elle est provoquée par certains médicaments balsamiques, chloral, etc., son traitement est simple : un purgatif, quelques cachets de salol ou de benzo-naphtol assurent l'antisepsie intestinale (Gaucher); de la quinine contre la fièvre, des alcalins à petites doses, et pendant deux à trois jours la diète lactée ou tout au moins une alimentation très légère, voilà tout le traitement interne qu'il convient de prescrire. Il est bon cependant de surveiller les malades, car ces urticaires accidentelles sont parfois le point de départ d'urticaires persistantes.

Le *traitement externe* n'intervient que pour calmer un prurit insupportable. Ses moyens sont nombreux : lotions à l'eau tiède additionnée d'une petite quantité de vinaigre ou d'un peu d'éther, lotions phéniquées au centième :

| | | |
|---|---|---|
| Phénol absolu | 2 grammes | |
| Glycérine | 50 | — |
| Eau | 150 | — |

lotions chloralées à 5 pour 200; — poudres inertes d'amidon, de talc, d'oxyde de zinc, de sous-nitrate de bismuth, mélangées de camphre finement pulvérisé dans la proportion de 1 à 2 pour 100; — pommades à l'oxyde de zinc ou au bismuth additionnées de chlorhydrate de cocaïne, de menthol ou de phénol :

| | | |
|---|---|---|
| Oxyde de zinc (ou s.-n. de bismuth) | 3 à 5 grammes | |
| Chlorhydrate de cocaïne (ou menthol, ou phénol) | 30 à 60 centigr. | |
| Vaseline | 30 grammes | |

Les bains froids ou chauds sont plus nuisibles qu'utiles; les bains tièdes doivent être employés pour calmer les sujets nerveux.

Si le prurit est rebelle, il faut recourir à l'enveloppement protecteur réalisé soit par un pansement ouaté, dont Jacquet a montré expérimentalement l'influence, soit par la colle de zinc de Unna.

Ce traitement externe est aussi le traitement palliatif de l'urticaire hydatique.

Mais la thérapeutique doit être plus active quand l'urticaire affecte une allure grave. Elle est, dans ce cas, consécutive d'ordinaire à l'ingestion de moules, de crustacés, d'aliments avariés.

Si les vomissements ni les évacuations diarrhéiques ne se produisent spontanément, il faut les provoquer par des boissons chaudes et en même temps stimulantes (thé, infusion de tilleul ou de menthe), par un laxatif ou un lavement purgatif.

Aux premiers signes de collapsus, les injections sous-cutanées d'éther, de caféine, d'huile camphrée, excitent la fonction circulatoire; une potion éthérée, additionnée ou non de 1 à 2 grammes d'acétate d'ammoniaque, est administrée simultanément.

Comme les phénomènes nerveux, anxiété, vertiges, délire, cessent ou diminuent quand apparaît l'éruption, on peut essayer de hâter celle-ci par l'application de sinapismes et de compresses chaudes.

L'œdème de la glotte est un des plus grands dangers de l'urticaire aiguë. Il faut y parer sans retard par la médication révulsive : pédiluves chauds et sinapisés, larges applications de sinapismes, fumigations tièdes, par l'administration d'éther, de liqueur d'Hoffmann et, dans quelques cas, d'acétate d'ammoniaque. Malgré tous ces soins, la trachéotomie est parfois inévitable.

B) L'*urticaire chronique*, rebelle, récidivante, d'origine toxique, nécessite un traitement approprié aux causes diverses et souvent multiples qui la provoquent ou tout au moins aux divers troubles viscéraux qui l'accompagnent. Une médication rationnelle ne peut être prescrite qu'après enquête étiologique sur l'état de la peau, du système nerveux, de la fonction rénale, des divers organes et surtout du tube digestif.

L'alimentation, dont le rôle morbide est souvent prépondérant et parfois exclusif, doit être surveillée. La suppression du vin et des boissons alcoolisées s'impose tout d'abord et peut être à elle seule efficace. Tous les mets excitants et fermentescibles doivent être prohibés : acides et épices, graisses et sauces, viandes faisandées, charcuterie, poissons gras, crustacés, fromages faits, fraises, noix, amandes, sans parler des aliments ou boissons urticarigènes pour quelques sujets, tels que le blanc d'œuf, le veau, l'eau de Seltz, etc. Certaines urticaires ne cèdent qu'au régime du lait écrémé, pris à des doses fractionnées, additionné d'eau de Vichy ou d'eau de chaux.

La constipation, cause fréquente des récidives d'urticaire, est combattue par l'usage régulier des lavements ou laxatifs doux (rhubarbe, magnésie, cascara, etc.).

Les troubles dyspeptiques et surtout la dyspepsie nerveuse avec atonie gastrique, qui interviennent dans la genèse de l'urticaire, exigent l'emploi des poudres absorbantes, légèrement antiseptiques et alcalines : cachets de charbon et de bétol, craie préparée, bicarbonate de soude, magnésie calcinée, etc.

L'insuffisance rénale, favorisant l'urticaire par les rétentions diverses qu'elle entraîne, doit être combattue : on rétablira la diurèse par des médicaments appropriés; le meilleur est sans contredit le lait, auquel on peut associer quelques tisanes (chiendent, queues de cerises, orge) ou même le sirop des cinq racines.

Les auteurs classiques subordonnent à la diathèse arthritique toute l'étiologie de l'urticaire chronique. Aussi conseillent-ils de prescrire toujours et pendant fort longtemps les eaux minérales alcalines de Vichy (Célestins ou Lardy), de Vals (Saint-Jean), de Royat (César), les préparations de bicarbonate ou de benzoate de lithine, de l'arséniate de soude, etc.

L'état névropathique s'associant souvent à l'arthritisme, il convient d'user, selon les indications, de médications sédatives et toniques. Si l'hygiène physique et le repos moral ne calment pas la surexcitation nerveuse, le médecin recourra au bromure, au chloral, et mieux au musc, au castoréum, à l'assa fœtida; le valérianate d'ammoniaque ou la valériane rendent, dans beaucoup de cas, des services signalés.

Chez les paludéens, l'urticaire, qui peut être sous la dépendance du paludisme, peut être très améliorée par la quinine.

On peut agir directement sur le trouble d'innervation vaso-motrice qui réalise le symptôme urticaire; c'est dans ce but qu'on prescrit le sulfate de quinine, l'ergotine, la digitale, la belladone et l'atropine :

α. Sulfate de quinine. . . . . . . . . . . . . . . . .     20 à 50 centigr.
Pour un cachet; 2 par jour.

β. Teinture de belladone . . . . . . . . . . . . . . .     X à XX gouttes.
  Julep gommeux . . . . . . . . . . . . . . . . . .      120 grammes.
A prendre par cuillerées d'heure en heure.

γ. Sulfate neutre d'atropine. . . . . . . . . . . . . .     5 déci-milligr.
Pour un granule; 1 à 2 par jour.

  Bromhydrate ou chlorhydrate de quinine . . . . . . . . . .     5 centigr.
  Ergotine. . . . . . . . . . . . . . . . . . . . . . .     5 —
  Extrait de belladone . . . . . . . . . . . . . . . .     1 à 2 milligr.
  Excipient et glycérine. . . . . . . . . . . . . . . .     Q. S.
Pour une pilule; de 8 à 16 par jour toutes les 2 heures, par 1 ou par 2 à la fois.

Il faut non seulement faire disparaître les lésions existantes, mais prévenir la formation d'autres éléments éruptifs; les soins d'hygiène cutanée y contribuent beaucoup : le malade, habillé de vêtements flottants, ne doit porter ni jarretières, ni ceinture, ni corset pouvant exercer des pressions sur les téguments; sa peau n'a de contact qu'avec des linges de toile fine et usée. La température de l'appartement qu'il habite doit être douce et toujours un peu fraîche.

Le *traitement hydro-minéral* n'est pas sans efficacité contre l'urticaire. Les eaux alcalines en boisson, Vichy, Vals, conviennent surtout à certains nerveux dyspeptiques; les eaux chlorurées arsenicales, et surtout celles de la Bourboule, en boisson et en bains, aux nerveux déprimés.

Les bains d'eaux thermales alcalines et chlorurées sodiques légères, comme Royat, et d'eaux thermales plus faibles comme Luxeuil, Bagnères-de Bigorre, Néris, sont indiqués pour les nerveux hyperexcitables et rhumatisants. Devergie affirmait que les eaux alcalines sulfatées chaudes de Louèche guérissaient les urticaires chroniques rebelles à tout traitement. Dans les cures hydro-minérales, le changement de milieu et de direction médicale, la distraction et l'espoir de la guérison, le séjour dans un air pur et tonique, influent autant sur le malade que les eaux elles-mêmes.

Tel est le traitement interne de l'urticaire chronique, que complète, quand besoin est, la médication externe antiprurique, comme dans l'urticaire aiguë.

Dans l'urticaire, comme dans toutes les dermatoses en général, il faut n'administrer les médicaments qu'avec prudence, en surveillant la susceptibilité individuelle de chaque malade et ses premières réactions aux substances ingérées.

B. — URTICAIRE AUTOGRAPHIQUE. — L'urticaire autographique est une éruption provoquée artificiellement par un attouchement superficiel, même léger, chez des sujets dont la peau est impressionnable.

La saillie orticée ainsi déterminée est d'abord rouge, puis, à mesure qu'elle s'élève, elle pâlit, devient rose ou blanche, en même temps que la peau qui l'entoure prend une teinte érythémateuse. Elle dure un temps variable, quelquefois plusieurs heures, et s'affaisse peu à peu en même temps que la rougeur disparaît.

Elle reparaît à volonté sous l'influence des mêmes causes.

Elle n'occasionne aucun symptôme réactionnel.

Elle est produite par le même trouble d'innervation motrice que l'urticaire vulgaire, trouble grandement favorisé par une prédisposition individuelle.

C. — URTICAIRE PIGMENTÉE. — L'urticaire pigmentée, est une affection des plus rares, tout à fait spéciale, caractérisée par des élevures ortiées, rouges ou rosées, auxquelles succèdent, au bout de quelques heures à un ou deux jours, des taches saillantes ou aplaties, de coloration brunâtre plus ou moins accentuée, qui persistent pendant fort longtemps.

L'éruption peut affecter trois formes : une *forme nodulaire*, représentée par des papules un peu saillantes, une *forme maculeuse*, caractérisée presque exclusivement par des taches et une *forme mixte*, la plus fréquente, constituée par la réunion d'éléments maculeux et papuleux.

Elle apparaît par poussées successives, parfois subintrantes, dont les éléments, qui peuvent confluer, siègent sur toutes les parties du corps, mais de préférence sur le thorax, l'abdomen, les membres et la face.

Elle occasionne des démangeaisons très vives et se complique secondairement de lésions de grattage.

Presque toujours, l'affection diminue à mesure que le sujet avance en âge. On lui a décrit trois grandes périodes : 1° une *période d'augment*, période des poussées successives : 2° une *période d'état*, qui dure de deux à cinq ans, pendant laquelle il ne se forme plus de nouvelles plaques, mais où se produisent des poussées congestives; 3° une *période de déclin*, qui dure plusieurs années, où l'éruption disparaît peu à peu.

**Traitement.** — Le traitement de l'urticaire pigmentée se confond avec celui de l'urticaire vulgaire; les résultats obtenus sont d'ordinaire assez peu satisfaisants.                                    *FERNAND TRÉMOLIÈRES.*

**UTÉRUS (AFFECTIONS DU COL). — ATRÉSIE.** — L'atrésie est l'imperforation du col. Elle peut être *congénitale* et s'accompagner ou non d'autres difformités, ou *acquise* et succéder à des ulcérations vicieusement cicatrisées, des cautérisations, etc., surtout au moment où survient l'atrophie sénile de l'utérus.

L'atrésie congénitale n'est guère reconnue qu'à la puberté, à la suite de l'accumulation du sang des règles dans la cavité utérine et dans les trompes (V. HÉMATOMÈTRE, HÉMATOSALPINX). L'atrésie acquise, lorsqu'elle survient pendant la vie génitale, donne lieu aux mêmes accidents. Après la ménopause elle peut passer inaperçue ou, s'il y a quelque infection utérine, s'accompagner d'accumulation de pus en amont de l'obstacle (*pyomètre, pyosalpinx*).

Ce sont ces divers accidents qui attirent l'attention et peuvent faire soupçonner l'atrésie. Mais elle ne peut être reconnue que par l'examen direct. Seule l'impossibilité de pénétrer dans la cavité utérine avec des instruments appropriés permet de reconnaître exactement l'affection.

Il n'y a qu'un *traitement* : il faut créer ou rétablir la perméabilité du col. Dans la sténose congénitale on pratiquera une stomatoplastie, après ouverture de la poche hématométrique. Dans l'atrésie acquise, on débridera le col oblitéré et on le dilatera suffisamment pour éviter la récidive.

**STÉNOSE.** — C'est le rétrécissement de l'orifice cervical. Ce rétrécissement peut porter sur l'orifice interne, l'orifice externe ou sur toute la hauteur du canal cervical.

La sténose est *congénitale* ou, beaucoup plus souvent, *pathologique* et consécutive soit à des cicatrices résultant d'ulcérations, soit, presque toujours, à des opérations sur le col, comme l'amputation de Schrœder, ou à des cautérisations par le chlorure de zinc ou les divers caustiques qu'on emploie dans le traitement des métrites.

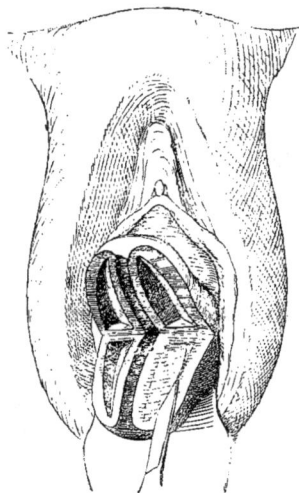

**Symptômes**. — Ce sont des douleurs au moment des règles. Cette dysménorrhée tient à l'obstacle mécanique opposé au passage du sang par l'insuffisance de l'orifice. En outre, l'accumulation des sécrétions utérines en amont de l'obstacle favorise l'infection de l'utérus et des trompes et on peut voir survenir des accidents de pyométrie, des salpingites, des suppurations pelviennes.

On conçoit qu'une sténose prononcée puisse être une cause de stérilité, et qu'en revanche, lorsque la fécondation a eu lieu, elle puisse constituer une cause de dystocie des plus graves.

Fig. 190. — Évidement commissural du col. Opération de Pozzi. Taille des quatre lambeaux prismatiques.

Il n'y a qu'un moyen de se rendre compte de l'existence de la sténose et de l'importance du rétrécissement, c'est l'examen direct et le cathétérisme avec l'hystéromètre ou des bougies en gomme de calibre approprié. Encore faudrait-il ne pas prendre pour un rétrécissement infranchissable une déformation, une coudure, un obstacle dû, par exemple, à un fibrome intra-utérin.

**Traitement**. — La dilatation à l'aide de tiges de laminaria digitata ou avec des bougies de Hégar progressivement croissantes est le plus simple. Il peut parfois être combiné avec l'incision, lorsque l'introduction des petites bougies n'est pas possible. Mais. en général, la dilatation avec les bougies suffit, surtout si l'on a pris soin de préparer l'opération par quelques séances de dilatation à la laminaire (V. STÉRILITÉ).

Si ce traitement échoue on aura recours à la *stomatoplastie*, bien réglée par Pozzi, et qui donne des résultats excellents. Par deux coups de ciseaux latéraux on divise le col en deux valves, l'une antérieure, l'autre

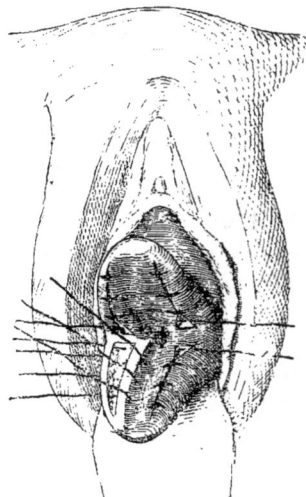

Fig. 191. — Évidement commissural du col. Opération de Pozzi. Disposition des sutures.

postérieure. Au milieu de chaque valve, sur sa face cruentée, se trouve la muqueuse du canal cervical rétréci. De chaque côté de cette muqueuse on enlève un morceau triangulaire, en évidant ainsi le col, et on suture à la

muqueuse extérieure du col, la muqueuse du canal cervical qui se trouve
ainsi très élargi. L'orifice du col prend l'aspect de celui qu'il a chez une femme
qui a eu un accouchement normal (fig. 190 et 191).            J.-L. FAURE.

UTÉRUS (ANTÉFLEXION). — L'utérus présente à l'état normal une légère courbure à concavité antérieure. Quand cette courbure s'exagère au point de
donner lieu à un angle véritable, parfois même à un angle aigu, il y a antéflexion. Le corps utérin est fléchi sur le col et vient reposer plus ou moins
directement sur la vessie. Mais il peut y avoir, dans la disposition de l'utérus
et son degré de flexion, de grandes variétés, et l'on conçoit très bien, par
exemple, qu'il puisse y avoir en même temps une antéflexion utérine avec
rétrodéviation totale de l'or-
gane basculé en arrière et maintenu par des adhérences en
position défectueuse.

L'antéflexion n'est parfois
qu'une persistance ou une exagération de la conformation
de l'utérus de l'enfant dont le
corps est normalement fléchi
sur le col. C'est l'antéflexion
congénitale, en général liée à
un développement irrégulier
de l'utérus au moment de la
puberté. Mais le plus souvent,
elle est acquise, et due à un
certain degré de métrite, ou à
une involution défectueuse de
l'utérus après l'accouchement.
Que la paroi postérieure de

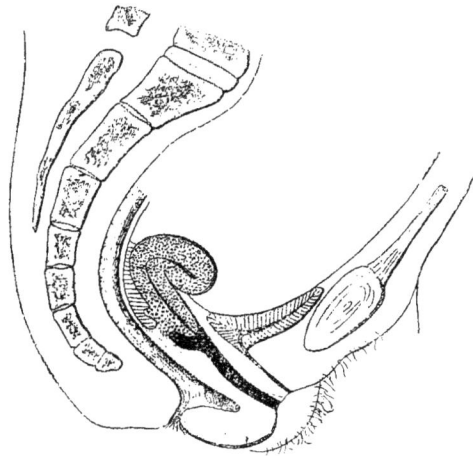

Fig. 192. — Antéflexion de l'utérus.
(Pozzi, Traité de gynécologie.)

l'utérus reste un peu plus volumineuse, ou qu'au contraire la paroi antérieure soit atteinte d'un léger degré de rétraction et de sclérose, et l'antéflexion se produira nécessairement (fig. 192).

Cette origine inflammatoire provoque souvent des adhérences qui peuvent
contribuer à fixer l'utérus en mauvaise position et permet de comprendre
comment l'antéflexion peut s'accompagner de lésions annexielles plus ou
moins accentuées.

**Symptômes et Diagnostic**. — L'antéflexion peut ne provoquer
aucun trouble, mais le plus souvent elle détermine des phénomènes de
dysménorrhée, des douleurs plus ou moins violentes qui tiennent soit à la
congestion de l'utérus dans lequel la circulation se fait mal, soit aux difficultés d'évacuation du sang menstruel par suite de la coudure de la cavité
utérine et de son oblitération partielle au niveau de l'angle de flexion. Il y a
souvent des accidents nerveux réflexes, et aussi des phénomènes de métrite
et des troubles inflammatoires qui se superposent aux troubles congestifs
et mécaniques et obscurcissent quelque peu le tableau morbide de l'antéflexion proprement dite.

Enfin l'antéflexion est souvent une cause de stérilité, par suite de l'obstacle que la coudure utérine oppose à l'ascension des zoospermes.

Heureusement les signes physiques, qui sont des plus caractéristiques, permettent de la reconnaître facilement. Le toucher bimanuel montre au-dessus du col utérin, dans le cul-de-sac vaginal antérieur, le fond de l'utérus, séparé du col par un angle rentrant qu'explore aisément la pulpe des doigts. Mais la présence dans la paroi antérieure de l'utérus d'un noyau fibreux du volume d'une noix, par exemple, donnerait lieu aux mêmes symptômes, et une erreur de diagnostic serait parfois bien facile, si, dans les cas douteux, nous n'avions la ressource d'un examen direct. Le cathétérisme utérin est en effet un moyen d'exploration qui, dans les cas un peu difficiles, doit être employé et suffit à lever tous les doutes. Dans l'antéflexion, la cavité utérine est coudée, quelquefois même à angle aigu. La tige d'un hystéromètre métallique ne peut pas pénétrer et est arrêtée au niveau du coude utérin, par la paroi postérieure de l'utérus sur laquelle elle vient buter. Pour pénétrer, il faut donner à la tige malléable une coudure appropriée qui reproduit, pour ainsi dire, le moule de la cavité utérine et renseigne d'une façon précise sur le degré de la flexion.

**Traitement.** — Quand l'antéflexion est douloureuse ou peut être accusée de provoquer la stérilité, elle doit être traitée.

Tous les traitements qui agissent sur les congestions pelviennes peuvent donner et donnent souvent de bons résultats : les irrigations rectales, la balnéation vaginale, les eaux minérales, le massage surtout, suffisent souvent à soulager les malades et même à les guérir. On n'usera qu'avec prudence et modération des traitements directs. Je n'ai qu'une confiance limitée dans les pessaires, qui cependant peuvent soulager en soutenant et en immobilisant l'utérus ; je redoute les tiges intra-utérines à demeure, bien qu'elles aient parfois donné des résultats favorables. Je préfère tâcher de restituer aux parois utérines leur disposition première en luttant contre l'inflammation qui les altère. La dilatation utérine, a, sous ce rapport, des avantages certains. Elle ramollit les parois auxquelles un traitement approprié par les lavages intra-utérins et la désinfection de la cavité peut rendre leurs qualités naturelles.

On sera sobre d'opérations proprement dites, et la cunéo-hystérectomie, qui consiste à ouvrir le ventre pour aller raccourcir et redresser la paroi postérieure de l'utérus par l'enlèvement d'un coin de sa substance, ne me paraît pas très sage. J'en dirai tout autant de l'hystéropexie. C'est la cause de l'antéflexion qu'il faut soigner beaucoup plus que l'antéflexion elle-même. Mais souvent, dans des cas rebelles, la laparotomie permettra de voir que l'antéflexion n'est qu'un phénomène accessoire et que l'utérus et les annexes sont atteints de lésions chroniques qui peuvent entraîner des sacrifices partiels ou même leur extirpation complète et définitive.     *J.-L. FAURE.*

**UTÉRUS** (ANTÉVERSION). — L'utérus est, à l'état normal, légèrement incliné en avant, mais il n'est vraiment en *antéversion* que lorsque cette inclinaison s'accentue au point que l'utérus devient presque horizontal ou même oblique en bas et en avant. Le col, en général retenu par des adhérences qui remplissent le cul-de-sac de Douglas, est situé très loin en arrière et en haut, et le fond vient reposer sur la vessie, derrière la symphyse.

Cette disposition vicieuse est en général consécutive à des phénomènes de métrite qui immobilisent le col en arrière et en haut, et qui, augmentant le volume et le poids du corps utérin, le font basculer en avant. Mais à l'encontre de ce qui se passe dans l'antéflexion, la cavité utérine est droite, ou à peu près.

Le toucher bimanuel permet seul de bien se rendre compte de la position de l'utérus, de reconnaître le col, dont l'orifice, qui s'ouvre horizontalement en arrière, peut être caché par la lèvre antérieure. Le col peut être situé très haut, si bien que l'orifice, et à plus forte raison la lèvre postérieure, peuvent rester inaccessibles. Le fond se sent en général facilement derrière la paroi abdominale, immédiatement au-dessus du pubis, ou même derrière la symphyse (fig. 195).

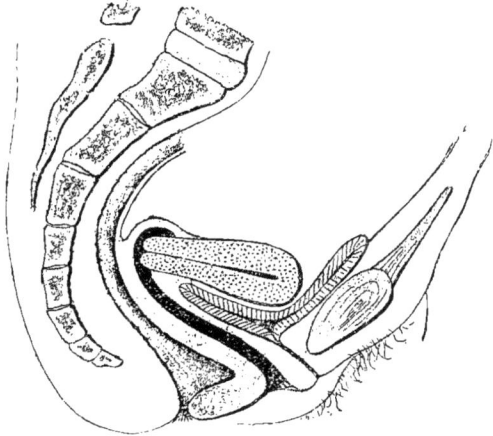

Fig. 195. — Antéversion de l'utérus.
(Pozzi, *Traité de gynécologie.*)

L'hystérométrie peut être très difficile ou même impossible, au moins avec une tige rigide. Lorsqu'on peut l'exécuter elle donne de précieuses indications.

Il y a, en général, des phénomènes de métrite avec son cortège de troubles utérins. La pression du corps de l'utérus sur la vessie détermine parfois des troubles vésicaux.

Le plus souvent l'antéversion ne fait souffrir que par la métrite qui l'accompagne. C'est donc la métrite (v. c. m.) que l'on soignera. On se servira le moins possible de pessaires qui ont plus d'inconvénients que d'avantages. Les opérations seront bien rarement indiquées, et aucune, si ce n'est l'hystéropexie, ne peut prétendre à quelque efficacité.          *J.-L. FAURE.*

**UTÉRUS** (ANTÉVERSION DE L'UTÉRUS GRAVIDE). — L'antéversion est la position normale de l'utérus qui, habituellement, la vessie étant vide, se trouve à la fois en antéversion et en antéflexion légère.

*Pendant les premiers mois* de la gestation, cette situation de l'utérus ne se modifie guère et l'antéversion de l'utérus gravide ne donne habituellement lieu à aucun symptôme. Il faut qu'elle soit très exagérée, c'est-à-dire que le fond de l'utérus vienne se placer derrière la symphyse pubienne, pour que des troubles fonctionnels apparaissent, ce qui est tout à fait exceptionnel.

**Symptômes et diagnostic.** — Douleurs plus ou moins accentuées, ténesme vésical, dysurie, rétention d'urine, tels sont les symptômes de l'antéversion de l'utérus gravide, symptômes d'autant plus accentués que l'antéversion persistera plus longtemps et que l'utérus s'incarcérera dans l'excavation pelvienne, accident fort rare, l'antéversion de l'utérus gravide se réduisant, habituellement, spontanément.

En résumé, on retrouve, dans l'antéversion, généralement moins accentués, les mêmes symptômes qu'on observe dans la *rétroversion de l'utérus gravide* (v. c. m.).

L'absence de saillie de l'utérus au-dessus du détroit supérieur, la présence dans le cul-de-sac vaginal antérieur du corps utérin, augmenté de volume, la difficulté d'atteindre le col dirigé très en arrière et en haut, permettent de faire facilement le diagnostic.

**Pronostic.** — L'antéversion ne donne lieu qu'exceptionnellement à des accidents graves, la réduction spontanée étant la règle. L'incarcération de l'utérus peut, comme dans la rétroversion, produire l'avortement ou donner lieu à des complications du côté de la vessie, mais il faut le répéter, ces complications sont tout à fait rares.

**Traitement.** — Tous ces accidents seront évités si on surveille attentivement la malade, si on veille à l'évacuation régulière de la vessie et du rectum, si, dès les premiers symptômes d'incarcération, on pratique la réduction manuelle avec ou sans anesthésie chloroformique. Une fois la réduction opérée, il est rare que la déviation se reproduise. On pourra, toutefois, par mesure de prudence, maintenir la femme au lit, pendant quelques jours, dans le décubitus dorsal.

*L'antéversion des derniers mois* s'observe plus fréquemment. Elle se produit presque exclusivement chez les grandes multipares dont la paroi abdominale a été forcée par les grossesses antérieures, l'écartement des muscles grands droits produisant une large éventration. On l'observe également chez les femmes présentant une déviation accentuée de la colonne vertébrale au niveau de la région dorso-lombaire, femmes chez lesquelles la hauteur de la cavité abdominale se trouve sensiblement réduite, de telle sorte que l'utérus ne peut se développer qu'en basculant en avant.

L'antéversion accentuée de l'utérus gravide pendant les derniers mois est une cause de gêne pénible quand la femme est debout. Elle rend la marche difficile et occasionne des douleurs lombaires.

Ces troubles sont généralement d'autant plus accentués que l'antéversion est plus considérable. Ils sont à leur maximum quand l'utérus retombe tout à fait en avant, jusqu'au-devant des cuisses (ventre en besace).

L'antéversion de l'utérus gravide a l'inconvénient plus grave d'empêcher l'accommodation pelvienne du fœtus, qui ne peut s'engager pendant la grossesse et s'engage même parfois difficilement au moment du travail. Ce défaut d'engagement favorise la production des présentations vicieuses.

**Traitement.** — Le seul traitement possible consiste à faire porter à la femme une ceinture élastique qui redresse l'utérus, soulage la femme et favorise l'engagement du fœtus. Il est sage de n'enlever la ceinture que lorsque le travail de l'accouchement est assez avancé et la présentation fœtale engagée.

*M. OUI.*

**UTÉRUS** (**CANCER**). — Le cancer de l'utérus doit être étudié à part, suivant qu'il se développe au niveau du *col* ou au niveau du *corps*. Le *cancer du col*, que je décrirai d'abord, est de beaucoup le plus fréquent.

A) CANCER DU COL. — Le cancer ou mieux l'*épithélioma* du col utérin est *pavimenteux*, quand il naît aux dépens de l'épithélium qui tapisse la portion

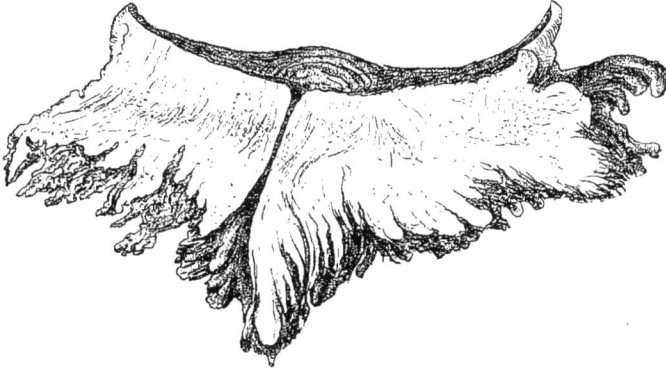

Fig. 194. — Cancer du col, forme papillaire. (Pozzi, *Traité de gynécologie.*)

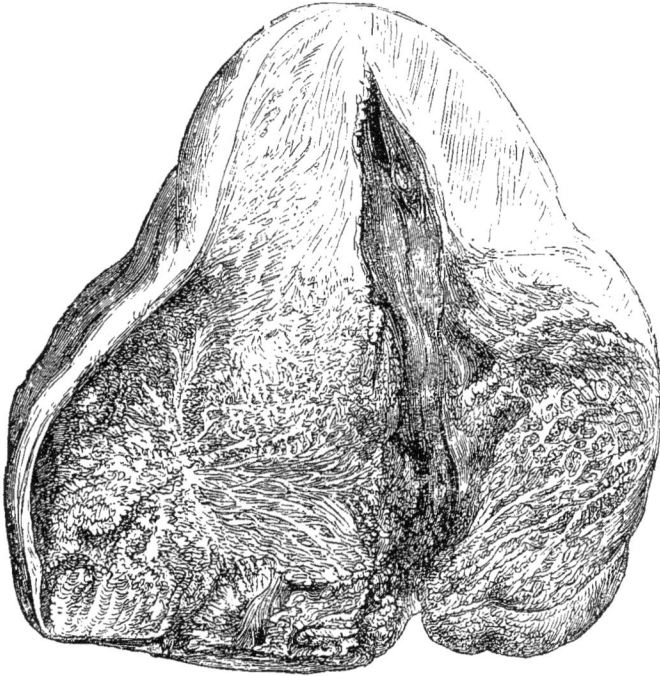

Fig. 195. — Cancer du col ayant envahi le corps. (Pozzi.)

vaginale du col, ou *cylindrique* lorsqu'il se développe au niveau des glandes du canal cervical. Le premier est de beaucoup le plus commun. Il affecte tantôt une forme *papillaire*, avec des végétations plus ou moins abondantes (fig. 194), tantôt une forme *interstitielle* (fig. 195), par pénétration des éléments épithéliaux dans les tissus du col qui s'hypertrophie plus ou moins, tout en s'ulcérant à sa surface. L'épithélioma pavimenteux a une tendance particulière à s'étendre en *largeur* vers les culs-de-sac vaginaux, qui se laissent envahir, vers la base des ligaments larges, et le tissu cellulaire du

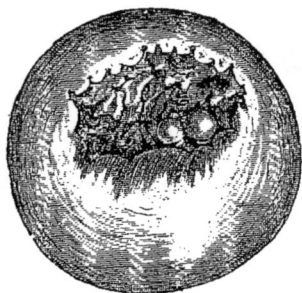

Fig. 196. — Cancer du col, forme cavitaire. (Pozzi.)

paramètre, vers la paroi vésicale. C'est le cancer commun, celui que nous voyons à chaque instant et qui, au moment où nous le voyons, empiète déjà trop souvent sur les culs-de-sac vaginaux. L'épithélioma cylindrique se développe, au contraire, dans l'intérieur du canal cervical, dont les glandes lui donnent naissance. Il a une tendance beaucoup moins marquée à se développer en largeur. Il remonte dans le canal cervical vers la cavité utérine; c'est un épithélioma *cavitaire*, qui ronge peu à peu les lèvres du col utérin par leur partie profonde et n'atteint les parois vaginales que lorsque le col a été tout entier détruit (fig. 196). Si bien que, dans ce cas, le vagin se termine par une sorte d'infundibulum, au fond duquel les parois vaginales se continuent directement avec la cavité cervicale ulcérée, sans qu'il reste aucune trace des lèvres du col utérin. L'extension du cancer aux parties voisines se fait progressivement et d'une façon très irrégulière. Il peut, cheminant devant lui et envahissant par contiguïté les tissus qu'il rencontre, s'étendre progressivement vers les parois vaginales, dans la base des ligaments

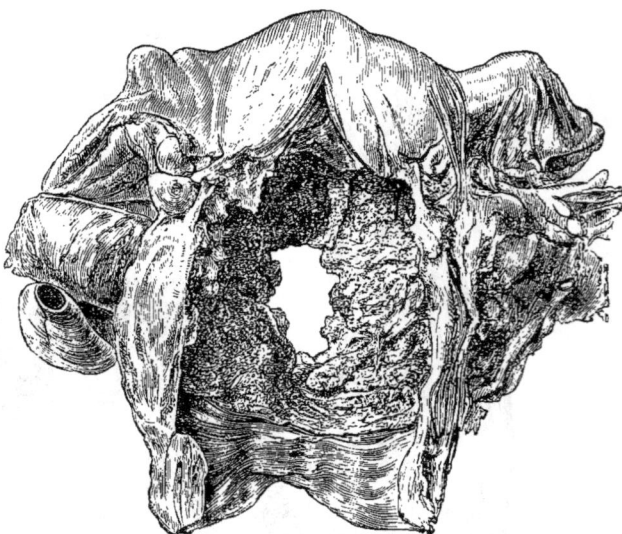

Fig. 197. — Cancer du col propagé au vagin et à la vessie, qui est perforée. (Pozzi.)

larges où il se met en contact avec les uretères qu'il enserre souvent sans les envahir, mais qu'il finit, à la longue, par infiltrer aussi. Il peut s'étendre vers la vessie, envahir ses parois et ulcérer sa muqueuse; il peut enfin, à travers le cul-de-sac de Douglas, gagner le rectum et infiltrer ses tuniques (fig. 197). Enfin, comme toujours, l'envahissement ganglionnaire est commun; mais il n'est pas fatal, au moins quand la maladie n'est pas trop avancée. Les ganglions volumineux que l'on rencontre souvent ne sont pas toujours cancéreux : ce sont parfois des ganglions qui ne présentent que des lésions d'inflammation banale dues à l'infection de l'ulcération cervicale. L'envahissement ganglionnaire est donc très irrégulier et peut se manifester au niveau des ganglions iliaques, obturateurs, sacrés et même lombaires, bien que ceux-ci soient plutôt envahis dans le cancer du corps de l'utérus.

Il est fréquent de trouver des lésions rénales, par suite de la compression des uretères qui se dilatent au-dessus du point comprimé. La généralisation est exceptionnelle.

**Symptômes et diagnostic.** — Il suffit d'avoir vu quelques cancers du col utérin, et l'occasion d'en voir n'est que trop commune, pour pouvoir, pour ainsi dire, le reconnaître à coup sûr, au moins lorsqu'il est en pleine évolution. Au début, malheureusement, nous en voyons fort peu ; je dis malheureusement, parce que c'est à ce moment qu'il serait utile de les voir, afin de les soigner efficacement. Comme tous les cancers, il se développe sous la forme d'une petite ulcération indurée, siégeant en général sur une des lèvres, très près de l'orifice du col. Il ne provoque aucune douleur et c'est cette indolence complète qui fait que tant de femmes ne commencent à s'inquiéter que lorsque le mal est déjà ancien. Ce sont presque toujours des hémorragies qui attirent en premier lieu l'attention des malades, hémorragies en général peu abondantes, mais qui peuvent le devenir. Parfois ce sont des pertes séreuses ou séro-sanguinolentes, et qui, au bout d'un certain temps, peuvent prendre une odeur fétide, due aux phénomènes de putréfaction dont le foyer malade ne tarde pas à devenir le siège.

Bientôt on se trouve en présence d'une ulcération étendue avec des bourgeons, des fongosités, ou, au contraire, avec perte de substance et destruction presque complète du col. Quelquefois celui-ci s'hypertrophie au point de devenir énorme. Bref, on rencontre ici tous les caractères des ulcérations cancéreuses, ulcérations *indurées*, *saignantes*, recouvertes de bourgeons irréguliers, ou au contraire s'enfonçant dans la profondeur des tissus.

L'examen au spéculum donne des renseignements précieux. Il permet de se rendre compte de l'aspect et de l'étendue de l'ulcération, ainsi que de ses limites du côté des culs-de-sac vaginaux. Mais le toucher vaginal est infiniment plus utile. C'est lui qui permet surtout de reconnaître l'extension du cancer dans la profondeur, d'apprécier l'induration de la base des ligaments larges, et de se rendre un compte exact de la *mobilité* utérine.

Le cancer arrive souvent à son plein développement sans que la santé générale de la malade ait été sensiblement altérée. Mais bientôt, sous l'influence des hémorragies, des pertes séreuses, de l'infection, l'état général se modifie. Les malades pâlissent, soit par anémie, soit par ébranlement de la santé générale. Des phénomènes de néphrite viennent souvent compliquer les événements, et la malade finit par succomber sans qu'il y ait toujours besoin de voir survenir, du côté de la vessie et du rectum, les complications lamentables, ulcérations, fistules, qui font du foyer malade un cloaque indésinfectable.

Les douleurs peuvent manquer pendant toute la durée de la maladie. Mais on les voit survenir d'ordinaire au moment où le cancer commence à envahir les tissus voisins. Elles s'étendent aux reins, aux cuisses, à la zone du plexus sacré, et c'est là un signe d'un bien mauvais pronostic, car il témoigne presque toujours d'une propagation directe ou ganglionnaire du cancer en des points où il ne sera pas possible de l'atteindre.

Aussi devons-nous nous efforcer de reconnaître le cancer avant cette période. Malheureusement l'ignorance des malades fait qu'on ne les examine presque toujours qu'à un stade déjà avancé de l'évolution de leur mal. Les cas sont rares dans lesquels on peut hésiter sur le diagnostic. Encore ne peut-on guère confondre le cancer au début qu'avec une ulcération banale, comme on en rencontre quotidiennement au cours des métrites chroniques. L'induration de l'ulcération a une grande importance au point de vue du diagnostic. Comme toujours, ici comme ailleurs, le cancer est une ulcération indurée. Dans le doute, et les cas où le doute est possible sont rares, il n'y a qu'un parti à prendre. Il faut prélever un petit fragment de l'ulcération suspecte et en faire l'*examen histologique*. S'il s'agit d'une métrite, on la traitera par les moyens appropriés : s'il s'agit d'un épithélioma on agira en conséquence, mais on aura d'autant plus de chances de le guérir qu'on l'aura rencontré plus près de son début.

**Traitement.** — Contre le cancer très étendu, nous n'avons que des moyens palliatifs : les irrigations désinfectantes de toute espèce, les cautérisations au fer rouge, les applications de carbure de calcium, donnent quelques résultats. Un traitement palliatif très efficace est le curettage du foyer cancéreux. La destruction des fongosités à la curette tranchante est un moyen excellent de supprimer les hémorragies, parfois même les pertes séreuses. L'état moral est transformé, au moins pour quelque temps, et l'état général se ressent de l'amélioration locale. Tout récemment les applications de *radium* ont donné des résultats inespérés. Très souvent les douleurs, les hémorragies ont disparu, l'ulcération cancéreuse a pris un aspect cicatriciel, des améliorations considérables, qui peuvent presque passer pour des guérisons apparentes, ont été constatées. Cette question est encore à l'étude et le dernier mot n'est pas dit. Mais ce n'est là qu'une solution imparfaite, et dans certains cas nous pouvons espérer mieux faire et avoir des survies prolongées, ou même des guérisons définitives.

Lorsque le cancer ne sera pas trop enraciné, c'est-à-dire lorsque la mobilité utérine sera encore parfaite et que, par conséquent, on aura lieu d'espérer que l'extension aux parties voisines n'est pas encore un fait accompli, on devra tenter la cure radicale de la maladie. Si la mobilité est parfaite, l'extension aux culs-de-sac vaginaux n'est pas une contre-indication. Mais, en revanche, tout cancer qui présente un certain degré d'immobilisation dans la cavité pelvienne doit être abandonné et traité médicalement par un des moyens indiqués plus haut.

Tout cancer bien mobile, chez une femme capable de supporter une opération sérieuse, devra donc être opéré. L'*amputation du col*, qui a pu donner quelques succès dans des cancers tout à fait au début, doit être abandonnée, car nous avons mieux. C'est par l'*hystérectomie totale* que nous devrons combattre le cancer utérin.

Mais faut-il faire l'*hystérectomie vaginale* ou l'*hystérectomie abdominale*? Bien que l'hystérectomie vaginale ait trouvé d'éloquents défenseurs, ma conviction est faite, et c'est à l'hystérectomie abdominale qu'il faut avoir recours. L'hystérectomie vaginale est moins grave, c'est vrai, et je comprends à la rigueur qu'on l'exécute lorsqu'on se trouve par hasard en présence d'un cancer tout à fait au début, et qui a des chances sérieuses d'être encore limité à l'une des lèvres du col. Je comprends encore qu'on

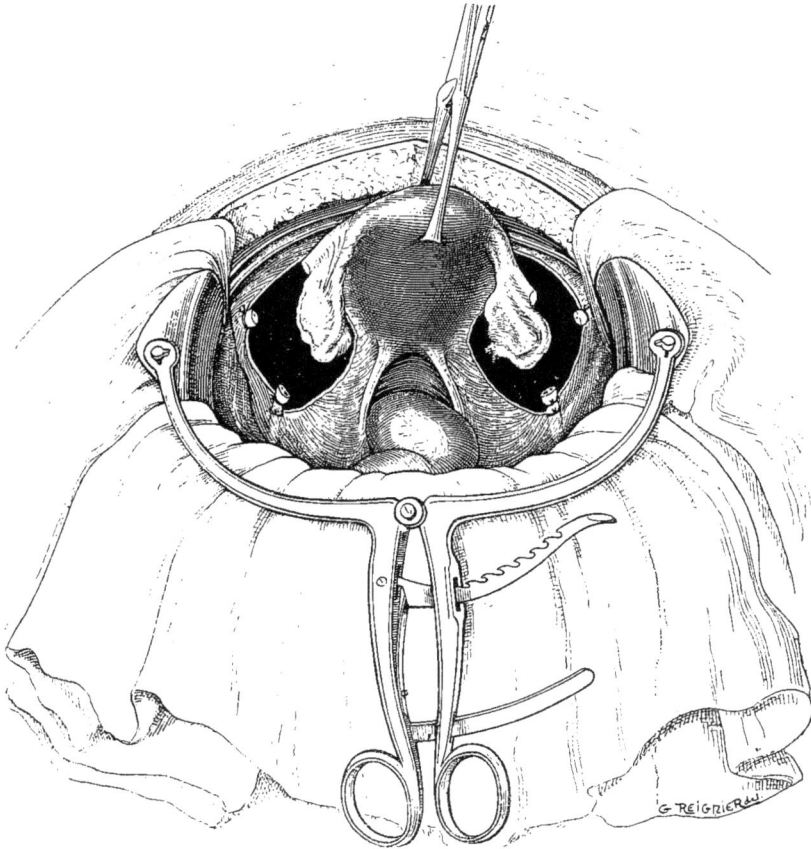

Fig. 198. — L'utérus est libéré de ses attaches supérieures. Les ligaments ronds et les pédicules utéro-ovariens sont sectionnés. (Pozzi.)

l'exécute chez une malade affaiblie et qui semble ne pas pouvoir supporter une opération grave, ou dans un cas un peu avancé, lorsque l'extirpation totale du mal semble impossible, même par l'hystérectomie abdominale très large et par conséquent très grave. L'hystérectomie vaginale doit alors être considérée comme la meilleure des opérations palliatives, et peut être faite comme telle. Enfin, chez les malades obèses, chez lesquelles toute intervention abdominale est à la fois très difficile et très grave, l'hystérectomie vaginale devient l'opération de choix.

L'hystérectomie vaginale est singulièrement facilitée par l'incision vagino-périnéale de Schuckardt. Schauta a érigé en méthode l'extirpation du cancer du col par voie vagino-périnéale. On enlève ainsi, en même temps que l'utérus, la partie supérieure du vagin. Au cours de l'opération on passe en dehors des culs-de-sac vaginaux, au lieu d'inciser dans ces culs-de-sac mêmes. Il n'est pas douteux que cette opération ne soit très supérieure à l'hystérectomie vaginale simple. Elle permet de faire une extirpation beaucoup plus large. C'est donc elle que l'on emploiera, de

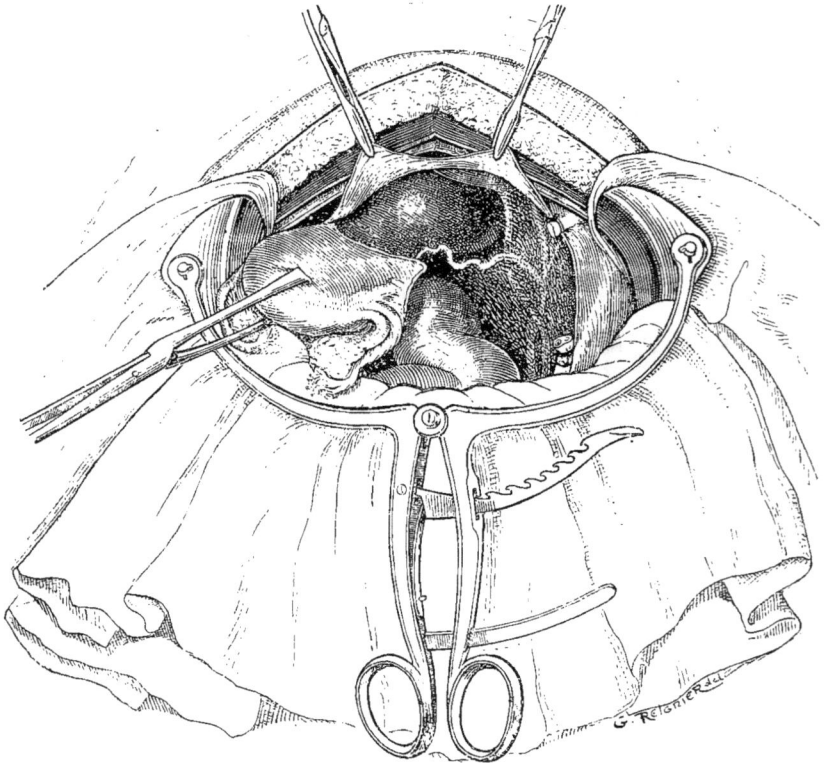

Fig. 199. — Vue de la base du ligament large avant la section de l'utérus. En dehors on voit l'uretère. (Pozzi.)

préférence à l'hystérectomie vaginale commune, chez les femmes affaiblies, et surtout chez les femmes obèses. Mais il est certain qu'elle est inférieure à l'hystérectomie abdominale, surtout au point de vue de la dissection des uretères. C'est donc, en règle générale, par l'hystérectomie abdominale qu'il faudra tenter la cure du cancer du col utérin. Il y a, en faveur de cette façon de voir, un argument capital, c'est que l'hystérectomie abdominale seule permet d'enlever d'une façon satisfaisante à la fois l'utérus, la partie supérieure du vagin et la région du paramètre immédiatement voisine, qui s'étend jusqu'aux uretères. Je ne parle pas des ganglions. Quand ils sont pris, il est trop tard pour qu'on puisse espérer les enlever tous et obtenir une guérison définitive. Mais il est des cas certainement assez nombreux dans lesquels, les ganglions étant encore indemnes, le

paramètre commence à se laisser envahir. C'est à ces cas que répond l'hystérectomie abdominale, et c'est pour cela qu'il faut l'exécuter.

La *technique* de l'hystérectomie abdominale pour cancer du col utérin est
tout à fait particulière. Elle diffère absolument de celle que j'ai décrite
ailleurs (V. Hystérectomie). Ici il faut enlever l'utérus en l'attaquant *de
haut en bas*, des ligaments larges vers le col et vers le vagin.

Le ventre ouvert, si l'utérus paraît moins mobile qu'il ne l'avait semblé à

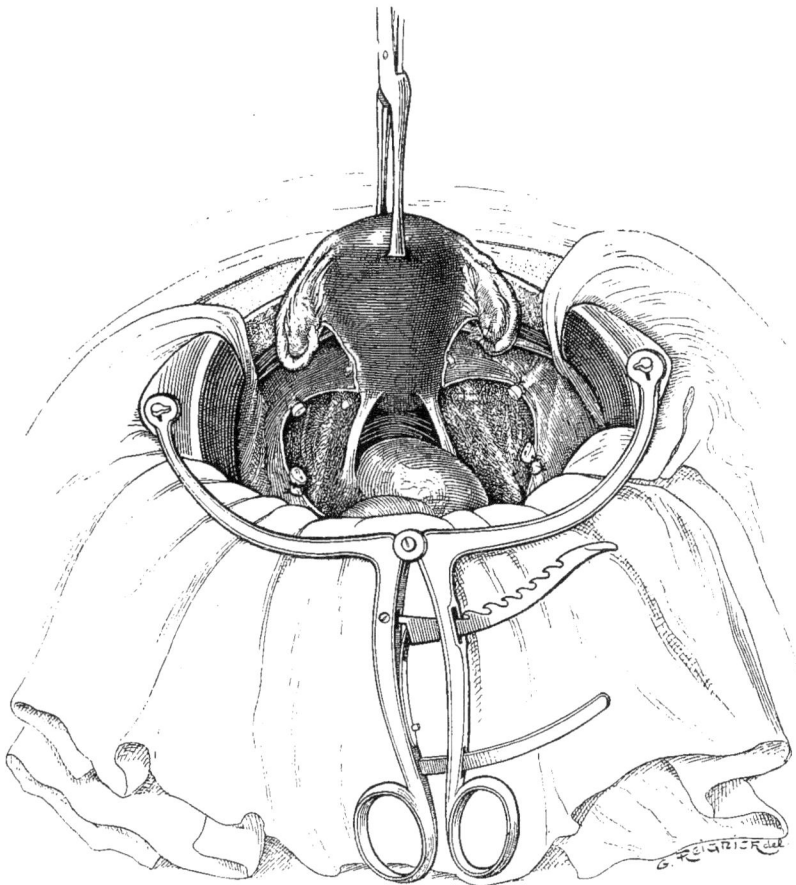

Fig. 200. — Vue des ligaments utéro-sacrés après la section des ligaments larges
et des utérines. (Pozzi.)

l'examen extérieur, si l'on sent des indurations étendues vers la base des
ligaments larges, *il faut s'abstenir* et refermer le ventre pour pratiquer
ensuite, le moment venu, une opération palliative, si on la juge nécessaire.
Mais si l'utérus est mobile, comme on a des chances sérieuses d'avoir un
succès durable, il faut agir. Dans les cas qui semblent devoir être difficiles
et surtout chez les femmes qui saignent on pratiquera systématiquement
la *ligature des hypogastriques*. Cette opération, qui prend à peine quelques
minutes, permettra d'économiser du sang, et, par conséquent, du temps.

Elle permettra surtout de voir ce que l'on fait au cours de la dissection des tissus péricervicaux. Mais dans les cas simples on pourra s'en passer.

On peut lier les hypogastriques soit au début de l'opération, avant toute autre manœuvre, soit après ouverture des ligaments larges, ce qui est peut-être plus simple. Quoi qu'il en soit, on descendra de chaque côté de l'utérus en coupant et liant les ligaments larges (fig. 198), on sectionnera les utérines (fig. 199), on donnera de la mobilité à l'utérus en coupant les ligaments utéro-sacrés (fig. 200) qui peuvent d'ailleurs être sectionnés un

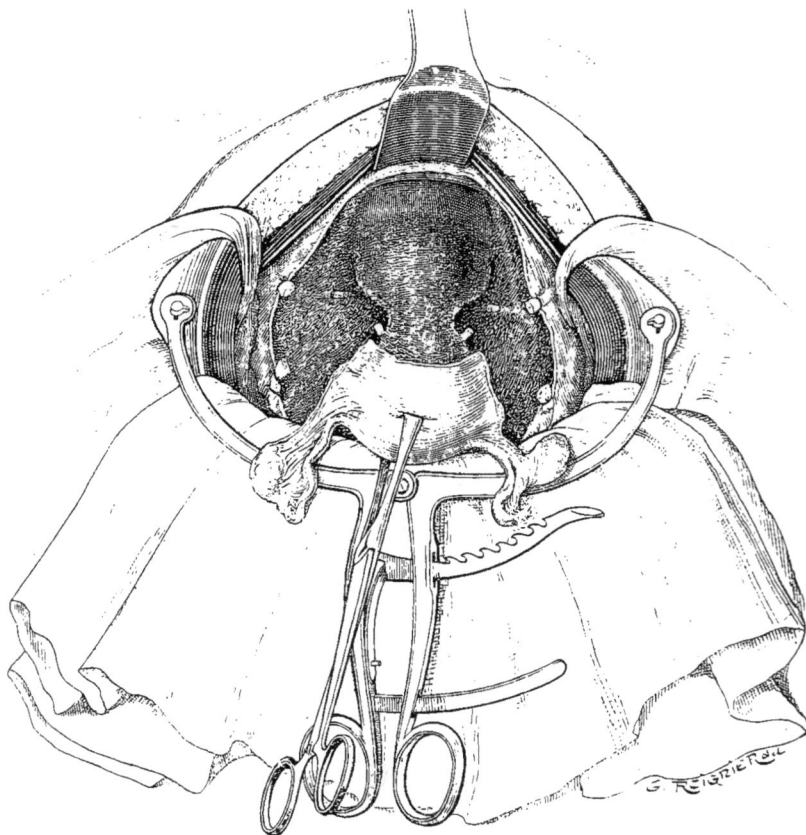

Fig. 201. — Dégagement du col et des uretères. (Pozzi.)

peu plus tard. Puis, on abordera la partie capitale de l'opération, la recherche de la dissection des uretères sur les côtés du col. Si l'on veut bien disséquer le paramètre et faire une opération logique et utile, il faut disséquer les deux uretères, *il faut les voir* et n'avoir de repos que l'on n'ait isolé et recliné chacun d'eux. Ils sont souvent englobés dans l'induration péricervicale. Il faut les disséquer. C'est à cette condition seulement qu'on fera une opération satisfaisante. On isole ensuite la partie supérieure du vagin (fig. 204) qu'on va saisir entre des pinces coudées aussi loin que possible au-dessous du néoplasme (fig. 202) et on la sectionne (fig. 205). Il faut

souvent mieux inciser directement le vagin, en tissu sain, et se passer de
ces pinces qui sont parfois plus nuisibles qu'utiles. L'opération est terminée
par un drainage vaginal soigné et la reconstitution du péritoine pelvien.

On peut encore exécuter l'*extirpation abdominale-périnéale de l'utérus et
du vagin*. Dans un premier temps périnéal, on sectionne le vagin à deux ou
trois centimètres au-dessous de l'ulcération, on le dissèque et on le décolle
le plus haut possible, en le séparant du rectum et de la vessie. Cette opéra-

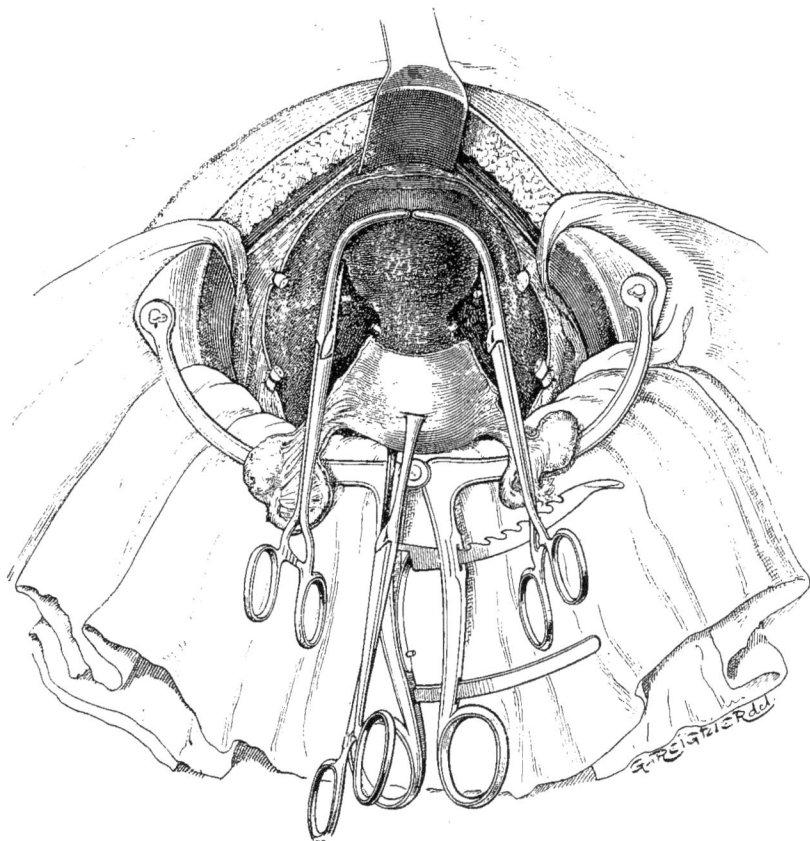

Fig. 202. — Placement des pinces sur le vagin. (Pozzi.)

tion préliminaire a l'avantage de supprimer le point d'attache inférieur de
l'utérus. Le temps abdominal de l'opération, qui est celui que je viens de
décrire, est ainsi facilité. L'utérus, que ne retient plus son adhérence au
périnée, s'élève de plusieurs centimètres, et la dissection de la région péricervicale est rendue plus facile et plus sûre. La fin de l'opération souvent
très malaisée dans l'opération abdominale pure est ici rendue plus facile,
parce qu'on arrive naturellement dans la région déjà disséquée par en bas
et qui marque le point où l'on doit s'arrêter. Mais le passage de la voie
vaginale à la voie abdominale, au milieu de l'opération, constitue une complication sérieuse. Aussi, après avoir pratiqué un bon nombre de ces

opérations vagino-abdominales, je suis convaincu qu'on n'a quelque avantage à choisir cette méthode que dans les cas difficiles et d'une mobilité douteuse.

La recherche prolongée des ganglions, l'*évidement pelvien*, doit être abandonnée ; on peut, si les ganglions iliaques se présentent facilement, les enlever. Cela n'a que des avantages. Mais la recherche et l'extirpation des ganglions éloignés est illusoire au point de vue de la guérison, car, s'ils sont pris, on ne peut avoir la prétention de les enlever tous, et le résultat le plus clair est d'aggraver effroyablement l'opération par l'ouverture de tous les espaces celluleux du bassin où se développent ensuite des infections mortelles. Il faut renoncer à cette pratique qui donne beaucoup de chances de mort opératoire, sans apporter en plus une seule chance de guérison définitive.

Ce qu'il faut savoir, c'est que plus on opère les cancers de bonne heure, plus ou aura de chances de les guérir. Le salut est dans l'opération précoce. Quand les médecins en seront bien convaincus

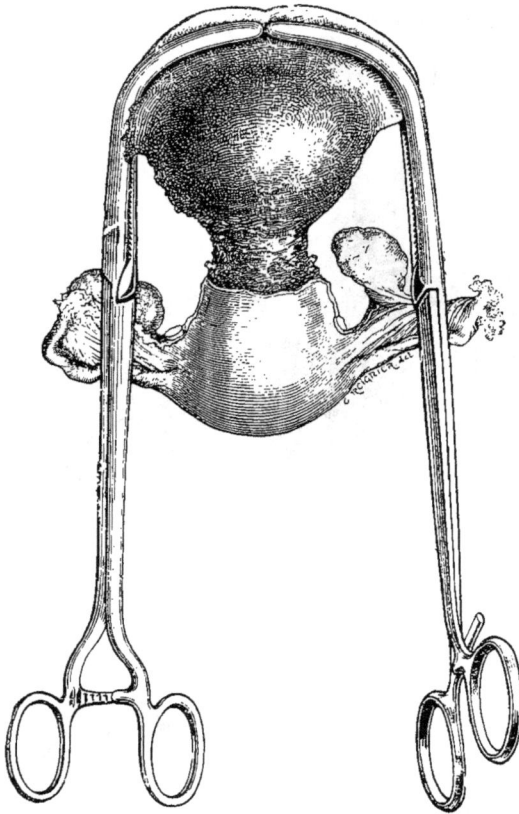

Fig. 205. — Vue de l'utérus enlevé en bloc. (Pozzi.)

et qu'ils nous enverront leurs malades à temps, nous en guérirons beaucoup.

B) CANCER DU CORPS. — C'est un épithélioma développé aux dépens des cellules de la muqueuse utérine ou des glandes de cette muqueuse ; c'est, par conséquent, un épithélioma cylindrique.

Beaucoup plus rare que le cancer du col, il est *diffus* ou *circonscrit*, présentant tantôt des villosités et des végétations abondantes, tantôt des masses ulcérées, tantôt des infiltrations dans l'intérieur du muscle utérin qui peut être envahi en totalité et même complètement traversé par les prolongements de la tumeur, qui, dans certains cas, attaque les organes voisins (fig. 204).

**Symptômes, diagnostic et traitement**. — Le col étant, en général, sain, le toucher ne permet de reconnaître qu'un symptôme, c'est l'*augmen-*

*tation de volume* de l'utérus, d'ailleurs très variable. Il est arrondi et régulier, sauf dans certains cas, où il existe en même temps des noyaux fibromateux, et dans ceux où le néoplasme, dépassant les limites de l'utérus, commence à végéter à sa surface.

Les signes fonctionnels sont *l'hémorragie*, souvent abondante, les *pertes séreuses* plus ou moins fétides. Mais ce sont là des phénomènes qui n'ont rien de caractéristique et qui peuvent se rencontrer dans certains fibromes sous-muqueux ou intra-utérins.

C'est surtout l'âge de la malade et l'évolution générale de la maladie, l'apparition de la cachexie et l'affaiblissement progressif qui permettront de soupçonner la nature maligne de la tumeur utérine.

En principe, après la ménopause, toute femme qui perd du sang et dont le col est sain, a un cancer du corps de l'utérus.

Il n'y a qu'un seul traitement, *l'hystérectomie abdominale*. Au cours de cette opération, il faudra s'efforcer de ne point déchirer l'utérus

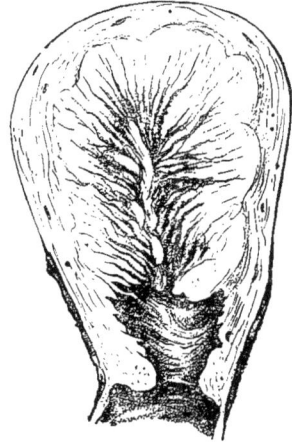

Fig. 204. — Épithélioma de la muqueuse utérine. Forme diffuse. (Pozzi.)

souvent friable et dont le contenu septique pourrait provoquer des accidents graves. Les résultats en sont excellents et la guérison définitive est la règle.

*J.-L. FAURE.*

**UTÉRUS (CANCER), GROSSESSE ET ACCOUCHEMENT.** — Le cancer utérin n'est pas incompatible avec la grossesse ; toutefois, la coexistence de la grossesse et du cancer est rare. La grossesse ne s'observe pas avec le cancer du corps de l'utérus, mais seulement avec le cancer du col et quelle que soit d'ailleurs sa variété clinique : ulcéreuse, végétante ou infiltrante.

I. **Grossesse**. — Le cancer utérin est le plus souvent aggravé par la grossesse. L'envahissement des tissus sains progresse rapidement. Le col peut devenir énorme ; dans certains cas, il occupe presque toute la cavité pelvienne. Les écoulements sanieux et fétides sont plus abondants. L'état général devient mauvais et quelquefois la cachexie fait de tels progrès que la mort peut survenir avant tout travail, vers le 6ᵉ ou le 7ᵉ mois de la gestation.

Souvent la grossesse est interrompue dans son cours ; elle l'est alors, tantôt par avortement, tantôt par accouchement prématuré. Mais généralement elle arrive à terme, comme c'est le cas lorsque le cancer est limité et que les phénomènes généraux sont peu accusés. Au contraire, lorsque le néoplasme a envahi la partie supérieure du col, l'accouchement prématuré est fatal.

La mort du fœtus, en dehors même de l'avortement ou de l'accouchement prématuré, est fréquente, sans qu'on puisse toujours trouver la raison de cette mort ; cependant beaucoup d'enfants viennent à terme bien développés.

Le *diagnostic* du cancer, compliquant la grossesse, est ordinairement facile. On trouve, en effet, un utérus volumineux, se contractant sous la main et, au niveau du col, des lèvres hypertrophiées et indurées, soit en totalité, soit partiellement sous forme de noyaux. Quelquefois, le col est hérissé de végétations irrégulières, plus ou moins dures et friables, saignant facilement; d'autres fois encore, l'une des lèvres ou les deux lèvres du col ont disparu par érosion, et sont remplacées par une sorte de cratère à bords tranchants, à fond dur et irrégulier; souvent même, ces divers aspects des lésions cancéreuses coexistent sur le même col. Enfin, le vagin peut être sain ou envahi par le néoplasme. De ce col malade s'écoule un liquide sanieux, irritant, d'une fétidité extrême, et l'examen seul suffit quelquefois à provoquer une hémorragie assez abondante.

Les végétations sont implantées sur le col auquel elles tiennent d'une façon intime. La constatation de ce caractère est suffisante pour distinguer un cancer d'un polype gangrené, de cotylédons placentaires putréfiés; en effet, les polypes ou les cotylédons placentaires n'adhèrent pas au col, lequel paraît sain et forme tout autour de ces masses sphacélées un bourrelet circulaire, qui en est absolument distinct.

En cas de grossesse peu avancée, l'hypertrophie de l'utérus pourrait être attribuée, par erreur, à un envahissement du corps de l'organe par le néoplasme; mais si on attend un peu, un mois, par exemple, on pourra se prononcer avec certitude en s'appuyant sur ce fait que l'utérus cancéreux n'augmente pas de volume aussi rapidement que l'utérus gravide.

**Conduite à tenir.** — La conduite conseillée par les auteurs varie suivant le point de vue auquel ils se placent. Certains, plus chirurgiens qu'accoucheurs, sont préoccupés à la pensée de l'aggravation que le cancer va subir dans son évolution du fait de la grossesse, et conseillent d'opérer toute femme enceinte atteinte de cancer de l'utérus, dès que le diagnostic est posé. Ils n'ont en vue que le cancer et ils opèrent; la grossesse est pour eux une circonstance accessoire, l'enfant une quantité négligeable. Dans ces conditions, ils procèdent immédiatement à l'ablation totale de l'utérus, et ils choisissent évidemment la voie abdominale, la seule voie rationnelle pour procéder à l'extirpation d'un utérus volumineux. Dans le cas où ils ne jugent pas possible d'enlever le néoplasme, ils interrompent la grossesse de parti pris, avec l'espoir de ralentir la marche du cancer. Dans l'un comme dans l'autre cas, l'enfant est sacrifié. Est-ce au moins avec grand bénéfice pour la mère? Hélas! non. Car, d'une part, la récidive est rapide après l'ablation de l'utérus, et la mortalité opératoire immédiate est encore considérable; d'autre part, quand on se décide pour l'avortement ou l'accouchement prématuré provoqués, il faut savoir que l'interruption de la grossesse n'a qu'une faible influence sur la marche du cancer. Il nous semble donc qu'il y a mieux à faire qu'à suivre cette ligne de conduite.

D'autres, plus accoucheurs que chirurgiens, estiment qu'il faut tenir grand compte de la grossesse. Pour eux, l'enfant est en quelque sorte plus intéressant que la mère, qui est vouée par le cancer à une mort fatale dans un bref délai. Avec Pinard, ils font leur possible pour sauver la vie de l'enfant et, par conséquent, n'interviennent pendant la gestation, du moins avant le terme de celle-ci, que si l'état de la mère ou l'état du fœtus nécessite une interruption rapide de la grossesse. Telles sont les grandes lignes de la conduite que nous adoptons et qui n'est d'ailleurs pas exclusive, comme nous allons le voir maintenant par l'examen des cas particuliers.

Lorsque la grossesse est tout à fait au début, qu'elle n'est pas encore arrivée à l'époque d'apparition des signes de certitude, nous considérons qu'il est admissible de s'occuper spécialement du cancer, comme si la femme n'était pas enceinte, et, par conséquent, de pratiquer l'hystérectomie. Bien entendu, on n'interviendrait que si les lésions étaient localisées au col, sans envahissement du vagin ni du paramètre, et si on avait, par conséquent, le légitime espoir d'enlever facilement la totalité des lésions appréciables. Si donc, on ne pensait pas pouvoir obtenir ce résultat d'une intervention opératoire, il faudrait y renoncer et se contenter d'un simple traitement symptomatique, en laissant évoluer la grossesse.

Lorsque la grossesse est entrée dans la seconde moitié, que la vie de l'enfant est certaine, on laissera la grossesse aller jusqu'à terme. A cet effet, la femme gardera, autant que possible, le repos, et sera soumise aux injections vaginales antiseptiques; en outre, on soutiendra l'état général. Mais surtout, on s'abstiendra de toute intervention du côté du néoplasme à moins d'indications spéciales, tirées d'hémorragies considérables, d'écoulements abondants et très fétides, etc. En ce cas, on aurait recours au curettage des fongosités, à la thermo-cautérisation, aux injections et attouchements antiseptiques, c'est-à-dire à un traitement palliatif.

Mais on examinera la femme à intervalles très rapprochés, tant pour suivre les progrès de son mal que pour reconnaître l'état du fœtus. Souvent le fœtus souffre dans les dernières semaines de la grossesse et cette souffrance se manifeste à l'auscultation obstétricale par une modification des bruits du cœur, qui se ralentissent ou deviennent irréguliers. Quant à la femme, son état de cachexie fait quelquefois des progrès rapides et on craint de la voir succomber à bref délai. Alors il y a indication pressante à intervenir, sans quoi le fœtus succombe dans la cavité utérine et la femme meurt avant d'être accouchée. On aura le choix entre l'accouchement provoqué par les voies naturelles et l'opération césarienne, et, suivant les circonstances, on préférera l'un ou l'autre, en se décidant d'après les indications que j'aurai à formuler à propos de la conduite à tenir pendant le travail.

II. **Accouchement**. — La physionomie que revêt le travail dépend essentiellement de l'intensité des lésions cervicales, de la perméabilité de l'orifice, de la souplesse et de la dilatabilité du col. Les contractions utérines ne sont pas modifiées par le cancer; si elles faiblissent à un moment donné, cette inertie n'est due qu'à la fatigue de l'organe épuisé par une trop longue durée du travail. Il peut donc y avoir inertie secondaire, il n'y a pas d'inertie primitive. Seul, l'état du col intervient comme facteur de dystocie.

Si le col est peu envahi, s'il l'est sur une partie seulement d'une de ses lèvres, le reste de cette lèvre étant souple et sain, la dilatation du col se fera sensiblement comme dans les conditions normales et l'accouchement sera physiologique. C'est dans ces conditions que le cancer au début peut passer inaperçu et être confondu avec une induration œdémateuse d'une des lèvres du col, un petit kyste ou un petit fibrome cervical.

Lorsque le cancer a envahi une grande portion de la circonférence du col, les conditions sont beaucoup moins favorables. La partie de l'orifice restée saine va bien se prêter à la dilatation, mais la portion atteinte par le néoplasme n'a plus d'élasticité et ne se dilate pas. Il peut arriver alors qu'elle se déchire en un ou plusieurs points. Ces déchirures remontent plus ou moins haut, peuvent atteindre le segment inférieur et s'accompagner d'hémorragies abondantes. A la suite de ces déchirures, la dilatation devient suffisante pour laisser passer le fœtus.

L'accouchement spontané est donc possible ; néanmoins, est-il encore indispensable que le fœtus soit petit et que les contractions utérines soient énergiques. Si l'enfant est trop volumineux, rien ne passe. Du reste, même avec un enfant petit, le travail est long, l'enfant souffre, et très souvent il meurt avant d'être expulsé.

Quand le cancer a envahi non seulement toute la circonférence du museau de tanche, mais encore la plus grande partie du canal cervical, la dilatation est impossible. Si donc, laissant les choses en l'état, on abandonnait le travail à lui-même, on verrait les membranes se rompre, le fœtus mourir, se putréfier et, la septicémie envahissant l'organisme maternel, la femme mourir à son tour. La mort pourrait encore être produite par une rupture de l'utérus, dans le cas où les contractions utérines, au lieu d'être affaiblies, seraient particulièrement énergiques.

**Traitement.** — Quelle conduite tiendra l'accoucheur, dans le cas de cancer du col, pendant le travail ? Il pourra attendre la terminaison de l'accouchement quand le cancer est limité, que les contractions utérines sont régulières et fortes, et que l'enfant ne souffre pas. Au besoin, il serait autorisé à activer la dilatation du col utérin à l'aide d'un ballon de Champetier de Ribes.

Dans le cas où la plus grande partie du col est envahie par le néoplasme, l'enfant a toutes les chances de venir mort. Pour l'avoir sûrement vivant, il est donc nécessaire d'intervenir et de ne pas abandonner l'accouchement à lui-même. Deux voies permettent d'extraire l'enfant : la voie naturelle, la voie abdominale.

Si on veut passer par les voies naturelles, il faut pratiquer des incisions du col. On a conseillé de les faire porter principalement sur la portion saine de l'orifice utérin, puis d'appliquer le forceps ou de faire la version pour extraire l'enfant. Mais l'extraction de l'enfant, à travers un col incomplètement dilaté malgré les incisions, est difficile et longue, en sorte que l'enfant succombe la plupart du temps pendant l'opération ; de plus, les incisions faites sur le col, si elles ne suffisent pas à produire une dilatation complète, ne sont qu'une amorce pour une déchirure du segment inférieur, dont on sait qu'elle se termine ordinairement par la mort de la femme.

Pour ces deux motifs, nous croyons qu'il faut renoncer à ces incisions et qu'il est préférable de recourir de suite à l'extraction du fœtus par la voie abdominale, en pratiquant l'opération césarienne, qui, outre qu'elle a l'avantage de conserver la vie au fœtus, présente, pour la mère, un pronostic autrement favorable que les incisions du col.

Une dernière question doit être examinée. Quand on a extrait l'enfant

par l'opération césarienne, quelle conduite doit-on tenir vis-à-vis de l'utérus?
La conduite dépendra évidemment de l'extension du cancer. Si cette extension est considérable, nous conseillons de faire suivre l'opération césarienne
de la simple amputation utéro-ovarique, d'après Porro, amputation qui ne
comporte, en somme, que très peu de risques. Si les lésions ne se sont pas
encore étendues aux régions voisines et si elles sont bien limitées au col, il
vaudra mieux pratiquer l'extirpation totale de l'utérus, afin d'enlever tout
le mal.

Lorsque l'enfant est mort pendant le travail, les règles précédentes sont
encore applicables, avec cette réserve toutefois, qu'on ne se décidera à pratiquer l'opération césarienne que si on pense que l'extraction de l'enfant,
réduit de volume par la craniotomie et la basiotripsie, est impossible à
travers le col insuffisamment dilaté.                                    *POTOCKI.*

**UTÉRUS (FIBROME).** — Le fibrome utérin est une affection caractérisée par la
production dans l'utérus de masses fibreuses de nombre et de volume
variables. Ces masses ne sont d'ailleurs pas toujours constituées par du
tissu fibreux pur. Il entre dans leur structure une certaine quantité de tissu
musculaire lisse, très variable suivant les cas, et qui justifie le terme de
*fibromyomes*, qui sert souvent à les désigner.

**Étiologie.** — Ils sont d'une fréquence extrême, mais comme ils ne
gênent, en général, que par leur volume et les compressions qu'ils exercent
ou les hémorragies qu'ils déterminent, ils passent souvent inaperçus des
femmes qui les portent.

Nous ne connaissons rien des causes qui président à leur développement.
Il semble cependant que la stérilité puisse être souvent invoquée, et Pinard
s'est attaché à le démontrer. Il paraît certain que les femmes qui n'ont pas
eu d'enfants, ou qui n'en ont eu que trop tard, qui n'ont pas conduit leur
grossesse à terme, ou qui même n'ont point allaité après leur délivrance,
sont proportionnellement beaucoup plus souvent atteintes que celles qui
remplissent intégralement les fonctions que leur assigne la nature, qui
impose à tous les êtres vivants l'obligation de perpétuer la vie. Sans doute,
dans quelques cas, la stérilité, au lieu d'être la cause du fibrome, peut n'en
être que la conséquence. Mais la fréquence de la maladie chez les vierges
démontre que cette façon d'envisager la question n'a pas la valeur qu'on a
coutume de lui attribuer.

Peut-être aussi faut-il voir dans une infection légère et chronique, partie
de la muqueuse, la cause première des fibromes, qui seraient dus à la réaction du tissu utérin contre une irritation microbienne. Ils se développent
exclusivement pendant la vie génitale et ceux qui existent au moment de la
ménopause peuvent s'arrêter dans leur évolution jusque-là progressive et
régresser ou même disparaître.

**Lésions.** — Ils sont presque toujours constitués par des noyaux arrondis, blanchâtres, résistants, plus ou moins durs suivant la proportion de
tissu fibreux qui entre dans leur structure. Leur nombre peut être considérable et leur volume varie de celui d'un grain de chènevis à celui d'une tête
d'adulte. Ils peuvent atteindre des dimensions invraisemblables et peser

jusqu'à 50 et 50 kilogs. Ces noyaux sont perdus dans le tissu utérin, auquel ils adhèrent plus ou moins. Mais leur énucléation est en général facile. Suivant leur siège, ils sont *interstitiels, sous-muqueux* ou *sous-péritonéaux.*

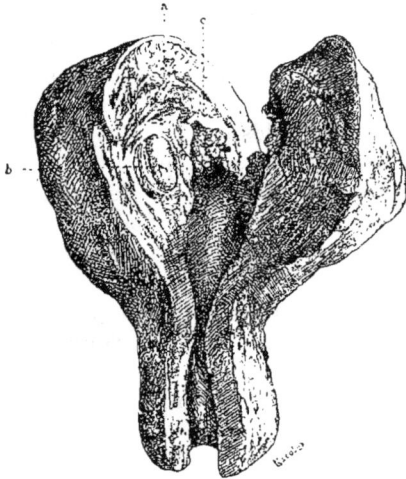

Fig. 205.

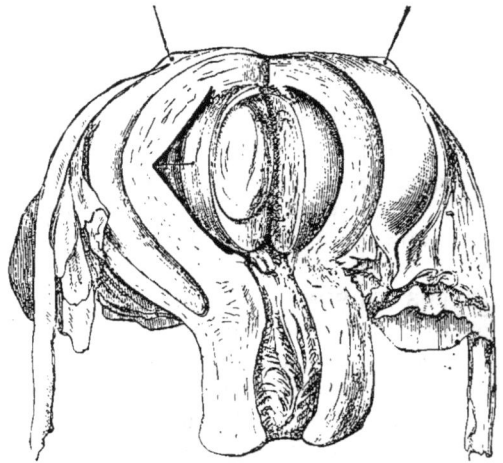

Fig. 206.

Fig. 205. — Petit corps fibreux interstitiel : *a*, parois de l'utérus hypertrophiées ; *b*, corps fibreux ; *c*, muqueuse utérine atteinte d'endométrie avec végétations polypeuses.

Fig. 206. — Corps fibreux sous-muqueux pédiculé. (Pozzi.)

Sous-péritonéaux, ils peuvent se pédiculiser et flotter pour ainsi dire dans la cavité abdominale. Sous-muqueux, ils peuvent s'énucléer dans la cavité

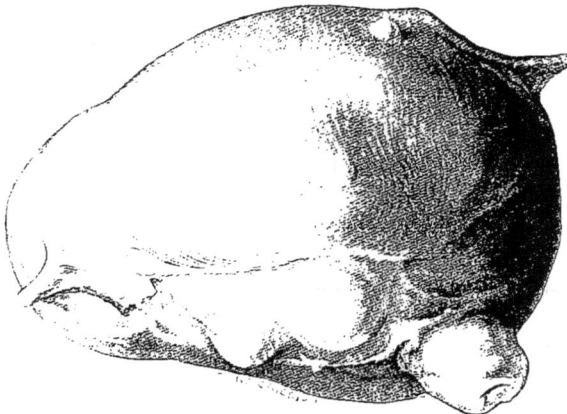

Fig. 207. — Utérus contenant plusieurs fibromes. (Pozzi.)

utérine et donner lieu à des polypes, qui arrivent souvent jusqu'à l'orifice du col et sont même parfois spontanément expulsés (fig. 205, 206, 207, 208).

Le développement d'un fibrome dans l'épaisseur de l'utérus influence d'une façon bien intéressante les dimensions de la cavité utérine. Quand le fibrome grossit, la paroi utérine dans laquelle il siège s'agrandit, s'allonge, s'élargit et la cavité utérine s'allonge et s'élargit comme la paroi qui la limite. Cet *allongement de la cavité utérine*, facile à constater en clinique, est, nous le verrons, un des meilleurs éléments de diagnostic de cette affection.

Les fibromes utérins s'accompagnent souvent d'altérations de voisinage : les compressions du côté du rectum, de la vessie, des uretères peuvent

provoquer des lésions sur lesquelles je ne puis m'étendre. Il est en outre très
commun de trouver des modifications du côté des annexes. Les ovaires sont
souvent malades, atteints de dégénérescence scléro-kystique et les trompes
s'infectent facilement, peut-être à cause des vastes surfaces d'absorption de
la cavité utérine qui s'infecte souvent elle-même.

Il est facile de comprendre comment ces tumeurs volumineuses s'accompagnent d'une hypertrophie considérable du système vasculaire péri-utérin.
Il y a souvent des artères utérines de fort calibre; mais il y a surtout des

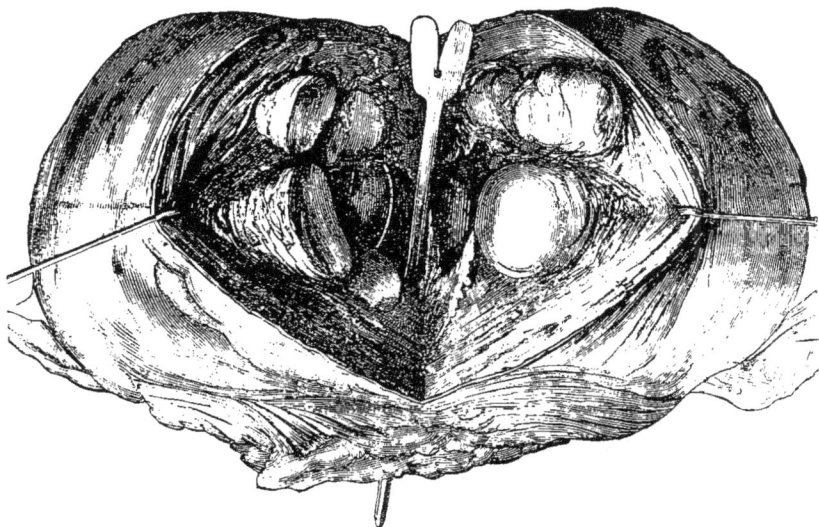

Fig. 208. — Corps fibreux interstitiels du fond de l'utérus. (Pozzi.)

veines, parfois énormes, et qui expliquent avec quelle facilité on peut voir
se développer chez ces malades des accidents phlébitiques.

**Symptômes**. — Les fibromes utérins peuvent rester de longues années
sans se manifester par aucun symptôme. Ce n'est que lorsqu'ils donnent
lieu à quelque accident ou qu'ils prennent un volume excessif qu'ils attirent
l'attention et peuvent être reconnus.

Le premier et le plus constant de ces accidents est l'*hémorragie*. Elle
apparaît en général au moment des règles, qui dégénèrent en véritables
pertes. Ce sont des *ménorragies* qui peuvent s'aggraver sans cesse. Mais
parfois le début est brusque et ce sont des pertes constantes ou irrégulières
qui épuisent les malades. Quelquefois, outre les hémorragies, apparaissent
des pertes séreuses, de l'hydrorrhée, dues aux sécrétions de la muqueuse
malade.

Les douleurs font souvent défaut. Dans quelques cas, elles apparaissent
sous la forme de tranchées utérines, de véritables douleurs expulsives qui traduisent la présence d'un noyau fibromateux dans la cavité même de l'utérus.

Mais les hémorragies peuvent manquer et le fibrome peut n'avoir d'autre
manifestation que l'accroissement de l'utérus. La constatation d'une tumeur
utérine est donc de beaucoup le signe le plus important. Cette tumeur peut

être plus ou moins volumineuse, plus ou moins arrondie, plus ou moins bosselée, suivant le siège, le nombre et la dimension des noyaux fibreux ; mais c'est une *tumeur faisant corps avec l'utérus* et mobilisable avec lui. Sa consistance est celle des noyaux qui la constituent. Mais elle est, en général, ferme, élastique, quelquefois, dans certains gros fibromes mous, presque fluctuante. La diversité de siège des noyaux qui se rencontrent vers le fond, au niveau des cornes, sur les côtés, près du col, dans le col lui-même, donne lieu aux signes les plus variables, si bien que le fibrome utérin peut ressembler à s'y méprendre à toutes les tumeurs pelviennes.

Un signe de la plus haute importance, presque pathognomonique, c'est *l'allongement de la cavité utérine*, que permet de constater l'hystérométrie. Il peut n'être pas toujours reconnu par suite d'une coudure ou de la saillie d'un noyau qui vient arrêter l'instrument ; mais il est très commun et prend une valeur presque absolue, car cet allongement de la cavité utérine ne se rencontre que dans la grossesse, à laquelle il faut toujours penser et qui possède assez de signes qui lui sont propres pour qu'on doive ne pas faire erreur.

**Complications.** — Le fibrome peut demeurer longtemps stationnaire, s'accroître très lentement, ou, au contraire, prendre assez rapidement un volume considérable. Cette évolution irrégulière peut donner lieu aux signes les plus divers. La compression de la vessie, du rectum, des uretères, des gros vaisseaux, un véritable enclavement dans la cavité pelvienne se traduiront par des accidents multiples : albuminurie, occlusion intestinale aiguë ou chronique, œdèmes, phlébites, troubles cardiaques. D'autres complications peuvent aussi survenir. Les hémorragies peuvent s'accentuer au point de devenir mortelles, des phénomènes de nécrobiose par insuffisance d'apport vasculaire peuvent atteindre de gros noyaux fibromateux qui s'infectent, se sphacèlent et entraînent des accidents de septicémie ; parfois enfin l'affection change d'allure et on assiste à une dégénérescence maligne, à une transformation épithéliale ou sarcomateuse qui évolue comme un cancer, dépasse la paroi utérine et va semer au loin des greffes inaccessibles.

**Évolution.** — Mais, à l'inverse des autres tumeurs, le fibrome est susceptible d'une *guérison* spontanée. Parfois il s'énuclée lui-même vers la cavité utérine et est ensuite expulsé par des contractions énergiques. Il n'est pas rare de voir des femmes accoucher ainsi de fibromes volumineux et guérir radicalement. Il est moins rare encore de voir, à l'époque de la ménopause, le fibrome cesser de s'accroître, diminuer et même disparaître à peu près complètement. Il ne faudrait cependant pas trop compter sur cette disparition spontanée, car si la ménopause est parfois favorable, elle est aussi, et plus souvent peut-être, particulièrement dangereuse. C'est à ce moment qu'on voit le fibrome s'arrêter dans son évolution, mais c'est à ce moment aussi qu'on le voit tout à coup prendre une allure plus rapide, changer de caractère et se transformer en une tumeur de mauvaise nature. C'est un point qu'il ne faut pas oublier, et s'il est légitime, au moment de la ménopause, de surveiller simplement un fibrome et de s'abstenir de toute opération, s'il diminue et même s'il reste stationnaire, il faut au contraire intervenir et intervenir sans retard, si c'est ce moment qu'il choisit pour augmenter de volume et pour donner lieu à des troubles qui jusqu'alors avaient été nuls ou insignifiants.

**Diagnostic.** — Je n'insiste pas sur le diagnostic des fibromes de l'utérus. Il est évident qu'ils peuvent être confondus avec toutes les tumeurs utérines (V. UTÉRUS) ou toutes les tumeurs pelviennes, quelles qu'elles soient. Dans les cas faciles rien n'est plus simple que de le reconnaître, dans les cas difficiles l'expérience seule pourra guider le chirurgien et l'énumération de toutes les affections pelviennes ne nous apprendrait rien. Les hémorragies ont à ce point de vue beaucoup d'importance, et *toute tumeur utérine qui s'accompagne de perte de sang a bien des chances d'être un fibrome.* Tout au plus pourrait-on hésiter dans quelques cas avec un cancer du corps de l'utérus (v. c. m.), le cancer du col ne pouvant être confondu.

Il faut cependant toujours avoir présente à l'esprit la possibilité d'une grossesse, avec laquelle un fibrome mou et régulier peut avoir beaucoup de ressemblance. Il faudra ne faire le cathétérisme qu'à bon escient, et au besoin savoir attendre.

**Traitement médical.** — Les fibromes stationnaires, de petit volume, qui ne gênent pas, qui ne saignent pas, n'ont besoin d'aucun traitement. Mais comme, en réalité, les fibromes reconnus ont été constatés précisément en raison des accidents qu'ils déterminent, il est évident que presque tous les fibromes demandent à être soignés.

Le traitement médical, qui est loin d'être négligeable, est plutôt dirigé contre les accidents des fibromes que contre les tumeurs elles-mêmes. C'est ainsi que le repos absolu au lit, repos combiné avec les irrigations rectales et vaginales de 40 à 50°, ne peut que donner des résultats favorables dans les hémorragies, qui parfois s'arrêtent complètement sous cette influence. Certains *médicaments*, comme la teinture de cannabis indica, l'extrait fluide d'hydrastis canadensis ou d'hamamelis virginica, qui ont une action certaine sur les affections vasculaires, peuvent être associés à ce traitement et donner des résultats favorables.

Certaines *eaux minérales*, et en particulier les eaux chlorurées sodiques, comme celles de Salies-de-Béarn, de Salins, de Kreuznach, atténuent souvent d'une façon sensible les souffrances des malades. Qu'elles améliorent les lésions inflammatoires annexielles ou péri-utérines qui accompagnent si souvent les fibromes, qu'elles provoquent la décongestion du bassin ou qu'elles agissent encore autrement, peu importe ; mais il est certain que beaucoup de femmes se trouvent soulagées par une saison passée aux eaux. Il n'en faut pas abuser, parce qu'elles n'agissent pas toujours et que certaines femmes en reviennent plus malades qu'elles n'y ont été ; mais il ne faut pas les proscrire de parti pris et lorsque rien ne presse, lorsqu'il y a à l'opération une contre-indication quelconque, même légère, il faut savoir en user.

J'en dirai autant du *traitement électrique*, qui donne très souvent des résultats favorables. L'électrolyse (v. c. m.) arrête souvent les hémorragies, atténue les douleurs, fait parfois diminuer sensiblement le volume de la tumeur. Elle donne en un mot quelquefois de véritables guérisons. Mais

elle n'est pas toujours absolument inoffensive et elle a provoqué des accidents. C'est donc un traitement efficace, mais dont il ne faut user qu'à
bon escient. On le proscrira dans les tumeurs sous-péritonéales, et en particulier dans les polypes intra-utérins, dans les fibromes accompagnés de
lésions inflammatoires; on pourra l'essayer, au contraire, dans les tumeurs
vasculaires, congestives, avec hémorragies, douleurs, pesanteurs abdominales — et, à plus forte raison, pour les femmes chez lesquelles une cause
d'ordre général contre-indique toute opération ou la rend trop aléatoire.

Le traitement *radiothérapique*, qui agit en provoquant l'atrophie des
ovaires et semble avoir donné des résultats favorables, est encore à l'étude.

On pourra donc souvent essayer l'électricité; mais si, au bout de quelques
semaines ou de quelques mois tout au plus, aucun changement n'est survenu, si même l'état, après une amélioration légère, reste stationnaire, si
surtout, il s'est aggravé, il ne faut pas s'obstiner dans une méthode de traitement qui, sans être d'une innocuité absolue, n'est en somme que d'une
efficacité secondaire, et qui ne peut être comparée avec les méthodes chirurgicales dont nous disposons et qui sont, elles, d'une efficacité souveraine.

**Traitement chirurgical.** — Le traitement chirurgical est le vrai
traitement des fibromes. Tout fibrome qui saigne, qui gêne, qui fait souffrir,
qui grossit et qui n'est pas influencé par le traitement médical dont je viens
de parler, doit être enlevé. Mais les moyens que nous avons d'y parvenir
sont nombreux et demandent à être discutés.

Il y a deux façons d'agir : ou enlever les tumeurs fibreuses en conservant
l'utérus, c'est la *myomectomie*, ou enlever les tumeurs fibreuses avec
l'utérus qui les renferme, c'est l'*hystérectomie*. Il est évident que la myomectomie, lorsqu'elle est possible et suffisante, présente sur l'hystérectomie
une incontestable supériorité. Elle conserve l'utérus et c'est là, au moins
lorsqu'il s'agit d'une femme jeune, un avantage capital. Mais encore faut-il
que cet avantage ne soit pas obtenu au prix d'inconvénients plus grands
encore. Il ne faut pas que la myomectomie simple soit plus grave que
l'hystérectomie, et qu'elle laisse après elle un utérus dilacéré, saignant, et
qui, lorsqu'il s'agit d'une opération abdominale, peut l'aggraver sensiblement; il ne faut pas, en outre, qu'elle ait des chances sérieuses d'être suivie
d'une récidive, comme cela peut arriver lorsqu'il y a des noyaux en assez
grand nombre dont quelques-uns, de petit volume, peuvent passer inaperçus
pendant l'opération et se développer ensuite. Ces deux réserves faites, il est
évident que la myomectomie, quand elle est judicieusement appliquée, est
une opération excellente.

Je ne puis ni ne veux entrer ici dans la discussion détaillée des indications
respectives de la voie vaginale et de la voie abdominale pour la cure des
fibromes, que cette cure soit demandée à l'hystérectomie complète ou à la
simple myomectomie, je dirai simplement quelle est la façon de faire qui
me paraît la meilleure.

*La myomectomie vaginale*, l'ancienne opération d'Amussat, est une opération excellente, mais à condition qu'on n'étende pas trop ses indications et
qu'on se borne à l'appliquer aux fibromes assez faciles à reconnaître et à
atteindre. Les polypes intra-utérins ou les fibromes du segment inférieur de

l'utérus, ceux qui sont situés dans une des lèvres du col ou même dans la paroi utérine et qui sont voisins des culs-de-sac vaginaux sont justiciables de cette opération.

L'utérus doit être solidement saisi au niveau de son col, puis abaissé jusqu'à la vulve. Dans ces conditions on a parfois le corps fibreux sous le doigt, il suffit d'inciser le tissu utérin qui le recouvre au niveau d'une des lèvres du col pour apercevoir le fibrome, presque toujours arrondi et blanchâtre et qu'il est en général facile d'énucléer soit par simple arrachement, soit par torsion, soit au besoin par morcellement (fig. 209). Parfois le fibrome est plus haut. Il est au niveau du corps de l'utérus et l'opérateur en est séparé par le col. Il suffit alors d'inciser celui-ci, soit transversalement au niveau des commissures, soit en avant, pour l'entr'ouvrir et parvenir jusqu'au fibrome qu'on enlève alors par des moyens appropriés. Quelquefois enfin, comme il peut arriver pour un fibrome de la paroi postérieure, venant bomber au niveau du cul-de-sac vaginal, on ne peut arriver sur lui qu'après incision de la paroi postérieure du vagin et de l'utérus, à

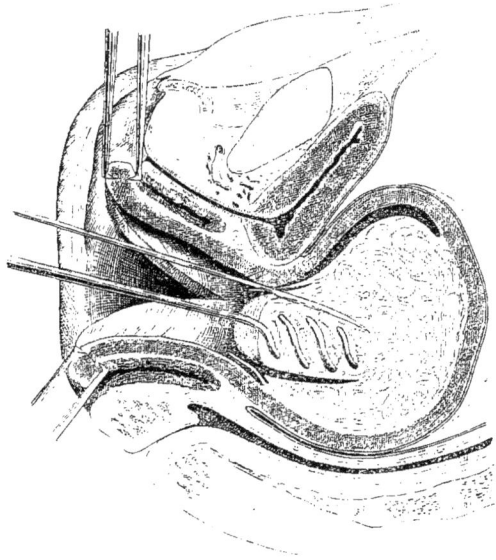

Fig. 209. — Hystérectomie cervico-vaginale. Procédé de P. Segond. Le couteau décrit autour des spires du tire-bouchon un mouvement de circumduction. (D'après Dartigues.)

travers le cul-de-sac de Douglas entr'ouvert. Dans ces conditions, la myomectomie vaginale peut être une opération excellente, très facile, très bénigne et d'une efficacité complète. Mais il est évident qu'il n'en est pas de même si les noyaux fibreux sont élevés, multiples, difficilement accessibles, et s'ils ne peuvent être enlevés qu'au prix d'une opération aveugle. Celle-ci peut encore donner de beaux succès, mais elle est moins sûre qu'une opération abdominale et je ne saurais la conseiller.

La *myomectomie abdominale* est, elle, toujours facile. Rien n'est plus simple, quand on se trouve en présence d'un fibrome pédiculé ou saillant sous le péritoine, que de l'extirper en coupant son pédicule ou de l'énucléer en incisant sur lui le tissu utérin. Il y a, dans ce dernier cas, un suintement sanguin facile à arrêter, en général, par un surjet au catgut qui ramasse les tissus profonds et un surjet superficiel qui ferme la brèche au niveau des lèvres péritonéales. Mais ce qui est facile quand le fibrome est unique, peu volumineux et assez superficiel, devient plus difficile lorsqu'il y a plusieurs noyaux, lorsqu'ils sont gros, profonds et font saillie dans la cavité utérine.

Les délabrements de l'utérus sont alors considérables, il est parfois trop dilacéré pour pouvoir être suturé d'une façon satisfaisante, et dans ces conditions, en admettant même qu'après avoir enlevé plusieurs fibromes, on n'en laisse pas un qui échappe aux recherches les plus soigneuses et qui sera plus tard responsable de nouveaux accidents, l'opération devient, par le fait même des difficultés de la réparation de l'utérus, du suintement sanguin et de l'infection possible venant de la cavité utérine, sensiblement plus grave que l'hystérectomie complète et celle-ci doit lui être préférée.

On réservera donc la myomectomie abdominale aux corps fibreux de volume modéré, sous-péritonéaux, faciles à extirper sans dilacération trop considérable de l'utérus, en petit nombre, et ne s'accompagnant pas de ces altérations annexielles fréquentes qui nécessitent elles-mêmes le sacrifice des annexes et rendent par conséquent tout à fait inutile la conservation de l'utérus. Dans ces limites la myomectomie tant vaginale qu'abdominale est, je le répète, une opération à laquelle on ne peut faire aucun reproche.

L'*hystérectomie* est l'opération le plus souvent indiquée. La multiplicité des corps fibreux, leur volume, la coïncidence des lésions annexielles kystiques ou suppurées, qui sont fort communes, commandent l'hystérectomie, surtout s'il s'agit d'une femme qui touche au terme de sa vie génitale ou qui l'a dépassé.

Mais ici les discussions recommencent. Après avoir joui d'une faveur méritée que légitimait, il y a un certain nombre d'années, sa plus grande bénignité, l'*hystérectomie vaginale* pour fibrome a été presque complètement délaissée, trop délaissée peut-être, car il est encore certains cas où elle me paraît pouvoir rivaliser avec avantage avec l'hystérectomie abdominale, et, pour ma part, je l'emploierai volontiers dans les cas simples où le fibrome est peu volumineux chez les femmes obèses ou complètement épuisées. Dans tous les autres cas, c'est à l'*hystérectomie abdominale* qu'il faut avoir recours.

Malgré l'avis de Richelot, qui conseille l'*hystérectomie totale*, par peur de voir survenir un cancer sur le moignon cervical respecté, c'est à l'*hystérectomie subtotale* qu'il faut avoir recours. Elle est plus simple, et, somme toute, plus bénigne. On l'exécutera en variant son procédé d'après la disposition des lésions. C'est le procédé de Kelly qui permettra le plus souvent de mener à bien cette opération. Mais dans les cas faciles et dans lesquels l'utérus se laisse aisément mobiliser, on pourra l'enlever par décollation et l'extirper en quelques secondes en exécutant ainsi une des opérations les plus sûres et les plus brillantes de toute la chirurgie. En revanche, dans certains cas où l'utérus est enclavé, adhérent aux parois pelviennes, et impossible à mobiliser, c'est encore par la décollation qu'on en viendra à bout, mais cette fois par la décollation antérieure (V. HYSTÉRECTOMIE).

Il est bien évident que, si le col utérin paraissait suspect, il faudrait, sans hésiter, pratiquer une *hystérectomie totale*. J.-L. *FAURE*,

**UTÉRUS (FIBROMES) (GROSSESSE ET ACCOUCHEMENT).** — Les fibromes de l'utérus se développent de préférence chez les femmes qui n'ont pas eu d'enfants. On peut poser en règle générale, que toute femme qui, à l'âge de 50 ans, n'a pas eu de grossesse, est prédisposée aux fibromes (Pinard).

Les tumeurs fibreuses constituent par elles-mêmes un obstacle à la fécondation, parce qu'il en résulte, soit un déplacement de l'utérus et du col, soit une obstruction ou une déviation de la cavité utérine, soit une compression de la portion interstitielle des trompes, soit, enfin, de l'endométrite et des métrorragies abondantes.

Néanmoins, la stérilité n'est pas une conséquence fatale des fibromes, car la grossesse coexiste assez fréquemment avec ces néoplasmes, mais on conçoit que ceux-ci puissent modifier l'évolution de la gestation et exposer à des accidents au moment du travail.

I. **Grossesse.** — La grossesse a une influence manifeste sur l'évolution des fibromes. Pendant la grossesse, le plus souvent, les fibromes s'hypertrophient, se ramollissent et se déplacent. Ce sont les fibromes en activité.

L'hypertrophie est souvent si considérable qu'un fibrome qui avait passé jusqu'alors inaperçu peut atteindre progressivement, pendant la grossesse, le volume d'une orange ou d'une tête de fœtus à terme. Cette augmentation de volume du fibrome produira d'abord de la gêne et des phénomènes de tension du côté du ventre ; puis, si le fibrome siège au col ou au segment inférieur, il pourra créer un obstacle plus ou moins considérable à l'engagement et à la sortie de l'enfant.

Les fibromes participent aux phénomènes de ramollissement qui se produisent au niveau des organes génitaux pendant la gestation. Le ramollissement est surtout accusé pour les myomes, formés presque exclusivement de tissu musculaire lisse, et dont la consistance rappelle celle de l'utérus gravide. Ce sont aussi les myomes qui s'hypertrophient le plus pendant la grossesse.

Lorsque le ramollissement est porté à un degré excessif, il en résulte de véritables îlots mortifiés au milieu du myome ; plus tard, dans les suites de couches, il pourra même se produire de la suppuration et de la gangrène partielle ou totale du myome.

Quant aux fibromes proprement dits, où l'élément musculaire est en minorité et l'élément fibreux prédomine, leur consistance varie moins : ils sont souvent aussi durs à la fin de la grossesse qu'au début de celle-ci. Parmi ces fibromes qui restent durs, il convient de citer les fibromes souspéritonéaux pédiculés ou non, les fibromes du ligament large ; au contraire, les fibromes interstitiels et sous-muqueux subissent le maximum de ramollissement. Grâce à ce ramollissement, à cet assouplissement, les fibromes du segment inférieur et du col s'étalent, s'aplatissent au moment du passage du fœtus, en sorte qu'un fibrome, même volumineux, mais souple, peut laisser passer un enfant qu'un fibrome plus petit, mais resté dur, retiendrait dans la cavité utérine.

Les fibromes subissent aussi pendant la grossesse des mouvements de déplacement. Ces mouvements sont évidents pour les fibromes qui siègent sur le fond ou le segment moyen de l'utérus, c'est-à-dire dans les régions de l'organe dont l'ascension est continue au fur et à mesure des progrès de la grossesse. Ils augmentent alors le volume du ventre et, de ce fait, gênent les mouvements du diaphragme et occasionnent des troubles de la circulation et de la respiration.

Quand les fibromes siègent au niveau du segment inférieur, ils occupent la partie supérieure du petit bassin, et par conséquent se trouvent situés sur la voie que le fœtus doit traverser pour sortir. S'ils restaient immobiles à cette place, ils créeraient une cause de dystocie; fort heureusement, sous l'influence du développement de l'utérus et de la pression exercée par le fœtus sur le segment inférieur, ils s'éloignent peu à peu du bassin, remontent dans l'abdomen et finalement laissent le passage libre au fœtus. Les fibromes du col et ceux du ligament large, par contre, ne subissent aucun déplacement : ce sont à proprement parler les fibromes dystociques.

Les fibromes peuvent modifier l'évolution de la grossesse, quel que soit leur siège. Ils peuvent provoquer l'avortement ou l'accouchement prématuré; mais, le plus souvent la marche de la gestation n'en est aucunement influencée. L'insertion vicieuse du placenta est une complication assez fréquente des fibromes: on a vu également le placenta s'insérer sur le fibrome et y adhérer très intimement. Les hémorragies auxquelles donnaient lieu les fibromes sont, en général, suspendues pendant la grossesse, ce qui est un élément important de diagnostic.

Les fibromes influent sur la situation du fœtus dans la cavité utérine. Si, en effet, ils siègent sur le segment inférieur, ils mettent obstacle à l'accommodation pelvienne et prédisposent aux présentations du siège et de l'épaule.

II. **Accouchement**. — Le travail est influencé très différemment suivant le siège du fibrome. Les fibromes du fond de l'utérus ont une action peu marquée; on ne doit guère leur attribuer qu'un certain degré d'affaiblissement de la contraction utérine, d'impotence fonctionnelle (Pinard), qui peut nécessiter la terminaison artificielle de l'accouchement. Les difficultés n'existent réellement que lorsque le fibrome siège au niveau du segment inférieur et du col.

En ce qui concerne les fibromes du segment inférieur, on est souvent surpris de les voir, à la fin de la grossesse ou même pendant l'accouchement remonter progressivement dans l'abdomen, alors qu'on avait toutes raisons de croire qu'ils ne pourraient se déplacer et que l'accouchement par les voies naturelles serait impossible. Cette ascension est due principalement aux contractions des fibres musculaires longitudinales de l'utérus, qui tirent en haut le segment inférieur en même temps qu'elles refoulent en bas la présentation; alors celle-ci agit à son tour à la manière d'un coin qui, pour pénétrer dans le bassin, en chasse forcément le fibrome. Il peut arriver que le mouvement ascensionnel de la tumeur soit faible, mais qu'en vertu de son assouplissement, le fibrome soit aplati et pour ainsi dire laminé entre le fœtus et la paroi de l'excavation, ce qui permettra à la présentation de s'engager et à l'accouchement de se faire. Aussi, ne faudra-t-il jamais se hâter d'intervenir au cours d'une grossesse compliquée de fibromes utérins, et conviendra-t-il le plus souvent de laisser agir la nature et de lui donner le temps de réaliser ces modifications dans la situation réciproque du fœtus et de la tumeur.

Malheureusement il est des cas où les fibromes du segment inférieur ne se déplacent pas; ils rentrent alors, au point de vue dystocique, dans la catégorie des fibromes du col et du ligament large. Dans ces conditions, le degré de la dystocie dépendra du volume du fibrome, la tumeur fibreuse rétrécissant l'excavation comme le ferait un rétrécissement pelvien, une exostose ou toute autre tumeur de l'excavation.

Si le fibrome est gros comme une tête de fœtus, comme une orange, comme un gros œuf, l'accouchement sera impossible, et l'utérus aura beau se contracter, il sera impossible que le fœtus descende et que le col se dilate. Si le fibrome n'est pas plus gros qu'une noix, au contraire, le col pourra s'effacer, puis se dilater et l'accouchement se faire. Le travail se trouve naturellement facilité dans le cas où le fibrome vient se placer dans une dépression de l'excavation, vers la grande échancrure sciatique, par exemple, ou, comme cela s'est vu, lorsque le fibrome sort de l'excavation, au-dessous du pubis. Mais si le fibrome s'applique en arrière du pubis, ou au-devant du promontoire et y reste fixé, la dilatation pourra bien se faire, mais le fœtus ne passera pas.

Le fibrome dystocique peut être un fibrome sous-péritonéal pédiculé qui descend dans l'un des culs-de-sac, spécialement dans le Douglas, où il forme une tumeur immobile et qui gênera d'autant plus que son volume sera plus considérable.

Lorsque l'accouchement traîne en longueur et ne se termine pas, on observe tous les accidents classiques de la dystocie sur lesquels il est inutile d'insister : mort du fœtus, putréfaction fœtale, épuisement de la mère, infection, rupture de l'utérus, etc.

La délivrance ne présente, en général, que peu de particularités. Quelquefois le placenta est très adhérent au fibrome; si alors son décollement ne s'achève pas spontanément, il peut en résulter des hémorragies graves qui nécessitent la délivrance artificielle. Les hémorragies de la délivrance peuvent aussi être dues à l'atonie de l'utérus assez fréquente comme complication des fibromes.

**Diagnostic.** — Dans les premiers mois de la grossesse, avant l'époque d'apparition des signes de certitude, le diagnostic est souvent difficile. Il est cependant des circonstances qui mettent sur la voie de ce diagnostic. Par exemple, si les métrorragies s'arrêtent chez une femme qu'on sait atteinte de fibromes, on devra penser au développement d'une grossesse, surtout si on voit en même temps la tumeur abdominale augmenter de volume. Mais si les hémorragies persistent, la grossesse peut être méconnue et l'hypertrophie de l'utérus être attribuée à une augmentation rapide du volume du fibrome.

Enfin, il est des femmes enceintes chez lesquelles l'utérus gravide, tout en étant normal, est à certains moments, dur, irrégulier, bosselé, comme un utérus fibromateux; souvent, chez ces femmes, la grossesse est méconnue et l'utérus gravide pris pour un fibrome; mais l'erreur n'est plus possible si on répète l'examen. C'est pourquoi, dans les cas de doute, à moins d'indications pressantes d'intervenir, fournies par l'abondance et la persistance des hémorragies ou l'aggravation des douleurs et des phénomènes de compression, on devra attendre jusqu'à l'époque d'apparition des signes de certitude.

Quand la grossesse est dans la seconde moitié et que l'enfant est vivant, le diagnostic de grossesse compliquée de fibrome s'impose, puisqu'on percoit le ballottement abdominal ou vaginal, les mouvements actifs du fœtus et les bruits du cœur. Si l'utérus se contracte pendant l'examen, le fibrome devient plus saillant et se détache pour ainsi dire, du globe utérin. Il est quelquefois difficile de distinguer un fibrome d'une partie fœtale : on se rappellera qu'au moment des contractions le fibrome, comme je viens de le dire, devient plus apparent, tandis que la partie fœtale a l'air de disparaître dans la cavité utérine et n'est plus perceptible. Il ne faut pas oublier que les fibromes ramollis peuvent durcir pendant les contractions de l'utérus, comme durcit la paroi utérine elle-même. Enfin les fibromes mous peuvent se contracter isolément, l'utérus restant inerte : la constatation de ce durcissement permet d'affirmer l'existence du fibrome et la coexistence d'une grossesse, car, en dehors de la gestation, les fibromes ne sont guère l'objet d'alternatives de relâchement et de contraction. Dans un cas observé récemment, et où le fibrome, siégeant au fond de l'utérus et augmentant progressivement de volume, avait été pris pour une tête de fœtus, j'ai pu affirmer qu'il s'agissait bien d'une tumeur fibreuse en constatant à deux reprises différentes que cette tumeur durcissait et se ramollissait alternativement, ce que n'aurait pu faire une partie fœtale.

Certains fibromes compliquant la grossesse ont pu être pris pour un second fœtus, ce qui a fait porter par erreur le diagnostic de grossesse gémellaire. Le diagnostic différentiel reposera sur ce fait, qu'au moment des contractions la tumeur fibreuse s'extériorise et se sépare de l'utérus alors qu'au contraire les parties fœtales ne sont plus perçues; mais il est certain que le diagnostic est quelquefois difficile. Un fibrome qui siège à la partie inférieure de l'abdomen et qui est adhérent à l'utérus gravide peut en imposer pour une grossesse extra-utérine; en effet, suivant l'âge de la grossesse et le volume du fibrome, on peut prendre celui-ci pour le kyste fœtal ou pour l'utérus. Dans un cas de grossesse extra-utérine à terme, j'ai vu prendre le kyste fœtal pour un utérus gravide et l'utérus vide mais hypertrophié, pour un fibrome.

Les fibromes pelviens peuvent être confondus avec des kystes ovariques et plus particulièrement avec des kystes dermoïdes qui sont réguliers, durs, non fluctuants. Le diagnostic n'est pas toujours facile à faire, et pour l'établir il faudra prêter une grande attention aux commémoratifs et en particulier à l'existence des métrorragies.

**Pronostic.** — D'une façon générale le pronostic des fibromes compliquant la grossesse est moins grave que la lecture des classiques ne tendrait à le faire croire, cela tient à ce qu'on ne publie guère que les cas difficiles et compliqués. La grossesse et l'accouchement évoluent, en général, sans incidents. Ainsi, à la clinique Baudelocque, sur 85 femmes atteintes de fibromes qui sont venues accoucher dans ces dernières années, 2 seulement sont mortes du fait des fibromes. Quant aux enfants, 65 sont sortis vivants du service.

Au cours de la grossesse, la vie du fœtus est compromise par suite de la fréquence relative de l'accouchement prématuré et de l'avortement. Le fœtus peut ainsi succomber pendant la grossesse et n'être expulsé qu'après une rétention plus ou moins prolongée.

Le fœtus se présente souvent dans une attitude vicieuse ; toutefois, la présence du siège est, d'une façon générale, plus favorable que celle du sommet, parce qu'elle permet au fœtus de s'engager à la manière d'un coin qui refoule le fibrome hors du bassin pour prendre sa place.

Quand les fibromes pelviens sont trop volumineux, l'accouchement est impossible. Aussi l'enfant succombe-t-il toujours, à moins qu'on ne pratique à temps l'opération césarienne.

En ce qui concerne la mère, le pronostic de la grossesse n'est aggravé que si les fibromes sont mal placés ou très volumineux. Par leur excès de volume, les fibromes peuvent déterminer des accidents dyspnéiques et des phénomènes douloureux. Les fibromes pédiculés siégeant au fond et à la face antérieure de l'utérus sont exposés à la torsion. Les fibromes qui siègent sur le segment inférieur, lorsqu'ils augmentent de volume, déterminent des phénomènes de compression du côté de la vessie, des uretères, de l'intestin, des vaisseaux et provoquent, par conséquent, des troubles en rapport avec la nature des organes comprimés.

Pendant le travail, le pronostic dépend surtout des difficultés que le fœtus éprouve à s'engager ; mais il est rare que les fibromes gravidiques se compliquent de rupture de l'utérus

Pendant la délivrance, les fibromes, quel que soit leur siège, prédisposent à l'inertie utérine et par suite aux hémorragies.

Pendant les suites de couches, les fibromes gravidiques constituent un terrain favorable à l'infection, aussi faut-il prêter une grande attention à l'antisepsie. Il faut redouter également le sphacèle des tumeurs fibreuses, mais aucune précaution ne peut l'empêcher de se produire. On a vu des fibromes sous-muqueux pédiculés être expulsés spontanément pendant les suites de couches.

**Conduite à tenir.** — *a)* Il ne paraît pas indispensable de déconseiller le mariage ni la conception aux femmes atteintes de fibromes, étant donné le nombre considérable de ces femmes qui accouchent bien. Ce sera au médecin à agir comme il convient si une grossesse se produit.

*b) Grossesse.* -- Dans le cas où le fibrome, pour volumineux qu'il soit, ne détermine ni des douleurs excessives, ni des hémorragies, ni des accidents généraux importants, la seule conduite rationnelle est d'attendre le terme de la grossesse et l'établissement du travail. En agissant ainsi, c'est-à-dire en s'abstenant d'intervenir à moins d'indications particulières, on aura presque toujours la satisfaction de voir le fibrome, s'il était pelvien, remonter dans la cavité abdominale, et le fœtus prendre sa place dans le segment inférieur ; l'accouchement se passe alors très bien, comme dans le cas où aucun obstacle ne vient obstruer la voie que le fœtus doit traverser pour sortir.

On sera cependant autorisé à intervenir pendant la grossesse, lorsque le fibrome est la cause d'accidents graves, dont certains peuvent menacer la vie de la femme. Parmi ces accidents, il faut citer la compression de la vessie et des uretères avec rétention d'urine, la cystite, la néphrite, la compression du rectum avec obstruction intestinale, les métrorragies répétées, les douleurs abdominales ou pelviennes vives empêchant tout repos, la torsion du fibrome, etc. L'opération de choix sera, dans ces cas, l'ablation du fibrome avec conservation de l'utérus, ce qui ne mettra pas obstacle à l'évolution ultérieure de la grossesse. L'ablation du fibrome sera facile si la tumeur est pédiculée. Elle sera assez simple également si le fibrome est encapsulé; l'opération ne différera pas dans ce dernier cas d'une myomectomie ordinaire. Mais il peut arriver que ces opérations se compliquent d'hémorragies graves, difficiles à arrêter, en raison de la vascularisation considérable de l'utérus et du fibrome qui est la conséquence de la grossesse; aussi peut-on se voir obligé de procéder à l'ablation totale de l'utérus fibromateux, si on ne parvient pas à assurer l'hémostase. L'opération devra toujours être pratiquée par la voie abdominale, qui permet seule d'y bien voir.

c) *Accouchement*. — Lorsque la dilatation ne se fait pas ou se fait très lentement, il faut avoir de la patience et savoir attendre que le fibrome remonte sous l'influence des contractions et de la poussée du fœtus. Si le fibrome ne fait que pointer à la partie supérieure de l'excavation ou si, étant déjà dans l'excavation, il est peu volumineux, il sera bon d'activer la marche de la dilatation languissante, en introduisant dans le col un ballon de Champetier de Ribes. En tous cas, il sera sage de ménager le plus possible la poche des eaux.

Lorsque la dilatation est complète, on laisse aux contractions utérines le soin d'expulser le fœtus, comme dans un accouchement ordinaire, et on n'intervient par le forceps ou l'extraction podalique que si l'indication se présente de terminer rapidement l'accouchement. Toutefois, lorsque l'espace laissé libre entre la tumeur et le bassin n'est pas suffisant pour permettre l'extraction du fœtus sans mutilation, il faut bien se garder de recourir à une mutilation quelconque si l'enfant est encore vivant. En ce cas, par conséquent, on pratiquera l'opération césarienne que l'on fera suivre de l'ablation totale ou partielle de l'utérus; mais on n'attendra pas pour entreprendre cette dernière opération que la vitalité du fœtus ou la santé de la mère soient compromises irrémédiablement. A l'opération césarienne on préférerait l'extirpation du corps fibreux par la voie vaginale, si le fibrome, siégeant sur le col, était très accessible et facilement énucléable; il en serait ainsi, en particulier, dans le cas de polype fibreux. Il est évident que l'on aurait recours à la basiotripsie si le fœtus était mort.

d) *Délivrance*. — Lorsque le fibrome est très volumineux, qu'il s'agisse d'accouchement à terme ou d'avortement, il est utile que l'expulsion du placenta ne tarde pas, sans quoi la paroi utérine, en se rétractant sur le fibrome, fermerait l'orifice du col et du segment inférieur et emprisonnerait, par conséquent, le placenta au fond de l'utérus. Il y aurait donc à craindre une rétention du placenta, qu'on aurait ensuite grande difficulté à extraire. Aussi faudra-t-il surveiller attentivement l'utérus après l'accouchement, et, si le placenta ne s'engage pas dans les délais normaux, procéder à son extraction artificielle aussitôt que l'orifice utérin paraît se reformer. Dans un cas d'avortement avec fœtus macéré, chez une femme atteinte de fibrome utérin du volume d'une tête de fœtus, j'ai dû, presque aussitôt après l'expulsion du fœtus, extraire avec les doigts le placenta qui était retenu au fond de l'utérus. Le fibrome, en effet, occupait toute la partie latérale droite de l'utérus, depuis le col jusqu'au fond de l'organe, et la portion restée saine de l'utérus s'appliquait si étroitement contre le fibrome que, quelques minutes seulement après l'expulsion du fœtus, le doigt pouvait à peine pénétrer dans la cavité utérine. Dans une autre circonstance, j'ai dû pratiquer l'hystérectomie au cours de la période de délivrance, 56 heures après l'expulsion spontanée du fœtus, car la rétraction de l'utérus était telle qu'il m'avait été impossible de pénétrer dans le col envahi par le fibrome pour procéder à la délivrance artificielle.

*e) Suites de couches.* — Ordinairement, il n'y a rien de spécial à faire, si ce n'est ordonner à la femme d'allaiter son enfant, car la lactation favorise la régression du fibrome.

Si le ventre devient douloureux et si la température s'élève, en un mot, s'il se produit des phénomènes d'infection puerpérale ou de sphacèle du fibrome, le traitement variera suivant la gravité du cas. La glace sur le ventre, les injections intra-utérines, au besoin le curettage, sont ordinairement suffisants pour amender les accidents. Mais si l'état général s'aggrave, la question de l'hystérectomie se pose ; mais il faut savoir attendre le plus possible et ne pas exposer la malade sans indications bien précises aux accidents d'une intervention d'autant plus sérieuse que les accidents seront plus aigus et plus rapprochés de l'accouchement.

On a vu quelquefois des fibromes sous-muqueux se sphacéler et être expulsés par lambeaux du côté de la cavité utérine. On assistera à cette élimination en faisant des injections antiseptiques fréquentes et en procédant au morcellement de la partie sphacélée de la tumeur.

*POTOCKI.*

**UTÉRUS (INVERSION).** — L'inversion utérine, c'est le renversement de l'utérus sur lui-même comme un doigt de gant qui se retourne.

L'inversion s'observe dans deux conditions :

1° Elle peut compliquer les fibromes de l'utérus et se produire spontanément ou par les tractions opérées par le chirurgien ;

2° Elle peut se produire après l'accouchement [V. UTÉRUS (INVERSION DE L'UTÉRUS PUERPÉRAL.)].

**Lésions.** — L'inversion produite par un fibrome ou chirurgicalement présente plusieurs degrés :

Le *premier* est constitué par la simple dépression du fond de l'utérus ;

Le *deuxième* est réalisé lorsque le fond, dépassant l'orifice externe du col, vient faire saillie dans le vagin ;

Le *troisième* représente l'inversion *complète*, dans laquelle le col lui-même s'est retourné.

Suivant qu'il y a ou non prolapsus, la tumeur paraît hors de la vulve ou reste incluse dans le vagin.

L'*aspect* varie suivant que l'inversion est récente ou ancienne. L'inversion *récente* forme une tumeur rouge, spongieuse et vasculaire. Dans l'inversion incomplète, le col forme un bourrelet qui semble étrangler la tumeur ; dans l'inversion complète, le bourrelet a disparu, et muqueuses utérine et vaginale se continuent directement.

L'inversion *chronique* ressemble beaucoup à un polype fibreux, à surface rouge et villeuse. L'épithélium cylindrique finit par se transformer en épithélium pavimenteux.

Du côté du péritoine, l'inversion forme une dépression à la place où devrait être l'utérus. Dans cette dépression peuvent s'engager les annexes.

Abandonnée à elle-même, l'inversion peut devenir *irréductible*; elle peut se *sphacéler* ou s'*atrophier*.

**Symptômes.** — La douleur est insignifiante ou nulle; l'hémorragie continuelle, mais peu abondante et s'exagérant au moment des règles. En même temps, il y a de la leucorrhée.

Au *toucher*, on trouve dans le vagin une tumeur lisse ou tomenteuse, dure, peu sensible, pénétrant dans le col par une portion rétrécie. Entre le col et la tumeur, il y a un sillon plus ou moins profond suivant le degré de l'inversion. Par le palper bi-manuel, on s'assure que l'utérus n'est pas en place.

**Évolution.** — Abandonnée à elle-même, l'inversion devient *chronique* n'a aucune tendance à rétrocéder. Elle comporte des *complications* telles que : le sphacèle, l'étranglement intestinal, etc.

**Diagnostic.** — L'erreur que l'on peut commettre consiste à prendre une inversion pour un polype ou *vice versa*. On s'aidera, pour le diagnostic, du palper bi-manuel, du toucher rectal, de l'hystérométrie et du cathétérisme vésical.

**Traitement.** — Dans les inversions *aiguës*, il faut réduire la tumeur, et cette réduction est facile. On cherchera ensuite à provoquer la contractilité du muscle utérin.

Dans les inversions *chroniques*, la réduction est moins aisée. Les procédés de douceur échouent souvent et l'on doit recourir aux méthodes de réduction rapide et, en cas d'insuccès, à l'intervention chirurgicale.

*KENDIRDJY.*

**UTÉRUS** (INVERSION DE L'UTÉRUS PUERPÉRAL). — On donne le nom d'*inversion* au renversement de l'utérus qui se retourne comme un doigt de gant, sa surface interne devenant externe, et réciproquement.

Cette inversion peut se produire dans deux conditions différentes : dans le cas d'*utérus puerpéral* et dans le cas d'*utérus fibromateux.*

**Inversion de l'utérus puerpéral.** — Cet accident se produit habituellement pendant la période de délivrance, et *sa cause presque unique* réside dans les tractions prématurées faites par l'intermédiaire du cordon sur le placenta non décollé. Si, dans les tractions ainsi faites à contre-temps, le cordon ne se rompt pas et si les adhérences placentaires résistent, la partie de la paroi utérine, mince et inerte, sur lequel le placenta est inséré, sera attirée petit à petit en bas et l'inversion se produira. Il semble que ce mécanisme soit favorisé par l'insertion du placenta au fond de l'utérus (Pinard). Exceptionnellement, on peut voir l'utérus s'inverser un temps variable après la délivrance. Il s'agit, le plus souvent dans ces cas, d'une inversion amorcée par les tractions intempestives sur le cordon et qui se

complète ensuite sous l'influence des contractions utérines agissant sur la
partie inversée de la paroi. Toutefois, l'inversion peut être réellement spontanée et s'effectuer sans qu'il ait été exercé de tractions sur le cordon,
lorsque le placenta, partiellement adhérent, et poussé par les contractions

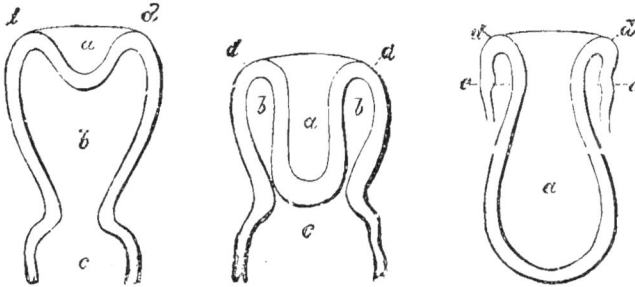

Fig. 210. — Inversion de l'utérus. Figure schématique montrant les trois degrés : *a*, fond inversé ;
*b*, la cavité utérine ; *c*, vagin ; *d*, bord supérieur de la dépression formée par le fond inversé. (Pozzi.)

utérines et abdominales, tire sur la paroi utérine inerte à ce niveau, la
déprime et l'attire ainsi peu à peu.

On distingue généralement *trois degrés* à l'inversion (fig. 210) :

1er degré : dépression du fond de la matrice n'atteignant pas le col ; dépression dite en cul de fiole ;

2e degré : inversion incomplète, le fond de l'utérus descendant jusqu'au col ou s'y
engageant en partie pour
faire saillie dans le vagin ;

5e degré : inversion com-
plète, l'utérus tout entier est
retourné, sauf la portion
sous-vaginale du col. Souvent, il vient pendre hors
de la vulve, entraînant derrière lui et inversant les
parois vaginales.

Les trompes, les ovaires,
les ligaments larges sont

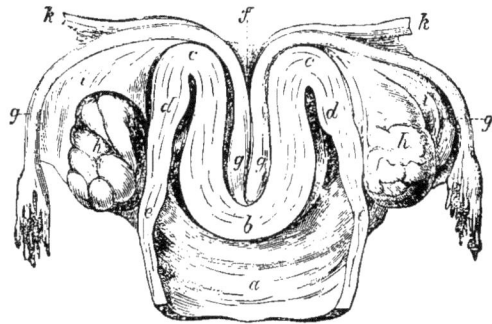

Fig. 211. — Inversion de l'utérus : *a*, vagin ; *b*, fond de l'utérus ; *c, c,* bords supérieurs de l'inversion ; *d, d,* portion du
col non inversé ; *f,* cul-de-sac formé par le retournement du
fond utérin ; *g. g,* trompes entraînées par l'inversion ; *k, k,*
ligaments ronds ; *h, h,* ovaires ; *i, i,* ligaments larges. (Pozzi.)

entraînés dans l'entonnoir formé par l'utérus inversé, l'intestin lui-même
peut glisser dans cette cavité (fig 211).

**Symptômes. Marche. Terminaison.** — Au moment de sa production, l'inversion donne lieu aux signes suivants :

Dans le 1er degré, la main palpant l'utérus par la paroi abdominale, sent
au niveau du fond utérin une dépression qu'augmentent les tractions faites
sur le cordon. La main introduite dans l'utérus sent une saillie convexe,
répondant à la dépression extérieure.

Dans le 2e degré, on ne sent plus au-dessus du pubis qu'une faible saillie,
la main pénétrant dans un orifice profond limité par cette saillie circulaire.

Par le toucher, on sent le fond de l'utérus sous forme d'une tumeur qui affleure le col ou fait saillie dans le vagin ; à peine pédiculée, cette tumeur est entourée par les lèvres du col. Le doigt, enfoncé plus profondément entre la tumeur et le col, est arrêté au fond d'une gouttière circulaire qui marque la limite de la partie inversée.

Dans le 5e degré, toute saillie sus-pubienne a disparu, le vagin est rempli par une tumeur rouge, saignante, à laquelle adhère plus ou moins complètement le placenta. Si, ce qui est fréquent, l'utérus franchit la vulve, il se présente avec la forme et le volume d'un ananas, formant une tumeur rouge dans l'intervalle des contractions, pâlissant en même temps qu'elle durcit, lorsqu'une contraction survient (Pinard). A la partie inférieure de cette tumeur et sur les côtés, on peut apercevoir les orifices des trompes. Le toucher, pratiqué profondément, ne permet plus de sentir le col que sous forme d'un simple bourrelet.

La douleur est le premier phénomène qui accompagne l'inversion. La simple dépression du fond de l'utérus détermine déjà une douleur extrêmement vive ; cette douleur devient atroce à mesure que l'inversion s'accentue. Les symptômes de shock apparaissent immédiatement : pâleur et expression angoissée du visage, sueurs froides, vomissements, hoquet, pouls filiforme, une syncope mortelle peut même survenir presque immédiatement.

Quand le placenta est resté complètement adhérent à l'utérus, il n'y a pas d'hémorragie. Si le placenta est en partie décollé, l'hémorragie peut être foudroyante ; mais, le plus souvent, elle est modérée, moins abondante que dans le cas d'inertie utérine sans inversion, à cause de la constriction exercée par le col sur le pédicule et de la traction et de la coudure que subissent les ligaments larges et les vaisseaux qu'ils contiennent.

Si la femme ne succombe pas dès les premières heures au shock ou à l'hémorragie, il peut survenir d'autres accidents : septicémie, gangrène de l'utérus par étranglement du pédicule, étranglement de l'intestin dans l'entonnoir d'inversion, hémorragies incoercibles qui peuvent amener la mort au bout d'un temps variable. Mais, dans la majorité des cas, l'inversion passe à l'état chronique.

L'utérus involue alors lentement et revient peu à peu à son volume normal ; mais la malade continue à souffrir, les règles sont abondantes et prolongées, suivies de leucorrhée et souvent, même, d'un suintement sanguin ou séro-sanguinolent persistant et presque permanent, qui produit, petit à petit, une anémie très prononcée et peut amener la malade à un état quasicachectique.

**Diagnostic.** — Le diagnostic offre d'autant plus de facilité que l'examen est pratiqué plus rapidement après le moment où l'inversion s'est produite, ou au moment même où le retournement de l'utérus s'opère. Des erreurs, cependant, ont été faites, et un assez grand nombre de praticiens ont pris pour un polype l'utérus inversé, erreur qui les a conduits à des interventions désastreuses. C'est, en effet, à un polype utérin que ressemble le plus l'utérus inversé ; mais un seul signe suffit, entre tous, pour affirmer l'inversion utérine, c'est la constatation par le palper abdominal, soit pendant, soit immédiatement après la délivrance, soit dans les quelques jours qui la suivent, de l'absence du globe utérin dans la région hypogastrique.

Lorsqu'on se trouve en face d'une inversion ancienne, datant de plusieurs semaines, de plusieurs mois, parfois même de plusieurs années, c'est encore, à moins que les commémoratifs aient largement éclairé le médecin à un polype que l'on songe. Mais, s'il s'agit d'un polype expulsé hors l'utérus à la paroi duquel il reste attaché par un pédicule plus ou moins épais et plus ou moins long, le palper et le toucher combinés permettent de trouver l'utérus à sa place et l'hystéromètre peut s'enfoncer assez profondément dans la cavité utérine. Au contraire, dans l'inversion, le palper bi-manuel fait constater l'absence de l'utérus en son siège habituel, l'hystéromètre est arrêté à une profondeur de 1 à 2 centimètres par le fond du sillon circulaire qui limite le pédicule de l'utérus inversé; enfin, si on introduit une sonde dans la vessie en même temps qu'on pratique le toucher rectal, le doigt arrive à sentir très nettement le bec de la sonde, ce qui démontre bien que l'utérus n'occupe plus sa place entre la vessie et le rectum.

La seule autre erreur possible consiste à prendre un utérus inversé pour un utérus prolabé, erreur tellement grossière qu'elle est inexplicable, puisqu'il suffit, pour l'éviter, de constater la situation du col, soit autour du pédicule de la tumeur (inversion), soit à sa partie inférieure (prolapsus).

**Pronostic.** — L'inversion utérine puerpérale est un accident grave. Un grand nombre de femmes succombent, dans les premières heures, soit à l'hémorragie, soit, plus souvent, au shock: la septicémie fait encore des victimes dans les jours qui suivent, surtout si l'inversion a été méconnue et les soins antiseptiques insuffisants. Les autres accidents, plus rares, gangrène de l'utérus inversé, étranglement de l'intestin dans l'entonnoir d'inversion, peuvent encore amener la mort, de telle sorte qu'un tiers, environ, des malades succombent dans les premiers jours.

Ces premiers temps passés et l'inversion étant devenue chronique, la femme reste une infirme, tant à cause des douleurs qu'elle ressent que des hémorragies et des écoulements séro-sanguinolents qui l'anémient et l'épuisent; mais il est rare que, alors, sa vie soit menacée, et certaines femmes ont pu porter, pendant 15 et 20 ans, un utérus inversé.

**Traitement.** — La *prophylaxie* de l'inversion utérine puerpérale tient, *presque tout entière*, dans la conduite de la délivrance. Ni tractions sur le cordon, ni expression avant le décollement complet du placenta et son passage au moins partiel dans le vagin, tel est le meilleur moyen d'éviter l'inversion utérine.

*L'inversion une fois produite, il est indispensable d'agir le plus rapidement possible.* — La réduction s'opère habituellement sans grosses difficultés si elle est tentée immédiatement ou très rapidement après le moment où l'inversion s'est produite. Les difficultés de la réduction deviennent plus grandes et les échecs plus nombreux à mesure que l'inversion est devenue plus ancienne.

*Lorsque l'intervention est rapide, le meilleur de tous les instruments de réduction, c'est la main.* — Tous les réducteurs et repoussoirs rigides exposent à la perforation de l'utérus et doivent être abandonnés.

Donc, dans les premières heures qui suivent l'inversion, c'est *le taxis* qui s'impose; mais les circonstances spéciales à chaque cas peuvent faire varier le détail de l'intervention.

Tout d'abord, *si le placenta est adhérent, encore, à la paroi utérine, il faut en opérer le décollement.* — Ce décollement rend plus facile la réinversion de l'utérus, en diminuant le volume de la partie à réduire. Il a, en outre, l'avantage, étant fait à ciel ouvert et sous le couvert de la vue, d'être plus facile et plus complet que ne le serait la délivrance artificielle faite après réduction de l'utérus.

Il n'y a pas lieu, si l'intervention suit immédiatement l'accident, d'avoir recours à *l'anesthésie générale*, la réduction étant, alors, généralement facile et très rapide. Au contraire, quand plusieurs heures se sont déjà écoulées, la réduction étant plus longue et plus difficile, partant plus douloureuse, l'anesthésie générale est, sinon indispensable, au moins fort utile. Dans le cas où l'on a recours aux anesthésiques, il est indiqué de préférer, au chloroforme, *l'éther*, moins dangereux chez ces femmes shockées, profondément déprimées et, de plus, souvent affaiblies par des hémorragies abondantes.

Le décollement du placenta ayant été effectué, il faut *désinfecter soigneusement la muqueuse utérine*, chose d'autant plus nécessaire que, souvent, l'utérus largement saillant hors de la vulve a été souillé au contact des draps et des matières fécales expulsées à la fin de l'accouchement. Il faut, aussi, *réduire l'utérus dans le vagin* préalablement à toute tentative de taxis (Pinard), ce qui rend la réinversion beaucoup plus facile. Enfin, il ne faut pas oublier que, au cours du taxis, *les pressions doivent être faites seulement dans l'intervalle des contractions* (Pinard), seul moment auquel la paroi utérine a la souplesse nécessaire pour se laisser retourner.

Dans le cas d'intervention immédiate, le procédé de taxis habituellement employé, parce qu'il est le plus simple, est le *taxis central*, l'extrémité des doigts, réunis en cône, refoulant peu à peu le fond de l'utérus à travers le col. La main pénètre, à mesure qu'elle se reforme, dans la cavité utérine, jusqu'à ce que le retournement soit complet, et n'est retirée qu'une fois l'organe fortement contracté.

Ce procédé donne des résultats moins bons, au bout de quelques heures, lorsque la paroi utérine est déjà moins souple, et que le col, plus résistant, oppose une résistance plus sérieuse aux deux replis de la paroi utérine qui doivent le traverser, lorsque le fond arrive au niveau de l'orifice interne.

On emploiera alors de préférence, soit le *taxis périphérique*, soit le *taxis latéral*. Par le premier procédé, l'extrémité des doigts agit au niveau du pédicule, repoussant d'abord la portion de la paroi utérine la plus voisine de l'anneau d'inversion. Dans le taxis latéral, la main embrasse l'utérus inversé, le pouce s'opposant, au niveau du pédicule, à l'extrémité des quatre autres doigts. C'est le pouce qui déprime petit à petit la paroi utérine et la refoule par en haut en la faisant glisser sur la paroi opposée. L'utérus se retourne, ainsi, par une sorte de déroulement de sa paroi.

Quel que soit le mode de taxis employé, la malade doit toujours être placée en position obstétricale et la main gauche, appuyant sur la région hypogastrique, doit fixer l'entonnoir d'inversion.

La réinversion doit être suivie d'une large irrigation intra-utérine antiseptique à 50°. De plus, il y aura lieu d'employer les injections de sérum salé contre l'anémie aiguë chez les femmes qui ont eu d'abondantes hémorragies et d'user de l'alcool et des injections d'éther et de caféine chez celles, très nombreuses, que leur accident a profondément shockées.

*Lorsqu'on n'intervient que tardivement, pendant la période d'involution*, les chances de succès du taxis sont très réduites, quel que soit le procédé employé, tant à cause de la rétraction du col que de la résistance de la paroi utérine. Cependant, le taxis peut encore réussir et il faut l'essayer; mais *il faut, alors, s'adresser soit au taxis périphérique, soit au taxis latéral, agir sous l'anesthésie au chloroforme ou à l'éther et ne faire que des tentatives prudentes et modérées.*

En cas d'échec du taxis, il faut rejeter sans hésitation tous les réducteurs rigides ou les pessaires à tiges, dangereux parce qu'ils peuvent produire la perforation de l'utérus ou le sphacèle plus ou moins étendu de la paroi.

La méthode la plus efficace est, alors, la *pression continue*, exercée, soit à l'aide du tamponnement à la gaze iodoformée, soit avec le pessaire élastique, soit, mieux encore avec le *ballon de Champetier de Ribes* qui a donné une série de beaux succès (Pinard, Mantel).

Après réduction de l'utérus dans le vagin, et désinfection minutieuse, le ballon de Champetier sera introduit, puis gonflé dans la cavité vaginale où il restera de 12 à 24 heures. Il sera alors retiré, nettoyé et remis en place, si la réinversion n'a pas été obtenue. Dans certains cas, la réinversion se fait lentement, progressivement. Dans d'autres, elle est annoncée par une sorte de choc, de ressaut brusque que la malade ressent au moment où se produit le retournement de l'utérus.

Si la pression continue échoue, on ne peut plus guère agir que par la *laparotomie*, pour dilater l'anneau d'inversion et pour réduire ensuite l'utérus par le taxis : intervention sérieuse chez une femme dont l'état général est habituellement mauvais et, de plus, intervention dont le succès est très incertain.

Aussi, vaut-il mieux alors, se réservant d'intervenir plus tard et de façon plus sûre, attendre la fin de la période d'involution, c'est-à-dire le moment où l'utérus aura repris son volume presque normal et, en attendant, aider la malade à reprendre des forces en combattant les deux complications les plus menaçantes : l'*hémorragie* et l'*infection*.

Contre les hémorragies, le moyen le plus puissant c'est la *lactation*. Donc, autant que possible, on fera allaiter la malade.

Contre l'infection, on emploiera les irrigations antiseptiques abondantes et même l'irrigation continue (Bantock).

Dans l'un et l'autre cas, le tamponnement à la gaze iodoformée pourra, aussi, rendre de sérieux services.

*Lorsque l'inversion se complique de septicémie ou de gangrène*, la réduction est contre-indiquée et *l'hystérectomie vaginale s'impose*. Les uns (Pinard, Segond) l'ont pratiquée en amputant l'utérus à l'union du col et de l'isthme, laissant, ainsi, un moignon utérin ; d'autres (Queirel) ont incisé directement les culs-de-sac vaginaux et fait une hystérectomie totale, ce qui me paraît préférable. Un détail important consiste à faire au préalable une incision de quelques centimètres à travers la paroi utérine pour s'assurer, par l'introduction du doigt, que l'infundibulum d'inversion ne contient pas d'anse intestinale susceptible d'être lésée au cours de l'hystérectomie (Segond).

Enfin, on peut être appelé à traiter *une inversion très ancienne,* remontant à plusieurs mois, quelquefois à plusieurs années. A moins qu'il ne s'agisse d'une femme âgée, approchant de la ménopause, il faut se préoccuper avant tout de *conserver l'utérus* capable, une fois réduit, de servir à la fécondation, même après une inversion de plusieurs années.

Ici, le succès du taxis devient de plus en plus problématique. A côté de quelques succès, les échecs ne se comptent pas, et même, énergiquement pratiqué, le taxis a pu produire des lésions graves, parfois même mortelles. S'il n'y a pas lieu de le condamner, étant donnés les quelques résultats obtenus, au moins faut-il ne l'employer qu'avec prudence et douceur et ne pas hésiter à l'abandonner dès qu'il faudrait déployer une force incompatible avec la sécurité.

Les pessaires à tige ne sont pas plus recommandables dans l'inversion ancienne que pendant la période d'involution, la pression qu'ils exercent sur une surface limitée de la paroi utérine exposant au sphacèle, d'autant plus à craindre ici que cette pression devra être plus prolongée.

Mieux vaut employer les pessaires à air ou, de préférence, à eau ; colpeurynter, pessaire de Gariel, ballon de Champetier de Ribes, ou le tamponnement répété à la gaze iodoformée. Mais encore ne faut-il pas oublier que ces appareils ont souvent donné lieu à des accidents : sphacèle de la paroi utérine, déchirure du vagin ; qu'ils ont fréquemment échoué et que, enfin, dans les cas où leur application a été suivie de succès, le traitement a presque constamment été douloureux et très long.

Le gros obstacle à la réduction par le taxis ou par la pression continue, c'est la rigidité de la paroi utérine sclérosée, rigidité qui ne porte pas seulement, comme on l'a cru, sur le col considéré longtemps comme l'obstacle principal à la réduction, mais qui existe sur toute la hauteur de l'infundibulum d'inversion : col et corps. Aussi, les débridements portant seulement sur le col échouent-ils souvent ou ne permettent-ils la réduction qu'en s'agrandissant sans qu'on puisse en limiter l'extension, au moment où on opère le taxis. C'est pourquoi, s'il est légitime de tenter le taxis ou la pression continue, il est préférable de ne pas les prolonger outre mesure et, si une intervention chirurgicale devient nécessaire, il vaut mieux avoir recours au débridement portant sur toute la hauteur de l'infundibulum d'inversion, col et corps.

Ce débridement peut se faire soit par la voie abdominale, soit par la voie vaginale ; mais la voie abdominale est plus laborieuse et l'opération plus grave et la préférence doit être donnée, sans conteste, à la voie vaginale. Le mieux est de faire soit la *colpo-hystérotomie postérieure* (Piccoli), soit la *colpo-hystérotomie antérieure* (Spinelli, Oui). Cette dernière me paraît préférable parce que le cul-de-sac antérieur est mieux exposé et permet une

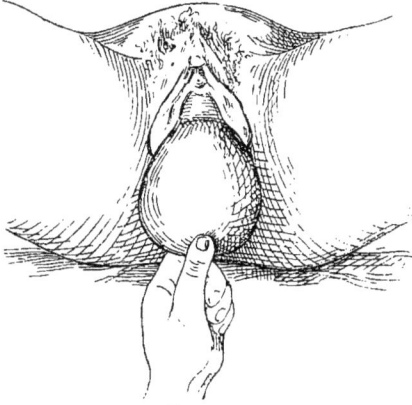

Fig. 212.
Utérus inversé attiré hors de la vulve.

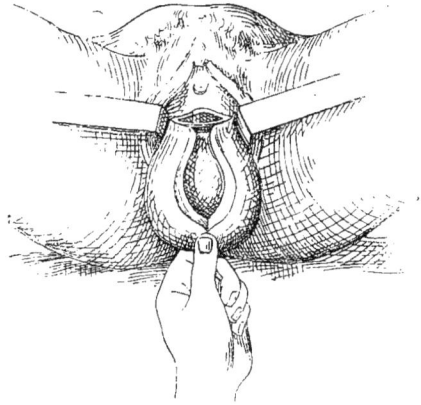

Fig. 213.
Cul-de-sac vaginal antérieur et utérus incisés.

intervention plus facile que le cul-de-sac postérieur et, aussi, parce que la colpo-hystérotomie postérieure est souvent suivie de rétroversion de l'utérus. Contre la colpo-hystérotomie antérieure, on a invoqué le danger de blesser

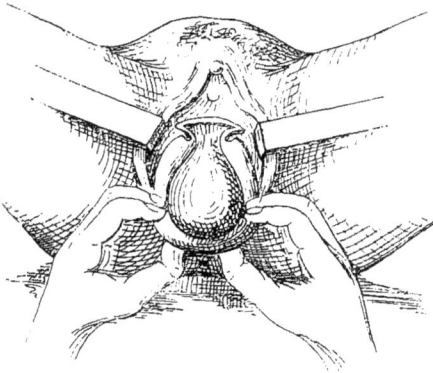

Fig. 214. — Retournement de l'utérus.

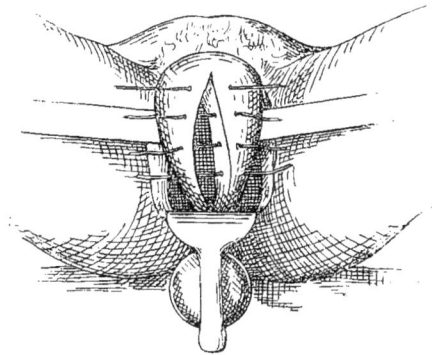

Fig. 215. — Suture du corps de l'utérus.

la vessie ; mais la vessie est toujours décollée et éloignée du champ opératoire et ne court, par conséquent, aucun risque.

L'opération consiste essentiellement dans les temps suivants :

1° Incision *large* du cul-de-sac antérieur ;

2° Introduction du doigt dans l'infundibulum d'inversion et exploration de sa cavité (fig. 212) ;

3° Incision de l'utérus avec les ciseaux guidés sur le doigt. L'incision est

faite sur la ligne médiane, sur toute la hauteur de l'organe, du col jusqu'au
fond (fig. 213);

4° Réduction de l'inversion en étalant l'utérus et en le refermant, la
partie non incisée formant charnière (fig. 214);

5° Suture du corps utérin en points entrecoupés, au catgut, comprenant
toute l'épaisseur de la paroi utérine moins la muqueuse, puis suture séro-
séreuse superficielle (fig. 215);

6° Réintégration de l'utérus à travers l'incision faite au cul-de-sac vaginal
antérieur (fig. 216);

7° Suture du col et du cul-de-sac antérieur (fig. 217).

Bien que la colpo-hystérotomie ne compte, à l'heure actuelle, pour ainsi
dire que des succès, elle peut, toutefois, échouer et on serait conduit alors

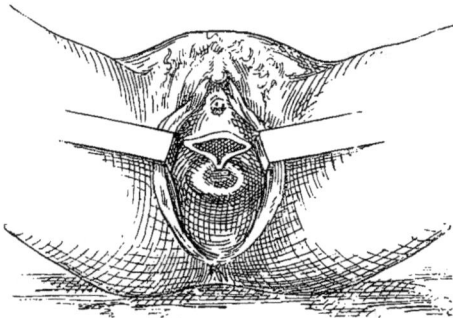

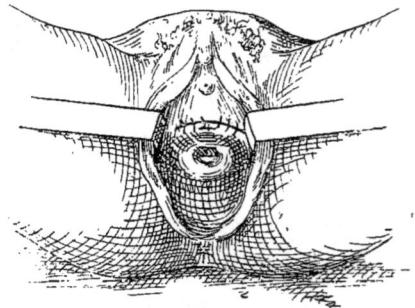

Fig. 216. — Le col utérin et l'incision vaginale après réintégration de l'utérus en situation normale.
Fig. 217. — Suture du col utérin et de l'incision vaginale.

à pratiquer l'*hystérectomie*. Il suffira, dans ce cas, de compléter l'incision
des culs-de-sac vaginaux, de fendre l'utérus en deux valves en continuant
l'incision déjà faite sur une des faces et de sectionner les ligaments larges
après pincement ou ligature des pédicules vasculaires.

**Inversion polypeuse.** — L'inversion polypeuse se produit par le même
mécanisme que l'inversion spontanée de l'utérus puerpéral (voir plus haut):
mais elle se fait progressivement, lentement, sans donner lieu, au moment
où elle se produit, à des phénomènes bruyants.

**Diagnostic.** — L'erreur de diagnostic la plus fréquente est de ne
reconnaître que le polype et de méconnaître l'utérus inversé. C'est cette
erreur qui a amené un certain nombre d'opérateurs à amputer l'utérus, au
moins partiellement, en croyant n'enlever qu'un fibrome. Un palper bi-
manuel attentif, le toucher rectal combiné au cathétérisme vésical, en
faisant constater l'absence de l'utérus à sa place normale, le cathétérisme
utérin en montrant l'existence de l'anneau d'inversion, permettront d'éviter
cette erreur.

**Pronostic.** — Le pronostic de l'inversion polypeuse est moins grave
que celui de l'inversion d'origine puerpérale, à cause de l'absence des accidents graves du début. Toutefois, les hémorragies retentissent défavorable-
ment sur l'état général de la malade qui, de plus, est exposée au sphacèle de
l'utérus par étranglement du pédicule et aux accidents septiques consécutifs.

**Traitement**. — Le premier acte du traitement consiste à enlever le polype soit par énucléation, soit par morcellement, soit par section du pédicule, suivant le volume et la pédiculisation plus ou moins complète de la tumeur.

La seule difficulté est de préciser, dans certains cas, la limite entre l'utérus et la tumeur. Cette limite est, le plus souvent, indiquée soit par une légère dépression, soit par une différence notable de consistance, la tumeur étant habituellement plus dure que la paroi utérine. Au besoin, on arrivera à fixer cette limite, en incisant *très prudemment* la muqueuse utérine vers l'endroit présumé où elle passe de la tumeur sur le corps utérin inversé (Schröder).

Après l'ablation du polype, l'utérus peut se réduire spontanément. Dans les cas où la réinversion spontanée ne se produit pas, on peut s'adresser au taxis et, s'il échoue, avoir recours aux incisions bi-latérales du col (Segond) suivies de taxis, ou à la colpo-hystérotomie (Mauclaire). Étant donné que la paroi utérine est souvent très amincie et par conséquent plus souple que dans l'inversion d'origine puerpérale, les incisions bilatérales du col seront le plus souvent suffisantes.

Mais, souvent, vu l'âge avancé de la malade et les altérations de l'utérus, il n'y a pas d'indication à conserver l'organe, et le plus simple est de faire l'hystérectomie vaginale.

L'indication est la même, quand il existe du sphacèle ou de l'infection ; mais, alors, s'il n'y a pas urgence, il est préférable, après l'ablation du polype, d'ajourner l'hystérectomie pour pouvoir désinfecter avec soin l'utérus et intervenir secondairement dans des conditions plus favorables.

*M. OUI.*

**UTÉRUS** (LATÉRO-FLEXION). — Il y a latéro-flexion lorsque le corps de l'utérus fait avec le col un angle ouvert sur le côté. C'est une affection fort rare, qui reconnaît pour cause principale les infections utérines et péri-utérines, avec adhérences et rétractions cicatricielles agissant d'une façon inégale sur les diverses parties de l'utérus. Il n'y a aucun traitement particulier à diriger contre la latéro-flexion que l'on doit combattre en soignant les causes qui l'ont provoquée.                                            *J.-L. FAURE.*

**UTÉRUS** (LATÉRO-VERSION). — Lorsque l'utérus, dévié de sa situation normale, s'incline sur le côté, on dit qu'il y a latéro-version. Celle-ci diffère de la latéro-flexion en ce que l'axe de l'utérus reste droit et qu'il n'y a pas de coudure au niveau de l'isthme. Les tumeurs situées sur le côté de l'utérus et qui le repoussent du côté opposé produisent la latéro-version. Celle-ci peut être plus ou moins accentuée. Des adhérences pathologiques consécutives à des inflammations péri-utérines peuvent avoir le même résultat. L'exploration du bassin par le palper bimanuel et au besoin l'hystérométrie, qui renseigne exactement sur la direction de l'utérus, permettront de reconnaître ce vice de position, dont le traitement se confond avec celui des causes qui l'ont engendré.

*J.-L. FAURE.*

**UTÉRUS** (LATÉRO-DÉVIATION DE L'UTÉRUS PUERPÉRAL). — Cette déviation utérine est rarement observée au cours de la grossesse. Elle est d'ailleurs, habituellement, antérieure à la fécondation et résulte le plus souvent d'une inflammation annexielle et des adhérences qui en ont été la conséquence, conditions défavorables à la production d'une grossesse.

On peut observer soit la latéro-version, soit la latéro-flexion de l'utérus gravide ; mais on a rencontré plus souvent l'association de la latéro-version et de la latéro-flexion.

**Marche, symptômes et diagnostic.** — La latéro-déviation de l'utérus gravide se manifeste, le plus habituellement, par des douleurs qui débutent presque avec la grossesse et qui amènent la femme à consulter.

L'interrogatoire et l'examen font constater les signes habituels d'une grossesse, grossesse que l'existence de douleurs parfois très violentes fait immédiatement supposer pathologique. En outre, le palper bi-manuel fait constater, au-dessus du col utérin, le plus souvent légèrement dévié, une tumeur franchement latérale, paraissant séparée de l'isthme de l'utérus par un sillon inférieur, habituellement assez marqué. Cette constatation d'une tumeur latérale, généralement considérée comme juxta-utérine, l'existence des douleurs et, dans certains cas, de phénomènes de réaction péritonéale (Segond) amènent souvent à une erreur de diagnostic, la tumeur étant prise soit pour une tumeur annexielle (salpingite kystique, kyste de l'ovaire) soit, plus souvent, pour une grossesse tubaire.

En fait, le diagnostic exact est, le plus souvent, réellement difficile et les plus expérimentés s'y sont trompés. On cherchera à l'éviter : 1° en cherchant à délimiter l'utérus à côté de la tumeur et en ne se contentant pas du sillon de séparation apparente perçu par le toucher vaginal, mais en cherchant le même sillon du côté du ventre, à la partie supérieure de la tumeur ; — 2° en prolongeant l'examen de la tumeur latérale, la prolongation du palper bi-manuel pouvant amener des contractions qui permettront d'affirmer qu'il s'agit bien d'un utérus gravide (Varnier).

Dans les cas douteux, il sera indiqué d'attendre, car l'utérus peut se redresser spontanément et le diagnostic d'utérus gravide devient alors évident.

**Conduite à tenir.** — Le redressement spontané de l'utérus est assez fréquent pour que, avec un diagnostic précis, on soit autorisé à attendre et que l'expectation doive, même, être conseillée. Toutefois, l'indication d'intervenir existe exceptionnellement lorsque la persistance des douleurs et de la latéro déviation, l'impossibilité de mobiliser l'utérus permettent de penser que les adhérences qui le fixent ne se relâcheront pas, ce qui compromettrait le sort de la grossesse. Pratiquer la laparotomie et rompre les adhérences fixatrices constituent, alors, le seul traitement rationnel.   *M. OUI.*

**UTÉRUS** (MALFORMATIONS). — Au point de vue pratique, on doit envisager :
1° L'absence de l'utérus (uterus deficiens) ;
2° Son développement incomplet, alors que sa forme est plus ou moins normale, l'étoffe seule faisant défaut (utérus infantile, puéril, pubescent) ;
3° Son développement imparfait, allant de l'utérus dit unicorne à l'utérus

appelé didelphe et s'étendant jusqu'à l'utérus simplement cordiforme en passant par toutes les variétés de malformations qui sont constituées par des arrêts au cours du développement ontogénique.

**Absence de l'utérus.** — Rien à faire. Avec l'absence de l'utérus, on constate souvent une absence ou une malformation du vagin. Dans ces cas, l'intervention, fréquemment utile, peut rendre le vagin à peu près normal et même en créer un.

**Utérus incomplètement développé.** — *Utérus infantile, puéril, pubescent.* — Lorsqu'on a fait le diagnostic d'utérus incomplètement développé, le pronostic et le traitement varient suivant l'âge de la femme. Si la femme n'a pas atteint 30 ans, et si surtout l'écoulement menstruel est régulier et abondant, on peut voir l'utérus se développer, s'étoffer, et devenir apte à la gestation normale. Il ne faut donc pas, chez une femme de 20 à 25 ans ayant un utérus incomplètement développé et des règles normales, déclarer la stérilité fatale.

Pour le traitement V. STÉRILITÉ.

Quand la femme a trente ans ou plus, on peut affirmer que l'utérus ne se développera pas et aucun traitement ne peut changer la situation.

UTÉRUS A DÉVELOPPEMENT IMPARFAIT. — *Utérus unicorne, utérus didelphe, utérus bicorne, utérus cordiforme.* — Ces différents états doivent être envisagés dans leurs rapports *avec les règles, avec la fécondation, avec la grossesse, avec l'accouchement, la délivrance* et *les suites de couches.*

**Rapports avec les règles.** — Quelle que soit la variété de l'imperfection utérine, les règles apparaissent comme dans les cas où l'utérus est normal. Les quelques observations dans lesquelles on aurait constaté des règles tous les quinze jours chez les femmes ayant un utérus didelphe sont toutes sujettes à caution, on peut dire que ni la fréquence, ni l'abondance des règles ne peuvent servir au diagnostic.

**Avec la fécondation.** — Aucune de ces malformations ne s'oppose à la fécondation, aucune ne la favorise. Les grossesses multiples ne sont pas plus fréquentes dans les cas d'utérus double que dans les cas d'utérus normal.

**Avec la grossesse.** — L'avenir de la grossesse est en rapport avec l'étendue, la mesure de réceptivité que peut lui offrir la cavité dans laquelle elle se développe.

On a vu non seulement des grossesses simples, mais des grossesses doubles évoluer normalement dans un utérus unicorne. (Chaussier a fait connaître un cas de grossesse double ayant évolué normalement dans un utérus unicorne; la femme ayant succombé après son dixième accouchement, l'autopsie seule permit de reconnaître la malformation utérine.) Du reste, le diagnostic d'utérus unicorne n'a jamais été fait et ne peut se faire pendant la vie, si ce n'est après laparotomie.

Il en est de même dans les cas d'utérus didelphe.

Dans les cas cas d'utérus bicorne où il y a deux loges d'inégale grandeur, on peut voir la grossesse évoluer normalement quand l'œuf se développe dans la grande loge, et au contraire être expulsé prématurément quand il se développe dans la corne plus ou moins rudimentaire.

Ceci explique pourquoi des femmes, après avoir eu plusieurs grossesses évoluant normalement, ont plusieurs avortements consécutifs.

Il faut savoir qu'un utérus, ne pouvant satisfaire au développement normal d'une première grossesse, peut devenir suffisant pour des grossesses ultérieures.

Les cas de rupture spontanée de l'utérus pendant la grossesse sont extrêmement rares, même quand l'œuf se développe dans une corne petite ou rudimentaire. C'est l'expulsion prématurée de l'œuf qui se produit.

Dans les cas rares de corne rudimentaire ne communiquant pas avec la trompe, l'œuf peut se développer, l'évolution de la gestation se rapproche plus de la normale que dans les cas où l'œuf est greffé dans la trompe. L'évolution se fait souvent jusqu'à terme. La mort de l'œuf avec rétention s'observe assez fréquemment (Couvelaire et M. Guillaume).

Dans les cas d'utérus bicorne ou cordiforme, deux accidents sont fréquemment observés pendant la grossesse : *une présentation anormale*, présentation de l'épaule le plus souvent, quelquefois présentation du siège, et une *insertion vicieuse du placenta*.

L'utérus cordiforme qui constitue de beaucoup la variété la plus fréquente de toutes ces malformations utérines, qui peut être facilement diagnostiqué pendant la grossesse, est pour ainsi dire l'unique cause des présentations de l'épaule chez les primipares.

Cette influence, bien mise en lumière par F. J. Herrgott en 1859, a été constamment constatée par les observateurs expérimentés depuis cette époque. On peut dire que *toute présentation de l'épaule chez une primipare à terme ou près du terme signifie : malformation utérine*.

Pour ces raisons, la surveillance médicale doit être plus rigoureuse dès que la vue et le palper ont fait reconnaître une malformation utérine chez une femme enceinte. Je n'ai pas rencontré encore de malformation utérine m'ayant empêché de faire disparaître une présentation de l'épaule pendant la grossesse. Même dans les cas d'utérus cloisonné, éperonné, j'ai pu transformer la présentation de l'épaule en transformation du sommet.

On devra aussi exiger plus de repos chez la femme enceinte ayant un utérus cordiforme, afin d'éviter l'expulsion prématurée et soit la rupture spontanée de l'œuf, soit l'hémorragie causée par l'insertion vicieuse du placenta.

**Avec l'accouchement.** — Le plus souvent la physionomie de l'accouchement est normale. Mais il peut y avoir dystocie causée par la présence de la moitié de l'utérus vide mais hypertrophié. L'obstacle dans ce cas peut être assez considérable pour nécessiter une opération césarienne.

Dans les cas de malformation utérine, il peut y avoir dystocie, non pas d'origine utérine, mais d'origine vaginale, les malformations vaginales coexistant souvent avec les malformations utérines.

Les cloisons vaginales n'offrent du reste, dans la pluralité des cas, qu'un obstacle facilement surmontable : ou bien elles se rompent sous l'influence de la poussée du pôle fœtal, ou bien elles sont facilement sectionnées par des ciseaux, ce qui est préférable.

**Avec la délivrance.** — Comme l'accouchement, la délivrance est le plus souvent normale dans les cas de malformation utérine.

Cependant il faut savoir que la caduque de la cavité non occupée par l'œuf est toujours considérablement hypertrophiée.

D'où rétention fréquente de cette caduque dans les cas d'utérus bicorne ou cordiforme.

On peut voir l'expulsion d'une caduque se produire quelques heures ou quelques jours après l'accouchement dans les cas d'utérus didelphes, comme cela se voit dans les cas de grossesse extra-utérine.

On devra donc, en raison de ce qui vient d'être exposé sommairement, prendre pendant l'extraction du placenta les plus grandes précautions pour ne pas rompre le faisceau membraneux dans les cas d'utérus bicorne ou cordiforme.

Si, malgré les précautions prises, il y a rétention des membranes, n'aller à leur recherche qu'en cas d'hémorragie, même quand on soupçonne que c'est la portion de caduque hypertrophiée qui est retenue.

En cas d'absence de décollement du placenta dans les limites ordinaires, ne pas prolonger l'expectation, même en l'absence de toute hémorragie. A l'enchatonnement physiologique peut succéder assez rapidement un enchatonnement pathologique de par le fait de l'utérus ou de la corne rudimentaire.

**Avec les suites de couches.** — Les suites de couches sont ordinairement physiologiques. Cependant, la fréquence de la rétention de la caduque hypertrophiée expose plus souvent à l'infection, malgré les précautions antiseptiques prises.

Si l'on juge opportun d'intervenir par le curettage dans les cas d'infection, des précautions particulières doivent être prises, car cette intervention peut facilement devenir dangereuse dans ces cas. Il faut, dans ces circonstances, guider pour ainsi dire la curette avec le doigt.            *A. PINARD.*

**UTÉRUS (POLYPES).** — Les polypes de l'utérus sont des tumeurs pédiculées qui font saillie dans la cavité utérine et peuvent, en franchissant le canal cervical, faire issue jusque dans le vagin. Le mot polype est donc mauvais, en ce sens qu'il désigne ces tumeurs d'après leurs caractères extérieurs et non par leur constitution. Mais il est légitimé par la symptomatologie particulière de ces tumeurs.

Il y a des *polypes muqueux* développés dans certaines métrites chroniques. Ils ressemblent aux polypes des fosses nasales; ils sont d'ailleurs assez rares et presque toujours de petit volume. Ce seraient de véritables adénomes, développés aux dépens des glandes utérines (fig. 218 et 219). Mais le plus grand nombre sont des *polypes fibreux* (fig. 220). Ce sont, en réalité, des fibromes utérins qui, nés dans le tissu utérin, sous la muqueuse, se développent vers la cavité utérine, et déprimant de plus en plus la muqueuse, finissent en réalité par s'inclure dans la cavité. Ils se pédiculent et peuvent, sous l'influence des contractions utérines, être poussés peu à peu vers l'orifice cervical qu'ils dilatent progressivement. Cette dilatation peut devenir assez considérable pour les laisser passer, si bien qu'on voit des femmes accoucher véritablement de leur polype, qui peut être très gros et atteindre le volume d'une tête de fœtus, et même davantage.

Les signes fonctionnels qui accompagnent les polypes sont l'hémorragie, presque constante, et les douleurs, qui présentent presque toujours le carac-

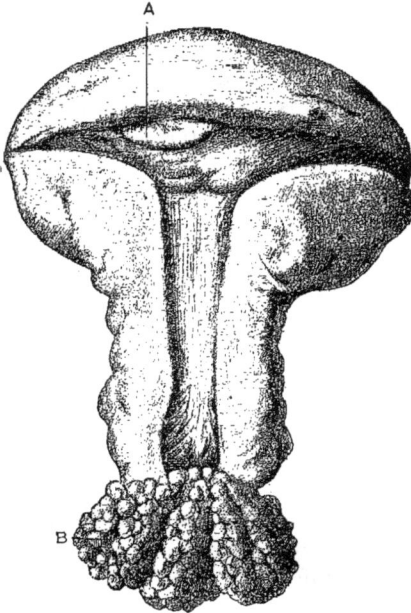

Fig. 218. — Polype du col de nature adénomateuse (**B**). Hypertrophie glandulaire du fond de l'utérus (**A**), de même nature histologique que le polype (**B**). (Pozzi.)

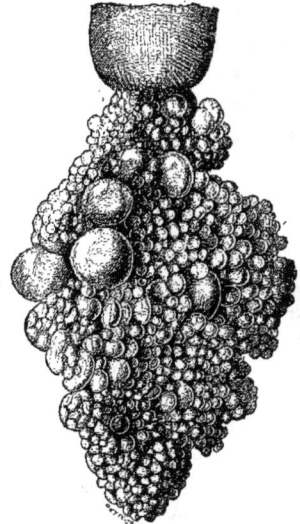

Fig 219. — Fibro-adénome du col de l'utérus. (Thomas.)

tère de tranchées utérines, et dans certains cas ressemblent absolument à des douleurs expulsives.

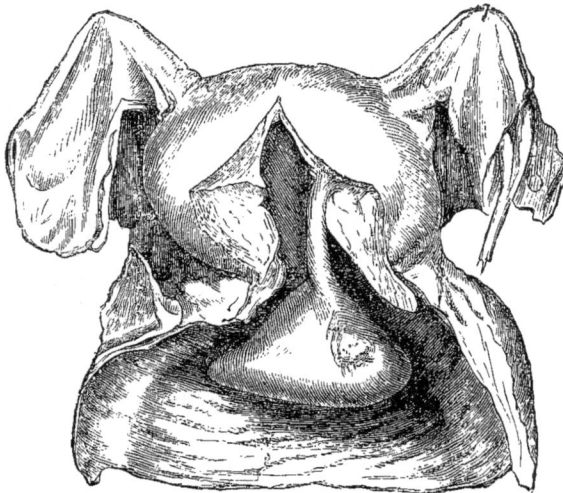

Fig. 220. — Polype utérin. (Pozzi.)

Les petits polypes muqueux insérés dans la cavité cervicale et faisant saillie au dehors, ne donnent en général lieu à aucune souffrance.

Au lieu de sang il y a parfois écoulement de liquide séreux ou séro-purulent.

L'exploration permet souvent de constater la présence du polype qui apparaît entre les lèvres du col. Certains petits polypes peuvent être appendus par un pédicule assez frêle qui pénètre dans l'intérieur de l'orifice cervical. Mais les polypes plus volumineux se présentent plutôt comme une masse qui apparaît au niveau de l'orifice dilaté et fait plus ou moins issue au dehors. On comprend toute l'importance qu'il y a pour le diagnostic à s'assurer soit par le doigt, soit par la vue, de la situation bien exacte de la masse dans l'intérieur du col. Souvent il est possible d'introduire un hystéromètre entre la tumeur et les lèvres du col et de la circonscrire ainsi d'une façon complète.

Bien entendu le volume de l'utérus est subordonné au volume du polype, et dans les cas de polype important, on peut sentir le fond de l'utérus à une assez grande hauteur au-dessus du pubis.

Le polype, et en particulier le polype fibreux, peut avoir une évolution très longue. Il peut rester indéfiniment stationnaire en déterminant de l'hydrorrhée ou des hémorragies plus ou moins sérieuses. Il peut s'éliminer au dehors par un véritable accouchement, comme je l'ai dit plus haut. Il peut enfin s'infecter, se putréfier, donner lieu à des écoulements abondants et parfois nauséabonds, qui peuvent faire croire à un cancer du col ou du corps utérin, et qui s'accompagnent en outre de phénomènes d'infection graves et même mortels.

Les polypes utérins doivent être reconnus avec soin, car le traitement à leur opposer est des plus efficaces; il n'y en a qu'un, c'est l'*extirpation*. Les polypes pédiculés seront guéris par la section de leur pédicule, qui peut se faire parfois en dehors même du col. Mais il est bon, dans ce cas, de cautériser l'insertion du pédicule dans l'utérus pour éviter la récidive. Les polypes intra-utérins venant faire saillie au col seront extirpés en sectionnant au besoin le col sur les parties latérales. Parfois, quand il s'agit d'un polype résistant, il suffit de le saisir avec une bonne pince et de l'arracher par torsion ; mais il peut devenir nécessaire de se livrer, pour parvenir à les extraire, à des manœuvres de morcellement assez difficiles, analogue à celles que j'ai décrites pour les fibromes [V. UTÉRUS (FIBROME)]. *J.-L. FAURE.*

**UTÉRUS (PROLAPSUS).** — Cette affection, qui n'est que l'abaissement plus ou moins accentué de l'utérus, dont le col peut arriver jusqu'à la vulve et même faire issue au dehors, est infiniment liée par son étiologie, ses symptômes et son traitement, au prolapsus du vagin et aux divers prolapsus génitaux avec lesquels il a été étudié (V. PROLAPSUS GÉNITAUX). *J.-L. FAURE.*

**UTÉRUS (RÉGRESSION).** — V. COUCHES.

**UTÉRUS (RÉTROFLEXION).** — Il y a rétroflexion utérine lorsque le corps

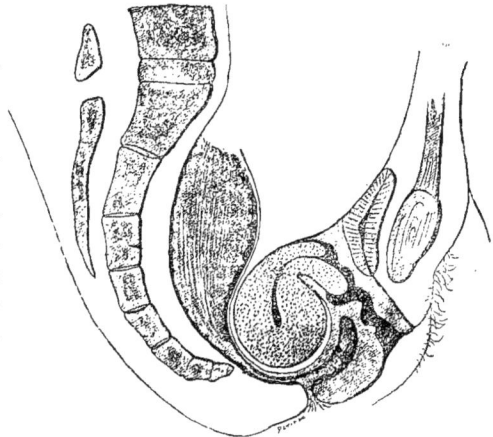

Fig. 221. — Rétroflexion utérine. (Pozzi.)

de l'utérus, renversé en arrière, forme au niveau de l'isthme un angle avec le corps. L'histoire entière de cette affection se confond avec celle de la *rétroversion* (fig. 221). Seuls les signes physiques en diffèrent un peu. C'est ainsi qu'au lieu de sentir l'utérus simplement basculé en arrière, mais ayant conservé sa forme, on perçoit en général, au-dessus et en arrière du col, la coudure de l'organe. Le fond apparaît comme une tumeur remplissant le Douglas et venant faire saillie dans le cul-de-sac postérieur. L'hystérométrie seule permet de se rendre un compte exact de l'importance et de la disposition de la coudure [V. Utérus (Rétroversion)]. **J.-L. FAURE.**

## UTÉRUS (RÉTROVERSION).

**UTÉRUS (RÉTROVERSION).** — C'est la bascule en arrière de l'utérus, qui conserve sa forme normale sans flexion au niveau du col. Cependant elle est souvent combinée en un certain degré de rétroflexion, lorsque celle-ci est réductible, c'est-à-dire lorsque l'utérus, au niveau de sa coudure, a conservé sa souplesse. Aussi est-il impossible de décrire séparément ces deux affections sans s'exposer à des redites incessantes. Ce que je dirai s'applique donc, d'une manière générale, aux deux maladies ou, pour employer un terme qui les englobe tous deux, à la *rétrodéviation utérine*. C'est une affection commune. Bien qu'elle puisse se rencontrer chez des jeunes filles, c'est presque toujours à la suite d'une involution utérine défectueuse qu'on la voit survenir. Les ligaments utérins ne reprennent pas leur résistance première et, sous l'influence du relâchement des ligaments ronds, le fond de l'utérus, entraîné par son poids, se porte en arrière. La congestion utérine, la métrite favoriseront évidemment cet état de choses, et lorsqu'il y a une différence dans l'involution de la paroi antérieure et de la paroi postérieure, soit que la paroi antérieure reste plus volumineuse, soit que la paroi postérieure se rétracte au contraire sous l'influence d'un certain degré de sclérose, la déviation en arrière se complique de flexion au niveau de l'isthme et la rétroflexion est constituée. Elle est entretenue ou aggravée par les phénomènes inflammatoires si communs dans le Douglas. Des adhérences peuvent fixer l'utérus dans sa situation anormale, et c'est ainsi que nous aurons des rétrodéviations *adhérentes* ou au contraire *réductibles*.

**Symptômes et Diagnostic.** — Les symptômes fonctionnels n'apprennent rien, les troubles menstruels, les troubles nerveux réflexes sont ceux qui se rencontrent dans toutes les affections utérines. Seul l'examen direct permet, et permet facilement de reconnaître l'affection. Le col est en général porté en avant, derrière la symphyse. Parfois, dans la rétroversion pure, son orifice est dirigé en avant. Dans la rétroflexion, le canal cervical peut conserver au contraire son orientation normale. La main qui palpe l'abdomen au-dessus du pubis n'y sent point le corps utérin. Celui-ci est perçu en arrière, dans le cul-de-sac postérieur, parfois se continuant directement avec le col, plus souvent formant avec celui-ci un angle plus ou moins ouvert. Dans la rétroflexion complète, le fond de l'utérus lui-même, complètement renversé, peut être perçu dans le cul-de-sac postérieur, et ressembler à une tumeur accolée contre la face postérieure de l'utérus. Mais l'absence du corps de l'utérus au-dessus du pubis permet d'éviter une erreur de cette nature. L'hystérométrie, en donnant des renseignements exacts sur la direction de la cavité utérine et, s'il y a lieu, sur sa coudure, constitue un moyen de diagnostic de la plus haute importance.

Le toucher et la palpation bimanuelle donnent des renseignements précieux sur l'état des annexes, souvent malades, et sur les adhérences qui viennent parfois maintenir l'utérus dans une position vicieuse. C'est qu'en effet la rétrodéviation utérine s'accompagne bien souvent de lésions pel-viennes diverses, et c'est là, nous le verrons, une des raisons les meilleures de la traiter chirur-gicalement.

La rétroversion et surtout la rétroflexion n'ont aucune ten-dance à la guérison spontanée. Elles entretiennent un état de congestion chronique de l'utérus qui s'aggrave souvent de plus en plus. Une couture serrée au ni-veau de l'isthme peut être une cause de stérilité. En revanche, si la conception a eu lieu, le développement de l'utérus en position défectueuse peut entraî-ner les graves accidents que l'on rencontre dans la *rétroversion de l'utérus gravide*, accidents qui tiennent à ce que l'utérus est coincé sous le promontoire, dans

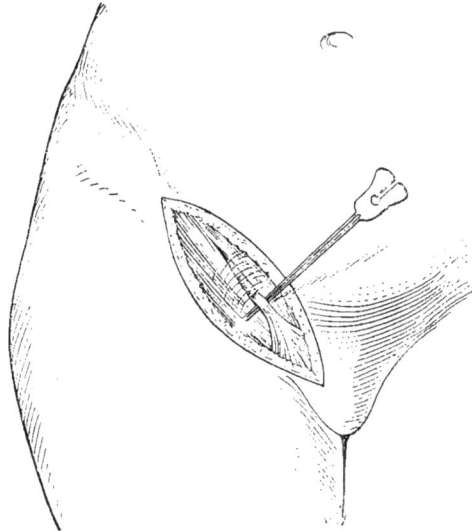

Fig. 222. — Découverte de l'extrémité inguinale du ligament rond. (Pozzi.)

l'excavation sacrée, et ne peut se développer normalement. On conçoit qu'il en puisse résulter, si la ré-duction ne peut être faite, les accidents les plus terribles.

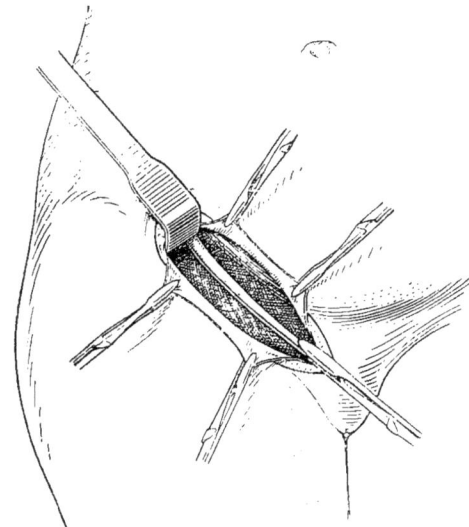

Fig. 223. — Le ligament rond isolé, après ouverture du canal inguinal. (Pozzi.)

**Traitement**. — Si le traite-ment médical des inflammations péri-utérines peut, jusqu'à un certain point, prévenir la rétro-déviation, lorsque celle-ci est acquise, il ne donne plus de ré-sultats sérieux. Cependant les injections chaudes, en déconges-tionnant l'utérus, peuvent, dans une certaine mesure, soulager les douleurs.

Le *massage* bien exécuté peut également donner des résultats très favorables, assouplir les tissus et faciliter la réduction. Mais lorsque la rétrodéviation est confirmée et que le traite-ment médical reste sans effet, il faut agir, et le traitement chirurgical est assez efficace pour qu'on ne doive pas négliger d'y avoir recours.

Je ne dis rien des pessaires. Ils peuvent parfois soulager, mais leur action est incertaine, quelquefois mauvaise. Ils ont autant d'inconvénients que d'avantages et, pour traiter la rétroversion, rien ne vaut une opération bien conduite.

Lorsque la rétroversion est réductible, l'ingénieuse opération d'Alquié-Alexander-Adams est vraiment très séduisante. On sait quel est le principe sur lequel elle repose. Il s'agit de redresser l'utérus et de reporter son fond en avant jusque dans sa situation normale, presque au contact de la paroi abdominale, en utilisant dans ce but les ligaments ronds. L'exécution de l'opération est en général très simple. De chaque côté, une incision pratiquée au niveau de l'orifice extérieur du canal inguinal permet de reconnaître le ligament rond ; on l'isole et on l'attire au dehors (fig. 222 et 223).

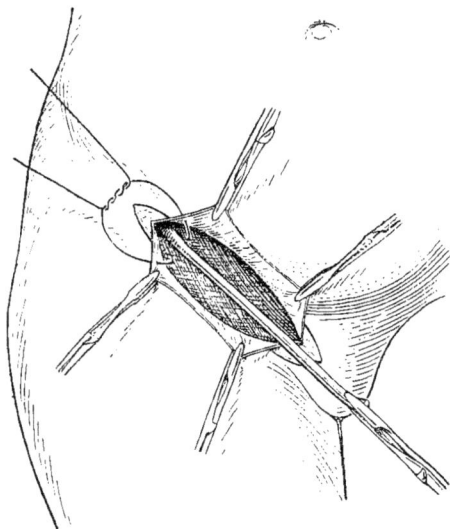

Fig. 224. — Pose de la première suture sur le ligament rond, après qu'il a été attiré en bas. (Pozzi.)

Quand il n'est pas trop faible ni trop fragile, cette manœuvre est assez simple et on peut l'attirer ainsi sur une longueur de 10 centimètres environ. Cette traction douce et régulière ramène le fond de l'utérus en situation normale. Il ne reste plus qu'à fixer les ligaments ronds soit par des catguts, soit en suturant l'un à l'autre les deux ligaments, soit par tout autre procédé (fig. 224 et 225).

Cette opération a donné des résultats satisfaisants, et les cas sont très nombreux où les femmes ont été guéries de leurs douleurs, et où on a pu constater longtemps après que l'utérus avait conservé sa situation.

Pour ma part, dans les cas réductibles, je la préfère aux diverses opérations de *vagino-fixation*, qui ont pour but, en ouvrant le cul-de-sac vaginal antérieur, d'attirer en avant le

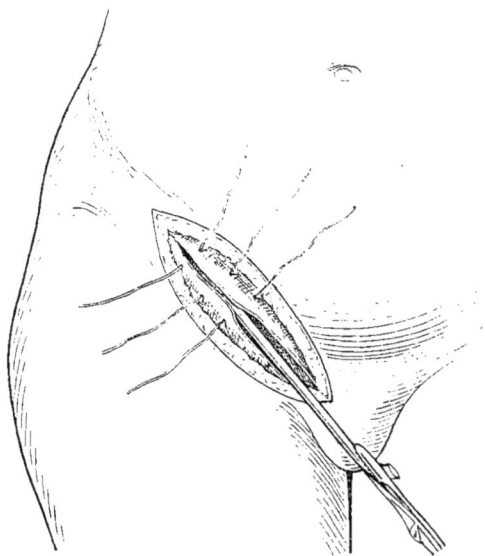

Fig. 225. — Suture du ligament. (Pozzi.)

corps de l'utérus et le fixer de diverses manières, qui ne diffèrent que fort peu les unes des autres, soit à la face antérieure du col, en constituant

ainsi une véritable antéflexion, soit aux lèvres de l'incision vaginale. On
ne saurait nier que ces *vagino-fixations* aient donné parfois des résultats
favorables. Mais ils sont incertains et bien souvent ces points d'appui
flottants sont insuffisants pour empêcher la rétrodéviation de se reproduire.

Je ne saurai donc les conseiller, et tant qu'à faire que de pratiquer une
opération et d'endormir une malade, le mieux est de pratiquer une des opé-

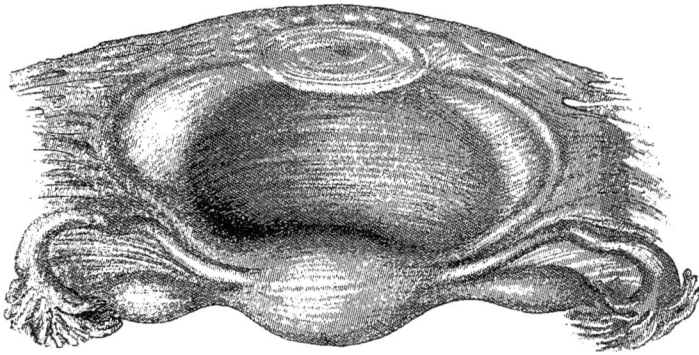

Fig. 226. — Trajet des ligaments ronds vus par transparence sous le péritoine. (G. Wylie.)

rations qui ont le plus de chances d'être efficaces et qui le sont effective-
ment le plus. Je veux parler du *raccourcissement intra-péritonéal des ligaments ronds* et de leur fixation à la paroi. Cette façon de procéder, qui
nécessite une laparotomie, a un grand avantage. C'est qu'elle permet l'examen
direct de l'utérus et des annexes et le traitement immédiat des lésions qu'ils
peuvent présenter. On sait que ces lésions sont fréquentes. Et c'est là une
supériorité évidente des opérations à ciel ouvert.

Le raccourcissement intra-péritonéal des ligaments ronds se fait par plu-

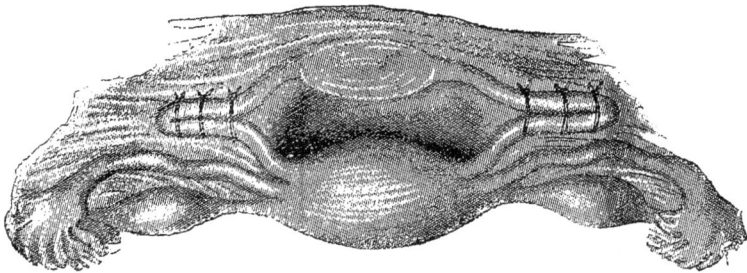

Fig. 227. — Raccourcissement par plicature intra-péritonéale des ligaments ronds. (G. Wylie.)

sieurs procédés qu'un coup d'œil sur une figure explique mieux que toutes
les descriptions : procédé de Wylie (fig. 226 et 227), procédé de Dudley
(fig. 228), procédé de Baldy-Dartigues. Il en est de même de la fixation des
ligaments ronds dans la paroi, ou *ligament fixe*, pratiquée par Beck (fig. 229),
par Doléris qui, par une laparotomie, attirent les ligaments dans la plaie
et les fixent aux aponévroses ou même les fixent l'un à l'autre après les avoir
fait passer dans des boutonnières pariétales.

Le raccourcissement intra-péritonéal des ligaments ronds est une bonne opération, simple, efficace, bénigne. La ligamentopexie est à mon avis préfé-

Fig. 228. — Procédé de Dudley.

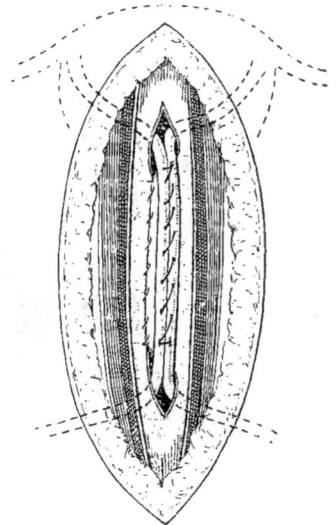

Fig. 229. — Procédé de Beck.

rable et ces deux opérations sont supérieures à l'*hystéropexie* qu'elles tendent à remplacer de plus en plus. Dans l'hystéropexie, en effet, on fixe le

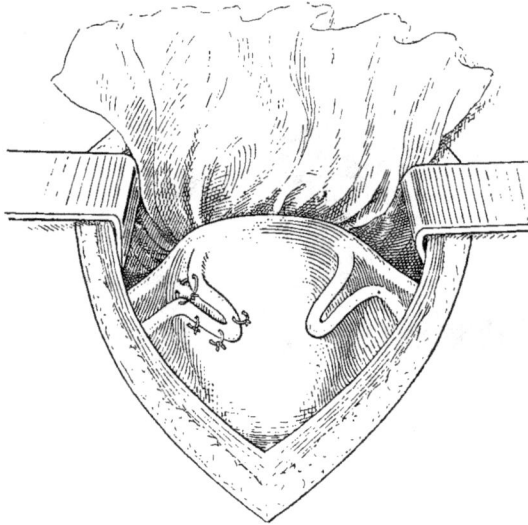

Fig. 250. — Hystéropexie ; procédé de Terrier.

fond de l'utérus à la paroi abdominale par quelques points de suture (fig. 250). Cette soudure de l'utérus à la paroi est évidemment très efficace contre la rétroversion, mais elle a le gros inconvénient d'empêcher l'utérus

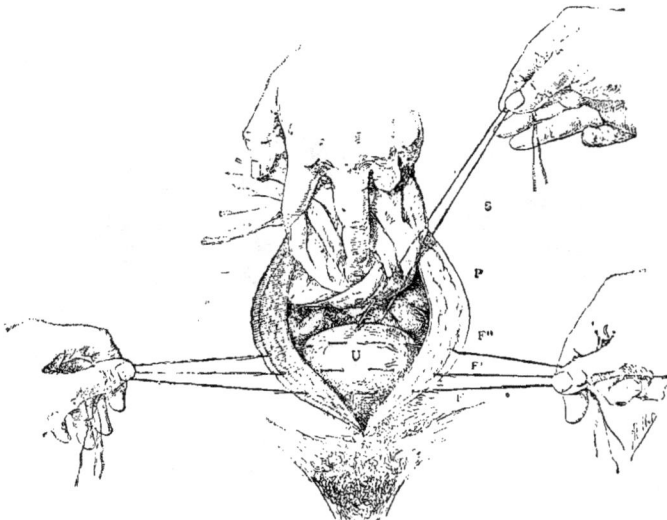

de se dilater convenablement en cas de grossesse. On s'est efforcé de remédier à ce défaut capital en faisant porter la fixation non plus sur le fond de l'utérus, mais sur le segment inférieur, de façon à laisser à la partie supérieure de l'utérus toute la liberté nécessaire à son développement. Mais cette façon de faire oblige à élever le col très haut et nécessite des tiraillements considérables au niveau des sutures. De plus, elle n'est pas non plus tout à fait sans inconvénient au point de vue de la grossesse.

Le mieux est de renoncer à l'hystéropexie et quand on a à sa disposition une bonne opération comme le raccourcissement intra-péritonéal des ligaments ronds et surtout comme la fixation des ligaments ronds dans la paroi, de s'y tenir, de préférence à toutes les autres.      *J.-L. FAURE.*

**UTÉRUS (RÉTROVERSION ET GROSSESSE).** — La rétroversion utérine se rencontre assez souvent, chez les multipares du moins, en coïncidence avec la grossesse, durant les premiers mois de celle-ci. Il importe au praticien de savoir :

1º Ce qu'il doit faire lorsque par hasard il découvre cette coexistence chez une femme enceinte au début, alors qu'il n'existe aucun accident actuel;

2º Reconnaître les accidents qui peuvent survenir du fait de cette coexistence, dans certaines conditions déterminées, et y porter remède.

1ᵉ RÉTROVERSION UTÉRINE ET GROSSESSE COEXISTENT. IL N'Y A PAS D'ACCIDENTS ACTUELS (**RÉTROVERSION-INCIDENT** DE L'UTÉRUS GRAVIDE).

Une thérapeutique quelconque ne doit intervenir dans ces cas que s'il résulte de l'étude des faits que cette association d'une grossesse avec une rétrodéviation utérine entraîne à sa suite des accidents sinon inévitables, du moins très probables. Or, qu'enseignent les faits ?

**Étiologie. Évolution.** — La grossesse et la rétroversion utérine se rencontrent dans deux circonstances principalement. Le plus souvent il s'agit de multipares qui ont contracté une rétroversion utérine à l'occasion d'un de leurs accouchements antérieurs; elles sont redevenues enceintes avec facilité, malgré leur anomalie, qui naturellement persiste dans les premiers temps de la grossesse. Plus rarement il s'agit de jeunes femmes qui, si elles ont déjà « conçu » n'ont toutefois pas encore « enfanté » : elles ont éprouvé quelque retard à devenir enceintes au début de leur mariage; elles ont eu une série d'avortements jeunes, à six semaines, deux mois; on constate en les examinant que l'utérus est en rétroversion, de faible volume, le col petit et conique, la paroi vaginale antérieure très courte; une grossesse de plus survient. Que va-t-il advenir chez les premières qui souffrent d'une rétroversion *acquise* et chez les dernières qui sont atteintes d'une rétroversion dont les caractères sont ceux de la rétroversion *congénitale?*

En règle générale, quand une grossesse vient s'établir dans une matrice rétrodéviée chez une femme multipare, tout se passe comme si de rien n'était : l'utérus, sous l'influence d'une sorte d'érection amenée par son état de turgescence, se redresse spontanément et progressivement de telle manière que vers trois mois et demi son fond a pris sa place normale entre le pubis et l'ombilic; la grossesse évolue normalement sans qu'aucun symptôme subjectif notable ait révélé à aucun moment que l'utérus pût être chaviré en arrière. La constatation qu'on en a faite n'est qu'une constatation de hasard, purement objective. Il n'est pas du tout prouvé, comme l'a pensé Schultze, que la rétroversion d'un utérus sain, non métritique, soit capable par elle-même, indépendamment de toute incarcération, sous l'influence de la seule congestion, de provoquer l'avortement. D'autre part, les cas d'enclavement de l'utérus gravide rétrodévié, c'est-à-dire les cas où l'utérus ne s'évade pas à temps de sa prison pelvienne, et que nous étudierons plus loin, sont infiniment rares en égard au nombre considérable de grossesses qui surviennent et se développent dans un utérus basculé. La règle est donc dans les conditions que nous avons envisagées que la grossesse se développe sans incident : tout au plus y a-t-il dans certains cas une sensation de pesanteur sur le rectum et quelques tiraillements dans le bas-ventre, après quoi, vers l'apparition du second tiers de la grossesse tout rentre dans l'ordre.

Y a-t-il certains utérus qui mieux que d'autres font leur redressement spontané? Il semble que les rétroflexions soient à ce point de vue plus favorables que les rétroversions proprement dites.

Alors que l'évolution de la grossesse est à peine contrariée dans un utérus rétrodévié de multipare, elle se montre généralement plus influencée lorsqu'elle survient dans un utérus atteint de rétroversion congénitale. Il est assez commun d'observer, dans les cas auxquels nous avons fait allusion plus haut, l'interruption de la grossesse à différentes reprises par des avortements jeunes, de 6 semaines à 5 mois 1/2 et de ne voir la grossesse atteindre le terme normal ou à peu près normal qu'après une série d'essais infructueux. Il est difficile dans ces cas, lorsque l'utérus et ses annexes ont été reconnus sains, de faire la part dans l'appréciation des accidents observés de ce qui revient à la déviation proprement dite et de ce qui revient au développement imparfait de l'utérus ou encore à l'état général. Toutefois il est rationnel, dans les circonstances que nous précisons, c'est-à-dire *lorsqu'une série d'avortements n'est pas explicable par ailleurs* et qu'il existe une rétroversion utérine, de ne pas négliger celle-ci et d'en tirer certaines indications thérapeutiques.

Quand l'utérus rétrodévié est entouré d'adhérences immédiates, celles-ci se ramollissent habituellement et s'étirent sous l'influence de l'état gravidique, n'apportant pas d'obstacle à la réduction spontanée de l'organe. Ce sont des adhérences lointaines, médiates par rapport à l'utérus, ne subissant pas l'action « fondante » de l'organe en voie de développement et en particulier les adhérences faisant opercule sur l'excavation pelvienne qui peuvent s'opposer victorieusement au développement utérin et provoquer l'avortement avec ou sans enclavement (Pinard et Varnier).

On a signalé, indépendamment des cas qui précèdent, où la grossesse vient se développer dans un utérus préalablement rétrodévié et qui sont de beaucoup les plus habituels, des cas où la rétroversion se constituerait d'une manière brusque au cours de la grossesse. La réalité de cette *rétroversion aiguë* est difficile à bien établir ; toutefois il n'est pas impossible qu'un utérus alourdi par la grossesse, mal amarré sur ses ligaments, refoulé par une vessie pleine, bascule vers l'excavation sous l'influence d'un effort ou d'un traumatisme violent.

**Signes physiques. Diagnostic.** — Par définition la rétroversion de l'utérus gravide, que nous étudions ici, ne se révèle par aucun symptôme subjectif. C'est une trouvaille du toucher purement objective, qu'on fait au cours de l'examen qu'il est classique de pratiquer, quand on le peut, chez toute femme qui commence une grossesse. Les signes physiques donnés au palper bi-manuel par l'utérus dévié, dans les premières semaines de la grossesse, et sur lesquels nous n'insisterons pas ici, sont ceux de la rétroversion simple (v. c. m.) avec en plus l'augmentation de volume et les modifications de consistance caractéristique de l'état gravide. Nous noterons toutefois deux particularités propres à l'utérus tel que nous l'envisageons :

1° Il peut être comme allégé ; il a acquis en général une mobilité telle qu'il se dérobe avec la plus grande facilité devant le doigt qui touche ; il se laisse facilement remettre en situation normale, *reposer*, comme on dit ; il lui arrive même d'obéir à des impulsions qui n'ont rien de méthodique et de regagner ainsi sa place habituelle sans y être consciemment dirigé par la main opérante.

2° Il arrive, dans les cas de rétroflexion utérine surtout, que la sensation de *mollesse élastique* se limitant d'abord à la région de l'isthme (signe dit de Hégar, V. GROSSESSE), c'est-à-dire approximativement au niveau de la coudure du corps sur le col, fasse méconnaître la continuité réelle de ces deux portions de l'utérus. On a l'illusion dans ces cas d'un corps utérin très petit plaqué derrière la symphyse pubienne : en réalité il s'agit du col seul. Quant au corps proprement dit relié au col par un tissu de ramollissement qui donne au toucher une fausse impression de séparation entre ces deux organes, il est souvent pris pour une tumeur indépendante, soit fibrome, soit grossesse extra-utérine, soit encore petit kyste ovarique. Il suffit de connaître cette cause d'erreur pour ne pas y tomber, ce qu'évite en général un examen soigneux.

**Conduite à tenir.** — Il y a lieu de distinguer suivant qu'on se trouve en face d'une rétroversion mobile épisodique ou d'une rétroversion adhérente, qui ne se sont pas révélées antérieurement, ou encore d'une rétroversion à laquelle à tort ou à raison on peut attribuer des avortements antérieurs.

1° **Rétroversion épisodique.** — Dans ce cas il n'y a pas en général à entreprendre de traitement actif. Il suffira de recommander à la gestante de se maintenir sous la surveillance médicale et de se soumettre à certaines pratiques d'hygiène spéciale : elle prendra la précaution d'uriner souvent, par raison plutôt que par besoin, afin d'empêcher sa vessie de se distendre ; elle évitera les efforts trop considérables, n'abusera pas de la station debout, aura soin de vider régulièrement son intestin, en s'aidant de lavements s'il y a lieu. La malade devra naturellement rester soumise à une observation médicale et être prévenue de la signification que pourraient avoir certains symptômes, s'ils apparaissaient, tels que l'impossibilité ou la simple difficulté d'uriner, par exemple. On aura la satisfaction dans la grande majorité des cas de voir la réduction s'opérer spontanément.

2° **Rétroversion adhérente.** — En général, un traitement d'attente, analogue à celui que nous venons d'indiquer pour la rétroversion mobile, suffira pour que la réduction spontanée s'effectue. Le pessaire en ce cas est formellement contre-indiqué. On insistera davantage sur le repos étendu et on conseillera à la malade de prendre tous les jours un petit lavement tiède d'eau de guimauve ou simplement bouillie, qu'elle devra conserver le plus possible.

5° **Rétroversion congénitale pouvant être légitimement suspectée d'avoir causé des avortements antérieurs.** — Ces cas, nous le répétons avec insistance, sont rares. Les indications à remplir sont les mêmes que celles dont est justiciable la rétroversion mobile des multipares; toutefois elles seront plus strictes. Le repos étendu paraît donner de bons résultats lorsqu'il est observé dans les quatre premiers mois. On prescrira les lavements tièdes; et comme la cause des avortements antérieurs est parfois complexe, on fera bien d'ajouter aux garanties qui résultent de l'hygiène suivie, celle qui est liée à l'observation d'un régime alimentaire surtout lacto-végétarien.

En résumé, se contenter dans tous ces cas d'obtenir la régularité des fonctions intestinales et vésicales et de défendre tout rapprochement sexuel.

2° RÉTROVERSION UTÉRINE ET GROSSESSE COEXISTENT. IL Y A DES ACCIDENTS (**RÉTROVERSION-ACCIDENT** DE L'UTÉRUS GRAVIDE. **INCARCÉRATION** DE L'UTÉRUS GRAVIDE).

Il arrive que l'utérus gravide maintenu rétrodévié dans la cavité pelvienne détermine, par suite de son développement progressif entre des limites inextensibles, des phénomènes de compression.

La rétrodéviation persistante de l'utérus gravide se révèle parfois par de la pesanteur sur le périnée et sur le rectum, des tiraillements au niveau des aines, mais ces symptômes n'ont rien de caractéristique. Quand la rétrodéviation est sur le point de constituer un danger, c'est la vessie qui donne l'alarme : « On pourrait presque dire que dans cette maladie l'*utérus n'est rien et la vessie est tout.* » (Pinard et Varnier.)

**Syndrome urinaire.** — La rétroversion non réduite de l'utérus gravide a pour conséquence, à un moment donné, de constituer un obstacle à l'évacuation vésicale. On a varié sur l'explication du fait. Il paraît toutefois bien établi que ce n'est pas, comme on est tenté de le croire, la compression de l'urètre entre le col utérin et la symphyse qui intervient. En réalité le col remonte assez haut au-dessus du bord supérieur du pubis entraînant la paroi vaginale antérieure qui est mise en tension; l'urètre, par suite, est fortement étiré et aplati : enfin et surtout le col de l'utérus vient comme un clapet appliquer étroitement la paroi postérieure de la vessie sur sa paroi antérieure allongée et bridée.

Le syndrome urinaire apparaît à une échéance variable entre la fin du 3e mois et 4 mois 1/2 de grossesse; il semble se manifester plus tôt au cours de la rétroflexion, un peu plus tard au cours de la rétroversion proprement dite.

L'urine s'accumule dans la cavité vésicale; il n'en résulte d'abord que des mictions espacées et laborieuses qui finissent par aboutir à la rétention pure et simple; la rétention est généralement complète, mais elle se dissi-

mule parfois sous les apparences de la miction ou encore de l'incontinence
« *par regorgement* ».

C'est le moment où la malade provoque l'examen médical et où son affection est le plus souvent reconnue et traitée. Mais, si pour une raison quelconque cette dernière éventualité ne se produit pas, les accidents les plus graves vont surgir.

**Évolution.** — La vessie s'infecte soit spontanément, soit plus souvent à la suite d'un cathétérisme, les urines se troublent, deviennent sanguinolentes et fétides; les uretères se laissent distendre; des signes de cystite apparaissent auxquels se joignent à un moment donné ceux qui ressortissent à une gangrène des parois vésicales. Cette gangrène, presque spéciale à la rétroversion de l'utérus gravide, s'explique par la compression des artères vésicales ou mieux par la distension extrême des parois du réservoir urinaire d'où résultent que les conditions nécessaires à une bonne nutrition ne sont plus réalisées : la moindre infection trouve là un excellent terrain. La gangrène se limite tantôt à la muqueuse qui s'exfolie par lambeaux ou en masse, tantôt s'étend jusqu'aux couches musculaire et péritonéale ayant pour conséquence la perforation vésicale.

Cependant le rectum est également comprimé; du ténesme et des signes d'occlusion intestinale se manifestent. On cite des cas exceptionnels où le fond utérin est venu effondrer la paroi vaginale postérieure et jusqu'au périnée. Les phénomènes généraux apparaissent et s'aggravent et la malade succombe le plus souvent sans que l'utérus se soit vidé de son contenu. La mort se produit par septicémie ou par péritonite, par pyélo-néphrite, infection urineuse, urémie, etc. Dans certains cas l'avortement survient sans que nécessairement une amélioration s'ensuive en raison des lésions irrémédiables qui peuvent s'être développées : d'autres fois, au contraire, l'interruption de la grossesse surgissant tempestivement met fin à la série des accidents.

**Rétroversion partielle.** — Toutefois, il peut arriver que par suite d'une adaptation particulière de l'utérus gravide rétroversé, celui-ci continue de se développer dans sa position initiale sans déterminer les accidents précédemment décrits ou bien sans que ceux-ci, s'ils apparaissent, prennent un caractère alarmant. Ce sont ces cas qu'on est convenu de désigner sous le nom de rétroversion partielle. En réalité, la rétroversion reste ce qu'elle était, mais à un moment donné le développement utérin se fait uniquement aux dépens de la paroi antéro-supérieure, qui se voussure, se hausse vers la cavité abdominale et permet au développement fœtal de se faire suivant cette direction. Quelquefois, il en résulte que le fond de l'utérus et sa paroi postérieure sont ainsi véritablement remorqués au-dessus du détroit supérieur et finissent par se libérer de l'excavation pelvienne. Quelquefois ils y restent de telle sorte qu'au terme de la grossesse, le col est resté en haut et en avant derrière la symphyse, le segment inférieur (en réalité le fond de l'utérus et sa paroi postérieure) paraissant être anormalement développé dans sa moitié postérieure (variété de la dilatation sacciforme du segment inférieur).

**Signes physiques.** — La paroi abdominale est distendue par la vessie qui remonte jusqu'à la hauteur de l'ombilic et peut même atteindre l'appendice xyphoïde (fig. 251). Au toucher vaginal, le col est difficilement accessible ou même complètement inaccessible, tant il est haut remonté au ras ou même *au-dessus* du bord supérieur de la symphyse pubienne. La cavité vaginale est transformée en une longue gouttière rétro-symphysaire;

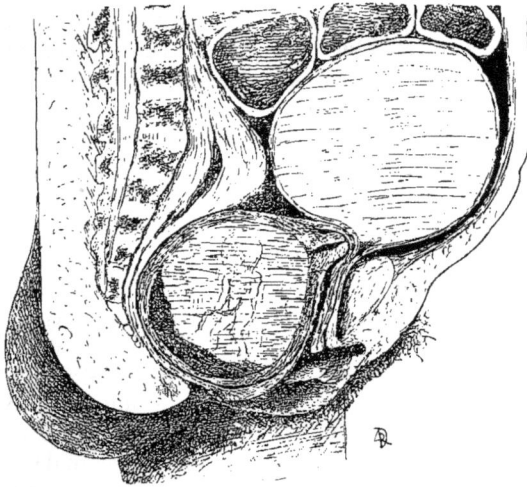

sa paroi antérieure est fortement étirée et tendue; sa paroi postérieure est effacée et voussurée par une tumeur rénitente à travers laquelle il est exceptionnel qu'on perçoive le moindre indice fœtal; les rapports du col et du corps utérin ne sont pas toujours nettement perçus au doigt. Il arrive parfois qu'en déprimant involontairement la paroi vaginale postérieure, on provoque un écoulement brusque d'urine par l'urètre. Si on pratique le toucher combiné, on peut avoir de prime abord l'impression que la tumeur

Fig. 251. — Rétroversion de l'utérus gravide avec distension vésicale. Le col utérin remonte au-dessus du bord supérieur de la symphyse pubienne. (Ribemont-Dessaignes et Lepage, *Précis d'Obstétrique*.)

abdominale (vessie pleine) et la tumeur pelvienne (utérus gravide) ne font qu'un. Si on prend soin, comme on doit toujours le faire, de procéder préalablement à l'évacuation vésicale, on reconnaîtra l'existence d'une tumeur pelvienne : il faut savoir toutefois que cette tumeur peut, vers la cavité abdominale, dépasser de quelques centimètres la partie supérieure de la symphyse pubienne ; d'autre part, sa continuité avec le col n'est pas toujours facile à établir.

**Diagnostic**. — On devra penser à la possibilité d'une rétroversion de l'utérus gravide chaque fois que chez une femme soupçonnée d'être enceinte apparaîtront entre 3 et 5 mois des difficultés d'excrétion urinaire. Il importe, dans ces cas, d'évacuer la vessie à la sonde et de procéder au palper bimanuel. Le diagnostic est surtout à faire avec la grossesse extra-utérine ou une hématocèle consécutive, le fibrome et le kyste ovarique compliquant la grossesse.

**Grossesse extra-utérine.** — En ce cas, le diagnostic est d'importance, car si on prend une grossesse extra-utérine pour une rétroversion de l'utérus gravide et qu'on veuille, comme on doit le faire pour celle-ci, la réduire, on risque les pires désastres. Les risques fonctionnels diffèrent en général nettement dans l'un et l'autre cas; la grossesse extra-utérine réalise rarement le tableau de la rétention d'urine; elle a une histoire : il y a eu à différentes reprises des crises douloureuses abdominales, des écoulements de sang; on arrive presque toujours dans les cas de grossesse ectopique à délimiter le corps utérin proprement dit qui, plus ou moins hypertrophié, est, dans les cas que nous envisageons, comme plaqué derrière la symphyse pubienne. Il importe, s'il y a doute, de pratiquer l'examen, tous réservoirs évacués, sous le chloroforme.

**Fibrome et grossesse.** — L'erreur est possible dans le cas de fibrome développé dans l'épaisseur de la paroi utérine postérieure ou de fibrome sous-péritonéal prolabé dans le Douglas. Il y a des cas, d'ailleurs, où fibrome et rétroversion coexistent, celle-ci étant la conséquence de celui-là. On tiendra compte, pour porter le diagnostic, de l'histoire antérieure de la malade (stérilité temporaire, stérilité relative), des caractères de sa menstruation, des irrégularités de forme et des inégalités de consistance qu'entraînent la simultanéité de développement du fibrome et de la grossesse.

**Kyste ovarique et grossesse.** — On arrivera généralement par le palper bimanuel à reconnaître l'indépendance d'un utérus gravide développé vers l'abdomen et d'un kyste développé vers l'excavation pelvienne. Il est à noter que c'est plutôt par le haut, c'est-à-dire *vers l'abdomen*, que peut se faire et que *doit se faire d'ailleurs la délimitation, c'est-à-dire la recherche du sillon caractéristique de l'indépendance des deux tumeurs.* La perception vaginale d'un sillon de démarcation est trompeuse et insuffisante : on peut avoir par exemple un profond sillon entre le col et le corps d'un utérus rétrofléchi, sillon qu'il ne faudrait pas interpréter comme un signe de séparation absolue entre ces deux régions d'un même organe.

**Traitement.** — Le traitement de la rétroversion-accident comporte essentiellement :

1° *L'évacuation vésicale* ;

2° *La réduction utérine*.

1° **Évacuation vésicale.** — Elle peut exiger d'être faite d'urgence à titre symptomatique, comme elle peut être employée d'une façon systématique dans un but curatif. Il est à noter en effet que la rétention d'urine, effet de la rétroversion, réagit à son tour sur celle-ci et s'oppose quelquefois à sa réduction spontanée ; or celle-ci devient relativement fréquente, comme nous l'avons déjà appris, lorsqu'on permet à la vessie de se vider régulièrement. Dans ces cas, il suffira souvent de mettre la malade dans son lit, de procéder 2 ou 3 fois par jour pendant un certain temps au cathétérisme vésical, avec les précautions d'usage, pour que tout s'arrange. Le cathétérisme d'urgence est loin d'être toujours facile en raison de l'étirement de l'urètre, de son allongement et de la hauteur à laquelle son orifice est reporté. Il faut employer de préférence une sonde d'homme, sonde molle de Nélaton, ou mieux encore sonde demi-rigide en gomme. On rend sa pénétration plus aisée en déprimant avec deux doigts la paroi vaginale postérieure, ce qui a pour effet de diminuer la saillie que fait le col dans l'infundibulum vésical en même temps que de réduire la tension de l'urètre. On sera parfois obligé de rechercher le même effet en saisissant avec une pince la lèvre antérieure du col et en l'attirant fortement en bas. Ce n'est que par exception qu'on devrait recourir à la ponction vésicale.

Nous n'insisterons pas ici sur le traitement de la cystite et des complications de même ordre. Toutefois nous mentionnerons la nécessité de recourir à la cystostomie, dans les cas où la muqueuse gangrenée et exfoliée dans sa totalité flotte dans la vessie sans parvenir à s'éliminer par l'urètre, déterminant ainsi des accidents septiques graves (Pinard et Varnier).

2° **Réduction utérine.** — La réduction utérine sera tentée le plus tôt possible après l'apparition des accidents : on fera bien en général d'y recourir dès que l'évacuation de la vessie et, si possible, celle du rectum, auront été réalisées. Elle est facile dans la grande majorité des cas. Les moyens les plus simples sont les meilleurs. On s'efforcera de l'obtenir par une méthode manuelle, de préférence par la voie vaginale, sous anesthésie s'il le faut. On introduira 4 doigts de la main ou même celle-ci tout entière dans le vagin et on refoulera doucement, prudemment l'utérus en prenant soin de diriger son fond suivant un diamètre oblique du bassin, de telle sorte qu'il évite le promontoire. Si la malade n'est pas endormie, on la mettra avec avantage en position genu-pectorale.

La méthode rectale est moins avantageuse et moins efficace souvent : elle exige l'emploi du chloroforme.

La réduction faite, il faut la maintenir. Pour cela, en général, le repos au lit pendant une quinzaine de jours en position latéro-ventrale avec évacuations régulières et sans effort de la vessie ou du rectum suffit. Cela se conçoit, puisque, par définition, la réduction a dû se faire à frottement. L'emploi du pessaire, d'un tampon ou d'un ballon rempli d'air est habituellement superflu.

Il y a lieu d'envisager maintenant ce qu'on doit faire lorsque la réduction ainsi tentée n'a pas été suivie de succès. Il importe avant tout d'être bien assuré de l'impossibilité de la réaliser : on en fera donc, si les symptômes ne sont pas trop pressants, plusieurs fois et prudemment l'essai. Si elle est vraiment impuissante et que les accidents menacent, que faire? Il faut recourir à la laparotomie. Celle-ci permettra de lever ou de faire disparaître l'obstacle, et de remettre l'utérus en place. On se contentera en général de ce résultat, on fera l'intervention aussi courte que possible, et on la fera suivre de l'emploi des moyens habituels (morphine à haute dose) pour que la grossesse ne soit pas interrompue. *A. FRUHINSHOLZ.*

**UTÉRUS (RUPTURES DE L'UTÉRUS GRAVIDE).** — On entend par ruptures de l'utérus les déchirures qui intéressent le corps et le segment inférieur de l'organe. Le col est souvent déchiré en même temps que le corps. Mais les déchirures isolées du col sont décrites à part.

I. **Ruptures de l'utérus pendant la grossesse.** — Les ruptures de l'utérus peuvent se produire pendant la grossesse, mais cela est rare. Elles sont ordinairement dues à un traumatisme, soit à l'action directe d'un agent vulnérant, couteau, corne d'animal, balle, etc., qui intéresse en même temps la paroi abdominale; soit à l'action indirecte d'une pression considérable, telle qu'une chute sur le ventre, qui, sans léser la paroi abdominale, fait éclater la paroi utérine, mince et fragile. Plus rarement les ruptures sont spontanées; elles se produisent alors au niveau d'une cicatrice, comme celle d'une opération césarienne antérieure.

Les ruptures utérines de la grossesse s'accompagnent de symptômes de péritonite et d'hémorragie interne, qu'il est assez facile de rattacher à leur véritable cause, étant donnés les commémoratifs. Elles doivent être traitées chirurgicalement par la laparotomie. Si la plaie utérine est petite, on la suture en abandonnant l'œuf dans l'utérus. Si cette plaie est considérable, et qu'une partie de l'œuf soit passée dans le ventre, on extrait le fœtus et les annexes par l'abdomen, et ensuite on se comporte vis-à-vis de l'utérus suivant les circonstances. S'il n'y a pas à craindre l'infection, on pourra suturer l'utérus, comme s'il s'agissait d'une opération césarienne conservatrice. Mais pour peu qu'on ait à redouter des complications septiques, on procédera à l'amputation de l'utérus par le procédé de Porro, ce qu'on fera évidemment aussi si la plaie est très étendue, contuse, mâchurée, et, par suite, prédisposée à la gangrène.

Dans les cas où on a suturé l'utérus sans extraire l'œuf, l'expulsion spontanée du produit de conception s'est faite sans complication dans les heures qui ont suivi la laparotomie.

II. **Ruptures de l'utérus pendant le travail.** — Les ruptures spontanées sont deux fois plus fréquentes que les ruptures traumatiques.

Les ruptures utérines reconnaissent des causes maternelles, des causes fœtales, des causes opératoires. Plusieurs de ces causes peuvent se trouver réunies. Mais, c'est au défaut d'intervention en temps opportun qu'est due la grande majorité des ruptures de l'utérus.

D'une façon générale, tout obstacle à l'engagement du fœtus prédispose à la rupture de l'utérus, que cet obstacle provienne de l'organisme maternel, de l'organisme fœtal ou des deux organes simultanément. La rupture de l'utérus est donc à craindre dans tous les cas où il y a une disproportion entre les dimensions de la filière pelvienne et le volume de la partie fœtale qui doit la traverser, par conséquent dans les rétrécissements du bassin, surtout les rétrécissements moyens et ceux qui ne sont pas diagnostiqués (bassin oblique ovalaire), dans les rigidités pathologiques du col, et spécialement dans celles qui sont causées par le cancer et les lésions cicatricielles.

Du côté du fœtus, il faut citer en première ligne les mauvaises présentations, c'est-à-dire les présentations de l'épaule négligées et les présentations du front enclavées, qui offrent au détroit supérieur des diamètres trop considérables pour que l'engagement puisse se faire; en second lieu, l'excès de volume du fœtus, soit du fœtus normalement conformé, et alors l'excès de volume est général, soit du fœtus malformé, et alors l'excès de volume est local, comme dans l'hydrocéphalie, qui se complique fréquemment de rupture quand elle n'a pas été diagnostiquée ni traitée à temps.

A ces causes toutes mécaniques, il convient d'ajouter les altérations de la paroi de l'utérus : altérations de structure portant sur les fibres musculaires et les fibres élastiques, altérations de texture portant spécialement sur le segment inférieur, et enfin altérations pathologiques résultant de cicatrices anciennes peu solides.

Pour toutes ces raisons, on comprendra que les ruptures de l'utérus se produisent de préférence chez les *multipares*, chez lesquelles les facteurs étiologiques que je viens d'indiquer brièvement s'observent plus fréquemment que chez les primipares.

La connaissance de l'étiologie des ruptures est très importante pour l'accoucheur, car elle lui permet d'instituer à temps un traitement prophylactique et d'éviter ainsi la production de cet accident si redoutable de l'accouchement.

Il est enfin des ruptures de l'utérus dont la cause réside dans une opération mal conduite, soit que la cuiller du forceps ou du basiotribe, ou encore l'extrémité d'une sonde intra-utérine, aient perforé l'utérus, soit que l'introduction seule de la main ou l'évolution du fœtus aient suffi à faire éclater un utérus à paroi trop amincie, soit enfin que l'extraction du fœtus ait été tentée à travers un orifice insuffisamment dilaté.

Il faut citer, en dernier lieu, l'arrachement d'une partie plus ou moins grande de l'épaisseur de la paroi utérine au cours d'une délivrance artificielle difficile.

**Lésions anatomiques.** — Les ruptures de l'utérus varient dans leur siège, leur forme et leur étendue.

Les ruptures traumatiques se produisent évidemment au point même de l'utérus qui a subi l'action des cuillers du forceps ou du basiotribe, ou la pression de la sonde utérine. Les ruptures spontanées siègent au niveau du segment inférieur; mais, de là, elles peuvent s'étendre, soit en haut sur le segment moyen en suivant les insertions du ligament large, soit en bas sur le col et même jusqu'à l'orifice externe.

Elles peuvent être complètes, c'est-à-dire intéresser toutes les tuniques de l'utérus, ou être incomplètes et ne comprendre que les tuniques muqueuse et musculaire, la séreuse restant intacte. En ce cas, la cavité utérine ne communique pas avec la cavité péritonéale. Ordinairement, on observe une première solution de continuité à direction horizontale qui sépare le segment moyen du segment inférieur et qui, commençant à l'insertion du ligament large, se dirige en avant pour occuper une partie plus ou moins grande de la demi-circonférence antérieure de l'utérus. Elle intéresse même quelquefois la demi-circonférence postérieure. Perpendiculairement à cette déchirure, on en voit une seconde qui descend verticalement le long du segment inférieur; elle peut même empiéter sur le col et le diviser entièrement jusqu'à l'orifice externe. Mais souvent, quand l'accouchement s'est fait spontanément ou que l'enfant a été extrait par le ventre, elle ne dépasse pas le cul-de-sac vaginal; en sorte que, même avec une rupture de l'utérus très étendue, la portion vaginale du col et le cul-de-sac du vagin peuvent être intacts, circonstance qui rend le diagnostic difficile. Dans son ensemble, la rupture a alors la forme d'un L ou d'un T. D'autres fois, le trait de rupture du segment inférieur remonte verticalement sur le corps de l'utérus en suivant son bord latéral.

Le péritoine du ligament large se présente sous deux aspects différents : ou bien il est déchiré, et la rupture utérine est complète; ou bien il est intact, et la rupture est incomplète. La déchirure péritonéale se fait, le plus souvent, au niveau du feuillet séreux qui va de la trompe au ligament rond; ce dernier est alors presque à nu, étendu comme une corde de l'angle de l'utérus au pli de l'aine, et le sang qui provient de la déchirure s'épanche, en partie, dans la cavité péritonéale. Lorsque le feuillet péritonéal est intact, le sang infiltre le tissu cellulaire du ligament large et remonte plus ou moins haut vers la fosse iliaque ; il peut même remonter jusqu'à la région lombaire en suivant la gaine des vaisseaux utéro-ovariens.

Les bords de la déchirure sont ordinairement irréguliers, déchiquetés, infiltrés de sang.

La déchirure s'accompagne d'une hémorragie plus ou moins abondante, suivant le point de l'utérus qu'elle occupe. Lorsque les grosses branches ou le tronc de l'artère utérine sont rompus, ou lorsque la paroi utérine est déchirée au niveau de l'insertion placentaire, l'hémorragie peut être considérable et entraîner la mort en peu d'instants. Toutefois, il faut noter que, bien souvent, les vaisseaux déchirés ne donnent que peu de sang et restent introuvables au cours d'une opération. Quand la déchirure s'est faite au niveau de l'insertion placentaire, l'hémorragie ressemble, en somme, au point de vue de la gravité, à une hémorragie par insertion vicieuse du placenta.

Le fœtus peut rester dans l'utérus ou en être expulsé et alors passer, en totalité ou en partie, dans la cavité péritonéale ; il en est de même du placenta. Quand le péritoine est intact, rien ne passe dans la cavité péritonéale, le fœtus reste dans l'utérus ; mais, au-dessous de la séreuse décollée, s'accumule quelquefois une quantité de sang considérable, de sorte que la malade peut mourir d'hémorragie aussi bien que si la rupture était pénétrante.

**Symptômes et diagnostic.** — Les *phénomènes généraux* sont très variables comme intensité et peuvent présenter deux physionomies très différentes. Dans un premier groupe de cas, les accidents revêtent immédiatement un tel caractère de gravité que le diagnostic s'impose ; dans un second groupe, les phénomènes sont peu accusés, l'état s'aggrave progressivement, si bien que la rupture de l'utérus n'est diagnostiquée que tardivement, et qu'elle peut même rester totalement méconnue.

Dans les *formes subites*, les accidents débutent par une douleur abdominale très vive, survenant brusquement, et qui s'accompagne quelquefois d'une sensation de déchirure. En même temps apparaissent des phénomènes de collapsus : pâleur du visage, yeux excavés, extrémités froides, pouls filiforme, état syncopal, nausées, vomissements, gêne respiratoire.

Dans les *formes lentes*, la douleur propre à la rupture est peu accusée, mais elle se localise en un point de l'abdomen où la palpation la réveille ; cette douleur remplace les douleurs intermittentes du travail, qui disparaissent comme si le travail s'arrêtait. Alors la femme accuse du malaise, une tendance à la lipothymie, quelques nausées, de la dyspnée. On comprend que ces phénomènes ne soient guère caractéristiques quand ils se produisent chez une femme dont le travail dure depuis longtemps.

Enfin, il est une *forme latente* de la rupture de l'utérus. Chez certaines femmes, en effet, l'utérus se rompt sans qu'aucune manifestation d'ordre général l'annonce à l'accoucheur. En ce cas, la rupture de l'utérus peut n'être constatée qu'après la délivrance, ou dans les heures qui suivent l'accouchement.

*Signes physiques.* — Les contractions utérines intermittentes cessent de se produire : il n'y a plus ces alternatives de durcissement et de relâchement de l'utérus qui sont caractéristiques du travail. En même temps, il s'écoule du sang par les organes génitaux. C'est le plus ordinairement du sang noir, épais, poisseux ; souvent encore le sang est rouge, fluide, accompagné ou non de caillots et ne différant pas du sang des autres hémorrhagies puerpérales. Quand on soulève la présentation, le sang s'écoule en plus grande abondance.

Lorsque ces signes s'observent chez une multipare dont l'accouchement traîne en longueur et chez laquelle existe une cause de dystocie, on pensera tout naturellement à une rupture de l'utérus. Mais il faut savoir que les ruptures peuvent aussi se produire au début du travail ou encore avec des membranes intactes et même avec des enfants peu volumineux, en sorte que l'attention n'est pas attirée sur la possibilité d'une rupture. Ces cas sont plus particulièrement graves, car ce sont précisément ceux où on n'intervient pas toujours à temps, faute d'avoir posé le diagnostic.

Le diagnostic de rupture utérine repose essentiellement sur l'inspection du ventre, sur la palpation abdominale et sur le toucher vaginal ou utérin.

Du côté du ventre, on constate d'abord un changement dans l'aspect des parties si, du moins, on a pu suivre la parturiente depuis le début du travail. On ne trouve plus la grosse tumeur régulière, constituée par l'utérus et qui se contractait sous la main. Mais, suivant que le fœtus est ou non resté dans l'utérus, les constatations sont différentes. Presque toujours, on rencontre dans le ventre deux tumeurs distinctes : l'une plus volumineuse, que l'on reconnaît pour être le fœtus et qui est très superficielle ; l'autre, globuleuse, saillante, dure, rejetée de côté, ayant à peu près le volume d'une tête de fœtus : c'est le corps de l'utérus, revenu sur lui-même en vertu de son élasticité. D'autres fois, il n'y a dans le ventre qu'une tumeur unique, mais elle n'est pas aussi régulière que l'utérus gravide, et il est rare qu'elle soit le siège d'alternatives de durcissement et de relâchement.

Entre l'ombilic et le pubis, on constate souvent de la crépitation gazeuse et de la fluctuation. La crépitation résulte de la présence, dans la cavité péritonéale, d'une certaine quantité d'air, qui s'y est introduite à travers la déchirure ; la fluctuation révèle l'existence d'un épanchement péritonéal. Il convient de noter encore que très souvent la rupture utérine est précédée d'une modification du segment inférieur qu'on trouve épaissi, œdématié et douloureux ; pareille constatation doit faire craindre l'imminence d'une rupture de l'utérus (Pinard). Le segment inférieur œdématié et saillant a pu être confondu avec la vessie.

Les parties fœtales, perçues à travers la paroi abdominale, sont très superficielles ; on les sent directement sous la peau, mais il ne faudrait pas considérer ce signe comme caractéristique d'une rupture, car la superficialité des parties fœtales se rencontre aussi chez les grandes multipares, dont l'utérus est exceptionnellement mince et souple. L'auscultation est négative.

Le toucher permet de reconnaître que la partie fœtale, qui était amorcée au détroit supérieur, est remontée et devenue inaccessible. C'est le cas principalement lorsque le fœtus est passé dans la cavité abdominale à travers la déchirure.

La suppression des contractions utérines chez une femme en travail, la production d'une hémorragie génitale, la disparition de la présentation, le tout, accompagné ou non de phénomènes de shock, fait infailliblement diagnostiquer une rupture de l'utérus que le toucher va confirmer. Il n'y a souvent alors aucune lésion du col. Mais, avec le doigt introduit profondément dans le canal, on arrive sur la solution de continuité.

Lorsque la déchirure se produit dans le cours d'une opération, on en est averti par ce fait que l'obstacle qui s'opposait à l'évolution ou à l'extraction du fœtus disparaît tout à coup et que le fœtus sort recouvert de sang. Il faut alors, sans tarder, procéder à une exploration minutieuse de l'utérus.

En explorant l'utérus, on constate d'abord que le col est déchiré à partir de l'orifice externe, et que la déchirure remonte trop haut pour que le doigt puisse en atteindre la limite supérieure. Il devient donc nécessaire de pratiquer le toucher manuel. On trouve alors que le canal cervical est déchiré verticalement jusqu'à la limite du segment inférieur et que, par la solution de continuité, on peut pénétrer dans le ligament large ou dans la cavité péritonéale. L'examen ne fournit pas toujours des notions précises relativement à l'intégrité ou à la déchirure du feuillet péritonéal. Cet examen est, du reste, très délicat, et il faut une certaine habitude pour se reconnaître au milieu des tissus du col et du segment inférieur, tant ils sont ramollis du fait de la grossesse et du travail. Aussi l'exploration devra-t-elle toujours être reprise immédiatement après la délivrance, si l'accouchement se fait par les voies naturelles.

Il est nombre de cas où la déchirure est restée méconnue, et où elle n'a été découverte qu'à l'autopsie. Toutefois, certaines déchirures méconnues ont guéri spontanément, après des accidents de gravité et de durée très variables; il se produit alors un tissu inodulaire et inextensible qui peut céder lors d'un accouchement ultérieur, ce qui permettra de porter rétrospectivement le diagnostic de rupture.

Au point de vue du diagnostic différentiel, il n'y a guère lieu d'insister sur la confusion possible avec une hémorragie par insertion vicieuse du placenta, ou par décollement prématuré du placenta normalement inséré.

La rupture ne saurait, en somme, être méconnue que dans ses formes latentes. Aussi, toutes les fois qu'on a un doute quelconque au sujet de la possibilité d'une rupture, il faut se rappeler que l'utérus peut se rompre même avec un bassin normal et un enfant peu volumineux et que, par conséquent, même dans ces cas, il convient de procéder à un examen approfondi de l'abdomen et des organes génitaux et recourir au *toucher manuel*.

La déchirure de la vessie venant quelquefois compliquer la rupture de l'utérus, il est nécessaire de pratiquer le cathétérisme vésical; la présence d'une certaine quantité de sang pur, dans l'urine extraite par la sonde, indique l'existence d'une déchirure vésicale. Toutefois, il peut se produire de petites hémorragies intra-vésicales sans que la vessie soit déchirée, dans le cas, par exemple, où la tête a appuyé longtemps sur le détroit supérieur rétréci du bassin.

**Pronostic**. — La rupture de l'utérus est un accident des plus graves et qui entraîne presque fatalement la mort, s'il n'est pas diagnostiqué ni traité. Le pronostic est plus sérieux dans le cas où la rupture est complète et où l'enfant est passé dans la cavité abdominale. Mais ce qui aggrave surtout le pronostic, c'est l'abondance de l'hémorragie. Souvent, en effet, lorsque l'hémorragie est considérable, la mort survient avant qu'on ait pu porter secours à la malade, tandis que si l'hémorragie est modérée, l'accoucheur a la possibilité d'intervenir, et il a bien des chances de sauver son opérée. Ainsi, en deux années, il s'est produit à la clinique Baudelocque 7 cas de rupture de l'utérus : 2 malades moururent très rapidement avant que nous ayions eu le temps de venir à leur secours ; 5 autres furent opérées par nous et, de celles-ci, 3 guérirent, bien qu'elles fussent en état de collapsus plus ou moins grave.

La déchirure de la vessie, compliquant la rupture de l'utérus, était considérée jusqu'ici comme mortelle ; mais aujourd'hui, grâce à la laparotomie, le pronostic n'en est plus fatal. En effet, l'une des trois opérées de la clinique Baudelocque, qui ont guéri, avait une rupture de l'utérus et de la vessie.

**Traitement**. — J'ai dit que les ruptures de l'utérus étaient presque fatalement suivies de mort si elles n'étaient pas traitées. Le traitement est donc d'une importance capitale, et il nous faut y insister.

Ce traitement comporte l'examen de plusieurs chapitres : 1° traitement préventif des ruptures de l'utérus ; 2° traitement de la rupture imminente ; 3° traitement de la rupture confirmée.

**I. Traitement préventif des ruptures de l'utérus**. — Le court exposé que j'ai fait des causes des ruptures utérines du travail constitue une introduction indispensable à la solution du problème de la prophylaxie de ces ruptures. La question se pose ainsi : quand chez une femme en travail il existe une ou plusieurs des causes que nous savons être capables de se compliquer de rupture de l'utérus, la rupture est-elle fatale? On peut répondre hardiment : non. Bien mieux, je dirai que les ruptures de l'utérus redoutées sont des ruptures presque infailliblement évitées, parce que l'accoucheur fera le nécessaire pour les empêcher de se produire.

A chacun des états pathologiques qui, *abandonné à lui-même*, aboutirait à la rupture utérine, correspond, en effet, un traitement approprié qui, *institué en temps opportun*, mettra à l'abri de cette rupture. Mais la première condition à remplir est de faire un bon diagnostic, car le diagnostic est la condition *sine qua non* d'un bon traitement. C'est pourquoi la majorité des ruptures de l'utérus se produisent chez les femmes qui n'ont pas été examinées ou l'ont été incomplètement. Certaines ont demandé du secours trop tardivement, alors que le travail était très avancé et l'épaule engagée, d'autres ont bien été suivies dès le début du travail, mais la mauvaise présentation, le rétrécissement du bassin, les cicatrices du col ont passé inaperçus, et on n'en a fait le diagnostic que trop tard, au moment où l'utérus se rompait.

Ce qui domine donc la question des ruptures de l'utérus, c'est la possibilité d'examiner les femmes à la fin de la grossesse ou au début du travail, et de dépister, chez elles, les circonstances anormales qui prédisposent à la rupture. L'accoucheur prévenu pourra, dans un grand nombre de cas, éloigner les causes de rupture. Ainsi, il corrigera la présentation de l'épaule par la version, diminuera par la ponction le volume de la tête hydrocéphale, agrandira momentanément le bassin par la symphyséotomie, pratiquera l'opération césarienne, etc., et si quand même l'utérus se rompt, ce qui arrive malheureusement encore quelquefois chez des parturientes dont le travail est bien surveillé, l'accoucheur en sera quitte pour instituer immédiatement le traitement curatif de la rupture.

II. **Traitement de la rupture imminente.** — Lorsque chez une femme en travail, chez qui existe une des causes de dystocie que nous avons indiquées, l'utérus se contracte avec une énergie extrême, qu'il n'y a pour ainsi dire pas de période de relâchement entre les contractions, et que cependant, malgré la durée du travail, l'engagement ne progresse pas, il faut craindre la rupture de l'utérus. En ce cas, la matrice prend souvent la forme d'un sablier dont l'étranglement, correspondant au cou du fœtus ou à toute autre région fœtale un peu en retrait, est situé au voisinage de l'ombilic.

Alors l'utérus est composé de deux parties bien distinctes : l'une passive — le segment inférieur, — qui s'amincit et s'allonge de plus en plus ; l'autre active — constituée par le segment moyen et le segment supérieur de l'utérus et qu'on désigne par abréviation sous le nom de fond de l'utérus, — se rétracte et s'épaissit au lieu de s'allonger, car ses fibres se tassent peu à peu. Le fond de l'utérus a des parois uniformément épaisses ; il se termine en bas par un bord circulaire, épais également, dont la saillie du côté de la cavité utérine représente un anneau : c'est l'anneau de contraction de Schrœder, la limite des ondes musculaires de Pinard. A cet anneau est attaché le segment inférieur. Celui-ci est donc, à chaque contraction nouvelle, de plus en plus tendu et attiré en haut. Le fond de l'utérus, en effet, quand il se contracte, prend un point d'appui sur le pôle supérieur du fœtus, et entraîne avec lui le segment inférieur qui s'élève ainsi progressivement. La partie inférieure de ce dernier, au contraire, est maintenue vers le bas par sa continuité avec le col et le vagin, et par le pôle fœtal qui la remplit. En sorte que le segment inférieur, retenu en bas à l'ouverture du bassin, se trouve être de plus en plus tiré vers le haut au fur et à mesure que le travail se prolonge et que l'action du fond de l'utérus devient plus énergique. Il arrivera donc un moment où il aura atteint la limite de sa résistance et se rompra. C'est le mécanisme invoqué par Bandl. Donc l'ascension progressive de l'anneau de contraction fera craindre la rupture utérine.

Mais il est un autre signe également important : c'est l'œdème du segment inférieur qu'on observe dans la région hypogastrique ; quand il existe, la rupture est presque certaine.

Que faire ? L'indication me paraît être formelle : il faut vider l'utérus immédiatement.

Mais quelle voie suivre ? la voie vaginale ou la voie abdominale ? La question est ici très délicate. Dans le cas, en effet, où la rupture utérine est imminente, l'introduction de la main seule ou de la main portant un instrument augmenterait la distension du segment inférieur et serait, à elle seule, capable de produire la rupture qui était jusque-là simplement menaçante. C'est dire qu'une application de forceps, que l'abaissement artificiel du pied, qu'une version surtout, seraient extrêmement dangereux. L'accoucheur devra donc être très prudent, il ne lui sera pas de trop de tout son sens clinique et de toute son attention pour peser les. avantages et les inconvénients d'une intervention par les voies naturelles.

Donc, quand de l'examen attentif de la parturiente il résulte que le segment inférieur de l'utérus est allongé démesurément et collé pour ainsi dire contre le fœtus, qu'en outre ce segment inférieur est œdématié dans la région sus-pubienne, il faut, renonçant à toute intervention par les voies naturelles : 1° s'efforcer de diminuer l'intensité des contractions et de la rétraction utérines; 2° extraire le fœtus. Pour remplir la première indication, on soumettra immédiatement la malade à l'anesthésie chloroformique. Pour remplir la seconde, il faudra recourir, le plus rapidement possible, à l'opération césarienne. Celle-ci sera pratiquée suivant le manuel opératoire habituel. Toutefois, il faudra prendre garde d'une façon particulière à la vessie, qui est souvent très distendue et peut remonter assez haut. L'enfant extrait, on pourra, soit procéder à l'amputation de l'utérus d'après Porro, soit conserver l'utérus en le suturant. L'amputation de Porro sera évidemment l'opération de choix, si l'utérus est infecté ou seulement suspect d'infection, ou bien s'il existait des lésions évidentes du segment inférieur. On recourra, au contraire, à l'opération césarienne conservatrice quand il n'existe aucune contre-indication, ainsi que je l'ai fait avec un double succès pour la mère et pour l'enfant, à la Maternité.

III. **Traitement de la rupture confirmée.** — Deux cas peuvent se présenter : la femme n'est pas encore accouchée; la femme est accouchée.

a) *La femme n'est pas encore accouchée.* — Plusieurs cas particuliers sont à examiner : la conduite de l'accoucheur pourra varier, en effet, suivant la nature de la présentation, suivant que le fœtus est ou non accessible, suivant qu'il est encore contenu dans l'utérus ou passé dans le ventre, suivant enfin que la dilatation est ou non complète. Inutile de parler de l'état de l'enfant, qui a toujours succombé.

Lorsque la dilatation est incomplète, quelles que soient d'ailleurs les autres circonstances, aucune hésitation n'est possible : il faut, sans tarder, pratiquer la laparotomie pour extraire le fœtus; on se comportera ensuite vis-à-vis de l'utérus comme je le dirai tout à l'heure.

Quand la dilatation est complète et que le fœtus n'est pas accessible, on aura également recours à la laparotomie. L'opération par les voies naturelles est, en effet, absolument contre-indiquée, parce qu'il y a toute chance pour que, dans ce cas, le fœtus soit passé en totalité ou en partie dans le ventre.

Si, la dilatation étant complète, le fœtus est non seulement accessible mais engagé et se présente par la tête ou par le siège, et si en même temps l'examen du ventre indique qu'il est encore contenu en totalité dans l'utérus, il y aura avantage à l'extraire par les voies naturelles. On explorera ensuite tout doucement la déchirure et on cherchera à se rendre compte de ses caractères. Mais cette exploration, qui ne sera guère faite que dans le but de confirmer le diagnostic, ne sera que très rudimentaire, car l'indication pressante est de pratiquer la laparotomie. A ce propos, il y a cependant quelques réserves à formuler sur lesquelles j'aurai à revenir un peu plus loin. Mais si, au lieu de se présenter longitudinalement, le fœtus se présente par l'épaule, on se gardera bien de recourir à l'embryotomie, et on pratiquera d'emblée la laparotomie. Du reste, on renoncerait à toute tentative d'extraction par les voies naturelles dans les cas où on estimerait que cette extraction serait difficile ou pourrait entraîner le moindre traumatisme nouveau du côté de l'utérus.

Que le fœtus ait été extrait par le vagin ou par le ventre, il reste un utérus perforé. Quelle conduite convient-il de tenir vis-à-vis de cet utérus? C'est ce que nous allons examiner maintenant.

b) *La femme est accouchée.* — L'enfant a été expulsé ou extrait par les voies naturelles, quel traitement convient-il d'appliquer à l'utérus rompu? — Plusieurs conduites opposées, mais de mérite bien différent, se partagent la faveur des accoucheurs. Il y a d'abord le traitement par les voies naturelles qui est conservateur ou radical. Il y a ensuite le traitement après laparotomie.

Or, si l'on veut bien réfléchir aux conditions dans lesquelles se trouve une femme en couches dont l'utérus est rompu, on comprendra que le seul traitement rationnel est celui qui est basé sur l'examen direct des lésions et sur la constatation des désordres qui sont la conséquence de la rupture. Par conséquent, tout traitement qui n'est pas précédé d'une laparotomie est un traitement aveugle: du reste, l'expérience a montré qu'il est moins souvent suivi de succès. C'est donc à la laparotomie que nous donnerons la préférence. Il nous faut cependant dire un mot du traitement par les voies naturelles.

A) **Traitement par les voies naturelles.** — a) *Traitement conservateur.* — On commence par procéder à la délivrance, qui est facile, car le placenta est presque toujours décollé. Puis, après avoir appliqué des valves vaginales et repéré les lèvres de la plaie utérine, on procède à un lavage, puis à un drainage de l'utérus et à un tamponnement à la gaze aseptique ou légèrement iodoformée. Si on trouvait quelque vaisseau saignant, on le saisirait avec une pince à demeure. On fait ensuite une compression énergique du ventre avec une bande de flanelle qu'on recouvre d'un sac de glace.

Les moyens généraux, tels que les injections abondantes de sérum artificiel, les piqûres de caféine, d'huile camphrée, seront en outre employés contre le shock et l'hémorragie.

Le traitement conservateur a donné quelques succès; mais nous en obtenons aujourd'hui de meilleurs à la suite de la laparotomie. L'utérus, même tamponné, est, en effet, bien souvent le point de départ de la septicémie et de la péritonite que peuvent d'ailleurs provoquer à eux seuls le liquide amniotique et le sang épanchés dans le péritoine; c'est pourquoi nous déconseillons le traitement conservateur. Il est toutefois des cas où on est bien obligé de s'en contenter, au moins comme traitement d'attente. C'est, par exemple, lorsque l'accoucheur se trouve pris au dépourvu en face d'une rupture utérine et qu'il n'a sous la main rien de ce qu'il faut pour pratiquer la laparotomie : ni aides, ni instruments, ni objets de pansement stérilisés. Force lui est bien alors de parer au plus pressé et de faire un tamponnement aseptique. Il pourra ensuite, s'il le juge utile, faire transporter la malade dans une clinique où un traitement rationnel sera institué.

b) *Traitement radical.* — Le traitement radical par les voies naturelles consiste dans l'hystérectomie vaginale. Cette opération a permis de guérir quelques malades. Mais nous ne saurions la conseiller ; elle est, du reste, bien plus difficile à exécuter sur l'utérus puerpéral à terme que l'hystérectomie abdominale.

B) **Traitement par la voie abdominale.** — Il résulte de ce que je viens de dire qu'un traitement rationnel de la rupture de l'utérus ne peut être institué qu'après la laparotomie, même quand l'enfant est sorti par les voies naturelles.

On doit donc immédiatement procéder à l'opération. Mais il est bon de la faire précéder d'une injection sous-cutanée de sérum artificiel. Le chloroforme sera administré en aussi petite quantité que possible pour ne pas augmenter le shock. Enfin on laissera la malade dans la position horizontale et on ne la mettra pas, au moins au début de l'opération, dans la position de Trendelenburg, afin d'éviter que les liquides épanchés dans le ventre et qui sont accumulés dans le petit bassin, les fosses iliaques, les régions hypogastrique et ombilicale, ne remontent dans les parties élevées de la cavité péritonéale.

Le ventre ouvert, on examine tout d'abord l'état de l'utérus et du péritoine. On voit de suite si la rupture est complète ou incomplète. Dans une certaine mesure, la conduite pourra varier suivant que le péritoine sera ou ne sera pas déchiré.

a) *La rupture de l'utérus est incomplète. Le péritoine est intact.* — Lorsque le fœtus est né par les voies naturelles, le péritoine peut être intact, et il n'y a aucun épanchement dans le ventre. Mais la séreuse peut avoir été décollée sur une étendue plus ou moins considérable par le sang épanché, au-dessous de laquelle il s'est partiellement coagulé.

La question se pose alors de savoir s'il faut conserver ou enlever l'utérus. Il faut nécessairement l'enlever s'il est infecté, si l'hémorragie n'est pas arrêtée, si la plaie utérine est de grande étendue. A mon avis, il faudrait même toujours procéder à l'ablation de l'utérus.

Mais quel procédé employer s'il y a infection ? Il n'y a pas de doute : il faut recourir à l'amputation de Porro. Grâce à l'extériorisation de l'utérus, le péritoine restera indemne de toute contamination directe, ce qui mettra dans une grande mesure à l'abri de la péritonite.

L'amputation utéro-ovarique de Porro est une opération excellente et d'exécution très simple comme complément de l'opération césarienne : elle est évidemment moins satisfaisante dans le cas de rupture de l'utérus, et c'est peut-être pour ce motif que son indication ne s'est pas généralisée. Toutefois, si nous avons affaire à une rupture de l'utérus n'intéressant que la partie supérieure de l'organe, laissant à peu près indemne le segment inférieur et à plus forte raison le col, et ne s'accompagnant que d'un faible décollement péritonéal, la vessie étant d'ailleurs intacte, l'opération de

Porro sera tout indiquée, car avec l'amputation de l'utérus on aura emporté toutes les lésions. Il n'en va plus tout à fait de même si la déchirure descend bas sur le segment inférieur et atteint le col. Alors la section de l'utérus porte sur des parties traumatisées, en sorte qu'au-dessous du lien qui enserre le pédicule il restera encore des plaies utérines ouvertes.

L'opération sera donc incomplète et partant peu satisfaisante. Mais si l'on songe que, le péritoine étant intact, les plaies du segment inférieur et du col ne sont pas en rapport avec la cavité péritonéale, on n'aura pas à craindre de leur fait le développement d'une péritonite, danger le plus immédiat et le plus grave. Si l'on réfléchit, d'autre part, que ces plaies restent en communication avec la cavité cervicale et le vagin et que, par conséquent, leur drainage vers le dehors est assuré, on comprendra qu'en somme l'opération de Porro, en supprimant la plus grande partie de l'utérus, aura rempli l'indication primordiale qui est d'éviter les accidents locaux et généraux liés à l'infection des plaies résultant de la rupture.

Quant à l'hématome sous-péritonéal du ligament large et de la fosse iliaque, comme il est en communication directe avec la plaie du segment inférieur et du col, il se drainera naturellement, mais, au besoin, on pourra le drainer directement à l'aide d'un tube de caoutchouc, qui y sera insinué par le vagin et que l'opérateur dirigera sous le contrôle de la vue avant de fermer le ventre.

En résumé, quand la rupture utérine est sous-péritonéale, le traitement le plus rationnel me paraît être l'opération de Porro. J'ajoute, en outre, que cette opération n'est plus facultative, mais formellement indiquée, lorsqu'il y a infection utérine.

b) *La rupture de l'utérus est complète. Il y a communication entre la cavité utérine et la cavité péritonéale.* — L'indication formelle est d'enlever l'utérus pour supprimer avec la plaie utérine les causes d'infection dont elle est l'origine. Je ferai donc justice du traitement conservateur, qui a pu donner des succès, mais qui est bien inférieur à l'hystérectomie.

*Traitement conservateur.* — Il comporte deux procédés. Ce sont : 1° le simple drainage de la cavité péritonéale à l'aide d'un tube et d'une mèche stérilisée plongeant dans le Douglas, associé au drainage de l'utérus par le vagin ; 2° la suture de la plaie utérine après avivement et régularisation de ses bords. Cette suture a été faite tantôt sur la totalité de la paroi utérine, tantôt sur la seule tunique péritonéale. A la suture utérine a été associée la réunion des feuillets péritonéaux du ligament large déchirés.

En conservant l'utérus, avec ou sans suture, l'infection est fort à craindre ; aussi la mortalité est-elle considérable à la suite de ce traitement. En outre, comme la plaie utérine ne se réunit guère par première intention, la cicatrice n'est pas solide et risque de se rompre à un accouchement ultérieur ou même dans le cours d'une nouvelle grossesse.

*Traitement radical.* — La seule conduite rationnelle consiste donc dans l'ablation de l'utérus. C'est à l'hystérectomie que nous avons eu exclusivement recours dans ces dernières années ; du reste, elle réunit aujourd'hui la majorité des suffrages. Voici comment nous procédons.

La malade, dont les voies génitales ont été désinfectées et tamponnées à la gaze stérilisée, est soumise, après injection sous-cutanée de sérum artificiel et cathétérisme vésical, à l'anesthésie. Elle est couchée horizontalement sur la table d'opération. Laparotomie médiane. Extraction du fœtus et du placenta s'il y a lieu. Toilette péritonéale immédiate pour enlever le sang et le liquide amniotique épanchés. Examen de l'utérus et des lésions péritonéales. Utérus attiré au dehors. Libération du péritoine de la face antérieure de l'utérus et décollement de la vessie aussi bas que possible. Section des ligaments ronds.

Section du pédicule utéro-ovarien du *côté sain*, section du ligament large aussi bas que possible. Reconnaissance de l'artère utérine, qui est pincée. Section entre l'utérus et la pince. Cette section porte ordinairement au-dessus de la voûte vaginale. Col repéré en avant et en arrière à l'aide de pinces de Museux. Section transversale du pédicule utérin au-dessus de ces pinces. On arrive ainsi du côté de la déchirure où la section se termine. Pincement des vaisseaux qui saignent. L'utérus ne tient plus que par le pédicule vasculaire ovarien et le ligament rond qui sont coupés en dernier lieu.

Il peut arriver que la section du ligament large dépasse les limites de l'insertion du col. Alors la section porte sur le vagin au lieu de porter sur le segment sus-vaginal du col, et l'hystérectomie, au lieu d'être subtotale, est en réalité totale. Dans les hystérectomies gynécologiques la méprise n'est guère possible ; elle l'est, au contraire, dans les hystérectomies pratiquées après l'accouchement à cause de la mollesse excessive et de la minceur des tissus qui, au cours de l'opération, ne permettent pas de distinguer avec netteté le col ni le vagin du segment inférieur qui, dans leur ensemble, forment un long canal extensible dont les trois étages, vaginal, cervical et utérin, sont si peu différenciés. Ajoutons que l'hystérectomie abdominale, faite dans ces conditions, est plus ou moins atypique en raison non seulement des déchirures irrégulières dont le canal cervico-utérin est le siège, mais encore des délabrements du ligament large et du péritoine qui accompagnent la rupture utérine.

Une autre particularité vient de la difficulté où on est souvent de séparer avec sécurité la vessie de l'utérus, car la cloison vésico-utérine, distendue pendant le travail, est quelquefois tellement amincie que, pendant les tentatives de décollement, la paroi vésicale trop peu résistante se déchire ; elle est même susceptible d'être entraînée avec l'utérus et d'être sectionnée en même temps que le pédicule utérin.

On voit donc quelles difficultés peut rencontrer l'opérateur au cours d'une hystérectomie faite après l'accouchement, et combien il est indispensable que celui qui entreprend ces opérations soit rompu à la pratique gynécologique.

L'utérus enlevé, on procède aux ligatures et aux sutures. Sutures du col à la soie ou au catgut, suivant une ligne transversale pour isoler complètement la cavité abdominale de la cavité vaginale ou pour ne laisser que le passage d'un drain et d'une mèche qui assureront le drainage abdomino-vaginal. Puis surjet péritonéal au catgut, allant de droite à gauche et au-dessous duquel seront enfouis tous les pédicules et le moignon du col. Les sutures terminées, la ligne de réunion est régulière. En outre, s'il y a lieu, on fermera par un surjet toutes les déchirures péritonéales qui ne pourraient être comprises dans cette ligne de suture. Mais on débarrassera bien soigneusement, au préalable, les cavités résultant du décollement péritonéal des caillots qui y sont contenus. Drainage abdominal avec tubes et mèches stérilisés. Fermeture du ventre. Tamponnement vaginal. Il est évident qu'on peut fort bien, suivant les préférences, associer le drainage vaginal au drainage abdominal ou même se contenter du drainage vaginal.

Comme soins consécutifs, rien de spécial. Aspiration quotidienne par les drains. Enlèvement des mèches du 5e au 5e jour, maintien et renouvellement des drains comme à la suite de toute laparotomie.          *POTOCKI.*

**UTÉRUS** (**TUBERCULOSE**). — C'est une affection fort rare. Elle peut être primitive ou succéder à une infection de voisinage, en particulier à une tuberculose annexielle. Il est assez commun, dans ce dernier cas, de trouver des granulations tuberculeuses disséminées sous la séreuse qui tapisse l'utérus. Mais la tuberculose des parois utérines elles-mêmes est beaucoup plus rare. Ce que l'on rencontre le plus souvent, après le semis de granulations sous-séreuses, ce sont les lésions ulcéreuses de la cavité utérine. Ces ulcérations ne diffèrent d'ailleurs en rien des ulcérations tuberculeuses que l'on reconnaîtra au niveau des autres muqueuses. Au niveau du col, il peut y avoir des lésions identiques, granulations isolées, amas caséeux, ulcérations à bords taillés à pic, parsemées et entourées de points jaunâtres qui sont des tubercules en voie d'évolution.

En dehors de la tuberculose du col, le diagnostic est à peu près impossible. Il ne peut être établi avec quelque précision qu'au moment de l'opération ou même plus tard, lors de l'examen approfondi des pièces.

La tuberculose du col utérin peut être traitée par l'amputation du col ou sa destruction au fer rouge. Si la tuberculose du corps utérin était reconnue à temps, il n'y aurait évidemment qu'un traitement à lui appliquer : l'hystérectomie.          *J.-L. FAURE.*

**UTÉRUS.** — TRAITEMENT ÉLECTRIQUE DES AFFECTIONS UTÉRINES.

**Métrites**. — Lorsqu'il n'y aura pas suppuration dans le voisinage de la matrice, on appliquera le traitement électrique sous forme de galvanisation intra-utérine. Cette galvanisation pourra se faire avec une *électrode inattaquable* ou avec une *électrode attaquable dite électrode soluble.*

La malade est placée dans la position gynécologique et après les précautions antiseptiques élémentaires, on introduit, à l'aide du spéculum, l'hystéromètre de platine qu'on relie au pôle positif, le pôle négatif étant relié à une large électrode recouvrant toute la paroi abdominale. On élève progressivement l'intensité à 50, et même 80 milliampères et on laisse le courant agir pendant 5 minutes.

Comme *électrode soluble*, on emploie le cuivre ou l'argent. Cette électrode étant reliée au pôle négatif, il se forme un oxychlorure de cuivre ou d'argent qui agit dans l'épaisseur même de la muqueuse. L'intensité doit atteindre 40 à 60 milliampères pendant 15 à 20 minutes.

Dans les deux cas, on fera une ou deux séances par semaine. Ce procédé dit à l'électrode soluble sera surtout utile dans le traitement des métrites blennorragiques.

**Fibromes utérins.** — Contre les symptômes hémorragie et douleur, c'est encore la galvanisation intra-utérine pratiquée comme dans le traitement des métrites avec une électrode de platine qui sera le traitement de choix.

Il n'est pas nécessaire d'atteindre les intensités de 150 à 200 milliampères préconisées autrefois par Apostoli; on ne devra pas dépasser l'intensité maxima de 80 milliampères.

Les séances auront lieu tous les deux jours au début, puis deux fois par semaine, et enfin une fois par semaine.

Contre les fibromes douloureux on emploiera la faradisation intra-utérine avec bobine à fil fin et interruptions rapides. On devra s'abstenir de l'application électrique dans les fibromes lorsqu'on suspecte une évolution cancéreuse, une suppuration de voisinage et chez les femmes hémophiles. La régression de la tumeur se produit exceptionnellement, l'hémorragie et la douleur sont parfois jugulées par le traitement électrique bien conduit.

**Hémorragies utérines.** — Le vrai traitement est celui de la cause qui la produit. Traitement électrique des métrites, des fibromes.

Dans certaines hémorragies utérines rares liées à une atonie de la fibre musculaire (hémorragie du *post partum*), c'est au courant faradique que l'on doit s'adresser. — L'électrode cervicale ou utérine est reliée à un pôle d'une bobine induite à gros fil, on utilise à la fois l'action vaso-constrictive du courant et l'action tonique sur la fibre musculaire. La séance doit être de courte durée (3 à 5 minutes). *F. ALLARD.*

# V

**VACCINATION DU NOUVEAU-NÉ.** — Il est certain que la vaccination doit être pratiquée le plus tôt possible, après la naissance, pour éviter la contamination variolique. Si l'on considère la petite quantité de vaccinations pratiquées pendant le premier mois, qui échouent, on verra combien l'enfant est en état de réceptivité morbide vis-à-vis de cette maladie. Il faut donc, théoriquement, que tout enfant soit vacciné avant sa première sortie (Pinard).

Dans les services hospitaliers les enfants sont vaccinés quel que soit leur âge, le jour de la visite du vaccinateur, qui est hebdomadaire. C'est-à-dire que l'on ne craint pas cette légère opération pour les tout petits. Certains médecins conseillent cependant d'attendre quelques mois, que l'enfant soit plus vigoureux pour supporter les accidents possibles consécutifs. Pour ma part, je n'ai jamais vu d'accidents sérieux, chaque fois que la vaccination a été pratiquée avec du vaccin aseptique de génisse, avec des instruments propres, sur une peau saine et avec quelques soins donnés par la garde aux pustules.

On fera donc bien de ne pas abandonner l'enfant avant de l'avoir vacciné, et de ne pas le laisser sortir, auparavant, surtout s'il existe dans la ville quelques cas de variole.

On se servira du vaccin de génisse acheté en tube, aussi frais que possible. La vaccination sera faite autant que possible au bras : certaines personnes nous demanderont de vacciner leur fille à la partie externe du mollet. Il n'y a à cela d'autre inconvénient que les sécrétions du bébé qui mouilleront souvent la petite plaie et pourront donner une forme ulcéreuse. Cependant, avec du soin, on évitera cette complication.

On opère soit par piqûre, soit par légère scarification ; on fera deux inoculations de chaque côté, éloignées l'une de l'autre d'au moins 2 centimètres pour éviter que les pustules se rejoignent si elles sont larges ; cela donnerait des cicatrices énormes.

On évitera de plonger les endroits inoculés dans les bains. Si les piqûres ont été faites au bras, on pourra donc continuer à baigner la partie inférieure du corps, en maintenant les bras en dehors de l'eau.

Les pustules apparaîtront les 4e, 5e ou 6e jours. A partir du moment où la peau sera soulevée par une petite bulle, il faudra prendre de grands soins antiseptiques : on les recouvrira d'une poudre mixte aseptique telle que du sous-nitrate de bismuth, puis d'un peu de coton hydrophile stérilisé. On lavera le bébé tout entier avec de l'eau bouillie et on supprimera les sorties si le temps est mauvais ou froid. Sinon, le bébé peut être promené pendant toute l'évolution de l'opération, par un beau temps et avec des précautions. On le laissera à la chambre s'il y a la moindre complication.

Au bout de 6 jours, la pustule sera formée, entourée d'un léger bord rouge enflammé, c'est la période de la lymphangite : redoubler donc de soins.

La croûte sera formée au bout de 12 à 15 jours. On baignera de nouveau les parties malades quand ces croûtes seront tombées spontanément.

**Complications.** — Elles sont très rares et presque toujours sans gravité. D'habitude, le bébé ne paraît pas se ressentir d'un malaise quelconque. Quand les pustules sont très larges, entourées d'une zone rouge et dure quelquefois, l'enfant crie un peu plus et dort mal ; on prendra alors sa température et s'il n'y a pas d'élévation de thermomètre il n'y aura rien à faire. Si celui-ci montrait une fièvre peu intense on pourrait mettre sur les pustules des petites compresses de tarlatane bouillie pendant 20 minutes dans l'eau pure. On arrêterait ainsi la lymphangite superficielle si douloureuse, et qui aura été la cause de l'élévation de température.

Certains enfants peuvent présenter une réaction nerveuse plus considérable, pouvant même aller jusqu'aux convulsions : cet accident très rare sera combattu par les bains, le bromure de potassium à la dose de 1 ou 2 gr. dans les 24 heures.

L'accident assez fréquent que l'on rencontrera sera la roséole. Dans ces cas, les jours qui suivront l'apparition des pustules, les téguments seront le siège d'une éruption commençant par la poitrine et les reins, ressemblant à une roséole et qui ne tardera pas à devenir générale. Il n'y aura rien dans la gorge ni sur le palais. La température ne dépassera pas 38°,5 et l'éruption commencera à pâlir le 4e ou 5e jour de son apparition pour disparaître sans laisser de traces.

Je ne parle pas ici des complications rares de nos jours que l'on voyait autrefois très fréquemment : par exemple : la syphilis vaccinatoire, les septicémies généralisés, les pyohémies, les pustules ulcéreuses, simple ou serpigineuse, etc. Toutes ces complications étaient dues à l'ignorance de méthodes aseptiques, et actuellement on ne les rencontre plus. Du reste, elles ne sont pas spéciales à la vaccination et ne doivent pas lui être imputées particulièrement.

La généralisation de l'éruption variolique est très rare à la suite de la vaccination : elle sera généralement sans gravité. On en rencontre cependant quelques cas, surtout pendant les épidémies.

Si la pustule devenait ulcéreuse et tardait à guérir, on recouvrirait l'ulcération d'une poudre aseptique modificatrice, telle que le tanin, qui ne tarderait pas à amener une cicatrice parfaite.

*BOUFFÉ DE SAINT-BLAISE.*

## VACCINATIONS ET REVACCINATIONS OBLIGATOIRES. — Aux termes de la loi du 15 février 1902 la vaccination antivariolique est obligatoire au cours de la première année de la vie, ainsi que la revaccination au cours de la onzième et de la vingt et unième. Les parents ou tuteurs sont tenus personnellement de l'exécution de ladite mesure (art. 6).

Pour justifier ces dispositions, il n'est pas inutile de rappeler qu'avant la découverte de la vaccine, il mourait annuellement de la variole en Europe plus d'un million d'habitants; que peu de personnes échappaient à la maladie; que plus du dixième des varioleux succombaient; que beaucoup des survivants étaient défigurés, heureux encore s'ils ne perdaient pas la vue, l'ouïe, ou s'ils n'étaient pas tourmentés par des suppurations persistantes.

Depuis longtemps la vaccination est obligatoire en Suède et Norvège, en Angleterre, au Danemark, en Allemagne, en Hongrie, en Italie, en Roumanie, en Serbie et en Grèce. La variole a presque complètement disparu dans ces pays, alors que la seule ville de Marseille (450 000 hab. environ) en France comptait 1658 décès varioliques pendant les années 1895-1896 et 1081 en 1899-1900.

Dans l'empire allemand où l'obligation de la vaccination et de la revaccination est devenue générale en 1874, la mortalité par la variole s'est abaissée progressivement de manière à tomber de 4,1 pour 1 million d'habitants en 1889 à 0,28 pour 1 million en 1898.

Pendant la campagne de 1870-1871 l'armée allemande, soumise depuis 1834 à la vaccination obligatoire, ne perdait par la variole que 459 hommes, tandis que l'armée française comptait dans le même temps 23 400 décès dus à la même cause. De 1869 à 1873, la variole a fait à Paris près de 4 fois plus de victimes (17 681) que les armes de guerre n'en ont faites pendant les deux sièges de la guerre franco-allemande et de la Commune (4862).

Un règlement d'administration publique du 27 juillet 1903, rendu après avis de l'Académie de médecine et du Comité consultatif d'hygiène publique de France, fixe les mesures nécessitées par l'introduction dans la loi de l'obligation de la vaccination et des revaccinations.

Nous allons en indiquer les principales dispositions :

Les services de vaccination sont organisés dans chaque département par les soins du conseil général, et c'est le préfet qui nomme les médecins, les sages-femmes et les autres agents chargés de ces services.

Il y a tous les ans dans chaque commune au moins une séance de vaccination et une séance de revision des résultats. Lorsque deux communes sont très voisines l'une de l'autre, et qu'une seule séance de vaccination peut suffire pour les deux, on peut la fixer en un point central, où les habitants se rendent sans dérangement.

Dans chaque commune les séances de vaccination gratuite et les séances de revision des résultats de ces opérations sont annoncées par voie d'affiches, indiquant le lieu et la date de ces séances, et rappelant les obligations légales des parents, des tuteurs ou des sujets majeurs soumis à la revaccination et les pénalités qu'ils encourent.

Les parents ou tuteurs sont tenus d'envoyer les enfants aux séances de vaccination, de les soumettre à l'opération vaccinale, et à la constatation des résultats de cette opération au cours de la séance de revision.

La vaccination publique, faite ainsi sous les auspices de l'administration, est nécessairement gratuite pour les intéressés.

Ceux-ci, toutefois, peuvent renoncer à ce bénéfice et faire pratiquer la vaccination ou la revaccination par un médecin ou une sage-femme de leur choix. Dans ce cas, les intéressés devront déposer à la mairie un certificat du médecin ou de la sage-femme constatant que la vaccination a été faite, indiquant la date et le résultat de cette opération.

Les séances de vaccination sont ajournées par arrêté préfectoral pour les habitants des localités où une maladie infectieuse, autre que la variole, règne épidémiquement ou menace de prendre une extension épidémique.

Les listes des personnes soumises à la vaccination ou à la revaccination obligatoires sont établies par les soins des municipalités de la façon suivante :

1° *Pour la première vaccination*, la liste comprend :

*a)* Tous les enfants ayant plus de trois mois et moins d'un an le jour de la séance de vaccination, nés dans la commune et relevés sur le registre de l'état civil.

*b)* Les enfants du même âge, nés dans une autre localité et résidant dans la commune.

*c)* Les enfants plus âgés qui n'auraient pu être vaccinés antérieurement pour une raison quelconque.

*d)* Ceux qui, antérieurement vaccinés, doivent subir une nouvelle vaccination, la première n'ayant pas été suivie de succès;

2° *Pour la première revaccination*, la liste comprend, d'après l'état civil et les renseignements fournis par les directeurs des établissements d'instruction publics ou privés, tous les enfants inscrits dans les écoles qui sont entrés dans leur onzième année au moment de la séance de vaccination et ceux, quel que soit leur âge, qui n'auraient pas subi la vaccination ou la première revaccination.

Les parents ou tuteurs, dont les enfants reçoivent l'instruction à domicile, sont tenus de les faire inscrire sur cette liste;

3° Quant à la liste de la *deuxième revaccination*, elle comprend tous les sujets de 21 ans habitant dans la commune ou y résidant.

Le médecin-vaccinateur inscrit sur ces listes, en regard de chaque nom, la date de la vaccination et ses résultats, qu'il les ait constatés lui-même au cours des séances de vaccination ou de revision, ou qu'ils soient portés sur e certificat produit par les parents ou tuteurs.

Si le médecin-vaccinateur, au cours de la séance gratuite, estime qu'un sujet qui lui est présenté ne peut être vacciné à cause de son état de santé, il fait mention de cette impossibilité sur la liste en regard du nom de l'intéressé. Il inscrit une mention analogue en regard des noms de ceux pour lesquels il aurait été produit un certificat signé par le médecin traitant et constatant la même impossibilité.

Dans le cas d'insuccès, la vaccination doit être renouvelée une deuxième fois et au besoin une troisième fois, le plus tôt possible et au plus tard à la prochaine séance de vaccination.

Il est dressé pour cette séance une liste supplémentaire, comprenant les noms de toutes les personnes dont la vaccination doit être renouvelée, ainsi que celles dont la première vaccination ou la revaccination a été ajournée pour un motif quelconque.

Après vérification du succès de chaque vaccination, ou après la troisième tentative inutile, le médecin-vaccinateur délivre aux parents ou tuteurs des personnes soumises à l'opération un certificat individuel attestant qu'ils ont satisfait aux obligations de la loi. La même formalité est remplie pour ceux qui ont fourni un certificat d'un médecin ou d'une sage-femme de leur choix.

Dans chaque commune où la dernière séance de revision vient d'avoir lieu, le maire prévient par avertissement individuel les parents ou tuteurs qui n'ont pas satisfait aux obligations de l'article 6 de la loi du 15 février 1902 qu'ils sont tenus de présenter, avant la fin de l'année durant laquelle leurs enfants sont soumis à la vaccination ou à la revaccination, un certificat constatant que ceux-ci ont subi cette opération, avec ou sans succès.

A l'expiration de ce délai, le maire ou le commissaire de police dresse contre ceux qui n'ont pas fourni cette justification un procès-verbal constatant une contravention à la loi, et le transmet immédiatement au magistrat chargé des fonctions du ministère public près du tribunal de simple police.

Les pénalités encourues sont celles qui sont portées à l'article 471 du Code pénal, à savoir une amende de 1 à 5 francs et un emprisonnement de 5 jours au plus en cas de récidive.

L'étranger qui aura établi sa résidence en France est soumis, pour lui-même et pour ses enfants, aux prescriptions de la loi relativement à l'obligation de la vaccination et des revaccinations.

Nul ne peut ouvrir un établissement destiné à préparer ou à distribuer du vaccin sans avoir fait une déclaration préalable à la préfecture ou à la sous-préfecture. Chacun de ces établissements est soumis à la surveillance de l'autorité publique, et astreint à des mesures d'hygiène et à un contrôle scientifique propres à assurer et à constater la pureté et l'efficacité du vaccin.

L'Académie de médecine est chargée de l'entretien des meilleures semences vaccinales ; du perfectionnement de la production du vaccin et de la vaccination ; des épreuves scientifiques que comporte le contrôle des établissements qui préparent ou distribuent le vaccin.

*WURTZ et BOURGES.*

**VACCINE.** — La vaccine est l'inoculation à l'homme, pour lui conférer l'immunité vis-à-vis de la variole, d'une maladie connue chez la vache sous le nom de cowpox, et chez le cheval sous celui de horsepox.

En 1721, lady Montagne rapporta de Constantinople *l'inoculation variolique* pratiquée depuis un temps immémorial en Chine et en Perse. On choisissait un malade ayant une variole très discrète, et la lymphe d'une de ses pustules était inoculée à un sujet sain, comme nous inoculons le liquide d'un bouton de vaccin. Le plus souvent, la personne inoculée avait une variole très bénigne et gagnait l'immunité ; mais il n'en était pas toujours ainsi, et exceptionnellement, l'inoculation donnait une variole confluente mortelle. Malgré les dangers qu'elle présentait, la variolisation fut pourtant adoptée assez rapidement en Angleterre, en Amérique et en Allemagne. Dans notre pays, elle fut difficilement acceptée, et c'est seulement en 1756 qu'elle fut pratiquée pour la première fois sur les enfants du duc d'Orléans. A la fin du dix-huitième siècle, la pratique de l'*inoculation* était complètement généralisée; elle persista même après la découverte de la vaccine et nous voyons avec étonnement Trousseau (Cliniques, 1865) y avoir recours en temps d'épidémie quand le vaccin manquait.

Bien que vingt-deux ans avant lui, un fermier de Westminster, Benjamin Betsy, ait, pour les immuniser contre l'infection variolique, inoculé le cowpox à sa femme et à ses deux fils, Jenner « fut tellement l'initiateur et le vulgarisateur de la vaccine qu'à lui revient l'honneur d'avoir légué à l'humanité cet immense bienfait ». Médecin inoculateur à Berkley, comté de Glocester, il avait entendu dire que les vachers étaient réfractaires à la variole; il voulut vérifier le fait et fut fort étonné de voir que ceux qui, en trayant des vaches malades de cowpox, avaient contracté aux mains des pustules, étaient devenus rebelles aux inoculations. Il inocula alors, avec la pustule d'une vache, un enfant de cinq ans qui présenta bientôt l'éruption caractéristique. La première vaccination publique fut faite le 14 mai 1796; Jenner inocula à James Phyps, âgé de huit ans, la lymphe prise sur Sarah Nelmes, une jeune servante qui avait contracté accidentellement le cowpox. Il prouva ensuite, par des inoculations qui restèrent infructueuses, que les vaccinés étaient à l'abri de la terrible maladie.

Malgré quelques vaccinophobes, la vaccine entra rapidement dans les mœurs, et pendant près d'un siècle la vaccination de *bras à bras* ou *vaccination jennérienne* fut la seule pratiquée. La crainte de la syphilis vaccinale et la faculté de se procurer le vaccin en abondance dans les Instituts spéciaux l'ont fait actuellement abandonner pour la *vaccination animale*.

**Description.** — L'infection vaccinale se traduit par une éruption aux points d'inoculation et par des phénomènes généraux.

**Éruption.** — Pendant les deux ou trois premiers jours, période d'*incubation*, les points d'inoculation sont rouges, semblables à des piqûres d'insectes. A la fin du troisième ou du quatrième jour, un bouton papuleux apparaît si la vaccination est bien réussie à chacun des points inoculés, c'est l'*éruption*. Le cinquième jour, l'élément a la forme d'une vésicule un peu aplatie, ombiliquée à son centre qui est mat, pendant que la périphérie, une lymphogène, est bleuâtre ou nacrée. Les bords de la vésicule sont nets et font saillie sur la peau qui présente une aréole légèrement enflammée. Le septième ou le huitième jour, période de *maturation* ou de *suppuration*, la pustule vaccinale est arrivée à son complet développement. L'ombilication centrale s'est accentuée, elle a pris une teinte plus foncée. Si l'on perce la zone nacrée, on voit sourdre un liquide clair, filant, la lymphe vaccinale, qui s'écoule goutte à goutte sans que la vésicule s'affaisse d'une façon appréciable. A la fin du huitième jour, le liquide devient louche, purulent, l'inflammation aréolaire s'étend; le derme sous-jacent est induré et les ganglions de la région sont souvent tuméfiés et douloureux. Le dixième jour, une légère croûte commence à apparaître au centre de la pustule; la zone lymphogène est jaune et flétrie; à partir du dixième jour commence la *dessiccation* qui est souvent totale au treizième jour. Mais la croûte ne tombe qu'au bout de trois ou quatre semaines laissant une cicatrice gaufrée.

d'abord rougeâtre, puis brune, enfin blanche, qui persistera ordinairement toute la vie.

**Phénomènes généraux**. — Généralement peu marqués, ils se bornent à un peu d'anorexie et d'agitation nocturne. Quelquefois il y a une légère diarrhée et exceptionnellement, chez les très jeunes enfants, on peut voir des convulsions. La fièvre est rare avant le quatrième jour, elle est rémittente, et dure de deux à quatre jours; vers le septième elle atteint son maximum avec une température de 58° à 40°. La chute se fait en lysis.

**Réceptivité**. — Elle existe dès la naissance et l'immunité naturelle ne s'élève pas à 1 pour 100. La vaccination ou la variole de la mère confère très rarement l'immunité à l'enfant et, quand celle-ci existe à la naissance, elle s'épuise rapidement.

**Immunité vaccinale**. — La vaccine confère l'immunité à l'égard de la vaccine et à l'égard de la variole.

*Vis-à-vis de la vaccine*. — Si l'on pratique chez un enfant non vacciné des inoculations quotidiennes, celles des premiers jours donneront des pustules bien développées; celles du quatrième jour et du cinquième n'acquerront pas l'ampleur des premières, enfin celles du neuvième ou du dixième jour resteront stériles (Trousseau). L'immunité n'est donc acquise que vers le neuvième jour. Bousquet et Aimé Martin ont montré qu'en cautérisant les piqûres avec la pâte de Vienne ou la pierre infernale dix-huit heures après l'inoculation, les éléments éruptifs ne se formaient pas, mais que l'immunité n'en était pas moins acquise. Maurice Raynaud a prouvé qu'il en était de même chez le veau, si on enlevait au bistouri la rondelle de peau où l'inoculation avait été pratiquée.

D'après les expériences de Bousquet, de Sacco, du Comité central de vaccine de Milan, l'*immunité vis-à-vis de la variole* s'acquiert dans les mêmes conditions. Jusqu'au cinquième jour après la vaccination, la variolisation donnait une maladie qui évoluait sans être influencée par le vaccin. A partir du cinquième, et surtout après le sixième, l'inoculation variolique ne provoquait plus qu'une éruption locale sans accidents généraux. Après le dixième jour l'immunité était complète. Par quel mécanisme se fait cette immunité? D'après les expériences de Béclère, Chambon et Ménard, ce serait par des substances solubles contenues dans le sérum, mais en très petite quantité; il faudrait en effet injecter 4, 5 ou 6 kilogrammes de sang de génisse recueilli de dix à quinze jours après l'inoculation pour donner l'immunité à un veau. D'après ces auteurs, le sérum de l'homme vacciné, ou qui a eu la variole, exercerait une action antivirulente *in vitro* sur le vaccin. Cette action, qu'ils avaient trouvée passagère chez les uns, durable chez les autres, a été niée par Rehns et Ed. Chaumier.

**Variétés**. — **Fausse vaccine. Vaccinoïde**. — L'évolution régulière de la vaccine, telle qu'elle a été décrite, ne se voit guère que chez les personnes vaccinées pour la première fois ou chez les adultes qui n'ont pas été revaccinés depuis de longues années. Ordinairement, dans les revaccinations, les manifestations de la vaccine sont modifiées par ce qui reste d'une immunité antérieure. On a donné à ces formes atténuées les noms de *fausse vaccine*, de *vaccinoïde*, de *vaccinelle*. Ces appellations sont très mauvaises puisque c'est toujours de la vraie vaccine qu'il s'agit, mais d'une *vaccine modifiée* par un terrain plus ou moins réfractaire. Hervieux a montré que l'incubation, bien que plus rapide, existait toujours et qu'elle était en moyenne de 24 heures; il a prouvé que cette fausse vaccine, inoculée à un enfant non vacciné, donnait une vaccine absolument légitime et que, malgré la forme plus ou moins abortive des éléments éruptifs, elle conférait aux sujets revaccinés une nouvelle immunité dont la durée variait selon les individus.

La *vaccine modifiée* peut présenter tous les aspects, depuis le résultat nul de l'inoculation jusqu'à la pustule la plus typique (P. Raymond). Les éruptions sont souvent très prurigineuses.

Sous le nom de *vaccine retardée* ou de *vaccine latente*, on signale des cas « où le bouton n'a commencé à poindre que le 7e jour, le 10e, le 20e, même le 50e jour ».

**Vaccine généralisée.** — Le plus souvent elle est due à l'*auto-inoculation*; le sujet généralement atteint d'une dermatose, eczéma, impétigo, s'inocule sa propre lymphe par des lésions de grattage; on en trouve la preuve dans les tournioles vaccinales que l'on peut presque toujours constater aux doigts. Les éléments sont d'âge et d'aspect différents, mais bientôt, avec l'acquisition de l'immunité, on voit avorter les derniers formés, et, vers le dixième jour, il n'apparaît plus aucune papule nouvelle. Plus rare est la *vaccine généralisée spontanée*, ou *fièvre éruptive vaccinale*. L'éruption peut être contemporaine de la vaccine primitive, mais le plus souvent elle n'apparaît que vers le 7e ou le 8e jour. Comme les nouveaux éléments évoluent plus vite que les anciens, il arrive un moment où ils paraissent identiques, et vers le 16e jour tous sont recouverts d'une croûte. La vaccine généralisée est d'ordinaire discrète, mais elle peut être confluente, même mortelle; on a cité un cas de vaccine hémorragique avec issue fatale. Quand les phénomènes généraux sont très accusés et que la température atteint 40°, le diagnostic avec la variole est très difficile.

**Éruptions vaccinales.** — Fréquentes surtout chez les jeunes enfants, elles apparaissent généralement du 8e au 12e jour après la vaccination; souvent elles passent inaperçues, tant elles sont bénignes et fugaces. La *roséole vaccinale* débute autour des boutons du vaccin, gagne ensuite la face, puis envahit tout le corps. Le plus souvent elle est morbilliforme, quelquefois scarlatiniforme, exceptionnellement ortiée. Sa courte durée, l'absence de symptômes généraux fixeront le diagnostic. Quelquefois l'éruption est vésiculeuse, c'est la *miliaire vaccinale*, qui peut être suivie d'une légère desquamation. On connaît aussi un *pemphigus vaccinal* qui ne se distingue des autres pemphigus que par sa rapide guérison. La cause de ces éruptions est inconnue: Dauchez a incriminé le vaccin frais de génisse, ce qui paraît faux, puisqu'elles étaient aussi fréquentes avec la vaccination jennérienne. Sont-elles analogues aux éruptions médicamenteuses, ou relèvent-elles d'une légère infection surajoutée, on l'ignore. Quant à l'*eczéma*, le vaccin paraît n'être qu'une cause occasionnelle chez des enfants prédisposés; il guérit assez rapidement par les traitements ordinaires.

**Complications.** — C'est le danger toujours à craindre d'inoculer la *syphilis* avec la vaccine qui a fait renoncer à la vaccination de bras à bras.

Avec la vaccination animale ce terrible accident n'est plus à redouter, il est donc inutile de décrire une *syphilis vaccinale qui ne peut plus se produire*.

Il n'est pas prouvé que la *tuberculose* soit transmissible par la vaccine, mais comme les animaux vaccinifères doivent toujours subir l'épreuve de la tuberculine, on n'a plus à craindre cette contamination. Il en est de même de la *lèpre* dans les pays où cette maladie est endémique, la vaccination animale permet également d'en éviter la contagion par le vaccin. En pratiquant les inoculations avec l'asepsie nécessaire on évitera beaucoup d'autres complications, le *tétanos*, la *septicémie*, l'*érysipèle primitif*. Mais il est nécessaire que le vacciné évite de contaminer les boutons qui peuvent servir de porte d'entrée aux infections diverses; *érysipèle tardif*.

**Vaccine ulcéreuse.** — On voit quelquefois se développer sur les inoculations des ulcérations qui ressemblent à de véritables chancres, d'où le nom de *vaccine chancriforme* donné aussi à cet accident. L'ulcération a la dimension d'une pièce de cinquante centimes, les bords sont taillés à pic et entourés d'une large aréole enflammée, le fond gris et inégal repose sur une base indurée. Les ganglions correspondants suppurent quelquefois. La multiplicité des éléments, leur apparition du huitième au douzième jour permettent d'éliminer le chancre syphilitique. La vaccine ulcéreuse survient surtout chez les enfants chétifs, scrofuleux; mais elle peut apparaître chez des enfants sains, comme l'a prouvé l'épidémie de la Motte-au-Bois. Il s'agit là d'une infection surajoutée, probablement staphilococcique. La cicatrisation n'est complète qu'au bout de deux ou trois mois. Comme traitement, on aura recours aux pansements antiseptiques.

**Nature de la vaccine.** — L'agent virulent de la vaccine est encore inconnu, car si les microbes trouvés dans le vaccin sont extrèmement nombreux aucun ne paraît spécifique. Parmi ceux dont la présence est très fréquente, nous citerons le *subtilis*, le *termo*, le *proteus vulgaris* (Pfeiffer), un *saccharomyces*, un *micrococque porcelaine* (Vaillard et Antony), les staphylocoques blanc et doré; par contre le streptocoque est très rare.

On a incriminé les *protozoaires*. Guarneri a décrit un parasite intracellulaire, le *cytoryctes vaccina*. H. Roger a cultivé des *corpuscules* dont la nature est très discutée et qui seraient identiques dans la vaccine, la variole et la varicelle. Enfin, quelques auteurs pensent que le microbe de la vaccine est un *microbe invisible* comme celui de la clavelée, qui peut passer à travers la bougie Berkefeld, mais que retient la bougie Chamberland F.

La structure de la pustule vaccinale est, au point de vue de l'*anatomie pathologique*, la même que celle du bouton de la variole (V. VARIOLE).

Les rapports de la vaccine et de la variole ont donné lieu à de longues discussions. Jenner ne voyait dans le cowpox et dans la vaccine qu'une variole atténuée qu'il appelait variole vaccinale. A l'étranger, tout le monde est resté uniciste et croit que la vaccine ne diffère de la variole que par une virulence très diminuée. C'était aussi l'opinion de Trousseau qui admettait (Cliniques, éd. 1865) la *variolo-vaccine*, c'est-à-dire la possibilité, non seulement d'inoculer la variole à la vache, mais encore de se servir des pustules ainsi obtenues comme nouvelle source de vaccin. La publication des travaux de la Commission lyonnaise de 1865, présidée par Chauveau, changea nos idées: et en France il fut admis que si l'on parvient à inoculer la variole à une vache ou à un cheval, elle reste toujours variole. Chauveau faisait aussi remarquer que jamais, depuis que l'on pratique la vaccine, son virus ne s'était régénéré pour donner la variole, ce qui n'aurait pu manquer de se produire, disait-il, si la vaccine était une variole atténuée. A cet argument théorique de grande valeur, les dualistes en ajoutaient de plus contestables : que jamais la vaccine n'était devenue épidémique, ce qui s'explique très bien par sa moindre virulence; ou que vaccine et variole pouvant coexister chez le même malade, devaient être deux maladies différentes. Conclusion fausse, puisque les éruptions de deux vaccinations faites au même individu, à deux ou trois jours d'intervalle, peuvent évoluer simultanément.

Il semblait difficile de tenir pour non avenus tous les cas de *variolo-vaccine* obtenus à l'étranger par Thiele, Voigt, Warlomont, Fischer, etc., et dernièrement en France par Chaumier qui s'est servi de l'âne comme animal de passage pour inoculer la variole à la vache. Mais Kelsch, Teissier et Camus firent, en 1909, de longues et minutieuses expériences qui eurent toujours un résultat négatif quand les bêtes étaient à l'abri de toute contagion vaccinale. Nous devons citer leurs conclusions : « Malgré tout, nous inclinons à penser que les deux maladies dérivent l'une de l'autre ou d'une source commune. Si la preuve n'en est pas faite, celle de leur dualité originelle reste également à fournir. Personne ne peut affirmer qu'elles ont toujours été individualisées comme elle nous apparaissent aujourd'hui. L'idée que la vaccine n'est qu'une transformation de la variole est simple et logique, et nous nous y rallions en principe. Mais si, en principe, nous acceptons l'unité primordiale des deux virus, nous sommes bien contraints, par nos longues et stériles tentatives, de transformer l'une dans l'autre, de renoncer à compter sur la variole-vaccine, du moins dans le présent, pour renouveler nos semences vaccinales. »

**Vaccination**. — Dans la clientèle aisée, on attend généralement que les enfants aient six ou sept semaines pour les vacciner, mais la vaccination peut être faite sans aucun inconvénient quelques jours après la naissance. C'est la règle dans les maternités parisiennes, où l'on sait que ceux qui ne seraient pas vaccinés à cette époque pourraient bien ne l'être jamais; exception, cependant, est faite pour les débiles qui pèsent moins de 2 kil. 500 gr. Chez les nouveau-nés, la réaction fébrile est toujours moins accentuée que chez les enfants plus âgés (V. plus haut VACCINATION DU NOUVEAU-NÉ).

Si l'enfant présente une dermatose très étendue, il peut être utile d'attendre qu'elle ait été améliorée par le traitement; et il sera toujours prudent de placer un pansement occlusif pour éviter les auto-inoculations.

**Manuel opératoire**. — La vaccination doit être faite avec toutes les précautions d'asepsie qu'exige toute opération; mais il faut éviter les antiseptiques qui pourraient affaiblir ou stériliser le vaccin. On doit aussi se souvenir qu'il est détruit par une température de 52° et on laissera refroidir les lancettes qui auraient été flambées. La région choisie sera savonnée puis lavée à l'eau bouillie; pour les garçons, c'est ordinairement le deltoïde :

les filles sont souvent vaccinées au mollet ou à la partie externe de la cuisse.
Afin d'éviter la confluence des pustules, les inoculations seront toujours
séparées par un espace de 2 à 3 centimètres. Elles seront faites par piqûres
ou mieux par scarifications linéaires de 5 à 8 millimètres sans incisions en
croix ou parallèles, dans le derme et peu profondément. Jamais on ne devra
se servir de la même lancette pour vacciner deux ou plusieurs sujets, sans ·
l'avoir chaque fois nettoyée et stérilisée ; aussi est-il plus simple d'employer
les plumes *vaccinostyles* qui ne coûtent presque rien et que l'on peut jeter
dès qu'elles ont été utilisées. Grégory et Manson ayant montré que la mortalité par la variole était beaucoup plus élevée chez les vaccinés porteurs
d'une seule cicatrice que chez ceux qui en avaient plusieurs, on fait généralement trois inoculations à chaque bras. On tend la peau en serrant le
membre avec la main gauche de façon à faire bâiller un peu la plaie et,
avec le vaccinostyle bien chargé de vaccin, on trace les trois scarifications
sans le recharger, puis on étale sur les incisions ce qui reste de lymphe sur
le plat de la plume.

**Vaccination jennérienne.** — La crainte d'inoculer la syphilis en même
temps que la vaccine a fait abandonner la vaccination de *bras à bras*. Si,
dans des cas exceptionnels, on était forcé d'y avoir recours, il faudra
prélever le vaccin sur des enfants âgés de plus de trois mois, les accidents
d'hérédo-syphilis étant généralement apparus à cet âge s'ils doivent se produire. On n'utilisera que la lymphe des vésicules bien développées, quand
elle est claire, du 5e au 7e jour au plus tard. Mais, malgré toutes les précautions, il sera toujours plus prudent de recourir à la vaccination animale.

**Vaccination animale.** — Elle peut se pratiquer de *génisse à bras*, mais
sous cette forme elle n'est possible que dans les instituts spéciaux. La
lymphe fraîche ne présente du reste aucun avantage sur la *pulpe glycérinée*,
conservée dans des tubes de verre fermés à la lampe, qui est actuellement
la préparation de choix. La glycérine a, en effet, un pouvoir bactéricide
sur les microbes étrangers, malheureusement son action s'exerce aussi à la
longue sur le virus vaccinal et le rend stérile. On ne sait encore exactement
au bout de combien de temps la lymphe perd sa virulence ; aussi sera-t-il
prudent de ne commander les tubes que suivant les besoins et de ne pas se
servir de ceux qui ont été remplis depuis plus de quatre mois. Il ne faut
casser la pointe d'un tube qu'au moment de s'en servir, et jamais on ne
gardera un tube ouvert pour une vaccination ultérieure.

**Instituts vaccinogènes.** — On trouvera, dans le récent rapport de
Kelsch, toutes les conditions de propreté et de salubrité qui sont nécessaires
dans ces établissements. La culture du vaccin a, comme point de départ, le
*cowpox* naturel, la *rétro-vaccine* ou inoculation à la vache de la vaccine
humaine, enfin, en Allemagne, la *variolo-vaccine*. A cette diversité d'origine viennent encore s'ajouter les modifications obtenues par le passage du
vaccin dans l'organisme de certains animaux, âne, lapin, etc.: on comprend
donc que les différents instituts livrent des produits de valeur très différente, et que dans le même institut la virulence de la lymphe ne soit pas toujours identique. Le praticien devra choisir l'institut dont les pulpes lui donneront les plus nombreux succès dans les vaccinations et les revaccinations.

**Nœvi.** — La vaccination est aussi employée pour la guérison des tumeurs érectiles. Dans ce cas, on vaccine l'enfant sur la tumeur par des piqûres très rapprochées, faites avec une aiguille fine. Ce procédé, excellent pour les petites surfaces, n'est pas sans dangers pour les tumeurs d'une certaine étendue. Il peut provoquer des escarres profondes et une réaction fébrile intense.

**Revaccination.** — L'immunité conférée par la vaccine, comme celle donnée par la variole, n'a pas une durée infinie ; elle est essentiellement variable avec les individus.

Les statistiques montrent que dans les écoles un quart des enfants de 8 à 15 ans sont revaccinés avec succès ; qu'à 20 ans, dans les régiments, la proportion des revaccinations donnant une pustule bien formée s'élève à 60 pour 100. En temps normal, une première revaccination est donc nécessaire de 5 à 6 ans, une seconde vers 13 ou 14 ans, enfin une troisième doit être faite vers 20 ans ; après cet âge elles peuvent être plus espacées. Mais, en temps d'épidémie, tout le monde doit être revacciné, car chez certains sujets l'immunité s'épuise très rapidement : on en a vu contracter trois fois la variole en 10 ans (Trousseau), et la troisième être mortelle (Brissaud). « La revaccination, pratiquée d'une manière générale en pleine épidémie, en arrête d'emblée les ravages et éteint le développement ; elle a préservé indubitablement, et ceux-là mêmes qui se trouvaient déjà sous l'influence d'une incubation variolique ont paru jouir d'un certain degré d'immunité. » Ces paroles de Gintrac doivent être notre règle tant que les revaccinations pratiquées méthodiquement n'auront pas mis notre pays à l'abri des épidémies. Il est triste de voir que le *Bulletin municipal* de Paris donnait, il y a deux ans, une moyenne de deux décès par semaine (actuellement elle est de 1), tandis qu'à Berlin, trois personnes seulement sont mortes de variole pendant l'année 1891 (V. plus haut VACCINATIONS).

Les vaccinations répétées n'ont aucun inconvénient et elles présentent l'avantage de maintenir l'immunité en ne donnant que des phénomènes très atténués, pas de fièvre, aucune induration ganglionnaire, pas de cicatrices nouvelles ; il n'y a qu'un peu de prurit pendant deux ou trois jours aux points d'inoculation.                                    *A. BACH.*

**VACCINS.** — La vaccination consiste à inoculer, chez un sujet sain, un virus déterminé, en état d'atténuation ; le sujet acquiert ainsi une immunité *active* vis-à-vis de ce même virus. Cependant, un virus peut parfois vacciner contre un virus d'espèce différente, et tel paraît être le cas pour la vaccination anti-variolique (V. VACCINE).

Nous avons ailleurs indiqué le principe de la vaccination (V. SÉROTHÉRAPIE) et montré comment elle diffère de la sérothérapie ; celle-ci utilise le sérum d'animaux vaccinés, pour transmettre une immunité toute *passive*.

La vaccination, avons-nous dit, prémunit contre une infection ultérieure. Ce n'est pas toujours assez dire : dans certaines circonstances, elle peut se montrer curative, c'est-à-dire guérir un sujet chez lequel l'infection est déjà en évolution ; c'est le cas pour la vaccination antirabique.

Nous avons dit encore que la vaccination est pratiquée à l'aide d'un virus, c'est-à-dire d'un agent pathogène doué de vie. Telle est, en effet, la vaccination typique; mais on n'en peut guère séparer celle qu'on réalise avec des microbes morts, ou encore avec des toxines microbiennes.

Atténuer la nocivité d'un microbe, exactement jusqu'au point où il cesse d'être gravement pathogène pour devenir vaccinant sans danger, c'est chose souvent délicate.

Avec tel vaccin, on risque parfois de produire d'emblée une maladie grave, soit qu'on ne puisse régler toujours à coup sûr l'atténuation du microbe, soit qu'on tombe sur un sujet exceptionnellement réceptif.

Aussi emploie-t-on volontiers comme vaccin, quand faire se peut, des cultures microbiennes tuées par le chauffage, ou encore des extraits microbiens.

Au surplus, chaque espèce microbienne a sa biologie propre, et les procédés de vaccination comportent des variantes suivant la nature de la maladie qui est en cause.

VACCINATION ANTIRABIQUE. — Ce n'est pas ici le lieu de décrire en détail la méthode de vaccination contre la rage, imaginée par Pasteur. Elle consiste à soumettre les sujets mordus par un animal enragé à une série d'injections sous-cutanées; on leur inocule d'abord un virus rabique atténué, puis des virus de plus en plus actifs. On dispose à cet effet, à l'Institut Pasteur et dans les divers instituts antirabiques, de toute une gamme de virus, fournis par des moelles de lapins expérimentalement rendus enragés; ces moelles, tant qu'elles sont fraîches, ont un maximum de virulence; cette virulence, on sait la dégrader avec précision par des procédés divers, dont le premier en date, celui de Pasteur lui-même, est la dessiccation progressive, encore en vigueur aujourd'hui.

La conduite du traitement varie suivant la gravité des cas. A l'Institut Pasteur de Paris, la durée de ce traitement est de 15 jours pour les morsures bénignes des membres et de 21 jours pour les morsures à la tête, celles-ci étant les plus graves; dans les autres cas, qui sont les plus nombreux, le traitement demande 18 jours.

Dans la grande majorité des cas, la vaccination antirabique ne produit aucun phénomène appréciable; l'injection est peu douloureuse, et il est assez rare qu'elle suscite des réactions locales et ganglionnaires de quelque importance, accompagnées d'un état sub-fébrile. Cependant on observe quelquefois des éruptions, très analogues aux éruptions sériques (V. SÉRO-THÉRAPIE) que détermine, par exemple, le sérum antidiphtérique chez certains sujets, et dont la plus commune est l'urticaire. On a noté aussi des accidents paralytiques; ils sont fort exceptionnels, puisque Remlinger n'en a pu relever qu'une quarantaine d'observations sur un total de 108 000 personnes inoculées. « Ils se présentent le plus souvent, dit cet auteur, sous le masque assez inquiétant de la myélite aiguë; malgré cela, ils sont essentiellement et spontanément curables. » Deux cas, toutefois, se sont terminés par la mort (sur un total de 60 cas publiés jusqu'en 1908). Cette complication est annoncée par une courbature intense avec faiblesse des membres inférieurs. Elle paraît être due aux toxines injectées, plutôt qu'au virus rabique vivant.

On peut considérer comme axiome (Remlinger) qu'aucun état morbide ne contre-indique le traitement antirabique; le vieillard, le nourrisson, la femme qui est enceinte ou qui allaite, le supporte parfaitement. Aucune maladie antérieure actuelle ou intercurrente ne commande de le différer ou de le suspendre.

D'après des expériences de Pasteur, exécutées sur des chiens, la vaccination n'a son plein effet qu'une quinzaine de jours après la dernière injection, et les observations cliniques tendent à montrer qu'il en est de même chez l'homme.

Combien de temps l'immunité persiste-t-elle? Chez le chien, elle dure tantôt un an, tantôt quatre. Chez l'homme, on ne sait; dans une observation elle n'avait, en tout cas, pas dépassé quatre ans. Il paraît sage de raisonner pour l'homme comme pour le chien, et de soumettre à un nouveau traitement les personnes qui viennent à être mordues plus d'un an et demi après un traitement antérieur.

Remlinger a exposé tout récemment les résultats fournis par la vaccination antirabique, dans les nombreux Instituts spéciaux où elle se réalise. Partout les chiffres de mortalité sont sensiblement identiques; ils n'oscillent guère qu'entre 0,20 et 0,40 pour 100, alors qu'avant la découverte de Pasteur, il y avait 15 morts sur 100 personnes mordues par les chiens enragés, et 60 morts sur 100 quand l'animal mordeur était un loup.

Il est clair, au surplus, que les statistiques globales demandent à être morcelées, car elles comprennent des cas disparates; c'est ainsi que l'ancienneté de la morsure est importante à considérer. Pour les malades qui se présentent aux inoculations dans les premiers huit jours, les chances de mort sont des plus minimes; elles sont plus grandes si le traitement est retardé de 15 jours, et surtout de 5 semaines. Cela se comprend fort bien, car le vaccin met un certain temps à opérer son effet; or, il s'agit d'obtenir cet effet avant que le virus inoculé par morsure ait atteint les centres nerveux à son tour, c'est-à-dire avant la fin de la période d'incubation de la maladie, période qui dure généralement de 50 à 60 jours. Dans cette lutte de vitesse, il est essentiel de partir à temps, sans délai aucun, et cette nécessité devient plus rigoureuse dans les cas où l'incubation est ordinairement la plus courte (morsures étendues, morsures à la tête, morsures de loup).

En somme, étant donné le temps nécessaire pour que s'établisse l'immunité par vaccination antirabique, on ne doit compter comme insuccès réels de la méthode, que les cas de mort qui se produisent plus de 15 jours après la fin du traitement. Ces cas sont rares.

De toute manière, si l'on examine avec impartialité les résultats obtenus, il est impossible de n'être pas convaincu des services rendus par la vaccination antirabique. « Une personne mordue par un chien enragé a une chance sur six de succomber à la rage si elle ne subit pas le traitement, et une chance sur deux cents si elle se soumet aux inoculations. Une personne mordue par un loup enragé a une chance sur 1.66 de prendre la rage et même une chance sur 1,11 si elle a été mordue à la tête. Si cette personne se soumet aux inoculations par la méthode classique, ses chances de mort tombent à 1,5 ou 1/6. » (Remlinger.)

Le traitement anti-rabique est-il capable de donner la rage? Non, si le traitement est sagement gradué, comme à l'Institut Pasteur de Paris, par exemple.

Peut-il favoriser l'apparition de la rage chez un sujet en incubation? Nitsch l'a prétendu, mais son argumentation est plus que discutable, et un grand nombre de faits cliniques sont absolument inconciliables avec son opinion.

AUTRES VACCINATIONS ANTI-MICROBIENNES PRÉVENTIVES. — Il n'est guère de maladies infectieuses humaines contre lesquelles, depuis les fameuses découvertes de Pasteur sur le charbon et sur la rage, on n'ait recherché de vaccins spécifiques. Nous nous contenterons de quelques exemples qui offrent de l'intérêt au point de vue de la pathologie humaine.

**Vaccin antityphique.** — La vaccination antityphique a eu son point de départ dans des recherches expérimentales de Chantemesse et Widal; elle a été plus tard appliquée à l'homme par divers auteurs, au premier rang desquels il faut citer Wright.

Dans la méthode de Wright, modifiée par Leishman, on injecte des cultures de bacilles d'Eberth, stérilisées par la chaleur à 55°, et additionnées de lysol à dose antiseptique. La vaccination se fait en deux temps : on injecte d'abord 500 millions de bacilles, puis, une dizaine de jours après, une dose double. Ces doses doivent être scrupuleusement respectées; plus faible, l'inoculation serait insuffisante; plus forte, elle provoquerait des réactions trop vives qui, chose curieuse, diminueraient l'action vaccinante.

Pfeiffer et Kolle ont préconisé un vaccin du même genre. Plusieurs auteurs, que nous ne citerons pas, ont aussi imaginé des méthodes analogues, consistant à injecter des émulsions de bacilles typhiques tués et traités de diverses façons.

Une autre méthode a consisté à injecter, non plus les corps bacillaires, mais des liquides contenant des extraits de bacilles; elle comprend elle-même plusieurs variantes.

Les injections de ces vaccins déterminent des réactions locales inflammatoires et des réactions générales, dont la plus caractérisée est la fièvre (jusqu'à 40° parfois).

Elles ont pour résultat d'immuniser le sujet contre la fièvre typhoïde; l'immunisation se réalise seulement au bout de quelques jours; sa durée n'est pas indéfinie; elle varie suivant les sujets, suivant les méthodes employées; elle est tantôt de quelques mois, tantôt de plus d'une année; Wright l'étend à trois ans. La vaccination a pour résultat, non seulement de diminuer beaucoup les chances d'infection typhique, mais encore d'atténuer la gravité de la maladie chez les sujets qu'elle n'a pas immunisés complètement; son efficacité a paru incontestable dans les applications qu'on a faites sur une grande échelle à des troupes coloniales anglaises et allemandes.

**Vaccin anti-scarlatineux.** — Gabritchewsky a préparé récemment un vaccin contre la scarlatine : c'est une culture de streptocoques (isolés d'un cas de scarlatine), chauffée à 60° et additionnée de 5 p. 1000 d'acide phénique. Pour diverses raisons, on ne peut guère s'empêcher, dit Bedreska « de formuler les plus grandes réserves sur l'avenir de ce vaccin ».

**Vaccin anti-pesteux.** — La vaccination anti-pesteuse a pu être réalisée par plusieurs méthodes. Sans parler des vaccins qui ont été éprouvés uniquement sur des animaux, mentionnons la « lymphe d'Haffkine » qui a été expérimentée assez largement sur l'homme, dans les Indes anglaises, et le vaccin Terni-Bandi, utilisé au Brésil. Les résultats ont été nettement favorables.

VACCINS CURATIFS. — On a employé des vaccins non seulement pour prémunir contre l'infection possible, comme dans les derniers cas auxquels nous venons de faire allusion, non seulement pour enrayer une infection déjà en incubation, comme dans le cas de la rage, mais encore pour aider la guérison d'une infection en pleine manifestation.

Wright, notamment, a préparé contre diverses maladies, telles que la staphylococcie (acné, anthrax), la gonococcie, etc., des dilutions injectables de microbes tués par la chaleur. Les vaccins, d'après Wright, entraîneraient la production d'opsonines (v. c. m.) spécifiques, et, par là, favoriseraient la phagocytose des microbes infectants. Cet auteur croit utile d'employer comme producteur du vaccin, chez chaque malade, un microbe emprunté aux lésions de ce malade même; mais à défaut de cette condition, assez difficilement réalisable, il admet l'efficacité de vaccins préparés simplement d'avance avec des microbes de l'espèce voulue. En France, des résultats favorables, obtenus avec les vaccins du type Wright, ont été publiés (Mauté, Dieulafoy).

Le traitement de la tuberculose par les injections de tuberculine rentre, jusqu'à un certain point, dans la même catégorie de faits. On sait que les essais de Koch, dans ce sens, ont abouti à des échecs et même entraîné des accidents graves; mais, depuis lors, certains observateurs disent avoir obtenu de bons résultats en injectant à des tuberculeux de la tuberculine, pourvu que celle-ci fût employée à des doses extrêmement faibles et que ses effets fussent rigoureusement surveillés. *HALLION* et *CARRION*.

VAGIN (CORPS ÉTRANGERS). — **Étiologie.** — Des corps étrangers du vagin. les uns ont été introduits dans un but thérapeutique et abandonnés par négligence ou par oubli (pessaires, tampons), les autres ont été introduits pour empêcher la fécondation ou dans un but inavouable (éponges, pots de pommade, crayons, bougies, etc.). On a vu des voleuses cacher dans leur vagin des objets volés, bijoux, etc.

**Symptômes.** — Les corps étrangers de petit volume séjournent quelquefois longtemps sans provoquer d'accidents. Les corps volumineux compriment les organes voisins et provoquent la *rétention d'urine* ou la *constipation*. Les corps anguleux peuvent blesser les parois du vagin et être la cause de *fistules*.

Le corps étranger, imprégné par les liquides vaginaux, s'incruste à la longue de sels calcaires et devient plus irritant pour les parois vaginales. Il y a alors de la *vaginite*, caractérisée par un écoulement fétide ; plus tard, de la métrite et des infections péri-utérines. Aux points de contact du corps étranger se développent des *ulcérations* qui, par leur perforation, donnent lieu à des fistules vésico et recto-vaginales. Ces ulcérations, en se cicatrisant, donnent naissance à des brides qui rétrécissent et déforment le vagin.

Le *diagnostic* est basé sur l'examen de la malade; il ne faut tenir aucun compte des commémoratifs ou des aveux.

Le **traitement** consiste dans l'*extraction*, suivie d'irrigations chaudes répétées afin d'agir sur la vaginite concomitante.                    *KENDIRDJY*.

**VAGIN (DÉCHIRURES)** — V. Déchirures.

**VAGIN** (FISTULES). — Les fistules vaginales se divisent en deux grandes classes : les fistules *urinaires* et les fistules *stercorales*.

I. FISTULES URINAIRES. — Le vagin peut communiquer avec la vessie, l'uretère ou l'urètre, d'où des fistules *vésico-vaginales, urétéro-vaginales* et *urétro-vaginales*.

Leur étiologie est la même, mais elles diffèrent entre elles au triple point de vue anatomique, clinique et thérapeutique.

Les fistules urinaires, chez la femme, sont d'origine *traumatique* ou *spontanée* :

1º *Fistules traumatiques*. — Le traumatisme peut être accidentel ou chirurgical.

a) *Fistules traumatiques accidentelles*. — Ce sont les plus rares de toutes; on les a vues succéder à des plaies du vagin, à des tentatives brutales de coït, à des manœuvres brutales ou maladroites au cours d'un accouchement laborieux. Dans ce dernier cas, la production des fistules est grandement facilitée par les lésions vaginales dues à une compression prolongée par la tête du fœtus.

b) *Fistules chirurgicales*. — Elles sont de deux ordres : les unes ont été créées d'une façon délibérée comme dans la taille vésico-vaginale ; les autres sont la conséquence d'une faute opératoire commise au cours d'une hystérectomie, principalement de l'hystérectomie vaginale ;

2º *Fistules spontanées*. — Les plus fréquentes sont les fistules consécutives à un *accouchement* laborieux; la tête comprime la cloison vésico ou urétro-vaginale contre la symphyse, une escarre se produit et, à sa chute, la fistule est constituée, faisant communiquer la vessie ou l'urètre avec le vagin ou la cavité cervicale de l'utérus.

Viennent ensuite les fistules dues au *cancer* de l'utérus ou de la vessie: puis les fistules consécutives aux *ulcérations* tuberculeuses, aux *corps étrangers* de la vessie, etc.

Maintenant que nous avons brièvement exposé l'étiologie commune de ces fistules, nous allons reprendre notre division initiale en fistules vésico, urétéro et urétro-vaginales :

A) **Fistules vésico-vaginales et vésico-utérines.** — Les fistules vésicales présentent trois variétés :

1º *Fistules vésico-utérines*. — Elles siègent toujours sur le *col*, jamais sur le corps de l'utérus : l'*orifice utérin* se trouve à la partie moyenne ou inférieure du col. L'*orifice vésical* siège sur le trigone ou sur la partie moyenne du bas-fond vésical ;

2º *Fistules vésico-utéro-vaginales.* — Le col de l'utérus est très déformé et détruit sur une plus ou moins grande étendue;

5º *Fistules vésico-vaginales.* — Ce sont les plus fréquentes. Lorsqu'elles siègent sur le tiers inférieur du vagin, elles intéressent en même temps l'urètre et le col de la vessie : fistules *urétro-cervico-vaginales* de Verneuil. Celles du tiers moyen du vagin sont des fistules *basses*; celles du tiers supérieur, des fistules *hautes.* Les *dimensions* sont très variables, la *forme* ovalaire ou elliptique à grand axe transversal ou un peu oblique. En général, la fistule est *unique.* Il n'y a pas de trajet, et les deux muqueuses vésicale et vaginale se continuent l'une dans l'autre. Les *bords* sont tantôt souples, tantôt épais et calleux; souvent la muqueuse vésicale fait un bourrelet du côté du vagin.

Le résultat de ces fistules est l'*écoulement de l'urine par le vagin* ; celui-ci finit par s'irriter et s'enflammer, et ses parois s'incrustent de sels calcaires. Le vagin présente, en outre, des *cicatrices* et des *brides* consécutives à l'élimination de l'escarre qui a produit la fistule. Ces brides rendent l'intervention très difficile. Heureusement, de nos jours, avec le perfectionnement de la technique obstétricale, ces fistules compliquées deviennent de plus en plus rares.

La *vessie* s'infecte également à son tour et l'infection peut gagner plus tard les uretères et les reins. L'*urètre* est déformé par les brides cicatricielles. Enfin, l'*utérus* n'est pas à l'abri de l'infection qui peut remonter jusqu'aux annexes.

*Symptômes.* — Lorsque la fistule résulte d'une déchirure produite pendant l'accouchement ou l'hystérectomie, c'est dans les quelques heures qui suivent qu'elle se manifeste par un écoulement anormal de l'urine. Au contraire, en cas de compression par la tête fœtale, elle n'apparaît qu'au bout de quatre à cinq jours, à l'élimination de l'escarre.

L'*écoulement d'urine par le vagin*, qui constitue le seul symptôme, est continu ou intermittent selon les dimensions et surtout selon le siège de la fistule : siège-t-elle au col de la vessie? l'urine ne s'écoule que dans la station verticale; est-elle sur le bas-fond? la malade retiendra debout ses urines et les perdra aussitôt couchée.

Les urines sont troubles, à odeur ammoniacale. Les malades exhalent une odeur urineuse désagréable. La vulve et le vagin sont le siège d'érythèmes et d'ulcérations. A la longue, la santé s'altère et l'infection gagne les voies urinaires supérieures.

*Diagnostic.* — Il faut éliminer tout d'abord l'*incontinence d'urine* et ces *hydrorrhées péritonéales* signalées par Monod, à la suite de l'hystérectomie. Le diagnostic ne se fait que par l'examen direct de la malade, en situation dorsale et les jambes écartées; on se rend compte de la situation, du siège et de toutes les particularités anatomiques de la fistule. On ne confondra pas avec les fistules *urétéro-vaginales*, *urétéro-vésico-vaginales* et *urétro-vaginales* (v. plus loin).

*Pronostic.* — La guérison spontanée n'est possible que dans les quelques semaines qui suivent l'établissement de la fistule; mais, lorsque les bords se sont cicatrisés et les muqueuses juxtaposées, elle devient irréalisable.

Exception semble cependant devoir être faite pour les fistules vésico-utérines.

Par l'infirmité qu'elles constituent et les complications auxquelles elles donnent lieu, les fistules urinaires constituent une affection grave qui justifie toutes les tentatives opératoires.

*Traitement.* — La question du traitement chirurgical des fistules vésico-vaginales est une des plus importantes de la chirurgie. Nous ne pouvons, dans cet article, entrer dans tous ses détails et nous nous contenterons d'en exposer les lignes principales. Deux méthodes sont en présence : l'une curative, c'est la *suture*; l'autre, palliative, c'est l'*occlusion du vagin*.

1° *Traitement curatif.* — La suture se fait par *trois voies* différentes : la voie vaginale, la voie ischio-rectale et la voie sus-pubienne transvésicale.

a) *Voie vaginale.* — Elle comprend trois temps : 1° la *préparation*, indispensable dans les fistules complexes; 2° l'*avivement*; 3° la *suture*. Ces deux derniers temps se pratiquent suivant le procédé américain ou le procédé du dédoublement. La voie vaginale constitue l'opération de choix.

b) *Voie ischio-rectale.* — Imaginée par Michaux (1892), elle convient aux fistules hautes, juxta-cervicales. On aborde la fistule par la partie supérieure de la paroi latérale du vagin.

c) *Voie sus-pubienne transvésicale.* — L'idée première de cette voie appartient à Trendelenburg (1890). Elle comprend quatre temps : l'incision de la paroi abdominale et l'ouverture de la vessie, l'avivement, la suture de la fistule, la fermeture complète et totale de la vessie. C'est une voie de nécessité pour les fistules hautes ou très étendues et enveloppées d'adhérences; pour celles qui s'accompagnent d'un rétrécissement du vagin ou qui ont résisté à des tentatives faites par la voie vaginale;

2° *Traitement palliatif.* — En présence d'une fistule qui a résisté aux méthodes de traitement radical, on a la ressource de pratiquer la fermeture du vagin ou de la vulve. L'oblitération du vagin ou *colpocléisis*, s'obtient par la suture des parois antérieure et postérieure; au-dessus de la cloison ainsi créée, le vagin forme un diverticule de la vessie. Le sang des règles suit la voie vésicale et sort par l'urètre. Pour les fistules bas situées, il faudrait fermer la vulve (*épisiorraphie*). Dans certains cas rebelles, on a pratiqué une *fistule vagino-rectale* ou la *cystostomie sus-pubienne.*

*Traitement des fistules vésico-utérines.* — Les *fistules vésico-utéro-vaginales* sont, comme les vésico-vaginales simples, justiciables de l'avivement et de la suture. Les fistules *vésico-utérines* ou intra-cervicales s'oblitèrent assez facilement par la *cautérisation.* En cas d'insuccès, le procédé de choix est la *cystoplastie* qui consiste à décoller la vessie de l'utérus, comme dans les premiers temps de l'hystérectomie vaginale et à obturer isolément les deux orifices. La *voie transvésicale* a donné également d'excellents résultats.

B) **Fistules urétérales**. — Ici aussi, nous trouvons la division en *fistules urétéro-utérines* et *fistules urétéro-vaginales* :

1° Les fistules urétéro-utérines sont rares. Elles siègent toujours sur le col et s'observent plus souvent à gauche;

2° Les fistules urétéro-vaginales sont plus fréquentes. Elles sont congénitales ou acquises, et dans ce cas elles sont consécutives à l'hystérectomie vaginale, ou aux manœuvres obstétricales et à la compression exercée par la tête du fœtus.

La fistule *siège* toujours sur l'uretère à une certaine distance de la vessie. Au niveau, et au-dessous de l'orifice anormal, l'uretère est rétréci, quelquefois complètement oblitéré; au-dessus, il est dilaté et le rein est en état d'hydronéphrose.

Le *symptôme* capital est l'*écoulement incessant de l'urine par le vagin*; mais l'incontinence est incomplète, parce que les urines de l'autre rein passent dans la vessie et sont expulsées volontairement.

Le *diagnostic* est basé sur l'exploration : dans les fistules utérines, on a recours à une injection colorée dans la vessie ; s'il s'agit d'une fistule vésico-utérine, le liquide reviendra par la fistule; en cas de fistule urétérale, le liquide ne reviendra pas.

Pour les fistules vaginales, si le liquide injecté revient par la fistule, il s'agit sûrement d'une fistule vésico-vaginale ; sinon, cela ne prouve pas qu'il s'agisse d'une fistule de l'uretère, car, même dans le cas de fistule vésico-vaginale, Ricard, Tuffier, Richelot ont montré qu'elle n'était pas toujours décelable par cette manœuvre. La *cystoscopie* montre une obstruction de l'orifice urétéral; le cathétérisme, s'il est possible, montrera à quel niveau siègent le rétrécissement et la fistule.

Le *pronostic* est sérieux, car ces fistules n'ont aucune tendance à se fermer et, comme toutes les fistules urinaires, elles prédisposent à l'infection du rein.

Le *traitement* varie suivant la variété anatomique : les fistules *urétéro-utérines* sont justiciables de deux procédés : l'oblitération directe de la fistule, qui réussit rarement, ou l'abouchement de l'uretère à la vessie : *urétéro-cysto-néostomie*. Les fistules *urétéro-vésico-vaginales* ne sont qu'une variété complexe des fistules vésico-vaginales, la complexité tenant au voisinage de l'uretère, et sont justiciables des mêmes procédés. Quant aux fistules *urétéro-vaginales* qui sont les plus fréquentes, elles sont en même temps les plus difficiles à traiter. On leur oppose deux méthodes opératoires : l'*oblitération directe* de la fistule, dont les échecs sont nombreux et la *greffe urétérale* par abouchement dans le côlon ou même dans la vessie. L'abouchement de l'uretère dans la vessie se fait par le vagin ou par l'abdomen et prend alors le nom d'urétéro-cysto-néostomie.

Lorsque ces diverses interventions ont échoué, on n'a plus qu'à recourir à l'*oblitération du vagin* ou à la *néphrectomie*.

C) **Fistules urétrales.** — La communication anormale de l'urètre avec le vagin se fait à travers un point de la cloison qui les sépare. Le degré le plus complexe est réalisé par la destruction totale de la paroi inférieure de l'urètre. Selon que le col de la vessie est ou non intéressé, on a affaire à des fistules *urétro-vaginales* ou *urétro-cervico-vaginales*.

Les *causes* se confondent avec celles des fistules vésico-vaginales : il y a les fistules *puerpérales* ou *obstétricales*, spontanées ou traumatiques, et les fistules *non puerpérales* qui comprennent des fistules *congénitales* et des fistules *acquises* (cathéters métalliques, corps étrangers, etc.). Suivant la forme et les dimensions, on reconnaît les fistules *petites*, *moyennes* et *grandes*, celles-ci comprenant des destructions totales de l'urètre avec lésion concomitante du col de la vessie et de la cloison vésico-vaginale. Nous trouverons ici les mêmes altérations du vagin et de la vessie que dans les autres fistules urinaires.

Le *symptôme* dominant est l'écoulement de l'urine par le vagin; mais, tandis que, dans les petites fistules, cet écoulement ne se fait qu'au moment de la miction, dans les grandes fistules, où le col est intéressé, l'incontinence est absolue. L'examen physique seul permet de préciser le siège et la nature de ces fistules, et de les distinguer des fistules vésico-vaginales.

Le *pronostic* est moins sombre que pour ces dernières, non pas que les fistules urétrales aient une tendance à guérir spontanément, mais parce qu'elles cèdent plus facilement aux interventions. Lorsque la destruction est étendue au col de la vessie, elle donne lieu à une infirmité désolante.

Le *traitement* est curatif ou palliatif. Le traitement *curatif* consiste, pour les petites fistules, soit à les cautériser, soit à en aviver et en suturer les bords. Pour les fistules ayant certaines dimensions, il faut recourir aux procédés autoplastiques en prenant le lambeau :

*a*) Sur les petites lèvres ; *b*) sur la cloison vésico-vaginale; *c*) sur le vagin; *d*) à la fois sur la vulve et sur le vagin. Le traitement *palliatif* consiste à créer un urètre contre nature ou à fermer le vagin.

II. — FISTULES STERCORALES. — La communication anormale peut se faire entre le vagin et l'utérus, d'une part, le rectum et le reste de l'intestin, d'autre part. De là *quatre variétés* de fistules. Les fistules stercorales sont beaucoup moins fréquentes que les fistules urinaires; les fistules utérines sont exceptionnellement rares; les fistules vaginales le sont moins.

1° **Fistules recto-vaginales.** — Elles sont *congénitales* ou *acquises* : les premières constituent des malformations; les secondes feront seules l'objet de notre étude.

Les fistules acquises sont *spontanées, obstétricales* ou *traumatiques.* *Spontanées*, elles résultent de l'ouverture d'un abcès de la cloison ou d'une suppuration pelvienne, de la propagation d'un cancer, etc. *Obstétricales,* elles se produisent soit à la suite de la compression exercée par la tête du fœtus, soit au cours même de l'accouchement par déchirure du périnée et de la cloison. *Traumatiques,* enfin, elles sont la conséquence d'un *accident* ou d'une *opération* (application de forceps, hystérectomie vaginale).

Au point de vue du *siège*, on reconnaît : les fistules *recto-vulvaires*, les fistules *recto-vaginales inférieures* et les fistules *recto-vaginales supérieures.* Leurs dimensions sont, en général, petites. Elles sont le plus souvent *directes*, c'est-à-dire sans trajet, parfois *caniculées*. Le vagin présente des *lésions concomitantes* (brides, etc.).

Le *symptôme* unique est le *passage par le vagin des gaz et des matières fécales.* Si la fistule est très petite, les gaz seuls passent. L'écoulement est intermittent et le vagin supporte mieux le contact des matières que celui des urines.

Le *diagnostic* sera basé sur l'examen direct de la malade. Une injection faite dans le rectum revient par le vagin : sinon la fistule siège plus haut sur l'intestin : elle est *entéro-vaginale.*

Le *pronostic* est variable; les fistules consécutives à l'hystérectomie guérissent le plus souvent seules; les autres n'ont aucune tendance à se fermer.

Le *traitement*, sauf pour les fistules qu'une simple cautérisation suffit à oblitérer, consiste dans l'intervention chirurgicale. La *voie rectale* est justement abandonnée; la *voie sacrée* n'est qu'exceptionnellement indiquée. Les deux voies à préconiser sont : la *voie périnéale* avec la même technique que la périnéorraphie, et la *voie vaginale* (procédé américain ou avivement; dédoublement, autoplastie par glissement). La première convient aux fistules recto-vulvaires et vaginales inférieures; l'autre aux fistules haut situées.

2° **Fistules entéro-vaginales.** — Le plus souvent on les observe à la suite de l'accouchement, plus rarement après une hystérectomie ou à la suite d'une collection purulente s'étant ouverte à la fois dans l'intestin et dans le vagin.

La fistule *siège* presque toujours dans le cul-de-sac postérieur du vagin; sur l'intestin, elle occupe la portion terminale de l'iléon, plus rarement le gros intestin. Ses dimensions sont variables; lorsque la fistule est large, l'orifice est séparé en deux par un éperon. Quelquefois le vagin communique avec une cavité suppurée dans laquelle s'ouvre l'intestin : il s'agit alors d'une fistule *pyo-stercorale*.

Là aussi, le *symptôme* dominant est l'*issue des matières et des gaz*; l'aspect des matières varie avec le siège de la fistule sur l'intestin et permet ce diagnostic anatomique. Le *diagnostic* est basé sur l'examen direct de la malade; un lavement de lait injecté dans le rectum ne revient pas par le vagin, preuve que la communication anormale est plus haut située.

Le *pronostic* est grave, quoiqu'il ne soit pas rare d'observer l'oblitération spontanée des fistules. Les fistules très haut placées sur l'intestin, par la déperdition des matières à laquelle elles donnent lieu, compromettent la santé des malades. Aussi le *traitement* des fistules stercorales a-t-il toujours exercé la sagacité des chirurgiens. Les petites fistules guérissent soit par des *cautérisations répétées*, soit par l'*avivement* et la *suture*; mais les fistules larges dans lesquelles l'intestin vient s'ouvrir par tout son calibre, constituant un véritable *anus contre nature vaginal*, offrent, pour leur traitement, les plus grosses difficultés. Trois méthodes sont alors en présence : la *section de l'éperon et l'avivement*, la *dérivation du cours des matières*, la *suture directe* par la voie vaginale, sacrée ou abdominale.

5° **Fistules intestino-utérines.** — Elles sont rares, puisque Neugebauer. en 1898, n'a pu en rassembler que 51. La plupart concernent des femmes enceintes ou récemment accouchées. 11 fois la guérison survint après qu'on eut débarrassé l'utérus des débris de fœtus qui y étaient retenus.

*KENDIRDJY.*

**VAGIN** (PROLAPSUS). — V. PROLAPSUS GÉNITAUX.

**VAGIN** (TRAUMATISMES). — Les traumatismes du vagin, y compris le thrombus, ont été étudiés avec ceux de la vulve. Aussi est-il inutile de tomber dans des redites et nous renvoyons le lecteur à l'article VULVE.

*KENDIRDJY.*

VAGIN (TUMEURS). — Les tumeurs du vagin se divisent en deux grandes classes : les tumeurs conjonctives et les tumeurs épithéliales ou cancer.

I. **Tumeurs conjonctives.** — Elles comprennent : les *fibromes* et *fibro-myomes* et les *sarcomes*.

1º Les *fibromes* et *fibro-myomes* se développent dans la cloison vésico ou urétro-vaginale (*fibromes péri-urétraux*). On les observe entre 50 et 45 ans. Ils ne gênent que par leur volume, comprimant alors l'urètre et pesant sur les organes voisins. Une des complications les plus fréquentes est la rétention d'urine.

La résistance élastique de la tumeur, les bosselures de sa surface les distinguent d'un kyste.

Le *traitement* se résume, pour les tumeurs pédiculées, à sectionner le pédicule, et pour les tumeurs sessiles, à les énucléer.

2º Les *sarcomes* se présentent sous deux formes : le *sarcome diffus* de la muqueuse, qu'on observe chez les jeunes enfants, et le *fibro-sarcome*, qui n'est qu'un fibrome dégénéré.

La marche est lente ; l'accroissement est cependant plus rapide que celui du fibro-myome. Après l'intervention, ils récidivent avec toute la malignité propre au sarcome.

II. **Tumeurs épithéliales. Cancer.** — L'épithélioma primitif du vagin, le seul que nous ayons à envisager ici, est *rare*, et cette rareté est à opposer à la fréquence désastreuse du cancer du col de l'utérus. On l'observe entre 50 et 60 ans et quelquefois chez des enfants. Le port d'un pessaire, les traumatismes répétés, la *leucoplasie* vaginale sont autant de *causes occasionnelles*. Ici comme à la langue, il semble que la transformation épithéliomateuse soit le stade évolutif ultime de la leucoplasie.

Le cancer *siège* de préférence sur la paroi postérieure du vagin, au voisinage du col de l'utérus ; puis viennent la paroi antérieure et les parois latérales.

Au point de vue *macroscopique*, Pozzi distingue la *forme végétante* et la *forme infiltrée* ou *nodulaire*. Du vagin, le cancer se propage au col, au rectum, à la vessie, à l'urètre, aux uretères, qui sont comprimés, etc. Les ganglions pelviens sont rapidement atteints ; il n'y a d'adénopathie inguinale que si la vulve est envahie. Au point de vue *microscopique*, c'est un épithélioma pavimenteux, lobulé ou tubulé.

*Symptômes.* — Le *début* est insidieux jusqu'à l'apparition des *symptômes fonctionnels* : un *écoulement* vaginal leucorrhéique jaune ou verdâtre, d'odeur infecte, irritant la vulve et les parties voisines, parfois strié de sang ; des *hémorragies*, généralement peu abondantes, réveillées par le toucher, le coït, les injections ; des *douleurs*, manquant dans près de la moitié des cas, et irradiant, lorsqu'elles existent, vers l'abdomen, le bassin, le pli de l'aine, les membres inférieurs. La *constipation* est la règle et les selles sont douloureuses.

Au *toucher*, on trouve une tumeur bosselée, fongueuse et saignante, remplissant en partie le vagin qu'elle enserre quelquefois comme un anneau (*forme annulaire*).

L'*état général* reste bon assez longtemps. Parmi les *complications*, il faut citer : les *fistules recto* et *vésico-vaginales*, l'*hydronéphrose*, la *péritonite*, l'*adéno-phlegmon*, la *phlébite*. La *grossesse* active la marche de l'affection, laquelle, par contre, crée à l'accouchement de sérieuses difficultés. Les malades peuvent alors être emportées par une hémorragie abondante ou par une septicémie.

Le *pronostic* est très grave : la récidive, après l'opération, est la règle.

Le *diagnostic* se fait aisément avec des *tumeurs du rectum* ou de la *vessie*, les *polypes de l'utérus*, les *tumeurs des cloisons*, les *corps étrangers* du vagin.

Parmi les tumeurs du vagin, il faut faire la distinction avec : les *tumeurs conjonctives* (fibromes, sarcomes), les *ulcérations tuberculeuses*, les *lésions syphilitiques* primaires, secondaires ou tertiaires, etc.

Le *traitement* consiste dans l'ablation large de la tumeur. Pour les tumeurs étendues, *trois voies* ont été préconisées et suivies : la *voie périnéale* (Olshausen, 1895), la *voie vaginale* et la *voie sacrée*.      KENDIRDJY.

**VAGIN (TUMEURS PRIMITIVES).** — Les tumeurs du vagin comprennent des kystes et des tumeurs solides :

I. — **KYSTES DU VAGIN.** — Les kystes du vagin sont rares, cependant ils ont été observés dans tous les âges et dans toutes les conditions. Le plus souvent on les rencontre chez des femmes ayant eu plusieurs grossesses, mais ils peuvent également se développer chez les vierges et même chez les nouveau-nés. Ces kystes, presque toujours solitaires, exceptionnellement multiples, siègent surtout dans le tiers inférieur du vagin ; on peut les diviser en kystes superficiels et kystes profonds. Les kystes superficiels sont de petits kystes développés dans l'épaisseur de la muqueuse et dont le volume varie de la grosseur d'une lentille à celle d'une noisette : leur paroi est formée par une couche de tissu conjonctif tapissé par un épithélium pavimenteux analogue à celui de la muqueuse vaginale : on admet généralement que ce sont des kystes pseudo-glandulaires qui se développent aux dépens d'une crypte ou d'un diverticule de la muqueuse vaginale, dont l'orifice s'est oblitéré de façon à former une cavité close. Les kystes profonds se développent au-dessous de la muqueuse, dont ils sont complètement indépendants ; beaucoup plus volumineux que les précédents, ils constituent une tumeur régulièrement arrondie, dont le volume varie de celui d'une noix à celui d'un œuf ou même d'une orange. Leur paroi, toujours assez épaisse, est formée, par une couche de tissu fibro-musculaire tapissé par un épithélium cylindrique pourvu ou non de cils vibratils. En raison de leur situation et de la présence d'un épithélium cylindrique, ces kystes ne peuvent provenir de la muqueuse vaginale ; on admet généralement qu'ils se développent aux dépens de diverticules d'aspect glandulaire représentant, au niveau de la paroi vaginale, les vestiges du canal de Gartner, ou bien aux dépens de glandes urétrales aberrantes (glandes de Skène).

Tous les kystes du vagin ont une marche lente et insidieuse, presque toujours complètement indolente. Ils se présentent sous forme d'une tumeur arrondie, lisse, ordinairement sessile, plus rarement pédiculée ; la muqueuse qui recouvre cette tumeur est normale, ou bien amincie, transparente ; la consistance de la tumeur est molle et élastique, les touchers vaginal et rectal combinés permettent parfois de sentir la fluctuation. Les symptômes fonctionnels sont presque toujours absolument nuls; cependant, lorsque le kyste a acquis un certain volume, il peut produire une sensation de gêne, de pesanteur et de tiraillement périnéal; exceptionnellement un kyste de la paroi antérieure peut comprimer l'urètre et gêner l'émission de l'urine.

Le kyste du vagin est toujours une affection bénigne, son accroissement est lent et sa marche chronique; ils peut se rompre spontanément ou sous l'influence d'une violence extérieure; rarement il s'infecte, suppure et peut alors s'ouvrir soit dans le vagin, soit exceptionnellement dans l'urètre.

**Traitement**. — L'extirpation constitue le traitement de choix : la ponction ou l'incision simple sont insuffisantes et donnent presque toujours des récidives, l'extirpation complète est facile dans les kystes pédiculés et dans tous les kystes superficiels; dans les kystes profonds l'extirpation complète peut être difficile à cause des adhérences de la paroi à l'urètre ou à la vessie : dans ce cas, on pourrait se borner à ouvrir le kyste, à réséquer le plus possible de sa paroi, à toucher le reste au nitrate d'argent ou au chlorure de zinc, puis à tamponner et à attendre la cicatrisation par bourgeonnement.

II. — **TUMEURS SOLIDES**. — Les tumeurs solides du vagin, assez rares, peuvent se diviser en tumeurs bénignes et tumeurs malignes. Les tumeurs bénignes appartiennent toutes au type vasculo-conjonctif, et peuvent revêtir les formes de lipomes, fibromes ou myxomes. Les tumeurs malignes sont le sarcome, l'endothéliome, l'épithéliome et le chorio-épithéliome.

Les *lipomes vaginaux* sont très rares et présentent peu d'intérêt clinique. Les fibromes, fibro-myomes ou myomes purs, sont les tumeurs les plus souvent observées dans le vagin. On les observe pendant la période d'activité génésique et surtout entre 30 et 40 ans. Ces tumeurs sont ordinairement solitaires, rarement multiples, siègent de préférence sur la paroi antérieure du vagin; elles sont sessiles ou pédiculées et affectent fréquemment une situation sous-urétrale. Leur constitution histologique est identique à celle des fibro-myomes utérins se composant de fibres musculaires lisses et de tissu conjonctif, dont la répartition est variable (fibro-myomes et fibromes purs): ils ont peu d'effet sur la menstruation, la conception ou la grossesse, mais peuvent devenir une cause sérieuse de dystocie. Leurs symptômes dépendent de leur volume et de leur situation, ils relèvent surtout de la pression exercée par la tumeur sur les organes voisins. Ces tumeurs sont essentiellement bénignes par elles-mêmes; mais, comme les fibromes utérins, elles peuvent subir diverses dégénérescences qui leur impriment un certain caractère de gravité : transformation télangiectasique, dégénérescence sarcomateuse, gangrène, etc.

Le *sarcome primitif* du vagin peut se rencontrer dans l'enfance et dans l'âge adulte. Chez les petites filles, le sarcome primitif du vagin est rare; parfois il existe dès la naissance, plus souvent il apparaît de 2 à 5 ans sous forme d'une tumeur lobulée en grappe de raisin, accompagnée d'hémorragies et de phénomènes de rétention d'urine. Au point de vue histologique, ces tumeurs sont remarquables par la présence assez fréquente de fibres musculaires striées qui ont fait admettre à la plupart des auteurs qu'il s'agissait de néoplasmes congénitaux développés suivant la théorie de Conheim. Leur gravité est extrême et la chirurgie ne peut que rarement intervenir utilement. Le sarcome de l'adulte se montre surtout chez des femmes au-dessous de 50 ans, mais on peut l'observer chez des femmes très âgées. Il se développe avec fréquence sur la paroi antérieure et sur la paroi postérieure du vagin, et se montre sous forme d'une tumeur arrondie, sessile ou pédiculée, recouverte au début par une muqueuse normale ; l'ulcération survient tardivement, mais est si envahissante que l'affection abandonne la forme de tumeur pour revêtir celle d'un véritable ulcère. Au début, une large extirpation peut être suivie de guérison définitive, mais le sarcome du vagin s'accroît très rapidement et donne souvent lieu à des métastases, surtout à des métastases pulmonaires. La durée moyenne de l'évolution est de 15 à 18 mois.

Les *endothéliomes du vagin* sont très rares ; ils se développent surtout chez des femmes jeunes, siègent de préférence sur la paroi postérieure et constituent une tumeur peu volumineuse, d'abord lisse, puis ulcérée, donnant lieu à des hémorragies abondantes. Ces néoplasmes se propagent par voie lymphatique et sont extrêmement malins.

L'*épithélioma primitif* du vagin s'observe surtout de 50 à 60 ans ; il se développe le plus souvent sur la partie supérieure de la paroi vaginale postérieure ; tantôt il revêt la forme d'une tumeur papillaire ou végétante, tantôt il se montre sous forme d'une infiltration diffuse, qui peut faire tout le tour du vagin. C'est ordinairement un épithélioma pavimenteux développé aux dépens de l'épithéliome de la muqueuse vaginale, plus souvent c'est un épithélioma cylindrique développé aux dépens de vestiges du canal de Gartner, ou de glandes urétrales aberrantes inclues dans la paroi vaginale. Le début de l'épithélioma passe presque toujours inaperçu, mais dès que le néoplasme a acquis un certain volume, il détermine des hémorragies, des écoulements fétides, des douleurs, des troubles vésicaux et rectaux. Le pronostic est des plus graves, la marche est très rapide, aboutissant à la mort au bout d'un an à 18 mois en moyenne : souvent le néoplasme envahit de bonne heure les organes voisins (col de l'utérus, vessie, rectum, urètre, uretère, etc.). Toutefois, certains épithéliomas en surface, greffés sur des plaques leucoplasiques, évoluent très lentement et n'ont guère de tendance à la généralisation.

Le *chorio-épithéliome primitif* du vagin est très rare ; nous n'en connaissons qu'une vingtaine de cas ; absolument analogue au chorio-épithéliome utérin, c'est une tumeur d'origine fœtale, qui se développe à la suite d'une grossesse ou d'un avortement, aux dépens d'une embolie partie du revêtement ectodermique des villosités choriales, et arrêtée dans les veines de la paroi vaginale. Le chorio-épithéliome se traduit cliniquement par des douleurs et surtout par des hémorragies souvent très abondantes ; l'examen montre une tumeur molle, violacée, qui siège le plus souvent près de l'orifice intérieur du vagin et ressemble beaucoup à une varice thrombosée ; de très bonne heure la muqueuse présente, au niveau de la tumeur, une ulcération irrégulière, végétante, recouverte de caillots, et qui saigne très facilement. Le pronostic du chorio-épithéliome abandonné à lui-même est absolument fatal ; la mort peut être presque foudroyante, due à des hémorragies abondantes, ou bien être le résultat de généralisations néoplasiques dans les poumons, le foie, le rein, la rate. Une intervention précoce et très large peut donner une guérison définitive.

Le traitement des tumeurs solides du vagin diffère suivant qu'il s'agit de tumeurs bénignes ou de tumeurs malignes : 1° le traitement des tumeurs bénignes consistera dans l'énucléation vaginale sous-muqueuse, dans les cas de tumeurs sessiles, et en section du pédicule après ligature pour les tumeurs pédiculées. Dans les cas de masses volumineuses l'énucléation peut nécessiter de véritables manœuvres obstétricales ; 2° dans les tumeurs malignes, l'intervention ne doit être faite que si elle permet d'enlever largement toutes les parties atteintes : si la tumeur est, à ses débuts, bien limitée au vagin, on peut l'enlever soit par voie vaginale, soit par voie périnéale, en ayant soin de faire autour du néoplasme une large incision, qui empiète fortement sur les tissus sains. Lorsque la tumeur est propagée au col utérin, il faut enlever tout l'utérus en même temps qu'une partie ou même la totalité du vagin. Lorsque le néoplasme s'est largement propagé dans le voisinage, lorsqu'on constate des masses ganglionnaires et que la cachexie fait des progrès rapides, il est préférable de ne pas intervenir et de se borner à un traitement palliatif : grattage à la curette, cautérisation au thermo-cautère, au chlorure de zinc ou au chlorure de calcium pour désinfecter et arrêter les hémorragies, opium et morphine pour calmer les douleurs.                    *PIQUAND.*

**VAGIN** (**VICES DE CONFORMATION**). — Les vices de conformation du vagin peuvent tous s'expliquer par la persistance d'un état transitoire embryonnaire. Le vagin se développe aux dépens de la partie inférieure des canaux de Müller, d'abord largement séparés l'un de l'autre, puis accolés et séparés seulement par une cloison, puis enfin réunis en un conduit unique par la résorption de cette cloison. On peut les classer de la manière suivante :

I. **Absence de vagin, ou vagin rudimentaire par arrêt de développement de canaux de Müller.** — Elle peut coïncider avec une absence de l'utérus. Le plus souvent, la vulve et l'hymen sont bien conformés ; l'urètre peut être dilaté par les tentatives de coït.

II. **Ouvertures anormales.** — On a vu le vagin s'ouvrir près du rectum ou au-dessus du pubis dans la vessie.

III. **Cloisonnement transversal.** — Dû à une imperforation de l'hymen ou à une membrane formant diaphragme plus ou moins haut dans le vagin. Il peut y en avoir plusieurs sur la même femme.

IV. **Vagins doubles, à cloison longitudinale.** — Le cloisonnement peut s'étendre à tout le vagin, n'intéresser que sa partie postérieure, ou bien être interrompu sur plusieurs points. Souvent il y a, en même temps, bifidité de l'utérus.

V. **Étroitesse du vagin.**

**Symptômes.** — On se représente facilement les signes et les troubles fonctionnels en rapport avec ces malformations. Ces troubles deviennent apparents à l'époque de la menstruation ou lors des rapprochements sexuels.

Dans le cloisonnement transversal, le sang des règles s'accumule dans la partie supérieure du vagin formant une tumeur qui augmente à chaque période menstruelle, qui repousse l'hymen en avant et comprime l'urètre.

La dilatation peut porter à la fois sur l'utérus et sur les trompes. La tumeur, que l'on sent par le palper abdominal, se tend et devient douloureuse au moment des crises cataméniales. Le *contenu* de la poche est un sang épais qui peut s'infecter et donner lieu à du pus et à des gaz.

Si l'oblitération n'est pas absolue, on n'observe que des phénomènes de dysménorrhée. Les cloisons incomplètes se ramollissent généralement pendant la grossesse et ne mettent pas obstacle à l'expulsion du fœtus : elles se laissent distendre ou se rompent. Naturellement, les rapports sexuels peuvent être, dans certains cas, difficiles ou impossibles.

**Diagnostic.** — L'absence du vagin et les ouvertures anormales sont faciles à reconnaître. Dans les cas de cloisonnement transversal, il faut se rendre compte de la disposition et de l'épaisseur des tissus qui mettent obstacle à l'écoulement des règles. On s'aidera pour cela du toucher vaginal et du toucher rectal combinés.

**Pronostic.** — Il est sérieux, voire même grave, dans le cloisonnement transversal et l'absence du vagin. Outre l'obstacle à la fécondation et quelquefois aux rapports sexuels, cette anomalie peut entraîner la mort par distension exagérée de l'utérus et des trompes remplies du sang menstruel : la poche se rompt et le sang provoque une pelvi-péritonite ou une péritonite généralisée.

**Traitement.** — I. *Absence totale ou partielle du vagin.* — Les procédés qui ont pour but de reconstituer un vagin ou de le créer de toutes pièces sont nombreux, et nous ne pouvons les décrire ici. Contentons-nous de dire qu'après avoir recouru à l'*incision simple* et à l'*incision combinée au refoulement*, les chirurgiens de nos jours donnent la préférence à la *méthode autoplastique.*

La détermination des *indications* opératoires est subordonnée à la présence et à l'intégrité relative de l'utérus et des annexes ; ces indications se ramènent à trois principales : 1° *Il y a rétention* ; il faut intervenir au plus tôt avant que la rétention ait pris des proportions considérables. La rétention suppose l'intégrité des ovaires et de l'utérus ; 2° *Il y a douleur sans rétention* ; en pareil cas, les douleurs proviennent de l'insuffisance ovarienne. Il ne faut donc pas recourir à la castration dont les résultats sont défectueux, mais pratiquer la restauration vaginale et l'abouchement avec l'utérus en y adjoignant, si besoin est, l'opothérapie ; 3° *Il n'y a ni rétention, ni douleurs.* Dans ce cas, si l'utérus et les ovaires sont en place et normaux, il convient d'opérer et d'aboucher le vagin à l'utérus ; sinon, il s'agit seulement de faire un vagin pour le coït. Gérard-Marchant, Legueu ont eu recours à la *laparotomie exploratrice* pour vérifier l'état de l'utérus et des annexes.

II. *Cloisonnement du vagin.* — Lorsque la cloison gêne ou empêche les fonctions normales, il faut en pratiquer l'incision ou l'excision entre deux pinces.

III. *Rétrécissements congénitaux.* — Comme les imperforations du vagin, ces sténoses peuvent causer la rétention des règles et faire obstacle au coït, à la fécondation ou à l'accouchement. La *dilatation* avec des laminaires et des bougies de Hégar est la méthode la plus simple à utiliser. Si elle échoue, l'incision ou l'excision de la bride rendront au vagin son calibre normal.

KENDIRDJY.

**VAGINAL (BALLOTTEMENT).** — V. Grossesse.

**VAGINAL (POULS).** — V. Grossesse.

**VAGINALITE.** — V. Hydrocèle.

**VAGINISME.** — Le vaginisme est un état morbide caractérisé par l'*hyperesthésie* de la vulve et du vagin, entraînant presque toujours la *contracture* spasmodique du sphincter vulvaire.

La contracture est secondaire à la douleur provoquée par le contact du doigt ou de la verge. Les muscles intéressés sont : le constricteur de la vulve et du vagin et le releveur de l'anus; d'autres muscles du bassin peuvent aussi y prendre part.

**Étiologie.** — Le vaginisme s'observe principalement chez les femmes non complètement déflorées (Pinard) : sur 54 cas, Scanzoni n'en a relevé que 2 chez des femmes ayant eu déjà des enfants.

Le vaginisme est considéré comme une névrose; les malades sont souvent des nerveuses et des hystériques. Il n'en est pas moins vrai que, généralement, il existe une lésion initiale, locale, qui met en jeu cette hyperesthésie réflexe. La *vulvo-vaginite* aiguë ou chronique, les lésions qui siègent sur la muqueuse de la vulve et de l'entrée du vagin : herpès, eczéma, caroncule du méat urinaire et surtout les *fissures*. Ces fissures ont ici exactement les mêmes conséquences qu'à l'anus : elles déterminent une douleur paroxystique lorsqu'un corps quelconque dilate l'anneau vulvaire, et cette douleur, à son tour, provoque la contracture énergique du sphincter, contracture de défense. Ces mêmes lésions peuvent, en siégeant loin de la vulve, au niveau de l'anus et du rectum, engendrer le vaginisme.

Hegar et Kaltenbach ont attiré l'attention sur une disposition un peu anormale de l'orifice vaginal, disposition qui fait que le clitoris, placé trop en avant, est exposé à de véritables traumatismes pendant le coït.

**Symptômes.** — Il y a le vaginisme *inférieur* et le vaginisme *supérieur* (Péan).

Le vaginisme *inférieur* se caractérise par la contracture réflexe du sphincter vulvaire. C'est la variété la plus fréquente.

Le vaginisme *supérieur* est constitué par la contracture du constricteur du vagin, du releveur de l'anus.

Tous deux se traduisent par une douleur extrêmement vive, à toute tentative de coït, rendant l'intromission du pénis impossible ou très difficile et inspirant à la femme la terreur des rapprochements sexuels.

L'*examen local* doit être minutieusement pratiqué. La malade étant placée sur une table à spéculum, on examinera soigneusement tous les replis de la vulve, le vestibule et l'entrée du vagin surtout, pour y noter les moindres lésions ou fissures. On procédera au toucher avec la plus grande douceur; souvent, au premier examen, l'introduction d'un spéculum sera impossible. Mais rien n'empêche d'appliquer auparavant sur les parties malades un tampon imbibé d'une solution de cocaïne ou de stovaïne, ce qui diminuera ou supprimera momentanément la douleur et permettra les investigations nécessaires.

Malgré les difficultés apportées au coït, malgré le coït incomplet, la fécondation peut s'observer, mais c'est un fait exceptionnel.

**Traitement.** — Il est *général* ou *local.*

1° Le traitement général n'est qu'un adjuvant du traitement local. Il consiste dans l'abstention du coït, les bains tièdes, l'administration d'antispasmodiques : bromures, valériane, etc.

2° Le traitement *local* est *médical* ou *chirurgical.*

Dans l'ordre médical, on aura recours aux injections chaudes additionnées de laudanum ou de chloral, aux suppositoires vaginaux, à la belladone, à la cocaïne, à la stovaïne, etc. La *cautérisation* avec une solution de nitrate d'argent à 1 ou 2 pour 100, en amenant la guérison des petites lésions, donne parfois d'excellents résultats.

Le *traitement opératoire* comprend la dilatation graduelle ou brusque et l'intervention sanglante.

*a*) La *dilatation graduelle* se pratique avec des mèches enduites de pommade anesthésique. Ce traitement est douloureux, long et fastidieux.

*b*) La *dilatation brusque* est de beaucoup préférable ; elle se pratique sous l'anesthésie chloroformique ou sous la rachianesthésie, avec les pouces, ou, mieux, avec un spéculum.

*c*) L'*intervention sanglante* consiste dans la *section du sphincter.* Après anesthésie, on fait sur chaque côté de la vulve une incision de 5 à 4 centimètres de profondeur. L'incision porte sur l'anneau vulvaire et empiète sur le périnée. Il en résulte une plaie losangique dont les bords sont suturés d'avant en arrière. La vulve est ainsi élargie de toute la longueur des plaies losangiques. Ce procédé ne doit être appliqué que lorsque les autres ont échoué.                                                        *KENDIRDJY.*

**VAGINITE**. — La vaginite est l'inflammation du vagin.

**Étiologie**. — La vaginite peut être due au gonocoque ou à d'autres microbes. La *vaginite blennorragique* succède à l'urétrite, à la vulvite ou à la métrite, et s'observe aussi bien chez les jeunes filles que chez les femmes adultes.

Le traumatisme, les corps étrangers (pessaires), les congestions menstruelles prédisposent à l'infection.

**Lésions**. — Il existe *trois variétés* de vaginite :

1° *Vaginite catarrhale.* — C'est la plus fréquente. Elle se présente sous plusieurs formes : la vaginite *granuleuse*, la vaginite *simple*, la vaginite *sénile* ; les vaginites *pustuleuse, vésiculeuse, exfoliante, folliculaire, emphysémateuse,* etc.

2° *Vaginite exsudative.* — Plus rare, elle présente deux formes : la forme *pseudo-membraneuse* et la forme *diphtérique.*

3° *Péri-vaginite phlegmoneuse.* — Caractérisée par l'extension de l'inflammation au tissu cellulaire péri-vaginal, elle entraîne le sphacèle des cloisons vésico et recto-vaginales et laisse à sa suite des fistules et des rétrécissements.

**Symptômes**. — Le type de la vaginite est représenté par la forme que l'on observe dans la blennorragie.

Au début, les femmes accusent une sensation de pesanteur et de cuisson et une leucorrhée abondante, tachant le linge; bientôt, c'est une douleur véritable obligeant parfois les malades à garder le lit. Il n'est pas rare de voir ces phénomènes locaux s'accompagner d'abattement et d'un léger mouvement fébrile.

A l'*examen*, on constate du gonflement et de la rougeur de l'entrée du vagin; les lèvres, écartées, laissent suinter un pus filant très abondant. Le doigt, introduit dans le vagin, constate une augmentation de la température locale et une certaine turgescence de la muqueuse dont les plis sont plus saillants (langue de bœuf). Le toucher est très douloureux; quant à l'examen par le spéculum, il est absolument impossible pendant les premiers jours; il est d'ailleurs inutile. Le col de l'utérus n'est pas indemne.

L'affection atteint son maximum en 8 à 10 jours, puis elle décroît pour guérir ou pour prendre une marche chronique, avec çà et là des exacerbations aiguës.

La vaginite *folliculaire* se caractérise par l'apparition de nodules lisses, arrondis, pâles. Dans la forme *exsudative*, il y a une suppuration très abondante, et une atteinte de l'état général. La *péri-vaginite* s'accompagne de symptômes généraux graves. La *bartholinite* coïncide souvent avec la vaginite; on a signalé l'adénite inguinale ou pelvienne.

Le **pronostic** est sérieux: la vaginite blennorragique, outre les complications auxquelles elle peut donner lieu, passe souvent à l'état chronique et constitue alors une source permanente d'infection.

Le **diagnostic** est facile lorsqu'il s'agit de reconnaître la vaginite, plus difficile s'il faut en reconnaître la nature et la cause. L'examen bactériologique rend des services, mais il faut se rappeler qu'un examen négatif ne prouve pas que la vaginite ne soit pas d'origine gonococcique, de même que la présence de gonocoques dans le vagin ne signifie pas nécessairement vaginite.

**Traitement.** — Dans la *phase aiguë* de la vaginite blennorragique, on prescrira le repos au lit, l'application de compresses antiseptiques chaudes et un régime léger. Dès que les douleurs le permettront, on aura recours aux irrigations répétées plusieurs fois par jour de sublimé à 1 pour 1000 ou de permanganate à 1 pour 500, en ayant bien soin de déplisser la muqueuse avec le doigt pour faire arriver le liquide jusque dans les culs-de-sac. Dans la *forme chronique* on se trouvera bien de badigeonnages de teinture d'iode à 3 ou 4 pour 100, ou d'irrigations antiseptiques. La vaginite doit être particulièrement bien soignée chez les femmes enceintes à cause du danger qu'elle offre pour les yeux du nouveau-né. Dans la *périvaginite phlegmoneuse*, on donnera issue au pus par des incisions libératrices. Quant aux vaginites par corps étranger, elles comportent en premier lieu l'extraction de l'objet irritant.

*KENDIRDJY.*

**VAGINITE GRANULEUSE.** — Quelques femmes présentent, au cours de la grossesse, une leucorrhée abondante, épaisse, irritante qui est liée à un état particulier de la muqueuse vaginale (vaginite granuleuse). Si l'on pratique le toucher vaginal, on constate que la muqueuse est épaissie, rugueuse et l'on sent à sa surface des granulations plus ou moins saillantes; presque toujours cette vaginite granuleuse est causée par la blennorragie. Le traitement consiste en injections faites avec une solution de permanganate de potasse, d'aniodol, de biiodure de mercure, ou de chloral. *G. LEPAGE.*

**VALÉRIANE, ACIDE VALÉRIANIQUE, VALÉRIANATES.** — Constituée par le rhizome et par les racines de la plante, la valériane des pharmacies présente une odeur forte et caractéristique.

Les composés aromatiques contenus dans la valériane exercent sur le système nerveux une action élective à la fois tonique et antispasmodique. On utilise en thérapeutique l'eau distillée de valériane (10 à 100 gr.), la poudre (1 à 20 gr.), l'extrait (0 gr. 50 à 5 gr.), la teinture (1 à 10 gr.), le sirop (20 à 100 gr.).

L'**acide valérianique** que l'on retire de la racine de valériane est l'acide isovalérianique. Il sert à préparer les valérianates.

Les **valérianates** employés en thérapeutique sont les valérianates d'ammoniaque et de zinc.

Le *valérianate d'ammoniaque* peut être obtenu cristallisé; sous cette forme on le donne à la dose de 5 à 20 centigr. par jour. On utilise plus souvent la solution dite valérianate Pierlot (soluté de valérianate d'ammoniaque composé du Codex) que l'on administre à la dose de quelques cuillerées à café dans un liquide quelconque.

Le *valérianate de zinc* se prescrit à la dose de 5 à 20 centigr. en cachets ou en pilules. Il entre dans la composition des *pilules de Méglin.*

*Soluté de valérianate d'ammoniaque composé* (Codex).

| | |
|---|---|
| Acide valérianique . . | 5 grammes. |
| Sesquicarbonate d'ammoniaque. . . . . . | 4 — |
| Extrait de valériane. . | 2 — |
| Eau distillée . . . . . | Q. D. pour 100. |

2 à 5 cuillerées à café dans de l'eau, en boisson ou en lavement.

*Pilules de jusquiame et de valériane composées, pilules de Méglin* (Codex).

| | |
|---|---|
| Extrait de jusquiame . . . . | 0 gr. 50 |
| Extrait de valériane. . . . . | 0 gr. 50 |
| Oxyde de zinc. . . . . . . . | 0 gr. 50 |

Faites 10 pilules.

*E. F.*

**VALVULAIRES (AFFECTIONS).** — V. Aortique, Mitrale, Pulmonaire, Tricuspide.

**VAPEURS IRRITANTES (INTOXICATION).** — Le type de ces vapeurs est le *chlore*, mais le *brome*, l'*iode*, le *fluor*, l'*anhydride sulfureux* agissent de même. Les accidents provoqués sont très pénibles : brûlure rétro-sternale, picotement des yeux, éternuements, spasme de la glotte, dyspnée, quelquefois même congestion pulmonaire avec hémoptysies ; ils sont rarement mortels. Les chimistes surtout y sont exposés.

**Traitement.** — Grand air, atmosphère humide pour apaiser l'action caustique et douloureuse du gaz irritant. Au besoin, faire respirer un peu d'éther ou de chloroforme. Traitement symptomatique des troubles pulmonaires consécutifs. (V. Hydrogène sulfuré).

*FRANÇOIS MOUTIER.*

**VARICELLE.** — (**Petite Vérole volante**). — Fièvre éruptive, contagieuse, épidémique. Elle épargne la toute première enfance, pour sévir surtout sur les enfants de trois à sept ans. Après dix ans, les cas deviennent moins fréquents, ils sont rares chez l'adulte. Une première atteinte confère généralement l'immunité. Quelques récidives pourtant ont été signalées (Hufeland, Trousseau).

La varicelle est-elle une maladie autonome ou une variole atténuée? — En France, depuis Trousseau, on est dualiste : l'école de Vienne, avec Hebra, Kaposi, est restée uniciste. Notre ignorance du germe spécifique, microbe ou protozoaire, ne nous permet pas de trancher absolument la question. Mais les faits suivants prouvent que l'élément pathogène est, ou différent, ou au moins très différencié.

La variole ne protège pas contre la varicelle. La varicelle ne protège pas contre la variole. La vaccine n'empêche pas l'infection par la varicelle, pas plus que la varicelle ne gêne l'inoculation vaccinale. Le cas d'OEttinger montre la vérité de ces affirmations. Un enfant varicelleux non vacciné fut placé par erreur au pavillon des varioleux. On le vaccina, mais tardivement: l'enfant guérit de la varicelle, puis contracta la variole, et l'on put voir les pustules vaccinales, apparues aux trois points d'inoculation, évoluer en même temps que l'éruption variolique.

L'examen du sang donne dans ces deux maladies une formule leucocytaire très voisine, qui les différencie de toutes les fièvres éruptives et de toutes les dermatoses, sauf les purpuras (A. Clerc). L'une et l'autre présentent de la mononucléose, avec myélocytose, mais celle-ci est dans la variole beaucoup plus nette que dans la varicelle (Roger et Weill, Enriquez et Sicard).

**Description de la maladie.** — Comme toutes les fièvres éruptives elle présente trois périodes : l'*incubation*, l'*invasion*, l'*éruption*.

L'*incubation* de la varicelle spontanée est longue, elle dure une quinzaine de jours (Talamon, Gerhardt), 16 jours (H. Barth), jamais plus de 19 jours. L'incubation de la varicelle inoculée est plus courte (Steiner, d'Heilly).

*Invasion.* — Les symptômes de cette période sont souvent si légers qu'ils peuvent passer inaperçus. Ce sont d'ordinaire : de l'anorexie, de la courbature, de la céphalée, une fièvre légère. Mais la température monte quelquefois à 39°, 39°,5, 40°, et exceptionnellement on a vu des vomissements, de la rachialgie, même des convulsions (Hunter, Dumas, Kassowitz). Cette période ne dure pas plus de 24 heures, souvent moins, et les taches apparaissent.

*Éruption.* — Nous avons dit que l'éruption pouvait être le premier symptôme observé. Elle commence par des macules que Trousseau comparait aux taches rosées de la dothiénentérie. Ces taches sont très éphémères, l'épiderme se soulève bientôt, et la *bulle caractéristique* se forme, renfermant le premier jour un *liquide clair et transparent*. Elle est régulière, de la dimension d'un pois, d'une lentille, souvent ovale. Aucune auréole inflammatoire ne l'entoure encore. « elle ressemble à une phlyctène, à la bulle du pemphigus, de certains herpès ». Le premier jour, les éléments sont généralement peu nombreux, dix, quinze, vingt, *disséminés sur toutes les parties du corps*, visage, cuir chevelu, tronc, membres, indistinctement. Le jour suivant on voit 100 ou 150 nouveaux éléments, macules ou bulles. — Les bulles parues la veille ont continué leur évolution, elles sont devenues opalescentes ; leur liquide est trouble, séropurulent. Elles s'agrandissent, deviennent irrégulières, une zone inflammatoire les entoure : elles sont douloureuses, prurigineuses. Puis, vers la fin du 5e jour ou le commencement du 4e, elles crèvent et se dessèchent : une croûte noirâtre se forme, semblable à celles qui succèdent aux pustules d'ecthyma ; cette croûte tombera bientôt laissant une tache rougeâtre, visible encore quelques jours. Mais pendant ce temps d'autres taches ont pu apparaître présentant le même cycle évolutif. *L'éruption se fait ainsi par poussées successives*, pendant 4, 5 jours, quelquefois 10 jours. Les premiers éléments sont déjà desséchés et les derniers en sont encore au stade de la macule ou de la bulle. Cadet de Gassicourt cite un cas où les dernières vésicules parurent au bout de 18 jours ; Thomas, au bout d'un mois. L'éruption reste d'ordinaire discrète, et la varicelle n'est jamais confluente, même quand les éléments sont nombreux. C'est sur le tronc qu'ils atteignent leur plus grande dimension. Ils apparaissent aussi en plus grand nombre aux endroits où la peau est irritée : badigeonnages de teinture d'iode (Gaillard), eczéma (P. Merklen), décubitus latéral (Henoch). Quelques éléments peuvent ne pas présenter une évolution complète, la macule se soulève, mais au lieu de devenir bulle elle reste quelques heures à l'état de papule, puis se sèche. Quand beaucoup d'éléments subissent cette transformation, la varicelle est *dite papuleuse*. Gaillard a publié un cas où il n'avait pu trouver aucune vésicule ; mais d'ordinaire les deux formes coexistent.

La *fièvre* peut faire complètement défaut pendant l'éruption comme pendant l'invasion. Elle peut revenir à chacune des poussées successives. Elle peut enfin manquer pendant les prodromes et ne se montrer que le 2e ou le 5e jour de l'éruption. C'est ce que l'on appelle la *fièvre retardée*. L'épistaxis est fréquente, les autres hémorragies sont exceptionnelles. Andrew a vu une varicelle hémorragique, c'est la seule publiée.

*Rash*. — Dans la varicelle il peut y avoir des *rash* ; le fait est rare, puisque malgré la fréquence de la maladie il n'y a pas plus d'une trentaine de cas connus. Ils ne précèdent pas toujours l'éruption, comme ceux de la variole ; ils peuvent survenir le 2e jour, le 5e jour, même le 8e (Comby). Ils sont toujours scarlatiniformes (un seul rash morbilliforme a été signalé par Chauffard). L'érythème est diffus avec un piqueté hémorragique ne disparaissant pas à la pression. Ils durent 24 ou 48 heures, avec une température de 59° ou 40°. Tous les cas se sont terminés par la guérison.

*Énanthèmes*. — L'éruption ne se borne pas toujours à l'épiderme, et les vésicules peuvent se montrer sur toutes les muqueuses : bouche, pharynx, larynx, conjonctive, cornée, vulve, prépuce. Le plus souvent, la bulle s'est déchirée et l'on voit une érosion rouge entourée d'une zone enflammée et tuméfiée. La *stomatite* est simple ou ulcéreuse ; elle gêne la mastication et la déglutition. Dans le larynx, les ulcérations petites et nettement circulaires siègent surtout sur les cordes vocales ; chez les très jeunes enfants la *laryngite varicelleuse* peut simuler le croup et nécessiter le tubage ou la trachéo.

tomie (Marfan et Hallé, Roger et Bayeux). La *vulvite* rend les mictions douloureuses. La *conjonctivite* n'a pas de gravité, mais la *kératite* peut laisser des opacités de la cornée.

**Complications.** — Elles sont extrêmement rares et quelques-unes peuvent être mises sur le compte d'une affection concomitante ou d'une infection surajoutée.

*Varicelle gangreneuse.* — La maladie a évolué normalement, quand tout à coup, vers le 7e jour, les vésicules, qui paraissaient devoir se sécher, s'infiltrent de sang, se gangrènent; l'inflammation s'étend de 2 centimètres à 2 cm. 1/2 en dehors de l'ulcération. Un sillon d'élimination se forme; l'escarre tombe laissant une plaie taillée à pic, suppurante. Cette complication est très meurtrière, les malades succombent à l'infection généralisée ou à l'épuisement.

*Néphrite.* — Elle peut survenir à toutes les périodes de la varicelle. On a même décrit une néphrite prévaricellique. D'ordinaire légère, l'albumine disparaît au bout de quatre ou cinq jours. Mais quelques cas ont été mortels, les reins présentaient des lésions analogues à celles des néphrites scarlatineuses.

Signalons encore les *pseudo-rhumatismes* avec arthrites légères ou suppurées (cas mortel de Braquehaye avec endocardite), le *phlegmon du cou* (Rogivue), un cas de gangrène par artérite (Bellamy), enfin les *pyohémies* à streptocoques et à staphylocoques (Roger, Brunner),

J'ai eu à soigner, en 1908, un homme de trente ans, très robuste, qui, à la suite d'une varicelle légitime contractée de son fils, eut un infarctus pulmonaire, puis une phlébite de la jambe. Ce malade guérit après une longue convalescence.

**Diagnostic.** — Par la description de la maladie, nous avons vu combien elle était différente, cliniquement, de la varioloïde : rapidité de l'invasion, pas de rachialgie ou très peu, rapidité de l'évolution de chaque élément qui est terminée en trois ou quatre jours. Éruption par poussées successives se produisant sur toute la surface du corps, tandis que celle de la variole se fait en une seule poussée et débute généralement par la face. Enfin, l'élément caractéristique de la varicelle est une bulle claire transparente qui ne ressemble pas à la vésico-pustule ombiliquée de la variole. Malgré toutes ces différences, le diagnostic est dans quelques cas assez difficile, et on peut être forcé d'attendre un ou deux jours pour l'affirmer si l'on n'a pas suivi la marche de la maladie; une nouvelle poussée montrant la bulle transparente, ou le retour rapide à la santé, lève alors tous les doutes. A tous égards, on ne saurait être trop prudent, car des varicelleux envoyés dans des services de varioleux ont contracté la « variole et en sont morts, tandis que des varioleux avec un faux diagnostic de varicelle ont été la cause de graves épidémies ». (H. Roger.)

On ne peut penser à la *scarlatine* que dans le cas très rare d'un rash prééruptif. L'absence d'angine, d'adénopathie sous-maxillaire, et surtout l'apparition des bulles, supprimeront toute incertitude.

Le diagnostic avec la *gale*, le *prurigo*, l'*urticaire*, l'*impétigo*, est facile. On ne peut songer à la syphilis varicelliforme de Duhring que chez l'adulte.

**Pronostic**. — Il ne faut pas oublier que les cas mortels que nous avons signalés sont des exceptions infiniment rares, et la varicelle doit toujours être considérée, avec Trousseau, comme une maladie bénigne comportant un pronostic favorable.

**Prophylaxie et Traitement**. — Le traitement se borne à quelques prescriptions hygiéniques. Les petits malades seront tenus à la chambre et isolés des autres enfants, car, pour ceux-ci, la varicelle est très contagieuse. S'il y a de la fièvre ou de l'embarras gastrique, on prescrira un purgatif léger et la diète lactée : les vomitifs sont généralement inutiles. Pour éviter les lésions de grattage qui peuvent laisser des cicatrices indélébiles, on recommandera des onctions de vaseline boriquée que l'on saupoudrera de poudre d'amidon. Enfin, l'on fera de fréquentes analyses d'urine et, si l'on trouvait de l'albumine, il faudrait, jusqu'à sa disparition complète, tenir le malade au lit et lui imposer le régime lacté absolu. Quand l'éruption sera terminée, vers le 12e ou 15e jour, un bain savonneux sera donné et l'enfant pourra reprendre sa vie habituelle.

Dans le cas de stomatite on fera des lavages de la bouche avec l'eau boriquée chaude, on touchera la muqueuse avec une solution de chlorate de potasse à 40 pour 100. Si quelques vésicules s'ulcéraient, il faudrait faire des pansements humides et laver les ulcérations avec de l'eau oxygénée ou une solution de permanganate de potasse.

La varicelle n'est soumise à aucune déclaration ni obligatoire, ni facultative, mais l'Académie de médecine a prescrit, pour les élèves des lycées et des autres établissements scolaires, un isolement de 25 jours.

*A. BACH.*

**VARICES.** — On nomme varices la dilatation permanente et pathologique des veines.

Les varices se montrent surtout entre 30 et 40 ans ; celles qui se montrent *chez des enfants* sont en général des varices *congénitales*. L'homme est plus fréquemment atteint que la femme. Les professions pénibles nécessitant une longue station debout y prédisposent particulièrement : aussi les voit-on surtout chez les gardiens de la paix, chez les laquais, les compositeurs d'imprimerie, les militaires ; chez la femme, la grossesse en est souvent la cause première.

Deux facteurs interviennent dans la production des varices : 1° une pression sanguine veineuse anormale : 2° une altération des parois veineuses qui diminue leur résistance. Le premier facteur, *mécanique*, et qui nous explique la prédominance des varices au membre inférieur, leur rareté au membre supérieur est indéniable, mais d'une importance *secondaire* : c'est l'*altération de la paroi veineuse* qui prime tout.

**Lésions**. — Toutes les veines peuvent être atteintes de varices : on les observe fréquemment sur les veines de l'anus et du rectum, où elles portent le nom d'hémorroïdes, sur les veines du cordon spermatique : c'est le varicocèle, sur les veines de l'œsophage, etc., mais le siège de beaucoup le plus habituel est le *membre inférieur*. Les varices débutent par les veines *profondes sous-aponévrotiques*, tributaires des veines péronéales et tibiales postérieures; les varices superficielles atteignent de préférence la *saphène interne* et ses veines tributaires. Les veines variqueuses sont *allongées*, d'où les flexuosités nombreuses — *varices serpentines* — et *dilatées*. La dilatation est, au début, régulière — *varices cylindroïdes* — mais comme l'altération vasculaire n'est pas uniformément répartie, la résistance varie d'un point à l'autre et la dilatation devient irrégulière ; et, selon que l'ectasie porte sur *toute* la circonférence ou sur une partie seulement de celle-ci, on dit que les varices sont *fusiformes* ou *globuleuses*. En France, on admet en général avec Cornil que l'altération porte surtout sur la *tunique moyenne* des veines ; les varices sont des *mésophlébites* ; en Allemagne, on les considère comme des *endophlébites*.

Quoi qu'il en soit, les *valvules* participent à l'altération ; elles se *ratatinent* et deviennent vite *insuffisantes*, et ce, d'autant plus que les vaisseaux se dilatent, faute de résistance.

Avec l'âge, la phlébite chronique, la sclérose veineuse envahit *toute la paroi* veineuse et les veines deviennent alors *rigides* et souvent incrustées de concrétions calcaires — *phlébolithes* — dont le siège de prédilection est la région valvulaire.

Mais il y a plus, la sclérose envahit *tous les tissus* qui avoisinent la veine lésée ; elle gagne le *tissu conjonctif*, elle se propage aux *artères* de la région, et enfin par l'intermédiaire des veinules nourricières des nerfs — *vasa nervorum* — aux *troncs nerveux*, et l'on connaît toute l'importance de la périnévrite et de la névrite du nerf sciatique et de ses branches dans la pathogénie des phénomènes douloureux et des *troubles trophiques* des membres variqueux : atrophie de l'appareil pilo-sébacé et des glandes sudoripares ; altération des poils, des ongles, œdème chronique des membres, éruptions cutanées, ulcères variqueux, etc.

**Symptômes.** — Nous aurons en vue, dans cette description, uniquement les varices des membres inférieurs : les hémorroïdes, le varicocèle, les varices œsophagiennes et vulvaires seront décrites ailleurs.

Le plus souvent, les varices débutent par la dilatation des veines profondes, musculaires.

Les sujets se plaignent de se *fatiguer* plus vite que de coutume, pendant la marche ; ils ressentent souvent un *engourdissement* dans les mollets et des *douleurs* présentant ce caractère important de s'accentuer dans la station debout et de diminuer ou de disparaître lorsque le malade étend horizontalement sa jambe. Le diagnostic se confirme par la constatation, le soir, d'un gonflement du pied, de la région rétro-malléolaire, voire même de la partie inférieure de la jambe et par l'existence à la surface du membre d'*arborisations veineuses* : dans quelques cas, s'ajoutent à ces symptômes : du prurit, des éruptions cutanées, eczéma, furoncles, et une augmentation notable de la sécrétion sudorale.

Lorsque les varices ont envahi les veines superficielles, le territoire de la saphène interne est d'habitude le premier atteint : on voit alors le long de la face interne de la jambe, de la cuisse, des *cordons* bleuâtres, flexueux, de calibre uniforme qui disparaissent par la pression pour réapparaître dès que celle-ci a cessé (fig. 252).

Il est facile déjà de constater l'insuffisance des valvules. Le sujet étant debout, on comprime avec une main la saphène au-dessus du genou ; avec l'autre main on vide la veine de bas en haut, depuis le genou jusqu'à l'aine, et on laisse également cette main ; on a ainsi entre les deux mains *un segment veineux vide* ; si on enlève le doigt inférieur, ce segment se remplit *très lentement* et progressivement de *bas en haut* ; si, au contraire, on enlève le doigt supérieur, le segment veineux est instantanément rempli de *haut en bas*.

Au bout de quelque temps, on voit les cordons se dilater davantage, se renfler par place et former alors des ampoules molles, fluctuantes, réductibles ; souvent plusieurs veines d'une même région se dilatent et constituent des *paquets* variqueux, tortueux, de consistance pâteuse et dont l'aspect rappelle celui d'un paquet de vers de terre (fig. 253). Les *douleurs*, qui ont caractérisé les varices profondes, persistent ; souvent elles augmentent et prennent tous les caractères d'une véritable *névralgie sciatique*.

Le membre inférieur est augmenté de volume à cause de l'œdème ; la jambe prend l'aspect cylindroïde et la pression digitale provoque des godets profonds. Chez les femmes enceintes (V. plus loin VARICES ET GROSSESSE) la phlébeclasie se développe très rapidement ; en deux ou trois mois, on peut voir surgir d'énormes paquets variqueux ; en revanche, les varices disparaissent presque totalement dès que la grossesse est passée ; mais en général l'évolution est très lente, et c'est alors qu'apparaissent des *troubles trophiques*. Ce sont : l'hypertrophie des poils, les poussées difformes des ongles, mais surtout des dermatoses diverses, dont l'*eczéma variqueux* est la plus fréquente et la plus tenace.

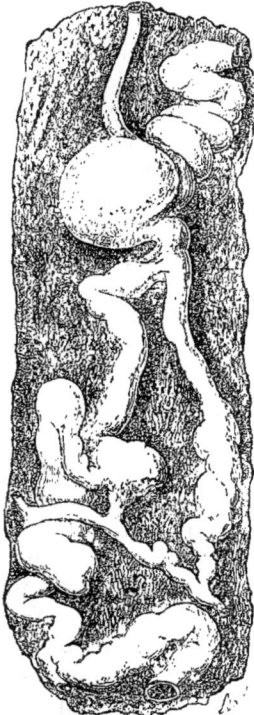

Fig. 253.
Ampoules variqueuses.

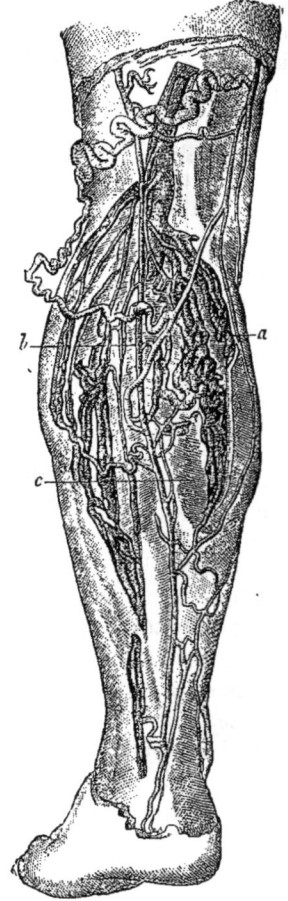

Fig. 252.
Varices du membre inférieur.

En plus de ces signes cliniques constants, on peut voir survenir, chez les porteurs de varices, un certain nombre de *complications*.

Les varices tant profondes que superficielles peuvent se *rompre*. Dans un effort, le malade éprouve une douleur *subite*, intense ; il a la sensation d'un *craquement* : c'est le « coup de fouet ». Un épanchement se forme qui peut mettre longtemps à se résorber ; si la rupture est superficielle, le malade se sent inondé par un liquide chaud ; la perte de sang est parfois très abondante : on a cité des cas authentiques de mort par hémorragie. Toute varice est un excellent terrain pour le développement des inflammations ; aussi les poussées de *phlébite aiguë* des troncs ou des paquets variqueux sont-elles très fréquentes : la phlébite peut être *adhésive* et se terminer par l'oblitération des veines ou *suppurée* — particulièrement après l'accouchement — et devenir infectante. Enfin, les poussées d'eczéma, l'œdème chronique, la mauvaise nutrition de la peau aboutissent, dans certaines conditions déterminées, à un processus d'ulcération ; c'est l'*ulcère variqueux* dont la description a été donnée ailleurs.

**Traitement.** — L'immense majorité des variqueux bénéficient largement d'un traitement purement médical, qui, en écartant les obstacles mécaniques, et en suppléant à l'insuffisance des troncs veineux par l'application d'un bandage extérieur, adapté à la surface du membre, favorise, le plus possible, le cours du sang veineux.

Le variqueux évitera de porter des vêtements qui le serrent, soit au tronc, soit en un point des membres ; il évitera les longues stations debout et entretiendra le membre malade dans un état de propreté minutieuse.

La compression élastique est la base du traitement palliatif : elle s'exerce à l'aide de bas fabriqués avec du tissu mélangé de fils de coton ou de soie et de fil de caoutchouc ; ce sont les « bas élastiques, les bas à varices » qui remontent plus ou moins haut, suivant l'étendue des varices.

Ce simple traitement palliatif rend de très grands services ; il permet aux malades de vaquer à leurs occupations et évite la plupart des inconvénients des varices. Chez certains variqueux qui ont des *crises douloureuses tenaces*, ou chez ceux dont les varices sont souvent sujettes à des *poussées de phlébite*, chez ceux enfin qui sont affligés d'un *ulcère variqueux* rebelle, *avec saignements* répétés *et douleurs*, le traitement palliatif est contre-indiqué, et l'intervention sanglante s'impose.

L'opération de choix est la *résection de toute la veine atteinte*. On fait très facilement l'ablation de toute la saphène. Cette intervention radicale supprime l'influence fâcheuse des anastomoses qui unissent les veines superficielles variqueuses aux veines profondes, et, par conséquent, donne des guérisons définitives plus certaines et plus fréquentes.          *ANSELME SCHWARTZ.*

<u>VARICES ET GROSSESSE</u>. — Les varices sont fréquentes chez les femmes enceintes ; elles ont trois sièges de prédilection : 1º le membre inférieur ; 2º les organes génitaux ; 5º l'anus et le rectum.

1º *Varices des membres inférieurs.* — Au membre inférieur les varices se présentent sous deux aspects différents, tantôt ce sont des varices capillaires formant sous la peau de fins réseaux violacés assez semblables à des nævi, tantôt ce sont de gros troncs veineux, dilatés et flexueux, serpentant le long du membre inférieur.

On les rencontre surtout chez les multipares et elles s'aggravent à chaque

grossesse. On les observe chez des femmes n'ayant jamais eu de varices
antérieurement. Dans ce cas il est fréquent de les voir disparaître complètement après l'accouchement. Les varices apparaissent quelquefois dès le
début de la grossesse, d'autres fois pendant les derniers mois.

Elles s'accompagnent de sensations plus ou moins pénibles, de démangeaisons, et de troubles trophiques de la peau.

Ces varices donnent lieu à diverses complications : a) l'œdème, qui est
autant un symptôme qu'une complication; b) les ulcères; c) la thrombose;
d) la phlébite et la périphlébite; e) la rupture et l'hémorragie.

2° *Varices des organes génitaux.* — Bien qu'elles puissent exister sur les
organes génitaux internes (ligaments larges et ligaments ronds, vagin), ce
sont surtout les varices vulvaires qui offrent une importance à cause de leur
fréquence et des dangers auxquels elles exposent les femmes.

Elles sont constituées par des paquets veineux dilatés, généralement limitées à un seul côté de la vulve et plus ou moins développées. Elles s'accompagnent de sensations de pesanteur et de prurit quelquefois très pénibles.

Leur gravité tient à la possibilité d'une hémorragie par rupture qui peut
être mortelle si elle n'est pas diagnostiquée et traitée; cette rupture survient
soit pendant la grossesse, soit au moment de l'accouchement. Pendant la
grossesse la rupture des varices des organes génitaux est causée soit par un
traumatisme local (chute ou coup sur la vulve, coït, etc.), soit par une
ulcération causée par le grattage fréquent la nuit par suite de démangeaisons. L'hémorragie peut se faire dans le tissu cellulaire et donner lieu à la
production d'un thrombus.

3° *Varices ano-rectales.* — On les observe fréquemment *pendant la grossesse* où elles sont liées à la constipation et à la gêne circulatoire du petit
bassin, et *après l'accouchement.*

**Conduite à tenir.** — Il faut s'abstenir de tout traitement chirurgical ou
trop actif, les varices disparaissent souvent spontanément après l'accouchement, même après avoir acquis un volume considérable. Il faut s'attacher à
les prévenir en évitant le port des jarretières, la station debout prolongée.
Pinard recommande de faire porter des gants ou de faire couper les ongles
aux femmes enceintes ayant des varices vulvaires très développées et superficielles.

Quand elles sont très marquées il faut faire porter aux malades des bas
élastiques ou des bandes élastiques roulées, souvent mieux supportées.

La partie la plus importante du traitement est celle qui vise à combattre
l'hémorragie par rupture de varices.

S'il s'agit d'un membre, rien de plus simple : compression directe du
point saignant avec le doigt ou un pansement bien appliqué, au besoin
ligature de la veine. Il va sans dire que les malades seront placées dans le
décubitus horizontal.

Pour les ruptures de varices des organes génitaux il faut d'abord les
reconnaître, car les veines s'affaissent lors de l'hémorragie, et on suppose à
tort que le sang vient de l'utérus. Il suffit d'examiner le vagin et la vulve
attentivement pour éviter cette erreur. Le point saignant une fois reconnu,
il faut placer dessus une pince, et au besoin une ligature; si l'on n'a pas de

pince à sa disposition, on fait de la compression avec le doigt, jusqu'à
ce qu'on ait fait bouillir du fil et une aiguille pour fermer le vaisseau.

Les femmes enceintes qui ont des varices avec phlébite et périphlébite ne
sont pas plus exposées que les autres à la *phlegmatia alba dolens* (v. c. m.)
des suites de couches.                                    *G. LEPAGE.*

**VARICOCÈLE.** — On donne le nom de varicocèle à la dilatation variqueuse des
veines spermatiques. Le varicocèle s'observe surtout chez les adolescents
entre 15 et 25 ans : il est rare de le voir débuter ou même s'accroître
au delà de cet âge, à moins que la dilatation variqueuse ne soit due à la
pression d'une hernie, d'un bandage ou d'une tumeur. Le varicocèle est
beaucoup plus fréquent à gauche qu'à droite; on attribue ce fait : 1° à la
disposition différente des veines spermatiques dont la droite se jette directement dans la veine cave supérieure, tandis que la gauche se rend dans la
veine rénale et s'y ouvre à angle droit, condition défavorable à la circulation; 2° à ce que les veines spermatiques du côté gauche sont plus longues
que celles du côté droit, le testicule gauche descendant plus bas et étant
plus volumineux que le droit; 3° à la compression que l'S iliaque rempli par
les matières fécales peut exercer sur les veines spermatiques gauches. Les
causes qui déterminent la production du varicocèle sont d'ailleurs mal
connues : la condition dominante semble être une prédisposition individuelle, souvent héréditaire, en vertu de laquelle les veines ont une tendance
à devenir variqueuses: l'alcoolisme, l'arthritisme et toutes les causes d'artério-sclérose prédisposent au varicocèle comme à toutes les varices. Quant
aux causes occasionnelles, ce sont toutes celles qui produisent dans le
système des vaisseaux spermatiques un excès de la pression sanguine, et
par conséquent une tendance à l'augmentation de volume des vaisseaux.
Les unes sont permanentes, les autres intermittentes. *Parmi les premières*
il faut citer les tumeurs inguinales, iliaques, abdominales et toutes les
lésions qui entravent la circulation dans les veines spermatiques, la veine
rénale gauche et la veine cave inférieure. Il se forme alors un varicocèle symptomatique dont le type le plus intéressant est le varicocèle symptomatique
d'une tumeur du rein. Les causes intermittentes du varicocèle sont : la
pression d'une pelote de bandage, la constipation, les efforts, la station
verticale prolongée, les excès vénériens ; chez les jeunes soldats on voit
assez souvent le varicocèle se développer rapidement, ou devenir douloureux sous l'influence de la marche et des efforts. Un traumatisme semble
parfois avoir été la cause du varicocèle.

**Lésions.** — En général le varicocèle est limité aux veines spermatiques
antérieures, mais il peut atteindre aussi les veines spermatiques postérieures; rarement il est limité aux veines provenant de la queue de l'épididyme. Leurs lésions sont celles des varices, les veines spermatiques sont très
volumineuses, très dilatées et flexueuses, leurs parois épaissies; çà et là elles
présentent des bosselures et des épaississements. Le testicule est souvent
petit, la peau du scrotum, au contraire, est presque toujours lâche et distendue.

**Symptômes**. — Le début du varicocèle est habituellement lent et insidieux ; on voit d'abord apparaître quelques bosselures à la partie moyenne du cordon, mais comme cette phlébectasie n'est ni gênante, ni douloureuse, le malade n'y prête aucune attention ; plus tard un véritable chapelet variqueux se développe et détermine de la gêne et de la pesanteur du scrotum, c'est à ce moment seulement que le malade vient consulter.

A l'inspection, on constate une tuméfaction de la région inguino-scrotale ; cette tuméfaction est allongée dans le sens vertical, de forme irrégulière, plus ou moins bosselée : en haut elle se perd du côté de l'anneau inguinal, en bas elle descend jusqu'au fond des bourses et peut produire un abaissement considérable du scrotum qui, distendu par son contenu, descend très bas le long de la face interne de la cuisse, dépassant notablement le pôle inférieur de la bourse du côté sain. Au niveau de la tumeur la peau amincie, parsemée de reflets sombres aux endroits où elle est soulevée par les veines ectasiées, présente souvent de nombreuses varicosités arborescentes.

A la palpation on sent, sur le trajet du cordon, une tumeur mollasse, pâteuse, irrégulière, sans adhérences avec la peau, que l'on peut suivre jusque sur le testicule ; sous la pression du doigt cette tumeur se décompose en une multitude de cordons noueux, pelotonnés et anastomosés, dont l'ensemble donne une sensation analogue à celle qu'on aurait en palpant un paquet de ficelles mouillées, ou de vers entrelacés inclus dans le scrotum. Si on exerce une pression à la surface de la tumeur on refoule dans le ventre le sang que contiennent les veines, et la tumeur diminue de volume ou même se réduit complètement pour se reformer bientôt, par suite de l'arrivée d'une nouvelle quantité de sang par les artères ; de même, le varicocèle diminue par la station horizontale qui facilite la circulation veineuse, et par l'action du froid qui fait contracter le dartos ; il augmente au contraire sous l'action de la station verticale, de la chaleur, et surtout sous l'influence de la compression des veines spermatiques à l'entrée du canal inguinal.

Les symptômes fonctionnels qui accompagnent le varicocèle sont extrêmement variables : souvent il n'y a qu'un peu de gêne et une légère douleur le long du cordon (varicocèle indolent), d'autres fois, il y a de véritables douleurs affectant le caractère de névralgies qui s'irradient le long du cordon jusque vers le rein, les lombes, le périnée, etc. ; ces douleurs s'exaspèrent pendant l'érection et la miction. La marche, les stations verticales prolongées provoquent parfois de véritables crises douloureuses ; de même, les douleurs augmentent lorsque le temps est chaud et hygrométrique et que les bourses se relâchent ; au contraire, le froid, le repos dans la position assise ou couchée, la compression du scrotum calment les douleurs. Un fait à remarquer est qu'il n'y a aucun rapport entre le volume du varicocèle et l'intensité des douleurs ; au contraire, les gros varicocèles sont souvent presque complètement indolores, tandis que de tout petits varicocèles s'accompagnent souvent de douleurs et de névralgies extrêmement vives.

Les fonctions génitales s'accomplissent normalement dans la plupart des cas de varicocèle ; souvent, les malades sont soulagés immédiatement par le coït et éprouvent ensuite une exacerbation de tous les symptômes ; en effet, au moment de l'orgasme vénérien, la contraction du dartos et du crémaster entraîne une suractivité de la circulation et la déplétion des veines, puis le relâchement et la stase qui suivent cette excitation expliquent l'exacerbation des douleurs qui suivent ce soulagement momentané.

Le varicocèle s'accompagne parfois de troubles nerveux extrêmement prononcés ; en effet, les varicocéleux sont souvent des neurasthéniques : les symptômes douloureux qui se manifestent au niveau de la tuméfaction variqueuse, et qui ne sont pas en rapport avec l'importance du varicocèle, les irradiations douloureuses, les névralgies à distance doivent, le plus souvent, être considérés comme des troubles dus à l'état général du sujet et non imputables au varicocèle. De même, on a observé des crises viscérales entéralgiques et névralgiques, des troubles sensitifs et sensoriels (anesthésie, hyperesthésie, rétrécissement du champ visuel, abolition ou exagération des réflexes), qui sont l'indice d'hystérie prononcée. Dans quelques cas, il y a des troubles psychiques extrêmement graves qui peuvent conduire le malade à l'hypocondrie la plus complète et même au suicide.

**Traitement.** — Le traitement du varicocèle pourra être curatif ou simplement palliatif.

Le traitement palliatif consiste dans l'usage d'un suspensoir qui maintienne les bourses assez fortement serrées, en affusions d'eau froide et en précautions hygiéniques : éviter les longues marches, les stations debout prolongées, les fatigues, les excès vénériens, etc. Ce simple traitement suffit pour les varicocèles peu volumineux et peu douloureux qui, d'ailleurs, deviennent en général de moins en moins gênants à mesure que le malade avance en âge ; c'est le seul traitement des varicocèles symptomatiques d'une tumeur impossible à enlever et en général de tous les varicocèles n'entraînant pas de troubles fonctionnels marqués.

Un grand nombre de varicocèles échappent ainsi à l'intervention chirurgicale, mais souvent aussi cette intervention est formellement indiquée :

1° *Lorsque la glande spermatique est menacée d'atrophie.* Celle-ci est certainement plus rare que ne le disent les chirurgiens anglais, mais elle existe incontestablement, et lorsqu'on voit le testicule d'un varicocéleux devenir plus mou, et diminuer de volume, il n'y a pas à hésiter à opérer ;

2° De même il faut opérer lorsque les varices du cordon et le relâchement des bourses qui les accompagne provoquent des douleurs, de la gêne, de la pesanteur dans les reins, une fatigue musculaire précoce ;

3° L'opération est encore indiquée lorsque le varicocèle a provoqué l'*hypocondrie* : on a pu dire avec raison que le varicocèle n'était douloureux que chez les sujets nerveux ou neurasthéniques, mais il n'est pas moins vrai que des jeunes gens ont souvent vu leur hypocondrie naître après apparition du varicocèle et disparaître après l'opération ;

4° L'*impuissance* est encore une *indication opératoire* : des varicocéleux sans le savoir, et qui par conséquent n'ont pu se laisser suggestionner par leur varicocèle, ont été assez souvent atteints d'une impuissance qui a disparu après l'opération du varicocèle. Aussi faut-il toujours examiner le scrotum des jeunes impuissants, parfois l'on découvrira un varicocèle ignoré dont l'opération guérira le malade ;

**Varicocèle.**

5° A côté de ces cas où l'intervention chirurgicale est formellement indiquée, il en est d'autres où le chirurgien sera amené à la pratiquer pour des motifs un peu spéciaux : ainsi le varicocèle peut être une cause d'exclusion pour les engagements volontaires, pour certaines écoles, pour certaines administrations. Enfin certains malades atteints de varicocèle très volumineux réclament l'opération par décence, le grand développement des bourses formant une saillie peu convenable et difficile à dissimuler sous le pantalon.

L'intervention chirurgicale comprend plusieurs méthodes, mais la résection d'une partie de la peau du scrotum constitue le traitement de choix dans la grande majorité des cas.

L'opération extrêmement simple se fait très bien sous anesthésie locale. Les instruments nécessaires sont : une pince champ longue et courbe, un bistouri, des ciseaux, dix pinces hémostatiques, une pince à disséquer, une aiguille de Reverdin, une seringue de deux centimètres cubes et deux aiguilles, de la stovaïne ou de la novocaïne à 1 p. 200, du catgut 1 et 2, des crins de Florence, des compresses aseptiques, de l'ouate ordinaire et hydrophile, un suspensoir.

Le malade étant couché, et la région opératoire bien rasée et désinfectée, le scrotum est saisi de bas en haut de l'anus vers le pubis entre les mors d'un grand clan, de façon que les testicules soient refoulés vers le pubis et que tout le segment du scrotum à réséquer flotte au-dessous de la convexité de la pince : on aura soin de ne pas comprendre dans la pince la base de la peau de la verge, ce qui pourrait compromettre l'érection (fig. 254).

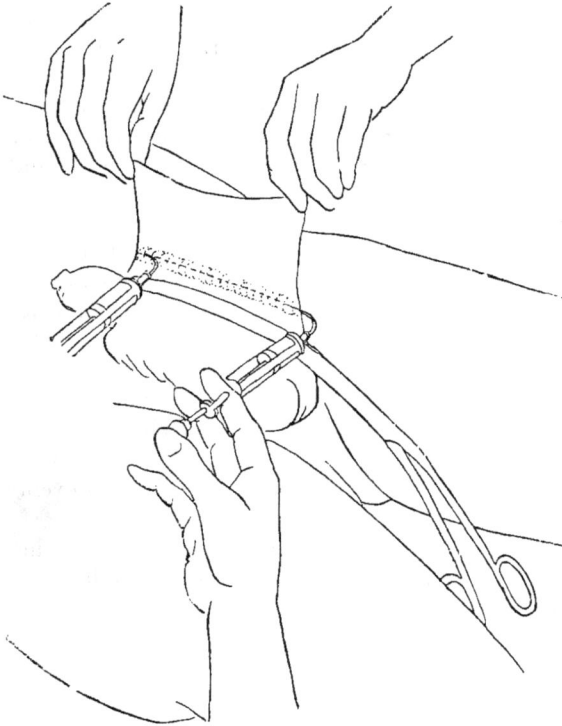

Fig. 254. — Anesthésie de la peau pour résection du scrotum. La traînée analgésique est représentée par erreur au-dessus au lieu d'être au-dessous de la pince maintenant le pli scrotal. (Reclus, *Cliniques de La Charité.*)

Ceci fait, on monte sur la seringue, pleine de novocaïne ou de stovaïne, une aiguille courbe qu'on enfonce au-dessus, et presque au ras de la pince, dans l'épaisseur de la peau ; pour faire une injection traçante, quatre à cinq seringues suffisent pour anesthésier un des côtés du scrotum ; on passe

ensuite de l'autre côté de
la seringue et on agit de
même en amorçant sur
l'une des extrémités de
la traînée primitive, de
façon que les piqûres
continuent à ne pas être
senties. Lorsque la peau
a été partout anesthésiée,
on pousse deux ou trois
seringues dans l'épais-
seur de la cloison des
bourses (fig. 255).

L'anesthésie étant ter-
minée, on passe au-des-
sous du champ cinq à six
fils en U qui sont modé-
rément serrés et qui ont
pour but d'accoler la peau
des deux moitiés du scro-
tum et d'assurer l'hémo-
stase. Ceci fait, avec le
bistouri on sectionne la

Fig. 255. — Deuxième temps de l'anesthésie pour résection du scrotum.
L'injection intra-dermique a été
faite au temps précédent, et maintenant on injecte deux ou trois seringues de novocaïne dans l'épaisseur
de la cloison des bourses. (Reclus.)

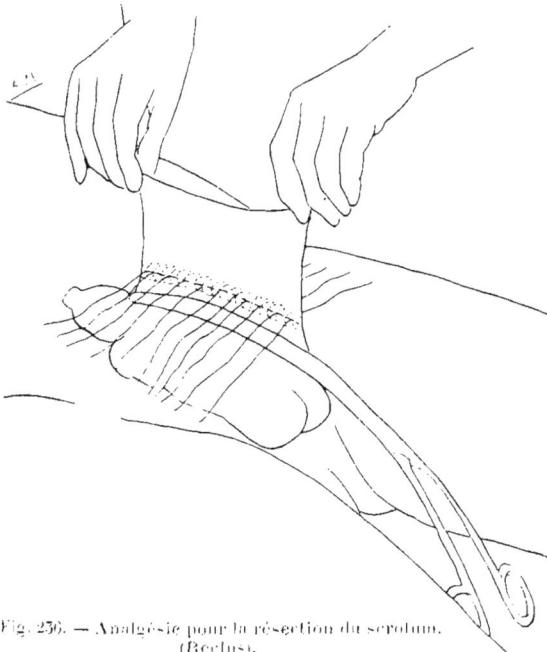

peau au-dessus de la pince, d'un côté puis de l'autre, jusqu'à la cloison que

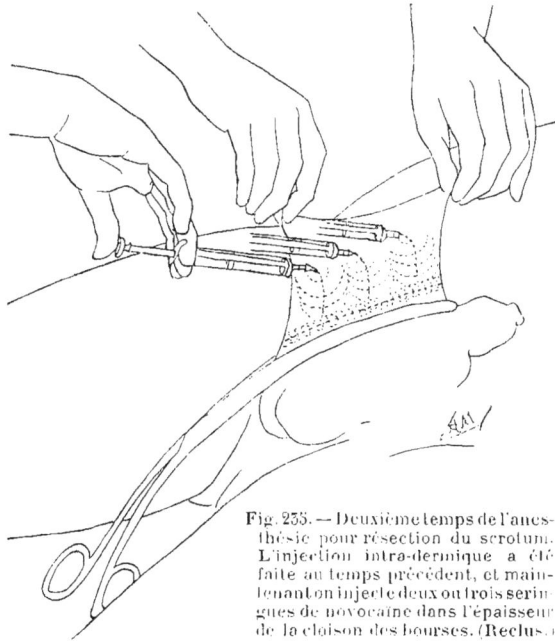

l'on coupe de quelques
coups de ciseaux, en ayant
soin de bien égaliser la
surface pour que les lèvres
cutanées puissent la recouvrir entièrement. On en-
lève alors le champ, on
examine avec soin la sur-
face de section, et si quelques vaisseaux saignent,
on les pince et on les lie. Il
ne reste plus qu'à suturer
les deux lèvres de la peau
scrotale en ayant soin que
cette peau recouvre bien
tout le tissu celluleux sous-
jacent (fig. 256). On applique un pansement asepti-
que, entouré d'ouate hydrophile, que l'on maintient
au moyen d'un suspensoir.

Les fils sont enlevés au
bout de 8 jours.

Fig. 256. — Analgésie pour la résection du scrotum.
(Reclus.)

La résection du scrotum suffit, dans la plupart des cas, pour amener la guérison du varicocèle ; cependant, lorsqu'il y a un très gros paquet veineux, l'intervention peut être insuffisante, et il est préférable de la compléter par la résection des veines du cordon. Pour cela, pratiquez une incision sur toute la hauteur du cordon sans ouvrir la vaginale ; cherchez le canal déférent, dégagez-le avec soin et confiez-le à un aide qui le rétracte avec l'artère déférentielle qui lui adhère assez intimement ; cherchez ensuite l'artère spermatique et isolez-la également : ceci fait, isolez les veines en un ou plusieurs faisceaux, suivant leur disposition, en n'oubliant pas les veines postérieures situées en arrière du canal déférent, puis, sur chacun des paquets ainsi isolés, faites deux ligatures au catgut, à quelques centimètres l'une de l'autre, et réséquez la portion intermédiaire. Suturez ensuite comme pour une plaie simple.

La grande difficulté de l'opération consiste à isoler et à ne pas blesser l'artère spermatique ; l'artère déférentielle peut, à la rigueur, suffire à nourrir le testicule, cependant on a observé assez souvent, à la suite de résection des veines spermatiques, une atrophie du testicule due à la suppression de l'artère spermatique.  *PIQUAND.*

**VARIOLE.** — Petite vérole, *small pox* des Anglais, *Pocken* ou *Blattern* des Allemands, la variole connue de tout temps fut surtout étudiée par Sydenham au XVII<sup>e</sup> siècle, Morton, Borsieri, Trousseau dans le siècle dernier et depuis l'épidémie de 1870-1871. C'est une maladie fébrile, aiguë, infectieuse, épidémique ou endémique, contagieuse et inoculable : en clinique elle est caractérisée : par sa fièvre à marche particulière, son éruption vésico-pustuleuse caractéristique sur la peau et les muqueuses, les cicatrices indélébiles et pathognomoniques qu'elle laisse sur la peau, quand elle guérit.

**Incubation.** — La période d'incubation a une durée un peu variable, de 9 à 10 jours en moyenne, mais variant de 7 à 14 jours, quelle que soit la forme de la maladie : pendant l'incubation, on observe parfois, un ou deux jours avant l'invasion, de la lassitude, avec céphalalgie et vertiges, et une élévation thermique de un degré à un degré et demi. Lorsqu'on inocule la variole, l'incubation n'est que de 7 à 8 jours.

L'*évolution* de la variole comprend quatre périodes : invasion, éruption, suppuration, dessiccation et desquamation ou convalescence.

**Formes.** — Sauf pour la variole hémorragique, où l'hémorragie domine tout, l'éruption est le caractère essentiel de la maladie ; à elle est lié le pronostic, en général grave quand elle est abondante ; c'est sur son abondance et la variété de ses aspects qu'est basée la division de la variole en formes cliniques.

C'est d'après l'abondance de l'éruption à la *face* que l'on divise la variole en formes spéciales : si elle est peu abondante, si les éléments éruptifs sont séparés par des intervalles de peau saine au moins égaux, au moment de la pustulation, au diamètre des pustules, la variole, en général bénigne, est dite *discrète*.

Si les éléments éruptifs se touchent dès le début au point que toute trace de peau saine a disparu sur la face, la variole est dite *confluente* : maladie grave. Lorsque l'éruption, plus abondante que dans la variole discrète, l'est moins que dans la variole confluente, mais que les éléments éruptifs d'abord isolés arrivent à se toucher secondairement, la variole est *cohérente*, à pronostic plus grave que celui de la variole discrète. Si les éléments avortent, la maladie prend le nom de *varioloïde*. Si certaines phases font défaut, la variole est dite *fruste*. Enfin, lorsque la maladie s'accompagne d'hémorragies de la peau et des muqueuses, la variole est *hémorragique*.

Quelle que soit sa forme, la variole est *normale* ou *anormale*, *bénigne* ou *maligne*.

I. **Variole discrète.** — *Invasion*. — Frisson, fièvre, rachialgie, vomissements, rash varioliques sont les principaux symptômes de cette période. Le *début* est brusque et se fait par un grand frisson, unique, violent, solennel, parfois remplacé par plusieurs petits frissons. La fièvre monte immédiatement entre 40° et 41°, et, avec une légère rémission matinale, restera aussi élevée jusqu'à l'éruption. Le pouls, fort et plein, vibrant, bat de 100 à 120 chez l'adulte, de 140 à 160 chez l'enfant. La *céphalalgie* violente, frontale ou plus ou moins généralisée, apparaît avec le frisson.

La *rachialgie* (douleur lombaire), à peu près constante chez l'adulte, d'où sa grande valeur diagnostique, peut manquer chez l'enfant et le vieillard : elle paraît le 2e jour et dure jusqu'à l'éruption : elle occupe le plus souvent la région lombaire, rarement la région cervico-dorsale, très rarement toute la colonne vertébrale ; c'est une douleur continue, spontanée, parfois atroce, s'exagérant par la percussion des apophyses épineuses, s'irradiant dans l'abdomen et les membres inférieurs. Elle s'accompagne d'une parésie de ces membres qui va depuis un simple engourdissement douloureux jusqu'à une vraie paraplégie avec rétention d'urine ; la dysurie est fréquente. Elle est due à la congestion des méninges et de la moelle et à la compression des nerfs rachidiens par les plexus gorgés de sang.

Les *vomissements*, très pénibles, avec douleur à l'épigastre (*gastralgie*), manquent rarement : ils sont alimentaires, muqueux ou bilieux.

Les *phénomènes généraux* sont des troubles nerveux, céphalalgie, courbature, douleurs dans les nerfs, les muscles, les articulations, un délire plus ou moins violent, des convulsions, surtout chez les enfants et les individus nerveux.

La face est vultueuse, les yeux sont injectés, la peau, parfois sèche, est souvent couverte de sueurs d'un heureux pronostic. Le malade est agité, sa soif est vive, l'insomnie absolue : il se plaint d'une *dyspnée* spéciale à la variole : cette oppression est due à la fièvre et à l'altération du sang, parfois à de la congestion pulmonaire. La gorge et les amygdales sont rouges, les narines sèches ; la langue sèche, rouge à la pointe et aux bords, est couverte d'un enduit épais. La constipation est la règle : la diarrhée, qui annonce un état grave chez l'adulte, est, au contraire, fréquente chez les enfants dans la variole discrète. Les urines renferment souvent un peu d'albumine. L'épistaxis, la métrorragie s'observent souvent.

Les *rash varioliques* sont des éruptions congestives ou hémorragiques de la peau, passagères, sans rapport avec l'éruption variolique même. Ils se produisent pendant l'invasion, rarement avant ou après. Leur fréquence, grande dans la variole discrète, varie avec les épidémies : ils n'ont aucune valeur pronostique et se rencontrent dans toutes les formes de la variole ; quoique dus à l'infection ils ne provoquent aucun symptôme spécial : ils sont importants pour le diagnostic. Ces rash ont deux formes, hyperhémique ou hémorragique, qui peuvent exister simultanément. Les *rash hyper-hémiques* paraissent le 2e jour de l'invasion, rarement pendant le 3e ; ils durent un ou deux jours ; très étendus, ils s'effacent momentanément et complète-ment à la pression : suivant leur aspect on les qualifie de morbilleux, érysi-pélateux, érythémateux, ortié. Le *rash morbilleux*, le plus précoce, le plus fugace et le plus fréquent occupe, dès le 2e jour de la maladie, le corps entier, surtout le thorax, le haut du ventre, les membres supérieurs du côté de l'extension, mais rarement la face : il dure de 24 à 48 heures et ne laisse pas de traces. Ses taches sont rosées, plutôt semblables à celles de la roséole qu'à celles de la rougeole. Le *rash érysipélateux* occupe surtout la face, qui est le siège d'un œdème rouge mal limité. Le *rash ortié* est rare. Les *rash hémorragiques* ne s'effacent pas complètement à la pression du doigt : ils ont l'aspect scarlatineux et purpurique. Le premier seul appar-tient à la variole discrète, le second est lié à la variole hémorragique. Le *rash scarlatineux* ou scarlatiniforme, presque aussi fréquent que le rash morbilliforme, paraît un peu plus tardivement et dure plus longtemps ; il est constitué soit par des petites taches rouges, soit par des plaques rouge foncé, lie de vin, un peu rudes au toucher, sur le fond desquelles se détachent de petites hémorragies qui ne s'effacent pas à la pression. La localisation de ce rash est caractéristique : le plus souvent il occupe la moitié inférieure de l'abdomen et la face interne des cuisses jusqu'au-dessus des genoux : les cuisses étant rapprochées, il forme un triangle à base passant par l'ombilic et à sommet inférieur situé au-dessus des genoux : c'est le triangle coxal de Simon. Sur la poitrine il occupe l'aisselle et la région du grand pectoral (triangle pectoral de Simon). Quand il siège sur les membres, il est plus marqué du côté de la flexion.

La *durée* de l'invasion, plus longue dans la variole discrète que dans la variole confluente, est de trois jours pleins, le début de l'éruption ayant lieu à la fin du 3e jour, ou dans le courant du 4e, très rarement le 2e. Dans la variole confluente, l'éruption paraît le 2e jour ou dans le courant du 3e. D'après la *loi de Sydenham et Trousseau*, il existerait un rapport étroit entre la durée de l'invasion et la gravité de la maladie. Cette loi n'est vraie qu'en partie, une éruption discrète pouvant avoir lieu le 2e jour ou dans le courant du 3e jour, et inversement : mais une éruption qui paraît après 4 jours d'inva-sion n'est jamais confluente.

**Éruption.** — Elle se produit sur la peau (*exanthème*) et sur les muqueuses (*énanthème*). À ce moment, il se fait une détente dans l'état général : la rachialgie disparaît, la respiration devient plus facile, la fièvre tombe en 24 ou 36 heures au-dessous de 38° ; il se produit un véritable bien-être qui durera jusqu'à la suppuration.

L'*exanthème* débute par la face, autour des cavités naturelles, sur les paupières, les ailes du nez, autour de la bouche, puis il gagne le front, le

cou, le cuir chevelu; il descend ensuite sur le tronc et envahit enfin les
membres supérieurs, puis les membres inférieurs : les pieds et les mains
sont atteints les derniers. L'éruption est complète en 24 ou 36 heures et
toujours plus abondante à la face ; elle est plus accusée au niveau des cicatrices, des parties irritées par le frottement, par la révulsion (vésicatoire),
par une irritation antérieure.

*Évolution de l'élément éruptif.* — Il est successivement *macule, papule,
vésicule* et *pustule* ; l'état de pustule appartient à la période de suppuration.

Les *macules* sont des taches d'un rouge plus ou moins vif, arrondies, non
saillantes, s'effaçant à la pression et isolées les unes des autres : elles ne
durent que quelques heures. Le 2ᵉ jour de l'éruption (5ᵉ de la variole) elles
se transforment en *papules* saillantes, dures, de même taille qu'elles et
entourées d'une auréole rosée. Le 3ᵉ jour (6ᵉ de la variole) les papules de la
face présentent une saillie acuminée, qui, en quelques heures, devient une
vésicule. Les *vésicules* sont de taille inégale ; leur volume, d'autant plus
grand que la variole est plus discrète, croît pendant un jour ou un jour
et demi. Leur contenu, d'abord transparent, se trouble : elles s'entourent
d'une auréole rouge, deviennent douloureuses et s'ombiliquent, c'est-à-dire
que leur centre se déprime. Cette *ombilication* n'existe que sur les membres et le tronc : rare à la face, elle manque sur les pieds et les mains. Le
5ᵉ jour (8ᵉ de la variole) le contenu des vésicules devient opaque, la suppuration est imminente. Le développement des vésicules s'accompagne de gonflement du tissu cellulaire ; le gonflement des traits, des paupières, des lèvres,
rend le malade méconnaissable. L'éruption est douloureuse au cuir chevelu,
aux oreilles, aux mains et aux pieds. L'évolution se fait suivant la date
d'apparition : elle est donc plus tardive sur le tronc et surtout les membres,
où elle évolue encore quand la face suppure déjà. Aux pieds et aux mains
l'épaisseur de l'épiderme gêne la transformation des éléments éruptifs dont
quelques-uns restent à l'état de papules cornées.

L'*énanthème* atteint les muqueuses du nez, de la bouche, du pharynx, du
larynx, rarement de la trachée et des bronches, la vulve, le prépuce, la
conjonctive. Cette éruption se produit en même temps que celle de la peau,
et, quoique modérée, elle peut causer de la dysphagie, de la toux, de l'enrouement, de la conjonctivite plus ou moins grave.

La *durée* de la période d'éruption est de 5 jours.

**Suppuration.** — Elle commence le 8ᵉ ou 9ᵉ jour de la maladie et est
annoncée par le retour de phénomènes généraux. La fièvre de suppuration,
due à l'infection secondaire des vésicules, paraît et monte à 39° ou 40° : on
observe de la céphalalgie, de la courbature, souvent de la diarrhée et des
vomissements. Le délire, quand il existe, est léger et surtout nocturne. L'urine
peut être albumineuse. L'œdème des paupières, des oreilles, des lèvres, des
parties génitales augmente avec le gonflement de la face, qui disparaîtra
à partir du 11ᵉ jour.

La vésicule, grossie, à contenu opaque, a perdu son ombilication : c'est
une *pustule* pleine de pus, plus ou moins large et saillante, entourée d'un
cercle inflammatoire. Au bout d'un ou deux jours, le centre se dessèche,

d'où une ombilication secondaire. A la face, les pustules sont d'abord moelleuses au toucher, puis plus rudes (dessiccation de leur centre) et elles sont séparées les unes des autres par des intervalles de peau saine au moins égaux à leur diamètre : souvent leurs aréoles inflammatoires se confondent. Certaines ressemblent à des pustules d'impétigo. Si le malade se gratte, leur pus épais se sèche en croûtes mellicériques qui recouvrent le derme ulcéré. Sur le corps, certains boutons ne s'ombiliquent pas, d'autres sèchent sans suppurer, d'autres ressemblent à des boutons d'acné à base rouge et à sommet purulent : la suppuration est plus tardive qu'à la face. Aux pieds et aux mains, la suppuration et le gonflement douloureux se montrent le 10e ou 11e jour et durent jusque vers le 14e. Les pustules ne s'ombiliquent pas et ressemblent à de belles gouttes de cire vierge, l'épaisseur de l'épiderme oblige parfois à les inciser.

Le gonflement des muqueuses dépend de l'abondance de leur éruption : les vésicules rompues forment de petites ulcérations arrondies, recouvertes d'un enduit grisâtre.

La *durée* de la suppuration est de 2 à 5 jours. Le gonflement de la face et la fièvre cessent vers le 11e ou 12e jour . C'est dans cette période que la mortalité est le plus forte et que les complications sont le plus à craindre.

*Dessiccation*. — Elle suit l'ordre de l'éruption. A la face, certaines pustules se recouvrent d'une croûte jaune brunâtre; d'autres se rompent spontanément ou par grattage, et forment des croûtes jaunâtres, épaisses, *mellicériques*, d'abord molles, puis dures. Ces croûtes fétides tombent, laissant le derme à nu, et se renouvellent plusieurs fois. Au tronc, les pustules se dessèchent sans se rompre et forment des croûtes brunes plus petites qu'à la face. A la paume des mains et à la plante des pieds, les pustules se sèchent parfois en saillies dures et cornées. La chute des croûtes commence à la face du 18e au 20e jour, et n'est souvent complète sur le corps qu'au bout de 2 ou 3 semaines. Les cicatrices, rougeâtres, un peu saillantes, s'affaissent, pâlissent et, d'abord pigmentées en brun, blanchissent peu à peu. Celles qui n'ont pas détruit le derme disparaissent, les autres laissent des traces indélébiles.

Après la dessiccation, la fièvre tombe définitivement, les urines deviennent normales, les forces renaissent. La maladie a duré 3 semaines à 1 mois.

Si la variole discrète est bénigne en général, la mort cependant peut avoir lieu, soit par toxémie variolique, soit par suppuration prolongée, par asphyxie ou par une complication.

La *variole en corymbes* est une variété de variole discrète dans laquelle les vésicules, toujours séparées par des intervalles de peau saine, sont disposées en îlots arrondis ou triangulaires.

II. **Variole confluente**. — (*V. confluente d'emblée, primitive*). Cette forme grave ne s'observe que chez des individus non vaccinés, ou dont la vaccination est très ancienne : aussi est-elle rare, grâce aux revaccinations. Les phénomènes généraux sont plus intenses, les éléments éruptifs plus petits que dans la variole discrète et si tassés à la face que toute peau saine a disparu : leur évolution est spéciale ; la fièvre est constante avec rémissions courtes et légères.

*Invasion*. — Semblable parfois à celle de la variole discrète, elle est plus souvent remarquable par l'intensité des symptômes : la fièvre va de 40° à 41°, le pouls de 120 à 140. La rachialgie arrache des cris au malade, la paraplégie est plus ou moins accentuée. Les vomissements sont rebelles, persistants. La constipation de la variole discrète est remplacée par de la diarrhée, il n'y a pas de transpiration. L'état est celui d'un typhique, la langue est rôtie, les lèvres sèches. Le délire est calme ou bruyant (chez les alcooliques) : dans la forme hyperpyrétique, c'est un délire d'action à pronostic grave. Les rash sont fréquents. Quoiqu'une invasion très pénible puisse aboutir à une éruption de quelques boutons, la violence de l'invasion permet de prévoir une maladie grave.

*Éruption*. — Elle débute à la fin du 2ᵉ jour ou dans le courant du 5ᵉ, mais elle n'amène pas de détente dans l'état général ; le malaise persiste, la fièvre reste élevée avec une rémission matinale de quelques dixièmes, les phénomènes douloureux persistent même quelquefois. Cette absence d'euphorie indique un pronostic grave. La durée de cette période est de 3 à 4 jours.

La marche de l'éruption est semblable à celle de la variole discrète, mais elle est plus rapide : la face est prise d'abord, puis le tronc, enfin les membres. L'éruption n'est confluente qu'à la face et aux extrémités. A la *face* elle ne débute pas par des macules : le 1ᵉʳ jour, le visage entier est couvert d'une *rougeur* diffuse luisante, érysipélateuse : le derme est gonflé. Le 2ᵉ jour, la peau de la face se recouvre de *papules* tassées les unes contre les autres, elle est rugueuse au toucher et a l'aspect classique de la peau de chagrin. L'énanthème provoque en même temps de la conjonctivite, du larmoiement, de l'obstruction du nez, de la toux rauque : la confusion avec une rougeole boutonneuse est alors possible. Le lendemain (3ᵉ jour), les papules deviennent des *vésicules* inégales, plus petites que celles de la variole discrète. Le 4ᵉ jour (6ᵉ de la variole) elles forment, par leur réunion, des ampoules grisâtres, pareilles à celles d'un vésicatoire mal levé. Le visage, très tuméfié, est douloureux. Le contenu des ampoules devient vite trouble. Sur le *tronc* et les *membres*, l'éruption, seulement cohérente, est constituée par des vésicules plus volumineuses, entourées par des aréoles rouges formant un fond rouge ; elle paraît en dernier lieu sur les pieds et les mains, où elle se comporte comme à la face.

L'*énanthème* fait gonfler les muqueuses : il débute par une angine à larges macules auxquelles succèdent des papules, d'où un aspect muriforme. Le 4ᵉ jour de la variole, ces papules deviennent des vésicules qui se rompent le 5ᵉ et se recouvrent d'une membrane grise. A la langue, les boutons sont enfouis sous un enduit saburral épais : la déglutition est douloureuse. L'éruption se fait aussi sur la cornée et la conjonctive, d'où photophobie ; dans le larynx, la trachée, les bronches, d'où aphonie, toux douloureuse, dyspnée ; dans l'intestin, d'où diarrhée ; sur la muqueuse de l'urètre, d'où dysurie ; sur la muqueuse du vagin.

*Suppuration*. — Elle commence du 6ᵉ au 8ᵉ jour de la variole ; le visage, très tuméfié, douloureux, les lèvres, les oreilles, l'angle des mâchoires, les paupières sont gonflés comme dans l'érysipèle. Les ampoules se fondent en de vastes phlyctènes grisâtres, à contenu opaque, purulent, se détachant sur un fond rouge livide : la face paraît recouverte d'un masque de parchemin ou de papier gris mouillé (Morton). Le 9ᵉ ou le 10ᵉ jour, les phlyctènes deviennent jaunâtres, rugueuses et exhalent une odeur fétide. Le gonflement de la face diminue le 11ᵉ jour. Sur le corps, ces phénomènes sont moins intenses. Aux pieds et aux mains, le gonflement est énorme et douloureux : il commence le 9ᵉ ou 10ᵉ jour et augmente jusqu'au 13ᵉ ou 14ᵉ, puis il diminue : son absence est d'un mauvais pronostic.

Les phénomènes généraux sont graves : la fièvre est à 40° et au-dessus, le pouls est rapide. Le malade, agité, délire ; il ne peut ouvrir les paupières gonflées et agglutinées par le pus. Les lèvres énormes laissent couler une salive abondante (jusqu'à un litre et demi par jour); cette salivation diminue avec le gonflement de la face à partir du 11ᵉ jour. La cavité buccale, noirâtre, remplie de mucosités purulentes, exhale une odeur repoussante. Le pharynx, les fosses nasales sont tuméfiés et obstrués : la soif est ardente et la déglutition difficile. La respiration est pénible. Le malade répand une odeur fétide et souille ses draps de pus. L'urine, rare, renferme de l'albumine dans un tiers des cas; la diarrhée est fréquente. Les suppurations sous-muqueuses (abcès rétro-pharyngiens et de l'amygdale, etc.), l'œdème de la glotte ne sont pas rares.

*Dessiccation.* — Elle débute au visage le 11ᵉ jour. La *face* se recouvre d'un masque de croûtes grisâtres imbriquées, fétides, au-dessous desquelles le derme suppure : ce masque durcit à mesure que le gonflement diminue. Sur le *tronc*, les croûtes sont moins épaisses. Aux *mains* et aux *pieds* la dessiccation évolue comme à la face. Les muqueuses reviennent lentement à leur état normal. L'état général s'améliore peu à peu : la fièvre oscille entre 38° et 39° jusqu'à la fin de la 5ᵉ semaine.

La *desquamation* commence après le 25ᵉ jour (du 25ᵉ au 35ᵉ) à la face. Les croûtes se renouvellent plusieurs fois : après leur chute définitive, le visage aux traits déformés est couturé de brides, de cicatrices, qui amènent parfois l'entropion ou l'ectropion des lèvres et des paupières. La *convalescence* est longue et pénible et elle peut être compromise par des suppurations séreuses ou rénales, par des abcès, de la furonculose, des ulcérations cutanées rebelles, etc.

III. **Variole cohérente.** — Plus grave que la variole discrète, moins grave que la variole confluente, c'est la forme la plus fréquente de la variole grave actuelle. L'invasion est plus ou moins intense. Lors de l'éruption, les vésicules sont si nombreuses qu'elles ne laissent pas, ou presque pas, de peau saine entre elles : les pustules se touchent sans se confondre, *variole cohérente simple*, ou se confondent, *variole cohérente confluente* ou confluente secondaire. La cohérence n'existe qu'au visage.

IV. **Varioloïde.** — Variole bénigne, qui n'aboutit pas à la suppuration, ou dont la fièvre de suppuration est éphémère, la varioloïde peut naître d'une variole grave et donner naissance à une variole grave, ce qui la distingue de la varicelle (V. VARICELLE). Elle se produit surtout chez des sujets immunisés en partie, soit par une vaccine déjà ancienne, soit par une variole antérieure. Elle peut devenir maligne ou hémorragique, dans des cas très rares ; discrète en général, l'éruption peut être cohérente. Elle ne laisse pas de cicatrices cutanées.

L'*invasion* dure 4 à 5 jours, légère ou violente : la fièvre peut aller à 40° ou 41°, les rash sont fréquents. L'éruption débute par la face, rarement par le tronc, elle se fait vite et amène la chute définitive de la fièvre. Certains éléments sèchent à l'état de papules, d'autres, à l'état de vésicules : un très petit nombre suppure un peu. L'*énanthème* est léger. La durée totale est de 10 à 15 jours.

V. **Varioles frustes.** — Ces varioles abortives s'arrêtent avant l'éruption ; seuls les commémoratifs et la notion de contagion peuvent en faire faire le diagnostic. L'invasion a lieu avec ou sans rash, la fièvre tombe le 3ᵉ ou 4ᵉ jour, et l'exanthème ne se produit pas.

VI. **Varioles malignes ou anormales.** — Quelle que soit sa forme, une variole peut revêtir le caractère de malignité : le début est normal, mais l'éruption se fait mal, pendant 3 ou 4 jours, par poussées successives. L'état général devient grave, avec phénomènes nerveux : mort du 8ᵉ au 10ᵉ jour dans le coma. La gravité est plus grande dans la variole discrète.

VII. **Variole hémorragique.** — Dans certaines épidémies (variole noire), cette forme prédominait autrefois au point de paraître les constituer uniquement : fréquente dans l'épidémie de 1870-1871, elle est rare à l'heure actuelle. Elle naît d'une variole quelconque et engendre une variole quelconque : elle atteint de préférence les sujets jeunes, robustes, les femmes enceintes, les alcooliques ; son caractère hémorragique dépend d'une disposition individuelle et d'une virulence spéciale, peut-être d'une infection mixte. Les maladies hémorragipares n'ont pas d'action sur sa production : on a pu observer une varioloïde ordinaire chez un individu atteint de purpura.

La variole hémorragique a deux formes, l'une *primitive* ou précoce, toujours mortelle, l'autre, *secondaire* ou tardive, se produisant au cours de l'éruption et guérissant parfois. On pourrait ajouter une troisième forme, la variole hémorragique *tertiaire*.

A) *Variole hémorragique primitive*, précoce ou d'emblée, purpura variolique. Elle présente une symptomatologie spéciale ; si la mort a lieu avant l'éruption, la notion de contagion devient nécessaire pour faire diagnostic.

L'*incubation* dure de 6 à 8 jours. L'*invasion* également est souvent abrégée. Les symptômes en sont ceux de la variole ordinaire, avec une intensité de mauvais augure : frisson, vomissements, dyspnée, constriction épigastrique, rachialgie, sont violents et tenaces. Les troubles nerveux, l'agitation sont extrêmes ; le pouls fréquent, petit, mou, est à 120°. La fièvre cependant n'est qu'entre 38° et 39°.

Le 2ᵉ et le plus souvent le 3ᵉ jour, les membres et le tronc, rarement la face, se recouvrent d'une rougeur diffuse, scarlatineuse, véritable rash hémorragique, sur lequel se détachent des macules purpuriques, des ecchymoses bleuâtres ou noirâtres, des phlyctènes sanguinolentes. Parfois le corps entier en est recouvert, le malade paraît avoir été plongé dans une cuve de raisin noir (Trousseau). Les hémorragies sont plus prononcées aux

aines, au cou, à la face, sur les paupières et les conjonctives. Les muqueuses
de la bouche, des gencives, du pharynx, se gonflent, s'ulcèrent, se
recouvrent d'un enduit diphtéroïde. La gorge et la bouche sont pleines de
mucus sanglant, l'haleine est fétide, la langue est sèche et dure. Des hémorragies ont lieu par le nez, l'oreille, l'estomac, l'intestin ; on observe des
hématuries, des métrorragies ; les hémoptysies sont plus rares. L'état
général s'aggrave ; la rachialgie s'accompagne de paraplégie avec rétention
d'urine. Les urines, rares, sont albumineuses et souvent fétides. La soif est
vive, le ventre est ballonné et il y a de la diarrhée. Le volume du foie et de
la rate varie. Le pouls monte à 140 ou 150.

L'*éruption*, tardive, discrète, se produit le 4e ou 5e jour ; le plus souvent,
il ne se produit que quelques élevures noires, rarement des vésicules
pleines de sang ; il n'y a jamais de suppuration.

La mort survient, soit quelques heures après le début (forme foudroyante),
soit le 3e ou 4e jour, avant l'apparition de tout élément éruptif, au moment
du rash ; soit après l'éruption, dans un état d'ataxo-adynamie extrême avec
ou sans délire et convulsions, et avec une température de 41°.

B) *Variole hémorragique secondaire* ou tardive, *variole noire*. Plus
fréquente, elle s'observe chez les alcooliques, les miséreux. Les hémorragies apparaissent, soit au moment de l'éruption dans les papules ou les
vésicules, soit pendant la période de suppuration :

1° Au *moment de l'éruption*. Invasion violente, éruption retardée au 4e ou
5e jour. Les papules, petites, noires ou bleuâtres se développent mal ;
quelques-unes seulement produisent une vésicule. Des hémorragies se font
alors dans les vésicules ; la peau, les muqueuses se couvrent d'hémorragies
ou d'ecchymoses. La poussée éruptive s'arrête, la fièvre reste à 40°-41°. Le
malade, affaibli, a du délire, des convulsions, le tableau clinique devient
celui de la variole hémorragique d'emblée : la mort survient dans le collapsus du 2e au 4e jour après l'éruption ;

2° *Pendant la pustulation* : cette forme guérit quelquefois, mais lentement si la mort n'a pas lieu du 6e au 9e jour ; elle se produit chez les femmes
enceintes ou récemment accouchées et chez les alcooliques.

C) *Variole hémorragique tertiaire* (Talamon), ou *cutanée* (de Grand-
maison). Sans valeur pronostique. Les hémorragies se produisent dans les
pustules des extrémités seulement.

**Pronostic.** — Il varie suivant les épidémies. Bénin dans la varioloïde,
plus grave dans la variole discrète, grave dans les formes cohérentes, il est
très grave dans la variole confluente où la mortalité est de 60 pour 100. Les
enfants non vaccinés meurent presque tous : la gravité est très grande chez
le vieillard. La forme hémorragique guérit très exceptionnellement. Une
vaccination antérieure diminue la gravité du pronostic, si elle n'est pas
trop ancienne.

*Chez les femmes enceintes*, la gravité de la variole augmente avec l'âge de
la grossesse : l'avortement, dû au décollement des membranes par des
hémorragies, a toujours lieu, et, comme il favorise les infections secondaires, la mortalité des mères est de 60 pour 100. Pendant la puerpéralité,
la variole ordinaire peut devenir hémorragique. La mort du fœtus est la

règle : elle a lieu *in utero* par variole ou par infection septique. Si le fœtus est près du terme, il peut vivre et se trouver dans une des conditions suivantes : 1° il naît en incubation de variole; l'incubation peut durer 20, 22 jours, et jusqu'à 2 mois; — 2° il naît en pleine éruption variolique ; — 3° il présente des cicatrices pathognomoniques d'une variole guérie *in utero*; — 4° il reste indemne et présente une immunité complète à la vaccine et à la variole (V. VARIOLE et GROSSESSE).

**Causes de la mort.** — Elles varient suivant les périodes; ce sont : pendant l'invasion, la sidération du système nerveux, l'intoxication du sang, la congestion pulmonaire. Plus tard, la mort est due à une sorte d'asphyxie cutanée : elle survient pendant les périodes de suppuration et de dessiccation, surtout du 11e au 14e jour, par toxémie variolique, par pyohémie, ou par une des nombreuses complications de cette période. La convalescence même n'est pas sans danger.

**Complications.** — Très nombreuses et plus fréquentes dans les formes graves, elles sont le fait, soit de la maladie elle-même, soit de l'infection secondaire.

*Tube digestif.* — La *gangrène* de la bouche et du pharynx, assez rare, est très grave: la *parotidite* du début guérit facilement : au moment de la dessiccation elle suppure presque toujours. La *diarrhée*, symptôme grave, devient une complication si elle persiste après huit jours; elle est alors dysentériforme et accompagne des ulcérations de l'S iliaque et du rectum.

*Appareil respiratoire.* — L'œdème de la glotte, la laryngite sont dus à l'éruption; la laryngite nécrosique peut, pendant la convalescence, causer de la sténose du larynx. Les phlegmasies broncho-pulmonaires, bronchite, congestion, broncho-pneumonie, dues au streptocoque et au pneumocoque, sont fréquentes, au début de la suppuration surtout. L'embolie, la gangrène, les abcès pulmonaires, la pleurésie purulente s'observent aussi.

*Appareil circulatoire.* — La myocardite peut tuer le malade du 8e au 11e jour par collapsus cardiaque. La péricardite, sèche à la période d'éruption, suppurée lors de la suppuration, est rare : l'endocardite, légère, guérirait toujours. L'aortite est fréquente et peut laisser une aortite chronique. Les phlébites ne sont pas rares.

*Organes des sens.* — Les otites sont fréquentes Du côté des yeux, les pustules, siégeant sur la cornée, peuvent causer une kératite, de l'iritis, plus tard du leucome, parfois la fonte purulente de l'œil et la cécité, fréquente autrefois. La dacryocystite n'est pas rare.

*Système nerveux.* — 1° Troubles moteurs. La paraplégie peut persister. Des paralysies diverses peuvent revêtir le type de la paralysie infantile, celui de la paralysie ascendante de Landry, simuler le tabes ou la sclérose en plaques; — 2° les troubles de la sensibilité sont passagers; — 3° la variole crée ou réveille des névroses diverses (mélancolie, etc.).

*Reins.* — Au moment de l'invasion l'albumine est rare, peu abondante et transitoire; lors de la suppuration elle est fréquente : elle est rare à la période de dessiccation. La névrite fébrile précoce guérit, mais la néphrite tardive est grave, et peut passer à l'état chronique. Les abcès du rein, les abcès périnéphrétiques s'observent parfois.

*Infections diverses.* — L'orchite et l'ovarite, qui peuvent suppurer, les arthropathies suppurées, des adénopathies suppurées, des abcès sous-cutanés, des phlegmons divers, la furonculose, l'ecthyma, l'érysipèle sont le résultat d'infections secondaires.

**Lésions.** — La *macule* est due à la congestion des vaisseaux du derme. La *papule* est due à une lésion caractéristique de la couche de Malpighi ; là on observe deux ordres de lésions : 1° Au centre une *lésion de nécrose*, cellules granuleuses, opaques, à noyaux non colorables, qui se fondent en masses vitreuses ; — 2° autour de ce foyer de nécrose une *altération cavitaire* des cellules ; le noyau se colore, mais le protoplasma est refoulé par une cavité qui serait un parasite sphérique, un sporozoaire (Renaut). Enfin à la périphérie le derme est infiltré et il se fait un bourrelet épithélial. La *vésicule* est formée par la fusion des cellules ; elle est cloisonnée par des travées de cellules, nécrosées ou non dégénérées, mais comprimées, qui causent l'ombilication, dite *supérieure*, de la vésicule. Le contenu de la vésicule est de la lymphe avec des leucocytes, de rares globules rouges, de la fibrine, des granulations, des cellules épithéliales. Le derme congestionné et infiltré fait une saillie sous la vésicule (ombilication *inférieure*) que recouvrent les couches superficielles de Malpighi et de l'épiderme. La *pustule* est due à l'infection secondaire de la vésicule ; l'infiltration leucocytaire du derme gagne le tissu sous-cutané, où l'on retrouve des staphylocoques et des streptocoques. Les *cicatrices* seront indélébiles si la suppuration détruit les couches profondes du corps de Malpighi.

Sur les muqueuses les pustules n'évoluent pas complètement, elles font vite des ulcérations à bords déchiquetés, entourées d'une aréole rouge et recouvertes d'une pseudo-membrane fibrineuse.

Les poumons, le foie, les reins, la rate, la moelle osseuse, le sang, le cœur, les muscles présentent les lésions de toutes les grandes infections : congestion pulmonaire, hépatite diffuse, néphrite diffuse ; la rate est grosse dans les formes graves.

Les *vaisseaux* sont souvent altérés, l'aorte présente parfois des plaques gélatineuses, saillantes, d'endaortite. Le *sang* est fluide, poisseux, ses gaz sont diminués. Pendant la variole les globules rouges se déforment, ils perdent la propriété de fixer l'oxygène. Au début de la pustulation, ou un peu avant, il se fait une leucocytose sanguine, qui va jusqu'à 55 000 leucocytes, puis diminue pendant la dessiccation. Elle ne se produit pas dans les formes mortelles. La *moelle des os* est rougeâtre et altérée : il y a parfois de petits foyers d'ostéomyélite. Les *ganglions* sont tuméfiés, parfois suppurés.

*Dans la variole hémorragique* la suppuration n'a pas lieu, elle ne laisse donc pas de cicatrices, si par hasard elle guérit. Les vésicules sont remplies de sang ; des hémorragies, dues aux lésions des capillaires, infiltrent tous les organes. Les lésions du sang sont profondes, la moelle des os est infiltrée de sang. Le cœur est contracté et non pas flasque et mou, comme dans la variole suppurée. La rate est noire, petite et dure. Les viscères n'offrent pas les lésions parenchymateuses de la variole ordinaire, ce qui fait penser que celles-ci sont dues aux infections secondaires à la suppuration.

**Étiologie.** — La variole est contagieuse à toutes ses périodes, directement, par contact, ou indirectement par transport au loin de l'agent contagieux, à l'aide des linges, chiffons imbibés de pus, par les croûtes, le sang desséché ; l'agent contagieux, inconnu encore, garde sa virulence plus de deux ans

La variole atteint tous les âges : l'enfance est moins atteinte parce que la vaccination est plus récente à cet âge. Certains individus présentent, en effet, une immunité naturelle ou acquise envers la variole ; l'immunité naturelle peut devenir caduque. L'immunité acquise est due à la vaccine ou à une variole antérieure ; elle peut cesser également.

La contagion a lieu surtout par les voies respiratoires, très rarement par le tube digestif. La variole est inoculable par la peau (V. plus loin), son agent pathogène est inconnu.

**Diagnostic.** — Facile dans les cas typiques, il peut présenter quelques difficultés. *A la période d'invasion*, surtout chez les enfants, toute maladie fébrile avec fièvre initiale très forte, vomissements, convulsions, délire ou coma, pourra faire hésiter entre méningite, scarlatine, variole, pneumonie, érysipèle. La rachialgie peut simuler la néphrite aiguë : jointe à la paraplégie, elle peut faire supposer une myélite aiguë.

La *scarlatine*, la *rougeole* pourront ressembler à un rash ; mais la scarlatine a une angine, n'a pas de rachialgie et son éruption présente un pointillé que l'on n'observe pas dans le rash scarlatineux, uniformément rouge. La rougeole se reconnaîtra en général facilement ; quelquefois le doute persistera jusqu'après le début de l'éruption ; l'évolution de celle-ci, la marche de la température diffèrent dans les deux maladies.

Le diagnostic devra encore être fait, mais rarement, avec la *syphilide varioliforme*, *l'ecthyma*, *l'herpès généralisé*, *l'érythème papuleux*, *l'acné varioliforme*, avec la *forme papuleuse de l'urticaire* : il sera en général facile ; de même celui de la *vaccine généralisée*.

La *varicelle* sera souvent difficile à distinguer d'une variole très discrète : la forme des vésicules, leur contenu clair, leur éruption successive, leur évolution spéciale, les symptômes généraux si différents de ceux de la variole la différencieront de cette dernière.

**Traitement. — Prophylaxie.** — L'isolement rigoureux des malades, des mesures sévères de désinfection pendant et après la maladie empêcheront la dissémination des germes. L'isolement durera jusqu'à la chute complète des croûtes, c'est-à-dire environ 40 jours.

**Vaccination.** — La vraie prophylaxie de la variole consiste dans la vaccination [V. VACCINE (VACCINATION)] et des revaccinations assez fréquentes, surtout en cas d'épidémie et aussi en dehors d'elles, car l'immunité vaccinale ne dure qu'un nombre d'années parfois assez restreint.

*Inoculation de la variole.* — Avant la découverte de la vaccine on avait recours à l'inoculation de la variole, à la variolisation, encore pratiquée chez les musulmans et en Extrême-Orient. Au bout de trois jours il se fait au point inoculé une macule qui, le 4e jour, devient papule, le 5e, vésicule, le 7e, pustule. Cette pustule s'entoure d'une zone inflammatoire avec lymphangite et adénite. Le 8e jour apparaissent les phénomènes généraux d'une variole en général bénigne, mais parfois grave.

# Variole et grossesse.

**Traitement de la variole déclarée.** — Il repose sur l'hygiène du malade, chambre grande, bien aérée, à une température égale de 18°; le malade sera modérément couvert. Alimentation liquide, boissons abondantes (lait, bouillon), tièdes ou froides ; on administrera des toniques, alcool, sulfate de quinine, acide salicylique. On évitera la constipation. Bains savonneux avec 15 ou 20 grammes de sublimé. Nous n'insisterons pas sur les nettoyages des muqueuses, le traitement des complications.

Pour combattre les phénomènes infectieux et diminuer la suppuration on peut employer :

1° La *méthode éthéro-opiacée* (Ducastel). — Le malade reçoit, 2 ou 5 fois par jour, une injection hypodermique d'éther et il prend chaque jour une potion alcoolisée avec 15 ou 20 centigrammes d'opium. En cas d'hémorragies, XX gouttes de perchlorure de fer.

2° La *méthode antiseptique* (Talamon). — Pulvériser 5 ou 4 fois par 24 heures pendant les 2 ou 5 premiers jours, puis 2 fois par jour, la solution suivante :

| | |
|---|---|
| Sublimé . . . . . . . . . . . . . . . . . . . . . . . . | 1 gramme. |
| Acide tartrique. . . . . . . . . . . . . . . . . . . . . | 1 — |
| Alcool à 90° . . . . . . . . . . . . . . . . . . . . . . | 5 c. c. |
| Éther. . . . . . . . . . . . . . . . . . . Q. S. p. | 500 — |

Pulvérisations courtes, une minute au plus, de façon à laisser sur la peau une légère couche de sublimé. Recouvrir les paupières d'un tampon d'ouate imbibé d'eau boriquée.

Il nous semble que des applications de teinture d'iode, destinées à aseptiser la peau, pourraient donner de bons résultats : traitement à essayer le cas échéant, dès le début de l'éruption.

5° *Applications de topiques.* — Éviter la vaseline qui favorise les suppurations profondes. Pommades au sublimé, à l'acide salicylique à 1/20, au salol à 1/10, badigeonnages à l'ichtyol.

4° *Balnéothérapie.* — Les bains tièdes et antiseptiques calment les douleurs et modèrent les infections secondaires. Les bains froids luttent contre les accidents nerveux et l'hyperthermie ; ils seront donnés toutes les 5 heures au-dessus de 50°, d'une durée de 10 à 20 minutes et à une température de 18° à 22°. Les affusions froides pourront les remplacer.

5° *Photothérapie* (Finsen). — Les fenêtres, les lampes sont garnies de verres rouges qui, en supprimant les rayons chimiques du spectre, entraveraient la suppuration.

6° La *Sérothérapie* (Béclère). — A l'aide du sérum de génisse vaccinée : les résultats en ont été bons ; un enfant de 21 jours guérit, alors que son frère, âgé de 5 ans et non injecté, mourut. Il faut injecter de grandes quantités de sérum, 1/50 du poids chez l'adulte, et jusqu'à 1/20 chez l'enfant.

Le traitement des complications se fera pour chacune d'elles comme il est indiqué aux articles les concernant. *LOUIS TOLLEMER.*

---

**VARIOLE ET GROSSESSE.** - - *Action de la variole sur la grossesse.* — L'interruption de la grossesse est fréquente au cours de la variole, elle se produit d'autant plus souvent que la variole est plus grave et la grossesse plus

avancée. La variole *hémorragique* entraîne toujours l'expulsion prématurée
du fœtus. Les périodes les plus dangereuses pour le fœtus sont la période
d'invasion et la période d'éruption.

Dans son Traité des maladies infectieuses, H. Roger a donné une statistique intéressante au point de vue de l'influence réciproque de la variole et
de la grossesse :

Sur 17 femmes enceintes atteintes de *variole légère*, aucune n'a succombé :
chez 11 la grossesse a évolué régulièrement, 1 a accouché à terme, 5 ont
fait des avortements.

*Varioles cohérentes.* — Sur 8 femmes, 5 ont accouché, 2 ont avorté, 1 à
accouché à terme, 2 n'ont eu aucun trouble.

Parmi celles qui ont succombé, 2 enceintes de 5 à 6 mois ont gardé leur
fœtus, toutes les autres ont avorté.

Sur 15 malades ayant accouché avant terme l'expulsion s'est produite :
4 fois à la période d'invasion ; 7 fois à la période d'état ; 2 fois à la période
de suppuration.

Deux enfants ont survécu : l'un n'a rien eu, l'autre a présenté une variole
congénitale.

Parmi les autres 5 ont été expulsés morts, 2 vécurent quelques heures,
5 quelques jours.

Parmi les femmes dont la grossesse continua, 5 accouchèrent d'enfants
bien portants, qui furent vaccinés sans succès.

Accouchements sans incidents, sans hémorragies.

Involution utérine plus lente que normalement.

H. Roger a constaté, chez les nouveau-nés issus de mères varioliques, une
hypothermie plus ou moins marquée, quelquefois très intense, indice de
l'infection transmise de la mère au fœtus. Dans un cas, un nouveau-né a
survécu, bien que sa température se soit abaissée à 52° et s'y soit maintenue
quelque temps.

*Action de la grossesse sur la variole.* — La grossesse ne semble pas avoir
d'influence sur la gravité de la variole, certains auteurs admettent cependant
qu'elle pourrait favoriser l'apparition d'une variole hémorragique mortelle.

*Action de la variole sur le fœtus.* — Cette action se traduit par des effets
variés.

*a)* Le fœtus est atteint de variole *in utero*, on en constate les cicatrices à
la naissance. Ce cas est très rare ; — *b)* le fœtus est expulsé mort ; — *c)* le
fœtus naît infecté en période d'incubation ou couvert de pustules, cette
*variole congénitale* est très grave, mais elle est aussi très rare ; — *d)* le
fœtus naît indemne, mais chétif, il est réfractaire à la récidive, il a donc
acquis une immunité spéciale.

**Conduite à tenir.** — Il faut traiter la variole et rester dans l'expectation
à l'égard de la grossesse, quel que soit l'état général de la femme.

*G. LEPAGE.*

VASELINE. — La *vaseline du Codex* est obtenue par purification de ce qui reste
du pétrole d'Amérique après que les hydrocarbures bouillant au-dessous de
560° ont passé à la distillation.

La vaseline se prête admirablement au rôle d'excipient dans la préparation des pommades, en raison de son inaltérabilité et de son indifférence chimique.

Le commerce livre une vaseline factice constituée par un mélange de vaseline officinale, de paraffine et d'huile de vaseline. Ce mélange est parfaitement propre aux usages thérapeutiques s'il n'est pas falsifié par l'introduction de matières grasses ou goudronneuses.

L'*huile de vaseline du Codex* est constituée par les parties du pétrole du Caucase qui distillent entre 335° et 440°. Elle est utilisée comme excipient de certaines substances destinées à être administrées par voie hypodermique.                                                                    *E. F.*

**VÉGÉTATIONS.** — V. Adénoïdes, Anus, Vulvo-vaginales, Pénis (Tumeurs).

**VEINES (PLAIES).** — Les plaies *non pénétrantes* offrent peu d'intérêt clinique; on les observe dans les plaies contuses, spécialement dans les plaies par armes à feu; au cours des interventions chirurgicales, au cou, à l'aisselle; on a aussi l'occasion d'observer des plaies non pénétrantes par dénudation. Ces plaies guérissent très bien sous le pansement antiseptique; la cicatrisation en est très rapide.

La plupart du temps les plaies des veines sont *pénétrantes*. Ces plaies sont produites tantôt par un instrument piquant : lancette dans la saignée, aiguille dans les ponctions faites pour pratiquer une injection intra-veineuse; tantôt il s'agit d'un instrument tranchant avec section *incomplète* ou *complète* de la veine; tantôt la veine est sectionnée par un projectile de guerre; tantôt enfin il s'agit d'une plaie par *arrachement* comme, par exemple, la déchirure de la veine axillaire au cours de la réduction d'une luxation de l'épaule.

L'*hémorragie* est le symptôme essentiel des plaies pénétrantes des veines. S'agit-il de petites veines, l'hémorragie est peu abondante, elle s'arrête souvent spontanément sous l'influence de la compression *au-dessous* ou au *niveau de la plaie*. Lorsqu'il s'agit de gros troncs comme la jugulaire, la veine crurale, l'iliaque, l'hémorragie peut être telle qu'elle amène la mort en quelques minutes ou en quelques heures.

Le sang qui s'écoule est *noirâtre*, mais au cours de certaines maladies fébriles il peut être presque aussi rouge que le sang artériel.

L'écoulement se fait en *nappe*, sans jet; toutefois, dans les zones voisines du thorax, le flot augmente à chaque expiration. Tout ce qui augmente la tension sanguine dans les veines favorise l'hémorragie : ainsi les contractions musculaires, les efforts, la gêne respiratoire; ne sait-on pas qu'au cours de la trachéotomie le meilleur mode d'hémostase est l'ouverture rapide de la trachée. Enfin la compression entre le cœur et la plaie augmente notablement l'hémorragie; on connaît l'exemple classique cité par Dupuytren : un enfant a sa veine fémorale ouverte, un praticien appliqua la compression entre la blessure et le cœur : l'hémorragie, loin de diminuer, s'accentua et l'enfant succomba à la perte de sang.

A ces signes physiques et spéciaux, il faut ajouter les signes généraux qui accompagnent les pertes de sang si la veine blessée est grosse : pâleur, refroidissement, éblouissements, etc. [V. ARTÈRES (PLAIES)].

Si le sang, au lieu de s'écouler au dehors, s'infiltre dans les tissus conjonctifs, ce qui est fréquent dans les blessures des veines profondes avec plaie étroite, alors on assiste à la formation d'un hématome qui se révèle par l'ecchymose des téguments et par la crépitation spéciale qu'on y perçoit. L'évolution des plaies des veines peut être troublée par des complications diverses :

L'*hémorragie secondaire* ; elle est soit *précoce*, survenant dans les vingt-quatre heures et est due alors à une hémostase imparfaite ; soit *tardive* et due alors à *l'infection de la plaie avec phlébite*. C'est à l'infection de la plaie avec phlébite que sont dues aussi les *embolies* et les infections *purulentes* si fréquentes à l'époque préantiseptique où les plaies étaient si souvent infectées.

L'*entrée de l'air dans les veines*, au moment même de la blessure de celles-ci, est une complication grave, exceptionnelle heureusement depuis l'anesthésie et la forcipressure, et qui s'observe seulement dans les plaies des gros troncs de la base du cou et du creux axillaire. Il y a, à ce niveau, une *zone dangereuse* où les veines fixées par des aponévroses qui les maintiennent béantes, après leur section, sont soumises à l'aspiration thoracique. C'est un accident opératoire, et c'est au cours de l'extirpation d'une tumeur du cou, de l'épaule, du creux axillaire qu'il survient d'habitude. Le début est brusque : un sifflement caractéristique, une aspiration bruyante se fait entendre ; en même temps l'opéré tombe en syncope, pâlit et succombe en quelques minutes après avoir été, en général, agité par des mouvements convulsifs. On a observé cependant des cas de guérison. Le mécanisme de la mort n'est pas encore bien connu : on pense généralement qu'elle est due à la distension du cœur droit par l'air inspiré.

**Traitement**. — « Faire une bonne hémostase dans les meilleures conditions possibles d'asepsie, telle est la formule qui pourrait résumer la thérapeutique des plaies des veines. »

La *compression* simple suffit à arrêter l'hémorragie des *petites veines*.

La *ligature* est le traitement obligé de toute plaie pénétrante d'un tronc veineux. La lésion est-elle partielle, non circonférentielle, on pourra essayer de faire la ligature ou la forcipressure *latérales* ; on a employé dans quelques cas de plaies latérales, et avec succès, la *suture* veineuse avec conservation de la perméabilité du canal.

Mais, pour peu que la plaie dépasse le tiers de la circonférence du vaisseau et *a fortiori* dans les sections complètes, il faut faire la ligature *totale circulaire* ; bien plus, il est prudent de lier les deux bouts, car le bout central, en cas d'absence de valvule, peut donner issue au sang d'une collatérale importante. Lorsqu'on opère dans une région dangereuse — cou, aisselle — le chirurgien pensera toujours à la possibilité de l'ouverture d'un gros tronc veineux pouvant se compliquer de l'entrée soudaine d'air et redoublera de prudence ; si l'accident se produit il faut *immédiatement* mettre le doigt sur la plaie et pincer ou lier la veine au-dessus et au-dessous de la section.

ANSELME SCHWARTZ.

**VENIN**. — V. Serpents venimeux, Scorpions.

**VENTILATION**. — V. Aération.

**VENTOUSES**. — Les ventouses sont des appareils destinés à dériver une certaine quantité de sang vers la surface cutanée. Leur forme, variable d'ailleurs, a subi des complications inutiles ; la ventouse en verre est parfaitement suffisante. Nous ne ferons que citer la *ventouse de Junod*, boîte métallique dont l'emploi, dangereux d'ailleurs, a cessé complètement.

Les ventouses sont dites *sèches* ou *scarifiées*. Dans ce dernier cas, le tégument est incisé afin d'obtenir une émission sanguine d'importance variable (de 15 à 40 grammes en général par ventouse). Il n'y a guère de contre-indications à l'emploi des ventouses : il est difficile de les faire tenir sur un thorax décharné, il est utile de ne les point appliquer là où quelque nécessité esthétique pourrait en faire redouter les traces.

**Ventouses sèches.** — Si l'on n'a pas sous la main l'instrument classique, il importe peu, un récipient quelconque fera l'affaire. Les verres à bordeaux, par exemple, sont d'excellente dimension, pourvu qu'un bord trop mince ne risque point de trancher le tégument. En graissant cette périphérie dangereuse on facilitera la mobilisation de la peau, l'on évitera la blessure de l'épiderme.

Classiquement, l'on prend une baguette, un crayon : l'extrémité en est entourée d'ouate, de linge effiloché, et ce petit tampon est enflammé généralement après immersion dans un peu d'alcool, d'eau-de-vie à la rigueur. Mais au lieu de coiffer vivement de la *ventouse* cette petite source calorique, on peut obtenir l'échauffement nécessaire au-dessus d'une lampe ou d'une bougie. Il y a là un petit tour de main à

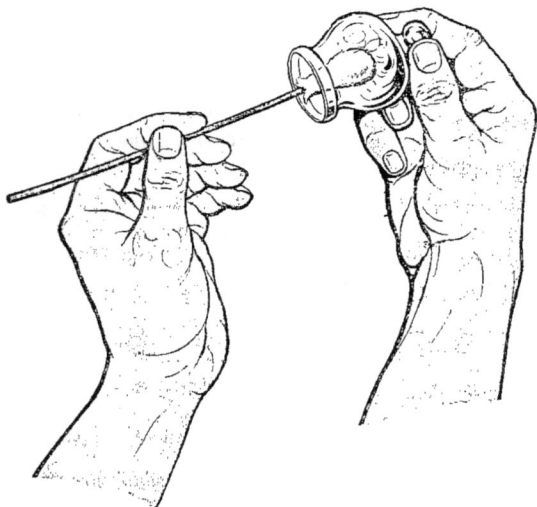

Fig. 257. — Raréfaction de l'air de la ventouse au moyen d'un tampon imbibé d'alcool et enflammé. (Tuffier-Desfosses, *Petite Chir.*)

acquérir : trop échauffée, la ventouse risque de brûler le malade, insuffisamment préparée, elle n'adhérera pas ou tombera trop tôt. Dans tout cela il convient d'aller vite : la flamme doit agir quelques secondes seulement, et l'on doit être installé commodément de façon à pouvoir instantanément appliquer la ventouse.

Le malade est assis ou couché selon la région et selon son état de santé ; il convient de raser une aire trop velue. On laisse les ventouses en place de 5 à 10 minutes ; il en tombe souvent, on les replace si cela est nécessaire. On doit s'arranger encore de façon à ce qu'en leur chute éventuelle, les appareils ne se cassent point, les éclats pouvant blesser le malade. Pour retirer la ventouse, on la saisit d'une main et on la fait basculer, cependant que l'autre main déprime le tégument. Les soins consécutifs sont nuls ; on assiste à l'évolution normale d'une ecchymose intense quand la ventouse a bien pris. Au bout de quelques jours, tout s'est effacé.

**Ventouses scarifiées.** — On a tendance à employer facilement cette thérapeutique, du moins à l'hôpital. Il est un cas cependant où il convient de ne la prescrire qu'à bon escient ; nous voulons parler de son application au sommet des poumons. Si la tuberculose est évidente, rien de mieux ; mais si l'on hésite, si la pleurite sèche est insignifiante ou la congestion douteuse, surtout quant à sa cause, l'on doit s'abstenir. C'est qu'en effet, la cicatrice que l'on provoque est indélébile, et le malheureux, qui peut-être n'était aucunement bacil-

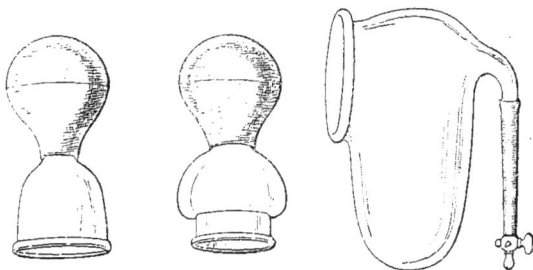

Fig. 238. — Ventouses pneumatiques.

laire, va désormais être considéré par les médecins éventuels comme phtisique ou suspect de phtisie. On ne doit pas imprimer ainsi à perpétuité sur un malade une étiquette dont on n'est pas mille fois certain.

Quoi qu'il en soit, on commence par appliquer une ventouse sèche. On la retire au bout de quelques instants, et l'on scarifie alors la surface violacée. On se sert d'un instrument spécial, dit *scarificateur* ; on le nettoie avec soin puis on tend le ressort, et les lames sont prêtes à inciser. Est-on pris au dépourvu ? un bistouri, un rasoir permettent de faire, espacées de quelques millimètres, des incisions parallèles de 9 à 10 millimètres de long suivant les cas. On ne doit faire que des mouchetures superficielles. Après l'opéra-

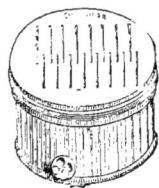

Fig. 239.
Scarificateur.

tion on applique un pansement simple sur le tégument, et l'on prend soin de démonter et de nettoyer le scarificateur.

Les soins consécutifs sont nuls ; la cicatrisation est rapide. Les cicatrices persistantes peuvent être le siège de phénomènes morbides particuliers : troubles pigmentaires dans l'addisonisme, localisation de papules psoriasiques, etc. Quant au sang recueilli, il est parfaitement utilisable pour le séro-diagnostic ; mais l'asepsie ne peut être suffisamment parfaite pour permettre un ensemencement du sang d'interprétation exacte.

Les ventouses doivent être employées en quantité suffisante (10 à 30) et fréquemment renouvelées ; il importe de veiller à ce que le malade ne se refroidisse pas pendant la séance d'application.

**Indications.** — Cette médication a un double effet décongestif, antinévralgique. Les ventouses sont donc indiquées spécialement dans les affections du cœur, du poumon, du rein. Elles présentent quelques indications spéciales, le lumbago par exemple. Enfin on a fait dans ces dernières

années de l'hyperémie locale tout un système thérapeutique ; et la méthode
de Bier tend à traiter les furoncles, les anthrax, les mastites, les inflammations localisées en un mot, par l'application d'appareils dérivés en somme
de la simple ventouse. *FRANÇOIS MOUTIER.*

**VÉRATRINE** (INTOXICATION). — V. Poisons médicamenteux.

**VERGE**. — V. Pénis.

**VERGETURES**. — On décrit sous le nom de *vergetures*, ou plus exactement
de *vergetures linéaires*, des lésions cutanées disposées en stries allongées,
lésions permanentes, indélébiles, dues à un amincissement de la peau avec
mollesse et dépressibilité particulières.

**Description.** — Les vergetures linéaires se présentent sous forme de
lignes, de stries, ordinairement parallèles, tranchant par leur coloration
rougeâtre ou nacrée sur la surface de la peau et ressemblant assez souvent
à des cicatrices; de longueur très variable, elles ont une largeur moyenne
de 2 à 5 millimètres, mais peuvent atteindre jusqu'à 2 et 3 centimètres.
Leur disposition et leur direction sont régies par une loi constante : elles
sont perpendiculaires à la direction dans le sens de laquelle s'est effectuée
à son maximum la tension de la peau qui a déterminé leur formation
(Balzer).

Chez la femme enceinte, les vergetures, symétriquement disposées sur le
ventre sont, dans la région abdominale inférieure, à peu près parallèles au
pli inguinal et, à mesure qu'elles se rapprochent de la ligne blanche, tendent
à devenir parallèles à celle-ci. Sur le tronc, les vergetures sont disposées à
angle plus ou moins aigu par rapport au plan sagittal médian; au sein, elles
semblent converger vers le mamelon. Aux cuisses, où elles occupent surtout
la région trochantérienne, elles sont longitudinales, ainsi qu'aux épaules,
au niveau du deltoïde. Elles peuvent encore siéger sur les reins et le dos,
les fesses et les creux poplités.

Chez l'homme, on les observe sur l'abdomen, les cuisses, les épaules et la
face externe des bras.

Rarement uniques et isolées, les vergetures sont d'ordinaire multiples.

La vergeture récente est violacée, livide, transparente; ses bords sont
nets, à son niveau, la peau paraît très amincie. Plus tard, elle blanchit,
devient nacrée, brillante, et ses bords sont moins vigoureusement dessinés.

Le doigt déprime facilement les vergetures et perçoit une sensation de
mollesse et de vacuité. L'épiderme, qui ne repose plus sur un tissu compact, paraît flasque et se plisse transversalement; il est d'ordinaire d'une
blancheur aponévrotique. Parfois les vergetures sont pigmentées.

Les vergetures, dont le nombre varie beaucoup suivant les sujets, ne se
réparent jamais; elles ne s'étendent pas, mais se plissent et se flétrissent
davantage à mesure que la peau subit, dans son ensemble, les altérations de
la sénilité.

**Étiologie.** — On distingue deux variétés de vergetures linéaires, suivant
que la distension cutanée qui les produit est lente ou brusque.

*a)* Le type des *vergetures par distension lente et progressive* est fourni par les vergetures de la grossesse, surtout pigmentées et accentuées chez les femmes qui engraissent à ce moment.

Le *développement plus ou moins rapide de la polysarcie*, chez la femme et chez l'homme, est à lui seul une cause habituelle de vergetures.

L'*ascite*, les *tumeurs de l'abdomen, l'anasarque*, causent aussi des vergetures, mais moins souvent que la grossesse.

On connaît encore les *vergetures de croissance*, remarquables chez les adolescents qui grandissent rapidement après de longues maladies (fièvre typhoïde par exemple); elles siègent sur les membres, au-dessus du genou, des malléoles et sont perpendiculaires à l'axe du corps.

Les *vergetures du thorax* peuvent être causées par une pleurésie, un hydrothorax; elles siègent parfois du côté opposé à l'épanchement.

*b*) Les *vergetures par distension brusque* de la peau se produisent à l'occasion de divers traumatismes (coups de fouet, de bâton, etc.).

Certains sujets possèdent une *prédisposition* particulière aux vergetures. Celles-ci ont été signalées au cours de certaines affections du système nerveux périphérique ou central.

**Lésions.** — L'altération principale qui produit les vergetures est *l'étirement avec rupture du réseau élastique* qui forme la trame de soutien du derme (Troisier et Ménétrier). Un certain nombre des fibres élastiques, sous l'influence de la distension, se rompent et favorisent la distension et l'étirement de leurs voisines. Les faisceaux conjonctifs se laissent aussi distendre et étirer; quelques-uns même cèdent. Sur les limites de la vergeture, de chaque côté, le tissu élastique est plus dense qu'à l'état normal; il semble refoulé du centre de la lésion vers ses bords. On voit que la vergeture ne résulte pas d'une atrophie, mais d'une éraillure du derme, sans réparation consécutive.

**Diagnostic.** — Les vergetures ont été souvent confondues avec les *cicatrices*, mais elles ne renferment aucune trace de tissu modulaire de nouvelle formation.

Les *stries atrophiques* que l'on observe dans les cas avancés de *sclérodermie* et de *pityriasis rubra* sont d'emblée plus blanchâtres et plus fines que la vergeture vraie. D'une façon générale, d'ailleurs, les diverses *atrophies cutanées*, qui se rapprochent des vergetures par quelques signes extérieurs, en diffèrent totalement par les processus qui les déterminent.

On a souvent décrit sous le nom de *vergetures rondes*, de *macules atrophiques circonscrites*, des macules flasques et circonscrites, ordinairement arrondies, au niveau desquelles le doigt perçoit une lacune cupuliforme; elles sont accompagnées de phénomènes inflammatoires peu intenses; elles représentent une affection chronique, limitée au derme et au corps papillaire, provoquant une disparition circonscrite du tissu élastique sans réparation consécutive. Ces macules atrophiques résultent d'une destruction plus ou moins étendue du réseau élastique; elles ne sauraient donc être confondues avec les vraies vergetures, dans lesquelles le derme est éraillé, mais où le tissu élastique n'est pas détruit.

**Traitement.** — La thérapeutique ne peut rien contre les vergetures. Le traitement est essentiellement préservatif et palliatif. Pendant la grossesse, et pendant les affections qui produisent un développement considérable de l'abdomen, il faut soutenir la paroi abdominale au moyen d'appareils convenablement disposés (ceintures, corsets de grossesse, etc.). Après l'accouchement, un bandage de corps modérément serré aidera les tissus à reprendre leur disposition normale. Les sujets dont la peau est flasque, sillonnée de nombreuses vergetures, devront porter habituellement des appareils contentifs. *FERNAND TRÉMOLIÈRES.*

**VÉRONAL.** — La diéthylmalonylurée ou véronal se présente sous forme de cristaux incolores, solubles dans 150 parties d'eau froide et 12 parties d'eau bouillante. C'est un hypnotique efficace dans les insomnies des pyrexies. On l'a utilisé aussi contre le tremblement de la sclérose en plaques (v. c. m.).

Le véronal s'administre à la dose de 25 à 75 centigr. par jour en cachets de 25 centigr. ou en paquets que l'on fait prendre dans une infusion chaude de tilleul. *E. F.*

**VERRUES.** — Les verrues sont des « tumeurs cutanées bénignes constituées par une hyperplasie papillaire et épidermique » (Dubreuilh). Les *verrues vulgaires* et les *verrues planes juvéniles* semblent être des aspects différents d'une même affection ; les *verrues séniles* sont de toute autre nature. Nous laisserons de côté les *verrues télangiectasiques* (*angiokératome*) déjà décrites [V. Peau (Tuberculose)] et les *verrues congénitales* qui sont des *nævi* (v. c. m.).

1° **Verrues vulgaires.** — Les « poireaux » vulgaires ont pour sièges de prédilection les mains et les doigts, d'où ils s'étendent sur les poignets et même les avant-bras, la face, plus rarement le cuir chevelu, les pieds, etc. Ils débutent par une petite saillie dure, grosse comme une tête d'épingle, déjà mamelonnée à la coupe avec un point rose quelquefois visible au centre de chaque mamelon. Ils grossissent jusqu'à une largeur de 5 à 10 millimètres et plus. La verrue adulte forme une saillie dure et abrupte plantée sur la peau saine, presque toujours sessile, colorée en gris ou en brun par les poussières ; son sommet est crevassé, divisé plus ou moins profondément par des fissures interpapillaires : ainsi la verrue peut être aplatie, hémisphérique, filiforme, papillomateuse ou villeuse. Elle n'est nullement inflammatoire, et reste indolore dans la majorité des cas. Autour des *ongles* pourtant, qu'elle peut décoller et soulever, elle devient douloureuse. De même à la *plante du pied*, où elle va jusqu'à rendre la marche impossible ; elle y représente un tissu papillomateux mou, presque recouvert

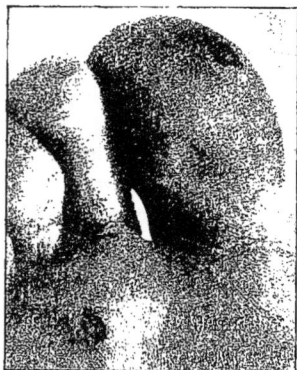
Fig. 240. — Verrues plantaires.
(Darier.)

par un anneau hyperkératosique qui l'entoure : en sorte qu'à première vue, la lésion ressemble à un durillon (fig. 240). A la *paume de la main*, l'ébauche de cet anneau forme autour de la verrue aplatie un talus brunâtre. A la *face*, les verrues sont papillomateuses et villeuses.

Il est rare que la verrue soit solitaire : en général on en observe un certain nombre chez le même sujet; souvent on voit une grosse « verrue mère » s'entourer d'éléments secondaires plus petits. Il s'agit, en effet, d'une lésion certainement contagieuse, inoculable et auto-inoculable, dont l'origine microbienne est très probable, bien qu'aucun des microbes décrits (Kühnemann, etc.) n'ait vu son existence confirmée ultérieurement. C'est une affection surtout mais non exclusivement juvénile.

Les verrues sont d'un *diagnostic* généralement facile avec les autres lésions papillomateuses : *tuberculose verruqueuse, angiokératome, nævi, épithélioma*, etc.

2º **Verrues planes juvéniles**. — La forme plane des verrues vraies s'observe surtout chez les enfants et les jeunes gens; comme la forme vulgaire, avec laquelle elle peut coïncider: elle a pour localisations habituelles les mains (fig. 241), la face (front, menton, etc.), quelquefois le cuir chevelu. Ce sont de petites papules grises, roses ou de même coloration que la peau normale, sur laquelle elles font une saillie presque nulle : leurs dimensions sont très minimes et ne dépassent guère quelques millimètres. Leur contour est net, arrondi, parfois accentué par une fine sertissure cornée: leur surface, lisse ou comme veloutée, parfois squameuse (cuir chevelu); souvent elles se disposent en placards ou en séries linéaires déterminées par le grattage. Après des mois ou des années, elles disparaissent sans laisser de traces.

Les verrues planes peuvent ressembler à des éléments de *lichen plan* (v. c. m.) dont elles n'ont toutefois pas le brillant ni la forme polygonale. — ou à des *hidradénomes*. [V. Peau (Tumeurs)].

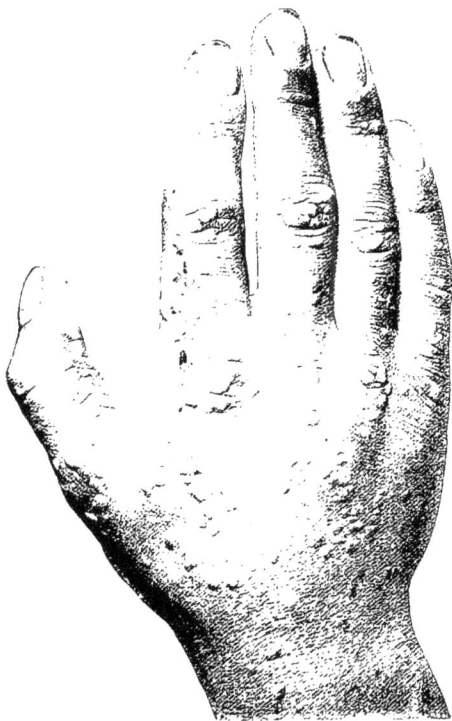

Fig. 241. — Verrues planes juvéniles (Dubreuilh).

3º **Verrues séniles**. — Les *verrues plates séniles* sont, au contraire des précédentes, une affection fréquente surtout après la cinquantaine ou sur les peaux sénilisées par la couperose, la séborrhée (*verrues séborrhéiques*), etc.; ce sont des plaques rondes ou irrégulières, dont les plus larges atteignent 1 centimètre dans leur grand diamètre, faisant sur la peau une saillie de 1 ou 2 millimètres au plus; leur surface est papillomateuse, d'aspect velvétique, leur couleur jaunâtre, grisâtre, noire, d'apparence sale (*crasses séniles*). Elles semblent inoculables(?) On les considère comme proches parentes des « séborrhées concrètes », des kératomes pré-épithéliomateux. Darier, comme Dubreuilh, les distingue des taches de kératose sénile et ne croit pas qu'elles aient la même tendance à la transformation cancéreuse; il les regarderait plutôt comme des nævi tardifs.

**Traitement des verrues.** — Les verrues vulgaires peuvent disparaître spontanément. Brocq a signalé des faits bizarres, où leur disparition semblait avoir été obtenue par la suggestion (?) On a préconisé contre elles divers *médicaments internes* comme la magnésie (20 centigr. à 1 gr. en deux fois), la teinture de thuya (60 à 80 gouttes, — en badigeonner en même temps les verrues), l'eau de chaux (un verre, avec du lait, après le repas de midi) (Burdon, Cooper), l'arsenic, etc. Les résultats de ces médications sont au moins inconstants, et le véritable traitement est tout *externe*.

Il peut être *chirurgical*. Le râclage à la curette est un excellent moyen, peu douloureux; il est recommandable, mais non toujours nécessaire, de le faire suivre de cautérisations légères sur les traces pour éviter une récidive. De même après l'ablation aux ciseaux, ou la destruction au galvano-cautère, plus douloureuses. Celle-ci est délicate en cas de verrues séniles, elle expose à des cicatrices; il vaut mieux les abraser au bistouri.

Les *caustiques forts* sont très employés, notamment l'acide nitrique fumant, mis goutte par goutte jusqu'à cuisson vive, en ayant soin de ne remettre une goutte que lorsque la précédente est sèche, et de n'en point répandre sur la peau saine. L'acide chromique très concentré, sirupeux, sera appliqué de même par le médecin: le malade peut employer des solutions à 1/5, 1/10. — Le sulfocarbol (acide orthoxyphényl-sulfureux) de Vigier, appliqué au pinceau dur tous les jours, est un excellent remède contre les verrues planes.

Lorsque les verrues planes siègent à la face ou couvrent des surfaces étendues, on peut employer contre elles les *kératolytiques* : collodion salicylé à 1/8 , — ou

| | |
|---|---|
| Acide lactique. . . . . . . . . . . . . . . . . . . . . . . . . . . . | } āā 1 gramme. |
| Acide salicylique . . . . . . . . . . . . . . . . . . . . | |
| Collodion riciné. . . . . . . . . . . . . . . . . . . . . . . . | 8 grammes. |
| | (Brocq.) |

appliqué quotidiennement pendant huit jours, puis détaché par un cataplasme — ou encore pommade

| | |
|---|---|
| Acide salicylique. . . . . . . . . . . . . . . . . . . . . . . | 10 grammes. |
| Créosote . . . . . . . . . . . . . . . . . . . . . . . . . . . . . | 20 — |
| Cire et axonge. . . . . . . . . . . . . . . . . . . . . . . . . | Q. S. |
| | (Leistikow.) |

— ou enfin savon noir, emplâtres salicylés, etc.

On a préconisé encore la sève des euphorbes. La teinture de thuya du Codex ancien, citée plus haut, a été souvent employée en badigeonnages; Sicard et Larue, après bain local et asepsie, en injectent quelques gouttes au-dessous de la saillie papillaire.

Quelque topique qu'on emploie, il faut se garder avec soin de créer des cicatrices visibles.

La pommade suivante, qui améliore la séborrhée concrète, peut être essayée contre les verrues séniles :

| | |
|---|---|
| Chlorate de potasse | 1 gr. 50 |
| Soufre précipité | 5 grammes. |
| Résorcine | 1 gramme. |
| Vaseline | 50 grammes. |

(SABOURAUD.)

Les cautérisations au galvano-cautère, à l'acide chromique (1/10) sont plus efficaces; l'électrolyse également. Mais il n'est pas sans inconvénients d'irriter de pareilles lésions.

La *radiothérapie* fait disparaître les verrues vraies avec une extrême rapidité : il suffit souvent d'une seule séance. Elle doit être faite avec une grande prudence, le dos de la main notamment étant sujet à des radiodermites graves. Elle serait, d'après Darier, inactive contre les verrues séniles.

*M. SÉE.*

**VERRUGA**. — La *verruga* ou *maladie de Carrion* est une maladie infectieuse qui s'annonce par des symptômes généraux, auxquels fait suite une éruption de tumeurs spéciales, toujours très vasculaires, disséminée dans la peau, les muqueuses et les viscères.

Cette maladie n'est observée que dans quelques défilés profonds situés sur le versant occidental des Andes péruviennes, entre 700 et 2600 mètres d'altitude. Elle n'épargne aucune race, mais atteint surtout les Européens, ouvriers, ingénieurs, qui viennent travailler dans ces régions.

**Symptômes**. — La verruga évolue en quatre périodes distinctes. L'*incubation*, absolument silencieuse, dure de 15 à 40 jours.

La période d'*invasion*, qui se prolonge pendant plusieurs semaines et même plusieurs mois, est caractérisée par trois grands symptômes : une fièvre d'allures variables, des douleurs articulaires qui se fixent ordinairement dans les grandes jointures, une anémie intense qui s'accompagne de souffles cardiaques et vasculaires; dès cette époque, on peut constater l'hypertrophie de la rate, du foie et des ganglions lymphatiques.

L'*éruption* caractérise la troisième période. Une sédation de presque tous les symptômes généraux graves qui marquent la période d'invasion la précède. Elle est constituée par des verrues *miliaires* et des verrues *mulaires* (semblables aux verrues des mules) de différentes variétés, cornées, sudamineuses, vésiculeuses, bulleuses.

Rapidement, ces verrues acquièrent leurs caractères fondamentaux : ce sont des intumescences écarlates, très prurigineuses, qui grossissent et deviennent globuleuses; elles sont constituées par une sorte de tissu érectile. Après avoir débuté au niveau des membres inférieurs, du côté de l'extension, elles se généralisent par poussées fébriles successives et peuvent arriver à couvrir tout le corps; mais elles atteignent la face de préférence au tronc. Ces verrues cutanées se flétrissent et disparaissent sans laisser de traces cicatricielles; mais elles peuvent être le point de départ d'hémorragies récidivantes et profuses, de suppuration, de gangrène.

L'éruption s'étend aussi aux muqueuses, aux séreuses et aux parenchymes. Les tumeurs hémorragiques envahissent la conjonctive, la pitui taire, la gorge, le larynx, les bronches, le tube digestif, le foie, la rate, les reins, l'utérus, etc.; ces localisations se traduisent par des troubles fonctionnels tels que de la dysphagie, de la toux, de la dyspnée, et par des hémorragies multiples : épistaxis, hémoptysie, hématémèse, melæna, etc.

**Formes.** — A côté de cette forme *commune*, dont les périodes se déroulent dans un ordre régulier, il convient de citer une forme *aiguë*, *septicémique*, qui emporte le malade avant l'apparition de l'éruption (*fièvre de la Oroya*), une forme *abortive* où l'éruption est à peine marquée et une forme *apyrétique*.

**Évolution.** — La marche de la verruga est très capricieuse et ne saurait être prévue; tantôt la poussée éruptive est unique, tantôt les recrudescences se succèdent jusqu'à la mort.

La pression barométrique exerce une influence manifeste sur le pronostic : les hémorragies sont d'autant plus abondantes que le malade se trouve à une plus grande altitude.

**Diagnostic.** — Les notions d'origine et de résidence du malade sont d'une grande importance diagnostique.

Les grosses verrues mulaires offrent quelque analogie avec les tumeurs du *mycosis fongoïde*; mais celles-ci ne sont jamais aussi nombreuses que les éléments verruqueux, elles n'apparaissent pas simultanément sous forme d'éruption et ne s'accompagnent pas, à leur apparition, de phénomènes généraux.

Quand la verruga est représentée par un gros nodule hypodermique ulcéré, un examen superficiel pourrait la faire prendre pour un *cancer*.

**Lésions.** — La lésion anatomique de la verruga n'est pas un papillome; ce n'est pas non plus un granulome infectieux, analogue aux nodi spécifiques de la tuberculose, de la syphilis et de la lèpre. C'est un tissu spongieux et aréolaire, parcouru par d'innombrables capillaires sanguins et lymphatiques dilatés, ce qui lui donne l'apparence du tissu caverneux (Jeanselme).

**Étiologie.** — On a décrit, comme agent de la verruga, un bacille analogue à celui de la tuberculose. Le rôle de cet agent pathogène n'est pas démontré. Cependant, la verruga est inoculable, comme l'a montré l'héroïque expérience de Carrion, étudiant péruvien, qui mourut de s'être fait inoculer la maladie (1886).

On admet généralement que l'agent figuré de l'infection réside dans la terre humide, sur le bord des rivières qui traversent les foyers endémiques.

Une première atteinte de la verruga confère une immunité durable.

**Traitement.** — Il n'existe aucun remède spécifique contre la verruga. On doit donc se borner à suivre les indications symptomatiques. On administrera des hémostatiques contre les hémorragies, de la quinine contre la fièvre, du salicylate de soude contre les douleurs, du fer et de l'arsenic contre l'anémie. Une tumeur ulcérée ou gangrenée doit être enlevée pour prévenir l'éclosion d'accidents septicémiques. Une ligature au fil de soie peut hâter la régression des verrues pédiculées.

*FERNAND TRÉMOLIÈRES.*

VERSION. — On désigne sous ce nom les manœuvres ayant pour but de ramener au détroit supérieur la tête ou le siège du fœtus. La version est dite
par *manœuvres externes*, par *manœuvres internes*, et *version mixte*.

                                                                    *V. WALLICH.*

VERSION PAR MANŒUVRES EXTERNES. — Cette opération a pour but, à l'aide
de pressions exercées par les mains, à travers les parois abdominale et uté
rine, de faire évoluer le fœtus pour ramener la tête ou le siège au détroit
supérieur. La version par manœuvres externes s'exécute le plus souvent au
cours de la grossesse, mais aussi, quoique plus difficilement, au cours du
travail. Imaginée par Wigand, elle n'est entrée dans la pratique qu'avec
Pinard, qui l'a rendue réalisable.

La version par manœuvres externes se pratique dans deux circonstances
principales : 1º dans les présentations du siège; 2º dans les présentations de
l'épaule.

Iº VERSION PAR MANŒUVRES EXTERNES DANS LA PRÉSENTATION DU
SIÈGE. — Cette opération présente à étudier ses indications, ses contre-
indications et son manuel opératoire.

I. **Indications.** — La version par manœuvres externes est nettement
indiquée, chaque fois qu'elle est possible dans tous les cas de présentations
du siège. En effet, bien que l'accouchement dans la présentation du siège
puisse s'accomplir spontanément dans toutes ses parties, il est préférable
de ne pas compter sur l'expulsion spontanée de la tête, et il faut intervenir
pour pratiquer son extraction artificielle, au moyen de la manœuvre de
Mauriceau-Pinard [V. SIÈGE (PRÉSENTATION)].

Quand on pratique des tractions sur le fœtus, les bras se relevant, on
doit procéder à leur abaissement artificiel, manœuvre difficile et au cours
de laquelle le fœtus risque de succomber. Pour toutes ces raisons, il faut
chercher la transformation de la présentation du siège en présentation du
sommet, au moyen de la version par manœuvres externes.

Le moment de choix pour opérer est celui où le fœtus n'est pas encore
trop développé et peut évoluer sans trop de difficultés dans la cavité utérine. Ce moment se place aux approches du 8e mois après la fin des règles
(Pinard). On peut tenter la version par manœuvres externes à une époque
plus précoce, l'évolution du fœtus s'accomplit alors avec une plus grande
facilité. Mais il y a à cette façon de faire un inconvénient, c'est que la mobilité du fœtus dans la cavité utérine rend plus difficile son maintien en
bonne attitude, une fois celle-ci obtenue par la version.

II. **Contre-indications.** — Elles n'existent pour ainsi dire pas, puisque
l'on ne connaît pas d'observation démontrant que des accidents ont pu se
produire à la suite d'une version par manœuvres externes. Il y a seulement
des cas où la version est rendue impossible, lorsque, par exemple, le fœtus
est trop volumineux pour évoluer. Dans une présentation du siège décomplété mode des fesses, les membres inférieurs du fœtus, étant relevés en
attelles, au-devant du plan antérieur du fœtus, celui-ci ne supporte qu'une
incurvation limitée, et ne peut pas évoluer dans la cavité utérine. En effet,
au cours de l'évolution provoquée du fœtus, il est un moment où ce fœtus

se trouve transversalement placé dans la cavité utérine. Or, il ne peut se trouver dans cette attitude, même d'une façon passagère, qu'en s'incurvant, en diminuant ses diamètres longitudinaux. Cette incurvation s'effectue très bien dans la présentation du siège complet, elle ne peut se produire dans le siège décomplété mode des fesses.

Il est contre-indiqué de tenter la version par manœuvres externes dans les cas de grossesse gémellaire, la tension utérine gênant alors pour provoquer l'évolution fœtale.

Le volume du fœtus au terme de la grossesse, peut être un empêchement à son évolution, néanmoins on voit quelquefois le fœtus changer spontanément d'attitude, alors que les manœuvres externes avaient été impuissantes à le mobiliser.

Dans certains cas, l'utérus présente une tonicité particulière, et les muscles abdominaux une résistance telle, qu'on a pu être conduit à pratiquer la version par manœuvres externes sous chloroforme. En réalité, quand il s'agit de présentation du siège à transformer, il est des cas où il est bon, après plusieurs tentatives douces et répétées, de savoir renoncer à cette intervention. Il faut aussi regarder, comme contre-indications, les malformations utérines, les circulaires serrés du cordon qui amènent un redressement brusque du fœtus à chaque tentative de mobilisation.

III. **Manuel opératoire.** — Il convient de citer textuellement la description de Pinard :

« Avant de pratiquer l'opération, il est nécessaire de faire placer la femme convenablement, dans le décubitus dorsal et horizontal, les membres inférieurs étendus et légèrement écartés, les bras étendus le long du corps, etc., comme lorsqu'on veut pratiquer le palper.

« Si pendant l'opération une contraction survient, il faut cesser toute pression et attendre le relâchement complet.

« Chez les multipares, généralement cela est facile : les deux extrémités sont le plus souvent accessibles, et la laxité de la paroi abdominale antérieure permet de mobiliser le fœtus en totalité. Chez les primipares, surtout dans une période rapprochée du terme, alors que la présentation est le résultat d'une véritable accommodation, les deux extrémités peuvent se dissimuler et n'offrir qu'une prise imparfaite aux mains de l'opérateur. »

L'acte capital est la mobilisation du siège, qu'il faut obtenir en agissant des deux mains pour attirer ce siège vers l'une des fosses iliaques, celle qui est du côté opposé au flanc qui contient la tête. Parfois il faudra pour mobiliser le siège le soulever avec deux doigts introduits dans le vagin, et agissant à travers le segment inférieur de l'utérus.

« Les deux extrémités étant mobilisées et accessibles, les mains étant appliquées sur elles et ne les quittant plus, il faudra exercer des pressions lentes et soutenues, de façon à faire remonter le siège et à faire descendre la tête *par le chemin le plus court*. » (Pinard.)

La version effectuée, il faut maintenir le fœtus dans sa nouvelle attitude. L'absence d'un procédé pour arriver à ce but a fait que longtemps la version par manœuvres externes n'a pu être utilisée. Ce n'est que depuis l'emploi de la ceinture eutocique de Pinard que l'on arrive à maintenir les présentations transformées. Le principe de cette ceinture consiste dans la présence de deux coussins à air, situés sur les parties latérales d'une ceinture de

grossesse lacée en avant. Au moyen d'une poire destinée à cet usage, on
gonfle les coussins au degré voulu pour fournir une pression douce, empêchant les déplacements du fœtus sans incommoder la femme. Il est bon à
ce point de vue d'interposer entre les coussins et la peau une couche d'ouate.

La ceinture sera disposée sous la région lombaire de la femme avant de
pratiquer les manœuvres de la version. Quand celle-ci est terminée, on n'a
plus qu'à fermer la ceinture, après avoir gonflé les coussins à air. Ceux-ci
doivent être gonflés de façon inégale, l'un devra être assez volumineux,
c'est celui qui se trouve en rapport avec le plan ventral du fœtus — l'autre,
au contraire, celui qui se trouve en contact avec le dos du fœtus, ne doit
être que très peu gonflé, juste assez pour contribuer au maintien de la ver-
ticalité du fœtus. Cette inégalité de gonflement concourt très efficacement
au maintien de la nouvelle présentation. La ceinture sera lacée, et les sous-
cuisses mis en place, la femme devra la conserver jour et nuit, aussi longtemps que le fœtus ne paraîtra pas fixé. Pour exercer cette surveillance, il
suffira d'explorer la partie fœtale sous le bord inférieur de la ceinture, et il
faudrait l'enlever pour examiner la paroi abdominale, si la femme accusait
la moindre souffrance.

2° VERSION PAR MANŒUVRES EXTERNES DANS LES PRÉSENTATIONS
TRANSVERSALES. — Cette intervention présente à étudier ses indications,
ses contre-indications, son manuel opératoire.

I. **Indications**. — Il faut, par manœuvres externes, ramener la tête au
détroit supérieur, lorsqu'elle a glissé dans une des fosses iliaques. Ce déplacement résulte, soit de la laxité de l'utérus chez les multipares, soit de
l'obstruction du segment inférieur de l'utérus par la présence du placenta
ou d'une tumeur. Dans ces circonstances, si l'on n'intervient pas, si la tête
reste dans une des fosses iliaques, l'épaule se trouve en rapport avec le
détroit supérieur, il y a présentation de l'épaule, l'accouchement spontané est
impossible. En surveillant, par le palper abdominal, l'attitude du fœtus dans
les deux derniers mois de la grossesse, on arrive, par manœuvres externes, à
corriger ces présentations vicieuses et à maintenir le fœtus en bonne attitude
au moyen de la ceinture eutocique. De la sorte, la présentation de l'épaule
avec toutes ses graves conséquences peut être presque toujours évitée.

Si le fœtus affecte une attitude transversale en logeant, non plus la tête,
mais le siège dans une des fosses iliaques, il n'est parfois pas possible de
faire exécuter au fœtus une évolution complète pour ramener la tête au
détroit supérieur. Dans ce cas, il faut se trouver amplement satisfait d'avoir
pu ramener le siège au détroit supérieur, d'avoir rendu au moins vertical,
un fœtus orienté transversalement.

La version par manœuvres externes se trouve indiquée, dès que, vers le
8° mois, on trouve le fœtus mobile avec tendance à loger un de ses pôles
dans l'une ou l'autre fosse iliaque. Il faut aussi par manœuvres externes
s'assurer de l'attitude verticale du fœtus, quand on est appelé à rompre les
membranes dans les cas d'hémorragies par placenta prævia, ainsi que dans
les cas d'hydramnios.

La version par manœuvres externes doit être pratiquée non seulement au cours de la grossesse, mais aussi au moment du travail, à moins que les contractions utérines ne fassent obstacle à son exécution. Elle doit être tentée au cours du travail dans la présentation de l'épaule, quand les membranes ne sont pas rompues. Au cours de l'accouchement gémellaire, elle peut être exécutée lorsque, après la sortie du premier fœtus, le second se présente transversalement.

II. **Contre-indications.** — Les contre-indications dépendent des causes mêmes qui viennent mettre obstacle à l'exécution de la version par manœuvres externes. La version par manœuvres externes est parfois impraticable dans un utérus malformé. L'abondance du liquide amniotique, et la tension exagérée de l'utérus, qu'on observe dans beaucoup de cas d'hydramnios, rendent impossible, sinon l'évolution d'un fœtus trop mobile, mais du moins sa fixation. D'autres fois, c'est au contraire une rupture prématurée ou précoce des membranes, ou exceptionnellement la trop petite quantité de liquide amniotique d'un œuf non rompu, qui peuvent défendre les tentatives mêmes de version. Pendant l'accouchement, la fréquence et l'intensité des contractions utérines peuvent ne pas permettre de mobiliser sans danger un fœtus transversalement placé.

III. **Manuel opératoire.** — Il est des plus simples et encore plus facile à exécuter que lorsqu'il s'agit de transformer une présentation du siège.

Les préparatifs sont identiques ainsi que la disposition de la femme. La ceinture est de même préalablement glissée sous la région lombaire doublée d'une couche d'ouate.

L'opérateur se placera sur le côté de la femme opposé à la fosse iliaque où se trouve logée la tête fœtale : à droite, si la tête est dans la fosse iliaque gauche, à gauche si la tête est dans la fosse iliaque droite. L'intervention se réduit, suivant Pinard, à :

« Appliquer dans ce cas une main sur l'extrémité céphalique, l'autre sur l'extrémité pelvienne, et par une pression lente et *soutenue*, exercée en sens inverse sur l'une et l'autre extrémité, ramener les deux pôles fœtaux sur la ligne médiane. »

Cette manœuvre s'exécute avec la plus grande facilité, et l'on maintient la tête au détroit supérieur pendant qu'un aide ramène les deux chefs de la ceinture sur la ligne médiane pour la fermer.

On gonflera les coussins à air de façon inégale, afin de donner une supériorité très marquée à celui qui correspond au vide laissé par le plan ventral du fœtus, on gonflera plus modérément au contraire le coussin en contact avec la saillie du dos.

La ceinture sera laissée en place jour et nuit, jusqu'à la fixation complète de la présentation, ce qui, pour les présentations transversales, se prolongera souvent jusqu'au cours du travail. Il sera indispensable de surveiller de temps en temps si la tête reste maintenue au niveau du détroit supérieur, et il faudrait retirer la ceinture afin de faire un examen complet, si la femme signalait de la gêne ou de la douleur.

Grâce à cette intervention, la présentation de l'épaule a pour ainsi dire disparu de la pratique, et les rares cas que l'on rencontre ont très justement mérité la qualification de « présentations de l'épaule négligées ».

*V. WALLICH.*

# VERSION PAR MANŒUVRES EXTERNES
## (Dans la présentation de l'épaule.)

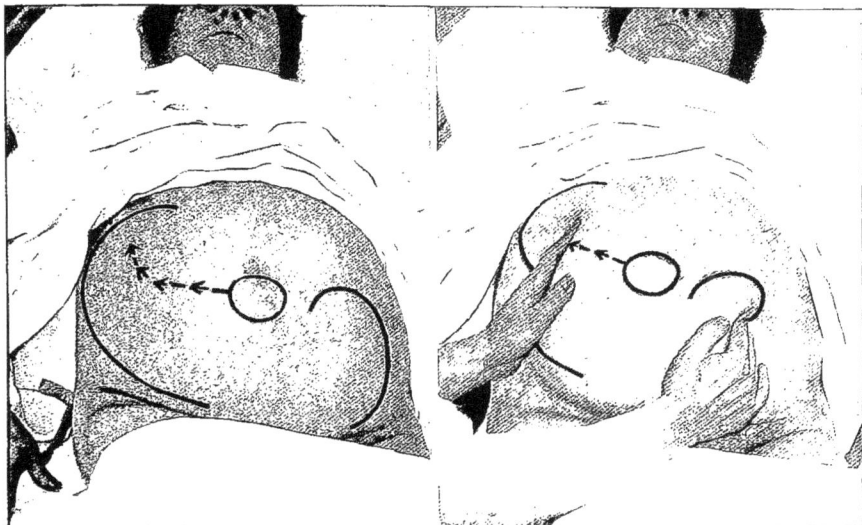

Fig. 1. — *On a tracé au crayon gras le contour de la tête et du dos du fœtus, le foyer d'auscultation.*

Fig. 2. — *La ceinture eutocique est étalée sous les reins. La main droite ramène la tête au détroit supérieur.*

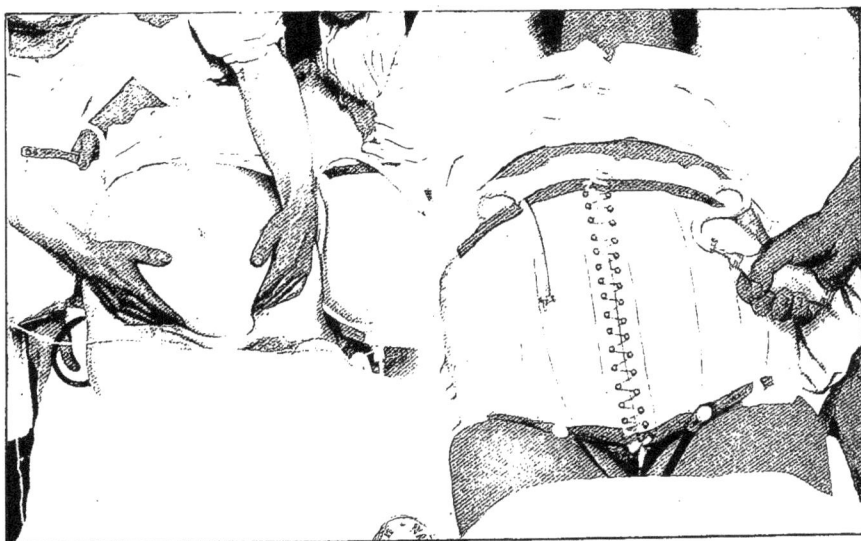

Fig. 3.
*La tête est maintenue au détroit supérieur.*

Fig. 4.
*On ferme la ceinture.*

Figures extraites des *Éléments d'obstétrique* de V. WALLICH (G. Steinheil, édit.).

**VERSION PAR MANŒUVRES INTERNES.** — C'est l'opération qui consiste à ramener au détroit supérieur, à l'aide d'une main introduite dans l'utérus, un des pôles du fœtus : la tête dans la *version dite céphalique*, le siège dans la *version dite podalique*. Cette dernière seule est usitée. L'opérateur va à la recherche d'un ou des deux pieds, et s'en sert pour ramener le siège au détroit supérieur : à partir de ce moment, on pratique une extraction du siège (V. Siège).

**Conditions nécessaires.** — 1° Il faut que l'orifice du col soit complètement dilaté ou dilatable ; — 2° il faut que l'utérus contienne encore assez de liquide, après la rupture des membranes, pour permettre l'évolution du fœtus ; — 3° il faut que la région fœtale ne soit pas trop enfoncée dans l'excavation, ou fixée au point de ne pouvoir être mobilisée sans violence.

**Indications générales.** — La version podalique par manœuvres internes est indiquée chaque fois que l'on veut pratiquer l'extraction par le siège, alors que celui-ci ne se trouve pas au détroit supérieur. Poser ces indications serait passer en revue toute la dystocie du travail. On ne peut signaler ici que les deux circonstances dans lesquelles on peut être appelé à pratiquer une version : *a*) lorsque le fœtus se présente par l'épaule ; *b*) alors qu'il y a présentation de l'extrémité céphalique.

I. VERSION DANS LES PRÉSENTATIONS DE L'ÉPAULE. — On fait la version dans les cas de présentation de l'épaule, parce que l'accouchement est impossible lorsque le fœtus est transversalement placé. En saisissant un pied, on attire au détroit supérieur le siège qui était au fond de l'utérus, et, à partir de ce moment, on fait une extraction du siège.

La version podalique n'est donc autre chose qu'un acte préparatoire de l'extraction du siège, dans lequel on va chercher un pied pour attirer le siège en bas.

Il faut que cet acte préparatoire soit fait en vue de cette extraction, c'est-à-dire qu'il ne suffit pas de ramener un pied à la vulve, mais qu'il vaut mieux, pour la facilité de l'extraction à faire, ramener celui des deux pieds qui sera, au cours de cette extraction, le « bon » pied, ou le pied antérieur.

Il faut donc dans la version se proposer deux choses : 1° faire évoluer le fœtus ; 2° ramener le bon pied.

1° *Evolution du fœtus.* — Pour faire évoluer le fœtus, il faut que le fœtus soit mobilisable, que le tissu utérin ne soit pas trop étroitement appliqué sur lui, qu'il n'y ait pas une évacuation complète du liquide amniotique, ni de tétanisation de l'utérus ; il ne faut pas opérer trop longtemps après la rupture des membranes, ou chez des femmes ayant ingéré de l'ergot de seigle.

Il faut que l'évolution soit provoquée dans le sens de la flexion du fœtus avec tendance à l'exagérer et non à la diminuer. La main doit revenir par le chemin parcouru à l'aller. Il faut donc qu'elle passe toujours suivant le plan antérieur ou latéral du fœtus, *jamais par le plan postérieur*. Mais alors il faut acquérir une notion indispensable, il faut connaître l'attitude exacte du fœtus, et en particulier la situation du dos pour ne pas passer par là.

Quelle que soit l'urgence de l'intervention, ce n'est pas du temps perdu que celui qu'on emploie à établir le diagnostic exact. Le fœtus en présen-

tation de l'épaule a ou n'a pas son bras procident. Si le bras n'est pas procident, il faut, sans hésitation, l'attirer au dehors. En effet, ce bras servira à
poser le diagnostic d'attitude du fœtus et, de plus, ce bras entouré d'un lien
ne sera plus à abaisser lors de l'extraction des épaules.

On identifie la main qui se présente par le procédé très simple qui consiste à
l'étaler la paume regardant en l'air; la main étant ainsi placée, son pouce désigne la
cuisse de la mère du même nom. Ceci fait, on pratique le toucher vaginal, en suivant
le bras, procédant de façon à atteindre la surface du thorax, reconnaissable à la saillie
alignée des côtes (gril costal). Enfin on recherche le point d'attache du bras sur le
tronc, c'est-à-dire l'aisselle.
Le sommet de l'aisselle se trouve toujours dirigé du même côté que la tête.
Si le sommet de l'aisselle est dirigé vers la droite, on sait que la tête est dans la
fosse iliaque droite, — si au contraire le sommet de l'aisselle est dirigé vers la
gauche, on sait que la tête est dans la fosse iliaque gauche.
Sachant le nom de la main du fœtus qui se présente, et le côté où se trouve la tête,
il est facile de se placer mentalement dans l'attitude occupée par le fœtus.
On obtient ainsi le renseignement essentiel : la situation du dos, soit en avant, soit
en arrière.

Le diagnostic posé, une main va être introduite dans l'utérus pour aller
à la recherche d'un ou des deux pieds. La version n'est possible que si la
main, qui va l'effectuer, a été introduite suivant le plan antérieur ou latéral
du fœtus. Si donc le dos est dirigé en avant, il faut passer en arrière du
fœtus, si le dos regarde en arrière, il faut que la main de l'opérateur passe
en avant du fœtus.

2° *Choix du pied.* — Arrivée au fond de l'utérus, au contact des pieds, la
main aura à saisir un ou les deux pieds. Dans le mécanisme naturel de
l'accouchement par le siège, la fesse postérieure vient se loger dans la
concavité sacrée pendant que la fesse antérieure pénètre derrière le pubis.

Dans l'extraction artificielle du siège, Farabeuf et Varnier ont démontré
que la traction sur le pied antérieur réalisait le mécanisme naturel, tandis
que la traction exercée sur le pied postérieur éloignait la hanche postérieure
de la concavité sacrée, et faisait buter la hanche antérieure contre le pubis.

La traction sur les deux pieds a l'avantage d'empêcher la hanche antérieure de buter en avant contre le pubis, mais elle ne permet pas d'utiliser
la concavité sacrée. De telle sorte que la traction sur les deux pieds est en
somme moins favorable que la traction sur le pied antérieur seul, mais elle
est moins défavorable que la traction sur le pied postérieur seul.

Comment connaître le nom du pied à saisir, du pied favorable à l'extraction par le siège, du pied qui, pendant l'extraction, sera le pied antérieur? — L'expérience a démontré (Farabeuf et Varnier) que dans la dorso-
antérieure de l'épaule droite, le pied de même nom devient, au moment de
l'extraction, le pied antérieur, c'est-à-dire le bon pied. De même dans une
dorso-antérieure de l'épaule gauche, le pied antérieur est le pied de même
nom. Donc, dans les dorso-antérieures, il faut saisir le pied de même nom
que la main procidente (Farabeuf et Varnier).

Dans les dorso-postérieures, le bon pied, le pied qui devient antérieur
pendant l'extraction, est le pied de nom contraire à celui de l'épaule qui se
présente, le pied gauche pour une épaule droite, le pied droit pour une
épaule gauche. Il est donc capital de faire d'abord un diagnostic de l'attitude du fœtus, afin de savoir où se trouve le dos : 1° pour ne pas passer de

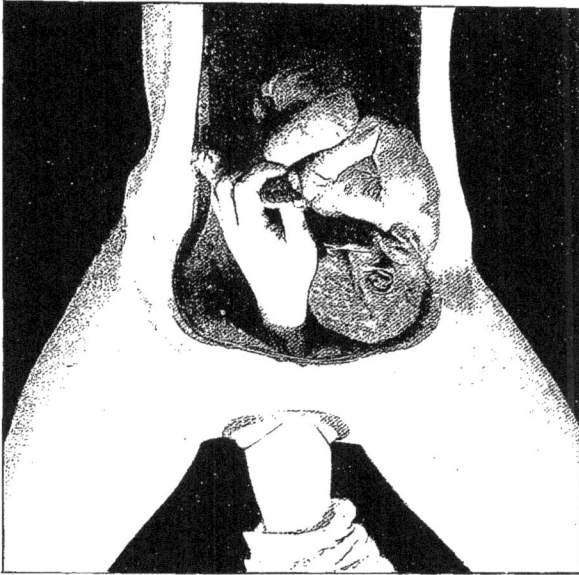

Fig. 1. — *Dans la présentation de l'extrémité céphalique.*

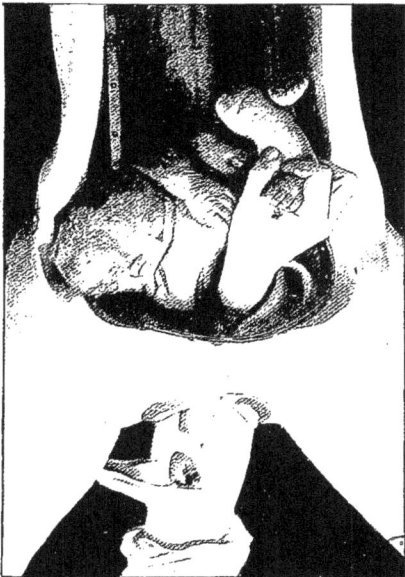

Fig. 2. — *Dans les dorso-postérieures, choix du pied de nom contraire à celui de la main procidente.*

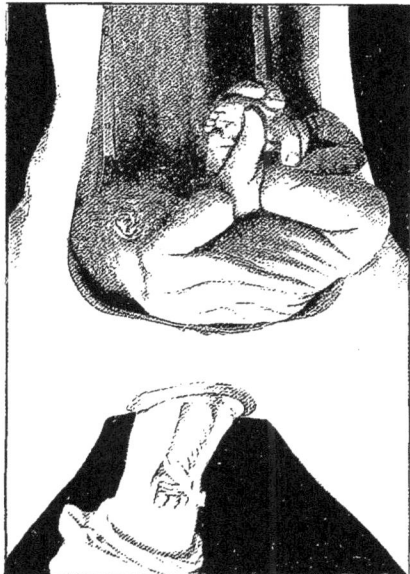

Fig. 3. — *Dans les dorso-antérieures, choix du pied de même nom que la main procidente.*

Exercices sur le mannequin. — Recherche du pied.

(V. WALLICH. *Éléments d'obstétrique.*)

ce côté : 2° pour saisir le bon pied, celui qui sera le pied antérieur au moment de l'extraction.

**Manuel opératoire.** — L'opération comprend trois temps classiques : 1° introduction de la main et saisie d'un pied ; 2° évolution ; 3° extraction.

L'exécution de ces différents temps est précédée de certains *prélimi- naires*. La femme doit être placée en travers du lit, aseptisée ; on place un lac sur le membre procident, ce sera un bras de moins à abaisser plus tard. Il est préférable, quand on le peut, d'anesthésier.

*Premier temps*. Introduction de la main pour saisir un pied. — La main de même nom, que celle du fœtus que l'on voit à la vulve, semble être la plus commode pour aller à la recherche du pied (Farabeuf et Varnier). *l'autre main doit toujours, placée sur le ventre, maintenir l'utérus.* La main interne, enduite de vaseline sur sa face dorsale seulement, doit pénétrer, les doigts en cône, lentement, elle ne doit avancer que dans l'intervalle des contractions, et cheminer, vers le fond de l'utérus, derrière le pubis quand le dos du fœtus regarde en arrière, devant le sacrum quand le dos du fœtus est en avant.

Le choix du pied (pied de même nom dans les dorso-antérieures, pied de nom contraire dans les dorso-postérieures) n'est pas toujours facile. Il faut chercher à reconnaître le pied, par la situation du gros orteil à la partie interne, et en comparant le pied que l'on explore à un des pieds de l'opéra- teur, à moins que l'on ait jugé plus commode de saisir les deux pieds.

*Deuxième temps*. Évolution. — Ce temps s'accomplit tout seul. La main tire sur le pied choisi, et l'entraîne en provoquant l'évolution. Cette évolu- tion se trouve encore facilitée par la saisie du bon pied (pied antérieur pour l'extraction, comme cela a été indiqué plus haut).

*Troisième temps*. Extraction. — L'opération n'est plus dès lors qu'une extraction du siège, dont il faut se rappeler les règles essentielles pour accomplir les trois accouchements successifs : 1° du siège ; 2° des épaules ; 3° de la tête dernière.

1° Le pied antérieur amené à la vulve, les tractions seront dirigées en bas, vers les pieds de l'opérateur (afin de faire descendre le siège dans l'excavation). Quand le siège paraît dans l'orifice vulvaire, on relève le sens des tractions vers soi, puis directement en haut, vers le plafond, pour amener le dégagement du siège à travers l'orifice vulvaire.

Quand l'ombilic paraît, on fait une anse au cordon, afin d'éviter qu'il soit tiraillé.

2° Il s'agit, dès lors, de faire descendre les épaules. Pour cela, le fœtus étant laissé tel qu'il se présente, avec son dos directement tourné sur le côté, droit ou gauche, on saisit les cuisses du fœtus, en appuyant les pouces des deux mains sur la région fessière et les autres doigts sur la région anté- rieure de la cuisse. On tire directement en bas, jusqu'à l'apparition sous la symphyse pubienne de la pointe de l'omoplate. C'est le moment de pratiquer l'abaissement des bras.

Avec la main dont la région palmaire regarde le dos du fœtus, l'opérateur va cher- cher le bras postérieur du fœtus (ordinairement plus facilement accessible grâce à la concavité du sacrum). Ce bras est saisi entre l'index et le médius d'une part, et le pouce d'autre part, les doigts allongés et le tenant comme une plume à écrire, pour le repousser en avant « faire moucher le fœtus », suivant l'expression imagée de Pajot. On agit de même sur le bras antérieur, à moins qu'on ait trouvé plus commode de commencer par celui-ci.

Le plus souvent un seul bras est à abaisser, le bras précident de la présentation de l'épaule ayant été entouré d'un lac, sur lequel il suffit de tirer pour produire l'abaissement du bras. C'est là du temps très utilement gagné.

5° Il ne reste plus qu'à extraire la tête par la manœuvre de Mauriceau-Pinard. On va chercher la bouche du fœtus, sur un des côtés, avec la main dont la paume regarde la face ventrale du fœtus. On introduit un ou deux doigts dans cette bouche, et on place le fœtus à cheval sur l'avant-bras correspondant ; deux doigts de l'autre main sont placés en fourche sur le cou et on exécute la manœuvre.

1° *Flexion de la tête* en tirant sur le maxillaire inférieur ;
2° *Rotation de la tête*, pour ramener la bouche en arrière ;
3° *Dégagement de la tête*, en faisant d'abord apparaître sous le pubis deux tiers de la région occipitale, puis, en relevant la tête fléchie et le tronc du fœtus, jusqu'à la verticale.

**Remarque.** — Toute l'opération doit être exécutée avec calme et lenteur. Ce n'est qu'au cours de l'extraction du siège qu'il y a lieu de ne pas perdre de temps, à partir du moment où l'ombilic du fœtus se trouve à la vulve, jusqu'à ce que sa bouche soit arrivée à l'extérieur. Dès lors, en effet, le fœtus peut respirer, et il n'y a pas lieu de se hâter pour dégager la tête à travers l'orifice vulvaire, afin de ne pas provoquer de déchirures périnéales.

**Difficultés de la version.** — Ces difficultés peuvent se montrer à chacun des temps de l'opération : elles proviennent le plus souvent de fautes opératoires.

*Au premier temps* (introduction de la main et choix du pied), on ne doit pas entrer en lutte avec un orifice utérin résistant et insuffisamment dilaté. La main ne doit pas progresser pendant les contractions utérines, elle doit s'étaler inerte, pour reprendre sa pénétration quand la contraction est terminée. Il ne faut pas négliger de maintenir avec énergie le fond de l'utérus, pendant que la main interne progresse dans la cavité de cet organe vers les pieds du fœtus. On a vu l'utérus désinséré de ses attaches vaginales par suite de l'oubli de cette précaution.

*Au deuxième temps* (évolution), on peut se trouver dans l'impossibilité de mobiliser le fœtus, s'il est trop volumineux, et quand l'utérus se trouve vide de liquide, ou tétanisé, comme on le voyait autrefois, à la suite de l'administration inconsidérée de l'ergot de seigle. L'évolution peut aussi être rendue impossible par suite de torsion de la colonne vertébrale du fœtus, lorsqu'on est allé à la recherche des pieds par un mauvais chemin, en suivant le dos du fœtus, au lieu du plan ventral ou latéral. Il faut, dans ces circonstances, savoir se garder de toutes les manœuvres de force exercées par un seul ou par deux opérateurs, ces manœuvres conduisant le plus souvent à la rupture utérine.

Lorsque l'évolution présente des difficultés, le fœtus est le plus souvent mort, et il y a lieu de pratiquer, non pas une version, mais une embryotomie rachidienne.

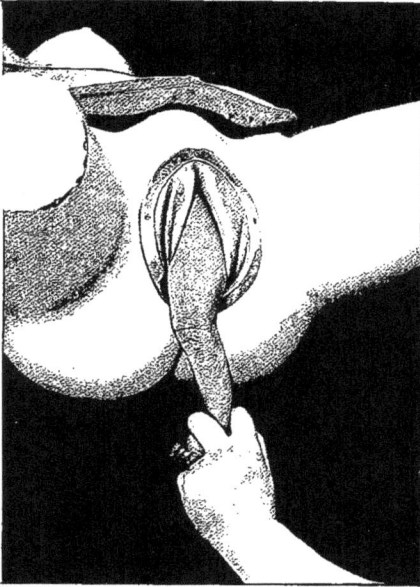

Fig. 1. — *Tractions dirigées vers le sol.*

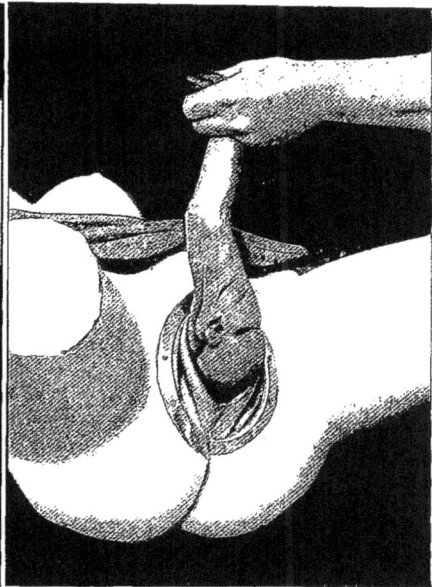

Fig. 2. — *Tractions dirigées vers le plafond.*

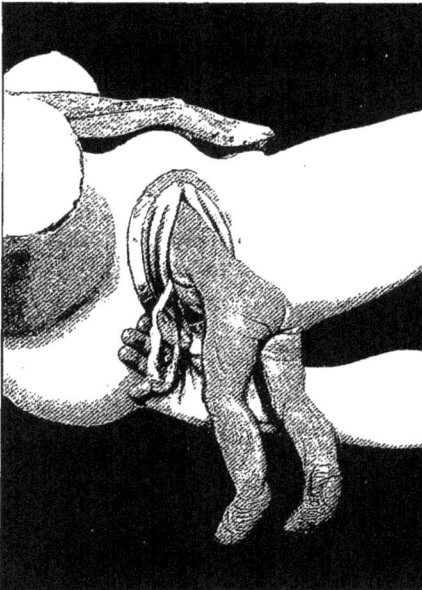

Fig. 3.
*Anse au cordon.*

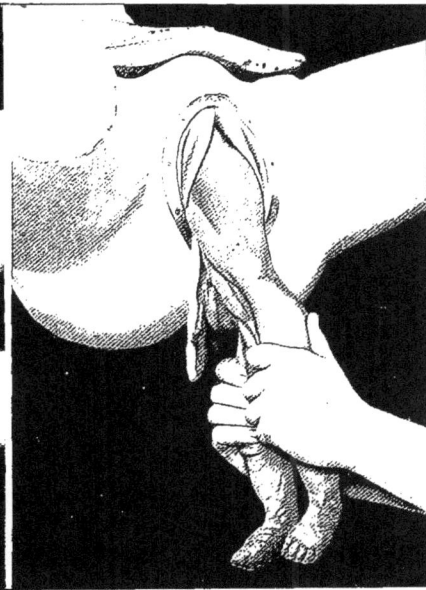

Fig. 4. — *Traction du tronc en bas, en respectant la situation latérale du dos.*

Exercices sur le mannequin. — Extraction du fœtus.
(V. WALLICH. *Éléments d'obstétrique.*)

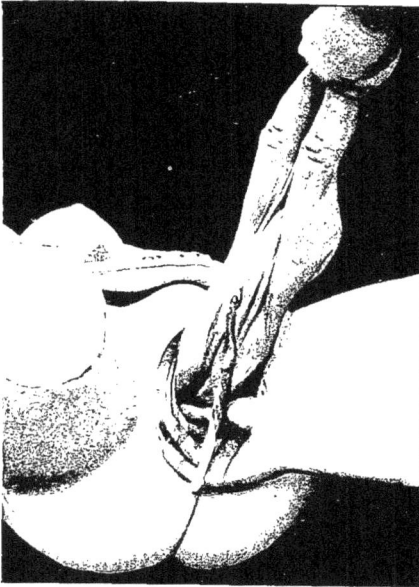

Fig. 1. — *Abaissement du bras postérieur.*    Fig. 2. — *Abaissement du bras antérieur.*

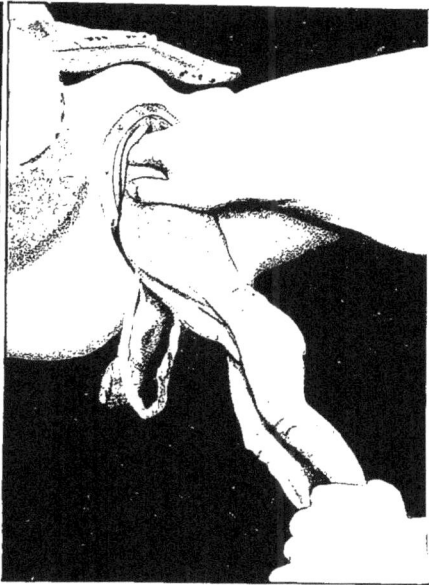

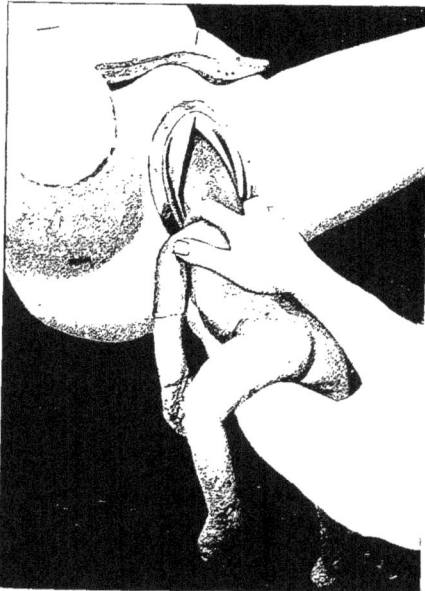

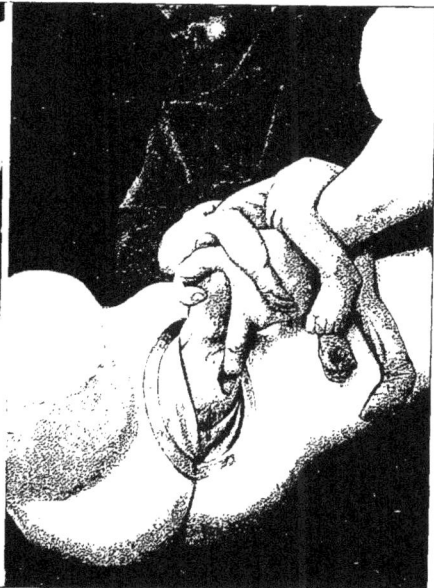

Fig. 3. *Dégagement de l'occiput.*    Fig. 4. *Dégagement du front.*

Exercices sur le mannequin. — Extraction des bras et de la tête.

(V. Wallich, *Éléments d'obstétrique.*)

*Au troisième temps* (extraction), on peut rencontrer plus ou moins de difficultés, lorsque les tractions sont faites sur le mauvais pied (pied postérieur). L'extraction par le mauvais pied, quoique plus difficile, est néanmoins possible. On peut atténuer ces difficultés, en allant à la recherche du pied antérieur, de la sorte les tractions seront faites sur les deux pieds. Cette façon de faire doit être préférée aux tentatives de transformation du pied postérieur en pied antérieur, au moyen de torsions exercées sur le fœtus. Ces manœuvres plus ou moins violentes ont, tout au moins, comme inconvénient, d'exciter le fœtus à faire des respirations prématurées dans les voies génitales.

Des difficultés peuvent se montrer lors de l'extraction des épaules. Elles proviennent surtout de ce que la tête fœtale se trouve enclavée entre les bras relevés, à la suite de tractions sur le tronc, continuées après l'apparition de l'angle de l'omoplate sous le pubis. Il peut se faire dans ces cas que le bras ne puisse être abaissé qu'au prix d'une fracture, qu'il faut savoir préférer au sacrifice complet du fœtus.

La disproportion de la tête, par rapport aux dimensions du bassin, peut rendre nécessaire la manœuvre de Champetier de Ribes, qui reste une manœuvre de force.

Un aide, agenouillé sur le lit, *refoule*, de ses deux mains, le front du fœtus, en arrière et en bas, à travers la paroi abdominale. En même temps l'opérateur, qui a introduit deux doigts dans la bouche du fœtus, *fléchit* la tête puis, en relevant le sens des tractions), l'*incline* sur son pariétal postérieur. La tête, refoulée, fléchie, bien inclinée, est prête à s'engager. L'accoucheur tire alors le plus en arrière possible et *pousse la tête vers la concavité sacrée*. Dans ce mouvement, le pariétal antérieur glisse, plus ou moins réduit, derrière la symphyse pubienne. L'engagement est effectué.

Quant aux manœuvres ayant pour but de corriger des attitudes vicieuses de la tête, ou de remédier à des accrochages du menton au bassin, elles exposent inutilement la mère à la rupture utérine, sans avantages du côté du fœtus qui est, dans ces cas, irrémédiablement perdu et doit être réduit par la basiotripsie sur la tête dernière. Il faut savoir prévenir ces cas, en évitant de produire ces attitudes anormales, par des manœuvres intempestives, et en respectant avec le plus grand soin, au cours de toute l'extraction, la situation latérale du dos du fœtus, ainsi que celle de sa bouche. Celle-ci doit, avant la rotation finale, être toujours naturellement en rapport avec les parties latérales du bassin.

## II. VERSION DANS LES PRÉSENTATIONS DE L'EXTRÉMITÉ CÉPHALIQUE.
— Les règles à suivre sont les mêmes : la main doit suivre le plan antérieur du fœtus et aller à la recherche du pied ou des pieds, choisir celui des deux pieds qui sera le pied antérieur au moment de l'extraction. L'expérimentation démontre que, si le dos du fœtus est à gauche, on doit introduire la main gauche pour aller saisir le pied droit ; — s'il s'agit d'une droite, on doit introduire la main droite pour aller saisir le pied gauche.

**Remarques.** — Il faut se garder de chercher à repousser la tête ou de la désenclaver par la force. Il ne faut, sous aucun prétexte, chercher à forcer l'évolution si elle refuse de se faire, et jamais l'on ne doit recourir aux manœuvres combinées de deux opérateurs, l'un tirant sur le pied, pendant que l'autre soulève la tête.

**Pronostic.** — Il ne saurait être établi un pronostic général de la version par manœuvres internes. Ce pronostic dans l'immense majorité des cas est celui de l'extraction du siège, c'est-à-dire qu'il est influencé par les difficultés créées, d'un côté par cette extraction, et d'un autre côté, par les circonstances très variables qui peuvent rendre nécessaires l'évolution du fœtus ou la version, comme acte préliminaire de son extraction.

*V. WALLICH.*

**VERSION MIXTE.** — Dans la version mixte, imaginée par Braxton Hicks, les manœuvres s'exécutent, à la fois, à travers la paroi abdominale et dans la cavité utérine. Cette version ne peut être pratiquée qu'au cours du travail, lorsqu'il s'agit de ramener un pôle du fœtus au détroit supérieur, alors que la version par manœuvres internes n'est pas possible, la dilatation du col étant insuffisante, ou lorsque les manœuvres externes seules sont sans résultat.

Cette opération a été imaginée surtout pour ramener le siège au détroit supérieur, en cas d'hémorragie par placenta prævia, de façon à comprimer et à dilater les parties inférieures de l'utérus à l'aide de cette partie du fœtus. Ce procédé de version, toujours difficile à exécuter, a pu permettre de sauver un certain nombre de femmes, mais a entraîné une mortalité aux environs de 80 pour 100, pour les enfants, dans les meilleures statistiques.

La version mixte est en somme peu usitée aujourd'hui, elle n'a sa raison d'être qu'au cours du travail avec une dilatation incomplète. Dans ces conditions, elle présente le très grave inconvénient d'exciter le fœtus à faire des inspirations prématurées dans la cavité utérine, et à ce titre seul ne mérite pas d'être recommandée. Aussi faut-il, quand on dispose du ballon Champetier de Ribes, recourir de préférence à la dilatation artificielle de l'orifice utérin, suivie d'extraction de l'enfant vivant, ce qui souvent peut s'obtenir sans faire courir de risques sérieux aux organes maternels.

*V. WALLICH.*

**VERTÈBRES (ENTORSE, DIASTASIS).** — L'*entorse* de la colonne vertébrale est l'arrachement partiel des ligaments, les vertèbres ne se déplacent pas, il n'y a pas de lésions médullaires. L'affection bénigne évolue en quelques jours vers la guérison.

Le *diastasis* est l'entorse totale avec graves lésions médullaires. Les causes sont celles des fractures (V. plus bas). La lésion siège presque toujours à la partie inférieure de la colonne cervicale. La tête est fortement fléchie en avant, les ligaments (inter-épineux, jaune, vertébral comme postérieur) cèdent, les vertèbres s'écartent, il n'y a ni fracture, ni luxation. La moelle est fortement contusionnée.

Les symptômes sont ceux des graves contusions médullaires (V. Moelle), parésie des membres inférieurs, anesthésie.... L'affection diffère des luxations et des fractures par l'absence d'attitude vicieuse et de déformation. Mais il existe toujours un point douloureux très net et une ecchymose généralement peu marquée. La mort est à peu près fatale. Elle survient vers le 4ᵉ jour par asphyxie (Pestemazoglu).

Nous sommes complètement désarmés devant de pareilles lésions. On immobiliser le malade le mieux possible.                *VICTOR VEAU.*

VERTÈBRES (FRACTURES DE LA COLONNE VERTÉBRALE). — Les fractures de la colonne vertébrale ne sont pas très fréquentes, mais leur gravité est souvent si considérable qu'elles doivent être bien connues des praticiens. Il ne faut pas croire, du reste, qu'elles entraînent toujours la mort. Ce qui fait leur danger, ce sont les lésions de la moelle, et celles-ci peuvent manquer.

**Étiologie.** — Les fractures de la colonne sont produites en général par de grands traumatismes, aussi sont-elles plus fréquentes chez l'homme et à l'âge moyen de la vie.

Il y a *fracture directe* quand c'est l'agent contondant qui produit la lésion au point où il frappe. C'est ainsi qu'un agent vulnérant peut fracturer directement une apophyse épineuse, une lame vertébrale. Les fractures directes du corps ne sont produites que par une plaie pénétrante (stylet, épée, balle...). Dans ces conditions, la moelle est presque toujours lésée [V. MOELLE (PLAIES)], quelquefois la balle se loge dans l'os sans léser le tissu médullaire. Comme l'axe osseux n'est pas rompu, on n'a pas les symptômes de la fracture type : d'autre côté, comme la balle est généralement aseptique, elle ne crée aucun trouble. Son extraction serait très difficile et très dangereuse, il est de règle de la respecter.

Les *fractures indirectes* sont de beaucoup les plus fréquentes, elles s'observent souvent quand le malade est tombé sur les pieds ou les ischions (fracture par tassement). D'autres fois, le tronc a été porté en flexion ou extension (fracture par arrachement).

Les expériences de Chedevergue, Malgaigne, Ménard ont précisé ce mécanisme. Généralement, l'arrachement et l'écrasement combinent leurs effets ; la fracture commence par l'arrachement de l'apophyse épineuse et des lames et finit par le tassement du corps vertébral.

**Lésions.** — Au point de vue du siège, on doit distinguer trois variétés :

*a* Les *fractures de l'apophyse épineuse* sont assez fréquentes ; nous avons vu qu'elles sont souvent les conséquences de choc direct ; elles siègent alors sur une vertèbre quelconque. Elles peuvent être produites par arrachement ; elles s'observent presque toujours là où la mobilité est la plus marquée, c'est-à-dire au niveau de la 12e dorsale ou de la 1re lombaire. Il y a généralement peu de déplacement, la mobilisation des fragments restés en contact peut donner de la crépitation. Il est tout à fait exceptionnel que le fragment pénètre dans le canal vertébral et comprime la moelle.

*b)* Les *fractures des lames vertébrales* sont généralement bilatérales, les traits verticaux ou légèrement obliques passent presque toujours en dedans des apophyses articulaires et isolent un fragment formé par l'apophyse épineuse et une portion des lames. Ce fragment peut rester en place, mais le plus souvent il est refoulé par l'agent vulnérant du côté de la moelle qu'il comprime ou déchire [V. MOELLE (PLAIES)]. Ce sont les fractures qui se prêtent le mieux aux interventions, car on comprend qu'il est facile d'extraire ce fragment. Malheureusement le diagnostic de cette variété est à peu près impossible. La mobilité de l'apophyse épineuse, qui est donnée comme un signe, peut s'observer dans les fractures isolées de cette épine et dans les fractures du corps.

*c)* Les *fractures des corps vertébraux* sont les vraies fractures de la colonne vertébrale. Elles siègent presque toutes au niveau de la 12ᵉ dorsale et 1ʳᵉ lombaire, on les observe encore à la 6ᵉ vertèbre cervicale. Elles sont exceptionnelles dans les autres régions. Généralement plusieurs vertèbres sont intéressées. Voilà comment se présente la fracture type : le mouvement de flexion du tronc en avant, tend les ligaments sur-épineux, celle-ci arrache l'apophyse de la 12ᵉ vertèbre dorsale. Le ligament jaune se tend alors et arrache le bord supérieur de la vertèbre sous-jacente (1ʳᵉ lombaire), puis le ligament vertébral commun postérieur se rompt pendant que le corps de cette vertèbre se fracture par tassement. Le trait sur le corps porte généralement à l'union du 1/3 supérieur avec les 2/3 inférieurs, il est oblique en bas et en avant.

Le mouvement de flexion porte en bas et en avant le fragment supérieur. Celui-ci, en abandonnant le fragment inférieur, laisse une arête vive (bord supérieur du fragment inférieur) qui déchire ou comprime la moelle. La lame de la vertèbre sous-jacente qui s'est portée en avant vers cette moelle aide encore à sa blessure.

L'hémorragie dans ces fractures est généralement peu abondante. Le sang provient de l'os spongieux, très vasculaire, ou des veines du rachis. Cet épanchement sanguin intra-rachidien (hémato-rachis), est différent de l'épanchement intra-médullaire (hémato-myélie, v. c. m.).

**Symptômes.** — Les signes cliniques des fractures de la colonne vertébrale sont de deux ordres : les uns tiennent à la fracture même : les autres sont produits par les lésions médullaires.

Généralement, ces derniers attirent d'emblée l'attention du praticien : paralysie, anesthésie [V. MOELLE (COMPRESSION)]. A eux seuls ils permettent d'affirmer un traumatisme grave de l'axe cérébro-spinal, mais ils pourraient être produits par une luxation.

Les signes propres à la fracture sont la douleur et la déformation. — Quand la douleur provoquée par la pression est bien localisée, ce symptôme a une grande valeur à la condition qu'il s'observe en un point qui n'a pas subi le choc direct. — La déformation, toujours peu accentuée, consiste en une saillie de l'apophyse épineuse; quant à la crépitation et la mobilité anormale, on ne saurait les rechercher. En résumé, les signes de fractures sont toujours peu nets, c'est généralement par les phénomènes médullaires qu'on peut affirmer le diagnostic de fracture de la colonne vertébrale.

**Évolution.** — Le pronostic des fractures de la colonne vertébrale est très grave, mais il ne faudrait pas croire qu'il est absolument fatal. Il tient uniquement aux altérations de la moelle. La rapidité de la mort tient à la hauteur de la plaie médullaire.

*a)* La mort immédiate est produite par commotion ou contusion cérébrale.

*b)* La mort après 3 ou 4 jours s'observe dans les *fractures de la colonne cervicale* (V. MOELLE). Elle est due aux complications pulmonaires.

*c)* Dans les *fractures dorso-lombaires*, la mort s'observe en général 30 à 40 jours après l'accident, elle est produite par l'infection (vessie, rein escarre). Dans ces cas, il existe des troubles des sphincters (rétention ou incontinence des matières fécales, rétention d'urine). On est obligé de sonder le malade et on l'infecte d'autant plus facilement que ses tissus sont en état de réceptivité et sont un excellent milieu de culture. Les troubles trophiques sont constants. L'escarre sacrée de règle [V. Moelle (Compression)].

*d*) Les phénomènes médullaires s'amendent progressivement, mais il reste des rétractions qui créent des pieds bots, des troubles trophiques, des arthropathies.

*e*) Les phénomènes médullaires régressent rapidement, mais après des mois et des années on assiste à la production d'arthropathie, de pieds bots, de troubles trophiques, généralement incurables.

*f*) La guérison semble complète, mais il se fait une sorte d'ostéomalacie localisée, la colonne s'affaisse comme dans le mal de Pott. Cette complication est rare.

*g*) La guérison complète s'observe dans les fractures basses quand les phénomènes médullaires sont peu accentués. Il serait capital de pouvoir prévoir d'emblée quels sont les cas où on peut laisser espérer une guérison complète. On a voulu voir dans l'état des réflexes une indication des altérations de la moelle, nous sommes encore très mal fixés sur cette question [V. Moelle (Compression)].

**Traitement.** — Le rôle du médecin est peu efficace dans les fractures du rachis, il assiste impuissant à l'évolution fatale, ou le malade guérit seul sans son intervention.

*a*) S'il n'y a pas de déformations, on fera coucher le malade sur un plan horizontal et dur, ce qu'on obtiendra en glissant une planche sous le matelas. Il est bon d'employer un matelas d'eau pour éviter ou retarder la production des escarres, la propreté la plus rigoureuse ne saurait trop être recommandée, il existe des lits spéciaux qui permettent de soulever le malade pour lui permettre d'aller à la selle.

Si on est obligé de sonder le malade, on le fera avec une douceur, une asepsie extrême et, malgré cela, on n'évitera probablement pas l'infection. On pansera très soigneusement les escarres.

*b*) S'il y a une déformation et des troubles médullaires graves, il sera bon de faire la réduction de la fracture dans l'espoir (souvent déçu) de lever la compression médullaire. On évitera de faire l'extension continue qui favorise les escarres, il est préférable d'appliquer un appareil plâtré après réduction. Celle-ci s'obtient en suspendant le malade par les aisselles avec le trépied de serre, ou encore en l'étendant horizontal, l'abdomen en bas (comme un hamac). On surveillera très attentivement la production des escarres.

On a tenté par un opération de lever la compression médullaire. Mais alors il faudrait s'attaquer non seulement aux lames vertébrales qui sont faciles à enlever, mais encore au corps vertébral qu'il est très difficile d'atteindre. Les résultats sont peu encourageants (55 améliorations sur 167 cas, Roux de Brignolles, 1898). La laminectomie précoce ne reste indiquée (Kirmisson) que dans les fractures des arcs, dans les fractures au-dessous de la première lombaire, et dans les fractures ouvertes qui sont exceptionnelles.

Les accidents tardifs de rétraction musculaire seront combattus par l'électrisation, le massage. Contre les arthropathies, les troubles trophiques, on a proposé la laminectomie qui a donné très peu de bons résultats (Tuffier).

*V. VEAU.*

**VERTÈBRES** (LUXATIONS). — Les luxations de la colonne vertébrale ne s'observent qu'à la région cervicale. A la région dorsale et lombaire tout déplacement est accompagné de fracture.

1° Entre l'occipital et l'atlas on ne reconnaît qu'un cas de luxation (Bouisson).

2° Entre l'atlas et l'axis, la luxation est possible sans fracture de l'apophyse odontoïde, il y a alors rupture du ligament transverse. Ces faits sont très rares. La luxation inter-occipito-atloïdienne avec fracture de l'apophyse odontoïde serait plus fréquente. Cette lésion a été invoquée à tort comme cause de la mort dans la pendaison (Mackensie). Malgaigne a décrit deux espèces de déplacement : *a*, l'inclinaison : les 2 apophyses épineuses s'écartent; *b*, le glissement : l'atlas se porte en avant tout en restant sensiblement dans le même plan horizontal. Le canal vertébral se trouverait moins rétréci dans cette seconde variété.

Les altérations bulbo-médullaires sont toujours considérables. La mort très rapide est la règle.

3° Les vraies luxations de la colonne vertébrale sont celles des cinq dernières cervicales. Leur fréquence est en rapport avec ce fait que c'est à ce niveau que les mouvements sont le plus étendus. Les surfaces sont assez peu emboîtées pour que la luxation se produise sans fracture.

Ces luxations s'observent dans deux conditions : la flexion, la rotation. — Quand la tête se fléchit, les apophyses épineuses s'écartent, leurs ligaments se rompent; pour que la luxation se produise, il faut que l'apophyse articulaire supérieure se porte en avant, et que son bord postérieur (qui est inférieur en raison de la direction oblique en bas et en arrière des surfaces articulaires) dépasse et accroche le bord antérieur et supérieur de la vertèbre sous-jacente. La lésion est généralement bilatérale. — Quand la tête tourne, l'apophyse articulaire correspondante sert de centre et l'opposée se luxe; comme précédemment, il faut qu'elle monte sur le plan incliné de la vertèbre sous-jacente. La luxation est unilatérale.

**Symptômes.** — L'attitude de la tête est très variable : dans la luxation par rotation, la tête est inclinée (car l'apophyse luxée est montée sur le plan incliné de la vertèbre sous-jacente vers l'épaule du côté sain, le menton est légèrement dévié de ce côté. Dans la luxation par flexion, l'attitude est variable. Généralement, la tête est fléchie, la mention touche au sternum, mais elle peut être droite ou même étendue. Toujours l'attitude est fixée par la contraction des muscles de la nuque.

La palpation des apophyses épineuses dénote une dépression au-dessous de laquelle est la saillie de la vertèbre sous-jacente à la luxation. On reconnaît le siège de la lésion en se rappelant que la 7e vertèbre cervicale est proéminente. Mais il est bon de savoir que la 5e vertèbre est quelquefois saillante. Le toucher buccal réveille de la douleur sur la face antérieure des vertèbres, le doigt peut atteindre la 5e cervicale.

Les troubles médullaires sont variables. Souvent la mort est immédiate. Mais on peut observer des troubles passagers (hématorachis); des paralysies radiculaires [V. MOELLE (PLAIES)]. L'absence complète de troubles médullaires n'est pas exceptionnelle.

**Traitement.** — La réduction est indiquée dans tous les cas. L'anesthésie, en relâchant les muscles, facilite les manœuvres. Le malade est assis ou couché. On se rappellera que le bord postérieur de la vertèbre supérieure luxée est arc-bouté en avant de la vertèbre sous-jacente. Aussi, on ne doit pas porter la tête directement en extension, il faut d'abord faire un mouvement de flexion, et dans cette attitude porter la tête en arrière.

*VICTOR VEAU.*

**VERTÈBRES** (TUMEURS). — Les tumeurs du rachis sont rares. Elles sont bénignes ou malignes.

Les **tumeurs bénignes** sont : le *kyste hydatique*, qui prend souvent naissance dans les muscles péri-vertébraux et envahit secondairement les vertèbres; les *exostoses* qui sont souvent syphilitiques; les *enchondromes*, qui sont des raretés pathologiques.

Les **tumeurs malignes** sont les plus fréquentes. Elles sont presque toujours secondaires. On a bien décrit des tumeurs malignes primitives (sarcomes, myxo-sarcomes). Ce sont des curiosités pathologiques. La tumeur du rachis qu'on doit connaître, c'est le cancer secondaire à l'épithélioma du sein; il est plus rare que la tumeur primitive soit dans le testicule, l'intestin, les mâchoires, l'estomac, etc.... Ce sont surtout les formes lentes du cancer (squirre atrophique du sein) qui donnent lieu à la généralisation dans la colonne vertébrale.

Le cancer peut siéger en un point quelconque de la colonne, mais il a une prédilection pour la région lombaire et dorsale inférieure; il débute généralement par les corps vertébraux sous la forme de noyaux isolés ou de masses diffuses infiltrant le tissu spongieux de la vertèbre. Le tissu osseux est résorbé, l'os perd sa solidité, de là des tassements et des gibbosités analogues à celles qu'on peut voir dans le mal de Pott. La tumeur peut faire saillie dans les gouttières vertébrales ou dans le canal rachidien. La moelle peut donc être atteinte par compression ou par envahissement néoplasique.

**Symptômes.** — Les uns se rapportent à la compression de la moelle et des nerfs, les autres aux déformations de la colonne. Ces derniers sont généralement tardifs et consistent en gibbosités. Généralement, ce sont les douleurs qui attirent d'abord l'attention; elles sont en ceinture ou irradiées le long des nerfs, simulant des névralgies sciatique ou crurale. Tout en étant continues elles ont souvent des exacerbations nocturnes. Les mouvements spontanés ou communiqués aux membres suffisent parfois à déterminer ces crises au moment desquelles les douleurs deviennent atroces. Celles-ci s'accompagnent souvent de paralysies. Charcot a beaucoup insisté sur ces *paraplégies douloureuses* des cancéreux [V. MOELLE (COMPRESSION)]. Plus tard, les parties douloureuses deviennent le siège d'anesthésie sans que les douleurs spontanées cessent de se montrer, c'est l'*anesthésie douloureuse*.

Les troubles trophiques consistent en éruptions, escarres. On a souvent le tableau complet de la compression de la moelle.

L'évolution de la maladie dans le cancer est rapide et ne dépasse guère un an à 18 mois. Il n'est pas rare qu'on observe une diminution passagère des symptômes dus à la décompression nerveuse. La mort est la terminaison fatale.

La seule thérapeutique doit consister dans la morphine, qui empêche de souffrir.                                                                      *VICTOR VEAU.*

**VERTIGE**. — Le vertige est la réaction pathologique propre aux centres bulbaires du vestibule et des canaux semi-circulaires de l'oreille interne. Ces organes ont pour fonction normale de nous informer des attitudes et des variations d'attitudes, c'est-à-dire des mouvements, de la tête et aussi de la totalité du corps, par un exercice sensoriel tout différent de celui par lequel les nerfs de la sensibilité générale nous renseignent sur la position et les mouvements des divers segments de notre corps.

L'*étourdissement*, qui nous enlève la notion de notre stabilité et de la partie céphalique de notre corporalité, est, pour cet appareil, ce que l'*éblouissement* est pour l'appareil visuel et ce que l'*engourdissement* est pour la tactilité superficielle et profonde. Il y a là une sorte d'énervement de l'appareil dans sa totalité.

Dans le vertige, le trouble est souvent limité, avec une intensité plus ou moins grande, à l'un des canaux semi-circulaires ou à ses centres propres, et le malade est soumis à des troubles de stabilité dans un sens déterminé. Si c'est l'appareil du canal transversal, il tombe ou tend à tomber à droite ou à gauche; si c'est celui du canal horizontal, il tourne vers la droite ou vers la gauche. Le vertige a toujours une *direction*, un sens.

Ces centres vestibulaires, dans le bulbe, sont en rapports anatomiques et physiologiques avec les centres de la sustentation situés soit dans le bulbe et la protubérance, soit dans le cervelet, soit dans le cerveau. Ils alimentent ce qu'on a appelé le *tonus* de sustentation, et leur faillite brusque détermine diverses formes de *dérobement*, soit paraplégique, — et alors le malade s'effondre verticalement; soit hémiplégique, et dans ce cas, il perd l'équilibre en avant ou en arrière, à gauche ou à droite, ou encore exécute des mouvements rotatoires dans un sens ou dans l'autre. Ce dérobement unilatéral est souvent pris pour une latéro-pulsion; il peut être brusque, subit, ou au contraire continu avec paroxysmes, et constituer l'incertitude, l'atonie de la sustentation dans un sens déterminé : Signe de Romberg, astasie-abasie labyrinthiques (v. c. m.).

Ces centres labyrinthiques sont encore en rapports directs avec l'appareil de l'*oculomotricité* bulbaire, associant les attitudes oculaires aux attitudes céphaliques qui forment la base des opérations d'orientation visuelle. Le trouble vertigineux retentit presque constamment sur la régie oculomotrice : paralysies réflexes de la IIIe paire, de la VIe paire, troubles de la convergence, troubles de l'accommodation à la lumière, à la distance, déviation conjuguée des yeux sous forme tonique et plus ou moins durable, ou encore, ce qui est beaucoup plus fréquent, déviations cloniques, secousses nystagmiques, avec sensation de rotation des objets dans le sens du spasme oculomoteur. Le malade voit « tout tourner » le plus souvent du côté de l'oreille atteinte ou des centres vestibulaires irrités.

Les connexions anatomiques entre ces mêmes noyaux vestibulaires et les centres des IX$^e$ et X$^e$ paires nous expliquent pourquoi au vertige s'associent si volontiers la nausée, le vomissement, l'oppression, l'anxiété, les palpitations, l'accélération ou le ralentissement du pouls, la pâleur ou les plaques de rougeur, la sueur ou les arrêts de sécrétion, la polyurie, la soif intense, la faim, l'anorexie, etc. D'autres irradiations bulbaires supérieures lui associent encore les somnolences ou les variations sensibles dans la tonicité des réflexes généraux.

Le bourdonnement et l'assourdissement accompagnent naturellement le vertige, quand son point de départ est auriculaire, ou quand le trouble bulbaire qui atteint les centres vestibulaires touche en même temps l'appareil auditif voisin (V. VERTIGE DE MÉNIÈRE).

Tel est le vertige proprement dit : c'est la réaction nucléaire, au niveau du bulbe, des centres du vestibule. Quand ces troubles réactionnels sont sentis, perçus par l'écorce, ils se révèlent à nous sous forme de *sensation vertigineuse*, qu'il ne faut pas confondre avec le vertige lui-même, lequel peut n'être pas senti et ne se trahir alors que par ses irradiations propres.

De même que l'irritation vertigineuse des noyaux vestibulaires peut éveiller de multiples irradiations dans divers appareils auxquels ils sont associés anatomiquement et physiologiquement, ou encore simplement adjacents, de même une irritation de ces appareils pourra avoir un retentissement vertigineux, chez un sujet dont les centres vestibulaires, souvent à la suite d'une insuffisance fonctionnelle de l'oreille, auront pris une certaine susceptibilité maladive. C'est ainsi que le vertige pourra naître de troubles cérébelleux, cérébraux, visuels, oculomoteurs, d'une irritation nasale, nauséuse, pneumogastrique (vertiges laryngé, cardiaque, stomacal, hépatique, etc.) ou intestinale, rénale, vésicale, hémorroïdale, bref de tout appareil dont les centres bulbaires irradieront vers les centres vestibulaires.

La cause la plus fréquente du vertige se trouve dans les affections diverses de l'appareil labyrinthique, bulbaire, cérébelleux, mais il apparaît aussi très souvent chez les sujets dont la circulation bulbaire est compromise, chez les intoxiqués de sources multiples. L'irritabilité bulbaire qui en résulte peut se manifester par divers syndromes dans lesquels le vertige tient une place souvent prédominante, et dans ce cas les irradiations et les susceptibilités s'associent aisément. Tous les appareils physiologiques pourront provoquer le trouble vertigineux, sans exception aucune.

Il y a donc le vertige *olfactif, optique, oculomoteur, trijumeau (cutané, auriculaire, ophtalmique, nasal, dentaire, guttural), facial, labyrinthique, glossopharyngien, pneumogastrique (guttural, auriculaire, laryngé, cardiaque, stomacal, hépatique, intestinal), rénal, hémorroïdal, vésical, génital, cutané, locomoteur, médullaire, cérébelleux, bulbaire, cérébral,* etc.

Dans le mal de Bright, l'épilepsie, l'hystérie, la neurasthénie, la maladie de Basedow, le tabes, la sclérose en plaques, la migraine, le diabète, etc., on peut trouver ces différentes origines du vertige.

Le traitement devra donc s'adresser tout d'abord à la susceptibilité bulbaire, par le bromure, l'opium, l'ipéca, la strychnine dans beaucoup de cas, la ponction lombaire, etc., et aussi à la cause occasionnelle que révélera l'examen clinique, trouble auriculaire, viscéral ou autre, qu'il faudra traiter directement de façon à supprimer tout prétexte à la réaction centrale. La galvanocautérisation de la région postéro-supérieure du cornet inférieur du nez peut fréquemment guérir du vertige.

*PIERRE BONNIER.*

**VERTIGE DE MÉNIÈRE.** — C'est, à parler exactement, la forme de vertige labyrinthique qui est due à *l'apoplexie des cavités vestibulaires* de l'oreille. C'est une épistaxis labyrinthique, avec l'ictus vertigineux, le bruit intense et l'étourdissement d'abord, la surdité par la suite.

Il peut apparaître dans toutes les maladies, dans tous les cas où se produisent les épistaxis spontanées, soit toute autre hémorragie, comme dans les troubles de la formation sexuelle et de la ménopause, dans le refroidissement avec arrêt brusque des règles, ou chez les brightiques, les leucémiques, les purpuriques, les typhiques, dans certains empoisonnements, certaines dyscrasies à prédominance angiotrophique, etc.

On a étendu abusivement la compréhension de ce terme de vertige de Ménière à toutes les formes périphériques ou centrales, hémorragiques ou autres du vertige labyrinthique; et on a dû ainsi lui concéder les étiologies les plus disparates. C'est un ictus périphérique labyrinthique, avec choc des papilles vestibulaires et cochléaires, et la triade de vertige, de bruit et de surdité. Il se répète, identique à lui-même, et ses effets ne s'amortissent que par la mortification même des papilles comprimées par le caillot.

L'ischémie produite par le sulfate de quinine à doses faibles diminue d'une part les chances de ruptures vasculaires ainsi que l'audition elle-même et d'autre part la susceptibilité des papilles. Le vertige de Ménière est souvent symptomatique de la maladie de Bright, comme je l'ai montré, et le régime lacté, la déchloruration et la ponction lombaire l'améliorent assez ordinairement.

*PIERRE BONNIER.*

**VERTIGE VOLTAÏQUE.** — Lorsqu'on place deux tampons de 1 centimètre de diamètre reliés aux deux pôles d'une batterie galvanique en avant du tragus, on constate chez un sujet normal, en augmentant progressivement le courant, une *inclinaison et une rotation de la tête du côté du pôle positif*, quel que soit le sens du courant. Le phénomène peut se produire chez un sujet normal pour une intensité variant de 1 à 5 M. A.

**Modifications qualitatives.** — Dans le cas d'une *lésion de l'oreille interne d'un côté,* l'inclinaison de la tête se produit du *côté de la lésion,* quel que soit le sens du courant. Ce caractère permet de différencier une surdité de névrose d'une surdité organique.

**Modifications quantitatives.** — Le vertige voltaïque peut être modifié quantitativement; au lieu de se produire pour 5 M. A. il peut ne se produire que pour 15 à 20 M. A. ou pas du tout; cela peut indiquer:

1° *Une lésion bilatérale de l'oreille;* dans ce cas il n'y a pas d'inclinaison;

caractère distinctif de la surdité organique avec lésion bilatérale de l'oreille interne d'avec la surdité hystérique où il n'y a pas de modifications du vertige voltaïque;

2° *L'hypertension du liquide céphalorachidien*; la soustraction d'une partie du liquide céphalo-rachidien rend le vertige plus facile.          *F. ALLARD.*

**VÉSANIE.** — V. Folie.

**VÉSICATOIRE.** — Le vésicatoire renferme un tiers de son poids de cantharides, élément actif de cet emplâtre. Il eut à une époque une vogue considérable, presque réduite à néant aujourd'hui. Ce fut le révulsif et le dérivatif de choix. Employé dans les pneumonies, les pleurésies, la tuberculose, les affections médullaires ou méningées, il était administré indistinctement à tous les âges, et ses dimensions atteignirent des chiffres fantastiques. Il est actuellement formellement contre-indiqué chez le vieillard et l'enfant, chez tous les intoxiqués et notamment les diabétiques, les rénaux, les cardiaques, chez les fébricitants enfin et tous les délirants. C'est qu'en effet, « le vésicatoire déprime le système nerveux, congestionne les reins, met un obstacle à la dépuration urinaire, provoque ou exaspère la fièvre, expose aux complications des plaies, en particulier à l'érysipèle, enfin occasionne souvent des poussées de furoncles ou d'anthrax et peut amener le sphacèle de la peau ». (Manquat.) Son emploi se limitera encore si l'on veut bien songer à tous les moyens de dérivation ou d'analgésie que l'on peut employer avant d'y recourir.

Si toutefois on tenait à utiliser cet agent, il conviendrait d'appliquer un vésicatoire de dimensions étroites (4 ou 5 cm), et de ne le laisser au contact du tégument que quelques heures, moins de six en tout cas. Une ampoule se développe par la suite; on l'incise au point déclive et l'on panse avec de la gaze garnie de vaseline stérile par exemple. On ne fait usage désormais que du vésicatoire *volant*, et non du vésicatoire *permanent*. La peau aura été, cela va de soi, rasée et nettoyée avant l'application du sparadrap vésicant; celui-ci pourra être fixé avec des bandelettes de diachylon pour prévenir tout glissement. On employait autrefois des vésicatoires morphinés ou camphrés, soit pour apaiser la douleur, soit pour atténuer l'action irritante de l'agent thérapeutique. On peut recouvrir le vésicatoire d'une feuille de soie afin de diminuer l'absorption de la cantharide.

**Épreuve du vésicatoire.** — Cette épreuve consiste en l'étude cytologique de l'exsudat séreux retiré de l'ampoule formée. Normalement, on constate de 65 à 78 pour 100 de polynucléaires, de 20 à 25 éosinophiles, de 5 à 9 mononucléaires environ (Roger et Josué). Cet équilibre est profondément influençable par les états morbides. Les éosinophiles diminuent pendant les phases aiguës des maladies pour reparaître au moment de la convalescence. Cette diminution des éosinophiles peut être extrême dans la tuberculose; on peut ne plus en trouver que de 7 à 11 pour 100 dans les phases avancées de cette maladie. Néanmoins, la diminution peut être assez marquée dès le début pour acquérir une véritable valeur diagnostique (Humbert). Ajoutons que le procédé d'examen est simple. On centrifuge le liquide recueilli; le culot est coloré sur lames.          *FRANÇOIS MOUTIER.*

**VÉSICULE.** — V. Biliaire, Séminale.

**VESSIE (CALCULS).** — Les pierres de la vessie peuvent se développer sur place ou venir du rein et augmenter de volume ensuite.

Le plus souvent, il n'existe qu'un seul calcul ; il n'est pas très rare d'en trouver deux, trois ou quatre. A titre d'exception, on a pu signaler 195 calculs (Roux), 200, 507 (Maisonneuve), 495 (Keen).

Le volume est d'autant plus petit que le nombre est plus grand. Quand le calcul est unique, son plus grand diamètre est généralement de 2 à 4 centimètres, mais il faut savoir qu'il peut être beaucoup plus considérable et mesurer 7, 8, 10, 15 centimètres de diamètre (Melton). De telles dimensions impliquent une thérapeutique spéciale.

Ils sont presque toujours de *forme* assez régulièrement ovalaire, ou bien ils sont munis d'aspérités aiguës ou émoussées leur donnant l'aspect de fruit de mûrier (*calculs muraux*). Quand ils sont multiples, les frottements réciproques ont taillé des facettes à leur surface. Ils peuvent être étranglés en gourde ou en calebasse quand une partie s'est développée dans un diverticule vésical ou dans l'urètre prostatique.

Leur *coloration*, leur *consistance* varient avec leur *nature*. Un grand nombre de calculs présentent une couleur rouge brique, fauve, et une grande dureté ; ils sont formés d'acide urique et d'urates. D'autres sont blanc grisâtre, friables, faciles à écraser, ce sont des concrétions de phosphates et de carbonates. Beaucoup plus rares sont les calculs d'oxalate de chaux, de coloration brun noirâtre, de consistance très dure ; plus rares encore, les concrétions gris jaunâtre de cystine. Des couches de couleurs alternées peuvent se superposer dans la même pierre, ces *calculs mixtes* sont formés de dépôts successifs de nature différente.

Le *siège* des calculs vésicaux est habituellement le bas-fond, et presque toujours du côté droit, sans doute à cause de la présence du rectum qui soulève le côté gauche. Chez les prostatiques, la saillie intra-vésicale du lobe médian les cache en partie.

Ils sont ordinairement *mobiles* ; cependant, quand ils sont très volumineux, ils peuvent remplir toute la cavité vésicale. Il se peut aussi que la vessie ait diminué de capacité par le fait de la cystite et de la sclérose concomitante, et le calcul ne peut plus être mobilisé.

Ils peuvent être *immobilisés* : momentanément, par une contraction partielle de l'organe ; définitivement lorsqu'ils sont développés autour d'un corps étranger fixé dans la paroi, ou bien encore lorsqu'ils occupent une cellule vésicale (*calculs enchatonnés ou diverticulaires*) ; lorsqu'ils ont un prolongement dans l'urètre prostatique.

La vessie tolère facilement les calculs, mais elle est irritée, congestionnée, autant de conditions favorables au développement de l'infection qu'amènent presque fatalement les explorations, si elles ne sont pas rigoureusement aseptiques. Dans la suite, uretères et reins subiront le contre-coup.

**Étiologie.** — Les calculs vésicaux peuvent être la conséquence d'une diathèse générale, ce sont les *calculs primitifs*, calculs d'organisme suivant

le mot de Guyon, ou bien ils sont consécutifs à une affection première de
la vessie, ce sont les *calculs secondaires*, calculs d'organe, comme dit
Guyon.

Les *calculs secondaires* sont les plus fréquents; ils reconnaissent comme
cause première l'infection de la vessie. Sous l'influence des fermentations
microbiennes, l'urée est décomposée en carbonate d'ammoniaque qui, en se
combinant aux phosphates magnésiens de l'urine, donnent des phosphates
ammoniaco-magnésiens qui précipitent. Tous les calculs secondaires sont
donc phosphatiques, peut-être cependant tous les calculs phosphatiques ne
sont-ils pas secondaires (Bence Jones), si toutefois il existe une diathèse
phosphatique.

Les calculs secondaires se voient surtout chez les gens âgés, car la stagnation de l'urine est aussi favorable à leur développement que l'infection:
aussi compliquent-ils souvent la sclérose vésicale, l'hypertrophie prostatique.

Chez les jeunes, qui vident leur vessie, mais qui gardent un corps
étranger, les précipités phosphatiques trouvant un centre pour se concréter,
il est fréquent de voir se former des calculs secondaires autour du corps
étranger.

Les *calculs primitifs* reconnaissent pour cause un retard dans les combustions de l'organisme. Les albuminoïdes qui, normalement, sont comburés
jusqu'à la formation d'urée, donnent alors de l'acide urique et des urates,
produits de transformation incomplète. L'excès d'alimentation quaternaire,
l'insuffisance d'exercice, la vie sédentaire, c'est-à-dire l'insuffisance des
combustions, sont donc autant de causes prédisposantes.

Ils se rencontrent surtout chez l'homme; chez la femme, au contraire,
ils sont rares, car la disposition de son urètre permet plus facilement
l'émission des petits graviers descendus du rein. Enfin, on les voit assez
souvent chez les tout jeunes enfants.

**Symptômes.** — Nous prendrons comme type clinique le calcul primitif, c'est-à-dire sans infection antérieure de la vessie.

A) **Lithiase vésicale aseptique.** — Les divers renseignements fournis par
l'histoire de la maladie ne peuvent que faire supposer le calcul, ce sont des
signes de probabilité; l'exploration directe de la vessie fournira les signes
de certitude.

Les *signes de probabilité* peuvent faire totalement défaut et c'est une
exploration fortuite qui découvre ces *calculs latents*.

Le plus ordinairement, les malades souffrent. La *douleur* est provoquée
par la marche, la course en voiture, par tout ce qui secoue ce grelot qu'est
le calcul vésical. Au contraire, le repos diminue ou calme les souffrances.
Elles peuvent être assez vives pour que le malade reste confiné chez lui. Ce
sont des épreintes violentes qui s'accompagnent de besoin pressant et
douloureux d'uriner, mais elles sont parfois atténuées au point que le
calculeux éprouve seulement pendant la marche des envies d'une *fréquence
anormale*.

Les mêmes causes qui provoquent la douleur amènent aussi l'*hématurie*.
Elle est ordinairement d'une intensité moyenne. Les dernières gouttes

surtout sont colorées. Les urines, uniformément rouges, ne laissent pas déposer de caillot au fond du vase. Si le mouvement provoque l'hémorragie, le repos la calme très rapidement. L'hématurie est à peu près constante, et quand elle n'est pas visible à l'œil nu, on la constate toujours au microscope, surtout si l'on a fait, auparavant, marcher le sujet.

On a donné encore, comme signe de calcul vésical, l'*arrêt brusque du jet* pendant la miction, la pierre venant faire bouchon sur l'orifice du col. Ce signe existe surtout avec les calculs petits et facilement mobilisables. Chez l'enfant, la forme de la vessie prédispose à cet accident.

Les *signes de certitude* sont fournis par l'exploration de la vessie. L'examen intravésical d'un calculeux, surtout s'il n'est pas infecté, doit être pratiqué avec la plus rigoureuse asepsie, sous peine de voir à bref délai se développer les phénomènes de cystite. Donc, les mains de l'opérateur, le gland et le canal étant soigneusement lavés, on fera tout d'abord, au moyen d'un explorateur à boule olivaire, le toucher urétral. Il faut une boule de gros calibre, 22 ou 25, qui renseignera sur l'état du canal, sur la longueur de la traversée prostatique, sur la saillie du lobe médian même, autant de conditions indispensables à connaître avant d'introduire l'instrument métallique. Il est assez fréquent que la boule en entrant donne un frottement rêche, très spécial lorsqu'elle racle le calcul. Quand on sent ce contact, on peut affirmer que le caillou a un certain volume.

L'explorateur métallique ne donnera des renseignements utiles que s'il peut jouer librement dans la vessie. Aussi est-il nécessaire auparavant d'introduire 100 à 120 grammes d'eau stérilisée. L'explorateur métallique doit rentrer sans force, sans violence, par son propre poids, la main droite ne faisant que le soutenir, tandis que la main gauche abaisse les parties molles prépubiennes pour rectifier la courbure du canal et permettre à l'instrument de s'engager dans l'urètre postérieur. Une fois dans la vessie, on bascule l'extrémité courbe de l'explorateur au contact du col, à droite puis à gauche, puis en bas dans le bas-fond, aussi faudra-t-il employer un explorateur dont la courbure sera d'autant plus grande que la prostate sera plus volumineuse. On pratique la même manœuvre au contact de la paroi postérieure jusqu'à ce qu'on ait rencontré le calcul ou que l'on soit sûr qu'il n'en existe pas. Sous le choc de l'instrument métallique, le calcul rend un son clair et sec qui peut même être entendu à distance et en percutant ainsi la pierre d'une extrémité à l'autre pendant qu'on ramène l'instrument vers le col, on peut se rendre compte de son volume.

Il peut exister des calculs très petits qui échappent au contact de l'explorateur. Dans ces cas, on se sert avec avantage du lithotriteur à mors plats, et il est rare qu'en quelques prises méthodiques (V. Lithotritie) on n'ait pas saisi le calcul.

La cystoscopie permet de voir le caillou, mais les données qu'elle fournit ne sont pas supérieures à celle de l'exploration métallique. Sans doute elle renseigne plus exactement sur le nombre, bien que l'explorateur permette d'apprécier très nettement la multiplicité des calculs, par le cliquetis spécial qu'il donne dans ces cas.

La radioscopie et la radiographie sont des procédés très inconstants.

B) **Lithiase vésicale infectée**. — La vessie peut être infectée primitivement et le calcul en être la conséquence ; l'infection peut être secondaire, et ce sont très souvent les manœuvres d'exploration qui l'amènent. Dans ce cas, le tableau clinique est fortement modifié, les signes de probabilité du calcul disparaissent derrière les manifestations beaucoup plus intenses de la cystite. Cette cystite des calculeux est, en effet, particulièrement violente. Les malades urinent à tout instant, et chaque miction réveille des souffrances excessives.

La capacité vésicale est nulle ou à peu près, aussi faut-il savoir que toute exploration dans cet état de chose serait inutile et dangereuse. Avant de la tenter, il faut diminuer l'infection par une série d'instillations de nitrate d'argent. Ordinairement, cette cystite de calculeux cède assez facilement, mais elle peut se compliquer de péricystite, d'ulcérations et de perforation de la vessie. Enfin, l'infection ascendante des reins est toujours à craindre.

**Traitement**. — Tout calcul de la vessie doit être enlevé. Pour arriver à ce résultat, on peut broyer la pierre et extraire la poudre en passant par l'urètre : c'est la lithotritie : ou bien ouvrir la vessie et retirer le caillou : c'est la taille.

Depuis le perfectionnement de la lithotritie, les indications de la taille sont de plus en plus restreintes. La taille, dit Bouilly, ne vit plus que des contre-indications de la lithotritie.

La lithotritie est donc l'opération de choix, mais il est certains cas où elle est impraticable, et la taille alors reprend tous ses droits.

Chez les petits enfants au-dessous de cinq ans, les dimensions du canal empêchent le broiement. Chez les sujets profondément infectés et fébriles, il vaut mieux employer la taille.

L'état du canal contre-indique parfois la lithotritie, lorsque l'instrument ne peut passer, encore que souvent la dilatation ou l'urétrotomie puisse permettre l'introduction.

Les contre-indications tiennent surtout à la vessie et au calcul. Il est impossible de pratiquer le broiement dans une vessie infectée depuis longtemps et dont les parois sont inextensibles et sclérosées. Lorsque le calcul est logé dans un diverticule de la vessie, lorsque son volume est trop considérable, lorsque sa consistance est trop grande pour qu'il puisse être brisé, il faut renoncer à la lithotritie et recourir à la taille.

*RAYMOND GRÉGOIRE.*

<u>VESSIE</u> (CORPS ÉTRANGERS). — On désigne sous ce nom tout corps introduit dans la cavité vésicale soit par effraction de la paroi, soit par les voies naturelles. Cette définition élimine les calculs nés sur place, et ceux descendus du rein qui n'ont pas été introduits. Nous devons rappeler cependant que les corps étrangers s'enveloppent souvent de dépôts calcaires.

a) Les corps ayant pénétré par effraction se rencontrent à tous les âges et avec la même fréquence chez l'homme et chez la femme. Le mécanisme par lequel s'est faite la porte d'entrée est soit un traumatisme, soit une ulcération.

Des balles, des éclats de fer ou de fonte, des débris de fourniment ou de vêtement, des esquilles osseuses ont parfois pénétré dans la vessie à la suite d'une plaie de la paroi. Bartels a réuni 82 cas de corps étrangers reconnaissant cette origine.

Les parois vésicales peuvent être peu à peu ulcérées au voisinage de tumeurs ou de suppurations voisines. L'intestin peut communiquer avec la vessie et y déverser des parties de son contenu : pépins de raisin, d'orange, vers intestinaux.

Des kystes hydatiques ou dermoïdes ont pu évacuer par la vessie des hydatites filles, des cheveux (*pilimiction*) (Rayer, Broca) ou des dents. On a trouvé des débris embryonnaires provenant de grossesses extra-utérines rompues, des fils venus de pédicules d'opérations anciennes.

*b*) Les corps étrangers introduits dans la vessie sont souvent consécutifs à des manœuvres thérapeutiques : bouts de sonde en gomme chez de vieux prostatiques, bougies armées laissées au cours d'une urétrotomie interne, pavillon de sonde de Pezzer. Plus souvent encore le malade les a introduits dans l'urètre dans un but lascif; ce sont en général des sujets jeunes, et le nombre de corps étrangers de cette nature est plus fréquent chez la femme et la jeune fille que chez l'homme. On pourrait citer toute une série de corps de plus en plus bizarres, depuis le porte-plume et la classique épingle à cheveux jusqu'à la verge de porc trouvée par Basy. Ils sont en général allongés, lisses, parfois piquants à l'une de leurs extrémités, ce qui a son importance.

**Lésions.** — Nous étudierons tout spécialement la situation occupée par le corps étranger. Nous verrons ensuite ce qu'il devient et les modifications subies par la vessie.

La *position* du corps étranger dépend et de sa consistance et de sa longueur. Il peut être *mou* et *souple* comme une bougie conductrice, et dans ce cas, il s'enroule en s'adaptant à la dimension de la vessie. Il peut être rigide comme un crayon, une épingle à cheveux. S'il est court (moins de 10 centimètres) et mousse, il basculera dans la vessie et se placera en arrière du col dans le diamètre transverse. S'il est pointu à l'une de ses extrémités, celle-ci, ayant toujours été introduite la dernière, vient se fixer de l'un ou de l'autre côté du col, s'enfonce dans la muqueuse et le corps étranger reste dans le plan antéro-postérieur. Janet a constaté à l'endoscope que l'extrémité mousse de l'épingle à cheveux tombe dans le bas-fond pendant la réplétion de la vessie, et se redresse au contraire pendant la vacuité, les pointes restant en place.

Lorsqu'il est long, le corps étranger se place toujours dans le diamètre antéro-postérieur, soulevant et fixant la paroi postérieure de la vessie.

Certains corps étrangers *peuvent subir des modifications* dans leur constitution : les bouts de sonde en caoutchouc ou en gomme se désagrègent au contact de l'urine, s'effritent et peuvent être rejetés par débris. Le fait est rare. Ordinairement, de même que les corps solides, ils s'incrustent d'urates ou de phosphates ammoniaco-magnésiens précipités par les modifications septiques de l'urine. Un calcul se développe.

La *vessie* reste souvent, pendant un temps très long, indifférente en présence de ce contenu anormal. D'autres fois, les corps pointus la traversent et une fistule vésico-vaginale ou une rupture intra-péritonéale se produit. Plus souvent la présence du corps étranger amène l'infection, une *cystite* s'installe, des ulcérations vésicales se produisent qui facilitent encore la rupture. Le tissu périvésical réagit et une *péricystite* sclérense ou suppurée en est la conséquence.

**Signes et diagnostic.** — Si la vessie n'a pas été infectée, si le corps étranger est petit, celui-ci peut ne provoquer aucun symptôme jusqu'au jour où un calcul se sera développé. Au contraire, la musculature vésicale réagit aussitôt, lorsque l'objet introduit est long, et ne peut s'accommoder aux diamètres vésicaux. Il se produit alors des ténesmes, des envies fréquentes d'uriner, parfois même des hématuries légères. D'autres fois, les douleurs vésicales au début sont produites par des phénomènes de cystite plus ou moins intense.

En général, soit qu'ils ignorent la présence du corps étranger, soit qu'ils n'osent pas l'avouer, les malades viennent consulter lorsqu'un calcul s'est développé et provoque des douleurs à la marche, des hématuries, des phénomènes de cystite. Chaque fois que l'on constate la présence d'un calcul mou chez un sujet jeune, il faut se méfier du corps étranger.

Exceptionnellement, celui-ci peut être éliminé pendant la miction. Il peut parfois ulcérer et perforer la vessie. Lorsque la perforation se fait dans le péritoine, une péritonite aiguë risque d'emporter le malade. Une fistule vésico-rectale, vésico-vaginale à travers laquelle le corps peut s'éliminer est ordinairement la conséquence de la perforation dans le rectum ou le vagin. On a vu se former des abcès péri-vésicaux.

Lorsque l'on n'est pas renseigné par le malade, le diagnostic du corps étranger de la vessie est des plus délicats. C'est l'exploration endovésicale qui seule peut résoudre le problème. L'endoscopie serait certainement le procédé de choix, s'il était facilement applicable. Après avoir introduit 150 à 200 centigrammes d'eau bouillie dans la vessie, on recherchera méthodiquement à l'explorateur métallique le corps étranger. S'il est dur, on reconnaîtra sa situation, sa longueur, sa forme, la présence d'incrustations calcaires. S'il est mou, il est bien possible que cet instrument ne donne rien, on emploiera alors le lithotriteur. Mais il faut être prudent et chaque fois que l'on a fait une prise, avant de serrer, il est nécessaire de tourner de 180 degrés le bec de l'instrument, de façon à être sûr de n'avoir pas saisi la muqueuse vésicale qui s'échappera dans cette manœuvre.

**Traitement.** — *Le corps étranger de la vessie est reconnu : il faut absolument l'extraire.* — On procédera à cette opération soit par les voies naturelles, soit par la taille vésicale.

Passer par l'urètre sera le procédé de choix chaque fois qu'il n'existera pas de calcul, que l'objet sera libre et non implanté, que les phénomènes de cystite ne feront pas craindre une ulcération profonde de la paroi. Les épingles à cheveux si fréquentes chez la femme, les conducteurs en gomme peuvent souvent être enlevés avec un crochet, un tire-bouton même. Les basculateurs, le redresseur de Collin serviront pour les objets rigides et longs. Ce sont là des instruments difficiles à se procurer et à manier.

Chaque fois que le corps étranger n'a pu être retiré par les voies naturelles, qu'il se trouve implanté dans l'épaisseur de la vessie, que la cystite est intense, qu'un calcul s'est développé, il faudra faire la taille pour l'extraire. *RAYMOND GRÉGOIRE.*

VESSIE (EXAMEN). — L'examen de la vessie ne peut être fait méthodiquement qu'autant que le permet l'état du canal urétral. Il faudra donc bien souvent s'assurer tout d'abord de la perméabilité de celui-ci avant de le tenter. L'exploration d'une vessie comporte l'étude de sa paroi et de son contenu. Elle peut se faire par des moyens simples à la portée de tous. C'est sur eux que nous insisterons surtout. Elle peut se compléter au moyen d'instruments spéciaux difficiles à manier et à se procurer, nous passerons plus rapidement sur ces derniers procédés et nous conseillerons d'en laisser l'usage aux spécialistes.

Les moyens simples consistent dans l'exploration par la palpation, le toucher intravésical, le cathétérisme. Par ces procédés, on peut se rendre compte de l'état de la paroi vésicale, de la nature du contenu. Cette seconde recherche ne peut être faite le plus souvent qu'autant que la paroi vésicale le permet.

Les mains du médecin, la verge et le méat, les instruments doivent être soigneusement aseptisés avant tout.

Le malade est couché, les cuisses fléchies et écartées, un urinal placé entre les cuisses.

La palpation de la vessie se fait par l'exploration de la région hypogastrique. Elle permettra de se rendre compte de l'état de vacuité ou de distension du réservoir. Vide, la vessie n'est pas sentie ; distendue, elle fait une saillie souple, globuleuse au-dessus du pubis. La percussion révèle alors une zone de matité de même forme au-dessus de la symphyse.

Au palper simple, on peut ajouter le palper combiné bimanuel. Une main explore l'hypogastre, tandis que l'index de l'autre main, introduit dans le rectum ou le vagin, explore et renvoie à la main extérieure tout ce qui est interposé. Dans les cas de tumeurs de la vessie, on peut quelquefois se rendre compte de l'épaississement localisé de la paroi en un certain point. En cas d'infection de la paroi vésicale, cette exploration révèle une douleur assez vive à la pression, douleur qui n'existe jamais sur une vessie normale.

Le toucher intra-vésical ne doit se pratiquer qu'avec une sonde à bout olivaire. Sans doute quelques chirurgiens ont défendu le toucher digital intra-vésical à travers l'urètre chez la femme. C'est là une manœuvre dangereuse qui risque de déchirer le sphincter et de laisser persister de l'incontinence. Elle est à peu près abandonnée de tous. Le toucher à travers une boutonnière périnéale ou hypogastrique ne doit être que le premier temps d'une opération plus complète. A la sonde, la vessie normale est insensible, elle devient douloureuse dans les cas d'infection. Normale, la vessie ne saigne pas par ce procédé, les tumeurs saignent au contraire facilement au moindre contact.

La distension de la vessie au moyen de la seringue permet de se rendre compte de l'état de la muqueuse et de la musculature. Nous disons la seringue et non pas le bock, car il faut pouvoir en même temps mesurer l'effort que l'on produit et la quantité de liquide que l'on injecte, ce que l'on ne peut faire par aucun autre moyen que la seringue. Normale, une vessie contient 250 à 500 gr. de liquide sans que le malade accuse le besoin d'uriner (à condition toutefois que l'on ait injecté de l'eau tiède à 35°). L'infection diminue la capacité vésicale dans des proportions en rapport avec son intensité.

L'exagération de la teneur vésicale peut tenir soit à une distension atonique de la paroi, comme cela se voit dans les asystolies vésicales consécutives aux rétentions chroniques, soit à une diminution de la sensibilité de l'organe, comme cela se produit dans un certain nombre de maladies nerveuses.

Il faut encore se rendre compte en examinant une vessie de l'état du contenu. L'urine recueillie à la sonde donne déjà d'importants résultats sur lesquels nous n'insisterons pas, nous renvoyons pour cela aux diverses affections de la vessie. La vessie peut renfermer des productions anormales : calculs, corps étrangers, tumeurs. L'explorateur à boule olivaire peut déjà fournir quelques renseignements, mais ils sont le plus souvent incomplets. C'est au moyen de l'explorateur métallique de Guyon que cette exploration doit être complétée. Le calcul donne au contact du cathéter métallique un frottement spécial, et au choc un cliquetis très caractéristique qui se sent et peut même être entendu à distance. Il en est de même de certains corps étrangers incrustés de sels calcaires. Enfin les tumeurs donnent une sensation de résistance pâteuse et molle qui gêne les mouvements de l'instrument.

Il est quelquefois utile, en cas de corps étrangers et de calcul de petite dimension, d'avoir recours au lithotriteur qui permet de pincer ces corps et d'en apprécier le volume et la résistance.

La cystoscopie et la radiographie sont encore des procédés utiles pour l'examen d'une vessie, ils sont rarement indispensables et nécessitent en tout cas une technique et une installation qui est rarement à la portée du praticien; aussi n'insisterons-nous pas sur les moyens de les utiliser et renvoyons-nous aux traités spéciaux.                          *RAYMOND GRÉGOIRE.*

**VESSIE (EXSTROPHIE).** — L'exstrophie ou extroversion vésicale est une malformation consécutive à l'absence de développement de la paroi antérieure de la vessie et de la portion correspondante de la paroi abdominale.

L'exstrophie vésicale peut être *complète*, par arrêt de formation de toute la hauteur de la paroi antérieure du viscère. Exceptionnellement, celle-ci ne manque qu'en partie : exstrophie *incomplète*.

Dans la *forme complète*, au niveau de la ligne médiane sous-ombilicale, existe une tumeur rouge, humide, mamelonnée. Son volume varie d'une noix à une orange, il augmente à mesure que le sujet grandit. Elle est réductible, mais ne rentre jamais complètement. A sa surface, on voit les orifices urétéraux éjaculer rythmiquement l'urine qui s'écoule à la surface de la tumeur et sur la peau qui s'excorie.

L'ombilic, lorsqu'il existe, est abaissé et malformé. Les muscles de la paroi sont absents ou peu développés et très écartés, les pubis ne s'articulent pas au niveau de la symphyse et peuvent être distants de 5, 6, même 10 centimètres. Il y a donc malformation de la paroi en même temps que malformation vésicale.

La verge peut manquer; ordinairement elle est rudimentaire et surmontée d'un gland étalé et difforme. Le canal urétral n'existe pas, il y a épispadias. La prostate est absente de même que le sphincter vésical, ce qui rend inefficaces tous les procédés autoplastiques.

Chez la femme, l'urètre manque en totalité et à peu près constamment, il existe des malformations des organes génitaux : bifidité du clitoris, vagin et utérus doubles.

Dans les *formes incomplètes,* l'absence de paroi peut être limitée à la portion sous-pubienne : c'est la *fissure vésicale sous-symphysaire*; quelquefois à la portion sus-pubienne : *fissure suprasymphysaire*. Enfin, la paroi abdominale seule peut manquer, la vessie restant intacte, c'est l'*ectopie vésicale*.

**Étiologie.** — Les garçons sont plus souvent atteints (88 pour 100). On sait que l'exstrophie coïncide souvent avec d'autres malformations; quant à la cause première, on ne la connaît pas. On a expliqué sa formation par un éclatement intra-utérin de la vessie distendue (théorie mécanique); par une ulcération du fœtus, des adhérences amniotiques (théories pathologiques). On admet à l'heure actuelle qu'il y a disparition de la membrane anale primitive et consécutivement déhiscence de tout ou partie du cloaque (théorie tératologique).

**Symptômes.** — Étudier les symptômes serait refaire l'anatomie pathologique de cette affection. Contentons-nous d'indiquer les dangers de l'infection ascendante auxquels sont exposés ces malades dont la muqueuse vésicale est forcément souillée par les contacts extérieurs. Aussi, la mortalité est-elle excessive chez les enfants atteints d'exstrophie de la vessie.

**Traitement.** — Le traitement peut être palliatif; c'est le port d'un urinal. Il peut être chirurgical.

Plusieurs procédés tentent de combler la perte de substance vésicale en faisant des autoplasties au moyen de lambeaux pris sur la paroi abdominale, le scrotum, le prépuce (Wood, Holmes, Lefort). On a essayé d'obvier en même temps à l'absence de paroi abdominale en rapprochant les deux pubis (Passavant, Trendelenburg). Segond a disséqué la vessie exstrophiée et suturé les bords du lambeau vésical rabattu en avant aux lèvres de la gouttière pénienne de l'épispadias, le prépuce incisé et perforé recouvrant le tout. Ces procédés ont l'inconvénient de laisser persister l'incontinence, faute de sphincter vésical.

D'autres procédés ont remplacé le sphincter vésical absent par le sphincter anal, soit en abouchant les uretères dans le rectum, soit en établissant une fistule vésico-rectale (Llyod) avec cloisonnement du rectum (Soubottin), soit enfin en suturant, dans une incision pratiquée sur le côlon, le trigone vésical disséqué (Mayld). Parmi ces procédés, ceux qui conservent le sphincter urétral sont seuls recommandables; dans tout autre cas, l'infection rénale ascendante emporte rapidement les malades [V. aussi Nouveau-né (Pathologie)].

*RAYMOND GRÉGOIRE.*

**VESSIE** (FISTULES). — Fistules ombilico-vésicales congénitales. — Ces fistules peuvent être *précoces*, c'est-à-dire apparaître dès la naissance, ou *tardives*, et apparaître parfois à un âge avancé (75 ans, Delore et Molin).

Elles reconnaissent pour cause une persistance du pédicule allantoïdien non oblitéré. L'ouraque constitue le trajet fistuleux entre la vessie et l'orifice ombilical, il est dilaté et conique. Cette affection accompagne souvent une malformation des voies urinaires ou des organes génitaux externes.

L'écoulement d'urine par l'ombilic est le seul symptôme. Il est quelquefois très minime. L'écoulement des fistules intestinales est tout différent.

On peut guérir ces fistules par cautérisation (Terrillon) ou par excision de l'ouraque et suture de l'orifice vésical (Delagenière).

                                                      *RAYMOND GRÉGOIRE.*

**VESSIE** (HERNIE). — La hernie de la vessie se fait ordinairement par le canal inguinal, exceptionnellement par l'anneau crural.

Elle peut être *primitive*. C'est une affection du vieillard. Lorsque la vessie est devenue atonique et distendue, elle peut, même vide, rester au-dessus du pubis et, poussée par la presse abdominale, s'engager dans l'orifice inguinal.

L'intestin peut contracter des adhérences avec la vessie et l'attirer dans une hernie, ou bien c'est en tiraillant le péritoine, qu'il entraîne la vessie. La hernie vésicale est alors *secondaire* à la hernie intestinale.

Dans ce dernier cas, la vessie herniée présente sur sa face supéro-externe un sac péritonéal contenant l'intestin. Elle est *parapéritonéale*.

La face antérieure dénuée de péritoine peut seule s'engager dans le trajet. La hernie vésicale n'a pas de revêtement séreux. Elle est *extrapéritonéale*.

Enfin le sommet de la vessie revêtu de séreuse repousse devant lui le péritoine pariétal à travers l'orifice herniaire. Il y a un véritable sac : la hernie est *intrapéritonéale*.

Monod et Delagenière ont signalé la présence d'un lipome préherniaire fréquent, auquel ils font jouer un rôle important dans la formation de ces hernies.

**Symptômes.** — Ce sont les caractères ordinaires de la hernie inguinale ou crurale que l'on constate. Mais il existe quelques signes propres à cette affection. La tumeur augmente de volume dans l'intervalle des mictions, et aussi quand on injecte la vessie au moyen d'une sonde. La tumeur est mate, réductible sans gargouillement et la pression produit de fortes envies d'uriner. Souvent, quand la tumeur contient en même temps d'autres organes, les signes de la hernie vésicale passent inaperçus et ne sont reconnus qu'au cours de l'opération.

Cette affection est bénigne en elle-même, bien que l'on ait signalé quelques cas d'étranglement. Mais elle s'accompagne souvent de distension des uretères et des reins, consécutive, soit à la hernie, soit à la sclérose vésicale primitive. Des calculs peuvent se développer dans la portion herniée.

**Traitement.** — La cystocèle réductible peut être soignée par le port d'un bandage. Si elle est irréductible, il faut l'opérer, détacher les adhérences qui la maintiennent, la rentrer et fermer le trajet par une suture. S'il y a coïncidence de hernie intestinale, il faut traiter du même coup les deux affections. Pott, Duplay conseillent de pratiquer l'excision de la portion de vessie herniée et de suturer la tranche de section. Cette intervention s'impose quand il existe des calculs dans la hernie.

*RAYMOND GRÉGOIRE.*

**VESSIE (LÉSIONS TRAUMATIQUES).** — Elles comprennent : 1° Les plaies; 2° les ruptures.

A) **Plaies.** — Les plaies atteignent le plus souvent la vessie à l'état de distension, le pubis la protège pendant l'état de vacuité. Ce sont des solutions de continuité de la paroi vésicale en rapport avec l'air extérieur.

La vessie peut être blessée par des *instruments tranchants* et, presque toujours alors, c'est au cours d'une opération chirurgicale (hystérectomie, colpotomie, ovariotomie). Les *instruments piquants* (sabre, baïonnette, troquart), font rarement de ces plaies; ils pénètrent, soit par la paroi abdominale antérieure, soit par la région périnéale. Le rectum, le vagin sont souvent alors atteints simultanément. Dans un cas de Lamy, l'arme avait passé par le trou obturateur. Les blessures les plus fréquentes sont produites par des armes à feu. Très souvent il y a fracture osseuse et des esquilles peuvent même pénétrer dans la paroi vésicale.

La vessie peut être intéressée dans son segment extrapéritonéal ou dans sa portion revêtue de séreuse. Il peut exister un seul orifice ou deux et la plaie être alors à la fois extra et intrapéritonéale. L'agent vulnérant a, dans certains cas, atteint simultanément d'autres organes abdominaux comme l'intestin, le foie, l'artère épigastrique ou la veine iliaque externe. Si l'orifice n'est pas assez large pour laisser écouler l'urine au dehors, celle-ci s'infiltre dans le tissu cellulaire pelvien ou s'épanche dans la cavité péritonéale.

*Symptômes.* — Les plaies de la vessie accompagnent généralement des traumatismes graves; aussi les malades sont-ils pâles, prostrés et sujets aux syncopes. Mais ce sont là des phénomènes de shock; la plaie de la vessie se manifeste par des besoins impérieux et fréquents d'uriner qui donnent lieu à l'émission d'une petite quantité d'urine plus ou moins mêlée de sang. L'écoulement d'urine par la plaie n'existe que lorsque celle-ci est large; le plus souvent, le contenu vésical s'infiltre dans le tissu cellulaire pelvien ou se répand dans le péritoine et bientôt des troubles graves vont en être la conséquence. La sonde introduite dans la vessie peut retirer de l'urine rougie ou du sang pur, mais il se peut que rien ne s'écoule, la totalité de l'urine, même par une plaie petite, passant dans le péritoine.

Lorsque la plaie est intrapéritonéale, l'évolution peut être très lente et le malade succomber à l'intoxication urinaire par résorption, au bout de 25, 50, 55 jours. Ordinairement la plaie s'infecte, la septicémie gagne la séreuse et le blessé meurt en quelques jours par péritonite aiguë.

Si la plaie est extrapéritonéale, la guérison spontanée peut dans quelques cas se faire sans incidents; le plus souvent l'infection gagne le foyer et le cortège de l'infiltration septique d'urine s'installe. Dans quelques cas heureux, un abcès urineux se forme; le malade guérit au prix de fistules et de suppurations s'ouvrant à des niveaux variables : dans l'aine, au niveau du périnée, de la paroi abdominale ou même de la racine de la cuisse. Lorsque la plaie intéresse en même temps le rectum ou le vagin, une fistule vésico-rectale ou vésico-vaginale s'établit souvent sans autre complication.

Le pronostic des plaies de la vessie est donc sévère, il est en raison directe des dimensions et du trajet de la plaie : plus l'issue de l'urine au dehors est difficile, plus le danger est grand, car l'infiltration uropurulente est imminente.

B) **Ruptures.** — Ce sont des solutions de continuité de la vessie sans communication avec l'extérieur.

On ne peut décrire comme rupture de la vessie les lésions consécutives à l'ouverture d'un abcès dans sa cavité, à la propagation d'un néoplasme du voisinage, à la perforation de la paroi par un corps étranger. Ce sont des ulcérations, non des ruptures.

Celles-ci sont toujours traumatiques : la tension vésicale est indispensable. Vienne alors une exagération de tension, un effort, un traumatisme violent, la déchirure se produit. Il n'est pas besoin pour que la rupture ait lieu que la teneur de la vessie ait dépassé sa capacité physiologique. Elle a pu se produire avec un contenu de 125 gr. (Verneuil), 200 gr. (Guyon). Souvent alors il existe de la cystite.

Dans l'effort, la vessie est prise entre la presse abdominale et les parois du ventre contractées ; le liquide étant incompressible, la paroi cède. C'est ce qui se produit au cours des accouchements.

Sous l'influence d'un choc violent, la vessie peut se rompre de plusieurs façons. Elle peut *éclater* sous une pression forte, un coup brutal. Elle peut être *contusionnée* profondément par un fragment de la ceinture pelvienne fracturée ; une des extrémités osseuses repoussée en dedans perfore la paroi vésicale. Enfin, elle peut être *déchirée*. Une roue de voiture, un éboulement disjoint la symphyse pubienne, les ligaments vésicaux antérieurs tiraillent et arrachent la vessie.

Il est important de connaître ces divers mécanismes, car les lésions anatomiques sont à peu près invariables suivant chacun d'eux.

La rupture peut être à la face antérieure de la vessie, par conséquent *extrapéritonéale*, ou à la face postérieure et *intrapéritonéale*.

Les ruptures extrapéritonéales sont presque toutes consécutives à des fractures ou à des dislocations du bassin. Elles sont irrégulières, mâchées, de dimensions variables, difficiles à suturer. Les veines prévésicales sont déchirées ; du sang et de l'urine s'épanchent dans la cavité de Retzius.

Les ruptures intrapéritonéales sont les plus fréquentes. L'effort, la distension en sont les facteurs ordinaires. Ordinairement basses, elles peuvent occuper le voisinage du sommet de la vessie (Rivington, Sieur). Elles sont linéaires et horizontales, à bords nets, leur longueur varie entre 1 et 5 cm. Elles donnent peu d'hémorragie et l'urine presque pure s'écoule dans le péritoine.

**Symptômes.** — Il est ordinaire que, dans les instants qui suivent le traumatisme, le blessé soit dans un état prononcé de shock, le facies est pâle, tiré, le pouls petit, la respiration superficielle, les extrémités froides.

Ce n'est pas absolu. Ces symptômes généraux cachent souvent les signes premiers de la rupture vésicale. C'est une sensation de *déchirure* au moment de l'accident, une *douleur* vague mais persistante derrière la symphyse.

Puis apparaissent les *besoins impérieux* d'uriner, mais sans résultat. Ou bien le malade pisse quelques gouttes d'urine plus ou moins rougie de sang.

Dans les heures ou les jours qui suivent, le tableau symptomatique prend un aspect différent suivant le siège de la rupture.

Est-elle *intrapéritonéale*, le ventre se ballonne, devient douloureux, des nausées et des vomissements apparaissent. On trouve de la matité dans les flancs, des signes d'ascite. Il est exceptionnel que les symptômes régressent et la malade guérisse spontanément. « Cui persecta vesica, lethale », disait Hippocrate. L'urine est résorbée par la séreuse. Bouchard a montré les variations du pouvoir toxique de ce liquide. Le malade peut mourir d'urinémie. Ordinairement la péritonite généralisée se déclare, soit que l'urine soit septique, soit que l'infection vienne à travers la paroi intestinale.

Lorsque la rupture est *extrapéritonéale*, on voit peu à peu se développer une tuméfaction sus-pubienne présentant parfois des teintes d'ecchymose. Puis la fièvre s'allume, le gonflement gagne la paroi abdominale, la racine des cuisses, la région périanale. Ce sont les signes de l'infiltration d'urine supérieure.

**Diagnostic.** — On ne peut affirmer la rupture vésicale qu'après avoir pratiqué le cathétérisme et il faut dans cette manœuvre s'assurer d'une asepsie rigoureuse. Lorsque la vessie est rompue, la sonde ou l'explorateur métallique peuvent être sentis directement sous la peau de l'abdomen ou dans le cul-de-sac recto-vésical lorsqu'un doigt a été introduit dans l'anus. La vessie contient peu ou pas d'urine. Injecte-t-on de l'eau stérilisée, elle ne ressort pas ou il en ressort moins qu'on n'en a injecté.

On peut se demander après une fracture du bassin si la vessie ou l'urètre postérieur est intéressé. Dans ce dernier cas, la rétention est absolue, ou seul le globe vésical. La sonde butte avant de passer le col. Quelquefois du sang s'écoule par le méat.

**Traitement des traumatismes de la vessie.** — A l'heure actuelle, le traitement contemplatif des traumatismes de la vessie n'est plus de mise. Nous l'envisagerons sitôt après l'accident, c'est-à-dire avant le début de l'infection ou lorsque celle-ci a eu le temps de s'installer.

Dans les 12 ou 24 premières heures, il faut absolument intervenir en cas de plaie ou de rupture de la vessie; il faut aller à la recherche de l'orifice et le suturer. Le précepte est facile à suivre lorsque la lésion est intrapéritonéale. On abordera la vessie par la laparotomie médiane sous-ombilicale, on videra le péritoine de l'urine qu'il contient, on traitera la solution de continuité. Il est autrement difficile d'arriver sur la lésion lorsqu'elle siège à la face antérieure du viscère ou que l'agent vulnérant a pénétré par le périnée. On pourra alors décoller la vessie en avant en pénétrant dans la cavité de Retzius. Si la plaie est trop bas située, il faudra pratiquer une cystostomie sus-pubienne et suturer la plaie en passant par la cavité vésicale.

La méthode de suture à la Lembert est le procédé de choix pour la vessie. Il est préférable de faire une suture à deux étages : le premier plan muqueux au catgut, le second musculo-séreux à la soie (Hermes). Suivant les circonstances, on laissera une fistule hypogastrique temporaire, ou l'on refermera la vessie en plaçant toujours une sonde à demeure dans l'urètre.

Tout autre sera le traitement si les phénomènes infectieux ont déjà débuté. Ici, c'est l'infection qu'il faut combattre d'abord. La péritonite est-elle déclarée, on ouvrira largement la séreuse, on fera la toilette du péritoine et l'on drainera après avoir fermé la plaie vésicale. Lorsqu'il y a infiltration uropurulente, on pratiquera au bistouri ou au thermocautère des incisions en nombre suffisant pour arrêter la marche de la septicémie, on drainera largement, quitte à traiter plus tard les fistules, s'il en persiste.

Les communications vésico-rectales et vésico-vaginales seront traitées par l'avivement et la suture.                    *RAYMOND GRÉGOIRE.*

**VESSIE (PONCTION HYPOGASTRIQUE).** — La ponction évacuatrice de la vessie à travers la région hypogastrique est une opération qui ne vit que des insuccès du cathétérisme. Elle sera donc d'autant plus exceptionnelle que le chirurgien ou le médecin seront plus instruits de la pratique des sondes. A la clinique Necker, on ne fait pas une ponction hypogastrique sur plus de 5000 évacuations de la vessie en rétention.

Cependant cette opération présente son utilité et doit être connue de chacun. L'insuccès du cathétérisme peut tenir au manque d'habitude, mais aussi à l'insuffisance du matériel. Il faut souvent un jeu très compliqué de sondes pour arriver à franchir certains urètres et il est plus facile d'avoir à sa disposition un trocart que le jeu complet des cathéters. Enfin les douleurs de la rétention aiguë d'urine sont telles qu'il est utile de soulager au plus tôt le malade. Donc, chaque fois que la vessie est distendue et qu'il est impossible de l'évacuer autrement, il faut pratiquer la ponction hypogastrique.

Très facile en soi, cette opération mérite cependant d'être bien faite si l'on veut éviter des accidents. Tout d'abord, il faut être d'une propreté rigoureuse. Les mains du chirurgien seront lavées aseptiquement, puis on fera de même de la région hypogastrique du patient.

Le malade sera couché sur le dos, les cuisses écartées et légèrement repliées sur le bassin ; un urinal sera placé entre les jambes.

On se servira d'un trocart à hydrocèle, l'instrument aspirateur de Potain ou de Dieulafoy seront ici inutiles, la pression intravésicale et la contraction du muscle seront suffisantes pour assurer l'écoulement du liquide. L'instrument doit être rigoureusement stérilisé.

De l'extrémité de l'index gauche placé sur la ligne médiane de la région hypogastrique, on repère le bord supérieur de la symphyse pubienne. Le trocart est pris de la main droite, le talon de l'instrument bien assujetti dans la paume : l'index, le pouce et le médius maintenant sa fixité et sa bonne direction. Assurez alors la pointe de votre instrument sur l'ongle de l'index gauche resté en place, évitez de taquiner la peau de cette pointe tremblante avant de piquer. Rien n'est pénible pour le malade qui appréhende la douleur comme ce frôlement d'une pointe qui va pénétrer. D'un coup sec, poussez l'instrument tout droit perpendiculairement à la surface du ventre, plutôt en bas qu'en haut. Poussez ainsi sans crainte jusqu'à ce que l'urine s'écoule. Il faut aller très profondément si le sujet est gras. Il est nécessaire que l'urine s'écoule lentement et en dehors de toute aspiration qui évacue trop vite le contenu. Quand la vessie est vide ou à peu près, le trocart est retiré d'un coup sec et l'orifice d'entrée fermé au moyen d'un flocon d'ouate imbibé de collodion.

Ainsi pratiquée, la ponction hypogastrique ne présente aucuns dangers. Ceux-ci peuvent cependant se produire. En cas de faute contre l'asepsie, on peut voir se produire des suppurations de la cavité prévésicale de Retzius ou des diverses couches de la paroi abdominale. L'infection de la vessie elle-même a pu se produire.

Il peut arriver aussi que la pointe de l'instrument pénètre dans la cavité péritonéale, quand on n'a pas exactement repéré le bord supérieur du pubis. Cet accident ne présenterait aucun inconvénient en soi du moment que l'instrument est bien aseptique, mais il est toujours à craindre qu'une anse intestinale ne soit venue s'interposer entre la paroi abdominale et la vessie. La blessure risquerait d'entraîner les accidents les plus graves.

La ponction peut être blanche, et cela peut tenir soit à ce que l'on n'a pas bien pris les points de repère, soit à ce qu'on n'a pas pénétré assez profondément, soit enfin à ce que l'on ne s'est pas assuré avant de commencer que le trocart était perméable. Cette recommandation, d'apparence naïve, ne manque pas d'utilité.

L'évacuation de la vessie trop rapidement faite peut provoquer une hématurie *ex evacuo* dont l'abondance peut devenir redoutable, et c'est pour cela que nous conseillons de ne jamais employer l'aspiration dans ces cas.

La ponction hypogastrique peut être pratiquée jusqu'à 8 à 10 fois successivement, mais il est rare que dans l'intervalle on ne soit pas arrivé à franchir l'obstacle du canal.                                        *RAYMOND GRÉGOIRE.*

**VESSIE (PROLAPSUS).** — V. PROLAPSUS GÉNITAUX.

**VESSIE (TROUBLES NERVEUX).** — Nous décrivons dans ce chapitre les modifications du fonctionnement de cet organe, qui ne reconnaissent pour cause ni une lésion des parois, ni une anomalie du contenu. Les influences nerveuses qui président à la motricité et à la sensibilité de la vessie sont seules altérées.

Au point de vue fonctionnel, la vessie est sous la dépendance directe de la moelle et en particulier de la moelle lombaire : aussi un grand nombre de ces troubles nerveux reconnaîtront-ils pour origine une lésion plus ou moins prononcée de l'axe spinal.

Si la moelle régit le mécanisme vésical, indépendamment des centres corticaux, il n'est pas à dire pour cela que le cerveau ne puisse, jusqu'à un certain point, influer sur son fonctionnement au moins d'une façon indirecte; les expériences et les constatations de Mosso et Pelacani le prouvent d'une manière évidente : il y a des troubles nerveux de la vessie qui tiennent à une influence cérébrale.

Enfin la vessie est placée dans le petit bassin au voisinage d'organes qui ont des connexions plus ou moins directes avec elle. Toute altération de ces organes pourra, par sympathie, réagir sur le réservoir urinaire, soit par irritation et excitation de son système nerveux propre, soit en modifiant sa vascularisation : nous décrirons en dernier lieu des troubles vésicaux de cause réflexe, par influence du voisinage.

a) **Troubles dus à une lésion médullaire.** — Les traumatismes de la moelle peuvent produire des modifications dans le fonctionnement de la vessie. La lésion peut être profonde comme celle que peut produire une fracture de la colonne vertébrale ayant plus ou moins détruit ou comprimé l'axe spinal. Mais, dans quelques cas, tout s'en tient à une lésion inappréciable macroscopiquement, on dit alors qu'il y a commotion médullaire. Sans doute, les troubles décrits sous le nom de « railway spine » reconnaissent souvent pour cause une lésion minime de la moelle dont les manifestations sont considérablement exagérées par l'hystérie.

Les compressions de la moelle peuvent produire les mêmes symptômes. Celles-ci peuvent être brusques, comme cela se passe après une fracture, une luxation du rachis, ou même un épanchement sanguin intra-rachidien. Elles peuvent se produire lentement comme dans les abcès par congestion ou de néoplasmes.

Les dégénérescences médullaires sont beaucoup plus souvent la cause de ces troubles fonctionnels. Il est important de les connaître, car ils apparaissent fréquemment comme la première manifestation de l'altération de la moelle. On les observe au cours de la sclérose en plaque, de la paralysie générale et surtout du tabes. Il est nombre d'ataxiques qui viennent consulter pour des troubles urinaires dont la vraie nature passerait inaperçue, si l'on ne pensait à examiner le système nerveux du malade.

b) **Troubles de cause cérébrale.** — Dans ces cas, il n'y a pas d'altération vraie du système nerveux qui dirige le fonctionnement vésical. Mais celui-ci est influencé d'une façon fâcheuse par les préoccupations psychiques qui hantent le cerveau de ces sujets. Ce sont ordinairement des individus présentant des tares nerveuses plus ou moins nettes. Ce sont souvent des chétifs, des gens épuisés soit par un travail exagéré, soit par les soucis, soit par les excès de toutes sortes. Ces hypocondriaques bâtissent souvent leurs idées fixes sur une lésion physique réelle : une chaude pisse ancienne, une anomalie de la verge ou du méat, un phimosis; mais, très souvent, c'est de toute pièce qu'ils font leurs préoccupations que le voisinage d'un véritable urinaire ou des lectures mal comprises auront amorcées.

Le déclenchement moral n'est pas toujours aussi prononcé. Il existe des sujets simplement hyperexcitables chez lesquels la seule préoccupation de leur fonctionnement urinaire suffit pour influencer et modifier la contractilité et la sensibilité normale de leur vessie.

c) **Troubles dus à des influences réflexes.** — Ceux-ci sont extrêmement fréquents chez certains individus et en particulier chez la femme. Les congestions pelviennes physiologiques ou anormales, qui peuvent se produire chez celles-ci, réagissent souvent sur la vessie et en troublent le bon fonctionnement. Les infections des organes du pelvis : métrite, salpingite, ovarite, agissent de même. Ces modifications sont fréquentes à la suite d'opérations portant sur les organes voisins de la vessie : cure d'hémorroïdes, opérations sur l'anus ou le rectum, cure de hernies, opérations sur l'utérus ou les annexes. Le réflexe peut même se produire à grande distance, c'est ainsi que Guyon a longuement insisté sur les troubles réflexes vésicaux consécutifs aux affections du rein.

**Symptômes.** — Les troubles engendrés par l'altération du fonctionnement nerveux de la vessie ont ce caractère commun de porter sur le mode de contention et d'évacuation de l'organe, sur sa réaction sensitive, sans s'accompagner jamais d'aucune modification du côté du contenu. Mais, suivant la cause qui leur a donné naissance, ils diffèrent dans leur allure clinique, dans leur évolution, leur pronostic et leur traitement; aussi les étudierons-nous séparément pour chacune des variétés.

Les troubles d'*ordre médullaire* portent principalement sur la contractilité vésicale, plus rarement sur sa sensibilité.

Il peut y avoir rétention d'urine ou incontinence. On admet, d'après les constatations des physiologistes, que l'évacuation de la vessie est sous l'influence d'un centre lombaire qui agit sur la musculature longitudinale et relâche le sphincter, alors qu'un centre sacré préside à la contraction de la musculature circulaire et du sphincter, par conséquent règle la contention vésicale. Si, dans un traumatisme ou une compression médullaire, la lésion siège au-dessus de la II<sup>e</sup> lombaire, il y aura rétention; le centre sacré agit seul, le centre évacuateur étant paralysé. Inversement, il y aura incontinence si la lésion porte sur la partie inférieure de la colonne vertébrale. Ces troubles seront transitoires ou définitifs suivant la gravité de la lésion.

Dans les dégénérescences médullaires, les modifications de l'évacuation ont une évolution lente. Tantôt c'est une gêne de l'émission, lente à se produire et à s'effectuer. La vessie est en rétention incomplète; d'autres fois c'est de l'incontinence que l'on constate; elle est d'ordinaire intermittente et se produit sans cause à plusieurs reprises dans la journée; elle est partielle, car le malade, lorsqu'il constate cette perte d'urine, est capable de l'arrêter volontairement.

Il peut se produire des modifications du côté de la sensibilité; surtout au cours du tabes, on voit apparaître des crises douloureuses extrêmement pénibles avec émissions impérieuses et douloureuses : c'est une des variétés de crise viscérale de l'ataxie locomotrice.

Ces troubles consécutifs à une lésion confirmée de la moelle sont ordinairement incurables et progressifs. Les sondages qu'ils nécessitent en cas de rétention amènent presque fatalement l'infection, et les malades finissent tôt ou tard par des lésions rénales ascendantes. On a vu cependant, dans certains cas de tabes, ces troubles s'amender quelque peu par un traitement spécifique intensif.

Les modifications fonctionnelles d'*ordre cérébral* ont un tout autre aspect, elles portent soit sur la contractilité, soit sur la sensibilité.

La pollakiurie est le trouble le plus fréquent. Ces malades arrivent à uriner 30, 40 fois par jour, le besoin est fréquent, impérieux au point de ne pouvoir y résister; rarement il est douloureux. Mais la nuit, pendant un travail assidu, chaque fois que l'attention du malade est distraite de sa vessie. la fréquence diminue ou même disparaît totalement. A l'examen, on est frappé de ce fait que ces malades à mictions si fréquentes ont une capacité normale et souvent exagérée : il y a dissociation entre la sensibilité et la contractilité. Ce trouble est en général curable : c'est par le traitement moral, l'éducation de la volonté que l'on arrive à diminuer ces fréquences.

La rétention est plus rare. elle apparaît généralement à la suite d'une émotion violente, plus ordinairement sous l'influence d'une pusillanimité excessive, tel malade ne peut uriner si quelqu'un est derrière lui, tel autre se gênera lui-même en se regardant uriner (Janet).

Le spasme simple n'allant pas jusqu'à la rétention est très fréquent : l'urine s'écoule avec difficulté : le jet s'arrête souvent, il est petit, filiforme, le malade a des gouttes retardataires et vient généralement consulter, obsédé par l'idée d'un rétrécissement. A l'exploration, la boule olivaire est arrêtée à la portion membraneuse et ne passe qu'après insistance en provoquant une sensation assez pénible. Les plus gros explorateurs sont ceux qui passent le plus facilement.

La névralgie vésicale est encore un trouble d'ordre psychique. Ces malades se plaignent. avec force détails, de pesanteur, de cuisson derrière la symphyse, dans les testicules. au bout de la verge. Il suffit souvent de leur entendre souvent raconter leur peine pour faire le diagnostic de ces neurasthénies urinaires. L'examen chez eux reste absolument négatif. Il est souvent à peu près impossible d'arriver à convaincre et à guérir ces malades qui courent de médecin en médecin sans trouver de soulagement.

Les troubles d'*ordre réflexe* se manifestent d'ordinaire par des envies fréquentes d'uriner auxquelles le malade ne peut résister sans souffrir ou sans perdre malgré lui ses urines. Ces malades souffrent après chaque miction et surtout à l'émission des dernières gouttes d'urines. On croirait à une cystite, si les urines ne demeuraient pas claires et la capacité vésicale normale. Chez ces malades, quand la cause disparaît, les troubles vésicaux cessent très rapidement.

On peut constater des rétentions complètes d'ordre réflexe surtout après des opérations sur le bassin. Ce trouble est absolument transitoire et disparaît sans difficulté.                                   *RAYMOND GRÉGOIRE.*

**VESSIE** (**TUBERCULOSE**). — La tuberculose vésicale est l'envahissement des parois de l'organe par le bacille de Koch. L'infection peut déjà exister bien avant que se manifeste la pléiade symptomatique de la cystite et, pour cette raison, il faut préférer le terme de tuberculose vésicale à celui de cystite tuberculeuse; la cystite représente, en effet, une étape dans l'histoire de l'infection par le bacille de Koch.

**Lésions.** — Les lésions primordiales, auxquelles donne lieu le bacille de Koch dans la paroi vésicale, ne diffèrent pas de celles qu'il produit dans les autres organes : la *granulation grise*, dont le centre peu à peu se caséifie tandis qu'elle grandit, produit alors le *tubercule*; le ramollissement et la fonte des tubercules produisent les *ulcérations*.

Dans la vessie, ces lésions occupent généralement le bas-fond. au voisinage des orifices urétéraux et du col vésical. Cependant, dans certains cas, la totalité de la surface est couverte de productions tuberculeuses. Les ulcérations sont ordinairement multiples, à bords saillants, irréguliers, à fond tomenteux et grisâtre ; il arrive que plusieurs d'entre elles se réunissent et forment alors des pertes de substances dont les dimensions atteignent celles d'une pièce de 5 francs. Rarement elles dépassent en profondeur les limites de la muqueuse ; aussi a-t-on pu proposer la résection totale de la couche interne de la vessie. Cependant on a signalé des faits de fistule vésico-rectale produits par ulcérations tuberculeuses (Legueu).

La tunique musculaire peu à peu s'épaissit, se rétracte et peut même se laisser envahir par la sclérose secondaire. Le tissu cellulaire périvésical prend part alors à l'inflammation ; il s'infiltre de graisse, s'épaissit, forme à la vessie une gangue scléro-lipomateuse. On a parfois observé la péricystite tuberculeuse avec abcès froid périvésical.

Il est rare que la maladie se tienne limitée à la vessie. Les reins, les uretères, la prostate, les voies génitales présentent le plus souvent des lésions de tuberculoses, plus ou moins avancées suivant qu'elles sont antérieures ou postérieures à l'infection vésicale.

**Étiologie.** — La tuberculose vésicale est affection de l'adolescence et de l'âge adulte, elle devient très rare dans la vieillesse. Elle est plus fréquente chez l'homme que chez la femme.

Les sujets qui font de la tuberculose de la vessie présentent généralement des tares antérieures. Ce sont des gens affaiblis ou fatigués, très souvent ils ont déjà eu d'autres manifestations bacillaires : conjonctivites, adénopathies pendant l'enfance, lésions osseuses, bronchites faciles, très souvent bacillose génitale patente ou latente. L'infection tuberculeuse est très fréquemment appelée et localisée par une affection aiguë de la vessie presque toujours d'origine blennorragique.

Mais toutes ces influences ne font que favoriser la maladie ; le bacille de Koch, comme dans toute tuberculose, en est l'agent. On a invoqué pour expliquer la pénétration du bacille plusieurs voies d'accès, mais ces discussions pathogéniques ne nous arrêteront pas longtemps. La *voie urétrale*, l'une des premières invoquées, est certainement l'une des moins admissibles ; les lésions tuberculeuses de l'utérus et du vagin sont rares, de même celle de l'urètre antérieur ; enfin on ne sait pas, d'après cette théorie, comment appliquer les tuberculoses vésicales des enfants. Autrement importante est la voie canaliculaire descendante, c'est-à-dire l'*origine rénale*. Bien souvent, en effet, la tuberculose vésicale est secondaire à celle du rein. Les lésions affectent une prédilection toute particulière dans ce cas pour le pourtour des orifices urétéraux.

Le *torrent circulatoire* devient très souvent le moyen de transport du bacille tuberculeux jusqu'à la vessie. Il n'est pas absolument nécessaire pour cela qu'il existe un foyer tuberculeux en évolution dans un autre point de l'économie. Keller, Wechselbaum, l'ont trouvé dans le sang ; Durand-Fardel l'a vu traverser le filtre rénal intact. Le bacille de Koch peut donc arriver jusqu'à la vessie et s'y fixer s'il en trouve le moyen. Il est probable que très souvent l'inoculation se fait en même temps sur les voies génitales supérieures : vésicules séminales et prostate. Sans vouloir nier l'infection par *propagation de voisinage*, il faut la considérer comme rare ; il y aurait bien plutôt, comme le pense Guyon, infection simultanée des voies génitales et urinaires.

**Symptômes.** — La tuberculose vésicale débute presque toujours d'une façon insidieuse et lente. Fait très important, elle est spontanée, c'est-à-dire que les symptômes par lesquels elle se manifeste ne reconnaissent pour cause aucune manœuvre, aucune lésion du canal pouvant les expliquer.

C'est tout d'abord une augmentation du nombre des mictions aussi bien le jour que la nuit. Souvent même ces *fréquences* sont accompagnées d'une légère *douleur* terminale et jusque-là les urines sont restées absolument limpides. On a signalé encore à cette période des *écoulements urétraux* amicrobiens, de l'*hématospermie*, qui sont plutôt des manifestations de tuberculose génitale concomitante.

On peut voir aussi à cette période de début des *hématuries* dont le professeur Guyon a signalé l'importance diagnostique. Elles sont rarement abondantes et apparaissent avec les dernières gouttes de la miction : le malade urine alors une petite quantité de sang rouge vif. D'autres fois, l'urine présente une teinte uniformément rosée. Ces hématuries se produisent sans cause évidente, et sont très irrégulières dans leur durée et leur apparition. Ce sont des hémorragies de la période congestive, en tout comparables aux hémoptysies du début de la tuberculose pulmonaire (Guyon).

A cette période font suite, dans un délai plus ou moins bref, les manifestations de la période d'état. A ce moment, les douleurs augmentent progressivement d'intensité au point d'enlever tout repos au malade. Elles reviennent à chaque miction dont le nombre s'accroît au point que certains malades urinent 15 à 20 fois par heure. La marche, les courses en voiture les exaspèrent parfois et l'idée d'un calcul vient alors à l'esprit.

Tandis que les fréquences, les douleurs augmentent, les hématuries généralement diminuent et même disparaissent tout à fait à mesure que la maladie évolue. On peut cependant les faire reparaître lorsque l'on pratique des manœuvres dans la vessie ou même lorsqu'on fait des lavages au nitrate d'argent et, de fait, telle vessie tuberculeuse, que l'on peut facilement laver à l'eau bouillie sans provoquer d'hémorragie, saignera aussitôt sous l'influence du nitrate d'argent. Ce signe sans être absolu a cependant sa valeur.

Les urines deviennent troubles, puis franchement purulentes. Elles laissent s'accumuler par le repos dans le fond du local un dépôt glaireux, épais, formé de strilles sanglantes et purulentes et se confondant plus ou moins avec le reste de l'urine. Jamais on ne constate cette délimitation absolue du dépôt qui caractérise les suppurations rénales.

L'examen local de la vessie révèle les signes ordinaires de la cystite. La traversée de l'urètre membraneux est douloureuse, la vessie est sensible au contact et à la pression, la capacité est diminuée. Nous renvoyons d'ailleurs pour l'étude de ces signes physiques à l'article Cystites.

La marche de la tuberculose vésicale est particulièrement lente. La maladie peut rester tolérable pendant des mois, même des années et ne pas interrompre les occupations du patient. Mais il arrive presque toujours une époque où les douleurs deviennent intolérables, où les fréquences rendent la vie normale impossible; il peut même y avoir incontinence absolue lorsque le col vésical a été détruit par les ulcérations bacillaires. Rarement la maladie se généralise, mais elle se propage aux voies génitales, aux reins, et c'est par pyonéphrose tuberculeuse que finissent presque toujours ces malheureux.

On ne doit pas cependant porter chez ces malades un pronostic absolument sombre et désespéré. Il existe quelques cas où la maladie guérit peu à peu sous l'influence d'un traitement patiemment suivi.

**Diagnostic.** — Il n'est pas toujours facile de distinguer la tuberculose vésicale des autres infections de la vessie. Sans doute, l'exploration de la vessie et de l'urètre renseigne dans bien des cas. L'existence d'une blennorragie, la constatation d'un calcul ou d'un rétrécissement élimineront presque à coup sûr l'idée de tuberculose. Mais il y a quantité d'autres cystites, par infection directe par exemple, qu'il est souvent très difficile de différencier par les moyens ordinaires de la clinique. Il faut alors avoir recours aux procédés de laboratoire, c'est-à-dire à l'examen histologique des urines et aux inoculations aux animaux.

**Traitement.** — Contre la tuberculose vésicale, il faut agir à la fois par un traitement local et par le traitement général.

Localement, on ne peut guère que soulager les malades, on tente cependant d'agir sur les lésions par des instillations de sublimé en solution variant entre 1 pour 10 000 et 1 pour 1000. Ce traitement a donné parfois d'heureux résultats. Il faut surtout éviter le nitrate d'argent qui semble plutôt exaspérer les symptômes. — On a également proposé l'huile gaïacolée à 5 pour 100 qui agit à la fois comme anesthésique et antiseptique. Ces instillations seront faites quotidiennement à la dose de 20 à 50 gouttes chaque fois.

Lorsque les douleurs deviennent par trop vives il faut avoir recours à l'évacuation artificielle de la vessie par la taille. Chez l'homme on pratique la taille hypogastrique. Chez la femme, on fait la fistule sur la paroi antérieure du vagin.

Il ne semble pas que l'on puisse enregistrer un seul résultat heureux à la suite du curettage ou de la cautérisation de la muqueuse vésicale.

Le traitement général sera celui de toute tuberculose.

*RAYMOND GRÉGOIRE.*

**VESSIE (TUMEURS).** — Les tumeurs secondaires de la vessie résultent de la propagation d'un néoplasme voisin (rectum, utérus), ou encore d'une greffe cancéreuse transportée par le torrent sanguin et fixée sur la vessie. Ces tumeurs ne rentrent pas dans le cadre de notre étude et nous nous occuperons exclusivement des tumeurs primitives de cet organe.

Les tumeurs de la vessie sont devenues du domaine chirurgical dans les dernières années du siècle passé, après les travaux de Guyon, Albarran, Pousson, Bazy, en France; de Stein, Thompson, Kocher, Wolkmann, à l'étranger.

Les causes de ces néoplasmes restent cependant dans la même obscurité que celles des autres tumeurs. C'est une affection des adultes, entre 40 et 60 ans; elle est rare chez le vieillard, plus encore chez le jeune enfant. Le nombre d'hommes qui en sont atteints dépasse celui des femmes dans une proportion de 5 à 1.

Ces néoplasmes siègent de préférence au niveau du fond de la vessie, et plus particulièrement encore autour des orifices urétéraux, qu'elles cachent parfois. La paroi antérieure, le sommet du viscère en sont exceptionnellement le siège.

Quelquefois uniques, elles sont ordinairement multiples et présentent alors des dimensions différentes suivant le degré de leur évolution.

Leur volume peut varier de celui d'un grain de blé aux proportions d'une orange, remplissant alors la vessie en totalité. Leurs connexions avec la paroi de l'organe sont particulièrement importantes à connaître. Elles peuvent occuper le muscle ou le tissu conjonctif qui en sépare les faisceaux (myome, fibrome). Ces tumeurs *pariétales* sont ordinairement de nature bénigne et constituent presque toujours des découvertes d'autopsie, elles sont du reste rares.

Beaucoup plus souvent, les tumeurs vésicales sont nées aux dépens de la muqueuse et viennent faire saillie dans la cavité du viscère. Ces tumeurs *cavitaires* sont pédiculées ou sessiles; on a dit, pendant longtemps, que les premières pouvaient être regardées comme bénignes, les secondes comme malignes. Mais il faut bien savoir que l'on ne peut affirmer aucun pronostic d'après ces caractères macroscopiques, certaines tumeurs franchement pédiculées ayant été démontrées histologiquement de mauvaise nature.

Les tumeurs *pédiculées* ont pour caractère de se fixer à la muqueuse par une portion rétrécie, le pédicule. Celui-ci est parfois mince et allongé, permettant à la tumeur de se déplacer facilement dans le milieu vésical, mais on peut le voir court, trapu, largement implanté. Quand on soulève la tumeur, le pédicule entraîne derrière lui un coin de la muqueuse vésicale saine, mobile sur les plans profonds, ce qui, au point de vue thérapeutique, facilitera beaucoup l'ablation totale du néoplasme. Le corps même de la tumeur est irrégulier, tantôt mamelonné, muriforme; il est beaucoup plus souvent recouvert sur toute sa surface de prolongements frangés ou villeux.

Les tumeurs *sessiles* sont un peu moins fréquentes. Elles ont une implantation large, étalée, mais restent mobiles avec la muqueuse sur les plans profonds, au moins pendant un certain temps de leur évolution. Elles sont plus ou moins saillantes dans la vessie et leur surface recouverte de mamelons ou même de villosités.

A côté des tumeurs pariétales et cavitaires, il faut faire une place à part, à tous les points de vue, aux néoplasmes dits *infiltrés*. Le plus souvent, ce sont des tumeurs primitivement épithéliales ayant secondairement gagné les plans profonds. Elles sont toujours malignes. L'infiltration peut être évidente et caractérisée par la dureté et l'épaississement de la paroi vésicale, elle peut aussi être appréciable seulement au microscope. On conçoit combien, au point de vue thérapeutique, le chirurgien se trouve impuissant bien souvent à dépasser les limites du mal alors que la tumeur semble encore opérable.

Les tumeurs de la vessie ont une grande tendance à rester localisées au viscère. Rarement elles se propagent par continuité aux organes voisins; rares aussi les faits de greffe dans la prostate, le canal de l'urètre (Adenot), le vagin. Le tissu cellulaire pelvien n'est que très tardivement pris, lorsque la tumeur est devenue infiltrée. C'est le long des vaisseaux que se fait cette propagation. On a longtemps pensé que les ganglions restaient indemnes dans les tumeurs de la vessie. A la vérité, les examens histologiques d'Albarran ont montré qu'ils étaient toujours pris à une certaine époque, mais que cette époque était relativement tardive. La généralisation est exceptionnelle.

Au point de vue histologique, nous dirons seulement qu'il faut distinguer : 1° des tumeurs épithéliales : les unes d'apparence bénigne (papillome, adénome), les autres nettement malignes (épithélioma tubulé, lobulé, carcinome); 2° des tumeurs musculaires (myomes); 3° des tumeurs conjonctives (fibrome, sarcome, myome); 4° exceptionnellement enfin des tumeurs hétérotopiques (kystes dermoïdes).

**Symptômes.** — Même petites, les tumeurs de la vessie manifestent rapidement leur présence par des *hématuries*. C'est ordinairement le premier et souvent le seul symptôme de ces néoplasmes.

L'hématurie des tumeurs vésicales est *abondante*. Le vase de ces malades est rempli d'une grande quantité de sang ordinairement rouge et non décomposé. Souvent même il s'y dépose des caillots; ceux-ci sont volumineux, de forme irrégulière, souvent arrondie, « boudinés », très différents par conséquent des caillots allongés, vermiformes, des hématuries rénales. Le saignement persiste pendant plusieurs jours avec la même abondance au point d'anémier considérablement les malades. Il est rare qu'il n'apparaisse que durant une seule miction ou même deux ou trois mictions de suite.

L'hématurie est *spontanée*, c'est-à-dire qu'aucune cause palpable ne semble l'avoir provoquée; elle apparaît aussi bien le matin au lever, que durant la nuit ou les fatigues de la journée. Inattendue dans son apparition, l'hématurie des tumeurs vésicales ne l'est pas moins dans sa façon de disparaître : le malade, qui, depuis un jour ou deux, urinait des flots de sang, se met tout à coup à uriner absolument clair; parfois encore une miction sanglante se produit entre deux pissements normaux. Il peut arriver aussi que les crises d'hématurie se trouvent considérablement éloignées les unes des autres, au point que l'on a signalé des faits où 3, 4, 10 ans même ont séparé deux hématuries. On peut dire de ces hémorragies qu'elles sont *capricieuses*.

Il est un dernier caractère extrêmement important de ces hématuries, c'est d'être *terminales*. Étant donnée leur abondance, les malades remarquent assez difficilement cette particularité : la miction est sanglante, généralement pendant toute sa durée, mais les dernières gouttes sont formées de sang pur et rutilant. Ce caractère apparaît avec beaucoup plus de netteté quand l'hémorragie est modérée.

Le saignement est bien souvent le seul symptôme des tumeurs vésicales. Dans quelques cas cependant, on voit apparaître de la *fréquence* et de la *douleur* à la miction, en dehors de toute complication de cystite. Ce signe a son importance et, suivant F. Guyon, serait ordinairement la manifestation d'une tumeur ayant infiltré les parois de l'organe. Il comporterait donc un pronostic particulièrement grave.

Lorsque l'on examine la vessie d'un sujet que l'on suppose atteint de tumeur, il faut user de beaucoup de ménagements, car souvent ces explorations provoquent des hémorragies d'une grande abondance. L'explorateur à boule olivaire donne parfois une sensation très spéciale, lorsque, dans son introduction, il a été conduit sur une tumeur de la vessie.

A la distension, la capacité vésicale est le plus souvent normale, mais le lavage provoque presque toujours une hémorragie d'abondance variable et surtout marquée au moment où s'écoulent les dernières gouttes du liquide.

Ce symptôme a une grande valeur au point de vue du diagnostic, il est dans nombre de cas le seul que fournissent les moyens ordinaires de l'exploration clinique. La palpation simple est à peu près toujours muette; il n'en est pas de même de la palpation combinée, c'est-à-dire pratiquée à deux mains, l'une sur l'hypogastre, tandis qu'un ou deux doigts de l'autre explorent la vessie par le rectum ou par le vagin. Les résultats fournis sont beaucoup plus faciles à obtenir chez la femme dont la vessie est directement sentie en avant du vagin; chez l'homme, il faut que la tumeur soit considérable pour pouvoir être perçue par ce procédé. Les tumeurs infiltrées donnent une sensation assez nette de dureté et d'épaississement de la paroi de la vessie. Généralement, par la palpation combinée, on trouve, en explorant successivement à droite et à gauche, une augmentation de l'épaisseur des tissus interposés du côté où se trouve la tumeur. En somme, on peut dire que les tumeurs les mieux perçues sont les plus graves, parce que l'absence de souplesse, la rigidité, l'immobilité de la paroi vésicale sont autant de signes de l'infiltration du néoplasme à travers toute l'épaisseur de l'organe.

On a proposé encore, pour compléter l'exploration de la vessie, la dilatation de l'urètre chez la femme. On pourrait alors introduire directement un doigt dans la vessie et examiner l'état de ses parois. Outre la brutalité de cette manœuvre, elle expose à la dislocation et à l'incontinence du sphincter. Chez l'homme, on a pratiqué (Thompson) la taille périnéale avec incision de l'urètre membraneux. Par l'orifice ainsi produit, un doigt est poussé dans la vessie. Cette voie est difficile, imparfaite pour une exploration convenable et ne fournit pas assez de jour pour pratiquer l'ablation, s'il y a tumeur. Aussi, F. Guyon préfère, comme procédé d'exploration, la taille hypogastrique à la taille périnéale; car elle peut à l'occasion devenir le premier temps d'une opération plus complète et plus sûre.

L'*endoscopie* donne des résultats fort utiles en cas de tumeur de la vessie, mais elle provoque dans certains cas des hémorragies considérables. Cet examen se pratique au moyen d'un cystoscope après distension de la cavité vésicale par 150 à 200 gr. de liquide. On peut être renseigné alors sur le volume, le siège exact, le nombre des tumeurs et même jusqu'à un certain point sur leur nature. Quelques néoplasmes, comme les papillomes, se font facilement reconnaître par leurs prolongements villeux qui flottent dans le liquide comme les tentacules d'une anémone de mer (fig. 242).

L'*examen histologique des urines* est un procédé de recherche utile, mais très inconstant. Dans quelques cas, on trouve, au milieu des caillots sanguins ou même en dehors des hémorragies, de petits débris qui tombent au fond du vase. Si l'on pratique l'examen histologique de ces fragments, on peut y retrouver l'aspect des franges de papillome ou d'un bourgeon de carcinome. Il peut être nécessaire de centrifuger l'urine pour retrouver dans le culot des amas épithéliaux dont la nature néoplasique sera mise en évidence.

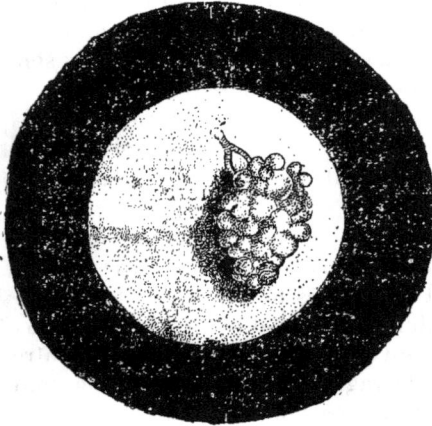

Fig. 242.
Tumeur de la vessie vue au cystoscope (Nitze).

Au point de vue de leur évolution, il faut distinguer plusieurs variétés dans les tumeurs de la vessie.

*a)* Les tumeurs bénignes s'accroissent avec une grande lenteur et mettent parfois plusieurs années pour atteindre le volume d'une noisette. Elles sont toujours pédiculées. Elles ne s'accompagnent d'aucune réaction sur l'organisme, elles ne se généralisent pas et laissent toujours les ganglions indemnes. Leur seul danger réside dans les hémorragies qu'elles produisent et qui peuvent être considérables.

*b)* Les tumeurs malignes ont un accroissement assez rapide. Elles augmentent en hauteur et surtout en surface. Très rapidement une grande étendue de la paroi vésicale se trouve envahie. Elles sont généralement étalées. Les ganglions se trouvent envahis plus ou moins rapidement. Il est rare cependant que la tumeur gagne les organes voisins, utérus ou rectum, contrairement à ce qui se passe dans les cancers de ces deux organes où tôt ou tard la vessie se trouve atteinte. A la cachexie progressive s'ajoute encore le danger des hémorragies souvent abondantes; les douleurs et la fréquence de la miction contribuent encore à l'épuisement rapide du malade.

*c)* A côté de ces deux premières variétés de tumeur, il faut en ajouter une troisième : les tumeurs transformées. Certains néoplasmes peuvent garder pendant un temps assez long une allure absolument bénigne, puis, sans raison appréciable, prendre tout d'un coup une évolution maligne. On connaît bien aujourd'hui la possibilité de ces transformations que le praticien ne doit pas oublier, même en présence d'une tumeur bénigne devenue silencieuse depuis de longs mois. Il faut considérer comme des plus douteux les cas de soi-disant guérison spontanée des néoplasmes vésicaux.

**Complications**. — Un certain nombre de *complications* peuvent se présenter au cours de l'évolution des tumeurs de la vessie.

L'hémorragie par son abondance peut devenir une véritable complication, faire craindre un dénouement rapidement fatal et conduire à une opération d'urgence.

La rétention d'urine peut tenir à deux causes : l'hémorragie par son abondance accumule des caillots au fond de la vessie, et l'orifice du col se trouve oblitéré. La tumeur, surtout lorsqu'elle est pédiculée, peut s'avancer jusqu'au niveau du col, s'y engager et y former bouchon.

La cystite est assez fréquente, surtout lorsque les manœuvres d'examen n'ont pas été pratiquées avec de grandes précautions d'antisepsie. Ces vessies se laissent tout particulièrement envahir par l'infection. La cystite devient alors une cause de douleurs, de ténesmes extrêmement pénibles. Les mictions se répètent à tout moment, 8, 10, 15 fois par heure. Très souvent l'infection rénale ascendante vient mettre fin aux souffrances des malades. Ils meurent plus souvent de complications rénales que de cachexie cancéreuse.

**Diagnostic.** — L'hématurie est le principal symptôme qui attire l'attention. Plus tard viendront les troubles de la miction.

Un premier point doit tout d'abord être élucidé : l'hémorragie est-elle rénale ou vésicale ? La distinction n'est pas toujours facile à faire ; l'hématurie rénale est rarement de coloration aussi franchement rouge. Elle est totale, c'est-à-dire que le sang apparaît avec la même abondance du début à la fin de la miction, alors que, dans l'hématurie vésicale, les dernières gouttes sont toujours plus fortement teintées. Les caillots qui s'accumulent au fond du vase ont une forme allongée, effilée à leurs extrémités, lombricoïdes quand ils viennent du rein parce qu'ils se sont moulés dans la cavité de l'uretère. Les caillots vésicaux sont massifs, irréguliers, ou vaguement arrondis. Les lavages font réapparaître l'hématurie vésicale et restent sans action sur celle du rein. Dans quelques cas, enfin, il faudra avoir recours au cystoscope pour arriver à savoir qui saigne de la vessie ou des reins.

Lorsque l'on est arrivé à savoir que l'hémorragie ne vient pas des reins, on peut encore se demander si l'on n'a pas affaire à une hypertrophie prostatique en période congestive. Les prostatiques qui saignent sont toujours des malades en état de rétention et qui ont depuis quelque temps des difficultés de plus en plus grandes pour uriner. Le toucher rectal complétera le diagnostic. C'est par ce moyen aussi que l'on écartera l'hypothèse de carcinose prostatique.

L'hématurie vésicale, en dehors de tout phénomène de cystite, peut tenir à un calcul que l'explorateur métallique fera facilement reconnaître. Les varices du col, admises par quelques auteurs, ne doivent pas rentrer en ligne de compte le plus souvent. Cette hypothèse ne pourrait qu'induire en erreur.

Lorsque l'hématurie s'accompagne de phénomènes de fréquence et de douleur de la miction, on peut songer à une cystite à forme hémorragique. Mais la tumeur vésicale ne s'accompagne pas de purulence de l'urine. S'il y a association de cystite, la purulence de l'urine est apparue secondairement aux phénomènes de fréquence et de douleur.

La cystoscopie elle-même peut donner lieu à un certain nombre d'erreurs. Le prolapsus de la muqueuse urétrale peut être pris pour une tumeur,

L'erreur est fréquente avec des caillots déposés au fond de la vessie, mais ceux-ci sont mobilisables et disparaissent d'un examen à l'autre. Il est difficile de prendre pour une tumeur un lobe moyen de la prostate. La cystoscopie renseignera jusqu'à un certain point sur la nature de la tumeur : les néoplasmes pédiculés, villeux, ont un aspect absolument différent des tumeurs sessiles et infiltrées. On pourra, par un courant d'air, mettre en mouvement les franges des tumeurs villeuses, si celles-ci ne paraissaient pas nettes. Nous avons vu les utiles renseignements que fournit la clinique au point de vue du diagnostic entre les tumeurs bénignes et les tumeurs infiltrées.

**Traitement.** — Comme toute tumeur, celles de la vessie doivent être enlevées si possible ; l'opération en effet devient inutile lorsque le néoplasme a infiltré au loin la paroi vésicale. Nous n'insisterons pas sur la voie périnéale que l'on a proposée (Thompson) pour aborder les tumeurs de la vessie. C'est un procédé qui donne peu de jour et ne permet pas une ablation complète.

La voie hypogastrique est certainement la meilleure. Elle a surtout été préconisée par Guyon, Bazy. La vessie est largement ouverte et l'on peut inspecter toute sa cavité, les manœuvres y sont aisées. Les tumeurs pédiculées seront attirées au moyen d'un crochet pointu passé dans le pédicule. La muqueuse est ainsi soulevée en forme de cône. Au moyen de ciseaux on excise la muqueuse au delà des limites de l'insertion du néoplasme, et l'on recoud la brèche ainsi produite. On est certain d'avoir dépassé ainsi la base d'implantation de la tumeur. Certains chirurgiens proposent également de cautériser au thermo-cautère le point d'insertion. Tous les procédés qui consistent à arracher la tumeur, à gratter le pédicule à la curette ou à le serrer dans une anse galvanique, exposent à une récidive rapide, les limites du néoplasme ayant été ainsi rarement dépassées.

En cas de tumeur infiltrée, le plus sage est souvent de s'abstenir. Il n'en peut être autrement quand la tumeur occupe le bas-fond de la vessie. On a bien essayé dans certains cas de tumeurs infiltrées d'enlever la totalité de l'organe, mais les résultats sont encore trop peu probants pour que l'on puisse baser sur eux quelque espérance. Cependant, lorsque le néoplasme occupe le sommet ou l'une des faces de l'organe et qu'il n'est pas trop étendu, on peut parfois réséquer toute la paroi et combler par une suture la perte de substance. On conçoit que, dans ces cas, le résultat soit souvent problématique.

La mortalité opératoire n'existe pour ainsi dire pas. Il faut bien savoir que ces tumeurs même bénignes récidivent avec une grande facilité et si, dans certains cas, on peut accuser le procédé opératoire, dans beaucoup d'autres on ne peut s'en prendre qu'à la nature même du néoplasme.

Avant d'avoir recours au traitement radical, il faut souvent parer aux accidents les plus pressants et surtout à l'hémorragie. Toute substance introduite dans l'organisme (ergotine, chlorure de calcium) reste le plus souvent sans aucun résultat. On a pratiqué des injections intra-vésicales de nitrate d'argent à 1, 2, 5 pour 1000, de perchlorure de fer (50 gouttes pour 125 gr. d'eau froide); très souvent ces moyens restent insuffisants. Une

vessie évacuée ne saigne plus la plupart du temps. Il faudra donc vider la
vessie, au moyen de la sonde à demeure. Si des caillots en grande abondance la remplissent, il ne faut pas craindre d'y introduire une grosse
sonde et de faire de l'aspiration au moyen d'une seringue qui pompera le
contenu liquide et les caillots. Une sonde sera ensuite laissée à demeure.

Parfois les procédés d'hémostase précédents restent sans aucun résultat
et, si la quantité de sang perdue par le malade devient alarmante, il ne faut
pas hésiter à ouvrir la vessie par une taille hypogastrique. L'orifice sera
maintenu béant par l'un quelconque des procédés de cystostomie. Secondairement, lorsque le malade sera moins anémique, on pourra profiter de
la brèche déjà faite pour ouvrir largement la vessie et procéder à l'ablation
du ou des néoplasmes.                           *RAYMOND GRÉGOIRE.*

**VÊTEMENT** (HYGIÈNE). — Il y a peu de chose à dire sur l'hygiène du vêtement en ce qui concerne la forme des vêtements, et les matières premières.
les substances avec lesquelles ils sont faits. Les vêtements d'homme sont à
peu près rationnels: les robes des femmes gagneraient à être encore plus
courtes. les robes traînantes emmagasinant et soulevant les poussières.

Les *vêtements* sont faits de fil, de coton, de chanvre, de soie ou de
laine. La préférence doit être donnée, au point de vue hygiénique, au tissu
qui conduit le plus mal la chaleur (conservant et absorbant les rayons de
chaleur venant du dehors, conservant d'autre part la chaleur du corps) :
c'est la laine qui présente au plus haut degré ces avantages.

On sait que les étoffes noires absorbent tous les rayons lumineux. On
range d'ailleurs les couleurs, d'après leur pouvoir absorbant, comme il suit :
1° noir, 2° bleu, 3° vert, 4° rouge, 5° jaune, 6° blanc.

Ce sont ces deux dernières couleurs qui sont préférables par les temps et
dans les climats chauds, le bleu et les couleurs foncées étant d'un usage
plus indiqué en hiver.

La *flanelle* que l'on porte sur le corps, et qui est très usitée, est loin d'être
indispensable. Il faut s'en passer quand on n'est pas d'une extrême susceptibilité aux refroidissements. On doit en changer souvent, car imprégnée de
sueur elle peut donner lieu à des éruptions désagréables. En dépit d'un
préjugé bien établi, les personnes qui ont pris l'habitude de porter de la
flanelle peuvent renoncer sans danger à l'employer. Il vaudra mieux attendre
les jours chauds, toutefois, avant de mettre directement la chemise de toile
ou de coton sur la peau. Les ablutions froides dispensent de la flanelle.

Le coton est moins froid que la toile. Il conduit moins bien la chaleur et
se refroidit moins. On fait d'ailleurs des flanelles de coton qui ont une partie
des avantages de la flanelle et qui absorbent la transpiration.

Les *vêtements de dessous*, placés directement sur la peau, doivent être
toujours d'une propreté rigoureuse. Il faut en changer très fréquemment et
les quitter dès qu'ils ont été mouillés par la transpiration ou la pluie. Il est
très utile à la santé de changer complètement de linge pour la nuit, ce qui
permet au gilet de flanelle et à la chemise de jour de sécher complètement
et de s'aérer.

Au point de vue de la forme des vêtements, on peut adopter la formule suivante : ni trop ample, ni trop serrée. L'enfant surtout ne doit pas être trop serré, ni emprisonné dans des vêtements trop étroits, ni trop lourds. Le *maillot*, en particulier, est un objet contre nature. Son usage se conserve encore malgré les protestations des médecins, mais il est tombé relativement en désuétude. Il produit d'ailleurs des résultats absolument contraires à ceux qu'on en attend, car loin de fortifier les enfants et de les empêcher de se déformer, ce qui est le but que l'on voulait atteindre, il les fait souffrir et les affaiblit, et même parfois les contrefait.

Il ne faut pas que la ceinture ou le *corset* portent jusqu'à l'exagération la finesse de la taille. Il y a une perversion du goût et, disons-le, un coupable attentat contre soi-même dans l'application que mettent beaucoup de femmes et même certains hommes à réduire à un étranglement ridicule et choquant la partie moyenne du corps. La femme mince est loin d'être la femme svelte. Le corset trop serré, trop raidi par des lames de baleines, rend la démarche saccadée, plaque le visage de rougeurs malsaines et surtout, en contrariant le libre jeu des organes respiratoires, paraît être pour certains auteurs une cause de phtisie (Proust). De plus un corset trop serré abaisse le foie, le comprime, compromet la digestion et peut entraîner le déplacement du rein chez certaines personnes prédisposées.

Ces inconvénients multiples ont fait transformer le corset, et ceux qui sont actuellement en vogue, les corsets dits hygiéniques, sont moins nuisibles à la santé.

« Loin de nous cependant la pensée de faire au corset un procès sérieux. Il est indispensable pour assurer le développement régulier des formes, maintenir les jeunes personnes dans l'habitude de se tenir droites et de ne pas s'abandonner à une liberté d'allure nuisible à la beauté » (Proust).

Le cou ne doit pas être non plus serré. Les faux cols qui sanglent le cou sont aussi nuisibles que les cravates-carcan de jadis. Ils prédisposent, surtout chez les gens sanguins, aux congestions et aux coups de sang.

Actuellement, grâce à l'emploi des tissus élastiques, les *bretelles* n'ont plus les inconvénients d'autrefois. Il n'en est pas de même des *jarretières*. Quelque peu serrées et si souples qu'elles soient, elles compriment toujours le membre, soit au-dessus, soit au-dessous du genou, ralentissent le cours du sang veineux et sont une cause de varices. Les jarretelles qui s'attachent au bas du corset n'ont pas cet inconvénient ; chez l'homme, elles prêtent aux mêmes critiques que les jarretières.

Aussi légère que possible, surtout chez les enfants dont le crâne est incomplètement formé au point de vue osseux, la *coiffure* ne doit pas, quand elle est hygiénique, faciliter la transpiration, qui est une cause incontestable de la chute des cheveux. L'aération du dessus de la tête doit toujours y être assurée. Il faut rester tête nue dans l'appartement et au lit.

L'usage des *gants* bien faits, c'est-à-dire suffisamment larges et souples, est excellent, car il protège les doigts contre les causes de contamination par les microbes qui pourraient être ensuite introduits par la bouche dans l'organisme, pendant les repas. Les gants garantissent du froid et préviennent les crevasses et les engelures.

La *chaussure* moderne, en cuir ou en toile, doit être légère, s'adapter parfaitement à la forme du pied et serrer la cheville et le bas de la jambe. La bottine répond à toutes ces exigences, mais sa forme pointue est défectueuse parce qu'elle est symétrique; elle rejette le gros orteil en dehors, les derniers orteils en dedans, les comprime, et c'est ainsi que se forment les cors et les oignons. La forme dite américaine est beaucoup plus rationnelle.

La semelle doit être établie d'après le tracé du contour du pied (fig. 245). C'est ce qui existe dans les chaussures américaines et ce qui pourrait être fait par tous les cordonniers. Les bouts carrés ou ronds n'offrent pas les inconvénients des bouts pointus. La semelle doit déborder et le talon doit être plat, peu élevé.

Si l'étroitesse des chaussures est une cause de déformation du pied et de production de cors ou même d'écorchures, il en est de même des chaussures trop grandes.

Les chaussures imperméables (caoutchoutées) ou les caoutchoucs, après une marche, glacent les pieds et sont antihygiéniques.

Certaines personnes ont les pieds très sensibles et, avec des chaussures mal faites, contractent immédiatement des ampoules et des écorchures. Le port des chaussettes de laine ou de bas de laine, et l'immersion des pieds durant 4 jours de suite, dans un bain formolé (une cuillerée à soupe de formol par

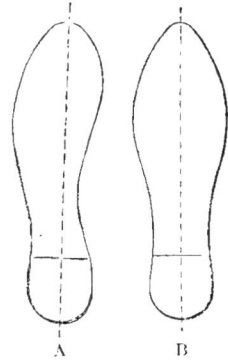

Fig. 245. — A, semelle établie d'après le tracé du contour du pied, B, semelle symétrique.

litre d'eau), le soir avant de se coucher, pendant 20 minutes, donnent dans ces cas de bons résultats. L'alun, le sublimé au millième durcissent également la peau des pieds, et plus simplement l'alcool ou l'eau froide employés matin et soir.

Le port de *bas* ou de *chaussettes* de laine, même en été (on s'y habitue vite), est très hygiénique. Si on a les pieds mouillés, on évite avec la laine les refroidissements, les rhumes et les bronchites. Il faut toutefois, quand une chaussure est mouillée, en changer aussitôt que possible.

Il en est de même des vêtements qui ont été trempés. Il est de toute nécessité d'en changer le plus vite possible, surtout si la chemise a été mouillée. Coucher avec une chemise mouillée ou qui a séché sur soi, constitue une grosse imprudence, et c'est à ce fait, qui malheureusement est souvent un cas de force majeure en manœuvres ou en campagne, que sont dues bien des pneumonies et des bronchites. La chemise de flanelle expose moins au refroidissement, car, même mouillée, elle ne donne pas cette sensation glacée, si désagréable, du coton ou de la toile en train de sécher sur le corps.

Aussi les *vêtements de pluie* : caoutchoucs ou cotons imperméabilisés, peaux de bique ou basanes, rendent-ils les plus grands services. Les vêtements de caoutchouc, quand on marche beaucoup, sont très chauds et plongent le corps dans un bain de vapeur. A ce point de vue, ils ne valent pas les toiles ou les cotons passés à l'acétate d'alumine, qui, par contre, sont traversés au bout d'un certain nombre d'heures, par une forte pluie.

Le choix des vêtements est une question de température et non de saisons. C'est surtout au printemps et à l'automne, lorsqu'il y a des brusques variations thermométriques, que cette remarque s'impose. Les vêtements d'hiver doivent être proscrits par les temps chauds, ils déterminent de la transpiration et exposent ainsi au refroidissement; de même que les vêtements légers par un temps frais ou froid sont une cause fréquente de rhumes. Il faut, autant que possible, adapter l'épaisseur de ses vêtements à la température du jour, plutôt qu'à la saison. Le système qui consiste à user toujours dans les climats tempérés de vêtements dits de demi-saison, en se couvrant au besoin d'un pardessus plus ou moins épais, suivant la saison, nous paraît le meilleur. *WURTZ et BOURGES.*

**VIABILITÉ (MÉDECINE LÉGALE).** — Il faut distinguer la *viabilité vraie* (V. Prématurés, Infanticide) de la *viabilité médico-légale.*

La loi fixe la viabilité médico-légale au cent quatre-vingtième jour.

La législation est la suivante :

Article 514 du Code civil. — L'enfant, né avant le cent quatre-vingtième jour du mariage, ne pourra être désavoué par le mari... si l'enfant n'est pas déclaré viable.

Article 725 du Code civil. — Pour succéder, il faut nécessairement exister à l'instant de l'ouverture de la succession. Ainsi sont incapables de succéder : 1° celui qui n'est pas encore conçu; 2° l'enfant qui n'est pas viable....

Article 906. — Pour être capable de recevoir entre vifs il suffit d'être conçu au moment de la donation. Pour être capable de recevoir par testament, il suffit d'être conçu à l'époque du décès du testateur. Néanmoins, le donateur ou le testament n'auront leur effet qu'autant que l'enfant sera né viable.

En réalité, la viabilité médico-légale est une *fausse viabilité.*

*A. PINARD et A. COUVELAIRE.*

**VIANDE (EXTRAITS, POUDRE, SUC).** — La *viande crue,* bien plus aisément assimilable que la viande cuite, est par conséquent essentiellement tonique et reconstituante. Son emploi se trouve indiqué chez les tuberculeux, les dyspeptiques, les convalescents, chez la plupart des affaiblis. La dose est de 50 à 500 gr. et davantage par jour pour les adultes et de 10 à 50 gr. pour les enfants.

Lorsque la viande crue est mal supportée en raison des déchets insolubles qu'elle contient on a recours au suc de viande.

Les *extraits de viande* fournis par l'industrie ou obtenus à domicile sont facilement acceptés des malades en raison de leur saveur agréable. Ils agissent en stimulant l'appétit plutôt que par leur valeur alimentaire assez faible. Les extraits de viande sont riches en matières extractives plus ou moins toxiques et par conséquent formellement contre-indiqués lorsqu'il y a insuffisance rénale.

*Poudre de viande.* — Obtenue par la dessiccation à l'étuve de viandes de bonne qualité, la poudre de viande représente un produit de haute valeur nutritive sous un volume réduit.

La difficulté est d'en faire accepter au malade une dose suffisante, notamment lorsqu'elle doit constituer à elle seule presque toute l'alimentation. On l'administre délayée dans des potages, mélangée à des purées de légumes, incorporée à des sirops, à des liqueurs, à de la poudre de sucre vanillée ou non à du chocolat, etc.

Dans des cas spéciaux, la poudre de viande est introduite dans l'estomac par gavage.

*Suc de viande*. — Lorsque la viande est utilisée à titre thérapeutique (V. Zymothérapie), il est plus pratique d'avoir recours au suc de viande crue qu'à la viande crue elle-même. La méthode qui vise à neutraliser les toxines bacillaires par le suc musculaire considéré comme antitoxique nécessite en effet l'ingestion d'un minimum de 600 à 750 gr. de viande crue par jour, régime difficile à soutenir longtemps. La petite quantité de suc obtenue par l'expression de 1 kg ou 1 kg 1/2 de viande pulpée satisfait à toutes les exigences de la méthode.

Le suc de viande s'administre pur ou additionné de sirop d'écorce d'oranges amères, une demi-heure avant les repas.                    *E. F.*

**VIANDES AVARIÉES.** — V. Alimentaires (Conserves) et Alimentaires (Intoxications).

**VIANDE DU SOLDAT.** — Depuis trois ans, la viande destinée à la troupe est l'objet d'une surveillance très active de la part des vétérinaires et des médecins militaires, qui sont chargés et rendus responsables de cette expertise. Aussi les médecins de réserve, qui sont appelés à remplacer leurs confrères pendant leurs convocations ou les manœuvres, doivent-ils connaître les principales dispositions de cette expertise de la viande, qui doit être faite avant et après l'abat.

Or, dit une circulaire ministérielle, « il convient d'observer que la valeur de la viande fournie est fonction surtout de la vigilance et de la compétence des vétérinaires ou des médecins qui inspectent ». Il est donc indispensable de connaître les lignes directrices des prescriptions réglementaires récemment édictées (27 février 1907, 22 avril 1908, 24 août 1908, etc.), qui sont très explicites et donnent des détails techniques très bien résumés.

La détermination du taux des primes de la viande fraîche se fait actuellement en tenant compte du cours normal des viandes *dans chaque région*. On n'avait pas assez tenu compte, jusqu'ici, de cet élément important d'appréciation. La fixation de la prime était trop uniforme, en face de la variabilité du prix de la viande suivant les localités. Puis se basant sur *un taux moyen*, les généraux commandants de corps d'armée déterminent un *prix-limite* pour chacune des places de leur commandement. Le taux de la prime de viande correspond *au plus élevé des prix* des marchés conclus. Voilà une mesure, réclamée depuis longtemps, qui est enfin adoptée (Lemoine).

Donner toujours la préférence à un fournisseur offrant le rabais le plus considérable, c'était aller au-devant de la fraude, des abus scandaleux que la presse a divulgués dans ces dernières années.

En somme, les pouvoirs publics ont voulu fournir à la troupe *une bonne viande de deuxième qualité*, mais non de troisième qualité, c'est-à-dire composée de vaches vieilles, usées par le travail, les lactations nombreuses et résistant à tout engraissement. Elles étaient jadis désignées sous le sobriquet suggestif de *vaches troupières*, qui allaient peupler les *trop fameux cimetières de l'Est et d'ailleurs*.

Les diverses circulaires ministérielles prescrivent : « que le vétérinaire ou le médecin s'assure de l'état de santé des animaux et écarte tous ceux qui sont malades ou fatigués. Il examine ensuite leur âge, leur sexe, leur état d'embonpoint et élimine ceux qui ne réunissent pas toutes les conditions exigées par l'instruction ministérielle du 22 avril 1908 ».

« Les bœufs et les vaches ne doivent pas être âgés de moins de 5 ans et de plus de 10 ans; ils doivent être parfaitement sains et bien en chair. »

Cette question d'âge est importante : *le moment de la vie, où la viande du bœuf est la meilleure, est celui compris entre 4 et 8 ans*. Or, actuellement les bouchers ont une tendance très marquée à abattre des animaux précoces qu'on peut sacrifier très jeunes, étant ainsi bien plus rémunérateurs.

Malheureusement, écrit Pagès, « la viande des animaux jeunes n'a ni la sapidité, ni la valeur nutritive de celle des animaux adultes : elle s'infiltre précocement de graisse et la gélatine n'y est pas encore complètement transformée en fibrine. Mais son défaut le plus grave est la pauvreté du sang qu'elle contient; la pâleur de la fibre, comme du sérum, montre bien que la matière la plus importante du sang, celle qui semble mesurer l'énergie vitale, l'hémoglobine, n'est pas très abondante et qu'elle n'a pas encore acquis son organisation définitive. Aussi, ajoute-t-il, les individus chargés de l'approvisionnement de l'armée devraient n'accepter que la viande des animaux ayant un âge suffisant, c'est-à-dire 15 à 18 mois pour le porc, 18 mois à 2 ans pour le mouton, 4 à 5 ans pour les bœufs d'étable et 6 ou 7 ans pour les bœufs d'herbe. » « *Trop vieux*, ajoute Lemoine, *le tissu fibreux prend des proportions considérables et la valeur nutritive est nulle.* »

**Age.** — La connaissance de l'âge des bovidés est assez facile à acquérir par les *dents* et les *cornes*. Le bœuf a 8 incisives à la mâchoire inférieure, qui s'opposent à un bourrelet fibro-muqueux de la mâchoire supérieure.

Les pinces d'adulte sortent de 18 mois à 2 ans;

Les premières mitoyennes sortent de 2 ans 1/2 à 5 ans;

Les deuxièmes mitoyennes sortent de 5 ans 1/2 à 4 ans;

Les coins sortent de 4 ans 1/2 à 5 ans;

La table dentaire est *au rond* à 6 ans;

Les pinces sont rasées de 7 à 8 ans;

Les première et deuxième mitoyennes sont rasées de 8 à 9 ans;

Les coins sont rasés de 9 à 10 ans.

Ensuite les dents s'arrondissent, s'écartent et se réduisent à l'état de chicots branlants. Les animaux sont alors dits *hors d'âge*.

**Cornes.** — À la base des cornes il existe une série de cercles successifs : le premier sillon compte pour 5 ans et chacun des autres pour un an de plus (fig. 244).

**État d'embonpoint.** — L'appréciation du degré d'engraissement constitue la question la plus importante : c'est du degré d'engraissement que dépend la qualité de la viande.

Pour se rendre compte de cet embonpoint, il faut *toucher* l'animal, le *manier* dans certaines régions du corps où la graisse s'accumule de préférence. Les principaux maniements à explorer sont les suivants, d'après l'instruction du 24 août 1908 :

1° Les *abords* ou *cimier*, placés de chaque côté de la base de la queue, dans le repli cutané qui unit celle-ci à la pointe de la fesse, doivent être bien développés et fermes. Ils forment chez les animaux « fin gras », des masses en saillie, faciles à prendre entre le pouce et les autres doigts (cimiers en forme de coquilles Saint-Jacques).

2° La *côte*, explorée au niveau de la courbure des dernières côtes, doit donner la sensation d'une peau bien souple et mobile sur un plan adipeux plus ou moins épais et moelleux.

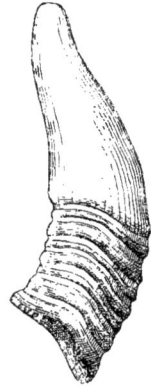

Fig. 244. — Corne d'un bovidé de neuf ans.

Ces deux maniements indiquent la graisse extérieure, la *graisse de couverture*.

3° La *brague* ou *cordon*, qui siège dans la région du périnée, ancien moignon testiculaire, doit être considérable; elle déborde ou remplit la main qui la soupèse.

4° L'*œillet* ou *hampe*, placé dans le repli du flanc, doit être bien garni et pesant.

5° Le *travers* ou *aloyau*, est d'autant plus épais que l'animal est mieux en chair. Il occupe le bord supérieur horizontal du flanc, au niveau des

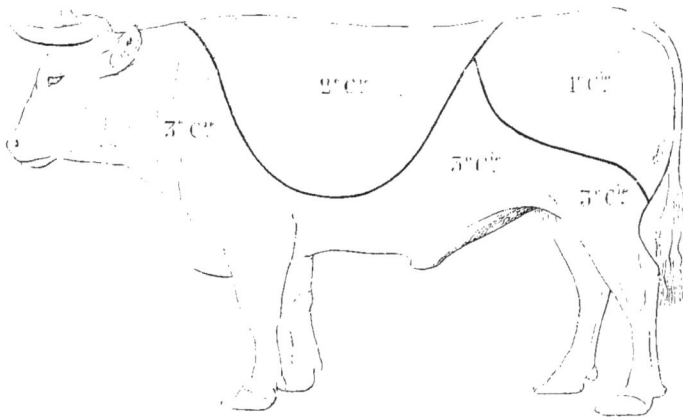

Fig. 245. — Catégories d'une bête de boucherie.

apophyses transverses des vertèbres lombaires. Il est constitué par les plans musculaires et la graisse de la région lombaire.

Plus il est ferme, meilleure est la qualité de la viande.

Plus il est épais, plus il y a de suif aux rognons.

6° La *poitrine* doit être épaisse et ferme.

*Qualités et catégories*. — On divise les viandes en trois qualités et trois catégories.

La *qualité* signifie les différentes parties de l'animal classées d'après leur degré de digestibilité. — La région fessière comprend la première catégorie; la région dorso-lombaire, la deuxième; le cou, le nombre et la racine des membres la troisième catégorie (fig. 245).

**Conformation**. — Les animaux doivent être bien conformés : l'engraissement en est plus facile, le rendement plus grand, la viande meilleure.

Certaines vaches, déformées par le travail, la lactation et les parturitions nombreuses, peuvent paraître maigres et cependant tomber *lourdes* à l'abat.

Les vaches taurelières, au contraire, qui semblent grasses, tombent *légères* et fournissent une viande rouge.

Pour bien apprécier la conformation d'un bovidé il faut l'encadrer dans un rectangle sur ses

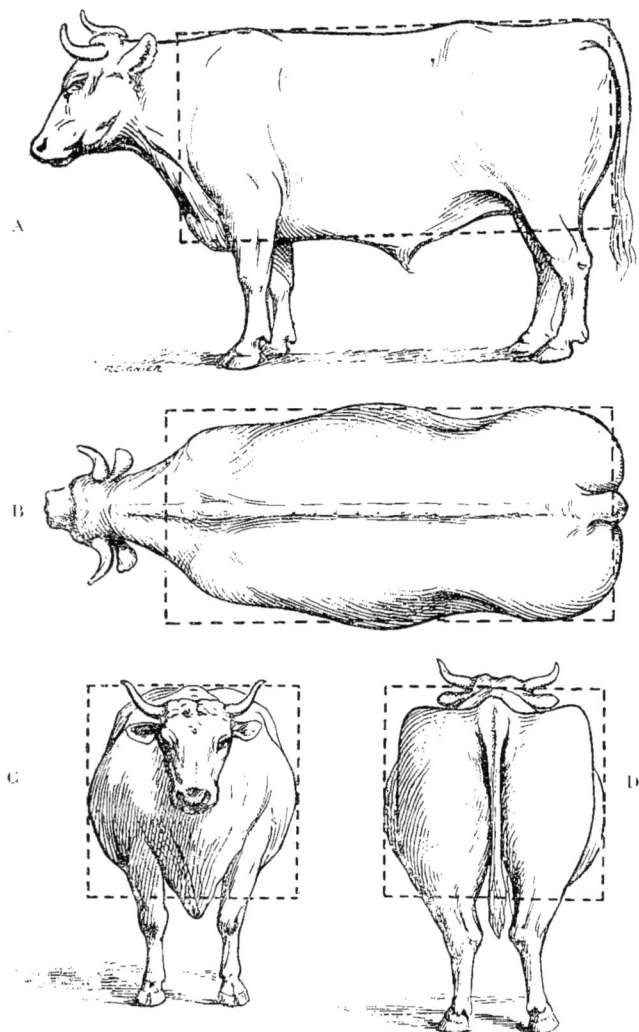

Fig. 246. — Conformation idéale des bovidés. — A, vue de profil; B. de dos : C. de face : D, de derrière.

quatre faces : 1° de profil; 2° de face; 3° de derrière; 4° de dos (fig. 246, A, B, C, D).

La conformation est d'autant plus parfaite que le rectangle est mieux rempli.

Après cet examen sur pied, les animaux acceptés sont marqués soit en sciant un bout de corne, soit en appliquant un fer rouge sur un des sabots, soit en mettant un plomb dans une oreille.

Puis, quand ces animaux sont abattus, ils sont encore examinés, « la peau restant adhérente au sommet de la tête et les poumons à la trachée; les autres organes sont placés à proximité ».

« Le vétérinaire ou le médecin s'assure de l'identité des animaux, par la reconnaissance de la marque appliquée avant l'abatage.

« Il procède ensuite à l'examen de la salubrité de la viande, par une inspection minutieuse des abats, des séreuses et des grandes cavités, des chaînes et groupes ganglionnaires, etc., et se livre à toutes les investigations susceptibles de l'éclairer. »

**Examen de la viande abattue.** — Au premier aspect d'ensemble, la viande doit plaire à l'œil par la graisse de couverture, qui doit avoir un demi à un centimètre d'épaisseur et par le suif intérieur qui doit bien recouvrir les rognons. Dans la poitrine on doit aussi trouver de la graisse de *grappe*, mais pas de traces d'adhérences pulmonaires. Il faut surtout visiter les *ganglions* péribronchiques médiastinaux et abdominaux. Ces ganglions doivent présenter une teinte grisâtre à l'intérieur, et la coupe doit être lisse et régulière. Si les animaux sont tuberculeux, ces ganglions sont congestionnés, ils s'hypertrophient et prennent la forme d'une amande et surtout d'une *banane*. A l'incision, la coupe est granitée, caséeuse. Si les tubercules sont groupés, ramollis, cloisonnés, contenant une matière caséeuse jaunâtre, ils rappellent, à la coupe, un anus de cheval éversé après la défécation (Raynal).

**Motifs de saisie.** — En première ligne, toutes les viandes provenant d'animaux atteints d'une maladie contagieuse à l'homme (viandes ladres, charbonneuses, tuberculeuses).

Pour les viandes tuberculeuses, l'Instruction ministérielle du 2 mai 1908 indique dans quels cas la saisie devra être totale ou partielle. En principe, une *tuberculose généralisée*, c'est-à-dire quand tous les ganglions sont infectés, *la saisie doit être totale*, mais si les lésions sont *localisées, discrètes, calcifiées, la saisie sera partielle*, c'est-à-dire que les régions en contact avec les parties malades seront rejetées, en empiétant largement sur les parties saines.

Les viandes maigres accompagnées de cachexie, les viandes fiévreuses et les viandes corrompues, doivent être également saisies.

**Fraudes.** — Les fraudes ont lieu sur le bétail vivant et sur la viande abattue.

a) *Sur les animaux.* — Avant de les conduire au marché, les fraudeurs préparent les animaux pour la vente, afin de les rajeunir et de les faire paraître plus lourds. Ils mettent à profit l'extrême gourmandise des bovidés pour le sel, afin de les bourrer d'aliments de seigle cuit et d'eau, ce qui empêche l'acheteur d'explorer « l'aloyau », principal maniement qui indique la quantité de viande.

Sachant également que les animaux âgés de 4 à 8 ans sont très recherchés pour la consommation, ils n'hésitent pas à faire disparaître quelques sillons au moyen d'une râpe fine, du papier de verre fin ou de la lame d'un couteau et emploient le cérumen des oreilles pour rendre le luisant à la corne râpée.

La tonte des poils du dos fait paraître plus large la région dorso-lombaire. En attachant la tête très basse, les fraudeurs font vousser le dos, qui semble ainsi plus large.

Les animaux actinomycosiques « à la chique », qui ont toujours souffert, se tuent mal et ne sont pas lourds : de même les *vaches laitières*, appelées vaches de fruit, ou les *vaches taurelières*, au poil luisant, se touchant bien, mais qui tombent mal et comme poids et comme couleur de viande.

b) *Sur la viande abattue.* — Une *saignée incomplète* augmente de quelques kilos le poids du cadavre. — L'*écoffrage* ou saignée plus complète faite à l'intérieur du thorax pour obtenir une viande moins foncée chez les animaux qui *tombent rouges* par suite de fatigue ou d'indigestion. — Le *soufflage*, qui se fait sur des bêtes de qualité inférieure (vaches troupières), pour leur donner une meilleure apparence. — Le *ramonage* qui consiste à enlever les plèvres et le péritoine pour faire disparaître des lésions ou des adhérences suspectes. — L'*enlèvement des glandes* (ganglions), qui sont d'autant plus touchées que la maladie a été plus grave et de plus longue durée. — La substitution d'un poumon sain à un poumon tuberculeux, l'application d'une belle toilette (*épiploon*) sur un animal de qualité inférieure sont des fraudes grossières auxquelles il faut songer.

Le grattage des séreuses thoraciques et abdominales est formellement interdit. Dans ces cas-là, il faut refuser impitoyablement la fourniture, sans autre examen.

Enfin il est bon de déraciner deux préjugés : 1° l'un rencontré chez les soldats qui, pour avoir des portions convenables, veulent « du maigre ». C'est au nom de cette erreur qu'ils ont jadis mangé toutes les vieilles vaches du pays, réfractaires à l'engraissement. Pour être nutritive, la viande doit être *grasse*; c'est en outre le meilleur critérium de la bonne santé des animaux, qui n'ont pas souffert, ni jeûné.

D'ailleurs, il faut se rappeler que les *rognons doivent être complètement recouverts de suif* et que la *graisse de couverture doit former une couche presque ininterrompue de 1/2 à 1 centimètre*.

« En conséquence, écrit Barthélemy, rognons à nu ou presque à nu signifient viande maigre, ayant appartenu à un animal malade ou fatigué, viande peu nutritive, *viande à refuser*, car, ne l'oublions pas, si la viande n'est pas nuisible, il faut encore qu'elle soit *suffisamment nutritive*. »

2° Le second, rencontré chez les officiers et qui consiste à rejeter systématiquement de la nourriture du soldat la viande de taureau, tandis que Pagès, Villain et Raynal, vétérinaire militaire, demandent que la proportion n'en soit plus limitée dans l'alimentation des troupes, « car depuis quelques années, le taureau est soigné et nourri en vue de la boucherie, c'est-à-dire finement engraissé. Ces animaux ainsi préparés, n'ayant fait que quelques rares saillies, se tuent comme des bœufs; *ils ont de la graisse de couverture et de la graisse de rognon*. » Cette viande, qui n'a aucune odeur spermatique, est excellente pour les jeunes soldats, à cause des belles portions qu'ils obtiennent et parce qu'en été elle peut se conserver 24 heures de plus que celle du bœuf. Ne sait-on pas enfin que cette viande de taureau est journellement servie sur les tables de nos lycées, de nos pensionnats et de nos restaurants populaires !

En résumé, l'inspection de la viande est une chose utile que tout médecin doit connaître pour pouvoir donner un conseil à son entourage, à ses clients. Cette science est surtout indispensable à l'armée, car l'ingénieux fraudeur, qui veille sans cesse à la porte des quartiers, profite de toutes les occasions et de toutes les inexpériences, pour écouler ses fournitures défectueuses.                                          *P. BONNETTE.*

**VIDANGE**. — V. Évacuation.

**VIGILAMBULISME**. — V. Somnambulisme.

**VIN**. — V. Aliments, Régimes.

**VINS MÉDICINAUX**. — Les vins médicinaux sont des préparations qui résultent de l'action du vin sur une ou plusieurs substances médicamenteuses contenant des principes solubles dans ce véhicule.

Les vins mentionnés au Codex sont les suivants : vin aromatique, vin de coca, vin de kola. vin de colombo, vin de créosote (20 |centigr. de créosote par cuillerée à soupe), vin de digitale composé ou vin de Trousseau (une cuillerée à soupe correspond à environ 10 centigr. de digitale et renferme 1 gr. d'acétate de potassium), vin de gentiane, vin iodotannique phosphaté (4 centigr. d'iode et 40 centigr. de phosphate monocalcique par cuillerée à bouche), vin de quinquina, vin de scille composé ou vin diurétique amer de la Charité.                                    *E. F.*

**VIOL**. — Le viol consiste dans l'introduction de la verge dans les organes génitaux d'une femme vierge ou déflorée, sans son consentement. Cette définition résulte des arrêts de cour et de la jurisprudence.

L'article 332 du Code pénal ainsi libellé ne définit pas en effet le viol :

Art. 332. — Quiconque aura commis le crime de viol sera puni des travaux forcés à temps. Si le crime a été commis sur la personne d'un enfant au-dessous de l'âge de quinze ans accomplis, le coupable subira le maximum de la peine des travaux forcés à temps.

L'intervention du médecin dans l'instruction a pour but :

1° De constater les violences et de caractériser l'intromission de la verge dans les organes génitaux ou la défloration;

2° D'établir par l'examen mental la possibilité du non consentement de la victime. Inhibition de la volonté par la violence, par le sommeil naturel anesthésique ou hypnotique, par l'insuffisance des facultés intellectuelles (idiotie, imbécillité, démence).

Les constatations dans une affaire de viol doivent viser 3 points :

1° Constater les violences et l'état des organes génitaux et de l'hymen;

2° Les conséquences possibles du viol, transmission de maladies vénériennes, état nerveux consécutif, grossesse;

3° Établir l'état de la volonté de la victime au moment de l'attentat.

L'examen d'une petite fille ou d'une femme ne devra jamais être fait sans la présence d'un témoin. Il est nécessaire de procéder à un examen méthodique de toutes les parties du corps pour y rechercher non seulement les traces de violence, mais encore les traces de maladies communiquées (plaques muqueuses, roséole, alopécie). Enfin, l'expert ne doit pratiquer l'examen qu'avec le consentement de la victime. Si celle-ci refuse de se laisser visiter, il n'y a pas lieu d'insister, il suffit de consigner ce refus dans un rapport.

**Diagnostic de la défloration.** — La petite fille ou la femme sont placées sur une table dans une position obstétricale ; les cuisses relevées et maintenues par un aide.

On fait la description des organes génitaux externes : état des grandes lèvres, des petites lèvres, du clitoris, de la fosse naviculaire, trace de coup d'ongle ou autres violences sur le pubis ou sur les cuisses, le périnée ou l'anus.

Puis on saisit avec les mains les grandes lèvres que l'on tire en avant et un peu en dehors ; par cette manœuvre, on déplisse le conduit vaginal et on fait saillir l'hymen qui peut être examiné.

La membrane hymen existe chez toutes les femmes. Pour examiner plus facilement le bord de l'orifice hyménéal et sa forme, il est nécessaire parfois d'employer un petit artifice. Brouardel conseillait de faire une injection d'eau bouillie par l'orifice hyménéal, on verrait ensuite l'hymen s'étaler plus facilement.

Il est aussi simple, à l'aide d'un agitateur en verre préalablement flambé, de relever sur ses bords la collerette hyménéale pour mieux en observer les contours.

On aura soin également de faire pousser ou tousser la victime. Ces deux actes ont pour conséquence de faire saillir le périnée et d'étaler les parois vaginales. Enfin il est nécessaire de prélever à la vulve le liquide qui s'y trouve, de rechercher sur les poils ou sur la peau des traces de sperme desséché qui sera facilement identifié.

**Les déchirures hyménéales.** — Elles sont de deux sortes : complètes ou incomplètes. Elles sont complètes chez les filles ou les femmes qui ont subi l'intromission du membre viril. Très fréquemment incomplètes chez les petites filles qui n'ont subi qu'une tentative de coït ou qui ont été déflorées par un doigt ou un corps étranger. Chez les petites filles au-dessous de six ans, c'est surtout le coït périnéal qui constitue un attentat à la pudeur, le coït ne devient complet que chez des enfants plus âgés.

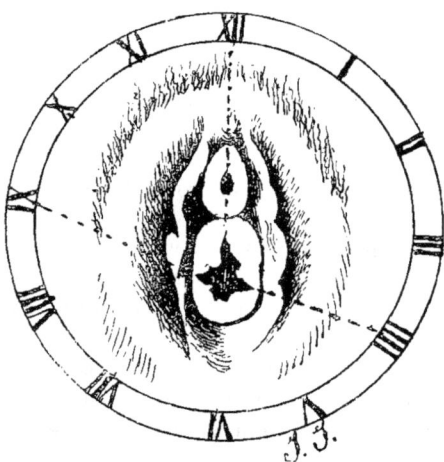

Fig. 247. — Méthode pour décrire les déchirures de l'hymen par le cadran hyménéal. (Lacassagne, *Précis de Méd. légale.*)

Pour repérer ces déchirures, Lacassagne se sert du procédé suivant : on indique la place des déchirures par la position qu'elles occuperaient sur un cadran de montre et l'on dit qu'une déchirure complète ou incomplète se voit à 10 heures ou à 6 heures, etc. (fig. 247).

Le cadran hyménéal est précieux pour ces constatations. Les ruptures hyménéales peuvent s'accompagner de déchirures des parois vaginales.

Les constatations doivent se faire le plus tôt possible après l'attentat, car les blessures hyménéales se cicatrisent rapidement.

Les différentes formes de l'hymen. — Il existe trois formes qui sont les plus habituelles : 1° l'hymen labié ; — 2° l'hymen semilunaire ; — 3° l'hymen diaphragmatique (fig. 248).

Avec chacune de ces trois formes, on pourrait décrire une série de variations surtout parmi les hymens diaphragmatiques qui peuvent être imperforés ou présenter des perforations multiples. L'attention doit être attiré surtout sur les hymens à bords frangés. Les franges peuvent être prises pour des déchirures incomplètes (fig. 248, C).

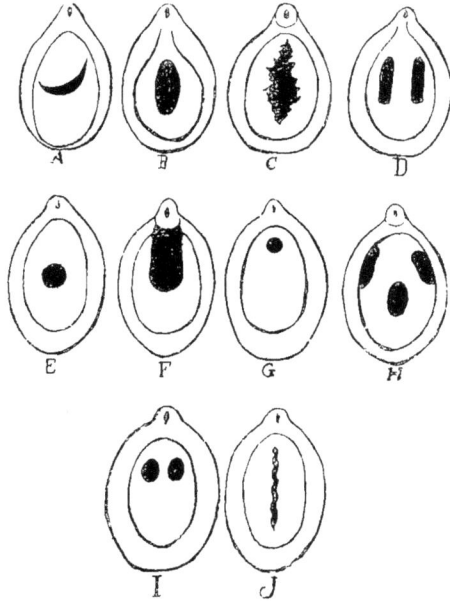

Fig. 248. — Schéma des formes exceptionnelles de l'hymen (Lacassagne).

**Cicatrisation des blessures de l'hymen.** — Ces cicatrisations se font par affrontement direct des fragments. D'après Brouardel, il en serait souvent ainsi ; il a constaté qu'en 12 jours une déchirure hyménéale peut ne plus laisser qu'une cicatrice un peu rouge et un peu nacrée par la suite. La cicatrisation des bords de la plaie se fait séparément, en 2 jours, d'après Orfila et Devergie ; en 5 à 6 jours, d'après Briand et Chaudé ; en 8 à 12 jours, d'après Toulmouche et Tardieu ; en 4 à 5 jours, d'après Brouardel et Lacassagne.

Si l'on est d'accord sur la rapidité du phénomène, les opinions varient en ce qui touche sa durée. Il est vraisemblable qu'il faut tenir compte de l'état de vascularisation de la membrane hymen et des variations individuelles.

La cicatrisation des lambeaux de l'hymen définitivement déchiré par l'accouchement donne lieu à la formation des caroncules myrtiformes.

**Les signes immédiats de la rupture de l'hymen.** — Lorsque l'hymen se déchire après le premier coït, deux phénomènes se produisent généralement, mais il faut savoir qu'ils ne sont pas constants. C'est la douleur assez vive qui persiste chez certaines femmes et détermine ce qu'on appelle du vaginisme et l'hémorragie. Cette hémorragie n'est pas constante, et le médecin consulté sur ce fait par un mari doit savoir calmer ses alarmes.

Certaines femmes hémophiles ont au contraire des hémorragies graves capables d'entraîner la mort et imposant l'intervention médicale pour les arrêter.

Ces renseignements : douleurs et hémorragie peuvent être d'un certain secours pour le médecin expert dans le diagnostic qu'il a à poser.

**Cas de viol avec hymen intact.** — Si l'hymen est intact, doit-on conclure sans restriction qu'il n'y a pas eu viol? Les plus grandes réserves doivent être faites. On sait en effet qu'il existe des hymens résistants qui permettent le coït vestibulaire sans se déchirer et des hymens à orifice dilatable; ce sont surtout des formes labiées. Budin a noté sur une série de 75 primipares, 15 cas où l'hymen existait intact. Une prostituée qui accoucha à 7 mois d'un enfant mort-né avait un hymen intact.

**La défloration n'est pas toujours causée par un coït.** — La chute sur un corps dur, l'introduction dans les voies génitales de corps étranger peuvent produire la déchirure de l'hymen. Les pratiques de l'onanisme sont également la cause chez les petites filles d'excoriation hyménéale.

Enfin, on peut citer exceptionnellement la défloration chirurgicale demandée par certaines femmes ou nécessitée par des soins gynécologiques.

**Les conséquences possibles du viol. —Transmission de maladies vénériennes. État nerveux. Grossesse.** — Il est nécessaire dans un cas de viol de multiplier les examens, si l'on doit répondre aux deux questions suivantes : Y a-t-il eu transmission de maladies vénériennes? Une grossesse est-elle probable? Ce ne sera pas avant le 5e ou le 6e mois que l'on affirmera absolument la grossesse. On sait combien ce diagnostic est parfois délicat. En ce qui concerne la transmission de la syphilis, il est de toute utilité de pratiquer un nouvel examen un mois après l'attentat; il faut expliquer aux juges les raisons de ce délai.

Enfin on a constaté à la suite de tentatives de viol chez les petites filles des accidents nerveux, tels que la chorée, et chez les filles ou les femmes, l'apparition de modifications du caractère avec phénomènes nerveux d'origine pithiatique que l'on range dans l'hystéro-traumatisme. On est généralement en présence de prédispositions héréditaires réveillées et mises en action par le choc physique et moral. L'expert doit établir le pronostic de ces accidents et l'incapacité de travail qui peut en résulter.

**Le consentement de la victime. Inhibition de la volonté.** — Il faut poser en principe qu'une femme en possession de sa force musculaire ne peut être violée par un homme seul, si elle ne consent pas. Dans la lutte qui se livre, des violences peuvent être effectuées au niveau de la face et du cou, au niveau des cuisses. Les femmes qui veulent pratiquer un chantage, viennent faire constater à un médecin des ecchymoses en le priant de spécifier qu'elles ont été victimes d'une tentative de viol. Il faut se méfier de ces simulations.

Des victimes prétendent que sous l'influence des coups qu'elles ont reçus, elles ont été dans un état d'inhibition tel qu'il leur a été impossible de résister. Ces faits sont possibles, mais difficiles à préciser.

Il est admis également qu'une femme qui a l'habitude du coït peut être violée pendant un sommeil profond. Il n'en est pas de même pour une vierge.

Des cas non douteux de viol ont été pratiqués pendant le sommeil anesthésique ou à la suite de pratiques d'hypnotisme ou de magnétisme (cas de Coste et Broquier, étudié par Duvergie, l'affaire du dentiste Lévy, étudié par Brouardel).

Enfin l'état mental de la victime fournit une indication précise sur la possibilité de sa résistance (idiotie, imbécillité, démence).

En somme, les constatations médicales sont la base des accusations pour viol. Les difficultés du diagnostic sont souvent grandes, étant données les exceptions nombreuses aux cas classiques précédemment cités. On ne saurait trop conseiller au médecin de répéter les examens, d'étudier de près les violences et de ne se prononcer qu'avec la plus grande circonspection.                                                                    *ÉTIENNE MARTIN.*

**VISION.** — SENSIBILITÉ RÉTINIENNE. — **Acuité visuelle.** — On entend par acuité visuelle le pouvoir de différenciation de la région maculaire, la faculté isolatrice de la rétine lui permettant de percevoir et de distinguer des formes séparées par un certain intervalle (*minimum separabile*).

Pour être vu distinctement à la distance de 0,55 cm., un objet AB (fig. 249) doit avoir un dixième de millimètre. Il forme sur la rétine une image B'A d'une étendue linéaire de cinq mil

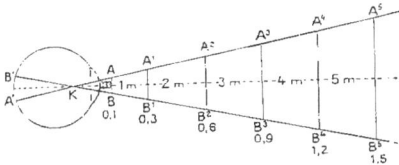

Fig. 249.

lièmes de millimètre (dimension normale d'un élément rétinien). Les rayons lumineux en se croisant au point nodal K forment deux angles égaux (opposés par le sommet), A'KB'(angle rétinien) et AKB (angle visuel). Ce dernier a une valeur d'une minute. Tel est le principe de mesure de l'acuité visuelle. Si l'objet AB s'éloigne à 1 m., ses dimensions seront trois fois plus grandes, il aura 5 dixièmes de millimètre; à 2 m., il aura 6 dixièmes de millimètre; à 5 m., il aura 9 dixièmes de millimètre; à 4 m., il aura 1 mm. 2 et à 5 m., il aura 1 mm. 5. C'est sur ce principe

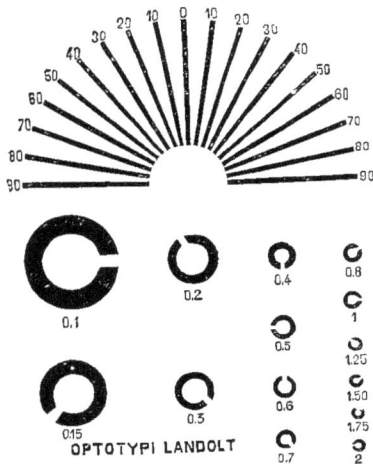

Fig. 250. — Échelle optométrique de Landolt.

ECHELLE DU Dr MONOYER

Fig. 251.—Échelle optométrique décimale de Monoyer.

qu'on a établi les divers optotypes ou test-objets qu'on fait lire au sujet examiné à une distance de 5 à 6 m. afin que l'accommodation puisse être considérée comme complètement relâchée (fig. 250, 251).

Afin d'unifier la méthode optométrique, le congrès de Naples (1909) a admis que le pouvoir de distinguer une solution de continuité (principe du *minimum separabile*) serait mesurée au moyen d'une figure simple, ayant pour tout le monde la même signification, *un anneau noir sur fond blanc, d'une épaisseur égale au cinquième de son diamètre, et interrompue sur une étendue égale à l'épaisseur de l'anneau* (fig. 252). *Le degré de l'acuité visuelle* est considéré comme *proportionnel* au *plus petit angle* sous lequel la solution de continuité de l'anneau se distingue encore. *L'unité de mesure de l'acuité est l'angle visuel de 1 minute.* Le degré de l'acuité visuelle est exprimé par des *chiffres simples* et des *fractions décimales.* Soit, par exemple, D la distance à laquelle l'ouverture de l'anneau apparaît sous l'angle de *une minute*; d, la distance à laquelle elle est reconnue par l'œil examiné, l'acuité visuelle sera : $v = \dfrac{d}{D}$. L'examen de l'acuité visuelle doit se faire à *grande distance*. (Voir plus loin **Méthodes de détermination de la réfraction et de l'accommodation.**)

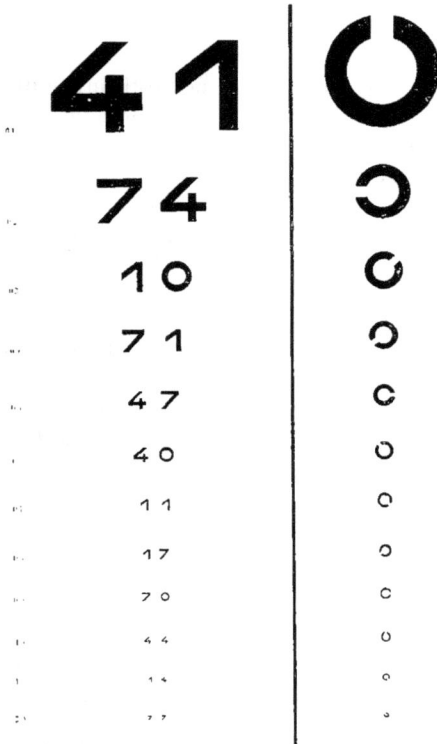

Fig. 252.
Échelle adoptée au Congrès de Naples (1909).

**Acuité visuelle professionnelle.** — Pour apprécier le degré d'incapacité dans les accidents de travail, on a établi par expérience basée sur l'aptitude des sinistrés une *acuité visuelle dite professionnelle* différente de l'acuité visuelle physiologique. La relation entre la diminution de ces deux acuités doit être déterminée dans chaque cas particulier, car elle varie selon le métier, l'âge et l'habileté du sinistré. L'acuité physiologique peut être abaissée dans certaines limites sans que l'acuité visuelle professionnelle cesse d'être intacte. La durée minimum d'acuité physiologique nécessaire pour exercer un métier, constitue pour ce métier la limite supérieure de l'acuité visuelle professionnelle. Au-dessous de cette limite l'exercice du métier devient difficile, pénible ou impossible, ou bien l'ouvrier peut encore exercer son métier; mais diminué dans ces moyens, il ne l'exerce plus avec autant d'habileté.

C'est à apprécier cette diminution de l'acuité professionnelle que, d'après certains, doivent tendre les efforts de l'expert. Des tableaux ont été faits à ce sujet qui permettraient une évaluation en général exacte pour les cas habituels.

Voici deux de ces tableaux :

Dans les abscisses les acuités visuelles physiologiques sont évaluées en dixièmes. Dans les ordonnées sont évaluées les acuités professionnelles.

A représente l'acuité physiologique la plus basse correspondant à l'acuité professionnelle normale d'une profession. B représente l'acuité physiologique ne permettant plus l'exercice de cette profession. Si l'on veut se servir de ce tableau pour évaluer le degré d'incapacité de travail on prend l'acuité visuelle physiologique au moyen de la lecture des optotypes, à 5 m. et on note cette acuité en abscisse ; l'ordonnée correspondante donne l'acuité visuelle professionnelle. On voit que l'acuité visuelle profession-

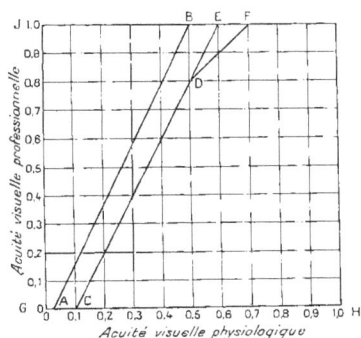

nelle resterait intacte tant que l'acuité physiologique ne descendrait pas au-dessous de 0,5 pour les métiers qui nécessitent une acuité visuelle ordinaire, de 0,6 pour les métiers qui nécessitent une

Tableau I. — Rapport entre l'acuité visuelle physiologique (V) et l'acuité visuelle proportionnelle (Vp). (D'après Grœnouw.) — AB, métiers qui nécessitent une acuité visuelle ordinaire ; CE, métiers qui nécessitent une acuité visuelle supérieure ; CDF, professions visuelles.

acuité visuelle supérieure et de 0,7 pour les professions visuelles. Une acuité physiologique abaissée à 0,4 correspondrait à une acuité professionnelle de 0,8 ; à 0,5 l'acuité professionnelle ne serait plus que de 0,6 ; à 0,2 elle tomberait à 0,4 et enfin si elle descend à 0,1 on arriverait à la limite inférieure de l'acuité visuelle professionnelle du plus grand nombre des métiers.

| A | Acuité physiologique | 1 à 2 3 | 1/2 | 1/3 | 1/4 | 1/5 | 1/7 | 1/10 | 1/15 | 1/20 | 0 |
|---|---|---|---|---|---|---|---|---|---|---|---|
| | 1 à 2,5 | 0 | 0 | 5 | 10 | 10 | 15 | 15 | 20 | 20 | 25 |
| | 1/2 | 0 | 5 | 10 | 10 | 15 | 20 | 25 | 25 | 30 | 35 |
| | 1/3 | 5 | 10 | 25 | 25 | 30 | 30 | 35 | 40 | 45 | 55 |
| | 1/4 | 10 | 10 | 25 | 40 | 40 | 45 | 50 | 55 | 60 | 65 |
| B | 1/5 | 10 | 15 | 30 | 40 | 55 | 60 | 65 | 70 | 75 | 80 |
| | 1/7 | 15 | 20 | 30 | 45 | 60 | 70 | 75 | 80 | 85 | 90 |
| | 1/10 | 15 | 25 | 35 | 50 | 65 | 75 | 85 | 90 | 95 | 105 |
| | 1/15 | 20 | 25 | 40 | 55 | 70 | 80 | 90 | 95 | 100 | 115 |
| | 1/20 | 20 | 30 | 45 | 60 | 75 | 85 | 95 | 100 | 110 | 125 |
| | 0 | 25 | 35 | 55 | 65 | 80 | 90 | 100 | 115 | 125 | 125 |

Tableau II.

Ce second tableau servirait à évaluer l'incapacité de travail lorsque la diminution de l'acuité est différente pour chaque œil.

Dans la colonne A (en abscisse) on note l'acuité visuelle physiologique d'un œil ; dans la colonne B (en ordonnée) on note l'acuité visuelle de l'autre œil, et en regard on lit, dans la colonne correspondante, le chiffre indiquant le pourcentage de l'incapacité. Ainsi un blessé qui aura une acuité physiologique égale à 1/2 de l'œil droit et à 1/4 de l'œil gauche, serait dit atteint d'une incapacité de travail permanente et partielle qu'on pourrait évaluer à une diminution de salaire de 10 pour 100. Lorsque la cécité est complète ou à peu près, l'incapacité varierait entre 105, 115, 125 pour 100, parce que non seulement le blessé est incapable de travailler, mais il tombe dans un état de servitude qui nécessite des soins spéciaux.

Nous pensons que cette distinction entre l'acuité visuelle physiologique et l'acuité visuelle professionnelle peut aider à apprécier la réduction de capacité. Mais nous ne sommes nullement d'avis d'adopter une jurisprudence qui tend à s'affirmer et d'après laquelle une diminution d'acuité visuelle physiologique d'un œil n'entraînerait une diminution de l'acuité professionnelle qu'autant qu'elle dépasserait la moitié; de telle sorte que l'incapacité ne serait évaluée qu'au prorata de la diminution de la seconde moitié de l'acuité visuelle physiologique. Cette jurisprudence vise les métiers qui n'exigent pas une excellente vision.

A notre avis toute diminution d'acuité physiologique, quelle qu'elle soit, entraîne une réduction de capacité, même pour les métiers qui ne nécessitent pas une vision excellente. N'est-ce pas commettre un abus ou faire de l'arbitraire, que de prétendre que tel ou tel métier peut s'exercer *aussi bien* avec une acuité visuelle diminuée, ce degré de diminution fût-il peu élevé! Par contre, une lésion oculaire qui ne détermine aucune diminution de l'acuité visuelle physiologique, qui n'entrave à aucun degré la fonction visuelle et, ajoutons-nous, qui n'est pas un obstacle à l'exercice de la profession est la seule lésion qui, croyons-nous, ne relève pas de la loi sur les accidents du travail et par conséquent ne doive pas être considérée comme capable de diminuer la capacité professionnelle.

**Simulation de l'amaurose et de l'amblyopie.** — L'étude de la simulation intéressait autrefois surtout les médecins militaires; elle a pris une importance très grande depuis la loi sur les accidents de travail, car les sinistrés exagèrent presque toujours et simulent souvent.

L'examen méthodique de la vision mettra habituellement sur la voie du diagnostic, et l'on pourra soupçonner la simulation lorsqu'il y aura manque de concordance entre les résultats de l'examen fonctionnel et les signes objectifs.

*L'amaurose bilatérale* se simule bien rarement. Pour découvrir la simulation on observe l'attitude du sujet examiné. Le simulateur ne se comporte pas de la même façon que l'aveugle, il commet avec intention et par supercherie des maladresses qu'il croit être des attributs de la cécité; il imite mal l'aveugle; il n'en est qu'une grossière contrefaçon. Si on lui demande d'exécuter avec ses mains certains mouvements il se trahira parce qu'il voudra ignorer les notions que lui donnent le sens des mouvements passifs, le sens des attitudes et le sens stéréognostique. Les maladresses de l'aveugle s'expliquent, celles du simulateur sont absurdes. On a conseillé de placer devant les yeux ouverts une lame de verre transparent sur laquelle on projette dans la direction des yeux des substances pulvérulentes, de faire tenir un rhéophore d'un petit appareil faradique, tandis qu'on approche peu à peu

l'autre rhéophore d'un endroit de la face ; la production d'une secousse mettra
en état de défense le simulateur lorsqu'on récidivera. On peut se servir à
cet effet du thermo-cautère ou d'un instrument piquant. Comme pour la
cécité unilatérale, on ne manquera pas d'examiner les réflexes pupillaires.

*Amblyopie ou amaurose unilatérale.* — Pour la simulation de l'amblyopie ou de l'amaurose unilatérale, on emploie surtout la méthode qui
consiste à faire lire avec l'œil prétendu mauvais les lettres que le simulateur
croit lire avec l'œil bon..

A cette méthode appartiennent les procédés suivants :

*Neutralisation d'un œil avec un fort verre convexe ou concave.* — On place
devant l'œil prétendu amblyope ou amaurotique un verre plan ou concave,
ou sphérique très faible (0,25) et devant l'œil sain un verre convexe ou
concave très fort.

Ou bien encore, après avoir déterminé la réfraction de l'œil sain par la
skiascopie, on place devant lui un verre convexe qui fixe le *punctum remotum* à environ 15 à 20 cm. On fait lire le sujet examiné, et l'on éloigne
insensiblement les caractères jusqu'à ce qu'ils dépassent cette limite du
*punctum remotum*. Si la lecture continue, elle est due à l'œil prétendu
amblyope ou amaurotique.

*Expérience du miroir plan (Barthélemy).* — L'observé lit des caractères
à une distance de 2 à 5 m. ; en se retournant il se trouve en face d'une glace
dans laquelle se reflète une échelle comme celle qu'il vient de lire, et à la
même place que l'autre, mais à caractères renversés. Voyant les mêmes
lettres, le simulateur les lit sans se douter que ces lettres virtuelles sont à
distance double des lettres réelles. L'amblyopie simulée est rendue évidente.

*Épreuve de la règle ou de la lecture contrôlée.* — On fait lire le sujet en
interposant entre ses yeux et les caractères une règle ou un gros crayon que
l'on tient sur la ligne médiane à égale distance du nez et du livre. Si le sujet
lit bien et sans déplacer la tête, c'est qu'il voit bien des deux yeux ; sinon
un œil est amblyope ou amaurotique.

Sur le même principe que la règle est basé l'*appareil de Cuignet*. Cet
appareil est composé d'une longue règle graduée en centimètres sur laquelle
glissent deux curseurs. L'un d'eux porte une échelle optométrique, l'autre
un écran représentant une planchette longue et étroite qui, dans le cas
d'amblyopie ou d'amaurose vraie empêchera la lecture de certaines lettres.
A l'extrémité de la règle est un masque muni de deux opercules. L'observateur se place devant ce masque, ferme un opercule et remarque les lettres
qu'il peut lire. Les conditions de l'épreuve étant ainsi fixées, on invite le
sujet examiné à répéter l'expérience et de la lecture qu'il fait on conclut ou
non à l'amblyopie. Nombreuses sont les variétés de ce procédé.

*Épreuves avec les boîtes, appareils pseudoscopiques, diploscope de Rémy.*
— Par un jeu de miroirs ou d'écran, le sujet examiné est amené à croire
qu'il voit avec l'œil sain ce qu'il voit en réalité avec l'œil amaurotique.

*Procédé des verres et caractères colorés.* — Ce procédé repose sur les
principes suivants :

Des signes ou des caractères verts ne peuvent être reconnus à travers un
verre rouge sur fond noir ou par transparence. De même à travers un verre

rouge on ne distingue pas des signes ou des caractères rouges sur fond blanc.

Des signes ou caractères rouges sur fond noir ou par transparence ne peuvent être reconnus à travers un verre vert. De même à travers un verre vert on ne distingue pas des signes ou des caractères verts sur fond blanc.

Des signes ou caractères jaunes sur fond blanc ne sont pas distingués à travers un verre rouge.

Des signes ou caractères bleus sur fond blanc ne sont pas distingués à travers un verre bleu.

*Étude du champ visuel.* — On présente une bougie allumée devant l'œil sain et on la dirige lentement du côté de l'œil présumé amaurotique. Lorsque le reflet de la flamme a cessé de paraître sur la cornée, c'est-à-dire a quitté le champ visuel de cet œil, si le sujet examiné perçoit encore la flamme, c'est qu'il la voit avec l'autre œil.

La *mesure du champ visuel binoculaire* donnera une très utile indication.

Roche prend une surface plane. A 0,25 environ de l'un de ses bords il place un petit objet sphérique. Il tient le plan horizontalement à la hauteur des yeux, un des bords touchant la racine du nez afin de voir la face supérieure sous un très fort raccourci. Si l'on ferme un œil pour fixer l'objet avec un seul œil et qu'on veuille toucher l'objet avec la pointe d'un crayon tenu verticalement, on le manquera toujours; la vision binoculaire est nécessaire pour avoir la précision qui fera toucher l'objet.

*Méthode de la diplopie monoculaire et binoculaire.* — Pendant la lecture on place un prisme de 18° à 20° devant l'œil suspect, la base en dedans. Si l'œil est bon il se dévie en dedans afin d'éviter la diplopie. Nous citons ce procédé qui pourrait séduire par sa simplicité, pour le signaler comme très infidèle.

Mieux vaut tourner la base en haut. Le prisme donnera à un bon œil une diplopie verticale, et cette diplopie se traduira par la lecture d'un texte répété, ou de deux points au lieu d'un sur une ligne verticale.

Si l'on place la base du prisme en bas, le simulateur sera tenté de désigner avec le doigt, comme étant placé supérieurement, le texte qui provient de la fausse image, ou encore il verra deux points au lieu d'un sur une ligne verticale.

Un simulateur attentif et averti peut distinguer l'image virtuelle du prisme. Aussi, Baudry a-t-il raison de placer un verre rouge devant la flamme; on obtient ainsi des images réelle et virtuelle identiques. Le prisme triangulaire (plan-prisme) de Baudry permet de substituer adroitement une diplopie monoculaire obtenue avec l'œil sain, à une diplopie binoculaire obtenue avec les deux yeux.

Nicati fait osciller successivement de haut en bas et latéralement devant le bon œil un prisme de 5° à 6° déterminant ainsi de la diplopie monoculaire lorsque l'arête du prisme arrive au niveau de l'aire pupillaire ou de la diplopie binoculaire lorsqu'elle la dépasse. Si la diplopie subsiste toujours c'est qu'il n'y a pas d'amaurose, et elle est, suivant le jeu du prisme, tantôt monoculaire, tantôt binoculaire. Devient-elle intermittente et seulement monoculaire, lorsque l'arête passe par l'aire pupillaire, c'est qu'il y a amaurose de l'autre œil.

Le même jeu avec un prisme rouge (ou prisme ordinaire doublé d'un verre rouge) donne deux images rouges dans la diplopie monoculaire et une rouge et une blanche dans la diplopie binoculaire.

Au lieu d'un prisme, Nicati se sert encore d'un verre dépoli qu'il fait osciller devant l'œil sain. Suivant que la pupille est ou non démasquée, la vision sera ou non abolie, et la difficulté de lire les caractères de l'échelle optométrique dénoncera l'amblyopie ou l'amaurose. Si la lecture se poursuit sans interruption, la simulation est évidente. Si dans cette épreuve le sujet observe une bougie allumée, celle-ci disparaîtra dans le cas de cécité unilatérale lorsque le verre dépoli s'arrêtera un instant devant la pupille de l'œil sain. C'est ce que Nicati appelle l'épreuve du *masque mouvant*.

Je préfère me servir pour cette épreuve d'un écran absolument opaque et même du doigt.

*Magnani* place devant l'œil sain deux prismes opposés par le sommet. Les rayons sont assez déviés pour qu'aucun d'eux ne pénètre dans la pupille. Il n'y a pas d'image. Le sujet examiné est invité à regarder une échelle optométrique qu'il reconnaît parce qu'il la voit avec l'œil dit amaurotique.

*Direction des axes visuels.* — A l'état normal, les deux yeux convergent vers le point fixé ; mais l'œil amblyope ou amaurotique a tendance à se dévier pendant que l'autre œil fixe.

*Procédé de Roth.* — On demande au sujet examiné d'écrire son nom et son adresse les deux yeux ouverts, puis l'œil sain fermé. Dans ce dernier cas, ignorant le plus souvent que cette épreuve est réalisable, il se rend maladroit intentionnellement et écrit aussi mal que possible ou s'y refuse.

*Diploscope* (V. VISION BINOCULAIRE).

*Stéréoscope* (V. VISION BINOCULAIRE).

*Lecture de lettres de diverses grandeurs disposées sans ordre.* — Les simulateurs comme ceux qui exagèrent se méfient des fins caractères et se bornent à lire les grosses lettres. A. Terson a fait une échelle pour l'examen de la simulation ; il l'a composée avec des lettres d'une échelle visuelle disposées sans ordre. Ce n'est qu'après la lecture de cette échelle qu'on fait lire une échelle à progression (fig. 255).

*Examen des réflexes pupillaires.* — Cet examen est très utile dans l'amaurose ; dans l'amblyopie les résultats donnent des difficultés d'interprétation.

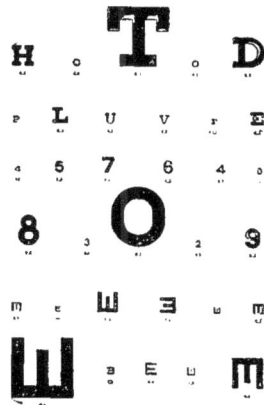

Fig. 255. — Échelle de A. Terson pour l'examen visuel de la simulation.

Lorsque la pupille se contracte à la lumière, il peut y avoir de l'amblyopie, mais il n'y a pas d'amaurose. Toutefois le réflexe pupillaire peut être conservé dans le cas de cécité, à condition que la lésion siège au delà de la région d'où partent les fibres pupillo-motrices pour se rendre au noyau de l'oculo-moteur.

Si la pupille reste dilatée, on devra faire le diagnostic différentiel entre l'amaurose, la paralysie de l'iris et une mydriase provoquée.

Il s'agit d'amaurose si la pupille réagit lorsque la lumière éclaire l'autre œil, ou si elle se dilate lorsque, les deux yeux étant ouverts en face d'une lumière, on ferme l'œil sain, ou encore si elle se contracte comme l'autre pendant l'accommodation et la convergence. Il s'agit de paralysie de l'iris si la pupille ne réagit ni à la lumière ni à l'accommodation ni à la convergence.

La paralysie de l'iris peut être la conséquence d'une affection oculaire qu'il restera à déterminer, ou liée à une affection cérébro-spinale, à une lésion de la III<sup>e</sup> paire, ou à un traumatisme oculaire ou orbitaire.

On aura affaire enfin à une mydriase provoquée si la dilatation est maxima, régulière et absolue, et si, en éclairant l'œil dont la pupille est dilatée, on fait contracter la pupille de l'autre œil.

## Conditions d'aptitude au service militaire
### (Instruction du 22 octobre 1905).
#### Sens de la vue (œil et ses annexes).

##### 77. — *Diminution de l'acuité visuelle.*

1° L'aptitude au service armé exige une acuité visuelle supérieure ou tout au moins égale à 1/2 pour un œil et à 1/20 pour l'autre œil, après correction, s'il y a lieu, par les verres sphériques;

2° Seront versés dans le service auxiliaire les jeunes gens qui ont une acuité visuelle comprise entre 1/2 et 1/4 pour un œil et au moins égale à 1/20 pour l'autre œil, après correction, s'il y a lieu, par les verres sphériques.

L'acuité visuelle d'un œil inférieure ou égale à 1/20, celle de l'autre œil étant inférieure à 1/4, après correction par les verres sphériques, entraîne l'exemption et la réforme.

L'acuité se mesure au moyen de l'échelle typographique réglementaire placée à 5 mètres en avant de l'examiné et à sa hauteur.

##### 78. — *Myopie.*

a) Est compatible avec le service armé :

La myopie ne dépassant pas sept dioptries, à condition que l'acuité visuelle soit ramenée par les verres correcteurs aux limites spécifiées au premier paragraphe de l'article 77;

b) Est compatible avec le service auxiliaire :

La myopie supérieure à sept dioptries, à condition que l'acuité visuelle soit ramenée par les verres correcteurs aux limites fixées au deuxième paragraphe de l'article 77.

La myopie compliquée de lésions choroïdiennes étendues et progressives entraînant une acuité visuelle inférieure aux limites fixées à l'article 77 est incompatible avec tout service et entraîne la réforme.

##### 79. — *Hypermétropie.*

a) Est compatible avec le service armé :

L'hypermétropie qui, après correction par les verres convexes, ne détermine pas une acuité visuelle inférieure aux limites fixées par le premier paragraphe de l'article 77.

*b*) Est compatible avec le service auxiliaire :

L'hypermétropie qui, après correction par les verres convexes, ne détermine pas une acuité visuelle inférieure aux limites fixées par le deuxième paragraphe de l'article 77.

### 80. — *Astigmatisme.*

L'astigmatisme est compatible avec le service armé, s'il ne détermine pas une acuité visuelle inférieure aux limites fixées par le paragraphe 1 de l'article 77.

### 81. — *Amblyopie et amaurose.*

Dans un certain nombre de cas, la diminution ou la perte de la vision existe sans altérations appréciables des organes.

La décision de l'expert est alors basée sur les renseignements fournis par les autorités civiles et sur les résultats que lui apportent les procédés multiples destinés à déjouer les tentatives de simulation. Si sa conviction n'est pas établie, le médecin doit demander une enquête militaire, renvoyer le sujet à une séance ultérieure, enfin le déclarer bon pour le service.

La réforme ne sera prononcée qu'après une période d'observation méthodique et prolongée.

### 82. — *Affections des paupières.*

Entraînent l'exemption de la réforme :

La destruction complète ou étendue ;

Les cicatrices vicieuses ;

L'ankyloblépharon et le symblépharon étendus ;

L'entropion et l'ectropion prononcés ;

Les tumeurs volumineuses ou de mauvaise nature ;

Le trichiasis congénital avec pannus de la cornée ;

Le ptosis congénital ;

Le blépharospasme invétéré.

La blépharite chronique rebelle peut être une cause de réforme temporaire.

### 83. — *Affections des voies lacrymales.*

Motivent le classement dans le service auxiliaire :

Les tumeurs bénignes de la glande lacrymale ;

L'épiphora à un degré modéré ;

La dacryocystite chronique non suppurée.

L'épiphora très prononcé, la dacryocystite suppurée et la fistule lacrymale peuvent justifier l'exemption et au besoin la réforme.

### 84. — *Affections de la conjonctive.*

Les conjonctivites chroniques rebelles et, en particulier, la conjonctivite granuleuse, le ptérygion atteignant le centre de la cornée, les tumeurs volumineuses ou malignes de la conjonctive et de la caroncule lacrymale entraînent l'exemption.

Le ptérygion atteignant le centre de la cornée et inopérable, les tumeurs volumineuses ou malignes de la conjonctive et de la caroncule lacrymale sont des motifs de réforme.

La réforme temporaire pourra être prononcée dans les cas de conjonctivites chroniques et en particulier de conjonctivite granuleuse, si elles sont susceptibles de guérison.

### 85. — *Affections de la cornée.*

Nécessitent l'exemption et la réforme :

Les kératites anciennes, spécialement les kératites vasculaires ou panniformes étendues ;

Les ulcérations profondes des cornées.

Les staphylomes, les taies ou opacités de la cornée sont compatibles avec le service armé ou avec le service auxiliaire, suivant le degré de diminution de l'acuité visuelle fixé par l'article 77. Si l'acuité est au-dessous des limites fixées, l'exemption est prononcée.

Lorsque les kératites, les ulcérations et opacifications de la cornée seront limitées, relativement récentes et paraîtront susceptibles de s'amender, on prononcera la réforme temporaire.

### 86. — *Affections de la sclérotique et de l'iris.*

Entraînent l'exemption et la réforme :

Le staphylome antérieur de la sclérotique ;

La sclérite et l'épisclérite anciennes et étendues ;

Les vices de conformation de l'iris et les synéchies antérieures ou postérieures qui abaissent l'acuité visuelle au-dessous des limites fixées ;

Les tumeurs de l'iris de nature maligne ou envahissante.

L'iritis chronique, la mydriase persistante peuvent motiver la réforme temporaire.

### 87. — *Affections du cristallin.*

Les déplacements, l'opacité du cristallin et de sa capsule, l'absence du cristallin, lorsqu'ils réduisent l'acuité visuelle au-dessous des limites fixées respectivement pour les services armé ou auxiliaire, entraînent l'exemption et la réforme.

### 88. — *Affections du corps vitré.*

Les affections du corps vitré comportent les mêmes décisions.

### 89. — *Affections de la choroïde.*

Le coloboma étendu ;

L'absence de pigment (albinisme) ;

Les tumeurs de la choroïde à marche progressive ;

Les choroïdites étendues ou progressives ;

Le glaucome, entraînent l'exemption et la réforme.

### 90. — *Affections de la rétine et du nerf optique.*

Les rétinites ;

Le décollement de la rétine ;

La neurorétinite et la névrite optique ;

L'atrophie des nerfs optiques, nécessitent l'exemption et la réforme.

### 91. — *Affections du globe oculaire.*

Entraînent l'exemption et la réforme :

La perte ou la désorganisation d'un œil ou des deux yeux ;

Les tumeurs intra-oculaires ;

L'exophtalmie prononcée, avec abaissement de l'acuité visuelle.

### 92. — *Affections des muscles de l'œil.*

Le nystagmus et le strabisme fonctionnel sont compatibles avec le service armé ou le service auxiliaire, suivant le degré de diminution de l'acuité visuelle fixée par l'article 77. Ils entraînent l'exemption, si l'abaissement de l'acuité visuelle dépasse les limites fixées.

La paralysie d'un ou de plusieurs des muscles de l'œil, n'étant parfois que passagère, nécessite le renvoi à la fin des opérations du conseil.

La paralysie persistante motive l'exemption et la réforme. On prononcera la réforme temporaire dans les cas de paralysie encore récente, mais ayant résisté au traitement.

### 93. — *Affections de l'orbite.*

Les tumeurs progressives ou malignes de la cavité orbitaire, les ostéites chroniques, avec déformations prononcées, adhérences étendues et gênantes, nécessitent l'exemption et la réforme.

**VISION PÉRIPHÉRIQUE.** — La vision centrale ou directe, distincte, s'exerce par la fovea centralis, et aux autres parties de la rétine revient la

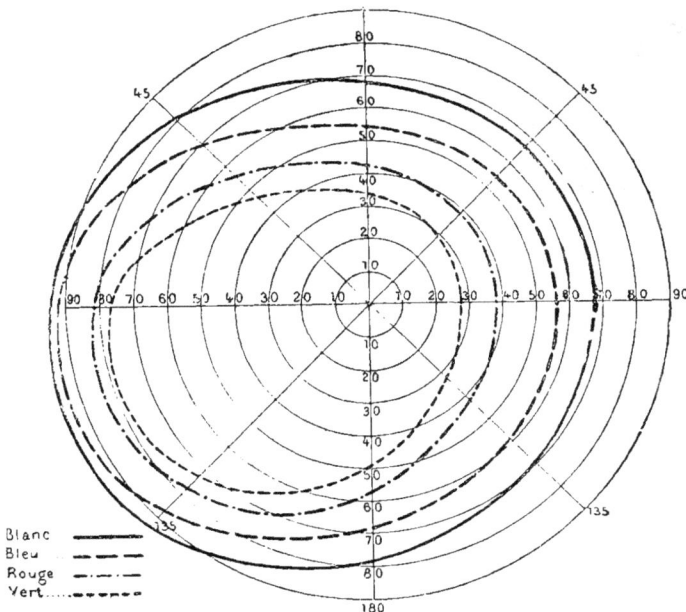

Fig. 254. — Champ visuel de l'œil gauche.

vision périphérique ou indirecte. Celle-ci donne des sensations obtuses, confuses ; elle sert à l'orientation.

On entend par **champ visuel monoculaire** l'étendue de l'espace d'où nous pouvons recevoir une impression lumineuse, l'œil restant immobile et le regard fixe (l'autre œil étant fermé) (fig. 254).

Le **champ visuel binoculaire** comprend l'étendue de l'espace dont nous pouvons recevoir une impression lumineuse, les deux yeux restant immobiles et le regard fixe.

Le rétrécissement du champ visuel comprend diverses formes : rétrécissement concentrique, en secteur, en îlots (scotomes), hémianopsique (V. HÉMIANOPSIE).

## Mesure du champ visuel monoculaire.

*Procédé de la main.* — Le sujet examiné fixe le doigt qu'on lui présente pendant qu'avec l'autre main ou une lumière on délimite le champ visuel. Le médecin peut aussi fermer un œil et mettre l'autre en face de l'œil à examiner ; il peut contrôler ainsi le champ visuel du malade d'après son propre champ visuel. Ce procédé n'est pas exact, mais on y aura recours lorsque le malade ne peut distinguer que de gros objets.

*Procédé du tableau noir.* — L'observé, placé à 25 centimètres environ d'un tableau noir, fixe un indice (une croix) ; l'autre œil est fermé. On promène sur le tableau un morceau de craie blanche dans les principaux méridiens et l'on trace ainsi les limites du champ visuel (fig. 255).

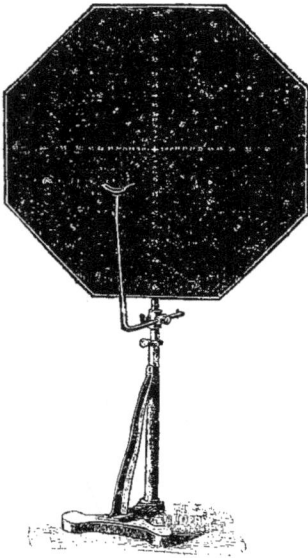

Fig. 255. — Campimètre du Dr de Wecker.

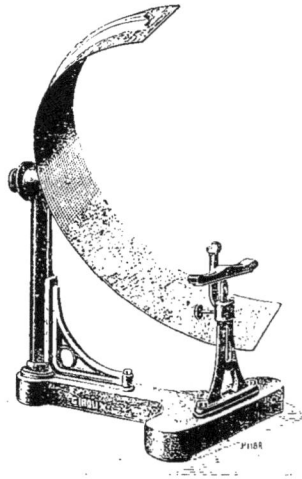

Fig. 256. — Périmètre.

Bjerrum explore le champ visuel à l'aide de petits objets de 2 à 5 millimètres de diamètre, vus à la distance de 1 à 2 mètres.

*Périmètres.* — C'est la méthode exacte parce que le champ visuel est projeté sur la surface d'une sphère creuse. Le périmètre de Förster a servi de modèle à plusieurs types de périmètres (fig. 256 et 257).

**Scotomes.** — Ils se divisent en centraux et périphériques, positifs et négatifs.

La tache de Mariotte, à environ 15° du côté externe du point de fixation, correspond à l'entrée du nerf optique. C'est un scotome physiologique, négatif.

Le scotome positif est une tache noire perçue dans le champ visuel et projetée en un endroit déterminé.

Le scotome négatif consiste dans une lacune dans le champ visuel, lacune dont le malade ne se rend pas compte objectivement.

Le scotome négatif est dit absolu lorsque toute perception lumineuse est abolie. Les couleurs ainsi que le blanc perdent leur teinte.

Le scotome négatif est dit relatif lorsque la perception lumineuse n'est que diminuée. Le scotome est incomplet. Le malade voit le blanc, non les couleurs, il y a scotome relatif pour les couleurs, ou inversement.

*Scotome central.* — Le scotome central comprend le point de fixation. La vision directe est très affaiblie ou abolie. L'orientation subsiste.

L'œil atteint de scotome central ne se dirige plus sur le point à fixer, c'est pourquoi l'examen périmé-

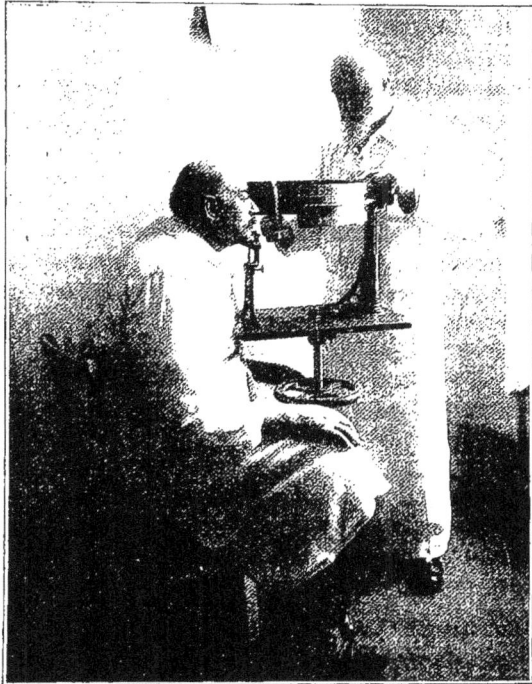

Fig. 257. — Détermination du champ visuel avec le périmètre.

trique le met difficilement en évidence. Mieux vaut employer le système des clartés comparatives en faisant voir deux points noirs sur fond blanc ou deux points blancs sur fond noir, ou se servir du trou sténopéique ou du procédé de Haitz avec le stéréoscope (à condition bien entendu que la vision binoculaire existe), ou encore du stéréoscope dièdre à un seul miroir bissecteur de Pigeon.

*Scotomes périphériques.* — Lorsqu'ils sont peu étendus, ils gênent peu la vision ; ils se reconnaissent à l'occasion d'un examen.

*Scotome annulaire.* — Il a la forme d'un anneau complet ou non qui entoure le point de fixation sans l'intéresser.

## Valeur séméiologique des rétrécissements et scotomes.

Le rétrécissement du champ visuel est un signe important dans le glaucome et le décollement de la rétine. On le trouve dans toutes les affections de la chorio-rétine et du nerf optique. On connaît sa valeur dans la rétinite pigmentaire. Son rôle dans la psycho-névrose a été pour le moins exagéré, et actuellement il partage le sort de l'hémianesthésie sensitivo-sensorielle, de la dyschromatopsie et de l'abolition du réflexe pharyngé qui sont considérées comme des anesthésies d'origine médicale et relevant surtout de la suggestion.

Il fait partie des complications du tabes, et de la syringomyélie, de la sclérose en plaques.

Le rétrécissement a été observé dans les sinusites maxillaires, plus rarement dans les sinusites frontales, sans qu'on ait pu jusqu'à ce jour donner de ces troubles fonctionnels une interprétation pathogénique satisfaisante.

Les scotomes positifs sont dus à des opacités des milieux réfringents (opacités du vitré, du cristallin) ou à des altérations du fond de l'œil.

L'atrophie optique, l'oblitération d'une artère rétinienne, certains décollements de la rétine donnent lieu à des scotomes en secteur.

Le scotome central est lié aux affections' du nerf optique, aux névrites optiques toxiques et infectieuses, à certaines altérations séniles et lésions chorio-rétiniennes localisées au pôle postérieur de l'œil. On le rencontre dans la myopie élevée, dans le diabète, l'urémie, le paludisme, l'amblyopie congénitale.

Le scotome hélioplégique est souvent observé dans les éclipses solaires.

*Sensibilité rétinienne vague.* — Lorsque la perception lumineuse est très limitée, l'examen de la sensibilité rétinienne ne peut plus se faire que par la distinction du jour et de la nuit, par la sensation de l'ombre produite par la main agitée devant l'œil ou encore par la perception d'une lumière placée à 4 mètres.

Dans le cas d'atrésie complète de la pupille on se rendra compte de la sensibilité rétinienne par les phosphènes ou l'éclairage focal.

SENS LUMINEUX. — On entend par sens lumineux la sensibilité pour la clarté et les différences de clarté.

Pour étudier ce sens on recherche le minimum de différence de clarté qui peut être reconnu (limite de différenciation), ou la limite inférieure de l'éclairage qui détermine encore une sensation lumineuse (limite d'excitabilité).

La diminution du sens lumineux est un signe notamment de l'héméralopie.

SENS CHROMATIQUE. — La sensibilité chromatique est la faculté que possède la rétine de distinguer les différentes couleurs. Comme pour l'acuité visuelle on distingue également la perception directe, centrale et la perception indirecte, périphérique. Le champ visuel pour le bleu est le plus étendu ; un peu moins grand est celui du jaune ; un peu moins grand encore est celui du rouge ; celui du vert est le plus restreint.

La physiologie des couleurs est mal connue ; on en est resté aux hypothèses de Young, de Young-Helmholtz et d'Hering.

Cette faculté de distinguer les couleurs peut être altérée, amoindrie, supprimée, soit pour la rétine entière, soit pour une partie seulement, soit pour une moitié du champ visuel (hémiachromatopsie).

L'altération du sens des couleurs a une valeur séméiologique très grande dans certaines affections du nerf optique de la rétine et de la choroïde. On constate l'altération du sens des couleurs surtout dans la névrite alcoolo-nicotinique où le scotome central relatif pour les couleurs est de règle. Dans l'héméralopie cette altération est fréquente. Autrefois, l'interversion et le rétrécissement du champ des couleurs, la dyschromatopsie, l'achromatopsie, le scotome central pour les couleurs, jouaient un grand rôle dans la séméiologie de la psychonévrose ; on sait combien actuellement ce rôle est secondaire si toutefois il existe encore.

L'altération du sens chromatique est souvent la première en date : elle fait prévoir l'altération du champ visuel pour le blanc.

On sait de quelle importance est l'examen du sens chromatique chez les cheminots.

La nature de l'altération du sens chromatique est inconnue. Dans la diminution de la perception ou la cécité du bleu, on pense qu'il s'agit de lésions des éléments rétiniens récepteurs (cônes et bâtonnets), alors qu'il s'agirait de lésions des éléments conducteurs dans la diminution de la perception ou la cécité du rouge et du vert. Pourtant il semble bien que les troubles de perception des couleurs résultent de lésions d'intensité différente plutôt que d'une localisation du processus pathologique sur telle ou telle fibre ou tel ou tel centre.

La dyschromatopsie acquise se développe graduellement, le vert disparaît d'abord, puis le rouge, le jaune et enfin le bleu.

Le diagnostic des altérations du sens chromatique se fait pour la vision périphérique au moyen d'objets colorés, et du périmètre. Pour la vision centrale on se sert de la méthode dite des laines colorées (Holmgren), le spectroscope, la méthode des trois objets de couleurs identiques et simultanées de Holth, les appareils de polarisation (chromatoptomètre de Chibret . Pour les scotomes périphériques on se servira de la mensuration périmétrique ou de la méthode stéréoscopique de Haitz (V. DALTONISME).

VISION BINOCULAIRE. — La vision binoculaire donne des indications sur la position des objets dans l'espace. L'équilibre de la convergence, en dirigeant chaque axe visuel sur l'objet, donne à chaque œil une image. Ces deux images non identiques, dissemblables, sont vues simultanément, binoculairement. Il y a association harmonique des deux yeux, pour évaluer la situation respective des plans occupés par un solide à trois dimensions. Cette évaluation des distances et de la situation des plans donne la sensation du relief.

L'impression unique donnée par la perception simultanée des deux images provient de ce que les régions impressionnées dans chaque rétine concordent (points concordants).

La vision binoculaire comporte donc des associations sensorielles et des coordinations motrices entre les deux yeux et, pour qu'elle soit parfaites il faut qu'à la perception binoculaire, s'ajoutent le fusionnement des image, qui se font en des points légèrement discordants et la neutralisation partielle de nos impressions visuelles.

La perception binoculaire peut exister seule sans fusion des deux images; c'est ce qu'on a appelé la vision simultanée alors que la vision binoculaire est dite stéréoscopique.

La recherche de la vision binoculaire se fait par le stéréoscope, l'épreuve de la lecture contrôlée, l'épreuve de Roche (V. SIMULATION), l'appareil de Hernig et le diploscope de Remy. Ce dernier instrument permet de consta-ter le moindre défaut ou excès de convergence. A travers deux trous placés à une certaine distance des yeux et en avant de caractères qui doivent être lus, chaque œil lit certaines lettres.

S'il y a excès de convergence d'un œil, les lettres vues par cet œil se transportent en dehors comme dans la diplopie homonyme. Au contraire, elles se transporteront en dedans s'il y a défaut de con-vergence et comme dans la diplopie croisée.

Dans la recherche de la simula-tion le diploscope rend de grands services.

## RÉFRACTION ET ACCOMMODA-TION.

— L'œil peut être comparé à une chambre obscure munie d'une lentille convexe. Le système réfrin-gent qui représente cette lentille convexe est composé de l'humeur aqueuse, du cristallin et du corps vitré. Ce système réfringent peut encore être réduit à un dioptre (sur-face sphérique) d'un rayon de 5 mil-limètres et dont le foyer est à 15 millimètres du centre (fig. 258). Les rayons lumineux qui tombent sur la cornée subissent donc un changement de direction, ils sont déviés en traversant le système dioptrique, *ils sont réfractés*. Ces rayons réfractés viennent former sur la rétine une image réelle et renversée. La *réfraction statique*

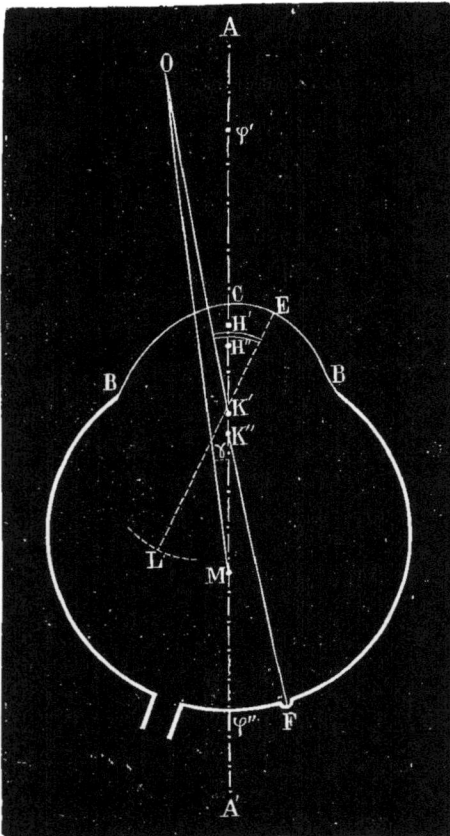

Fig. 258. — Appareil dioptrique de l'œil. AA', axe optique; OF, ligne visuelle confondue avec l'axe optique dans l'espace des deux points nodaux K'K''. Elle va de l'objet au premier point nodal K' et de la macula au second point nodal K''. OM, ligne de regard qui relie l'objet au centre de rota-tion; M, centre de rotation; EL, axe de l'ellipsoïde cornéen. Le sommet E ne coïncide pas toujours avec le milieu de la cornée. L'angle OK'L, formé par l'entre-croisement de la ligne visuelle OF avec l'axe EL de l'ellipsoïde cornéen, constitue l'angle α de Donders. L'angle OMA, formé par l'entre-croi-sement de la ligne du regard OM avec l'axe opti-que AA , est l'angle γ.

est la réfraction de l'œil au repos et, suivant que les rayons lumineux parallèles pénétrant dans l'œil iront former ou non leur image sur la rétine, on aura un œil normal (emmétrope) ou anormal (amétrope). La *réfraction dynamique* est la réfraction modifiée par l'accommodation.

On appelle réfraction la déviation d'un rayon lumineux lorsqu'il passe d'un milieu transparent et homogène dans un second milieu également transparent et homogène, mais de densité différente.

Tous les rayons lumineux, parallèles entre eux, viennent, après avoir été réfractés par une lentille convexe, converger en un point qu'on nomme foyer principal de la lentille, point qui coïncide avec son centre de courbure (fig. 259).

Les points lumineux situés entre l'infini et le centre de courbure de la lentille, et l'endroit où les rayons se réunissent après avoir traversé la lentille, s'appellent *foyers conjugués* parce que leur relation est telle que le foyer et le point lumineux sont réciproquement le foyer l'un de l'autre (fig. 260).

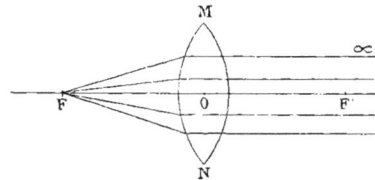

Fig. 259. — Lentilles biconvexes. Point lumineux à l'un des foyers principaux.

Tous les rayons lumineux partis du point L (placé sur l'axe principal FF' à une distance plus grande que son foyer F) viennent se réunir après réfraction en un point L'. L'image de L se fait en L'; L' est le foyer de L. Les deux points L et L' sont dits foyers conjugués.

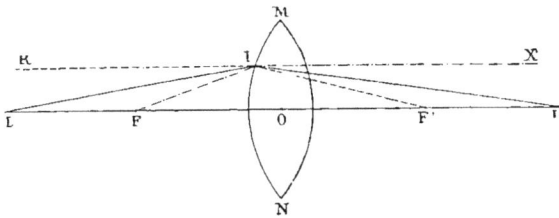

Fig. 260. — Propriétés des lentilles biconvexes. Rayons divergents, partant d'au delà du foyer principal.

L'*amétropie* comprend la myopie, l'hypermétropie et l'astigmatisme, ou astigmie.

Il y a *anisométropie* lorsque la réfraction des deux yeux est différente.

**Emmétropie**. — Le plan focal principal de l'appareil dioptrique de l'œil emmétrope est situé sur la rétine. Les rayons parallèles venant de l'infini forment leur foyer sur elle. Les objets ont une image réelle et renversée (fig. 261). C'est là une formule mathématique, car, à vrai dire, l'œil rigoureusement emmétrope n'existe pas. Le foyer des rayons parallèles se fait un peu en avant ou un peu en arrière de la rétine. L'amétropie n'existe que lorsque cet écart atteint un certain degré.

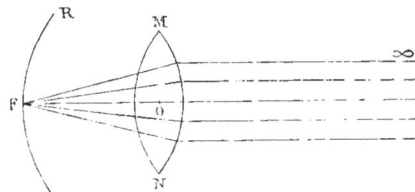

Fig. 261. — Œil emmétrope.

L'œil emmétrope voit à l'infini à condition de ne pas faire intervenir l'accommodation. Un verre convergent trouble la vision alors qu'un verre concave (divergent) ne la trouble pas tant que l'amplitude d'accommodation peut neutraliser ce verre. Le verre le plus puissant qui permet encore de voir à l'infini mesure l'amplitude d'accommodation. Ce verre indique le punctum proximum. La distance entre l'infini et ce punctum proximum est le parcours d'accommodation de l'œil emmétrope.

**Hypermétropie** (v. c. m.).

**Myopie** (v. c. m.).

**Astigmie** (v. c. m.).

**Réfraction dynamique ou accommodation**. — Si l'œil ne jouissait que de la réfraction statique, il ne pourrait regarder que dans la vision éloignée, au *punctum remotum*. Limité ainsi pour la vision distincte à une seule distance, il offrirait une analogie, dans cette limitation de sa fonction dans l'axe antéro-postérieur, avec un œil atteint d'ophtalmoplégie externe complète et privé de tous ses mouvements; mais il a la propriété de pouvoir s'*adapter* successivement aux diverses distances, d'*accommoder*. La réfraction statique correspond, à l'état de repos, au *punctum remotum*, et la réfraction dynamique, ou l'accommodation, correspond au *punctum proximum*. La vision distincte peut donc se faire sur tout le trajet qui sépare ces deux points extrêmes, trajet qui représente le *parcours*, l'*étendue d'accommodation*, et cela grâce à une puissance, une valeur de réfraction qu'on désigne sous le nom d'*amplitude d'accommodation*.

Cette valeur de réfraction, l'amplitude d'accommodation, diminue avec l'âge et apparaît à une époque variable suivant la réfraction statique. Cette diminution, qui est le résultat de l'affaiblissement normal et régulier de l'appareil accommodatif, constitue la *presbytie* (v. c. m.).

**Mécanisme de l'accommodation**. — L'accommodation se fait par une augmentation de courbure des surfaces cristalliniennes. C'est la seule notion précise que nous possédions sur le mécanisme de l'accommodation et nous la tenons de Young (1801). Mais le changement de forme du cristallin est-il dû à un relâchement de la zonule qui permet au cristallin de se bomber au gré de son élasticité? (Helmholtz.) Ou bien s'agit-il de la formation d'un lenticone antérieur? (Carmona, Tscherning.) Ces théories ne sont pas actuellement admises sans critique. On s'accorde toutefois à reconnaître le muscle ciliaire comme l'agent principal de l'accommodation.

**Méthodes de détermination de la réfraction et de l'accommodation de l'œil (Dioptométrie). — Méthode de Donders.** — Pour mesurer la réfraction statique on emploie habituellement la méthode de Donders. Elle consiste à faire le choix des verres qui donnent la meilleure acuité en se basant sur la lecture d'échelles dites optométriques. On place devant l'œil des verres sphériques ou cylindriques jusqu'à ce qu'on ait obtenu le maximum de vision. Si le sujet examiné lit le tableau entièrement, à la distance voulue (5 mètres), sa réfraction est emmétropique ou hypermétropique, sinon elle est amétropique (hypermétropie non corrigée par l'accommodation, myopie, astigmatisme). Afin de s'assurer que l'impossibilité de la lecture de certains caractères est bien due à une amétropie, on fera lire à travers un trou sténopéique. Si la vue est améliorée, l'amétropie est certaine.

Cette méthode est subjective, c'est-à-dire qu'elle repose sur les indications de l'observé. Elle doit être contrôlée par la méthode objective.

**Optomètres**. — Les optomètres servent à mesurer subjectivement la réfraction statique et la réfraction dynamique. Ils ont pour but de donner aux rayons qui pénètrent dans l'œil une direction parallèle, divergente ou convergente et de les adapter aux vices de réfraction. Ces instruments donnent en général un chiffre de réfraction trop élevé, les observés accommodant malgré eux.

**Optotypes en couleur complémentaires de Polack.** — Ces optotypes sont basés sur la dispersion chromatique de l'œil et permettent de déceler les degrés très faibles d'astigmatisme.

**Quadrant horaire pour la détermination de l'astigmie.**— Les lignes parallèles au méridien astigmate (V. ASTIGMIE) sont vues nettement; les lignes perpendiculaires au méridien astigmate sont vues confusément. La ligne la plus nette indique donc la direction de l'astigmie.

Pour déterminer la direction du méridien astigmate, on se sert du quadrant horaire (fig. 262), puis on fait passer successivement des verres cylindriques convexes et concaves faibles pour reconnaître la nature de l'amétropie. Le verre qui rend nette la vision de toutes les lignes du cadran est le verre correcteur de l'amétropie.

L'ophtalmomètre ne mesure que l'astigmie cornéenne, et dans cette dernière les méridiens principaux n'ont pas toujours la même direction que dans l'astigmie totale.

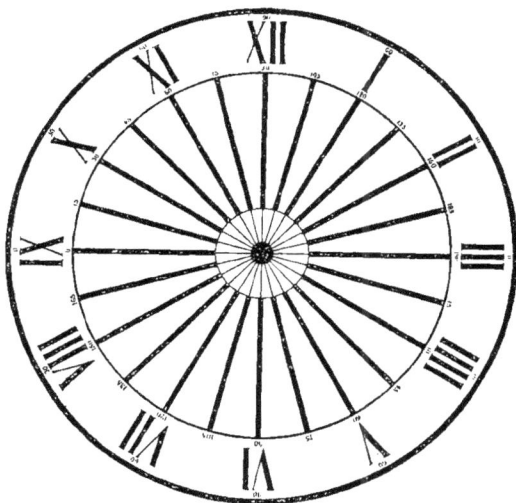

Fig. 262.
Cadran horaire pour la détermination de l'astigmie.

Le meilleur procédé pour déterminer la direction des méridiens principaux dans l'astigmie totale est celui du cadran. La division du cadran classique de 15 en 15° suffit dans l'astigmie faible. La direction du méridien non accommodé est indiquée par le rayon que le sujet examiné muni au besoin d'un verre sphérique voit le plus distinctement, à la condition que les deux rayons voisins placés de chaque côté du précédent ne présentent entre eux aucune différence de teinte ou de netteté. Dans le cas contraire, le méridien dont la netteté prédomine s'incline de 5° environ vers le rayon voisin. Par exemple, le rayon XII paraît le plus net, la direction du méridien cherché sera donc verticale, si XI 1/2 présentait le même aspect que XII 1/2; si au contraire XI 1/2 paraît plus net que XII 1/2, le méridien s'écartera de la verticale pour s'incliner de 5° vers XI 1/2.

Dans l'astigmie forte, cette méthode est inapplicable, parce que dans ce cas un seul rayon est vu nettement ou à peu près, tandis que tous les autres paraissent trop flous pour qu'il soit possible à l'astigmate d'y distinguer des différences de teinte.

Pour tourner la difficulté, Polack ajoute à son cadran un curseur démontable tournant autour du centre de la figure et portant tracés sur sa surface des rayons espacés de 5° l'un de l'autre. Ce curseur est orienté de telle sorte que son rayon médian ou axe coïncide avec le rayon du cadran que l'astigmate voit le plus distinctement. Le rayon vu le plus nettement sur le curseur ainsi orienté donne avec une précision suffisante la direction du méridien cherché (fig. 263).

Pour indiquer la nature de l'amétropie et pour prévenir la surcorrection, le nouveau cadran est muni d'un dispositif basé sur le principe des optomètres en couleurs complémentaires ; la figure rayonnée est entourée d'une large bande circulaire rouge dans la moitié supérieure, vert bleu dans sa moitié inférieure et les rayons sont prolongés au vert sur la bande rouge et en rouge sur la bande verte. Les couleurs changent avec l'état de réfraction de l'œil et ces changements renseignent sur la nature de l'amétropie lorsque celle-ci n'est pas très élevée.

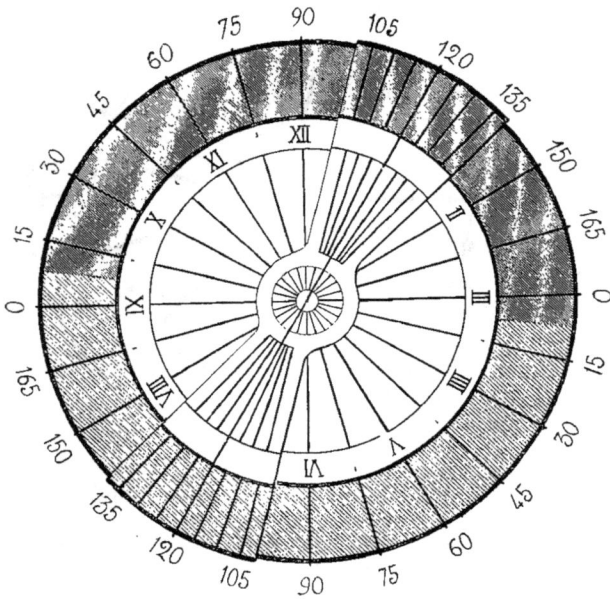

Fig. 263. — Cadran de Polack pour l'astigmie avec son dispositif en couleurs complémentaires et son curseur tournant.

Ainsi, dans l'astigmie myopique simple, le rayon parallèle au méridien myope tranche nettement en vert bleu foncé sur le fond rouge et en rouge clair sur le fond vert. Les autres rayons paraissent d'un gris plus ou moins sombre vers le rouge et d'un blanc rosé grisâtre sur le vert et d'autant plus confus que leur direction s'écarte davantage de celle du méridien myope.

Dans l'astigmie hypermétropique simple, le rayon parallèle au méridien amétrope est vu comme précédemment, mais les autres rayons paraissent d'autant plus blancs sur le fond rouge et d'autant plus bruns ou rouge foncé sur le fond vert, qu'ils s'écartent davantage de la direction du méridien hypermétrope.

Dans l'astigmie mixte ou dans l'astigmie hypermétropique transformée en mixte par l'accommodation, l'astigmate voit sur le cadran les lignes les plus noires, prolongées en blanc sur le fond rouge et en rouge foncé ou brun sur le fond vert ; les autres rayons présentent le même aspect que dans l'astigmie myopique simple.

Il faut avoir soin d'éclairer le cadran suffisamment et très uniformément, de préférence par la lumière du jour, et les changements de couleur seront faciles à observer.

Ce cadran permet de faire un diagnostic précis et une correction parfaite de l'astigmie régulière. Il permet en outre d'étudier l'accommodation de l'œil astigmate.

**Examen de l'œil avec un point lumineux.** — C'est un excellent procédé pour déceler les faibles degrés d'astigmie. On observe la forme sous laquelle apparaît un point lumineux placé à diverses distances.

Ou bien on fait fixer un point lumineux, puis on place devant l'œil examiné alternativement un verre concave et convexe. Le point lumineux paraîtra successivement allongé dans deux directions perpendiculaires entre elles. Ces directions sont celles des méridiens principaux.

**Kinescopie** (κινειν, se mouvoir; σκοπειν, regarder). — On fait regarder par la personne examinée, à travers une fente ou un trou sténopéique qui se meuvent lentement devant l'œil, un objet éclairé (disque blanc ou règle blanche sur fond noir) placé à une certaine distance (5 mètres).

Dans l'emmétropie, l'objet reste fixe, immobile.

Dans la myopie, l'objet se meut dans le même sens que la fente sténopéique.

Dans l'hypermétropie, l'objet se meut en sens inverse.

Dans l'astigmatisme, on détermine la direction des méridiens principaux; le verre qui supprime le déplacement de l'objet indique le degré de réfraction du méridien.

**Détermination de la réfraction à l'aide de l'ophtalmoscope** [V. ŒIL (EXAMEN)]. — Lorsqu'il s'agit d'astigmie, les méridiens doués de réfraction inégale présentent à l'examen ophtalmoscopique les mêmes caractères et les mêmes phénomènes qu'un œil ayant la même réfraction que chacun des méridiens pris séparément [V. ŒIL (EXAMEN)].

**Examen direct.** — L'examen direct du fond de l'œil se fait avec le miroir plan en se rapprochant le plus possible de l'œil examiné. Observé et observateur doivent relâcher leur accommodation.

Dans l'emmétropie, le fond de l'œil donne une image droite; il en est de même pour l'hypermétropie, mais l'image est plus petite et en outre devient plus nette si on la regarde avec un verre convexe.

Dans la myopie on voit, avec un verre concave, une image renversée.

**Méthode consistant à étudier les images qui se produisent par réflexion sur la cornée.** — Cette méthode est basée sur la déformation que subissent les images reflétées sur des miroirs astigmates. La courbure du miroir règle la grandeur de l'image. Si deux droites perpendiculaires l'une sur l'autre et d'égale longueur se reflètent sur une cornée normale, elles apparaîtront d'égale longueur; elles seront au contraire inégales si la cornée est astigmate.

Pour appliquer cette méthode, on se sert du *disque de Placido* (fig. 264), du *kératoscope de Wecker et Masselon* (fig. 265), ou d'instruments appelés *ophtalmomètres* (fig. 266), et qui permettent de faire très exactement les mesures relatives à la courbure de la cornée.

**Méthode de l'ombre pupillaire. Skiascopie. Méthode de Cuignet.** — Nous étudierons la skiascopie avec quelques développements parce que

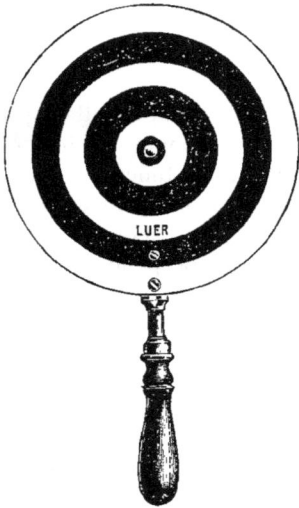

Fig. 264.
Kératoscope de Placido.

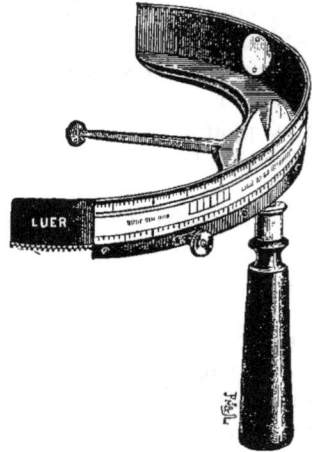

Fig. 265. — Kératoscope enregistreur
des D<sup>rs</sup> de Wecker et Masselon.

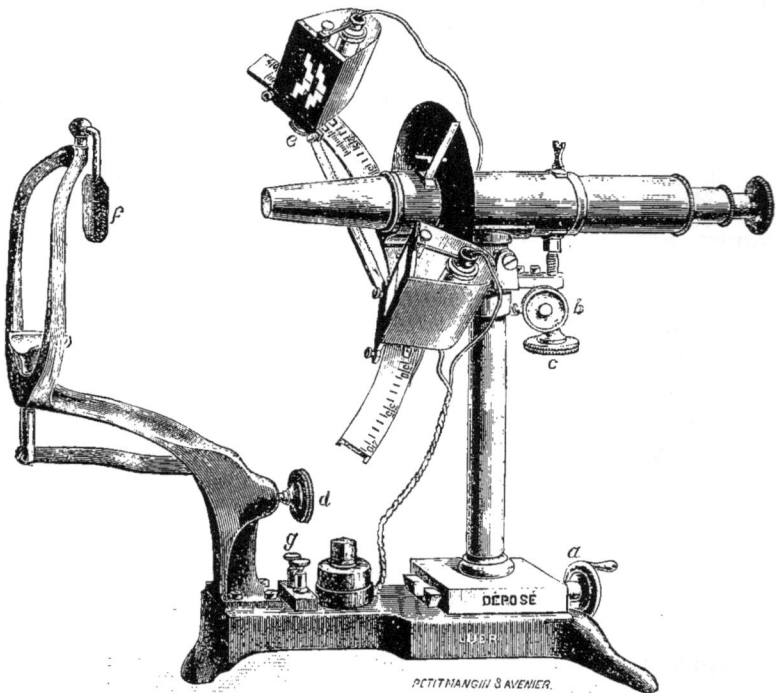

Fig. 266. — Nouvel ophtalmomètre Javal et Schiötz.

c'est à elle qu'on a le plus fréquemment recours et qu'elle rend les plus grands services chez les adultes et notamment chez les enfants.

Elle consiste dans l'examen de la marche de l'ombre que l'on voit passer sur la pupille éclairée par un miroir auquel on fait décrire des mouvements parallactiques. Le sens de la marche de l'ombre varie selon qu'on se sert d'un miroir concave ou d'un miroir plan. Avec le miroir concave, l'examen se fait comme avec le miroir plan, mais les résultats sont inverses. Le miroir plan est préférable parce qu'il donne moins de lumière et permet d'étudier l'ombre sur une pupille suffisamment large.

Faire l'examen dans une chambre noire.

L'observateur se place à 1 m. 20 du sujet. Faire regarder dans la direction de son oreille droite pour examiner l'œil droit, dans la direction de son oreille gauche pour examiner l'œil gauche. L'observateur doit regarder au loin afin de ne pas accommoder. On détermine le sens de la marche de l'ombre dans le méridien horizontal, le méridien vertical et aussi dans les méridiens obliques.

Le méridien est myope lorsque l'ombre est de sens inverse.

Le méridien est emmétrope ou hypermétrope lorsque l'ombre est de sens direct. Pour différencier l'emmétropie de l'hypermétropie, on place un verre convexe de + 1$^d$ devant l'œil examiné. Si, malgré ce

Fig. 267.

verre, l'ombre marche en sens direct, c'est que l'œil est hypermétrope; l'œil est emmétrope si le verre fait converger les rayons et détermine de la myopie.

Si la pupille reste lumineuse ou ombrée dans toute sa surface, l'œil est myope de D. Voici textuellement l'explication de ce phénomène selon M. le professeur Weiss (Leçons d'ophtalmométrie), qui a bien voulu nous autoriser à la reproduire.

Cette explication repose tout entière sur la petite expérience suivante :

Avec une lentille divergente, faisons en I (fig. 267), une image d'un point lumineux, situé plus ou moins loin vers la gauche, et en EE recevons le prolongement du faisceau lumineux sur un écran. Nous aurons sur cet écran une tache lumineuse.

Prenons maintenant à la main un petit écran e, et introduisons-le dans le faisceau lumineux après son entre-croisement en I; nous verrons sur EE l'ombre de l'écran e marcher dans le même sens que e. Faisons maintenant la même opération avant l'entre-croisement; nous supprimerons les rayons LI qui, après le point I, changent de côté dans le faisceau, c'est-à-dire que l'ombre sur l'écran marchera en sens inverse de e. Enfin si nous passons l'écran dans le faisceau au point de croisement I, il est évident que nous

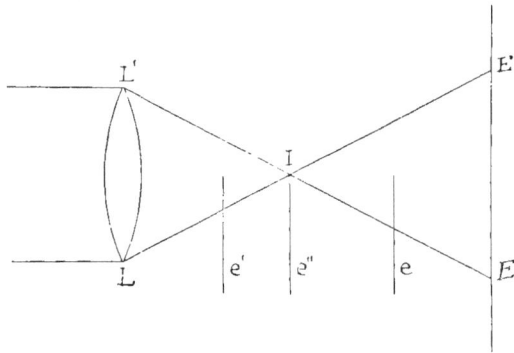

supprimons tous les rayons simultanément, la lumière et l'obscurité se produisent brusquement sur EE.

Considérons maintenant un œil myope représenté à gauche de la figure 268 ayant son *punctum remotum* dans le plan PR et une petite zone éclairée *ab* sur la rétine ; *pp'* figure l'ouverture de la pupille. La petite tache lumineuse *ab* donne dans le plan PR une image aérienne AB. Tous les

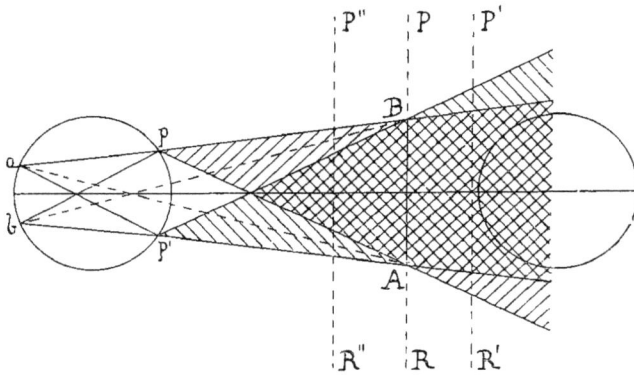

Fig. 268.

rayons, partant de *ab* après avoir traversé la pupille, vont passer par divers points de AB.

Considérons tous les rayons partant de *ab* et passant au bord *p* de la pupille. Ils sont contenus dans un cône *apb*, et, après réfraction, ils sortiront de l'œil dans le cône A*p*B. Figurons la région de l'espace où ils se trouvent par des hachures inclinées ▨▨▨▨. De même tous les rayons partant de *ab* et passant à l'autre bord *p'* de la pupille seront, après la sortie, contenus dans une région de l'espace marquée ▨▨▨▨. Il est inutile de considérer les rayons passant aux autres points de la pupille ; il est aisé de se représenter quel sera leur rôle. Supposons l'œil observateur figuré vers la droite, placé au delà de PR, par rapport à l'œil observé, en P'R' par exemple. Si cet œil observateur se trouve dans la région commune aux deux faisceaux, il reçoit de la lumière de *p* et de *p'* et des points intermédiaires entre *p* et *p'* ; toute la pupille lui paraîtra lumineuse. Si cet œil se déplace vers P' de bas en haut sur la figure, il sort du faisceau venant de *p* avant de sortir du faisceau venant de *p'* ; il lui semble donc voir une ombre envahissant la pupille par *p*. Si, au contraire, l'œil observateur était placé en deçà de PR ou P"R", par exemple, en quittant la partie commune aux deux faisceaux par son déplacement de bas en haut, il perdrait les rayons issus de *p* et l'ombre semblerait envahir la pupille par *p'* ; ce serait le contraire du cas précédent.

Enfin, si l'œil se trouvait dans le plan PR même, on voit que dans son déplacement il perdrait simultanément les rayons *p* et les rayons *p'* ; l'ombre envahirait simultanément toute la pupille.

Au lieu de déplacer l'œil observateur, supposons que nous déplacions *ab* sur la rétine ; AB se déplacerait simultanément dans le plan PR, les rayons lumineux tourneraient autour des points $p$ et $p'$ et il est aisé de voir que ces déplacements donneraient par le même mécanisme que tout à l'heure des ombres directes, inverses ou subites, suivant que l'œil observateur serait au delà de PR, en deçà ou en PR même. Il revient, en effet, au même, de déplacer l'œil de bas en haut dans le faisceau lumineux ou de déplacer le faisceau lumineux dans l'espace en laissant l'œil fixe.

C'est ce que l'on fait dans la pratique : on déplace sur la rétine une petite place lumineuse $ab$, et, suivant l'ombre que l'on observe, on reconnaît que l'on est plus éloigné, plus rapproché, ou au point conjugué même de la rétine, par rapport au système optique de l'œil.

On sait d'ailleurs que ce point conjugué est le *punctum remotum* de l'œil, quand cet œil est non accommodé. C'est pourquoi, dans l'observation, pour éviter l'accommodation, on recommande au sujet de regarder au loin derrière l'observateur, et que ce que l'on détermine en réalité par l'examen de l'ombre, c'est si l'on est au *punctum remotum*, plus près ou plus loin.

Il nous reste à savoir comment on déplace sur la rétine une petite place lumineuse $ab$.

On place une lumière L à côté du sujet et, avec un miroir MM, on éclaire

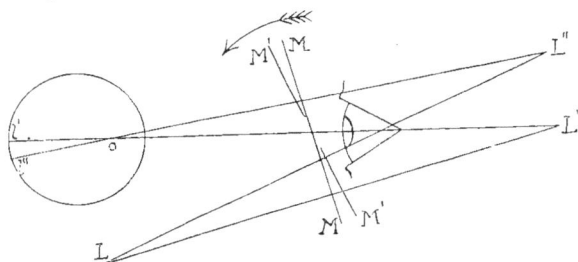

Fig. 269.

l'œil observé (fig. 269). Dans ces conditions, L donne dans le miroir une image L' qui forme sur la rétine une image $l'$ obtenue en joignant L' au centre optique de l'œil et prolongeant cette droite jusqu'à la rétine en $l'$. Faisons tourner le miroir dans le sens de la flèche, il vient en M'M'. L forme alors une image en L'' qui donnera $l''$ sur la rétine.

C'est cette image $l'$ ou $l''$ qui représente la place $ab$ du raisonnement précédent.

Si au lieu de se servir d'un miroir plan, on avait pris un miroir concave donnant de L une image L' située entre le miroir et l'œil (fig. 270), L' aurait donné sur la rétine l'image $l'$. Quand on fait

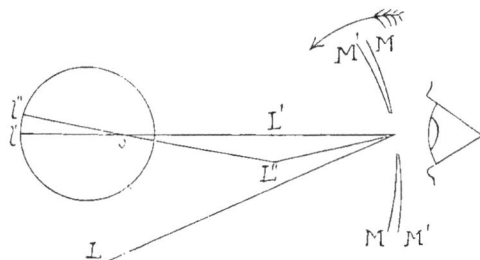

Fig. 270.

alors tourner le miroir dans le sens de la flèche, l'image de L dans le miroir vient en L'', ce qui donne $l''$ sur la rétine.

On voit qu'en passant du miroir plan au miroir concave à court foyer, le déplacement de l'image sur la rétine change de sens pour une même rotation de miroir : c'est pourquoi, dans la pratique, on observe des phénomènes inverses avec le miroir plan et avec le miroir concave.

Avec un miroir concave à très long foyer donnant de L une image non située entre le miroir et l'œil, on observe le même phénomène qu'avec le miroir plan.

**Troubles de l'accommodation**. — Le muscle ciliaire peut être atteint de spasme ou de paralysie.

1° **Spasme de l'accommodation**. — Les amétropes, et en général ceux qui font des efforts excessifs ou prolongés d'accommodation y seraient exposés. Ces efforts seraient fréquents chez les myopes qui ont de la tendance à fixer des objets très fins, et constants chez les hypermétropes qui doivent toujours accommoder même pour la vision des objets éloignés. Les anisométropes, en raison de la difficulté pour voir binoculairement, et les astigmates sont aussi prédisposés au spasme accommodatif. Si, avec Brissaud, on admet que le spasme est un trouble moteur dépendant d'une irritation siégeant sur un point quelconque d'un arc réflexe spinal ou bulbo-spinal, on comprend que nous fassions des réserves pour admettre que ce spasme puisse être produit par l'accommodation dont nous ne connaissons d'ailleurs pas très bien le mécanisme.

On a relevé souvent comme cause le blépharospasme, l'insuffisance des droits internes, les tics douloureux de la face, l'hyperesthésie de la rétine, les lésions inflammatoires des centres nerveux, la paralysie du grand sympathique, l'hystérie et l'épilepsie. On pourrait plutôt dire qu'il s'agit là de troubles et de lésions concomitants relevant de la même cause qui produit le spasme, mais n'en sont pas la cause immédiate.

Enfin, on l'a observé dans la contusion du globe oculaire, l'irritation produite par des corps étrangers de la cornée ou de la conjonctive et l'inflammation du corps ciliaire.

Le spasme de l'accommodation est encore produit par certaines substances appelées myotiques, dont les plus employées en ophtalmologie sont l'esérine (fève de calabar) et la pilocarpine (jaborandi).

Le symptôme important est le trouble de la vision. Le *punctum remotum* et le *punctum proximum* sont déplacés, rapprochés de l'œil. L'œil devient myope. L'accommodation entre en jeu avec une extrême facilité, sous la moindre impulsion de la volonté. Le trouble visuel est variable suivant la réfraction statique. L'emmétrope devient myope ; le myope voit sa myopie augmenter; l'hypermétrope a moins de peine à accommoder. Les objets paraissent plus grands qu'ils ne sont en réalité. Cette *mégalopsie* est due à l'absence du jeu de l'accommodation; c'est un phénomène inverse de la micropsie due à la paralysie de l'accommodation. Les troubles d'asthénopie s'accompagnent de douleurs oculaires et périorbitaires, de larmoiement, de photophobie, de tendance à un excès de convergence et parfois de spasme du sphincter de l'iris (myosis).

On emploiera l'atropine en instillations. Le repos des yeux et la correction de l'amétropie sont utiles.

2° **Paralysie de l'accommodation**. — Nombreuses et quelquefois obscures sont les causes de la paralysie de l'accommodation. On pourrait énumérer toutes les affections qui peuvent retentir sur le muscle ciliaire et son innervation (III° p.). On l'a notée particulièrement dans la diphtérie, la grippe infectieuse (v. c. m.), les angines, la fièvre typhoïde, le typhus épidémique, la syphilis, le paludisme, la rougeole, les oreillons, le rhumatisme fébrile, le diabète, la trichinose, l'empoisonnement par les viandes corrompues, l'alcoolisme et toutes les dyscrasies en général, les troubles digestifs, les troubles des organes génitaux chez la femme, l'hystérie, l'hystéro-traumatisme, la compression du sympathique cervical, les phlegmasies diverses des méninges et du cerveau, les tumeurs cérébrales, les lésions traumatiques du crâne, la paralysie générale, le tabes, les états congestifs ou anémiques oculaires, la cyclite, les traumatismes de l'œil et de l'orbite, le glaucome et l'ophtalmie sympathique au début.

On l'a enfin trouvée associée aux névralgies dentaires, au zona ophtalmique et à d'autres paralysies de la III⁰ paire.

L'atropine et les autres substances dites mydriatiques (duboisine, hyosciamine, hyoscine, homatropine, daturine, cocaïne, jelsémine), instillées dans le cul-de-sac conjonctival ou prises à l'intérieur à dose toxique, déterminent la paralysie de l'accommodation.

Les instillations d'atropine agissent à la fois sur les nerfs moteurs qui innervent le muscle ciliaire et le sphincter pupillaire, d'où paralysie accommodative avec mydriase (ophtalmoplégie interne). L'instillation fait pénétrer l'atropine directement dans les milieux de l'œil par absorption au niveau de la cornée.

Comme dans le spasme, le trouble visuel est capital. Chez l'emmétrope, la vision des objets éloignés est nette, mais celle des objets rapprochés est confuse et ne devient nette qu'avec l'aide de verres convexes appropriés à la distance. La gène de la vision est d'autant moins grande chez le myope que sa myopie est plus forte ; enfin chez l'hypermétrope, qui a besoin d'accommoder pour voir distinctement à n'importe quelle distance, le trouble visuel sera très grand.

Dans le spasme les objets paraissent plus grands (mégalopsie); au contraire, dans la paralysie de l'accommodation il y a *micropsie*. L'effort d'accommodation fait pour voir un objet à une distance voulue donne à *penser* que l'objet est plus proche qu'il n'est en réalité. L'effort d'accommodation a eu lieu, mais sans résultat, et comme l'image sur la rétine n'est pas devenue plus grande, c'est donc que l'objet est plus petit. La micropsie devient ainsi une erreur de jugement.

Dans la paralysie de l'accommodation par instillations d'atropine, la pupille est large, immobile, ne réagit ni à la lumière ni à l'accommodation. Le malade se plaint d'éblouissement dû à la largeur insolite de la pupille.

Le diagnostic est facile. Il faut s'assurer que le malade voit bien à son *punctum remotum*, mais pas en deçà, c'est-à-dire que son amplitude d'accommodation est diminuée ou supprimée et qu'il n'est pas hypermétrope.

*Traitement.* — On remplira les indications thérapeutiques tirées de l'étiologie de l'affection; on instillera des collyres à la pilocarpine et à l'ésérine. Les yeux seront mis au repos, et progressivement on facilitera l'accommodation par des verres convexes.

*PÉCHIN.*

**VITILIGO**. — Le vitiligo est une dyschromie cutanée caractérisée par le développement de taches blanches nettement limitées et entourées d'une zone plus ou moins étendue d'hyperpigmentation.

Il est nécessaire, pour qu'on puisse parler de vitiligo, que l'achromie et l'hyperchromie coexistent, que la peau ne présente aucune autre modification, enfin que la dyschromie soit acquise et non congénitale (Darier).

**Description**. — Les taches blanches du vitiligo présentent la teinte de la craie, du lait ou de l'ivoire : elles sont arrondies, ovalaires ou irrégulières ; leurs contours sont nets, leurs bords très finement sinueux ; quand elles apparaissent, elles ont en général les dimensions d'une pièce de monnaie ; elles progressent lentement ou restent stationnaires.

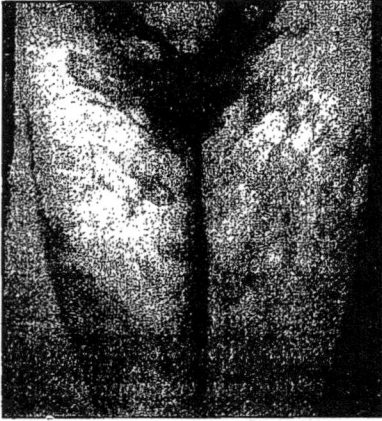

Elles sont distribuées comme au hasard dans une nappe hyperchromique grisâtre, brune ou presque noire, dont la teinte est, dans la règle, particulièrement foncée au voisinage de la ligne de démarcation ; à la périphérie des zones surcolorées, le passage à la teinte normale est graduel et insensible.

La peau, au niveau des plaques de vitiligo, est lisse, unie, souple, non squameuse. Les cheveux ou poils follets implantés sur les taches blanches sont d'ordinaire décolorés ; ils ne tombent jamais. Nul trouble sécrétoire, nul trouble sensitif n'a été constaté sur les surfaces vitiligineuses.

Fig. 271. — Vitiligo. (Darrier, *Précis de Dermat.*)

Toutes les régions du tégument peuvent être atteintes par le vitiligo. Celui-ci occupe de préférence le dos des mains, des poignets et des avant-bras, la face et le cou, ainsi que les organes génitaux et les régions avoisinantes (fig. 271). Il ne siège jamais sur les muqueuses.

La dyschromie présente en général dans sa distribution une tendance marquée à la symétrie.

**Évolution**. — Le début du vitiligo est d'ordinaire insidieux et lent ; aucun trouble général ou local ne le révèle et c'est par hasard qu'on découvre la dyschromie. Celle-ci est rarement fixe et immuable. Elle varie souvent d'intensité avec les saisons, étant plus marquée en été qu'en hiver. Elle a guéri dans de rares cas. Le cas le plus commun est celui du vitiligo migrateur, ambulant et progressif.

Le vitiligo, qu'on observe à tout âge et dans les deux sexes, est plus fréquent sur les téguments préalablement hyperchromiés (race, tendance générique ou familiale) et se montre surtout sur les surfaces soumises à des frottements continus, à des pressions répétées (bandage herniaire, par exemple).

**Étiologie**. — On ignore encore sa pathogénie et sa nature intime.

La clinique cependant montre qu'il existe une relation entre cette dyschromie et les *troubles, les tares ou les altérations du système nerveux.*

Parfois, la dyschromie succède à bref délai à un accident, à un trouble nerveux intense, à une violente terreur; d'autres fois, c'est à une tare nerveuse congénitale aggravée par des fautes d'hygiène que le vitiligo peut être rattaché.

La syphilis paraît jouer un rôle dans l'étiologie de certains vitiligos, soit directement, soit par l'intermédiaire du tabes.

D'autres maladies générales, nerveuses ou cutanées, ont été signalées comme se présentant en même temps que le vitiligo dans des conditions qui éveillent une idée de parenté morbide ou de prédisposition conférée : telle est la pelade, que Cazenave considérait comme une variété de vitiligo; tels sont le lichen simplex chronique et le lichen plan, où le système nerveux joue un rôle indubitable, la sclérodermie progressive, le mycosis fongoïde, etc. Le vitiligo se présente encore avec une fréquence particulière dans diverses maladies nerveuses, l'aliénation mentale, la démence, l'épilepsie, la pachyméningite cervicale, la syringomyélie, les névralgies rebelles, le goitre exophtalmique, etc.

Tous ces faits permettent de considérer le vitiligo comme une lésion d'origine nerveuse. Pour Gaucher, le vitiligo pourrait être rapporté à une auto-intoxication agissant par l'intermédiaire des nerfs.

Mais assez souvent ces conditions font défaut et l'on est alors en droit de se demander s'il ne faut pas accuser des causes en apparence banales, les unes locales (traumatismes, troubles circulatoires), les autres générales (maladies infectieuses antérieures, intoxications chroniques, insuffisances organiques).

**Diagnostic.** — Le vitiligo, dyschromie acquise et pure, *sans aucune modification structurale de la peau*, est d'un diagnostic facile.

Le *pityriasis versicolor* ne saurait être confondu avec lui, car l'épiderme coloré envahi par le microsporum furfur se détache en copeau sous un coup d'ongle, et les taches claires qui l'avoisinent ne sont pas achromiques.

Certaines *cicatrices* de syphilides ulcéreuses, de pustules d'ecthyma, de chancres mous, etc., sont parfois entourées d'un halo pigmenté; mais à leur niveau la peau est plissée, n'a plus le même grain que la peau normale.

Au niveau des taches de *sclérodermie*, les téguments sont modifiés dans leur consistance et leur épaisseur; un lilac ring les entoure d'ordinaire.

La *pelade* est parfois d'un diagnostic difficile; mais le vitiligo ne reste guère cantonné exclusivement au cuir chevelu et la présence sur la nuque, les oreilles ou la face, d'aires leucodermiques à bordure hyperchromiée tranchera la question.

Dans la *syphilide pigmentaire du cou*, dans les mélanodermies qui accompagnent parfois *la tuberculose, la chlorose, la grossesse, l'arsenicisme*, la coloration des taches est normale et ne paraît blanche que par contraste.

La *lèpre*, où l'on remarque des taches pigmentées et achromiques, est révélée par des troubles de la sensibilité caractéristiques.

Enfin, les *dyschromies congénitales*, qui sont de l'ordre des nævi pigmentaires, existent dès la naissance et peuvent changer de teinte avec l'âge, mais non de configuration.

**Traitement**. — L'on n'agit guère directement sur le vitiligo. Mais il faut étudier à fond le malade, et, si l'on peut trouver chez lui quelque indice d'une affection nerveuse, instituer un traitement approprié.

On essaiera surtout de modifier les troubles nerveux divers par les bromures, les valérianates ou quelque autre médicament nervin. L'hydrothérapie sous les formes sédatives (douches en rosée, tièdes et prolongées, piscine froide, bains tièdes prolongés) ou toniques (douches froides, douche écossaise, bains sulfureux ou salins), suivant les cas, aura souvent à intervenir. On a conseillé aussi le bain d'électricité statique, les courants continus (Brocq), la haute fréquence.

Il est vraisemblable que l'opothérapie ovarienne, thyroïdienne (Marfan) peut-être orchitique ou surrénale, selon les conditions du malade, pourrait être appelée à jouer un rôle (Darier).

La thérapeutique locale, souvent réclamée des malades quand le vitiligo siège aux parties découvertes, est délicate et peu efficace. On agira sur les surfaces hyperchromiques par les agents décolorants, eau oxygénée, mercuriaux, acides dilués; on pourra tenter de provoquer une pigmentation des taches achromiques par les rubéfiants, notamment par l'acide acétique et le chloroforme (Darier). *FERNAND TRÉMOLIÈRES.*

## VITRÉ (MALADIES DU CORPS).

I. — PERSISTANCE DE L'ARTÈRE HYALOÏDE. — Pendant la vie fœtale l'artère hyaloïde (capsulaire) passe dans le canal de Stilling et traverse ainsi la partie centrale du corps vitré pour gagner la fossette hyaloïde et former entre le corps vitré et le cristallin un réseau qui embrasse la cristalloïde postérieure. De ce réseau partent des rameaux qui se recourbent sur la cristalloïde antérieure pour se jeter en partie dans la région capsulo-pupillaire, en partie vers la zonule de Zinn. L'artère hyaloïde disparaît en général dans les dernières périodes de la vie intra-utérine, et dans les yeux arrivés à un complet développement on ne constate habituellement aucune trace de ce vaisseau. Quelquefois elle peut persister à l'état rudimentaire ainsi que Muller l'a observé chez le cheval et le veau. La disparition de l'artère hyaloïde est considérée comme complète, mais il en reste souvent un vestige représenté par un filament artériel de longueur variable situé sur le côté nasal de la papille et saillant dans le vitré; ou bien on ne trouve que des vestiges exsangues attachés à la cristalloïde postérieure où ils simulent une cataracte polaire postérieure et une sorte d'appendice filamenteux ou en champignon sur la papille. Au lieu de se rendre au pôle postérieur du cristallin, l'artère peut aboutir vers le quadrant inféro-externe et se terminer dans un renflement qui émet lui-même des filaments (terminaison paracristallinienne signalée par Van Duyse) ou dans une vésicule post-cristallinienne. Les vestiges de l'artère et du canal peuvent traverser tout le corps vitré ou se résoudre en des filaments attenant à la cristalloïde postérieure ou à la papille et pouvant prendre les formes et les aspects les plus variés.

La persistance de l'artère hyaloïde n'entraîne pas forcément des troubles fonctionnels et des symptômes subjectifs. Parfois il y a une amblyopie très prononcée ou seulement la perception d'un corps flottant.

Cette anomalie est presque toujours unilatérale. Le cas de Knipp est peut-être le seul cas de bilatéralité connu.

On a noté la réfraction hypermétropique et myopique. Dans une observation de Unterharuscheidt la myopie était progressive et l'artère hyaloïde céda devant la distension axile de l'œil.

Parmi les complications on a observé notamment la microphtalmie, le colobome de l'iris et de la choroïde, les restes de la membrane pupillaire, la luxation du cristallin, la cataracte polaire, l'ectopie antérieure et postérieure, et en un mot, les complications qui peuvent provenir de l'organisation de l'extrémité antérieure de l'artère et les conséquences qui peuvent en résulter, l'hyalitis, l'anesthésie rétinienne, la rétinite pigmentaire, la papille ovalaire avec conus sous-jacent et enfin le colobome du nerf optique.

II. — **ENTOZOAIRES.** — Le cysticerque et la filaire peuvent pénétrer dans le corps vitré. Les observations sont rares.

Le cysticerque pénètre dans l'œil par la voie vasculaire pour venir se fixer dans le réseau vasculaire chorio-rétinien. On a observé la vésicule du cysticerque dans la région maculaire, vers l'ora serrata, entre la choroïde et la rétine (cysticerque sous-rétinien) et sur la rétine (cysticerque sus-rétinien).

Suivant le siège et l'évolution les troubles seront variables. Les symptômes consistent en un certain degré d'irritation oculaire et notamment en un trouble de la vision.

A l'ophtalmoscope on peut voir la vésicule; et même la tête et le cou du cysticerque. La tête a l'aspect d'une tache brillante et présente deux renflements latéraux. Cet aspect joint aux mouvements spontanés de la vésicule donne la certitude du diagnostic.

Le cysticerque forme corps étranger qui ne tardera pas à déterminer de graves lésions si on le laisse évoluer. Ces lésions (opacités du vitré, choroïdite, irido-cyclite, décollement rétinien, neuro-rétinite, ossification de la paroi du kyste ou des tissus voisins, réaction leucocytaire, formation de cellules géantes) détermineront à la longue l'atrophie du globe ou des accidents aigus qui nécessiteront l'énucléation.

**Diagnostic.** — Lorsqu'on peut à l'examen ophtalmoscopique distinguer le kyste sous-rétinien qui a le volume d'un gros pois et la forme sphérique, et surtout si dans le cas de cysticerque sus-rétinien l'on aperçoit les mouvements spontanés de la vésicule et la tête du cysticerque, il n'y a plus de doute. Mais il n'en est pas toujours ainsi et le diagnostic a été particulièrement difficile dans des cas où le kyste s'était compliqué d'un décollement partiel ou bien s'était développé vers l'ora serrata. On aura à faire le diagnostic différentiel avec le décollement simple, une vésicule post-cristallinienne, les tumeurs de la choroïde avec ou sans décollement, le gliome rétinien.

**Traitement.** — On doit toujours extraire le cysticerque, puisque l'évolution de ce dernier amène fatalement la perte de l'œil.

Une méthode d'extraction consiste à faire une incision scléroticale au niveau du cysticerque qu'on va saisir avec une pince. L'incision méridienne sera de un centimètre environ.

L'électrolyse a donné de bons résultats. On introduit le couteau de de Graefe dans le kyste, puis sans sortir le couteau on fait glisser le long de la lame l'aiguille qu'on mettra en contact avec le pôle positif, l'autre électrode étant en contact avec les épaules. La technique de l'électrolyse exige une excellente instrumentation (accumulateur, milliampèremètre apériodique, aiguille avec un vernis isolateur au niveau de la partie qui sera en contact avec la plaie scléroticale). On laissera passer un courant de 5 milliampères pendant cinq minutes.

Si les lésions très accusées ont amené la perte de la vision, l'énucléation est la seule ressource; à moins que l'œil devenant atrophique ne cause aucune douleur.

La fougère mâle a donné des guérisons dans des cas de cysticerques et d'échinocoques. C'est à essayer.

### III. — OPACITÉS. — CORPS FLOTTANTS. — MOUCHES VOLANTES. —

Les myopes de degrés élevés, les malades atteints de chorio-rétinites, de cyclites, d'hémorragies spontanées ou traumatiques du vitré, peuvent, dans le cours de leurs affections ou après la terminaison, remarquer une diminution de l'acuité visuelle avec sensation de mouches volantes (myodésopsie, μυῖα, mouche; ὄψις, vue). Cette sensation est surtout manifeste lorsque le regard se porte sur une surface blanche, un mur, une feuille de papier, un ciel clair; elle incommode le malade, le préoccupe vivement.

A l'examen ophtalmoscopique, à l'image droite, à l'éclairage par le miroir, à l'éclairage latéral, il est rare qu'on ne constate pas dans le vitré des corps flottants qui revêtent divers aspects de forme et de volume. Ils apparaissent sous forme de poussière ou de petites opacités noires, opaques, de flocons, de filaments, de voiles, de membranes; ils peuvent même former des masses qui remplissent le vitré, mais quelquefois sont fixes et ne donnent pas la sensation de corps qui se déplacent. Ces opacités se déplacent sous l'influence des mouvements du globe.

On n'est pas fixé sur la nature de ces opacités et l'on admet qu'il s'agit tantôt d'exsudats provenant d'une inflammation de l'uvée ou de la rétine et formés de leucocytes mono ou polynucléaires renfermant du pigment chorio-rétinien, et tantôt de reliquats hémorragiques consécutifs à des lésions spontanées ou traumatiques de l'uvée et de la rétine. On peut, en effet, voir des lésions de chorio-rétinite atrophique ou pigmentaire; mais ces lésions ne sont pas constantes.

Les opacités évoluent différemment suivant leur date d'apparition; récentes elles peuvent diminuer, mais les anciennes persistent le plus souvent, quoi qu'on fasse. Les opacités qui résultent d'hémorragies et surtout d'hémorragies traumatiques se résorbent assez souvent avec une surprenante rapidité et laissent les milieux redevenir transparents. Si les exsudats sont de nature plastique et abondants, ils peuvent en s'organisant amener l'atrophie du globe. Mais ces cas sont exceptionnels; le plus souvent les corps flottants sont petits, peu nombreux, et persistent pendant de longues années à ennuyer, gêner et parfois tourmenter ceux qui en sont atteints et finissent par se compliquer de synchisis.

**Diagnostic**. — L'examen ophtalmoscopique les fera reconnaître aisément. Il se peut qu'en raison de leur ténuité ou qu'au hasard d'un premier examen négatif ils passent inaperçus; on devra répéter l'examen et ne pas se presser de conclure à des sensations de mouches volantes subjectives telles qu'en accusent les névropathes.

Les opacités vitréennes sont mobiles; cette mobilité les distingue des opacités cristalliniennes.

**Traitement**. — Bien que les résultats thérapeutiques soient peu encourageants, il est indiqué de rechercher dans l'état général la cause d'une lésion du tractus uvéal ou de la rétine, qu'une chorio-rétinite soit ou non apparente. L'iodure de potassium, l'iode, le mercure, les cures sudorifiques, les laxatifs sont indiqués.

Indiquées également les ponctions répétées de la chambre antérieure et les injections sous-conjonctivales de solution de chlorure de sodium de 5 à 10 pour 100. Ces ponctions et injections ont pour but d'activer les échanges nutritifs oculaires.

Les malades se trouvent bien du port de conserves fumées ou bleutées.

On a décrit sous le nom d'**infiltration du vitré**, et notamment dans le paludisme, une modification particulière du vitré qui apparaît sous forme d'une masse blanche. Cette modification se fait progressivement, parfois elle est subite. A l'ophtalmoscope on ne distingue qu'un reflet blanc caractéristique. La vision est perdue; dans de rares cas elle est revenue, en même temps que la transparence du vitré; on a constaté aussi la persistance d'opacités diffuses du vitré.

IV. — **SYNCHISIS DU CORPS VITRÉ**. — Le synchisis du corps vitré est caractérisé anatomiquement par une consistance plus fluide. La trame du corps vitré est détruite. Le corps vitré est transformé en masse liquide: la masse transparente qui le constitue a perdu sa consistance gélatineuse. La fluidité du corps vitré apparaît à l'examen ophtalmoscopique qui montre des corps flottants, elle apparaît également si l'on opère un œil atteint de synchisis et que du corps vitré s'échappe; ce dernier est liquide, filant et souvent teinté en jaune. Le corps vitré dégénère ainsi lorsqu'il est atteint dans sa nutrition, et c'est le cas dans les chorio-rétinites avec opacités du vitré dans les yeux myopiques ou ectatiques.

Lorsqu'à l'examen ophtalmoscopique on reconnaît dans le corps vitré fluidifié de nombreux points brillants, le synchisis prend le nom de *synchisis scintillant*. L'aspect du vitré est curieux, car ces points sont autant de petits cristaux de cholestérine, de tyrosine, de margarine, des phosphates dus vraisemblablement à une dyscrasie sanguine, et qui réfléctent la lumière. Ces cristaux étincellent, se déplacent sous l'influence des mouvements de l'œil et si l'œil reste immobile on voit tous ces corpuscules tomber comme une pluie d'or. Bien différents en cela des opacités du vitré, ces fins corpuscules se trouvent dans des yeux dont la vision est bonne.

**Pronostic**. — L'avenir de tels yeux est précaire, car un cercle vicieux s'établit. Les lésions du tractus uvéal et de la rétine retentissent sur le vitré et les lésions dégénératives de ce dernier retentissent à leur tour sur la rétine qui peut se décoller, la zonule de Zinn qui s'altère et le cristallin qui s'opacifie ou se luxe. Tant que l'œil a un tonus normal, les complications paraissent éloignées, mais dès que l'hypotonie survient on a à craindre le décollement rétinien et l'atrophie du globe. Le corps vitré lui-même peut se décoller et il se trouve séparé de la rétine par une couche de liquide; ce décollement du vitré a lieu de préférence dans les segments antérieur et postérieur du vitré.

**Traitement**. — Celui des opacités du corps vitré.

**Hémorragie du vitré**. — V. RÉTINE (HÉMORRAGIES).

**Traumatisme du vitré**. — V. ŒIL (TRAUMATISME).                    *PÉCHIN.*

**VITRIOLAGE**. — Le vitriolage constitue l'arme de la femme jalouse qui veut se venger et cherche à défigurer.

L'acide sulfurique est l'agent le plus employé, puis l'acide nitrique. Ces acides déterminent des brûlures avec escarres superficielles ou profondes de couleur variable (noirâtre par l'acide sulfurique, jaunâtre par l'acide

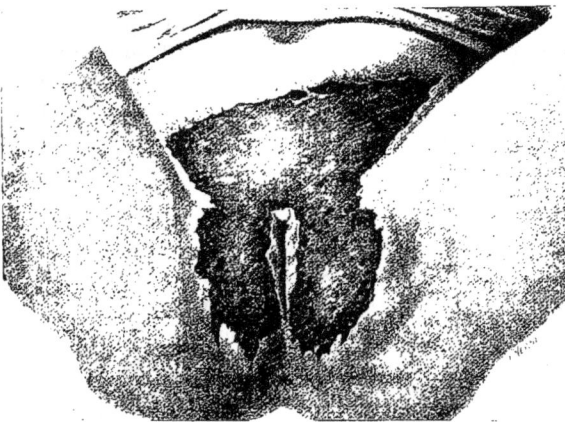

nitrique). Cette escarre est toujours moins sèche que celle qui est produite par la chaleur, les bords en sont frangés (fig. 272).

Le médecin expert est appelé à décrire les lésions, à préciser la nature du caustique employé, à déterminer le pronostic. Suivant qu'il conclura à une blessure superficielle n'entraînant qu'une incapacité de travail temporaire, ou à une lésion définitive entraînant une infirmité (incapacité per-

Fig. 272. — Vitriolage de la région pubienne et vulvaire.

manente, partielle ou totale), le vitriolage sera considéré comme un simple délit ou un crime. Dans le premier cas, il est du ressort du tribunal correctionnel; dans le second, de la cour d'assises.

C'est le plus généralement au niveau de la face et des yeux que le liquide corrosif est projeté, puis il envahit, par coulées caractéristiques, le cou, les épaules et la poitrine. En étudiant cette répartition du liquide, on peut se rendre compte de la situation réciproque de la victime et de son agresseur. Le diagnostic de la nature du liquide projeté résulte de la couleur des tissus avoisinants ou de l'escarre, de l'examen fait par un chimiste, de parcelles de vêtements atteints par le caustique, ou du récipient qui a contenu le liquide, ou du parquet sur lequel il a été projeté.

Dans les premiers jours, le pronostic doit toujours être réservé; on fixera approximativement la durée probable de la période de cicatrisation et l'on indiquera, dans un rapport, la nécessité de revoir le blessé au bout de ce temps pour fixer définitivement la nature de l'incapacité de travail. Les résultats éloignés de ces brûlures de la face ou de la peau au voisinage des grandes articulations (épaule, coude, etc.), sont en effet très variables. Il existe des cicatrices kéloïdes, des brides qui limitent les mouvements des membres. Enfin, les brûlures des paupières et des yeux entraînent secon-

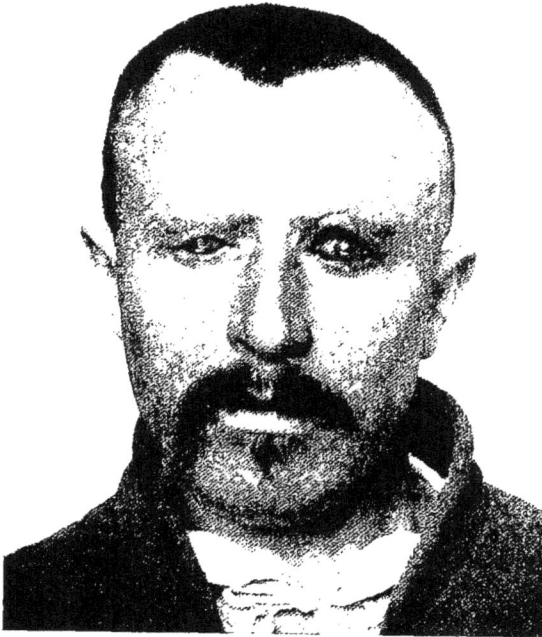

Fig. 275. — Vitriolage, défiguration par brûlures des paupières et de la face.

dairement des défigurations abominables (fig. 275), et fréquemment des lésions irrémédiables de l'appareil de la vision.           *ETIENNE MARTIN.*

**VOLVULUS.** — V. INTESTIN.

**VOMIQUES.** — Sous le nom de *vomique*, on désigne le rejet brusque, dans un effort de *vomissement*, d'une *collection* liquide, purulente le plus souvent, passée dans les bronches *par effraction*. Ce dernier caractère faisant défaut, l'expectoration d'une collection purulente formée dans les bronches elles-mêmes, au cours de la bronchectasie, n'est pas une véritable vomique ; de même, l'expectoration consécutive à l'ouverture d'une caverne tuberculeuse ou gangreneuse n'est pas une vomique, parce que, en général, elle ne se produit pas brusquement, à la manière du vomissement, et parce qu'il ne s'agit pas du rejet d'un liquide véritablement collecté : « Tout cela est subtil, j'en conviens, écrit Dieulafoy ; mais les mots n'ont de valeur que par l'idée qu'on y attache ».

Les vomiques sont consécutives à des lésions de la plèvre, du poumon, du médiastin, des organes abdominaux, et quelquefois à un abcès par congestion.

1° **Vomiques pleurales**. — Elles sont de beaucoup les plus fréquentes. Elles ne succèdent que très exceptionnellement à une pleurésie séro-fibrineuse (vomique séreuse). Dans la très grande majorité des cas, elles se produisent au cours d'une pleurésie purulente. Elles paraissent quelquefois provoquées par la thoracentèse. En règle générale, elles sont assez tardives, ne survenant que du trentième au cinquantième jour de la maladie, et quelquefois au quatrième mois seulement (Trousseau, Bouveret). Chez les enfants, pourtant, l'ouverture de la pleurésie dans les bronches est d'ordinaire plus précoce (quinzième au vingtième jour).

Ce sont les *pleurésies non tuberculeuses*, et principalement les *pleurésies pneumococciques enkystées*, qui aboutissent le plus souvent à une vomique : celle-ci est la règle dans la pleurésie interlobaire ; elle est beaucoup moins fréquente dans la pleurésie purulente de la grande cavité pleurale, et plus rare encore dans la pleurésie purulente tuberculeuse, où elle se produit surtout en cas d'empyème pulsatile.

2° **Vomiques pulmonaires**. — Les kystes hydatiques et les abcès du poumon peuvent donner lieu à une vomique.

La *vomique hydatique* se produit d'ordinaire quand le kyste est suppuré ; mais, quelquefois un kyste non infecté par les microbes pyogènes s'ouvre dans les bronches, et le liquide rejeté est limpide.

Pour les *abcès du poumon*, ce n'est guère qu'en cas d'abcès assez volumineux et unique (abcès pneumonique, abcès migrateur consécutif à une suppuration hépatique ou rénale) que survient la vomique ; les abcès pyohémiques entraînent trop rapidement la mort pour donner lieu à cette complication.

3° **Vomiques médiastines**. — Elles sont rares et succèdent à la perforation du poumon au cours du cancer de l'œsophage : « Cette perforation résulte, écrit Ingelrans, de la destruction de masses cancéreuses envahissantes, de suppuration ou de gangrène ; le contenu des abcès périnéoplasiques trouve ainsi moyen de s'évacuer par vomique ».

4° **Vomiques consécutives aux suppurations des organes abdominaux.** — La vomique est assez fréquente au cours des *kystes hydatiques suppurés du foie* (kystes de la convexité du foie, à évolution supérieure, thoracique), au cours des *périhépatites suppurées* et des *abcès gazeux sous-diaphragmatiques* (pyo-pneumothorax sous-phrénique). Elle s'observe moins souvent dans les *affections rénales* et *périrénales* (kyste kydatique du rein, phlegmon périnéphrétique), et est très rare à la suite des abcès et des kystes hydatiques de la *rate*.

5° **Vomiques au cours des abcès par congestion.** — Les abcès par congestion du mal de Pott, provenant des dix premières vertèbres dorsales, s'ouvrent quelquefois dans les bronches ; on les a même vus s'ouvrir simultanément dans les bronches et au pli de l'aine, et le liquide injecté dans la fistule inguinale peut alors ressortir par la bouche.

**Symptômes**. — La symptomatologie des vomiques varie selon leur origine : toutefois, un certain nombre de phénomènes leur sont communs à toutes; et nous pouvons en tenter une description générale, en donnant surtout les caractères de la vomique pleurale, qui est la plus fréquente.

Il existe souvent quelques signes précurseurs de la vomique : ainsi l'haleine prend parfois, un ou deux jours auparavant, une odeur fétide en cas de pleurésie purulente (Dieulafoy), une odeur de marmelade de prunes en cas de kyste hydatique du poumon ou du foie (Eichhorst); — immédiatement avant la vomique, le malade peut rejeter quelques rares crachats fétides (pleurésie), ou présenter une expectoration purulente plus ou moins abondante (pyopneumothorax).

Il n'est pas rare que ces prodromes fassent complètement défaut. Brusquement, le malade ressent une douleur déchirante dans la poitrine; il éprouve une angoisse respiratoire vive, et dans une quinte de toux, il rejette un flot de pus, dont la quantité peut atteindre plusieurs litres. En même temps, son visage se cyanose, ses extrémités se refroidissent, son pouls devient petit et rapide : parfois même se produit une syncope. Au bout de quelques minutes, ces signes alarmants s'atténuent, et le malade se trouve très soulagé.

Immédiatement après la vomique, la fièvre tombe; mais bientôt elle s'élève de nouveau, et une nouvelle évacuation purulente se produit. La vomique, en effet, recommence, soit tous les jours (surtout le matin), soit à intervalles plus éloignés, tant que la fistule qui fait communiquer la poche avec les bronches n'est pas oblitérée.

La vomique affecte d'ailleurs quelquefois une allure différente : « Quand le pus n'est pas très abondant, écrit Ingelrans, il arrive qu'il soit craché au lieu d'être vomi, mêlé aux mucosités des bronches, si bien que, chez l'adulte, ces vomiques fragmentées peuvent être prises pour une simple bronchorrhée. Les enfants, de leur côté, avalent leurs crachats : chez eux, la perforation bronchique est d'ordinaire étroite, la vomique est très fragmentée, et la déglutition du liquide évacué est de nature à faire passer la vomique inaperçue. »

A la suite de la vomique, on trouve presque toujours des *signes cavitaires* (vomiques pulmonaires) ou des signes de *pneumothorax* (vomiques pleurales) à l'auscultation du poumon correspondant.

Quant aux caractères du pus rejeté, ils varient suivant son origine : nous nous occuperons de ce point à propos du diagnostic.

Quelques *accidents* peuvent survenir au cours ou à la suite de la vomique. Nous signalerons seulement : la *mort subite ou rapide* par asphyxie (obstruction des bronches par un liquide trop abondant) ou, plus rarement, par hémoptysie foudroyante (surtout en cas de kyste hydatique du poumon); — le *pyopneumothorax* enkysté, très habituel, mais non constant, à la suite des vomiques pleurales; — la *gangrène pulmonaire*, qui peut survenir après les abcès pneumoniques et les kystes hydatiques du poumon; l'*infection des bronches* et du poumon du côté opposé à la lésion; — la *prolongation indéfinie de la suppuration*, entraînant la dégénérescence amyloïde des viscères, ou la mort par septicémie; et, dans des cas plus favorables, la *sclérose pulmonaire* ou *pleuro-pulmonaire*, la *tuberculose pulmonaire*.

**Diagnostic**. — Nous avons indiqué déjà les signes qui peuvent faire *prévoir* l'imminence de la vomique (odeur de l'haleine). Mais, lorsque du pus est rejeté en abondance, on doit se demander d'abord s'il s'agit vraiment d'une vomique, et ensuite quelle en est la cause.

I. **S'agit-il d'une vomique?** — La phtisie, la dilatation des bronches, la gangrène du poumon, donnent lieu à une expectoration purulente qui peut simuler parfois une vomique.

Dans la phtisie, l'évolution lente de la maladie, l'augmentation progressive de l'expectoration qui n'apparaît pas aussi brusquement et est rarement aussi abondante qu'en cas de vomique, les signes stéthoscopiques constatés aux sommets des poumons, rendent d'ordinaire le diagnostic assez facile.

La dilatation des bronches se distingue, elle aussi, par sa marche différente, par ses signes physiques, et en particulier par les caractères des crachats, dont l'odeur est légèrement fétide (plâtre frais), et qui, recueillis dans un verre, se divisent en trois couches [V. BRONCHES (DILATATION)].

Le diagnostic entre la phtisie ou la dilatation des bronches et la vomique, aisé en général lorsque l'on a assisté au début des accidents, peut être beaucoup plus délicat quand on observe un sujet malade déjà depuis longtemps, quand l'expectoration purulente a été d'emblée assez abondante, mais n'est pas apparue avec la soudaineté qui caractérise d'ordinaire les vomiques pleurales. La constatation même de signes cavitaires ne tranche nullement la question, ces symptômes se produisant à la suite des vomiques. On se demande alors s'il s'agit de tuberculose, de bronchectasie à développement rapide, ou de vomique peu abondante et à répétition : l'examen bactériologique du pus, les caractères physiques de l'expectoration, l'état général du malade, la localisation précise des signes stéthoscopiques, sont les éléments les plus propres à apporter quelque clarté dans ces cas difficiles.

Quant à la gangrène pulmonaire, elle communique à l'haleine et aux crachats une odeur infecte et vraiment caractéristique, et entraîne une altération rapide et profonde de l'état général. La percussion et l'auscultation permettront de faire le diagnostic différentiel entre la caverne gangreneuse du poumon avec expectoration putride, et la gangrène corticale, pleuro-pulmonaire, la pleurésie putride, qui donne souvent lieu à une vomique véritable.

II. **Quelle est la cause de la vomique?** — Lorsqu'elle est un accident prévu au cours d'une maladie antérieurement diagnostiquée, la vomique est facilement rapportée à sa véritable cause; il n'en est pas de même quand elle complique une affection dont la véritable nature restait douteuse : assez souvent, elle survient chez un malade qui présentait depuis quelque temps des symptômes thoraciques d'une interprétation malaisée; et c'est sur ses caractères propres que repose alors tout le diagnostic.

Dès que se produit une vomique, il faut, de parti pris, songer à l'existence d'une *pleurésie purulente*, pleurésie enkystée, et spécialement pleurésie *interlobaire* : c'est alors surtout que le pus peut être craché, et non vomi, et que l'on peut croire à une simple bronchorrhée : d'autre part, la constatation de signes cavitaires à la partie moyenne du poumon après la vomique est elle-même de nature à faire admettre la bronchectasie : et l'on voit combien le diagnostic peut être délicat. Si l'auscultation révèle des symptômes, non pas de caverne, mais de pneumothorax partiel, on doit admettre la pleurésie ; mais le pneumothorax n'est que fréquent, et non pas constant, à la suite de la vomique. On comprend quelle importance prennent alors les commémoratifs, la notion d'une pneumonie antécédente, et l'examen bactériologique du pus, la pleurésie interlobaire étant le plus souvent pneumococcique.

Lorsqu'il s'agit d'une pleurésie putride, consécutive à une gangrène pulmonaire, les caractères du pus sont généralement assez particuliers pour imposer le diagnostic.

La vomique des *abcès du poumon* est souvent très difficile à rapporter à sa véritable cause ; elle est *précoce* dans l'*abcès pneumonique*, qui est le plus fréquent, et survient au plus tard le 20ᵉ jour ; tandis que, dans les pleurésies, elle ne se produit guère avant le 30ᵉ ou le 40ᵉ jour.

La rupture d'un *kyste hydatique du poumon* dans les bronches se fait quelquefois avant toute infection secondaire de ce kyste (et alors le liquide est limpide), mais plus souvent elle ne se produit qu'après suppuration : dans les deux cas, le liquide rejeté contient des vésicules hydatiques et des crochets d'échinocoques.

Quant aux vomiques d'origine *hépatique, périhépatique, rénale* ou *périrénale*, elles sont d'ordinaire précédées par les symptômes propres à l'affection causale : en cas d'abcès du foie, le pus a souvent une couleur chocolat et une odeur fétide, et peut contenir des cellules hépatiques et de la cholestérine ou des cristaux quadrangulaires, allongés et incolores (Netter), décelables à l'examen histologique. S'il s'agit d'un kyste hydatique, le liquide renferme des vésicules et des crochets.

Enfin, quand un *abcès par congestion* s'est ouvert dans les bronches, on trouve des séquestres osseux dans le pus, qui, en outre, contient des bacilles de Koch et tuberculise le cobaye.

Dans tous les cas, l'*examen radioscopique* peut être fort utile pour préciser le siège de la collection purulente.

**Pronostic.** — La vomique est toujours un accident sérieux, et nous avons vu, à l'étude des symptômes, les complications dont elle peut être l'origine. Mais son pronostic doit être envisagé différemment selon les cas. Dans les abcès du poumon et dans les pleurésies purulentes, elle peut être suivie de guérison complète, si l'évacuation se fait bien : alors le rejet du pus est de moins en moins abondant, la poche se tarit peu à peu, et la température s'abaisse progressivement. Si, au contraire, l'issue doit être fatale, de nouvelles vomiques se reproduisent indéfiniment, et la fièvre prend les caractères de l'hecticité. D'ailleurs, comme le remarque Sergent, même dans les cas favorables en apparence, il faut se défier des détentes qui suivent la vomique et qui peuvent être assez accentuées pour simuler la guérison : cet auteur signale, en effet, un cas dans lequel, après un intervalle de 17 mois, les accidents se reproduisirent brusquement.

« La vomique, ajoute Ingelrans, si elle est souvent un mode de guérison spontanée de l'empyème à pneumocoque, peut également être néfaste, car elle donne une sécurité trompeuse, et laisse le malade dans toutes les conditions désastreuses d'une suppuration insidieuse et prolongée. »

En cas d'abcès ou de kyste hydatique du foie, en cas de pyopneumothorax sous-phrénique, le pronostic peut, presque toujours, être considéré comme fatal. La guérison est un peu moins rare lorsqu'il s'agit de phlegmon périnéphrétique.

**Traitement.** — Le traitement médical de la vomique est à peu près nul : on pourra prescrire des balsamiques, des préparations eucalyptolées dont l'action sur la suppuration pleurale ou pulmonaire sera d'ailleurs bien problématique.

Le seul point qu'il convienne de signaler est que, d'une manière générale, la vomique ne contre-indique nullement une intervention chirurgicale. Sans doute, en cas de vomique pleurale, on doit, avant d'opérer, s'assurer que la guérison spontanée ne survient pas; mais, du moment que la suppuration se prolonge, il faut, croyons-nous, ouvrir le foyer largement et sans tarder. Ces remarques s'appliquent non seulement aux vomiques pleurales, mais encore aux vomiques pulmonaires, hépatiques, etc.

*H. GRENET.*

**VOMISSEMENTS.** — Le vomissement est le rejet brusque par la bouche du contenu de l'œsophage ou de l'estomac. Symptôme d'une grande fréquence, manifestation d'états morbides divers, il a presque toujours une valeur séméiologique importante. Très souvent, en effet, il se présente dans des conditions assez particulières pour orienter un diagnostic; parfois même il constitue à lui seul la manifestation essentielle d'un état pathologique en cours.

**Physiologie pathologique.** — On sait, depuis les expériences célèbres de Magendie (ces expériences ont prouvé que : 1° le vomissement est impossible après section du phrénique — paralysie du diaphragme — et section des muscles abdominaux; 2° le vomissement peut se produire même lorsque l'estomac est remplacé par une vessie) et de divers autres physiologistes, que les *muscles abdominaux* et le *diaphragme*, avec les autres muscles respirateurs, ont le rôle principal dans l'acte du vomissement. L'*estomac*, cependant, n'est pas inactif, car les contractions de la région prépylorique contribuent à chasser le contenu gastrique vers le cardia qui s'ouvre pour permettre l'évacuation. L'*œsophage* aussi a sa part d'activité. Ce mécanisme complexe est sous la dépendance d'un *centre de coordination* qui siège *dans le bulbe*. Le centre bulbaire peut être excité directement ou indirectement. *Directement*, il est le plus souvent mis en jeu par le contact d'une substance toxique endogène ou exogène. C'est ainsi qu'en thérapeutique, on provoque le vomissement par action sur le centre bulbaire à l'aide de l'*apomorphine* : l'apomorphine en injection sous-cutanée détermine très vite le vomissement; absorbée par la voie buccale, son action est très lente. *Indirectement*, le centre bulbaire entre en activité sous l'influence d'une *excitation périphérique*, surtout par l'intermédiaire des nerfs sensibles du tube digestif, du péritoine, de l'appareil génito-urinaire — vomissement réflexe d'origine périphérique ou *centrale* (par les fibres qui descendent des régions supérieures de l'axe cérébro-spinal vers le bulbe — soit vomissement réflexe, soit vomissement d'origine psychique). Le type de vomissement par action

réflexe d'origine périphérique est fourni par l'*ipéca* qui agit en impressionnant les terminaisons gastriques du nerf pneumogastrique. Certains produits, tels que l'*émétique*, provoquent le vomissement à la fois par action
directe et par action indirecte.

**Séméiologie.** — Ces divers types de vomissements, bien connus au point
de vue physiologique, sont retrouvés en clinique et nous pourrions adopter
ici la même classification. Mais il est plus utile, au point de vue pratique,
de grouper les vomissements suivant leurs caractères séméiologiques. On
dit que le *vomissement est stomacal* lorsque les substances vomies proviennent de l'estomac, et que le *vomissement est œsophagien* lorsque les
substances vomies proviennent de l'œsophage. Ces deux types de vomissements, qui ne sont pas toujours faciles à distinguer de prime abord en
clinique, comprennent chacun plusieurs variétés : les unes dépendent des
caractères des matières vomies, les autres dépendent des conditions du
vomissement lui-même ; les unes et les autres s'associent de façons diverses,
suivant la maladie causale.

A) VOMISSEMENT STOMACAL.

**Variétés résultant des caractères des matières vomies.** — D'une façon
générale, quelle que soit la cause du vomissement, le médecin doit toujours
examiner lui-même avec soin les substances vomies, car, en mainte occasion, cet examen (contenu, couleur, odeur, quantité, examen chimique,
microscopique, etc.) donne des renseignements essentiels pour le diagnostic.

Le plus souvent, le vomissement est *alimentaire* : les aliments, plus ou
moins digérés, peuvent être plus ou moins facilement reconnus suivant le
temps qui s'est écoulé entre leur ingestion et le moment du vomissement,
suivant leur digestibilité, suivant l'activité du suc gastrique. La présence
d'aliments absorbés la veille ou quelques jours auparavant indique la stase
gastrique.

Le vomissement est dit *pituiteux* quand il est constitué par un liquide
clair, filant, salive déglutie mêlée à une sécrétion gastrique muqueuse
rendue plus ou moins acide par la présence d'acide chlorhydrique ou
d'acides de fermentation. Le vomissement pituiteux, d'origine gastrique,
est beaucoup plus rare que le vomissement pituiteux œsophagien. Il succède
parfois aux vomissements alimentaires, et prend dans certaines affections
des caractères particuliers (gastrite alcoolique, certaines dyspepsies, hystérie
gastrique). Il ne doit pas être confondu avec les *vomissements aqueux*, fortement *acides*, de certains malades atteints d'hyperchlorhydrie ou de sténose
du pylore avec hypersécrétion.

Souvent les substances vomies sont teintées par la bile en jaune ou en
vert. Les *vomissements bilieux*, généralement précédés de vomissements
alimentaires ou muqueux simples, se produisent au milieu de grands
efforts : ils ont un goût amer et, suivant la quantité de bile mêlée au
mucus, ils ont une teinte verte plus ou moins foncée. Le *vomissement
porracé* de la péritonite représente une des formes du vomissement bilieux.
Les vomissements qui contiennent des *peptones* en excès sont aussi très
amers ; mais ils n'ont pas de coloration particulière. Quand le vomissement

est hémorragique, il y a *hématémèse* (v. c. m.). Dans quelques cas (gastrite phlegmoneuse, ouverture dans l'estomac d'une collection purulente péri-gastrique), le vomissement est *purulent*. Aux vomissements alimentaires, muqueux et bilieux succèdent, dans l'occlusion intestinale, des *vomissements fécaloïdes* composés de matières à peu près liquides provenant du bout supérieur de l'intestin, de couleur jaunâtre, d'odeur stercorale.

Dans les substances vomies on peut reconnaître, soit au premier examen (odeur alliacée et phosphorescence des vomissements de l'intoxication phosphorée), soit à la suite d'un examen chimique, les *poisons* absorbés accidentellement ou dans un but criminel. Au moment du vomissement des *corps étrangers* divers, des *parasites* (vers intestinaux, hydatides, sarcines, muguet, etc.), des débris de *tumeurs* sont parfois rejetés.

**Variétés résultant des conditions du vomissement**. — Certains carac-tères, certaines conditions d'importance primordiale, donnent souvent au vomissement une physionomie si spéciale que quelques-unes des variétés que nous avons en vue ici ont de tout temps été mises en opposition : par exemple, le vomissement nauséeux et le vomissement cérébral. Il est, d'autre part, quelques conditions qui ne prêtent pas à une classification, mais dont il faut tenir grand compte : la fréquence des vomissements, leur régularité, le moment de la journée auquel ils se produisent, le temps qui s'écoule entre l'ingestion des aliments et leur rejet ; ce sont là des données nécessaires au diagnostic.

*Vomissement nauséeux*. — C'est le vomissement le plus fréquent, celui de l'indigestion par exemple. Il est précédé de la sensation de *nausée*, mani-festation de troubles bulbaires, caractérisée par un malaise général avec angoisse, état vertigineux, pâleur et sueurs froides, modifications diverses du pouls, pesanteur gastrique, éructations, bâillements et salivation. Le vomissement se produit ensuite, plus ou moins pénible, isolé ou répété ; pendant toute sa durée, l'état nauséeux du début persiste et s'accentue, laissant parfois le malade dans un état voisin de l'algidité.

Les causes du vomissement nauséeux sont multiples et d'ordres divers ; mais celles qui occasionnent les vomissements nauséeux les plus typiques sont d'ordre toxique : ainsi l'*indigestion*, dans laquelle les produits de fermentation gastro-intestinale résorbés vont agir sur le bulbe et provoquer des vomisse-ments alimentaires abondants et faciles, d'odeur aigrelette ; les *intoxications aiguës et chroniques* par l'*alcool*, les *essences*, la *nicotine*, la *morphine*, le *chloroforme*, etc. Il semble bien que la *pituite matutinale des buveurs*, ce vomissement de glaires qui se produit le matin à jeun, peu après le lever, au milieu d'efforts nauséeux et de quintes de toux, et qui ne disparaît qu'après la dégustation du premier verre de vin ou d'eau-de-vie, soit aussi d'ordre toxique. L'*urémie chronique* est parfois la cause d'un état nauséeux perma-nent avec vomissements fréquents qui, dans certains cas, contiennent une proportion considérable d'urée. La *grossesse* donne lieu à des vomissements analogues souvent incoercibles [V. Grossesse (Pathologie)].

De même que la plupart des intoxications, un grand nombre d'*infections* (scarlatine, variole, pneumonie, érysipèle, etc.) comptent les vomissements nauséeux parmi les signes de leur période d'invasion. La nausée accompagne encore les vomissements que produisent certaines *impressions sensorielles* désagréables, certaines *émotions morales*, la *migraine*, le *syndrome de Ménière* et les autres *états vertigineux*, le *mal de mer*, le *mal des montagnes*, la *syncope*.

Dans le cours des affections gastriques proprement dites, et de diverses affections viscérales, on observe des vomissements avec nausées, mais presque toujours d'autres particularités accompagnent ces vomissements et leur impriment un caractère spécial. Mais ce sont encore de simples vomissements nauséeux que causent une *constipation opiniâtre*, ou la présence de *vers* (tænias, lombrics, oxyures) dans l'intestin.

**Vomissements précédés par des phénomènes douloureux.** — Ils surviennent, avec ou sans nausée, après des crises douloureuses intenses causées par des lésions de l'estomac ou des autres viscères. *Parmi les affections stomacales*, dans le cours desquelles cette variété de vomissements est fréquente, nous signalerons les *gastrites aiguës*, en particulier les gastrites avec intolérance stomacale, qui suivent l'ingestion d'un liquide caustique — l'*hyperchlorhydrie*, surtout chez les malades qui présentent de l'hyperesthésie de la muqueuse stomacale, — la *gastroxynsis*, — l'*ulcère simple* avec ses vomissements précoces ou tardifs, alimentaires ou aqueux et le *syndrome pylorique* (dont la *gastrosuccorrhée* est une des formes), qui donne lieu si souvent, 4 à 6 heures après le repas, à un vomissement abondant de liquide très acide contenant à peine quelques débris alimentaires, — plus rarement le *cancer*. Dans la plupart de ces cas, les douleurs cessent momentanément après l'expulsion du contenu de l'estomac.

Les vomissements des divers types de *crises gastriques*, en particulier des *crises gastriques tabétiques* et des crises qu'on observe parfois dans la *néphroptose*, accompagnés ou précédés de douleurs gastralgiques intenses, peuvent être rapprochés des précédents. Ce sont encore des vomissements ayant pour point de départ de violentes douleurs abdominales, vomissements réflexes d'origine viscérale, qui se produisent dans les *coliques hépatiques* et *néphrétiques*, l'*appendicite*, les *péritonites* (vomissements porracés), l'*occlusion intestinale* et l'*étranglement herniaire* (vomissements fécaloïdes), certaines lésions de l'*appareil utéro-ovarien*. Dans la plupart de ces cas, les douleurs ne sont guère modifiées par les vomissements, et souvent les substances vomies sont teintées par de la bile.

**Vomissements consécutifs à la stase gastrique.** — Ces vomissements sont caractérisés par leur *rareté* et leur *abondance*; les substances vomies sont en état de *fermentation* et on y trouve souvent des débris d'*aliments ingérés la veille* ou les jours précédents. Ces vomissements à eux seuls suffisent à établir le diagnostic de dilatation gastrique avec stase permanente; la sténose pylorique, cause habituelle de ce syndrome, est tantôt d'origine ulcéreuse, tantôt d'origine cancéreuse. Suivant l'une ou l'autre de ces origines, les vomissements de stase présentent en général des caractères distincts. Quand la *stase est due à un ulcère du pylore*, le produit du vomissement est un liquide fortement acide, d'odeur aigrelette, où nagent des débris d'aliments féculents ou amylacés, et peu d'aliments azotés; en raison de l'hypersécrétion chlorhydrique qui accompagne l'ulcère, ce liquide, contenant une quantité assez élevée d'acide chlorhydrique libre et de peptones, a digéré les éléments azotés. Lorsqu'un *cancer du pylore* est la cause de la sténose, le liquide vomi est moins fluide ; dans les débris alimentaires, plus abondants, on reconnaît des parcelles de viande non digérée, des caillots de lait ; l'odeur rance ou nauséabonde indique la présence d'acides de fermentation ; il n'y a pas d'acide chlorhydrique. Les vomissements par stase sont souvent *bilieux* quand la sténose *sous-pylorique* siège au delà de l'ampoule de Vater (V. ESTOMAC, TUBAGE).

**Vomissements consécutifs à la toux émétisante.** — Le type de cette variété de vomissements est observé chez les *tuberculeux*, qui, après leur repas, sont pris de quintes de toux (toux gastrique), suivies de vomissements (V. PHTISIE PULMONAIRE). A rapprocher de ces vomissements, ceux qui succèdent aux quintes de toux de la *coqueluche* et de la *laryngite tuberculeuse*.

**Vomissement cérébral.** — Vomissement *en fusée*, facile, sans effort, sans douleurs, sans nausée, alimentaire ou bilieux, il semble être le résultat d'une excitation transmise par les voies nerveuses supra-bulbaires au centre du vomissement. Le point de départ est le plus souvent cortical. Les *méningites*, les *tumeurs cérébrales*, *cérébelleuses* et *bulbo-protubérantielles*, les *commotions* et *contusions cérébrales*, parfois l'*hémorragie cérébrale*, l'*hydrocéphalie*, les compressions de la moelle cervicale, en sont les causes habituelles. Les vomissements de l'*urémie*, de l'*hystérie*, peuvent prendre les caractères du vomissement cérébral.

**Vomissements dans les névroses.** — Encore décrits sous le nom de vomissements nerveux, plus communs chez la femme que chez l'homme, ils s'observent parfois chez de simples nerveux, plus souvent chez les neurasthéniques et les hystériques. D'une façon générale, ils sont *espacés*, *répétés* ou *incoercibles*; leur cause occasionnelle est souvent une émotion légère, une crainte, ou une petite gêne stomacale. *Capricieux*, indépendants de la quantité et de la qualité des aliments ingérés, *faciles*, souvent sans nausée, ils peuvent être *électifs*. Espacés ou répétés, ils persistent pendant des mois et des années, sans influer sur la santé du malade et cessent parfois d'une façon toute inopinée. Ils ne présentent de gravité que lorsqu'ils sont incoercibles.

Dans la *neurasthénie* grave, ils prennent souvent la première place dans le tableau morbide. Ils peuvent alterner avec des vomissements pituiteux œsophagiens.

Les *vomissements hystériques* ont une importance toute particulière.

Ils peuvent être alimentaires, pituiteux, hémorragiques, stercoraux, espacés ou répétés; le type le plus fréquent est représenté par les vomissements alimentaires *incoercibles*. Le début de cette manifestation hystérique, particulièrement fréquente chez la femme, est brusque ou progressif. Quand le début est brusque, les vomissements, d'emblée incoercibles, surviennent à la suite d'une commotion physique ou morale, d'une indigestion ou de tout autre incident; quand le début est progressif, les premiers vomissements, causés d'habitude par quelque trouble digestif, se produisent à des intervalles espacés; ultérieurement, ils deviennent quotidiens et incessants. D'une façon générale, on peut dire, avec Mathieu, que, chez tout hystérique qui vomit pour une raison quelconque, il faut s'attendre à voir les vomissements simples se transformer en vomissements incoercibles.

Certaines malades, aussitôt après l'ingestion des aliments, sont prises de vomissements sans douleur, sans nausée. D'autres ne vomissent que quelques instants après le repas, et leurs vomissements sont précédés de sensations nauséeuses. D'autres enfin éprouvent après le repas de violentes douleurs, sensations intenses de brûlures, de crampes, véritables crises de gastralgie hystérique, avec angoisse, oppression et parfois crise convulsive; c'est au milieu de ces manifestations douloureuses que se produit le vomissement. Quels que soient les phénomènes qui les accompagnent, ces vomissements sont bien supportés pendant longtemps (8, 10 mois et plus). Les malades conservent même un certain embonpoint et peuvent vaquer à quelques occupations peu fatigantes. Cette résistance, qui tout d'abord paraît si étrange, a son explication; la plupart de ces malades, ayant gardé leur appétit et mangeant avec plaisir, ou bien ne vomissent pas après tous les repas (certains petits repas intermédiaires et parfois clandestins étant épargnés), ou bien ne rendent pas tous les aliments ingérés à chaque repas; de plus, le repos qui leur est imposé restreint au minimum les dépenses de leur organisme. Toutefois, après un temps plus ou moins long, l'inanition se manifeste: elle se manifeste parfois à bref délai chez les malades dont les vomissements sont douloureux et qui, par crainte de la douleur, diminuent leur alimentation; elle peut se manifester d'emblée chez les malades dont les vomissements incoercibles ont pour cause une anorexie hystérique (v. c. m.). Dans ces divers cas, l'amaigrissement s'accuse bientôt et avec lui un affaiblissement marqué, de la surexcitation ou de la dépression nerveuse, de l'insomnie. La constipation devient opiniâtre, la quantité des urines diminue, se réduisant parfois à 50 ou 100 grammes par 24 heures, la quantité d'urée éliminée par les urines n'est plus que de quelques grammes ou seulement de 1 ou 2 grammes. A cette période de l'affection, les malades ne gardant plus aucun aliment, la maigreur devient squelettique, la peau est sèche et terreuse et la mort peut survenir à la moindre complication intercurrente. Mais une telle déchéance est exceptionnelle; un traitement approprié ou même une réaction individuelle — il ne faut pas oublier qu'il s'agit ici d'hystériques — ont entravé la marche progressive des accidents.

Le mode de début des vomissements, leurs caractères cliniques, leur longue durée, le terrain sur lequel ils évoluent, permettent en général de reconnaître aisément les vomissements hystériques. Mais ce qui est délicat et cependant essentiel, c'est de déterminer la cause occasionnelle des accidents, de rechercher si leur point de départ était en lui-même de peu d'importance, simple prétexte, ou si les manifestations hystériques ne cachent pas quelque grave localisation gastrique en évolution.

Souvent, en présence d'une jeune femme nerveuse se plaignant de troubles qui font songer à l'ulcus, on ne peut affirmer la nature hystérique des symptômes qu'après un examen suivi et approfondi, de même en présence de certains tabétiques morphinomanes à crises gastriques prolongées. D'autre part, il est si difficile de distinguer les vomissements incoercibles de la grossesse des vomissements hystériques, qu'un certain nombre d'observateurs considèrent les vomissements de la grossesse comme une manifestation hystérique. Le diagnostic porté, il est nécessaire d'instituer une thérapeutique active (traitement psychothérapique, cure d'isolement).

Les *vomissements périodiques* (Leyden) sont considérés par certains auteurs comme une forme particulière de vomissements nerveux, par d'autres comme des crises gastriques tabétiques, par d'autres enfin comme des crises gastriques hystériques [V. GASTRALGIES CRISES GASTRIQUES)].

B) **VOMISSEMENT ŒSOPHAGIEN.** — Le vomissement œsophagien présente trois variétés distinctes : le vomissement alimentaire, le vomissement pituiteux et la pituite hémorragique.

Le *vomissement alimentaire* est signe de rétrécissement de l'œsophage : plus ou moins longtemps après la déglutition, souvent tout de suite après elle, le malade éprouve une gêne rétrosternale, une sensation d'arrêt, de plénitude œsophagienne ; puis, sans efforts, il rejette tout ou partie des aliments qu'il vient d'absorber. L'abondance, le degré de transformation, l'aspect des aliments rendus (parfois *sanguinolents* dans le cancer de l'œsophage), dépendent de l'état anatomique de l'œsophage). Quelquefois le vomissement est nauséeux, plus souvent il n'est qu'une simple régurgitation.

Les *vomissements pituiteux* s'observent chez un grand nombre de *dyspeptiques*, chez les *cancéreux* (eaux du cancer), chez les *hystériques*. Soit au cours de la digestion, soit à jeun, ces malades éprouvent une sensation de plénitude, de tension œsophagienne, et rendent, avec quelques efforts de vomissements, un demi-verre à un verre à bordeaux d'un liquide clair, filant, glaireux. Parfois un vomissement stomacal fait suite au vomissement pituiteux œsophagien. La fréquence de ce vomissement, dont le produit est presque uniquement constitué par de la salive, varie avec chaque malade.

La *pituite hémorragique* est une des multiples manifestations de l'*hystérie* (v. c. m.).

**Pronostic.** — La gravité du symptôme dépend avant tout de la maladie causale. Mais par lui-même, le vomissement peut donner lieu à des *complications* : ruptures vasculaires, hémorragie cérébrale (chez les artério-scléreux), hernies, passage des matières vomies dans les voies aériennes, etc. Rare, il est facilement supporté ; répété, il devient une cause d'inanition et quand il prend le type des *vomissements incoercibles* (grossesse, crises gastriques du tabes, de l'urémie, des ptoses, de l'hystérie, ulcère), il devient d'une très grande gravité (V. VOMISSEMENTS DE LA GESTATION).

**Traitement.** — Combattre la cause directe des vomissements (intoxications, troubles nerveux, douleurs, stase, etc.), tel est le seul mode de traitement efficace, quand les vomissements ne sont pas un accident simplement passager. Diverses pratiques thérapeutiques rendent, en général, d'utiles services : quand les vomissements sont violents et répétés : diète absolue, lavements fréquents, et au besoin injections sous-cutanées d'eau physiologique ; puis quelques cuillerées d'eau, et retour à l'alimentation. Dans les cas moins violents : administration de glace avalée en petits fragments, ingestion de petites quantités de boissons glacées, acidulées, gazeuses, ou de champagne, emploi de la potion de Rivière, du menthol, du nitrate d'argent, de l'eau chloroformée et de tous les sédatifs. Il ne s'agit là que d'un traitement symptomatique momentané qui doit faire place ou accompagner le traitement de la cause.

C) VOMISSEMENTS CYCLIQUES DE L'ENFANCE. — On décrit actuelle-ment sous ce nom des crises de vomissements incoercibles, durant de un à plusieurs jours, se reproduisant tantôt avec une certaine périodicité (*vomis-sements cycliques*), tantôt à des intervalles variables et atteignant surtout la seconde enfance. D'une façon générale, tous les observateurs admettent que ces vomissements ont pour cause une auto-intoxication, mais l'accord n'est pas fait sur la nature de cette intoxication. Tandis que certains auteurs (Comby) pensent que ces vomissements, qui surviennent chez des enfants nerveux, de famille neuro-arthritique, ont presque toujours pour point de départ une entéro-colite ou une appendicite, d'autres croient que l'on con-fond souvent sous le nom de vomissements cycliques des vomissements de causes très diverses et qu'il faut réserver ce nom, ou tout au moins isoler du groupe, les *vomissements acétonémiques*, vomissements dont on ignore la nature, mais dont la physionomie clinique est spéciale (Marfan) : un enfant, en apparence bien portant, est pris subitement de vomissements violents, d'abord alimentaires, puis muqueux, parfois bilieux et même por-racés, pouvant faire errer le diagnostic depuis l'hypothèse de simple indi-gestion jusqu'à celle de péritonite aiguë. Mais un fait attire l'attention : l'haleine du petit malade répand une odeur caractéristique d'acétone (odeur analogue à celle du chloroforme mélangé d'un peu d'acide acétique) ; l'exa-men du sang permet de déceler l'existence d'une acétonémie plus ou moins accusée ; les urines contiennent également de l'acétone. L'état général est rapidement atteint : le ventre se déprime, se creuse en bateau, les extré-mités peuvent se refroidir, le pouls devenir irrégulier, inégal, et ces symp-tômes aigus persistent 5 à 6 jours en moyenne. Ils s'apaisent brusquement et le retour à la santé est rapide.

En règle générale, une crise analogue ne reste pas isolée ; les vomisse-ments acétonémiques se reproduisent à intervalles variables, tous les 5 ou 6 mois, parfois avec quelque régularité ; le plus souvent ils ne disparaissent complètement que vers l'âge de 10 à 12 ans.

Ces crises de vomissements avec surcharge de l'organisme en acétone sont de cause inconnue. Peut-être s'agit-il d'une insuffisance hépatique temporaire. Hutinel les compare à des accès de migraine ou d'asthme.

*Traitement diététique.* — Supprimer toute alimentation buccale pendant 12 à 24 heures et donner des lavements fréquents, au besoin des injections de sérum physiologique. Puis reprendre progressivement l'alimentation buccale en commençant par de minimes quantités d'eau. La guérison est brusque et s'annonce par une faim dévorante.

*Traitement prophylactique.* — Régime surtout végétarien, mais non exclu-sivement. Assurer le fonctionnement régulier de l'intestin (petites doses de sulfate de soude ou de magnésie en lavements huileux). Exercice au grand air et gymnastique. Le traitement hydrominéral alcalin, en particulier la cure à Vichy, a été suivi de beaux succès (Mauban).          *A. BAUER.*

**VOMISSEMENTS DE LA GESTATION**. — L'expérience des siècles a démontré l'existence et la fréquence des vomissements chez les femmes en état de gestation. Mais, s'il est parlé dans les livres hippocratiques des vomissements de bile survenant chez les femmes enceintes, si Aristote a montré qu'en cela les femmes diffèrent des autres animaux, si Soranus d'Ephèse, le premier, rattacha ces vomissements à une maladie, leur signification n'a guère été entrevue que depuis moins d'un demi-siècle.

Encore, dans les traités d'accouchement relativement récents, les vomissements de la grossesse sont-ils considérés par leurs auteurs comme des phénomènes *sympathiques* de la grossesse, assez fréquents pour posséder une valeur séméiologique. Il est vrai qu'à côté de ces vomissements dits simples ou sympathiques, les mêmes auteurs décrivent les vomissements *pathologiques* dits *graves, opiniâtres, incoercibles*, lesquels vomissements peuvent, ainsi que l'a affirmé Paul Dubois, entraîner la mort.

Mais, l'observation plus attentive a démontré que tous les *vomissements gravidiques* doivent être considérés comme l'expression d'un même état pathologique, ne variant que dans son intensité.

**Fréquence.** — D'après les statistiques les plus récentes (M. Gerst) l'on peut dire qu'en général dans notre milieu, sur 100 femmes enceintes, 40 femmes vomissent, 60 ne vomissent pas.

Les vomissements gravidiques sont un peu plus fréquents chez les *primipares* que chez les *multipares*.

Parmi les multipares, il en est qui ne vomissent jamais, quel que soit le nombre de leurs grossesses; il en est qui vomissent à toutes leurs grossesses. D'autres ne vomissent que pendant quelques-unes de leurs grossesses. Le sexe de l'enfant paraît chez quelques femmes avoir une influence; les observations sont assez nombreuses qui permettent de constater que des femmes vomissent pendant la gestation de filles, et vomissent peu ou pas pendant la gestation de garçons. Les vomissements gravidiques sont plus souvent observés dans les cas de gestation gémellaire et de gestation dégénérée (môle hydatiforme). Ils ont été constatés pendant la *gestation ectopique*. Les vomissements gravidiques ne sont pas plus fréquemment observés chez les femmes enceintes qui allaitent, que chez les autres.

**Époque d'apparition pendant la gestation.** — Si les vomissements se montrent quelquefois dans les premiers jours qui suivent les dernières règles, le plus souvent, ils apparaissent un mois ou six semaines après la dernière menstruation. Mais, il faut savoir que les vomissements peuvent débuter pendant toute la durée de la gestation, bien que cela arrive beaucoup plus rarement dans la seconde moitié que dans la première.

**Nature des vomissements.** — En général, les matières vomies sont muqueuses, glaireuses, bilieuses ou alimentaires. Assez souvent, au début, les matières rejetées ne sont constituées que par des mucosités ou des glaires; rarement, ils sont au début exclusivement alimentaires. Ce n'est que dans la période ultime des cas graves, que l'on voit apparaître les vomissements noirs (hématogènes).

*Moment de la journée où ils se produisent.* — Le plus ordinairement, les vomissements sont quotidiens, et se produisent, tout d'abord, le matin au réveil, ou, au moment où la femme se lève; puis ils se montrent dans la journée, à n'importe quel moment et à intervalles infiniment variables, cependant plus fréquemment après les repas.

Les vomissements qui se produisent *pendant la nuit*, indiquent généralement un *état grave*.

**Durée des vomissements.** — La durée moyenne des vomissements, le plus fréquemment observée, est de trois mois environ. Dans plus de 70 pour 100 des cas, les vomissements ne se prolongent pas au delà de la fin du quatrième mois (M. Gerst). Quelquefois, les vomissements durent jusqu'à la fin de la gestation (5 pour 100). Ce sont les vomissements que j'ai appelés *persistants*.

Il est des femmes chez lesquelles les vomissements cessent pendant un temps plus ou moins long, pour reparaître ensuite.

**Étiologie. Pathogénie.** — Il est bien entendu qu'il ne sera parlé ici que de ce qui concerne exclusivement les *vomissements gravidiques*, c'est-à-dire des vomissements nés sous *condition de grossesse*.

A l'heure actuelle, on ne doit plus faire aucun cas de toutes les causes utérines invoquées par les accoucheurs modernes ou contemporains : distension plus ou moins anormale de l'utérus, incarcération de l'utérus, déplacement de l'utérus, lésions du col, sténose ou flexion du col. L'observation clinique sérieuse en a fait justice.

L'anatomie pathologique a également démontré l'absence de lésions au niveau de l'appareil digestif. Le réflexe à point de départ gastro-intestinal, ne peut pas plus être invoqué que le réflexe à point de départ utérin.

En réalité, deux doctrines, ou plutôt, deux théories restent seules en présence : l'une qui invoque comme cause des vomissements, l'*hyperexcitabilité du système nerveux*; l'autre admettant comme cause des vomissements et du cortège symptomatique qui les accompagne une *auto-intoxication*.

Pour Doléris, Kaltenbach, l'hystérie serait le facteur principal; pour Ahlfeld, Vinay, ce serait une *névrose fonctionnelle*. Ils appuient leur opinion tout d'abord sur cette constatation, à savoir que les vomissements gravidiques sont le plus souvent observés chez les femmes dont le système nerveux est particulièrement impressionnable, et dans un état de stabilité plus ou moins relatif. Ils invoquent ensuite ces observations dans lesquelles on voit les vomissements cesser *instantanément*, sous l'influence d'une émotion, d'une cause morale plus ou moins vive, d'un changement de milieu. Enfin, ils citent les heureux résultats enregistrés, quelquefois aussi bien à la suite de la galvanisation du pneumogastrique, que sous l'influence de la suggestion ou de l'isolement.

Tout en reconnaissant que les vomissements gravidiques à allure sévère sont souvent observés dans les mêmes familles, là où une tare nerveuse héréditaire peut être plus ou moins incriminée, tout en admettant la possibilité d'existence d'*aptitudes vomitives congénitales*, le facteur étiologique, hystérie ou névrose, seul, ne peut suffire à expliquer l'apparition du cortège symptomatique qui accompagne les vomissements gravidiques.

Il peut être suffisant pour expliquer le mal de mer, mais dans la *naupa thie*, quelles que soient la durée, la fréquence et l'intensité des vomissements, on ne voit jamais apparaître consécutivement, ni perturbation du pouls, ni névrite, polynévrite ou paralysie; on ne voit jamais la mort en être la conséquence. La tare nerveuse, qu'on l'appelle hystérie ou névrose, n'agit et ne peut agir que comme cause prédisposante. Tout semble démontrer aujourd'hui, la clinique aussi bien que l'anatomie pathologique, que le véritable facteur étiologique est une auto-intoxication qui déverse dans le sang une substance non seulement *émétisante*, mais encore *toxique*, imprégnant le système nerveux.

C'est, en m'appuyant sur une observation incessante de plus de trente années, que j'ai formulé ainsi ma conception concernant la signification des vomissements gravidiques :

*Pendant la gestation, les femmes qui vomissent sont des femmes intoxiquées. Il n'y a pas deux sortes de vomissements. Le vomissement, sous condition de grossesse, est le premier symptôme apparent d'une intoxication, dont l'organisme triomphe le plus souvent, mais qui peut aussi quelquefois conduire à la mort, après avoir déterminé des symptômes multiples et variables, suivant la réaction individuelle, symptômes dont le plus constant, le plus facilement appréciable, et en même temps le plus grave, est la perturbation du pouls.*

Quant à l'origine, à la source de cette substance, elle est hypothétique jusqu'à présent. Cette toxémie résulte-t-elle d'une insuffisance hépatique, ou est-elle la conséquence d'une sécrétion anormale d'une glande interne et en particulier des capsules surrénales, ou du corps jaune de la gestation? Il est impossible aujourd'hui de répondre scientifiquement à ces questions.

CORTÈGE SYMPTOMATIQUE ET MARCHE DES VOMISSEMENTS GRAVIDIQUES. — Jusqu'ici, les vomissements gravidiques ont été envisagés d'une façon intrinsèque pour ainsi dire. Il a été fait un résumé de l'histoire d'un symptôme exclusif. Il est nécessaire, indispensable, étant donné ce qui a été dit plus haut, d'envisager maintenant le *support* qui vomit.

**Cortège symptomatique de l'intoxication légère.** — La femme qui vomit uniquement de par le fait de sa gestation peut présenter un ensemble de symptômes variables à l'infini. Telle femme qui semble rejeter tous les aliments qu'elle a ingurgités, conserve quelquefois toutes les apparences d'un bon état général. Même, aussitôt après un vomissement, il en est qui recommencent à manger. D'autres éprouvent dès le début des vomissements, un affaissement général. Presque toutes cependant ne tardent pas à présenter un état d'amaigrissement, un état apparent de misère physiologique.

Chez quelques-unes, un *ptyalisme* plus ou moins accusé, diurne le plus fréquemment, mais quelquefois nocturne, accompagne les vomissements. Plus rarement, le hoquet fait aussi son apparition dans ces circonstances. Dans la pluralité des cas, ainsi que cela a été dit plus haut, en même temps que les vomissements s'atténuent, deviennent moins fréquents et moins intenses, et finissent par disparaître, l'état général devient meilleur, la période de désespérance prend fin, et la vivacité du regard et de l'allure générale reparaît.

Dans cette forme légère, le pouls conserve son caractère et sa fréquence ordinaires.

**Cortège symptomatique de l'intoxication grave.** — Dans les cas appelés par les auteurs, vomissements *graves, opiniâtres, pathologiques, incoercibles*, le cortège symptomatique s'accuse et se complique. Mais, jamais la maladie n'offre une évolution cyclique, ainsi que cela est dit communément, depuis la retentissante description de la symptomatologie faite par Paul Dubois à l'Académie de Médecine en 1852. Certes, Paul Dubois a eu raison d'affirmer que, dans quelques cas, les *vomissements opiniâtres* se terminent par la mort, mais il a eu tort de diviser la symptomatologie en trois périodes : 1er période d'amaigrissement; 2e période fébrile; 3e période d'accidents nerveux.

Son grand mérite est d'avoir affirmé que « *les vomissements opiniâtres des femmes enceintes sont certainement liés aux conditions de la grossesse, et, de plus, disparaissent quand ces conditions sont suspendues, soit par la mort du fœtus, soit par une expulsion spontanée* » et d'avoir tiré profit de cette affirmation au point de vue du traitement.

Le cortège symptomatique de l'intoxication grave se manifeste surtout par une caractéristique : les **modifications du pouls**. De ces modifications, le premier phénomène bien appréciable est l'*accélération*, puis se montre le défaut d'amplitude : le pouls devient petit, facilement dépressible, et, en même temps que la fréquence augmente, on observe la *variabilité* dans son allure. Il est donc absolument nécessaire, indispensable d'interroger le pouls, au moins toutes les 4 heures, chez une femme enceinte vomissant et présentant une accélération du pouls, si l'on veut être renseigné sur sa véritable situation. Dès que le pouls dépasse 100 pulsations d'une façon permanente, la déshydratation de l'organisme semble s'effectuer avec rapidité. Les téguments plissés, ridés, d'aspect terreux, présentent assez souvent une teinte subictérique, ou même franchement ictérique, ainsi que les sclérotiques. En même temps que le pouls continue à s'accélérer jusqu'à battre 150, 160 fois et plus par minute, les urines deviennent rares, épaisses, et fréquemment présentent une couleur acajou, puis jaune chrome.

La *respiration s'accélère* comme l'a noté Sutugin, et l'on peut compter parfois de 25 à 40 inspirations par minute. La constipation est la règle, la diarrhée l'exception. La soif est tantôt inextinguible et tantôt peu accusée. La langue est très rouge, le plus souvent vernissée. Les gencives se recouvrent de fongosités, et, l'haleine devient acétique et fétide.

Les vomissements, ou bien persistent à se montrer incessants, ou bien ont de la tendance à diminuer de fréquence; quelquefois même leur disparition complète donne une apparence trompeuse de mieux. Puis, avec ou sans hallucinations, avec ou sans tendances syncopales, le coma apparaît, et la mort survient, alors qu'on ne constate d'élévation de température que pendant la période agonique.

Telle est l'esquisse du tableau clinique le plus fréquemment observé. Mais, il est une catégorie de femmes présentant des phénomènes nerveux particuliers.

Chez quelques-unes, des phobies se montrent quelquefois dès le début de l'intoxication, et le plus souvent on constate de la photophobie. On verra au chapitre : pronostic, que ces phobies n'ont pas généralement la signification fâcheuse des accidents nerveux dont il nous reste à parler.

Pour la première fois, une observation relatant un cas d'*atrophie musculaire des quatre membres* à évolution rapide, survenue pendant la gestation et consécutivement à des vomissements incoercibles, fut communiquée à l'Académie de Médecine en 1888 (Desnos, Joffroy, Pinard). Depuis, les observations de *névrite* des nerfs *périphériques* constatées chez des femmes présentant des vomissements dits incoercibles, se sont multipliées (Whitfield, Soloview, Wallich, Fruhinsholz, etc., etc.). Si Soloview a pu constater à l'autopsie une dégénérescence caractéristique des principaux troncs nerveux, Louis Job vient tout récemment (1911) de publier un cas de myélite vérifié à l'autopsie, observé chez une femme atteinte de vomissements, toxiques et ayant présenté pendant sa gestation des accidents névritiques. « Tous les signes de dégénérescence, dit Job, constatés dans le nerf sciatique, dans les racines, les cellules ganglionnaires et les cordons de la moelle, ajoutés aux altérations des cellules de la moelle, permettent d'affirmer le diagnostic, cliniquement admis, de névrites périphériques et de myélite d'origine toxique. »

Les effets de ces altérations du système nerveux peuvent ne se produire qu'après l'évacuation de l'œuf.

On ne saurait trop insister sur la gravité de ces lésions qui témoignent de l'intensité de l'intoxication.

Au point de vue de la *symptomatologie obstétricale*, j'ai remarqué souvent que, chez les femmes vomissant depuis un certain temps déjà, le volume de l'utérus ne paraît pas en rapport avec l'âge de la grossesse, mais lui est inférieur — probablement par suite de la petite quantité de liquide amniotique due à la déshydratation de l'organisme — que le globe utérin, même dans un œuf vivant, se dessine mal, et que ses parois sont flasques comme dans les cas de *rétention*.

Pour compléter ce qui a trait au cortège symptomatique de l'intoxication grave ayant nécessité l'interruption de la grossesse, il faut ajouter que si l'évacuation complète de l'utérus fait cesser les vomissements, et permet à l'organisme de se *réhydrater* rapidement, il est un fait constant : c'est la persistance, pendant un temps plus ou moins long, de l'accélération du pouls. J'ai vu, dans plusieurs cas, *la fréquence du pouls persister au delà de trois semaines après l'évacuation de l'utérus*.

De même, j'ai vu apparaître dans quelques cas, après l'évacuation de l'utérus, de la paralysie et de l'amiotrophie des membres inférieurs.

**Diagnostic.** — Les différentes questions à se poser en face d'une femme qui vomit d'une façon plus ou moins continue sont les suivantes :

1° La femme est-elle en état de gestation?

2° La femme étant en état de gestation, les vomissements sont-ils dus exclusivement à cet état?

3° Les vomissements étant reconnus essentiellement de nature gravidique, quel est le degré d'intoxication de l'organisme?

A) *La femme est-elle en état de gestation?* — Le diagnostic de l'état de gestation doit être soupçonné chez toute femme qui, antérieurement, bien réglée périodiquement, accuse une suppression de règles, et vomit. Il sera confirmé par l'examen de l'utérus.

Chez les femmes irrégulièrement réglées, et, dans la période de fertilisation, il faut toujours penser à ce diagnostic en présence de la persistance des vomissements. L'examen de l'utérus — absolument indispensable dans ces cas — pourra seul rendre probable le diagnostic, qui fatalement sera plus tardivement affirmatif dans ces circonstances.

Exceptionnellement, les vomissements se montrent dans le premier mois de la gestation, et dans ces conditions, le diagnostic de vomissements gravidiques est impossible; mais, à cette époque de la gestation, l'intoxication n'est que légère.

B) *La femme étant en état de gestation, les vomissements sont-ils dus exclusivement à cet état?* — Une femme, en état de gestation et vomissant d'une façon persistante, n'est pas fatalement une femme ayant des vomissements *sous condition de grossesse*. Un cancer de l'estomac, une tumeur cérébrale en particulier, peuvent, chez une femme en état de gestation, déterminer des vomissements continus.

Il faut donc, dans tous les cas, rechercher s'il n'y a pas une autre cause que l'état de gestation qui puisse causer les vomissements.

C) *Les vomissements étant reconnus essentiellement de nature gravidique, quel est le degré d'intoxication de l'organisme?* — Cette recherche est de la plus haute importance, car, de ce diagnostic découlera le traitement.

Les caractères du pouls constituent la réponse capitale à cette question, on ne saurait assez le répéter.

L'intensité, la fréquence des vomissements, l'intolérance de l'estomac, le degré d'amaigrissement, la quantité totale des urines émises dans les 24 heures doivent, sans doute, entrer en ligne de compte, mais, tous ces symptômes ne constituent dans l'espèce que des renseignements d'ordre secondaire. Certes, il est nécessaire de rechercher les antécédents, les tares héréditaires, l'instabilité antérieure du système nerveux, mais les caractères du pouls, interrogé pendant un certain temps et à plusieurs reprises dans la journée, et, l'état d'intégrité du système nerveux, donneront des renseignements aussi exacts et aussi précis que possible sur la situation.

Une observation de plus de trente années me permet d'affirmer qu'une femme atteinte de vomissements toxiques et dont le pouls bat aux environs de 100 pulsations par minute, est une femme profondément intoxiquée et dont la situation est grave. De même, l'apparition d'une amiotrophie, d'une paralysie quelconque présente la même signification.

**Traitement.** — L'aiguille indicatrice faisant défaut, tous les remèdes, toutes les médications ont été conseillés et employés contre les vomissements gravidiques. Et les médicaments recommandés sont innombrables qui ont semblé assurer la guérison *une fois* : la guérison apparente étant le résultat d'une opportunité heureuse... pour le médicament ou la médication. C'est-à-dire que dans ces cas, les vomissements ont cessé, non pas sous l'influence des médicaments, mais, parce que ces derniers ont été absorbés au moment où les vomissements allaient cesser spontanément.

Ici, comme dans toute maladie, il faut, suivant l'aphorisme hippocratique, viser la cause initiale ; il faut obéir à une conception étiologique et pathogénique. Toute femme qui vomit sous condition de grossesse, étant considérée comme une auto-intoxiquée, doit être traitée dès le début des vomissements. Les moyens employés doivent avoir, d'abord, pour but : 1° la suppression de toute toxine alimentaire ; 2° la mise en jeu de tous les émonctoires de l'organisme.

Au point de vue alimentaire, les *viandes*, le *bouillon gras*, les *œufs* doivent être supprimés. *Le lait, l'eau bouillie, l'eau d'Évian, de Vittel, de Dirza, doivent constituer la seule boisson.* La régularité des fonctions intestinales doit être obtenue, quotidiennement, à l'aide de laxatifs. La fonction de la peau doit être excitée à l'aide de frictions sèches ou aromatiques.

Les inhalations d'oxygène, à la dose de 50 litres par jour, paraissent avoir une action favorable.

Ce régime, plutôt que ce traitement, suivi rigoureusement dès le début, donne le plus souvent les meilleurs résultats.

Quand les vomissements ne s'atténuent pas sous l'influence du régime *lacto-végétarien*, le régime *lacté absolu* est indiqué.

Lorsque, malgré ces moyens, les vomissements ne cessent pas et l'amaigrissement continue, *le pouls conservant ses caractères normaux*, l'on doit se demander si les vomissements ne persistent pas par suite de *l'aptitude vomitive individuelle de la malade*, s'ils n'existent pas simplement en raison *du déclanchement initial*, causé par une intoxication ayant cessé. Dans ces conditions, la *suggestion*, quelle que soit sa forme, peut agir heureusement.

Le changement de milieu, l'isolement, la galvanisation, peuvent faire cesser, plus ou moins instantanément, les vomissements. Ces moyens donnent surtout de bons résultats, chez les femmes à phobies ou ayant une tare nerveuse quelconque.

*Mais, si, malgré cette thérapeutique, les vomissements persistent, et si vient se joindre à eux l'accélération du pouls, dès que ce dernier bat plus de cent fois par minute, il faut, tout de suite, interrompre la grossesse en provoquant aussi rapidement que possible l'évacuation de l'utérus.*

Les injections sous-cutanées de sérum physiologique à la dose de 500 gr. matin et soir, immédiatement avant, pendant et après l'intervention, sont salutaires.

*Traitement post-partum.* — L'utérus ayant été évacué plus ou moins rapidement, on ne saurait trop insister sur la nécessité d'instituer la diète hydrique absolue. L'adjonction du lait à l'eau ne doit être commencée que quand la tolérance gastrique à l'eau, prise en assez grande quantité, est bien démontrée.

Si l'hydratation de l'organisme se produit rapidement, il ne faut pas oublier que la fréquence du pouls persiste plus ou moins longtemps. C'est encore la recherche du pouls qui doit servir, pendant cette période, d'aiguille indicatrice au point de vue de la reprise progressive du régime alimentaire normal.

**Pronostic.** — En face de toute femme en état de gestation qui vomit, le pronostic doit toujours être réservé.

Certes, dans l'immense majorité des cas, l'organisme triomphe de cet état d'intoxication, dans la première moitié de la gestation, mais, rien ne permet à qui que ce soit d'affirmer au début sa disparition spontanée.

Le pronostic doit être plus réservé encore, quand, à la suite du régime rationnel, l'intoxication persiste. Il est très grave, quand le pouls bat plus de 100 pulsations par minute, ou quand se montre une atteinte du système nerveux périphérique. Il ne doit jamais être désespéré, c'est-à-dire que dans les cas d'une gravité extrême, il ne faut jamais s'abstenir.

Au point de vue des gestations futures, il faut savoir que nombre de femmes chez lesquelles des vomissements gravidiques toxiques avaient nécessité l'interruption de la grossesse, ont pu, ensuite, mener des gestations à terme. Mais, on ne doit pas oublier que ces dernières doivent être particulièrement surveillées dès le début.                    *A. PINARD.*

VOMITIVE (MÉDICATION). — Autant la médication vomitive a été en honneur jadis, autant sa vogue a décru depuis quelque 50 années. Les médicaments émétisants sont de moins en moins employés, tout au moins pour leurs qualités vomitives; on n'en apprécie et utilise au contraire que davantage leurs autres propriétés thérapeutiques. Actuellement même, s'il est encore, en vertu des préceptes thérapeutiques observés pendant plusieurs siècles, facile d'écrire en quelles maladies on *peut* prescrire un vomitif, il est à peu près impossible désormais de dire en quelles circonstances on *doit* l'employer. Les vomitifs, en un mot, ont déjà presque complètement disparu de la thérapeutique courante, et l'on ne reverra sans doute jamais ces abus extraordinaires que l'on en fit dans la médecine infantile, dans les maladies pulmonaires et les affections gastro-intestinales de l'adulte.

A faible dose, les médicaments dits *vomitifs*, sont des excitants des fonctions digestives [V. APÉRITIVE (MÉDICATION)]. A dose moyenne, ils déterminent un état nauséeux avec hypotension; en même temps apparaît une hypersécrétion glandulaire généralisée, qui se manifeste notamment au niveau de la peau, des bronches, du foie, de l'intestin [V. CARDIO-VASCULAIRE (MÉDICATION), DYSENTERIE, EXPECTORANTE (MÉDICATION)]. A forte dose enfin, surviennent des vomissements généralement accompagnés de diarrhée. Ainsi que l'on peut s'en rendre compte, si l'effet vomitif est peu recherché aujourd'hui, en revanche les effets dépresseur, expectorant, sécrétoire, sont couramment utilisés.

A dose thérapeutique banale, les vomitifs sont déjà fortement déprimants: ils peuvent déterminer assez facilement le collapsus, aussi doit-on toujours les manier avec prudence. Ils sont en outre localement très irritants pour les muqueuses digestives. On proscrira donc absolument leur emploi dans les gastrites aiguës ou chroniques, dans les entérites et colites, chez les artério-scléreux auxquels les vomitifs pourraient, par divers mécanismes, faire courir le risque d'une hémorragie cérébrale, dans toutes les lésions du cœur et des artères, notamment dans les anévrismes. On sera également abstentionniste dans tous les états d'adynamie, de collapsus en général, notamment dans la pneumonie au stade d'hépatisation grise. Enfin, on sera toujours très réservé à l'égard des vomitifs chez la femme enceinte et chez les hernieux. Les anciens thérapeutes l'interdisaient également pendant les périodes menstruelles.

**Indications.** — Ces indications sont des plus restreintes. Dans les **empoisonnements**, les vomitifs seront indiqués seulement si l'on ne peut laver l'estomac. Le *lavage de l'estomac* est en effet de beaucoup supérieur au vomitif; lui seul exonère la cavité gastrique et nettoie complètement la muqueuse. D'un autre côté, le collapsus provoqué par le vomitif vient s'ajouter au collapsus de l'intoxication, et ce résultat n'est point précisément à rechercher. Seul parmi les vomitifs, le *sulfate de cuivre* peut être recommandable en cas d'empoisonnement, mais c'est alors à titre d'antidote dans l'intoxication par les *opiacés*, et surtout par le *phosphore*.

Dans les maladies de l'**appareil digestif**, les indications des vomitifs sont des plus restreintes. Ces médicaments peuvent être utiles dans les *gastrites toxiques* peu accusées, et dans ces *embarras gastriques* légers, apyrétiques ou accompagnés de fièvre très minime, de pathogénie mal connue, que l'on désigne couramment sous le nom d'*état saburral*. Ces embarras gastriques s'observent notamment pendant les épidémies de grippe ; ils peuvent être *consécutifs* à une angine légère ou accompagner une bronchite insignifiante.

Employés dans les maladies de l'**appareil respiratoire**, les médicaments vomitifs sont surtout prescrits à doses réfractées, et ce sont leurs vertus antidyspnéique, décongestionnante, expectorante, que l'on s'efforce d'utiliser. C'est dire, une fois de plus, que le médicament, manié de façon à ne point dépasser l'état nauséeux, est non plus un vomitif, mais un médicament cardio-vasculaire ou expectorant (v. c. m.). Les vomitifs ne sont plus employés systématiquement dans le *croup* (pour expulser les membranes), la *coqueluche* ; ils ont donné et donnent encore d'excellents résultats dans la *laryngite striduleuse*. On les prescrit en revanche utilement encore chez l'enfant et chez l'adulte dans la *congestion pulmonaire* et dans les *bronchites* avec expectoration difficile ou rare, encombrement bronchique marqué, résolution traînante et congestion des bases. Mais toute tendance au collapsus est une contre-indication formelle à leur emploi.

Enfin, dans les maladies de l'**appareil circulatoire**, les médicaments dits vomitifs sont employés uniquement pour leurs effets dépresseurs.

**Signes d'intolérance.** — Le principal et le plus dangereux, le plus banal aussi des phénomènes d'intolérance est le *collapsus* cardiaque. On y remédiera par les moyens ordinaires : huile camphrée, caféine, boules chaudes, etc. (V. Syncope). Mais il faut bien savoir que l'usage des vomitifs détermine toujours une dépression assez forte.

Les *vomissements* peuvent se prolonger parfois d'inquiétante façon. Le seul remède à cet état de choses est de laver l'estomac et de donner une légère purgation saline afin d'évacuer les substances toxiques restantes. Le traitement serait le même pour une *diarrhée* intense ou prolongée.

**Médication sous-cutanée.** — Lorsqu'il est opportun, en présence d'un empoisonnement par exemple, de hâter l'évacuation de l'estomac, on peut tout d'abord tenter un certain nombre de moyens de fortune pour provoquer le vomissement. Signalons la titillation du fond de la gorge avec une plume trempée dans l'huile, l'irritation de l'arrière-bouche avec les doigts, l'ingestion d'eau tiède ou d'huile d'olive. Ces procédés peuvent réussir, mais le mieux, nous le répétons, est de passer une sonde et de vider la cavité gastrique (V. Lavage d'estomac). On peut également déterminer les vomissements par des injections d'apomorphine et d'apocodéine.

Le *chlorhydrate d'apomorphine* agit directement sur le bulbe ; aussi, manié imprudemment, peut-il déterminer une dépression dangereuse et même une syncope mortelle. Il s'altère très facilement, et ses solutions doivent être récemment préparées. En revanche, son action est rapide et sûre (il agit en quelques minutes).

> Chlorhydrate d'apomorphine cristallisé . . . . . . . . . . . . .     0 gr. 05
> Eau stérilisée. . . . . . . . . . . . . . . . . . . . . . . . . . .   10 c. c.
>
> 1 à 2 c. c. chez l'adulte ; un quart à un demi c. c. chez l'enfant.

Le *chlorhydrate d'apocodéine* est plutôt inférieur au sel précédent. On peut administrer 0 gr. 005 chez l'enfant, de 0 gr. 015 à 0 gr. 02 chez l'adulte.

**Médication par ingestion.** — Les deux médicaments d'un usage répandu sont l'ipéca et l'émétique.

L'*ipéca* est plus maniable que l'émétique. Il détermine peu de collapsus, provoque relativement peu de nausées et de diarrhée. Son action est également plus lente à se manifester, plus prompte à disparaître. Il est irritant pour le rein, et ne se prescrira point chez les albuminuriques.

Posologie :

*Adultes*. 1 gr. 50 de poudre à prendre seule, ou associée à 60 gr. de sirop d'ipéca, en 5 fois à 10 minutes d'intervalle. Après chaque prise, eau ou infusion tièdes. L'effet est souvent obtenu après la seconde dose.

*Enfants* :

> Poudre d'ipéca. . . . . . . . . . . . . . . . . . . . . . .    0 gr. 50
> Sirop d'ipéca. . . . . . . . . . . . . . . . . . . . . . .    50 grammes.
>
> Par cuillerées à café : de 5 en 5 minutes, jusqu'à effet.

L'*émétique* ou *tartre stibié* demande à être manié avec une très grande prudence. Les menaces de collapsus sont promptes avec ce sel : il vaut donc mieux ne l'employer ni chez l'enfant, ni chez le vieillard.

Posologie :

0 gr. 05 à 0 gr. 10 dans 100 à 150 gr. d'eau (pris dans une trop grande quantité d'eau, l'émétique est purgatif et non plus vomitif).

> Tartre stibié. . . . . . . . . . . . . . . . . . . . . . . .    0 gr. 05
> Poudre d'ipéca. . . . . . . . . . . . . . . . . . . . . . .    1 gr. 50
>
> En 2 ou 3 paquets, à 10 minutes d'intervalle.

> Ipéca pulvérisé . . . . . . . . . . . . . . .   1 gr. à     1 gr. 50
> Émétique. . . . . . . . . . . . . . . . . . . . . . . . .     0 gr. 05
> Oxymel scillitique. . . . . . . . . . . . . . . . . . } āā 15 grammes.
> Sirop d'ipéca. . . . . . . . . . . . . . . . . . . . . }
> Eau. . . . . . . . . . . . . . . . . . . . . . . . . . .      50     —
>
> En 3 fois.

Le *sulfate de cuivre* n'est plus recommandable qu'à titre d'antidote dans l'empoisonnement par le phosphore.

0 gr. 15 à 0 gr. 50 en solution étendue pour le lavage de l'estomac.

Sulfate de cuivre. ′. . . . . . . . . . . . . 0 gr. 10 à    0 gr. 50
Eau de menthe. . . . . . . . . . . . . . . . . . . . } ãã 50 grammes.
Julep gommeux . . . . . . . . . . . . . . . . . . .
Eau distillée. . . . . . . . . . . . . . . . Q. S. p.   500   —
Par cuillerées à soupe de 10 en 10 minutes.

                                               *FRANÇOIS MOUTIER.*

**VUE** (HYGIÈNE). — Dans la période embryonnaire, l'œil peut être atteint de *malformations, d'arrêt de développement, de maladies constitutionnelles.* Les malformations (tératogenèse) appartiennent à la période embryonnaire, et les maladies (pathogenèse) à la période fœtale. Les mêmes diathèses, les mêmes causes, les mêmes influences nocives, produiront des effets différents, suivant l'époque d'apparition. Dès le début de l'organisation, de la formation de l'embryon, elles interviendront pour troubler la disposition générale des tissus ; cette disposition sera entravée, déviée de sa marche normale ou arrêtée, d'où les dystrophies et les malformations apparaissant plus tard ; ces causes agiront non plus sur l'architecture générale de l'être, mais sur les éléments constitutifs déjà à leur place et harmonieusement disposés, et qui ne se développeront pas normalement ; il y aura des tares dans certaines régions, des lésions histologiques. La société est bien et régulièrement constituée, mais certains de ses membres laisseront plus ou moins à désirer, ils seront plus ou moins malades.

La tératogenèse expérimentale nous a appris combien nombreuses sont les causes nocives qui peuvent atteindre l'embryon dès les premiers stades de son développement, causes nocives qui pourront se perpétuer par hérédité et atavisme. La multiplicité de ces causes démontre la fragilité de l'embryon. Ce dernier est à la merci des changements de température, de l'état de ses enveloppes, des traumatismes directs, des traumatismes de l'utérus, des divers états pathologiques pouvant l'atteindre par l'intermédiaire du placenta, de toutes les infections, intoxications et des multiples produits solubles actifs, développés au cours de l'infection.

A ces multiples notions étiologiques, on comprend le rôle de la prophylaxie, car il ne saurait être question de thérapeutique, mais bien d'hygiène. C'est aux générateurs, aux parents, de veiller sur leur état, de combattre les causes qui peuvent vicier la conception, d'éviter que celle-ci se fasse pendant l'évolution de maladies infectieuses. Assurément, des impossibilités se trouveront, mais l'infection syphilitique et l'infection blennorragique, comme l'intoxication alcoolique, sont les facteurs les plus nocifs et de beaucoup les plus fréquents. On peut lutter contre ces infections et cette intoxication avec avantage. Une fois la conception faite dans les meilleures conditions de santé, il restera à suivre les règles bien connues de l'hygiène de la grossesse.

Ce sera là la prophylaxie des maladies de la période embryonnaire comme aussi des affections oculaires de la période fœtale.

**Hygiène de la période infantile.** — La période infantile est féconde

en maladies oculaires et celles-ci ne tardent pas à apparaître. Dès sa naissance, l'enfant est exposé aux conjonctivites dites des nouveau-nés, aux
conjonctivites liées aux fièvres éruptives, à la conjonctivite impétigineuse,
à la conjonctivite printanière, à la conjonctivite folliculaire, à la conjonctivite aiguë contagieuse et, s'il est exposé plus particulièrement à ces
conjonctivites, il n'est pas à l'abri des autres infections conjonctivales
qu'on rencontre chez les adultes. Les enfants atteints de manifestations
oculaires rubéoliques, impétigineuses, eczémateuses, sont légion. Et si nous
ne voyons que bien rarement des manifestations oculaires dans la variole,
c'est que cette maladie, autrefois une des grandes causes de la cécité, a
presque disparu. Bien soignées, soignées surtout à temps, ces conjonctivites
guérissent le plus souvent; mal soignées, elles laissent sur la cornée des
opacités qui diminuent la vision et mettent les enfants dans un état d'infériorité dont ils auront à souffrir toute la vie. On ne saurait trop prendre de
précautions pour soigner ces enfants dès le début et ne pas négliger la
moindre affection oculaire. Dans le traitement des fièvres éruptives, les
yeux, la cavité buccale, les fosses nasales, le conduit auditif externe, doivent
être désinfectés sous peine de laisser, après la guérison de l'affection générale, subsister des séquelles qui sont ou bien des infirmités ou des sources
de complications graves.

Les conjonctivites des nouveau-nés sont un gros danger. On a introduit
dans les livrets de famille une note afin d'avertir les parents des soins à
prendre pour éviter ces conjonctivites; on a recommandé aux employés de
mairies de remettre à la personne qui fait la déclaration de naissance une
note-circulaire signalant les dangers des conjonctivites des nouveau-nés.
On a dit et écrit partout que l'ophtalmie des nouveau-nés est une maladie
grave qui fait un grand nombre d'aveugles. On ne pouvait mieux jeter le
cri d'alarme. On ne doit pas mettre délibérément sur le compte des accou-
cheuses les méfaits qui peuvent se produire entre leurs mains. Beaucoup
d'entre elles exercent dans des quartiers pauvres ou à la campagne; privées
de ressources, mal ou pas aidées, elles se trouvent dans des conditions telles
qu'elles ne peuvent pas faire beaucoup plus ou mieux qu'elles ne font. Et
puis certains enfants soignés par elles peuvent être atteints d'une conjonctivite de nature infectieuse particulière, non gonococcique, et qu'il n'a pas
tenu à elles d'éviter; elles ne sont donc pas toujours responsables des accidents qui peuvent arriver. Elles ont d'ailleurs à combattre une affection
grave qui peut se terminer par la cécité définitive et incurable, en dépit
des meilleurs soins.

On désigne sous le nom générique d'ophtalmie des nouveau-nés plusieurs
espèces de conjonctivites, dont la plus grave est la conjonctivite gonococcique. Mais il est impossible, quand un enfant est atteint de conjonctivite
dans les premiers jours de la naissance, de savoir à quelle espèce, à quelle
variété de conjonctivite on a affaire. Le gonocoque, le pneumocoque, le
diplobacille, le bacille de Weeks, le staphylocoque, peuvent être en cause.
Il peut s'agir d'une conjonctivite d'origine grippale, syphilitique, diphtéri-
tique. Il peut y avoir non pas conjonctivite proprement dite, mais obstruction des voies lacrymales et dacryocystite des nouveau-nés pouvant simuler

une conjonctivite. L'accoucheuse doit se borner aux soins prophylactiques chez la mère et l'enfant ; mais aussitôt que l'affection est déclarée, elle doit appeler un médecin et ne pas attendre que ses soins lui apparaissent insuffisants pour faire cet appel. Le médecin, et de préférence l'ophtalmologiste, doit être averti aussitôt que possible. Dans certains cas, où l'assistance médicale ne pourra lui être donnée (ces cas seront bien rares), l'accoucheuse fera de l'ophtalmologie d'urgence ; elle pourra user du nitrate d'argent, mais avec prudence et discernement, comme d'un médicament très actif qui, en dépassant la mesure, est capable de provoquer de graves lésions. Elle se rappellera que les solutions de protargol et surtout d'argyrol lui rendront les plus signalés services, et cela sans aucun danger. A titre préventif, une instillation de collyre au nitrate n'est pas dangereuse, surtout si la cornée est intacte ; mais, au cours d'une ophtalmie des nouveau-nés, le nitrate d'argent est une arme à double tranchant et d'un maniement qui exige du savoir et de l'expérience (V. CONJONCTIVITE BLENNORRAGIQUE).

L'époque de la première enfance est celle des fièvres éruptives, des manifestations de la tuberculose, de la scrofule. C'est alors qu'intervient le rôle prophylactique de l'hygiène du corps, de l'alimentation, de l'habitation, de l'hygiène en général. Dans le cas de maladie générale confirmée on suivra, en outre du traitement général, le traitement des complications oculaires.

C'est surtout à cette époque qu'apparaît le strabisme. Lorsqu'il n'est pas d'origine paralytique, le strabisme est une déviation oculaire due à un trouble de l'appareil de la vision binoculaire, sans qu'on puisse actuellement préciser la cause de ce trouble. On doit toujours examiner les yeux d'un strabique. Souvent, il y a un vice de réfraction à corriger. Le traitement par les verres peut guérir le strabisme ; si ce traitement optique échoue, l'opération deviendra nécessaire ; par elle on supprime toujours la difformité et souvent on parvient à rétablir la vision binoculaire en y aidant par le traitement optique et notamment par des exercices diploscopiques. Dès qu'un strabisme apparaît dans la vision rapprochée seulement (strabisme périodique), aussitôt qu'un enfant se plaint de céphalée et d'obnubilations passagères lorsqu'il lit ou écrit, on doit penser tout de suite à des troubles d'asthénopie accommodative et faire l'examen de la réfraction. On évitera ainsi de mettre sur le compte de la neurasthénie, du surmenage, de la céphalée dite des adolescents, des troubles qui sont dus à l'hypermétropie, et qui disparaîtront avec des verres appropriés.

Les traumatismes oculaires sont fréquents chez les enfants. Les coups de plumes à écrire, de crayon, de ciseaux sont surtout à noter. Il est important de recommander aux parents la surveillance à ce sujet.

**Hygiène scolaire.** — L'enfant doit être à l'école, au point de vue de la vision, l'objet d'une attention spéciale. Tout enfant, au commencement de l'année scolaire, doit être invité à lire un tableau permettant de déterminer son acuité visuelle. Tout enfant qui n'a pas une vision normale doit être noté, et les parents seront invités à le faire examiner par un oculiste de leur choix. Le contrôle de cet examen sera facile. Nul besoin de médecins-inspecteurs. On peut en dire autant pour l'appareil auditif et pour les dents.

Parmi les questions d'hygiène scolaire, celle de l'attitude pour l'écriture a été particulièrement discutée. Dans la physiologie de l'écriture deux choses sont à considérer : 1º la fonction des bras ; 2º la fonction des yeux (Péchin et Ducroquet).

**Mécanisme de l'écriture penchée.** — Le sujet appuie les deux coudes

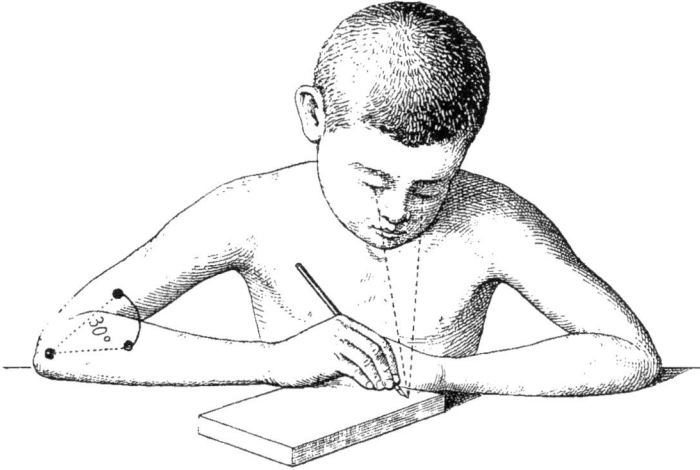

Fig. 274. — Écriture penchée. Position de départ.

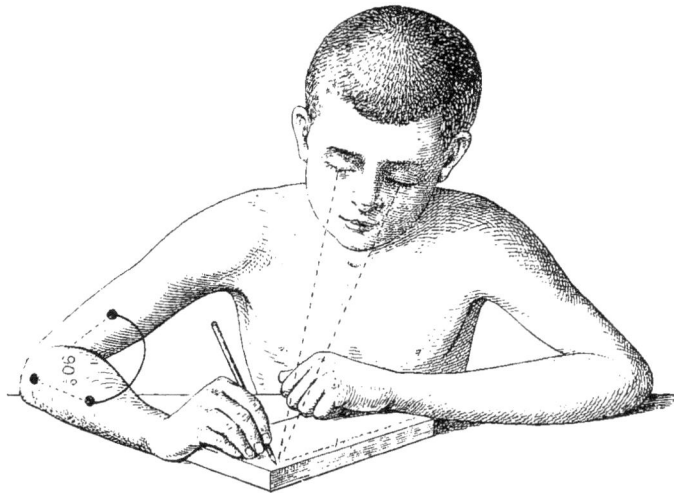

Fig. 275. — Écriture penchée. Position d'arrivée.

sur la table ; le coude droit reste fixe ; pour écrire une ligne, l'avant-bras se développe en faisant un mouvement de pivot autour du coude. L'angle que fait l'avant-bras sur le bras varie, mais le coude reste fixe. Pour l'exécution du mot, les doigts ont des mouvements de flexion et d'extension exécutés par des muscles synergiques (fléchisseurs et extenseurs). Le poignet n'est pas immobile, mais les mouvements légers dont il peut être le siège sont accessoires. Ce mécanisme devient facilement automatique.

Dans l'écriture penchée, le commencement de la ligne est placé devant le sujet, au milieu du corps (fig. 274). Pendant l'écriture, la tête exécute un mouvement de rotation de gauche à droite combiné à un mouvement

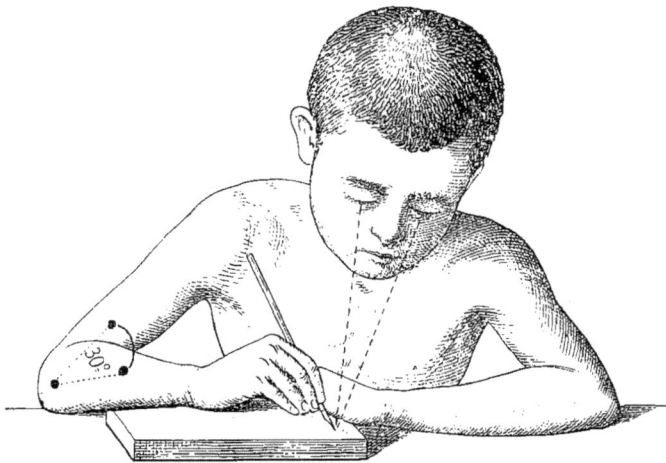

Fig. 276. — Écriture droite. Position de départ.

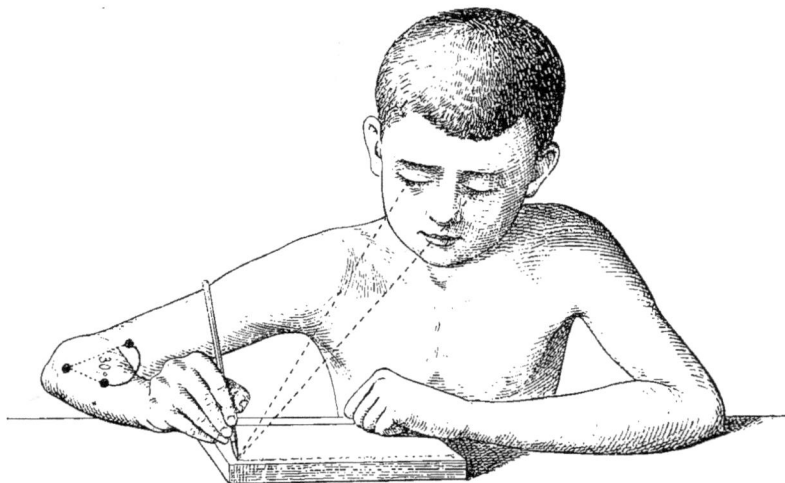

Fig 277 — Écriture droite. Position d'arrivée.

d'extension de la tête, parce que la fin de la ligne, en écriture penchée, est plus éloignée que le commencement (fig. 275).

**Mécanisme de l'écriture droite**. — Le sujet appuie les deux coudes sur la table. L'angle du bras et de l'avant-bras droits ne varie pas. Pour parcourir la ligne, le sujet déplace le membre supérieur en masse. Le coude est en mobilité constante (fig. 276 et 277). Pour l'exécution des lettres, les mouvements de flexion et d'extension des doigts ne suffisent plus : il faut des mouvements complexes de circumduction et de rotation du poignet. mouvements combinés bien autrement fatigants que les simples mouvements de flexion et d'extension des doigts que nous trouvons dans l'écriture penchée. Et ces mouvements nécessitent une assez grande attention du sujet afin d'être exécutés correctement. La fatigue pour l'exécution des lettres dans l'écriture droite est telle que presque tous les écoliers arrivent à utiliser le mécanisme de l'écriture penchée afin d'éviter cette fatigue. Il en résulte une écriture oblique à gauche (écriture renversée) au lieu d'être oblique à droite. Tous les maîtres qui ont adopté l'écriture droite, malgré leur enthousiasme pour cette écriture, reconnaissent que les cahiers sont beaucoup plus mal tenus avec l'écriture droite qu'avec l'écriture penchée. L'inclinaison des lettres exécutées à l'aide de ce mécanisme est irrégulière et varie d'un mot à l'autre; la ligne prend ainsi un aspect asymétrique très disgracieux. En effet, en prenant l'attitude de l'écriture droite pour l'exécution de la ligne, l'utilisation du mécanisme de l'écriture penchée dans la formation des lettres arriverait à donner une écriture très renversée, écriture que le maître ne tolérerait pas; l'élève redresse partiellement son écriture en utilisant à la fois le mécanisme de l'écriture penchée et partiellement le mécanisme de l'écriture droite. C'est à l'union de ces deux mécanismes qu'est due l'écriture légèrement renversée.

L'écriture penchée est d'un mécanisme facile; l'écriture droite a au contraire un mécanisme compliqué : elle demande en plus un effort cérébral : elle comporte par conséquent un automatisme plus difficile à acquérir. De là la fatigue plus grande que l'écriture droite entraîne.

Dans l'écriture droite le cahier est placé un peu en dedans (à droite) de la ligne médiane du corps (fig. 276). Dans la position de départ, la tête est droite; le sujet regarde le bord gauche du cahier; les deux yeux sont à la même distance du cahier. Pendant l'écriture, les yeux suivent la ligne, et au bout de cette dernière, c'est-à-dire à la position d'arrivée (fig. 277), la tête a exécuté un mouvement de rotation de gauche à droite autour d'un axe vertical allant du trou vertébral à l'extrémité supérieure de la tête. Il n'y a pas eu de mouvement d'extension comme dans l'écriture penchée, parce que la ligne d'écriture n'a pas d'élévation. L'œil gauche est plus rapproché du cahier, l'œil droit en est plus éloigné (fig. 277).

La position des yeux est la même dans les deux écritures dans l'attitude de départ; dans l'écriture penchée ils sont un peu plus éloignés à la fin de la ligne seulement.

Pour se prononcer sur la supériorité de l'un de ces deux mécanismes, il faut rechercher celui qui assure la *position de repos au rachis*, et cette position devra être exclusive d'une attitude vicieuse. *Toute la question est là.*

L'attitude pour l'écriture exige une action musculaire; or, on ne peut prolonger indéfiniment, longtemps, cette action; il faut de toute nécessité arriver à une position de repos. C'est antiphysiologique de demander à des muscles un effort continu pour maintenir une attitude déterminée. L'écolier qui écrit ne peut pas plus se dérober à la fatigue que ne saurait le faire le soldat au port d'armes; ce dernier doit être mis au repos après un certain temps de contraction et par conséquent de fatigue musculaire, et l'on sait que cette position de repos consiste à fléchir un membre inférieur, à hancher.

Pendant le temps d'activité, de contraction musculaire, le muscle agit seul. Pendant le temps de repos, temps de passivité, les ligaments seuls interviennent. Dans le premier cas, c'est la position musculaire ; dans le second c'est la position ligamenteuse.

*Le mode d'écriture le meilleur est donc celui dont le mécanisme s'allie à une attitude normale de repos et ne donne pas lieu à une attitude ligamenteuse vicieuse.*

Que l'écriture soit penchée ou droite, l'écolier prendra forcément, au bout d'un certain temps, une attitude de repos.

La position de repos idéale est de se tenir appuyé sur les deux coudes (fig. 274 et 276).

Dans l'écriture penchée (fig. 274), le repos sur les coudes est assuré. L'écolier s'appuie sur la table avec les deux coudes et les deux avant-bras. Et ce point d'appui ne peut faire défaut au cours de l'écriture et exposer à une attitude de fatigue, car l'avant-bras droit pivote sur le coude qui reste fixe (fig. 275).

La position est ainsi bifessière, la colonne vertébrale reste droite et les épaules sont à égale hauteur.

Ce n'est pas à dire pour cela que l'écolier qui écrit penché ne prendra jamais, ne pourra jamais prendre les attitudes vicieuses de l'écriture droite, mais ce sera bien exceptionnel, car le mécanisme de l'écriture penchée lui assure une position de repos plus commode que les positions de repos de l'écriture droite.

Au contraire, dans l'écriture droite, le coude droit est mobile (fig. 277); cette mobilité est la caractéristique du mécanisme de cette écriture. L'appui ne se fait et ne peut se faire que sur un seul coude, le gauche. Le sujet ainsi appuyé sur un coude et sur les deux fesses se trouve dans un *état d'instabilité, le corps ayant une tendance à s'appuyer sur un point pour ne pas tomber.*

La formule « *écriture droite, sur papier droit, corps droit* » a pu faire fortune parce qu'en plaçant le corps dans une symétrie parfaite, elle a paru, *a priori*, indiquer la meilleure attitude et donner au corps une position naturelle. Grâce à cette bonne attitude on évitait, a-t-on dit, les déformations thoraciques, la scoliose notamment, et de plus on supprimait une des causes principales de la myopie. Tant d'avantages expliquent le succès de l'écriture droite.

Que l'attitude dans l'écriture droite, prise *au moment où l'écolier va écrire,* soit une bonne attitude, une attitude normale et qui assure notamment la rectitude de la colonne vertébrale, c'est tout à fait exact : mais c'est aussi *l'a priori trompeur de la méthode.* En effet, l'avant-bras droit se déplace constamment pendant que la ligne se poursuit, et ce déplacement se traduit par un abaissement de l'épaule correspondante (fig. 277). Cet abaissement de l'épaule est déjà une première déformation ; les deux épaules ne sont plus sur le même plan ; la symétrie parfaite du début, alors que *l'écolier n'écrivait pas encore, mais s'apprêtait à écrire,* n'existe plus, ou du moins est compromise. Mais ce n'est pas tout. L'avant-bras droit, se déplaçant sans cesse, ne peut fournir un point d'appui. Le point d'appui était parfait au début,

dans la position de départ, mais il a disparu dès que l'avant-bras s'est mis
en marche. Si l'on fait abstraction de l'abaissement de l'épaule droite, on
peut considérer que l'attitude pourra rester ainsi correcte pendant quelque
temps, mais elle ne saurait le rester longtemps, car l'écolier n'ayant qu'un
appui instable sur le coude gauche, *va rechercher une position de repos qu'il
ne peut trouver dans le mécanisme correct de l'écriture droite.* Il prend le
plus souvent l'attitude unifessière : il s'appuie fortement sur l'avant-bras
gauche et hanche du même côté ; l'appui se prend sur l'ischion et le coude
gauches, d'où fléchissement et incurvation de la colonne vertébrale. La
colonne vertébrale est déviée avec convexité tournée à gauche, et il y a tension

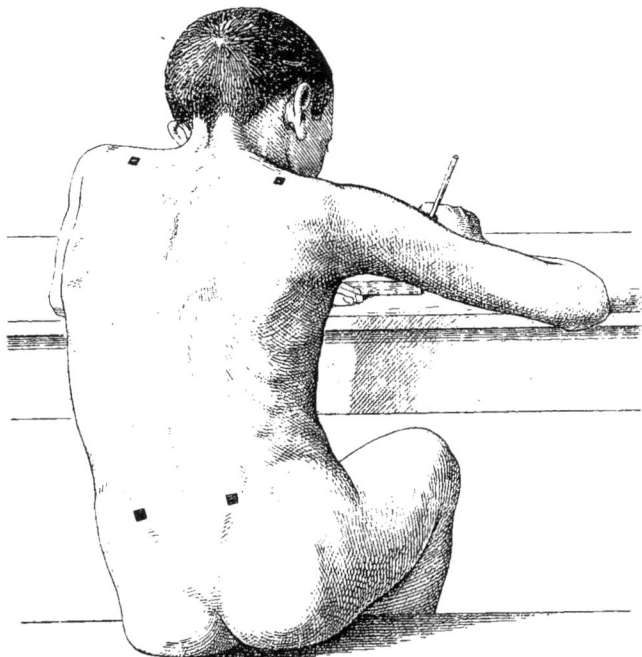

Fig. 278. — Attitude unifessière.

des ligaments du côté de la convexité (fig. 278). C'est la position unifessière
classique. L'attitude de repos peut encore être recherchée dans un appui
sternal. Il y a même d'autres attitudes de repos variables avec les sujets,
mais très exceptionnelles ; nous n'en parlerons pas. Et il n'y a pas à dire que
l'étourderie ou le manque d'attention de l'élève, ou encore l'absence de surveillance du maître soient pour quelque chose dans ce changement d'attitude ; il s'agit d'un fait physiologique dû à la fatigue née elle-même de l'instabilité d'une attitude que la contraction musculaire ne saurait prolonger
longtemps. Et ce fait physiologique se produira d'autant plus vite que les
sujets seront moins solides et moins bien constitués.

*L'écriture droite étant la plus fatigante de toutes les écritures, c'est elle
par conséquent qui est la plus apte à faire contracter une attitude vicieuse,*

*alors que l'écriture penchée, qui est la moins fatigante, a un mécanisme propre qui assure la position de repos dans un maintien correct.*

Et cette fatigue ne peut en rien être diminuée par un matériel scolaire quelconque. Quelles que soient la disposition et la hauteur du banc et de la table, rien n'empêchera que la position de départ de l'écriture droite, position correcte à cet instant seulement (fig. 276), ne commence à devenir défectueuse dès que l'écolier écrit et ne soit tout à fait vicieuse lorsque la fatigue inévitable arrive.

On a dit, avec un semblant de vérité, que l'enfant avait une tendance naturelle à écrire droit et que l'écriture oblique, penchée, était pour lui pleine de difficultés et devait être réservée aux adultes. C'est une erreur. L'enfant est inhabile, inexpérimenté, et c'est pour cette raison que, livré à lui-même, il procède pour écrire par les moyens les plus difficultueux et les plus maladroits. C'est d'ailleurs la règle générale pour tout apprentissage. Au fur et à mesure que l'expérience s'acquiert, les moyens se simplifient et l'effort diminue. Ne voit-on pas cette règle se vérifier à chaque instant? Dans les sports et dans tous les exercices ou travaux corporels en général, les plus habiles donnent le minimum d'efforts parce qu'ils ont la forme d'exécution la plus simple.

Si, d'autre part, nous considérons la position des yeux, nous voyons qu'il est indifférent que l'écriture soit penchée ou droite. Dans l'une comme dans l'autre on peut avoir facilement un éloignement de la tête aussi grand qu'il conviendra.

Il n'est pas exact de soutenir que l'écriture droite supprime une des principales causes de la myopie. Il est admis que chez les lettrés la myopie est plus fréquente. Si cette étiologie est réelle, la pathogénie est discutée. Rien ne prouve que la *distance trop rapprochée soit la cause de la myopie dite scolaire.* On a fait jouer un rôle à l'accommodation et à la convergence. mais ce rôle n'est pas défini. En tout cas, on n'a pas prouvé que ce rôle est pernicieux à condition seulement d'être fonction *d'une vision trop rapprochée.* N'y a-t-il pas lieu de faire intervenir, entre autres causes, le rôle de la prolongation du travail et d'établir un parallèle entre la fatigue d'attitude du rachis et la fatigue d'attitude visuelle, l'accommodation et la convergence étant plus faciles chez certains que chez d'autres et en tout cas fatigantes pour tous?

On attribue généralement la myopie scolaire au spasme du muscle ciliaire. C'est à prouver, comme il est également à prouver que le spasme, si on l'admet comme étiologie de la myopie, est dû lui-même à la vision trop rapprochée. Le spasme est un trouble moteur dépendant d'une irritation siégeant sur un point quelconque d'un arc réflexe spinal ou bulbo-spinal; or, on ne voit pas comment la vision rapprochée pourrait produire une irritation sur la voie centripète ou sur le centre médullaire ou sur la voie centrifuge. Le spasme du muscle ciliaire ne peut être provoqué par la vision trop rapprochée; il est dû à toutes causes qui peuvent actionner la réflectivité bulbo-médullaire, qu'elles soient périphériques ou centrales. Peut-être la vision rapprochée détermine-t-elle la myopie chez certains sujets prédisposés, mais les raisons de cette prédisposition nous échappent.

*En tout cas, en raison seule de l'attitude de la tête, aucune écriture, penchée ou droite, ne peut s'attribuer le mérite d'éviter la myopie.*

L'écriture penchée est donc préférable à l'écriture droite. On doit la recommander dans les écoles.

**Matériel scolaire.** — La distance du siège à la table doit être telle que le sujet se tenant droit, les coudes touchent la table, le bras étant écarté légè-

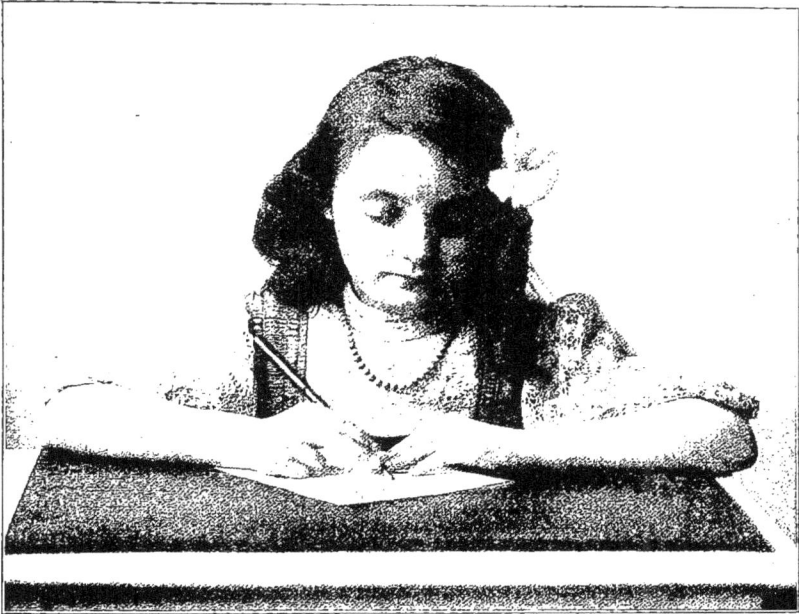

Fig. 279. — Attitude normale, régulière ; attitude de repos (écriture penchée). Cette enfant est assise sur un siège à dossier.

rement du tronc (50° environ). Les bras deviennent ainsi des béquilles pour le tronc (fig. 279).

On évitera que la table ne soit trop basse, car sa trop grande distance à la tête solliciterait l'écolier à se pencher.

L'attitude unifessière (fig. 278), celle que prennent le plus fréquemment les élèves qui se tiennent mal, tient au recul, au déplacement du bras gauche. Afin de l'éviter, on donnera à la table individuelle une longueur suffisante pour que les deux avant-bras avec les coudes puissent y reposer aisément en prenant la position pour écrire. Dans les écoles, il peut y avoir avantage, soit pour l'ordonnance des salles, soit pour l'économie de l'espace, à avoir des tables communes. Dans ce cas, la place de chaque élève sera délimitée par des planchettes de séparation mises de champ ou simplement par une ligne. Les élèves prendront ainsi toute leur place et n'empiéteront pas sur celle du voisin.

Le siège sera suffisamment rapproché de la table afin que le corps ne soit pas penché en avant; le serait-il un peu que cela n'aurait aucun inconvénient : l'écolier doit toucher le bord de la table sans s'appuyer sur elle. Il y aurait inconvénient à ce que le siège fût trop rapproché, parce qu'on provoquerait ainsi une déformation thoracique par pression au niveau du sternum.

Le siège sera à dossier, confortable, un peu incliné en arrière, afin de permettre une position de repos dans l'intervalle de l'écriture. Le banc d'école classique est ce qui convient le moins.

Les élèves seront rangés par rang de taille.

Dans l'écriture penchée, comme dans l'écriture droite, la tête peut être tenue à la distance voulue sans appareil. Il suffit d'apprendre à l'écolier à prendre une bonne attitude (fig. 279) : un peu de surveillance dès le début suffira pour l'éducation du maintien.

Nous avons vu que la *myopie scolaire* est rien moins que prouvée. La myopie se développe chez les enfants dans le jeune âge, lorsqu'ils vont à l'école, par conséquent ; et dire que c'est parce qu'ils vont à l'école qu'ils deviennent myopes, c'est commettre une erreur de raisonnement. C'est dire que les enfants grandissent parce qu'ils vont à l'école.

Si la myopie se trouve surtout, comme on le prétend, chez les lettrés, elle doit être inconnue chez les illettrés ou du moins rare chez eux. Or, les statistiques, établies par le service de santé militaire pour la conscription, établissent que c'est dans les départements où il y a le plus d'illettrés qu'il y a davantage de myopes. Par conséquent, la myopie n'est pas la rançon des lettrés. On devient myope vers l'âge de 4, 5, 6, 7 ans pour des raisons que nous ignorons.

**Éclairage.** — Les salles d'études et de classes doivent être bien éclairées. L'éclairage électrique est nuisible pour la rétine à cause des rayons ultra-violets que la lumière contient. La lumière qui n'a pas de rayons ultra-violets ou qui en a peu est la bonne ; la lumière qui en a le plus est la mauvaise. La lumière qui contient le moins de rayons actiniques (chimiques) est celle de la bougie et de l'huile. Le candélabre à deux ou trois bougies est l'éclairage le plus hygiénique ; mais la bougie a un inconvénient, sa lumière est instable et puis elle tache. L'huile a bien d'autres inconvénients encore ; mais à part ces inconvénients, domestiques et de manipulation, l'éclairage par la bougie et par l'huile est hygiénique pour l'œil. Ceux que ne rebutent pas ces inconvénients peuvent s'en servir comme d'un éclairage hygiénique pour la vue.

L'huile donne le meilleur éclairage parce que sa combustion donne une très grande quantité de rayons jaunes et que les expériences de photométrie démontrent que l'œil apprécie surtout et le mieux les différentes teintes dans la partie jaune du spectre.

Malgré les qualités hygiéniques de l'éclairage par la bougie et par l'huile, les inconvénients d'ordre pratique et économique sont si grands que l'éclairage électrique est en faveur actuellement.

L'éclairage électrique se fait au moyen de filaments de charbon, de filaments métalliques de tantale et de tungstène qui deviennent incandescents. On se sert du tantale et du tungstène parce que ces deux métaux fondent à des températures excessivement élevées et ont un pouvoir éclairant très considérable. La lumière électrique s'obtient encore par l'arc lumineux qui part d'un charbon (cône) pour aboutir à un autre (cratère); elle naît aussi dans des tubes remplis de vapeurs mercuriques dans lesquels jaillit l'étincelle électrique d'un filament incandescent. Les filaments de charbon donnent le moins de rayons actiniques; l'arc électrique qui unit deux charbons en donne le plus. Le mal causé par les rayons actiniques est évitable, car le simple verre transparent est un obstacle pour eux, le verre dépoli et surtout le verre jaune les arrêtent davantage, les absorbent.

Le pétrole comme le gaz constituent un très bon éclairage. La lumière du gaz entourée de tubes incandescents devient nuisible. Le tube incandescent (bec Auer) est fait avec de l'azotate de thorium. Ce dernier est un sel d'un métal de la famille du lithium dont on fait une poudre dans laquelle on trempe des mèches en ramie (coton). Cette poudre devient incandescente. Entouré de tubes incandescents le gaz répand des rayons ultra-violets et en même temps devient éclatant. Il contient un peu moins de rayons actiniques que la lumière électrique, et il serait préférable à cette dernière si celle-ci ne perdait pas tout pouvoir nocif par des manchons dépolis et jaunes et si elle n'était d'un maniement parfait qui séduit par son extrême commodité.

La lumière intéresse l'hygiéniste non seulement par sa composition en rayons chimiques (ultra-violets) et par les diverses teintes de ces rayons, mais aussi par leur éclat.

Le tableau suivant permet de se rendre compte de ce qu'on entend par éclat de la lumière. La valeur de l'éclat est représentée par l'*unité bougie*. Un centimètre de surface éclairante donne à 1 mètre de distance le nombre de bougies indiqué.

| SOURCE. | ÉCLAT. | |
|---|---|---|
| Étalon violle (platine au moment où il se solidifie 1.715°) . . . . . . . . . . . . . . . | 20 bougies. | |
| Soleil. . . . . . . . . . . . . . . . . . . . . | 200.000 — | |
| Cratère de l'arc électrique . . . . . . . . . . | 20.000 — | |
| Lumière oxydrique . . . . . . . . . . . . . . | 500 — | |
| Lampe à incandescence. . . . . . . . . . . . | 100 — | |
| Ciel plus ou moins près du soleil. . . . . . | 1 à 40 — | |
| Lampe Carcel (huile) . . . . . . . . . . . . . | 2 — | |
| Papier blanc en plein jour . . . . . . . . . | 2 — | (environ). |
| Bougie . . . . . . . . . . . . . . . . . . . . | 0,4 — | |
| Lune. . . . . . . . . . . . . . . . . . . . . . | 0,5 — | |
| Peinture noir (mat) en plein soleil . . . . . | 0,05 — | (environ). |
| Papier blanc sur lequel on peut lire aisément. | 0,001 — | (environ). |

L'éclat de la lumière a une action nuisible sur l'œil. L'amblyopie, les scotomes, le rétrécissement du champ visuel, l'hémianopsie, la métamorphopsie, la chromatopsie et les diverses lésions du fond de l'œil, sont des troubles oculaires consécutifs à l'observation directe de la lumière solaire, démontrant cette action nocive. On comprend qu'il en soit ainsi pour la lumière solaire dont l'éclat est représenté par 200 000 bougies. Le chiffre de 20 000 pour l'arc électrique qui relie deux charbons explique les troubles visuels à la lumière voltaïque et montre l'importance du phototraumatisme électrique (V. NERF OPTIQUE, TRAUMATISMES). Les accidents dus à l'effet de la neige sont de même ordre. Avec nos divers modes d'éclairage, pourvu que les sources lumineuses ne soient pas trop multipliées, on n'a rien à craindre de l'éclat. Pour les lampes à incandescence dont la lumière est à 100 et surtout pour la lumière oxhydrique qui monte à 500, des précautions doivent être prises. Pour se préserver de l'éclat de la lumière électrique, on doit entourer celle-ci de verre dépoli. Le verre transparent seul est déjà capable d'intercepter, d'absorber des rayons actiniques, mais le verre dépoli et jaune est préférable. La réflexion ou la dispersion de la lumière diminue l'éclat; voilà pourquoi on pratique un système d'éclairage en projetant sur un plafond la lumière qui perd ainsi son éclat. En résumé, on peut se servir d'huile ou de bougie; c'est un éclairage sain, hygiénique, à condition qu'il soit suffisant. Avec des globes dépolis et jaunes, l'éclairage électrique est hygiénique, agréable et commode. Une exception est à faire toutefois pour les lampes à vapeur de mercure; le spectre de cette lumière ne contient pas de rouge; elle ne pourra donc servir dans les cas où il y aura intérêt à apprécier les couleurs, mais elle peut être employée lorsqu'on a pour but seulement la vision des formes et dans certaines applications d'ordre décoratif elle produira le plus joli effet. Il en sera de même pour le gaz muni de manchon incandescent si on l'entoure d'un globe dépoli.

**Hygiène de la vision à l'atelier.** — Avant d'apprendre un métier à un jeune homme, on doit se préoccuper de sa vue, surtout s'il accuse quelques troubles visuels. Cet examen préalable évitera le choix inopportun d'un métier ou d'une profession. Il faut tenir grand compte de l'aptitude oculaire.

Les traumatismes oculaires dans les ateliers, comme dans les usines et en général dans tous les établissements industriels, sont très fréquents. Cette grande fréquence est bien mise en évidence par la loi sur les accidents de travail. Pour réduire le nombre de ces accidents, on recommandera aux patrons et aux ouvriers l'observation rigoureuse des mesures hygiéniques et prophylactiques applicables aux divers métiers et industries. Les accidents proviennent moins de l'absence de règlements que de leur inobservation. L'emploi des verres et des écrans doit être obligatoire pour les ouvriers employés dans le meulage, le burinage, le piquage, la taille et la casse des pierres; pour les mécaniciens et les chauffeurs de chemins de fer. Par la ventilation ou par tout autre moyen on évitera les vapeurs, les poussières irritantes ou caustiques. On devra prendre des mesures pour que les ouvriers blessés soient soignés aussitôt. Que de conséquences graves seraient évitées si les soins étaient donnés à temps! que de kératites traumatiques guériraient sans opacités si on ne laissait l'infection survenir! Après les ouvriers métallurgistes, les électriciens sont le plus exposés: exposés à l'éclat de la lumière, surtout ceux qui manient les lampes à arcs; exposés ceux qui font ou réparent les installations, car ils peuvent être surpris par un courant rétabli par erreur et recevoir dans les yeux du plomb fondu, en même temps qu'ils sont éblouis et brûlés à la face et aux yeux; exposés aussi ceux qui manient les appareils de la télégraphie sans fil.

Comme pour l'école, on a parlé d'une myopie contractée dans les ateliers. Deviendraient myopes les ouvriers qui s'occupent de travaux fins, nécessitant la vision rapprochée et notamment les couturières. La même critique de la myopie scolaire trouve encore ici à s'exercer. Qu'il y ait telle ou telle proportion de myopes parmi les couturières, les horlogers, les typographes, il n'y a pas plus à s'en étonner qu'à rendre la profession responsable de cette myopie. Parler de l'insuffisance de l'éclairage comme cause d'une mauvaise attitude et attribuer la myopie à cette mauvaise attitude est illogique. Les mauvaises attitudes ne peuvent que favoriser des déviations de la colonne vertébrale, déviations de nature ligamenteuse.

L'insuffisance de l'éclairage ne crée pas plus la myopie qu'il ne crée le nystagmus chez les mineurs et les houilleurs. Nous ne connaissons pas d'ailleurs l'influence de l'insuffisance de l'éclairage sur la vision. Une lumière éclatante, éblouissante, fatigue l'œil, produit même des lésions, mais l'action sur l'œil d'une lumière insuffisante n'est pas connue.

L'éclairage des ateliers et des usines sera basé sur les mêmes principes que celui des écoles.

**Hygiène oculaire chez les adultes.** — A l'âge adulte, les yeux sont exposés à toutes les maladies infectieuses, à toutes les intoxications. Les affections oculaires sont fréquentes chez les mentaux, les paralytiques généraux, les tabétiques, les malades atteints de sclérose en plaques, dans les syndromes bulbo-protubérantiels et, en un mot, dans toutes les affections du système nerveux : il s'agit de paralysies oculaires et de lésions du nerf optique et de la rétine. L'embryologie de l'œil explique cette fréquence. Il n'est pas jusqu'aux dystrophies générales telles que le diabète, la goutte, les anémies qui n'atteignent l'œil. A signaler les traumatismes de toutes sortes et notamment les accidents de travail. La prophylaxie de ces affections est dans l'hygiène en général. On ne peut que répéter ici ce qui a été dit à propos des affections héréditaires, des maladies contagieuses et des infections. Et l'on pourrait dire que toutes ces considérations d'ordre prophylactique doivent être dominées par des notions d'éducation et d'économie sociale, notions qui s'appliquent à l'enfant comme à l'adulte.

L'organe de la vue se fatigue, comme tous les autres organes. Cette fatigue se traduit par des troubles dans les réflexes oculaires. L'œil réagit à la fatigue par les réflexes. Toute action sensitive sur l'œil se transmet au cerveau et détermine par réflexe une autre action. On a ainsi le réflexe palpébral, le réflexe irien et le réflexe des sécrétions oculaires. C'est ainsi que l'iris s'agrandit dans l'obscurité et se rétrécit à la lumière; toutes les sécrétions des paupières se produisent par voie réflexe. Dans la fatigue, chacun de ces réflexes donne des troubles, soit qu'ils s'exagèrent, soit qu'ils diminuent, et les troubles de chaque réflexe peuvent retentir sur d'autres réflexes. La fatigue oculaire peut donc apparaître sous des aspects cliniques différents et variés. On doit par conséquent ménager la vue, ne pas la surmener et dès qu'un trouble apparaît, la reposer.

Avec l'âge adulte arrive un trouble physiologique, la diminution de l'amplitude d'accommodation. Dès qu'apparaît ce trouble qui consiste dans la difficulté de plus en plus grande à voir nettement dans la vision rapprochée, alors que la vision éloignée reste distincte, un examen oculaire s'impose. Et bien que l'âge soit une présomption en faveur d'un trouble physiologique, la presbytie, un examen oculaire est nécessaire parce qu'il y a intérêt à s'assurer qu'il s'agit bien de la presbytie et non d'un autre trouble de l'accommodation, trouble paralytique ou spasmodique. A partir du moment où la force réfringente paraît insuffisante, on doit lui venir en aide par des verres convexes (V. PRESBYTIE). *PÉCHIN.*

**VULVE (AFFECTIONS TRAUMATIQUES).** — Parmi ces affections, il en est une, le *thrombus de la vulve*, dont l'importance est assez grande pour justifier un paragraphe spécial (V. plus loin).

Les traumatismes de la vulve comprennent les *plaies* et les *contusions*. Ils se produisent dans des conditions différentes : les plaies survenant pendant l'*accouchement* sont les plus fréquentes : elles intéressent l'hymen, la vulve et le périnée et on les observe surtout chez les primipares.

Les *traumatismes accidentels* se produisent généralement par chute à califourchon sur un corps contondant : c'est le même mécanisme que pour les ruptures de l'urètre chez l'homme. Le *coït brutal*, surtout dans les tentatives de viol, peut provoquer des désordres portant à la fois sur la vulve, le vagin et la cloison recto-vaginale.

*Symptômes.* — L'*hémorragie* s'effectue à l'extérieur, s'il y a plaie, ou dans l'épaisseur des tissus (*hématome*), lorsqu'il y a contusion simple. La *douleur* peut être assez vive pour provoquer une syncope.

Au point de vue du *diagnostic* les plaies de la vulve soulèvent d'importantes questions de médecine légale. Elles succèdent souvent à des tentatives de viol. Mais elles peuvent être aussi le résultat de manœuvres violentes pratiquées dans un but de chantage.

Les plaies superficielles comportent un *pronostic* bénin. Il n'en est pas de même des plaies profondes et anfractueuses qui peuvent entamer le vagin et remonter jusqu'au cul-de-sac de Douglas, ouvrant la vessie et le rectum.

Le *traitement* consiste dans la désinfection de la plaie et la suture.

**Thrombus de la vulve et du vagin.** — Cette lésion, dite encore *hématocèle*, est caractérisée par un épanchement sanguin infiltré ou collecté dans le tissu cellulaire de la vulve et du vagin [(V. plus loin VULVO-VAGINAL (THROMBUS).]

Le thrombus est *traumatique* ou *puerpéral*. Le thrombus *traumatique* succède à des accidents variables, principalement à une chute à califourchon sur des objets étroits, pointus ou coupants. Le thrombus *puerpéral*, de beaucoup le plus fréquent, tout en étant par lui-même assez rare (5 sur 14 000 accouchements, Dubois), s'observe dans les derniers mois de la grossesse, pendant le travail ou, plus souvent, après la délivrance.

Les *causes prédisposantes* sont constituées par les varices de la vulve et du vagin (v. c. m.). L'extrême vascularisation de la région explique qu'un traumatisme insignifiant s'accompagne d'une hémorragie parfois si abondante. Les *causes occasionnelles* résident dans les violences et les manœuvres exercées sur la vulve, au moment de l'accouchement : application du forceps, pression d'une tête ayant un volume exagéré, etc. Parfois la cause est insignifiante : on a vu le thrombus se produire au cours de la grossesse, à la suite d'un effort léger, défécation, éclat de rire. Ces *hématomes spontanés* ne s'observent que chez les hémophiles.

Le *volume* de la tumeur sanguine varie de celui d'un œuf de poule à celui d'une tête d'adulte. Le *siège* en est variable et l'on distingue à ce propos : 1° le thrombus *vulvaire*; 2° le thrombus *périnéal*, qui peut être superficiel ou profond : *superficiel*, il fuse vers le mont de Vénus, la paroi abdominale, les régions inguinales; *profond*, il gagne les fosses iliaques, le sacrum et les lombes; 5° le thrombus *vaginal*, qui siège dans le tissu cellulaire périvaginal des parois latérales et postérieures, rarement de la paroi antérieure. Il ne dépasse pas en bas les limites du releveur et atteint rarement les grandes lèvres. En haut, il peut fuser dans le ligament large et sous le péritoine, jusqu'au diaphragme.

Dans l'hématome traumatique, il y a une *douleur* subite suivie bientôt de l'apparition d'une tumeur plus ou moins volumineuse. Dans l'hématome puerpéral, la douleur initiale peut passer complètement inaperçue. Mais souvent la parturiente éprouve une sensation de pression périnéale douloureuse.

A l'*examen local*, on voit une *ecchymose* dominant la tumeur et s'étendant plus ou moins autour d'elle. La tumeur sanguine est dure ou élastique, quelquefois franchement fluctuante; elle est irréductible. Si elle se développe en arrière, du côté du rectum, elle détermine des épreintes, du ténesme, de fausses envies d'aller à la garde-robe. Si elle siège en avant, elle comprime l'urètre et provoque la dysurie ou la rétention d'urine.

Les *symptômes généraux* sont nuls, à moins qu'il n'y ait une hémorragie sous-péritonéale très abondante.

La tumeur atteint son maximum en quelques heures, puis la douleur diminue et la tumeur reste stationnaire pendant quelques jours. La *terminaison* peut se faire : *a)* par *rupture* : celle-ci est fréquente et résulte de la surdistension de la poche. Elle est facilitée ou préparée par le traumatisme qui a pu créer une plaie, une érosion ou une fissure sur la paroi de l'hématome. La rupture donne lieu à une hémorragie plus ou moins abondante, parfois même mortelle; *b)* par *résolution* : facilitée par la diffusion du sang dans les mailles du tissu cellulaire, la résolution est plus rare lorsque le sang s'est collecté. Dans ce cas, le sang s'enkyste, la tumeur diminue et finit même par disparaître, laissant à sa place une induration qui met longtemps à se résorber; *c)* par *suppuration* : l'infection vient du dehors ou se développe spontanément : la tumeur devient douloureuse, chaude et tendue et la fièvre s'allume. L'incision donne issue à un liquide épais, couleur chocolat, avec des restes de caillots. Pendant les suites de couches, la suppuration de la poche peut être le point de départ d'accidents septicémiques; *d)* par *gangrène* : le sphacèle est la conséquence de la distension exagérée des parois de la poche et aussi, nous dirions volontiers et surtout, de la nature de l'agent infectieux. Il entraîne à sa suite des cicatrices vicieuses, des communications anormales, des fistules.

Le *pronostic*, sans gravité dans l'hématome traumatique, est beaucoup plus sérieux dans l'hématome puerpéral qui peut être l'occasion ou la cause d'accidents graves d'hémorragie ou de septicémie. Quant au *diagnostic*, il ne présente vraiment aucune difficulté.

Le *traitement* doit d'abord être *préventif* : lorsqu'il y a des plaies des téguments, il faut en assurer l'asepsie rigoureuse par des pansements humides fréquemment renouvelés et faire de la compression sur la tumeur. Si l'hématome est volumineux et très tendu, menaçant de se rompre, ou s'il a des tendances à la suppuration, il faut l'*inciser* largement et le vider des coagulations sanguines qui le remplissent. On lie les vaisseaux qui saignent ou bien, si l'hémorragie se fait en nappe, on se contente de tamponner. Dans certains cas, il est permis de réunir immédiatement les lèvres de la plaie chirurgicale à condition de drainer convenablement la poche, et d'exercer sur elle une compression énergique.

*KENDIRDJY.*

**VULVE** (DÉCHIRURES). — V. DÉCHIRURES.

**VULVE** (ESTHIOMÈNE). — Décrite pour la première fois par Huguier en 1849, l'esthiomène ou *sclérème ano-vulvaire*, attribuée d'abord à la tuberculose, est considérée aujourd'hui, avec Verchère, comme un mode particulier de réaction des tissus vulvaires à des causes irritatives, à des infections très diverses. *Anatomiquement*, elle est constituée par une inflammation hypertrophique des tissus, aboutissant ultérieurement à la sclérose et aux cicatrices rétractiles.

**Symptômes.** — On reconnaît à l'esthiomène trois formes : superficielle, profonde et hypertrophique.

1° *Forme superficielle.* — Dans la *variété érythémateuse*, on voit sur la vulve plusieurs macules d'un rouge sombre, violacé, formant des saillies comme une tête d'épingle ou une lentille. Dans la variété *tuberculeuse*, de petites saillies paraissent à la surface de la peau : elles sont arrondies, mamelonnées, du volume d'une lentille à celui d'une pièce d'un franc. Elles se réunissent par groupes, formant des plaques irrégulières. Bientôt le centre des mamelons s'ulcère ; les bords des ulcérations sont irréguliers, érodés, serpigineux. Le fond, peu excavé, est bourgeonnant, d'un rouge sombre. Ces ulcérations s'étendent en surface et laissent à leur suite des cicatrices livides, gaufrées et déprimées. Elles guérissent sur place pendant qu'elles s'étendent ailleurs. Les régions voisines sont souvent œdématiées et cyanosées.

2° *Forme profonde.* — Elle siège d'une façon générale sur les parties muqueuses. Elle est caractérisée par des tubercules ulcérés dont l'ulcération gagne en profondeur, présentant des bords épaissis et taillés à pic.

3° *Forme hypertrophique.* — Elle est caractérisée par l'augmentation de volume des parties atteintes : les grandes et les petites lèvres forment des masses volumineuses, dures et élastiques. Comme trouble fonctionnel, on ne note que des démangeaisons pénibles.

L'affection présente une marche envahissante, atteignant le vagin, l'anus, le rectum et aboutissant à des rétractions cicatricielles et à des déformations variées.

Le **diagnostic** de la nature de l'affection est facile ; le diagnostic causal peut être difficile : syphilis, chancre mou, blennorragie, cancer, etc.

Le **traitement**, outre les soins de propreté, doit viser l'affection causale. Pour l'esthiomène elle-même, on aura recours à des application pointes de feu profondes et, au besoin, on pratiquera l'excision des parties exubérantes.                                                    *KENDIRDJY.*

**VULVE** (HERNIES). — On observe dans les grandes lèvres plusieurs variétés de hernies : 1° la hernie *inguinale* ou *inguino-labiale*, analogue de la hernie scrotale chez l'homme.

2° La hernie *vagino-labiale*, dans laquelle l'intestin s'engage sur les côtés du vagin jusque dans la grande lèvre. La hernie est indépendante des anneaux inguinal, crural et obturateur.

3° La hernie *périnéale*, très rare, se faisant en arrière du ligament large, aux dépens du cul-de-sac de Douglas.

Quels qu'en soient l'origine et le trajet, les hernies de la grande lèvre présentent les caractères communs à toute hernie. Nous n'avons tenu à les signaler ici qu'à cause de leur analogie avec les autres tumeurs de la vulve et des erreurs de diagnostic qu'elles ont pu faire commettre.

                                                    *KENDIRDJY.*

**VULVE** (KRAUROSIS). — Cette affection, décrite en 1884 par Breisky, est caractérisée par une nécrose de l'épiderme et par une inflammation chronique et une hyperplasie du tissu cellulaire sous-cutané. La rétraction des parties atteintes et le rétrécissement progressif du vestibule du vagin en sont la conséquence. Il s'agit, selon toute vraisemblance, d'une infection lente, susceptible, comme la leucokératose, de conduire à la tumeur maligne.

**Symptômes.** — Cliniquement, le kraurosis se caractérise par des modifications dans la *forme*, la *couleur* et la *consistance* des parties génitales externes. Les grandes et surtout les petites lèvres sont effacées, fusionnées l'une à l'autre et figurent des bourrelets minces et étroits. Le gland clitoridien est effacé. Les dimensions du vestibule sont amoindries; l'urètre se rapproche du clitoris, la fourchette se rapproche de la commissure vulvaire antérieure. L'orifice vaginal est rétréci circulairement et le doigt a quelque peine à le franchir.

La *couleur* des parties malades est toujours modifiée : elles sont d'un blanc grisâtre brillant, d'apparence cicatricielle; la teinte morbide se manifeste par plaques à la limite desquelles la peau ou la muqueuse reprennent brusquement leur coloration naturelle.

La *consistance* n'est plus la même : la peau est sèche, rugueuse; l'épiderme est épaissi, fendillé et présente des érosions et des fissures. Les poils sont secs et cassants. L'orifice vaginal est formé comme par un anneau fibreux qu'on a de la peine à franchir. On ne peut déprimer la fourchette.

Le *début* de l'affection est insidieux : généralement, c'est à l'occasion d'un accouchement ou d'un examen fortuit qu'on la découvre. Parfois, l'attention des malades est attirée par la difficulté ou l'impossibilité du coït. On a signalé comme phénomène initial un *prurit* vulgaire, violent, tenace. On a noté également un écoulement leucorrhéique.

Le kraurosis expose à la déchirure au moment de l'accouchement. Il peut se transformer en cancer.

Le **diagnostic** doit se faire avec la *leucoplasie vulvo-vaginale*, dont le caractère principal est la kératinisation; avec la *sclérodermie* et avec l'*éléphantiasis des Arabes*.

Le **traitement** consiste en grattages à la curette et en attouchements avec l'acide salicylique ou l'acide pyrogallique à 5 pour 100. On peut pratiquer avec prudence la dilatation lente et progressive de l'orifice vaginal. En cas de lésions limitées, le traitement de choix est l'excision; celle-ci peut être suivie de récidive. *KENDIRDJY.*

**VULVE** (KYSTES). — En dehors des *kystes sébacés* qui siègent dans le sillon séparant la grande de la petite lèvre et des *kystes dermoïdes* qui siègent principalement au voisinage de l'hymen, deux variétés exceptionnelles, les seules tumeurs kystiques que l'on observe à la vulve sont : les *kystes de la glande de Bartholin*, l'*hydrocèle enkystée* et les *kystes à contenu hématique du clitoris*.

I. **Kystes de la glande de Bartholin.** — La distinction en kystes du canal excréteur et kystes de la glande elle-même n'est fondée sur aucun fait probant.

Les petits kystes *siègent* en arrière de la grande lèvre; les kystes d'un certain volume empiètent sur celle-ci et se développent dans la partie inférieure; la situation à gauche est presque la règle.

Le kyste est formé d'une paroi fibreuse, résistante, et d'un contenu épais, filant ou gélatineux, quelquefois mélangé de sang. Il est dû à une oblitération du conduit excréteur de la glande.

La tumeur, ovoïde, lisse et régulière, occupe l'espace intermédiaire à la grande et à la petite lèvre. Elle est transparente, fluctuante, mobile sur les parties voisines, sans adhérence à la peau. Elle peut mécaniquement gêner le coït et la miction; elle peut aussi s'enflammer et suppurer.

Le *diagnostic* doit se faire, d'une part, avec les tumeurs solides de la région : fibromes et lipomes; d'autre part, avec les tumeurs liquides : hydrocèle communicante, kystes sacculaires, kystes du canal de Nück. La première est réductible, les deux autres ont un siège beaucoup plus élevé.

Le *traitement* de choix consiste dans l'extirpation, supérieure aux injections de chlorure de zinc ou à l'incision.

II. **Hydrocèle enkystée. Kyste du canal de Nück.** — L'affection s'observe de 50 à 50 ans, plus souvent chez des femmes qui ont eu des enfants et plus souvent à droite qu'à gauche.

La *paroi* est mince et lisse en dedans; le *contenu* est un liquide citrin, jaunâtre, parfois hématique.

Le kyste se développe au contact du ligament rond qu'on trouve en bas et en dedans de lui, et envoie parfois un prolongement dans le canal inguinal; sa *pathogénie* est obscure et deux théories sont admises aujourd'hui : celle de Duplay, théorie de l'*hydrocèle enkystée d'origine herniaire*, et celle de la *persistance du canal de Nück*, observée dans 15 pour 100 des cas sur 565 autopsies de fœtus ou d'enfants au-dessous de 15 ans.

Les *symptômes* sont les suivants : l'hydrocèle siège à la partie supérieure de la grande lèvre; elle est ovale ou piriforme, du volume d'un œuf de pigeon ou d'un œuf de poule. Elle est molle, fluctuante, souvent transparente, mobile sous la peau. Elle est parfois réductible ou, au moins, elle subit l'impulsion de la toux et de l'effort. Par son volume, elle gêne mécaniquement; on a observé des augmentations de volume coïncidant avec les règles ou la grossesse.

L'hydrocèle enkystée peut s'enflammer et suppurer, donnant lieu à des symptômes qui rappellent l'étranglement herniaire.

Le *diagnostic* doit se faire avec les *épiplocèles irréductibles*, la *hernie intestinale* adhérente, la *hernie de l'ovaire*.

Le *traitement* de choix est l'*extirpation*. A cause de la possibilité d'une communication avec le péritoine, nous proscrivons les injections modificatrices.

III. **Kystes à contenu hématique du clitoris.** — Nous ne faisons que mentionner cette variété de kystes dont on ne connaît que trois observations; elle est justiciable de l'ablation.                    *KENDIRDJY.*

**VULVE (LEUCOPLASIE VULVO-VAGINALE).** — La leucoplasie vulvo-vaginale est essentiellement caractérisée par le développement sur la vulve et la partie inférieure du vagin de plaques blanches, semblables en tous points à celles de la leucoplasie buccale. Signalée pour la première fois par Weir, de New-York, en 1875, elle a été étudiée par Jouin, par Reclus et son élève Bex (1887), par Monod et, au point de vue histologique, par Le Dentu, Pichevin et Petit, Letulle (1902).

Au *début*, ce sont de simples taches isolées, discrètes, puis elles se juxtaposent par extension de leurs bords et finissent par former des plaques larges, recouvrant la face interne des grandes et des petites lèvres, le clitoris, la fourchette. D'abord lisses et rappelant l'aspect d'une muqueuse légèrement cautérisée au nitrate d'argent, elles ne tardent pas à s'épaissir et à se surélever. Leur coloration varie de la teinte opaline au blanc brillant. Leur surface se hérisse, se fendille, devient comme chagrinée.

La *consistance* varie également avec l'évolution : d'abord semblable à celle des parties voisines, elle devient de plus en plus dure, l'induration s'étendant même au delà des limites de la plaque. De la surface des plaques se détachent des pellicules blanchâtres, des lambeaux nacrés qui laissent à nu des papilles hypertrophiées et une muqueuse rouge et framboisée.

Les *troubles fonctionnels* sont nuls ou insignifiants, sauf le *prurit* qui est souvent le premier signe qui attire l'attention. Quand la plaque s'est ulcérée, mettant à nu les papilles du derme, il peut y avoir de véritables douleurs.

La *marche* de l'affection est régulièrement progressive et n'a aucune tendance à la régression. L'évolution est lente et se chiffre par dix, quinze, vingt ans et plus. La *complication* la plus redoutable, ici comme à la langue, est la transformation en *épithélioma*. Cette dégénérescence n'est pas rare : la plaque se fissure, se fendille, s'ulcère et saigne; le prurit est plus intense et il y a une adénopathie inguinale. La possibilité de cette transformation maligne assombrit considérablement le *pronostic*.

La leucoplasie vulvo-vaginale apparaît chez des femmes de 45 à 70 ans. Nous ne possédons aucune notion précise sur l'étiologie et la pathogénie de cette affection. Quant à son étude anatomo-pathologique, elle est calquée sur celle de la leucokératose buccale.

**Traitement.** — En dehors des soins de propreté et des lotions adoucissantes, le traitement médical est de nul effet. Chez les femmes qui ont dépassé la quarantaine, on est autorisé à enlever systématiquement toutes les plaques de leucoplasie avant qu'elles aient subi la transformation cancéreuse. En présence d'une plaque dégénérée, le seul traitement est l'excision large combinée avec l'ablation des ganglions inguinaux, s'il y en a.

*KENDIRDJY.*

**VULVE** (**PRURIT**). — Le *prurit vulvaire* peut être *idiopathique* ou *symptomatique*.

*Idiopathique*, il constitue une névrose sans lésion locale. On ne trouvera à l'examen que des lésions de grattage secondaires au prurit. Il siège habituellement sur les grandes et les petites lèvres et sur le clitoris, s'étendant au périnée et à l'anus.

Les démangeaisons se présentent avec des exacerbations plus fortes à la suite de la marche, de la fatigue des membres inférieurs (machine à coudre), de la chaleur du lit. On les observe également à l'approche et au début des règles. Le prurit, par sa violence, peut aller jusqu'à déterminer des crises nerveuses.

*Symptomatique*, le prurit vulvaire dépend de *causes locales* ou de *causes générales*. Les *causes locales* sont les lésions cutanées et muqueuses : eczéma, urticaire, lichen ; la vulvite, les pédiculi pubis, les oxyures, les végétations, la malpropreté, la leucorrhée, le contact des urines sucrées, la cystite. Parmi les *causes générales*, il faut citer la goutte, le diabète, l'hystérie, le mal de Bright, la grossesse, la ménopause. Signalons enfin le prurit sénile et le prurit saisonnier.

**Traitement.** — Avant tout, il faut reconnaître l'affection causale et la traiter convenablement. On supprimera l'usage du vin, de l'alcool, du thé, du café, etc., en général, de toutes choses excitantes. Les eaux minérales : Vals, Vichy, Ems, Carlsbad, la Bourboule, rendent quelques services.

Localement, on prescrira les bains de siège, les bains généraux alcalins ou amidonnés. Les substances médicamenteuses employées sont innombrables : eau chloralée, benjoin, menthol, teinture d'hamamélis, belladone, cocaïne, stovaïne, morphine, etc.

Dans certains cas de prurit rebelle, on a pratiqué avec succès *l'excision du clitoris* avec ou sans excision des lèvres. *KENDIRDJY.*

**VULVE** (**TUMEURS**). — Les tumeurs de la vulve se divisent en deux grandes classes : les tumeurs *conjonctives* et les tumeurs *épithéliales*.

I. **Tumeurs conjonctives.** — Ce sont : l'éléphantiasis, les molluscum, es lipomes et les sarcomes.

1° *Éléphantiasis*. — Cette affection, rare dans ces pays, se caractérise par une hyperplasie de la peau avec épaississement du tissu cellulaire sous-cutané. L'hypertrophie porte sur les grandes lèvres, rarement sur le clitoris : les grandes lèvres forment des masses volumineuses, ovoïdes, pendant entre les cuisses, quelquefois jusqu'aux genoux; la peau conserve sa coloration normale.

La forme, la consistance et les conditions climatériques dans lesquelles se développe l'éléphantiasis rendent son *diagnostic* facile.

Le *traitement* de choix est l'extirpation au bistouri.

2° **Molluscum**. — Le *molluscum pendulum* est une tumeur de la peau, un fibrome du derme. On le voit presque toujours sur la grande lèvre et de préférence à gauche.

La tumeur est bien pédiculisée, molle, ressemblant à une poche membraneuse plissée: son volume est variable et son évolution essentiellement bénigne; Perrin (1886) a cependant rapporté des observations de transformation sarcomateuse. Le molluscum peut être multiple.

Le traitement de choix est l'ablation de la tumeur.

3° **Fibromes et fibromyomes**. — La plus grande partie de ces tumeurs proviennent du ligament rond; d'autres, du périoste, des os voisins ou du sac dartoïque.

La tumeur est souvent pédiculée, sa surface est régulière, sa consistance, ferme. Elle est mobile sous la peau et sur les plans profonds. Le molluscum, au contraire, fait corps avec la peau.

Il faut rapprocher de ces fibromyomes les *tumeurs par hypertrophie fibreuse du clitoris* de Lambret (1898), siégeant nettement sur le clitoris.

Le traitement consiste dans l'extirpation.

4° **Lipomes**. — Ils naissent dans le pannicule adipeux des grandes lèvres ou du mont de Vénus, acquièrent parfois de grandes proportions, et se prolongent en arrière, vers le périnée.

5° **Sarcomes**. — On n'en connaît que deux observations. Dans les deux cas, la tumeur s'était développée aux dépens du clitoris.

II. **Tumeurs épithéliales**. — Elles comprennent les *papillomes* et le *cancer*.

1° **Papillomes**. — Appelés aussi *végétations*, *condylomes*, *choux-fleurs*, *crêtes de coq*, les papillomes sont constitués par une hypertrophie des papilles du derme. Ils se présentent isolés ou agminés, et offrent les plus grandes analogies avec les tumeurs papillomateuses du gland et du prépuce.

Le meilleur traitement consiste dans l'excision, suivie du grattage et de la cautérisation de la surface d'implantation.

2° **Cancer**. — Le cancer de la vulve est *primitif* ou *secondaire* à un cancer de l'utérus, du vagin ou de l'anus.

Le cancer *primitif* est très rare, comparativement au cancer de l'utérus. On l'observe entre quarante et soixante ans, quelquefois plus tôt. Ici, comme au vagin, la *leucoplasie* joue dans la pathogénie du cancer un rôle capital.

Le cancer peut débuter en trois régions : sur les lèvres, sur le clitoris ou au niveau du méat. Histologiquement, c'est un *épithélioma pavimenteux lobulé*.

Le cancer *clitoridien* se présente sous la forme d'un champignon fongueux, ulcéré, se propageant rapidement aux parties voisines. Le cancer *urétral* ou *péri-urétral* forme une tumeur rouge foncé, dure, à surface bourgeonnante, saignant facilement, et qui bientôt s'ulcère et donne un ichor fétide. Enfin, le cancer *labial* se développe dans le sillon de séparation de la grande et de la petite lèvre. Suivant que c'est l'ulcération ou la tumeur qui prédomine, on a la *forme ulcéreuse* ou la *forme infiltrée*. Il y a une sécrétion abondante et fétide.

Les *ganglions inguinaux* sont pris de bonne heure, d'un côté ou des deux à la fois. Ils peuvent, à leur tour, s'ulcérer et donner lieu à des tumeurs secondaires.

Les malades sont torturés par la douleur; le cancer se propage aux parties voisines, la cachexie fait son œuvre et finit par tuer la femme, à moins que celle-ci ne soit emportée par une complication intercurrente, une phlébite, une embolie ou une pleurésie. En général, la maladie parcourt son cycle en deux ans.

Le *pronostic* est très grave; la récidive est à peu près fatale après l'opération, sur place ou dans les ganglions.

Le *diagnostic* ne présente quelque difficulté que tout à fait au début et doit alors se faire avec les *lésions syphilitiques*, le *chancre simple*, l'*esthiomène* qui présente, selon Pozzi, des alternatives de destruction et de séparation avec cicatrisation partielle sur les bords. La *leucoplasie* se distingue bien de l'épithélioma à son début; ce qui est difficile à saisir, c'est le moment où elle va se transformer en épithélioma : la plaque se fissure et sa surface devient papillomateuse et saigne.

Le *traitement* consiste dans l'extirpation large, toutes les fois qu'elle est possible, avec curage des deux triangles de Scarpa. Dans la réunion, on s'attachera à reconstituer avec soin les orifices naturels, particulièrement le méat urinaire. En présence d'une plaque leucoplasique douteuse, il ne faut pas hésiter à l'exciser largement.

Si le cancer est inopérable, on prescrira les soins de propreté et on soutiendra les forces des malades.                                   *KENDIRDJY.*

**VULVE (VARICES).** — Les varices de la vulve apparaissent surtout pendant la grossesse et prennent parfois un développement énorme. Elles existent ou prédominent seulement d'un côté; leur *siège* de prédilection est le sillon qui sépare la grande de la petite lèvre. Elles coïncident avec des varices de la région hypogastrique et surtout avec des varices des membres inférieurs.

Les varices gênent par le *prurit* qu'elles occasionnent. L'accident le plus sérieux qui puisse arriver est leur *rupture*, survenant pendant la grossesse, et pendant ou après l'accouchement. Si la rupture est sous-cutanée, elle donne lieu à un thrombus (v. plus loin); si elle se fait à l'extérieur, il en résulte une hémorragie abondante et grave, parfois mortelle, et Budin a noté 7 morts sur 18 cas.

Le prurit est calmé par des applications émollientes; en cas d'hémorragie, on fera de la compression et, au besoin, on pincera les vaisseaux. Si les varices forment de véritables tumeurs, on pourra attendre la fin de la grossesse pour les extirper.                                   *KENDIRDJY.*

**VULVE** (**VICES DE CONFORMATION**). — Les principaux sont : 1° *L'absence totale de la vulve.* — Elle peut s'observer avec un développement intégral des organes génitaux internes. Les grandes et les petites lèvres et le clitoris font défaut.

2° L'*hypertrophie congénitale.* — L'hypertrophie des petites lèvres est fréquente dans certaines races (*tablier des Hottentotes*). L'hypertrophie du clitoris accompagne parfois l'hypospadias et peut faire hésiter sur la nature du sexe.

3° L'*union des petites lèvres.* — Elle peut être congénitale ou acquise et elle gêne la miction. On sépare les petites lèvres par incision.

4° Les *malformations de l'hymen.* — C'est d'abord l'*imperforation* : on aperçoit, à l'entrée de la vulve, une membrane tendue avec une petite dépression ombiliquée au centre. L'hymen peut être rétréci (*atrésie*); il peut manquer. Ces anomalies de forme et de structure intéressent surtout le médecin légiste.

5° L'*hermaphrodisme.* — L'hermaphrodisme *vrai*, constitué par la réunion sur le même individu des attributs des deux sexes, n'existe que dans la série animale, mais il n'a jamais été observé chez l'homme. Ce qu'on observe, ce sont des *pseudo-hermaphrodites*, c'est-à-dire des individus qui appartiennent à un sexe donné, mais chez lesquels le développement de quelques parties, l'atrophie et les malformations de certaines autres, établissent une simple analogie avec les individus de l'autre sexe. Chez la femme, par exemple, l'hypertrophie du clitoris avec soudure des grandes lèvres donne l'apparence d'un hypospadias masculin : c'est la classe des *gynandroïdes*; les mamelles y sont atrophiées. Par contre, chez l'homme, on peut observer un développement excessif des mamelles avec un clitoris, des petites et des grandes lèvres, mais l'opération montre, à la place des ovaires, des testicules : ce sont des *androgynoïdes réguliers*.

6° L'*hypospadias*; 7° l'*épispadias* (v. c. m.).                    *KENDIRDJY.*

**VULVITES.** — La vulvite est l'inflammation des replis muqueux et cutanés qui forment la vulve; on en distingue deux grandes variétés : la vulvite *superficielle* et la vulvite *profonde* ou *bartholinite*.

I. **VULVITE SUPERFICIELLE.** — L'inflammation se localise sur la partie cutanée ou sur la muqueuse de la vulve ou sur les deux à la fois. La vulvite cutanée est causée par la malpropreté et est constituée par des folliculites pilosébacées, des pustules d'acné ou des abcès furonculeux. Plus souvent, la vulvite est muqueuse ou totale.

Elle peut être *traumatique* et succéder à des excès de coït, à la défloration, ou *spontanée* et elle est alors, dans l'immense majorité des cas, d'origine *blennorragique*.

La nature gonococcique de la vulvite ou de la *vulvo-vaginite des petites filles* ne fait aujourd'hui aucun doute. L'infection se propage par contagion familiale, scolaire, hospitalière ou vénérienne (attentats à la pudeur, etc.).

**Symptômes.** — Chez les *petites filles*, la vulvite se traduit par de la rougeur, un écoulement vulvaire, des démangeaisons plus ou moins vives et un érythème qui atteint la face interne des cuisses. Au bout de quelques semaines, la vulvite prend une marche chronique, la rougeur est moins vive, mais l'écoulement est plus abondant et cet état peut persister très longtemps avec des alternatives d'amélioration et d'aggravation.

Chez les *femmes adultes*, la vulvite succède généralement à l'urétrite aiguë. Elle se traduit par des démangeaisons et de la cuisson des lèvres, surtout au moment des mictions. La marche est rendue pénible et l'écoulement purulent est considérable.

Dans les cas aigus, la rougeur envahit la face interne des cuisses; les grandes lèvres sont tuméfiées, violacées et leurs bords sont recouverts de croûtes provenant de la concrétion du pus. L'œdème gagne les petites lèvres et le capuchon. La muqueuse du vestibule est rouge, tuméfiée et comme granuleuse et, sur ce fond granuleux, s'élèvent des taches saillantes représentant les follicules enflammés.

Abandonnée à elle-même, la vulvite devient *chronique* et le processus inflammatoire gagne les glandes péri-urétrales, glandes de la face interne des grandes lèvres. A l'examen, on trouve une muqueuse normale ou à peine rouge; il n'y a plus de sécrétions; mais, au niveau des follicules, il y a des taches rouges, un peu saillantes, granuleuses au toucher. Les orifices glandulaires sont le siège de petites ulcérations au centre desquelles on peut réussir, par dépression, à faire sourdre une gouttelette de pus. La marche chronique est interrompue par des poussées aiguës survenant sous l'influence de la fatigue, d'un excès de coït, etc.

**Formes.** — Parmi les formes qui méritent une mention spéciale, signalons : 1° la forme *aphteuse*, qui succède à la rougeole; elle est caractérisée par une éruption de vésicules qui laissent à leur suite des ulcérations arrondies; 2° la forme *saprophytique*, décrite par Marfan, et qui serait due à la malpropreté. Elle se caractérise par la présence d'un smegma blanchâtre, au niveau des plis génito-cruraux.

**Complications.** — Elles se rangent sous trois chefs : 1° les complications par *propagation*. Ce sont : la bartholinite, la blennorragie anorectale, la cystite, la métrite, la salpingo-ovarite et la péritonite; 2° les complications par *inoculation à distance*, représentées par l'ophtalmie purulente; 3° l'infection généralisée, la *gonohémie*, qui conduit au *rhumatisme blennorragique*.

**Diagnostic.** — Facile dans la vulvite aiguë, il présente des difficultés dans la vulvite chronique, qui est la forme latente de la blennorragie. Chez les femmes adultes, il est rare que la vulvite soit isolée et qu'on ne retrouve pas le pus blennorragique dans l'urètre, le vagin, le col de l'utérus. L'examen microscopique du pus pourra y faire déceler le gonocoque.

La vulvite simple, sans participation des organes voisins, se rencontre avec le chancre mou, avec les accidents primaires ou secondaires de la syphilis. On la voit succéder à la masturbation, à une sécrétion séborrhéique abondante, dans le cours de la grossesse. Chez les jeunes filles, le diagnostic sera basé sur l'examen bactériologique.

**Traitement.** — Il consiste en soins de propreté locale et en injections vaginales antiseptiques (sublimé, permanganate, oxycyanure, etc.). L'urétrite concomitante sera traitée par des lavages ou des instillations. Dans les formes chroniques invétérées, on se trouvera bien de badigeonner la muqueuse vulvo-vaginale avec des solutions de tanin, de sulfate de zinc, de nitrate d'argent, etc. En cas de folliculites, il faut les cautériser et, au besoin, les exciser.

### II. VULVITE PROFONDE. BARTHOLINITE. — L'inflammation des glandes de Bartholin est une complication fréquente de la blennorragie vulvo-vaginale. Il s'agit, le plus souvent, d'une infection gonococcique à laquelle peuvent s'ajouter, à un moment donné, des infections secondaires (anaé-robies, etc.) L'inflammation ne s'installe pas d'emblée dans une glande jusque-là normale : presque toujours le terrain est préparé par une for-mation kystique.

**Symptômes.** — La bartholinite peut être *aiguë* ou *chronique*.

1° **Bartholinite aiguë.** — Elle affecte les allures et la marche d'un abcès. Au cours d'une blennorragie aiguë ou chronique, l'une des grandes lèvres se tuméfie rapidement, devient rouge et chaude. Le maximum des lésions siège au niveau du tiers inférieur de la lèvre : si on le saisit entre les doigts, on y sent une induration bien limitée siégeant sous la muqueuse. La pres-sion fait sourdre du pus par l'orifice du conduit excréteur, situé dans le sillon de séparation de la grande et de la petite lèvre.

Les phénomènes inflammatoires augmentent d'acuité pendant deux ou trois jours, le tissu cellulaire environnant se prend à son tour, ce pendant qu'on constate de la fluctuation sur la face interne de la grande lèvre. C'est en ce point que ce fait l'*ouverture spontanée* si l'on n'intervient pas; plus rarement, elle se fait entre la grande et la petite lèvre ou du côté du périnée ou du rectum, laissant à sa suite une *fistule*. Il s'échappe alors un pus san-guinolent et fétide, contenant des débris de sphacèle. Parfois l'inflamma-tion se termine par *résolution*, laissant à sa suite un gros noyau indolore; cette évolution est cependant plus rare.

2° **Bartholinite chronique.** — Elle peut être chronique d'emblée ou bien succéder à une bartholinite aiguë qui n'a pas suppuré. Au toucher, on sent un noyau plein, indolore, d'où la pression fait sourdre un liquide muqueux ou muco-purulent dans lequel le microscope décèle des gonocoques.

Dans une forme très atténuée, il n'existe qu'un peu de rougeur de la muqueuse, autour du canal excréteur. La glande n'est pas indurée, mais elle est dilatée, en même temps d'ailleurs que son canal excréteur. Les sécrétions s'y accumulent pour en sortir soit spontanément, soit par les pressions extérieures. L'issue du liquide constitue un gros appoint pour le diagnostic, en même temps que la présence d'autres affections blennorra-giques.

La bartholinite, réduite ainsi à la chronicité, constitue un foyer de conta-gion pour l'homme ; les alternatives de réplétion et de vacuité de la glande expliquent qu'une femme ne contamine pas nécessairement tous les hommes dont elle subit les approches. L'affection est très rebelle et elle présente, dans son évolution, des exacerbations allant parfois jusqu'à donner lieu à de véritables abcès.

**Traitement**. — Au début de la forme aiguë on prescrira le repos et des applications très chaudes. A la période de suppuration, l'abcès doit être largement incisé et curetté de façon à amener la destruction de la glande. Dans la forme chronique, qu'il s'agisse d'un noyau d'induration ou d'une dilatation kystique, plutôt que de chercher à introduire par le canal excréteurs des liquides modificateurs, nous conseillons l'extirpation de la glande entière. *KENDIRDJY*.

**VULVITES DES PETITES FILLES**. — La vulvite est une affection excessivement fréquente chez les petites filles du peuple où les soins hygiéniques sont très négligés. Les recherches récentes des bactériologistes ont permis de préciser leur étiologie et de faire jouer un rôle de plus en plus effacé à leur origine vénérienne.

Dans le peuple, on croit généralement que cette irritation des parties génitales ne peut être que consécutive à un attentat aux mœurs. Aussi dès que la mère constate chez sa fille un écoulement, lorsqu'elle s'aperçoit que son enfant marche difficilement, qu'elle s'anémie et perd ses forces, son attention est éveillée, elle interroge sa fille, la presse de questions et si elle est en présence d'une menteuse ou d'une vicieuse, l'histoire d'attentat est vite édifiée. Le médecin expert est requis : c'est à lui qu'incombe la responsabilité de poser un diagnostic et de dire si la vulvite est le résultat d'un attentat criminel.

I. **Méthode d'examen**. — L'interrogatoire de l'enfant doit précéder l'examen des parties génitales ; il est nécessaire de se rendre compte de la sincérité de son récit en lui faisant préciser, si possible, la position qu'elle occupait par rapport à la personne incriminée.

II. **Les signes de la vulvite**. — On peut les énumérer de la façon suivante : 1° rougeur, 2° tuméfaction, 5° écoulements purulents, 4° douleurs, 5° réactions ganglionnaires, 6° ulcérations.

La rougeur des parties sexuelles est localisée généralement à l'orifice des voies génitales, mais elle peut s'étendre sur le périnée et jusqu'à l'anus se prolonger au niveau de la face interne des cuisses. Ce sont alors des douleurs intolérables au moment de la défécation et de la marche. La rougeur est le premier stade de la vulvite latente.

Les lèvres sont boursouflées, œdémateuses, la collerette hyménéale est déformée. Il est impossible quand il y a vulvite de se prononcer sur l'état de l'hymen. Il faut toujours demander un second examen au moment où toutes traces inflammatoires auront disparu pour se prononcer sur l'intégrité de l'hymen.

L'écoulement est plus ou moins abondant suivant l'âge de l'enfant et son état de propreté. On prélèvera du pus qui sera soumis à l'examen bactériologique.

Cet état inflammatoire s'accompagne de douleurs au moment de la marche, pendant la miction et la défécation. Les douleurs de la miction sont presque constantes, qu'il y ait ou non urétrite. On attachait autrefois une grande importance à la constatation de cette dernière, Rollet et Ricord en faisaient la caractéristique de l'infection blennorragique. A l'heure actuelle, nous savons qu'il n'y a pas de signes cliniques qui permettent de distinguer la vulvite blennorragique d'une vulvite d'autre origine.

L'engorgement ganglionnaire est constant. Les ulcérations ne sont pas un symptôme caractéristique. Lorsqu'elles existent, elles sont superficielles, multiples, mais leur diagnostic est quelquefois délicat avec les ulcérations syphilitiques, chancrelleuses, diphtériques et celles de vulvite aphteuse et gangreneuse.

III. **Diagnostic des causes de la vulvite.** — Que la contagion de la vulvo-vaginite soit vénérienne ou accidentelle, on trouvera toujours le gonocoque. Il existe deux sortes de vulvites blennorragiques : l'une résultant de la transmission criminelle d'une blennorragie, l'autre, extrêmement fréquente, la plus banale, est due à la transmission accidentelle par les linges souillés par la mère atteinte de pertes blanches, etc. C'est la *gonorrhœa insontium*. On peut donc résumer la question de la façon suivante :

1° Il n'y a pas de signe clinique qui puisse permettre de faire le diagnostic de vulvite d'origine vénérienne.

2° La présence du gonocoque dans le pus n'est pas une preuve de cette origine.

3° Ce sont les constatations accessoires (traces de violences, sperme sur les vêtements, un chancre syphilitique apparaissant tardivement) qui doivent imposer l'idée d'un attentat.

La conclusion médico-légale doit être la suivante : l'enfant que nous avons examinée est atteinte de vulvite ; cette vulvo-vaginite peut être d'origine vénérienne, mais aucune des constatations que nous avons faites ne nous permet d'être affirmatif.                              *ÉTIENNE MARTIN.*

**VULVO-VAGINAL** (THROMBUS). — C'est une tumeur constituée par un épanchement de sang dans le tissu cellulaire qui entoure la vulve et le vagin. Le thrombus peut se produire dans les derniers mois de la grossesse ou pendant le travail.

**Thrombus de la grossesse.** — Il est le plus rare et le plus souvent consécutif à un traumatisme local, amenant la rupture d'un vaisseau. Quelquefois c'est sans cause reconnue qu'apparaît soit au niveau de l'orifice vulvaire, soit dans le vagin, une tumeur qui augmente progressivement de volume.

La femme éprouve généralement de la douleur, de la gêne pour marcher et pour s'asseoir. Le plus habituellement, sous l'influence du repos au lit, cette tumeur diminue progressivement de volume pour disparaître, pour ainsi dire, au moment de l'accouchement. Si une quinzaine de jours se sont écoulés entre la production de la tumeur et l'apparition des premières douleurs, il est exceptionnel que le thrombus, développé pendant la grossesse, constitue un obstacle quelque peu sérieux pour l'expulsion du fœtus. Il va de soi qu'un thrombus en voie de résorption peut à nouveau augmenter de volume sous l'influence du travail.

**Thrombus du travail.** — Les causes qui le produisent sont assez mal connues, assez souvent c'est à la suite d'une application de forceps qu'on voit apparaître la tumeur ; cependant le thrombus peut se développer après un accouchement spontané chez des femmes à bassin mou résistant, lorsque la tête du fœtus est dure, ou bien chez des femmes dont la paroi vaginale manque d'élasticité et s'applique trop exactement sur la tête du fœtus. Sous l'influence des efforts que fait la femme pendant la période d'expulsion, la paroi vaginale glisse d'arrière en avant et il se produit une sorte de décollement de la paroi vaginale d'avec les tissus périvaginaux ; par suite de ce décollement, des vaisseaux sont lésés, se rompent, donnant lieu à un suintement sanguin artério-veineux qui forme une sorte de collection.

C'est après l'expulsion du fœtus que se produisent les symptômes caractéristiques de la tumeur ; la femme accuse habituellement des douleurs assez vives qui se distinguent des douleurs dues à la contraction utérine en ce qu'elles sont continues. Ces douleurs siègent au niveau des organes génitaux et s'irradient dans le bassin et au niveau des membres inférieurs. Assez souvent la femme éprouve constamment le besoin d'aller à la selle (Pinard).

Lorsque le thrombus reste périvaginal, on ne peut en faire le diagnostic qu'en pratiquant le toucher qui permet de reconnaître une tumeur siégeant habituellement sur l'une des parois latérales du vagin, débordant soit vers la paroi vaginale antérieure, soit vers le rectum.

Si la tumeur est vulvaire, il suffit de regarder les organes génitaux externes pour voir une tumeur déformant l'une des grandes lèvres, et pour constater avec le doigt que cette tumeur est dure et résistante. Parfois, l'attention du médecin est appelée sur la production du thrombus, non seulement par les phénomènes douloureux, mais aussi par des signes généraux d'hémorragie interne. Ces symptômes paraissent anormaux chez une femme qui ne perd par les organes génitaux qu'une quantité normale de sang et dont l'utérus, bien rétracté, n'est pas augmenté de volume. Aussi dans quelques cas, le médecin, ne pensant pas à cette complication, a-t-il songé à tort à l'existence d'une rupture de l'utérus.

Le pronostic du thrombus est généralement bénin ; les observations dans lesquelles les femmes sont mortes par suite d'une collection sanguine ayant décollé le péritoine et remontant assez haut dans la cavité abdominale sont tout à fait exceptionnelles ; de même, à notre époque d'antisepsie, il est rare de voir le thrombus s'infecter et donner lieu à des accidents graves, alors même que sa paroi s'est sphacélée sur une étendue plus ou moins grande. Presque toujours la tumeur se résout spontanément sans laisser de stigmates appréciables. Cette résorption est assez lente. On peut constater l'existence de tumeur dure quelques mois après l'apparition du thrombus (Pinard).

Le traitement le plus habituel est l'expectation ; cependant, si la tumeur est volumineuse, si par suite de son sphacèle partiel, elle se trouve en communication avec l'air extérieur, on peut éviter la production d'accidents infectieux et hâter la résolution de la tumeur en l'incisant, en évacuant avec les doigts ou avec une curette les caillots qui la constituent, et en bourrant la cavité qui en résulte avec de la gaze aseptique. Toutefois, il est bon de ne recourir à cette petite intervention que deux ou trois jours après la pro-

duction de la tumeur; en opérant plus tôt on risquerait de voir l'hémorragie
se reproduire.

Lorsqu'exceptionnellement le thrombus est suppuré, on en pratique l'incision et le drainage.                                              *G. LEPAGE.*

**VULVO-VAGINALES** (**VÉGÉTATIONS**). — Chez certaines femmes enceintes on
observe, surtout vers la fin de la grossesse, des végétations qui siègent
généralement isolées sur la muqueuse vaginale, mais qui sont réunies en
masse au niveau des grandes lèvres. Elles forment de chaque côté de la
vulve une sorte de tumeur en chou-fleur qui augmente considérablement
le volume des grandes lèvres; ces végétations vulvaires peuvent occuper
toute la hauteur des lèvres; assez souvent elles sont situées au niveau du
tiers inférieur de la vulve, très développées au niveau de la commissure
vulvaire postérieure et recouvrant une grande partie du périnée.

Elles peuvent atteindre le pourtour de l'anus et le sillon inter-fessier;
cette disposition fait comprendre qu'elles sont produites par les liquides
irritants qui s'écoulent du vagin. Presque toujours ces végétations sont dues
à la gonococcie. La grossesse exerce cependant sur leur développement une
influence manifeste puisque, abandonnées à elles-mêmes, ces tumeurs végétantes se flétrissent et disparaissent complètement après un temps variable
lorsque la femme est accouchée.

La coloration des végétations vulvaires est variable : tantôt elles sont
rosées, tantôt elles présentent une coloration bleuâtre, quelque peu livide.
Elles produisent un suintement fétide qui peut causer de l'érythème de voisinage.

Le traitement des végétations vulvaires diffère suivant les accoucheurs :
les uns, comme Pinard, proscrivent tout traitement instrumental, ils conseillent des injections vaginales antiseptiques, font des pansements locaux
soit avec une solution d'aniodol, soit avec des compresses imbibées d'une
solution de chloral plus ou moins concentrée ou saupoudrent les parties
malades avec une substance astringente (poudre de tanin, par exemple).
D'autres accoucheurs emploient, pendant la grossesse, des caustiques énergiques tels que l'acide phénique pur, le nitrate acide de mercure et l'acide
chromique. Après avoir détruit, à l'aide de ces caustiques, la plus grande
partie des végétations, ils en achèvent la destruction avec les ciseaux, la
curette et le thermo-cautère.

Lorsqu'une femme présente des végétations vulvaires quelque peu importantes pendant la grossesse, il faut avec grand soin, faire au moment de la
naissance une instillation au nitrate d'argent au cinquantième dans les yeux
de l'enfant.                                                        *G. LEPAGE.*

# W

**WASSERMANN (RÉACTION).** — La réaction de Wassermann est la principale application que l'on ait faite, au diagnostic médical, de la méthode de Bordet et Gengou, basée sur la fixation d'alexine ou déviation de complément, que nous avons décrite dans l'article ANTICORPS (v. c. m.).

**Principe de la séroréaction de Wassermann.** — Il était à présumer que le parasite de la syphilis jouait dans l'organisme humain le rôle d'antigène spécifique, et produisait, comme tel, un anticorps particulier, qu'il y avait lieu de rechercher dans le sérum des sujets infectés. Ce fut le raisonnement que firent Wassermann, Neisser et Bruck, et d'où sortit la méthode dite de Wassermann.

Si cette présomption était fondée, on devait pouvoir produire une déviation du complément, à l'aide d'un couple fixateur formé de l'antigène syphilitique (c'est-à-dire du spirochète) et du sérum de syphilitique. Comme on n'était pas arrivé à cultiver les spirochètes de Schaudin qui, dans l'hypothèse, représentaient l'antigène, on employa un organe renfermant une grande quantité de ces parasites : le foie de nouveau-né hérédo-syphilitique.

Nous ne développerons pas ici la technique de la réaction, qui a pris le nom de réaction ou séroréaction de Wassermann. Elle exige une série d'opérations assez nombreuses et compliquées, qu'il est impossible de réaliser ailleurs que dans un laboratoire bien outillé. Le schéma en est calqué exactement sur celui que nous avons tracé dans l'article ANTICORPS; il suffit d'y remplacer le mot *streptocoque B* par le mot *foie syphilitique* (antigène), et le mot *sensibilisatrice B'* par le mot *sérum syphilitique*. Dans un premier temps, le sérum syphilitique (chauffé à 56°) (*ambocepteur ou sensibilisatrice*) en présence d'une parcelle de foie hérédo-syphilitique (antigène) forme un couple fixateur, qui, fixe, dévie le *complément ou alexine* (du sérum de cobaye). Dans le deuxième temps, on ajoute un couple hémolytique formé par le sérum, chauffé à 56°, d'un lapin qui a reçu des injections de globules rouges de mouton (contenant donc de l'*hémolysine*) et par une émulsion de *globules rouges* de mouton. Le complément étant dévié, l'hémolyse n'a pas lieu. On dit alors que la séroréaction de Wassermann est positive. Ajoutons que ces deux temps s'accomplissent dans une étuve à 37°, pendant une durée déterminée.

Il a été démontré par des travaux ultérieurs qu'en réalité, dans la séroréaction de Wassermann, le véritable antigène n'était pas le spirochète de la syphilis, mais une ou plusieurs substances, dont la nature est encore discutée, et que le foie syphilitique, par une heureuse rencontre, se trouvait renfermer. On a pu, en effet, remplacer dans les réactions le foie hérédosyphilitique par certains extraits de foie sain, de cœur de cobaye, etc., ou même par des produits définis tels que la lécithine, et obtenir des résultats plus ou moins comparables à ceux que fournit la séroréaction de Wassermann sous sa forme initiale, mais peut-être sûrs, sauf avec l'extrait du cœur.

**Variantes de la méthode.** — Divers auteurs ont fait subir à la méthode primitive des modifications qui prétendaient, les unes, à la simplifier, les autres à la rendre plus fidèle, en éliminant certaines causes d'erreur.

C'est ainsi que pour le couple hémolytique, on a substitué aux globules rouges de mouton les globules de bœuf, de lapin, d'homme.

Une simplification du procédé a consisté, d'autre part, à utiliser comme complément ou alexine, au lieu de celle que fournit le sérum frais de cobaye, celle que contient le sérum du malade lui-même, à condition de ne pas chauffer ce sérum à 56° comme le faisait Wassermann.

Parmi les nombreuses variantes de la méthode première, variantes dont la valeur respective est sujette à controverse, nous en citerons deux et nous indiquerons les sources où elles puisent les trois éléments actifs intervenant dans la réaction, en dehors du couple formé par l'antigène et de la sensibilisatrice spécifique. Ces trois éléments, on le sait, sont : l'alexine ou complément, l'hémolysine et le globule rouge.

La *méthode de Bauer* est basée sur ce fait, que le sérum humain renferme une hémolysine naturelle pour les globules de mouton, et qu'il n'est pas nécessaire, dès lors, d'emprunter une hémolysine artificielle à du sang de lapin préparé. Cette méthode devient encore plus simple si l'on utilise, comme alexine, celle que contient le sang du malade lui-même (Hecht).

Dans la *méthode de Noguchi*, la seule particularité importante consiste à utiliser, comme couple hémolytique, le globule rouge humain avec du sérum antihumain, au lieu du globule rouge du mouton avec du sérum antimouton. En outre, le sérum antihumain, ainsi que l'antigène syphilitique, sont employés sous forme d'extraits secs, imprégnant du papier préparé *ad hoc* et conservable.

**Examen du liquide céphalorachidien par la méthode de Wassermann.** — La méthode de Wassermann, appliquée au diagnostic des affections nerveuses centrales d'origine syphilitique, a fourni des résultats importants dans le tabes et la paralysie générale. Elle consiste à rechercher la séroréaction spécifique, non plus dans le sang, mais dans le liquide céphalorachidien. À quelques détails près, le procédé est le même.

**Résultats pratiques de la réaction de Wassermann.** — Il est aujourd'hui bien établi que la réaction de Wassermann présente une grande valeur pour le diagnostic de la syphilis.

Il est très exceptionnel qu'en dehors de la syphilis, elle se montre positive : le fait a été constaté cependant, chez les scarlatineux, chez les lépreux, les paludéens. Ces causes d'erreur étant connues, il est aisé d'en tenir compte: toutefois, l'appréciation devient délicate dans les pays où la lèpre est fréquente.

Par contre, dans le cas de syphilis en évolution, la réaction positive est de règle. Les statistiques indiquent des moyennes différentes, qui dépendent des méthodes employées. Celles qui donnent les chiffres les plus élevés ne sont pas nécessairement les meilleures, car ce sont elles qui inscrivent parfois des résultats positifs alors que la syphilis fait défaut.

Il faut distinguer entre les diverses périodes. Dans la période primaire, avant l'apparition de la roséole, Levaditi, Laroche et Yamanouchi n'ont obtenu que 46 pour 100 de réactions positives; ajoutons que la réaction ne devient jamais positive avant le 15e jour qui suit l'apparition du chancre, et il est rare qu'elle le soit avant la fin de la 5e semaine. Dans la période secondaire, le pourcentage atteint 50 à 70 pour 100; il s'élève à 80 ou 90 pour 100 dans la période tertiaire. Ces chiffres sont des moyennes basées sur plusieurs statistiques.

Les résultats positifs sont de règle quand il existe des accidents syphilitiques avérés; ils se rencontrent aussi dans les cas de syphilis latente (dans une proportion de 52 pour 100 d'après Hoffmann et Blumenthal).

La méthode de Wassermann trouve une application importante dans le diagnostic des affections parasyphilitiques. Il est dès maintenant établi, dit Wassermann, que la séroréaction est constamment positive, soit dans le sang, soit dans le liquide céphalorachidien, au cours des affections parasyphilitiques les plus graves, telles que la paralysie générale et le tabes. En tous cas, d'après les recherches dues notamment à Plaut, à Levaditi et A. Marie, etc., telle est au moins la règle. Cela est d'autant plus important que l'examen cytologique du liquide céphalorachidien ne fournit pas toujours des résultats parallèles à ceux que donne le séro-diagnostic de Wassermann (Ravaut).

Ainsi nous sommes à même, dit Wassermann, « de faire non seulement le diagnostic *constitutionnel*, mais encore le diagnostic *organique* de la syphilis. Si le sang examiné donne une réaction positive, on peut affirmer que la syphilis siège quelque part dans l'économie, sans qu'il soit possible de préciser l'organe spécialement atteint. Au contraire, si le liquide céphalorachidien donne la réaction, on est sûr que l'infection siège en un point du *système nerveux central*. »

La séroréaction paraît devoir être utilisée avec profit pour le diagnostic de la syphilis héréditaire. D'après les résultats qu'elle a fournis, l'hérédo-syphilis serait plus fréquente qu'on ne l'a supposé jusqu'ici; c'est ainsi qu'on a obtenu, dans certaines enquêtes, une réaction positive chez 50 pour 100 d'enfants idiots.

Le sérum d'une mère syphilitique susceptible de transmettre l'infection à son enfant donne une réaction positive, alors que le plus souvent aucun symptôme clinique ne permet, en pareil cas, de supposer l'existence de l'infection latente qui risque de contaminer l'enfant et qui demande à être traitée. Souvent l'enfant, né dans ces conditions, n'offre pas une séroréaction positive, et cependant est exposé à présenter plus tard des lésions syphilitiques, dangereuses pour sa nourrice (Gaston et Girault).

Les résultats de la séroréaction sont-ils susceptibles de guider la thérapeutique? Beaucoup d'auteurs le pensent. « Il est encore prématuré, ajoute Wassermann, d'apprécier exactement l'intérêt thérapeutique de la réaction, mais deux points sont à signaler : d'une part, la réaction peut devenir négative sous l'influence du traitement; d'autre part, elle peut ensuite réapparaître avant même d'avoir été annoncée par les symptômes cliniques. La thérapeutique peut donc la mettre à profit. »

Avec un certain nombre d'auteurs, Wassermann conseille vivement de soumettre périodiquement les syphilitiques à un examen du sang, jusqu'à ce que la réaction se soit montrée négative au cours de plusieurs épreuves consécutives. Il fait observer que ces malades sont exposés à la paralysie générale, tant qu'ils présentent une séroréaction positive.

En définitive, il ressort des faits que la réaction de Wassermann n'exclut pas la syphilis quand le résultat est négatif, mais démontre, presque sans restriction, la présence de cette maladie quand le résultat est positif. Voici ce qu'en dit Gengou, dans un article documenté (*Revue d'hygiène*, septembre 1909) :

« On est aujourd'hui d'accord pour n'accepter que sous réserve les renseignements fournis par une séroréaction négative; non seulement en effet, elle peut se présenter — rarement, il est vrai — chez des sujets offrant des symptômes sûrement syphilitiques, mais elle est encore relativement fréquente, au cours de la période primaire et dans les stades latents de la syphilis secondaire et surtout tertiaire.

D'autre part, elle peut se rencontrer, pendant un temps plus ou moins long, après une cure mercurielle. Ce n'est guère que si on l'observe régulièrement chez un syphilitique n'ayant plus de symptômes depuis longtemps qu'elle a réellement de la valeur.

Aussi, n'est-ce que si elle est positive que la réaction de Wassermann donne des renseignements vraiment utiles. Mais où l'incertitude règne, c'est sur le point de savoir si toute réaction positive signifie syphilis active et demande l'application du traitement spécifique (Citron) ou si elle peut n'être que l'expression d'une syphilis ayant existé antérieurement et actuellement éteinte (Neisser, Bruck, Schucht). Il ne semble guère possible, à l'heure actuelle, de porter sur cette importante question un jugement sûr. Cependant, si certains savants ont émis des doutes sur la valeur des affirmations de Citron, d'autres paraissent vouloir se ranger à son avis.

Citron se base sur la constance vraiment remarquable de la réaction de Wassermann dans la syphilis active, sur son existence, même après plusieurs années, dans de nombreux cas anciens non traités, ainsi que sur sa disparition fréquente à la suite du traitement. Lesser a en outre fait remarquer que parfois la réaction, disparue sous l'influence du traitement, reparaît en même temps qu'une récidive surgit, et que les proportions d'anciens syphilitiques sans symptômes, chez lesquels il a trouvé la réaction de Wassermann, coïncide singulièrement avec la proportion (49 pour 100) de vieux syphilitiques, où l'autopsie lui a révélé des lésions internes luétiques insoupçonnées.

La réaction de Wassermann, positive, laisse encore une autre incertitude :

c'est que, si on excepte les vues de Citron, elle ne permet pas de juger de la gravité des lésions syphilitiques existantes, car elle peut s'observer aussi bien à l'occasion de symptômes insignifiants que de lésions graves, voire mortelles. La séroréaction, positive ou négative, ne permet donc pas d'établir un pronostic. Boas a cependant fait observer que des récidives précoces surviennent beaucoup plus souvent chez les syphilitiques qui conservent, malgré le traitement mercuriel, une réaction positive. Mais ces constatations, très intéressantes, n'ont porté que sur les trois ou quatre mois qui ont suivi la cure : le problème reste ouvert pour les récidives tardives.

On peut espérer que, lorsqu'elle sera mieux connue et qu'on aura établi les rapports qui l'unissent aux stades d'activité ou d'apaisement de la maladie, la réaction de Wassermann contribuera dans l'avenir à la solution d'autres problèmes de prophylaxie, tels que la protection d'un enfant sain contre la contagion par une nourrice suspecte de syphilis, ou inversement d'une nourrice saine par un enfant sain d'apparence, mais né de parents luétiques, ainsi que le consentement médical au mariage des vérolés. Mais ce sont des questions dont il est prématuré de demander maintenant la solution à la méthode de Wassermann. »

Au point de vue pratique, il serait intéressant d'être fixé avec certitude sur la valeur relative du crédit qu'on peut accorder aux différents procédés par lesquels on recherche la séroréaction. Les procédés que nous avons signalés ont fait leurs preuves, mais on n'est pas définitivement éclairé sur leur valeur relative exacte. L'avenir nous renseignera sur ce point et peut-être nous apportera des méthodes plus simples, qu'on s'est déjà efforcé d'établir, mais qui, pour le moment, semblent sujettes à caution.

Parmi les méthodes simplifiées, celle de Bauer-Hecht nous semble assez recommandable, pourvu toutefois, d'après les recherches que l'un de nous a poursuivies avec A. Bauer, qu'on la modifie quelque peu en proportionnant le nombre des globules rouges à hémolyser à l'intensité, variable, suivant les sujets, du pouvoir hémolytique du sérum examiné.

Néanmoins, nous croyons, d'après notre expérience personnelle, que la méthode primitive de Wassermann demeure jusqu'à présent des plus sûres. Elle fournit, il est vrai, moins de résultats positifs chez les syphilitiques, mais elle n'a pas l'inconvénient, que présentent les autres méthodes, de dévier parfois des réactions positives dans des cas où la syphilis semble être hors de cause. Les divergences entre les résultats fournis par des méthodes différentes tiennent principalement à ce que plusieurs d'entre elles évitent de chauffer le sérum humain donné à l'épreuve (L. Hallion et A. Bauer).

**Réactions chimiques simples.** — Nous en citerons deux :

*Réaction de Porges.* — Plusieurs réactions ont été préconisées par Porges. La meilleure est fondée sur la propriété que possède le glycocholate de soude de former un précipité en présence du sérum syphilitique. Le Sourd et Pagniez, qui ont étudié cette réaction et précisé les conditions qu'elle réclame, lui accordent crédit, bien que la plupart des auteurs en aient contesté la validité. En tout cas, elle peut fournir des présomptions.

*Réaction de Klaussner.* — On mélange 2/10 de c. c. du sérum suspect avec 7 10 de c. c. d'eau distillée. Dans les cas positifs, il se produit un précipité.

Cette réaction ne paraît pas valoir la précédente, qui est elle-même très discutée. *HALLION et CARRION.*

**WATER CLOSET**. — V. Évacuation des matières usées.

**WEBER** (SYNDROME). — V. Œil (Paralysies).

**WERLHOFF** (MALADIE). — V. Purpura.

# X=Y

**XANTHÉLASMA**. — V. Paupières (Tumeurs) et Xanthome.

**XANTHOME**. — On désigne sous le nom de xanthome (xanthélasma, vitiligoidea, etc.) une affection cutanée caractérisée par de petites taches ou de petites nodosités dures, jaunâtres, à évolution très lente, qui se produisent en certains points du corps, en particulier aux paupières.

Le xanthome est encore, suivant l'expression de Kaposi, une maladie mystérieuse et énigmatique. S'agit-il, comme le veulent Chambard et Renaut, d'un processus inflammatoire interstitiel à évolution lente, d'une dystrophie cutanée? Faut-il, avec la plupart des dermatologistes, placer le xanthome parmi les nævi évolutifs, dans le cadre des néoplasies conjonctives dermiques?

Un fait clinique avéré est la fréquence de l'ictère, léger ou accentué, chez les porteurs de xanthome; cette coïncidence se retrouve dans plus de la moitié des observations. Elle est diversement interprétée. Pour beaucoup d'auteurs, Kaposi, Besnier, Brocq, l'ictère et l'hypertrophie hépatique qui l'accompagne souvent relèvent de la localisation dans le foie de lésions analogues au xanthome cutané; pour Hallopeau, dans le xanthome diabétique, la glycosurie traduirait une localisation pancréatique des lésions xanthomateuses.

Cependant, comme l'a remarqué Darier, on a supposé jusqu'ici, mais non prouvé, l'existence de lésions xanthomateuses du foie. Non sans raisons, certains auteurs, après Potain et Quinquand, admettent que les lésions hépatiques sont primitives et que les manifestations xanthomateuses en dépendent. Pour Gilbert et ses élèves Lereboullet et Herscher, le xanthome et le xanthélasma doivent prendre place avec les mélanodermies et la xanthodermie, à côté des nævi vasculaires et pigmentaires, parmi les stigmates de la cholémie chronique, familiale ou non. De Beurmann et Guy Laroche ont montré, de façon irréfutable, que l'ictère, ou tout au moins un état cholémique antécédent, est une des conditions nécessaires de la production des xanthomes.

On doit distinguer deux groupes de xanthomes : celui des xanthomes vulgaires et celui des xanthomes glycosuriques, si différents l'un de l'autre qu'ils doivent être décrits séparément.

I. XANTHOME VULGAIRE. — Le xanthome vulgaire, de beaucoup le plus fréquent, se rencontre dans certaines familles et peut être héréditaire. Il semble atteindre surtout les sujets à peau brune, ceux qui souffrent de la goutte, de migraines, de troubles utérins et surtout de maladie du foie. Il est localisé ou généralisé.

**Symptômes.** — A) *Localisé*, le xanthome vulgaire siège presque toujours aux paupières, vers le grand angle de l'œil, et s'étend parfois graduellement en formant une sorte de demi-cercle jusqu'à l'angle externe.

Le xanthome des paupières débute d'ordinaire à gauche, mais devient bientôt symétrique. Il est constitué par des plaques allongées dans le sens des plis de la paupière, à peine saillantes (*xanthome plan*), d'un jaune chamois un peu brunâtre, au niveau desquelles la peau n'est ni infiltrée, ni indurée. La surface de ces éléments est lisse ou parcourue par de fins sillons. On peut voir quelquefois que les plaques de xanthome sont formées par la réunion de tout petits éléments ayant en leur centre un point plus coloré.

Elles sont tout à fait de niveau avec le reste des téguments (*variété maculeuse*), ou font un léger relief (*variété papuleuse*). Dans quelques cas cependant, elles sont plus saillantes et leurs dimensions varient de celles d'un grain de millet à celles d'un pois (*xanthome tuberculeux, élevé ou saillant*).

On n'observe pas, dans le xanthome vulgaire, de troubles généraux ni viscéraux, sauf l'ictère, qui existe très souvent avec lui.

Dans le *xanthome généralisé*, au contraire, des troubles viscéraux se surajoutent souvent aux phénomènes éruptifs.

D'abord apparaît un xanthome maculeux des paupières, qui aggrave souvent d'autres éléments xanthomateux situés au pourtour des autres orifices. Puis de nouveaux éléments, du type élevé ou saillant, se groupent dans la région dorsale des membres, exposée aux pressions et aux frottements; c'est aux coudes, aux genoux, aux talons, à la plante des pieds, sur le dos des mains et des doigts, aux fesses, aux épaules, qu'on trouve surtout ces éléments papulo-tuberculeux du xanthome généralisé. Ils s'y disposent symétriquement et par petits groupes plus ou moins abondants et irréguliers, occasionnant une gêne notable quand les lésions sont nombreuses et épaisses (fig. 280). D'autres fois ils affectent une disposition zostériforme, ou dessinent en lignes jaunâtres plus ou moins étendues les plis cutanés.

Le xanthome généralisé peut encore envahir les muqueuses, les séreuses et les viscères (lèvres, gencives, langue, voûte palatine, conjonctive, œsophage, pharynx, larynx, trachée, péritoine, endocarde, aorte, etc.).

Les phénomènes viscéraux, absents dans le xanthome localisé, acquièrent dans le xanthome généralisé une importance notable. L'ictère, très fréquent, est d'ordinaire contemporain de l'éruption et le plus souvent chronique. On a noté aussi, dans les xanthomes généralisés, non plus de l'ictère, mais de la xantochromie, coloration jaune des téguments, sans coloration par les pigments biliaires de la conjonctive ni des urines.

**Évolution.** — Que le xanthome revête la forme localisée ou la forme généralisée, il se développe assez lentement, d'une manière continue ou quelquefois par poussées aiguës, mais, une fois constitué, il persiste indéfiniment. Sa rétrocession ou sa guérison spontanée sont de véritables raretés.

**Lésions.** — Les éléments du xanthome sont constitués par du tissu conjonctif plus ou moins développé, selon qu'ils sont élevés ou plans, et contenant dans ses mailles des cellules à plusieurs noyaux remplies de graisses réunies en amas pour former des travées et des îlots (*cellules xanthélasmiques*). Les vaisseaux sont atteints de périartérite et même d'endartérite.

Les glandes sébacées et les nerfs sont lésés secondairement. Les fibres élastiques s'hypertrophient parfois beaucoup, mais elles se segmentent et arrivent à former de petits corpuscules qui peuvent simuler des microbes.

On discute encore la pathogénie du xanthome vulgaire.

II. XANTHOME DES DIABÉTIQUES. — Le xanthome glycosurique s'observe chez des individus adultes. Ses rapports avec la glycosurie sont certains : mais on ignore sa nature intime. Il diffère notablement du xanthome vulgaire par son siège, son aspect, son évolution.

Le xanthome des diabétiques respecte les paupières ; ses éléments sont diffus, disséminés ; quand ils sont volumineux, ils

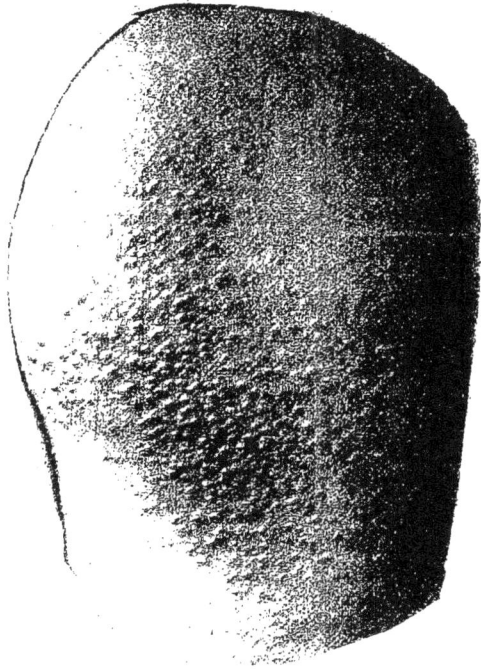

Fig. 280. — Xanthome de la région fessière (Besnier) (Musée de l'hôpital Saint-Louis, n° 1915).

offrent cependant une prédilection marquée pour les articulations. Il n'atteint presque jamais les muqueuses.

Les éléments papuleux ou tuberculeux, durs et résistants à la palpation, sont isolés ou réunis par petits groupes irréguliers, disposés parfois en séries linéaires ou en traînées incurvées. Ils affectent fréquemment des relations intimes avec l'orifice des follicules pileux. Ils forment parfois de petites tumeurs de la grosseur d'une noisette ou d'une noix. Ils ne sont jaunes qu'à leur sommet ; leur base est d'ordinaire rouge sombre ou violacée ; une aréole érythémateuse les entoure quelquefois.

Des phénomènes subjectifs, sensations de cuisson, de brûlure, de picotements, parfois très pénibles, accompagnent l'éruption.

Le xanthome glycosurique apparaît brusquement. Constitué en quelques semaines, il subit des poussées qui peuvent être suivies de périodes de décroissance où l'on voit les lésions s'affaisser progressivement et même disparaître, soit pour un certain temps, soit pour toujours.

**Lésions**. — L'anatomie pathologique du xanthome glycosurique, identique à celle du xanthome vulgaire pour Besnier, en différerait au contraire pour d'autres auteurs. Les phénomènes de dégénérescence et d'inflammation qu'on observe dans cette variété s'expliquent par les réactions particulières des tissus des diabétiques, et il n'y a pas lieu, semble-t-il, d'établir à ce point de vue des différences absolues entre les différents xanthomes.

**Diagnostic**. — « Tout ce qui est jaune n'est pas du xanthome.... Le xanthome peut accessoirement, partiellement, pendant un temps, n'être pas jaune. » (Besnier.)

L'*urticaire pigmentaire* offre parfois des taches jaune chamois ou jaunâtres: mais son évolution, ses éléments à contours géographiques, le prurit qui l'accompagnent, la distinguent du xanthome.

Le *milium*, localisé aux paupières, est formé de grains réguliers dont le contenu sourd à la pression.

**Pronostic**. — Le pronostic des xanthomes simples est habituellement bénin. Celui des xanthomes associés à l'ictère ou au diabète dépend de ces deux affections.

**Traitement**. — On ne possède pas contre le xanthome un traitement rationnel et certain.

L'efficacité d'une *médication interne* reste douteuse. E. Besnier n'a obtenu aucun résultat de l'huile phosphorée; on se borne aujourd'hui à employer les alcalins et à prescrire avec persévérance la térébenthine à doses modérées.

On s'efforcera aussi de combattre le diabète et les affections hépatiques, avec lesquels le xanthome peut être en relation.

La *médication locale* se résume en une seule indication : la destruction ou l'ablation des lésions, quand cela est possible. Suivant les cas, les procédés seront l'ablation chirurgicale, l'électropuncture, la galvanopuncture, la cautérisation ; mais on doit toujours penser que l'on peut provoquer des cicatrices défectueuses, plus fâcheuses que le xanthome lui-même.

On a préconisé l'emploi de l'électrolyse et des caustiques acides, en particulier de l'acide monochloro-acétique. Stern a conseillé des applications de collodion au sublimé à 10 pour 100 : il se produit des escarres profondes, suivies de cicatrices souples et blanches.

Dans le xanthélasma des diabétiques, lorsqu'il y a des phénomènes inflammatoires et douloureux, on prescrit des applications émollientes ou des pommades anti-pruritiques à l'acide phénique ou à l'essence de menthe.

*FERNAND TRÉMOLIÈRES.*

**XANTOPSIE.** — Trouble de la vision qui fait voir les objets colorés en jaune.

**XERODERMA PIGMENTOSUM** — Le xeroderma pigmentosum (χῆρος, sec ; δέρμα, peau ; *pigmentosum*, pigmenté) est une dermatose de l'enfance qui débute par des macules érythémateuses et pigmentaires et aboutit à la formation de tumeurs malignes.

**Description**. — Le xeroderma pigmentosum débute dans les trois premières années de la vie. Au niveau des parties du corps exposées aux rayons solaires, dos des mains, face, oreilles, cou, apparaissent des *taches érythémateuses*, maculeuses ou linéaires, auxquelles s'ajoutent des *taches pigmentaires* brunes, arrondies, semblables aux lentigines, qui s'étalent et se multiplient : des *taches atrophiques* blanches, brillantes, d'aspect cicatriciel, compliquent l'éruption. La réunion de ces trois lésions donne à la peau un aspect bariolé tout spécial.

Au fur et à mesure que la maladie se fait plus ancienne, la peau devient sèche, rugueuse, fendillée, ridée ; l'épiderme s'amincit, devient lisse, se soulève en fines écailles.

Le derme perd son élasticité ; le tissu cellulaire est pauvre en graisse ; la peau se plisse difficilement ; elle se rétracte, adhère aux tissus sous-jacents ; la peau du visage et du dos des mains se parchemine.

L'atrophie et la rétraction cutanées peuvent amener l'ectropion, le xérosis de la cornée, l'atrésie de la bouche et des orifices du nez.

Les parties malades sont souvent le siège de complications inflammatoires, éruptions eczématiformes, impétiginiformes, suppurations, ulcérations.

L'affection, dont les progrès sont lents et se manifestent surtout pendant l'été, est indolente : l'état général reste bon, l'enfant se développe d'une façon normale : les difformités cutanées ne semblent pas compromettre sa vie.

Tôt ou tard, cependant, la maladie aboutit à la formation de *tumeurs* plus ou moins nombreuses, à allure plus ou moins rapide, polymorphes, mais toujours *de nature maligne*. Ces tumeurs se développent sur tous les points envahis, mais principalement au visage et au cou, où elles sont parfois en nombre considérable.

Leur évolution est variable : les unes guérissent et tombent spontanément, sans jamais récidiver ; d'autres deviennent volumineuses, fongueuses, s'ulcèrent et saignent facilement ; d'autres fois, la néoplasie se rapproche de l'ulcus rodens ou de l'épithélioma vorax, envahit les parties sous-jacentes et épuise les malades par l'abondance de la suppuration ou sa prolifération incessante. Les malades meurent jeunes, d'ordinaire entre 10 et 12 ans.

**Étiologie**. — Le xeroderma, qui débute en général dans l'enfance, peut n'apparaître que dans l'adolescence, parfois même à l'âge adulte. Il se manifeste souvent à l'occasion de certaines excitations cutanées, au premier rang desquelles il faut placer l'influence de la lumière solaire, de l'air marin. L'affection paraît souvent familiale ; peut-être est-elle aussi héréditaire.

**Diagnostic**. — L'apparition chez un jeune sujet de taches érythémateuses, pigmentaires et atrophiques, est très caractéristique : la production des tumeurs malignes sur les surfaces malades lève tous les doutes qui pourraient subsister.

Les taches de *lentigo*, ordinairement moins développées que les éléments pigmentaires du xeroderma, ne sont pas accompagnées de macules érythémateuses et atrophiques et reposent sur une peau d'apparence normale : jamais elles ne se compliquent de tumeurs malignes.

La forme grave des *éphélides*, très voisine du xeroderma, n'évolue que chez les gens âgés qui travaillent exposés habituellement aux intempéries des saisons.

La *peau sénile ordinaire*, recouverte de *verrues séborrhéiques pigmentées*, n'est pas assimilable au xeroderma ; les verrues sont plus épaisses, plus épithélialisées, plus grasses que les taches pigmentaires du xeroderma.

Les *nævi pigmentaires* se distinguent de celles-ci par leurs plus grandes dimensions, leur apparition sur les points les plus différents de la peau, l'absence des autres taches, l'immobilité des lésions.

L'*urticaire pigmentée*, qui est aussi une maladie de la première enfance, procède par poussées à la façon des urticaires, n'est pas accompagnée de taches atrophiques ni d'état parcheminé de la peau, et ne se complique pas de tumeurs malignes.

La *sclérodermie* est un processus profond d'induration scléreuse et de rétraction de la peau avec tendances atrophiques et gangreneuses, au cours duquel les néoplasmes ne se produisent jamais.

**Traitement.** — Le xeroderma a toujours un dénouement fatal, malgré les traitements qu'on lui oppose.

On a essayé en vain, contre cette dermatose, l'iodure de potassium, l'huile de foie de morue, les arsenicaux par voie gastrique ou sous-cutanée.

On peut enrayer pour quelque temps le développement des lésions par des lotions de sublimé au millième, suivies d'applications de pommade au calomel, au précipité jaune, au turbith minéral au trentième ou au vingtième, et surtout par des emplâtres mercuriaux, emplâtre rouge de Vidal, emplâtre de Vigo (Brocq).

Les soins palliatifs ne devront pas être négligés : il faudra soustraire, autant que possible, le malade à l'influence de la lumière solaire : il se couvrira la figure de voiles rouges ou verts, vivra le plus possible à l'ombre, surtout pendant l'été. Quand les tumeurs malignes commenceront à se développer, il faudra les enlever dès leur apparition. Quelques auteurs ont appliqué avec succès la radiothérapie au traitement de la xérodermie pigmentaire. *FERNAND TRÉMOLIÈRES.*

**ÉRODERMIE.** — V. Ichtyose.

**ÉROPHTALMIES, XEROSIS.** — V. Kératites.

**OHOURTH.** — V. Lait et ses dérivés.

# Z

**ZINC ET SES COMPOSÉS**. — Il sera question ici de l'oxyde, du chlorure et du sulfate : le phosphure de zinc et le valérianate de zinc ont été mentionnés ailleurs (V. PHOSPHORE. VALÉRIANE).

**Oxyde de zinc**. — Il se présente sous forme d'une poudre blanche, légère, insoluble dans l'eau.

Préconisé à l'intérieur comme antispasmodique dans les névroses convulsivantes (V. ÉPILEPSIE. CHORÉE) et comme sédatif dans les névralgies (v. c. m.), il s'administre à la dose de 10 centigr. à 2 gr. en pilules.

L'oxyde de zinc, mélangé à la craie, peut aussi être prescrit comme absorbant dans la diarrhée.

Mais c'est surtout en applications externes que l'oxyde de zinc trouve son utilisation la plus fréquente et la mieux justifiée : dans le traitement des dermatoses, il agit comme topique isolant, absorbant et sédatif.

*Pilules de Még'in (Codex.*
(V. VALÉRIANE).

*Pilules.*

Oxyde de zinc. . . . . . 20 centigr.
Extrait d'opium. . . . ⎰
Extrait de belladone . ⎱ āā 2 —
Pour une pilule ; 2 à 6 par jour (névralgies).

*Pilules.*

Oxyde de zinc. . . . . ⎰
Poudre d'assa fœtida . ⎰ āā 5 centigr.
Camphre pulvérisé . . ⎱
Extrait de belladone. . 5 —
Extrait de gentiane . Q. S.
Pour une pilule ; 2 à 6 par jour (épilepsie).

*Poudre.*

Oxyde de zinc. . . . 10 grammes.
Talc . . . . . . . . . 40 —

*Poudre composée.*

Oxyde de zinc . . . . ⎰ āā 1 partie.
Sous-nitrate de bismuth. ⎱
Poudre d'amidon . . . . 3 parties.
A appliquer sur les surfaces suintantes.

*Pommade.*

Oxyde de zinc . ⎰
Sous-nitrate de ⎰ āā 4 grammes.
bismuth. . . . ⎱
Vaseline . . . . 20 —
Eczéma.

*Pâte.*

Oxyde de zinc . . . . . . . . . . . . . . . . . . . . ⎰
Amidon. . . . . . . . . . . . . . . . . . . . . . . . ⎰ āā 10 grammes.
Lanoline . . . . . . . . . . . . . . . . . . . . . . . ⎰
Vaseline . . . . . . . . . . . . . . . . . . . . . . . ⎱

**Chlorure de Zinc**. — C'est un caustique puissant ; il constitue la base de la pâte de Canquoin.

Des solutions de chlorure de zinc ont été employées comme antiseptiques et modificatrices dans le traitement des métrites (v. c. m.), de la blennorragie chronique (10 centigr. à 1 gr. pour 1000), et après la pleurotomie.

Dans les tuberculoses osseuses (v. c. m.), le chlorure de zinc rend

des services comme sclérogène. On fait usage de la solution au dixième
dont on injecte II ou III gouttes au voisinage des fongosités; l'irritation
déterminée de cette façon aboutit à la formation d'un tissu fibreux compact
autour du foyer tuberculeux.

**Sulfate de zinc.** — Le vitriol blanc n'est plus usité comme vomitif ni
comme purgatif.

On n'utilise plus que ses propriétés astringentes pour le traitement des
conjonctivites (V. COLLYRES), de la blennorragie, des ulcères.

<table>
<tr><td colspan="2">Solution.</td><td colspan="2">Solution.</td></tr>
<tr><td>Sulfate de zinc</td><td>0 gr. 25</td><td>Sulfate de zinc</td><td>5 grammes.</td></tr>
<tr><td>Tanin</td><td>1 gramme.</td><td>Sulfate de cuivre</td><td>2 —</td></tr>
<tr><td>Eau distillée</td><td>100 grammes.</td><td>Eau distillée</td><td>500 —</td></tr>
</table>

Pour injections urétrales (blennorragie).  |  Pour lotions et pansements humides sur les ulcérations.

Pour l'intoxication V POISONS.  |  E. F.

**ZONA.** — Encore désigné sous le nom d'herpès zoster, et anciennement de
ceinturon de feu (de Ζώνη, ceinture), le zona est caractérisé par une éruption à marche aiguë, du type érythémato-bulleux, à localisation limitée
hémilatérale et à caractère toxi-infectieux atténué.

**Quelques types cliniques.** — « Cette petite trophonévrose, connue
de toute antiquité » (Brissaud), réalise certaines modalités qui présentent,
au point de vue *de la pratique*, un intérêt pronostic, *suivant le siège de
l'éruption* et *suivant l'âge du sujet*.

I. **Le zona thoracique, type classique.** — Un sujet vient consulter pour
« un point de côté », pour une douleur névralgique dorso-intercostale. Il
se plaint en même temps d'un peu de céphalée, *de malaise général*, de lassitude et *d'insomnie*. L'évolution de ces symptômes de date *récente* évoque
l'idée du zona thoracique. Dans l'affirmative, si l'on fait mettre à nu la
région douloureuse, l'éruption spéciale apparaît à son début, ou déjà à sa
période d'état.

La *douleur locale* avec exacerbation souvent nocturne et l'*éruption à
topographie caractéristique* sont les deux signes primordiaux de l'herpès
zoster.

L'*éruption* est limitée à l'*hémi-thorax* et s'étend en hauteur sur une étendue
de 10 à 20 centimètres environ (hémi-ceinture, hémi-ruban) (fig. 281, 282).

Elle s'affirme *au début* par des plaques rosées ou rouge vif, arrondies et
allongées transversalement, et à surface légèrement saillante. Ces plaques
sont, en général, séparées les unes des autres par des intervalles de peau
saine, et constituent l'*élément essentiel* du zona, qu'elles suffisent à caractériser, même en l'absence de vésicules.

Les *vésicules* manquent pourtant rarement à la *période d'état*. Ce sont de
petites élevures acuminées qui apparaissent de couleur opaline, transparentes et perlées (Cazenave), grosses tantôt comme une lentille, tantôt
comme une tête d'épingle. Elles sont groupées par bouquets de 5 à 15 éléments au centre de chaque plaque, et entourées d'*une véritable bordure
érythémateuse*. Après cinq ou six jours, la sérosité qu'elles contiennent se
trouble et devient louche. Il est assez fréquent même que ce liquide séreux

revêt une teinte rougeâtre, rouge violacé, *iris*, parfois franchement *hémorragique*.

Puis, *vers le huitième ou dixième jour*, les vésicules se rompent ou se flétrissent, en faisant place à des croûtelles brunâtres, qui peuvent soit pâlir et s'effacer, soit laisser après elles *des pigmentations ou des cicatrices indélébiles*.

L'éruption se fait, dans l'immense majorité des cas (Brissaud), en plusieurs temps, les plaques postérieures périrachidiennes d'apparition plus hâtive que les antérieures péri-sternales.

Enfin, il n'est pas rare qu'une plaque dépasse de quelques millimètres ou centimètres la ligne médiane et que l'on observe de-ci de-là sur le tégument, en des régions plus ou moins éloignées, quelques vésicules aberrantes, erratiques, isolées.

Le *signe de Kernig* peut être mis en évidence dans certains cas de zona tho

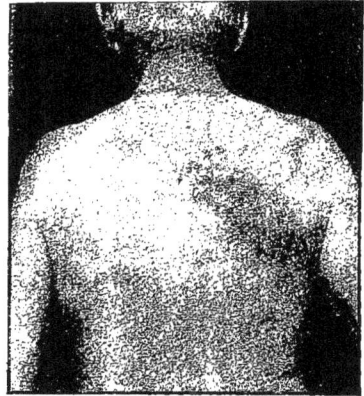

Fig. 281. — Zona du tronc dont la direction est parallèle à celle des espaces intercostaux (Brissaud.)

racique, et surtout de zona lumbo-inguinal.

Une *adénopathie douloureuse*, facilement constatable dans les zona voisins des régions axillaires ou inguinales, est la règle au cours de l'éruption.

Sabrazès et Mathis ont constaté également, à la période d'état du zona, une *légère leucocytose polynucléaire sanguine*.

**II. Autres modalités topographiques de l'éruption.** — A côté du zona thoracique *dorso-pectoral*, on a encore décrit un zona *occipito-cervical, cervico-subclaviculaire, cervicobrachial, brachiopectoral, brachial, dorso - abdominal, lumbo-inguinal* (fig. 285), *lumbo*

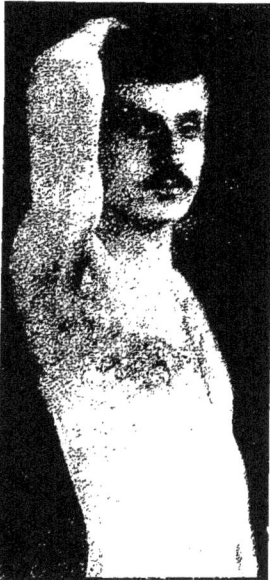

Fig. 282. — Zona du tronc à éruption non parallèle à la direction des espaces intercostaux (Brissaud.)

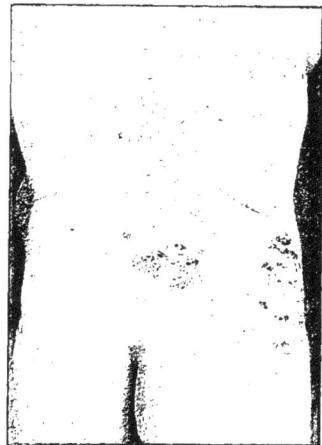

Fig. 283.
Zona lumbo-abdominal inférieur transversal (Brissaud.)

*fémoral, sacro-ischiatique, génital*. Ces différentes variétés se définissent d'elles-mêmes, et ne présentent aucun caractère spécial en dehors de leur localisation. Le zona *double* est extrême exception. Plus intéressantes sont les modalités suivantes.

III. **Zona ophtalmique** (V. plus loin). — Le zona garde ici encore dans sa variété ophtalmique son caractère si singulier d'unilatéralité, mais il n'est plus disposé, comme sur le thorax, en forme de ceinture. Il va s'épanouir sur le trajet de la branche supérieure du trijumeau, c'est-à-dire au niveau *du nerf ophtalmique de Willis*, celui-ci pouvant être intéressé dans l'une ou dans l'ensemble de ses trois branches : *nasale, frontale, lacrymale*.

Le zona ophtalmique est souvent précédé, non de phénomènes généraux (fièvre, courbature, etc.), qui font presque toujours défaut (Brissaud), mais d'une céphalée hémi-cranienne violente, avec sensation de tension oculaire et de photophobie. La paupière se tuméfie, s'œdématie, la région frontale sus-orbitaire est le siège de placards érythémateux saillants sur lesquels viennent bientôt germer des vésicules, si bien que l'aspect de la lésion zostérienne éveille l'idée de l'érysipèle phlycténoïde. C'est de toutes les modalités topographiques du zona la plus sérieuse, par les *complications oculaires* qu'elle peut entraîner : *conjonctivite* avec chémosis parfois intense, et doublée d'une *kératite* avec aspect terne de la cornée. La kératite par ses ulcérations périphériques peut même aboutir, quoique exceptionnellement, à la perforation et à la fonte purulente de l'œil.

L'*iris* est plus rarement touché, avec séquelles possibles cependant de *synéchies* postérieures et d'immobilité pupillaire. Les *paralysies des muscles de l'œil* sont d'une extrême rareté.

On peut *prévoir* les complications oculaires du zona ophtalmique quand l'éruption débute par le filet nasal (Hybord); on connaît, en effet, les liens anatomiques qui unissent le nerf nasal au ganglion ciliaire. On devra également *redouter* l'apparition rapide de troubles oculaires lorsque la sensibilité de la cornée sera abolie, d'où la nécessité de l'explorer attentivement dans tous les cas de zona ophtalmique (Besnier).

L'évolution d'un tel zona topographique est, en général, plus longue que le zona thoracique par exemple, et les suites en sont moins bénignes. Souvent, outre les complications locales de troubles visuels, le malade reste sujet, durant de longs mois, à une hyperesthésie très marquée de la région fronto-ciliaire, à une céphalée rebelle, et à des crises névralgiques se révélant parfois sous forme de paroxysmes terriblement douloureux.

IV. **Zona ophtalmique avec hémiplégie croisée**. — Brissaud nous a fait connaître ce *syndrome* à l'aide de trois observations cliniques (*Leçons cliniques*, tome I, page 85). Au zona ophtalmique classique et unilatéral, succède, dans un avenir plus ou moins proche, une hémiplégie du côté opposé, à caractère mésocéphalique, protubérantiel. Il s'agissait, dans deux des cas de Brissaud, du type dit Weber, pédonculo-protubérantiel.

« Vraisemblablement, ce syndrome est l'expression d'une corrélation pathogénique, ayant à mes yeux une réelle valeur. Je veux dire par là que si le zona ophtalmique n'est pas une affection bénigne, quant au présent, il a une signification beaucoup plus sérieuse encore quant à l'avenir. Le siège de la lésion ou du trouble fonctionnel est de ceux qui motivent toujours les plus grandes appréhensions.

« La goutte, la néphrite interstitielle et l'artériosclérose, en général, sont autant d'états morbides où le zona ophtalmique peut figurer à titre de symptôme épisodique. » (Brissaud.)

V. **Zona des nerfs maxillaires.** — Branches du trijumeau, les nerfs maxillaires, le supérieur et l'inférieur, peuvent encore extérioriser, le long de leur trajet muqueux et cutané, les vésicules zostériennes.

Dans le *zona du nerf maxillaire supérieur*, les plaques se disséminent au niveau du trou sous-orbitaire, sur l'aile du nez, et la lèvre supérieure. Mais surtout, localisation intéressante, les vésicules d'herpès se développent sur l'*hémi-voile* du palais, et sur l'*hémi-voûte* palatine (nerfs palatins et sphéno-palatins du ganglion de Meckel, tributaire du nerf maxillaire supérieur). L'amygdale et le pharynx sont épargnés puisque l'innervation de ces organes est due au glosso-pharyngien et au pneumogastrique (9e et 10e paires).

Dans le *zona du maxillaire inférieur*, la partie antéro-externe de l'hémi-menton (nerf mentonnier), les deux tiers antérieurs de l'hémi-langue (nerf lingual), la face interne des joues, les gencives, sont les régions sur lesquelles se développent les placards éruptifs.

VI. **Zona chez le vieillard.** — Le zona est surtout une maladie de l'âge adulte de 20 à 40 ans: mais, quand il atteint le vieillard, il est si souvent le point de départ de douleurs névralgiques intenses et rebelles à toute thérapeutique persistante, qu'il est permis, au point de vue pronostic, d'en faire un type à part. « Le zona des vieillards est presque fatalement une affection des plus pénibles, et d'autant plus cruelle qu'on ne peut en général en prédire la longue durée. » (Brissaud).

VII. **Zona chez l'enfant.** — Rare dans l'enfance, il passe souvent inaperçu à cet âge en raison du peu d'intensité des troubles fonctionnels et de son *évolution rapide* (Fabre), sans séquelles.

VIII. **Zona chez le diabétique.** — Comme pour toute lésion cutanée apparaissant chez un diabétique, ou chez un cachectique, l'éruption du zona peut évoluer vers le type ulcéreux et gangréneux, et donner lieu à des complications trophiques très graves, sinon mortelles. Les névralgies post-zostériennes seraient également plus tenaces chez de tels malades.

IX. **La paralysie faciale zostérienne.** — Dans quelques cas, une paralysie faciale unilatérale à allures périphériques évolue en même temps que le zona. L'un des caractères de cette paralysie est d'être assez souvent un accident à distance, par rapport au siège de l'éruption (Klippel). Il en est ainsi de la paralysie faciale survenant par exemple au cours d'un zona intercostal.

Klippel considère cette paralysie non comme une complication fortuite et accidentelle du zona, mais comme l'effet de « l'infection zostérienne » portant également ses coups sur le nerf facial. La paralysie faciale zostérienne présente le même pronostic que la paralysie faciale périphérique « dite *a frigore* », et elle guérit dans la grande majorité des cas.

X. **Zona fruste névralgiforme, sans éruption.** — « Des deux éléments cliniques qui caractérisent un zona — la névralgie et l'éruption d'herpès — c'est la névralgie qui a le plus d'importance. D'une manière générale, la répartition des groupes vésiculaires n'est que bien peu de chose par rapport à l'étendue de cette névralgie (Brissaud). » Peut-être est-il possible de synthétiser plus encore l'importance de l'élément douleur et de décrire un zona *fruste*, exclusivement névralgique, *abortif* au point de vue de l'éruption. J'ai observé (*Soc. méd. des Hôp.*, 1905, p. 1067), au cours d'une recrudescence de zona saisonnier (avril et mai), l'apparition d'une névralgie intercostale, momentanément des plus pénibles chez deux sujets bien portants et voisinant intimement avec des malades atteints de zona légitime. Ces névralgies intercostales, survenues dans de telles conditions, siégeant au niveau de l'hémithorax droit, *et s'étant accompagnées de lymphocytose rachidienne*, nous avaient fait, à tort, prédire avec belle assurance l'apparition d'éléments érythémateux ou éruptifs, dont on n'a jamais pu déceler la moindre trace. Les douleurs ont persisté chez l'un de ces malades six jours, chez l'autre trois semaines. Elles s'accompagnaient d'hyperesthésie marquée de la région. Elles ont disparu entièrement dans la suite. De tels faits ont reçu une confirmation, par les observations récentes de Widal, de Minet (de Gille), de Tinel. Ainsi peut être éclairée la pathogénie de certaines névralgies intercostales ou autres, dites essentielles, idiopathiques. C'est avec raison qu'on peut considérer ces cas comme des formes *frustes, uniquement névralgiformes du zona*.

**Pronostic.** — « La névralgie du zona croît en proportion de l'âge.... Le zoster hémorragique ne se distingue par aucun caractère de gravité spécial du zona le plus bénin.... Il n'y a pas non plus de rapport constant entre l'intensité de la douleur et la confluence de l'éruption. Chez tel malade, l'éruption a été tout à fait insignifiante et elle a depuis longtemps disparu, mais la souffrance est tenace, avec des exacerbations quotidiennes à heure fixe, se répétant pendant des mois et même des années sans rémission ni trêve. Le désespoir est à son comble. L'idée de suicide germe vite dans un tel état d'affolement. » (Brissaud.) Je ne reviens plus sur les *graves conséquences oculaires* du zona ophtalmique, ni sur les *marques cicatricielles indélébiles et parfois chéloïdiennes* du zoster, en général.

**Considérations nosologiques et étiologiques.** — Dans quel cadre nosologique placer le zona? parmi les maladies de la peau? du système nerveux? parmi les maladies infectieuses? Nul doute que l'éruption ne soit secondaire, la lésion qui la commande est une lésion nerveuse, le zona est bien une *trophonévrose*. Mais a-t-il une étiologie spécifique comme le voudrait Landouzy? et isolera-t-on un jour le microbe spécifique du zona? Jusqu'ici les tentatives faites dans ce sens (Brissaud et Sicard, Achard et Lœper, Dopter) n'ont pas été très encourageantes. Les cultures faites avec le liquide céphalo-rachidien de malades atteints de zona ont été négatives, ou ont permis de reconnaître des micro-organismes de nature variable, sans exclure la possibilité de contaminations accidentelles des tubes de culture. Ces essais sont donc à reprendre.

Soutenue au nom de la clinique seule, la spécificité de la maladie zona est encore à prouver (Brissaud, Hirtz et Salomon, Talamon, Dopter, etc.). Brissaud et Boix concluent à *la nature toxi-infectieuse, mais non spécifique du zona*, c'est-à-dire que *l'herpes zoster* ne serait qu'un syndrome satellite,

tributaire d'une infection angineuse, gastro-intestinale, bronchitique, etc.,
à microbes divers ; infection le plus souvent légère, et ayant pu même
passer à peu près inaperçue. Ce serait un zona « par occasion toxi-infectieuse » et non « par spécificité ».

Un des arguments donnés en faveur de la spécificité serait l'absence de
récidive du zona (Landouzy). Mais les
zona les plus légitimes peuvent récidiver
et les auteurs signalent chaque année
des faits nouveaux de récidive (statistiques de Grindon, de Brissaud, Hirtz
et Salomon, Talamon, Dopter, etc.). Si
bien que Brissaud se demande si la distinction qu'on a cherché à établir entre
le *zoster vrai* et le *zona symptomatique*
(ce dernier récidiverait, étant sous la
dépendance d'une lésion préexistante et
reconnue du système nerveux, tabes,
mal de Pott, néoplasie rachidienne, etc.),
*n'est pas un peu spécieuse.*

Quoi qu'il en soit, le zona peut se
présenter, sinon sous la forme de petites épidémies, du moins sous celle de
*recrudescences*, obéissant à une certaine
périodicité. « Un cas de zona n'est jamais isolé dans un hôpital » (Hardy), et
cela est surtout vrai pour la saison du
printemps.

**Considérations pathogéniques
et anatomo-pathologiques.** — Pas
plus que le précédent, ce chapitre n'est
clos à la discussion, et notre ignorance
sur la limitation si singulière de l'éruption, sur son unilatéralité, reste obscure
sur bien des points. Faut-il admettre
un seul zona à pathogénie unique ou
des zona d'origine névritique, ganglionnaire, ganglio-radiculaire ou médullaire ?

Brissaud a soutenu à ce point de vue
une théorie des plus suggestives et qui
a été le point de départ de très nombreux travaux. La voici. Certains zona
seraient d'origine médullaire et, du fait

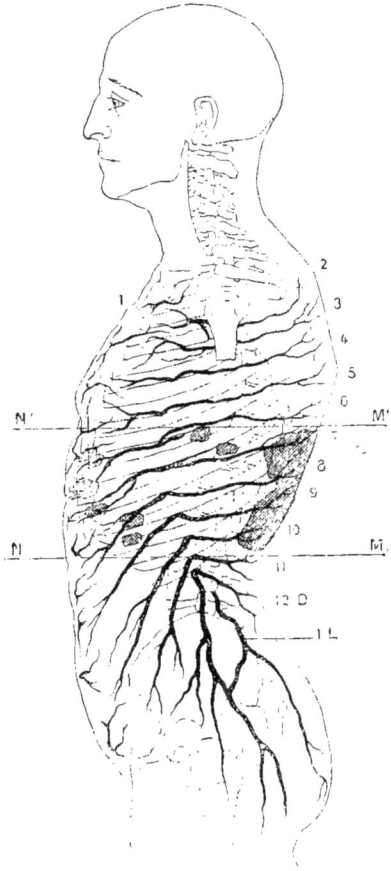

Fig. 284. — *Zona abdominal. Les nerfs dorsaux
sont indiqués par le numéro de leur paire, 1,
2, 3, etc. D¹² : douzième nerf dorsal ; L¹ : premier nerf lombaire. MN : ligne horizontale
passant par les points les plus inférieurs de
l'éruption ; N'N' : ligne horizontale passant
par les points les plus supérieurs de l'éruption. Brissaud*

même de cette origine, affecteraient une disposition *métamérique*, c'est-à-
dire une disposition topographique telle, que la répartition de l'éruption
zostérienne thoracique, par exemple, serait perpendiculaire à l'axe du corps,
et non parallèle aux espaces et aux nerfs intercostaux (fig. 284). Il n'y aurait
pas, en un mot, dans ces cas, superposition du trouble trophique éruptif au

trajet du nerf cutané périphérique (fig. 282, 283, 284 et 285). Pour Brissaud, la lésion médullaire s'extérioriserait ainsi sur le tégument d'après une topographie qui lui est propre, différente de l'extériorisation topographique de la racine ou du nerf périphérique, parce qu'elle subit, en cela, le joug de la réminiscence embryonnaire du *métamère primitif*. « Un petit incident pathologique, le zona, suffit pour faire ressortir chez l'adulte cette métamérisation embryonnaire. » (Brissaud.)

Les autopsies, rares, puisqu'il s'agit d'une affection bénigne, autopsies de hasard, ont cependant permis, malgré la vraisemblance de la théorie précédente, de déceler jusqu'à présent une lésion ganglionnaire rachidienne s'étageant à un certain nombre de ganglions rachidiens superposés (poliomyélite postérieure de Head et Campbell). Ces lésions ganglionnaires, interstitielles et parenchymateuses, congestives ou hémorragiques, ont même pu entraîner une dégénérescence de certaines fibres des cordons postérieurs.

Si l'on admet une telle pathogénie ganglionnaire, comment la concilier avec la constatation faite par Brissaud et Sicard et confirmée par Widal et Le Sourd, Achard et Lœper, Chauffard et Froin, Dopter, etc., à savoir que le liquide céphalo-rachidien des sujets atteints de zona se peuple très fréquemment, *mais non toujours*, dans le cours de cette affection, d'éléments cellulaires lymphocytiques? Il m'a semblé possible d'expliquer ce fait par la disposition topographique des culs-de-sac de la séreuse arachnoïdienne à liquide céphalo-rachidien, culs-de-sac qui avoisinent toujours le pôle interne du ganglion, quelle que soit la région du rachis considérée (V. MÉNINGITES CHRONIQUES). Or, l'on comprend que suivant l'intensité des lésions ganglionnaires, et suivant leur diffusion à tout ou partie de ces ganglions, pôle interne ou pôle externe, la réaction méningée et l'exode leucocytaire consécutif, se fassent sentir plus ou moins vivement.

De telles lésions nerveuses nous expliquent encore les séquelles douloureuses parfois si longuement tenaces et si rebelles à toute thérapeutique. Chez ces malades, souffrant de névralgies post-zostériennes et longtemps après la guérison de leur éruption, on a pu mettre en évidence la persistance de la réaction méningée par la persistance similaire de la lymphocytose rachidienne (Brissaud et Sicard, Chauffard et Froin, Widal, Boidin, etc.).

**Diagnostic.** — Faute d'avoir fait mettre à nu la région douloureuse, le praticien pourra hâtivement conclure à une *névralgie intercostale simple*, à un « *point pleurétique* ». Cependant, la palpation et l'auscultation de la région thoracique, en révélant une *hyperesthésie insolite*, solliciteront l'examen *direct* du tégument. L'éruption caractéristique apparaîtra alors à son début ou déjà à la période d'état. Le diagnostic de l'éruption est facile : la limitation unilatérale des éléments, les douleurs névralgiques, le caractère nettement vésiculeux de l'éruption et son évolution rapide ne prêtent guère au doute (Thibierge).

Les *syphilides zoniformes* (fig. 285) (Gaucher et Barbe, Brissaud et Sicard, Sicard et Touchard) ont pour elles l'aspect des lésions cutanées et leur évolution torpide. Cependant, au niveau de l'anus, quelques vésicules excoriées du zona peuvent donner le change et être prises pour des *plaques muqueuses*. Il en est de même pour l'*herpès génital*.

Les vésicules secondairement infectées du zona cervico-dorsal, qui se dissimulent sous les cheveux, seront différenciées des *pustules d'impétigo*.

Le zona ophtalmique ne sera pas confondu avec l'*érysipèle*, celui du maxillaire supérieur avec l'*angine herpétique*, celui du maxillaire inférieur avec l'*herpès des lèvres*.

Cette distinction diagnostique du zona et des *éruptions herpétiques* est, dans la majorité des cas, nécessaire au nom de la clinique. Mais certaines formes d'herpès (herpès génitaux confluents) affirment leur parenté morbide avec le zona, comme en témoigne, par la ponction lombaire, la présence d'une lymphocytose rachidienne accusée (Ravaut et Darré), comme en témoignent également les douleurs névralgiques précédant ou marchant de pair

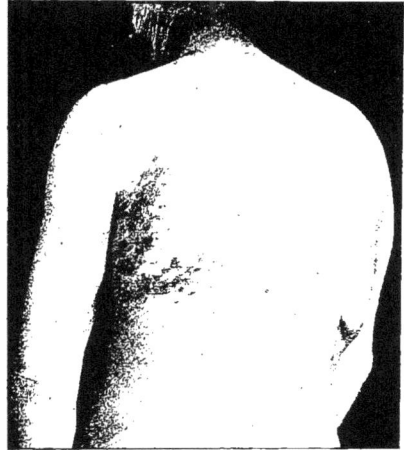

Fig. 285. — Syphilides zoniformes.
(Brissaud et Sicard.)

avec l'éruption herpétique, zona fruste ou herpès fruste, l'un et l'autre pouvant évoluer sans éruption (Sicard).

Entre le zona et les *éruptions zostériformes* ou zostéroïdes, il est parfois bien difficile de se prononcer. Les arguments invoqués pour défendre la dualité d'une éruption *caractérisée* de vésicules zostériennes sont bien subtils, et je ne sais vraiment pas pourquoi chez ce tabétique ou ce pottique souffrant d'une éruption en demi-ceinture, on dirait : voilà un *zostéroïde*, *un faux zona* d'*origine* tabétique ou néoplasique, plutôt que voilà un *herpès zoster*, *un vrai zona* chez un tabétique ou un pottique. Poser la question d'une récidive possible, ne paraît pas résoudre le problème.

**Traitement.** — Le praticien se sent si bien armé vis-à-vis de la lésion cutanée, qu'il a tendance à abuser d'une thérapeutique complexe de pommades et de cataplasmes.

**Ce qu'il faut éviter.** — Ne pas provoquer la macération de la couche cornée protectrice, à l'aide de pommades, de cataplasmes ou de pansements humides. Souvent le médecin, trop zélé, a pu ainsi aggraver intempestivement l'éruption, en transformant un zona simple en zona hémorragique, et en rendant plus apparentes les cicatrices dont il espérait éviter le développement. On pourra cependant, au cas de vésiculo-bulles trop abondamment pleines de liquides, donner issue à cette sérosité à l'aide de la pointe d'une aiguille stérilisée.

**Ce qu'il faut faire.** — Le mieux est d'employer « larga manu » des poudres inertes, telles que : talc, oxyde de zinc, ektogan, sous-nitrate de bismuth. La poudre d'amidon, employée seule, a le tort d'être fermentescible dans le cas de rupture spontanée des vésicules et de mélange avec la sérosité. On usera, par exemple, du mélange suivant :

| | |
|---|---|
| Poudre d'amidon | 50 grammes. |
| Oxyde de zinc | 50 — |
| Talc | 10 — |
| Poudre de camphre | 2 — |
| Chlorhydrate de cocaïne | 15 centigr. |

Si l'éruption est très douloureuse, on remplacera localement la poudre par le *liniment oléo-calcaire frais et aseptique*, en ayant soin d'entourer les parties malades de linge de toile fin et usé. A l'intérieur, on prescrira de l'*aspirine*, du *pyramidon* contre l'élément douleur, et du *véronal* ou de l'*adaline* contre l'insomnie.

S'il y avait fièvre, il faudrait condamner le malade au lit.

**Traitement du zona ophtalmique.** — Pour que l'œil soit enflammé et que l'injection cornéenne soit visible, on devra demander conseil au spécialiste. S'il était impossible d'y avoir recours, il faudrait laisser le malade dans un repos complet, obturer l'œil sous un pansement aseptique, et nettoyer les culs-de-sac et les rebords palpébraux, matin et soir, à l'aide de l'antalgol (10 pour 100), du protargol (1 pour 50), du permanganate de potasse (1 pour 4000) ou du bleu de méthylène (1 pour 100). Si la kératite était trop intense et menaçait l'œil de suppuration profonde, il y aurait lieu de suturer plus ou moins partiellement et momentanément entre eux les bords palpébraux. Plus tard, après régression des troubles vésiculeux, on détruirait la symphyse ainsi créée, et on libérerait de nouveau les paupières (V. plus loin).

**Traitement des névralgies post-zostériennes.** — Après l'éruption et la guérison de la lésion cutanée, *au cas de douleurs persistantes*, dénommées si justement séquelles tenaces et rebelles, les ressources thérapeutiques devront être variées.

Voici les principaux adjuvants de cette cure de la *névralgie* post-zostérienne :

*Au point de vue local.* — Le pansement humide classique à l'eau bouillie chaude, maintenu par un lien constricteur; l'application d'une bande constrictive de diachylon; les pulvérisations de chlorure d'éthyle; la pose de ventouses sèches ou scarifiées; les pointes de feu; l'électricité galvanique; le massage et surtout l'injection « loco dolenti » sous-cutanée ou *épidurale* (zona du bassin et des membres inférieurs) de un ou plusieurs centigrammes de stovaïne.

*Au point de vue général.* — Grands bains tièdes quotidiens, d'une heure de durée et plus; effluves statiques; bains de lumière radium et les analgésiques ordinaires : aspirine, antipyrine, salicylate de soude, quinine, véronal, etc. Certaines *stations thermales* seront conseillées, telles que : Néris, Lamalou, Luxeuil.

*Injections locales.* — Chez certains sujets, et probablement plus à cause du siège de la localisation infectieuse radiculo-ganglionnaire que de la nature du terrain, les moyens précédents échouent et des névralgies atroces peuvent persister. De tels malades, surtout les zostériens ophtalmiques, sont torturés durant des années par des crises algiques incessantes. Contre ces algies, nous sommes à peu près désarmés. J'ai essayé chez plusieurs de ces malheureux les traitements les plus divers sans grand résultat. Électricité galvanique, statique, massage, bains de lumière, air chaud, radium, autant d'insuccès.

Sollicité par l'un d'eux qui avait assisté à la guérison, par les injections d'alcool, d'une névralgie faciale d'un de ses proches, j'essayai cette thérapeutique. Sous narcose au chlorure d'éthyle, je répartis au niveau des espaces intercostaux, siège de la névralgie, par sillons parallèles, en une vingtaine de piqûres, 50 c. c. d'alcool à 60°. La région injectée fut œdématiée le lendemain et était devenue à peu près insensible à la piqûre.

Cependant les douleurs persistèrent comme par le passé. L'accalmie ne fut que de quelques jours. Aujourd'hui, deux ans après cette tentative d'injections alcooliques, l'état douloureux reste à peu près le même.

Par contre, quand il s'agit de douleurs *post-zostériennes ophtalmiques*, les injections neurolytiques peuvent être indiquées dans certains cas. Elles sont efficaces quand le tégument facial est nettement hyperesthésique, quand la crise douloureuse faciale est réveillée par le contact cutané du doigt, par le frôlement d'une épingle, du mouchoir, etc.; elles resteront, au contraire, inefficaces en l'absence d'hyperesthésie.

Enfin, les sédatifs comme l'aconitine, le pyramidon, le laudanum, etc.; les dormitifs comme le véronal, le trional, etc., seront des adjuvants utiles.

Il faut toujours redouter l'emploi de la morphine ou de l'héroïne chez de tels malades, algiques chroniques.                    J.-A. SICARD.

**ZONA OPHTALMIQUE.** — **Étiologie.** — Le zona ophtalmique n'apparaît jamais dans la fièvre zoster, le zona proprement dit que Landouzy distingue des éruptions zostéroïdes. Et comme ces dernières, il devient par conséquent le symptôme de lésions ou de troubles fonctionnels de la 5e paire, lésions et troubles pouvant être d'origine infectieuse ou toxique et provoquant à leur tour des lésions vaso-motrices, sensitives ou motrices. Cette origine infectieuse a été bien mise en évidence par la lymphocytose rachidienne dans un cas de zona du nerf sus-orbitaire (branche ophtalmique) et du nerf auriculo-temporal (branche du maxillaire inférieur) dans un cas de parotidite ourlienne (Sicard). Dans certains cas au moins cette lymphocytose est secondaire, consécutive à la propagation d'une lésion nerveuse ou radiculaire proche du névraxe. Et alors la lymphocytose apparaît après que le zona s'est constitué : une méningite spinale se déclarait neuf jours après le début d'un zona thoraco-abdominal et dans un autre cas de zona ophtalmique la méningite zonateuse se manifestait après un délai de sept jours (Chauffard). La réaction mésocéphalique qui se traduit par un zona ophtalmique explique la participation des nerfs crâniens dans un processus infectieux quelconque. L'élément infectieux est loin de jouer un rôle étiologique aussi important que l'athérome des artères basilaires qui nous rend compte de l'âge avancé des malades (de 60 à 70 ans) qui sont par conséquent exposés à tous les accidents qui dérivent de la dystrophie artérielle comme il nous rend compte aussi de leur état général, car ce sont surtout des artério-scléreux, des albuminuriques, des alcooliques, et des goutteux. L'athérome des artères basilaires avec les états congestifs et les thromboses établit un lien pathogénique entre le zona et les migraines et surtout les lésions bulbo-protubérantielles que l'on trouve souvent parmi les complications de cette affection. La syphilis, dont les déterminations sur les artères de l'hexagone de Willis sont si fréquentes, a un rôle étiologique important. Schiffer a observé un zona ophtalmique avec paralysie complète de la IIIe paire dû à un cancer mélanique du sphénoïde. Enfin dans quelques cas il s'agissait d'intoxications par l'arsenic et l'oxyde de carbone ou de cause médicamenteuse (iodure de potassium).

**Description.** — L'apparition de l'herpès est précédée de douleurs dans le domaine du trijumeau; parfois de migraines à crises périodiques qui peuvent disparaître définitivement à la première apparition de l'herpès. Cette substitution de l'herpès à la migraine qui relève d'un trouble circulatoire atteignant la Ve paire a pour analogue la substitution également d'un zona à l'asthme qui lui aussi dépend du trouble circulatoire qui retentit sur le noyau du pneumogastrique, proche de celui de la Ve paire, et cette analogie a pour résultat non seulement de montrer la commune pathogénie de deux symptômes si dissemblables, mais encore de mettre en évidence le même rôle pathogénique dans la production de certains zonas.

Sur l'érythème qui se développe au niveau de la branche du trijumeau lésée d'un seul côté et ne dépassant pas la ligne médiane, naissent des vésicules à contenu aqueux et clair; ce contenu devient bientôt trouble, purulent, puis il se dessèche, disparaît et laisse presque toujours des cicatrices petites, des vergetures verticales qui permettront plus tard de faire un diagnostic rétrospectif du zona ophtalmique. Les vésicules peuvent exceptionnellement être très larges, confluentes et laisser après elles une large cicatrice, ressemblant à une cicatrice de brûlure et dont la figure 286 qui se rapporte à une malade que j'ai observée avec M. Oulmont donne un bel et rare exemple. Comme dans les autres zonas il n'y a pas un rapport exact, rigoureux entre l'érythème zostérien et les troubles oculaires (lésions cornéennes et iriennes) et le territoire anatomique des branches du trijumeau. Aussi pour expliquer ces lésions oculaires il en sera comme de l'érythème, on se préoccupera moins d'un siège périphérique que d'un siège central. Cette discordance reconnaît pour cause la métamérie nerveuse qui existe à la face comme dans les membres et l'indépendance réciproque des centres à l'égard des différents segments des membres (Brissaud). De plus, il n'est pas toujours exact de dire que le zona siège sur telle ou telle branche du trijumeau. La vérité est que le plus souvent toutes les branches sont atteintes, mais inégalement et avec des formes différentes, l'éruption s'accompagnant ou non d'herpès, ou bien la névralgie pouvant être la seule manifestation d'un zona partiel.

Les vésicules ne sont pas la caractéristique nécessaire de l'érythème; elles peuvent manquer et le diagnostic ressort de l'association de la névralgie et de l'érythème. Les paupières sont plus ou moins gonflées, tuméfiées, la conjonctive comme la sclérotique sont hyperémiées; cette dernière membrane peut même être le siège d'un bouton d'épisclérite.

Les lésions de la cornée prennent une importance considérable en raison de la possibilité de la perte de l'œil par perforation et panophtalmie, ce qui est heureusement rare, en raison aussi des opacités permanentes qui diminuent ou abolissent la vision.

L'herpès zoster de la cornée apparaît sous la forme de petites vésicules, analogues à celles qui se développent sur la peau; elles sont très petites, disposées par groupes comme dans l'herpès fébrile de Horner, et dispa-

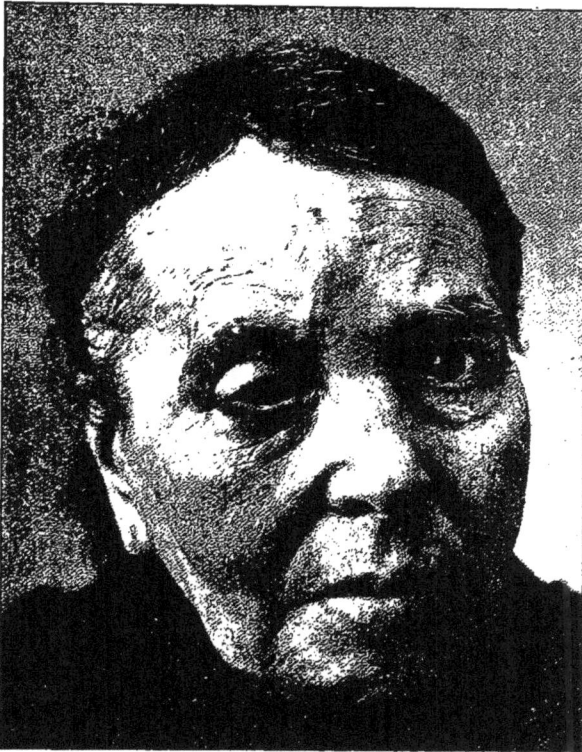

Fig. 286. — Très large cicatrice de zona ophtalmique occupant la moitié droite du front. La paupière supérieure est érythémateuse, tuméfiée, abaissée. C'est un faux ptosis. Il n'y a pas de paralysies oculaires. Conjonctive bulbaire hyperémiée; pas de lésions cornéennes et iriennes (La Charité, 1905.)

raissent non sans laisser après elles de petites ulcérations assez profondes pour que le tissu cicatriciel de réparation se fasse par un leucome. Ce leucome sera la cause d'une diminution ou de l'abolition définitive de la vision. La kératite zostérienne est unilatérale, comme le zona qui lui a donné naissance; elle peut être bilatérale avec un zona unilatéral. Le processus ulcératif n'est pas le seul qui puisse atteindre la cornée; cette membrane peut être, soit avant, soit pendant l'érythème, le siège d'un trouble interstitiel, parenchymateux, sans lésion épithéliale; c'est une kératite interstitielle zostérienne avec trouble uniforme grisâtre et d'un pronostic moins grave que celui de la kératite vésiculeuse, ulcéreuse, car elle est susceptible de guérir avec retour à la transparence des lames cornéennes et conservation de la vision.

L'irritation de la cornée et de la conjonctive provoquent la contraction de l'iris, soit par action directe, soit par un réflexe; mais le trouble irien peut aller au delà du myosis et de la paresse à la dilatation, et dans certains cas il y a de l'iritis.

L'atrophie optique consécutive à une névrite n'est pas une complication d'une grande rareté, elle apparaît surtout dans les zonas d'origine toxi-infectieuse. Et dans ces cas la nature toxi-infectieuse paraît vraisemblable comme pour les paralysies oculaires qui peuvent survenir dans ces mêmes cas. La participation des nerfs craniens au processus infectieux a été mise en évidence par la lymphocytose rachidienne.

La migraine et en général les troubles vaso-moteurs que présentent ces malades, l'artério-sclérose dont ils sont fréquemment atteints réunissent dans un même lien pathogénique des accidents au premier abord disparates (épilepsie, vertige, asthme, scotome scintillant, migraine ophtalmique, etc...), accidents qui se substituent les uns aux autres, qui sont réellement des équivalents d'un trouble circulatoire basilaire et d'un grave pronostic de quelque bénignité apparente qu'ils puissent paraître parfois pendant un temps très long. La menace n'est-elle pas dans la région bulbo-protubérantielle? et la nature du processus n'est-elle pas celle que nous trouvons dans les accidents paralytiques? Et c'est pourquoi nous observons à un moment donné des paralysies chez ces malades, tantôt des paralysies limitées aux muscles oculaires, paralysies totales ou partielles de la IIIe paire, paralysies des IVe, VIe et VIIe paires; et tantôt des paralysies combinées : paralysie de la IIIe paire avec simple dysarthrie (hémiplégie linguale) ou avec hémiplégie alterne totale.

**Diagnostic.** — L'herpès zostérien de la cornée diffère de l'herpès fébrile de Horner. Dans ce dernier les vésicules disparaissent le plus souvent sans laisser de traces, alors que les opacités permanentes sont la règle dans le zona ophtalmique. L'herpès fébrile s'accompagne d'herpès de la lèvre, du nez et d'un état général bien différent de celui qui accompagne le zona.

La confusion avec l'érysipèle est fréquente surtout lorsque les vésicules de la paupière sont très larges et que celle-ci est très gonflée. Habituellement les vésicules de l'herpès sont petites; de plus l'érythème ne dépasse jamais la ligne médiane du front et du nez. En outre les troubles généraux sont plus accentués dans l'érysipèle. La gravité du *pronostic* ressort des lésions cornéennes et surtout de l'imminence de graves lésions dans la région bulbo-protubérantielle.

**Traitement.** — Le traitement local consiste à protéger la cornée, à faciliter la réparation des ulcères, à éviter des infections secondaires. Ce but sera atteint par les lavages avec des solutions antiseptiques (V. Conjonctivites) et par la tarsorraphie. *PÉCHIN.*

**ZOOPATHIE** (DÉLIRE DE ZOOPATHIE INTERNE). — Ce nom a été donné par Ernest Dupré à une forme d'hypocondrie délirante qui rappelle les délires de démonopathie (v. c. m.), si fréquents au Moyen âge, et qu'on retrouve aujourd'hui chez nombre de persécutés possédés (Séglas).

Autrefois. la possession était imputée au démon qu'on avait coutume de représenter sous forme d'un serpent. Aujourd'hui, le plus souvent, le malade, un débile, un dément, se contente de dire qu'il recèle dans son corps un ver ou un reptile.

« La fréquence de la croyance de certains hypocondriaques à l'existence de serpents, de vers, d'animaux allongés et rampants (« Délire de reptiles dans les entrailles » de Bechterew), et presque toujours aquatiques, a probablement son origine dans la nature même des troubles cénesthésiques ressentis (V. CÉNESTHÉSIE). Le siège intestinal, la nature hydroaérique des mouvements anormalement perçus par la sphère sensitive organique hyperesthésiée. apportent à la conscience viscérale des sensations de reptation et d'humidité qui se traduisent dans la sphère psychique en représentations vagues de reptiles en mouvement. Ainsi s'explique le caractère reptilien spécifique de ces délires hypocondriaques de possession à point de départ abdominal. La nature absurde de l'interprétation hypocondriaque explique que ces délires zoopathiques, comme la plupart des délires de possession, dont l'histoire de la psychiatrie montre la fréquence rétrospective aux époques d'ignorance et de superstition, soient propres aujourd'hui aux débiles et aux déments » (Ernest Dupré et L. Lévi).

La localisation zoopathique peut être aussi encéphalique. comme en témoignent les formules vulgaires : « avoir un rat, une araignée, un hanneton, etc.. dans la cervelle. »

Ces interprétations délirantes ont donné lieu de tout temps à des interventions plus ou moins opportunes, presque toujours acceptées, souvent même réclamées instamment par les malades. Témoins les « arracheurs de pierres de tête » qui eurent tant de succès dans les Flandres et les Pays-Bas aux XVIᵉ et XVIIᵉ siècles, et. tout récemment encore, l'opération de la « femme au lézard ».

Le praticien doit être mis en garde contre ces sortes d'algies (v. c. m.) et leur opposer de préférence des moyens psychothérapiques appropriés.

*HENRY MEIGE.*

**ZYMONÉMATOSES**. — V. BLASTOMYCOSES.

**ZYMOTHÉRAPIE**. — On peut désigner sous le nom de zymothérapie l'emploi des ferments en thérapeutique.

On distingue deux sortes de ferments. Ce sont, d'une part, les ferments figurés, tels que les microbes, les levures; il en a été question dans d'autres articles (V. BACTÉRIOTHÉRAPIE, LEVURES, VACCINS, KÉFIR, YOHOURTH). Ce sont, d'autre part, les ferments solubles ou enzymes, substances vivantes.

On sait que les ferments solubles sont en général très fragiles. Ils sont rapidement détruits à la température de 100°; ils s'altèrent peu à peu, spontanément, même à la température ordinaire ; dans la glacière, ils se conservent beaucoup plus longtemps. La lumière et l'air hâtent beaucoup leur destruction spontanée. Fait intéressant au point de vue pratique, leur résistance devient très grande quand ils ont été desséchés avec des précautions convenables; remis alors en solution dans l'eau, même après un temps très long, ils retrouvent leurs propriétés.

Un des caractères essentiels des ferments, c'est qu'en quantité extrêmement faible, ils sont capables, pourvu qu'on leur en donne le temps, de transformer chimiquement une quantité très grande et pour ainsi dire indéfinie de la matière sur laquelle ils ont la propriété d'agir. Au point de vue thérapeutique, cette notion présente de l'intérêt.

Ajoutons, enfin, que les ferments solubles comportent un nombre extrêmement considérable d'espèces, et que chacune d'elles n'est douée d'activité que vis-à-vis d'une seule substance ou d'une seule catégorie chimique de substances.

Les ferments solubles utilisés par la thérapeutique sont empruntés parfois au règne végétal; plus souvent, ils sont d'origine animale, et très analogues, sinon même rigoureusement identiques à ceux que récèle l'organisme humain, et dont le rôle apparaît de plus en plus considérable dans les processus les plus divers de physiologie normale ou morbide. Tout porte à croire que les études, aujourd'hui très actives, que poursuit sur ce sujet la chimie biologique, préciseront ce rôle de mieux en mieux et multiplieront les applications pratiques des enzymes.

Parmi les innombrables ferments solubles que renferme l'organisme, les principaux, qui offrent actuellement un intérêt thérapeutique, sont des ferments protéolytiques ou protéases, des ferments lipolytiques ou lipases, des ferments amylolytiques ou amylases, agissant respectivement sur les matières protéiques ou albuminoïdes, sur les graisses et sur les hydrates de carbone, pour les décomposer en produits plus simples. Ajoutons-y les ferments coagulants, tels que le ferment lab ou présure.

Les mieux connus et les plus abondants sont des produits de sécrétion externe; ils sont surtout sécrétés par les glandes digestives : glandes salivaires, gastriques, intestinales, glande pancréatique. Leur emploi thérapeutique est des plus simples à concevoir; il consiste à les introduire dans le tube digestif lorsqu'il existe une insuffisance sécrétoire des organes normalement chargés de leur production. Ainsi la pepsine, ferment protéolytique de l'estomac, ou l'extrait de muqueuse gastrique, sera utile aux hypopeptiques. Ainsi encore, quand le pancréas en déficit sécrète en quantité trop faible ses trois ferments si importants, qui sont la trypsine, la lipase et l'amylase, est-il naturel de remédier aux troubles intestinaux et nutritifs qui s'ensuivent par l'administration de la pancréatine ou de l'extrait pancréatique total. Rappelons qu'un ferment spécial, l'entérokinase, est sécrété par la muqueuse duodénale et qu'il a pour résultat d'activer la trypsine pancréatique; de là un remède logique à certaines dyspepsies intestinales. Ces traitements ressortissent à l'opothérapie (v. c. m.). Les indications qu'ils comportent sont signalées en leur place dans les articles relatifs aux maladies du tube digestif. Nous n'y insistons pas ici.

Nous voulons surtout dire quelques mots des ferments solubles qui se rencontrent dans l'intimité même des organes et des humeurs, et sur les conséquences thérapeutiques issues des notions physiologiques, encore très imparfaites, que nous possédons sur leur mode d'action.

Parmi ces ferments, on a distingué des protéases ou trypsines, des lipases, des amylases, très analogues, sinon identiques aux ferments de même nom que l'on constate dans le suc pancréatique. Il existe aussi, dans l'organisme, des substances qui ont pour effet d'empêcher ou de réfréner ces ferments. Telle est, par exemple, l'antitrypsine, dont le nom indique la propriété. Sans entrer dans des considérations théoriques qui seraient ici déplacées, retenons seulement quelques faits qui ont un intérêt pratique ; ils se rapportent au traitement du cancer et des suppurations.

**La trypsine et l'antitrypsine dans le traitement local des abcès.** — Il y a beaucoup de trypsine dans le pus des abcès chauds, parce que les leucocytes polynucléaires, riches en trypsine, y abondent. Il y en a peu ou point dans les abcès tuberculeux ou abcès froids, peut-être parce que les polynucléaires y sont rares.

Or, quand la trypsine est en excès, c'est un mal, parce qu'en sa qualité de ferment protéolytique, elle attaque les cellules et les digère. Quand elle fait défaut (tel est le cas dans l'abcès froid), c'est aussi un mal, car si elle existait en proportion modérée dans les abcès froids, elle aurait pour effet utile de digérer les tissus malades en voie de caséification, de déterger la paroi, d'exciter une salutaire réaction des tissus sains circonvoisins. Telle a été l'idée directrice de certains essais thérapeutiques, qui ne laissent pas d'avoir produit des résultats encourageants.

Dans les abcès froids fermés, on injecte, avec l'aiguille de Pravaz, de la trypsine pancréatique (en solution à 1 pour 100 dans l'eau salée physiologique), aux doses de 1 à 2 c. c., renouvelées à plusieurs jours d'intervalle. Quand il s'agit de lésions ouvertes (fistules, ulcérations), on applique le même traitement local par les moyens appropriés (injections, pansements). Cette méthode, préconisée par Jochmann et Butzner, a donné de bons résultats (Noël Fiessinger).

Dans les abcès chauds, tout au contraire, la trypsine est en excès, et il s'agit d'en réfréner l'action. A cet effet, on emploie des substances antitryptiques. Par des injections de trypsine à un animal, on suscite la production d'un antiferment, l'antitrypsine ; le sérum de cet animal peut donc être utilisé. Mais cette pratique a semblé superflue, car le sérum normal (de cheval, notamment) est déjà doué d'un pouvoir antitryptique suffisant. On injecte dans l'abcès, après évacuation du pus par ponction ou par incision, 2 à 4 c. c. de sérum de cheval, quelquefois davantage, mais sans dépasser 10 c. c. Ou bien, suivant les cas, on applique le sérum en tamponnements, en pansements de surface. On peut encore employer de la poudre de sérum sec. Enfin on peut substituer au sérum des quantités égales de liquide ascitique stérile. Cette pratique, préconisée par Muller et Paeser, n'est autre que celle qu'avait déjà recommandée R. Petit en invoquant un autre principe, à savoir l'action favorisante du sérum sur la phagocytose.

**Traitement du cancer par la trypsine et d'autres ferments.** — On a employé la trypsine pancréatique dans le traitement du cancer, avec l'espoir de favoriser l'autolyse et la destruction des cellules néoplasiques. Cette thérapeutique a paru d'autant plus rationnelle que le pouvoir antitryptique se trouve être augmenté dans le sérum des sujets cancéreux. Inaugurée par

J. Beard, la médication a donné de bons résultats à divers observateurs: d'autres, par contre, l'accusent d'être douloureuse, de susciter des troubles d'intoxication liés à la résorption des produits d'autolyse, et enfin de provoquer parfois des hémorragies graves par ulcération de gros vaisseaux dans la tumeur. Ces reproches semblent fondés; il faut donc surveiller d'assez près le traitement, qui est le suivant, d'après Beard :

Le sujet ingère, une heure avant le repas, de l'extrait pancréatique total, et chaque soir un peu de fiel de bœuf, pour stimuler le tonus intestinal. Par la voie hypodermique, en outre, on lui injecte chaque jour, dans la fesse, de l'extrait glycériné de pancréas. Enfin, localement, on applique de cet extrait glycériné deux fois par jour, sur les ulcérations cancéreuses.

On a également utilisé, dans le même esprit, à cause de leur action protéolytique, des extraits de tissu hépatique, que l'on injectait dans le tissu néoplasique, et qui produisaient une action destructive parfois très violente (von Leyden et Bergell).

Dans un autre ordre d'idées, Odier préconise contre le cancer des extraits complexes, de muscle, de pancréas et de foie, préparés suivant une méthode un peu particulière, et qu'on injecte sous la peau, non plus dans la tumeur, mais en un lieu quelconque (*Presse médicale*, 22 février 1908). Ces extraits doivent leur action, suivant lui, à des ferments glycolytiques. Suivant la sensibilité des malades, on injecte des doses variables : parfois 5 c. c. par jour, parfois 1 c. c. tous les jours ou tous les deux jours.

*HALLION et CARRION.*

68 599. — PARIS, IMPRIMERIE GÉNÉRALE LAHURE

9. rue de Fleurus, 9